FISIOPATOLOGIA DA DOENÇA

Tradução
Geraldo de Alencar Serra
Patricia Lydie Voeux

Revisão técnica desta edição
Renato Seligman
Professor associado da Faculdade de Medicina da
Universidade Federal do Rio Grande do Sul (UFRGS), do Hospital de Clínicas de Porto Alegre (HCPA).
Chefe do Serviço de Medicina Interna do HCPA. Doutor em Ciências Pneumológicas pela UFRGS.

Beatriz Graeff Santos Seligman
Professora adjunta da Faculdade de Medicina da UFRGS.
Chefe de equipe de Medicina Interna do HCPA.
Doutora em Ciências da Saúde: Cardiologia e Ciências Cardiovasculares pela UFRGS.

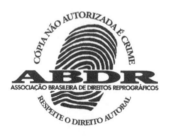

H224f   Hammer, Gary D.
    Fisiopatologia da doença : uma introdução à medicina
clínica / Gary D. Hammer, Stephen J. McPhee ; [tradução:
Geraldo de Alencar Serra, Patricia Lydie Voeux ; revisão
técnica: Renato Seligman, Beatriz Graeff Santos Seligman. –
7. ed. – Porto Alegre : AMGH, 2016.
    xvi, 768 p. : il. ; 28 cm.

    ISBN 978-85-8055-527-1

    1. Fisiopatologia. 2. Medicina clínica. I. McPhee,
Stephen J. II. Título.

                                            CDU 616-092

Catalogação na publicação: Poliana Sanchez de Araujo – CRB 10/2094

Um livro médico LANGE

Gary D. Hammer, M.D., Ph.D.
Millie Schembechler Professor of Adrenal Cancer
Director, Center for Organogenesis
Director, Endocrine Oncology Program
Comprehensive Cancer Center
University of Michigan
Ann Arbor, Michigan

Stephen J. McPhee, M.D.
Professor of Medicine, Emeritus
Division of General Internal Medicine
Department of Medicine
University of California
San Francisco, California

FISIOPATOLOGIA DA DOENÇA

Uma introdução à medicina clínica

7ª Edição

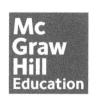
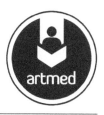

AMGH Editora Ltda.
2016

Obra originalmente publicada sob o título
Pathophysiology of disease: an introduction to clinical medicine, Seventh Edition
ISBN 0071806008 / 9780071806008

Original edition copyright © 2014, The McGraw-Hill Global Education Holdings, LLC, New York, New York 10121. All rights reserved.
Portuguese language translation copyright © 2016, AMGH Editora Ltda., a Grupo A Educação S.A. company. All rights reserved.

Gerente editorial: *Letícia Bispo de Lima*

Colaboraram nesta edição:

Editora: *Simone de Fraga*

Arte sobre capa original: *Márcio Monticelli*

Preparação de originais: *Carine Garcia Prates*

Leitura final: *Caroline Castilhos Melo*

Editoração eletrônica: *Techbooks*

Nota

A fisiopatologia é uma ciência em constante evolução. À medida que novas pesquisas e a própria experiência clínica ampliam o nosso conhecimento, são necessárias modificações na terapêutica, em que também se insere o uso de medicamentos. Os autores desta obra consultaram as fontes consideradas confiáveis, em um esforço para oferecer informações completas e, geralmente, de acordo com os padrões aceitos à época da publicação. Entretanto, tendo em vista a possibilidade de falha humana ou de alterações nas ciências médicas, os leitores devem confirmar estas informações com outras fontes. Por exemplo, e em particular, os leitores são aconselhados a conferir a bula completa de qualquer medicamento que pretendam administrar, para se certificar de que a informação contida neste livro está correta e de que não houve alteração na dose recomendada nem nas precauções e contraindicações para o seu uso. Essa recomendação é particularmente importante em relação a medicamentos introduzidos recentemente no mercado farmacêutico ou raramente utilizados.

Reservados todos os direitos de publicação, em língua portuguesa, à
AMGH EDITORA LTDA., uma parceria entre GRUPO A EDUCAÇÃO S.A. e McGRAW-HILL EDUCATION
Av. Jerônimo de Ornelas, 670 – Santana
90040-340 – Porto Alegre – RS
Fone: (51) 3027-7000   Fax: (51) 3027-7070

Unidade São Paulo
Av. Embaixador Macedo Soares, 10.735 – Pavilhão 5 – Cond. Espace Center
Vila Anastácio – 05095-035 – São Paulo – SP
Fone: (11) 3665-1100   Fax: (11) 3667-1333

SAC 0800 703-3444 – www.grupoa.com.br

É proibida a duplicação ou reprodução deste volume, no todo ou em parte, sob quaisquer formas ou por quaisquer meios (eletrônico, mecânico, gravação, fotocópia, distribuição na Web e outros), sem permissão expressa da Editora.

IMPRESSO NO BRASIL
PRINTED IN BRAZIL

Autores

Allan C. Gelber, M.D., M.P.H., Ph.D.
Associate Professor of Medicine;
Deputy Director for Education
Division of Rheumatology
Johns Hopkins University School of Medicine
Baltimore, Maryland
agelber@jhmi.edu
Doenças Reumáticas Inflamatórias

Antony Rosen, M.B., Ch.B., B.Sc. (Hons)
Mary Betty Stevens Professor of Medicine,
Professor of Pathology
Director
Division of Rheumatology
Johns Hopkins University School of Medicine
Baltimore, Maryland
arosen@jhmi.edu
Doenças Reumáticas Inflamatórias

Blaire Burman, M.D.
Gastroenterology Fellow
Division of Gastroenterology and Hepatology
University of California
San Francisco, California
blaire.burman@ucsf.edu
Doenças do Fígado

Catherine Lomen-Hoerth, M.D., Ph.D.
Professor of Neurology
Director, ALS Center
Department of Neurology
University of California
San Francisco, California
catherine.lomen-hoerth@ucsf.edu
Distúrbios do Sistema Nervoso

Christopher J. Sonnenday, M.D., M.H.S.
Surgical Director of Liver Transplantation
Assistant Professor of Surgery
Assistant Professor of Health Management
& Policy
University of Michigan
Ann Arbor, Michigan
csonnend@umich.edu
Distúrbios do Pâncreas Exócrino

Dana A. Ohl, M.D.
Professor of Urology
University of Michigan
Ann Arbor, Michigan
daohl@med.umich.edu
Distúrbios do Sistema Reprodutor Masculino

Deborah E. Sellmeyer, M.D.
Associate Professor of Medicine
Department of Medicine/Endocrinology
Johns Hopkins University School of Medicine
Medical Director
Johns Hopkins Metabolic Bone Center
Johns Hopkins Bayview Medical Center
Baltimore, Maryland
dsellme1@jhmi.edu
*Distúrbios das Glândulas Paratireoides e
do Metabolismo do Cálcio e do Fósforo*

Dolores M. Shoback, M.D.
Professor of Medicine
Department of Medicine
University of California
Staff Physician
San Francisco VA Medical Center
San Francisco, California
dolores.shoback@ucsf.edu
*Distúrbios das Glândulas Paratireoides e
do Metabolismo do Cálcio e do Fósforo*

vi Autores

Douglas C. Bauer, M.D.
Professor of Medicine, Epidemiology and Biostatistics
Division of General Internal Medicine
University of California
San Francisco, California
Dbauer@psg.ucsf.edu
Doenças da Glândula da Tireoide

Erika B. Johnston-MacAnanny, M.D.
Assistant Professor of Medicine;
  Director of Clinical Operations
Center for Reproductive Medicine
Department of Obstetrics & Gynecology
Wake Forest School of Medicine
Winston-Salem, North Carolina
ejohnsto@wakehealth.edu
Distúrbios do Sistema Reprodutor Feminino

Fred M. Kusumoto, M.D.
Professor of Medicine, Director of
  Electrophysiology and Pacing
Division of Cardiovascular Diseases
Department of Medicine
Mayo Clinic
Jacksonville, Florida
Kusumoto.Fred@mayo.edu
Distúrbios Cardiovasculares: Doenças do Coração

Gary D. Hammer, M.D., Ph.D.
Millie Schembechler Professor of Adrenal Cancer
Director, Center for Organogenesis
Director, Endocrine Oncology Program
Comprehensive Cancer Center
University of Michigan
Ann Arbor, Michigan
ghammer@umich.edu
Distúrbios da Medula da Glândula Suprarrenal;
Distúrbios do Hipotálamo e da Hipófise;
Distúrbios do Córtex da Glândula Suprarrenal

Gregory Barsh, M.D., Ph.D.
Investigator
Huntsville Institute for Biotechnology
Huntsville, Alabama
Professor of Genetics
Stanford University School of Medicine
Stanford, California
gbarsh@hudsonalpha.org
Doenças Genéticas

Igor Mitrovic, M.D.
Jack D. and DeLoris Lange Endowed Chair in Systems
  Physiology I; Professor
Department of Physiology
Director of Professional School Education
Department of Physiology
University of California
San Francisco, California
imitrov@phy.ucsf.edu
Distúrbios Cardiovasculares: Doenças Vasculares

J. Ben Davoren, M.D., Ph.D.
Clinical Professor of Medicine
University of California
Associate Chief of Staff, Clinical Informatics
San Francisco VA Medical Center
San Francisco, California
Ben.davoren@va.gov
Distúrbios do Sangue

Janet L. Funk, M.D.
Associate Professor of Medicine
  and Nutritional Sciences
Department of Medicine
University of Arizona
Tucson, Arizona
Jfunk@u.arizona.edu
Distúrbios do Pâncreas Endócrino

Jason C. Mills, M.D., Ph.D., A.G.A.F.
Associate Professor
Division of Gastroenterology
Department of Medicine, Pathology & Immunology,
  and Developmental Biology
Washington University School of Medicine
St. Louis, Missouri
jmills@pathology.wustl.edu
Doenças Gastrintestinais

Jeffrey L. Kishiyama, M.D.
Associate Clinical Professor of Medicine
University of California
San Francisco, California
jeff.kishiyama@ucsf.edu
Distúrbios do Sistema Imune

Jens Sønksen, M.D., Ph.D.
Professor of Urology
Head, Section of Male Infertility and Microsurgery
Department of Urology
Herlev Hospital
Herlev, Denmark
University of Copenhagen
Copenhagen, Denmark
jens@sonksen.dk
Distúrbios do Sistema Reprodutor Masculino

Joachim H. Ix, M.D.
Professor
Division of Nephrology
Department of Medicine
University of California
VA San Diego Healthcare Systems
San Diego, California
joeix@ucsd.edu
Doenças dos Rins

Karen C. Bloch, M.D., M.P.H.
Associate Professor of Medicine, Infectious Diseases
    and Preventive Medicine
Vanderbilt University School of Medicine
Nashville, Tennessee
karen.bloch@vanderbilt.edu
Doenças Infecciosas

Mandana Khalili, M.D., M.A.S.
Professor of Medicine
Department of Medicine
University of California
Chief of Clinical Hepatology
San Francisco General Hospital
San Francisco, California
mandana.khalili@ucsf.edu
Doenças do Fígado

Mark M. Moasser, M.D.
Professor of Medicine
Helen Diller Family Comprehensive Cancer Center
University of California
San Francisco, California
mmoasser@medicine.ucsf.edu
Neoplasias

Mark S. Chesnutt, M.D.
Clinical Professor, Pulmonary & Critical Care Medicine
Department of Medicine
Dotter Interventional Institute,
    Oregon Health & Science University
Director, Critical Care
Portland VA Medical Center
Portland, Oregon
chesnutm@ohsu.edu
Doenças Pulmonares

Melissa M. Meier, M.D.
Dermatopathology Fellow
Division of Pathology
University of California
San Francisco, California
melissa.meier@ucsfmedctr.org
Doenças da Pele

Michael Heung, M.D., M.S.
Assistant Professor
Division of Nephrology
Department of Medicine
University of Michigan
Ann Arbor, Michigan
mheung@med.umich.edu
Doenças dos Rins

Mikkel Fode, M.D.
Department of Urology
Herlev Hospital
Herlev, Denmark
mikkelfode@gmail.com
Distúrbios do Sistema Reprodutor Masculino

Rachel L. Perlman, M.D.
Assistant Professor of Medicine
University of Michigan Medical School
Chief
Nephrology Section
VA Ann Arbor Healthcare Systems
Ann Arbor, Michigan
rperlman@med.umich.edu
Doenças dos Rins

Robert N. Taylor, M.D., Ph.D.
Professor and Vice Chair for Research
Department of Obstetrics & Gynecology
Wake Forest School of Medicine
Winston-Salem, North Carolina
rtaylor@wakehealth.edu
Distúrbios do Sistema Reprodutor Feminino

Stephen J. McPhee, M.D.
Professor of Medicine, Emeritus
Division of General Internal Medicine
Department of Medicine
University of California
San Francisco, California
smcphee@medicine.ucsf.edu
Doenças da Glândula Tireoide;
    Distúrbios do Sistema Reprodutor Masculino

Stuart M. Levine, M.D.
Assistant Professor of Medicine
Division of Rheumatology
Co-Director, The Johns Hopkins Vasculitis Center
Johns Hopkins University School of Medicine
Baltimore, Maryland
slevine@jhmi.edu
Doenças Reumáticas Inflamatórias

viii Autores

Sunny Wang, M.D.
Assistant Clinical Professor of Medicine
Division of Hematology/Oncology
University of California
San Francisco VA Medical Center
San Francisco, California
sunny.wang@ucsf.edu
Distúrbios do Sangue

Thaddeus S. Stappenbeck, M.D., Ph.D.
Associate Professor
Department of Pathology & Immunology
Washington University School of Medicine
St. Louis, Missouri
stappenb@wustl.edu
Doenças Gastrintestinais

Thomas J. Prendergast, M.D.
Clinical Professor of Medicine
Oregon Health & Science University
Pulmonary Critical Care Section Chief
Portland VA Medical Center
Portland, Oregon
thomas.prendergast@va.gov
Doenças Pulmonares

Timothy H. McCalmont, M.D.
Professor of Pathology & Dermatology
University of California
San Francisco, California
tim.mccalmont@ucsf.edu
Doenças da Pele

Tobias Else, M.D.
Clinical Lecturer, Metabolism,
    Endocrinology & Diabetes
Department of Internal Medicine
University of Michigan
Ann Arbor, Michigan
telse@umich.edu
Distúrbios da Medula da Glândula Suprarrenal;
    Distúrbios do Hipotálamo e da Hipófise;
    Distúrbios do Córtex da Glândula Suprarrenal

Yeong Kwok, M.D.
Assistant Professor of Medicine
Division of General Medicine
Department of Medicine
University of Michigan
Ann Arbor, Michigan
ykwok@med.umich.edu
Respostas dos Estudos de Casos

Prefácio

Objetivo e público-alvo

Como mencionado no capítulo introdutório (Capítulo 1) desta obra, seu objetivo é apresentar a medicina clínica aos estudantes, revisando as bases fisiopatológicas dos sinais e sintomas de várias doenças.

Este livro será útil tanto para disciplinas de Fisiopatologia como de Introdução à Medicina Clínica dos currículos de Medicina, sendo também útil em disciplinas semelhantes na Enfermagem. Ele é importante para estudantes nos anos iniciais da Medicina, por destacar a relevância clínica das disciplinas de ciências básicas. Estudantes realizando estágios de medicina interna e cirurgia e internos e residentes poderão utilizá-lo como um resumo atualizado da fisiologia relevante e como referência-chave. Os médicos (tanto médicos internistas como especialistas que realizam assistência generalista) se beneficiarão deste livro como uma revisão, projetado para atualizar seu conhecimento dos mecanismos subjacentes a 120 doenças comumente encontradas. Enfermeiros, técnicos de enfermagem e outros profissionais de saúde têm relatado que seu formato conciso e amplo escopo facilitam sua compreensão dessas doenças.

Fisiopatologia da doença tem sido adotado amplamente nos Estados Unidos, no Canadá e no Reino Unido, e já foi traduzido para o português, espanhol, italiano, chinês, japonês, grego e turco.

Destaques desta edição

Ao prepararem esta edição, os organizadores e autores revisaram todo o livro. Houve muitas revisões com o objetivo de atualizar informações, melhorar a clareza e corrigir pequenos erros. As referências também foram atualizadas, com ênfase nas revisões mais importantes. Os "Pontos de checagem", realizando perguntas de revisão incluídas ao longo dos capítulos – também foram revisados.

Exemplos de conteúdos novos encontrados nesta edição

- Seções ampliadas sobre avanços recentes em abordagens de sequenciamento total do genoma.
- Atualização sobre a biologia molecular de células do sistema imune e mediadores inflamatórios.
- Atualização sobre o papel da trombopoietina na trombopoiese.
- Revisão substancial dos fatores e do sistema da coagulação, incluindo figura que resume a cascata da coagulação.
- Atualização sobre a patogênese da trombocitopenia imunomediada e induzida por heparina.
- Seções revisadas sobre a patogênese da psoríase, eritema multiforme e penfigoide bolhoso.
- Seções revisadas sobre a fisiopatologia da fibrose pulmonar idiopática e do edema pulmonar.
- Seção atualizada sobre fisiologia e fisiopatologia da endotelina.
- Seções revisadas sobre imunidade adaptativa e inata do trato gastrintestinal.
- Seções revisadas sobre fisiopatologia de *Helicobacter pylori*, gastrite atrófica e doença inflamatória intestinal.
- Nova seção detalhada sobre micróbios comensais do intestino delgado.
- Seção atualizada sobre o desenvolvimento pancreático e distúrbios congênitos associados.
- Seções revisadas sobre a fisiopatologia da pancreatite autoimune, aguda e crônica, juntamente com as complicações associadas.
- Seção atualizada sobre a fisiopatologia e o tratamento do câncer de pâncreas.
- Nova introdução do capítulo sobre doença dos rins.
- Seções revisadas sobre o controle hormonal da reabsorção de sódio, excreção de potássio e metabolismo acidobásico.

x   Prefácio

- Seções atualizadas sobre a fisiopatologia de doenças dos rins.
- Ampliação da discussão do papel de RANK e RANK-L na biologia óssea.
- Seção revisada sobre os papéis de PTH *versus* PTHrP na homeostase do cálcio.
- Seção atualizada sobre fisiologia da vitamina D.
- Seção revisada sobre carcinoma medular da tireoide.
- Papéis atualizados de glucagon e GLP-1 no pâncreas endócrino.
- Seções atualizadas sobre obesidade, resistência à insulina e síndrome metabólica.
- Novas informações sobre mutação em vários genes demonstrando uma predisposição ao desenvolvimento de feocromocitoma e paraganglioma.
- Informações revisadas sobre complicações de doenças hepáticas, como síndrome hepatorrenal, encefalopatia hepática e síndrome hepatopulmonar.
- Seção atualizada sobre o mecanismo de ação dos hormônios tireoidianos.
- Seção revisada sobre a fisiopatologia de doença subclínica da tireoide.
- Informações revisadas sobre o diagnóstico da suspeita de síndrome de Cushing e da suspeita de insuficiência suprarrenal, sobre as diferentes formas de aldosteronismo primário genético e sobre hiperplasia suprarrenal congênita.
- Seção atualizada sobre insuficiência ovariana primária.
- Seção atualizada sobre o papel das "peptinas do beijo" na puberdade e na genética do hipogonadismo.

Mudanças de organizadores e autores

Nesta 7ª edição, Gary Hammer, M.D., Ph.D. da University of Michigan, assumiu o papel de organizador-"líder", e Stephen McPhee, M.D., da University of California, em São Francisco, passou para "segundo no comando".

Além disso, nesta 7ª edição, a autoria de vários capítulos mudou e sofreu transições – os organizadores desejam dar boas-vindas aos novos autores, listados a seguir, e agradecer aos autores que deixam o livro:

- Catherine Lomen-Hoerth, M.D., Ph.D., assumiu a revisão atual do Capítulo 7: Distúrbios do Sistema Nervoso; gostaríamos de agradecer a Robert O. Messing, M.D., pelo desenvolvimento original deste capítulo e por suas revisões nas primeiras cinco edições e assistência na 6ª edição.
- Melissa M. Meier, M.D., juntou-se a Timothy H. McCalmont, M.D. (ambos da University of California em São Francisco), na produção da revisão do Capítulo 8: Doenças da Pele.

- Mark Chesnutt, M.D., da University of Oregon, juntou-se a Thomas J. Prendergast, M.D., como coautor do Capítulo 9: Doenças Pulmonares; gostaríamos de expressar reconhecimento a Stephen J. Ruoss, M.D., por seu papel na coautoria do capítulo original com o Dr. Prendergast e por suas revisões nas cinco edições seguintes; e agradecemos a Eric J. Seeley, M.D., por sua assistência na 6ª edição.
- Mandana Khalili, M.D., M.A.S, que trabalha com Blaire Burman, M.D., produziu a revisão atual do Capítulo 14: Doenças do Fígado; e agradecemos a Tung T. Nguyen, M.D., por seu trabalho em edições anteriores, e a Charles Liao, M.D., por sua assistência na 6ª edição.
- Christopher J. Sonnenday, M.D., produziu a revisão atual do Capítulo 15: Distúrbios do Pâncreas Exócrino; e os organizadores agradecem a Diane M. Simeone, M.D., por sua assistência na 6ª edição.
- Rachel L. Perlman, M.D., e Michael Heung, M.D., M.S., servirão como os novos coautores-líderes do Capítulo 16: Doenças dos Rins com Joachim H. Ix, M.D., e daqui em diante assumirão o capítulo por ele; somos gratos a Benjamin D. Parker, M.D., por seu trabalho na 6ª edição.
- Erika B. Johnston-MacAnanny, M.D., juntou-se a Robert N. Taylor, M.D., Ph.D. (ambos da Wake Forest University), na revisão do Capítulo 22: Distúrbios do Sistema Reprodutor Feminino; agradecemos a Karen J. Purcell, M.D., Ph.D., por seu trabalho em edições anteriores.
- Yeong Kwok, M.D., da University of Michigan, assumiu as revisões e adições das perguntas e respostas de estudos de casos para cada capítulo; os organizadores agradecem a Eva M. Aagaard, M.D., e Jonathan D. Fuchs, M.D., M.P.H., por seu trabalho em cada uma das edições prévias.

Com essas transições, o conteúdo de um terço do livro teve a contribuição de novos autores.

Perguntas e Respostas dos Estudos de Casos

Conforme mencionado, cada capítulo termina com estudos de casos. Esses problemas clínicos fornecem aos estudantes uma oportunidade de testar sua compreensão da fisiopatologia de cada entidade clínica discutida e de aplicar seu conhecimento em situações clínicas simuladas. Nesta 7ª edição, 9 estudos de casos com perguntas adicionais foram acrescentados por Yeong Kwok, M.D., trazendo o número total para 120, ou seja, um para cada entidade clínica discutida nos 24 capítulos do livro. Como antes, análises detalhadas dos casos aparecem no Capítulo 25: Respostas dos Estudos de Casos; Dr. Kwok adicionou respostas aos novos estudos de casos e atualizou as respostas para refletir as mudanças feitas pelos autores de capítulos em suas revisões.

Finalmente, esta 7ª edição tem mais de 25 novas ilustrações, todas elas didaticamente elaboradas.

Com a publicação desta 7ª edição, os organizadores agradecem, além dos autores novos e antigos, aos estudantes e colegas que enviaram comentários e críticas a cada uma das edições anteriores. Os autores e organizadores continuam a receber comentários e recomendações para edições futuras, por escrito ou por e-mail. Os endereços institucionais e de e-mail dos organizadores e autores são fornecidos na seção Autores.

Gary D. Hammer
Stephen J. McPhee

Diferenciais da 7ª edição de *Fisiopatologia da doença*

- **Revisões por estudos de casos dos aspectos essenciais da fisiopatologia** – abrangem os sinais e sintomas de 120 doenças encontradas comumente na prática médica.

- **Organizado de forma lógica** por sistema corporal e órgão.

- **Ilustrações coloridas** enriquecem o texto.

- **Ampla revisão do conteúdo,** incluindo:
  - Revisão substancial dos fatores e do sistema da coagulação, incluindo figura que resume a cascata da coagulação.
  - Seções revisadas sobre patogênese da psoríase, do eritema multiforme e do penfigoide bolhoso.
  - Seções revisadas sobre a fisiopatologia da pancreatite autoimune, aguda e crônica, e as complicações associadas.
  - Seção revisada sobre os papéis do PTH *versus* PTHrP na homeostase do cálcio.
  - Seções atualizadas sobre obesidade, resistência à insulina e síndrome metabólica.

- **120 estudos de casos (9 novos)** permitem testar sua compreensão da fisiopatologia de cada doença discutida.

- **Um capítulo completo** dedicado à análise detalhada de casos.

- **Questões de revisão de "ponto de checagem"** aparecem em cada capítulo.

- **Inúmeras tabelas** e diagramas englobam informações importantes.

- **Referências atualizadas** para cada tópico de capítulo.

- **Novos autores** ampliam o conteúdo com mais experiências.

Novas ilustrações coloridas realçam o conteúdo

Estudos de casos em cada capítulo

Questões de revisão de "ponto de checagem" aparecem em todos os capítulos

Figuras e tabelas resumem informações importantes

Sumário

1. **Introdução   1**
   Gary D. Hammer, M.D., Ph.D. e
   Stephen J. McPhee, M.D.

2. **Doenças Genéticas   3**
   Gregory Barsh, M.D., Ph.D.

3. **Distúrbios do Sistema Imune   31**
   Jeffrey L. Kishiyama, M.D.

4. **Doenças Infecciosas   61**
   Karen C. Bloch, M.D., M.P.H.

5. **Neoplasias   89**
   Mark M. Moasser, M.D.

6. **Distúrbios do Sangue   115**
   J. Ben Davoren, M.D., Ph.D. e
   Sunny Wang, M.D.

7. **Distúrbios do Sistema Nervoso   145**
   Catherine Lomen-Hoerth, M.D., Ph.D.

8. **Doenças da Pele   187**
   Melissa M. Meier, M.D. e
   Timothy H. McCalmont, M.D.

9. **Doenças Pulmonares   213**
   Mark S. Chesnutt, M.D. e
   Thomas J. Prendergast, M.D.

10. **Distúrbios Cardiovasculares:**
    Doenças do Coração   255
    Fred M. Kusumoto, M.D.

11. **Distúrbios Cardiovasculares:**
    Doenças Vasculares   295
    Igor Mitrovic, M.D.

12. **Distúrbios da Medula da**
    Glândula Suprarrenal   319
    Tobias Else, M.D. e
    Gary D. Hammer, M.D., Ph.D.

13. **Doenças Gastrintestinais   333**
    Jason C. Mills, M.D., Ph.D., AGAF e
    Thaddeus S. Stappenbeck, M.D., Ph.D.

14. **Doenças do Fígado   385**
    Mandana Khalili, M.D., M.A.S. e
    Blaire Burman, M.D.

15. **Distúrbios do Pâncreas Exócrino   427**
    Christopher J. Sonnenday, M.D., M.H.S.

16. **Doenças dos Rins   455**
    Rachel L. Perlman, M.D.,
    Michael Heung, M.D., M.S. e
    Joachim H. Ix, M.D.

17. **Distúrbios das Glândulas Paratireoides**
    e do Metabolismo do Cálcio e do
    Fósforo   483
    Dolores M. Shoback, M.D. e
    Deborah E. Sellmeyer, M.D.

18. **Distúrbios do Pâncreas Endócrino   517**
    Janet L. Funk, M.D.

19. **Distúrbios do Hipotálamo**
    e da Hipófise   545
    Tobias Else, M.D. e
    Gary D. Hammer, M.D., Ph.D.

20. **Doenças da Glândula Tireoide   571**
    Douglas C. Bauer, M.D. e
    Stephen J. McPhee, M.D.

xvi Sumário

21. **Distúrbios do Córtex da Glândula Suprarrenal 593**
Tobias Else, M.D. e
Gary D. Hammer, M.D., Ph.D.

22. **Distúrbios do Sistema Reprodutor Feminino 625**
Erika B. Johnston-MacAnanny, M.D. e
Robert N. Taylor, M.D., Ph.D.

23. **Distúrbios do Sistema Reprodutor Masculino 651**
Mikkel Fode, M.D., Jens Sønksen, M.D., Ph.D.,
Stephen J. McPhee, M.D. e Dana A. Ohl, M.D.

24. **Doenças Reumáticas Inflamatórias 677**
Allan C. Gelber, M.D., M.P.H., Ph.D.,
Stuart M. Levine, M.D. e
Antony Rosen, M.B., Ch.B., B.Sc. (Hons)

25. **Respostas dos Estudos de Casos 695**
Yeong Kwok, M.D.

Índice 743

Introdução

CAPÍTULO

1

**Gary D. Hammer, M.D., Ph.D. e
Stephen J. McPhee, M.D.**

"Um homem não pode se tornar um cirurgião competente sem o conhecimento completo da anatomia e fisiologia humanas, e o clínico sem fisiologia e bioquímica debate-se de modo não objetivo, jamais capaz de obter alguma concepção acurada da doença, praticando uma espécie de farmácia de arma de brinquedo, acertando às vezes na doença e outras no paciente, ele próprio não sabendo qual deles."

Sir William Osler (1849-1919)

Osler expressa particularmente bem a relação entre as ciências básicas e a medicina clínica, no aforismo supracitado. Realmente, desde a Idade Média, sábios médicos e outros preocupados com os doentes e sua assistência perceberam que a maioria das doenças humanas pode ser compreendida em um sentido real como distúrbio da fisiologia (fisiopatologia). Algum fator (p. ex., uma mutação em um gene, ou a invasão por um microrganismo bacteriano) desencadeia uma enfermidade, e o corpo reage com respostas moleculares, celulares e sistêmicas, que são os sintomas e sinais da doença. Portanto, com o conhecimento apropriado da estrutura e função do corpo, e das maneiras em que estas podem se tornar desordenadas, advém a capacidade de compreender a doença e de planejar o tratamento racional e efetivo. Além disso, é claro, a relação entre fisiopatologia e doença tem dois sentidos. As doenças podem ser vistas como "experimentos da natureza" que podem revelar mecanismos fisiológicos previamente desconhecidos ou não compreendidos, e a investigação desses mecanismos fisiológicos em indivíduos normais avança o conhecimento biomédico fundamental. Portanto, é importante que os estudantes compreendam a estrutura e função normais e como elas podem se tornar desordenadas, e apliquem este conhecimento à doença.

O objetivo deste livro é fornecer aos estudantes uma introdução à medicina clínica por meio do estudo de doenças como manifestações de fisiopatologia. Os autores (todos de notório saber em seus respectivos campos) forneceram uma revisão breve da estrutura e função normais relevantes de cada sistema no corpo, seguida por uma descrição dos mecanismos fisiopatológicos subjacentes que estão por trás de várias doenças comuns relacionadas com aquele sistema. Com esta abordagem, vem uma explicação dos sintomas e sinais de cada estado mórbido, e uma estrutura essencial para que o estudante posteriormente domine as estratégias de tratamento. Várias áreas de assuntos que não estão restritos a um só sistema corporal (p. ex., neoplasias e doenças infecciosas) também são cobertas, mas a mesma abordagem também é utilizada nesses exemplos. Na maior parte, diagnóstico e tratamento não são abordados aqui, mas deixados para mais tarde, em estudo mais detalhado e em livros como o *Current Medicina: Diagnóstico e Tratamento*, atualizado anualmente. Neste livro, não é feita tentativa para ser abrangente ou completo: a seção de fisiopatologia de cada capítulo discute de uma a cinco entidades clínicas relevantes, com base em sua frequência (p. ex., doença arterial coronariana e hipertensão) ou em sua importância para compreender como sistemas fisiológicos podem se tornar desordenados (p. ex., síndrome da deficiência intelectual associada ao X frágil ou feocromocitoma). O objetivo é apresentar aos estudantes as doenças como manifestações de função desordenada, conduzindo-os a refletir sobre os sintomas e sinais correlatos em termos de sua base fisiopatológica.

C A P Í T U L O

Doenças Genéticas

Gregory Barsh, M.D., Ph.D.

2

Os mecanismos de disfunção celular e tecidual nas doenças genéticas são tão variados quanto os órgãos que eles afetam. Em parte, tais mecanismos são semelhantes aos que ocorrem em doenças não hereditárias. Por exemplo, uma fratura resultante de diminuição da densidade óssea na osteoporose consolida-se da mesma maneira que uma causada por um gene defeituoso do colágeno na osteogênese imperfeita, e a resposta à aterosclerose coronariana, na maioria dos indivíduos, não depende de se eles herdaram um receptor defeituoso da lipoproteína de baixa densidade (LDL). Assim, os princípios fisiopatológicos que distinguem a doença genética enfocam não tanto no sistema de orgãos afetado, mas sim nos mecanismos de mutação, na herança e nas vias moleculares de genótipo para fenótipo.

Este capítulo começa com uma discussão sobre a terminologia usada para descrever condições hereditárias, a prevalência das doenças genéticas e alguns princípios e considerações essenciais na genética médica. Os termos importantes e as palavras-chave usados ao longo do capítulo estão definidos na Tabela 2-1.

Em seguida, é discutido um grupo de distúrbios causados por mutações em genes do colágeno (p. ex., **osteogênese imperfeita**). Embora, frequentemente, a osteogênese imperfeita seja considerada uma entidade única, mutações e genes diferentes sujeitos a mutações levam a um espectro largo de fenótipos clínicos. Os diferentes tipos de osteogênese imperfeita exibem padrões típicos de herança autossômica dominante ou autossômica recessiva, e são, por conseguinte, exemplos das chamadas **condições mendelianas**. Para mostrar como fatores ambientais podem influenciar a relação entre genótipo e fenótipo, é discutida outra condição mendeliana, a **fenilcetonúria**. Isto serve como um paradigma para programas de triagem neonatal e de tra-

tamento de doenças genéticas. Tem sido constatado que várias condições genéticas dependem não somente de um gene ser herdado, mas também do fenótipo ou sexo do genitor. Como exemplo de uma condição que exibe herança não tradicional, a **síndrome de deficiência intelectual associada ao X frágil** é discutida. Esta síndrome não só é a causa hereditária mais comum de deficiência intelectual, mas também ilustra como tipos diferentes de mutações podem explicar o fenômeno causador de perplexidade da **antecipação genética**, em que a gravidade de uma síndrome mendeliana parece progredir com cada geração de herança. Outro grupo de distúrbios que dependem do fenótipo e sexo do genitor consiste naqueles que afetam o genoma mitocondrial. Como exemplos, a **neuropatia óptica hereditária de Leber (LHON)** e a **epilepsia mioclônica com fibras vermelhas rasgadas (MERRF)** são considerados. Estas ilustram os princípios da herança mitocondrial e sua fisiopatologia. A **aneuploidia** é discutida como um dos tipos mais comuns de doença genética humana que não afetam a estrutura do DNA, mas, em vez disso, alteram o conteúdo cromossômico normal por célula. O exemplo que é considerado, a **síndrome de Down**, tem tido um impacto importante na medicina reprodutiva e na tomada de decisão para reprodução, e serve para ilustrar princípios gerais que se aplicam a muitas condições aneuploides. Finalmente, há a discussão de como as sequências e o sequenciamento de genoma estão melhorando a compreensão da fisiopatologia de muitas doenças. Com a conclusão da sequência do genoma humano e os avanços tecnológicos que permitem que genomas individuais sejam sequenciados de forma rápida e barata, as perspectivas estão disponíveis para identificar componentes genéticos de qualquer fenótipo humano, e de prover assistência médica que seja realmente personalizada.

ASPECTOS FISIOPATOLÓGICOS PECULIARES DAS DOENÇAS GENÉTICAS

Embora os fenótipos de doenças genéticas sejam diversificados, suas causas não o são. A causa primária de qualquer doença genética é uma alteração na sequência do conteúdo celular de DNA que, essencialmente, desarranja a expressão

de genes. A maioria das doenças genéticas é causada por uma modificação na sequência do DNA que altera a síntese de um só produto genético. Entretanto, algumas doenças genéticas são causadas por (1) rearranjos estruturais que resultam em

4 Fisiopatologia da Doença

TABELA 2-1 Glossário de termos e palavras-chave

Termo	Definição
Acrocêntrico	Refere-se à localização terminal do centrômero nos cromossomos 13, 14, 15, 21 e 22.
Acúmulo de substrato	Um mecanismo patogenético no qual a deficiência de uma enzima particular causa doença porque o substrato daquela enzima se acumula em tecido ou no sangue.
Amórfica	Refere-se a mutações que causam uma perda completa de função para o respectivo gene, e por isso geram o mesmo genótipo que uma deleção completa do gene.
Aneuploidia	Um termo geral usado para denotar qualquer complemento cromossômico desequilibrado.
Antecipação genética	Um fenômeno clínico em que o fenótipo observado em indivíduos portadores de um gene deletério aparece com maior gravidade em gerações sucessivas. Explicações possíveis incluem viés de averiguação, ou um mecanismo de mutação em múltiplos passos, tal como a expansão de repetições de tripletes.
Antimórfica	Refere-se a mutações que quando presentes em forma heterozigótica oposta a um alelo não mutante resultarão em um fenótipo semelhante à homozigosidade para alelos de perda de função.
Aptidão	O efeito de um alelo mutante sobre a capacidade de um indivíduo produzir prole.
Autossômico	Localizado nos cromossomos 1 a 22 em vez de X ou Y.
Célula germinativa primordial	O grupo de células postas de lado no início do desenvolvimento que vão adiante para dar origem a gametas.
Compensação de dosagem	Mecanismo pelo qual uma diferença na dosagem de genes entre duas células é equalizada. Para células XX em mamíferos, a expressão diminuída de um dos dois cromossomos X resulta em uma concentração de produto genético semelhante ao de uma célula XY.
Deficiência do produto final	Um mecanismo patológico em que a ausência do ou a redução no produto de uma reação enzimática particular leva à doença.
Desequilíbrio de ligação	Uma condição na qual certas combinações de alelos intimamente ligados, ou haplótipos, estão presentes em uma população em frequências não previstas por suas frequências de alelos individuais.
Dictióteno	O fim da prófase durante a meiose feminina I em que os oócitos fetais são detidos antes da ovulação.
Dominante	Um padrão de herança ou mecanismo de ação de gene em que os efeitos de um alelo variante podem ser observados na presença de um alelo não mutante.
Dominante negativo	Um tipo de mecanismo fisiopatológico que ocorre quando um alelo mutante interfere na função normal do produto de gene não mutante.
Dosagem gênica	O princípio de que a quantidade de produto expresso por um gene particular é proporcional ao número de cópias de genes presentes por célula.
Efeito de fundador	Uma de várias explicações possíveis para uma frequência inesperadamente alta de um gene deletério em uma população. Se a população foi fundada por um pequeno grupo ancestral, ela pode ter, por acaso, contido um número grande de portadores do gene deletério.
Epigenético	Refere-se a um efeito fenotípico que é herdável por divisão celular somática e/ou por meio de gerações do organismo, mas que não depende de variação na sequência do DNA. Em vez disso, a herança epigenética está associada com alterações na estrutura da cromatina, como metilação de DNA ou modificação de histona, que podem ser transmitidas durante a divisão celular.
Expressividade	A extensão em que um genótipo mutante afeta o fenótipo, inclusive os tecidos que são afetados, e a gravidade de tais efeitos.
Gameta	O óvulo ou espermatozoide que representa uma contribuição reprodutiva potencial para a próxima geração. Os gametas sofreram meiose, e assim contêm metade do número normal de cromossomos encontrados em células zigóticas.
Haplótipo	Um conjunto de variantes de sequência de DNA intimamente ligadas em um só cromossomo.
Hemizigoto	Um termo referindo-se à presença de um só alelo em um *locus*, ou porque o outro alelo é deletado, ou porque ele normalmente não está presente (p. ex., genes ligados ao X no sexo masculino).
Heterocromatina	Uma de duas formas alternativas de material cromossômico (a outra é a eucromatina) em que o DNA cromossômico está altamente condensado e, geralmente, desprovido de genes que são transcritos ativamente.
Heterogeneidade alélica	A situação em que múltiplos alelos em um só *locus* podem produzir um ou mais fenótipos de doença.
Heterogeneidade de *locus*	Uma situação na qual mutações de genes diferentes produzem fenótipos similares ou idênticos. Também referida como heterogeneidade genética.
Heterogeneidade fenotípica	A situação que existe quando mutações de um único gene produzem múltiplos fenótipos diferentes.
Heteroplasmia	A mistura de moléculas de DNA mitocondrial mutante e não mutante em uma só célula.

(continua)

CAPÍTULO 2   Doenças Genéticas   **5**

TABELA 2-1   Glossário de termos e palavras-chave *(continuação)*

Termo	Definição
Heterozigoto	Ter dois alelos que são diferentes no mesmo *locus*.
Hipermórfica	Refere-se a uma mutação que tenha um efeito semelhante a aumentar o número de cópias do gene normal por célula.
Hipomórfica	Refere-se a uma mutação que reduz, mas não elimina, a atividade de um produto gênico particular.
Homozigoto	Ter dois alelos idênticos no mesmo *locus*.
Ilha CpG	Um segmento de DNA que contém uma densidade relativamente alta de dinucleotídeos 5'-CG-3'. Tais segmentos com frequência são não metilados e estão localizados perto de genes expressos ubiquamente.
Imprinting (impressão)	Mais comumente, o processo no qual a expressão de um gene depende de se ele foi herdado da mãe ou do pai.
Mendeliana	Uma forma de herança que obedece às leis de Mendel (i.e., autossômica dominante, autossômica recessiva, ligada ao X dominante ou ligada ao X recessiva).
Monossomia	Uma redução de células zigóticas de duas para uma no número de cópias para um segmento cromossômico particular ou cromossomo.
Mosaicismo	Uma situação em que uma alteração genética está presente em algumas, mas não todas, células de um só indivíduo. No mosaicismo germinal ou gonadal, a alteração está presente em células germinativas, mas não nas somáticas. No mosaicismo somático, a alteração genética está presente em algumas, mas não todas, células somáticas (e geralmente não está presente em células germinativas).
Não disjunção	Falha de separação, ou de disjunção, de dois cromossomos homólogos, na metáfase de meiose I, ou falha de disjunção de duas cromátides-irmãs na metáfase de meiose II ou mitose.
Neomórfica	Refere-se a uma mutação que confere uma função nova a seu produto gênico e, consequentemente, resulta em um fenótipo distinto de uma alteração na dosagem de gene.
Penetrância	Em um indivíduo isolado de um genótipo variante, a penetrância refere-se a se o genótipo variante pode ou não ser inferido com base em critérios fenotípicos definidos. Em uma população, penetrância reduzida refere-se à taxa em que indivíduos de um genótipo variante não podem ser reconhecidos de acordo com critérios fenotípicos específicos.
Pós-zigótico	Um evento de mutação que ocorre depois da fertilização e que, comumente, dá origem a mosaicismo.
Pré-mutação	Uma alteração genética que não resulta em um fenótipo em si, mas tem uma alta probabilidade de desenvolver uma segunda alteração – uma mutação completa – que realmente causa um fenótipo.
Recessivo	Um padrão de herança ou mecanismo de ação gênica em que um alelo mutante particular causa um fenótipo somente na ausência de um alelo dominante. Assim, para condições autossômicas, o fenótipo ou a doença variante manifesta-se quando duas cópias do alelo mutante estão presentes. Para condições ligadas ao X, o fenótipo ou a doença variante se manifesta em células, tecidos ou indivíduos nos quais o alelo mutante ou está inativado (uma fêmea heterozigótica), ou não está presente (um macho hemizigótico).
Repetição de tripletes	Uma sequência de três nucleotídeos que é repetida muitas vezes de modo *tandem* – isto é, $(XYZ)_n$. Alterações no comprimento de tais tipos simples de repetições (dinucleotídeos bem como tetranucleotídeos) ocorrem com frequência muito maior que a maioria de outros tipos de mutações; além disso, a alteração no comprimento de repetições de trinucleotídeos é a base molecular para vários distúrbios hereditáros.
SNP	Polimorfismo de nucleotídeo único – um dos tipos mais comuns de variação genética. Há aproximadamente 1 milhão de SNPs no genoma humano (aqueles que existem em uma frequência > 1%), e bilhões de variantes raras de nucleotídeo único (em uma frequência > 0,001%). A maioria não afeta a estrutura das proteínas, mas os SNPs comuns podem servir como marcadores valiosos para determinar o efeito da variação genética sobre doenças e distúrbios complexos e comuns tais como diabetes, doenças do coração, hipertensão e obesidade.
Translocação robertsoniana	Um tipo de translocação em que dois cromossomos acrocêntricos são fusionados juntos com um só centrômero funcional. Um portador de uma translocação robertsoniana com 45 cromossomos tem uma quantidade normal de material cromossômico e é dito euploide.
Trissomia	Uma situação anormal em que há três em vez de duas cópias de um segmento cromossômico ou cromossomo por célula.
Vantagem heterozigótica	Uma maneira de explicar uma frequência inesperadamente alta de uma mutação herdada de modo recessivo em uma população particular. Durante evolução recente, postula-se que os portadores (i.e., heterozigotos) tenham tido uma aptidão mais alta que os indivíduos homozigotos não mutantes.
Variante estrutural	Uma deleção, inserção, ou rearranjo mais complexo, geralmente causado por recombinação entre elementos repetitivos. Também é referida como variante de número de cópias (CNV) e é o tipo mais comum de variação genômica. A maioria das variantes estruturais envolve deleções ou inserções que são relativamente pequenas (< 10 kb) e não causa algum fenótipo clínico. As variantes estruturais maiores (> 100 kb) têm probabilidade crescente de ter efeitos clínicos.
Viés de averiguação	A situação em que indivíduos ou famílias em um estudo genético não são representativos da população geral devido à maneira como são identificados.

6 Fisiopatologia da Doença

deleção ou duplicação de um grupo de genes intimamente ligados, ou por (2) anormalidades durante a mitose ou meiose que resultam em um número anormal de cromossomos por célula. Na maioria das doenças genéticas, cada célula em um indivíduo afetado carrega o gene ou os genes mutacionais, como uma consequência de sua herança por meio de um óvulo ou espermatozoide (**gameta**) mutante. Contudo, a mutação da célula gamética pode ter surgido durante seu desenvolvimento, e, neste caso, as células somáticas do genitor não portam a mutação e é dito que o indivíduo afetado tem uma "mutação nova". Além disso, algumas mutações podem surgir durante o início da embriogênese, caso em que os tecidos do indivíduo afetado contêm uma mistura, ou **mosaico**, de células mutantes e não mutantes. Dependendo do tempo da embriogênese e do tipo de célula em que se origina uma mutação nova, um indivíduo pode levar a mutação em algumas, mas não todas, células germinativas (**mosaicismo germinal**), em algumas, mas não todas, células somáticas (**mosaicismo somático**), ou em ambas.

É útil começar com uma breve revisão de termos que são comumente usados ao discutir doença genética com pacientes e suas famílias. Embora os genes fossem reconhecidos e estudados muito antes de a estrutura do DNA ser conhecida, tornou-se uso comum considerar um **gene** como um trecho curto de DNA, geralmente, mas nem sempre, < 100 mil pares de bases (pb) em comprimento, que codifica um produto (geralmente, proteína) responsável por um traço mensurável. O comprimento do DNA normalmente é mensurado em pares de bases, pares de quilobases (kb), ou pares de megabases (Mb); os cromossomos variam em comprimento de cerca de 46 Mb a 245 Mb. O *locus* é o lugar onde um gene particular fica em seu cromossomo. A sequência de DNA de um gene quase sempre mostra leves diferenças quando muitos indivíduos não relacionados são comparados, e as sequências variantes são descritas como **alelos**. Uma **mutação** é um evento bioquímico como uma mudança, deleção ou inserção de nucleotídeo que produziu um novo alelo. Muitas mudanças na sequência de DNA de um gene, como aquelas dentro de íntrons, ou na terceira posição oscilante (*wobble*) de códons

para aminoácidos particulares, não afetam a estrutura ou expressão do produto gênico; portanto, embora todas as mutações resultem em um fenótipo biológico bioquímico ou molecular (i.e., uma alteração no DNA), somente algumas delas resultam em um fenótipo clinicamente anormal.

Em nível molecular, alelos variantes geralmente são reconhecidos pelo sequenciamento do DNA e são referidos como um polimorfismo de nucleotídeo único (SNP) se ocorreu uma mudança em um só par de bases. Conforme cunhada originalmente, a palavra **polimorfismo** referia-se a um alelo presente em 1% ou mais de uma população; hoje, a terminologia tende a ser menos rígida e frequentemente é descrita de modo qualitativo, isto é, variantes raras e comuns. Em nível clínico, alelos variantes são reconhecidos por seu efeito sobre um fenótipo como tipo do antígeno leucocitário humano (HLA) ou cor do cabelo. Para um gene autossômico (aqueles que ficam nos cromossomos 1 a 22, portados em duas cópias por célula), os indivíduos carreando cópias idênticas são **homozigotos**, enquanto aqueles cujas duas cópias diferem uma da outra são **heterozigotos**. Esses termos – homozigoto e heterozigoto – podem se aplicar à sequência do DNA, ao produto proteico ou ao fenótipo clínico. Em outras palavras, um indivíduo pode ser heterozigoto para um SNP que não altera o produto proteico, heterozigoto para uma deleção que causa uma doença genética ou heterozigoto para uma alteração de sequência de DNA que causa uma mudança na estrutura da proteína, mas não causa doença.

Esta discussão ajuda a ilustrar o uso da palavra **fenótipo**, que se refere simplesmente a qualquer característica que pode ser mensurada, sendo o tipo de mensuração dependente da característica. Cor do cabelo e estatura são fenótipos prontamente aparentes a um observador casual que não estão obviamente associados com doença, diabetes e doença arterial coronariana são fenótipos de doença que frequentemente requerem investigação clínica para serem reconhecidos, ao passo que polimorfismos do comprimento de fragmentos de restrição (RFLPs), polimorfismos do comprimento de sequência simples (SSLPs) e SNPs são fenótipos biológicos moleculares que só podem ser detectados com um exame de laboratório.

PENETRÂNCIA E EXPRESSIVIDADE

Um dos princípios mais importantes da genética humana é que dois indivíduos com o mesmo gene mutacional podem ter fenótipos diferentes. Por exemplo, na condição autossômica dominante denominada osteogênese imperfeita tipo I, podem ocorrer linhagens em que há um avô afetado e um neto afetado, muito embora o genitor portador obrigatório seja assintomático (**Figura 2-1**). Dado um conjunto de critérios definidos, o reconhecimento da condição em indivíduos sabidamente portadores do gene mutacional é descrito como **penetrância**. Em outras palavras, se 7 de 10 indivíduos com mais de 40 anos com a mutação da osteogênese imperfeita tipo I têm uma densitometria óssea anormal, diz-se que a condição é 70% penetrante por aquele critério. A penetrância pode variar

tanto com a idade quanto com o conjunto de critérios sendo usados; por exemplo, a osteogênese imperfeita tipo I pode ser 90% penetrante aos 40 anos, quando a conclusão se baseia em uma densitometria, em conjunto com exames de laboratório para síntese de colágeno anormal. **Penetrância reduzida** ou **penetrância dependente de idade** é um aspecto comum de condições herdadas de modo dominante que têm uma **aptidão** (a extensão em que indivíduos portando um alelo mutante produzem prole em relação a indivíduos que não portam um alelo mutante) relativamente alta; a doença de Huntington e a doença renal policística são exemplos.

Quando o mesmo gene mutacional dá origem a um espectro diferente de fenótipos, a situação é chamada de

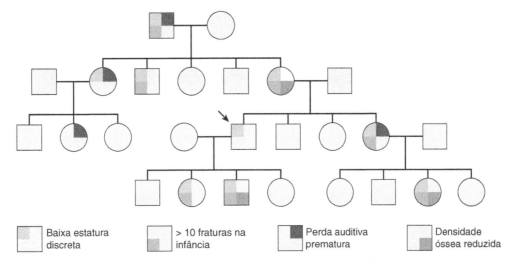

FIGURA 2-1 Penetrância e expressividade na osteogênese imperfeita tipo I. Nesta genealogia esquemática da condição autossômica dominante osteogênese imperfeita tipo I, quase todos os indivíduos afetados exibem aspectos fenotípicos diferentes que variam em gravidade (expressividade variável). Como é mostrado, a osteogênese imperfeita tipo I é totalmente penetrante, porque cada indivíduo que transmite a mutação é afetado fenotipicamente em algum grau. Entretanto, se a baixa estatura discreta no indivíduo indicado com a seta tivesse sido considerada como uma variante normal, então a condição teria sido não penetrante nesse indivíduo. Assim, neste exemplo, os julgamentos sobre penetrância e não penetrância dependem dos critérios para estatura normal e anormal.

expressividade variável. Por exemplo, escleróticas azuis e baixa estatura podem ser as únicas manifestações de osteogênese imperfeita tipo I em um indivíduo em particular, enquanto um irmão que é portador de mutação idêntica pode estar confinado em uma cadeira de rodas como um resultado de fraturas e deformidades múltiplas. A mutação é penetrante em ambos os indivíduos, mas sua expressão é variável. Tanto penetrância reduzida quanto expressividade variável podem ocorrer em indivíduos que são portadores do mesmo alelo mutacional; portanto, as diferenças fenotípicas entre esses indivíduos devem ser devidas aos efeitos de outros genes "modificadores", a interações ambientais ou ao acaso.

MECANISMOS DE MUTAÇÃO E PADRÕES DE HERANÇA

As mutações podem ser caracterizadas tanto por sua natureza molecular – deleção, inserção, substituição de nucleotídeos – quanto por seus efeitos sobre a atividade gênica (i.e., nenhum efeito [neutra ou silenciosa], perda completa de função [mutação amórfica], perda parcial de função [mutação hipomórfica] ou aquisição de uma nova propriedade [mutação neomórfica]). Geneticistas que estudam organismos experimentais frequentemente utilizam deleções específicas para assegurar que um alelo mutacional cause uma perda de função, mas os geneticistas humanos baseiam-se em estudos bioquímicos ou de cultura de células. As mutações amórficas e hipomórficas representam, provavelmente, o tipo mais frequente de mutação na doença genética humana, porque há muitas maneiras de interferir na função de uma proteína.

Para genes autossômicos, a diferença fundamental entre herança dominante e recessiva é que, na doença dominante, o estado mórbido ou o traço sendo mensurado é aparente quando uma cópia do alelo mutacional e uma cópia do alelo normal estão presentes. Na herança recessiva, duas cópias do alelo mutacional precisam estar presentes para que o estado mórbido ou o traço seja aparente. Entretanto, para genes que ficam no cromossomo X, a situação é levemente diferente, porque as fêmeas têm dois cromossomos X, e os machos têm somente um. A herança dominante ligada ao X ocorre quando uma cópia de um gene mutacional causa o fenótipo da doença (nos sexos masculino e feminino); a herança recessiva ligada ao X acontece quando duas cópias de um gene mutacional causam o fenótipo da doença (no sexo feminino). Entretanto, como a maioria das mutações é amórfica ou hipomórfica, uma cópia de um alelo mutacional ligado ao X no sexo masculino não é "balanceada" com um alelo não mutante, como seria no sexo feminino; por isso, na herança recessiva ligada ao X, uma cópia de um alelo mutante é suficiente para produzir um fenótipo de doença no sexo masculino, uma situação designada como **hemizigosidade**.

HERANÇA RECESSIVA E MUTAÇÕES DE PERDA DE FUNÇÃO

A maioria das mutações recessivas deve-se à perda de função do produto gênico, que pode ocorrer a partir de uma variedade de causas diferentes, inclusive falha de transcrição ou tradução do gene, e falha no funcionamento do produto do gene traduzido. Há dois princípios gerais a manter em mente

8 Fisiopatologia da Doença

TABELA 2-2 Fenótipo, herança e prevalência de distúrbios genéticos selecionados

Distúrbio	Fenótipo	Mecanismo genético	Incidência
Síndrome de Down	Deficiência intelectual e retardo do crescimento, feições dismórficas, anomalias de órgãos internos	Desequilíbrio cromossômico; causada por trissomia 21	≈1:800; risco aumentado com a idade materna avançada
Deficiência intelectual associada ao X frágil	Deficiência intelectual, feições faciais características, testículos grandes	Ligado ao X; expansão progressiva de DNA instável causa falha de expressão do gene que codifica a proteína ligadora de RNA	≈1:1.500 do sexo masculino; pode se manifestar no sexo feminino; mecanismo de passos múltiplos
Anemia falciforme	Crises álgicas recorrentes, suscetibilidade aumentada a infecções	Autossômico recessivo; causada por uma só mutação de troca de sentido (*missense*) na beta globina	≈1:400 negros
Fibrose cística	Infecções pulmonares recorrentes, insuficiência pancreática exócrina, infertilidade	Autossômico recessivo; causada por mutações múltiplas de perda de função em um canal de cloro	≈1:2.000 brancos; muito rara em asiáticos
Neuropatia óptica hereditária de Leber	Cegueira aguda ou subaguda, miopatia ou neurodegeneração ocasional	Mutação da cadeia de transporte de elétrons codificada por DNAmt	≈1:50.000-1:10.000
Epilepsia mioclônica com fibras vermelhas rasgadas	Espasmos periódicos descontrolados, fraqueza muscular	Mutação de RNAt mitocondrial em DNAmt	≈1:100.000-1:50.000
Neurofibromatose	Múltiplas manchas cor de café com leite, neurofibromas, suscetibilidade a tumores aumentada	Autossômico dominante; causada por mutações múltiplas de perda de função em uma molécula sinalizadora	≈1:3.000; ≈50% são mutações novas
Distrofia muscular de Duchenne	Fraqueza e degeneração muscular	Recessivo ligado ao X; causada por mutações múltiplas de perda de função em proteína muscular	≈1:3.000 no sexo masculino; ≈33% são mutações novas
Osteogênese imperfeita	Suscetibilidade aumentada a fraturas, fragilidade do tecido conectivo, escleróticas azuis	Fenotípica e geneticamente heterogêneo	≈1:10.000
Fenilcetonúria	Deficiência intelectual e retardo do crescimento	Autossômico recessivo; causada por mutações múltiplas de perda de função na fenilalanina hidroxilase	≈1:10.000

quando são consideradas mutações com perda de função. Primeiro, como a expressão do alelo não mutante geralmente não muda (i.e., não há **compensação de dosagem**), a expressão do gene em um portador heterozigoto de um alelo de perda de função é reduzida a 50% do normal. Segundo, para a maioria das vias bioquímicas, uma redução de 50% em concentração enzimática não é suficiente para produzir um estado mórbido. Assim, a maioria das doenças resultantes de deficiências enzimáticas, como a fenilcetonúria (Tabela 2-2), é herdada de modo recessivo.

HERANÇA DOMINANTE E MUTAÇÕES DE PERDA DE FUNÇÃO

Se 50% de um produto particular não são o bastante para que a célula ou o tecido funcione normalmente, então uma mutação de perda de função neste gene produz um fenótipo herdado de forma dominante. Tais mutações ocorrem frequentemente em proteínas estruturais; um exemplo é a osteogênese imperfeita tipo I, considerada em detalhe posteriormente. A maioria dos fenótipos herdados de forma dominante é na verdade **semidominante**, ou seja, o indivíduo que é portador de duas cópias do alelo mutante é afetado mais gravemente que aquele portador de uma cópia mutante e uma normal. Contudo, na maioria das condições herdadas de forma dominante, indivíduos mutantes homozigotos raramente são observados. Por exemplo, a herança da acondroplasia, a causa genética mais comum de baixa estatura, geralmente é descrita como autossômica dominante. Entretanto, casamentos raros entre dois indivíduos afetados têm uma probabilidade de 25% de produzir prole com duas cópias do gene mutante. Isso resulta em acondroplasia homozigótica, uma condição muito grave e geralmente fatal no período perinatal; assim, a acondroplasia exibe herança semidominante. A doença de Huntington, uma doença neurológica herdada de forma dominante, é a única condição humana conhecida em que o fenótipo mutante homozigoto é idêntico ao fenótipo mutante heterozigoto (às vezes, referido como um "dominante verdadeiro").

AÇÃO GÊNICA DOMINANTE NEGATIVA

Um tipo especial de mecanismo fisiopatológico, referido como dominante negativo, ocorre frequentemente em doenças genéticas humanas que envolvem proteínas que formam complexos oligoméricos ou poliméricos. Nesses distúrbios, o alelo mutante dá origem a uma proteína estruturalmente anormal que interfere na função do alelo normal. Observa-se que qualquer lesão molecular (i.e., deleção, *nonsense* [sem sentido], *missense* [de troca de sentido] ou *splicing* [junção]) pode produzir um alelo com perda de função. Entretanto, somente lesões moleculares que geram um produto proteico (i.e., mutações de *splicing, missense* ou *nonsense*) podem resultar em um alelo negativo dominante. A osteogênese imperfeita tipo II, descrita mais adiante, é um exemplo de uma mutação negativa dominante.

Embora os termos "dominante" e "recessivo" sejam usados ocasionalmente para descrever mutações específicas, uma alteração de sequência de DNA não pode por si, falando-se estritamente, ser dominante ou recessiva. Em vez disso, os termos são apropriados para o efeito de uma mutação sobre um traço particular. Portanto, ao se caracterizar uma mutação em particular como "recessiva", se está referindo ao efeito da mutação sobre o traço sendo estudado.

TAXA DE MUTAÇÕES E A PREVALÊNCIA DE DOENÇAS GENÉTICAS

Considerando a sequência de DNA, mutações de nucleotídeos (substituições, inserções pequenas ou deleções pequenas) em seres humanos ocorrem em uma taxa de aproximadamente 2×10^{-8} por nucleotídeo por geração humana, ou 150 mutações novas por genoma diploide. Entretanto, somente cerca de 5% do genoma humano são funcionais, de modo que a maioria das mutações novas não tem efeito. Ainda assim, com aproximadamente 23 mil genes no genoma humano, e uma taxa de mutação deletéria "*per locus*" estimada em 10^{-5} por geração, a chance de uma nova mutação deletéria em qualquer indivíduo é de cerca de 20%. Além disso, presumindo-se 10 bilhões de nascimentos no último milênio, cada gene no genoma humano provavelmente já sofreu mutação (em uma maneira deletéria) cerca de 100 mil vezes diferentes. Contudo, do ponto de vista clínico, somente cerca de 5 mil distúrbios de gene isolado já foram reconhecidos como causa de uma doença humana. Considerando-se explicações possíveis para essa disparidade, parece provável que mutações deletérias de muitos genes isolados sejam letais muito cedo no desenvolvimento e, assim, inaparentes clinicamente, ao passo que mutações deletérias em outros genes não causam um fenótipo facilmente reconhecível. A frequência global de doenças atribuíveis a defeitos em genes isolados (i.e., distúrbios mendelianos) é de aproximadamente 1% da população geral.

A Tabela 2-2 lista os sintomas principais, os mecanismos genéticos e a prevalência das doenças consideradas neste capítulo, assim como de várias outras. As condições mais comuns, tais como neurofibromatose, fibrose cística e síndrome de deficiência intelectual associada ao X frágil, serão encontradas em alguma ocasião pela maioria dos profissionais de saúde, independentemente de seu campo de interesse. Outras condições, como doença de Huntington e deficiência de adenosina desaminase, embora de interesse intelectual e fisiopatológico, provavelmente não serão vistas pela maioria dos médicos.

Muitas condições comuns, tais como aterosclerose e câncer de mama, que não mostram padrões de herança estritamente mendelianos, têm um componente genético evidente a partir de agregação familiar ou estudos de gêmeos. Essas condições geralmente são descritas como **multifatoriais**, ou seja, os efeitos de um ou mais genes mutacionais e de diferenças ambientais contribuem para a probabilidade de que um dado indivíduo manifeste o fenótipo.

TÓPICOS EM GENÉTICA CLÍNICA

A maioria dos pacientes com doença genética apresenta-se durante o início da infância com sintomas que acabam dando origem a um diagnóstico como deficiência intelectual associada ao X frágil ou síndrome de Down. Os principais problemas clínicos na apresentação são chegar ao diagnóstico correto e aconselhar o paciente e a família com relação à história natural e ao prognóstico da condição. É importante avaliar a probabilidade de que a mesma condição ocorra novamente na família, e determinar se ela pode ser diagnosticada no pré-natal. Esses tópicos são o assunto do aconselhamento genético por médicos geneticistas e conselheiros genéticos.

A compreensão da fisiopatologia de doenças genéticas que interferem em vias metabólicas específicas – os chamados erros inatos do metabolismo – tem levado a tratamentos efetivos de condições selecionadas como fenilcetonúria, doença da urina de xarope de bordo e homocistinúria. Muitas dessas doenças são raras, mas esforços estão em andamento para desenvolver tratamentos para distúrbios de gene isolado comuns, como distrofia muscular de Duchenne, fibrose cística e hemofilia. Algumas formas de terapia são direcionadas à reposição da proteína mutante, enquanto outras visam melhorar seus efeitos.

PONTO DE CHECAGEM

1. Defina gene, *locus*, alelo, mutação, heterozigosidade, hemizigosidade, polimorfismo e fenótipo.
2. Como é possível que dois indivíduos com a mesma mutação tenham diferenças na gravidade de um fenótipo anormal?
3. Explique a diferença fisiopatológica entre mutações que agem por meio de perda de função e aquelas que agem por meio de ação de gene dominante negativo.

FISIOPATOLOGIA DE DOENÇAS GENÉTICAS SELECIONADAS

OSTEOGÊNESE IMPERFEITA

Osteogênese imperfeita é uma condição herdada de modo mendeliano que ilustra muitos princípios da genética humana. Trata-se de um grupo de distúrbios heterogêneos e pleiotróficos caracterizados por uma tendência à fragilidade óssea. Avanços nas últimas duas décadas demonstram dois grupos geneticamente diferentes: o grupo "clássico", no qual mais de 90% dos casos são causados por uma mutação dos genes *COL1A1* ou *COL1A2*, que codificam as subunidades de colágeno tipo I, proα1(I) e proα2(I), respectivamente, e um grupo mais recente, causado por mutações de perda de função em proteínas necessárias para o adequado dobramento, processamento e secreção de colágeno. Mais de 100 alelos mutantes diferentes já foram descritos para osteogênese imperfeita; as relações entre alterações diferentes da sequência de DNA e o tipo de doença (correlações genótipo-fenótipo) ilustram vários princípios fisiopatológicos da genética humana.

Manifestações clínicas

As características clínicas e genéticas da osteogênese imperfeita estão resumidas na Tabela 2-3, na qual o tempo e a gravidade das fraturas, achados radiológicos e presença de aspectos clínicos adicionais ajudam a distinguir quatro subtipos diferentes. Esta classificação foi apresentada há mais de 30 anos. Durante a última década, tornou-se claro que há mais de uma dúzia de genes diferentes em que mutações podem causar osteogênese imperfeita, e que a utilidade de abordagens nosológicas alternativas ou mais extensas depende de se a condição está sendo considerada a partir da perspectiva de pacientes, cuidadores ou geneticistas moleculares.

Todas as formas de osteogênese imperfeita são caracterizadas por aumento da suscetibilidade a fraturas ("ossos quebradiços"), mas há considerável heterogeneidade fenotípica, mesmo dentro de subtipos individuais. Os indivíduos com osteogênese imperfeita tipo I ou tipo IV apresentam-se, no início da infância, com uma ou poucas fraturas de ossos longos em resposta a traumatismo mínimo ou nenhum; as radiografias revelam osteopenia leve, pouca ou nenhuma deformidade óssea e, frequentemente, evidências de fraturas subclínicas anteriores. Entretanto, a maioria dos indivíduos com osteogênese imperfeita tipo I ou tipo IV não tem fraturas intrauterinas. Os tipos I e IV da osteogênese imperfeita são distinguidos pela gravidade (menor no tipo I que no tipo IV) e pelo matiz das escleróticas, que indica a espessura desse tecido e a deposição de colágeno tipo I. Os indivíduos com osteogênese imperfeita tipo I têm escleróticas azuis, ao passo que as escleróticas daqueles com o tipo IV são normais ou levemente acinzentadas. No tipo I, o número típico de fraturas durante a infância é de 10 a 20; a incidência de fraturas diminui após a puberdade, e os aspectos principais na vida adulta são baixa estatura discreta, uma tendência para perda auditiva de condução e, ocasionalmente, dentinogênese imperfeita. Os indivíduos com osteogênese imperfeita tipo IV geralmente sofrem mais fraturas que aqueles com o tipo I e têm significativa baixa estatura causada por uma combinação de deformidades de ossos longos e coluna, mas, com frequência, são capazes de deambular independentemente. Aproximadamente um quarto dos casos de osteogênese imperfeita tipo I ou tipo IV representa mutações novas; nos restantes, a história e o exame de outros membros da família revelam achados consistentes com herança autossômica dominante.

TABELA 2-3 **Subtipos de osteogênese imperfeita dominante**

Tipo	Fenótipo	Genética	Fisiopatologia molecular
Tipo I	**Brando:** baixa estatura, fraturas pós-natais, pouca ou nenhuma deformidade, escleróticas azuis, perda auditiva prematura	Autossômica dominante	Mutação de perda de função em cadeia proα1(I) resultando em quantidade diminuída de RNAm; a qualidade do colágeno é normal; a quantidade é duas vezes reduzida
Tipo II	**Mortalidade perinatal:** fraturas graves pré-natais, formação óssea anormal, graves deformidades, escleróticas azuis, fragilidade do tecido conectivo	Esporádica (autossômica dominante)	Mutação estrutural em cadeia proα1(I) ou proα2(I) que tem efeito leve sobre a montagem de heterotrímeros; a qualidade do colágeno é gravemente anormal; frequentemente, a quantidade também é reduzida
Tipo III	**Deformante progressiva:** fraturas pré-natais, deformidades frequentemente presentes ao nascimento, estatura muito baixa, geralmente não deambulam, escleróticas azuis, perda auditiva	Autossômica dominante[1]	Mutação estrutural em cadeia proα1(I) ou proα2(I) que tem efeito leve sobre a montagem de heterotrímeros; a qualidade do colágeno é gravemente anormal; a quantidade pode ser normal
Tipo IV	**Deformante com escleróticas normais:** fraturas pós-natais, deformidades leves a moderadas, perda auditiva prematura, escleróticas normais ou acinzentadas, anormalidades dentais imperfeitas	Autossômica dominante	Mutação estrutural na cadeia proα2(I), ou, menos frequentemente, proα1(I) que tem pouco ou nenhum efeito sobre a montagem de heterotrímeros; a qualidade do colágeno geralmente é anormal; a quantidade pode ser normal

[1]Autossômica recessiva em casos raros.

A osteogênese imperfeita tipo II apresenta-se ao nascimento, ou antes (diagnosticada por estudo de imagem pré-natal), com fraturas múltiplas, deformidades ósseas, fragilidade aumentada do tecido conectivo não ósseo e escleróticas azuis, e geralmente resulta em morte na lactância. Dois achados radiológicos típicos são a presença de "ilhas" isoladas de mineralização no crânio (ossos wormianos) e costelas com aspecto em contas. Quase todos os casos de osteogênese imperfeita tipo II representam uma nova mutação dominante, e não há história familiar. A morte geralmente resulta de dificuldades respiratórias.

A osteogênese imperfeita tipo III se apresenta ao nascimento ou na lactância com deformidades ósseas progressivas, fraturas múltiplas e escleróticas azuis. Ela é intermediária em gravidade entre os tipos II e IV; a maioria dos indivíduos afetados precisará de múltiplas cirurgias corretivas, e perderá a capacidade de deambular no início da vida adulta. Ao contrário de outras formas de osteogênese imperfeita, que quase sempre se devem a mutações que atuam de forma dominante, o tipo III pode ser herdado, muito raramente, de modo recessivo.

Embora subtipos diferentes de osteogênese imperfeita com frequência possam ser distinguidos por bioquímica, a classificação apresentada na Tabela 2-3 é essencialmente clínica e não molecular, e os fenótipos da doença para cada subtipo mostram um espectro de gravidade em que se sobrepõem uns aos outros. Por exemplo, poucos indivíduos diagnosticados com osteogênese imperfeita tipo II com base na presença de deformidades ósseas intrauterinas graves sobreviverão por muitos anos, e assim se sobreporão ao subtipo tipo III. De modo semelhante, alguns indivíduos com osteogênese imperfeita tipo IV têm fraturas intrauterinas e desenvolvem deformidades que levam à perda de deambulação. Distinguir essa apresentação da osteogênese imperfeita tipo III pode ser possível somente se outros membros afetados da família exibirem uma evolução mais branda.

Subtipos adicionais de osteogênese imperfeita têm sido sugeridos para indivíduos que não se encaixam nos tipos I a IV, e há distúrbios adicionais associados com fraturas congênitas que geralmente não são considerados como osteogênese imperfeita "clássica". Particularmente, trabalhos durante os últimos anos identificaram 10 genes adicionais em que mutações podem causar osteogênese imperfeita autossômica recessiva, e têm fornecido discernimento adicional para a fisiopatologia genética. Em geral, a osteogênese imperfeita herdada de modo recessivo é causada por mutações de perda de função em genes cujo produto proteico é necessário para o apropriado dobramento de proteína, processamento intracelular e tráfego de colágeno tipo I.

Fisiopatologia

A osteogênese imperfeita é uma doença do colágeno tipo I, que constitui a principal proteína extracelular no corpo. Ele é o principal colágeno na derme, nas cápsulas de tecido conectivo da maioria dos órgãos e na adventícia vascular e gastrintestinal (GI), e é o único colágeno no osso. Uma fibrila de colágeno tipo I madura é uma estrutura rígida que contém múltiplas moléculas de colágeno tipo I empacotadas de modo escalonado e

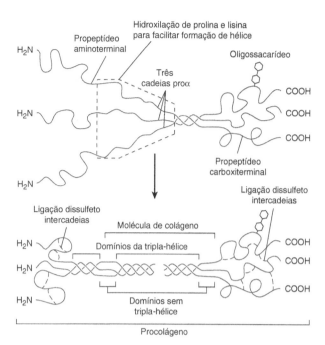

FIGURA 2-2 Montagem molecular de procolágeno tipo I. O procolágeno tipo I é montado no retículo endoplasmático a partir de três cadeias proα que se associam uma à outra começando em seus carboxiterminais. Um requisito importante para a montagem apropriada da tripla-hélice é a presença de um resíduo de glicina em toda terceira posição de cada uma das cadeias proα. Depois da secreção, os propeptídeos aminoterminais e carboxiterminais são clivados de forma proteolítica, deixando uma molécula rígida de colágeno em tripla-hélice com domínios muito curtos sem tripla-hélice em ambas as extremidades. (Modificada e reproduzida, com permissão, de Alberts BA. *Molecular Biology of the Cell*, 3rd ed. Garland Science, 1994.)

estabilizadas por ligações cruzadas covalentes intermoleculares. Cada molécula de colágeno tipo I madura contém duas cadeias α1 e uma cadeia α2, codificadas pelos genes *COL1A1* e *COL1A2*, respectivamente (Figura 2-2). As cadeias α1 e α2 são sintetizadas como precursores maiores com extensões amina e carboxiterminais de "propeptídeo", juntam-se uma à outra dentro da célula e, finalmente, são secretadas como uma molécula de procolágeno tipo I heterotrimérica. Durante a montagem intracelular, as três cadeias se enlaçam uma à outra em uma tripla-hélice, que é estabilizada por interações intercadeia entre prolina hidroxilada e resíduos adjacentes de carbonila. Há uma relação dinâmica entre a ação pós-transducional de prolil-hidroxilase e a montagem da tripla-hélice, que começa no fim do carboxiterminal da molécula. Os níveis aumentados de hidroxilação resultam em uma hélice mais estável, mas a formação da hélice impede a prolil-hidroxilação adicional. A natureza da tripla-hélice determina que a cadeia lateral de cada terceiro aminoácido aponte para dentro, e contenções estéricas possibilitam somente um próton nesta posição. Assim, a sequência de aminoácidos de praticamente todas as cadeias de colágeno na porção da tripla-hélice é $(Gly-X-Y)_n$, em que Y é prolina cerca de um terço das vezes.

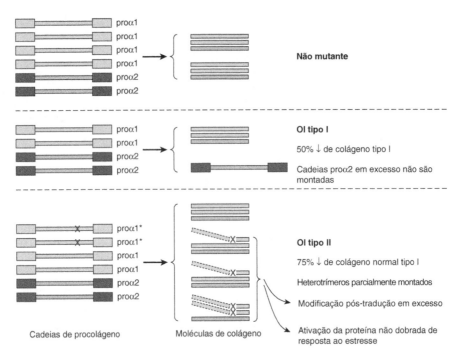

FIGURA 2-3 Patogênese molecular de osteogênese imperfeita (OI) tipo I e tipo II. O gene *COL1A1* normalmente produz duas vezes mais cadeias proα que o gene *COL1A2*. Por isso, em células não mutantes, a proporção de cadeias proα1 para proα2 é 2:1, o que corresponde à proporção de cadeias α1 e α2 em moléculas intactas de colágeno. Na osteogênese imperfeita tipo I, uma mutação (X) em um dos alelos *COL1A1* (*) resulta em falha na produção de cadeias proα1, levando a uma redução de 50% no número total de cadeias proα1, uma redução de 50% na produção de moléculas intactas de colágeno tipo I, e a um excesso de cadeias proα2 não montadas, que são degradadas dentro da célula. Na osteogênese imperfeita tipo II, uma mutação em um dos alelos *COL1A1* resulta em uma alteração estrutural que bloqueia a formação da tripla-hélice e a secreção de moléculas parcialmente montadas contendo a cadeia mutante. (Adaptada de Thompson MW et al. *Genetics in Medicine*, 5th ed. Saunders, 1991.)

O defeito fundamental na maioria dos indivíduos com osteogênese imperfeita tipo I é a síntese reduzida de colágeno tipo I, resultante de mutações com perda de função em *COL1A1*. Na maioria dos casos, o alelo *COL1A1* mutante dá origem a RNAm muito reduzido (perda de função parcial) ou a nenhum RNAm (perda de função completa). Como o alelo *COL1A1* não mutante continua a produzir RNAm em uma taxa normal (i.e., não há compensação de dosagem), a heterozigosidade para uma mutação de perda de função completa resulta em uma redução de 50% na taxa total de síntese de RNAm proα1(I), ao passo que a heterozigosidade para uma mutação de perda de função parcial resulta em uma redução menos acentuada. Uma concentração reduzida de cadeias proα1(I) limita a produção de procolágeno tipo I, levando a (1) uma quantidade reduzida de colágeno estruturalmente normal tipo I e a (2) um excesso de cadeias proα2(I) não montadas, que são degradadas dentro da célula (**Figura 2-3**).

Há vários defeitos moleculares potenciais responsáveis por mutações *COL1A1* na osteogênese imperfeita tipo I, inclusive alterações em uma região reguladora que leva à transcrição reduzida, anormalidades de *splicing* (processamento alternativo) levando a níveis reduzidos de RNA em estado de equilíbrio, e deleção de todo o gene *COL1A1*. Entretanto, em muitos casos, o defeito subjacente é uma mudança em um só par de bases que cria um códon de término prematura (também conhecido como "**mutação *nonsense***") em um éxon interno. Em um processo designado decadência mediada por *nonsense*, precursores de RNAm parcialmente sintetizados que portam o códon *nonsense* são reconhecidos e degradados pela célula. Com colágeno e muitos outros genes, a produção de uma proteína truncada (como poderia ser predito por uma mutação *nonsense*) seria mais prejudicial para a célula do que a produção de nenhuma proteína. Assim, a decadência mediada por *nonsense*, que tem sido observada ocorrendo para mutações em muitos genes de múltiplos éxons diferentes, serve como um fenômeno protetor e é um componente importante da fisiopatologia genética.

Um exemplo desses princípios é aparente ao considerar a osteogênese imperfeita tipo II, que é causada por formas de colágeno tipo I estruturalmente anormais, e é mais grave que a osteogênese imperfeita tipo I. Mutações na osteogênese imperfeita tipo II podem ser causadas por defeitos em *COL1A1* ou *COL1A2*, e geralmente são alterações *missense* (troca de uma base por outra) de um resíduo de glicina que permitem que a cadeia de peptídeo mutante se ligue a cadeias normais nos passos iniciais da montagem de trímeros (**Figura 2-3**). Contudo, a formação de tripla-hélice é ineficaz, frequentemente porque aminoácidos com grandes cadeias laterais substituem a glicina. A formação ineficaz de tripla-hélice leva à modificação aumentada pós-tradução por prolil-hidroxilase, uma taxa de secreção reduzida e ativação da proteína não dobrada de resposta ao estresse. Esses parecem ser eventos críticos na patogênese celular da osteogênese imperfeita tipo II, porque as substituições de glicina em direção à extremidade carboxiterminal da molécula geralmente são mais graves que aquelas na extremidade aminoterminal.

Essas considerações ajudam a explicar por que a osteogênese tipo II é mais grave que a tipo I, e exemplificam o princípio da ação de gene negativo dominante. Os efeitos de uma substituição de aminoácido em uma cadeia peptídica proα1(I) são ampliados nos níveis tanto de montagem de tripla-hélice quanto de formação de fibrilas. Como cada molécula de procolágeno tipo I tem duas cadeias proα1(I), somente 25% das moléculas de procolágeno tipo I conterão duas cadeias proα1(I) normais, embora apenas um dos dois alelos COL1A1 seja mutante. Além disso, a ativação da proteína não dobrada de resposta ao estresse parece ser um evento essencial na fisiopatologia da doença, como discutido mais adiante. Finalmente, como cada molécula em uma fibrila interage com várias outras, a incorporação de uma molécula anormal pode ter efeitos desproporcionalmente grandes sobre a estrutura e integridade das fibrilas.

As mutações do colágeno que causam osteogênese imperfeita tipo III e tipo IV são diversas, e incluem substituições de glicina na porção aminoterminal da tripla-hélice de colágeno, umas poucas deleções internas de COL1A1 e COL1A2 que não perturbam significativamente a formação da tripla-hélice, e algumas alterações incomuns nas extensões que não constituem tripla-hélice nos amina e carboxiterminais de cadeias proα.

A osteogênese imperfeita herdada de forma recessiva pode ser causada por perda de função de uma importante prolil-hidroxilase codificada pelo gene PLOD2, um de três genes, CRTAP, LEPRE1, PPIB, que codificam membros de um complexo de proteínas que reside dentro do retículo endoplasmático rugoso e facilita o dobramento e processamento de colágeno tipo I, bem como vários genes adicionais cujos produtos proteicos são necessários para o tráfego intracelular e secreção de colágeno tipo I. Uma via comum para todos os tipos de osteogênese imperfeita envolve uma combinação de produção reduzida de colágeno tipo I na matriz extracelular e/ou disfunção do processamento e maturação intracelular de colágeno.

Princípios genéticos

Conforme já descrito, a maioria dos casos de osteogênese imperfeita tipo I é causada por mutações de perda de função parcial ou completa em COL1A1. Entretanto, em aproximadamente um terço dos indivíduos afetados, a doença é causada por uma mutação nova; além disso, há muitas maneiras em que alterações na sequência de DNA podem reduzir a expressão de genes. Consequentemente, há uma ampla variedade de alelos mutantes (i.e., **heterogeneidade de alelos**), o que representa um desafio para o desenvolvimento de testes diagnósticos moleculares. Em uma família em que se sabe que osteogênese imperfeita tipo I ocorre clinicamente e um membro busca um teste diagnóstico para o propósito de planejamento reprodutivo, é possível, na maioria dos casos, usar análise de ligação no *locus* COL1A1. Nesta abordagem, distingue-se entre cromossomos que portam os alelos COL1A1 mutantes e não mutantes utilizando-se polimorfismos baseados em DNA intimamente ligados, embora o defeito molecular causador seja desconhecido. Uma vez que esta informação seja estabelecida para uma família em particular, a herança do alelo mutante pode ser prevista em gestações futuras.

Para osteogênese imperfeita tipos III e IV, mutações podem ocorrer em COL1A1 ou COL1A2 (i.e., **heterogeneidade de *locus***), e nesta situação a análise de ligação é mais difícil, porque não se pode ter certeza de qual *locus* é anormal.

Tanto para a osteogênese imperfeita tipo I quanto tipo IV, a questão mais importante na situação clínica muitas vezes se relaciona à história natural da doença. Por exemplo, a tomada de decisão reprodutiva em famílias com risco de osteogênese imperfeita é muito influenciada pela probabilidade relativa de gerar uma criança que nunca deambulará e necessitará de múltiplas operações ortopédicas *versus* uma criança cujos problemas principais serão umas poucas fraturas de ossos longos e um risco aumentado de perda auditiva mista neurossensorial e condutiva na infância e vida adulta. Como é evidente pela discussão anterior, diferentes genes mutantes e diferentes alelos mutantes, assim como outros genes que modificam o fenótipo da osteogênese imperfeita, podem contribuir para esta **heterogeneidade fenotípica**.

Na osteogênese imperfeita tipo II, uma só cópia do alelo mutante causa o fenótipo anormal e, portanto, tem um mecanismo de ação dominante. Embora o próprio fenótipo tipo II nunca seja herdado, há situações raras em que um indivíduo fenotipicamente normal carrega um alelo mutante COL1A1 entre suas células germinativas. Esses indivíduos com o chamado **mosaicismo gonadal** podem produzir prole múltipla com osteogênese imperfeita tipo II (Figura 2-4), um padrão de segregação que pode ser confundido com herança recessiva. De fato, muitas outras mutações, inclusive a distrofia muscular de Duchenne, que é ligada ao X, e a neurofibromatose tipo 1, que é autossômica dominante, também exibem, ocasionalmente, padrões de herança incomuns explicados por mosaicismo gonadal.

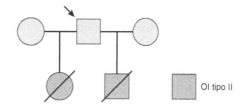

FIGURA 2-4 Mosaicismo gonadal para osteogênese imperfeita tipo II. Nesta genealogia idealizada, o pai fenotipicamente normal (indicado com a seta) teve dois filhos com parceiras diferentes, e cada um deles é afetado com osteogênese imperfeita (OI) tipo II autossômica dominante. A análise do pai mostrou que alguns de seus espermatozoides portavam uma mutação COL1A1, indicando que a explicação para esta genealogia incomum é mosaicismo germinativo. (Adaptada de Cohn DH et al. Recurrence of lethal osteogenesis imperfecta due to parental mosaicism for a dominant mutation in a human type I collagen gene [COL1A1]. Am J Hum Genet. 1990;46:591.)

14 Fisiopatologia da Doença

PONTO DE CHECAGEM

4. Quando e como a osteogênese imperfeita tipo II se apresenta? A que esses indivíduos sucumbem?
5. Quais são os dois achados radiológicos típicos da osteogênese imperfeita tipo II?
6. Explique como a decaimento mediada por *nonsense* pode ajudar a proteger indivíduos afetados por uma doença genética.

FENILCETONÚRIA

A fenilcetonúria representa um dos exemplos mais drásticos de como a relação entre genótipo e fenótipo pode depender de variáveis ambientais. A fenilcetonúria foi primeiramente reconhecida como uma causa hereditária de deficiência intelectual em 1934, e tentativas sistemáticas para tratar a condição foram iniciadas na década de 1950. O termo "fenilcetonúria" denota níveis urinários elevados de fenilpiruvato e fenilacetato, que ocorrem quando níveis circulantes de fenilalanina, normalmente entre 0,06 e 0,1 mmol/L, elevam-se acima de 1,2 mmol/L. Assim, o defeito primário na fenilcetonúria é a **hiperfenilalaninemia**, a qual, ela própria, tem numerosas causas genéticas distintas.

A fisiopatologia da fenilcetonúria ilustra vários princípios importantes da genética humana. A própria hiperfenilalaninemia é causada por **acúmulo de substrato**, que ocorre quando um metabólito intermediário normal deixa de ser eliminado adequadamente e suas concentrações ficam elevadas a níveis tóxicos. Como descrito mais adiante, a causa mais comum de hiperfenilalaninemia é a deficiência da enzima fenilalanina hidroxilase, que catalisa a conversão de fenilalanina em tirosina. Indivíduos com mutações da fenilalanina hidroxilase geralmente não sofrem pela ausência de tirosina, porque este aminoácido pode ser suprido ao corpo por mecanismos que são independentes daquela enzima. Contudo, em outras formas de fenilcetonúria, manifestações adicionais da doença ocorrem como um resultado de **deficiência do produto final**, que acontece quando o produto a jusante de uma enzima em particular é necessário para um processo fisiológico essencial.

Uma discussão de fenilcetonúria também ajuda a ilustrar a justificativa racional para a aplicação de programas de triagem para doenças genéticas com base em populações. Mais de 10 milhões de recém-nascidos são testados por ano para fenilcetonúria, e o foco do tratamento mudou em vários aspectos, atualmente. Em primeiro lugar, o tratamento "bem-sucedido" da fenilcetonúria por restrição dietética de fenilalanina é, em geral, acompanhado de defeitos neuropsicológicos sutis que só foram reconhecidos na última década. Assim, as pesquisas atuais enfocam estratégias alternativas de tratamento, tais como terapia gênica somática, bem como fatores sociais e psicológicos que afetam a adesão ao manejo dietético. Em segundo lugar, uma geração de mulheres tratadas para fenilcetonúria está agora tendo filhos, e tem sido reconhecido o fenômeno de **fenilcetonúria materna**, no qual a exposição intrauterina à hiperfenilalaninemia da mãe resulta em anormalidades congê-

nitas, independentemente do genótipo fetal. O número de gestações em risco tem aumentado em proporção ao tratamento bem-sucedido da fenilcetonúria, e representa um desafio para autoridades de saúde pública, médicos e geneticistas no futuro.

Manifestações clínicas

A incidência de hiperfenilalaninemia varia entre diferentes populações. Em afro-americanos, ela é cerca de 1:50.000; em judeus iemenitas, cerca de 1:5.000; e na maioria das populações da Europa Setentrional, em torno de 1:10.000. Retardo do crescimento pós-natal, deficiência intelectual moderada a grave, convulsões recorrentes, hipopigmentação e erupções cutâneas eczematosas constituem os principais aspectos fenotípicos da fenilcetonúria não tratada. Entretanto, com o advento de programas de triagem neonatal disseminada para hiperfenilalaninemia, as principais manifestações fenotípicas da fenilcetonúria hoje acontecem quando o tratamento é parcial, ou quando ele é terminado prematuramente durante o fim da infância ou na adolescência. Nesses casos, geralmente há um declínio leve, mas significativo, do QI, uma série de déficits específicos de desempenho e percepção e uma frequência aumentada de problemas de aprendizado e comportamentais.

A triagem neonatal para fenilcetonúria é realizada em uma pequena quantidade de sangue seco obtida à idade de 24 a 72 horas. A partir da triagem inicial, há uma incidência de cerca de 1% de resultados positivos ou indeterminados, e uma medida mais quantitativa da fenilalanina plasmática é realizada antes de 2 semanas de idade. Em neonatos que são submetidos a um segundo exame, o diagnóstico de fenilcetonúria é finalmente confirmado em cerca de 1%, fornecendo uma prevalência estimada de fenilcetonúria de 1:10.000, embora haja grande variação geográfica e étnica (ver discussão anterior). A taxa de falsos-negativos em programas de triagem neonatal para fenilcetonúria é de aproximadamente 1:70; nesses indivíduos desafortunados, a doença geralmente não é detectada até que retardo do desenvolvimento e convulsões no lactente ou na criança de pouca idade levem a uma avaliação sistemática para um erro inato do metabolismo.

Os lactentes nos quais um diagnóstico de fenilcetonúria é confirmado geralmente são colocados em um regime dietético no qual uma fórmula semissintética baixa em fenilalanina pode ser combinada ao aleitamento materno regular. Esse regime é ajustado empiricamente para manter uma concentração plasmática de fenilalanina em 1 mmol/L ou menos, que ainda é várias vezes maior que o normal, mas semelhante aos níveis observados na chamada **hiperfenilalaninemia benigna** (ver discussão posteriormente), um diagnóstico bioquímico que não é associado com fenilcetonúria e não tem consequências clínicas. A fenilalanina é um aminoácido essencial, e mesmo indivíduos com fenilcetonúria devem consumir pequenas quantidades para evitar inanição proteica e um estado catabólico. A maioria das crianças precisa de 25 a 50 mg/kg/dia de fenilalanina, e essas necessidades são satisfeitas combinando-se alimentos naturais com produtos comerciais projetados para o tratamento de fenilcetonúria. Quando programas de tratamento dietético foram primeiramente implementados, esperava-se que o risco de dano neurológico pela hiperfenilalaninemia da fenilcetonúria teria uma janela limitada, e que o tratamento poderia ser interrompido após a infância. Contudo, agora parece que mesmo hiperfenilalaninemia leve em adultos (> 1,2 mmol/L) está associada com déficits neuropsicológicos e cognitivos; portanto, é provável que o tratamento dietético da fenilcetonúria deva ser mantido indefinidamente.

À medida que um número crescente de mulheres com fenilcetonúria tratadas alcança a idade reprodutiva, um novo problema – hiperfenilalaninemia fetal via exposição intrauterina – tem se tornado aparente. Recém-nascidos em tal situação exibem microcefalia e retardo do crescimento de início pré-natal, cardiopatia congênita e grave retardo do desenvolvimento, independentemente do genótipo fetal. O controle rigoroso das concentrações maternas de fenilalanina desde antes da concepção até o nascimento reduz a incidência de anormalidades fetais na fenilcetonúria materna, mas o nível plasmático de fenilalanina que é "seguro" para um feto em desenvolvimento é de 0,12 a 0,36 mmol/L – significativamente mais baixo do que o considerado aceitável para crianças ou adultos afetados por fenilcetonúria com dietas restritas em fenilalanina.

Fisiopatologia

O destino metabólico normal da fenilalanina livre é se incorporar à proteína ou à hidroxilação por fenilalanina hidroxilase para formar tirosina (Figura 2-5). Como a tirosina, mas não a fenilalanina, pode ser metabolizada para formar fumarato e acetoacetato, a hidroxilação da fenilalanina pode ser vista tanto como um meio de fazer da tirosina um aminoácido não essencial quanto um mecanismo para fornecimento de energia por meio de gliconeogênese durante estados de inanição de proteína. Em indivíduos com mutações na fenilalanina hidroxilase, a tirosina se torna um aminoácido essencial. Entretanto, as manifestações clínicas de doença são causadas não pela ausência de tirosina (a maioria das pessoas recebe quantidade suficiente de tirosina na dieta em qualquer caso), mas pelo acúmulo de fenilalanina. A transaminação da fenilalanina para formar fenilpiruvato normalmente não acontece a menos que as concentrações circulantes excedam 1,2 mmol/L, mas a patogênese das anormalidades do sistema nervoso central (SNC) na fenilcetonúria está mais relacionada à própria fenilalanina do que a seus metabólitos. Além de um efeito direto dos níveis elevados de fenilalanina sobre a produção de energia, síntese proteica e homeostase de neurotransmissores no encéfalo em desenvolvimento, a fenilalanina também pode inibir o transporte de aminoácidos neutros através da barreira hematencefálica, levando a uma deficiência seletiva de aminoácidos no líquido cerebrospinal. Assim, sente-se que as manifestações neurológicas da fenilcetonúria devem-se a um efeito geral de acúmulo de substrato sobre o metabolismo cerebral. A fisiopatologia do eczema observado na fenilcetonúria não tratada ou parcialmente tratada não é bem compreendida, mas o eczema é um aspecto comum de outros erros inatos do metabolismo em que as concentrações plasmáticas de aminoácidos de cadeia ramificada estão elevadas. A hipopigmentação na fenilcetonúria provavelmente é causada por um efeito inibidor do excesso de fenilalanina sobre a produção de dopaquinona nos melanócitos, o que é o passo limitador de taxa na síntese de melanina.

Aproximadamente 90% dos lactentes com hiperfenilalaninemia persistente detectada pela triagem neonatal têm fenilcetonúria típica causada por um defeito na fenilalanina hidroxilase (ver discussão posteriormente). Dos restantes, a maioria tem hiperfenilalaninemia benigna, na qual os níveis circulantes de fenilalanina estão entre 0,1 mmol/L e 1 mmol/L. Entretanto, aproximadamente 1% dos lactentes com hiperfenilalaninemia persistente tem defeitos no metabolismo de tetra-hidrobiopterina (BH_4), que é um cofator estequiométrico para a reação de hidroxilação (Figura 2-6). Infelizmente, o BH_4 é necessário não somente para a fenilalanina hidroxilase, mas também para tirosina hidroxilase e triptofano hidroxilase. Os produtos dessas duas últimas enzimas são neurotransmissores catecolaminérgicos e serotonérgicos; assim, indivíduos com defeitos no metabolismo de BH_4 sofrem não só de fenilcetonúria (acúmulo de substrato), como também da ausência de neurotransmissores importantes (deficiência de produto final). Os indivíduos afetados desenvolvem um grave distúrbio neurológico no início da infância, manifestado por hipotonia, inatividade e regressão do desenvolvimento, e são tratados não apenas com restrição dietética de fenilalanina, mas também com suplementação da dieta com BH_4, DOPA e 5-hidroxitriptofano.

Princípios genéticos

A fenilcetonúria é uma de várias condições mendelianas que têm uma incidência relativamente alta; as outras são fibrose cística, distrofia muscular de Duchenne, neurofibromatose tipo I e anemia falciforme (Tabela 2-2). Essas condições não compartilham um aspecto único, podem ser recessivas, dominantes, autossômicas, ligadas ao X e letais no início da infância, mas outras têm muito pouco efeito sobre a reprodução (e transmissão de genes mutantes a gerações subsequentes). De fato, a incidência de uma condição mendeliana é determinada por um equilíbrio de fatores, inclusive a taxa em que ocorrem novas mutações e a probabilidade de que um indivíduo portador de uma mutação a transmita à sua prole. A última característica – a probabilidade, em comparação com a população geral, de transmitir os genes de uma pessoa à próxima geração – é denominada **aptidão**. A redução de aptidão exibida por muitas condições genéticas tais como distrofia muscular de Duchenne

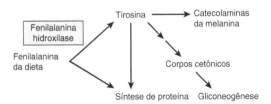

FIGURA 2-5 Destinos metabólicos da fenilalanina. Como o catabolismo da fenilalanina deve prosseguir via tirosina, a ausência de fenilalanina hidroxilase leva ao acúmulo de fenilalanina. A tirosina é também um precursor biossintético da melanina e de certos neurotransmissores, e a ausência de fenilalanina hidroxilase determina que a tirosina se torne um aminoácido essencial.

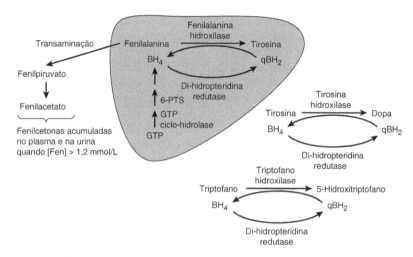

FIGURA 2-6 Metabolismo normal e anormal da fenilalanina. A tetra-hidrobiopterina (BH$_4$) é um cofator para fenilalanina hidroxilase, tirosina hidroxilase e triptofano hidroxilase. Consequentemente, defeitos na biossíntese de BH$_4$ ou em seu metabolismo resultam em uma falha de todas as três reações de hidroxilação. A ausência de hidroxilação da fenilalanina tem efeitos fenotípicos devido ao acúmulo de substrato, mas a falta de hidroxilação de tirosina ou triptofano tem efeitos fenotípicos como resultado da deficiência de produto final. (6-PTS, 6-piruvoil tetra-hidrobiopterina sintetase; qBH$_2$, di-hidrobiopterina quinonoide.)

ou neurofibromatose tipo I é balanceada por uma **taxa de mutações novas** considerável, de modo que a incidência da condição permanece constante em gerações sucessivas.

Para condições recessivas, como fenilcetonúria ou anemia falciforme (ou condições recessivas ligadas ao X, como distrofia muscular de Duchenne), outro fator que pode influenciar a incidência da doença é se os portadores heterozigotos têm uma vantagem ou desvantagem seletiva em comparação com indivíduos não mutantes homozigotos. Por exemplo, a incidência relativamente alta de anemia falciforme em indivíduos com ancestrais da África Ocidental deve-se em parte à **vantagem do heterozigoto**, que confere resistência à malária. Como os efeitos deletérios da homozigosidade para o alelo falcêmico da hemoglobina B (*HBB^S*) são balanceados pelos efeitos benéficos da heterozigosidade, a frequência geral do alelo *HBB^S* aumentou com o tempo em populações nas quais a malária é endêmica.

Um fator final que pode contribuir para a incidência alta de uma doença mendeliana é o **desvio genético**, que se refere à flutuação de frequências de genes devido à amostragem aleatória ao longo de muitas gerações. A extensão da flutuação é maior em populações muito pequenas. Um fenômeno correlato é o **efeito de fundador**, que ocorre quando uma população fundada por um número pequeno de ancestrais tem, por acaso, uma frequência elevada de um gene deletério. Um efeito de fundador e o desvio genético podem operar juntos para produzir grandes mudanças na incidência de doenças mendelianas, especialmente em populações pequenas fundadas por um número pequeno de ancestrais. No caso da fenilcetonúria, a aptidão dos indivíduos afetados até recentemente era muito baixa, e as mutações são excessivamente raras; entretanto, estudos genéticos de populações fornecem evidências tanto para um efeito de fundador quanto para vantagem de heterozigotos.

A fenilcetonúria também é representativa de uma classe de condições mendelianas para as quais esforços estão em andamento para o desenvolvimento de terapia gênica, como hemofilia e deficiência de ornitina transcarbamilase. Uma compreensão minuciosa da fisiopatologia dessas condições é um pré-requisito importante para o desenvolvimento de tratamentos. Cada uma dessas condições é causada por perda de função para uma enzima expressa especificamente no fígado; portanto, tentativas para administrar um gene normal a indivíduos afetados têm enfocado estratégias para expressar o gene em hepatócitos. Contudo, como é o caso na hiperfenilalaninemia benigna, os indivíduos com níveis muito baixos de atividade enzimática são clinicamente normais, e a terapia gênica bem-sucedida poderia, portanto, ser conseguida pela expressão do gene-alvo em somente uma pequena proporção de células hepáticas.

PONTO DE CHECAGEM

7. Quais são os principais defeitos na fenilcetonúria?
8. Por que a modificação da dieta é um tratamento aquém do satisfatório dessa condição?
9. Explique como estratégias de tratamento dietético para erros inatos do metabolismo dependem de se a fisiopatologia é causada por acúmulo de substrato ou por deficiência do produto final.
10. Explique o fenômeno da fenilcetonúria materna.

SÍNDROME DE DEFICIÊNCIA INTELECTUAL ASSOCIADA AO X FRÁGIL

A síndrome de deficiência intelectual associada ao X frágil produz uma combinação de aspectos fenotípicos que afetam o SNC, os testículos e o esqueleto craniano. Esses aspectos foram reconhecidos como uma entidade clínica distinta há mais de 50 anos. Um exame de laboratório para a síndrome foi desenvolvido durante a década de 1970, quando foi reconhecido que a maioria dos indivíduos afetados exibia uma anormalidade citogenética do cromossomo X: falha da região entre as faixas Xq27 e Xq28 ao condensar-se na metáfase. Em vez disso, essa região aparece ao microscópio como uma constrição fina que é sujeita à quebra durante a preparação, o que é responsável pela designação "X frágil". Avanços na última década têm ajudado a explicar tanto a presença do local frágil quanto o padrão peculiar de herança exibido pela síndrome. Em alguns aspectos, a síndrome de deficiência intelectual associada ao X frágil é semelhante a outras condições genéticas causadas por mutações ligadas ao X: os indivíduos de sexo masculino sofrem deficiências mais graves que os de sexo feminino, e a condição nunca é transmitida de pai para filho. Entretanto, a síndrome rompe as regras de transmissão mendeliana em que pelo menos 20% dos portadores de sexo masculino não manifestam sinal algum dela. As filhas desses homens não penetrantes, mas "transmissores", são elas próprias não penetrantes, mas produzem prole afetada, dos sexos masculino e feminino, com frequências próximas das expectativas mendelianas (Figura 2-7). Cerca de um terço das portadoras (aquelas com um cromossomo X normal e um anormal) exibe um grau significativo de deficiência intelectual. Esses aspectos incomuns da síndrome foram explicados quando a região subcromossômica abrangendo o local frágil foi isolada, e mostrou-se que ela continha um segmento em que a sequência tripla CGG era repetida muitas vezes: $(CGG)_n$. O número de repetições triplas é muito polimórfico, mas normalmente são menos de 60. Um número de repetições entre 60 e 200 não causa um fenótipo clínico ou um local citogenético frágil, mas é instável e sujeito à ampliação adicional, levando aos aspectos típicos da síndrome (Figuras 2-8 e 2-9).

Manifestações clínicas

A síndrome de deficiência intelectual associada ao X frágil geralmente é reconhecida em meninos afetados devido ao retardo do desenvolvimento aparente por volta dos 1 a 2 anos de idade, hiperextensibilidade de pequenas articulações, hipotonia discreta e uma história familiar de deficiência intelectual em parentes maternos do sexo masculino. Os indivíduos do sexo feminino afetados geralmente têm deficiência intelectual leve, ou apenas deficiências sutis da capacidade visual espacial, e a condição pode não ser evidente ou diagnosticada até que seja suspeitada após identificação de um parente afetado do sexo masculino. No fim da infância ou início da adolescência, os indivíduos de sexo masculino afetados começam a exibir testículos grandes e feições faciais características, levemente grosseiras, orelhas grandes, fronte e mandíbula proeminentes, face alongada e macrocefalia relativa (considerada em relação à estatura). A síndrome é extremamente comum e afeta em torno de 1:1.500 a 1:1.000 indivíduos do sexo masculino. Praticamente todos os homens afetados nascem de mulheres que são afetadas ou portadoras da pré-mutação, e não há casos bem-reconhecidos de novas pré-mutações em homens ou mulheres.

A herança da síndrome de deficiência intelectual associada ao X frágil exibe vários aspectos incomuns, e frequentemente é descrita em termos de números de risco empíricos (Figura 2-7). Em particular, a probabilidade de que um indivíduo portador de um cromossomo anormal venha a apresentar manifestações clínicas depende do número de gerações por

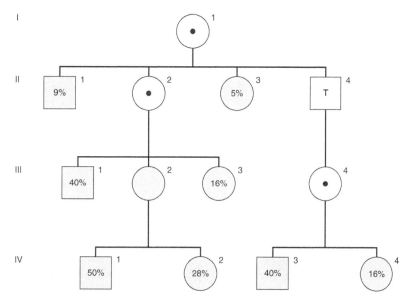

FIGURA 2-7 Probabilidade de síndrome de deficiência intelectual associada ao X frágil em uma genealogia artificial. As porcentagens mostradas indicam a probabilidade de manifestação clínica de acordo com a posição na genealogia. Como os indivíduos portadores do cromossomo X anormal têm uma chance de 50% de passá-lo para sua prole, a penetrância é duas vezes aquela dos valores ilustrados. A penetrância aumenta com cada geração sucessiva devido à expansão progressiva de um elemento de repetição tripla (ver texto). A expansão depende da herança materna do alelo anormal; assim, as filhas de homens transmissores normais (indicados com um T em II-4) são não penetrantes. As mulheres portadoras obrigatórias são indicadas com um ponto central. (Reproduzida, com permissão, de Nussbaum e Ledbetter. Fragile X syndrome: a unique mutation in man. Annu Rev Genet. 1986;20:109.)

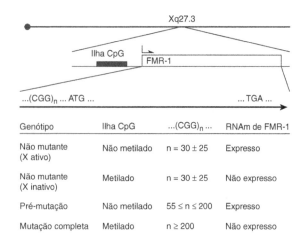

FIGURA 2-8 Genética molecular da síndrome de deficiência intelectual associada ao X frágil. O local frágil citogenético em Xq27.3 está localizado perto de uma região pequena do DNA que contém uma ilha CpG (ver texto) e o gene *FMR1*. Dentro da região não traduzida 5' do gene *FMR1* fica um segmento instável de DNA repetitivo 5'–(CGG)$_n$–3'. A tabela mostra o estado de metilação da ilha CpG, o tamanho da repetição tripla, e se o RNAm de FMR1 é expresso dependendo do genótipo do cromossomo X. Observe que o cromossomo X inativo em indivíduos do sexo feminino não mutantes tem uma ilha de CpG metilado e não expressa o RNAm de FMR1. O estado de metilação e expressão de *FMR1* em alelos de pré-mutação e mutação completa aplica-se a indivíduos masculinos e ao cromossomo X ativo de indivíduos femininos; alelos de pré-mutação e mutação completa no cromossomo X inativo de indivíduos femininos exibem metilação da ilha CpG e deixam de expressar o RNAm de FMR1.

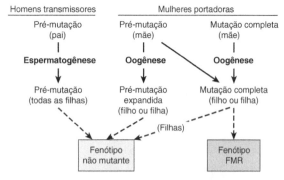

FIGURA 2-9 Transmissão e ampliação da repetição tripla da deficiência intelectual associada ao X frágil. As setas cheias mostram expansão da repetição tripla, a qual se acredita que ocorra de modo pós-zigótico depois que a pré-mutação ou mutação completa é transmitida por meio da linha germinativa feminina. As setas tracejadas representam consequências fenotípicas potenciais. Filhas com a mutação completa podem não expressar o fenótipo da deficiência intelectual associada ao X frágil, dependendo da proporção de células em que o alelo mutante se situa no cromossomo X inativo. (Adaptada de Tarleton JC et al. Molecular genetic advances in fragile X syndrome. J Pediatr. 1993;122:169.)

meio das quais o cromossomo anormal tenha sido transmitido e do sexo do genitor transmissor. Por exemplo, indivíduos do sexo masculino transmissores não penetrantes tendem a ocorrer no mesmo grupo de irmãos e com irmãs portadoras não penetrantes. Isto se reflete em números de risco baixos para irmãos e irmãs de transmissores do sexo masculino: 9 e 5%, respectivamente, em comparação com 40 e 16% para seus netos e suas netas maternas. Esta última observação, em que a penetrância ou expressividade (ou ambas) de uma doença genética parece aumentar em gerações sucessivas, algumas vezes é designada como **antecipação genética**.

A antecipação genética na síndrome de deficiência intelectual associada ao X frágil é causada por uma expansão progressiva da repetição tripla. Um fenômeno similar ocorre em vários distúrbios neurodegenerativos como doença de Huntington e ataxia espinocerebelar (i.e., netos são afetados mais gravemente que os avós). Os distúrbios neurodegenerativos são causados por falta de produção de uma proteína normal. Embora os mecanismos bioquímicos sejam diferentes, as causas moleculares subjacentes de antecipação genética são idênticas e envolvem a expansão progressiva de uma repetição tripla instável.

Além da expansão tripla repetida, a antecipação genética pode ser causada por **viés de averiguação***, que acontece quando uma condição leve ou de expressão variável primeiramente diagnosticada em netos de uma linhagem de três gerações é, então, facilmente reconhecida em irmãos dos netos que estejam disponíveis para exames e testes. Ao contrário da antecipação genética causada por expansão de uma repetição tripla, a antecipação causada por viés de averiguação afeta a penetrância *aparente* em vez da real.

Fisiopatologia

A ampliação da repetição (CGG)$_n$ no local fraXq27.3 afeta tanto a metilação quanto a expressão do gene *FMR1*. Este gene e o DNA instável responsável pela expansão foram isolados com base em sua proximidade do local frágil citogenético em Xq27.3. O *FMR1* codifica uma proteína ligadora de RNA que regula a tradução de moléculas de RNAm portando uma sequência característica em que quatro resíduos de guanina podem formar ligações intramoleculares, uma estrutura chamada de quarteto G.

A repetição (CGG)$_n$ está localizada na região 5' não traduzida do gene *FMR1* (Figura 2-8). Esse segmento é altamente variável em comprimento; o número de repetições, n, é igual a cerca de 30 ± 25 em indivíduos que não são afetados nem portadores da síndrome de deficiência intelectual associada ao X frágil. Em indivíduos do sexo masculino transmissores e em portadoras não afetadas, o número de repetições geralmente está entre 70 e 100. Notavelmente, os alelos com menos de 50 repetições são muito estáveis, e quase sempre transmitidos sem uma alteração do número de repetições. Entretanto, alelos com 55 ou mais repetições são instáveis e, frequentemente, exibem expansão após transmissão materna; diz-se que esses indivíduos são portadores de uma **pré-mutação**. Embora os portadores de pré-mutação não desenvolvam uma síndrome de deficiência intelectual

---

*N. de R. Viés de averiguação ou aferição.

associada ao X frágil típica, estudos indicam que portadoras femininas da pré-mutação exibem uma incidência de 20% de insuficiência ovariana prematura, ao passo que portadores masculinos da pré-mutação têm um risco aumentado para uma síndrome de tremores/ataxia. Em ambos os casos, o mecanismo provavelmente é explicado por expansão somática da pré-mutação (ver discussão posteriormente). O grau de expansão está relacionado com o número de repetições; alelos de pré-mutação com um número de repetições menor que 60 raramente são ampliados para uma mutação completa, mas os alelos de pré-mutação com um número de repetições maior que 90 geralmente o são. O número de repetições na mutação completa – observado tanto em indivíduos afetados do sexo masculino quanto feminino – é sempre maior que 200, mas geralmente é heterogêneo, sugerindo que uma vez alcançado esse limiar, a ampliação adicional ocorre com frequência em células somáticas.

A expansão de uma pré-mutação para uma mutação completa tem dois efeitos importantes: a transcrição do gene *FMR1* é fechada, e o DNA circundando o local de início da transcrição do gene *FMR1* torna-se metilado. O fenótipo clínico é causado pela falta de produção de FMR1; além disso, a metilação do DNA circundante tem implicações importantes para o diagnóstico molecular. A metilação acontece na chamada **ilha CpG**, um segmento de várias centenas de pares de bases logo a montante do local de início da transcrição de *FMR1*, que contém uma frequência alta de dinucleotídeos 5'-CG-3', em comparação com o resto do genoma. A metilação da ilha CpG e a expansão da repetição tripla podem ser facilmente detectadas com técnicas biológicas moleculares, que são a base para os testes diagnósticos comuns nos indivíduos em risco.

Princípios genéticos

Além da tendência de os alelos de pré-mutação $(CGG)_n$ sofrerem ampliações adicionais de comprimento, a genética molecular da síndrome de deficiência intelectual associada ao X frágil exibe vários aspectos incomuns. Como descrito anteriormente, cada indivíduo afetado fenotipicamente é portador de uma mutação completa definida por um número de repetições maior que 200, mas o número exato de repetições exibe heterogeneidade considerável em diferentes células e tecidos.

Os testes diagnósticos para o número de repetições de CGG geralmente são realizados em linfócitos obtidos de uma pequena quantidade de sangue periférico. Em indivíduos que são portadores de um número de repetições menor que 50, cada célula tem o mesmo número de repetições. Entretanto, em indivíduos fenotipicamente afetados do sexo masculino ou feminino (i.e., aqueles com um número de repetições maior que 200), muitas das células podem ter um número diferente de repetições. Esta situação, frequentemente designada como **mosaicismo somático**, indica que pelo menos parte da ampliação é **pós-zigótica**, significando que ela ocorre em células do embrião em desenvolvimento após a fertilização. Além da metilação do DNA associada a um gene *FMR1* anormal, a metilação de muitos genes é um processo normal durante o desenvolvimento e diferenciação que ajuda a regular a expressão gênica. Células em que um gene em particular não deve ser expresso frequentemente fecham a expressão daquele gene por alterações da estrutura de cromatina, que incluem modificação de DNA por metilação e modificação de histonas por metilação e/ou acetilação. Por exemplo, a globina deve ser expressa somente em reticulócitos; a albumina deve ser expressa somente em hepatócitos; e a insulina deve ser expressa somente por células B pancreáticas. Durante a gametogênese e imediatamente após a fertilização, padrões específicos de modificações de cromatina característicos de células diferenciadas são apagados e somente são restabelecidos no desenvolvimento fetal. Dessa maneira, a metilação de DNA e outras modificações de cromatina proveem uma mudança reversível na estrutura gênica que pode ser herdada durante a mitose de células diferenciadas, mas apagada durante a meiose e o desenvolvimento inicial. Esse tipo de alteração – uma mudança fenotípica herdável que não é determinada por sequência de DNA – é amplamente referida como **epigenética**.

A análise da genealogia da síndrome de deficiência intelectual associada ao X frágil revela que um dos fatores mais importantes que induz um alelo pré-mutação à expansão é o sexo do genitor que transmite o alelo pré-mutação (**Figuras 2-7 e 2-9**). Como discutido, um alelo pré-mutação transmitido por uma mulher se expande a uma mutação completa, com uma probabilidade proporcional ao comprimento da pré-mutação. Alelos pré-mutação com um número de repetições entre 52 e 60 raramente se expandem a uma mutação completa, e aqueles com um número de repetições maior que 90 quase sempre se expandem. Em contrapartida, um alelo pré-mutação transmitido por um homem raramente, se é que acontece, se expande a uma mutação completa, independentemente do comprimento do número de repetições.

A noção de que alelos da mesma sequência de DNA podem se comportar de modo muito diferente dependendo do sexo do genitor que os transmitiu está intimamente relacionada com o conceito de **impressão (*imprinting*) gamética**, que é utilizado para descrever o que acontece quando a expressão de um gene particular depende do sexo do genitor que o transmitiu. A impressão gamética afeta vários genes envolvidos no crescimento fetal ou placentário, inclusive o fator 2 de crescimento semelhante à insulina (IGF2) e o receptor de IGF tipo 2 (IGF2R); por exemplo, o gene *IGF2* é expresso somente no cromossomo de origem paterna, ao passo que em alguns indivíduos o gene *IGF2R* é expresso apenas no cromossomo derivado da mãe. Os mecanismos responsáveis pela impressão gamética dependem de modificações bioquímicas no cromossomo que ocorrem durante a gametogênese; essas modificações não afetam a sequência real do DNA, mas são transmitidas de modo estável por certo número de divisões celulares (i.e., elas são epigenéticas e contribuem para a patogênese de alguns tipos de câncer).

PONTO DE CHECAGEM

11. Explique por que a síndrome do X frágil exibe um padrão de herança incomum.

12. O que é antecipação genética? Quais são as duas explicações para ela?

13. O que é uma mudança epigenética?

NEUROPATIA ÓPTICA HEREDITÁRIA DE LEBER, ENCEFALOPATIA MITOCONDRIAL COM FIBRAS VERMELHAS RASGADAS E OUTRAS DOENÇAS MITOCONDRIAIS

Em quase todas células do corpo, a tarefa indispensável de transformar nutrientes em energia ocorre nas mitocôndrias, organelas subcelulares ubíquas com seus próprios genomas e regras peculiares de expressão gênica. Durante a última década, defeitos da função mitocondrial têm sido reconhecidos de forma crescente como causas importantes de doenças humanas, desde condições raras, cujo estudo tem levado a uma compreensão mais profunda de mecanismos fisiopatológicos, até condições comuns como diabetes e surdez. Por um lado, as consequências da função mitocondrial defeituosa são previsíveis e inespecíficas: a incapacidade de gerar quantidade suficiente de trifosfato de adenosina (ATP) leva a acúmulo de ácido láctico, fraqueza e, finalmente, morte celular. Contudo, cada mitocôndria contém múltiplos genomas mitocondriais; cada célula contém múltiplas mitocôndrias; as necessidades de produção de energia variam de um tecido para outro; e, o mais importante, mutações no DNA mitocondrial afetam somente uma fração dos genomas mitocondriais em um dado indivíduo. Devido a essas características, os defeitos da função mitocondrial apresentam-se clinicamente com sintomas e sinais que são tanto específicos quanto proteiformes. Além disso, o DNA mitocondrial é transmitido por óvulos, mas não por espermatozoides, levando a um padrão de herança peculiar e característico.

Manifestações clínicas

Primeiramente descrita por um médico alemão em 1871, a neuropatia óptica hereditária de Leber (LHON) apresenta-se como uma perda de visão indolor bilateral que ocorre em adultos jovens, mais comumente no sexo masculino. A perda de visão pode ser súbita e completa ou subaguda e progressiva, progredindo de escotomas centrais para cegueira ao longo de 1 a 2 anos, e geralmente afetando ambos os olhos dentro de 1 a 2 meses. A condição está associada ocasionalmente a achados neurológicos, inclusive ataxia, disartria ou sintomas de doença desmielinizante, e pode estar associada também a anormalidades da condução cardíaca. O exame oftalmológico mostra telangiectasia peripapilar, microangiopatia e tortuosidade vascular; em pacientes com achados neurológicos (e alguns sem), estudos de imagem do SNC revelam anormalidades nos gânglios basais e no corpo estriado.

Ao contrário de LHON, a encefalopatia mitocondrial com fibras vermelhas rasgadas (MERRF) foi reconhecida como uma entidade clínica relativamente recente. Os sintomas de apresentação geralmente são espasmos periódicos e fraqueza esquelética progressiva, mas o início e a gravidade dos sintomas são variáveis. O termo "fibras vermelhas rasgadas" refere-se ao aspecto histológico do músculo de indivíduos afetados, nos quais mitocôndrias anormais se acumulam e se agregam em fibras musculares individuais. Outros sintomas podem incluir perda auditiva neurossensorial, ataxia, miocardiopatia e demência.

Fisiopatologia

A maquinaria central produtora de energia das mitocôndrias, os complexos I a V da cadeia de transporte de elétrons, contém aproximadamente 90 polipeptídeos. A maioria é codificada pelo genoma nuclear e, como proteínas necessárias para replicação, transcrição e tradução do genoma mitocondrial, são importadas para dentro das mitocôndrias após a tradução. O próprio genoma mitocondrial (DNAmt) tem 16.569 pb de comprimento e codifica 13 polipeptídeos que são transcritos e traduzidos em mitocôndrias; o DNAmt também codifica RNA ribossomal mitocondrial e 22 espécies de RNAt mitocondrial. Os complexos I, III, IV e V da cadeia de transporte de elétrons contêm subunidades codificadas tanto por DNAmt quanto por genoma nuclear, enquanto as proteínas que formam o complexo II são codificadas inteiramente no genoma nuclear.

LHON e MERRF são causadas por mutações em DNAmt; LHON é causada por mutações em um componente da cadeia de transporte de elétrons, enquanto MERRF é causada por mutações do RNAt mitocondrial, geralmente RNAt^{Lys}. Assim, a partir de uma perspectiva bioquímica, LHON é causada por uma incapacidade específica de gerar ATP, ao passo que MERRF é causada por um defeito geral na síntese proteica mitocondrial. Entretanto, os mecanismos fisiopatológicos que levam da função mitocondrial defeituosa a anormalidades orgânicas específicas não são compreendidos completamente. Em geral, os sistemas de órgãos afetados por doenças mitocondriais são aqueles em que a produção de ATP desempenha um papel essencial, como músculo esquelético e o SNC. Além disso, defeitos no transporte de elétrons podem causar produção excessiva de radicais livres tóxicos, levando a dano oxidante e morte celular, e podem contribuir para demência relacionada com idade. Finalmente, várias proteínas que residem normalmente dentro das mitocôndrias desempenham papéis fundamentais no controle da apoptose; assim, anormalidades primárias da integridade mitocondrial podem contribuir para doença, tanto por diminuição da produção de energia quanto pelo aumento da morte celular programada.

Princípios genéticos

Para proteínas mitocondriais codificadas pelo genoma nuclear e importadas para dentro das mitocôndrias após a tradução, os defeitos que causam doença são herdados de uma maneira mendeliana típica. Entretanto, o DNAmt é transmitido pelo óvulo e não por espermatozoides, em parte porque o óvulo contém mais de 1.000 vezes mais moléculas de DNAmt que o espermatozoide. Por isso, para doenças como LHON e MERRF causadas por defeitos em DNAmt, as condições mostram um padrão característico de herança materna (Figura 2-10) em que toda a prole de uma mulher afetada está em risco, mas os homens afetados nunca transmitem a condição.

Um segundo aspecto peculiar das doenças causadas por mutações em DNAmt é a natureza em mosaico da mutação dentro de células individuais. Normalmente, uma única célula contém 10 a 100 moléculas separadas de DNAmt; no caso de uma mutação DNAmt, somente uma fração das moléculas portam a mutação, uma situação designada como **heteroplasmia**. Os níveis de heteroplasmia podem variar consideravel-

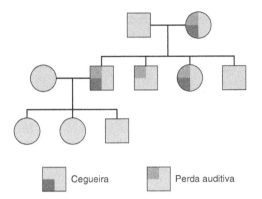

FIGURA 2-10 Herança materna. Genealogia idealizada ilustrando herança materna, que ocorre em doença causada por mutações no DNA mitocondrial. As mães transmitem o DNAmt mutante a todos de sua prole, mas os pais não. Expressividade variável e penetrância reduzida são consequências de níveis diferentes de heteroplasmia.

mente entre indivíduos diferentes e entre tecidos diferentes; além do mais, uma célula germinativa primordial feminina com uma mistura de moléculas de DNAmt normais e mutantes pode transmitir proporções diferentes a óvulos-filhos (Figura 2-11). Tanto para LHON quanto para MERRF, os níveis de DNAmt mutante podem variar de cerca de 50% para em torno de 90%; em geral, a gravidade da condição correlaciona-se com a extensão da heteroplasmia.

Um princípio final que é aparente na fisiopatologia das doenças mitocondriais é a interação genética entre os genomas nuclear e mitocondrial. Um dos melhores exemplos é a diferença de sexo na LHON, que afeta quatro a cinco vezes mais indivíduos de sexo masculino que feminino. Esta observação sugere que pode haver um gene no cromossomo X que modifica a gravidade de uma mutação mitocondrial RNAt^{Lys} e ressalta a observação de que, embora o próprio DNAmt codifique para um conjunto de componentes mitocondriais fundamentais, a maioria das proteínas mitocondriais é codificada pelo genoma nuclear.

SÍNDROME DE DOWN

Os aspectos clínicos da síndrome de Down foram descritos há mais de um século. Embora a causa subjacente – uma cópia extra do cromossomo 21 – seja conhecida há mais de

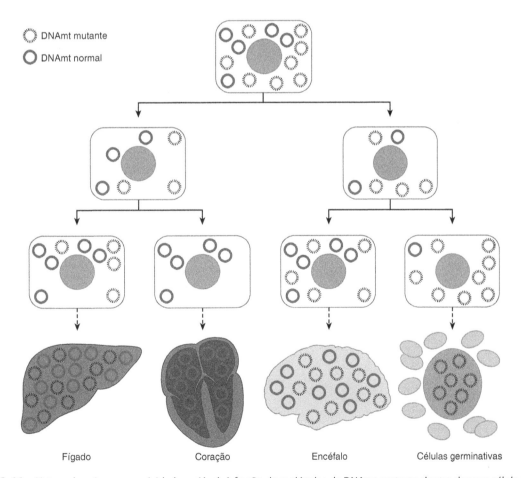

FIGURA 2-11 Heteroplasmia e expressividade variável. A fração de moléculas de DNAmt mutante dentro de uma célula é determinada por uma combinação de chance ao acaso e seleção ao nível celular durante o desenvolvimento embrionário. Os tecidos adultos são mosaicos para células com frações diferentes de moléculas de DNAmt mutantes, o que ajuda a explicar por que a disfunção mitocondrial pode produzir fenótipos diferentes e níveis diversos de gravidade.

quatro décadas, a sequência quase completa de DNA do cromossomo 21 – em torno de 33.546.361 pares de bases – foi determinada somente há 4 anos, e a relação de genótipo com fenótipo está apenas começando a ser compreendida. A síndrome de Down é largamente representativa de condições **aneuploides**, ou aquelas que são causadas por um desvio do complemento normal de cromossomos (**euploidia**). O cromossomo 21, que contém um pouco menos de 2% do genoma total, é um dos autossomos **acrocêntricos** (os outros são 13, 14, 15 e 22), isto é, um em quase todo o DNA fica em um lado do centrômero. Em geral, a aneuploidia pode envolver parcial ou totalmente um autossomo ou cromossomo sexual. A maioria dos indivíduos com síndrome de Down tem 47 cromossomos (i.e., um cromossomo 21 extra, ou **trissomia 21**) e nasce de genitores com cariótipos normais. Este tipo de aneuploidia geralmente é causado por **não disjunção** durante a segregação meiótica, ou seja, falta de separação (disjunção) de dois cromossomos homólogos na anáfase. Em contrapartida, condições aneuploides que afetam parte de um cromossomo autossômico ou sexual devem, em algum ponto, envolver quebra e reunião de DNA. Rearranjos de DNA são uma causa incomum, mas importante, de síndrome de Down, e geralmente são evidentes como um cariótipo com 46 cromossomos em que um cromossomo 21 é fusionado por meio de seu centrômero com outro cromossomo acrocêntrico. Este cromossomo anormal é descrito como uma **translocação robertsoniana**, e pode ser herdado algumas vezes de um genitor portador (Figura 2-12). Assim, a síndrome de Down pode ser causada por uma variedade de anormalidades cariotípicas diferentes, que têm em comum um aumento de 50% em **dosagem gênica** para quase todos os genes no cromossomo 21.

Manifestações clínicas

A síndrome de Down ocorre aproximadamente uma vez em cada 700 nascidos vivos, e é responsável por aproximadamente um terço de todos os casos de deficiência intelectual. A probabilidade de conceber uma criança com síndrome de Down está relacionada exponencialmente com o aumento da idade materna. Historicamente, como programas de triagem eram oferecidos a mulheres grávidas com mais de 35 anos (Figura 2-13), a maioria das crianças com síndrome de Down nascia de mulheres com menos de 35 anos. Entretanto, avanços recentes em exames pré-natais não invasivos têm levado a maioria dos obstetras a oferecerem testes pré-natais para síndrome de Down e outras aneuploidias a todas as mulheres. Quando não identificada no período pré-natal, a síndrome de Down geralmente é suspeitada pouco depois do nascimento pela presença de aspectos faciais e dismórficos característicos, tais como braquicefalia, dobras epicânticas, orelhas pequenas, dobras palmares transversais e hipotonia (Tabela 2-4). Aproximadamente 50% das crianças afetadas têm cardiopatias congênitas que chegam à atenção médica no período perinatal imediato devido a problemas cardiorrespiratórios. A suspeita forte da condição com base na clínica geralmente é confirmada por testes moleculares no período de 2 a 3 dias.

Muitas anormalidades menores e maiores ocorrem com frequência aumentada na síndrome de Down, entretanto, dois indivíduos afetados raramente têm o mesmo conjunto de anormalidades, e muitas anormalidades isoladas podem ser observadas em indivíduos não afetados. Por exemplo, a incidência de uma dobra palmar transversal na síndrome de Down é cerca de 50%, 10 vezes a da população geral; no entanto, a maioria dos indivíduos nos quais dobras palmares

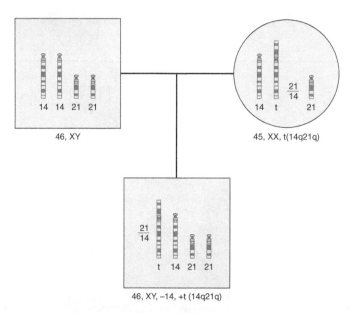

FIGURA 2-12 Mecanismos que levam à síndrome de Down. Genealogia em que a mãe é fenotipicamente normal, mas é uma portadora balanceada para uma translocação robertsoniana 14;21. Ela transmite tanto o cromossomo da translocação quanto um cromossomo 21 normal para seu filho, que também herda um cromossomo 21 normal de seu pai. Três cópias do cromossomo 21 no filho causam a síndrome de Down. (Adaptada de Thompson MW et al. *Genetics in Medicine*, 5th ed. Saunders, 1991.)

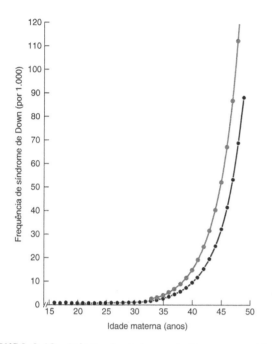

FIGURA 2-13 Relação da síndrome de Down com a idade materna. A frequência de síndrome de Down eleva-se exponencialmente com o aumento da idade materna. A frequência na amniocentese (símbolos azuis) é levemente mais alta que em lactentes nascidos vivos (símbolos pretos), porque abortos são mais prováveis em fetos com síndrome de Down. (Dados de Scriver CR et al., eds. *The Metabolic and Molecular Bases of Inherited Disease*, 8th ed. McGraw-Hill, 2001.)

TABELA 2-4 Aspectos fenotípicos da trissomia 21[1]

Aspecto	Frequência
Fendas palpebrais inclinadas para cima	82%
Excesso de pele na nuca	81%
Braquicefalia	75%
Articulações hiperextensíveis	75%
Ponte nasal achatada	68%
Distância ampla entre 1º e 2º pododáctilos	68%
Mãos curtas e largas	64%
Dobras epicânticas	59%
Quinto quirodáctilo curto	58%
Quinto quirodáctilo encurvado para dentro	57%
Manchas de Brushfield (hipoplasia da íris)	56%
Dobra palmar transversal	53%
Orelha dobrada ou displásica	50%
Língua protrusa	47%

[1]Dados de Scriver CR et al., eds. *The Metabolic and Molecular Bases of Inherited Disease*, 7th ed. McGraw-Hill, 1995.

transversais constituem o único aspecto incomum não tem síndrome de Down, nem qualquer outra doença genética.

A história natural da síndrome de Down na infância é caracterizada principalmente por atraso no desenvolvimento, retardo do crescimento e imunodeficiência. O atraso no desenvolvimento geralmente é aparente por volta dos 3 a 6 meses de idade como falha em atingir marcos do desenvolvimento apropriados para a idade, e afeta todos os aspectos de função motora e cognitiva. O QI médio está entre 30 e 70 e diminui com o aumento da idade. Entretanto, há uma variação considerável no grau de deficiência intelectual em adultos com síndrome de Down, e muitos indivíduos afetados podem viver de maneira semi-independente. Em geral, as habilidades cognitivas são mais limitadas que o desempenho afetivo, e somente uma minoria dos indivíduos afetados é gravemente deficiente. O retardo do crescimento linear é moderado, e a maioria dos adultos com síndrome de Down tem estaturas 2 a 3 desvios-padrão abaixo das da população normal. Em contrapartida, o peso na síndrome de Down exibe um aumento proporcional leve em comparação com a população geral, e a maioria dos adultos com síndrome de Down tem sobrepeso. Embora a suscetibilidade aumentada a infecções seja um aspecto clínico comum em todas as idades, a natureza da anormalidade subjacente não é bem compreendida, e anormalidades laboratoriais podem ser detectadas tanto na imunidade humoral quanto celular.

Um dos aspectos clínicos mais prevalentes e dramáticos da síndrome de Down – o início prematuro da doença de Alzheimer – não é evidente até a idade adulta. Embora demência franca não seja detectável em todos os adultos com síndrome de Down, a incidência de alterações neuropatológicas típicas – placas senis e emaranhados neurofibrilares – é de quase 100% por volta dos 35 anos. As principais causas de morbidade na síndrome de Down são cardiopatias congênitas, infecções e leucemia. A expectativa de vida depende, em grande extensão, da presença de cardiopatia congênita; a sobrevida até as idades de 10 e 30 anos é de aproximadamente 60 e 50%, respectivamente, para indivíduos com cardiopatia congênita, e aproximadamente 85 e 80%, respectivamente, para indivíduos sem cardiopatia congênita.

Fisiopatologia

O advento de marcadores moleculares para porções diferentes do cromossomo 21 propiciou informações consideráveis sobre quando e como o material cromossômico extra se eleva na síndrome de Down; e o Human Genome Project (Projeto Genoma Humano) já forneceu uma lista dos aproximadamente 230 genes encontrados no cromossomo 21. Em contrapartida, muito menos se sabe sobre por que a dosagem gênica aumentada para o cromossomo 21 deve produzir os aspectos clínicos da síndrome de Down.

Para a trissomia 21 (47,XX+21 ou 47,XY+21), marcadores citogenéticos ou moleculares que distinguem entre as cópias materna e paterna do cromossomo 21 podem ser usados para determinar se o óvulo ou o espermatozoide contribuiu para a cópia extra do cromossomo 21. Não há diferenças clínicas óbvias entre esses dois tipos de indivíduos com trissomia 21, o que sugere que a impressão (*imprinting*) gamética não desempenha um papel significativo na patogênese da síndrome

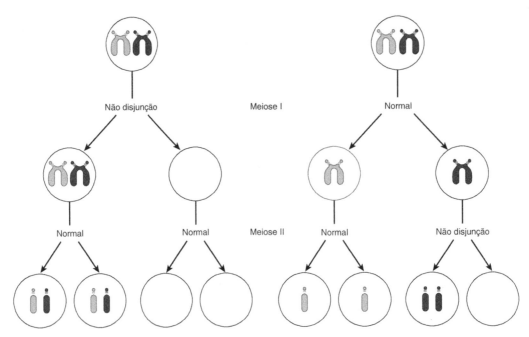

FIGURA 2-14 A não disjunção tem consequências diferentes, dependendo de se ela ocorre na meiose I ou na meiose II. O gameta anormal tem duas cópias de um cromossomo em particular. Quando a não disjunção acontece na meiose I, cada uma das cópias se origina de um cromossomo diferente; entretanto, quando a não disjunção ocorre na meiose II, cada uma das cópias se origina do mesmo cromossomo. Tanto polimorfismos citogenéticos quanto moleculares podem ser usados para determinar a fase e o genitor em que ocorreu a não disjunção. (Reproduzida, com permissão, de Thompson MW et al. *Genetics in Medicine*, 5th ed. Saunders, 1991.)

de Down. Se ambas as cópias do cromossomo 21 portadas por cada genitor podem ser distinguidas, geralmente é possível determinar se o evento de não disjunção levando ao gameta anormal aconteceu durante a anáfase da meiose I ou de meiose II (**Figura 2-14**). Estudos como esses mostram que aproximadamente 75% dos casos de trissomia 21 são causados por um cromossomo materno extra, que aproximadamente 75% dos eventos de não disjunção (tanto materna quanto paterna) ocorrem na meiose I, e que tanto eventos de não disjunção maternos quanto paternos aumentam com a idade materna avançada.

Várias teorias têm sido propostas para explicar por que a incidência da síndrome de Down aumenta com a idade materna avançada (**Figura 2-13**). A maior parte do desenvolvimento de células germinativas em indivíduos do sexo feminino se completa antes do nascimento; oócitos estancam na prófase da meiose I (o estágio de **dictióteno**) durante o segundo trimestre da gestação. Uma proposta sugere que anormalidades bioquímicas que afetam a capacidade de cromossomos pareados de se separar se acumulam nessas células com o tempo e que, sem uma fonte renovável de óvulos novos, a proporção de óvulos sofrendo disjunção aumenta com a idade materna. Contudo, esta hipótese não explica por que a relação entre a incidência de trissomia 21 e a idade materna avançada se mantém para eventos de não disjunção paternos e maternos.

Outra hipótese propõe que alterações estruturais, hormonais e imunológicas que ocorrem no útero com a idade avançada produzem um ambiente menos capaz de rejeitar um embrião com desenvolvimento anormal. Assim, um útero de uma mulher em idade mais avançada teria maior probabilidade de suportar um concepto com trissomia 21 a termo independentemente de qual genitor contribuiu com o cromossomo extra. Esta hipótese pode explicar por que erros paternos de não disjunção aumentam com a idade materna avançada. Entretanto, ela não explica por que a incidência de síndrome de Down resultante de rearranjos cromossômicos (ver discussão posteriormente) não aumenta com a idade materna.

Essas e outras hipóteses não são mutuamente exclusivas, e é possível que uma combinação de fatores seja responsável pela relação entre a incidência de trissomia 21 e idade materna avançada. Vários fatores ambientais e genéticos têm sido considerados como causas possíveis de síndrome de Down, inclusive exposição à cafeína, ao álcool, ao tabaco, à radiação, e a probabilidade de ser portador de um ou mais genes que predisporiam à não disjunção. Embora seja difícil excluir todas essas possibilidades de consideração como fatores menores, não há evidência de que algum desses fatores desempenhe um papel na síndrome de Down.

A recorrência do risco para trissomia 21 não é alterada significativamente por ter tido filhos anteriores afetados. Contudo, aproximadamente 5% dos cariótipos de síndrome de Down têm 46 em vez de 47 cromossomos, como resultado de translocações robertsonianas que geralmente envolvem os cromossomos 14 ou 22. Como descrito, esse tipo de anormalidade não está associado com idade materna avançada; entretanto, em cerca de 30% de tais indivíduos, a avaliação citogenética dos genitores revela o chamado rearranjo balanceado, como 45,XX,+t(14q;21q). Como o cromossomo da translocação robertsoniana pode parear com ambos os seus cromossomos acrocêntricos isolados componen-

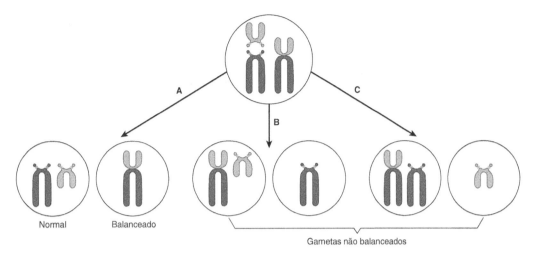

FIGURA 2-15 Tipos de gametas produzidos na meiose por um portador de uma translocação robertsoniana. Em um portador balanceado para uma translocação robertsoniana, tipos diferentes de segregação na meiose levam a vários tipos distintos de gametas, inclusive uns que são completamente normais (A), uns que dariam origem a outros portadores de translocação balanceada (B), e uns que dariam origem a prole com aneuploidia (C).

tes na meiose, a probabilidade de segregação levando a gametas não balanceados é significativa (Figura 2-15), e o risco de recorrência para o genitor com o cariótipo anormal é muito mais alto que para trissomia 21 (Tabela 2-5). Aproximadamente 1% dos cariótipos de síndrome de Down mostra mosaicismo, em que algumas células são normais e outras, anormais. O mosaicismo somático para trissomia 21 ou outras condições aneuploides pode surgir inicialmente de forma pré-zigótica ou pós-zigótica, correspondendo à não disjunção em meiose ou mitose, respectivamente. No primeiro caso (em que um zigoto é concebido a partir de um gameta aneuploide), o cromossomo extra é, então, presumivelmente perdido por mitose em um clone de células durante o início da embriogênese. A variedade de fenótipos observados na trissomia 21 com mosaicismo é grande, desde deficiência intelectual leve com feições dismórficas sutis até síndrome de Down "típica", e não se correlaciona com a proporção de células anormais detectadas em linfócitos ou fibroblastos. Não obstante, em média, a deficiência intelectual na trissomia 21 com mosaicismo geralmente é mais leve na trissomia 21 sem mosaicismo.

TABELA 2-5 Risco de síndrome de Down dependendo do sexo e cariótipo parental[1]

Cariótipo do genitor	Risco de prole nascida viva anormal	
	Portadora feminina	Portador masculino
46,XX ou 46,XY	0,5% (aos 20 anos) a 30% (aos 30 anos)	< 0,5%
Rb(Dq;21q) (principalmente 14)	10%	< 2%
Rb(21q;22q)	14%	< 2%
Rb(21q;21q)	100%	100%

[1]Dados de Scriver CR et al., eds. *The Metabolic and Molecular Bases of Inherited Disease*, 7th ed. McGraw-Hill, 1995.

Princípios genéticos

Uma questão fundamental na compreensão da relação entre um cromossomo 21 extra e os aspectos clínicos da síndrome de Down é se o fenótipo é causado por expressão gênica anormal ou por uma constituição cromossômica anormal. Um princípio importante derivado de estudos dirigidos a essa questão é o da **dosagem gênica**, que declara que a quantidade de um produto gênico produzido por célula é proporcional ao número de cópias presentes daquele gene. Em outras palavras, a quantidade de proteína produzida por todos, ou quase todos, os genes que ficam no cromossomo 21 é 150% do normal em células com trissomia 21, e 50% do normal em células com monossomia 21. Assim, ao contrário do cromossomo X, não há mecanismo para compensação de dosagem que opere nos genes autossômicos.

Evidências experimentais geralmente dão suporte ao ponto de vista de que o fenótipo da síndrome de Down é causado por expressão aumentada de genes específicos, e não por um efeito deletério inespecífico da aneuploidia celular. Raramente, a análise de cariótipo de um indivíduo com síndrome de Down revela um rearranjo cromossômico (geralmente, uma translocação recíproca não balanceada) no qual somente uma porção muito pequena do cromossomo 21 está presente em três cópias por célula (Figura 2-16). Essas regiões sugerem que pode haver uma região crítica do cromossomo 21, a qual, quando presente em triplicata, tanto é suficiente quanto necessária para produzir a síndrome de Down.

A ideia de que a dosagem gênica alterada de um grupo de genes intimamente ligados pode produzir um fenótipo clínico distinto também é apoiada pela observação de que um número crescente de síndromes de anomalias congênitas é causado pelas chamadas **variantes de número de cópias** ou **variantes estruturais**, frequentemente mediadas por segmentos homólogos de DNA que ficam em ambas as extremidades de pontos de quebra de deleção e/ou inserção. Essas

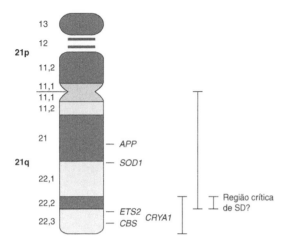

FIGURA 2-16 Região crítica da síndrome de Down (SD). Raramente, indivíduos com síndrome de Down terão rearranjos cromossômicos que causam trissomia somente para uma porção do cromossomo 21. Os genes *APP, SOD1, ETS2, CRYA1* e *CBS* codificam proteínas (precursor da amiloide, superóxido dismutase, fator de transcrição Ets2, cristalina e cistationina betassintase, respectivamente) que podem desempenhar um papel importante na patogênese da síndrome de Down. A análise de dois grupos de indivíduos (indicados pelas duas linhas verticais) sugere que os genes responsáveis pela síndrome de Down ficam na região de sobreposição. (Reproduzida, com permissão, de Thompson MW et al. *Genetics in Medicine*, 5th ed. Saunders, 1991.)

variantes estruturais, que podem ser facilmente detectadas com técnicas de genética molecular, resultam em um aumento e/ou diminuição do número de cópias de genes para um ou mais genes. As **síndromes de genes contíguos**, descritas na Tabela 2-6, geralmente são raras, mas têm desempenhado papéis importantes na compreensão da fisiopatologia de condições aneuploides.

Os portadores de translocações robertsonianas que envolvem o cromossomo 21 podem produzir vários tipos diferentes de gametas não balanceados (Figura 2-15). Entretanto, o risco empírico para tal portador ter uma criança com síndrome de Down é mais alto que para outras condições aneuploides,

em parte porque os embriões com outros tipos de aneuploidia têm probabilidade de resultar em abortos cedo no desenvolvimento. Assim, as consequências da trissomia para o desenvolvimento embrionário e fetal são proporcionais ao número de genes expressos em 150% de seus níveis normais. Como a monossomia para o cromossomo 21 (e outros autossomos) praticamente nunca é observada em lactentes nascidos vivos, uma linha de raciocínio semelhante sugere que uma redução de 50% na expressão gênica é mais grave que um aumento de 50%. Finalmente, portadoras de translocação robertsoniana do sexo feminino exibem riscos empíricos de recorrência muito mais altos que os portadores masculinos, o que sugere que (1) respostas seletivas contra aneuploidia podem operar sobre células gaméticas bem como somáticas, e (2) a espermatogênese é mais sensível à aneuploidia que a oogênese.

PONTO DE CHECAGEM

14. Quais são os aspectos comuns da variedade de anormalidades cariotípicas diferentes que resultam na síndrome de Down?
15. Quais são as principais categorias de anormalidades na síndrome de Down, e qual é sua história natural?
16. Explique por que a trissomia 21 é associada com uma variedade tão ampla de fenótipos, desde deficiência intelectual leve até a síndrome de Down "típica".

IMPACTO DO PROJETO GENOMA HUMANO E DO SEQUENCIAMENTO DO GENOMA SOBRE A FISIOPATOLOGIA

O objetivo principal do Projeto Genoma Humano é determinar a identidade e adquirir compreensão de todos os genes dos seres humanos, e aplicar essa informação ao diagnóstico e tratamento das doenças humanas. Uma colaboração internacional, na qual os esforços dos Estados Unidos foram coordenados pelo National Human Genome Research Institute, atingiu um marco primário em 2003 quando foi determinada a sequência de DNA de aproximadamente 3 bilhões de nucleotídeos do genoma humano.

A compreensão da função de todos os genes dos seres humanos tem sido facilitada pela determinação de sequências de genoma para outros organismos vivos. Alguns estão intimamente relacionados com os seres humanos em uma escala de tempo evolucionária, como o chimpanzé, cujo genoma é aproximadamente 98% o mesmo que o dos seres humanos, e cujo último ancestral comum com os seres humanos viveu há aproximadamente 6 milhões de anos. Outros estão vagamente relacionados, como o camundongo de laboratório, a mosca-da-fruta ou o fermento de padeiro, porém, servem como valiosos modelos de organismos para os biólogos experimentais. Mesmo o camundongo de laboratório, cujo último ancestral comum com os seres humanos viveu há aproximadamente 100 milhões de anos, compartilha mais de 95% de seus genes com o genoma humano. Essas considerações destacam o prin-

TABELA 2-6 Fenótipo e cariótipo de algumas síndromes de genes contíguos

Síndrome	Fenótipo	Deleção
Langer-Gideon	Deficiência intelectual, microcefalia, exostoses ósseas, pele redundante	8q24.11-q24.3
WAGR	Tumor de Wilms, aniridia, gonadoblastoma, deficiência intelectual	11p13
Prader-Willi	Deficiência intelectual e retardo do crescimento, hipotonia, obesidade, hipopigmentação	15q11-q13
Miller-Dieker	Deficiência intelectual grave, ausência de giros corticais (lisencefalia) e do corpo caloso	17p13.3

cípio genético importante de que o processo de evolução tem deixado pegadas moleculares valiosas que podem ser usadas para aprender mais sobre a biologia humana.

Um avanço importante do Projeto Genoma Humano na última década tem sido um catálogo da variação genética humana comum, geralmente designado como HapMap (o Mapa de Haplótipos), em que mais de 3 milhões de SNPs (polimorfismos de nucleotídeo único) têm sido genotipificados entre indivíduos de ascendência genética diversa, inclusive populações da Ásia, África, Américas e Europa. Visto que diferenças genéticas comuns constituem um determinante importante de suscetibilidade a condições como diabetes melito, hipertensão, obesidade e esquizofrenia, o objetivo principal do HapMap é desenvolver uma compreensão molecular desses determinantes. É importante que o catálogo HapMap da variação genética humana comum torne possível predizer a variação de sequência de DNA para segmentos específicos do genoma, mesmo quando aquela sequência não tiver sido mensurada diretamente. A razão subjacente é que, na maioria dos casos, SNPs intimamente ligados não são distribuídos independentemente entre os seres humanos, mas são associados de forma não randômica em aglomerados conhecidos como blocos de haplótipos. Por exemplo, se dois SNPs intimamente ligados são encontrados cada um em uma frequência de 30%, os cromossomos que portam ambos os SNPs podem existir em uma frequência consideravelmente diferente de 9%, o que seria a previsão se os dois SNPs fossem completamente independentes. Este fenômeno, designado como **associação alélica** ou **desequilíbrio de ligação**, deve-se à história evolutiva e populacional humana; a extensão em que novos SNPs (que surgem por mutação) se tornam separados dos SNPs proximamente adjacentes (por recombinação) depende da distância entre SNPs adjacentes e os efeitos da história da população sobre as chances de recombinação.

A ideia de que mensurar a variação genética humana em uma escala da amplitude do genoma poderia propiciar o discernimento de doenças comuns como hipertensão, esquizofrenia e câncer ressalta a perspectiva de que há um espectro de doenças genéticas, desde condições raras herdadas de modo mendeliano (que têm sido o assunto principal deste capítulo), às condições chamadas de genéticas complexas ou multifatoriais, para as quais a incidência da doença é influenciada por uma combinação de genes, ambiente e acaso. Identificar os componentes genéticos de condições multifatoriais é um objetivo importante do campo da epidemiologia genética, em que projetos de estudos baseados em epidemiologia são aplicados a populações cuja estrutura familiar é incerta ou desconhecida, e a mensuração de SNPs em genes candidatos é tratada como fator de risco hipotético. Por exemplo, o alelo épsilon 4 do gene da apolipoproteína E (*APOE4*) é encontrado em aproximadamente 15% da população, e aumenta o risco tanto de aterosclerose quanto de doença de Alzheimer de início tardio. Entretanto, *APOE4* é somente um de muitos genes que influenciam a suscetibilidade a essas condições importantes, e um objetivo maior do HapMap é identificar e caracterizar esses genes, tanto para desenvolver novos tratamentos quanto para fornecer o máximo de informação aos médicos e a seus pacientes em relação à suscetibilidade a doenças como uma função da genética.

De fato, há muito entusiasmo atualmente sobre o potencial da medicina genética personalizada, em parte devido a recentes avanços em várias áreas diferentes. Em primeiro lugar, avanços tecnológicos agora tornam possível mensurar de maneira eficiente a variação em milhões de SNPs em amostras de pacientes individuais como um teste laboratorial de rotina. Esses tipos de testes têm sido aplicados a milhares de indivíduos nos chamados estudos de caso-controle, para identificar SNPs particulares que ocorrem mais ou menos frequentemente em casos *versus* controles. Em segundo lugar, avanços no projeto e na análise desse tipo de abordagem, conhecida como **estudo de associação na amplitude do genoma** (GWAS, *genomewide association study*) têm sido muito bem sucedidos em identificar novos determinantes genéticos para obesidade, diabetes, doença inflamatória intestinal, doença arterial coronariana e outras condições comuns.

Um segundo avanço muito importante no Projeto Genoma Humano tem sido o impulso para o desenvolvimento de novas abordagens tecnológicas para sequenciamento de DNA eficiente e barato. Os instrumentos do chamado **sequenciamento de última geração** utilizam uma combinação inovadora de princípios moleculares biológicos, computacionais e ópticos, e têm revolucionado a abordagem à pesquisa biomédica e assistência médica. A escalada do avanço tecnológico é espantosa. Sequenciar o primeiro genoma humano custou vários bilhões de dólares e requereu o esforço de vários milhares de cientistas ao longo de uma década; atualmente, um só técnico de laboratório pode sequenciar um genoma em um instrumento de bancada por poucos milhares de dólares.

A disponibilidade e o baixo custo do sequenciamento de genoma estão tendo um impacto enorme sobre a abordagem ao diagnóstico e compreensão fisiopatológica de doenças genéticas. Por exemplo, a capacidade de comparar sequências de genoma (ou sequências parciais de regiões codificadoras de proteínas, ou **exomas**) de indivíduos afetados com síndromes raras está levando rapidamente à identificação de mutações que causam milhares de condições diferentes, inclusive formas de herança recessiva de osteogênese imperfeita, muitas síndromes não explicadas que envolvem incapacidade intelectual, e condições neuropsiquiátricas como autismo. Além disso, a capacidade de comparar sequências de genoma de tecidos diferentes, ou amostras de biópsia do mesmo indivíduo, permite um discernimento sem precedentes da fisiopatologia de muitos cânceres, identificando, por exemplo, um catálogo de alterações de sequência de DNA que têm ocorrido e, em alguns casos, têm ajudado a conduzir a progressão de cânceres do sangue, tumores do encéfalo, câncer de mama, câncer da próstata e melanoma.

O futuro da medicina genética será muito influenciado por esses avanços; muitos cientistas preveem que exames de laboratório poderosos, mas não dispendiosos, que mensurem variações genéticas por meio de todo o genoma, em breve serão usados rotineiramente para predizer a suscetibilidade individual a doenças comuns e raras, e para tomar medidas a fim de intervir e/ou modificar o curso dessas condições. Por exemplo,

28 Fisiopatologia da Doença

indivíduos em alto risco para certos tipos de câncer poderão se beneficiar de programas de triagem agressivos.

Diferenças genéticas também podem ajudar a identificar subgrupos de pacientes cuja evolução é provável de ser mais ou menos grave, e que podem responder a um tratamento em particular. A última abordagem faz parte do campo maior da farmacogenômica, em que a variação de sequência nas centenas de genes que influenciam a absorção, o metabolismo e a excreção de fármacos é um determinante maior no equilíbrio entre eficácia e toxicidade farmacológica. Pode-se imaginar, por exemplo, que testes para diferenças de nucleotídeos específicos em um conjunto de genes peculiares a uma situação particular poderiam ajudar a predizer a resposta fisiopatológica à lesão alcoólica do fígado, o tipo de esquema usado para tratar leucemia e a evolução de doenças infecciosas como tuberculose ou infecção por HIV.

ESTUDOS DE CASOS

Yeong Kwok, M.D.

(Ver Capítulo 25, p. 695, para Respostas)

CASO 1

Um menino de 4 anos é trazido com dor e edema na coxa direita após uma queda em sua casa. Uma radiografia mostra uma fratura aguda do fêmur direito. Ao questionar a mãe, descobre-se que o menino teve duas outras fraturas conhecidas – úmero esquerdo e tíbia esquerda –, ambas com traumatismos mínimos. A história familiar é notável por um problema ósseo no pai do menino durante a infância, que melhorou quando ele se tornou adulto. Um diagnóstico de osteogênese imperfeita é considerado.

Questões

A. Quais são os quatro tipos de osteogênese imperfeita? Como eles são transmitidos geneticamente?

B. Quais são os dois tipos mais prováveis neste paciente? Como eles podem ser distinguidos clinicamente?

C. Uma investigação adicional resulta em diagnóstico de osteogênese imperfeita tipo I. Quais aspectos clínicos se pode esperar do menino na vida adulta?

D. Qual é a patogênese da doença deste paciente?

CASO 2

Uma menina recém-nascida recebe um teste positivo para fenilcetonúria (FCU) em um exame de triagem neonatal. Os resultados de um teste sérico de confirmação feito às 2 semanas de idade também são positivos, estabelecendo o diagnóstico de FCU.

Questões

A. Quais são os defeitos metabólicos em pessoas com FCU?

B. Como esses defeitos levam à doença clínica em pessoas não tratadas com restrições dietéticas apropriadas para FCU?

C. Qual é o padrão genético de herança, e quais são as explicações possíveis para o fato de o gene para a condição ter persistido no *pool* gênico apesar das desvantagens óbvias para os indivíduos afetados?

CASO 3

Uma mulher jovem é encaminhada para aconselhamento genético. Ela tem um filho de 3 anos com retardo do desenvolvimento e hiperextensibilidade das pequenas articulações. O pediatra diagnosticou deficiência intelectual associada ao X frágil. Ela está grávida atualmente do segundo filho, com 14 semanas de gestação. A história familiar não é digna de nota.

Questões

A. Qual é a mutação genética responsável pela deficiência intelectual associada ao X frágil? Como ela causa a síndrome clínica de retardo do desenvolvimento, hiperextensibilidade articular, testículos grandes e anormalidades faciais?

B. Qual dos genitores é o provável portador da mutação genética? Explique por que este genitor e os avós não são afetados fenotipicamente.

C. Qual é a probabilidade de a criança que ainda não nasceu ser afetada?

CAPÍTULO 2 Doenças Genéticas

CASO 4

Um rapaz de 16 anos apresenta-se com piora da visão nos últimos 2 meses. Ele notou primeiramente que estava tendo problemas com a visão central no olho direito, enxergando uma mancha escura no centro de seu campo visual. A mancha escura havia aumentado com o tempo, e ele também havia desenvolvido perda de visão central em seu olho esquerdo. Dois de seus tios maternos tiveram perda de visão, mas sua mãe, outro tio materno e duas tias maternas não tiveram dificuldades visuais. Nenhum familiar paterno foi afetado. O exame físico revela microangiopatia e tortuosidade vascular da retina. Os testes genéticos confirmam o diagnóstico de neuropatia óptica hereditária de Leber.

Questões

A. Qual é o defeito central na neuropatia óptica hereditária de Leber (LHON)?

B. Como este distúrbio é herdado, e qual é o princípio da heteroplasmia?

C. O que explica o fato de os indivíduos de sexo masculino terem probabilidade muito maior de serem afetados que os de sexo feminino?

CASO 5

Uma mulher de 40 anos, recém-casada e grávida pela primeira vez, vai ao médico com uma pergunta sobre as chances de ter "um bebê com síndrome de Down".

Questões

A. Qual é a taxa de ocorrência da síndrome de Down na população geral? Quais são alguns dos aspectos clínicos comuns?

B. Quais anormalidades genéticas maiores estão associadas com síndrome de Down? Como essas anormalidades poderiam levar aos aspectos clínicos da síndrome?

C. Como a idade desta mulher poderia contribuir para seu risco de ter uma criança com síndrome de Down?

REFERÊNCIAS

Osteogênese imperfeita

Byers PH et al. Recessively inherited forms of osteogenesis imperfecta. Annu Rev Genet. 2012;46:475–97. [PMID: 23145505]

Forlino A et al. New perspectives on osteogenesis imperfecta. Nat Rev Endocrinol. 2011 Jun 14;7(9):540–57. [PMID: 21670757]

Ishikawa Y et al. A molecular ensemble in the rER for procollagen maturation. Biochim Biophys Acta. 2013 Apr 18. 2013 Nov;1833:2479–91. [PMID: 23602968]

Fenilcetonúria

Flydal M et al. Phenylalanine hydroxylase: function, structure, and regulation. IUBMB Life. 2013 Apr;65(4):341–9. [PMID:23457044]

Giovannini M et al. Phenylketonuria: nutritional advances and challenges. Nutr Metab (Lond). 2012 Feb 3;9(1):7. [PMID:22305125]

Hartnett C et al. Long-term outcomes of blood phenylalanine concentrations in children with classical phenylketonuria. Mol Genet Metab. 2013 Apr;108(4):255–8. [PMID: 23465864]

Prick BW et al. Maternal phenylketonuria and hyperphenylalaninemia in pregnancy: pregnancy complications and neonatal sequelae in untreated and treated pregnancies. Am J Clin Nutr. 2012 Feb;95(2):374–82. [PMID: 22205310]

Deficiência intelectual associada ao X frágil

Bhakar AL et al. The pathophysiology of fragile X (and what it teachesus about synapses). Annu Rev Neurosci. 2012;35:417–43. [PMID:22483044]

Lee HY et al. Fragile X syndrome: mechanistic insights and therapeutic avenues regarding the role of potassium channels. Curr Opin Neurobiol. 2012 Oct;22(5):887–94. [PMID: 22483378]

Mclennan Y et al. Fragile X syndrome. Curr Genomics. 2011 May;12(3):216–24. [PMID: 22043169]

Wang T et al. New perspectives on the biology of fragile X syndrome. Curr Opin Genet Dev. 2012 Jun;22(3):256–63. [PMID:22382129]

LHON, MERFF e doenças mitocondriais

Davis RL et al. The genetics of mitochondrial disease. Semin Neurol. 2011 Nov;31(5):519–30. [PMID: 22266889]

Finsterer J. Inherited mitochondrial disorders. Adv Exp Med Biol. 2012;942:187–213. [PMID: 22399423]

Kirches E. LHON: mitochondrial mutations and more. Curr Genomics. 2011 Mar;12(1):44–54. [PMID: 21886454]

Síndrome de Down

Haydar TF et al. Trisomy 21 and early brain development. Trends Neurosci. 2012 Feb;35(2):81–91. [PMID: 22169531]

Letourneau A et al. Genomic determinants in the phenotypic variability of Down syndrome. Prog Brain Res. 2012;197:15–28. [PMID: 22541286]

Mersy E et al. Noninvasive detection of fetal trisomy 21: systematic review and report of quality and outcomes of diagnostic accuracy studies performed between 1997 and 2012. Hum Reprod Update. 2013 Jul–Aug;19(4):318–29. [PMID: 23396607]

O Projeto Genoma Humano e variação genética humana

Alkan C et al. Genome structural variation discovery and genotyping. Nat Rev Genet. 2011 May;12(5):363–76. [PMID: 21358748]

Bamshad MJ et al. Exome sequencing as a tool for Mendelian disease gene discovery. Nat Rev Genet. 2011 Sep 27;12(11):745–55. [PMID: 21946919]

Connolly JJ et al. Th e impact of genomics on pediatric research and medicine. Pediatrics 2012 Jun;129(6):1150–60. [PMID: 22566424]

Gonzaga-Jauregui C et al. Human genome sequencing in health and disease. Annu Rev Med. 2012;63:35–61. [PMID: 22248320]

Shendure J et al. The expanding scope of DNA sequencing. Nat Biotechnol. 2012 Nov;30(1):1084–94. [PMID: 23138308]

Vandeweyer G et al. Detection and interpretation of genomic structural variation in health and disease. Expert Rev Mol Diagn. 2013 Jan;13(1):61–82. [PMID: 23256704]

CAPÍTULO

Distúrbios do Sistema Imune

3

Jeffrey L. Kishiyama, M.D.

A função do sistema imune é a de proteger o hospedeiro da invasão de organismos estranhos ao distinguir "autóctone" de "não autóctone". Tal sistema é necessário para a sobrevivência. Um sistema imune que funciona bem não só protege o hospedeiro de fatores externos, como microrganismos ou toxinas, mas também impede e repele ataques por fatores endógenos, como tumores ou fenômenos autoimunes. Uma resposta imune normal baseia-se na coordenação cuidadosa de uma rede complexa de fatores biológicos, células

especializadas, tecidos e órgãos necessários para o reconhecimento de patógenos e para a eliminação subsequente de antígenos estranhos. A disfunção ou deficiência de componentes do sistema imune leva a uma variedade de doenças clínicas de expressão e gravidade variáveis, desde doença atópica a artrite reumatoide, imunodeficiência combinada grave e câncer. Este capítulo apresenta a fisiologia intrincada do sistema imune e as anormalidades que levam a doenças de hipersensibilidade e imunodeficiência.

ESTRUTURA E FUNÇÃO NORMAL DO SISTEMA IMUNE

ANATOMIA

Células do sistema imune

O sistema imune consiste tanto em componentes específicos para antígenos como inespecíficos que têm funções distintas, mas superpostas. Os sistemas imunes mediados por anticorpos e por células proveem especificidade e memória de antígenos previamente encontrados. As defesas inespecíficas, ou inatas, incluem barreiras epiteliais, depuração mucociliar, células fagocitárias e proteínas do complemento. Apesar de sua falta de especificidade, esses componentes são essenciais porque são largamente responsáveis pela imunidade natural a uma série de ameaças ambientais e microrganismos. O conhecimento dos componentes e da fisiologia da imunidade normal é fundamental para a compreensão da fisiopatologia das doenças do sistema imune.

Os principais componentes celulares do sistema imune são monócitos e macrófagos, linfócitos e a família dos granulócitos, incluindo neutrófilos, eosinófilos e basófilos. Derivadas das células-tronco hematopoiéticas, essas células efetoras completamente diferenciadas têm receptores de membrana para vários quimioatraentes e mediadores, facilitando a ativação ou a destruição de células-alvo.

Os **fagócitos mononucleares** desempenham um papel central na resposta imune. Os macrófagos teciduais são derivados dos monócitos do sangue e participam no processamento de antígenos, no reparo de tecidos e na secreção de mediado-

res vitais para iniciação de respostas imunes específicas. Essas células, abundantes perto de superfícies mucosas que internalizam microrganismos e detritos, deslocam-se para órgãos linfoides secundários, onde elas processam e apresentam aquele antígeno em uma forma reconhecível para os linfócitos T. Além disso, funcionam como células efetoras para alguns tipos de imunidade tumoral. Monócitos circulantes são recrutados para locais de inflamação, onde amadurecem em macrófagos. Tanto monócitos quanto macrófagos contêm receptores para C3b (complemento ligado ativado) e para a porção Fc tanto da imunoglobulina G (IgG) quanto da IgE, o que facilita a ativação dessas células por meio de vias imunes inespecíficas e específicas para antígeno. A ativação dessas células ocorre tanto depois da ligação a imunocomplexos, por meio de exposição a várias citocinas, quanto depois da fagocitose de antígenos ou partículas como sílica e asbesto. Enzimas proteolíticas e mediadores pró-inflamação, inclusive citocinas, metabólitos do ácido araquidônico e metabólitos oxidantes, são utilizados nos monócitos e macrófagos. Os macrófagos expressam constitutivamente o receptor 4 Toll *like* (TLR4), que pode ligar-se a endotoxinas bacterianas, desencadeando a liberação de citocinas e formando ponte entre respostas imunes inatas e adaptativas. Há a hipótese de que a interleucina 12 (IL-12) derivada de macrófagos e o fator de necrose tumoral (TNF) influenciam a diferenciação de T_H1 e T_H2, afetando a expressão de atopia e doenças alérgicas. Muitas **células dendríticas** epiteliais (p. ex., células de Langerhans, oligodendrócitos, células de Kupffer) podem compartilhar um precursor hematopoiético comum e

32 Fisiopatologia da Doença

ADA	Adenosina desaminase	**IVIG**	Imunoglobulina intravenosa
ADCC	Citotoxicidade mediada por célula anticorpos-dependente	**JAK**	Janus-quinase
		LPS	Lipopolissacarídeo
Aids	Síndrome da imunodeficiência adquirida	**LT**	Leucotrieno
AMPc	Monofosfato cíclico de adenosina	**MAC**	Complexo *Mycobacterium avium*
APC	Célula apresentadora de antígeno	**MBP**	Proteína básica principal
ART	Terapia antirretroviral	**MHC**	Complexo principal de histocompatibilidade
BCR	Receptor de células B	**MSMD**	Suscetibilidade mendeliana à doença micobacteriana
BTK	Tirosina-quinase de Bruton	**NADPH**	Nicotinamida adenina dinucleotídeo fosfato
C1, C2, etc.	Fator 1 do complemento, fator 2 do complemento, etc.	**NHL**	Linfoma não Hodgkin
CCR5	Receptor de quimiocina da subfamília CC	**PAF**	Fator ativador de plaquetas
CD	Aglomerado de diferenciação	**PCP**	Pneumonia por *Pneumocystis*
CD4	Célula T auxiliar (*helper*), subgrupo	**PGD**	Prostaglandina D
CD8	Células T citotóxicas, subgrupo	**PNP**	Purina nucleosídeo fosforilase
Célula LAK	Célula matadora (*killer*) ativada por linfocina	**PTK**	Proteína tirosina-quinase
Célula NK	Célula natural *killer*	**RAG**	Gene ativador de recombinação
CGD	Doença granulomatosa crônica	**RANTES**	Quimiocina regulada por ativação T normal expressa e secretada
CJ	Creutzfeldt-Jakob		
CMV	Citomegalovírus	**RAST**	Teste radioalergoabsorvente
CTL	Linfócito citotóxico	**SCID**	Doença de imunodeficiência combinada grave
CVID	Imunodeficiência comum variável	**SNC**	Sistema nervoso central
CXCR5	Quimiorreceptor 5, subfamília CXC	**STAT**	Transdutor de sinal e ativador de transcrição
F(ab)	Fragmento ligador de antígeno	**TACI**	Ativador transmembrana, modulador de cálcio e interator do ligante de ciclofilina
Fc	Fragmento cristalizável		
FcγR	Receptor Fc gama	**TAME**	N-α-p-tosil-L-arginina metil éster esterase
FcεRI	Receptor IgE de alta afinidade	**TCR**	Receptor de células T
FOXP3	Caixa em formato de garfo P3	**TGF-β**	Fator de transformação do crescimento beta
GALT	Tecido linfoide associado ao intestino	**T$_H$1**	Subgrupo T1 auxiliar
GM-CSF	Fator estimulante de colônias granulocíticas e macrofágicas	**T$_H$17**	Subgrupo T auxiliar secretor de IL-17
		T$_H$2	Subgrupo T2 auxiliar
H1, H2, H3	Receptor de histamina tipo 1, 2, 3	**TLR**	Receptor Toll *like*
HBV	Vírus da hepatite B	**TNF**	Fator de necrose tumoral
HCV	Vírus da hepatite C	**T$_{reg}$**	Subgrupo T auxiliar com função reguladora
HIV	Vírus da imunodeficiência humana	**TSH**	Hormônio estimulante da tireoide
HPV	Papilomavírus humano	**TX**	Tromboxano
HSV	Herpes-vírus simples	**VCAM-1**	Molécula-1 de adesão de célula vascular
HZV	Vírus do herpes-zóster	**VIP**	Peptídeo intestinal vasoativo
ICAM-1	Molécula-1 de adesão intercelular	**XLA**	Agamaglobulinemia ligada ao X
IFN-γ	Interferon γ	**XSCID**	Doença de imunodeficiência combinada grave ligada ao X
Ig	Imunoglobulina		
IL-1, IL-2, etc.	Interleucina-1, interleucina-2, etc.	**ZAP-70**	Proteína tirosina-quinase ZAP-70

funcionar no processamento e transporte de antígenos de superfícies da pele, respiratórias e gastrintestinais (GI) para tecidos linfoides regionais.

Os **linfócitos** são responsáveis pelo reconhecimento específico inicial do antígeno. Eles são divididos funcional e fenotipicamente em linfócitos B e T. Estruturalmente, os linfócitos B e T não podem ser distinguidos visualmente um do outro ao microscópio; eles podem ser contados por fenotipagem por citometria de fluxo ou por métodos imuno-histoquímicos. Aproximadamente 70 a 80% dos linfócitos no sangue circulante são células T (CD3) e 10 a 15% são células B (CD19); os restantes são designados células natural *killer* (CD56, CD161, também conhecidas como células NK ou células nulas).

As células derivadas do timo (**linfócitos T** ou **células T**) estão envolvidas na imunidade celular. Os linfócitos B, ou células B, estão envolvidos em respostas humorais ou de anticorpos. As precursoras das células T migram para o timo, onde desenvolvem algumas das características funcionais e de superfície celular de células T maduras. Por meio de seleção positiva e negativa, clones de células T autorreativas são eliminados, e as células T maduras migram para os tecidos linfoides periféricos. Nestes, elas entram no *pool* de linfócitos de vida longa que recirculam do sangue para a linfa.

Os linfócitos T são heterogêneos em relação a seus marcadores de superfície celular e características funcionais. Numerosas subpopulações de células T são reconhecidas atualmente. **Células T indutoras de auxiliares (CD4)** ajudam a ampliar a produção de imunoglobulinas pelas células B e a **citotoxicidade mediada por células T (CD8)**. As células T CD4 ativadas regulam respostas imunes pelo contato célula a célula e por elaboração de fatores solúveis ou citocinas.

Subgrupos de células T CD4 podem ser identificados com base em seu padrão de produção de citocinas. **Células T_H1** desenvolvem-se na presença de IL-12, secretada por macrófagos ativados, especialmente na presença de infecção com micróbios intracelulares. As **células T_H1** elaboram interferon γ (IFN-γ) e TNF, mas não IL-4 e IL-5. Elas participam na imunidade celular a patógenos intracelulares e em reações de hipersensibilidade tardia tipo IV. As **células T_H2** desenvolvem-se na presença de IL-4 e secretam IL-4, IL-5 e IL-13, que facilitam respostas humorais. Como IL-4 e IL-13 promovem produção de IgE, e IL-5 é um fator de proliferação e diferenciação de eosinófilos, as células T_H2 têm sido implicadas na resposta a alérgenos e helmintos.

As **células T citotóxicas** ou "*killer*" (**CTLs**) são geradas depois que células T maduras interagem com certos antígenos estranhos. Elas são responsáveis pela defesa contra patógenos intracelulares (p. ex., vírus), imunidade tumoral e rejeição a enxertos de órgãos. A maioria das células T *killer* expressa o fenótipo **CD8**, embora, em algumas circunstâncias, células T CD4 possam ser citotóxicas. As CTLs podem matar seu alvo pela lise osmótica, pela secreção de TNF ou por indução de apoptose, isto é, morte celular programada.

Numerosos subgrupos adicionais de auxiliares T (*T helper*) que contribuem para a regulação imune têm sido descobertos. Células dendríticas mucosas controlam a geração de **células T reguladoras**, que modulam respostas inflamatórias por meio da secreção de citocinas reguladoras. Subgrupos de **células T_H17** parecem estimular as respostas iniciais de células fagocitárias por meio do recrutamento de neutrófilos aos locais de inflamação aguda pela elaboração de IL-17 e podem desempenhar um importante papel em doenças autoimunes. As **células T_{reg}** expressam receptores de alta afinidade para IL-2 (CD25) e FOXP3, um fator de transcrição que pode suprimir a doença autoimune. As células T_{reg} são inibidoras, suprimindo células T efetoras ativadas por sua secreção do fator de transformação do crescimento β (TGF-β), modulando respostas a antígenos, dessa forma regulando a homeostase e tolerância *versus* inflamação, alergia e autoimunidade. Mutações de FOXP3 têm sido associadas com doença inflamatória autoimune, desregulação imune, poliendocrinopatia e síndrome ligada ao X (IPEX).

A maturação de **linfócitos B** se processa em estágios independentes e antígeno-dependentes. O desenvolvimento antígeno-independente ocorre na medula óssea, onde células pré-B amadurecem em células B ingênuas (virgens) portadoras de imunoglobulinas (células que não foram expostas a antígenos previamente). Em tecidos linfoides periféricos, a ativação antígeno-dependente produz células B de memória de longa vida circulantes e plasmócitos, encontrados predominantemente em folículos primários e centros germinativos dos gânglios linfáticos e do baço. Todas as células B maduras portam **imunoglobulina** de superfície, que é seu receptor antígeno-específico. O papel principal das células B é a diferenciação em plasmócitos secretores de anticorpos. Entretanto, as células B também podem liberar citocinas e funcionar como células apresentadoras de antígeno (APCs).

As células nulas provavelmente incluem numerosos tipos celulares diferentes, inclusive um grupo chamado de **células NK**. Estas células parecem diferentes de outros linfócitos em que são levemente maiores, com um nucléolo em formato de rim, têm um aspecto granuloso (linfócitos granulosos grandes), expressam marcadores de superfície celular distintos (CD56, CD161), mas carecem de receptores de células T antígeno-específicos (CD3, ou TCRs). Recrutadas aos locais de inflamação, as células NK possuem receptores de membrana para as moléculas de IgG (FcγR), facilitando a citotoxicidade mediada por células anticorpo-dependentes (ADCC). A ligação a uma célula ou substância estranha revestida de anticorpo desencadeia a liberação de perforina, uma proteína formadora de poros que causa citólise. Outras funções das células NK incluem a morte celular anticorpo-independentes, a indução de apoptose em células que expressam Fas e imunomodulação de respostas a vírus, a neoplasias malignas e a tecido transplantado por meio de uma liberação potente de IFN-γ, TNF e outras citocinas essenciais.

Os **leucócitos polimorfonucleares (neutrófilos)** são granulócitos que realizam a fagocitose e destroem antígenos estranhos e organismos microbianos. Eles são atraídos ao local do antígeno por fatores quimiotáticos, inclusive complemento 5 ativado pelo plasma (C5a), leucotrieno B_4 (LTB_4), fator estimulante de colônias granulocíticas (G-CSF), fator estimulante de colônias granulocíticas e macrofágicas (GM-CSF), IL-8 e fator ativador de plaquetas (PAF). A presença de receptores para

34 Fisiopatologia da Doença

complemento C3b e regiões invariáveis/constantes de moléculas de IgG (Fcγ) na superfície dos neutrófilos também facilita a depuração de micróbios opsonizados por meio do sistema reticuloendotelial. Antígenos menores sofrem fagocitose e são destruídos por enzimas lisossômicas. Enzimas lisossômicas liberadas localmente destroem partículas demasiadamente grandes para ser fagocitadas. Os neutrófilos contêm ou geram numerosos fatores antimicrobianos, inclusive metabólitos oxidantes, superóxido e peróxido de hidrogênio, bem como mieloperoxidase, que catalisa a produção de hipoclorito, e enzimas proteolíticas, inclusive colagenase, elastase e catepsina B.

Os **eosinófilos** são frequentemente encontrados em locais inflamatórios ou de reatividade imune, e desempenham um papel crucial na defesa do hospedeiro contra parasitas. Apesar de muitas semelhanças funcionais compartilhadas com os neutrófilos, os eosinófilos são consideravelmente menos eficientes na fagocitose. Os eosinófilos desempenham tanto papel proativo quanto modulador na inflamação. Eles são atraídos para o local das reações antígeno-anticorpo por PAF, C5a, quimiocinas, histamina e LTB$_4$, e são importantes na defesa contra parasitas. Quando estimulados, liberam numerosos fatores inflamatórios, inclusive proteína básica principal (MBP), neurotoxina derivada de eosinófilos, proteína catiônica eosinofílica (ECP), peroxidase eosinofílica, hidrolases lisossômicas e LTC$_4$. A MBP destrói parasitas, dificulta os batimentos ciliares e causa esfoliação de células epiteliais respiratórias; ela pode desencadear a liberação de histamina dos mastócitos e basófilos. Produtos derivados de eosinófilos podem ser importantes no desenvolvimento de hiper-reatividade das vias aéreas.

Os **basófilos** são essenciais nas respostas alérgicas, tanto na fase imediata quanto tardia. Essas células liberam muitos dos mediadores potentes de doenças inflamatórias alérgicas, inclusive histamina, leucotrienos (LTs), prostaglandinas (PGs) e PAF, e todos têm efeitos significativos sobre a vasculatura e a resposta inflamatória. Os basófilos estão presentes na circulação, possuem receptores de alta afinidade para IgE (FcɛRI) e respostas mediadas de hipersensibilidade (alérgicas) imediatas.

Os **mastócitos** são células de coloração basofílica encontradas principalmente no tecido conectivo e subcutâneo. Eles têm grânulos proeminentes que são a fonte de muitos mediadores de hipersensibilidade imediata e têm 30.000 a 200.000 receptores de membrana da superfície celular para o fragmento Fc de IgE. Quando uma molécula alergênica faz ligação cruzada com dois anticorpos IgE associados à superfície de mastócitos adjacentes, a ativação celular cálcio-dependente leva à liberação de mediadores, tanto pré-formados quanto recém-gerados. Os mastócitos também têm receptores de superfície para "anafilotoxinas" (fragmentos ativados de complemento, C3a, C4a e C5a), citocinas e neuropeptídeos, como a substância P. A ativação por esses mecanismos não mediados por IgE pode contribuir para a imunidade do hospedeiro e fornecer laços entre os sistemas imune e neuroendócrino. Camundongos deficientes em mastócitos exibem uma vulnerabilidade particular à sepse e morte rápida por peritonite, possivelmente devida à produção insuficiente de TNF durante infecções bacterianas. Os mastócitos também aparecem em áreas de cicatrização de feridas e na doença fibrosa pulmonar.

Experimentalmente, mediadores derivados de mastócitos promovem angiogênese e fibrogênese, sugerindo que sua presença nesses locais é patologicamente relevante.

Órgãos do sistema imune

Vários tecidos e órgãos desempenham papéis consideráveis nas defesas do hospedeiro e são classificados funcionalmente como sistema imune. Em mamíferos, os órgãos linfoides primários são o timo e a medula óssea.

Todas as células do sistema imune são derivadas originalmente da **medula óssea**. Células-tronco multipotentes diferenciam-se em populações de linfócitos, granulócitos, monócitos, hemácias e megacariócitos. Em seres humanos, os linfócitos B, que são as células produtoras de anticorpos, sofrem maturação precoce antígeno-independentes em células imunocompetentes na medula óssea. Deficiência ou disfunção da célula-tronco multipotente, ou das várias linhagens celulares que se desenvolvem dela, podem resultar em imunodeficiência de gravidade e expressão variáveis.

O **timo**, derivado da terceira e quarta bolsas faringianas embrionárias, funciona para produzir linfócitos T e é o local de diferenciação inicial desses linfócitos. Sua estrutura reticular possibilita que um número significativo de linfócitos migre por meio dele para se tornarem células timo-derivadas totalmente imunocompetentes. As células T em desenvolvimento no córtex tímico são primeiro selecionadas positivamente por sua capacidade de reconhecer autopeptídeos (i.e., complexo principal de histocompatibilidade, MHC). Em seleção negativa subsequente, as células T que reconhecem autopeptídeos avidamente são destruídas, removendo clones autorreativos deletérios. Em alguns modelos murinos, doenças autoimunes, como lúpus eritematoso sistêmico, podem se desenvolver em camundongos com vias defeituosas de apoptose (morte celular programada) em células T reconhecendo autoantígeno. O timo também regula a função imune por secreção de múltiplos hormônios que promovem a diferenciação de linfócitos T e são essenciais para a imunidade mediada por eles.

Em mamíferos, os **gânglios linfáticos**, o **baço** e o **tecido linfoide associado ao tubo digestório** são órgãos linfoides secundários conectados por vasos sanguíneos e linfáticos. Os gânglios linfáticos são dispersos estrategicamente ao longo da vasculatura e são os órgãos principais do sistema imune que localizam antígenos, promovem interação célula a célula e ativação de linfócitos e impedem a disseminação de infecções. Os gânglios linfáticos têm um arcabouço de células reticulares e fibras que estão arranjadas em **córtex** e **medula**. Os linfócitos B, precursores das células produtoras de anticorpos, ou **plasmócitos**, são encontrados no córtex (folículos e centros germinativos), bem como na medula. Os linfócitos T são encontrados principalmente nas áreas medulares e paracorticais do linfonodo (Figura 3-1). O baço filtra e processa antígenos do sangue e é dividido funcional e estruturalmente em áreas de linfócitos B e linfócitos T, semelhantes àquelas dos gânglios linfáticos.

O **tecido linfoide associado ao tubo digestório** inclui as tonsilas, as placas de Peyer do intestino delgado e o apêndice. Como os gânglios linfáticos e o baço, esses tecidos exibem separação em áreas B-dependentes e T-dependentes. As respostas

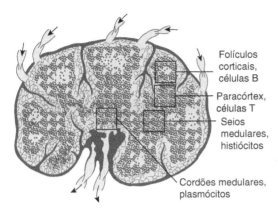

FIGURA 3-1 Anatomia de um gânglio linfático normal. (Redesenhada, com permissão, de Chandrasoma P et al., eds. *Concise Pathology*, 3rd ed. Publicada originalmente por Appleton & Lange. Copyright ©1998 por The McGraw-Hill Companies, Inc.)

imunes mucosas tendem a gerar IgA antígeno-específica, e com alguns antígenos administrados oralmente pode ocorrer anergia ou tolerância de células T, em vez de estimulação imune.

Mediadores inflamatórios

Mediadores são liberados ou gerados durante respostas imunes para coordenar e regular as atividades de células imunes a fim de criar respostas fisiológicas ou citotóxicas. Eles têm como alvo muitos tipos de células, podem ter atividades antivirais, pró-inflamatórias ou anti-inflamatórias, agem de modo local ou sistêmico e podem ser redundantes em suas ações (Tabela 3-1). Os mediadores podem existir em um estado pré-formado nos grânulos de mastócitos e basófilos ou são novamente sintetizados no período de ativação dessas células nucleadas ou de algumas outras. A percepção aumentada dos efeitos imunológicos e fisiológicos dos mediadores tem levado a uma melhor compreensão da imunopatologia e fornece alvos potenciais para futuras farmacoterapias.

Os **mediadores pré-formados** incluem histamina, quimioatraentes de eosinófilos e neutrófilos, proteoglicanos (heparina, sulfato de condroitina) e várias enzimas proteolíticas. A **histamina** é uma amina bioativa, armazenada em grânulos intracelulares densos, que, quando liberada, prende-se a receptores H_1, H_2 e H_3 presos à membrana, resultando em efeitos fisiológicos significativos. A ligação a receptores H_1 causa contração de músculos lisos, vasodilatação, aumento da permeabilidade vascular e estimulação de glândulas mucosas nasais. A estimulação de receptores H_2 causa aumento da secreção de ácido gástrico, secreção de muco e quimiotaxia de leucócitos. A histamina é importante na patogênese da rinite alérgica, asma alérgica e anafilaxia.

Os **mediadores recém-gerados** incluem cininas, PAF e metabólitos do ácido araquidônico, inclusive LTs e PGs. Em muitas células imunes, o ácido araquidônico, liberado de bicamadas de fosfolipídeos de membrana, é metabolizado pela via da lipoxigenase, para formar LTs, ou pela via da cicloxigenase, para formar **PGs** e **tromboxanos** A_2 e B_2 (TXA_2 e TXB_2). O LTB_4 é um quimioatraente potente para neutrófilos. LTC_4, LTD_4 e LTE_4 constituem a substância de reação lenta da anafilaxia, que tem uma potência espasmogênica para a musculatura lisa brônquica 100 a 1.000 vezes maior que a da histamina, e que também causa dilatação vascular e permeabilidade vascular.

Quase todas as células nucleadas geram PGs. Os membros mais importantes são PGD_2, PGE_2, PGF_2 e PGI_2 (prostaciclina). Os mastócitos humanos produzem grandes quantidades de PGD_2, que causa vasodilatação, permeabilidade

TABELA 3-1 Citocinas e suas funções

Citocina	Fonte celular principal	Efeito principal
IFN-α	Macrófagos, células dendríticas	Inibição da replicação viral
IFN-β	Células infectadas por vírus	
IFN-γ	Células T, células NK	Regulação para cima de moléculas de adesão e MHC, atividade aumentada de macrófagos e células apresentadoras de antígeno (APCs)
IL-1	Macrófagos	Pirogênio endógeno, ativação de células endoteliais, indução de reagentes de fase aguda
IL-2	Células T	Fator de crescimento de células T e fator regulador, ativação de células B e células NK
IL-3	Células T	Fator de crescimento hematopoiético
IL-4	Células T, mastócitos	Indução de síntese de IgE, respostas T_H2
IL-5	Células T	Ativação de eosinófilos e fator de crescimento, fator de ativação de células B
IL-6	Macrófagos, células T, células endoteliais	Indução de síntese de Ig e reagentes de fase aguda
IL-7	Medula óssea	Crescimento de células B e células T e fator de diferenciação
IL-8	Macrófagos, neutrófilos, células endoteliais e epiteliais	Fator quimiotático de leucócitos
IL-10	Células T, macrófagos	Inibição de apresentação de antígenos, respostas de citocinas
IL-12	Macrófagos	Indução de respostas T_H1
IL-13	Células T, mastócitos	Indução de respostas de IgE
IL-17	T_H17	Ativação de células T CD4
GM-CSF	Macrófagos, células T	Fator de crescimento hematopoiético para neutrófilos, eosinófilos e macrófagos
TGF-β	Plaquetas	Modulador imune para leucócitos, fator de crescimento tecidual para cicatrização de feridas
TNF	Macrófagos, células T	Pirogênio endógeno; ativação de neutrófilos, células endoteliais e reagentes de fase aguda; estimulação de angiogênese e coagulação

36 Fisiopatologia da Doença

vascular e constrição de vias aéreas. Neutrófilos polimorfonucleares ativados e macrófagos geram $PGF_{2\alpha}$, um broncoconstritor, e PGE_2, um broncodilatador. PGI_2 causa desagregação plaquetária. TxA_2 causa agregação plaquetária, constrição brônquica e vasoconstrição.

Macrófagos, neutrófilos, eosinófilos e mastócitos geram PAF, que causa agregação plaquetária, vasodilatação, permeabilidade vascular aumentada e contração de músculos lisos brônquicos. PAF é o mais potente quimioatraente de eosinófilos e também é importante para a anafilaxia. As **cininas** são peptídeos vasoativos formados no plasma quando a calicreína, liberada por basófilos e mastócitos, digere o cininogênio plasmático. As cininas, inclusive a bradicinina, contribuem para angiedema e anafilaxia em seres humanos por causar contração lenta, sustentada, de músculos lisos brônquicos e vasculares, permeabilidade vascular, secreção de muco e estimulação de fibras dolorosas.

Cascatas do complemento

A união de antígeno com anticorpo IgG ou IgM inicia a ativação da **via clássica do complemento**. Locais de fixação do complemento sobre esses imunocomplexos são expostos, possibilitando a ligação do primeiro componente da sequência do complemento, C1q. Outros componentes da sequência do complemento são ligados subsequentemente, ativados e clivados, levando finalmente à lise celular. Produtos colaterais importantes da via clássica incluem produtos de clivagem ativados, as anafilotoxinas C3a, C5a e a menos potente C4a. C5a é um fator quimiotático de leucócitos potente e causa liberação de mediadores por mastócitos e basófilos. C4b e C3b medeiam a ligação de imunocomplexos a células fagocitárias, facilitando a opsonização.

A ativação da sequência do complemento pela **via alternativa** é iniciada por numerosos agentes, inclusive lipopolissacarídeos (LPSs), moléculas semelhantes à tripsina, IgA e IgG agregadas, e veneno de cobra. A ativação da via alternativa não requer a presença de complexos antígeno-anticorpo ou o uso dos componentes iniciais da sequência do complemento, C1, C4 e C2. Finalmente, como resultado de ativação da via clássica ou alternativa, ocorre a ativação da sequência terminal do complemento, resultando em lise celular e/ou inflamação tecidual. Inibidores solúveis regulam a via do complemento para prevenir a ativação não controlada e a inflamação prolongada. A deficiência de um fator, o inibidor da C1-esterase, leva a ataques recorrentes, potencialmente fatais, de edema facial, laringiano e GI no angiedema hereditário.

Citocinas

Muitas funções imunes são reguladas ou mediadas por citocinas, que são fatores solúveis secretados por células imunes ativadas. As citocinas podem ser organizadas funcionalmente em grupos de acordo com suas atividades principais: (1) aquelas que promovem inflamação e medeiam a imunidade natural, como IL-1, IL-6, IL-8, TNF e IFN-γ; (2) aquelas que apoiam inflamação alérgica, como IL-4, IL-5 e IL-13; (3) aquelas que controlam a atividade reguladora de linfócitos, como IL-10, IL-12 e IFN-γ; e (4) aquelas que atuam como fatores de crescimento hematopoiético, IL-3, IL-7 e GM-CSF (Tabela 3-1). Um grupo de fatores quimiotáticos (**quimiocinas**) regula a chegada e migração de células imunes a locais de inflamação. O vírus da imunodeficiência humana (HIV) pode explorar certos receptores de quimiocinas para infectar células do hospedeiro, e mutações naturais nesses mesmos correceptores de quimiocinas podem conferir suscetibilidade ou resistência à infecção.

PONTO DE CHECAGEM

1. Quais são os componentes específicos e inespecíficos dos membros celulares e não celulares do sistema imune?

2. Qual é o papel dos macrófagos no sistema imune, e quais são alguns dos produtos que eles secretam?

3. Quais são as categorias de linfócitos, e como eles são distinguidos?

4. Qual é o papel dos linfócitos no sistema imune, e quais são alguns dos produtos que eles secretam?

5. Qual é o papel dos eosinófilos no sistema imune, e quais são alguns dos produtos que eles secretam?

6. Qual é o papel dos basófilos no sistema imune, e quais são alguns dos produtos que eles secretam?

7. Qual é o papel das células epiteliais no sistema imune, e quais são alguns dos produtos que elas secretam?

8. Quais são os órgãos linfoides primários e secundários, e que papéis eles desempenham no funcionamento apropriado do sistema imune?

FISIOLOGIA

1. Imunidade inata e adaptativa

Os organismos vivos exibem dois níveis de respostas contra a invasão externa: um **sistema inato** de imunidade natural e um **sistema adaptativo** que é adquirido. A imunidade inata está presente desde o nascimento, não requer exposição prévia a antígenos e sua atividade é inespecífica. A pele e as superfícies epiteliais servem como primeira linha de defesa do sistema imune inato, ao passo que enzimas, a via alternativa do sistema do complemento, proteínas de fase aguda, células fagocitárias, células NK e citocinas fornecem camadas de proteção adicionais. As paredes ou os ácidos nucleicos de células microbianas contêm padrões ou temas que podem ligar **TLRs** a células imunes inatas, inclusive macrófagos e células dendríticas. Sua estrutura é altamente conservada e cada TLR prende-se a produtos microbianos específicos, como LPS (ou endotoxina bacteriana), RNA viral, DNA microbiano e proteínas *mannan* de parede de levedura. A ligação de TLR e ligante desencadeia a transcrição de fatores pró-inflamatórios e síntese de citocinas antes das respostas adaptativas. Por meio de uma série de ativações proteolíticas, os componentes séricos e de membrana da **cascata do complemento** ampliam e regulam a morte microbiana e a inflamação. Apesar da falta de especificidade, a imunidade inata é amplamente responsável pela proteção contra uma vasta coleção de microrganismos ambientais e corpos estranhos.

Organismos superiores diferenciados têm desenvolvido um sistema imune adaptativo, que é disparado por encontros com corpos estranhos ou exógenos que tenham escapado ou invadido as defesas imunes inatas. O sistema imune adaptativo é caracterizado tanto por **especificidade** para agentes exógenos ou externos isoladamente quanto por **memória imunológica**, o que torna possível uma resposta intensificada a encontros subsequentes com o mesmo agente ou com os que lhe são intimamente relacionados. As respostas imunes adaptativas primárias requerem expansão clonal, levando a uma resposta tardia a exposições novas. As respostas imunes secundárias são mais rápidas, maiores e mais eficientes. A estimulação do sistema imune adaptativo desencadeia uma sequência complexa de eventos que inicia a ativação de linfócitos, a produção de anticorpos específicos para o antígeno (imunidade humoral) e células efetoras (imunidade celular ou mediada por células) e, finalmente, a eliminação da substância incitante. Embora a imunidade adaptativa seja antígeno-específica, o repertório de respostas é tremendamente diversificado, com uma estimativa de 10^9 especificidades antigênicas.

2. Antígenos (imunógenos)

As substâncias estranhas que podem induzir uma resposta imune são denominadas antígenos ou imunógenos. A imunogenicidade implica que a substância tenha a capacidade de reagir com locais de ligação de antígenos em moléculas de anticorpos ou TCRs. Agentes estranhos complexos possuem determinantes antigênicos distintos e múltiplos, ou "epítopos", dependentes da sequência de peptídeos e dobramento de conformação de proteínas imunogênicas. A maioria dos imunógenos é de proteínas, embora carboidratos puros também possam ser imunogênicos. Estima-se que o sistema imune humano possa responder a 10^7 a 10^9 antígenos diferentes, um repertório surpreendentemente diversificado.

3. Resposta imune

O papel primário do sistema imune é discriminar "autóctone" de "não autóctone" e eliminar a substância estranha. A fisiologia da resposta imune normal a antígeno está resumida na Figura 3-2. Uma rede complexa de células especializadas, órgãos e fatores biológicos é necessária para o reconhecimento e a eliminação subsequente de antígenos estranhos. Essas interações celulares complexas requerem microambientes especializados em que as células possam colaborar de maneira eficiente. Tanto células T quanto B precisam migrar pelo corpo para aumentar a probabilidade de encontrar um antígeno para o qual elas tenham especificidade. Os antígenos solúveis são transportados aos tecidos linfáticos regionais por meio de vasos linfáticos aferentes, enquanto outros antígenos são carreados por células dendríticas fagocitárias. Órgãos linfoides periféricos regionais e o baço são locais para respostas imunes concentradas ao antígeno por linfócitos recirculantes e APCs. Antígenos encontrados por via inalatória ou ingestão ativam células nos tecidos linfoides associados à mucosa. As vias principais de eliminação de antígenos incluem a destruição direta de células-alvo por linfócitos T citotóxicos (CTL, **resposta celular**) e a eliminação de antígeno por meio de eventos mediados por anticorpos provenientes das interações de linfócitos T e B (**resposta humoral**). A série de eventos que inicia a resposta

imune inclui o processamento e a apresentação do antígeno, o reconhecimento e a ativação de linfócitos, respostas imunes celulares ou humorais e a destruição ou eliminação do antígeno.

Processamento e apresentação de antígenos

A maioria dos imunógenos estranhos não é reconhecida pelo sistema imune em sua forma nativa e requer captura e processamento por **APCs** "profissionais", que expressam constitutivamente moléculas do MHC de classe II e moléculas acessórias coestimuladoras em suas superfícies. Tais células especializadas incluem macrófagos, células dendríticas no tecido linfoide, células de Langerhans na pele, células de Kupffer no fígado, células microgliais no sistema nervoso e linfócitos B. Células dendríticas no baço e gânglios linfáticos podem ser as APCs primárias durante uma resposta imune primária. Após um encontro com imunógenos, as APCs internalizam a substância estranha por fagocitose ou pinocitose, modificam a estrutura parental e exibem fragmentos antigênicos da proteína nativa em suas superfícies, em associação com moléculas do MHC de classe II (ver discussão adiante). Antígenos independentes de células T, como os polissacarídeos, podem ativar células B sem assistência de células T por ligação com receptores de células B (BCRs, ou anticorpo preso à superfície), levando a respostas de IgM rápidas, sem geração de células de memória ou plasmócitos de vida longa. A maioria dos antígenos, contudo, requer internalização e processamento por células B ou outras APCs, com reconhecimento subsequente por células T CD4.

Reconhecimento e ativação de linfócitos T

O reconhecimento de antígeno processado por linfócitos T especializados conhecidos como **linfócitos T auxiliares (CD4)** e a ativação subsequente dessas células constituem os eventos fundamentais na resposta imune. Os linfócitos T auxiliares controlam as muitas células e sinais biológicos (citocinas) que são necessários para desempenhar a resposta imune. Os linfócitos CD4 ativados são, principalmente, células auxiliares secretoras de citocinas, enquanto os linfócitos T CD8 são, principalmente, células *killer* citotóxicas.

Os linfócitos T auxiliares reconhecem antígenos processados apresentados por APCs somente em associação com proteínas polimórficas da superfície celular chamadas de **complexo principal de histocompatibilidade (MHC)**. Os genes do MHC são altamente polimórficos e determinam a responsividade imunológica. Eles são conhecidos como antígeno leucocitário humano (HLA). Os genes que codificam MHC distinguem autóctone de não autóctone, determinando a responsividade a agentes estranhos, possibilitando a rejeição de enxertos e conferindo suscetibilidade a certos distúrbios autoimunes. Todas as células somáticas expressam MHC de classe I, ao passo que somente as APCs especializadas podem expressar MHC de classe II. Antígenos estranhos exógenos são expressos em associação com estruturas do **MHC de classe II**, somente por APCs especializadas.

Durante o contato célula a célula entre células T auxiliares e APCs, o processo de reconhecimento mútuo é designado como **restrição de MHC**. O complexo antígeno-MHC de

38 Fisiopatologia da Doença

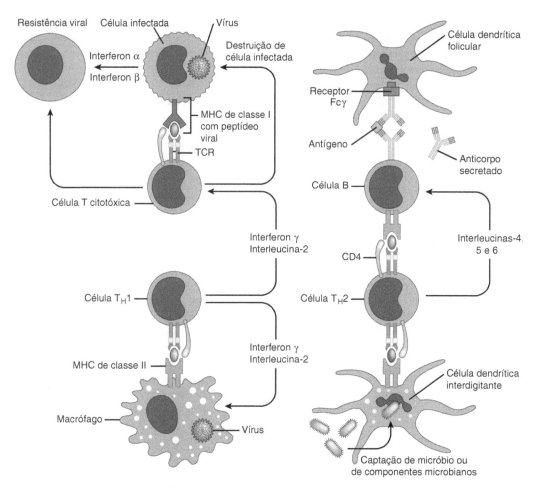

FIGURA 3-2 Resposta imune normal. A resposta de células T citotóxicas é mostrada no lado esquerdo da figura e a resposta de células T auxiliares, no lado direito. Como ilustrado à esquerda, a maioria das células T CD8 reconhece o antígeno processado apresentado por moléculas do MHC de classe I e destrói as células infectadas, impedindo a replicação viral. As células T ativadas secretam interferon γ, o qual, juntamente com interferon α e interferon β secretados por células infectadas, produz resistência celular à infecção viral. Na direita e embaixo, células auxiliares CD4 (células T_H1 e T_H2) reconhecem o antígeno processado apresentado por moléculas do MHC de classe II. As células T_H1 secretam interferon γ e interleucina-2, que ativam macrófagos e células T citotóxicas para matar organismos intracelulares; as células T_H2 secretam interleucinas-4, 5 e 6, que ajudam as células B a secretarem anticorpos protetores. As células B reconhecem o antígeno diretamente ou na forma de imunocomplexos nas células dendríticas foliculares em centros germinativos.

classe II forma o epítopo, que é reconhecido por **TCRs** antígeno-específicos na superfície das moléculas CD4. O TCR é composto por seis produtos gênicos, subunidades TCR α e β, CD3 (γ, δ e duas subunidades ε) e cadeias $ζ_2$. Além da ligação a antígenos modificados, a ativação de células T depende da coestimulação de **moléculas acessórias**. Moléculas acessórias nas células T prendem-se a ligantes encontrados em APCs, células epiteliais, endotélio vascular e matriz extracelular, controlando a função subsequente ou o direcionamento de células T (Tabela 3-2). Na ausência de tais sinais, a célula T pode ser "tolerizada", ou pode sofrer apoptose em vez de ser ativada. Produtos biológicos que bloqueiam algumas dessas vias coestimuladoras estão sendo pesquisados atualmente como agentes terapêuticos potenciais para prevenir rejeição de órgãos em transplantes e no tratamento de algumas doenças autoimunes.

Antes que uma célula T ativada possa se diferenciar, proliferar, produzir citocinas ou participar de destruição celular, o sinal de ativação deve ser transduzido para dentro do citoplasma ou núcleo da célula. As principais moléculas sinalizadoras no complexo TCR parecem ser as CD3 e o homodímero ou heterodímero ζ. A presença de padrão de ativação do imunorreceptor baseado em tirosina associado com cada complexo TCR facilita a ampliação da sinalização. A ligação de ZAP-70 (proteína 70 associada à zeta), uma proteína tirosina-quinase (PTK) da família Syk, às subunidades CD3ε e ζ depois que elas são fosforiladas é fundamental para a sinalização a jusante. Outra enzima importante na ativação de células T é CD45, uma proteína tirosina-fosfatase. A natureza decisiva dessas enzimas no desenvolvimento de linfócitos é enfatizada pela descoberta das síndromes de deficiência de ZAP-70 e CD45, que resultam em várias formas de doença de imunodeficiência combinada grave (SCID, ver Imunodeficiências Primárias).

A ativação de células T não ocorre isoladamente, mas também é dependente das citocinas do meio. De maneira

TABELA 3-2 Moléculas de superfície de células T e APCs e suas interações

Receptor de superfície de células T	Contrarreceptor de APC	Função e efeito
Receptor de célula T (CD3)	Antígeno processado + complexo MHC	Apresentação de antígeno
CD4	MHC de classe II	Apresentação de antígeno à célula T auxiliar por APC
CD8	MHC de classe I	Apresentação de antígeno à célula T citotóxica
Ligante de CD40 (CD154)	CD40	Ativação de célula B induzida por célula T
CD28	B7	Proliferação e diferenciação de células T
CTLA-4	B7	Anergia de células T
LFA-1	ICAM-1	Adesão

autócrina verdadeira, as APCs envolvidas na apresentação de antígenos liberam **IL-1**, que induz a liberação tanto de **IL-2** quanto de **IFN**-γ por células CD4. A IL-2 retroalimenta para estimular a expressão de receptores **IL-2** adicionais na superfície das células CD4 e induz a produção de vários fatores de crescimento e diferenciação celular (**citocinas**) pelas células CD4 ativadas. A indução da expressão de IL-2 é particularmente essencial para as células T. A ciclosporina e o tacrolimo (FK506), dois agentes imunossupressores usados para prevenir a rejeição de órgãos transplantados, funcionam pela regulação para baixo da produção de IL-2 por células T.

Células efetoras CD8 (resposta imune celular)

Os **CTLs** eliminam células-alvo (células infectadas por vírus, tumores ou tecidos estranhos), constituindo a resposta imune celular. Os CTLs diferem dos linfócitos T auxiliares em sua expressão do antígeno de superfície CD8 e pelo reconhecimento do antígeno complexado às proteínas da superfície celular do **MHC de classe I**. Todas as células somáticas podem expressar moléculas do MHC de classe I. Microrganismos patogênicos, cujas proteínas ganham acesso ao citoplasma da célula (p. ex., parasitas da malária), ou por expressão gênica *de novo* no citoplasma da célula infectada (p. ex., vírus), estimulam respostas de células CD8 restritas ao MHC de classe I. A destruição de células-alvo por CTL requer contato direto célula a célula. Dois mecanismos principais para destruir células-alvo já foram descritos: (1) secreção por CTL de uma proteína formadora de poros (perforina) que se insere na membrana plasmática de células-alvo juntamente com proteases de serina denominadas granzimas, levando à lise osmótica; e (2) expressão do ligante Fas na superfície de CTLs que se liga a Fas na membrana da célula-alvo, induzindo morte celular programada (apoptose). Além de destruir as células infecta-

das diretamente, as células T CD8 podem elaborar numerosas citocinas, inclusive TNF e linfotoxina. Os CTLs de memória podem ter vida longa para prover respostas de "recordação" e imunidade contra infecções virais latentes ou persistentes.

Ativação de linfócitos B (resposta imune humoral)

A função primária dos linfócitos B maduros é a de sintetizar anticorpos. De modo semelhante à ativação das células T, a ativação de linfócitos B é desencadeada depois que o antígeno se liga a BCRs (i.e., imunoglobulina ligada à superfície), e regulada por meio de ligação concomitante ao correceptor. Em tecidos linfoides secundários, a liberação das citocinas IL-2, IL-4, IL-5 e IL-6 por linfócitos T auxiliares ativados promove a proliferação e diferenciação terminal de células B em células produtoras de anticorpos de taxa alta denominadas plasmócitos, que secretam **imunoglobulina** antígeno-específica. Se fragmentos de complemento prendem receptores de complemento da superfície de células B ao mesmo tempo em que o antígeno engaja BCRs, as respostas celulares são aumentadas. As células T também modulam imunidade humoral por meio de sua expressão de membrana dependente de ativação da proteína **ligante CD40**. Por meio de contato direto com células T e B, o ligante CD40 prende-se ao **receptor CD40** na superfície de células B, induzindo apoptose (morte celular programada) ou, dependendo da situação, ativação da síntese de imunoglobulina. A importância da ligação de ligante CD40 com CD40 na imunidade humoral normal é destacada pela imunodeficiência congênita, síndrome hiper-IgM ligada ao X. Um defeito na síntese de ligante CD40 nas células T ativadas resulta em deficiência da "troca de isótipos" e hiper-IgM, com produção deficiente subsequente de IgG, IgA e imunidade humoral prejudicada.

Embora sua função primária seja a de síntese de imunoglobulinas, os linfócitos B também podem prender e internalizar antígeno estranho diretamente, processar tal antígeno e apresentá-lo a linfócitos T CD4. Um *pool* de linfócitos B ativados pode se diferenciar em **células de memória**, que respondem com maior rapidez e eficiência a encontros subsequentes com estruturas antigênicas idênticas ou intimamente relacionadas.

Estrutura e função dos anticorpos

Anticorpos (imunoglobulinas) são proteínas que possuem "especificidade", o que as capacita a se combinar com uma estrutura antigênica particular. Os locais de ligação ao antígeno para imunoglobulinas reconhecerão estruturas tridimensionais, ao passo que TCR ligará segmentos curtos de peptídeos sem estrutura terciária. As respostas imunes humorais (mediadas por anticorpos) resultam na produção de um repertório diversificado (estimado em 10^9-10^{11}) de especificidades de anticorpos, propiciando a capacidade de reconhecimento e ligação com uma ampla variedade de antígenos. Essa diversidade é uma função da recombinação somática de segmentos gênicos dentro de linfócitos B precocemente no desenvolvimento ontogenético. Mutações somáticas que ocorrem após a estimulação antigênica levam à maturação de afinidade, isto é, a afinidade média de ligação de anticorpos aumenta no decorrer da resposta

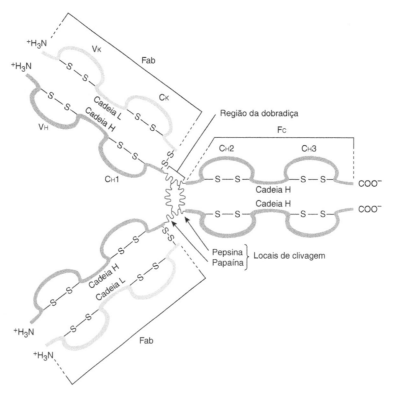

FIGURA 3-3 Estrutura de uma molécula de anticorpo humano IgG. Estão ilustrados a estrutura de quatro cadeias e os domínios variáveis e constantes. (V, região variável; C, região constante. Os locais de clivagem de pepsina e papaína são mostrados.) (Redesenhada, com permissão, de Stites DP et al., eds. *Basic & Clinical Immunology*, 9th ed. Publicada originalmente por Appleton & Lange. Copyright ©1997 por The McGraw-Hill Companies, Inc.)

imune. A recombinação somática, tanto em células T quanto em células B, é dependente de genes ativadores de recombinação (RAG1 e RAG2), cuja deficiência leva a uma carência de linfócitos T e B, uma forma autossômica recessiva de SCID.

Todas as moléculas de imunoglobulina compartilham uma estrutura polipeptídica de quatro cadeias, consistindo em duas cadeias pesadas e duas leves (Figura 3-3). Cada cadeia inclui uma porção aminoterminal, contendo a **região variável** (**V**), e uma porção carboxiterminal, contendo quatro ou cinco **regiões constantes** (**C**). As regiões V são estruturas altamente variáveis que formam o local de ligação a antígenos, ao passo que os domínios C dão suporte a funções efetoras das moléculas. As cinco classes (**isótipos**) de imunoglobulinas são **IgG, IgA, IgM, IgD e IgE**, e são definidas com base em diferenças na região C das cadeias pesadas. O isótipo expresso por um linfócito B em particular é dependente do estado de diferenciação celular e da "troca de isótipos", um processo caracterizado por fatiamento (*splicing*) de RNAm de cadeia pesada antes da tradução. Isótipos diferentes contribuem para diferentes funções efetoras com base na capacidade de a molécula se ligar a receptores específicos e à sua eficiência em fixar o complemento sérico. **IgG** é a imunoglobulina predominante no soro, com a meia-vida mais longa. Quatro subclasses – IgG$_1$, IgG$_2$, IgG$_3$ e IgG$_4$ – diferem em suas quantidades relativas e alvos (antígenos de proteína vs. antígenos de carboidrato). **IgA** é a imunoglobulina predominante nas superfícies das membranas mucosas. Ela existe predominantemente como um monômero no soro, e como um dímero ou trímero quando secretada nas superfícies das membranas mucosas. Os anticorpos IgA protegem o hospedeiro de antígenos estranhos nas superfícies das membranas mucosas, mas não fixam complemento pela via clássica. A **IgM** é um pentâmero encontrado quase exclusivamente no compartimento intravascular. Ela é expressa precocemente nas respostas imunes, provendo imunidade adaptativa rápida, e a detecção de IgM antígeno-específica pode ser usada no diagnóstico durante certas infecções. A **IgD** é uma imunoglobulina monomérica. Sua função biológica é desconhecida. A **IgE** é a imunoglobulina monomérica mais pesada, com uma concentração normal no soro variando de 20 a 100 UI, mas a concentração pode ser cinco vezes o normal, ou até mais alta, em um indivíduo atópico. A porção Fc da IgE prende-se a receptores nas superfícies de mastócitos e basófilos. Os anticorpos IgE desempenham um papel importante nas reações de hipersensibilidade imediata.

Mecanismos humorais de eliminação de antígenos

Os anticorpos induzem a eliminação de antígenos estranhos por meio de numerosos mecanismos diferentes. A ligação de anticorpos a toxinas bacterianas ou venenos estranhos pode causar a neutralização, ou promover a eliminação, desses imunocomplexos antígeno-anticorpo pelo sistema reticuloendotelial. Anticorpos podem revestir superfícies bacterianas, aumentando a fagocitose por macrófagos em um processo conhecido como opsonização. Algumas classes de anticorpos podem fazer complexos com antígenos e ativar a cascata do complemento ("fixação do complemento"), culminando na lise da célula-alvo. Finalmente, a classe principal de anticorpos, IgG, pode ligar-se a células NK que, subsequentemente, fazem complexo com células-alvo e liberam citotoxinas (ver discussão anterior sobre citotoxicidade celular anticorpos-dependente). A IgG atravessa a placenta, propiciando a imunização passiva de neonatos.

Após a eliminação bem-sucedida do antígeno, o sistema imune utiliza vários mecanismos para retornar à homeostase basal. A IgG pode desligar sua própria resposta ao antígeno por meio da ligação de imunocomplexos que transmitem sinais inibidores para dentro dos núcleos de células B.

Mecanismos de inflamação

A eliminação de antígenos estranhos por processos celulares ou humorais está integralmente ligada à resposta inflamatória, na qual citocinas e anticorpos desencadeiam o recrutamento de células adicionais e a liberação de substâncias enzimáticas endógenas vasoativas e pró-inflamatórias (**mediadores inflamatórios**).

A inflamação pode ter efeitos tanto positivos quanto deletérios. O controle estreito dos mecanismos inflamatórios promove a eliminação eficiente de substâncias estranhas, a morte de micróbios, células infectadas e tumores. A ativação descontrolada de linfócitos e a produção desregulada de anticorpos, entretanto, podem levar à lesão tecidual e à disfunção orgânica. A disfunção imune patogênica é responsável por reações de hipersensibilidade, imunodeficiência e muitos dos efeitos clínicos da autoimunidade. Desequilíbrios no sistema inflamatório podem resultar de defeitos genéticos, infecção, neoplasia e exposição a gatilhos ambientais, embora os mecanismos precisos que promovem a regulação anormal e a persistência de processos inflamatórios sejam complexos e malcompreendidos.

Respostas imunes de hipersensibilidade

Gell e Coombs classificaram os mecanismos de respostas imunes a antígenos em quatro tipos distintos de reações, para possibilitar uma compreensão mais clara da imunopatogênese de doenças.

A. Tipo I

A alergia clínica representa resposta de hipersensibilidade IgE-mediadas originando-se de inflamação deletéria em resposta à presença de antígenos ambientais normalmente inofensivos. Reações de hipersensibilidade imediatas ou anafiláticas ocorrem após ligação do antígeno a anticorpos IgE presos à superfície do mastócito ou do basófilo, e resultam na liberação de mediadores inflamatórios pré-formados e recém-gerados que produzem as manifestações clínicas. Exemplos de reações mediadas de tipo I incluem choque anafilático, rinite alérgica, asma alérgica e reações alérgicas a fármacos.

B. Tipo II

Reações citotóxicas envolvem a ligação de anticorpo IgG ou IgM a antígenos ligados de modo covalente a estruturas da membrana celular. A ligação antígeno-anticorpo ativa a cascata do complemento e resulta na destruição da célula à qual o antígeno está ligado. Exemplos de lesão tecidual por esse mecanismo incluem a anemia hemolítica imune e a doença hemolítica do Rh no recém-nascido. Outro exemplo do processo de doença mediada tipo II sem morte celular é o hipertireoidismo autoimune, um distúrbio em que anticorpos antitireoide estimulam o tecido tireoidiano.

C. Tipo III

A ligação de antígeno a anticorpos com fixação de complemento forma reações mediadas por imunocomplexos. Imunocomplexos ligados ao complemento facilitam a opsonização por fagócitos e ADCC. Os complexos geralmente são removidos da circulação no sistema reticuloendotelial. Entretanto, o depósito desses complexos em tecidos ou no endotélio vascular pode produzir lesão tecidual mediada por imunocomplexos pela ativação do complemento, geração de anafilotoxinas, quimiotaxia de leucócitos polimorfonucleares, liberação de mediadores e lesão tecidual. Reação de Arthus cutânea, doença do soro sistêmica, alguns aspectos de autoimunidade clínica e certas manifestações da endocardite infecciosa são exemplos de doenças mediadas tipo III.

D. Tipo IV

A imunidade celular é responsável por defesas do hospedeiro contra microrganismos patogênicos intracelulares, embora a regulação anormal desse sistema possa resultar em hipersensibilidade tardia. Reações de hipersensibilidade do tipo IV não são mediadas por anticorpos, mas sim por linfócitos T antígeno-específicos. Exemplos clássicos são as reações ao teste cutâneo tuberculínico e a dermatite de contato.

Síntese de IgE na reatividade alérgica

A hipersensibilidade alérgica resulta da produção inapropriada e sustentada de IgE em resposta ao alérgeno. As citocinas T_H2 IL-4 e IL-13 são essenciais para a troca de isótipos por meio da indução de transcrição germinal de genes de cadeia pesada de IgE. A IL-13 tem cerca de 30% de homologia estrutural com a IL-4 e compartilha muitas das atividades de IL-4 nas células mononucleares e nos linfócitos B. Há uma forte predisposição genética para o desenvolvimento da doença atópica. Evidências têm sido encontradas para a ligação de 5q31.1 e o gene IL-4, sugerindo que IL-4 ou um gene próximo neste local cromossômico regula a produção global de IgE.

Em contrapartida, o IFN-γ gerado por T_H1 inibe a síntese de IgE dependente de IL-4 em seres humanos. Assim, um desequilíbrio favorecendo IL-4 sobre IFN-γ pode induzir a formação de IgE. Em um estudo, níveis baixos de IFN-γ no cordão ao nascer foram associados à história clínica de atopia à idade de 12 meses.

Em processos inflamatórios alérgicos, linfócitos T_H2 representam uma fonte de IL-4, assim como sinais secundários necessários para guiar a produção de IgE por linfócitos B. Outra citocina T_H2, a IL-5, promove maturação, ativação, quimiotaxia e prolongamento da sobrevida em eosinófilos. Análises de hibridização *in situ* de RNAm de células T em

42 Fisiopatologia da Doença

biópsias de mucosa das vias aéreas de pacientes com rinite alérgica e asma mostram um padrão T_H2 distinto. A demonstração de linhagens de células T alérgeno-específicas, que proliferam e secretam grandes quantidades de IL-4 quando expostas ao alérgeno relevante *in vitro*, dá suporte à existência de clones específicos semelhantes a T_H2. A fonte original da IL-4 responsável pela diferenciação T_H2 é incerta, embora algumas observações sugiram que há um viés T_H2 durante o desenvolvimento fetal, tanto em indivíduos atópicos quanto em não atópicos. A "hipótese da higiene" postula que exposições ambientais, possivelmente a produtos bacterianos como endotoxinas ou DNA bacteriano, estimulam um desvio em direção a T_H1 e redução do risco subsequente de doença atópica clínica. Fagócitos mononucleares constituem a fonte principal de IL-12, sugerindo um mecanismo em que os antígenos com maior probabilidade de serem processados por macrófagos, inclusive antígenos bacterianos e patógenos intracelulares, produzem respostas T_H1. Estudos epidemiológicos em crianças sugerem que aquelas expostas a creches desde novas e aquelas com vários irmãos têm um risco reduzido para atopia e asma.

Desde a descoberta da IgE há mais de três décadas, cientistas têm considerado várias estratégias terapêuticas para inibir seletivamente a produção e ação de anticorpos IgE. As pesquisas têm como foco a compreensão dos mecanismos que controlam a produção de IgE, inclusive os eventos moleculares da troca de células B para síntese de IgE, sinalização de IL-4 e IL-13, interações de receptores de superfície de células T e B e mecanismos guiando a diferenciação T_H2. Receptores solúveis de citocinas e anticorpos monoclonais por engenharia genética estão em desenvolvimento atualmente para o propósito de neutralização de citocinas em doenças alérgicas. Muitos deles têm como alvos específicos IL-4, IL-5, IL-13 ou CD23 (um receptor IgE de baixa afinidade). Outras estratégias experimentais incluem tratamento com agentes como oligonucleotídeos de DNA, que são enviesados em direção a respostas imunes T_H1. A imunoterapia convencional e modificada pode funcionar pela eliminação ("anergia") em vez de estimulação de respostas T_H2 a alérgenos ambientais, potencialmente pela geração de T_{reg}. Além da imunoterapia convencional (injeções para alergia), a única outra estratégia imunomoduladora aprovada pela U.S. Food and Drug Administration (FDA) para tratamento de doenças alérgicas é o omalizumabe, ou "anti-IgE". O omalizumabe é um anticorpo monoclonal humanizado direcionado contra a região de IgE de cadeia pesada envolvida na interação com receptores IgE. Experimentos clínicos em pacientes asmáticos têm mostrado que esse anticorpo pode reduzir sintomas e necessidade de medicamentos em pacientes com asma alérgica, embora tenha ocorrido anafilaxia tanto depois da primeira dose quanto após mais de 1 ano de uso.

PONTO DE CHECAGEM

9. Quais são os componentes e as diferenças entre as formas de imunidade inata e adaptativa?
10. Indique o papel primário do sistema imune e as classes principais de eventos pelas quais isso é conseguido.
11. O que é o fenômeno de restrição de MHC?
12. Quais sinais são necessários para ativação de linfócitos T auxiliares?
13. Quais são os dois sinais necessários para ativação de linfócitos T citotóxicos?
14. Quais são os aspectos estruturais comuns dos anticorpos?
15. Nomeie quatro mecanismos diferentes pelos quais anticorpos podem induzir a eliminação de antígenos estranhos.
16. Quais são os quatro tipos de reações imunes no esquema de classificação de Gell e Coombs? Cite alguns exemplos de distúrbios em que cada um deles está envolvido.
17. Qual é o fator decisivo na troca da síntese de Ig para o isótipo IgE? Cite alguns fatores secundários que contribuem para, ou inibem, a síntese de IgE.

FISIOPATOLOGIA DE DISTÚRBIOS IMUNES SELECIONADOS

RINITE ALÉRGICA

Apresentação clínica

As doenças alérgicas das vias aéreas, como rinite alérgica e asma, caracterizam-se por dano tecidual local e disfunção orgânica no trato respiratório superior e inferior, originando-se de uma resposta imune de hipersensibilidade anormal a alérgenos ambientais normalmente inócuos e ubíquos. Os alérgenos que causam doenças das vias aéreas são inalantes predominantemente sazonais de pólens de árvores, capins e ervas, ou perenes (p. ex., antígenos de ácaros da poeira doméstica, baratas, mofo, pelos de animais e alguns antígenos proteicos ocupacionais). A doença alérgica é uma causa comum de problemas pediátricos e em adultos, agudos e crônicos, das vias aéreas. Tanto a rinite alérgica quanto a asma são responsáveis por morbidade significativa, e prevalência dos distúrbios atópicos têm aumentado durante as últimas décadas. Em um estudo dinamarquês, a prevalência de rinite alérgica com testes cutâneos positivos em pessoas de 15 a 41 anos aumentou de 12,9%, em 1990, para 22,5%, em 1998. A rinite alérgica é discutida aqui como um modelo para a fisiopatologia de doença alérgica das vias aéreas mediada por IgE.

Etiologia

Rinite alérgica sugere a existência de hipersensibilidade imediata tipo I (mediada por IgE) a alérgenos ambientais que têm impacto direto sobre a mucosa respiratória superior. Partículas maiores que 5 µm são filtradas quase completamente pela mucosa nasal. Como a maioria dos grãos de pólen é pelo menos desse tamanho, seria esperado que poucas partículas intactas penetrassem nas vias aéreas inferiores quando o nariz está funcionando normalmente. O estado alérgico ou atópico é caracterizado por uma tendência herdada de gerar anticorpos IgE a alérgenos específicos ambientais e de respostas fisiológicas que se originam de mediadores inflamatórios liberados após a interação do alérgeno com IgE ligada a mastócitos. A apresentação clínica da rinite alérgica inclui prurido nasal, ocular e do palato, espirros paroxísticos, rinorreia e congestão nasal. Uma história pessoal ou familiar de outras doenças alérgicas, como asma ou dermatite atópica, dá suporte a um diagnóstico de alergia. Evidências de eosinofilia ou basofilia por esfregaço ou raspagem nasal também podem apoiar o diagnóstico. A confirmação de rinite alérgica requer a demonstração de anticorpos IgE-específicos a alérgenos comuns por testes *in vitro*, como o teste radioalergoabsorvente, ou testes *in vivo* (cutâneos) em pacientes com história de sintomas com exposições relevantes.

Patologia e patogênese

Alterações inflamatórias nas vias aéreas são reconhecidas como aspectos decisivos, tanto da rinite alérgica quanto da asma crônica. A ligação cruzada de IgE presa à superfície por antígeno ativa mastócitos e basófilos teciduais, induzindo a liberação imediata de mediadores pré-formados e a síntese de mediadores recém-gerados. Os mastócitos e basófilos também têm a capacidade de sintetizar e liberar citocinas pró-inflamatórias, fatores de crescimento e reguladores que interagem em redes complexas. A interação dos mediadores com vários órgãos-alvo e células das vias aéreas pode induzir uma **resposta alérgica bifásica**: uma fase precoce, mediada principalmente pela liberação de histamina e outros mediadores armazenados (triptase, quimase, heparina, sulfato de condroitina e TNF), enquanto os eventos da fase tardia são induzidos após a geração de metabólitos do ácido araquidônico (LTs e PGs), PAF e síntese *de novo* de citocinas.

A **resposta de fase precoce** ocorre minutos depois da exposição a um antígeno. Após provocação intranasal ou exposição ambiental a alérgeno relevante, o paciente começa a espirrar e desenvolve um aumento das secreções nasais. Após aproximadamente 5 minutos, o paciente desenvolve edema da mucosa, levando a fluxo aéreo reduzido. Essas alterações são secundárias aos efeitos de mediadores vasoativos e constritivos da musculatura lisa, inclusive histamina, N-α-p-tosil-L-arginina metil éster esterase (TAME), LTs, PGD_2 e cininas e cininogênios de mastócitos e basófilos. Histologicamente, a resposta precoce é caracterizada por permeabilidade vascular, vasodilatação, edema tecidual e um infiltrado celular discreto, principalmente de granulócitos.

A **resposta alérgica de fase tardia** pode ser subsequente à resposta de fase inicial (resposta dupla) ou pode ocorrer como um evento isolado. As reações de fase tardia começam 2 a 4 horas depois da exposição inicial ao antígeno, alcançam atividade máxima em 6 a 12 horas, e geralmente resolvem dentro de 12 a 24 horas. Contudo, se a exposição é frequente ou contínua, a resposta inflamatória torna-se crônica. A resposta de fase tardia caracteriza-se por eritema, induração, calor, queimação e prurido, e microscopicamente por um influxo celular significativo, principalmente de eosinófilos e células mononucleares.

Alterações consistentes com remodelamento de vias aéreas e hiper-reatividade tecidual também podem ocorrer.

Os mediadores da resposta de fase precoce – exceto PGD_2 – reaparecem durante a resposta de fase tardia na ausência de reexposição ao antígeno. A ausência de PGD_2, um produto exclusivo de liberação por mastócitos, na presença de liberação continuada de histamina, sugere que basófilos, e não mastócitos, são uma fonte importante de mediadores na resposta de fase tardia. Há um acúmulo inicial de neutrófilos e eosinófilos, com acúmulo mais tardio de células T ativadas, sintetizando citocinas T_H2. Células inflamatórias infiltrando tecidos na resposta tardia podem, adicionalmente, elaborar citocinas e fatores liberadores de histamina que podem perpetuar a resposta de fase tardia, levando à manutenção de hiper-responsividade, secreção excessiva de muco, produção de IgE, eosinofilia e desintegração do tecido-alvo (p. ex., brônquios, pele ou mucosa nasal).

Há fortes evidências circunstanciais de que os eosinófilos são células pró-inflamatórias essenciais na doença alérgica das vias aéreas. Eosinófilos são frequentemente encontrados em secreções da mucosa nasal de pacientes com rinite alérgica e no escarro de asmáticos. Produtos de eosinófilos ativados como MBP e proteína catiônica eosinofílica, que são destrutivos para o epitélio das vias aéreas e predispõem à sua reatividade persistente, também têm sido localizados nas vias aéreas de pacientes com doença alérgica.

O recrutamento de eosinófilos e de outras células inflamatórias para as vias aéreas é, em grande parte, um produto de **quimiocinas** ativadas e **moléculas de adesão**. Há duas subfamílias de quimiocinas, que diferem nas células que elas atraem primeiramente e na localização de seus genes em cromossomos. As quimiocinas C-C, inclusive RANTES, MCP-1, MCP-3 e eotaxina, estão localizadas no segmento cromossômico 7q11-q21 e recrutam eosinófilos seletivamente. Leucócitos prendem-se a células endoteliais vasculares por meio da interação receptor-ligante de **moléculas de adesão** da superfície celular da família de supergenes da integrina, da selectina e das imunoglobulinas. A interação dessas moléculas de adesão e de seus contrarreceptores medeia uma sequência de eventos que inclui marginação de leucócitos ao longo das paredes da microvasculatura, adesão de leucócitos ao epitélio, transmigração de leucócitos por meio das paredes de vasos e migração ao longo de um gradiente de quimiotaxia para alcançar compartimentos teciduais. Tanto a produção de quimiocinas quanto a expressão de moléculas de adesão são reguladas para cima por mediadores inflamatórios solúveis. Por exemplo, receptores de moléculas de adesão de células endoteliais, ICAM-1, VCAM-1 e selectina-E, são regulados para cima por IL-1, TNF e LPS.

Manifestações clínicas

As manifestações clínicas de doença alérgica das vias aéreas (Tabela 3-3) surgem da interação de mediadores de mastócitos e basófilos com órgãos-alvo das vias aéreas superiores e inferiores. Os sintomas de rinite alérgica aparecem imediatamente após a exposição a um alérgeno relevante (resposta de fase precoce), embora muitos pacientes experimentem sintomas crônicos e recorrentes com base na resposta inflamatória da fase tardia. As complicações da rinite alérgica grave ou não tratada

44 Fisiopatologia da Doença

TABELA 3-3 Manifestações clínicas de rinite alérgica

Sintomas e sinais
Paroxismos de espirros
Prurido nasal, ocular e do palato
Rinorreia clara
Congestão nasal
Mucosa nasal pálida, azulada
Prega nasal transversal
Cianose infraorbitária ("olheiras alérgicas")
Otite média serosa
Achados laboratoriais
Eosinofilia nasal
Evidência de IgE alérgeno-específica por testes cutâneos ou RAST

incluem sinusite, disfunção da tuba auditiva, hiposmia, perturbações do sono, exacerbações de asma e respiração bucal.

A. Espirros, prurido, hipersecreção de muco

Os pacientes com rinite alérgica desenvolvem espirros paroxísticos crônicos ou episódicos; prurido nasal, ocular ou do palato; e rinorreia aquosa desencadeada por exposição a um alérgeno específico. Os pacientes podem demonstrar sinais de prurido crônico das vias aéreas superiores, inclusive uma prega nasal horizontal por esfregação frequente do nariz ("saudação alérgica") e "estalos" do palato por esfregar o palato pruriginoso com a língua. Muitos mastócitos teciduais estão localizados perto de terminações nervosas sensoriais. O prurido e os espirros são causados por estimulação mediada por histamina dessas fibras C. A hipersecreção de muco resulta principalmente de excitação de vias parassimpático--colinérgicas. Os sintomas de fase precoce são eficientemente tratados com a evitação de alérgenos relevantes e anti-histamínicos orais ou tópicos, que antagonizam, de forma competitiva, locais de receptor H_1 em tecidos-alvo. O tratamento anti-inflamatório pode reduzir a inflamação celular durante a fase tardia, provendo alívio sintomático mais efetivo que os anti-histamínicos isoladamente. A imunoterapia com alérgenos (hipossensibilização) tem mostrado eficácia em reduzir os sintomas e a inflamação das vias aéreas pela inibição de respostas alérgicas, tanto de fase precoce quanto tardia. Diversos mecanismos de imunoterapia têm sido observados, inclusive redução dos aumentos sazonais de IL-4 e IgE alérgeno-específica, indução de IgG_1 alérgeno-específica e IgG_4 (anticorpos bloqueadores), modulação da síntese de citocinas por células T pela ampliação de respostas T_H1 e inibição de respostas T_H2, suprarregulação de T_{reg} e regulação para baixo de respostas inflamatórias eosinofílicas e basofílicas a alérgenos. Um experimento constatou que a imunoterapia administrada por 3 a 4 anos em pacientes com alergia a pólen de capim induzia remissão clínica prolongada, acompanhada por uma alteração persistente da reatividade imunológica que incluía reduções mantidas da resposta cutânea tardia e da infiltração por células T associada e da expressão de RNAm de IL-4.

B. Congestão nasal

Os sintomas de obstrução nasal podem se tornar crônicos como resultado de mecanismos alérgicos persistentes de fase tardia. As membranas mucosas nasais podem ter um aspecto azul-pálido e de tumefação. As crianças, frequentemente, mostram sinais de respiração bucal obrigatória, incluindo fácies alongada, maxilas estreitas, eminências malares achatadas, sobremordida acentuada e palatos altos arqueados (a chamada fácies adenoide). Estes sintomas não são mediados por histamina e, por isso, respondem insatisfatoriamente à terapia anti--histamínica. Os simpatomiméticos orais, que induzem vasoconstrição por estimulação de receptores α-adrenérgicos, com frequência são usados em conjunto com anti-histamínicos para tratar a congestão nasal. Descongestionantes tópicos podem ser usados para aliviar a congestão nasal, mas têm valor limitado em pacientes com rinite alérgica crônica porque o uso frequente resulta em vasodilatação de rebote (rinite medicamentosa).

C. Hiper-responsividade das vias aéreas

O fenômeno de sensibilidade nasal aumentada a níveis reduzidos de alérgeno após as exposições iniciais ao alérgeno é conhecido como *priming* (sensibilização). Clinicamente, o *priming* pode ser observado em pacientes que desenvolvem sintomas aumentados no fim da estação de pólen em comparação com o início da estação. A inflamação de fase tardia induz um estado de hiper-responsividade das vias aéreas nasais, tanto a irritantes quanto a alérgenos, em pacientes com rinite alérgica crônica e asma. A hiper-reatividade das vias aéreas pode causar sensibilidade aumentada tanto a irritantes ambientais, como fumaça de tabaco e odores ofensivos, quanto a alérgenos, como os pólens. Não há ferramentas clínicas padronizadas para avaliar acuradamente a hiper-responsividade de fase tardia na rinite alérgica como o há para a asma (provocação brônquica com metacolina ou histamina). Entretanto, têm sido identificados marcadores genéticos para hiper--responsividade das vias aéreas brônquicas. Parece, também, que a infiltração celular de fase tardia e os produtos colaterais dos eosinófilos podem infligir dano ao epitélio das vias aéreas, que, por sua vez, podem predispor à hiper-reatividade das vias aéreas superiores e inferiores.

Evidências cumulativas dão suporte a uma relação entre rinite alérgica e asma. Muitos pacientes com rinite isolada demonstram hiper-responsividade brônquica inespecífica, e estudos prospectivos sugerem que alergia nasal pode ser um fator de risco predisponente para o desenvolvimento de asma. O tratamento de pacientes com rinite alérgica pode resultar em melhora dos sintomas de asma, calibre das vias aéreas e hiper-responsividade brônquica à metacolina e ao exercício. Finalmente, estudos dos mecanismos de fisiologia das vias aéreas têm demonstrado que a doença nasal pode influenciar a função pulmonar, tanto por mecanismos diretos quanto indiretos. Tais mecanismos podem incluir a existência de um reflexo nasobrônquico (com a estimulação nasal causando constrição brônquica); gotejamento pós-nasal de células inflamatórias e mediadores do nariz para dentro das vias aéreas inferiores; absorção de células inflamatórias e mediadores para a circulação sistêmica e, finalmente, para o pulmão; e bloqueio nasal e subsequente respiração bucal, o que pode facilitar a entrada de desencadeadores de asma nas vias aéreas inferiores.

D. Mensuração *in vivo* ou *in vitro* de IgE alérgeno-específica

Esta é a ferramenta primária para a confirmação de suspeita de doença alérgica. O teste cutâneo *in vivo* com alérgenos suspeitos de causar hipersensibilidade constitui um bioensaio indireto para a presença de IgE alérgeno-específica nos mastócitos ou basófilos teciduais. A administração percutânea ou intradérmica de concentrações diluídas de antígenos específicos provoca uma resposta imediata de placa e eritema em um indivíduo sensibilizado. Essa resposta marca uma "anafilaxia local" resultante da liberação controlada de mediadores por mastócitos ativados. Resultados positivos de testes cutâneos a alérgenos veiculados pelo ar, combinados com história e exame sugestivos de alergia, implicam fortemente o alérgeno como uma causa dos sintomas do paciente. Resultados negativos de testes cutâneos com uma história de alergia não convincente são argumentos fortes contra uma origem alérgica. As vantagens principais dos testes cutâneos incluem simplicidade, rapidez de realização e baixo custo.

Os testes *in vitro* fornecem ensaios quantitativos de IgE alérgeno-específica no soro. Nesses ensaios, o soro do paciente reage inicialmente com antígeno ligado a um material de fase sólida e, então, rotulado com um anticorpo anti-IgE radiativo ou ligado à enzima. Esses testes imunoalergoabsorventes mostram uma correlação de 70 a 80% com testes cutâneos a pólens, ácaros da poeira e pelos, e são úteis em pacientes que recebem terapia anti-histamínica crônica e que não podem ser submetidos a testes cutâneos e em pacientes com dermatite extensa.

E. Complicações da rinite alérgica

Otite média serosa e sinusite são comorbidades importantes em pacientes com rinite alérgica. Ambas as condições ocorrem secundariamente à obstrução das passagens nasais e óstios dos seios paranasais em pacientes com rinite crônica alérgica ou não alérgica. Complicações da rinite crônica devem ser consideradas em pacientes com rinite protraída não responsiva à terapia, asma refratária ou bronquite persistente. A otite serosa resulta de obstrução da tuba auditiva por edema da mucosa e hipersecreção. Crianças com otite média serosa podem apresentar perda de audição condutiva, retardo da fala e otite média recorrente associada à obstrução nasal crônica.

A sinusite pode ser aguda, subaguda ou crônica, dependendo da duração dos sintomas. A obstrução da drenagem ostiomeatal em pacientes com rinite crônica predispõe à infecção bacteriana nas cavidades dos seios paranasais. Os pacientes manifestam sintomas de secreção nasal persistente, tosse, desconforto sinusal e obstrução nasal. O exame pode revelar otite média crônica, edema infraorbitário, mucosa nasal inflamada e secreção nasal purulenta. O diagnóstico radiológico por radiografia ou tomografia computadorizada (TC) revela opacificação sinusal, espessamento de membrana ou presença de um nível hidroaéreo. O tratamento efetivo das complicações infecciosas da rinite crônica requer antibióticos, anti-histamínicos sistêmicos e descongestionantes e, às vezes, corticosteroides intranasais ou sistêmicos.

> **PONTO DE CHECAGEM**
>
> 18. Quais são as principais manifestações clínicas da rinite alérgica?
> 19. Quais são os principais fatores etiológicos da rinite alérgica?
> 20. Quais são os mecanismos patogênicos da rinite alérgica?

IMUNODEFICIÊNCIAS PRIMÁRIAS

Há muitos locais potenciais em que aberrações no desenvolvimento do sistema imune podem levar a anormalidades da imunocompetência (Figura 3-4; Tabelas 3-4 e 3-5). Quando esses defeitos são de origem genética, eles são designados como imunodeficiências primárias. Isso contrasta com imunodepressão secundária a terapia farmacológica, HIV, desnutrição ou doenças sistêmicas, como lúpus eritematoso sistêmico ou diabetes melito.

Investigações clínicas de vários defeitos congênitos têm ajudado a caracterizar muitos aspectos da fisiologia imune normal. A própria natureza de alguma imunodepressão da imunidade no hospedeiro coloca o indivíduo suscetível em alto risco para uma variedade de doenças e distúrbios infecciosos, malignos e autoimunes. A natureza do defeito funcional específico influenciará significativamente o tipo de infecção que afeta o hospedeiro. A Tabela 3-5 lista alguns dos organismos típicos que causam infecção em pacientes com vários distúrbios de imunodeficiência. Qualquer mecanismo imunopatogênico que prejudique a função dos linfócitos T,

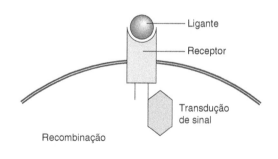

FIGURA 3-4 Esquema simplificado de defeitos de ativação dependentes de receptores na superfície celular que levam a diferentes distúrbios de imunodeficiência primária. Na **Tabela 3-4** estão listadas as síndromes e os déficits imunológicos observados em uma variedade desses distúrbios de imunodeficiência humorais, celulares, neutrofílicos ou combinados.

46 Fisiopatologia da Doença

TABELA 3-4   Distúrbios de imunodeficiência primária

Imunodeficiência combinada		
XSCID	Deficiência de cadeia γ comum de receptor IL-2	Sinalização defeituosa de citocinas
Deficiência de ZAP-70	Sinalização defeituosa de TCR	Linfopenia de células T CD8, disfunção de células T CD4
Deficiência de SCID-ADA	Defeito enzimático	Célula T (–), célula B (–), célula NK (–)
Deficiência de P56[lck]	Deficiência de receptor de células T associado à tirosina-quinase	Célula T (+), célula B (+), célula NK (+)
Deficiência de JAK-3	Deficiência de sinalização de citocinas	Célula T (–), célula B (+), célula NK (+)
Deficiência de RAG1 Deficiência de RAG2	Defeito de recombinação	Célula T (–), célula B (–), célula NK (+)
Deficiência de PNP	Defeito enzimático	Célula T (–)
Deficiência de MHC de classe I	Defeito em transportador associado com apresentação de antígenos (TAP)	Síndrome do linfócito nu, sem expressão de MHC de classe I
Deficiência de MHC de classe II	Transcrição defeituosa de genes de MHC de classe II	Síndrome do linfócito nu, sem expressão de MHC de classe II
Imunodeficiência humoral		
Agamaglobulinemia ligada ao X	Defeito em BTK	Parada na maturação da linhagem de células B
Imunodeficiência comum variável	Proliferação e diferenciação anormais de células B ou função celular reguladora anormal[1]	Distúrbio heterogêneo com agamaglobulinemia
Síndrome hiper-IgM	Ligação defeituosa de ligante CD40	Troca anormal de isótipo de imunoglobulina
Imunodeficiência celular		
Síndrome de DiGeorge	A maioria tem deleção do cromossomo 22q11	Deficiência completa ou parcial de células T
Distúrbios de células fagocitárias		
Doença granulomatosa crônica	Deficiência de NADPH oxidase	Metabolismo oxidante anormal
Deficiência de adesão de leucócitos	Defeito na subunidade CD18 da molécula de β_2-integrina	

[1]Defeitos variáveis, embora o mais comum seja na diferenciação terminal de linfócitos B.

ou **imunidade celular**, predispõe o hospedeiro ao desenvolvimento de infecções oportunistas graves, crônicas e potencialmente fatais por vírus, micobactérias, fungos e protozoários, envolvendo algum ou todos os sistemas de órgãos. De modo semelhante, a disfunção imunopatogênica de linfócitos B resultando em **deficiência de anticorpos** predisporá o hospedeiro a infecções piogênicas sinopulmonares e de mucosas. À medida que as bases moleculares de muitos distúrbios de imunodeficiência primária estão sendo descobertas, tem se tornado aparente que diferentes defeitos moleculares podem resultar em fenótipos clínicos comuns.

O linfócito T desempenha um papel central na indução e na coordenação de respostas imunes, e sua disfunção pode estar associada a uma incidência aumentada de fenômenos autoimunes. Estes incluem doenças clinicamente semelhantes à artrite reumatoide, ao lúpus eritematoso sistêmico e a

TABELA 3-5   Relação de vários patógenos com infecção nos distúrbios de imunodeficiência primária

			Fungos			Parasitas		
	Bactérias piogênicas	Micobactérias	*Pneumocystis jiroveci*	Outros fungos	Vírus	*Giardia lamblia*	*Toxoplasma gondii*	*Cryptosporidium, Isospora*
SCID	+	+	+	+	+	–	–	–
Hipoplasia do timo	–	+	–	+	+	–	–	–
Agamaglobulinemia ligada ao X	+	–	–	–	–	+	–	–
Imunodeficiência comum variável	+	–	–	–	–	+	–	–
Deficiência do complemento	+	–	–	–	–	–	–	–
Defeitos fagocitários	+	–	–	–	–	–	–	–

Legenda: + = associação; – = sem associação.

citopenias hematológicas imunes. Pacientes com respostas imunes deficientes também estão em risco maior para certas neoplasias malignas do que a população geral. A ocorrência de câncer pode estar relacionada com uma deficiência subjacente de vigilância de tumores, desregulação da proliferação e diferenciação celular, translocação cromossômica durante rearranjo de gene receptor de antígeno defeituoso ou a presença de agentes infecciosos predispondo à ou causando a transformação celular. Linfoma não Hodgkin ou doença linfoproliferativa de células B, carcinomas de pele e carcinomas gástricos são os tumores de ocorrência mais frequente em pacientes com imunodeficiências.

Tradicionalmente, as imunodeficiências primárias são classificadas de acordo com qual componente da resposta imune está essencialmente comprometido: a resposta humoral, a imunidade celular, o complemento ou a função celular fagocitária (Tabela 3-4). Estágios de desenvolvimento distintos caracterizam a maturação e diferenciação dos componentes celulares do sistema imune. As anormalidades fisiopatológicas subjacentes que levam à imunodeficiência primária são diversas e incluem as seguintes: (1) defeitos precoces do desenvolvimento na maturação celular, (2) defeitos enzimáticos específicos, (3) anormalidades na proliferação celular e diferenciação funcional, (4) anormalidades da regulação celular e (5) respostas anormais a citocinas.

IMUNODEFICIÊNCIA COMBINADA

Doença de imunodeficiência combinada grave (SCID)

Apresentação clínica

Clinicamente, muitos distúrbios de imunodeficiência primária apresentam-se cedo, no período neonatal. Em pacientes com SCID, há ausência do tecido tímico normal, e os gânglios linfáticos, baço e outros tecidos linfoides periféricos são desprovidos de linfócitos. Nesses pacientes, a falha completa ou quase completa do desenvolvimento, tanto do componente celular quanto humoral do sistema imune, resulta em infecções graves. O espectro de infecções é amplo, porque esses pacientes também podem sofrer infecção avassaladora por patógenos oportunistas, vírus disseminados e microrganismos intracelulares. Retardo do crescimento pode ser o sintoma de apresentação inicial, mas candidíase mucocutânea, diarreia crônica e pneumonite são comuns. A vacinação com vacinas de vírus vivos ou bacilo Calmette-Guérin (BCG) pode causar doença disseminada. Sem reconstituição imune por transplante de medula óssea, a SCID é inevitavelmente fatal dentro de 1 a 2 anos.

Patologia e patogênese

A SCID é um grupo heterogêneo de distúrbios caracterizados por uma falha na maturação celular de células-tronco linfoides, resultando em redução dos números e da função de linfócitos, tanto B quanto T, e hipogamaglobulinemia. A base molecular para muitos tipos de SCID já foi descoberta (Tabela 3-4). Os defeitos genéticos e celulares podem ocorrer em muitos níveis diferentes, começando com receptores su-

perficiais de membrana, mas também incluindo deficiências na transdução de sinais ou nas vias bioquímicas metabólicas. Embora os diferentes defeitos moleculares possam causar fenótipos clinicamente indistinguíveis, a identificação de mutações específicas possibilita uma melhora do aconselhamento genético, diagnóstico pré-natal e detecção de portadores. Além disso, a transferência gênica específica oferece esperança como uma terapia futura.

1. Sinalização defeituosa de citocinas – a SCID ligada ao X (**XSCID**) é a forma mais prevalente, resultando de uma mutação genética na **cadeia γ** comum do **receptor IL-2** trimérico (αβγ). Essa cadeia defeituosa é compartilhada pelos receptores para IL-4, IL-7, IL-9 e IL-15, levando à disfunção de todos esses receptores de citocina. Sinalização defeituosa por meio do receptor IL-7 parece bloquear a maturação normal dos linfócitos T. Os números de células B circulantes podem estar preservados, mas as respostas IL-2 defeituosas inibem a proliferação de células T, B e NK, o que explica os defeitos imunes combinados observados em pacientes com XSCID. Um defeito na cadeia α do **receptor IL-7** também pode levar a uma forma autossômica recessiva de SCID por meio de mecanismos semelhantes aos da XSCID, mas com células NK intactas.

2. Receptor defeituoso de células T – os defeitos genéticos para várias outras formas da SCID autossômica recessiva já foram identificados. Uma **deficiência de ZAP-70**, uma proteína tirosina-quinase importante na transdução de sinais por meio de TCR, leva a uma ausência total de linfócitos T CD8. ZAP-70 desempenha um papel essencial na seleção tímica durante o desenvolvimento das células T. Consequentemente, esses pacientes possuem linfócitos T CD4 funcionalmente defeituosos e não têm linfócitos T CD8 circulantes, mas a atividade de linfócitos B e de células NK é normal. **Mutações** de subunidades **CD3δ**, **CD3γ** e **CD3ε** podem levar a uma parada parcial do desenvolvimento da expressão de TCR e deficiência grave de células T.

Deficiências de p56^{lck} e de Jak3 (Janus-quinase 3) também podem levar a SCID por meio de transdução de sinais defeituosa. P56^{lck} é uma tirosina-quinase associada a TCR que é essencial para a diferenciação, ativação e proliferação de células T. Jak3 é uma molécula de sinalização associada a receptor de citocinas.

3. Receptor de gene de recombinação defeituoso – têm sido identificados pacientes com produtos **defeituosos de gene de recombinação-ativação** (**RAG1** e **RAG2**). RAG1 e RAG2 iniciam a recombinação de proteínas ligadoras de antígenos, imunoglobulinas e TCRs. A falta de formação de receptores de antígenos leva a uma deficiência quantitativa e funcional de linfócitos T e B. As células NK não são específicas por antígeno e por esse motivo não são afetadas. As proteínas **Artemis** e **DNA-ligase-4** estão envolvidas na ruptura e no reparo do DNA de dupla-fita, durante a recombinação VDJ de TRCs e BCRs. Mutações de Artemis também podem levar ao aumento da sensibilidade à radiação ionizante. Como as células NK são invariáveis, seus níveis geralmente são preservados, mesmo quando os níveis de células T e B são gravemente deficientes.

48 Fisiopatologia da Doença

4. Via de salvamento de nucleotídeos defeituosa – aproximadamente 20% dos casos de SCID são causados por uma **deficiência de adenosina desaminase** (ADA), que é uma enzima na via de salvamento da purina, responsável pelo metabolismo da adenosina. A ausência da enzima ADA resulta em um acúmulo de metabólitos tóxicos de adenosina dentro das células. Esses metabólitos inibem a proliferação normal de linfócitos e levam à citopenia extrema, tanto de linfócitos T quanto B. A deficiência imunológica combinada e a apresentação clínica desse distúrbio, conhecido como **SCID-ADA**, são idênticas às das outras formas de SCID. Anormalidades esqueléticas e neurológicas podem estar associadas com essa doença. De modo semelhante, a **deficiência de purina nucleosídeo fosforilase** causa um acúmulo de metabólitos tóxicos de desoxiguanosina. O desenvolvimento de células T é prejudicado, possivelmente pela apoptose induzida de timócitos duplo-positivos na junção corticomedular do timo. A disfunção de células B é mais variável.

IMUNODEFICIÊNCIA CELULAR

Aplasia congênita do timo (síndrome de DiGeorge)
Apresentação clínica e patogênese
As manifestações clínicas da **síndrome de DiGeorge** refletem o desenvolvimento embrionário defeituoso de órgãos derivados do terceiro e quarto arcos faringianos, incluindo o timo, as paratireoides e as vias de saída do coração. Ocasionalmente, a primeira e a sexta bolsas faringianas também podem estar envolvidas. Anormalidades citogenéticas, mais comumente deleções do cromossomo 22q11, estão associadas com a síndrome de DiGeorge, especialmente em pacientes manifestando defeitos cardíacos. A síndrome de DiGeorge é classificada como completa ou parcial, dependendo da presença ou ausência de anormalidades imunológicas. Nesta síndrome, o espectro da deficiência imunológica é largo, variando desde competência imune a infecções potencialmente fatais com organismos geralmente de baixa virulência. Pacientes afetados pela síndrome completa têm uma linfocitopenia T profunda resultante de aplasia do timo, com maturação de linfócitos T prejudicada, imunidade celular gravemente deprimida e atividade diminuída de linfócitos T supressores. A produção de linfócitos B e imunoglobulinas não é afetada na maioria dos pacientes, embora, em casos raros, os pacientes possam apresentar hipogamaglobulinemia discreta e respostas insatisfatórias ou ausentes a novos antígenos. Nesse subgrupo de pacientes, a função inadequada de células T auxiliares como resultado de disfunção da interação de células T e B e a produção inadequada de citocinas levam a prejuízo da imunidade humoral.

A síndrome de DiGeorge é realmente uma anomalia do desenvolvimento, e pode estar associada a anormalidades estruturais do sistema circulatório, como tronco arterioso ou arco aórtico do lado direito. Anormalidades das paratireoides podem levar à hipocalcemia, apresentando-se com tetania ou convulsões neonatais. Além disso, é comum que os pacientes exibam anormalidades faciais, como micrognatia, hipertelo-

rismo, implantação baixa de orelhas com fenda palatina e um filtro nasal curto.

IMUNODEFICIÊNCIA HUMORAL

Agamaglobulinemia ligada ao X
Apresentação clínica
Anteriormente chamada de agamaglobulinemia de Bruton, pensava-se que a **agamaglobulinemia ligada ao X** (**XLA**) era fisiopatológica e clinicamente mais homogênea que a SCID. Ela é principalmente uma doença da infância, apresentando-se clinicamente nos primeiros dois anos de vida, com infecções sinopulmonares múltiplas e recorrentes causadas por bactérias piogênicas e, em extensão muito menor, vírus. Como as bactérias encapsuladas requerem ligação a anticorpos para opsonização eficiente, esses pacientes com imunodeficiência humoral sofrem de sinusite, pneumonia, faringite, bronquite e otite média, secundárias a infecções com *Streptococcus pneumoniae*, outros estreptococos e *Haemophilus influenzae*. Embora infecções por fungos e patógenos oportunistas sejam raras, os pacientes apresentam uma suscetibilidade peculiar a uma meningoencefalite por enterovírus, rara, mas mortal.

Patologia e patogênese
Os pacientes com XLA apresentam pan-hipogamaglobulinemia, com níveis diminuídos de IgG, IgM e IgA. Eles exibem respostas insatisfatórias a ausentes ao desafio de antígenos, embora praticamente todos demonstrem respostas de linfócitos T funcionalmente normais a testes *in vitro* assim como *in vivo* (p. ex., reações cutâneas de hipersensibilidade tardia). O defeito básico nesse distúrbio parece ser a parada da maturação celular no estágio pré-linfócito B. Realmente, números normais de pré-linfócitos B podem ser encontrados na medula óssea, embora na circulação os linfócitos B estejam praticamente ausentes. Os tecidos linfoides carecem de linfócitos B completamente diferenciados (plasmócitos secretores de anticorpos), e os linfonodos não têm centros germinativos desenvolvidos. O gene defeituoso na XLA já foi isolado. O produto do gene defeituoso, BTK (tirosina-quinase de Bruton), é uma proteína sinalizadora específica de células B que pertence à família citoplasmática de proteínas intracelulares da tirosina-quinase. Deleções de genes e mutações pontuais no domínio catalítico do gene *BTK* bloqueiam a função normal de BTK, necessária para a maturação das células B.

Doença de imunodeficiência comum variável
Apresentação clínica
A doença de imunodeficiência comum variável frequentemente é designada como hipogamaglobulinemia adquirida ou de início adulto. Ela é a doença de imunodeficiência primária grave mais comum em adultos. Na América do Norte, por exemplo, estima-se que ela afete 1:75.000 a 1:50.000 indivíduos. O espectro clínico é amplo, e os pacientes geralmente apresentam a doença nas primeiras duas décadas de vida. É comum que os indivíduos afetados desenvolvam infecções

sinopulmonares recorrentes, inclusive sinusite, otite, bronquite e pneumonia. Os patógenos comuns são bactérias encapsuladas como *S. pneumoniae*, *H. influenzae* e *Moraxella catarrhalis*. Bronquiectasia pode ser o resultado de infecções respiratórias graves recorrentes, levando à infecção com patógenos mais virulentos, inclusive *Staphylococcus aureus* e *Pseudomonas aeruginosa*, que, por sua vez, podem modificar o prognóstico de longo prazo. Numerosos distúrbios não infecciosos importantes são comumente associados à imunodeficiência comum variável, inclusive má absorção GI, distúrbios autoimunes e neoplasias. As neoplasias malignas que ocorrem com mais frequência são linforreticulares, mas carcinoma gástrico e câncer de pele também acontecem. Distúrbios autoimunes ocorrem em 20 a 30% dos pacientes e podem preceder as infecções recorrentes. Citopenias autoimunes acontecem mais frequentemente, mas doenças reumáticas também podem ser observadas. Testes sorológicos para doença infecciosa ou autoimune não são confiáveis na hipogamaglobulinemia. Infusões mensais de imunoglobulina intravenosa podem reconstituir a imunidade humoral, diminuir infecções e melhorar a qualidade de vida.

Patologia e patogênese

A imunodeficiência comum variável é um distúrbio heterogêneo em que a anormalidade imunológica primária é uma redução acentuada na produção de anticorpos. A grande maioria dos pacientes demonstra um defeito *in vitro* na diferenciação terminal de linfócitos B. A fenotipagem de linfócitos do sangue periférico demonstra números normais ou reduzidos de linfócitos B circulantes, mas os plasmócitos secretores de anticorpos são visivelmente escassos nos tecidos linfoides. Em nítido contraste com XLA, nenhum defeito gênico isolado pode ser considerado responsável pelos muitos defeitos conhecidos que causam a imunodeficiência comum variável. Em muitos pacientes, o defeito é intrínseco à população de linfócitos B. Aproximadamente 15% dos pacientes com doença de imunodeficiência comum variável demonstram defeito na superfície das células B da expressão de TACI (ativador transmembrana, modulador de cálcio e interator do ligante de ciclofilina), um membro da família do receptor de TNF. Carecendo de um TACI funcional, as células B afetadas não responderão a fatores ativadores de células B, resultando em produção deficiente de imunoglobulinas. Outro defeito que pode levar à doença de imunodeficiência comum variável envolve a expressão deficiente do marcador CD19 na superfície das células B. Quando em complexo com CD21 e CD81, CD19 facilita a ativação celular por meio de BCRs. O desenvolvimento de células B não é afetado, mas a função humoral é deficiente. Uma variedade de anormalidades de células T também pode levar a defeitos imunes com deficiência subsequente da diferenciação de células B. Uma mutação do gene coestimulador induzível (ICOS) de células T, expressa por células T ativadas e responsável por ativação de células B/produção de anticorpos, pode ser o defeito molecular em alguns casos da doença de imunodeficiência comum variável. Mais de 50% dos pacientes também têm algum grau de disfunção de linfócitos T, como determinado por respostas cutâneas ausentes ou diminuídas a antígenos de repetição. A desregulação imune pode contribuir para a morbidade e a miríade de manifestações autoimunes associadas com a imunodeficiência comum variável.

Imunodeficiência com hiper-IgM

Apresentação clínica

Em pacientes com imunodeficiência com hiper-IgM, os níveis séricos de IgG e IgA são muito baixos ou ausentes, mas os de IgM (e, às vezes, IgD) são normais ou elevados. A herança desse distúrbio pode ser autossômica, embora, com frequência maior, seja ligada ao X. Clinicamente, essa síndrome manifesta-se por infecções piogênicas recorrentes e uma série de fenômenos autoimunes, como anemia hemolítica Coombs-positiva e trombocitopenia imune.

Patologia e patogênese

A principal anormalidade é a expressão defeituosa de ligante CD40 (CD40L), um marcador de superfície de ativação de linfócitos T (também conhecido como CD154 ou gp39). No curso de respostas imunes normais, CD40L interage com CD40 sobre as superfícies de células B durante a ativação celular, iniciando a proliferação e troca de isótipo de imunoglobulina. Na síndrome de hiper-IgM, a estimulação do correceptor CD40 defeituoso durante a interação entre células B e células T leva a prejuízo da troca de isótipo nas células B e à produção subsequente de IgM, mas sem produção de IgG ou IgA. A interação CD40L-CD40 também promove a maturação de células dendríticas e a secreção de IL-12 e IFN-γ, de modo que a deficiência de CD40L pode estar associada ao prejuízo da imunidade celular e ao risco aumentado de infecção oportunista.

Deficiência seletiva de IgA

Esta é a imunodeficiência primária mais comum em adultos, com uma prevalência de 1:700 a 1:500 indivíduos. A maioria dos indivíduos afetados tem pouca ou nenhuma manifestação clínica, mas há uma incidência aumentada de infecções do trato respiratório superior, alergia, asma e distúrbios autoimunes. Enquanto os níveis séricos dos outros isótipos de imunoglobulinas são muitas vezes normais, os níveis séricos de IgA nesses indivíduos estão acentuadamente deprimidos, frequentemente menores que 5 mg/dL.

Como na imunodeficiência comum variável, o defeito funcional primário é uma incapacidade de as células B diferenciarem terminalmente os plasmócitos secretores de IgA. Uma deficiência associada de subclasses de IgG (principalmente, IgG_2 e IgG_4) e da IgM monomérica de baixo peso molecular não é incomum, e pode ser clinicamente significativa. Devido ao papel da IgA secretora na imunidade das mucosas, os pacientes com essa imunodeficiência frequentemente desenvolvem infecções significativas das membranas mucosas do intestino, da conjuntiva e do trato respiratório. Não há terapia específica, mas o tratamento antibiótico imediato é necessário em pacientes com infecções recorrentes. Um subgrupo de pacientes pode reconhecer IgA como um antígeno estranho. Esses pacientes

50 Fisiopatologia da Doença

estão em risco de reações transfusionais a hemácias não lavadas ou a outros hemoderivados contendo traços de IgA.

DISTÚRBIOS DE CÉLULAS FAGOCITÁRIAS E IMUNIDADE INATA

A função defeituosa de células fagocitárias apresenta-se com infecções em locais de interface entre o corpo e o mundo exterior. Infecções cutâneas recorrentes, abscessos, gengivite, linfadenite e má cicatrização de feridas são observados em pacientes com distúrbios dos macrófagos ou neutrófilos. Mais difícil de mensurar, a imunodeficiência clínica pode ocorrer por meio de defeitos na migração, adesão, opsonização ou destruição de células fagocitárias.

Doença granulomatosa crônica

Apresentação clínica

A doença granulomatosa crônica com frequência é ligada ao X e caracterizada por função deficiente dos granulócitos. Este distúrbio da função de células fagocitárias apresenta-se com infecções cutâneas recorrentes, abscessos e granulomas em locais de inflamação crônica. Os abscessos podem envolver a pele ou as vísceras e podem ser acompanhados por linfadenite. Microrganismos catalase-positivos predominam; *S. aureus* é o patógeno mais comum, embora infecções com espécies de *Nocardia, Serratia marcescens* gram-negativa e *Burkholderia cepacia* também possam ocorrer. Espécies de *Aspergillus* e *Candida* representam patógenos fúngicos comuns na doença granulomatosa crônica. Granulomas não caseosos estéreis resultantes de estímulos inflamatórios crônicos podem levar à obstrução GI ou à obstrução do trato urogenital. A doença granulomatosa crônica normalmente se apresenta na infância, embora casos na idade adulta sejam relatados ocasionalmente.

Patologia e patogênese

Defeitos na codificação do gene para nicotinamida adenina dinucleotídeo fosfato (NADPH) oxidase inibem o metabolismo oxidante e comprometem seriamente a atividade destruidora dos neutrófilos. A NADPH oxidase é montada por meio de dois componentes de membrana e dois citosólicos depois da ativação da célula fagocitária, levando à conversão de oxigênio molecular em superóxido. A explosão oxidante e a destruição intracelular baseiam-se na produção de superóxido, que é convertido posteriormente em peróxido de hidrogênio e hipoclorito de sódio (água sanitária). Em pacientes com doença granulomatosa crônica, outras funções dos neutrófilos, como quimiotaxia, fagocitose e degranulação, permanecem intactas, mas a destruição de micróbios é deficiente. As bactérias catalase-negativas são destruídas efetivamente, porque os micróbios produzem pequenas quantidades de peróxido, concentradas em fagossomos, levando à morte bacteriana. Microrganismos catalase-positivos recolhem essas quantidades relativamente pequenas de peróxido, e não são mortos sem o metabolismo oxidante dos neutrófilos. A herança ligada ao X é observada com mais frequência, mas formas autossômicas recessivas e mutações espontâneas também podem levar à doença clínica.

Deficiência de adesão leucocitária, tipo 1

Integrinas e selectinas são moléculas especializadas que desempenham um papel importante no direcionamento dos leucócitos para locais de inflamação. Essas moléculas de adesão facilitam interações célula-célula e célula-matriz extracelular, permitindo que leucócitos circulantes se grudem e rolem ao longo das superfícies de células endoteliais antes da diapedese para tecidos extravasculares. Um traço autossômico recessivo, deficiência de adesão leucocitária tipo 1 e a expressão deficiente de moléculas de adesão de β_2-integrina (CD11/CD18) resultam em dificuldade do tráfego de leucócitos, levando a infecções recorrentes, à falta de formação de pus e à má cicatrização de feridas. A leucocitose acontece porque as células não podem sair da circulação, e infecções recorrentes de pele, vias aéreas, intestinos, área perirretal e de áreas gengivais e periodontais são comuns.

Suscetibilidade mendeliana à doença micobacteriana

Em resposta à infecção micobacteriana, os macrófagos secretam IL-12, estimulando a imunidade celular e secreção T_H1 aumentada de IFN-γ. Pelo menos uma dúzia de mutações mendelianas, isto é, produtos de gene isolado, levam à deficiência da síntese ou da resposta a IL-12 ou IFN-γ, que estão por trás da suscetibilidade mendeliana à doença micobacteriana. Defeitos associados têm sido descritos em genes codificando para IFN-γ, receptores 1 e 2 de IFN-γ, JAK-1 e 2 (Janus-quinase, uma proteína sinalizadora de receptor de citocinas), STAT-1 e 4 (transdutor de sinal e ativador de transcrição, um fator de transcrição ativado por JAK), IL-12 e seus receptores, e IL-12RB$_1$ e IL-12RB$_2$. A suscetibilidade aumentada a espécies de micobactérias menos virulentas, não tuberculosas – complexo *Mycobacterium intracellulare-avium* (MAC), *Mycobacterium kansasii, Mycobacterium fortuitum* e BCG – é característica nos indivíduos afetados. A infecção com salmonelas não tifoides também pode estar associada à suscetibilidade mendeliana à doença micobacteriana.

Imunodeficiência com hiper-IgE

Apresentação clínica

Este distúrbio é designado frequentemente como "síndrome de Jó", porque os indivíduos afetados sofrem de bolhas recorrentes como as da figura bíblica atormentada. A descrição inicial desse distúrbio de imunodeficiência foi em duas meninas de pele clara com abscessos cutâneos "frios" estafilocócicos recorrentes associados com furunculose, celulite, otite recorrente, sinusite, pneumatocele e aspecto facial grosseiro. O organismo predominante isolado dos locais de infecção é *S. aureus*, embora outros microrganismos como *H. influenzae,* pneumococos, bactérias gram-negativas, *Aspergillus* sp. e *C. albicans* também sejam identificados com frequência. Caracteristicamente, os pacientes têm uma dermatite eczematoide pruriginosa crônica, eliminação defeituosa dos dentes primários, retardo do crescimento, fácies grosseira, escoliose, osteopenia, anormalidades vasculares e unhas com hiperceratose. Níveis extremamente altos de IgE (> 3.000 UI/mL) também têm sido observados no soro dos pacientes.

Patologia e patogênese

Pensa-se que os altos níveis de IgE sejam uma consequência de responsividade imunológica desregulada a citocinas; entretanto, não está claro se a hiper-IgE contribui para a suscetibilidade observada a infecções ou é simplesmente um epifenômeno imunológico. Formas autossômicas dominantes têm sido associadas com mutações em STAT3, um fator de transcrição envolvido na ativação de citocinas e receptores de fator de crescimento. As respostas a numerosas citocinas realmente parecem dificultadas, juntamente com função T_H17 diminuída. Um espectro de anormalidades imunes também é observado. Imunodeficiência humoral é sugerida por respostas insatisfatórias de anticorpos a novos antígenos, deficiência de anticorpo IgA contra *S. aureus* e níveis baixos de anticorpos a antígenos carboidratos. Anormalidades funcionais de linfócitos T são sugeridas por números absolutos diminuídos de linfócitos T supressores, respostas proliferativas *in vitro* insatisfatórias e defeitos na produção de citocinas. Vários relatos também têm documentado anormalidades altamente variáveis da quimiotaxia de neutrófilos.

Deficiência de receptor 3 Toll *like*

Os pacientes com deficiência de TLR3 têm mostrado suscetibilidade específica à encefalite por herpes simples 1 (HSV1). Normalmente, a ligação de padrões moleculares associados ao patógeno com TLR ativará fatores de transcrição, como o fator nuclear capa beta (NF-κβ), fatores reguladores IFN e proteína 1 ativadora, levando à responsividade imunológica. Defeitos nessa via prejudicam a imunidade viral. Na deficiência de TLR3, a síntese deficiente de IFN-α, IFN-β e IFN-λ leva à replicação desinibida do HSV1 em neurônios e células oligodendríticas. Um fenótipo similar é observado na deficiência autossômica recessiva de UNC-93b. UNC-93 é necessária para a função de TLR3, pois ela faz a translocação de TLR3 para seu local endossômico de ação.

PONTO DE CHECAGEM

21. Quais são as principais manifestações clínicas de cada uma das cinco categorias de imunodeficiência primária?
22. Quais são os principais mecanismos patogênicos em cada categoria de imunodeficiência primária?

Aids

A aids é o distúrbio de imunodeficiência mais comum mundialmente, e a infecção por HIV é uma das maiores epidemias na história da humanidade. Aids é a consequência de uma infecção crônica por retrovírus que produz disfunção grave, potencialmente fatal, de linfócitos T auxiliares CD4, infecções oportunistas e neoplasias malignas. A aids é definida por evidência sorológica de infecção por HIV, com a presença de uma variedade de doenças indicadoras associadas com imunodeficiência clínica. A Tabela 3-6 lista critérios para definir e diagnosticar a aids. O HIV é transmitido por exposição a fluidos corporais infectados, ou por contato sexual ou perinatal. A transmissão vertical da mãe para o filho pode ocorrer no útero, durante o nascimento, e também pela amamentação. A transmissibilidade do HIV está relacionada com a virulência do subtipo, carga viral e fatores imunológicos do hospedeiro.

A infecção aguda pelo HIV pode se apresentar como uma síndrome viral febril, autolimitada, caracterizada por fadiga, faringite, mialgias, exantema maculopapular, linfadenopatia e viremia significativa, sem anticorpos detectáveis anti-HIV. De modo menos comum, a infecção primária por HIV pode estar associada com úlceras urogenitais ou esofágicas, meningoencefalite ou infecção oportunista. Depois de uma fase inicial de viremia, os pacientes fazem soroconversão e, geralmente, observa-se um período de latência clínica. Os tecidos linfáticos tornam-se centros para replicação viral massiva durante um estágio "silencioso", ou assintomático, da infecção por HIV, apesar de uma ausência de vírus detectável no sangue periférico. Com o tempo, há um declínio progressivo de linfócitos T CD4, uma inversão da razão normal de linfócitos T CD4:CD8 e numerosos outros desarranjos imunológicos. As manifestações clínicas estão relacionadas diretamente com o tropismo tecidual do HIV e a função imune deficiente. O desenvolvimento de complicações neurológicas, infecções oportunistas ou neoplasia maligna indicam deficiência imune acentuada. O curso de tempo para progressão é altamente variável, mas o tempo mediano antes do aparecimento de doença clínica é cerca de 10 anos em indivíduos não tratados. Aproximadamente 10% daqueles infectados manifestam progressão rápida para aids, dentro de 5 anos após a infecção. Uma minoria de indivíduos é de "não progressivos de longa duração". Fatores genéticos, respostas imunes citotóxicas do hospedeiro, carga viral e virulência parecem ter um impacto sobre a suscetibilidade à infecção e velocidade de progressão da doença. Embora não curativas, as terapias antirretrovirais modernas reduzem significativamente a replicação viral, restauram a função imune, levam à recuperação clínica e estendem muito a expectativa de vida.

Patologia e patogênese

HIV é um grupo de retrovírus correlatos, cujo RNA codifica para nove genes (ver Tabela 3-7). Quimiocinas (citocinas quimioatraentes) regulam o tráfego de leucócitos para locais de inflamação, e já se descobriu que elas desempenham um papel significativo na patogênese da doença por HIV. Durante os estágios iniciais de infecção e proliferação viral, a entrada de vírion e infecção celular requer ligação a dois correceptores em alvos de linfócitos T e monócitos/macrófagos. Todas as cepas de HIV expressam a proteína de envelope gp120, que se liga a moléculas de receptor na superfície de CD4, mas cepas virais diferentes exibem "tropismo" ou especificidade tecidual com base no correceptor que elas reconhecem. Mudanças no fenótipo viral durante o curso da infecção por HIV podem levar a alterações no tropismo e na citopatologia em diferentes estágios da doença. Cepas virais isoladas nos estágios iniciais da

52 Fisiopatologia da Doença

TABELA 3-6 Sistema de classificação revisada de 1993 para infecção por HIV e definição de caso da vigilância expandida de aids para adolescentes e adultos

I. Categorias clínicas e de linfócitos:

Categorias de células T CD4	Categorias clínicas		
	(A) Assintomática, aguda (primária) HIV ou PGL[1]	**(B) Condições sintomáticas, não (A) ou (C)**	**(C) Condições indicadoras de aids**
(1) ≥ 500/μL	A1	B1	C1
(2) 200-499/mL	A2	B2	C2
(3) < 200/mL	A3	B3	C3

II. Condições incluídas na definição de caso de aids da vigilância de 1993:

- Candidíase do esôfago, brônquios, traqueia ou pulmões
- Câncer do colo do útero invasivo
- Coccidioidomicose disseminada ou extrapulmonar
- Criptococose extrapulmonar
- Criptosporidiose crônica intestinal (> 1 mês de duração)
- Doença por citomegalovírus (outra que não do fígado, do baço ou dos linfonodos); retinite por citomegalovírus (com perda de visão)
- Encefalopatia relacionada com HIV
- Herpes simples: úlceras crônicas (> 1 mês de duração); ou bronquite, pneumonite ou esofagite
- Histoplasmose disseminada ou extrapulmonar
- Isosporíase, crônica intestinal (> 1 mês de duração)
- Sarcoma de Kaposi
- Linfoma de Burkitt (ou termo equivalente); linfoma imunoblástico (ou termo equivalente); linfoma encefálico primário
- Complexo *Mycobacterium avium* ou *Mycobacterium kansasii*, disseminado ou extrapulmonar
- *Mycobacterium tuberculosis*, qualquer local (pulmonar ou extrapulmonar)
- *Mycobacterium*, outra espécie ou espécie não identificada, disseminado ou extrapulmonar
- Pneumonia por *Pneumocystis jirovecii*
- Pneumonia recorrente
- Leucoencefalopatia multifocal progressiva
- Septicemia por *Salmonella* recorrente
- Toxoplasmose do encéfalo
- Síndrome de caquexia resultante de HIV

III. Categorias clínicas:

A. Categoria A consiste em uma ou mais das condições listadas a seguir em um adolescente (> 13 anos) ou adulto com infecção documentada por HIV. Condições listadas nas categorias B e C não devem ter ocorrido.

- Infecção assintomática por HIV
- Linfadenopatia generalizada persistente
- Infecção aguda (primária) por HIV com doença acompanhante ou história de infecção aguda por HIV

B. Categoria B consiste em condições sintomáticas em um adolescente ou adulto infectado com HIV que não esteja incluído entre as condições listadas na categoria clínica C e que preencha pelo menos um dos seguintes critérios: (a) as condições são atribuídas à infecção por HIV ou são indicativas de um defeito na imunidade celular; ou (b) as condições são consideradas por médicos como tendo um curso clínico ou requerendo de tratamento que é complicado pela infecção por HIV.

Exemplos de condições na categoria clínica B incluem, mas não são limitados a:

- Angiomatose bacilar
- Candidíase orofaríngeana ("sapinho")
- Candidíase vulvovaginal persistente, frequente ou com resposta insatisfatória à terapia
- Displasia cervical (moderada ou grave) ou carcinoma cervical *in situ*

(continua)

CAPÍTULO 3 Distúrbios do Sistema Imune **53**

TABELA 3-6 Sistema de classificação revisada de 1993 para infecção por HIV e definição de caso da vigilância expandida de aids para adolescentes e adultos *(continuação)*

- Sintomas sistêmicos, como febre (38,5°C) ou diarreia durando >1 mês
- Leucoplasia pilosa
- Herpes-zóster ("cobreiro"), envolvendo pelo menos dois dermátomos distintos ou mais de um episódio
- Púrpura trombocitopênica idiopática
- Listeriose
- Doença inflamatória pélvica, particularmente se complicada por abscesso tubo-ovariano
- Neuropatia periférica
- Para propósitos de classificação, as condições da categoria B têm precedência sobre as da categoria A. Por exemplo, alguém tratado previamente para candidíase oral ou vaginal persistente (e que não tenha desenvolvido uma doença da categoria C), mas que agora está assintomático, deve ser classificado na categoria clínica B.

C. Categoria C inclui as condições clínicas listadas na definição de caso da vigilância de aids (seção II supracitada). Para propósitos de classificação, uma vez que tenha ocorrido uma condição da categoria C, a pessoa permanecerá na categoria C.

Incluindo a definição de caso expandida da vigilância de aids. Pessoas com condições indicativas de aids (categoria C), bem como aquelas com contagens de linfócitos T CD4 indicativas de aids < 200/μL (categorias A3 ou B3), têm sido notificáveis como casos de aids nos Estados Unidos e Territórios desde 1º de janeiro de 1993. Dados de MMWR Morb Mortal Wkly Rep. 1992;41[RR-17]. Seções II e III desta tabela foram modificadas e reproduzidas, com permissão, de Lawlor GL Jr et al., eds. *Manual of Allergy and Immunology.* Little, Brown, 1994.

[1]PGL, linfadenopatia generalizada persistente. A categoria clínica A inclui infecção aguda (primária) por HIV.

infecção e associadas com transmissão mucosa e intravenosa (p. ex., vírus com tropismo para R5) ligam-se a macrófagos expressando o receptor de quimiocina CCR5. Cepas de HIV com tropismo para X4 são vistas mais comumente em estágios mais tardios da doença. Os vírus com tropismo para X4 prendem-se ao receptor de quimiocina CXCR4, expresso mais largamente em células T, e estão associados com formação de sincício. Como os receptores de quimiocinas são importantes na entrada do vírus na célula, polimorfismos herdados específicos de receptores de quimiocinas influenciam a suscetibilidade à infecção e a progressão da doença. A presença de certos alelos de HLA também tem sido associada a diferenças na suscetibilidade e no curso clínico.

TABELA 3-7 Genes do HIV e produtos gênicos

Ltr	Repetição terminal longa	Controla transcrição de genes
Gag	Poliproteína, processada em vários produtos gênicos	Proteínas de capsídeo, matriz e nucleocapsídeo
Pol	Polimerase	Codifica enzimas virais, inclusive transcriptase reversa
Vif	Fator de infecciosidade viral (p23)	Suplanta inibidor viral
Vpr	Proteína viral R	Participa na importação nuclear de complexo pró-integração viral
Rev	Regulador da expressão de gene viral	
Env	Proteína do envelope gp160	Clivada em gp120, gp41, que medeiam a ligação e fusão viral
Tat	Ativador de transcrição	Aumenta expressão gênica viral
Nef	Efetor negativo (p24)	Regula replicação de HIV

Modelos matemáticos estimam que, durante a infecção por HIV, bilhões de vírions são produzidos e eliminados a cada dia. O passo da transcrição reversa da replicação de HIV tem tendência a erro. Mutações ocorrem frequentemente, e mesmo no paciente individual a heterogeneidade do HIV se desenvolve rapidamente. Os pacientes podem estar infectados com mais de uma cepa concomitantemente, e, por meio de mecanismos de recombinação, genes de cepas separadas podem se misturar, contribuindo para a diversidade genética. O desenvolvimento de cepas antigênica e fenotipicamente distintas contribui para a progressão da doença, resistência clínica a fármacos e falta de eficácia das vacinas iniciais.

A ativação celular é determinante para infecciosidade viral e reativação de DNA proviral integrado. Após a penetração viral e o desmonte de capsídeo, a transcriptase reversa do HIV converte o RNA viral não revestido em DNA viral de dupla-fita. Utilizando várias proteínas do hospedeiro, o complexo DNA viral de dupla-fita penetra no núcleo da célula hospedeira e se integra ao cromossomo do hospedeiro. Uma vez integrado, o provírus viral pode permanecer latente ou se tornar ativo para transcrição, dependendo do estado de ativação da célula hospedeira. A ativação celular serve de gatilho para NF-κβ, um fator citoplasmático de transcrição que migra para o núcleo, iniciando a expressão gênica viral. A proteína *Nef* do HIV aumenta a replicação viral e reduz as respostas imunes antivirais do hospedeiro. Novos vírions infecciosos são montados. Proteínas virais e RNA são empacotados na membrana exterior da célula infectada por meio de um processo chamado "brotamento".

Embora somente 2% das células mononucleares sejam encontradas na periferia, os gânglios linfáticos de indivíduos infectados com HIV podem conter grandes quantidades de vírus sequestrados entre células dendríticas foliculares infectadas nos centros germinativos. Para os indivíduos infectados por meio da mucosa vaginal ou retal, o tecido linfoide associado ao intestino é um local importante de replicação e persistência viral. O tecido linfoide associado ao intestino alberga a maioria das células T do hospedeiro, e quando células de Langerhans epidérmicas infectadas com HIV migram para os linfonodos de drenagem, grandes números de linfócitos encontram vírus ligados à superfície. A persistência de vírus nessas estruturas linfoides secundárias desencadeia ativação celular e depleção massiva, irrevogável, de reservatórios de linfócitos T CD4, bem como latência da doença. O declínio marcante nas contagens de linfócitos T CD4 é devido a vários mecanismos: (1) infecção direta mediada por HIV e destruição de linfócitos T CD4 durante a replicação viral; (2) depleção por fusão e formação de células gigantes multinucleadas (formação de sincício); (3) toxicidade de proteínas virais aos linfócitos T CD4 e precursores hematopoiéticos; (4) perda de fatores coestimuladores de linfócitos T, tais como CD28; e (5) indução da apoptose (morte celular programada) de células T não infectadas. A atividade CTL de CD28 inicialmente é brusca e efetiva no controle da viremia, porém, posteriormente, induz a geração de mutações de escape viral. Por fim, a proliferação viral ultrapassa as respostas do hospedeiro, e imunossupressão induzida pelo HIV leva à progressão da doença. Anticorpos neutralizadores são gerados muito tarde, mas mutações nas proteínas do envelope do vírus enganam as respostas humorais protetoras. Com o tempo, a infecção é caracterizada por desregulação sistêmica generalizada de citocinas e ativação imune. A hiperatividade do sistema imune aumenta a infecção de células T virgem. Finalmente, esses eventos se tornam deletérios para a manutenção de órgãos linfáticos, integridade da medula óssea e respostas imunes efetivas.

Além dos defeitos imunes mediados por células, a função dos linfócitos B é alterada de tal maneira que muitos indivíduos infectados têm hipergamaglobulinemia pronunciada, mas deficiência de respostas de anticorpos específicos. Tanto respostas anamnésticas quanto aquelas a novos antígenos podem ser prejudicadas.

O desenvolvimento de ensaios para mensurar a carga viral (quantificação do RNA de HIV no plasma) tem levado a uma melhor compreensão da dinâmica do HIV e tem fornecido uma ferramenta para avaliação da resposta à terapia. Atualmente, é reconhecido que a replicação viral continua durante toda a evolução da doença, e a deterioração imune ocorre apesar da latência clínica. O risco de progressão para aids parece estar correlacionado com a carga viral de um indivíduo depois da soroconversão. Dados de várias coortes clínicas grandes têm mostrado que há uma correlação direta entre a contagem de linfócitos T CD4 e o risco de infecções oportunistas definidoras de aids e neoplasias malignas. A carga viral e o grau de depleção de linfócitos T CD4 servem como indicadores clínicos importantes do estado imune de indivíduos infectados com HIV. A contagem de CD4 pode ser melhor para estadiamento da doença, mas a carga viral pode ser um substituto adequado para progressão da doença ou monitoramento da resposta à terapia. Profilaxia para infecções oportunistas, como pneumonia por *Pneumocystis* (PCP), é iniciada quando as contagens de linfócitos T CD4 atingem a

faixa de 200 a 250 células/μL. De modo semelhante, pacientes com infecção por HIV com menos de 50 linfócitos T CD4/μL estão em risco significativamente aumentado para retinite por citomegalovírus (CMV) e infecção por complexo *M. avium* (MAC). Infelizmente, algumas complicações da infecção por HIV, inclusive infecção tuberculosa, linfoma não Hodgkin e doenças cardiovasculares, hepáticas e neurocognitivas, podem ocorrer, mesmo com contagens CD4 robustas.

Monócitos, macrófagos e células dendríticas também expressam receptores de HIV (CD4) e podem ser infectados por HIV. Isso facilita a transferência do vírus a tecidos linfoides e locais imunoprivilegiados, como o SNC. Monócitos infectados com HIV também liberarão grandes quantidades de citocinas reagentes de fase aguda, inclusive IL-1, IL-6 e TNF, contribuindo para a sintomatologia sistêmica. O TNF, em particular, tem sido implicado na síndrome de caquexia grave observada em pacientes com doença avançada. Infecções concomitantes podem servir como cofatores para infecção por HIV, facilitar a penetração de mucosas e aumentar a expressão de HIV por meio da produção aumentada de citocinas, expressão de correceptores de superfície ou aumento de mecanismos de ativação celular. Estudos epidemiológicos de pacientes infectados com HSV-2 demonstram um aumento de 2 a 7 vezes do risco de aquisição de HIV em comparação com coortes similares.

Manifestações clínicas

As manifestações clínicas da aids são a consequência direta da deficiência imunológica progressiva e grave induzida pelo HIV. Os pacientes são suscetíveis a uma faixa ampla de infecções atípicas ou oportunistas com patógenos bacterianos, virais, protozoários e fungos. Sintomas comuns inespecíficos incluem febre, sudorese noturna e perda de peso. Perda de peso e caquexia podem ser devidas a náusea, vômitos, anorexia ou diarreia. Frequentemente, são um prenúncio de prognóstico ruim.

A incidência de infecção aumenta quando o número de linfócitos T CD4 declina. **Fungos patogênicos** podem afetar hospedeiros imunocompetentes, mas, geralmente, são oportunistas em pacientes infectados com HIV. Infecções como meningoencefalite por *Cryptococcus neoformans, Histoplasma capsulatum* disseminado e *Coccidioides immitis* disseminado são observadas com frequência nos estágios tardios da doença, quando as contagens de CD4 estão abaixo de 200 células/mm³. A meningoencefalite por *C. neoformans* manifesta-se por febre, mal-estar geral, cefaleia, fotofobia e náusea. A apresentação com estado mental alterado ou pressão intracraniana elevada está associada com um risco mais alto de morte ou sequelas neurológicas. Ocasionalmente, um criptococoma cerebral se apresenta como uma lesão expansiva.

Encontrada de forma endêmica em solo regional contaminado com dejetos de pássaros e morcegos, a infecção por *H. capsulatum* é caracterizada por sintomas sistêmicos proeminentes, sintomas pulmonares frequentes e meningoencefalite subaguda. A doença disseminada pode representar reativação de doença latente quando a imunidade celular falha.

Previamente considerado um protozoário, agora classificado como um fungo, *Pneumocystis jirovecii* é a infecção oportunista mais comum, afetando 75% dos pacientes. Os pacientes apresentam-se clinicamente com febre, tosse, dispneia e hipoxemia, variando em gravidade de leve a potencialmente fatal. PCP pode representar uma nova aquisição ou ativação de infecções antigas. Um diagnóstico de PCP pode ser feito pela consubstanciação dos achados clínicos e radiográficos com coloração de amostras de escarro com Wright-Giemsa ou metenamina prata. Uma pesquisa direta no escarro negativa não exclui a doença em pacientes nos quais há uma suspeita clínica forte da doença, e manobras diagnósticas adicionais, como lavagem broncoalveolar ou biópsia transbrônquica com fibra óptica, podem ser necessárias para estabelecer o diagnóstico. As complicações de PCP incluem pneumotórax, doença parenquimatosa progressiva com insuficiência respiratória grave e, o que é mais comum, reações adversas aos medicamentos usados para tratamento e profilaxia.

Em consequência da disfunção imune crônica, os indivíduos infectados com HIV também estão em alto risco para outras **infecções pulmonares**, inclusive infecções bacterianas por *S. pneumoniae*, *H. influenzae* e *P. aeruginosa*; infecções micobacterianas com *Mycobacterium tuberculosis* ou MAC; e infecções fúngicas com *C. neoformans*, *H. capsulatum*, *Aspergillus* sp. ou *C. immitis*. A suspeita clínica seguida do diagnóstico precoce dessas infecções deve levar a tratamento agressivo.

O risco de reativação de *M. tuberculosis* é estimado em 5 a 10% por ano em pacientes infectados com HIV em comparação com um risco de 10% na vida inteira naqueles sem HIV. O desenvolvimento de tuberculose ativa é significativamente acelerado na infecção por HIV como resultado de imunidade celular comprometida. Além disso, o diagnóstico pode ser retardado devido às respostas cutâneas anérgicas. Sintomas respiratórios de tosse, dispneia ou dor torácica pleural podem estar associados com o início insidioso de febre, mal-estar geral, perda de peso e anorexia. Manifestações extrapulmonares ocorrem em até 70% dos pacientes infectados por HIV, e a tuberculose, a tuberculose miliar e a meningite representam as complicações mais graves. A emergência de resistência a múltiplos fármacos pode agravar o problema. *M. avium* é um patógeno menos virulento que *M. tuberculosis*, e infecções disseminadas geralmente ocorrem com a imunodeficiência clínica grave. *M. avium* sobrevive intracelularmente dentro de macrófagos devido à síntese deficiente de citocinas (IFN-γ, IL-2, IL-12, TNF), levando à dificuldade de matar os microrganismos fagocitados. Os sintomas de MAC são inespecíficos e, geralmente, consistem em febre, perda de peso, anemia e distúrbio GI com diarreia.

A presença de **candidíase oral** ("sapinho") e **leucoplasia pilosa** ao exame físico é altamente correlacionada com infecção por HIV e prenuncia progressão rápida para aids. A candidíase oral se desenvolve quando a redução da função imune local e sistêmica, às vezes combinada com desequilíbrios metabólicos, contribui para o crescimento oportunista de *Candida*, que normalmente é um organismo comensal. Indivíduos infectados por HIV com candidíase oral estão em risco muito mais alto de candidíase esofágica, que pode se apresen-

tar como dor subesternal e disfagia. Esta infecção e sua apresentação clínica característica são tão comuns que a maioria dos médicos as trata com terapia antifúngica oral empírica. Se o paciente não responder rapidamente, outra explicação para os sintomas esofágicos deve ser explorada, inclusive infecções por herpes simples e CMV. O vírus Epstein-Barr (EBV) é a causa de leucoplasia pilosa, outra complicação oral do HIV, manifestada por espessamento esbranquiçado das dobras mucosas, proeminente na mucosa bucal, no palato mole e no assoalho da boca.

Diarreia tem sido um aspecto marcante da aids, e leva a emagrecimento significativo, morbidade e mortalidade. A diarreia persistente, sobretudo quando acompanhada por febre alta e dor abdominal, pode sinalizar **enterocolite infecciosa**. O grau de linfopenia CD4 está significativamente correlacionado com o risco de infecções oportunistas do trato GI. Em tais casos, a lista de patógenos potenciais é longa e inclui bactérias, MAC, protozoários (criptosporídios, microsporídios, *Isospora belli*, *Entamoeba histolytica*, *Giardia lamblia*), e até o próprio HIV. Devido às suas concentrações reduzidas de ácido gástrico, os pacientes também têm uma suscetibilidade aumentada à gastrenterite infecciosa não oportunista com *Campylobacter Salmonella* e *Shigella*. A coinfecção com hepatite viral (HBV, HCV, CMV) pode levar à cirrose acelerada e à doença hepática terminal, mas, felizmente, a instituição de terapia antirretroviral altamente ativa (HAART) pode levar a uma redução da doença clínica.

Lesões de pele comumente associadas com infecção por HIV são frequentemente classificadas como infecciosas (virais, bacterianas, fúngicas), neoplásicas ou inespecíficas. O herpes-vírus simples (HSV) e o vírus do herpes-zóster (HZV) podem causar lesões crônicas persistentes ou progressivas em pacientes com imunidade celular comprometida. O HSV comumente causa lesões orais e perianais, mas pode ser doença definidora de aids se envolver o pulmão ou esôfago. O risco de infecção disseminada por HSV ou HZV e a presença de molusco contagioso parecem estar correlacionados com a extensão da imunocompetência. Dermatite seborreica causada por *Pityrosporum ovale* e infecções cutâneas por fungos (*C. albicans*, espécies de dermatófitos) também são comumente observadas em pacientes infectados com HIV. *Staphylococcus*, inclusive *S. aureus* resistente à meticilina, pode causar foliculite, furunculose e impetigo bolhoso, frequentemente observados em pacientes infectados com HIV, que podem precisar de tratamento agressivo para prevenir disseminação e sepse. **Angiomatose bacilar** é um distúrbio dermatológico potencialmente fatal de lesões de células endoteliais vasculares semelhantes a tumores, resultante de infecção por *Bartonella quintana* ou *Bartonella henselae*. As lesões podem se assemelhar às do sarcoma de Kaposi, mas respondem ao tratamento com eritromicina ou tetraciclina.

Manifestações do SNC em pacientes infectados com HIV incluem infecções e neoplasias malignas. A **toxoplasmose** frequentemente se apresenta com lesões expansivas, causando cefaleia, estado mental alterado, convulsões ou déficits neurológicos focais. A meningite criptocócica comumente se manifesta como cefaleia e febre. Até 90% dos pacientes com meningite criptocócica exibem um teste sorológico positivo para antígeno do *C. neoformans*.

Pacientes com **distúrbio neurocognitivo associado com HIV** têm dificuldade em realizar tarefas cognitivas, fraca memória de curta duração, função motora lenta, alterações de personalidade ou afetivas e demência que piora e melhora. Na forma grave, a **demência da aids** pode ser caracterizada por retardo psicomotor grave, acinesia e comprometimento da linguagem associados com atrofia cortical disseminada e aumento ventricular. Até 50% dos pacientes com aids sofrem desse distúrbio, talvez causado por infecção da glia ou de macrófagos por HIV, resultando em alterações inflamatórias destrutivas dentro do SNC. Os vírus R5 têm tropismo por células da linhagem monocítica no SNC. O diagnóstico diferencial pode ser amplo, incluindo distúrbios metabólicos e encefalopatia tóxica resultante de fármacos. Outras causas de estado mental alterado incluem neurossífilis, encefalite por CMV ou herpes simples, meningite micobacteriana ou criptocócica, linfoma e **leucoencefalopatia multifocal progressiva**, uma doença desmielinizante progressiva causada por um papovavírus JC.

Manifestações do sistema nervoso periférico da infecção por HIV incluem polineuropatias sensoriais, motoras e inflamatórias. Quase 33% dos pacientes com doença avançada por HIV desenvolvem formigamento periférico, dormência e dor em suas extremidades. Esses sintomas provavelmente são devidos à perda de axônios nervosos por infecção neuronal direta pelo HIV. Alcoolismo, doença da tireoide, sífilis, deficiência de vitamina B_{12}, toxicidade de fármacos (ddI, ddC), polirradiculopatia ascendente associada com **CMV** e mielite transversa também causam **neuropatias periféricas**. Menos comumente, os pacientes infectados com HIV podem desenvolver uma polineuropatia desmielinizante inflamatória semelhante à síndrome de Guillain-Barré; entretanto, diferentemente das neuropatias sensoriais, esta polineuropatia desmielinizante inflamatória geralmente se apresenta antes do início de imunodeficiência clinicamente aparente. A origem dessa condição não é conhecida, embora se suspeite de uma reação autoimune. **Retinite** resultante de infecção por CMV é a causa mais comum de perda visual rapidamente progressiva na infecção por HIV. O diagnóstico pode ser difícil de ser feito, porque a infecção por *Toxoplasma gondii*, microinfartos e necrose da retina podem causar perda visual.

Neoplasias malignas relacionadas com HIV observadas comumente na aids incluem sarcoma de Kaposi, linfoma não Hodgkin, linfoma primário do SNC, carcinoma cervical invasivo e carcinoma espinocelular anal. A deficiência da vigilância e defesa imune e a exposição aumentada a vírus oncogênicos parecem contribuir para o desenvolvimento de neoplasias.

O **sarcoma de Kaposi** é o câncer associado a HIV mais comum. Em São Francisco (EUA), 15 a 20% dos homens homossexuais infectados com HIV desenvolvem esse tumor durante a progressão de sua doença. O sarcoma de Kaposi é incomum em mulheres e crianças, por motivos que não são claros. Ao contrário do sarcoma de Kaposi clássico, que afeta homens idosos no Mediterrâneo, a doença em pacientes infectados com HIV pode se apresentar com lesões cutâneas localizadas, linfáticas ou envolvimento visceral disseminado. Com frequência, é uma doença progressiva e o envolvimento pulmonar pode ser fatal. Histologicamente, as lesões de sarcoma de Kaposi consistem em uma população de células mistas que inclui células endoteliais vasculares e células fusiformes dentro de uma rede de colágeno. O herpes-vírus humano 8 (HHV-8) em pacientes imunocomprometidos parece promover angiogênese por meio da produção de fator de crescimento e produto gênico pró-inflamatório. O próprio HIV parece induzir citocinas e fatores de crescimento que estimulam a proliferação de células tumorais, em vez de causar transformação celular maligna. Clinicamente, o sarcoma de Kaposi cutâneo apresenta-se nos casos típicos como uma lesão de pele nodular arroxeada ou lesão oral indolor. Locais de envolvimento visceral incluem o pulmão, os gânglios linfáticos, o fígado e o trato GI. No trato GI, o sarcoma de Kaposi pode produzir perda crônica de sangue ou hemorragia aguda. No pulmão, ele frequentemente se apresenta como infiltrados nodulares grosseiros bilaterais, muitas vezes associado com derrames pleurais.

O **linfoma não Hodgkin** é particularmente agressivo em pacientes infectados com HIV, e geralmente indica comprometimento imune significativo. A maioria desses tumores é de linfomas de células B de alto grau, com uma predileção por disseminação. Estimulação crônica de células B, disfunção imune e perda de imunorregulação de células infectadas por EBV são fatores de risco para a transformação de células selecionadas de modo clonal e desenvolvimento de linfoma não Hodgkin. Os linfomas de células grandes e do tipo Burkitt muitas vezes estão associados com EBV, mas são responsáveis por somente metade dos casos. Muitos casos são diagnosticados em fases avançadas da doença, e o SNC é envolvido frequentemente, como um local primário ou como um local extraganglionar de doença disseminada.

Displasia anal e **carcinoma espinocelular** também são encontrados mais comumente em homens homossexuais infectados com HIV. Esses tumores parecem estar associados com infecção anal ou retal concomitante com papilomavírus humano (HPV). Em mulheres infectadas com HIV, a incidência de **displasia cervical** relacionada com HPV é de até 40%, e a displasia pode progredir rapidamente para **carcinoma cervical invasivo**.

A adesão a regimes de múltiplos fármacos permanece um desafio, mas está claro que a terapia antirretroviral melhora a função imune. Por motivos que não estão claros, os pacientes infectados com HIV apresentam uma taxa excepcionalmente alta de reações adversas a uma grande variedade de antibióticos, e frequentemente desenvolvem reações cutâneas debilitantes graves. Hipersensibilidade a fármacos e toxicidade podem ser graves, potencialmente fatais e limitantes com certos agentes. A **síndrome de reconstituição imune** é uma reação descrita que ocorre dias a semanas após o início de HAART. Recaída clínica ou piora de infecções micobacterianas, por *Pneumocystis*, hepatite ou neurológicas ocorrem como resultado de uma ressurgência da atividade imune, causando piora

CAPÍTULO 3 Distúrbios do Sistema Imune **57**

paradoxal da inflamação, possivelmente quando antígenos residuais ou patógenos subclínicos são atacados.

Outras complicações da infecção por HIV incluem artrites, miopatia, síndromes GI, disfunção das glândulas suprarrenais e tireoide, citopenias hematológicas e nefropatia. Como os pacientes estão tendo maior expectativa de vida devido à terapia antirretroviral (ART) potente, complicações cardiovasculares são mais proeminentes. A ART tem sido associada com dislipidemia e anormalidades metabólicas, inclusive resistência à insulina. A infecção por HIV também pode ser aterogênica, por meio de efeitos sobre lipídeos e mecanismos pró-inflamatórios.

Desde que a doença foi descrita primeiramente, em 1981, o conhecimento médico da patogênese subjacente à aids tem aumentado em uma velocidade sem precedentes na história da medicina. Esse conhecimento tem levado ao desenvolvimento rápido de terapias direcionadas ao controle da infecção por HIV, assim como da grande quantidade de infecções oportunistas e cânceres complicadores.

PONTO DE CHECAGEM

23. Quais são as principais manifestações clínicas da aids?
24. Quais são os principais passos no desenvolvimento de aids após a infecção por HIV?

ESTUDOS DE CASOS

Yeong Kwok, M.D.

(Ver Capítulo 25, p. 697, para Respostas)

CASO 6

Uma mulher de 40 anos vai ao médico com uma história de piora de congestão nasal e infecções recorrentes dos seios paranasais. Ela era sadia até cerca de 1 ano atrás, quando primeiro notou rinorreia persistente, espirros e obstrução nasal. Ela notou que quando saiu para férias de 2 semanas no México sua rinorreia desapareceu, somente para retornar quando ela voltou para casa. Ela mora na mesma casa há 5 anos juntamente com seu marido e um filho. Eles têm um cachorro há 4 anos e um gato há 1 ano. Ao exame físico, ela apresenta cornetos nasais com secreção, inchados e um aspecto de "pavimentação com pedras" de sua faringe posterior.

Questões

A. Quais são os mecanismos fisiopatológicos na rinite alérgica?
B. Quais são os sintomas e sinais da rinite alérgica?
C. Quais são as possíveis complicações da rinite alérgica?

CASO 7

Uma criança de 2 meses é internada na UTI com febre, hipotensão, taquicardia e letargia. A história médica é notável por uma hospitalização semelhante as 2 semanas de idade. Ao exame físico, chama atenção uma temperatura de 39°C, moniliíase oral e estertores crepitantes nos campos pulmonares direitos. A radiografia de tórax mostra pneumonia multilobar. Devido à história de infecção grave recorrente, o pediatra suspeita de um distúrbio de imunodeficiência.

Questões

A. Qual é a imunodeficiência mais provável nesta criança? Por quê?
B. Quais são os defeitos genéticos e celulares subjacentes associados com essa doença?
C. Qual é o prognóstico em geral para pacientes com esse distúrbio?

58 Fisiopatologia da Doença

CASO 8

Um menino de 18 meses é levado à emergência por seus pais com febre alta, dispneia e tosse. O menino estava bem até os 6 meses de idade. Desde então, ele teve quatro episódios de otite média, e devido à gravidade e à recorrência, foi submetido a antibióticos profiláticos por vários meses. Recentemente, os antibióticos foram suspensos, para ver como ele passaria. No dia anterior à consulta, ele desenvolveu uma tosse que progrediu rapidamente para uma enfermidade com febre alta e letargia. Os pais são sadios, e ele tem uma irmã mais velha sadia. A história familiar de seu pai é sem particularidades, mas seu tio materno morreu de pneumonia na infância. Do exame, chamam a atenção letargia e taquipneia em um pré-escolar normalmente desenvolvido. Sua temperatura é de 39°C, e ele tem murmúrios vesiculares diminuídos em ambas as bases pulmonares. A radiografia de tórax mostra consolidação dos lobos inferiores direito e esquerdo, bem como derrames pleurais bilaterais. O menino é internado no hospital, e em suas hemoculturas cresce *Streptococcus pneumoniae* no dia seguinte. Testes imunológicos mostram níveis muito baixos de anticorpos IgG, IgM e IgA no soro, e a citometria de fluxo revela a ausência de linfócitos B circulantes.

Questões

A. Qual é o provável diagnóstico deste paciente? Por quê?

B. Qual é o defeito fisiopatológico primário na condição, e como ele leva a essa apresentação clínica?

C. Por que as crianças afetadas geralmente estão bem até os 4 a 6 meses de idade?

CASO 9

Um rapaz de 18 anos se apresenta com queixas de febre, dor facial e congestão nasal consistentes com um diagnóstico de sinusite aguda. Sua história é de múltiplas infecções sinusais, dois episódios de pneumonia e diarreia crônica, tudo sugestivo de síndrome de imunodeficiência primária. A investigação estabelece um diagnóstico de imunodeficiência comum variável.

Questões

A. Quais são as manifestações infecciosas comuns da imunodeficiência comum variável?

B. Quais são as anormalidades imunológicas subjacentes responsáveis por essas manifestações infecciosas?

C. Para quais outras doenças este paciente tem risco aumentado?

D. Qual tratamento é indicado?

CASO 10

Um homem de 31 anos, usuário de drogas injetáveis, se apresenta na emergência com uma queixa principal de dispneia. Ele descreve uma história de 1 mês de febre intermitente e sudorese noturna, associadas com uma tosse não produtiva. Ele ficou progressivamente com mais dispneia, inicialmente apenas ao esforço, mas agora ele se sente dispneico em repouso. Ele parece estar com sinais de sofrimento respiratório moderado. Seus sinais vitais são anormais, com febre de 39°C, frequência cardíaca de 112 bpm, frequência respiratória de 20/minuto e saturação de oxigênio de 88% ao ar ambiente. Ao exame físico, a asculta pulmonar não parece alterada. A radiografia de tórax revela um infiltrado intersticial difuso característico de pneumonia por *Pneumocystis*, uma infecção oportunista.

Questões

A. Qual é a provável doença subjacente responsável pela suscetibilidade deste homem à pneumonia por *Pneumocystis*?

B. Qual é a patogênese da imunossupressão causada por esta doença subjacente?

C. Qual é a história natural desta doença? Cite algumas das manifestações clínicas comuns observadas durante sua progressão.

REFERÊNCIAS

Gerais

Abbas AK et al, eds. *Basic Immunology,* 4th ed. Saunders, 2012.

Akdis M et al. Interleukins, from 1 to 37, and interferon-γ: receptors, functions, and roles in diseases. J Allergy Clin Immunol. 2011 Mar 127(3):701–21. [PMID: 21377040]

Chaplin DD. Overview of the immune response. J Allergy Clin Immunol. 2010 Feb;125(2 Suppl 2):S3–23. [PMID: 20176265]

DeFranco AL et al. *Immunity, The Immune Response in Infectious and Inflammatory Disease.* New Science Press Ltd, 2007.

Mosmann TR et al. Two types of murine helper T cells clone: I. Definition according to profiles of lymphokine activities and secreted proteins. J Immunol. 1986 Apr 1;136(7):2348–57. [PMID:2419430]

O'Shea JJ et al. JAKs and STATs in immunity, immunodeficiency, and cancer. N Engl J Med. 2013 Jan 10;368(2):161–70. [PMID:23301733]

Ozdemir C et al. T regulatory cells and their counterparts: masters of immune regulation. Clin Exp Allergy. 2009 May;39(5):626–39. [PMID: 19422105]

Schwartz RS. Shattuck lecture: diversity of the immune repertoire and immunoregulation. N Engl J Med. 2003 Mar 13;348(11):1017–26. [PMID: 12637612]

Rinite alérgica

Akdis CA et al. Mechanisms and treatment of allergic disease in the big picture of regulatory T cells. J Allergy Clin Immunol. 2009 Apr;123(4):735–46. [PMID: 19348912]

Durham SR et al. Long-term clinical efficacy of grass-pollen immunotherapy. N Engl J Med. 1999 Aug 12;341(7):468–75. [PMID:10441602]

James LK et al. Update on mechanisms of allergen injection immunotherapy. Clin Exp Allergy. 2008 Jul;38(7):1074–88. [PMID:18691292]

Kariyawasam HH et al. Allergic rhinitis, chronic rhinosinusitis and asthma: unravelling a complex relationship. Curr Opin Otolaryngol Head Neck Surg. 2013 Feb;21(1):79–86. [PMID: 23241653]

Middleton E et al, eds. *Allergy: Principles and Practice,* 7th ed. Mosby, 2008.

Miyahara S et al. Contribution of allergen-specific and nonspecific nasal responses to early-phase and late-phase nasal responses. J Allergy Clin Immunol. 2008 Mar;121:718–24. [PMID: 18155286]

Wallace DV et al; Joint Task Force on Practice; American Academy of Allergy; Asthma & Immunology; American College of Allergy; Asthma and Immunology; Joint Council of Allergy, Asthma and Immunology. The diagnosis and management of rhinitis: an updated practice parameter. J Allergy Clin Immunol. 2008 Aug;122(2 Suppl):S1–84. Erratum in: J Allergy Clin Immunol. 2008 Dec;122(6):1237. [PMID: 18662584]

Doenças de imunodeficiência primária

Notarangelo LD. Primary immunodeficiencies. J Allergy Clin Immunol. 2010 Feb;125(2 Suppl 2):S182–94. [PMID: 20042228]

Ochs HD et al, eds. *Primary Immunodeficiency Diseases: A Molecular and Cellular Approach,* 2nd ed. Oxford University Press, 2007.

Parvaneh N et al. Primary immunodeficiencies: a rapidly evolving story. J Allergy Clin Immunol. 2013 Feb;131(2):314–23. [PMID:23374262]

Primary immunodeficiency diseases. Report of a WHO scientific group. Clin Exp Immunol. 1997 Aug;109(Suppl 1):1–28. [PMID:9274617]

Stiehm ER, ed. *Immunologic Disorders in Infants and Children,* 5th ed. Saunders, 2004.

Aids

1993 revised classification system for HIV infection and expanded surveillance case definition for AIDS among adolescents and adults. MMWR Recomm Rep. 1992 Dec 18;41(RR-17):1–19. [PMID: 1361652]

Boassa A et al. Chronic innate immune activation as a cause of HIV-1 immunopathogenesis. Clin Immunol. 2008 Mar;126(3):235–42. [PMID: 17916442]

Grossman Z et al. Pathogenesis of HIV infection: what the virus spares is as important as what it destroys. Nat Med. 2006 Mar;12(3):289–95. [PMID: 16520776]

Levy J. *HIV and the Pathogenesis of AIDS.* ASM Press, 2007.

Mientjes G et al. Tuberculosis-associated immune reconstitution inflammatory syndrome: case definitions for use in resource limited settings. Lancet Infect Dis. 2008 Aug;8(8):516–23. [PMID:18652998]

Moir S et al. Pathogenic mechanisms of B-lymphocyte dysfunction in HIV disease. J Allergy Clin Immunol. 2008 Jul;122(1):12–9. [PMID: 18547629]

Sachdeva M et al. Immune exhaustion occurs concomitantly with immune activation and decrease in regulatory T cells in viremic chronically HIV-1-infected patients. J Acquir Immune Defic Syndr. 2010 Aug;54(5):447–54. [PMID: 20463584]

Volberding PA et al, eds. *Sande's HIV/AIDS Medicine: Medical Management of AIDS 2013.* Elsevier Saunders, 2012.

C A P Í T U L O

Doenças Infecciosas

Karen C. Bloch, M.D., M.P.H.

4

As doenças infecciosas permanecem como uma das principais causas de morte, tanto em países desenvolvidos quanto em desenvolvimento. As infecções causam morbidade e mortalidade significativas, especialmente em indivíduos que são mais vulneráveis a doenças: os muito jovens, os idosos, os imunocomprometidos e os desprovidos de recursos.

A patogênese das doenças infecciosas reflete a relação entre o hospedeiro humano, o agente infeccioso e o ambiente externo. A Figura 4-1 ilustra um paradigma hospedeiro-agente-ambiente para o estudo de doenças infecciosas. O agente infeccioso pode ser **exógeno** (i.e., não encontrado normalmente sobre o ou no corpo) ou **endógeno** (i.e., que pode ser cultivado rotineiramente a partir de um local anatômico específico, mas que, normalmente, não causa doença no hospedeiro). Infecção resulta quando um agente exógeno é introduzido em um hospedeiro a partir do ambiente, ou quando um agente endógeno suplanta a imunidade inata do hospedeiro para causar doença. A suscetibilidade do hospedeiro desempenha um papel importante em ambas essas situações.

O ambiente inclui **vetores** (insetos e outros portadores que transmitem agentes infecciosos) e **hospedeiros zoonóticos** ou **reservatórios** (animais que albergam agentes infecciosos e muitas vezes atuam para ampliá-los). Por exemplo, o camundongo-de-patas-brancas (*Peromyscus leucopus*) serve como um reservatório animal para *Borrelia burgdorferi*, a bactéria que causa a doença de Lyme. O carrapato *Ixodes* serve como um inseto-vetor. A infecção no camundongo é assintomática, e as bactérias podem se multiplicar em níveis altos nesse animal. Quando a larva do carrapato se alimenta de um camundongo infectado, ela se torna secundariamente infectada com *B. burgdorferi*, e esta infecção persiste quando o carrapato transforma-se em ninfa. Subsequentemente, quando uma ninfa infectada se alimenta de um ser humano, a bactéria é transmitida por meio da saliva infectada à corrente sanguínea do hospedeiro, causando doença.

O estudo de doenças infecciosas requer compreensão da patogênese em nível da população, do indivíduo, da célula e do gene. Por exemplo, em nível de população, a disseminação da tuberculose na comunidade está relacionada com as interações sociais de um hospedeiro humano infeccioso. Surtos de tuberculose têm ocorrido em cenários grupais tais como abrigos de sem-teto, prisões e asilos de idosos, quando um caso-índice entra em contato próximo com pessoas suscetíveis. Em nível individual, a tuberculose resulta da inalação de gotículas respiratórias contendo bacilos tuberculosos veiculados por via aérea. Em nível celular, esses bacilos ativam células T, que desempenham um papel fundamental para conter a infecção. Indivíduos com resposta deficiente de células T (p. ex., aqueles infectados com o vírus da imunodeficiência humana [HIV]) estão em risco particularmente alto de desenvolver tuberculose ativa ao tempo da infecção inicial, ou por reativação de tuberculose latente quando sua imunidade diminui. Finalmente, em nível genético, indivíduos com polimorfismos específicos de um gene de proteína de macrófagos podem estar em risco significativamente maior para tuberculose pulmonar.

Microrganismos específicos têm uma tendência para causar certos tipos de infecções: *Streptococcus pneumoniae* comumente causa pneumonia, meningite e bacteriemia, mas raramente causa endocardite (infecção das valvas cardíacas); *Escherichia coli* é uma causa comum de infecções gastrintestinais e do trato urinário; espécies de *Plasmodium* infectam hemácias e células do fígado para causar malária; *Entamoeba histolytica* causa disenteria amebiana, abscessos hepáticos, e assim por diante. A Tabela 4-1 apresenta uma abordagem clínica para obter a história de um paciente, considerando aspectos do hospedeiro e do ambiente para identificação dos microrganismos mais provavelmente associados com síndromes clínicas específicas.

■ DEFESAS DO HOSPEDEIRO CONTRA INFECÇÃO

O corpo humano tem a capacidade de controlar infecção por meio de numerosos mecanismos diferentes. Barreiras físicas impedem a entrada de bactérias do ambiente externo e de locais do corpo normalmente colonizados para áreas anatômicas estéreis. Quando essas defesas físicas são rompidas, o sistema imune é ativado (Figura 4-2). A **imunidade**

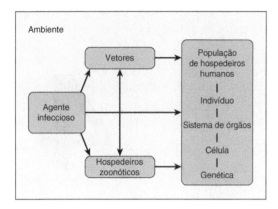

FIGURA 4-1 Relações fundamentais envolvidas no modelo de interação hospedeiro-agente-ambiente. No hospedeiro, mecanismos patogênicos se estendem do nível de populações (p. ex., transmissão de pessoa a pessoa) ao nível de processos celulares e moleculares (p. ex., suscetibilidade genética).

constitutiva ou **inata**, fornecida por proteínas pré-formadas (p. ex., complemento) e células imunes (p. ex., fagócitos) que são ativadas por proteínas estranhas inespecíficas, possibilita uma resposta imediata a material estranho. A **imunidade induzida** ou **adaptativa** inclui respostas adaptativas tanto precoces quanto tardias ativadas por proteínas antigênicas específicas (p. ex., produção de anticorpos ativos contra as cepas específicas de *S. pneumoniae* contidas na vacina pneumocócica em um indivíduo previamente vacinado). A indução dessas células receptoras imunes específicas pode levar vários dias no hospedeiro imunologicamente virgem. A **imunidade protetora**, que ocorre após exposição inicial (infecção ou vacinação) por meio da geração de linfócitos de memória e anticorpos patógeno-específicos, permite uma resposta muito mais rápida à reinfecção. Esses componentes da resposta imune serão discutidos em detalhes posteriormente.

TABELA 4-1 Obtenção de anamnese no diagnóstico de doenças infecciosas

Componente	Aspecto	Exemplos de infecção
História da doença atual	Idade	Doença neuroinvasiva do vírus do Nilo Ocidental muito mais comum nos idosos
	Gestação	Mulheres grávidas têm risco aumentado de pneumonia grave por varicela; riscos para o feto com várias infecções ou tratamentos
	Local de aquisição (domicílio, unidade com enfermagem habilitada [SNF], hospital)	Bactérias resistentes a múltiplos fármacos são cultivadas mais comumente de pacientes em uma SNF ou um hospital
	Estação	Epidemias de *influenza* limitadas do outono ao início da primavera
	Sintomas (duração, gravidade, padrão)	Meningite bacteriana excluída se sintomas duram > 1 semana
História médica pregressa (inclusive medicamentos, alergias e imunizações)	Imunocomprometimento (p. ex., HIV, transplante de órgão, uso de corticosteroides, quimioterapia, asplenia)	Pneumonia por *Pneumocystis jirovecii* em pacientes com aids
	Doença associada (p. ex., doença pulmonar obstrutiva crônica, diabetes melito, abuso de álcool)	Infecções de tecidos moles com ameaça de perda de membro em pacientes diabéticos
	Transfusões	Infecções veiculadas pelo sangue como citomegalovírus ou vírus da hepatite C
Hábitos e exposições	Uso de substâncias (p. ex., álcool, cigarros, tipo e via de uso de drogas ilícitas)	Endocardite associada ao uso de droga injetável devida à semeadura da corrente sanguínea com bactérias da pele
	Contatos sexuais	Risco de infecções sexualmente transmissíveis, como a sífilis
	Atividades ao ar livre	Infecções veiculadas por artrópodes (p. ex., febre maculosa das Montanhas Rochosas)
	Animais de estimação	Infecções zoonóticas (p. ex., doença da arranhadura de gato)
História social	Ocupação	Febre Q em veterinários
	Moradia em ambiente congregado	Transmissão a partir de um contato enfermo (p. ex., *influenza*, *Shigella*, norovírus)
	Sem-teto	Tuberculose, escabiose
	Viagem	Infecções adquiridas internacionalmente (p. ex., malária)
História familiar	Doenças transmissíveis	Tuberculose
Revisão de sistemas	Sintomas por sistema de órgãos	História de cefaleia levanta suspeita de infecção do sistema nervoso central; diarreia suscita gastrenterite

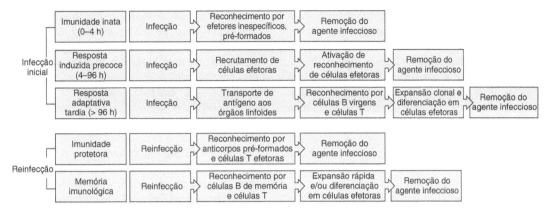

FIGURA 4-2 Fases da resposta do hospedeiro à infecção. Durante a fase mais precoce da infecção inicial, mediadores inespecíficos (complemento, fagócitos) predominam. A imunidade adaptativa (produção de anticorpos, estimulação de linfócitos) requer expansão clonal depois do reconhecimento de antígenos específicos. Uma vez que a imunidade a um agente específico é induzida, a resposta imune permanece preparada para entrar em ação, de modo que a resposta à reinfecção é muito mais rápida.

FLORA MICROBIANA NORMAL

O corpo humano normalmente alberga numerosas espécies de bactérias, vírus, fungos e protozoários, designados como **microbiota** humana. A grande maioria desses organismos são **comensais**, definidos como organismos que vivem em simbiose sobre o ou dentro do hospedeiro humano, mas raramente causam doença (Figura 4-3). Locais anatômicos onde bactérias são encontradas normalmente incluem a pele (estafilococos e difteroides), orofaringe (estreptococos, anaeróbios), intestino grosso (enterococos, bacilos entéricos) e vagina (lactobacilos).

Pode ser difícil determinar quando um micróbio isolado é um componente da flora normal em vez de um patógeno invasivo. Por exemplo, cultura de estafilococos de uma amostra de sangue pode representar contaminação da pele no momento da flebotomia, ou pode indicar infecção da corrente sanguínea potencialmente ameaçadora para a vida. Pistas úteis incluem a carga de organismos (p. ex., número de hemoculturas positivas), sintomas e sinais de infecção (p. ex., tosse, febre) e a presença de células inflamatórias (p. ex., células polimorfonucleares no escarro e uma proporção aumentada de neutrófilos imaturos no sangue). O isolamento de um **patógeno obriga-**

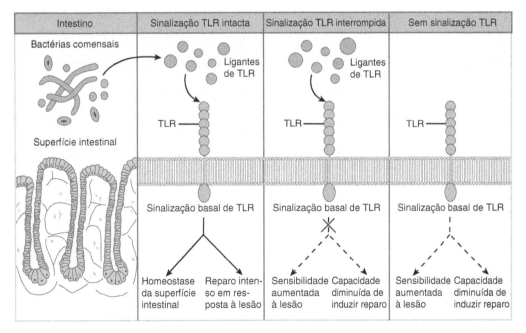

FIGURA 4-3 Bactérias comensais secretam ligantes de receptor Toll *like* (TLR), que se ligam a TLR na superfície do tecido intestinal normal. Esta interação estimula a sinalização basal, que protege contra lesão celular. A interrupção da sinalização de TLR ou a erradicação de bactérias comensais associada a antibiótico resulta em capacidade comprometida de o epitélio intestinal suportar lesão e reparar o dano celular. (Redesenhada, com permissão, de Madara J. Building an intestine – Architectural contributions of commensal bacteria. N Engl J Med. 2004;351:1686.)

64 Fisiopatologia da Doença

tório, como *Mycobacterium tuberculosis*, de qualquer local anatômico é diagnóstico de infecção. Felizmente, poucos microrganismos são patógenos absolutos. Por exemplo, *Neisseria meningitidis*, uma importante causa bacteriana de meningite, pode ser cultivada da orofaringe de aproximadamente 10% de indivíduos assintomáticos, caso em que ela representa flora normal transitória. Mesmo se assintomático, o hospedeiro pode servir como um **portador**, transferindo bactérias para indivíduos suscetíveis. Infecções resultantes de comensais que raramente causam doença (p. ex., *Candida albicans*) ou de organismos ubíquos no ambiente que geralmente não são considerados patógenos humanos (p. ex., *Aspergillus*) são denominadas **infecções oportunistas**. Estas infecções ocorrem quase exclusivamente em **hospedeiros imunocomprometidos**, como pacientes infectados com HIV ou receptores de transplantes. Os agentes são oportunistas no sentido de que tiram vantagem da deficiência de imunidade do hospedeiro, mas raramente causam doença em um hospedeiro sadio.

O local a partir do qual um organismo é cultivado é importante para diferenciar colonização de infecção. O crescimento de qualquer microrganismo a partir de um local normalmente estéril, como sangue, líquido cerebrospinal, líquido sinovial (articular) ou tecidos profundos do corpo, é diagnóstico de infecção. Por exemplo, *Bacteroides*, o gênero predominante de bactérias no colo, pode causar abscessos intra-abdominais e sepse quando a integridade da mucosa colônica é rompida. *Staphylococcus epidermidis*, um comensal comum da pele, pode causar bacteriemia após a colocação de cateter intravascular. O conhecimento da flora endógena comum pode ser útil na determinação da causa de uma infecção e pode ajudar na escolha da terapia antibiótica empírica.

Quando a frágil simbiose entre o comensal e o hospedeiro é perturbada, a flora normal pode ser sobrepujada por organismos endógenos ou exógenos. Este fenômeno, que pode ser transitório ou persistente, é chamado de **colonização**. Por exemplo, antibióticos de amplo espectro destruirão a flora vaginal normal, como os lactobacilos, e permitirão o crescimento excessivo de espécies de *Candida* (fungo). Quando a substituição da flora normal ocorre no ambiente hospitalar, diz-se que os microrganismos são de **aquisição nosocomial**. Nos últimos anos, a distinção entre infecções adquiridas no hospital e adquiridas na comunidade ficou um pouco imprecisa eventualmente devido ao aumento na assistência médica domiciliar ou à enfermagem domiciliar entre pacientes que antes teriam necessitado de hospitalização prolongada. Por este motivo, o termo mais amplo "infecções associadas com assistência à saúde" é usado para abranger tanto pacientes hospitalizados quanto pacientes com interações médicas frequentes (p. ex., residência em asilos para idosos, hemodiálise ambulatorial, antibióticos intravenosos aplicados em domicílio). As infecções associadas à assistência à saúde são significativas, porque os microrganismos frequentemente são resistentes a múltiplos antibióticos. Não raro, a colonização progredirá para infecção sintomática. Por exemplo, indivíduos hospitalizados por períodos extensos muitas vezes tornam-se colonizados por bactérias gram-negativas, como *Pseudomonas aeruginosa*. Esses indivíduos estão, assim, em risco aumentado para infecções potencialmente fatais, como pneumonia por *Pseudomonas*.

Os mecanismos de defesa do hospedeiro que servem para inibir a colonização por bactérias patogênicas incluem: (1) depuração mecânica, (2) destruição por fagócitos e (3) privação dos microrganismos de nutrientes necessários. Os colonizadores bem-sucedidos têm se adaptado a evadir ou a superar essas defesas. Por exemplo, gonococos, as bactérias que causam a gonorreia, evitam a excreção na urina por aderência ao epitélio da mucosa do trato urogenital com pelos. Os pneumococos resistem à fagocitose por encapsulação dentro de uma camada viscosa que dificulta a captura por neutrófilos. Alguns estafilococos elaboram enzimas conhecidas como hemolisinas que destroem hemácias do hospedeiro, dando-lhes, assim, acesso a uma fonte de ferro que eles necessitam.

A colonização de locais que normalmente são estéreis, ou que têm pouca quantidade de micróbios, geralmente é mais fácil, porque não há competição por nutrientes com a flora endógena. Contudo, as defesas do hospedeiro nesses locais são, frequentemente, vigorosas. Por exemplo, o estômago normalmente é estéril porque poucos micróbios podem sobreviver ao pH gástrico normal de 4,0. Entretanto, se antiácidos forem usados para diminuir a acidez gástrica, a colonização do estômago e da traqueia com bactérias gram-negativas ocorrerá rapidamente.

A flora normal previne a colonização por meio de numerosos mecanismos. Esses organismos muitas vezes têm uma vantagem seletiva sobre os colonizadores porque já estão estabelecidos em um nicho anatômico, isto é, eles já estão ligados a receptores nas células do hospedeiro e são capazes de metabolizar nutrientes locais. Muitas espécies da flora normal são capazes de produzir bacteriocinas, proteínas que são tóxicas para outras cepas ou espécies bacterianas. Finalmente, a flora normal promove a produção de anticorpos que podem ter reação cruzada com os organismos colonizadores. Por exemplo, um anticorpo produzido contra *E. coli*, uma bactéria gram-negativa normalmente encontrada no intestino grosso, efetua reação cruzada com a cápsula de polissacarídeo de uma cepa de *N. meningitidis* causadora de meningite. Quando a forma normal é alterada, (p. ex., pela administração de antibióticos de amplo espectro), uma espécie bacteriana pode predominar, ou bactérias exógenas podem ganhar uma vantagem seletiva, permitindo a colonização e predispondo o hospedeiro à infecção.

DEFESAS CONSTITUTIVAS DO CORPO

As defesas constitutivas do corpo humano são barreiras inespecíficas contra doenças infecciosas que não requerem contato prévio com o microrganismo. Essas defesas consistem em simples barreiras físicas (p. ex., a pele) e químicas (p. ex., secreções gástricas ácidas) que impedem a penetração fácil de microrganismos no corpo. Alguns agentes infecciosos utilizam um vetor (tal como um inseto) para superar barreiras estruturais e obter acesso direto ao sangue ou aos tecidos subcutâneos do corpo. Uma vez que um agente tenha entrado no corpo, as principais defesas constitutivas são a resposta inflamatória aguda e o sistema do complemento. Essas defesas podem neutralizar o agente, recrutar células fagocitárias e induzir uma resposta mais específica por meio das imunidades humoral e celular. As defesas constitutivas do corpo são importantes a partir de uma perspectiva evolucionária ao capacitar os seres humanos a encontrarem e se adaptarem a muitos ambientes novos e variáveis.

Barreiras físicas e químicas à infecção

O epitélio escamoso da pele é a primeira linha de defesa contra microrganismos encontrados no mundo exterior. Quando as células da superfície epitelial queratinizada se descamam, a pele mantém sua barreira protetora, gerando novas células epiteliais abaixo da superfície. A pele também é banhada com óleos e umidade provenientes das glândulas sebáceas e sudoríparas. Essas secreções contêm ácidos graxos que inibem o crescimento bacteriano. A diminuição do suprimento vascular para a pele pode resultar em quebra da barreira cutânea e aumento da suscetibilidade a infecções. Por exemplo, pacientes cronicamente debilitados ou confinados ao leito podem sofrer de úlceras de decúbito como resultado da pressão constante sobre partes do corpo dependentes, predispondo a infecções graves por meio da flora da pele, que, geralmente, é inofensiva.

As membranas mucosas também propiciam uma barreira física à invasão microbiana. As mucosas da boca, da faringe, do esôfago e do trato urinário inferior são compostas por várias camadas de células epiteliais, enquanto aquelas do trato respiratório inferior, trato GI e trato urinário superior são camadas únicas delicadas de células epiteliais. Essas membranas são cobertas por uma camada protetora de muco, que aprisiona partículas estranhas e as impede de alcançar as células epiteliais do revestimento. Como o muco é hidrofílico, muitas substâncias produzidas pelo corpo se difundem facilmente para a superfície, inclusive enzimas com atividade antimicrobiana, como lisozima e peroxidase.

Resposta inflamatória

Quando um microrganismo atravessa a epiderme ou a superfície epitelial das membranas mucosas, ele encontra outros componentes das defesas constitutivas do hospedeiro. Essas respostas são constitutivas porque são inespecíficas e não requerem contato anterior com o organismo para serem efetivas. Clinicamente, sinais de inflamação (calor, eritema, dor e inchação) são os aspectos característicos de infecção localizada, lesão tecidual secundária e resposta do corpo à lesão. O suprimento sanguíneo da área afetada aumenta em resposta à vasodilatação, e os capilares tornam-se mais permeáveis, permitindo que anticorpos, complemento e leucócitos atravessem o endotélio e alcancem o local da lesão. Uma consequência importante da inflamação é que o pH dos tecidos inflamados é reduzido, criando um ambiente inóspito para o micróbio. O fluxo sanguíneo aumentado para a área possibilita o recrutamento continuado de células inflamatórias, bem como os componentes necessários para reparo e recuperação dos tecidos.

Quando um microrganismo penetra no tecido do hospedeiro, ele ativa o sistema do complemento e os componentes da cascata da coagulação, e induz a liberação de mediadores químicos da resposta inflamatória. Esses mediadores resultam na permeabilidade vascular aumentada e vasodilatação características da inflamação. Por exemplo, as anafilatoxinas C3a, C4a e C5a, produzidas pela ativação do complemento, estimulam a liberação de histamina pelos mastócitos. A histamina dilata os vasos

sanguíneos e aumenta ainda mais sua permeabilidade. Bradicinina também é liberada, aumentando a permeabilidade vascular.

As citocinas pró-inflamatórias incluem interleucina-1 (IL-1), IL-6, fator de necrose tumoral e interferon γ. Esses fatores, isoladamente ou em combinação, promovem febre, produzem sinais inflamatórios locais e desencadeiam respostas catabólicas. Durante infecção grave, ocorre uma mudança na síntese hepática de proteínas, resultando em quantidade aumentada de algumas proteínas e diminuída de outras. Mais notável é o aumento dos "**reagentes de fase aguda**", que incluem fator reumatoide, proteína C-reativa, ferritina e vários inibidores de proteinases. A velocidade de sedimentação das hemácias, um marcador inespecífico de inflamação, também se eleva, enquanto os níveis séricos de vários elementos, como zinco e ferro, diminuem. Um estado catabólico é aumentado mais ainda por elevações simultâneas dos níveis circulantes de cortisol, glucagon, catecolaminas e outros hormônios.

Respostas inflamatórias leves a moderadas servem para funções importantes de defesa do hospedeiro. Por exemplo, a temperatura corporal elevada pode inibir a replicação viral. A hiperemia inflamatória e neutrofilia sistêmica potencializam o transporte de fagócitos a locais de infecção. A disponibilidade de ferro diminuída inibe o crescimento de micróbios como *Yersinia*, que precisam daquele elemento como nutriente. Entretanto, quando as respostas inflamatórias se tornam extremas, elas podem resultar em dano tecidual extenso, como no caso da sepse.

Sistema do complemento

O sistema do complemento é composto por uma série de proteínas plasmáticas e receptores de membrana celular, que são mediadores importantes de defesas do hospedeiro e de inflamação (**Figura 4-4**). A maioria dos efeitos biologicamente significativos do sistema do complemento é mediada pelo terceiro componente (C3) e pelos componentes terminais (C5 a 9). Para executar suas funções de defesa do hospedeiro e inflamatórias, C3 e C5 a C9 precisam primeiramente ser ativados. Duas vias de ativação do complemento já foram reconhecidas, sendo designadas como via **clássica** e via **alternativa**. A via clássica é ativada por complexos antígeno-anticorpo ou partículas revestidas de anticorpo, e a via alternativa é ativada por mecanismos anticorpos independente, geralmente por interação com componentes da superfície bacteriana. Ambas as vias formam C3 convertase, que cliva o componente C3 do complemento, uma proteína essencial comum a ambas as vias. As duas vias então prosseguem de modo idêntico para ligar componentes de ação tardia a fim de formar um **complexo de ataque à membrana** (C5 a 9), que resulta em lise das células-alvo.

Uma vez ativado, o complemento funciona para aumentar as defesas antimicrobianas de várias maneiras. O complemento facilita a fagocitose por meio de proteínas denominadas **opsoninas**, que revestem microrganismos invasores, tornando-os suscetíveis ao englobamento e à destruição por neutrófilos e macrófagos. O complexo de ataque à membrana complemento-derivado insere-se na membrana de um organismo-alvo, levando à permeabilidade aumentada e à lise subsequente da célula. O complemento também atua indire-

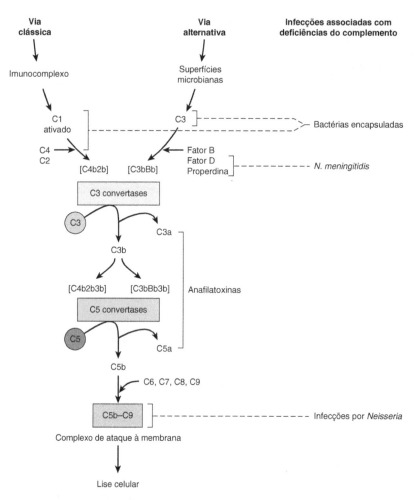

FIGURA 4-4 Sequência de reações do complemento e infecções associadas com estados de deficiência. (Redesenhada, com permissão, de Nairn R. Immunology. In: Brooks GF et al., eds. *Jawetz, Melnick, and Adelberg's Medical Microbiology*, 23rd ed. McGraw-Hill, 2004.)

tamente pela produção de substâncias que são quimiotáticas para leucócitos e pela promoção da resposta inflamatória.

Distúrbios hereditários do complemento estão associados a um risco aumentado de infecção bacteriana. As infecções específicas observadas em pacientes com deficiência de complemento relacionam-se com as funções biológicas do componente faltante (Figura 4-4). Pacientes com deficiência de C3 ou de um componente de uma das vias necessário para a ativação de C3 geralmente apresentam suscetibilidade aumentada a bactérias encapsuladas como *S. pneumoniae* e *Haemophilus influenzae*. Em contrapartida, pacientes com deficiências de C5 a 9 têm resistência normal a bactérias encapsuladas porque a opsonização mediada por C3b está intacta. Esses pacientes, entretanto, são extremamente suscetíveis a infecções potencialmente fatais com *N. meningitidis* e *N. gonorrhoeae*, porque são incapazes de formar um complexo de ataque à membrana e, portanto, não podem realizar a lise da membrana celular de *Neisseria*.

Fagocitose

Depois que as barreiras naturais da pele ou as membranas mucosas forem penetradas, as células fagocitárias – neutrófilos, monócitos e macrófagos – constituem a próxima linha de defesa do hospedeiro. O processo de internalização de organismos por essas células (**fagocitose**) envolve aderência do organismo à superfície da célula. Isso desencadeia a extensão de um pseudópode para encarcerar a bactéria em uma vesícula endocítica, ou **fagossomo**. O neutrófilo polimorfonuclear (PMN) circulante é um componente importante da resposta imune do hospedeiro que, na ausência de infecção, circula em um estado quiescente. Quando fatores quimiotáticos, metabólitos do ácido araquidônico ou fragmentos de clivagem do complemento interagem com receptores de membrana do PMN específicos, o neutrófilo se torna ativado rapidamente e se move em direção aos quimioatraentes. Após a fagocitose, os mecanismos pelos quais o fagolisossomo destrói o microrganismo podem ser divididos em independentes de oxigênio e dependentes de oxigênio. Defeitos funcionais dos neutrófilos circulantes ou diminuição do número absoluto de neutrófilos são fatores de risco para infecção.

A neutropenia, definida como uma contagem absoluta de neutrófilos de menos de 1.000 células/μL, é um fator predisponente comum para infecções bacterianas e fúngicas potencialmente fatais. O risco de infecção é inversamente proporcional ao número de neutrófilos, aumentando significativamente com contagens de neutrófilos menores que 500 células/µL. Quanto mais longa for a duração da neutropenia, maior é o risco de infecção. Ao primeiro sinal de infecção (p. ex., febre), esses pacientes devem receber agentes antibacterianos de amplo espectro para cobrir patógenos bacterianos gram-negativos. Além da imunidade prejudicada, os hospedeiros neutropênicos muitas vezes apresentam fatores de risco adicionais para infecção, como a necessidade de cateteres venosos centrais de permanência de longa duração (predispondo à infecção com bactérias da pele) e o uso frequente de nutrição parenteral (predispondo à infecção fúngica).

Vários distúrbios hereditários da função dos neutrófilos têm sido descritos. A **síndrome de Chédiak-Higashi** é um distúrbio hereditário autossômico recessivo raro no qual os neutrófilos têm um defeito profundo na formação de grânulos intracelulares. Bactérias opsonizadas, como *Staphylococcus aureus*, são ingeridas normalmente, mas bactérias viáveis persistem no meio intracelular, presumivelmente devido à incapacidade de os grânulos intracelulares do neutrófilo se fundirem com fagossomos para formar fagolisossomos. Pacientes com síndrome de Chédiak-Higashi experimentam infecções bacterianas recorrentes, mais frequentemente envolvendo a pele e tecidos moles e os tratos respiratórios superior e inferior.

A **deficiência de mieloperoxidase** é o distúrbio mais comum dos neutrófilos, com uma prevalência de 1 caso a cada 2 mil indivíduos. Neste distúrbio, fagocitose, quimiotaxia e degranulação são normais, mas a atividade microbicida para bactérias é retardada. Em geral, esses pacientes não sofrem de infecções recorrentes. Em contrapartida, a **doença granulomatosa crônica** é um grupo geneticamente heterogêneo de distúrbios hereditários caracterizados pela falha de as células fagocitárias produzirem superóxidos. O defeito envolve neutrófilos, monócitos, eosinófilos e alguns macrófagos. A destruição intracelular dependente de oxigênio é deficiente, e esses pacientes são suscetíveis a infecções recorrentes, geralmente ameaçadoras para a vida. Pacientes com doença granulomatosa crônica

também tendem a formar granulomas nos tecidos, particularmente nos pulmões, no fígado e no baço, e são suscetíveis à infecção com *S. aureus* e espécies de *Aspergillus*.

DEFESAS INDUZIDAS DO CORPO

Embora as defesas constitutivas do hospedeiro contra agentes infecciosos sejam geralmente inespecíficas e não necessitem de exposição prévia ao agente invasor, as defesas induzidas são altamente específicas e qualitativa e quantitativamente alteradas por exposição antigênica anterior. Detalhes da fisiopatologia do sistema imune do hospedeiro são analisados no Capítulo 3. As infecções recorrentes ou infecções com organismos incomuns podem ser indícios para um defeito subjacente na resposta imune induzida (Tabela 4-2).

ESTABELECIMENTO DE INFECÇÃO

Uma doença infecciosa ocorre quando um organismo patogênico causa inflamação ou disfunção orgânica. Isto pode ser causado pela própria infecção diretamente, como quando o agente etiológico se multiplica no hospedeiro, ou indiretamente, como resultado da resposta inflamatória do hospedeiro. Muitas infecções são subclínicas, não produzindo qualquer manifestação óbvia de doença. Para causar infecção franca, todos os microrganismos devem passar pelas seguintes fases (Tabela 4-3): o microrganismo deve (1) encontrar o hospedeiro, (2) entrar no hospedeiro, (3) multiplicar-se e espalhar-se a partir do local de entrada e (4) causar lesão tecidual no hospedeiro diretamente (p. ex., citotoxinas) ou indiretamente (resposta inflamatória do hospedeiro). A gravidade da infecção varia desde assintomática a potencialmente fatal, e a evolução pode ser caracterizada como aguda, subaguda ou crônica. Quer a infecção seja subclínica ou franca, o desfecho pode ser (1) resolução (p. ex., erradicação do patógeno infectante), (2) infecção crônica ativa (p. ex., HIV ou hepatite), (3) excreção assintomática prolongada do agente (p. ex., estado de

TABELA 4-2   Infecções associadas com defeitos comuns nas respostas imunes humoral e celular

Defeito do hospedeiro	Exemplos de estados de imunodeficiência relacionados	Infecções comumente associadas
Deficiência ou disfunção de linfócitos T	Aids	Virais: reativação de herpes-vírus (HSV, VZV, CMV)
	Transplante de órgão sólido	Bacterianas: *Listeria monocytogenes, Mycobacterium tuberculosis*
	Uso de corticosteroides	Fúngicas: esofagite por *Candida, Aspergillus,* meningite criptocócica
	Leucopenia idiopática de CD4+	Parasitárias: *Toxoplasma gondii*
Deficiência ou disfunção de células B	Imunodeficiência comum variável	Virais: enterovírus
	Agamaglobulinemia	Bacterianas: *Streptococcus pneumoniae, Haemophilus influenzae, Neisseria meningitidis, Mycoplasma pneumoniae*
	Leucemia linfocítica crônica	
	(hipogamaglobilinemia secundária)	Parasitárias: *Giardia lamblia*
Deficiência ou disfunção mista de células T e B	Ataxia-telangiectasia	Infecções sinopulmonares recorrentes
	Imunodeficiência combinada grave	Diarreia crônica
		Candidíase mucocutânea
		Virais: vírus respiratórios, herpes-vírus

TABELA 4-3 Estabelecimento e desfecho de doenças infecciosas

Fase da infecção	Fatores que influenciam a fase da infecção
Encontro	Estado imune do hospedeiro
	Exógenos (colonização)
	Endógenos (flora normal)
Entrada	Ingresso
	Inalação
	Ingestão
	Entrada por membrana mucosa
	Penetração
	Picadas de insetos
	Cortes e feridas
	Iatrogênica (cateteres intravenosos)
Multiplicação e disseminação	Tamanho do inóculo
	Fatores físicos
	Nutrição microbiana
	Fatores anatômicos
	Santuário microbiano
	Fatores de virulência microbiana
Lesão	Mecânica
	Morte celular
	Induzida por produto microbiano
	Induzida pelo hospedeiro
	Inflamação
	Resposta imune
	Imunidade humoral
	Imunidade celular
Curso da infecção	Assintomática *versus* potencialmente fatal
	Aguda *versus* subaguda *versus* crônica
Desfecho da infecção	Resolução (autolimitada)
	Crônica
	Estado de portador (saprofítica *versus* parasitária)
	Latente → Reativação
	Morte

Dados de Schaechter M, Medoff G, Eisenstein BI (editores). *Mechanisms of Microbial Disease*, 3rd ed. Lippincott Williams & Wilkins, 1999.

portador de *Salmonella typhi*), (4) latência do agente dentro dos tecidos do hospedeiro (p. ex., tuberculose ou vírus da varicela-zóster latente) ou (5) morte do hospedeiro pela infecção.

Exceto por **infecções congênitas** (adquiridas no útero), os seres humanos encontram microrganismos primeiramente ao nascimento. Durante o parto, o recém-nascido entra em contato com microrganismos presentes no canal vaginal e na pele da mãe. A maioria das bactérias que o recém-nascido encontra não causa dano, e para aquelas que poderiam causar infecção, o neonato geralmente apresenta **imunidade passiva** por meio de anticorpos adquiridos da mãe *no útero*. Por exemplo, os neonatos são protegidos contra infecção por *H. influenzae* por anticorpos maternos durante os primeiros 6 meses de vida, até que a imunidade passiva diminui e o risco de infecção por essa bactéria aumenta. Por outro lado, recém-nascidos cujas mães têm colonização vaginal com estreptococos do grupo B estão em risco aumentado no período perinatal de infecções graves, como sepse ou meningite, por esses microrganismos. Por esta razão, é recomendado que (1) sejam feitas culturas vaginais de triagem para estreptococos do grupo B em todas as mulheres gestantes e que (2) seja administrada profilaxia intraparto com antibiótico àquelas com detecção positiva de estreptococos do grupo B.

A entrada direta de microrganismos no hospedeiro (i.e., ultrapassando as barreiras químicas e físicas usuais) pode ocorrer quando (1) um inseto-vetor inocula diretamente o agente infeccioso no hospedeiro (mosquitos transmitindo malária), (2) bactérias ganham acesso direto aos tecidos do hospedeiro por meio de perda da integridade da pele ou das membranas mucosas (trauma ou feridas cirúrgicas) ou (3) micróbios ganham acesso via instrumentos ou cateteres que possibilitam comunicação entre locais geralmente estéreis e o mundo exterior (cateteres venosos de permanência). **Ingressão** ocorre quando um agente infeccioso entra no hospedeiro por meio de um orifício contíguo ao ambiente externo. Isso envolve principalmente a inalação de gotículas infecciosas em aerossol (*M. tuberculosis*) ou a ingestão de alimentos contaminados (salmonelas, vírus da hepatite A).

Outros agentes infecciosos infectam diretamente as membranas mucosas ou cruzam a superfície epitelial para causar infecção. Isso ocorre comumente nas doenças sexualmente transmissíveis. Por exemplo, o HIV pode atravessar as membranas mucosas vaginais pela penetração de macrófagos cheios de vírus provenientes do sêmen.

Depois do encontro inicial com o hospedeiro, o agente infeccioso precisa se multiplicar com sucesso no local de entrada. O processo pelo qual o microrganismo recém-introduzido compete com sucesso com a flora normal e é capaz de se multiplicar é denominado **colonização** (p. ex., pneumococos colonizando o trato respiratório superior). Quando o microrganismo se multiplica em um local normalmente estéril, o processo é chamado de **infecção** (p. ex., pneumococos multiplicando-se nos alvéolos, causando pneumonia). Fatores que facilitam a multiplicação e disseminação da infecção incluem o tamanho do inóculo (a quantidade de organismos infecciosos introduzidos), fatores anatômicos do hospedeiro (p. ex., função ciliar deficiente em crianças com fibrose cística), disponibilidade de nutrientes para o micróbio, fatores fisicoquímicos (p. ex., pH gástrico), fatores de virulência microbiana e santuário microbiano (p. ex., abscessos). Um abscesso é um caso especial em que o hospedeiro conteve a infecção, mas foi incapaz de erradicá-la, e essas infecções localizadas geralmente precisam de drenagem cirúrgica. Uma vez introduzidas, as infecções podem se espalhar ao longo da epiderme (impetigo), da derme (erisipela), dos tecidos subcutâneos (celulite), de planos de fáscia (fascite necrosante), assim como por dentro do tecido muscular (miosite), ao longo de veias (tromboflebite supurativa), no sangue (bacteriemia, fungemia, viremia, etc.), ao longo de linfáticos (linfangite) e por dentro de órgãos (p. ex., pneumonia, abscesso encefálico, hepatite).

As infecções causam lesão direta ao hospedeiro por meio de uma variedade de mecanismos. Se os organismos estão presentes em números suficientes e são de tamanho considerável, pode acontecer **obstrução mecânica** (p. ex., crianças com infecções gastrintestinais por nematelmintos podem se apresentar com obstrução intestinal). Mais comumente, os patógenos causam uma **resposta inflamatória** secundária intensa, que pode resultar em complicações potencialmente fatais (p. ex., crianças com epiglotite por *H. influenzae* podem apresentar obstrução mecânica da via aérea secundária ao edema intenso dos tecidos moles da epiglote). Algumas bactérias produzem **neurotoxinas** que afetam o metabolismo celular do hospedeiro em vez de causar dano celular diretamente (p. ex., a toxina tetânica antagoniza neurônios inibidores, causando estimulação de neurônios motores sem oposição, manifestada clinicamente como rigidez muscular mantida). A morte de células do hospedeiro pode ocorrer por uma variedade de mecanismos. A *Shigella* produz uma **citotoxina** que causa morte de enterócitos do intestino grosso, resultando na síndrome clínica de disenteria. A lise de células do corno anterior da medula espinal induzida pelo poliovírus causa paralisia flácida. **Endotoxinas** de bactérias gram-negativas podem iniciar uma cascata de liberação de citocinas, resultando em síndrome de sepse e choque séptico.

O curso de uma infecção ao longo do tempo pode ser caracterizado como **agudo**, **subagudo** ou **crônico**, e sua gravidade pode variar de assintomática a potencialmente fatal. Muitas infecções que começam como condições leves e facilmente tratáveis progridem rapidamente sem tratamento imediato. Abrasões cutâneas pequenas, aparentemente insignificantes, infectadas secundariamente com *S. aureus,* produtor da toxina da síndrome do choque tóxico (TSST-1), podem resultar em infecção fulminante e morte. Até mesmo infecções indolentes, como a endocardite infecciosa resultante de *Streptococcus viridans*, podem ser fatais a menos que reconhecidas e tratadas de maneira apropriada.

Há três desfechos potenciais de infecção: recuperação, infecção crônica e morte. A maioria das infecções cura espon-taneamente (p. ex., rinovírus, a causa principal do resfriado comum) ou com terapia médica (p. ex., após tratamento da faringite estreptocócica com penicilina). As infecções crônicas podem ser **saprofíticas**, em que o organismo não afeta adversamente a saúde do hospedeiro, ou **parasitárias**, causando dano tecidual ao hospedeiro. Um exemplo das saprofíticas é *Salmonella typhi*, que pode ser albergada de modo assintomático na vesícula biliar de cerca de 2% dos indivíduos depois da infecção aguda. A infecção crônica com o vírus da hepatite B pode ser saprofítica, caso em que o hospedeiro humano é infeccioso com o vírus, mas não tem evidência clínica de lesão hepática, ou parasitária, com dano progressivo ao fígado e cirrose. Uma forma final de infecção crônica é a **latência** tecidual. O vírus da varicela-zóster, agente causador da catapora, sobrevive nos gânglios das raízes dorsais, com a reativação causando uma erupção no dermátomo com vesículas ou ulcerações rasas, conhecida comumente como cobreiro ou zóster. Quando a capacidade do sistema imune de controlar a infecção aguda ou crônica é excedida, a infecção pode resultar na **morte do hospedeiro.**

Todos os agentes infecciosos, independentemente de mecanismos específicos, precisam se reproduzir com sucesso e evadir os mecanismos de defesa do hospedeiro. Este conhecimento ajuda o médico a prevenir infecções (p. ex., vacinar contra o influenzavírus); a tratar e curar infecções (p. ex., antibióticos para infecção do trato urinário por *E. coli*); e quando a infecção não pode ser curada, a prevenir transmissão adicional, recorrência ou reativação (p. ex., proteção de barreira para reduzir a disseminação sexual da infecção genital por herpes simples).

PONTO DE CHECAGEM

1. Por meio de quais três mecanismos gerais os hospedeiros resistem à colonização por bactérias patogênicas?
2. Quais são as três maneiras pelas quais a flora normal contribui para o equilíbrio entre saúde e doença?
3. Quais defesas específicas do hospedeiro contra infecção não requerem contato prévio com o organismo infectante?
4. Quais são as categorias de desfecho de uma infecção?

FISIOPATOLOGIA DE SÍNDROMES SELECIONADAS DE DOENÇAS INFECCIOSAS

ENDOCARDITE INFECCIOSA

Apresentação clínica

Endocardite infecciosa é uma infecção bacteriana ou, raramente, fúngica das valvas cardíacas. A infecção do endotélio extracardíaco é denominada "endarterite" e pode causar doença clinicamente semelhante à endocardite. O fator predisponente mais comum para endocardite infecciosa é a presença de valvas cardíacas estruturalmente anormais. Consequentemente, pacientes com uma história de cardiopatia reumática ou congênita, uma valva cardíaca protética ou uma história de endocardite prévia estão em risco aumentado para endocardite infecciosa. A infecção envolve o lado esquerdo do coração (valvas mitral e aórtica) quase exclusivamente, exceto em pacientes que são usuários de drogas injetáveis ou, menos comumente, em pacientes com lesão de valva por um cateter na artéria pulmonar (Swan-Ganz), nos quais pode ocorrer infecção do lado direito do coração (valva tricúspide ou pulmonar).

Etiologia

Os agentes infecciosos mais comuns que causam endocardite infecciosa de valva nativa são bactérias gram-positivas, inclusive estreptococos do grupo *viridans*, *S. aureus* e enterococos. As espécies bacterianas específicas que causam endocardite muitas vezes podem ser previstas com base em fatores do hospedeiro. Usuários de drogas injetáveis comumente introduzem bactérias da pele, como *S. aureus*, no sangue quando são usadas agulhas não estéreis ou a pele não é limpa adequadamente antes da inserção da agulha. Pacientes com tratamento dentário recente estão em risco de bacteriemia transitória com flora normal da boca, particularmente estreptococos do grupo *viridans*, com endocardite subsequente. Infecções do trato urinário com enterococos podem levar à bacteriemia e à semeadura subsequente de valvas cardíacas danificadas. Pacientes com valvas cardíacas protéticas também têm aumento de risco para endocardite infecciosa resultante de flora da pele, como *S. epidermidis* ou *S. aureus*. Antes do advento dos antibióticos, a endocardite infecciosa era uma doença fatal. Mesmo com antibióticos, a taxa de mortalidade para endocardite se aproxima de 25%, e a cura definitiva frequentemente requer administração prolongada de antibióticos intravenosos e cirurgia urgente para substituir valvas cardíacas infectadas.

Patogênese

Vários fatores hemodinâmicos predispõem pacientes à endocardite: (1) corrente em jato de alta velocidade causando fluxo sanguíneo turbulento, (2) fluxo de uma câmara de pressão alta para uma de pressão baixa e (3) orifício comparativamente estreito separando as duas câmaras, o que cria um gradiente de pressão. As lesões da endocardite infecciosa tendem a se formar na superfície da valva na câmara cardíaca com a pressão mais baixa (p. ex., na superfície ventricular de uma valva aórtica anormal e na superfície atrial de uma valva mitral anormal). O endotélio danificado por fluxo sanguíneo turbulento resulta em exposição de proteínas da matriz extracelular, promovendo o depósito de fibrina e plaquetas, que formam vegetações estéreis (**endocardite trombótica não bacteriana** ou **endocardite marântica**). A endocardite infecciosa ocorre quando microrganismos são depositados sobre essas vegetações estéreis durante o curso de bacteriemia (Figura 4-5). Nem todas as bactérias aderem igualmente bem a esses locais. Por exemplo, *E. coli*, uma causa frequente de urossepse, raramente é implicada como causa de endocardite. Por outro lado, microrganismos virulentos como *S. aureus* podem invadir o endotélio intacto, causando endocardite na ausência de anormalidades valvares preexistentes.

Uma vez infectadas, essas vegetações continuam a crescer por meio do depósito adicional de plaquetas e fibrina, fornecendo às bactérias um santuário contra os mecanismos de defesa do hospedeiro, como leucócitos polimorfonucleares e complemento. Consequentemente, uma vez que a infecção se firma, a vegetação infectada continua a crescer de maneira largamente desimpedida. A administração prolongada (4 a 6 semanas) de antibióticos **bactericidas** é necessária para penetrar a vegetação e curar essa doença. Agentes antimicrobianos **bacteriostáticos**, que inibem, mas não matam as bactérias, são inadequados. A remoção cirúrgica da valva infectada às vezes é necessária para a cura, particularmente se houver uma disfunção mecânica da valva com insuficiência cardíaca resultante, formação de abscesso em volta do anel valvar ou nas infecções de valvas protéticas.

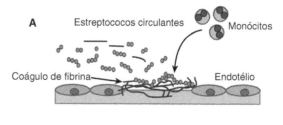
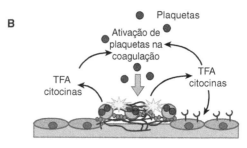
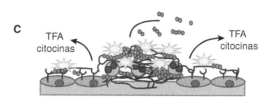

FIGURA 4-5 Patogênese da colonização de valva bacteriana. Estreptococos do grupo *viridans* aderem a coágulos de fibrina e plaquetas que se formam no local de endotélio cardíaco danificado (**A**). Os estreptococos aderentes à fibrina ativam monócitos para produzir fator de atividade tecidual (TFA) e citocinas (**B**). Esses mediadores ativam a via da coagulação, resultando em mais recrutamento de plaquetas e crescimento da vegetação (**C**). (Redesenhada, com permissão, de Moreillon P et al. Pathogenesis of streptococcal and staphylococcal endocarditis. Infect Dis Clin North Am. 2002;16:297.)

Uma característica da endocardite infecciosa é a bacteriemia mantida de alto grau, que estimula os sistemas imunes humoral e celular. Uma variedade de imunoglobulinas é expressa, resultando em formação de imunocomplexos, níveis séricos aumentados de fator reumatoide e hipergamaglobulinemia inespecífica. O depósito de imunocomplexos ao longo da membrana basal glomerular renal pode resultar no desenvolvimento de glomerulonefrite aguda e insuficiência renal.

Manifestações clínicas

A endocardite infecciosa é uma doença multissistêmica com manifestações proteiformes. Por isso, os sintomas podem ser inespecíficos. A Tabela 4-4 resume os aspectos importantes da anamnese, do exame físico, dos resultados de

CAPÍTULO 4 Doenças Infecciosas **71**

TABELA 4-4 Diagnóstico de endocardite infecciosa

Sistema de órgãos	Anamnese	Exame físico	Dados laboratoriais ou radiológicos
Geral	Febre	Febre	Hemoculturas positivas
	Calafrios	Taquicardia	Contagem de leucócitos ↑
	Fadiga	Diaforese	Fator reumatoide ↑
	Mal-estar geral	Calafrios	
Cabeça, olhos, orelhas, nariz, garganta	Visão turva	Hemorragia subconjuntival	
		Manchas de Roth (exame fundoscópico)	
		Endoftalmite	
Respiratório	Dispneia	Murmúrio vesicular diminuído	Lesões cavitárias com base na pleura (êmbolos pulmonares sépticos)
	Dor torácica pleural	Estertores crepitantes	Edema pulmonar (insuficiência cardíaca)
Cardíaco	Dispneia	Sopro (sistólico ou diastólico)	Vegetação ao ecocardiograma
		Pressão venosa jugular ↑	Intervalo PR prolongado no eletrocardiograma (bloqueio cardíaco com abscesso de anel miocárdico)
		Edema de extremidades inferiores	
Gastrintestinal	Dor abdominal	Esplenomegalia	Infarto esplênico ou abscesso na TC
Urogenital	Dor no flanco	Dor à palpação do ângulo costovertebral	Ureia sérica ↑
	Sangue na urina		Creatinina sérica ↑
			Hematúria
			Níveis séricos de complemento (C3, C4, CH50) ↓ devido à glomerulonefrite por imunocomplexos
Musculoesquelético	Dor articular	Efusão, eritema, calor nas articulações	Artrocentese (contagem de leucócitos ↑, bactérias à coloração de Gram, culturas positivas)
	Lombalgia	Dor à palpação de apófises espinais	RMN da espinha vertebral (discite, osteomielite, abscesso epidural)
Cutâneo	Erupção	Hemorragias em estilhaço (leitos ungueais)	
		Lesões de Janeway (máculas hemorrágicas indolores palmoplantares)	
		Petéquias	
		Nódulos de Osler (pápulas dolorosas nas polpas dos dedos das mãos e dos pés)	
Neurológico	Cefaleia	Alteração da consciência	RMN do encéfalo (êmbolos sépticos, aneurisma micótico)
	Confusão	Fraqueza focal	
	Convulsão		

laboratório e das complicações da endocardite infecciosa. Os achados cutâneos sugestivos de endocardite incluem nódulos de Osler, pápulas dolorosas nas polpas dos dedos das mãos e dos pés, que se imagina serem secundárias ao depósito de imunocomplexos; e lesões de Janeway, lesões hemorrágicas indolores nas palmas das mãos e plantas dos pés causadas por microêmbolos sépticos (**Figura 4-6**). Os sintomas e sinais de endocardite podem ser agudos, subagudos ou crônicos. As manifestações clínicas refletem principalmente (1) alterações hemodinâmicas por lesão valvar; (2) sintomas e sinais de órgãos-alvo por êmbolos sépticos (êmbolos do lado direito para os pulmões, êmbolos do lado esquerdo para o encéfalo, baço, rim e extremidades); (3) sintomas e sinais de órgãos-alvo por depósito de imunocomplexos; e (4) bacteriemia persistente com semeadura metastática da infecção (abscessos ou artrites sépticas). A morte geralmente é causada por colapso hemodinâmico ou por êmbolos sépticos para o sistema nervoso central (SNC), resultando em abscessos encefálicos ou aneurismas micóticos e hemorragia intracerebral. Fatores de risco para um desfecho fatal incluem pacientes com infecção valvar do lado esquerdo, infecção bacteriana não causada por estreptococos do grupo *viridans*, comorbidades médicas, complicações da endocardite (insuficiência cardíaca, abscesso do

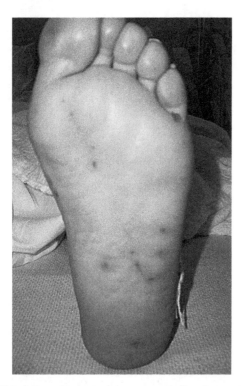

FIGURA 4-6 Nódulo de Osler causando dor dentro da polpa do hálux em uma mulher hospitalizada com endocardite bacteriana aguda (os nódulos de Osler são dolorosos). Observe as múltiplas lesões de Janeway planas e indolores por toda a planta do pé. (Utilizada, com permissão, de David A. Kasper, DO, MBA. Publicada originalmente em: Chumley H. Bacterial endocarditis. In: Usatine RP et al., eds. *The Color Atlas of Family Medicine*. McGraw-Hill, 2009:205-9.)

anel valvar ou doença embólica) e retardo da cirurgia valvar (para aqueles com vegetações grandes e destruição valvar significativa).

PONTO DE CHECAGEM

5. Quais pacientes estão em risco mais alto para endocardite infecciosa?
6. Quais são os principais agentes bacterianos da endocardite infecciosa?
7. Quais aspectos caracterizam a endocardite infecciosa em usuários de drogas intravenosas? E em pacientes com valvas cardíacas protéticas?
8. Quais aspectos hemodinâmicos predispõem à endocardite infecciosa?
9. Qual é o desfecho da endocardite bacteriana não tratada?
10. Quais são os fatores de risco para um desfecho fatal? Quais são as causas mais comuns de morte na endocardite infecciosa não tratada?

MENINGITE

Apresentação clínica

Os sintomas associados com meningite, tanto bacteriana quanto viral, incluem início agudo de febre, cefaleia, rigidez de nuca (**meningismo**), fotofobia e confusão mental. A meningite bacteriana causa morbidade (sequelas neurológicas, particularmente perda auditiva neurossensorial) e mortalidade significativas, e assim requer terapia antibiótica imediata. Com raras exceções, para a meningite viral só é necessário tratamento de suporte com analgésicos.

Como as apresentações clínicas das meningites viral e bacteriana podem ser indistinguíveis, exames laboratoriais do líquido cerebrospinal são essenciais para a diferenciação dessas entidades. **Pleocitose de leucócitos no líquido cerebrospinal** é a marca da meningite. A meningite bacteriana geralmente se caracteriza por pleocitose neutrofílica (predomínio de neutrófilos polimorfonucleares no líquido cerebrospinal). Causas comuns de pleocitose linfocitária incluem infecções virais (p. ex., enterovírus, vírus do Nilo Ocidental), infecções fúngicas (p. ex., criptococos em pessoas infectadas com HIV) e infecções por espiroquetas (p. ex., neurossífilis ou neuroborreliose de Lyme). Causas não infecciosas, como câncer, doenças do tecido conectivo e reações de hipersensibilidade a fármacos, também podem causar pleocitose linfocitária. O líquido cerebrospinal na meningite bacteriana geralmente é caracterizado por elevações acentuadas na concentração de proteína, um nível de glicose extremamente baixo e, na ausência de tratamento antibiótico prévio, uma coloração gram-positiva para bactérias. Entretanto, frequentemente há superposição significativa entre os achados de líquido cerebrospinal na meningite bacteriana e não bacteriana, e diferenciar essas entidades na apresentação é um desafio clínico.

Etiologia

A microbiologia da meningite bacteriana nos Estados Unidos tem mudado drasticamente depois da introdução da vacina conjugada de *Haemophilus influenzae*. O uso rotineiro dessa vacina na população pediátrica resultou em uma diminuição de mais de 95% na incidência de meningite por *H. influenzae* nos Estados Unidos.

Os agentes bacterianos causadores de meningite variam de acordo com a idade do hospedeiro (Tabela 4-5). Bactérias adicionais devem ser consideradas para pacientes pós-neurocirurgia (*S. aureus*, bacilos gram-negativos, *P. aeruginosa*), pacientes com derivações ventriculares (*S. epidermidis*, *S. aureus*, bacilos gram-negativos), pacientes grávidas (*Listeria*) ou pacientes neutropênicos (bacilos gram-negativos, inclusive *P. aeruginosa*). Meningites subagudas ou crônicas podem ser causadas por *M. tuberculosis*, fungos (p. ex., *Coccidioides immitis*, *Cryptococcus neoformans*) e espiroquetas como *Treponema pallidum* (a bactéria causadora da sífilis) ou *Borrelia burgdorferi* (a bactéria que causa a doença de Lyme). O diagnóstico de meningite causada por esses microrganismos pode ser retardado porque muitos desses patógenos são difíceis de cultivar e requerem técnicas diagnósticas especiais sorológicas ou moleculares.

CAPÍTULO 4 Doenças Infecciosas

TABELA 4-5 **Proporção de casos de meningite bacteriana nos Estados Unidos por idade do hospedeiro, 2003-2007**

Patógeno	Idade			
	< 2 meses	2 meses a 17 anos	18 a 50 anos	> 50 anos
Estreptococos do grupo B	> 85%	~5%	< 5%	< 5%
H. influenzae	< 5%		< 5%	< 5%
Listeria monocytogenes	< 5%	< 5%	< 5%	~10%
N. meningitidis		~40%	~20%	~5%
S. pneumoniae	< 5%	~50%	~65%	~75%

Patogênese

A patogênese da meningite bacteriana envolve uma sequência de eventos em que microrganismos virulentos suplantam os mecanismos de defesa do hospedeiro (Tabela 4-6).

A maioria dos casos de meningite bacteriana começa com a colonização bacteriana da nasofaringe (Figura 4-7, painel A). Uma exceção é a *Listeria*, que entra na corrente sanguínea por meio da ingestão de alimento contaminado. Bactérias patogênicas como *S. pneumoniae* e *N. meningitidis* secretam uma protease IgA que inativa anticorpos do hospedeiro e facilita aderência à mucosa. Muitos dos patógenos causais também possuem características de superfície que aumentam a colonização de mucosas. *N. meningitidis* prende-se a células epiteliais não ciliadas por projeções semelhantes a dedos conhecidas como **pili**.

Uma vez que a barreira mucosa seja violada, as bactérias ganham acesso à corrente sanguínea, onde precisam superar os mecanismos de defesa do hospedeiro para sobreviver e invadir o SNC (Figura 4-7, painel B). A cápsula bacteriana, uma característica comum a *N. meningitidis*, *H. influenzae* e *S. pneumoniae*, é o fator de virulência mais importante nesse aspecto. As defesas do hospedeiro contra-atacam os efeitos da cápsula pneumocócica de polissacarídeo pela ativação da via alternativa do complemento, resultando em ativação de C3b, opsonização, fagocitose e depuração intravascular do microrganismo. Esse mecanismo de defesa é deficiente em pacientes que sofreram esplenectomia, e tais pacientes estão predispostos ao desenvolvimento de bacteriemia avassaladora e meningite por bactérias encapsuladas. A ativação do complexo de ataque à membrana do sistema do complemento é um mecanismo de defesa do hospedeiro essencial contra doença invasiva por *N. meningitidis*, e pacientes com deficiências dos componentes tardios do complemento (C5 a C9) têm um risco aumentado para meningite meningocócica.

Os mecanismos pelos quais patógenos bacterianos ganham acesso ao SNC são largamente desconhecidos. Estudos experimentais sugerem que receptores para patógenos bacterianos estão presentes em células do plexo corioide, o que pode facilitar o movimento desses patógenos para dentro do espaço subaracnóideo (Figura 4-7, painel C). A invasão do líquido cerebrospinal por um patógeno meníngeo resulta em permeabilidade aumentada da barreira hematencefálica, onde mecanismos locais de defesa do hospedeiro são inadequados para controlar a infecção. Normalmente, os componentes do complemento são mínimos ou ausentes no líquido cerebrospinal. A inflamação meníngea leva a concentrações aumentadas, mas ainda baixas, do complemento, inadequadas para opsonização, fagocitose e remoção de patógenos meníngeos encapsulados. As concentrações de imunoglobulinas também são baixas no líquido cerebrospinal, com uma razão média de IgG do sangue para o líquido cerebrospinal de 800:1.

A capacidade de patógenos meníngeos de induzir uma resposta inflamatória acentuada no espaço subaracnóideo contribui para muitas das consequências fisiopatológicas da meningite bacteriana. Embora a cápsula bacteriana seja largamente responsável pela sobrevida intravascular e no líquido cerebrospinal, os componentes da superfície subcapsular (i.e., a parede celular e o lipopolissacarídeo) das bactérias são determinantes mais importantes da inflamação meníngea. Pensa-se que os principais mediadores do processo inflamatório sejam IL-1, IL-6, metaloproteinases de matriz e fator de necrose tumoral (TNF). Dentro de 1 a 3 horas após a inoculação em cisterna de lipopolissacarídeo purificado em um mo-

TABELA 4-6 **Sequência patogênica do neurotropismo bacteriano**

Fase neurotrópica	Defesa do hospedeiro	Estratégia do patógeno
1. Colonização ou invasão de mucosa	Muco respiratório	Degradação enzimática
	IgA secretora	Secreção de IgA protease
	Atividade ciliar	Enzimas cilioestáticas
	Epitélio da mucosa	Moléculas de ligação e pelos adesivos
2. Sobrevida intravascular	Complemento	Produção de cápsula de polissacarídeo e degradação enzimática
3. Travessia da barreira hematencefálica	Endotélio cerebral	Ligação a receptores endoteliais e pelos adesivos
4. Sobrevida dentro do LCS	Complemento e anticorpos (níveis baixos em pacientes não infectados)	Replicação bacteriana rápida antes da produção de complemento e recrutamento de neutrófilos

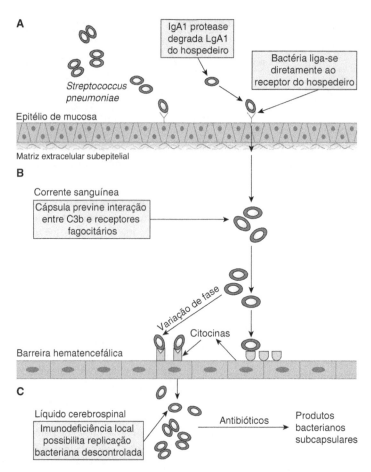

FIGURA 4-7 Passos patogênicos levando à meningite pneumocócica. O pneumococo adere e coloniza a nasofaringe. IgA1 protease protege o pneumococo do anticorpo do hospedeiro (**A**). Uma vez na corrente sanguínea, a cápsula bacteriana ajuda o pneumococo a evadir-se da opsonização (**B**). O pneumococo acessa o líquido cerebrospinal por meio de receptores na superfície endotelial da barreira hematencefálica (**C**). (Redesenhada, com permissão, de Koedel U et al. Pathogenesis and pathophysiology of pneumococcal meningitis. Lancet Infect Dis. 2002;2:731.)

delo animal, há uma liberação brusca de TNF e IL-1 no líquido cerebrospinal, precedendo o desenvolvimento de inflamação. Na verdade, a inoculação direta de TNF e IL-1 no líquido cerebrospinal produz uma cascata inflamatória idêntica àquela observada na infecção bacteriana experimental. Em contrapartida, a injeção experimental de proteínas e polissacarídeo purificados da cápsula pneumocócica diretamente no líquido cerebrospinal não resulta em inflamação significativa em animais.

A liberação de citocinas e enzimas proteolíticas leva à perda de integridade da membrana, com resultante tumefação celular. O desenvolvimento de edema encefálico contribui para um aumento da pressão intracraniana, resultando potencialmente em herniação encefálica ameaçadora para a vida (**Figura 4-8**). **Edema encefálico vasogênico** é causado principalmente pelo aumento da permeabilidade da barreira hematencefálica. **Edema encefálico citotóxico** resulta de tumefação dos elementos celulares do encéfalo devido a fatores tóxicos provenientes de bactérias ou de neutrófilos. **Edema encefálico intersticial** reflete obstrução do fluxo do líquido cerebrospinal, como na hidrocefalia. A morte de células neuronais, ou **apoptose**, é causada tanto pela resposta inflamatória imune quanto por toxicidade direta de componentes bacterianos, e, clinicamente, pode estar associada com deficiência cognitiva como uma sequela de longo prazo da meningite. Complicações cerebrovasculares, inclusive infarto ou hemorragia, são comuns e podem ser devidas à coagulação intravascular localizada.

A compreensão da fisiopatologia da meningite bacteriana tem implicações terapêuticas. Embora a terapia antibiótica bactericida seja essencial para o tratamento adequado, a rápida destruição bacteriana libera fragmentos bacterianos inflamatórios, potencialmente exacerbando inflamação e anormalidades da microvasculatura encefálica. Em modelos animais, tem sido mostrado que a terapia antibiótica causa lise bacteriana rápida e liberação de endotoxinas bacterianas, resultando em aumento da inflamação do líquido cerebrospinal e edema encefálico.

A importância da resposta imune no desencadeamento de edema encefálico tem levado pesquisadores a estudar o

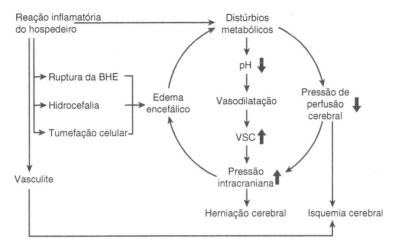

FIGURA 4-8 Alterações fisiopatológicas levando à lesão neuronal durante a meningite bacteriana. BHE, barreira hematencefálica; VSC, volume sanguíneo cerebral. (Redesenhada, com permissão, de Koedel U et al. Pathogenesis and pathophysiology of pneumococcal meningitis. Lancet Infect Dis. 2002;2:731.)

papel de medicamentos anti-inflamatórios adjuvantes para meningite bacteriana. Tem sido mostrado que o uso de corticosteroides pode diminuir o risco de perda auditiva neurossensorial entre crianças com meningite por *H. influenzae* e a mortalidade entre adultos com meningite pneumocócica. O benefício dos corticosteroides para outros tipos de meningite não está comprovado.

Manifestações clínicas

Em pacientes que desenvolvem meningite bacteriana adquirida na comunidade, uma infecção prévia do trato respiratório superior é comum. Pacientes com uma história de traumatismo craniano ou neurocirurgia, especialmente aqueles com um vazamento persistente de líquido cerebrospinal, estão em risco particularmente alto de meningite. Manifestações de meningite em lactentes podem ser difíceis de reconhecer e interpretar; portanto, o médico deve estar alerta para a possibilidade de meningite na avaliação de qualquer neonato febril.

A maioria dos pacientes com meningite tem um início rápido de febre, cefaleia, letargia e confusão. Menos da metade se queixa de rigidez de nuca, mas esta é observada frequentemente ao exame físico. Outros indícios vistos em uma proporção variável de casos incluem náusea ou vômitos, fotofobia, **sinal de Kernig** (resistência à extensão passiva da perna fletida com o paciente em decúbito dorsal) e **sinal de Brudzinski** (flexão involuntária do quadril e joelho quando o examinador faz flexão passiva do pescoço do paciente). Mais da metade dos pacientes com meningococemia desenvolve um exantema petequial ou purpúrico característico, predominantemente nas extremidades.

Embora uma alteração no estado mental (letargia, confusão) seja comum na meningite bacteriana, cerca de um terço dos pacientes se apresenta com estado mental normal. Dez a 30% dos pacientes têm disfunção de pares cranianos, sinais neurológicos focais ou convulsões. Coma, papiledema e a tríade de Cushing (bradicardia, depressão respiratória e hipertensão) são sinais premonitórios de **herniação** iminente (deslocamento do encéfalo por meio do forame magno com compressão do tronco encefálico), anunciando a morte dentro de pouco tempo.

Apesar dos avanços no tratamento, a taxa de mortalidade da meningite permanece em aproximadamente 15%, e sequela neurológica é comum entre os sobreviventes. A morbidade e mortalidade podem ser diminuídas pelo início rápido de antibióticos apropriados. Qualquer paciente com suspeita de meningite necessita de avaliação médica imediata e punção lombar de emergência para coloração de Gram e cultura do líquido cerebrospinal, seguida imediatamente pela administração de antibióticos (e corticosteroides, se houver suspeita de meningite pneumocócica).

PONTO DE CHECAGEM

11. Qual é a apresentação típica da meningite bacteriana?
12. Quais são os principais agentes etiológicos de meningite, e como eles variam com a idade ou outras características do hospedeiro?
13. Qual é a sequência de eventos no desenvolvimento de meningite, e quais aspectos de microrganismos em particular predispõem à meningite?
14. Quais são as diversas causas de edema encefálico em pacientes com meningite?
15. Por que a lise bacteriana rápida é teoricamente perigosa na meningite?
16. Quais são as manifestações clínicas associadas da meningite bacteriana não tratada?

76 Fisiopatologia da Doença

TABELA 4-7 **Agentes etiológicos comuns de pneumonia adquirida na comunidade como determinado pela gravidade da doença**

Agente etiológico	Ambulatoriais	Hospitalizados	
		Infecção leve a moderada (não em UTI)	Infecção grave (precisando de UTI)
S. pneumoniae	X	X	X
M. pneumoniae	X	X	
C. pneumoniae	X	X	
H. influenzae	X	X	X
Vírus respiratórios[1]	X	X	
Espécies de Legionella		X	X
Bacilos gram-negativos			X
Anaeróbios (aspiração)		X	
S. aureus			X

Dados de Mandell LA et al. Infectious Diseases Society of America/American Thoracic Society Consensus Guidelines on the Management of Community-Acquired Pneumonia in Adults. Clin Infect Dis. 2007;44:227-72.

[1]Influenzavírus A e B, adenovírus, vírus sincicial respiratório e parainfluenza.

PNEUMONIA

Apresentação clínica

O trato respiratório é o local mais comum de infecção por microrganismos patogênicos. A pneumonia é responsável por >1 milhão de hospitalizações a cada ano nos Estados Unidos e > 50 mil óbitos. A pneumonia, juntamente com a *influenza*, é a causa principal de morte por doença infecciosa nos Estados Unidos.

O diagnóstico e tratamento da pneumonia requerem conhecimento de fatores de risco do hospedeiro, agentes infecciosos potenciais e exposições ambientais. A pneumonia é uma infecção do tecido pulmonar causada por uma quantidade de bactérias, vírus, parasitas e fungos diferentes, resultando em inflamação do parênquima do pulmão e acúmulo de exsudato inflamatório nas vias aéreas. Geralmente, a infecção inicia-se nos alvéolos, com disseminação secundária para o interstício, resultando em consolidação e dificuldade na troca de gases. A infecção também pode se estender para o espaço pleural, causando **pleurite** (inflamação da pleura, caracterizada por dor à inspiração). A resposta inflamatória exsudativa da pleura à pneumonia é denominada **derrame parapneumônico**; quando infecção bacteriana está presente na pleura, ocorre o **empiema**.

Etiologia

Apesar de avanços tecnológicos no diagnóstico, nenhum agente causal é identificado em aproximadamente 50% dos casos de pneumonia adquirida na comunidade. Mesmo nos casos em que é feito um diagnóstico microbiológico, geralmente há um atraso de vários dias antes que o patógeno possa ser identificado e que a suscetibilidade a antibióticos seja determinada. Os sintomas são inespecíficos e não diferenciam, de modo confiável, as várias causas de pneumonia. Portanto, o conhecimento dos organismos etiológicos mais comuns é crucial na determinação de regimes antibióticos empíricos racionais. As causas bacterianas de pneumonia comunitária variam com doença associada e gravidade da infecção pulmonar (Tabela 4-7).

S. pneumoniae é o microrganismo mais comum isolado na pneumonia adquirida na comunidade, tanto em indivíduos imunocompetentes quanto em imunocomprometidos. Vários organismos adicionais precisam de consideração especial em hospedeiros específicos ou devido à importância em saúde pública (Tabela 4-8). A compreensão e identificação de fatores de risco do paciente (p. ex., tabagismo, infecção por HIV) e dos mecanismos de defesa do hospedeiro (reflexo da tosse, imunidade celular) concentram a atenção nos agentes etiológicos mais prováveis, guiam a terapia empírica e sugerem intervenções possíveis para diminuir risco adicional. Por exemplo, pacientes que sofreram acidentes vasculares encefálicos e têm deficiência da capacidade de proteger suas vias aéreas estão em risco de aspirar secreções da orofaringe. Precauções como evitar líquidos pouco espessos nesses pacientes podem diminuir o risco de infecções pulmonares futuras. De modo semelhante, um paciente infectado por HIV com contagem baixa de linfócitos CD4 está em risco de pneumonia por *Pneumocystis* e deve receber antibióticos profiláticos.

Patogênese

A pneumonia, de forma desproporcional, é uma doença do hospedeiro idoso e com deficiência; ela ocorre com pouca frequência em indivíduos imunocompetentes. Isso pode ser atribuído à eficácia das defesas do hospedeiro, inclusive barreiras anatômicas e mecanismos de limpeza da nasofaringe, vias aéreas superiores e fatores locais humorais e celulares nos alvéolos. Os pulmões normais são estéreis abaixo das primeiras divisões brônquicas principais.

Patógenos pulmonares alcançam os pulmões por uma de quatro vias: (1) inalação direta de gotículas respiratórias infecciosas para dentro das vias aéreas inferiores, (2) aspiração de conteúdo da orofaringe, (3) disseminação direta ao longo

CAPÍTULO 4 Doenças Infecciosas **77**

TABELA 4-8 Fatores de risco comuns e causas de pneumonia em hospedeiros adultos específicos

	Agentes etiológicos		
Fator de risco	**Sintomas agudos**	**Sintomas subagudos crônicos**	**Mecanismos patogênicos**
Infecção por HIV	*S. pneumoniae*	Fungos (p. ex., *Aspergillus, Histoplasma, Cryptococcus*)	Disfunção da imunidade celular
	H. influenzae	*M. tuberculosis,* micobactérias atípicas	Resposta humoral deficiente
	P. jirovecii		
Transplante de órgão sólido ou medula óssea	Citomegalovírus	*Nocardia*	Disfunção da imunidade celular
		Fungos	Neutropenia (transplante de medula óssea)
	Espécies de *Legionella*	*M. tuberculosis*	
	P. jirovecii		
	P. aeruginosa		
Doença pulmonar obstrutiva crônica ou tabagismo	*S. pneumoniae*		Depuração mucociliar diminuída
	H. influenzae		
	Moraxella catarrhalis		
	P. aeruginosa		
Doença estrutural do pulmão (bronquiectasia)	*P. aeruginosa*		
	Burkholderia cepacia		
	S. aureus		
Alcoolismo	*K. pneumoniae*	Infecção anaeróbia mista (abscesso pulmonar)	Aspiração de conteúdo da orofaringe
	Anaeróbios orais		
Abuso de drogas injetáveis	*S. aureus*		Disseminação hematogênica
Exposição ambiental ou a animais	Espécies de *Legionella* (água infectada)	*C. immitis* (sudoeste dos Estados Unidos)	Inalação
	C. psittaci (pássaros)	*H. capsulatum* (leste do Mississipi)	
	C. burnetii (animais)	*C. neoformans* (aves)	
	Hantavírus (roedores)		
Exposição institucional (hospital, asilo de idosos, etc.)	Bacilos gram-negativos		Microaspirações
	P. aeruginosa		Desvio dos mecanismos de defesa do trato respiratório superior (entubação)
	S. aureus		
	Espécies de *Acinetobacter*		Disseminação hematogênica (cateteres intravenosos)
Pós-*influenza*	*S. aureus*		Rompimento do epitélio respiratório
	S. pyogenes		Disfunção ciliar
			Inibição de PMNs

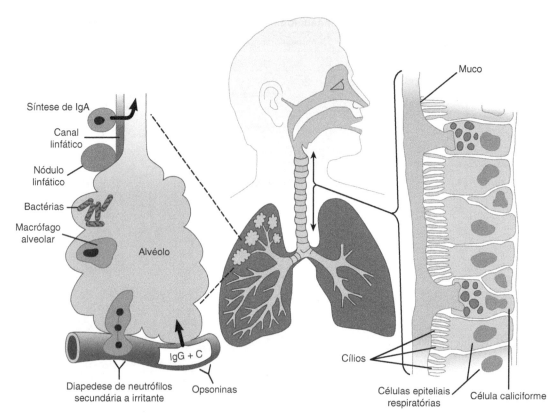

FIGURA 4-9 Mecanismos de defesa pulmonar. Mudanças abruptas na direção do fluxo de ar nas passagens nasais podem aprisionar patógenos potenciais. A epiglote e o reflexo da tosse impedem a introdução de matéria particulada nas vias aéreas inferiores. O epitélio respiratório ciliado impele a camada de muco sobrejacente (direita) em direção à boca. Nos alvéolos, a imunidade celular, os fatores humorais e a resposta inflamatória defendem contra infecções do trato respiratório inferior. (C, complemento.) (Redesenhada, com permissão, de Storch GA. Respiratory system. In: Schaechter M et al., eds. *Mechanisms of Microbial Disease*, 4th ed. Lippincott Williams & Wilkins, 2007.)

da superfície da membrana mucosa do sistema respiratório superior para o inferior e (4) disseminação hematogênica. Os mecanismos de defesa pulmonar antimicrobianos são mostrados na Figura 4-9. O ar que penetra com partículas em suspensão está sujeito à turbulência nas passagens nasais e então a mudanças abruptas de direção quando a corrente aérea é desviada por meio da faringe e ao longo dos ramos da árvore traqueobrônquica. Partículas maiores que 10 mm são aprisionadas no nariz ou na faringe; aquelas com diâmetros de 2 a 9 mm são depositadas no lençol mucociliar; somente partículas menores alcançam os alvéolos. *M. tuberculosis* e *Legionella pneumophila* são exemplos de bactérias que são depositadas diretamente nas vias aéreas inferiores por meio da inalação de pequenas partículas veiculadas pelo ar. Bactérias aprisionadas nas vias aéreas superiores podem colonizar a orofaringe e, subsequentemente, ser transportadas para dentro dos pulmões por "microaspiração" ou por aspiração franca através de uma epiglote aberta (p. ex., em pacientes que perdem a consciência após ingestão excessiva de álcool).

O epitélio respiratório tem propriedades especiais para combater a infecção. As células epiteliais são cobertas por cílios em movimento revestidos por uma camada de muco. Cada célula tem cerca de 200 cílios que batem até 500 vezes por minuto, movendo a camada de muco para cima em direção à laringe. O próprio muco contém componentes antimicrobianos como lisozima e anticorpos de IgA secretora. Fumantes crônicos de cigarros têm depuração ciliar diminuída secundária a dano aos cílios e, por isso, compensam por meio do reflexo da tosse para eliminar material aspirado, excesso de secreções e corpos estranhos.

Bactérias que atingem os bronquíolos terminais, ductos alveolares e alvéolos são desativadas principalmente por macrófagos alveolares e neutrófilos. A opsonização do microrganismo por complemento e anticorpos aumenta a fagocitose por essas células.

Deficiência em qualquer nível das defesas do hospedeiro aumenta o risco de desenvolver pneumonia. Crianças com fibrose cística têm atividade ciliar deficiente e são predispostas a desenvolver infecções sinopulmonares recorrentes, particularmente com *S. aureus* e *P. aeruginosa*. Pacientes com neutropenia, adquirida ou congênita, também são suscetíveis a infecções pulmonares com bactérias gram-negativas e fungos. A estimulação antigênica de células T leva à produção de linfocinas que ativam macrófagos com atividade bactericida ampliada. Pacientes infectados com HIV têm contagens de linfócitos T CD4 reduzidas e são predispostos a uma variedade de infecções bacterianas (inclusive micobacterianas) e fúngicas.

Manifestações clínicas

A maioria dos pacientes com pneumonia tem febre, tosse, taquipneia, taquicardia e um infiltrado na radiografia de tórax. Manifestações extrapulmonares que podem fornecer pistas sobre os agentes etiológicos incluem faringite (*Chlamydia pneumoniae*), eritema nodoso (infecções fúngicas e micobacterianas) e diarreia (*Legionella*).

As seguintes reflexões ajudam a guiar a terapia empírica para um paciente que se apresenta com sintomas compatíveis com pneumonia. (1) Esta é uma pneumonia adquirida na comunidade ou em cenário de assistência à saúde (p. ex., hospital, asilo de idosos)? (2) Este paciente é imunocomprometido (infectado com HIV, receptor de transplante)? (3) Este paciente é usuário de drogas injetáveis? (4) Este paciente teve alteração de consciência recente (sugestiva de aspiração)? (5) Os sintomas são agudos (dias) ou crônicos (semanas a meses)? (6) Este paciente residiu ou viajou para áreas geográficas associadas com infecções endêmicas específicas (histoplasmose, coccidioidomicose)? (7) Este paciente teve exposições zoonóticas recentes associadas com infecções pulmonares (psitacose, febre Q)? (8) Este paciente poderia ter uma infecção contagiosa de importância em saúde pública (tuberculose)? (9) A infecção pulmonar deste paciente poderia estar associada a uma fonte comum de exposição (*Legionella* ou surto de *influenza*)? (10) A doença requer hospitalização ou de admissão a cuidados intensivos (p. ex., pneumonia causada por *Legionella*, *S. pneumoniae*, *S. aureus*)?

PONTO DE CHECAGEM

17. Quais são os patógenos importantes para pacientes com pneumonia adquirida na comunidade com base na gravidade da doença e local de assistência?

18. Quais aspectos do hospedeiro influenciam a probabilidade de causas particulares de pneumonia?

19. Quais são os quatro mecanismos pelos quais patógenos alcançam os pulmões?

20. Quais são as defesas do epitélio respiratório contra infecção?

DIARREIA INFECCIOSA

Apresentação clínica

A cada ano, em todo o mundo, mais de 5 milhões de pessoas – a maioria delas, crianças com menos de 1 ano de vida – morrem de diarreia infecciosa aguda (ver também Capítulo 13). Embora a morte seja um desfecho raro da diarreia infecciosa nos Estados Unidos, a morbidade é substancial. Estima-se que haja mais de 200 milhões de episódios anualmente, resultando em 1,8 milhão de hospitalizações a um custo de 6 bilhões de dólares por ano. A morbidade e mortalidade atribuíveis à diarreia são largamente devidas à perda de volume intravascular e de eletrólitos, com insuficiência cardiovascular resultante. Por exemplo, adultos com cólera podem excretar mais de 1 litro de líquidos por hora. Ao comparar esta quantidade com o volume normal de líquido perdido diariamente nas fezes (150 mL), fica claro porque perdas hídricas massivas associadas com diarreia infecciosa podem levar à desidratação, ao colapso cardiovascular e à morte.

As infecções do trato gastrintestinal (GI) podem se apresentar com sintomas principalmente do trato superior (náusea, vômitos, dor epigástrica em cólica), sintomas do intestino delgado (diarreia aquosa profusa) ou do intestino grosso (tenesmo, urgência fecal, diarreia sanguinolenta). As fontes de infecção incluem transmissão de pessoa a pessoa (disseminação fecal-oral de *Shigella*), transmissão veiculada pela água (*Cryptosporidium*), transmissão veiculada por alimentos (intoxicação alimentar por *Salmonella* ou *S. aureus*) e crescimento exagerado após administração de antibiótico (infecção por *Clostridium difficile*).

Etiologia

Uma ampla variedade de vírus, bactérias, fungos e protozoários pode infectar o trato GI. Contudo, na maioria dos casos, os sintomas são autolimitados e não é realizada avaliação diagnóstica. Os pacientes que se apresentam à atenção médica tendem a estar no subgrupo com sintomas mais graves (p. ex., febre alta ou hipotensão), imunocomprometimento (p. ex., HIV ou neutropenia) ou com duração prolongada (p. ex., diarreia crônica, durando 14 dias). Uma exceção é representada por grandes surtos de doença veiculada por alimento, na qual a investigação epidemiológica pode detectar pacientes com variantes mais leves da doença.

Patogênese

Uma abordagem abrangente às infecções do trato GI começa com o modelo clássico de interação hospedeiro-agente-ambiente. Vários fatores do hospedeiro influenciam as infecções do trato GI. Pacientes em idade avançada e com comorbidades (p. ex., infecção por HIV) estão em risco mais alto para infecção sintomática. Medicamentos que alteram o microambiente GI ou destroem a flora bacteriana normal (p. ex., antiácidos ou antibióticos) também predispõem pacientes à infecção. Os agentes microbianos responsáveis por doença GI podem ser categorizados de acordo com o tipo de organismo (bacteriano, viral, protozoário), propensão de se prender a diferentes locais anatômicos (estômago, intestino delgado, colo) e patogênese (enterotoxigênico, citotoxigênico, enteroinvasivo). Os fatores ambientais podem ser divididos em três categorias amplas com base no modo de transmissão: (1) veiculada pela água, (2) veiculada por alimento e (3) de pessoa a pessoa. A Tabela 4-9 resume essas relações e fornece um conceito para avaliação da patogênese das infecções do trato GI.

As infecções do trato GI podem envolver o estômago, causando náusea e vômitos, ou afetar os intestinos delgado e grosso, com diarreia como sintoma predominante. O termo "gastrenterite" denota classicamente infecção do estômago e intestino delgado proximal. Os organismos causadores incluem *Bacillus cereus*, *S. aureus* e vários vírus (rotavírus, norovírus). *B. cereus* e *S. aureus* produzem uma **neurotoxina** pré-formada que, mesmo na ausência de bactérias viáveis, é capaz

80 Fisiopatologia da Doença

TABELA 4-9 Abordagem às infecções do trato GI

Paradigma	Categorias	Epidemiologia	Exemplos
Ambiente	Veiculada por água	Contaminação fecal do suprimento de água	*Vibrio cholerae*
	Veiculada por alimento	Alimento contaminado (bactérias ou toxina)	*S. aureus*
			Salmonella
			Shigella
	Pessoa a pessoa (disseminação fecal-oral)	Creches	Rotavírus
Agente	Bacteriano		*Campylobacter*
	Viral		Norovírus
	Parasitário		*Entamoeba histolytica*
Hospedeiro	Idade	Lactentes, idosos	*E. coli* êntero-hemorrágica
	Comorbidade	HIV	*Cryptosporidium*
	Acidez gástrica	Uso de antiácidos	*Salmonella*
	Flora GI	Uso de antibióticos	*Clostridium difficile*
Local	Estômago	Gastrenterite	*B. cereus*
	Intestino delgado	Diarreia secretora	*V. cholerae*
	Intestino grosso	Diarreia inflamatória	*Shigella*

de causar doença. Embora o mecanismo exato seja mal compreendido, pensa-se que as neurotoxinas atuam localmente, por meio de estimulação do sistema nervoso simpático com aumento resultante da atividade peristáltica, e centralmente, por meio dos centros eméticos no encéfalo.

O espectro das infecções diarreicas é tipificado pelas manifestações clínicas e mecanismos diversos por meio dos quais *E. coli* pode causar diarreia. A colonização do trato GI humano por *E. coli* é universal, ocorrendo, geralmente, horas após o nascimento. Entretanto, quando o organismo do hospedeiro é exposto a cepas patogênicas de *E. coli* que não estão presentes normalmente na flora do intestino, pode ocorrer doença GI localizada, ou mesmo sistêmica. Há cinco classes principais de *E. coli* causadoras de diarreia (e vários subgrupos mais recentes propostos): enterotoxigênica (ETEC), enteropatogênica (EPEC), êntero-hemorrágica (EHEC), enteroagregadora (EAEC) e enteroinvasiva (EIEC) (Tabela 4-10).

Aspectos comuns a todas as *E. coli* patogênicas são evasão de defesas do hospedeiro, colonização da mucosa intestinal e multiplicação com lesão de células do hospedeiro. Esse microrganismo, como todos os patógenos GI, precisa sobreviver ao trânsito do ambiente gástrico ácido e ser capaz de persistir no trato GI, apesar da força mecânica do peristaltismo e da competição por nutrientes escassos com a flora bacteriana existente. A aderência pode ser inespecífica (em qualquer parte do trato intestinal) ou, mais comumente, específica, acontecendo em áreas anatômicas bem-definidas.

Uma vez que ocorram colonização e multiplicação, o cenário está pronto para lesão do hospedeiro. A diarreia infecciosa é diferenciada clinicamente em tipos secretor, inflamatório e hemorrágico, com mecanismos fisiopatológicos diferentes sendo responsáveis por essas apresentações diversificadas. A diarreia **secretora** (aquosa) é causada por numerosas bactérias (p. ex., *Vibrio cholerae*, ETEC,

TABELA 4-10 *Escherichia coli* na doença diarreica

Classe	Populações suscetíveis		Síndrome clínica	Local	Toxinas
	Países desenvolvidos	Países em desenvolvimento			
ETEC	Viajantes em retorno	Idade < 5 anos	Diarreia aquosa	Intestino delgado	Toxina termolábil e termoestável
EIEC	Rara	Todas as idades	Disenteria (diarreia sanguinolenta, muco, febre)	Intestino grosso > intestino delgado	Enterotoxina *Shiga-like*
EHEC	Crianças, idosos	Rara	Colite hemorrágica, síndrome hemolítico-urêmica	Intestino grosso	Toxinas Shiga (Stx1 e Stx2)
EPEC	Rara	Idade < 2 anos	Diarreia aquosa	Intestino delgado	Desconhecidas
EAEC	Rara	Crianças	Diarreia aquosa persistente	Intestino delgado	Enterotoxina termoestável enteroagregadora

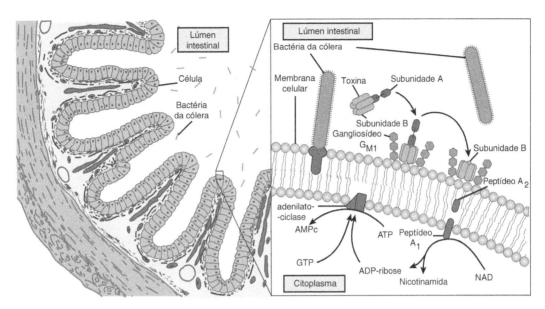

FIGURA 4-10 Patogênese de *Vibrio cholerae* e *E. coli* enterotoxigênica (ETEC) na doença diarreica. *V. cholerae* e ETEC compartilham mecanismos patogênicos similares ao causar doença diarreica. As bactérias entram no lúmen do intestino delgado por meio da ingestão de alimento contaminado (**à esquerda**). Elas elaboram uma enterotoxina composta por uma subunidade A e cinco subunidades B. As subunidades B prendem-se à membrana da célula intestinal e facilitam a entrada de parte da subunidade A (**à direita**). Subsequentemente, isso resulta em uma ativação prolongada de adenilato-ciclase e na formação de monofosfato cíclico de adenosina (AMPc), que estimula a secreção de água e eletrólitos pelas células endoteliais intestinais. (Redesenhada, com permissão, de Vaughan M. Cholera and cell regulation. Hosp Pract. 1982;17(6):145-52.)

EAEC), vírus (rotavírus, norovírus) e protozoários (*Giardia, Cryptosporidium*). Esses organismos se prendem superficialmente a enterócitos no lúmen do intestino delgado. O exame de fezes é significativo pela ausência de leucócitos fecais, embora, em casos raros, haja sangue oculto nas fezes. Alguns desses patógenos elaboram **enterotoxinas**, proteínas que aumentam o monofosfato cíclico de adenosina (AMPc), levando à secreção de fluidos. O exemplo clássico é a cólera. A bactéria *V. cholerae* produz a toxina da cólera, que causa ativação prolongada de adenilato-ciclase epitelial no intestino delgado, levando à secreção de quantidades volumosas de líquido e eletrólitos para dentro do lúmen intestinal (Figura 4-10). Clinicamente, o paciente se apresenta com diarreia copiosa ("fezes em água de arroz"), progredindo para desidratação e colapso vascular sem a reposição de volume vigorosa. ETEC, uma causa comum de doença diarreica aguda em crianças de baixa idade e a causa mais comum de diarreia em viajantes retornando aos Estados Unidos de países em desenvolvimento, produz duas enterotoxinas. A toxina termolábil (LT) ativa adenilato-ciclase de maneira análoga à toxina da cólera, ao passo que a toxina termoestável (ST) inicia a atividade de guanilil-ciclase.

A **diarreia inflamatória** é um resultado de invasão bacteriana da mucosa do lúmen, com consequente morte celular. Os pacientes com essa síndrome geralmente estão febris, com queixas de dor abdominal em cólica, bem como diarreia, que pode conter muco visível. O termo **disenteria** é usado quando há números significativos de leucócitos fecais e sangue macroscópico. Os patógenos associados com diarreia inflamatória incluem EIEC, *Shigella, Salmonella, Campylobacter* e *Entamoeba histolytica*. *Shigella*, a causa prototípica da disenteria bacilar, invade o enterócito pela formação de um vacúolo endoplasmático, que sofre lise intracelular. As bactérias então proliferam no citoplasma e invadem células epiteliais adjacentes. A produção de uma **citotoxina**, a toxina Shiga, leva à destruição e à morte celular local. A EIEC assemelha-se à *Shigella* tanto clinicamente quanto no que diz respeito ao mecanismo de invasão da parede do enterócito por meio de uma toxina semelhante, denominada enterotoxina *Shigella-like*.

A **diarreia hemorrágica**, uma variante da diarreia inflamatória, é causada principalmente por EHEC. A infecção com *E. coli* O157:H7 tem sido associada com muitas mortes pela síndrome hemolítico-urêmica, com vários surtos bem-divulgados relacionados a alimentos contaminados. EHEC causa um amplo espectro de doença clínica, com manifestações incluindo (1) infecção assintomática, (2) diarreia aquosa (não sanguinolenta), (3) colite hemorrágica (diarreia sanguinolenta, não inflamatória) e (4) síndrome hemolítico-urêmica (uma doença aguda, essencialmente de crianças, caracterizada por anemia e insuficiência renal). A EHEC não invade enterócitos; entretanto, ela produz duas toxinas *Shiga-like* (Stx1 e Stx2) que são muito semelhantes à toxina Shiga em estrutura e função. Depois da ligação de EHEC ao receptor da superfície da célula, a subunidade A da toxina Shiga catalisa a clivagem destrutiva de RNA ribossomal e detém a síntese de proteínas, levando à morte celular.

Manifestações clínicas

As manifestações clínicas de infecções do trato GI variam, dependendo do local de envolvimento (Tabela 4-9). Por exemplo, na intoxicação alimentar estafilocócica, os sintomas se desenvolvem várias horas após a ingestão de alimento contaminado com *S. aureus* produtor de neurotoxina. Os sintomas da intoxicação alimentar estafilocócica são vômitos profusos, náusea e cólicas abdominais. A diarreia está presente variavelmente com os agentes que causam gastrenterite. Diarreia profusa aquosa (não inflamatória, não sanguinolenta) está associada com bactérias que infectaram o intestino delgado e elaboraram uma enterotoxina (p. ex., *Clostridium perfringens*, *V. cholerae*). Em contrapartida, sintomas semelhantes à colite (dor abdominal inferior, tenesmo, urgência fecal) e uma diarreia inflamatória ou sanguinolenta ocorrem com bactérias que infectam mais comumente o intestino grosso. O período de incubação geralmente é mais longo (> 3 dias) para bactérias que se localizam no intestino grosso, e pode ocorrer invasão da mucosa colônica, causando febre, bacteriemia e sintomas sistêmicos.

PONTO DE CHECAGEM

21. Quantos indivíduos morrem no mundo anualmente de diarreia infecciosa?
22. Quais são os diferentes modos de disseminação da diarreia infecciosa? Dê um exemplo de cada.
23. Quais são os diferentes mecanismos pelos quais os organismos infecciosos causam diarreia?

SEPSE E CHOQUE SÉPTICO

Apresentação clínica

Sepse é uma das principais causas de morte nos Estados Unidos, com mais de 34 mil óbitos ocorrendo anualmente e uma taxa de mortalidade geral próxima de 20%. Os custos médicos da sepse nos Estados Unidos passam de 17 bilhões de dólares por ano. As taxas de sepse continuam a crescer secundariamente a avanços médicos tais como o uso disseminado de cateteres intravasculares de permanência, aumento da implantação de material protético (p. ex., valvas cardíacas e articulações artificiais) e administração de fármacos imunossupressores e agentes quimioterápicos. Essas intervenções contribuem para aumentar o risco de infecção e sepse subsequente.

O estudo de sepse tem sido facilitado pelo estabelecimento de definições de caso padronizadas (Tabela 4-11). A **síndrome de resposta inflamatória sistêmica (SIRS)** é um estado inflamatório inespecífico que pode ser visto com infecção e em condições não infecciosas como pancreatite, embolia pulmonar e infarto do miocárdio. Leucopenia e hipotermia, incluídas na definição de caso de SIRS, pressupõem um prognóstico insatisfatório quando associadas com sepse. **Sepse** é

TABELA 4-11 Definição clínica de sepse

I. Síndrome de resposta inflamatória sistêmica (SIRS)
Duas ou mais das seguintes opções:
(1) Temperatura > 38°C ou < 36°C
(2) Frequência cardíaca > 90/min
(3) Frequência respiratória > 20/min ou PaCO$_2$ < 32 mmHg
(4) Contagem de leucócitos > 12×10^9/L ou < 4×10^9/L, ou >10% de formas imaturas (bastonetes)
II. Sepse
SIRS mais evidência de infecção
III. Sepse grave
Sepse mais disfunção orgânica, hipotensão ou hipoperfusão (inclusive acidose láctica, oligúria, alteração aguda do estado mental)
IV. Choque séptico
Hipotensão (apesar da reposição de fluidos) mais anormalidades de hipoperfusão

---

definida como a presença de SIRS associada com um evento infeccioso precipitante. **Sepse grave** ocorre quando há evidência objetiva de disfunção orgânica (p. ex., insuficiência renal, insuficiência hepática, estado mental alterado), geralmente associada com hipoperfusão tecidual. O estágio final da sepse é o **choque séptico**, definido como hipotensão (pressão sanguínea sistólica < 90 mmHg ou diminuição de 40 mmHg abaixo da pressão sistólica na linha de base) que não responde à reposição de fluidos.

Etiologia

Embora evidência de infecção seja um critério diagnóstico para sepse, somente 28% dos pacientes com sepse têm bacteriemia, e pouco mais de 10% terão **bacteriemia primária**, definida como hemoculturas positivas sem uma fonte óbvia de semeadura bacteriana. Locais comuns de infecção entre pacientes com síndrome de sepse (em ordem decrescente de frequência) incluem o trato respiratório, o trato urogenital, fontes abdominais (vesícula biliar, colo), infecções relacionadas com dispositivos e infecções de feridas ou de tecidos moles.

A bacteriologia da sepse tem evoluído na última década. Bactérias gram-negativas (*Enterobacteriaceae* e *Pseudomonas*) foram suplantadas por microrganismos gram-positivos, que atualmente causam mais de 50% dos casos. Estafilococos são as bactérias mais comuns cultivadas da corrente sanguínea, presumivelmente devido a um aumento na prevalência de dispositivos de acesso venoso de longa permanência e de material protético implantado. Por motivos semelhantes, a incidência de sepse fúngica devida a espécies de *Candida* tem se elevado drasticamente na última década. Sepse associada com *P. aeruginosa*, *Candida* ou organismos mistos (polimicrobiana) é um preditor independente de mortalidade.

Patogênese

As diferentes fases da sepse (de SIRS a choque séptico) representam um todo; os pacientes progridem frequentemente de uma fase para outra dentro de dias, ou mesmo horas, após a admissão. A sepse geralmente começa com uma infecção localizada. As bactérias então podem invadir a corrente sanguínea diretamente (levando à bacteriemia e a hemoculturas positivas) ou podem proliferar localmente e liberar toxinas na corrente sanguínea. Essas toxinas podem surgir a partir de um componente estrutural das bactérias (p. ex., endotoxina) ou podem ser exotoxinas, que são proteínas sintetizadas e liberadas pelas bactérias. **Endotoxina** é definida como uma fração de **lipopolissacarídeo (LPS)** contida na membrana externa de bactérias gram-negativas. A endotoxina é composta por uma cadeia externa de polissacarídeo (a **cadeia lateral O**), que varia entre espécies e não é tóxica, e uma porção lipídica altamente conservada (**lipídeo A**), que é embebida na membrana bacteriana exterior. A injeção da endotoxina purificada ou do lipídeo A é altamente tóxica em modelos animais, causando uma síndrome análoga ao choque séptico na ausência de bactérias viáveis.

A sepse foi considerada inicialmente como um resultado de superestimulação da resposta inflamatória do hospedeiro e liberação descontrolada de mediadores inflamatórios. A falha de numerosas intervenções farmacológicas visando bloquear a endotoxina ou a cascata inflamatória resultante sugere que outros fatores, como imunossupressão do hospedeiro, desempenham um papel essencial. Estímulos específicos, como o microrganismo, inóculo e local de infecção, provocam as **células T CD4** a secretar citocinas com propriedades inflamatórias (células T auxiliares tipo 1) ou anti-inflamatórias (células T auxiliares tipo 2) (Figura 4-11). Entre os pacientes que morrem de sepse, há uma perda significativa de células essenciais para a resposta imune adaptativa (linfócitos B, células T CD4, células dendríticas). Pensa-se que a morte celular programada geneticamente, denominada **apoptose**, desempenha um papel essencial na diminuição dessas linhagens celulares e regula para baixo as células imunes sobreviventes. A consequência clínica da sepse inclui alterações hemodinâmicas (taquicardia, taquipneia), vasodilatação inapropriada e má perfusão tecidual, com disfunção orgânica resultante (Figura 4-11).

A. Alterações hemodinâmicas

Todas as formas de choque resultam em perfusão inadequada dos tecidos e subsequente disfunção celular e morte

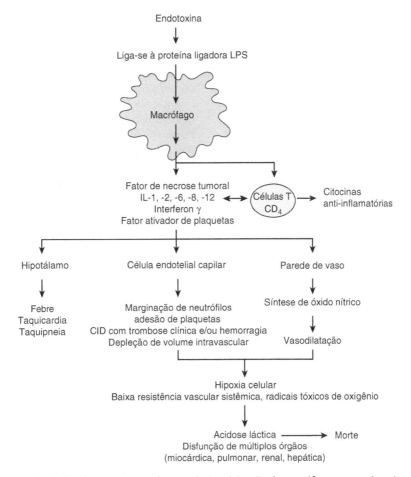

FIGURA 4-11 Sequência patogênica dos eventos no choque séptico. Ativação de macrófagos por endotoxina e outras proteínas leva à liberação de mediadores inflamatórios e modulação imune, resultando em dano tecidual do hospedeiro e, em alguns casos, morte. (Redesenhada, com permissão, de Horn DL et al. What are the microbial components implicated in the pathogenesis of sepsis? Clin Infect Dis. 2000;31:852.)

84 Fisiopatologia da Doença

(ver Capítulo 11). Em formas não infecciosas (como choque cardiogênico e choque hipovolêmico), a **resistência vascular sistêmica** está elevada como um mecanismo compensatório para manter a pressão sanguínea. Nos tecidos com hipoperfusão, há um aumento da extração de oxigênio das hemácias circulantes, levando à oxigenação diminuída da artéria pulmonar. Em contrapartida, no início do choque séptico há hipovolemia por dilatação arterial e venosa inapropriada (baixa resistência vascular sistêmica) e vazamento de plasma para o espaço extravascular. Mesmo com correção da hipovolemia, a resistência vascular sistêmica permanece baixa apesar do aumento compensatório do **débito cardíaco**. A extração ineficiente de oxigênio e a hipoperfusão tecidual resultam em um conteúdo de oxigênio da artéria pulmonar aumentado.

Um estado circulatório hiperdinâmico, descrito como **choque distributivo** para enfatizar a má distribuição do fluxo de sangue para os vários tecidos, é o achado hemodinâmico comum na sepse. A liberação de substâncias vasoativas (inclusive óxido nítrico) resulta em perda dos mecanismos normais de autorregulação vascular, produzindo desequilíbrios no fluxo sanguíneo com desvio regional e hipoperfusão relativa de alguns órgãos. Estudos em animais têm documentado alterações previsíveis no fluxo sanguíneo orgânico, com uma redução acentuada do fluxo de sangue para o estômago, duodeno, intestino delgado e pâncreas; uma redução moderada do fluxo sanguíneo para o miocárdio e os músculos esqueléticos; e uma preservação relativa da perfusão dos rins e SNC.

Depressão do miocárdio é um achado comum no começo do choque séptico. Inicialmente, os pacientes têm baixas pressões de enchimento cardíaco e débito cardíaco baixo secundariamente à depleção de volume e vasodilatação. Após a reposição de líquidos, o débito cardíaco é normal ou aumentado, mas a função ventricular é anormal. De 24 a 48 horas depois do início da sepse, as frações de ejeção ventricular esquerda e direita estão reduzidas, e os volumes finais diastólico e sistólico estão aumentados. Essa depressão miocárdica tem sido atribuída a efeitos tóxicos diretos do óxido nítrico, TNF e IL-1. A fração de ejeção reduzida e consequente depressão do miocárdio são reversíveis nos pacientes que sobrevivem ao período inicial do choque séptico.

B. Disfunção vascular e de múltiplos órgãos

A maioria dos pacientes que morrem de choque séptico apresenta hipotensão refratária ou falência de múltiplos órgãos. A hipotensão refratária pode ocorrer por dois mecanismos. No primeiro, alguns pacientes não podem manter débito cardíaco alto em resposta ao estado séptico e desenvolvem insuficiência cardíaca de alto débito progressiva. No segundo, a falência circulatória pode estar associada à vasodilatação grave e hipotensão refratária à reposição intravenosa de líquidos e terapia vasopressora.

O desenvolvimento da falência de múltiplos órgãos representa a fase terminal de um processo hipermetabólico que começa durante as fases iniciais do choque. A falência de órgãos resulta de lesão microvascular induzida pelas respostas inflamatórias locais e sistêmicas à infecção. A má distribuição do fluxo sanguíneo é acentuada por deficiência da capacidade de deformação das hemácias, com obstrução microvascular. Agregação de neutrófilos e plaquetas também pode reduzir o fluxo sanguíneo. A desmarginação de neutrófilos do endotélio vascular resulta em maior liberação de mediadores inflamatórios e migração subsequente de neutrófilos para dentro dos tecidos. Componentes do sistema do complemento são ativados, atraindo mais neutrófilos e liberando substâncias localmente ativas, como prostaglandinas e leucotrienos. O resultado de todas essas alterações é o colapso microvascular e, finalmente, a falência de órgãos.

O desfecho da sepse depende do número de órgãos que entram em falência: a mortalidade entre pacientes com falência de múltiplos órgãos (três ou mais sistemas de órgãos) é de 70%, em média. Insuficiência respiratória se desenvolve em 18% dos pacientes com sepse. Na ponta mais grave do espectro está a **síndrome da angústia respiratória aguda**, caracterizada por hipoxia refratária, complacência pulmonar diminuída, edema pulmonar não cardiogênico e hipertensão pulmonar. Insuficiência renal, observada em 15% dos casos, geralmente é um processo multifatorial, com lesão aditiva por derivação intrarrenal, hipoperfusão renal e administração de agentes nefrotóxicos (antibióticos e corantes de contraste radiológico). Outros órgãos afetados pela sepse incluem o SNC (estado mental alterado, coma) e o sangue (coagulação intravascular disseminada).

Manifestações clínicas

As manifestações clínicas de sepse incluem aquelas relacionadas com a resposta sistêmica a infecções (taquicardia, taquipneia, alterações da temperatura e do leucograma) e aquelas relacionadas com disfunção de sistemas de órgãos específicos (anormalidades cardiovasculares, respiratórias, renais, hepáticas e hematológicas). A sepse algumas vezes inicia-se com sintomas muito sutis que podem ser facilmente confundidos com os de doenças mais comuns e menos graves. O conhecimento desses sinais iniciais de sepse pode levar ao reconhecimento e à intervenção precoce. Diretrizes clínicas enfatizam o uso de uma abordagem sistemática ao reconhecimento e tratamento precoce da sepse. As respostas iniciais devem incluir a obtenção de culturas do sangue e de outros líquidos corporais, administração empírica de antibióticos de amplo espectro, determinação do lactato sérico como um marcador de hipoperfusão, e uso de fluidos intravenosos e terapia vasopressora para pacientes com hipotensão mantida.

PONTO DE CHECAGEM

24. Qual é a taxa de mortalidade da sepse e do choque séptico nos Estados Unidos?
25. Quais fatores contribuem para a sepse relacionada com hospital?
26. Quais organismos são mais comumente associados à sepse?
27. Qual é o papel do sistema imune do hospedeiro na patogênese da sepse?
28. O que ativa a resposta imune?
29. Cite alguns aspectos hemodinâmicos distintivos do choque séptico *versus* síndromes de choque não infecciosas.

CAPÍTULO 4 Doenças Infecciosas **85**

ESTUDOS DE CASOS

Yeong Kwok, M.D.

(Ver Capítulo 25, p. 700, para Respostas)

CASO 11

Um homem de 55 anos que imigrou recentemente da China vai à emergência com febre. Ele declara que tem tido febre recorrente durante as últimas 3 semanas, associada com calafrios, sudorese noturna e mal-estar geral. Hoje ele desenvolveu lesões dolorosas novas nas polpas de seus dedos, o que o levou a ir à emergência. Sua história médica é notável por "ter ficado muito doente quando criança após uma dor de garganta". Ele recentemente fez várias extrações dentárias devido a cáries extensas. Ele não está tomando medicamentos. Ao exame físico, ele tem febre de 38,5°C, pressão arterial de 120/80 mmHg, frequência cardíaca de 108 bpm, frequência respiratória de 16/min, com saturação de oxigênio de 97% ao ar ambiente. O exame da pele é notável por nódulos dolorosos nas polpas de vários dedos das mãos e dos pés. Ele tem múltiplas hemorragias em estilhaço nos leitos ungueais e máculas hemorrágicas indolores nas palmas das mãos. O exame oftalmoscópico é notável por hemorragias retinianas. O exame do tórax está limpo à ausculta e percussão. O exame cardíaco evidencia um sopro holossistólico grau 3/6, ouvido mais alto no rebordo esternal esquerda inferior, com irradiação para a axila. Os exames do abdome e das costas não são dignos de nota.

Questões

A. Qual é o diagnóstico provável? Quais são alguns fatores predisponentes comuns nessa doença? E qual deles é o mais provável neste paciente?

B. Quais são os agentes infecciosos provavelmente envolvidos?

C. Quais fatores hemodinâmicos predispõem a essa doença? Como esses fatores contribuem para o estabelecimento dessa doença e para a resistência às respostas imunes normais do hospedeiro?

D. Qual nome é atribuído às várias lesões encontradas nas mãos e nos pés deste homem? Qual é o mecanismo patogênico responsável por sua formação?

E. Quais são algumas outras manifestações clínicas comuns dessa doença? Quais são as causas de morte mais comuns nessa doença? Quais fatores são preditivos de um desfecho fatal?

CASO 12

Um homem de 25 anos vai à emergência com febre e em estado confuso, irracional. Ele está acompanhado por sua esposa, que fornece a história. Ela declara que ele estava bem até aproximadamente 1 semana atrás, quando desenvolveu sintomas de infecção do trato respiratório superior que demoraram para melhorar. Na manhã da admissão, ele se queixou de cefaleia intensa progressiva e náusea, e vomitou uma vez. Ele se tornou progressivamente letárgico no decorrer do dia, e ela o levou ao hospital. Ele não tem outros problemas médicos e não toma medicamentos.

Ao exame, ele tem febre de 39°C, pressão arterial de 95/60 mmHg, frequência cardíaca de 100 bpm e frequência respiratória de 18/min. Ele está letárgico e confuso, deitado com a mão sobre os olhos. O exame fundoscópico não mostra papiledema. O pescoço está rígido, com um sinal de Brudzinski positivo. Os exames do coração, dos pulmões e do abdome não são dignos de nota. O exame neurológico é limitado pela incapacidade do paciente de cooperar, mas não parece ter sinais focais. O sinal de Kernig (resistência à extensão passiva da perna fletida com o paciente em decúbito dorsal) é negativo.

Questões

A. Qual diagnóstico infeccioso é sugerido? Quais são os agentes etiológicos mais prováveis neste paciente? Quais seriam se ele fosse um recém-nascido? E se ele fosse uma criança?

B. Qual é a sequência fisiopatológica de eventos no desenvolvimento dessa doença? Quais aspectos dos patógenos envolvidos facilitam sua capacidade de produzir essa doença?

C. Quais são as possíveis causas de edema cerebral neste paciente?

D. Quais exames devem ser realizados para confirmar o diagnóstico? Quais tipos de tratamentos devem ser iniciados ou considerados? Por quê?

86 Fisiopatologia da Doença

CASO 13

Um homem de 68 anos vai à emergência com febre aguda e tosse persistente. Ele tem tido tosse produtiva com escarro esverdeado há 3 dias, associada à dispneia, dor torácica pleural no lado esquerdo, febre, calafrios e sudorese noturna. Sua história médica é notável por doença pulmonar obstrutiva crônica (DPOC), precisando do uso intermitente de esteroides. Seus medicamentos incluem salbutanol, brometo de ipratrópio e inaladores de corticosteroides. O paciente mora em casa e é ativo. Ao exame, ele tem febre de 38°C, pressão arterial de 110/50 mmHg, frequência cardíaca de 98 bpm e frequência respiratória de 20/min. A saturação de oxigênio é 92% ao ar ambiente. Ele é um homem magro com dificuldade respiratória moderada, e se comunica por meio de frases de três ou quatro palavras. O exame dos pulmões mostra estertores crepitantes na base pulmonar esquerda e axila esquerda e sibilos expiratórios difusos. O restante do exame não é digno de nota. A radiografia de tórax revela um infiltrado no lobo inferior esquerdo e língula. É feito um diagnóstico de pneumonia, e o paciente é internado no hospital para administração de antibióticos intravenosos.

Questões

A. Com base na condição subjacente do paciente e na gravidade da enfermidade, quais são os patógenos provavelmente envolvidos neste caso? Como seu diagnóstico diferencial mudaria se ele precisasse de internação em UTI?

B. Quais são os mecanismos pelos quais patógenos alcançam os pulmões?

C. Quais são as defesas normais do hospedeiro contra pneumonia?

D. Quais são alguns fatores de risco comuns do hospedeiro para pneumonia? Quais são os mecanismos patogênicos pelos quais eles aumentam o risco de pneumonia? Quais desses fatores de risco estão presentes neste paciente?

CASO 14

Uma mulher de 21 anos se apresenta com queixa de diarreia. Ela retornou do México no dia anterior à sua consulta. No dia anterior à sua volta, ela teve início agudo de diarreia aquosa profusa. Ela nega sangue ou muco nas fezes. Não tem febre, calafrios, náusea ou vômitos associados; não tem outros problemas médicos e não está tomando medicamentos. O exame físico mostra dor abdominal difusa à palpação, sem defesa na parede ou dor à descompressão do abdome. O exame de sangue oculto nas fezes é negativo. Suspeita-se de diarreia infecciosa.

Questões

A. Quais são os diferentes modos de disseminação da diarreia infecciosa? Dê um exemplo de cada.

B. Qual é o local anatômico provável da infecção neste caso? Por quê?

C. Qual é o patógeno mais provável neste caso? Qual é o mecanismo patogênico pelo qual ele causa diarreia?

CASO 15

Uma mulher de 65 anos é internada no hospital com pneumonia adquirida na comunidade. Ela é tratada com antibióticos intravenosos e recebe oxigênio por cânula nasal. Uma sonda de Foley é colocada em sua bexiga. No terceiro dia de hospitalização, ela é medicada com antibióticos orais com previsão de alta. Na noite do terceiro dia no hospital, ela desenvolve febre e taquicardia. Culturas de sangue e urina são solicitadas. Na manhã seguinte, ela está letárgica e apresenta dificuldade para despertar. Sua temperatura é de 35°C, a pressão arterial é de 85/40 mmHg, frequência cardíaca de 110 bpm e frequência respiratória de 20/min. A saturação de oxigênio é de 94% ao ar ambiente. O exame da cabeça e do pescoço não é digno de nota. O exame dos pulmões não mudou desde a internação, com estertores crepitantes na base esquerda. Ao exame cardíaco, nota-se um ritmo rápido, mas regular, sem sopros, galopes ou atritos. O exame do abdome é normal. As extremidades estão quentes. O exame neurológico não apresenta sinais focais. A paciente é transferida para a UTI para tratamento de presumível sepse e recebe líquidos e antibióticos intravenosos. Culturas de sangue e urina são positivas para bacilos gram-negativos.

Questões

A. Quais fatores contribuem para sepse relacionada com hospital?

B. Por qual mecanismo os bacilos gram-negativos causam sepse? Que papel a resposta imune desempenha na patogênese da sepse?

C. Descreva as alterações hemodinâmicas que resultam em choque séptico.

D. Por quais mecanismos a sepse causa falência de múltiplos órgãos?

E. Quais fatores predizem um mau prognóstico em pacientes com sepse?

REFERÊNCIAS

Geral

Brodsky IE et al. Targeting of immune signalling networks by bacterial pathogens. Nat Cell Biol. 2009 May;11(5):521-6. [PMID:19404331]

Diacovich L et al. Bacterial manipulation of innate immunity to promote infection. Nat Rev Microbiol. 2010 Feb;8(2):117-28. [PMID:20075926]

Endocardite infecciosa

Chorianopoulos E et al. The role of endothelial cell biology in endocarditis. Cell Tissue Res. 2009 Jan;335(1):153-63. [PMID:19015889]

Fernández Guerrero ML et al. Endocarditis caused by *Staphylococcus aureus*: a reappraisal of the epidemiologic, clinical, and pathologic manifestations with analysis of factors determining outcome. Medicine (Baltimore). 2009 Jan;88(1):1-22. [PMID:19352296]

Que YA et al. Infective endocarditis. Nat Rev Cardiol. 2011 Jun;8(6):322-36. [PMID: 21487430]

Meningite

Brouwer MC et al. Corticosteroids for acute bacterial meningitis. Cochrane Database Syst Rev. 2010 Sep 8;(9):CD004405. [PMID:20824838]

Mook-Kanamori BB et al. Pathogenesis and pathophysiology of pneumococcal meningitis. Clin Microbiol Rev. 2011 Jul;24(3):557-91. [PMID: 21734248]

Thigpen MC et al; Emerging Infections Programs Network. Bacterial meningitis in the United States, 1998-2007. N Engl J Med. 2011 May 26;364(21):2016-25. [PMID: 21612470]

Pneumonia

Dockrell DH et al. Pneumococcal pneumonia: mechanisms of infection and resolution. Chest. 2012 Aug;14(2):482-91. [PMID: 22871758]

Mandell LA et al. Infectious Diseases Society of America/American Thoracic Society consensus guidelines on the management of community-acquired pneumonia in adults. Clin Infect Dis. 2007 Mar 1;44(Suppl 2):S27-72. [PMID: 17278083]

Diarreia infecciosa

Clements A et al. Infection strategies of enteric pathogenic *Escherichia coli*. Gut Microbes. 2012 Mar-Apr;3(2):71-87. [PMID: 22555463]

Sepse, síndrome séptica e choque séptico

Dellinger RP et al; Surviving Sepsis Campaign Guidelines Committee including The Pediatric Subgroup. Surviving Sepsis Campaign: international guidelines for management of severe sepsis and septic shock, 2012. Intensive Care Med. 2013 Feb;39(2):165-228. [PMID: 23361625]

Hotchkiss RS et al. Immunosuppression in sepsis: a novel understanding of the disorder and a new therapeutic approach. Lancet Infect Dis. 2013 Mar;13(3):260-8. [PMID: 23427891]

Zanotti-Cavazzoni SL et al. Cardiac dysfunction in severe sepsis and septic shock. Curr Opin Crit Care. 2009 Oct;15(5):392-7. [PMID: 19633546]

Neoplasias

Mark M. Moasser, M.D.

5

O crescimento e a maturação celular são eventos normais no desenvolvimento dos órgãos durante embriogênese, crescimento e reparo e remodelação de tecidos após lesão. A regulação desordenada desses processos pode resultar em perda de controle sobre o crescimento, diferenciação e confinamento espacial das células. As neoplasias humanas representam coletivamente um espectro de doenças caracterizadas por crescimento anormal de células, resultando em arquitetura distorcida de tecidos. Embora os cânceres sejam classificados, geralmente, por seus tecidos de origem ou localização anatômica, muitos aspectos são compartilhados por todos os tipos. Também há variação considerável entre pacientes com um certo tipo de câncer quanto à natureza das alterações celulares, bem como à apresentação clínica e à evolução da doença. O reconhecimento de franca malignidade por exame físico ou estudo de imagem requer a presença no corpo de cerca de 1 bilhão de células malignas. Uma **fase pré-clínica** algumas vezes pode ser reconhecida. Entre outros, os sinais pré-clínicos podem consistir em pólipos no colo ou nevos displásicos na pele, precursores potenciais de carcinoma do colo e melanoma maligno, respectivamente. Essas lesões precursoras geralmente têm anormalidades genéticas moleculares e exibem aspectos de proliferação celular anormal sem demonstração de atividade invasiva, e podem preceder o desenvolvimento da neoplasia maligna invasiva por meses a anos, ou podem não progredir para câncer durante a vida do indivíduo. Mais comumente, a fase pré-clínica fica sem detecção até que o câncer invasivo, ocasionalmente com metástases regionais ou distantes, já esteja presente. Como é o caso com outros distúrbios médicos, a compreensão da fisiopatologia da neoplasia tem sido baseada em observações clínicas e patológicas de grandes grupos de pacientes. Recentemente, aspectos celulares e moleculares de células cancerígenas têm sido descritos, e suas relações com certas entidades neoplásicas e situações clínicas têm ampliado o conhecimento neste campo.

PONTO DE CHECAGEM

1. O que é a fase pré-clínica do câncer?
2. Quantas células malignas devem estar presentes antes que sinais visíveis de câncer estejam evidentes?

BASE MOLECULAR E BIOQUÍMICA DAS NEOPLASIAS

O processo de neoplasia é um resultado de alterações progressivas da função celular. Essas alterações fenotípicas conferem os potenciais proliferativo, invasivo e metastático que constituem a marca do câncer. Acredita-se, de modo geral – embora não comprovado conclusivamente –, que alterações genéticas estejam por trás de todas as anormalidades celulares e bioquímicas responsáveis pelo fenótipo maligno. Além das alterações mutacionais que alteram o código genético, mudanças epigenéticas também estão por trás de tais anormalidades. Fenômenos epigenéticos influenciam a expressão de genes e o comportamento celular, mas, embora uma vez adquiridos eles sejam transmitidos às células-filhas com a divisão celular, eles não são alterações do código genético. Um exemplo disso é o silenciamento de certos genes por hipermetilação de DNA na região promotora. Um número crescente de alterações genéticas e celulares está sendo catalogado a partir do estudo de células cancerígenas, tanto *in vivo*, a partir de tumores primários de pacientes, quanto *in vitro*, a partir de linhagens de células de câncer estabelecidas crescidas em culturas de tecidos. Algumas alterações estão relacionadas com fenótipos celulares particulares, como uma alta velocidade de proliferação ou potencial metastático. Algumas dessas alterações são específicas para um certo tipo de tumor, enquanto outras são observadas em diferentes tipos de tumor. Em alguns tipos de tumores, uma alteração genética em particular está ligada etiologicamente àquele tipo de câncer e é patognomônica daquele, e pode desempenhar um papel significativo como marcador molecular daquela doença e como alvo para o desenvolvimento de fármacos. Contudo, a maioria dos tipos de câncer não tem características moleculares unificadora. Embora muitos dos tipos mais comuns de câncer sejam categorizados por seu local orgânico primário, como a mama ou a próstata, esta classificação camufla a natureza heterogênea dos cânceres que podem surgir daquele órgão, e, na verdade, o que se chama atualmente de câncer de mama é de fato uma compilação de muitas doenças, previamente difíceis de categorizar. Avanços tecnológicos na análise de grande quantidade de dados de todo o genoma celular e dos perfis de expressão gênica celular total têm possibilitado a caracterização de tumores por suas assinaturas moleculares. Estudos em andamento estão tentando ligar assinaturas moleculares a parâmetros clínicos preditivos e prognósticos importantes. As tecnologias inerentes à análise molecular de tumores estão evoluindo rapidamente, tanto em profundidade e escala da análise quanto em seu custo e rapidez. Embora o levantamento do perfil molecular de cânceres já tenha levado a novos sistemas de classificação para vários tipos de câncer, esses sistemas podem se tornar supérfluos em breve, em favor de uma caracterização molecular individualizada completa do tumor para cada paciente em tempo real, ao tempo da apresentação.

Embora as características fenotípicas progressivas da neoplasia resultem predominantemente de alterações moleculares sequenciais e função anormal das células tumorais em proliferação, está claro agora que, em algum nível, a função anormal de células do estroma do hospedeiro está fundamentalmente envolvida na progressão contínua do tumor. Não está claro se a função anormal de células do estroma na progressão do tumor é devida a alterações genéticas nessas células do hospedeiro ou a comunicações célula a célula estabelecidas por meio de alças de sinalização justácrina com células tumorais. As anormalidades de células do estroma podem ser não proliferativas, como a secreção de fatores de crescimento necessários, ou proliferativas, como a expansão da rede de vasos sanguíneos para suportar o crescimento de tumores em ampliação ou a expansão do compartimento da matriz extracelular.

PONTO DE CHECAGEM

3. Quais alterações passo a passo do fenótipo são as marcas do câncer?

ALTERAÇÕES GENÉTICAS NAS NEOPLASIAS

Manter a integridade genômica é uma tarefa celular fundamental. Um aparelho celular complexo serve para reconhecer dano do DNA ou erros na replicação, ativar pontos de verificação para deter replicação celular adicional e implantar medidas corretivas ou sinalizar a morte da célula suicida. Um dos fenômenos mais precoces observados no curso da iniciação do tumor é o desenvolvimento de defeitos nos genes envolvidos nos mecanismos que protegem o genoma. Esse mau funcionamento cria um grau de instabilidade inerente no genoma, que aumenta consideravelmente a velocidade espontânea em que mutações genômicas ou alterações estruturais ocorrem, e, subsequentemente, capacita os tumores a potencialmente adquirir defeitos em um número ilimitado de genes adicionais que podem lhes conferir uma vantagem de crescimento. Exposição à radiação ionizante e a carcinógenos químicos são fatores ambientais que podem acelerar o acúmulo de mutações deletérias. A catalogação desses genes mutados tem sido uma tarefa fundamental da oncologia molecular, porque ela identifica genes cujas funções são relevantes para células tumorais. Genes que conferem uma vantagem a células tumorais por meio de uma alteração de perda de função são denominados **genes supressores de tumores**. Genes que conferem uma vantagem por meio de um evento de ganho de função são chamados de **proto-oncogenes**, e seus homólogos são designados como **oncogenes**. Os genes supressores de tumores são muito mais comuns, porque genes podem ser inativados por meio de uma variedade de tipos de mutações. Estas incluem **mutações *nonsense*** (mutações sem sentido), **mutações *frames-hift*** (lidos em tripletos, mas em molduras diferentes), ou **mutações de deleção**, resultando em perda do produto proteico do gene. Alternativamente, o gene pode ser silenciado por metilação de promotor ou pode ser perdido inteira ou parcialmente por **deleção**. Os proto-oncogenes podem ser ativados por meio de **mutação**, **amplificação** de gene e **superexpressão**, **translocação cromossômica** e, possivelmente, outros mecanismos. Exemplos de oncogenes e genes supressores de tumor estão listados nas Tabelas 5-1 e 5-2. Em geral, durante a alteração de ganho de função de um proto-oncogene, somente um alelo sofre mutação. Em contrapartida, durante a alteração de perda de função de um gene supressor de tumor ambos os alelos precisam ser inativados. Em certos casos, a perda de um alelo pode resultar na redução de expressão gênica. Para alguns genes, essa redução de dosagem de gene é suficiente para permitir crescimento tumoral.

Além de serem gerados por meio da mutação de proto-oncogenes celulares, os oncogenes também podem ser adquiridos pela introdução de material genômico estranho, frequentemente transmitido por vírus. Embora tumores induzidos por vírus sejam comuns em animais, poucos tumores humanos são causados diretamente por infecção viral. Os vírus causadores e suas neoplasias malignas associadas estão listados na Tabela 5-3. Um desses vírus, o vírus da leucemia humana de células T, está estreitamente relacionado com o HIV e pode causar um tipo de leucemia de células T como resultado de proteínas codificadas pelo genoma viral, que são capazes de ativar genes humanos latentes. O papilomavírus humano há muito tempo foi ligado epidemiologicamente ao câncer de colo do útero, e verificou-se que os sorotipos frequentemente associados codificam proteínas que podem prender e inativar produtos de genes supressores de tumor do hospedeiro. A capacidade dos vírus de modular a maquinaria celular do hospedeiro – e, em alguns casos, reter genes mamíferos alterados que são oncogênicos – provavelmente se desenvolveu durante o curso da evolução dos mamíferos, porque uma célula proliferando ativamente fornece as condições ótimas para replicação de vírions e propagação de infecções virais.

O genoma humano diploide contém naturalmente alelos defeituosos de muitos genes, e, embora os alelos defeituosos sejam em sua maior parte biologicamente silenciosos, no caso de genes supressores de tumor, um alelo defeituoso pode conferir risco significativo de câncer a um indivíduo e a todos os membros da família portando tal alelo. A perda de função de um gene em tecidos adultos é muito mais provável estatística-

CAPÍTULO 5 Neoplasias **91**

TABELA 5-1 Oncogenes representativos ativados em tumores humanos

Oncogene	Função celular	Tipos de tumor ativados	Mecanismo de ativação
EGFR/HER1	Receptor de fator de crescimento	Glioblastoma, cânceres de pulmão e de mama	Mutação, amplificação
HER2/Neu	Receptor de fator de crescimento	Cânceres de mama, de ovário e gástrico	Amplificação
PRAD1/Ciclina D1	Regulador de ciclo celular	Cânceres de mama e de esôfago, linfoma, adenoma de paratireoide	Amplificação, translocação
K-Ras, N-Ras, H-Ras	Proteína G, transdução de sinal	Múltiplos tipos de tumores	Mutação
B-Raf	Transdução de sinal	Múltiplos tipos de tumores, melanomas	Mutação
Src	Adesão e sinalização citoesquelética, outras funções	Cânceres de colo, mama, pulmão, sarcoma, melanoma	Desconhecido, raramente mutado
Myc	Fator de transcrição	Múltiplos tipos de tumores	Amplificação, mutação
Myb	Fator de transcrição	Leucemia	Amplificação, superexpressão
Fos	Fator de transcrição	Múltiplos tipos de tumores	Superexpressão
Int2/FGF3	Fator de crescimento	Cânceres gástrico, de esôfago e de cabeça e pescoço	Amplificação
Fes/Fps	Transdução de sinal	Leucemia	Desconhecido
menin	Fator de transcrição	Tumores de hipófise, pâncreas, paratireoide	Mutação
Ret	Receptor de fator de crescimento	Paratireoide, carcinoma medular de tireoide, feocromocitoma	Mutação

mente quando existe um só alelo funcional em todas as células desde o começo da vida, e a suscetibilidade herdada ao câncer é quase sempre um resultado da passagem na linha germinativa de um alelo defeituoso de gene supressor de tumor. Muitos dos genes supressores de tumor identificados, que são muitas vezes inativados em tumores humanos esporádicos, também têm sido ligados a síndromes específicas de câncer hereditário.

Em famílias com essas síndromes, um alelo defeituoso do gene supressor de tumor responsável é passado na linha germinativa, e os membros que portam esse genótipo heterozigoto herdam um alto risco para tumores em que o segundo alelo também foi perdido. Uma mutação herdada em um alelo do gene *p53* pode causar a rara síndrome de Li-Fraumeni, caracterizada pelo desenvolvimento precoce de tumores de ossos, mama, encéfalo

TABELA 5-2 Genes supressores de tumor representativos inativados em tumores humanos ou na linha germinativa humana

Gene supressor de tumor	Função celular	Tipos de tumor inativados	Mecanismo de inativação	Síndromes hereditárias com um alelo inativado na linha germinativa
p53	Regulador de ciclo celular	Múltiplos tipos de tumores	Mutação	Li-Fraumeni
Rb	Regulador de ciclo celular	Retinoblastoma, câncer de pulmão de células pequenas, sarcoma	Deleção, mutação	Retinoblastoma familiar
APC	Adesão celular	Câncer de colo	Deleção, mutação	Polipose adenomatosa familiar
PTEN	Transdução de sinal, sinalização de adesão	Glioblastomas, câncer de próstata, câncer de mama	Deleção, mutação	Cowden
hMSH2	Reparo de emparelhamento errôneo de DNA	Câncer de colo, câncer de endométrio, melanoma	Mutação	Câncer de colo hereditário sem polipose (síndrome de Lynch)
hMLH1	Reparo de emparelhamento errôneo de DNA	Câncer de colo, melanoma	Mutação	Câncer de colo hereditário sem polipose (síndrome de Lynch)
BRCA1	Reparo de quebra de dupla-fita de DNA	Cânceres de mama e de ovário	Mutação	Câncer de mama/ovário familiar
BRCA2	Reparo de quebra de dupla-fita de DNA	Cânceres de mama e de ovário	Mutação	Câncer de mama/ovário familiar
WT1	Fator de transcrição	Tumor de Wilms	Deleção, mutação	Tumor de Wilms em crianças
NF1	Ativador de GTPase	Sarcoma, glioma	Deleção, mutação	Neurofibromatose
NF2	Proteína citoesquelética	Schwannoma	Mutação	Neurofibromatose
VHL	Ubiquitina-ligase	Câncer de rim, múltiplos tipos de tumores	Mutação	Doença de von Hippel-Lindau
p16/CDKN2	Regulador de ciclo celular	Melanomas, cânceres do pâncreas e do esôfago	Mutação, deleção, metilação	Melanoma familiar

TABELA 5-3 Vírus oncogênicos humanos

Tipo de vírus	Família do vírus	Tipo de câncer associado
HTLV-1	Retrovírus (vírus RNA)	Leucemia de células T/linfoma
Hepatite B	Hepadnavírus (vírus DNA hepatotrófico)	Carcinoma hepatocelular
Hepatite C	Hepadnavírus	Carcinoma hepatocelular
Epstein-Barr	Herpes-vírus (vírus DNA)	Carcinoma de nasofaringe
		Linfoma de Burkitt
		Linfoma imunoblástico
		Doença de Hodgkin
HHV-8 (KSHV)	Herpes-vírus	Sarcoma de Kaposi
		Linfoma de cavidade corporal
HPV sorotipos 16, 18, 33, 39	Papilomavírus (vírus DNA)	Carcinoma de colo de útero
		Carcinoma anal
HPV sorotipos 5, 8, 17	Papilomavírus	Câncer de pele

Legenda: HTLV, vírus linfotrófico humano da leucemia/linfoma de células T; HHV-8, herpes-vírus humano 8; KSHV, herpes-vírus do sarcoma de Kaposi.

e tecidos moles (sarcomas), juntamente com outros tumores específicos de órgãos (como câncer de glândula suprarrenal). Mutações herdadas em alelos únicos dos genes *BRCA1* ou *BRCA2* conferem um alto risco para cânceres de mama ou ovário. As síndromes hereditárias de câncer associadas com muitos genes supressores de tumor estão listadas na Tabela 5-2. A lista inclui predominantemente genes de **alta penetrância**, que conferem um risco muito alto de doença quando herdados, e famílias que portam esses alelos são notáveis por suas altas incidências de cânceres associados com esses genes. De fato, síndromes de suscetibilidade a câncer têm sido definidas clinicamente para descrever tais famílias, com frequência bem antes da descoberta dos genes por trás de sua patogênese. Entretanto, é bem reconhecido agora que muitos cânceres humanos, possivelmente a maioria, estão ligados etiologicamente a genes de penetrância moderada ou baixa, ou possivelmente a uma combinação de genes de baixa penetrância. Cânceres originários de tais genes não se aglomeram tão estreitamente dentro de famílias, e, por isso, não estão entre as síndromes de suscetibilidade definidas clinicamente. Em vez disso, eles estão sendo reconhecidos de forma crescente por recentes esforços de sequenciamento em larga escala de genes de linhagem germinativa.

Ao contrário dos alelos únicos de genes supressores de tumor defeituosos, os alelos únicos de oncogenes ativados por mutação não são silenciosos biologicamente e, se presentes na linha germinativa, podem ter manifestações clínicas profundas, até mesmo a morte do embrião. Devido a esse fato, as síndromes hereditárias relacionadas com a transmissão pela linha germinativa de oncogenes ativados são muito mais incomuns. Um exemplo raro, entretanto, é a síndrome familiar de **neoplasia endócrina múltipla tipo II**, na qual heterozigotos portando um oncogene *RET* ativado no cromossomo 10 estão em risco aumentado de desenvolver dois tumores raros da crista neural: feocromocitoma e carcinoma medular da tireoide, juntamente com tumores das paratireoides.

PROTO-ONCOGENES E GENES SUPRESSORES DE TUMOR NA FISIOLOGIA NORMAL E NAS NEOPLASIAS

Proteínas codificadas por proto-oncogenes e genes supressores de tumor realizam diversas funções celulares. De modo não surpreendente, estão incluídas proteínas que reconhecem e reparam dano no DNA, proteínas que regulam o ciclo celular, que medeiam vias de transdução de sinal de fator de crescimento e que regulam a morte celular programada, que estão envolvidas na adesão celular, proteínas proteolíticas e fatores de transcrição. A função de muitos proto-oncogenes e genes supressores de tumor permanece desconhecida. Mutações que conferem vantagem seletiva a tumores são aquelas que resultam em instabilidade genômica aumentada, eliminação de pontos de verificação do ciclo celular, inativação de vias de morte celular programada (apoptóticas), aumento de sinalização de fator de crescimento, adesão celular diminuída e proteólise extracelular aumentada. A expressão e as funções de muitos genes podem ser afetadas simultaneamente por meio da desregulação de fatores de transcrição. Com os rápidos avanços nas tecnologias de sequenciamento e nas capacidades de alta velocidade de processamento para o estudo de genomas normais e de tumores, significativos esforços estão em progresso para identificar todos os genes supressores de tumor e proto-oncogenes no genoma humano.

Os genes supressores de tumor incluem proteínas envolvidas no controle de dano de DNA, controle de ciclo celular, morte celular programada e adesão celular. Exemplos incluem tanto a proteína do retinoblastoma quanto o inibidor de ciclo celular **p16**, que funciona na regulação do ponto de verificação G1 do ciclo celular. A perda desses genes pode resultar em progressão não controlada por meio do ponto de verificação G1/S. O gene supressor de tumor *p53* é um guardião essencial da integridade do genoma, e serve para reconhecer dano do DNA e, consequentemente, inibir a progressão do ciclo celular e induzir morte celular programada. A perda de *p53* pode resultar em replicação celular continuada, apesar de dano do DNA, e falta de ativação da morte celular programada. A importância fundamental da função de *p53* e da estabilidade do genoma no processo oncogênico é destacada pelo fato de que mutações de *p53* são as mutações mais comuns em cânceres humanos e são observadas em mais da metade de todos os tumores humanos. O gene supressor de tumor *PTEN* é uma fosfatase envolvida na regulação de uma via importante de sinalização de sobrevivência. A perda de função de *PTEN* pode resultar em sinalização de sobrevivência sem oposição e falta de ativação da morte celular programada. **Caderinas** são proteínas envolvidas na adesão célula a célula. A perda de caderinas pode resultar em adesão celular reduzida, desgarramento celular e metástase. A Tabela 5-2 apresenta uma pequena lista de exemplos de genes supressores de tumor. Quando totalmente identificados, a lista completa dos genes supressores de tumor humanos será muito mais extensa.

Os proto-oncogenes incluem proteínas envolvidas em vários passos da via de sinalização do fator de crescimento extracelular, desde receptores de membrana aos intermediários da membrana, até as proteínas que medeiam as cascatas de sinalização citoplasmáticas. O receptor de fator de crescimento epidérmico (**EGFR**) prende vários ligantes extracelulares e, em cooperação com seu homólogo, **HER2**, sinaliza vias proliferativas e apoptóticas. A hiperatividade de EGFR ou HER2 pode levar a controle de crescimento e sinalização apoptótica não regulados. O gene para EGFR ou HER1 é mutado ou amplificado em quase metade de todos os glioblastomas, é amplificado em uma fração dos cânceres de mama e outros cânceres epiteliais, e é ativado por mutação em parte dos cânceres de pulmão. O gene *HER2* é amplificado em 20% dos cânceres de mama e confere um fenótipo agressivo. **Ras** é um interruptor de sinalização ligado à membrana que funciona imediatamente a jusante de receptores de membrana em um ponto de ramificação fundamental da sinalização citoplasmática. A ativação mutacional de Ras causa sinalização citoplasmática hiperativa e desregulação das vias proliferativas e apoptóticas. Ras parece ser muito importante na gênese de tumores, porque quase um terço de todos os tumores humanos alberga Ras ativado por mutação. **Raf** é uma serina--treonina-quinase que funciona a jusante de Ras. A ativação de Raf por mutação pode, de modo semelhante, causar a sinalização hiperativa e desregulação das vias proliferativas e apoptóticas, e é comumente observada em muitos tumores. A Tabela 5-1 apresenta uma lista parcial de oncogenes identificados em neoplasias malignas humanas, juntamente com os tipos de tumores em que eles são observados com frequência e a função celular codificada por seus congêneres de proto-oncogenes.

Outra via ativada frequentemente em muitos cânceres humanos é a via de sinalização da PI3-quinase. Essa via controla muitos processos celulares necessários para transformação maligna, particularmente porque funciona para permitir que a célula lide com o estresse e responda a este. A ativação dessa via possibilita que as células se adaptem e sobrevivam em condições de baixa oxigenação, poucos nutrientes e outros estresses ambientais e processos de sinais levando a aumento da síntese de proteínas, produção de energia aumentada, uso de vias metabólicas alternativas, sobrevida de células e proliferação celular. Essa via pode ser ativada por sinais a montante ou dentro da via pela ativação mutacional de PI3K, ou de seu sinal a jusante Akt, ou por inativação mutacional de seu regulador negativo PTEN.

Está claro agora que a inativação de um só gene supressor de tumor, ou a ativação de um só oncogene, é insuficiente para o desenvolvimento da maioria dos tipos de tumores humanos. De fato, o processo envolve a aquisição sequencial de numerosos impactos durante um período de tempo, levando a alterações fenotípicas celulares sequenciais, da atipia à displasia, à hiperplasia, ao câncer *in situ*, ao câncer invasivo e, subsequentemente, ao metastático. O maior corpo de evidências que suporta essa teoria tem sido gerado a partir do estudo molecular do câncer do colo e de lesões pré-neoplásicas identificáveis, inclusive adenomas e pólipos colônicos. Neste modelo, o desenvolvimento progressivo de neoplasia a partir de lesões pré-malignas às malignas e às invasivas está associado com um número crescente de anormalidades genéticas, incluindo tanto ativação de oncogenes quanto inativação de genes supressores de tumor. Essa teoria é apoiada adicionalmente pela identificação de anormalidades hereditárias de vários genes supressores de tumor, todas associadas a uma forte tendência familiar de desenvolver câncer de colo quando o indivíduo ainda é jovem.

Algumas formas de câncer humano parecem ser mais simplistas em evolução. Uma translocação do braço longo do cromossomo 9 para o braço longo do cromossomo 22 leva à fusão do gene *BCR* com o gene *c-Abl*, e resulta na expressão da oncoproteína **BCR-Abl** observada na leucemia mieloide crônica (LMC). A expressão desse oncogene em células hematopoiéticas de modelos animais reproduz a doença. Este evento oncogênico é percebido em praticamente 100% dos casos dessa doença, e um tratamento que inibe a atividade de quinase dessa oncoproteína produz remissão em quase 100% dos pacientes. Assim, ao contrário do processo de passos múltiplos envolvido na maioria dos tipos de carcinogênese, os passos necessários para o desenvolvimento de LMC parecem ser muito mais simples.

A identificação de genes supressores de tumor e oncogenes como os capacitadores fundamentais da gênese de tumores tem levado à hipótese de que o câncer pode ser tratado com sucesso por terapias que contra-ataquem as sequelas bioquímicas dessas anormalidades moleculares. Isso tem motivado tentativas para desenvolver agentes terapêuticos que possam inibir a função de oncoproteínas ativadas, ou que possam restaurar a função de proteínas supressoras de tumor inativadas.

HORMÔNIOS, FATORES DE CRESCIMENTO E OUTROS GENES CELULARES NAS NEOPLASIAS

Embora genes alterados estruturalmente, classificados como oncogenes ou genes supressores de tumor, sejam mediadores de neoplasias, o papel de genes inalterados não deve ser descartado e é provável que seja igualmente importante na carcinogênese. Proteínas sinalizadoras de todos os tipos podem controlar o processo oncogênico por meio de sinalização anormal: anormal no tempo, na duração ou na intensidade; expressão no tecido anormal; ou localização em compartimento subcelular anormal. A regulação do crescimento em organismos complexos requer proteínas especializadas para o crescimento, maturação, desenvolvimento e função normal de células e tecidos especializados. A complexidade do organismo humano exige que essas proteínas sejam expressas em pontos coordenados precisamente no espaço e tempo. Um componente essencial dessa regulação é o sistema de hormônios, fatores de crescimento e inibidores de crescimento. Ao se ligarem a proteínas de receptores específicos na superfície celular ou no citoplasma, esses fatores levam a um conjunto complexo de sinais que pode resultar em uma variedade de efeitos celulares, inclusive mitogênese, inibição do crescimento, mudanças na regulação do ciclo celular, apoptose, diferenciação e indução de um grupo secundário de genes. Os efeitos finais reais dependem não somente do tipo particular de fator e receptor interagentes, mas também do tipo e meio ambiente celular em que ocorre o acoplamento fator-receptor. Esse sistema possibilita interações célula a célula pelas quais um fator secretado por uma célula ou um tecido pode ingressar na corrente sanguínea e influenciar outro grupo de células distantes (ação endócrina) ou atuar sobre células adjacentes (ação parácrina). Uma ação autócrina também é possível quando uma

94 Fisiopatologia da Doença

célula produz um fator que se liga a um receptor sobre ou dentro da mesma célula. Concentração alterada desses fatores de crescimento, bem como superexpressão ou mutações dos receptores, pode mudar o comportamento de sinalização, contribuindo para um fenótipo maligno. Somente um subgrupo de receptores de fator de crescimento é de proto-oncogenes. Contudo, muitos **fatores de crescimento** e **receptores de fator de crescimento** adicionais parecem ser importantes no crescimento e na progressão de tumores, embora não sejam classificados como proto-oncogenes, porque servem causas geradoras de tumor sem incorrer em mutações ou sem superexpressão.

Uma classe importante de moléculas sinalizadoras de fator de crescimento é a dos **receptores tirosina-quinase de fator de crescimento (RTKs)**. Existem numerosas famílias de receptores tirosina-quinase, e, em modelos animais experimentais, a maioria é capaz de transformar células se ativada ou superexpressa. Embora nem todas essas anormalidades sejam necessariamente observadas em tumores humanos de ocorrência natural, esses dados experimentais destacam o potencial inerente a essas proteínas e o papel importante que podem desempenhar em células tumorais, apesar de lhes faltar o rótulo de oncogene. Membros da família HER de RTKs estão mutados ou amplificados comumente em tumores humanos, e exemplificam o papel importante de RTKs na neoplasia humana. Em muitos outros tumores, eles provavelmente desempenham um papel importante, apesar de terem uma sequência e um nível de expressão normais. Por exemplo, HER1 (também chamado de EGFR) não é mutado nem expresso em cânceres de colo, mas algumas vezes é ativado por sinalização autócrina nas células cancerígenas, e terapias com alvo em EGFR são usadas para tratar esse tipo de câncer. Receptores do fator de crescimento derivado de plaquetas (PDGF), receptores de fator de crescimento de fibroblastos, receptores de fator de crescimento endotelial vascular e receptor do fator de crescimento semelhante à insulina são famílias de RTKs que funcionam de modo semelhante a RTKs da família HER. Em geral, esses receptores não são relatados como mutados ou amplificados em tumores humanos. Entretanto, há expressão aumentada em muitos tumores, ou expressão anormal em tumores de tipos de tecido dos quais muitas vezes não se esperaria a expressão do receptor. Alternativamente, a produção excessiva de ligantes de receptor deve-se a uma variedade de mecanismos (p. ex., perda de silenciamento epigenético da codificação de gene para o ligante ou transcrição gênica excessiva do mesmo gene). Em sistemas experimentais, cada um desses sistemas de RTK tem potencial oncogênico, construindo um caso circunstancial de que podem exercer importância significativa nos tumores humanos.

Algumas vias de sinalização de fator de crescimento funcionam para inibir o crescimento celular e fornecer regulação negativa em resposta a estímulos extracelulares. A dessensibilização de células a tais inibidores de crescimento é comum em tumores. Um exemplo disso é o **fator β de transformação do crescimento (TGF-β)**. O TGF-β tem diversos efeitos biológicos. Ele inibe de forma potente a proliferação celular, mas também estimula a produção e o depósito de matriz extracelular (MEC) e fatores de adesão. Estas funções são importantes no remodelamento de tecidos durante a embriogênese e o reparo de feridas. Em alguns tipos de tumor, a resposta antiproliferativa ao TGF-β perde-se precocemente devido a mutações em seus componentes de sinalização a jusante. Entretanto, a secreção continuada e, frequentemente, a hipersecreção de TGF-β pelo tumor e tecidos do estroma levam a um aumento da produção de MEC e fatores de adesão e promove a propriedade invasiva e metastática de tumores.

Outra classe importante de receptores é a grande superfamília de **receptores nucleares de hormônios**. Estes incluem os receptores celulares para uma variedade de hormônios, entre eles estrogênio e progesterona, androgênios, glicocorticoides, hormônio tireoidiano e retinoides. As ações do estrogênio são fundamentalmente importantes no desenvolvimento de câncer de mama. Em mulheres, a ooforectomia no início da vida oferece proteção substancial contra o desenvolvimento de câncer de mama, e em modelos animais a carcinogênese mamária é retardada significativamente na ausência de estrogênio. Aproximadamente metade de todos os cânceres de mama depende de estrogênio para proliferação. Embora esses dados impliquem claramente a via de sinalização de estrogênio na gênese do câncer de mama, anormalidades específicas do **receptor de estrogênio (ER)** não são observadas em cânceres de mama; portanto, o ER não se qualifica como uma proteína supressora de tumor, ou uma oncoproteína. É possível que, embora a perda de certos genes supressores de tumor ou a ativação de certos oncogenes leve ao desenvolvimento de câncer de mama, a função contínua de ER seja essencial nesse processo e que sem função de ER ele não possa prosseguir. Alternativamente, é possível que a sinalização anormal de ER, talvez como resultado de cofatores alterados, informação cruzada ou estado de fosforilação, dirija a gênese do câncer de mama. Embora o mecanismo pelo qual o estrogênio e seu receptor controlam cânceres de mama ainda não tenha sido determinado, seu papel fundamental nessa doença está bem estabelecido. Além disso, tratamentos que funcionam por meio da inibição da produção do ligante ativo ou que inibem a função do ER são as terapias para câncer de mama mais efetivas já desenvolvidas, e são altamente ativas na prevenção e no tratamento do câncer de mama. De modo semelhante, o **receptor de androgênio** (AR) desempenha um papel decisivo no desenvolvimento do câncer de próstata, embora mutações ativadoras e amplificação do AR tenham sido relatadas, ocasionalmente, em cânceres de próstata. Pelo contrário, a capacidade dos retinoides (ligantes para receptores de ácido retinoico), os quais se sabe bem que participam na diferenciação de uma variedade de tecidos durante o desenvolvimento, de causar a diferenciação de certos tumores em modelos de cultura de tecidos tem sido explorada como uma abordagem terapêutica para leucemia promielocítica aguda (LPA). A LPA é caracterizada por uma translocação cromossômica t(15;17), resultando na fusão do gene *PML* com o gene **receptor α do ácido retinoico** (*RAR-α*). A proteína da fusão resultante bloqueia a diferenciação de células progenitoras hematopoiéticas e leva, por fim, ao desenvolvimento de LPA. Esta proteína de fusão não é, por si, transformadora em modelos experimentais, e não pode ser categorizada como um oncogene clássico ou gene supressor de tumor, mas está envolvida etiologicamente na patogênese da LPA. Como a proteína de fusão contém o domínio de ligação do ligante do RAR-α, ela permanece sensível ao ligante, e o tratamento de pacientes com o ligante ácido *all-trans*-retinoico resulta em diferenciação de células tumorais e remissão completa na maioria dos pacientes com essa doença.

Outras proteínas de membrana funcionais não relacionadas com crescimento também podem estar presentes em células tumorais. O produto de gene MDR-1 pertence a uma classe de proteínas transportadoras de canal dependentes de ATP, e está presente em algumas células epiteliais normais. Seu papel fisiológico pode ser bombear moléculas tóxicas para fora da célula, mas em algumas células tumorais sua superexpressão causa efluxo de certos agentes quimioterápicos, levando à resistência a fármacos. Em algumas situações, sua expressão pode ser induzida por exposição de longa duração à quimioterapia.

PROTEÍNAS DO ESTROMA, ADESIVAS E PROTEOLÍTICAS

A preservação da estrutura tecidual em organismos multicelulares envolve o arranjo ordenado de células dentro da estrutura arquitetural. Esta ordem de nível mais alto é necessária para manter a estrutura tecidual e a função orgânica, e mecanismos estão presentes para possibilitar o remodelamento durante a embriogênese ou durante o reparo de feridas. Numerosas famílias de proteínas servem para constituir a MEC, para embutir células dentro da MEC, para prender células umas às outras e para dissolver e restabelecer a MEC quando necessário. Anormalidades dessas proteínas ocorrem frequentemente em fases mais tardias da gênese de tumores, são responsáveis pela perda da arquitetura e medeiam o fenótipo invasivo e metastático de células tumorais. As integrinas constituem uma grande família de proteínas de membrana que prendem ligantes de MEC, ancoram células à MEC e ativam vias de sinalização intracelular em resposta a sinais da MEC. As células têm a capacidade de expressar qualquer uma de um grande repertório de combinações de integrinas em favor de um fenótipo invasivo ou metastático. As caderinas são uma família de proteínas de membrana que funcionam na adesão epitelial célula a célula. A perda de expressão de caderina-E é percebida em alguns tumores epiteliais humanos, levando a um fenótipo mais invasivo. A expressão e atividade de muitas proteases secretadas e ancoradas em membrana estão aumentadas em células tumorais. Isso inclui proteínas da família da **metaloprotease de matriz** e da família da **serina-protease**. A atividade aumentada de protease leva a uma degradação da MEC, desencadeando a cascata de ativação do plasminogênio e a ativação de receptores transmembrana pela clivagem e descamação de seus domínios extracelulares. Por meio de anormalidades no depósito de MEC, na expressão de proteínas de adesão celular e na atividade de proteases de membrana e secretadas, as células cancerígenas desenvolvem um fenótipo invasivo e, por fim, metastático.

ALTERAÇÕES DE METABOLISMO E OXIGENAÇÃO NAS NEOPLASIAS

Além das anormalidades na proliferação e sobrevida celular, na transdução de sinais, na adesão e migração, as células tumorais têm alterações nas vias metabólicas a fim de satisfazer suas necessidades metabólicas aumentadas. A pressão de oxigênio está reduzida em tecidos tumorais, e a hipoxia do tumor sinaliza mudanças na expressão de genes para adaptação ao ambiente hipóxico. As células tumorais secretam **fatores de crescimento angiogênicos**, que sinalizam a proliferação de estruturas vasculares para dentro do tecido tumoral para nutrição e oxigenação. A identificação de fatores tumorais que sinalizam neovascularização patológica tem sido de especial interesse, porque tais fatores poderiam ser alvos para o desenvolvimento de fármacos terapêuticos e produzir tratamentos que inibam a angiogênese do tumor. O fator pró-angiogênico mais bem estudado é o **fator de crescimento endotelial vascular** (VEGF), um mitógeno para células endoteliais que frequentemente é secretado por células tumorais e ativa os receptores de VEGF em células endoteliais, levando à vascularização *de novo*. Embora a maioria das células não expresse VEGF normalmente, a transformação maligna com frequência resulta na indução da expressão de VEGF por células tumorais diretamente, por meio dos efeitos de oncogenes ou da perda de genes supressores de tumor, ou indiretamente, como um resultado de hipoxia e indução da transcrição gênica induzida por hipoxia. Outros fatores de crescimento também têm efeitos pró-angiogênicos, inclusive o fator de crescimento epidérmico, fator de crescimento de fibroblastos, PDGF, fator α de transformação do crescimento e outros.

ALTERAÇÕES CELULARES NAS NEOPLASIAS

As alterações moleculares de células neoplásicas e seu comportamento fenotípico representam um processo em evolução constante. Cada divisão celular pode resultar em anormalidades genômicas adicionais e uma variedade de consequências fenotípicas. Certos genótipos resultam em atributos biológicos proliferativos, de sobrevida, ou outros que favoreçam sua expansão clonal. Esses clones neoplásicos finalmente suplantam a população de células tumorais e mudam seu comportamento clínico. Este processo de remodelamento ocorre muitas vezes com divisão celular repetida, recriando um processo parecido com a evolução, mas em período de tempo muito mais rápido. Atributos que são adquiridos adiantadamente na evolução do câncer incluem aumento da proliferação e da sobrevida. Mudanças que são adquiridas no ponto médio incluem as capacidades de superar limitações espaciais pela invasão dos tecidos circundantes, de sobreviver em baixas condições de oxigênio e nutrientes, e de evadir as defesas imunes do hospedeiro. Mudanças adquiridas posteriormente na progressão da neoplasia incluem a capacidade de deslocar-se para órgãos distantes e de resistir a tratamentos anticâncer.

A natureza variável do câncer com ciclos repetidos de proliferação celular ao longo de linhagens de células em constante expansão cria heterogeneidade na população total de células tumorais. A heterogeneidade das células do tumor é uma característica comum de muitos tipos de câncer. Embora muitas ou a maioria das células que se originam da divisão celular do câncer continuem a automultiplicação, as alterações com ciclos repetidos de divisão celular levam, com frequência, à perda de algumas das propriedades mais fundamentais das células cancerígenas ancestrais. Por exemplo, muitas das células de um tumor são incapazes de dar origem a um novo tumor se forem isoladas. De fato, somente uma proporção pequena de células cancerígenas parece ser capaz de iniciar novas colônias de câncer se forem isoladas ou se sofrerem metástase para um novo local no corpo. Essas células, chamadas de **células-tronco cancerígenas**, geralmente não proliferam tão rápido, mas são capazes de autorrenovar-se e de gerar células-filhas que podem proliferar muito mais rapidamente e produzir novos tumores.

Esforços atuais exploram as hipóteses de que (1) defeitos nas células-tronco de tecido normal dentro de um órgão dão origem a células-tronco cancerígenas (ver seção "Neoplasias hematológicas" para uma discussão mais detalhada), e (2) células diferenciadas terminalmente (células não tronco) apropriam-se dos mecanismos usados por células-tronco normais no processo de se tornarem células-tronco cancerígenas.

PONTO DE CHECAGEM

4. O que é um oncogene?

5. O que é um gene supressor de tumor?

6. Quais são os mecanismos genéticos pelos quais oncogenes podem ser ativados ou genes supressores de tumor podem ser inativados?

7. Qual é o mecanismo mais comum de inativação de oncogenes em seres humanos: infecção viral ou alteração somática?

8. O que é uma célula-tronco cancerígena?

9. Qual é a base molecular para a maioria das suscetibilidades hereditárias a certos cânceres?

10. Cite alguns fatores que apoiam ou inibem o crescimento de tumores, mas não implicam diretamente sua gênese.

11. Qual é o papel de enzimas proteolíticas na metástase?

12. Dê alguns exemplos de alterações precoces, médias ou tardias na progressão da neoplasia.

CLASSIFICAÇÃO DAS NEOPLASIAS

Neoplasia descreve um grande número de doenças humanas com características extremamente diversas. Portanto, a classificação de doenças neoplásicas em categorias e subcategorias é de grande valor para compreendê-las, diagnosticá-las, estudá-las e desenvolver tratamentos para elas. A transformação maligna, por definição, resulta em comportamento celular anormal. Células tumorais que retiveram muitas de suas funções teciduais especializadas e que têm aparência muito similar à de suas congêneres celulares normais são identificadas como bem-diferenciadas. Ao contrário, células tumorais que perderam muito de suas funções e que têm pouca semelhança com suas congêneres normais são identificadas como maldiferenciadas. Os tumores maldiferenciados às vezes são tão anormais que sua célula ou seu órgão de origem não pode ser reconhecido. Entretanto, embora células tumorais maldiferenciadas possam ter perdido muitas de suas funções especializadas, sua ancestralidade celular ainda pode ser reconhecida por características mais primitivas.

A classificação mais ampla de tumores sustenta-se na caracterização mais fundamental de tipos celulares, com base em suas origens embriológicas primitivas. Durante o desenvolvimento embrionário inicial, três linhagens celulares são estabelecidas: ectoderma, endoderma e mesoderma. Todas as células subsequentes, inclusive de tumores adultos, podem ser rastreadas a uma dessas três origens celulares. Como tais, os tumores são classificados amplamente nas categorias de **carcinoma**, se eles se originam de tecidos **ectodérmicos** ou **endodérmicos**, ou de **sarcomas**, se são originários de tecidos **mesodérmicos**. Mesmo se completamente irreconhecíveis por análise morfológica, diferenças fundamentais na expressão de certas proteínas, sobretudo filamentos intermediários como queratinas e vimentina, identificarão a linhagem de origem.

Carcinomas representam o tipo mais comum de câncer e incluem todos os cânceres comuns de tecido epitelial como de pulmão, colo, mama e próstata. Os **sarcomas** se originam de tipos celulares mesenquimais, que são, predominantemente, os tecidos conectivos. As neoplasias malignas de células do sangue, inclusive leucemias e linfomas, tecnicamente são um subtipo de sarcomas, porque são de origem mesenquimal. Entretanto, devido à natureza altamente especializada dos tipos de células hematológicas, elas são geralmente agrupadas e consideradas como a entidade de neoplasias hematológicas, que inclui leucemias e linfomas. A classificação adicional de carcinomas e sarcomas baseia-se no órgão de origem. No lactente e na criança maior em crescimento, os tecidos mesenquimais estão muito ativos em crescimento e remodelamento, e tumores mesenquimais são comuns, inclusive tumores de músculo, cartilagem, osso e sangue. Em adultos, os tecidos mesenquimais não são muito ativos, e os tumores epiteliais são os mais comuns, inclusive tumores de pulmão, mama, próstata e colo. Desenvolvimentos na caracterização do perfil de expressão gênica têm possibilitado a classificação de tumores com base em descrições moleculares características, e trabalho adicional nesta área pode resultar em uma classificação totalmente nova dos tumores humanos, com base em seus perfis de expressão gênica.

NEOPLASIA EPITELIAL

As células epiteliais estão em constante renovação, surgindo de uma camada basal que gera células novas continuamente. A camada de células maduras e funcionais realiza funções especializadas do tecido ou órgão, e com a senescência finalmente é descamada. As células epiteliais em proliferação nor-

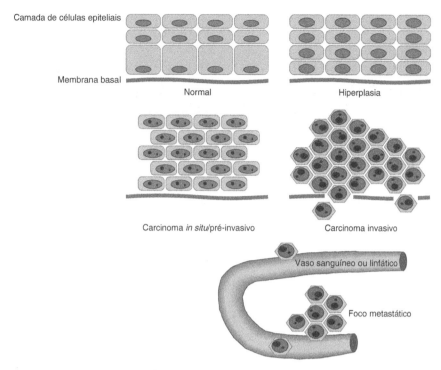

FIGURA 5-1 Ilustração esquemática da transição fenotípica de células epiteliais desde hiperplasia até carcinoma invasivo.

malmente observam fronteiras anatômicas, como a membrana basal que é subjacente à camada basal de células do epitélio. O potencial para se dividir, migrar e diferenciar é estritamente controlado. O estímulo para divisão pode ser autônomo ou exógeno como uma resposta a fatores de células adjacentes ou distantes. Sinais e fatores inibidores também podem estar presentes, e servem como reguladores negativos a fim de deter o crescimento descontrolado. O fenótipo neoplásico das células epiteliais pode ser visto como um espectro desde neoplasia **hiperplásica** a **pré-invasiva**, até francamente **invasiva** e **metastática**, como ilustrado na Figura 5-1.

Devido às suas origens embrionárias, as neoplasias malignas de origem epitelial são denominadas carcinomas. A hiperplasia pode ser uma resposta fisiológica normal em algumas situações, como a que ocorre no revestimento do útero em resposta a estrogênios antes da fase ovulatória do ciclo menstrual. Ela também pode ser um achado patológico e estar associada com a predisposição de progredir para carcinoma invasivo. Em tais exemplos de hiperplasia, geralmente há distúrbios de maturação acompanhantes que podem ser reconhecíveis por exame microscópico. Essas alterações são denominadas **displasia**, **hiperplasia atípica** ou **metaplasia**, dependendo do tipo de epitélio em que são observadas. Proliferação mais agressiva sem a capacidade de invadir através da membrana basal é chamada de carcinoma **pré-invasivo**, ou **carcinoma in situ**. Tecnicamente, essas células não têm a capacidade de invadir a membrana basal e realizar metástases, embora elas possam, com o tempo, progredir para **carcinoma invasivo**. O termo "carcinoma invasivo" implica que fronteiras teciduais, especialmente a membrana basal, foram violadas. O **carcinoma metastático** acontece via sistema linfático para linfonodos regionais e pela corrente sanguínea para órgãos e outros tecidos distantes. Esse padrão de metástase, entretanto, não é exclusivo das neoplasias malignas epiteliais. Em geral, as neoplasias epiteliais têm uma propensão variável para se disseminar a gânglios regionais e locais distantes. Presume-se que a história natural da maioria dos tumores seja seguir esse padrão de disseminação com o tempo. As alterações genotípicas e fenotípicas específicas para conseguir tal disseminação não são bem compreendidas; elas podem, em alguns casos, ser compartilhadas por tipos de tumor e, em outros casos, são peculiares a uma determinada neoplasia. Certas características moleculares têm sido ligadas a características clínicas, embora o modo exato de ação não seja totalmente compreendido.

Do ponto de vista fisiopatológico, certas características estruturais e funcionais devem ser adquiridas pelas células malignas, como esboçado na Tabela 5-4. Um aumento da velocidade de crescimento por meio de vários mecanismos tem sido descrito para diferentes tipos de tumor. Sabe-se que a fração proliferativa (porcentagem de células na fase S ou sintetizando DNA ativamente) está elevada, e mais ainda em tumores histológica e clinicamente agressivos. Mudanças nos mecanismos do ciclo celular estritamente regulado têm sido observadas, incluindo níveis anormais de ciclinas e outras proteínas que regulam quinases dependentes de ciclinas responsáveis pela entrada da célula na fase S. De modo semelhante, têm sido percebidas alterações de proteínas de sinalização intermediária que acoplam fator de crescimento externo e estímulos hormonais à proliferação. A capacidade das células de migrar e passar através de barreiras celulares e da MEC pode ser ampliada em células tumorais. Isso pode ocorrer pela ativação de cascatas de enzimas proteolíticas oriundas de dentro da célula tumoral ou pela ação

98 Fisiopatologia da Doença

TABELA 5-4 Alterações fenotípicas na progressão de neoplasia

1. Instabilidade genômica

   Reparo de DNA deficiente

   Controle anormal do ponto de verificação do ciclo celular

2. Proliferação aumentada

   Crescimento autônomo

   Anormalidades de controle do ciclo celular

   Resposta exagerada a estímulos hormonais ou de fatores de crescimento

   Falta de resposta a inibidores do crescimento ou à inibição do contato celular

3. Evasão do sistema imune

   Modulação e mascaramento de antígenos

   Elaboração de moléculas antagônicas à resposta imune

4. Invasão de tecido e estroma

   Ligação à matriz extracelular

   Secreção de enzimas proteolíticas

   Recrutamento de células do estroma para produzir enzimas proteolíticas

   Perda de coesão celular

5. Capacidade de ganhar acesso e egresso de linfáticos e corrente sanguínea

   Motilidade celular aumentada

   Reconhecimento de sequências proteicas endoteliais

   Modificações citoesqueléticas

6. Estabelecimento de focos metastáticos

   Aderência e ligação celular

   Tropismo específico de tecidos

7. Capacidade de recrutar vascularização para dar suporte ao crescimento de tumor primário ou metastático

8. Resistência a fármacos

   Metabolismo de fármacos alterado e inativação de fármacos

   Aumento da síntese de enzimas-alvo

   Efluxo de fármacos aumentado

   Aumento do reparo de dano de DNA

de células do estroma que são direcionadas a fazê-lo como resultado de fatores produzidos por células tumorais próximas. Por meio de mecanismos semelhantes, células malignas podem induzir a formação de uma microvasculatura essencial para dar suporte ao crescimento contínuo de uma colônia tumoral. Outras funções necessárias para romper as defesas imunes e sobreviver à destruição por fármacos antitumorais podem ser mediadas pelo programa genético já presente de forma latente em células cancerígenas. Exemplos incluem modulação de antígenos e alterações no metabolismo de fármacos, ou de vias metabólicas que são alvos de alguns fármacos.

Como descrito anteriormente, há evidência de que alterações fenotípicas discretas que se originam de alterações genéticas específicas sejam responsáveis pela progressão de hiperplasia até neoplasia metastática. Além disso, há uma influência

mútua entre essas alterações genéticas e o programa inerente de expressão gênica de um certo tipo epitelial. Outras funções altamente reguladas de células epiteliais incluem transporte ativo ou passivo de íons ou moléculas, bem como síntese e secreção de proteínas específicas. Essas funções também podem ser perdidas, alteradas, ou mesmo aumentadas para tipos específicos de tumor, e, de modo semelhante, podem criar entidades específicas fisiopatológicas e clínicas. Duas neoplasias epiteliais serão discutidas em mais detalhes. Câncer de colo é um exemplo de uma neoplasia epitelial para a qual lesões precursoras têm sido bem estudadas, porque há a possibilidade de fazer biópsia de tais lesões por colonoscopia. O tecido epitelial da mama é responsivo a hormônios esteroides e fatores de crescimento que podem desempenhar um papel fundamental no desenvolvimento e comportamento do câncer de mama.

PONTO DE CHECAGEM

13. Quais fatores determinam o potencial maligno de tumores epiteliais *versus* mesenquimais?

14. Qual é o termo aplicado a neoplasias malignas de origem epitelial?

15. Qual é o espectro de características do fenótipo neoplásico em células epiteliais?

1. Carcinoma de colo

O modelo de alterações genéticas passo a passo no câncer é mais bem ilustrado por observações feitas em lesões do colo representando estágios diferentes de progressão para malignidade. Certas alterações genéticas são comumente encontradas em adenomas em fase inicial, ao passo que outras tendem a ocorrer com frequência significativa somente depois do desenvolvimento de carcinoma invasivo. Essas alterações estão de acordo com o conceito de que mudanças fenotípicas seriadas devem ocorrer em uma célula para que ela exiba propriedades malignas completas (invasivas e metastáticas) (Tabela 5-4). Duas linhas principais de evidências sustentam o modelo de alterações genéticas passo a passo no câncer de colo.

1. Sabe-se agora que as síndromes familiares raras associadas com predisposição ao câncer de colo em uma idade precoce resultam de mutações na linha germinativa. A **polipose adenomatosa familiar** é o resultado de uma mutação no gene *APC*, que codifica uma proteína de adesão celular que também tem sido implicada no controle da β-catenina, um potente ativador de transcrição. Nos tumores que se desenvolvem subsequentemente, o alelo restante foi perdido. De modo semelhante, o **câncer colorretal hereditário sem polipose** está associado com mutações na linha germinativa em genes de reparo de DNA, como *hMSH2* e *hMLH1*. Esses genes também podem ser afetados em cânceres esporádicos.

2. Os efeitos carcinogênicos de fatores sabidamente ligados a um risco aumentado de câncer de colo constituem a segunda linha de evidências para uma base genética do câncer de colo. Substâncias derivadas da flora bacteriana colônica,

alimentos ingeridos ou metabólitos endógenos como fecapentenos, 3-cetosteroides e benzo[α]pirenos são mutagênicos. Os níveis dessas substâncias podem ser reduzidos por dietas pobres em gordura e ricas em fibras, e vários estudos epidemiológicos confirmam que tais dietas reduzem o risco de câncer de colo. Além disso, como o risco de câncer de colo esporádico em indivíduos em idade mais avançada está levemente elevado na presença de uma história familiar positiva, pode haver outras anormalidades genéticas hereditárias que interagem com fatores ambientais para causar o câncer de colo. A sequência de alterações genéticas não precisa ser exata para levar ao desenvolvimento de um câncer invasivo, embora haja evidências crescentes de que algumas lesões genéticas tendem a se desenvolver precocemente, enquanto outras podem se desenvolver posteriormente no curso natural da doença. Nem todas as alterações fenotípicas podem ser explicadas por uma anormalidade genética conhecida, assim como nem todas as alterações genéticas identificadas têm um resultado fenotípico conhecido. Entretanto, a natureza passo a passo de anormalidades genotípicas e fenotípicas está bem-estabelecida.

O defeito molecular mais precoce na patogênese do câncer de colo é a aquisição de mutações somáticas no gene *APC* na mucosa colônica normal. Esse defeito causa regulação anormal de β-catenina, que leva à proliferação celular anormal e aos passos iniciais da formação de tumor. Defeitos subsequentes na via de sinalização de TGF-β inativam essa importante via inibidora de crescimento e levam à proliferação mucosa do tumor adicional e ao desenvolvimento de pequenos adenomas. A ativação mutacional do gene *K-ras* leva à ativação constitutiva de uma via importante de sinalização proliferativa, o que é comum nesses estágios, e aumenta ainda mais o potencial proliferativo das células tumorais adenomatosas. A deleção ou perda de expressão do gene *DCC* é comum na progressão para cânceres invasivos de colo. A proteína *DCC* é uma proteína transmembrana da superfamília das imunoglobulinas e pode ser um receptor para certas moléculas extracelulares que guiam o crescimento celular e/ou apoptose. A inativação mutacional de *p53* também é um passo observado comumente no desenvolvimento de câncer invasivo de colo, observado em adenomas tardios e cânceres invasivos iniciais, e leva à perda de um ponto de verificação importante do ciclo celular e à incapacidade de ativar vias apoptóticas dependentes de p53. A identificação de anormalidades genéticas na progressão do câncer de colo para doença metastática está em investigação atualmente.

Em paralelo com essas anormalidades sequenciais na regulação da proliferação celular, os cânceres de colo também adquirem defeitos em mecanismos que protegem a estabilidade do genoma. Esses defeitos geralmente envolvem mutações em genes de reparo de pareamento errôneo ou em genes que previnem a instabilidade cromossômica. **Genes de reparo de pareamento errôneo** constituem uma família de genes que estão envolvidos na correção de erros do DNA durante a replicação, e incluem *MSH2*, *MLH1*, *PMS1* e *PMS2*. Mutações da linha germinativa nesses genes causam a síndrome de câncer colorretal hereditário sem polipose (HNPCC). Cânceres de colo não hereditários desenvolvem instabilidade genômica

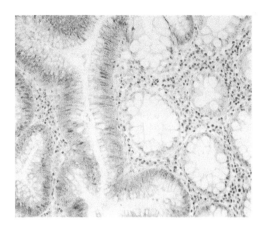

FIGURA 5-2 Borda de um pólipo adenomatoso, mostrando alteração adenomatosa (**à esquerda**), em comparação com glândulas mucosas normais (**à direita**). A alteração adenomatosa é caracterizada por tamanho aumentado e estratificação de núcleos e perda de mucina citoplasmática. Observe o arranjo de núcleos do adenoma perpendiculares à membrana basal (polaridade). (Reproduzida, com permissão, de Chandrasoma P et al. *Concise Pathology*, 3rd ed. Publicada originalmente por Appleton & Lange. Copyright © 1998 por The McGraw-Hill Companies, Inc.)

por meio de defeitos nos **genes de instabilidade cromossômica (CIN)**. Defeitos nesses genes levam ao ganho ou à perda de grandes segmentos ou de cromossomos inteiros durante a replicação, levando à aneuploidia.

A aquisição passo a passo descrita previamente de anormalidades genéticas está associada com alterações no comportamento fenotípico da mucosa colônica. A mudança mais precoce na progressão do câncer de colo é o aumento do número de células (hiperplasia) na superfície epitelial (do lúmen). Isso produz um adenoma, que é caracterizado por células formadoras de glândulas que exibem aumentos no tamanho e número de células, mas sem invasão das estruturas circundantes (Figura 5-2). Presumivelmente, essas alterações devem-se à proliferação aumentada e perda de controle do ciclo celular, mas antes da aquisição da capacidade de invadir a MEC. Alterações displásicas adicionais, como a perda de produção de mucina e a polaridade celular alterada, podem estar presentes em grau variável. Alguns adenomas podem progredir para carcinoma *in situ* e, por fim, para carcinoma invasivo. Um aspecto inicial associado com a desintegração da arquitetura, mesmo antes que ocorra a invasão, é o desenvolvimento de novos vasos frágeis ou a destruição de vasos existentes, o que pode causar sangramento microscópico. Isso pode ser pesquisado clinicamente pela determinação de sangue oculto nas fezes usada para triagem e diagnóstico precoce de câncer de colo pré-invasivo e invasivo. Não se sabe se todos os cânceres invasivos de colo passam por uma fase hiperplásica ou pré-invasiva, e não há informações disponíveis para as neoplasias malignas epiteliais em geral.

Alterações funcionais adicionais na célula e no tecido circundante também se manifestam nas fases pré-invasiva e invasiva. Uma vez que a membrana basal seja penetrada por células malignas invasivas, pode ser ganho acesso aos linfáticos regionais e pode ocorrer disseminação para linfonodos pericólicos regionais. A entrada de células na corrente san-

100 Fisiopatologia da Doença

guínea pode levar à disseminação distante em um padrão que reflete a drenagem venosa. Portanto, a disseminação hematogênica de tumores primários do colo para o fígado é comum, ao passo que os tumores retais geralmente se disseminam para fígado, pulmão e osso. Além de considerações anatômicas, pode haver tropismo específico de células malignas mediado por proteínas de superfície que causam o direcionamento preferencial para certos órgãos ou locais.

O epitélio colônico é especializado em secretar proteínas do muco e absorver água e eletrólitos (Capítulo 13). A manutenção de uma barreira estreita no lúmen, diferenças intracelulares de carga e a capacidade de excluir toxinas são funções especializadas adicionais. Algumas dessas funções são mantidas na progressão para neoplasia e podem contribuir para um fenótipo específico de célula maligna. Um exemplo é a expressão de uma proteína de membrana transportadora, MDR-1, presente em vários tipos de epitélio, inclusive o colo. Sabe-se que MDR-1 causa o efluxo de vários compostos para fora das células, presumivelmente como um mecanismo protetor para eliminar toxinas. No câncer de colo avançado, essa proteína pode contribuir para a resistência relativa desse e de outros tipos de tumor a uma variedade de agentes quimioterápicos que são transportados por MDR-1. Em alguns casos, a ativação de um gene latente codificando antígeno carcinoembrionário (CEA) pode resultar em níveis mensuráveis da proteína CEA no soro de pacientes com câncer de colo localizado ou metastático, bem como outros adenocarcinomas.

PONTO DE CHECAGEM

16. Quais são as duas principais linhas de evidência em favor do modelo passo a passo de alterações genéticas no câncer de colo?

17. Qual é a explicação para o aparecimento frequente de sangue oculto nas fezes de pacientes com carcinoma de colo, mesmo inicial?

18. Quais são dois genes cujos produtos contribuem para o fenótipo clássico de carcinomas de colo?

2. Carcinoma de mama

A mama feminina é uma glândula especializada que passa por ciclos repetidos de alterações induzidas por fator de crescimento e hormônios que definem as diferentes fases do desenvolvimento mamário (fetal, pubertário, menstrual, associado à gestação e de crescimento para lactação, juntamente com involução pós-lactação). A desregulação dessa biologia complexa leva a um grupo diversificado de doenças da mama, conectadas inerentemente à sinalização por fator de crescimento ou hormonal. Fatores associados com um risco aumentado do desenvolvimento de câncer de mama podem fornecer pistas quanto a forças condutoras iniciais. O uso prolongado de altas doses de estrogênio exógeno é um fator de risco que implica a via sinalizadora de estrogênios. Em contrapartida, a exposição reduzida a estrogênio protege contra o desenvolvimento de câncer de mama. Isso tem sido demonstrado em modelos

de carcinogênese da mama em animais ooforectomizados, e é confirmado por estudos clínicos que mulheres que foram submetidas à ooforectomia em uma idade jovem tiveram uma redução significativa do risco de desenvolver câncer de mama em seu tempo de vida. O sucesso clínico das terapias antiestrogênio comprova o princípio do papel essencial da sinalização por estrogênio na patogênese do câncer de mama. Agentes que inibem a produção de estrogênio ou a capacidade do estrogênio de ativar o ER são altamente efetivos no tratamento de pacientes com câncer de mama inicial ou avançado, são ativos em deter a progressão da doença em pacientes com cânceres de mama pré-invasivos, e também têm ação na prevenção primária do câncer de mama em mulheres em risco. Contudo, embora o papel central da sinalização de estrogênio na patogênese do câncer de mama esteja agora bem estabelecido, as evidências até o presente não implicam etiologicamente anormalidades genéticas do ER ou de seus alvos a jusante no desenvolvimento de câncer de mama. Parece que a sinalização de ER é uma via fisiológica existente em células epiteliais da mama, cuja atividade de sinalização contínua é favorável, ou talvez mesmo necessária, para o processo oncogênico. Ainda assim, a via de sinalização de estrogênio está intacta em somente metade das pacientes diagnosticadas com câncer de mama; a metade restante parece não ter expressão do ER ou atividade da via de sinalização de estrogênio. Isso tem levado alguns pesquisadores a acreditar que o câncer de mama ER-negativo é uma doença diferente com fisiopatologia alternativa. Provavelmente, há passos moleculares iniciais comuns no desenvolvimento de cânceres de mama ER-positivos e ER-negativos; entretanto, em um passo inicial ou intermediário, essas vias divergem, levando ao desenvolvimento de cânceres de mama com fenótipos visivelmente diferentes.

As vias de sinalização específicas ativadas patologicamente ou por mutação na progressão de células epiteliais mamárias para câncer pré-invasivo e invasivo ainda estão indefinidas. Entretanto, os receptores de fator de crescimento tirosina-quinase, da família do receptor do fator de crescimento epidérmico humano (HER), são candidatos primordiais. A amplificação do gene *HER2* e a superexpressão da proteína HER2 são comuns em cânceres de mama pré-invasivos e invasivos. A superexpressão do gene *HER1*, também chamado de EGFR, é observada com menor frequência. De modo semelhante, a proteína HER3 é superexpressa na maioria dos cânceres de mama. Anticorpos que têm como alvo o receptor HER2 têm atividade no tratamento do câncer de mama, confirmando adicionalmente o papel da via de sinalização desse receptor. Os receptores da família HER ativam numerosas vias de sinalização a jusante, inclusive vias proliferativas, vias apoptóticas e vias metabólicas. A proteína-quinase PI3 frequentemente é ativada por mutação em cânceres de mama, aumentando a sobrevida e a resposta ao estresse. Mutações que inativam *p53* também são frequentemente observadas em cânceres de mama, e estão associadas com um pior prognóstico.

A perda de estabilidade genômica também é um evento comum na patogênese de cânceres de mama. O grupo de genes envolvidos no mecanismo de reparo de DNA associado com cânceres de mama foi identificado nas síndromes hereditárias de câncer de mama e de ovário. Cinco a 10% dos casos de câncer de mama parecem estar associados com uma predisposição hereditária, assim como ligados com predisposição a câncer de ovário. Aglomeração familiar tem sido observada há muito tempo em certos grupos de familiares, e isso levou à localização de genes de suscetibilidade putativos do câncer de mama. Esse processo é denominado "análise de ligação", em que tem sido mostrado que a característica do desenvolvimento de câncer de mama é segregada com certos marcadores de localização cromossômica conhecida. A identificação de dois genes discretos, ***BRCA1*** e ***BRCA2***, deu andamento ao uso de clonagem posicional, que descreve uma variedade de estratégias para identificar um gene em um grande segmento do genoma sem o conhecimento da função do gene, salvo o pressuposto de que mutações desse gene devem ser vistas em indivíduos suscetíveis (p. ex., mulheres com câncer de mama em famílias com aglomeração de câncer de mama). Mutações hereditárias nos genes *BRCA1* e *BRCA2* parecem estar associadas com a probabilidade de desenvolvimento de câncer de mama ao longo do tempo de vida de até 80%. Mutações nesses genes também estão associadas com uma alta incidência de câncer de ovário, e podem levar a incidências aumentadas de câncer de próstata, melanomas e câncer de mama em homens. Ambos os genes funcionam como genes supressores de tumor de forma que tumores da mama contêm tanto a anormalidade herdada em um alelo quanto uma perda somática no alelo remanescente. Embora casos esporádicos (não familiares) de câncer de mama raramente contenham mutações de *BRCA1*, eles podem ter expressão reduzida de BRCA1 ou ter anormalidades em outras proteínas que interagem com BRCA1 para realizar o que parece ser uma função de reparo de DNA envolvendo quebras de dupla-fita no DNA. É provável que outras anormalidades genéticas hereditárias que confiram um risco aumentado de câncer de mama venham a ser identificadas. Geralmente, será mais difícil identificar aquelas que tenham **penetrância** moderada (i.e., conferem apenas um leve aumento do risco de câncer de mama). Identificar mutações com alta penetrância em indivíduos permite que estes adotem medidas preventivas. A identificação de mutações com penetrância ou risco indefinido é menos informativa até que estudos futuros possam definir seu risco.

O esquema ilustrado na Figura 5-1 aplica-se a alterações progressivas na direção de carcinoma invasivo da mama, e este espectro completo pode ser visto em pacientes submetidas à biópsia para avaliação de tumorações na mama ou anormalidades na mamografia. O carcinoma *in situ* da mama representa uma lesão pré-invasiva em que são observadas proliferação aumentada e morfologia celular maligna, mas nenhuma invasão da membrana basal pode ser demonstrada. Portanto, metástases distantes ou para linfonodos não podem ocorrer nesse estágio, presumivelmente porque o fenótipo invasivo ainda não foi adquirido. Certas anormalidades moleculares podem ser observadas nesse estágio, inclusive amplificação do oncogene *HER2* e mutações do gene supressor de tumor *p53*.

O câncer da mama é quase sempre devido à transformação maligna das células epiteliais secretoras. Contudo, dois subtipos distintos são reconhecidos. Cânceres originando-se dos túbulos coletores são chamados de carcinomas ductais, enquanto aqueles surgindo dos lóbulos terminais são designados como carcinomas lobulares. Os **carcinomas ductais** compreendem a maioria dos cânceres de mama, e os carcinomas lobulares representam uma minoria. Tanto cânceres de mama *in situ* quanto invasivos enquadram-se nessas duas classificações comuns. Cânceres ductais e lobulares têm características morfológicas distintas, bem como aspectos moleculares específicos para cada subtipo. Por exemplo, os **carcinomas lobulares** têm perda da proteína de adesão celular caderina-E e, geralmente, crescem em um padrão mais difuso com menor formação de tumores sólidos densos. Assim, os carcinomas lobulares são, muitas vezes, mais difíceis de detectar por radiografia em seus tumores primários e em locais metastáticos. Os cânceres lobulares também têm anormalidades menos frequentes da proteína supressora de tumor p53 e raramente têm amplificação do gene *HER2*.

Alterações progressivas na morfologia e no comportamento de células epiteliais são percebidas em lesões que frequentemente precedem o desenvolvimento do câncer de mama invasivo. Hiperplasia ductal atípica e hiperplasia lobular atípica são anormalidades proliferativas do epitélio mamário, e sua presença confere um risco aumentado do desenvolvimento subsequente de câncer de mama. **Carcinoma ductal *in situ*** (DCIS) e **carcinoma lobular *in situ*** (LCIS) são carcinomas não invasivos que são mais fortemente associados com o desenvolvimento concomitante ou subsequente de câncer de mama invasivo. Embora essas alterações celulares progressivas sejam bem descritas no desenvolvimento do câncer de mama, não está claro se são sequências que uma população clonal de células precisa sofrer para evoluir para câncer de mama invasivo. Alternativamente, podem ser várias manifestações de um defeito de campo no epitélio da mama, que leva as células a progredirem ao longo de qualquer uma de várias vias oncogênicas paralelas. Por exemplo, o risco conferido por DCIS não é somente de um câncer ductal invasivo subsequente, mas também de um câncer lobular invasivo, e o mesmo é verdadeiro para LCIS. Além disso, embora cerca de 50% das lesões de DCIS tenham amplificação e superexpressão de *HER2*, somente 20% dos cânceres invasivos mostram essa anormalidade molecular oncogênica. Continua sendo possível que o câncer de mama invasivo e o câncer de mama *in situ* surjam de uma via oncogênica comum, que no fim diverge para pontos terminais *in situ* ou invasivos.

O aspecto característico do câncer de mama invasivo é a capacidade de as células tumorais passarem pela membrana basal, invadirem o estroma e acessarem estruturas linfáticas e vasculares. A disseminação de células tumorais além da membrana basal para gânglios linfáticos regionais e órgãos distantes é o resultado de eventos moleculares que ainda não estão bem descritos. Proteínas da superfície celular envolvidas na adesão e na degradação da MEC provavelmente estão implicadas. O comportamento fenotípico do câncer de mama varia muito entre pacientes, indicando a natureza diversificada dessa doença. Alguns cânceres de mama metastatizam com alta frequência, ao passo que outros raramente o fazem. Alguns cânceres de mama metastatizam rapidamente, enquanto outros só o fazem depois de um período longo de latência. Alguns cânceres de mama metastatizam preferencialmente para ossos, ao passo que outros preferem o fígado ou o pulmão como locais metastáticos, e outros ainda dão preferência ao encéfalo. Aspectos moleculares específicos devem estar por trás dos diversos fenótipos de câncer de mama, e, na verdade, o câncer de mama provavelmente é uma compilação de muitos subgrupos diferentes da doença.

O desenvolvimento de técnicas para determinar simultaneamente a expressão de 10 mil ou mais genes está revolucionando a maneira em que são classificados os câncers. Essa tecnologia já criou novos paradigmas para a classificação de câncers de mama. Pelo menos quatro subtipos moleculares gerais de câncer de mama são agora amplamente reconhecidos, inclusive o subtipo basal, o subtipo com superexpressão de *HER2* e os subtipos luminal A e luminal B. Análises moleculares mais abrangentes usando grupos amostrais maiores estão identificando subtipos ainda menores ocultados dentro desses subtipos. Esses subtipos moleculares têm forte significado prognóstico, com o subtipo luminal A tendo o prognóstico mais satisfatório e o subtipo basal tendo um prognóstico particularmente insatisfatório. Os subtipos também estão ligados a características de mecanismo específicas. Os subtipos luminais são caracterizados pela expressão de genes ligados ao ER, e a função do ER desempenha um papel importante nesses câncers. Os subtipos com superexpressão de *HER2* estão ligados com a amplificação e superexpressão do oncogene *HER2* e aos consequentes eventos de sinalização a jusante relacionados com ele. O subtipo basal carece de um atributo molecular unificador, mas seu marco é uma quantidade significativa de instabilidade genômica.

Além de seu significado prognóstico, a análise de câncers de mama por assinaturas moleculares tem valor preditivo ligado com a sensibilidade a vários tratamentos anticâncer. Como consequência, há muitas assinaturas gênicas preditivas diferentes sendo desenvolvidas como dosagens comerciais para a análise de amostras clínicas de câncer de mama, fornecendo escores prognósticos e preditivos validados e possibilitando planejamento terapêutico mais personalizado para pacientes individuais.

NEOPLASIAS DE CÉLULAS MESENQUIMAIS, NEUROENDÓCRINAS E GERMINATIVAS

Neoplasias de células mesenquimais, neuroendócrinas e germinativas são responsáveis por uma grande proporção dos tumores de crianças e adultos jovens, evidentemente porque essas células estão em divisão ativa e mais sujeitas a eventos mutacionais. A Tabela 5-5 é uma lista representativa de tumores mesenquimais, neuroendócrinos e de células germinativas, bem como dos grupos celulares embriológicos dos quais eles se originam. Devido à migração extensa e convolução de camadas celulares embrionárias durante o desenvolvimento inicial, esses tipos de tumor podem não evoluir em locais anatômicos específicos. Os tumores neuroendócrinos (TNEs) são derivados de células que migram por todo o corpo e desenvolveram capacidades enzimáticas específicas e acúmulo de proteínas citoplasmáticas que servem uma função secretora. Como tal, eles são identificados frequentemente por certos marcadores enzimáticos, em particular, esterase inespecífica. Embora se pensasse originalmente que todos eles surgissem da crista neural, nem todos os TNEs podem ser rastreados

à crista neural. Realmente, os tumores dessa classificação podem não ter uma ancestralidade embrionária comum. Contudo, essa classificação de tumores tem sido mantida devido a suas funções secretoras especializadas peculiares. Os TNEs podem secretar peptídeos biologicamente ativos e produzir síndromes clínicas específicas como consequência de suas atividades secretoras. Os tumores de células germinativas podem surgir dentro dos testículos ou em locais extragonadais por meio dos quais as células germinativas migram durante o desenvolvimento. As células mesenquimais, em virtude de sua função, estão distribuídas por todo o corpo, e os tumores mesenquimais podem surgir em qualquer local anatômico.

1. Tumores neuroendócrinos

Os TNEs se originam de tecido da crista neural e, mais especificamente, de células enterocromafins, cujo local de repouso final após a migração embrionária é ao longo da camada submucosa dos intestinos e brônquios pulmonares. Refletindo essa origem embrionária, as células neuroendócrinas podem às vezes expressar as enzimas necessárias para produzir aminas bioativas, bem como uma variedade de pequenos hormônios peptídeos. Somente um TNE de baixo grau é classificado como um **tumor carcinoide** (independentemente de qualquer secreção hormonal). Grânulos citoplasmáticos típicos de células neuroendócrinas também são observados comumente. Esses aspectos também podem ser compartilhados por outros tumores originários da crista neural. Ao contrário das neoplasias epiteliais, alterações morfológicas observadas com o microscópio óptico não distinguem entre células malignas e benignas. A distribuição anatômica dos TNEs primários é compatível com os padrões de desenvolvimento embrionário, conforme listados na Tabela 5-6. TNEs e outras neoplasias mesenquimais têm padrões similares de invasão de tecido seguida por disseminação local e distante para linfonodos regionais e órgãos distantes. As características de contagem mitótica aumentada (um indicador de proliferação rápida), pleomorfismo nuclear, invasão linfática e vascular, e um padrão de crescimento indiferenciado estão associados com uma taxa mais alta de metástases e um prognóstico clínico menos favorável.

Um local frequente de metástase de TNE é o fígado. Neste contexto, sobretudo com TNEs do intestino médio, pode haver uma concentração de sintomas como consequência de substâncias vasoativas secretadas no sangue, inclusive serotonina, o que é chamado de **síndrome carcinoide** (Tabela 5-7). Essas substâncias refletem a origem neuroendócrina dos TNEs e o mecanismo latente que pode ser ativado de modo inapropriado no estado maligno. Muitos desses peptídeos são vasoativos e podem causar rubor intermitente, resultante de vasodilatação. Outros sintomas observados frequentemente incluem diarreia secretora sibilos e excesso de salivação ou de lacrimejamento. Lesão tecidual em longo prazo também pode acontecer por exposição a essas substâncias e seus metabólitos. Fibrose das valvas cardíacas pulmonar e tricúspide, fibrose mesentérica e hiperceratose da pele têm sido relatadas em pacientes com síndrome carcinoide. Um marcador urinário usado comumente para ajudar no diagnóstico ou monitorar pacientes sendo tratados é um metabólito da serotonina, o ácido

CAPÍTULO 5 Neoplasias **103**

TABELA 5-5 **Neoplasias de células mesenquimais, neuroendócrinas e germinativas**

Tipo de neoplasia	Derivação embrionária	Tipo de neoplasia	Derivação embrionária
Tumor de Wilms	Blastema metanéfrico	Germinoma, disgerminoma	
Neuroblastoma	Neuroblastos	Testicular, tumores de células germinativas extragonadais	
Retinoblastoma		Seminoma	
Ganglioneuroma		Coriocarcinoma	
Tumores derivados da crista neural	Crista neural	Carcinoma embrionário	
Carcinoma de pequenas células		Tumores do seio endodérmico, saco vitelino	
Sarcoma de Ewing		Tumores de células germinativas ovarianas	
Tumor neuroectodérmico primitivo		Sarcomas	Célula mesenquimal
Melanoma maligno		Rabdomiossarcoma	Músculo estriado
Feocromocitoma		Leiomiossarcoma	Músculo liso
Tumores neuroendócrinos		Lipossarcoma	Adipócito
Tumores endócrinos GI		Osteossarcoma	Osteoblasto
Insulinoma		Condrossarcoma	Condrócito
Glucagonoma		Histiocitoma fibroso maligno	Fibroblasto
Somatostatinoma		Sarcoma sinovial	Célula sinovial
Gastrinoma		Linfangiossarcoma	Endotélio linfático
VIPoma		Hemangiossarcoma	Endotélio de vaso sanguíneo
GRFoma		Sarcoma de Kaposi	Célula endotelial + fibroblastos?
Tumores hipofisários		Hepatoblastoma	Célula mesenquimal + hepatócitos
Tumores encefálicos intracranianos		Mesotelioma	Célula mesotelial
Glioblastoma/astrocitoma	Precursores da glia	Schwannoma	Bainha de nervo periférico
Ependimoma, oligodendroglioma, meduloblastoma		Meningioma	Fibroblasto aracnóideo
Tumores de células germinativas		Carcinoma corticossuprarrenal	Mesênquima mesonéfrico
Teratoma (benigno)	Célula germinativa	Cânceres somáticos (de células não germinativas) testiculares e ovarianos	Mesênquima mesonéfrico

5-hidroxi-indolacético (**5-HIAA**), porque a produção de serotonina na síndrome carcinoide também está associada com a capacidade de captar e descarboxilar precursores de aminas.

PONTO DE CHECAGEM

19. Cite alguns dos hormônios e fatores de crescimento aos quais o tecido mamário responde.

20. Cite alguns fatores associados com risco aumentado de câncer de mama.

21. Quais são os dois subtipos principais de câncer de mama?

22. Para quais tecidos os cânceres de mama tendem a metastatizar? Por quê?

23. Quais produtos de tumores neuroendócrinos refletem sua origem embrionária?

24. Cite alguns sintomas de curto prazo e complicações de longo prazo precipitados pela liberação de quantidades excessivas desses produtos.

2. Câncer testicular de células germinativas

O câncer testicular surge principalmente de células germinativas dentro do testículo. Células germinativas constituem a população de células que dá origem aos espermatozoides por meio de divisão meiótica e teoricamente podem, portanto, reter a capacidade de se diferenciar em qualquer tipo de célula. Algumas neoplasias testiculares surgem de tecido remanescente fora do testículo devido à migração de células germinativas que ocorre durante o início da embriogênese. Isso é seguido pela formação da crista urogenital e, finalmente, pela agregação de células germinativas no ovário ou testículo. Como predito por esse padrão de migração, as neoplasias de células germinativas testiculares **extragonadais** são encontradas no eixo da linha média na parte inferior do crânio, mediastino ou retroperitônio. A capacidade multipotente da célula germinativa (i.e., a capacidade de uma célula dar origem a um organismo inteiro) é mais evidente em tumores de células germinativas benignos, como **teratomas maduros**. Esses tumores frequentemente contêm elementos diferenciados de todas as três camadas de células germinativas, inclusive dentes

104 Fisiopatologia da Doença

TABELA 5-6 Localização de tumor neuroendócrino por local de origem embrionária

Intestino anterior	Intestino médio	Intestino posterior
Esôfago	Jejuno	Reto
Estômago	Íleo	
Duodeno	Apêndice	
Pâncreas	Colo	
Vesícula biliar e canal biliar	Fígado	
Ampola de Vater	Ovário	
Laringe	Testículo	
Brônquio	Colo	
Timo		

e cabelo em lesões denominadas **cistos dermoides**. Teratomas malignos também podem existir como um espectro ligado a outras neoplasias derivadas de camadas de células germinativas, como sarcomas e carcinomas derivados de epitélio. Cânceres testiculares malignos podem coexistir com teratomas maduros benignos, e o componente benigno algumas vezes só se torna aparente depois que a parte maligna tiver sido erradicada com quimioterapia.

Proteínas expressas durante o desenvolvimento embrionário ou trofoblástico, como a alfa-fetoproteína e a gonadotrofina coriônica humana, podem ser secretadas e mensuradas no soro.

O carcinoma testicular segue um padrão de disseminação linfática e hematogênica para gânglios regionais retroperitoniais e órgãos distantes como pulmão, fígado, osso e encéfalo. A apurada sensibilidade dos cânceres testiculares, mesmo

TABELA 5-7 Peptídeos e aminas secretados por células de tumores neuroendócrinos

Hormônio adrenocorticotrófico (ACTH)
Calcitonina
Gastrina
Glicentina
Glucagon
Hormônio do crescimento
Insulina
Hormônio estimulador de melanócitos (β-MSH)
Motilina
Neuropeptídeo K
Neurotensina
Serotonina
Somatostatina
Polipeptídeo pancreático
Substância K
Substância P
Peptídeo intestinal vasoativo

avançados, à radioterapia e à quimioterapia pode ser resultado da natureza estranha de células germinativas malignas quando presentes em um organismo maduro. Essa natureza estranha pode criar atividade mais específica de insultos citotóxicos e estimular uma rejeição imune mais vigorosa do tumor.

PONTO DE CHECAGEM

25. De quais elementos celulares do testículo o câncer testicular geralmente se origina?

26. Cite alguns marcadores característicos que podem ser monitorados na progressão de tumor testicular.

3. Sarcomas

Os sarcomas compõem uma família de neoplasias mesenquimais cuja aparência morfológica e distribuição anatômica refletem os elementos mesenquimais iniciais dos quais eles derivam (Tabela 5-5). Eles surgem em estruturas compostas do tipo de célula mesenquimal, ou em localizações nas quais células remanescentes finalmente chegam ao caminho da migração tecidual inicial. Vários dos sarcomas menos maduros que se assemelham mais a células primitivas são observados em crianças, porque esse compartimento de células geralmente está se dividindo mais rapidamente. Esses sarcomas incluem o rabdomiossarcoma e o osteossarcoma, que são menos comuns em adultos. A aparência morfológica dos sarcomas não envolve alterações de arquitetura perceptíveis, porque a polaridade celular e a formação de glândulas não ocorrem em células mesenquimais maduras normais, como músculo ou cartilagem. Pleomorfismo nuclear e taxa mitótica determinam o grau de um tumor; um grau mais alto correlaciona-se com uma propensão maior para invadir estruturas locais e distantes e com uma sobrevida não favorável. Os sarcomas também têm tendência a reter o aspecto da célula e o repertório de proteínas expressas da célula de origem. Matriz óssea de cálcio e fósforo pode se formar dentro de osteossarcomas, e calcificação desses tumores pode ser observada em radiografias. Há uma menor propensão para invasão direta de tecidos por sarcomas do que por neoplasias malignas epiteliais. Entretanto, pode resultar destruição de tecidos quando um sarcoma comprime, mas não invade, tecidos adjacentes, levando à formação de uma pseudocápsula. Os sarcomas exibem disseminação metastática para linfonodos regionais e órgãos distantes, especialmente os pulmões. Aspectos histológicos de alto grau e localização anatômica são fatores que influenciam a probabilidade e a duração de metástases.

Várias anormalidades genéticas têm sido detectadas em sarcomas. Mutações no gene supressor de tumor *p53* representam a lesão detectada mais comumente, embora tais alterações também sejam percebidas em neoplasias epiteliais. O **gene supressor de tumor *NF1*** foi identificado originalmente por meio de uma mutação de linha germinativa desse gene em pacientes com neurofibromatose tipo 1. Essa síndrome hereditária caracteriza-se por manchas cutâneas hiperpigmentadas cor de café com leite e múltiplos neurofibromas benignos (tumores benignos de células de Schwann) sob a pele e por todo o corpo. Esses tumores podem se degenerar em **neurofibrossarcomas malignos** (**schwannoma maligno**). Mutações *NF1* têm sido detectadas em sarcomas esporádicos de tipos diferentes. Sabe-se que a atividade deficiente ou ausente da proteína NF1 causa aumento da ativação das vias de sinalização da proteína G. Considerado o conjunto complexo de atividades celulares controladas pelas vias mediadas por proteína G, os mecanismos pelos quais anormalidades de NF1 contribuem para o fenótipo maligno não são totalmente compreendidos.

PONTO DE CHECAGEM

27. A partir de quais dois tipos de localizações se originam os sarcomas?
28. Que tipos de sarcomas são mais comuns em crianças?
29. Os sarcomas têm probabilidade maior ou menor de invadir diretamente os tecidos em comparação com neoplasias malignas epiteliais?
30. Para quais locais os sarcomas metastatizam comumente?
31. Qual é a lesão genética mais comum nos sarcomas?
32. Quais são as características da neurofibromatose tipo 1, e qual é a base molecular provável para o desenvolvimento de neoplasia nessa síndrome?

NEOPLASIAS HEMATOLÓGICAS

As neoplasias hematológicas são neoplasias malignas de células derivadas de precursoras hematopoiéticas. A verdadeira célula-tronco hematopoiética tem a capacidade de autorrenovar-se e de dar origem a precursoras (**unidades formadoras de colônias**) que proliferam e, finalmente, se diferenciam para uma de qualquer linhagem (Figura 5-3). Neoplasias hematológicas distintas podem se originar de cada um dos tipos celulares maduros. Muitas surgem na medula óssea, circulam na corrente sanguínea e podem infiltrar certos órgãos e tecidos. Outras podem formar tumores em tecido linfoide, particularmente os linfomas, que se originam de linfoblastos. A linhagem de uma célula hematopoiética e o grau de diferenciação ao longo dessa linhagem estão associados com a expressão na superfície celular de proteínas características, muitas das quais são receptores, outras são moléculas de adesão e proteases, e algumas são de função desconhecida. Esses *clusters* de diferenciação (CD) de antígenos têm se tornado ferramentas diagnósticas essenciais no manejo de neoplasias hematológicas, e alguns tipos de neoplasias malignas são definidos por padrões de expressão de CD característicos.

A ultraestrutura celular e o mecanismo da célula maligna podem se assemelhar ligeiramente aos de sua célula de origem. Uma velocidade de proliferação acentuadamente aumentada e parada de diferenciação são as marcas dessas neoplasias. O exame de células do núcleo na interfase às vezes pode revelar anormalidades cromossômicas, como deleção (monossomia),

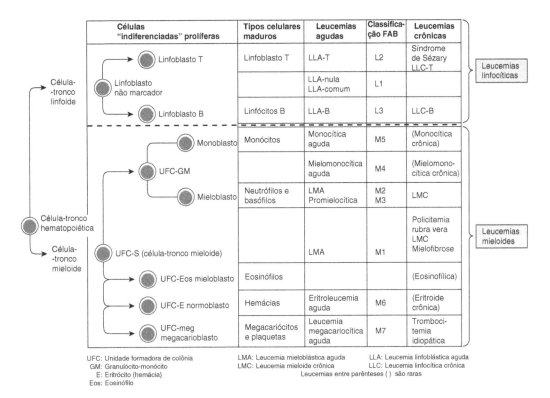

FIGURA 5-3 Classificação das leucemias de acordo com o tipo e a linhagem das células. (Redesenhada, com permissão, de Chandrasoma P et al. *Concise Pathology*, 3rd ed. Publicada originalmente por Appleton & Lange. Copyright © 1998 por The McGraw-Hill Companies, Inc.)

106 Fisiopatologia da Doença

TABELA 5-8 Translocações cromossômicas de neoplasias hematológicas

Neoplasia	Translocação cromossômica	Fusão gênica resultante de translocação	Função da proteína de fusão
Linfoma folicular	t(14;18)	IgH-*bcl*-2	Inibidora de apoptose
Linfoma de células do manto	t(11;14)	IgH-*bcl*-1	Ciclina
Linfoma folicular	t(14;19)	IgH-*bcl*-3	Repressora de transcrição
Linfoma difuso de células grandes	t(3;14)	IgH/K/L-*bcl*-6	Repressora de transcrição
Linfoma de Burkitt	t(8;14)	IgH-*myc*	Fator de transcrição
Linfoma anaplásico de células grandes T/nulas	t(2;5)	*NPM-ALK*	Tirosina-quinase
LMC	t(9;22)	*bcr-abl*	Tirosina-quinase
LMA M3	t(15;17)	*PML-RAR*	Fator de transcrição
LMA	t(8;21)	*AML1*	Fator de transcrição
LLA de células T	t(1;14)	*tal*-1-TCR	Fator de transcrição

Legenda: IgH, ampliador de imunoglobulina de cadeia pesada; TCR, receptor de células T; RAR, receptor de ácido retinoico.

duplicações (trissomia) ou translocações balanceadas. Certos tipos de neoplasias hematológicas tendem a apresentar anormalidades cromossômicas estereotípicas. Devido à sua natureza clonal, essas anormalidades serão evidentes em todas as células malignas. Em alguns casos de translocação cromossômica, um novo gene de fusão é formado e pode resultar na produção de uma proteína de fusão que possui função anormal em comparação com os produtos gênicos originais (Tabela 5-8). Essa função geralmente envolve perda de controle do ciclo celular, transdução de sinal anormal ou expressão reprogramada do gene resultante de um fator de transcrição anormal. Ao contrário dos tumores sólidos, muitas neoplasias malignas hematológicas estão ligadas especificamente a certas translocações cromossômicas; portanto, estudos de cariótipo são essenciais no diagnóstico de neoplasias malignas hematológicas. Outras alterações genéticas descritas em neoplasias malignas hematológicas incluem mutações ou deleções dos genes supressores *p53*, retinoblastoma (*Rb*) e tumor de Wilms (*WT1*) e mutações ativadoras no oncogene *N-ras*. Alterações genéticas adicionais podem ser detectadas na evolução clonal de leucemias, quando a doença progride para uma forma mais agressiva na evolução do paciente. Esse suporte dá apoio adicional à teoria de que a neoplasia é o resultado de alterações genéticas passo a passo que correspondem à aquisição sequencial de alterações fenotípicas adicionais que favorecem o crescimento anormal, invasão e resistência às defesas normais do hospedeiro.

1. Linfomas

Os linfomas malignos constituem um grupo diversificado de cânceres derivados do sistema imune, que resultam da proliferação neoplásica de linfócitos B ou T. Esses tumores podem surgir em qualquer parte do corpo, mais comumente dentro de gânglios linfáticos, mas, ocasionalmente, em outros órgãos nos quais residem elementos linfoides. Um subtipo de linfomas composto por misturas de tipos de células com uma biologia peculiar é chamado de linfomas de Hodgkin, ao passo que todos os outros tipos de linfomas são designados como linfomas não Hodgkin.

Vários fatores estão associados com o desenvolvimento do linfoma não Hodgkin. Esses incluem estados de imunodeficiência congênitos ou adquiridos, como aids ou imunossupressão iatrogênica utilizada no transplante de órgãos. Vírus estão associados com a patogênese de alguns tipos. Por exemplo, a maioria dos casos de linfoma de Burkitt que ocorrem na África (forma endêmica) está associada com o vírus Epstein-Barr (EBV), enquanto o linfoma de Burkitt que ocorre em zonas temperadas está associado ao EBV em apenas 30% dos casos. O vírus 1 da leucemia/linfoma de células T humanas (HTLV-1) desempenha um papel causador na gênese de leucemia/linfoma de células T em adultos, no qual as células malignas contêm o vírus integrado. O herpes-vírus humano 8 (HHV-8) tem sido associado com linfoma com base em cavidade corporal, um linfoma raro de células B que ocorre predominantemente em pacientes com aids. Estimulação imune crônica também pode ser um mecanismo causal no desenvolvimento de linfomas. Por exemplo, gastrite crônica secundária à infecção por *Helicobacter pylori* pode dar origem a linfomas do tecido linfoide associado à mucosa (MALT) gástrica. Resolução de linfoma MALT gástrico pode ocorrer na maioria dos pacientes com doença localizada que são tratados com antibióticos efetivos contra *H. pylori*.

A classificação dos linfomas tem evoluído ao longo de várias décadas, à medida que seus aspectos moleculares distintos estão sendo mais bem caracterizados. A última classificação foi elaborada em 2008 por um grupo internacional de especialistas em linfoma para a Organização Mundial da Saúde. Esse esquema caracteriza linfomas não Hodgkin de acordo com sua origem de células B ou T usando uma combinação de critérios: aspectos clínicos e morfológicos, citogenética e imunorreatividade com anticorpos monoclonais que reconhecem antígenos de células B e células T, bem como determinação genotípica de rearranjos de receptores de células B e células T. Além disso, linfomas linfoblásticos de precursoras indiferenciadas de células B e T estão em uma classe separada dos linfomas mais maduros dessas células. A maioria dos linfomas não Hodgkin se origina de células B e expressa em sua superfície o CD20, um marcador de células B. Sua origem monoclonal pode ser deduzida por caracterização da classe específica de cadeia leve que é expressa. Os linfomas de células B capa ou lambda são classificados adicionalmente como expansões malignas de células do centro germinativo, zona do manto ou zona marginal de linfonodos normais. A classificação de linfomas não Hodgkin de células B maduras abrange mais de 20 classes e subtipos menores dentro de algumas dessas classes.

Rearranjos de genes somáticos ocorrem normalmente durante a diferenciação de células B e células T. Os genes para regiões variáveis e constantes das cadeias pesadas e leves de imunoglobulina são descontínuos no DNA da linha germinativa de células B, mas são combinados por rearranjo somático para produzir uma molécula de anticorpo funcional. O gene receptor de células T é análogo à molécula de imunoglobulina em que segmentos descontínuos desse gene também passam por rearranjo somático no início do desenvolvimento das células T. A hibridização de DNA por análise *Southern blot* permite o reconhecimento de uma faixa de mobilidade eletroforética que serve como uma impressão digital para uma população monoclonal de células do linfoma.

A maioria dos linfomas não Hodgkin exibe anormalidades cariotípicas. As translocações mais prevalentes incluem t(8;14), t(14;18) e t(11;14) (Tabela 5-8). Cada translocação envolve o *locus* do gene da cadeia pesada de imunoglobulina no cromossomo 14q32 com um oncogene. A identificação e clonagem dos pontos de quebra têm identificado 8q24 como *c-myc*, 18q21 como *bcl-2* e 11q13 como *bcl-1*. A proximidade desses oncogenes com o gene da imunoglobulina resulta em desregulação e expressão aumentada do produto do oncogene.

Subtipos representativos do linfoma não Hodgkin incluem os linfomas indolentes, como linfoma folicular, linfomas de zona marginal, e os linfomas agressivos, como linfoma de células do manto, linfoma difuso de células grandes e linfoma de Burkitt.

Os linfomas foliculares são tumores de baixo grau que podem ser insidiosos em sua apresentação. A translocação t(14;18) (q32;q21) é encontrada em mais de 90% dos linfomas foliculares. A mutação resulta em superexpressão da proteína bcl-2 por essas células. O *bcl-2* é um oncogene que codifica para uma proteína que bloqueia apoptose quando superexpressa. A ausência da translocação bcl-2 como avaliada pelo teste da reação de cadeia da polimerase altamente sensível pode ser um marcador para o estado de remissão completa em pacientes cujos linfomas portam essa translocação. A regressão espontânea do tamanho do gânglio linfático é comum em pacientes com linfomas foliculares. Entretanto, essa classe de linfoma não é curável com a quimioterapia-padrão; embora o paciente com linfoma folicular tenda a ter um curso clínico indolente, a transformação para um grau de linfoma mais agressivo ocorre em 40 a 50% dos pacientes em cerca de 10 anos.

Um subtipo importante de linfomas da zona marginal é o dos linfomas MALT, que podem se originar no estômago, nos pulmões, na pele, na glândula paratireoide, nas mamas e em outros locais extraganglionares, onde se alinham característi-

camente com células epiteliais. Uma associação próxima tem sido estabelecida entre linfomas MALT gástricos e infecção por *H. pylori*.

O linfoma de células do manto apresenta-se histologicamente como uma população monótona de células linfoides atípicas de tamanho pequeno a médio, com um padrão nodular ou difuso que é composto por células linfoides pequenas com contornos nucleares irregulares. O diagnóstico de linfoma de células do manto baseia-se em critérios morfológicos com confirmação por coloração de anticorpo monoclonal contra ciclina D1 (bcl-1). A translocação t(11;14) vista na maioria dos casos de linfoma de células do manto resulta em justaposição do gene *PRAD1* sobre o cromossomo 11 com o gene da cadeia pesada de imunoglobulina sobre o cromossomo 14. Isso resulta em superexpressão do produto do gene *PRAD1*, ciclina D1. A ciclina D1 prende-se a e ativa quinases dependentes de ciclina, consideradas como facilitadoras da progressão do ciclo celular por meio da fase G1 do ciclo da célula. Essa doença ocorre mais comumente entre homens mais velhos e se apresenta com adenopatia e hepatoesplenomegalia. Os linfomas de células do manto são significativamente mais resistentes ao tratamento com quimioterapia de combinação que os linfomas foliculares, e também são incuráveis. O linfoma difuso de células grandes é o subtipo mais prevalente de linfoma não Hodgkin. Um terço das apresentações envolve locais extraganglionares, particularmente a cabeça e o pescoço, o estômago, a pele, os ossos, os testículos e o sistema nervoso. Os linfomas difusos de células grandes comumente portam mutações ou rearranjos do gene *BCL6*.

Praticamente todos os casos de linfoma de Burkitt estão associados com alterações do cromossomo 8q24, resultando em expressão de *c-myc*, um oncogene que codifica um regulador de transcrição de proliferação celular, diferenciação e apoptose. Adultos que se apresentam com altas cargas de tumor e desidrogenase láctica sérica elevada têm um mau prognóstico. Doença com uma carga tumoral grande pode estar associada com uma síndrome hipermetabólica que é desencadeada pelo tratamento quando o tumor sofre lise súbita. Essa síndrome pode levar a hipercalemia, hiperfosfatemia, hiperuricemia e hipocalcemia potencialmente fatais.

O linfoma anaplásico de células grandes é caracterizado pela proliferação de células altamente atípicas que expressam o antígeno CD30. Esses tumores geralmente expressam um fenótipo de células T e estão associados com a translocação cromossômica t(2;5) (p23;q35), resultando na proteína de fusão nucleofosmina linfoma anaplásico quinase (NPM-ALK). A ativação do receptor ALK tirosina-quinase resulta em um sinal mitogênico não regulado.

Outro tipo de linfoma de células T é a leucemia/linfoma de células T de adultos, uma doença agressiva associada com infecção pelo HTLV-1, que é caracterizada por adenopatia generalizada, hipergamaglobulinemia policlonal, hipercalcemia e lesões líticas de ossos.

Finalmente, o linfoma de Hodgkin distingue-se pela presença da célula gigante de Reed-Sternberg de linhagem de células B, que é considerada o tipo de célula maligna nes-

108 Fisiopatologia da Doença

sa neoplasia. A célula de Reed-Sternberg constitui apenas 1 a 10% do número total de células em espécimes patológicos dessa doença, e está associada com um infiltrado de células inflamatórias não neoplásicas.

2. Leucemias agudas e crônicas

As leucemias são neoplasias derivadas das precursoras hematopoiéticas e, dependendo do passo preciso na hematopoiese que é interrompido pelas anormalidades genéticas moleculares, a expansão celular pode envolver células com aspectos semelhantes a qualquer fase da maturação linfocítica ou mielocítica. Em conformidade, as leucemias são classificadas pela linhagem linfocítica ou mielocítica das células neoplásicas, bem como pela classificação em aguda ou crônica que descreve a evolução natural no tempo dos estados de doença.

A leucemia mieloide aguda (LMA) é uma neoplasia rapidamente progressiva derivada de precursoras hematopoiéticas ou de células-tronco mieloides que dão origem a granulócitos, monócitos, hemácias e plaquetas. Há evidências crescentes de que eventos genéticos que ocorrem precocemente na maturação de células-tronco podem levar à leucemia. Primeiramente, há uma defasagem de 5 a 10 anos até o desenvolvimento de leucemia após exposição a agentes causais conhecidos, como quimioterapia, radiação e certos solventes. Em segundo lugar, muitos casos de leucemia secundária evoluem a partir de uma "fase pré-leucêmica" prolongada, manifestada como uma **síndrome mielodisplásica** de hipoprodução com maturação anormal, sem comportamento maligno real. Finalmente, o exame de células precursoras em um estágio mais precoce que o clone maligno expandido em um determinado tipo de leucemia pode revelar anormalidades genéticas, como monossomia ou trissomia de diferentes cromossomos. Em conformidade com o tema molecular geral de neoplasia, alterações genéticas adicionais são vistas no clone maligno em comparação com a célula-tronco morfologicamente normal que o precede no desenvolvimento.

As leucemias mielocíticas agudas são classificadas por morfologia e coloração citoquímica, como mostrado na Tabela 5-9. Os **bastonetes de Auer** são corpos de inclusão citoplasmática cristalinos característicos de leucemias mieloides, embora não vistos uniformemente em todos os casos. Ao contrário das células mieloides maduras, as células leucêmicas têm núcleos imaturos grandes com cromatina aberta e nucléolos proeminentes. A aparência dos tipos individuais de LMA reflete o tipo de célula da qual eles derivam. As leucemias M1 originam-se de precursoras mieloides precoces com nenhuma maturação aparente em direção a qualquer tipo de célula mieloide terminal. Isso é aparente pela falta de grânulos ou de outros aspectos que marcam as células mieloides maduras. As leucemias M3 são uma neoplasia de promielócitos, precursores dos granulócitos, e as células M3 exibem grânulos azurófilos abundantes que são típicos de promielócitos normais. As leucemias M4 surgem de precursores mieloides que podem se diferenciar em granulócitos ou monócitos, enquanto as leucemias M5 são derivadas de precursores já comprometidos com a linhagem dos monócitos. Portanto, as

TABELA 5-9 Classificação das leucemias mieloide agudas (LMA)

M1	Mieloblastos sem diferenciação
M2	Mieloblastos com algum grau de diferenciação
M3	Leucemia promielocítica aguda
M4	Leucemia mielomonocítica aguda
M5	Leucemia monocítica aguda
M6	Eritroleucemia
M7	Leucemia megacarioblástica

células M4 e M5 contêm o núcleo dobrado característico e o citoplasma cinzento dos monócitos, ao passo que as células M4 também contêm grânulos de um padrão de coloração citoquímica granulocítico. As leucemias M6 e M7 não podem ser identificadas prontamente em bases morfológicas, mas a imuno-histoquímica para proteínas eritrocíticas é positiva nas células M6, e a coloração para glicoproteínas plaquetárias é aparente em células M7.

Deleções cromossômicas, duplicações e translocações balanceadas tinham sido notadas nas células leucêmicas de alguns pacientes antes da introdução de técnicas de genética molecular. A clonagem das regiões onde ocorrem translocações balanceadas tem revelado, em alguns casos, um local de translocação preservado que fusiona um gene com outro de forma reprodutível, resultando na produção de uma nova proteína de fusão. As leucemias M3 mostram uma frequência muito alta da translocação t(15;17), que justapõe o gene PML com o gene *RAR-α*. *RAR*-α codifica um receptor de hormônio esteroide do ácido retinoico, e PML codifica um fator de transcrição. A proteína de fusão possui nova atividade biológica que resulta em proliferação aumentada e em bloqueio de diferenciação. De modo interessante, o ácido retinoico pode induzir uma remissão temporária da leucemia M3, sustentando a importância da proteína de fusão *RAR*-α-PML. Monossomia do cromossomo 7 pode ser observada em leucemias originárias da síndrome pré-leucêmica de mielodisplasia ou em novas leucemias, e em ambos os casos esse achado é associado com um prognóstico clínico insatisfatório. Essa monossomia, assim como outras alterações citogenéticas seriadas, também pode ser percebida após recidiva de leucemia tratada, uma situação caracterizada por um curso mais agressivo e resistência à terapia.

Como neoplasias hematopoiéticas, as leucemias agudas envolvem a medula óssea, e geralmente manifestam células leucêmicas anormais (blastos) circulantes. Ocasionalmente, infiltrados leucêmicos extramedulares conhecidos como **cloromas** podem ser observados em outros órgãos e superfícies mucosas. Um aumento marcante do número de blastos circulantes às vezes pode causar obstrução vascular acompanhada por hemorragia e infarto nos leitos vasculares encefálicos e pulmonares. Esta **leucostase** resulta em sintomas como acidentes vasculares encefálicos, oclusão de veia retiniana e infarto pulmonar. Na maioria dos casos de LMA e de outras leucemias, as contagens no sangue periférico de granulócitos maduros, hemácias e plaquetas estão diminuídas. Provavelmente, isso se deve à aglomeração de blastos na medula óssea, bem como à elaboração de substâncias inibidoras pelas células leucêmicas ou à alteração do microambiente do estroma da medula óssea e das citocinas necessário para a hematopoiese normal. Suscetibilidade a infecções resultante do número e função diminuídos dos granulócitos e função anormal e sangramento em consequência das baixas contagens de plaquetas são problemas comuns de pacientes que se apresentam inicialmente com leucemia.

A leucemia mieloide crônica (LMC) é uma leucemia indolente manifestada por um número aumentado de granulócitos imaturos na medula e circulação periférica. Uma das marcas da LMC é o **cromossomo Filadélfia**, um aspecto citogenético devido à translocação balanceada dos cromossomos 9 e 22, resultando em uma fusão de genes, *bcr-abl*, que codifica uma quinase que fosforila várias proteínas fundamentais envolvidas em crescimento celular e apoptose. O gene de fusão pode recriar uma síndrome semelhante à LMC quando introduzido em camundongos. A LMC finalmente se transforma em leucemia aguda (crise blástica), que é acompanhada por alterações citogenéticas adicionais e um curso clínico semelhante ao de leucemia aguda. Terapias direcionadas que inibem a função enzimática da bcr-abl-quinase por competição com o local de ligação de ATP induzem remissões na maioria dos pacientes em fases crônicas de LMC. Além disso, a resistência a esses inibidores de *bcr-abl* pode envolver amplificação do ponto de quebra de bcr-abl, bem como o desenvolvimento (ou expansão clonal) de mutações na bolsa de ligação de ATP de bcr-abl, o que impede a ligação de inibidores.

A leucemia linfocítica aguda (LLA) é uma neoplasia rapidamente progressiva derivada de linfócitos imaturos denominados linfoblastos, que ocupam a medula óssea e algumas vezes infiltram outros órgãos. Eventos genéticos também são vistos comumente na LLA, estão ligados com o desfecho biológico e são usados para prognóstico. A classificação morfológica da LLA, usada anteriormente por muitos anos, está sendo atualmente revista em favor de classificação de acordo com a linhagem de células B ou células T, abrangendo o espectro de anormalidades citogenéticas. O cromossomo Filadélfia também pode ser observado em alguns casos de LLA, mas seu papel biológico pode ser diferente daquele na LMC, porque as terapias direcionadas que o bloqueiam não são tão efetivas quanto o são na LMC.

A leucemia linfocítica crônica (LLC) é uma neoplasia de células B mais maduras. Como a LLC resulta em números aumentados de linfócitos no sangue periférico que podem não exibir anormalidades morfológicas, ensaios de clonalidade são essenciais no diagnóstico de LLC. A doença envolve a expansão de um clone neoplásico, e a clonalidade pode ser facilmente pesquisada pelas cadeias leves de anticorpos de expressão exclusiva normalmente presentes em células B. A LLC e o subtipo de linfócitos pequenos do linfoma não Hodgkin são muito semelhantes na fisiopatologia e, na verdade, representam a mesma doença subjacente, diferindo principalmente no acúmulo de células neoplásicas no sangue e na medula óssea (LLC) ou em linfonodos (linfoma linfocítico de pequenas células).

EFEITOS SISTÊMICOS DAS NEOPLASIAS

Muitos efeitos das neoplasias malignas são mediados não pelas próprias células tumorais, mas sim por efeitos diretos e indiretos, como mostrado nas Tabelas 5-10 e 5-11, respectivamente. Os efeitos diretos (Tabela 5-10) incluem compressão ou invasão de estruturas vitais, como vasos sanguíneos e linfáticos, nervos, medula espinal ou encéfalo, ossos, vias aéreas, trato GI e trato urinário. Isso pode causar um padrão doloroso típico, bem como disfunção do órgão envolvido e obstrução de um conduto. Ocasionalmente, uma resposta inflamatória ou desmoplásica do hospedeiro, em vez do tumor em si, pode resultar no mesmo efeito.

Os efeitos indiretos (Tabela 5-11) são heterogêneos e malcompreendidos. De modo semelhante, o início e curso clínico são imprevisíveis. Quando afetam alvos distantes não envolvidos pelo tumor, eles são chamados coletivamente de **síndromes paraneoplásicas**. Alguns desses efeitos são síndromes estereotípicas resultantes da elaboração de hormônios peptídeos ou citocinas com atividade biológica específica, como mostrado na Tabela 5-11. Os peptídeos secretados por uma determinada neoplasia podem refletir o tecido de origem ou podem ser o resultado da ativação de genes latentes não expressos normalmente. Exemplos comuns de fenômenos paraneoplásicos incluem a síndrome de secreção inapropriada do hormônio antidiurético (SIADH), observada mais frequentemente no câncer de pulmão de pequenas células. O resultado da produção ectópica de ADH é retenção de água livre e hiponatremia, que podem resultar em alteração do sensório, coma e morte. Outro peptídeo secretado em casos de câncer de pulmão de pequenas células é o

TABELA 5-10   Efeitos sistêmicos diretos de neoplasias

Efeito	Síndrome clínica
Compressão de vaso	Edema, síndrome da veia cava superior
Invasão e erosão de vaso	Sangramento
Invasão linfática	Linfedema
Invasão de nervo	Dor, dormência, disestesia
Metástases encefálicas	Fraqueza, dormência, cefaleia, anormalidades da coordenação e da marcha, alterações visuais
Compressão da medula espinal	Dor, paralisia, incontinência
Invasão e destruição óssea	Dor, fratura
Obstrução e perfuração intestinal	Náusea, vômitos, dor, íleo
Obstrução de via aérea	Dispneia, pneumonia, perda de volume pulmonar
Obstrução ureteral	Insuficiência renal, infecção urinária
Invasão do fígado e metástases	Insuficiência hepática
Metástases pulmonares e pleurais	Dispneia, dor torácica
Infiltração da medula óssea	Pancitopenia, infecções, sangramento

110 Fisiopatologia da Doença

TABELA 5-11 Síndromes paraneoplásicas (efeitos sistêmicos indiretos de neoplasias)

Tipo de tumor	Causa do efeito indireto	Síndrome clínica
Efeitos de hormônio ou secreção de peptídeo		
Pulmão	ACTH	Síndrome de Cushing
Pulmão, mama, rim, outros	PTH ou proteína relacionada com PTH	Hipercalcemia
Pulmão	ADH, ANP	SIADH, hiponatremia
De células germinativas, trofoblástico, hepatoblastoma	Gonadotrofinas (FSH, LH, βhCG)	Ginecomastia, puberdade precoce
Pulmão, gástrico	Hormônio do crescimento	Acromegalia
Neuroendócrino (p. ex., carcinoide)	Vários peptídeos vasoativos	Rubor, sibilos, diarreia
Sarcoma, mesotelioma, insulinoma	Insulina, fator de crescimento semelhante à insulina	Hipoglicemia
Efeitos cutâneos		
GI	Desconhecida	Acantose nigricans (hiperceratose e hiperpigmentação em dobras de pele)
GI, linfoma	Desconhecida	Ceratoses de Leser-Trélat (seborreicas grandes)
Linfoma, hepatoma, melanoma	Depósitos de melanina	Melanose (escurecimento da pele)
Linfoma	Autoanticorpos a proteínas subepidérmicas	Bolhas na pele
Leucemia mieloide	Infiltrados cutâneos neutrofílicos	Síndrome de Sweet
Efeitos neurológicos		
Pulmão, próstata, colorretal, ovariano, de colo, outros	Desconhecida	Degeneração cerebelar subaguda
Pulmão, testicular, doença de Hodgkin	Desconhecida	Encefalite límbica
Pulmão	Desconhecida	Demência
Pulmão, outros	Desconhecida	Esclerose lateral amiotrófica
Pulmão, outros	Desconhecida	Neuropatia periférica sensorial ou sensório--motora
Linfoma	Desconhecida, autoanticorpos?	Radiculopatia ascendente (síndrome de Guillain-Barré)
Pulmão, GI	Autoanticorpos para canais de Ca^{2+} com portão de voltagem	Síndrome de Eaton-Lambert (semelhante à miastenia)
Efeitos hematológicos e coagulopáticos		
Vários	Desconhecida	Anemia
Adenocarcinomas (especialmente gástricos)	Desconhecida	Anemia hemolítica microangiopática
Vários	Interleucinas-1 e 3 e fatores de crescimento hematopoiético	Granulocitose
Hodgkin, outros	Fatores de crescimento hematopoiético eosinofílico	Eosinofilia
Vários	Desconhecida	Trombocitose
Adenocarcinomas (especialmente pancreático), outros	Desconhecida, fosfolipídeos expostos de membranas celulares?	Trombose
Adenocarcinoma (especialmente de próstata)	Uroquinase, outros mediadores de fibrinólise	Coagulação intravascular disseminada
Efeitos metabólicos		
Vários	Interleucina-1, fator de necrose tumoral	Caquexia, anorexia
Linfoma, outros	Interleucinas-1 e 6	Febre
Neoplasias hematológicas	Hipermetabolismo/produtos de quebra celular	Hiperuricemia, hipercalemia, hiperfosfatemia
Linfoma, outros	Hipoxia do tumor	Acidose láctica

Legenda: ACTH, hormônio adrenocorticotrófico; ADH, hormônio antidiurético (arginina vasopressina); ANP, peptídeo natriurético atrial; FSH, hormônio foliculestimulante; βhCG, gonadotrofina coriônica humana; LH, hormônio luteinizante; PTH, paratormônio; SIADH, síndrome de secreção inapropriada do hormônio antidiurético.

ACTH, que pode levar à síndrome de Cushing com excesso de adrenocorticosteroides, fragilidade cutânea, redistribuição central da gordura corporal, miopatia proximal e outros aspectos. Hipercalcemia pode ser vista em muitos tipos de neoplasia maligna, e suas várias causas incluem a secreção de um peptídeo semelhante ao hormônio paratireoidiano, como resultado da ativação do gene da proteína relacionada com o paratormônio (PTHrP), bem como da elaboração de citocinas de ação local que aumentam a captação óssea nas áreas de infiltração do osso pelo tumor.

Em algumas neoplasias malignas, como os TNEs, vários peptídeos ativos podem agir em conjunto para produzir um grupo de sintomas e efeitos teciduais. Citocinas, como as interleucinas e o fator de necrose tumoral, podem ser responsáveis por febres relacionadas com tumor e perda de peso. Algumas síndromes paraneoplásicas estão associadas com o desenvolvimento de autoanticorpos como resultado de resposta imune a antígenos associados com o tumor ou de produção inapropriada de anticorpos, como pode ser observado em neoplasias linfoides. Finalmente, o ácido nucleico, produtos de desintegração celular citoplasmáticos e da membrana podem resultar em anormalidades eletrolíticas e outras metabólicas, assim como em distúrbios da coagulação, causando trombose ou sangramento.

PONTO DE CHECAGEM

33. Quais são as marcas das neoplasias malignas hematológicas?
34. Quais são as características dos linfomas de baixo grau?
35. Quais são as características dos linfomas de alto grau?

ESTUDOS DE CASOS

Yeong Kwok, M.D.

(Ver Capítulo 25, p. 703, para Respostas)

CASO 16

Um homem de 54 anos vai ao médico após várias semanas de rubor facial e diarreia. Seus sintomas começaram de modo intermitente, mas estão se tornando mais constantes. Uma coleta de urina de 24 horas revela um nível elevado de ácido 5-hidroxi-indolacético (5-HIAA), um metabólito da serotonina. Uma TC abdominal mostra uma massa mesentérica de 2 cm no íleo e, provavelmente, tumores metastáticos no fígado.

Questões

A. Este paciente tem a síndrome carcinoide maligna. De que tipo de tecido se originam os tumores carcinoides, e como isso explica o local do corpo onde eles aparecem primeiramente?

B. O que é responsável pela associação frequente de sintomas sistêmicos, a chamada síndrome carcinoide, com os tumores carcinoides?

C. Por que a coleta de urina de 24 horas para 5-HIAA é útil no diagnóstico de síndrome carcinoide?

CASO 17

Um homem de 54 anos vai ao médico na clínica para um *check-up* de rotina. Ele está bem, sem queixas físicas. A história é relevante apenas pelo pai com câncer de colo à idade de 55 anos. O exame físico é normal. A triagem para câncer é discutida, e o paciente vai para casa com solicitação de exame para sangue oculto nas fezes e uma colonoscopia programada. O resultado do teste para sangue oculto fecal é positivo. A colonoscopia revela um adenoma viloso e um carcinoma de 2 cm.

Questões

A. De que forma as duas lesões – adenoma e carcinoma – estão relacionadas?

B. Quais são as duas linhas principais de evidências em favor de tal modelo?

C. Descreva as alterações genéticas na progressão passo a passo do câncer de colo e as mudanças fenotípicas associadas com essas alterações.

D. Qual é a explicação para a presença de sangue oculto nas fezes de pacientes com câncer colorretal inicial?

Fisiopatologia da Doença

CASO 18

Uma mulher de 40 anos vai ao médico para avaliação de um nódulo na mama esquerda. Ela tem uma história familiar fortemente positiva, com sua mãe e uma irmã mais velha que tiveram câncer de mama. O exame físico é notável por uma tumoração de 2 cm na mama esquerda. Uma biópsia mostra carcinoma ductal invasivo. O tumor é positivo para expressão de receptor de estrogênio e amplificação do gene *HER2*.

Questões

A. Quais fatores genéticos podem estar envolvidos no risco de esta paciente desenvolver câncer de mama?

B. Quais são os dois subtipos principais do câncer de mama?

C. Descreva a distinção entre câncer de mama invasivo e carcinoma *in situ*.

D. Como nosso conhecimento sobre os receptores de tumor é usado no tratamento do câncer de mama?

CASO 19

Um homem de 25 anos vai ao médico com uma queixa de aumento testicular. O exame revela um nódulo duro no testículo esquerdo, com 2 cm de diâmetro. A orquiectomia é diagnóstica para câncer testicular.

Questões

A. De quais elementos celulares do testículo o câncer testicular geralmente se origina? Qual é o desenvolvimento normal dessas células?

B. Além dos testículos, onde mais pode surgir o câncer testicular? Qual é a explicação para esta distribuição?

C. Quais marcadores séricos podem ser monitorados para avaliar a progressão da doença e a resposta à terapia?

CASO 20

Um adolescente de 16 anos previamente sadio vai ao médico com uma história de 2 meses de dor e inchação do joelho. Ele pensou que isso tinha começado depois de uma partida de futebol, mas não tem melhorado. O exame físico mostra edema acentuado do joelho e da parte distal da coxa. Radiografias mostram uma tumoração de 3 cm parcialmente calcificada no fêmur distal, logo acima da articulação do joelho. Uma biópsia revela um osteossarcoma.

Questões

A. De quais tecidos se originam os sarcomas?

B. Por que muitos sarcomas são mais comuns em crianças, adolescentes e adultos jovens?

C. O que explica as calcificações que podem ser observadas em osteossarcomas?

CASO 21

Uma mulher de 28 anos vai ao médico médico de atenção primária com queixas de fadiga, febre intermitente e perda de peso de 2,5 Kg num período de 6 semanas. Sua história médica é notável por um transplante renal na idade de 15 anos, realizado para doença renal em fase terminal resultante de glomerulonefrite pós-estreptocócica. O exame físico revela dois linfonodos aumentados, fusionados indolores, na cadeia cervical anterior esquerda; um linfonodo firme indolor, de 1,5 cm, na virilha direita; e um fígado aumentado. A biópsia dos gânglios linfáticos na região cervical revela linfoma folicular de células clivadas.

Questões

A. Uma teoria postula que estimulação ou modulação imune crônica pode ser um passo inicial na gênese de linfomas. Quais observações apoiam este ponto de vista?

B. Como se classificaria o linfoma da paciente? Quais são as características deste grau de linfoma?

C. De qual linha celular se originam os linfomas foliculares? Quais são as mutações genéticas comuns vistas com este tipo de linfoma? Como uma dessas mutações poderia contribuir para a formação de linfoma?

D. Qual é o mecanismo fisiopatológico que causa febre e perda de peso nesta paciente?

CAPÍTULO 5   Neoplasias   **113**

CASO 22

Uma mulher de 22 anos vai ao médico com uma história de 2 semanas de fadiga, hemorragia gengival e sangramento menstrual muito intenso. O exame físico revela uma mulher pálida com baço aumentado e petéquias nas pernas. Um hemograma completo mostra uma leucocitose acentuada (178.000 células) com anemia grave (hemoglobina de 7,8) e trombocitopenia (contagem de plaquetas de 25.000). Blastos (células leucêmicas anormalmente imaturas) compreendem 30% da contagem total de leucócitos. Uma biópsia da medula óssea é positiva para LMA do tipo M1.

Questões

A. Como são classificadas as leucemias em geral, e, mais especificamente, como são classificadas as LMAs?

B. O que justifica os sintomas e achados físicos da paciente? Quais outros sintomas ou sinais importantes podem estar presentes?

C. Quais tipos de anormalidades genéticas são responsáveis pelo desenvolvimento de leucemias? Como este conhecimento pode ser usado para tratar algumas leucemias?

REFERÊNCIAS

Gerais

Clevers H. The cancer stem cell: premises, promises and challenges. Nat Med. 2011 Mar;17(3):313–9. [PMID: 21386835]

DeVita VT et al. *Cancer: Principles and Practice of Oncology*, 9th ed. Lippincott Williams & Wilkins, 2011.

Friedl P et al. Cancer invasion and the microenvironment: plasticity and reciprocity. Cell. 2011 Nov 23;147(5):992–1009. [PMID:22118458]

Hanahan D et al. Hallmarks of cancer: the next generation. Cell. 2011 Mar 4;144(5):646–74. [PMID: 21376230]

Mendelsohn J et al. *The Molecular Basis of Cancer*, 3rd ed. WB Saunders, 2008.

Stricker T et al. Molecular profiling of cancer—the future of personalized cancer medicine: a primer on cancer biology and the tools necessary to bring molecular testing to the clinic. Semin Oncol. 2011 Apr;38(2):173–85. [PMID: 21421108]

Weis SM et al. Tumor angiogenesis: molecular pathways and therapeutic targets. Nat Med. 2011 Nov 7;17(11):1359–70. [PMID:22064426]

Câncer de colo

Fearon ER. Molecular genetics of colorectal cancer. Annu Rev Pathol. 2011;6:479–507. [PMID: 21090969]

Grady WM et al. Genomic and epigenetic instability in colorectal cancer pathogenesis. Gastroenterology. 2008 Oct;135(4):1079–99. [PMID: 18773902]

Markowitz SD et al. Molecular origins of cancer: molecular basis of colorectal cancer. N Engl J Med. 2009 Dec 17;361(25):2449–60. [PMID: 20018966]

Câncer de mama

Biéche I et al. Genome-based and transcriptome-based molecular classification of breast cancer. Curr Opin Oncol. 2011 Jan;23(1):93–9. [PMID: 21076301]

Mavaddat N et al. Genetic susceptibility to breast cancer. Mol Oncol. 2010 Jun;4(3):174–91. [PMID: 20542480]

Polyak K. Breast cancer: origins and evolution. J Clin Invest. 2007 Nov;117(11):3155–63. [PMID: 17975657]

Stingl J. Estrogen and progesterone in normal mammary gland development and in cancer. Horm Cancer. 2011 Apr;2(2):85–90. [PMID: 21761331]

Carcinoide

Pinchot SN et al. Carcinoid tumors. Oncologist. 2008 Dec;13(12):1255–69. [PMID: 19091780]

Câncer testicular

Chieffi P et al. Molecular and cell biology of testicular germ cell tumors. Int Rev Cell Mol Biol. 2009;278:277–308. [PMID:19815181]

Linfoma

Jaffe ES. The 2008 WHO classification of lymphomas: implications for clinical practice and translational research. Hematology Am Soc Hematol Educ Program. 2009:523–31. [PMID:20008237]

Jares P et al. Genetic and molecular pathogenesis of mantle cell lymphoma: perspectives for new targeted therapeutics. Nat Rev Cancer. 2007 Oct;7(10):750–62. [PMID: 17891190]

Kluin P et al. Molecular cytogenetics of lymphoma: where do we stand in 2010? Histopathology. 2011 Jan;58(1):128–44. [PMID:21261688]

Küppers R. The biology of Hodgkin's lymphoma. Nat Rev Cancer. 2009 Jan;9(1):15–27. [PMID: 19078975]

Sagaert X et al. Gastric MALT lymphoma: a model of chronic inflammation-induced tumor development. Nat Rev Gastroenterol Hepatol. 2010 Jun;7(6):336–46. [PMID: 20440281]

Schneider C et al. Molecular pathogenesis of diffuse large B-cell lymphoma. Semin Diagn Pathol. 2011 May;28(2):167–77. [PMID:21842702]

Leucemia

Falini B et al. New classification of acute myeloid leukemia and precursor-related neoplasms: changes and unsolved issues. Discov Med. 2010 Oct;10(53):281–92. [PMID: 21034669]

Gaidano G et al. Molecular pathogenesis of chronic lymphocytic leukemia. J Clin Invest. 2012 Oct 1;122(10):3432–8. [PMID:23023714]

Quintás-Cardama A et al. Molecular biology of *bcr-abl1*-positive chronic myeloid leukemia. Blood. 2009 Feb 19;113(8):1619–30. [PMID: 18827185]

Síndromes paraneoplásicas

Ashouri JF et al. Rheumatic manifestations of cancer. Rheum Dis Clin North Am. 2011 Nov;37(4):489–505. [PMID: 22075194]

Blaes F et al. Paraneoplastic neurological disorders. Expert Rev Neurother. 2010 Oct;10(10):1559–68. [PMID: 20925471]

Maverakis E et al. The etiology of paraneoplastic autoimmunity. Clin Rev Allergy Immunol. 2012 Apr;42(2):135–44. [PMID:21246308]

Distúrbios do Sangue

6

J. Ben Davoren, M.D., Ph.D. e Sunny Wang, M.D.

ESTRUTURA E FUNÇÃO NORMAL

O sangue é um fluido extremamente complexo, composto por elementos formados (hemácias, leucócitos, plaquetas) e plasma. As células vermelhas do sangue (**hemácias**) constituem os elementos formados mais comuns, transportando oxigênio para as células do corpo por meio de seu componente principal, a **hemoglobina**. Os leucócitos geralmente estão presentes em cerca de 1/700 do número de hemácias, e funcionam como mediadores de respostas imunes a infecções ou outros estímulos inflamatórios. As plaquetas são os elementos formados que participam da coagulação. O plasma é composto amplamente por água, eletrólitos e proteínas plasmáticas. As proteínas plasmáticas mais importantes na coagulação do sangue são os fatores de coagulação. Já que circula por todo o corpo, alterações na fisiologia normal do sangue – ou de elementos formados ou de proteínas plasmáticas – podem ter consequências adversas disseminadas.

ELEMENTOS FORMADOS DO SANGUE

Anatomia

A. Medula óssea e hematopoiese

Embora os elementos formados maduros do sangue sejam bastante diferentes uns dos outros, tanto em estrutura quanto em função, todas essas células se desenvolvem a partir de uma população comum de **células-tronco** hematopoiéticas, localizada na medula óssea. O processo de desenvolvimento é chamado de **hematopoiese** e representa uma tarefa metabólica enorme para o corpo. Mais de 100 bilhões de células são produzidas todos os dias, o que faz da medula óssea um dos órgãos mais ativos do corpo. Em adultos, a maior parte da medula ativa fica nas vértebras, no esterno e nas costelas. Em crianças, a medula é mais ativa nos ossos longos.

O processo de diferenciação de célula-tronco para o estágio maduro de hemácia, granulócito, linfócito, monócito ou plaqueta é mostrado na Figura 6-1. Ainda não são evidentes quais eventos iniciais levam as células-tronco em divisão por uma via particular de desenvolvimento, mas muitos peptídeos diferentes, chamados **citocinas**, estão claramente envolvidos (Tabela 6-1); ver também Capítulo 3. Talvez porque os leucócitos maduros têm uma meia-vida muito mais curta na circulação, os precursores de leucócitos superam em número os precursores de hemácias em uma proporção de 3:1 na medula óssea.

O principal hormônio que estimula a produção de hemácias (**eritropoiese**) é a **eritropoietina**. Este peptídeo é produzido pelos rins e regula a produção de hemácias por um sistema de retroalimentação: quando os níveis de hemoglobina no sangue caem (**anemia**), o aporte de oxigênio aos rins diminui, e estes produzem mais eritropoietina, causando maior produção de hemácias pela medula. Quando os níveis de hemoglobina sobem, o rim produz menos eritropoietina e a medula produz menos hemácias.

Para leucócitos, a situação é mais complexa. As células mais comuns são os **granulócitos**, assim chamados porque seus citoplasmas são cheios de grânulos. Destes, os neutrófilos são os mais prevalentes e as células mais importantes na produção de inflamação. A produção de granulócitos (**mielopoiese**) pode ser afetada por muitas citocinas em diferentes estágios de desenvolvimento. A Figura 6-1 mostra que a interleucina-3 (IL-3), o fator estimulante de colônias granulocíticas (G-CSF) e o fator estimulante de colônias granulocíticas e macrofágicas (GM-CSF) são as mais importantes. Todas as três proteínas já foram purificadas, sequenciadas e clonadas. As duas últimas são usadas terapeuticamente. Diferentemente do G-CSF, o GM-CSF também estimula a maturação de uma linha diferente de leucócitos, a **linha de monócito-macrófago**. Estas células também fazem parte do sistema imune (p. ex., ingestão de bactérias estranhas) e podem estar localizadas na pele e em outros tecidos, não somente no sangue. Sua função, juntamente com aquela de populações de linfócitos B e T, é discutida em mais detalhes no Capítulo 3.

As **plaquetas** não são células, e sim fragmentos de células multinucleadas maiores na medula chamadas de **megacariócitos**. As plaquetas são cruciais para a coagulação normal do sangue. A produção de plaquetas também é estimulada por múltiplas citocinas, mas depende principalmente da ação de IL-3, IL-6 e IL-11 e da **trombopoietina (TPO)**. Este peptídeo é produzido pelo fígado, rim, músculo esquelético e estroma da

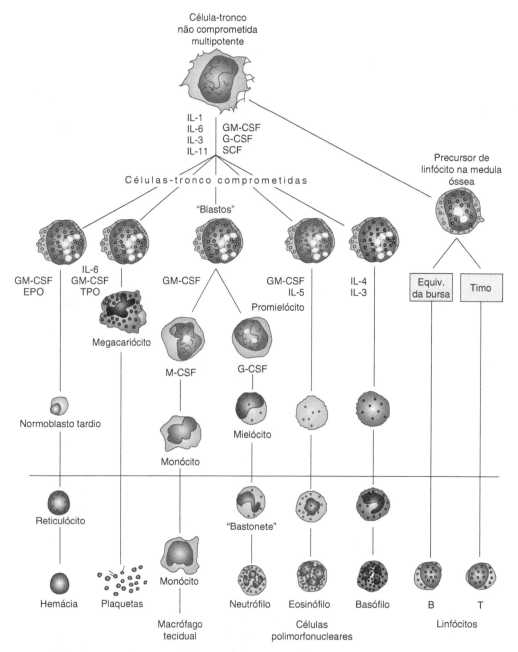

FIGURA 6-1 Hematopoiese: desenvolvimento dos elementos formados do sangue a partir de células-tronco da medula óssea. As células abaixo da linha horizontal são encontradas no sangue periférico normal. As principais citocinas que estimulam cada linhagem celular a se diferenciar são mostradas. (EPO, eritropoietina; TPO, trombopoietina; CSF, fator estimulante de colônias; G, granulócito; M, macrófago; IL, interleucina; SCF, fator de célula-tronco.) Ver Tabela 6-1 para detalhes. (Redesenhada, com permissão, de Ganong WF. *Review of Medical Physiology*, 22nd ed. McGraw-Hill, 2005.)

medula. Um modelo de **trombopoiese** propõe que a produção de TPO ocorre em uma velocidade constante. Entretanto, a quantidade desse hormônio livre para interagir com precursores de plaquetas sobe e desce, provavelmente como um resultado de captação por receptores de TPO (c-Mpl) nas plaquetas existentes no sangue. Portanto, uma contagem baixa de plaquetas (com uma massa menor de c-Mpl) estimula a trombopoiese como um resultado dos níveis circulantes aumentados de TPO. Um segundo modelo propõe que níveis baixos de plaquetas podem induzir produção aumentada de TPO em células do estroma da medula por meio de várias citocinas, inclusive o fator de crescimento derivado de plaquetas (PDGF) e o fator de crescimento de fibroblastos (FGF). Esses dois modelos não são necessariamente mutuamente exclusivos. Inflamação também pode levar à trombocitose por meio de aumentos mediados por IL-6 na produção de TPO pelo fígado.

TABELA 6-1 Citocinas que regulam a hematopoiese

Citocina	Linhas celulares estimuladas	Fonte da citocina
IL-1	Hemácia Granulócito Megacariócito Monócito	Tipos múltiplos de células
IL-3	Hemácia Granulócito Megacariócito Monócito	Linfócitos T
IL-4	Basófilo	Linfócitos T
IL-5	Eosinófilo	Linfócitos T
IL-6	Hemácia Granulócito Megacariócito Monócito	Células endoteliais Fibroblastos Macrófagos
IL-11	Hemácia Granulócito Megacariócito	Fibroblastos Osteoblastos
Eritropoietina	Hemácia	Rim Células de Kupffer do fígado
SCF	Hemácia Granulócito Megacariócito Monócito	Tipos múltiplos de células
G-CSF	Granulócito	Células endoteliais Fibroblastos Monócitos
GM-CSF	Hemácia Granulócito Megacariócito	Células endoteliais Fibroblastos Monócitos Linfócitos T
M-CSF	Monócito	Células endoteliais Fibroblastos Monócitos
Trombopoietina	Megacariócito	Fígado, rim

Legenda: IL, interleucina; CSF, fator estimulante de colônias; G, granulócito; M, macrófago; SCF, fator de célula-tronco.

Por toda sua complexidade e atividade metabólica, há uma tremenda regulação da medula por meio da interação de várias citocinas. Normalmente, só os elementos mais maduros em cada linhagem celular são liberados na circulação geral, demonstrando esse controle fino sobre o desenvolvimento. Mecanismos complexos de retroalimentação negativa devem estar funcionando para manter quantidades circulantes de cada elemento formado nos níveis constantes em que são encontrados.

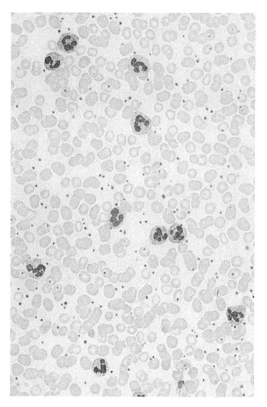

FIGURA 6-2 Esfregaço fino de sangue normal, visualizado em pequeno aumento (40×) com coloração de Wright. As hemácias predominam e podem ser observadas como discos delgados com palidez central (ver texto). As plaquetas são os corpúsculos escuros, numerosos e diminutos. As células maiores com núcleos lobulados são neutrófilos maduros. Linfócitos e monócitos não estão presentes neste esfregaço.

O exame do desenvolvimento apropriado de células do sangue é mais eficaz quando realizado pelo microscópio, usando o **esfregaço de sangue fino** (Figura 6-2). Equipamentos com tecnologia moderna, que podem separar as células opticamente por tamanho e por vários parâmetros refletivos ópticos, fornecem informações importantes, especialmente se os números de células não estiverem nos limites normais (Tabela 6-2). Entretanto, o exame microscópico do esfregaço de sangue, geralmente usando-se a coloração de Wright, proporciona informações adicionais quando uma anormalidade é detectada, e sempre deve ser feito quando há suspeita de um distúrbio do sangue com base na clínica.

Fisiologia
A. Hemácias

As hemácias maduras são células bicôncavas em formato de disco cheias de hemoglobina, que funcionam como o componente do sangue carreador de oxigênio. Ao contrário da maioria das outras células, elas não têm núcleos na maturidade; seus núcleos são expelidos durante a fase final do desen-

118 Fisiopatologia da Doença

TABELA 6-2 Valores normais obtidos no hemograma automatizado – elementos formados do sangue

Elemento	Homem adulto	Mulher adulta
Hemoglobina	14-18 g/dL	12-16 g/dL
Hematócrito (porcentagem do sangue que consiste em hemácias)	42-50%	37-47%
Contagem de hemácias	$4,6\text{-}6 \times 10^6/\mu L$	$4,2\text{-}5,4 \times 10^6/\mu L$
Volume corpuscular médio (VCM)	80-100 fL	80-100 fL
Contagem total de leucócitos	4.000-11.000/μL	4.000-11.000/μL
Neutrófilos	2.500-7.500/μL	2.500-7.500/μL
Linfócitos	1.500-3.500/μL	1.500-3.500/μL
Monócitos	200-800/μL	200-800/μL
Eosinófilos	60-600/μL	60-600/μL
Basófilos	< 100/μL	< 100/μL
Plaquetas	150.000-400.000/μL	150.000-400.000/μL

volvimento da hemácia. A presença de hemácias com núcleos no esfregaço de sangue periférico sugere um estado mórbido subjacente. As hemácias normais têm cerca de 8 μm de diâmetro, um tamanho que é maior que os menores capilares. Entretanto, seu formato bicôncavo lhes confere flexibilidade suficiente para escorregar pelos capilares pequenos e aportar oxigênio aos tecidos. Uma vez expelidas da medula óssea, hemácias individuais funcionam por cerca de 120 dias antes que sejam removidas da circulação pelo baço.

Em um esfregaço de sangue típico (corado com coloração de Wright), as hemácias dominam o campo microscópico, e seu formato de disco bicôncavo se assemelha ao de uma rosca. Há uma borda externa mais grossa que parece vermelha devido à hemoglobina presente, e uma área de palidez central onde o disco é mais fino. Hemácias jovens (reticulócitos) parecem mais azuis (basofílicas), porque elas ainda contêm alguns ribossomos e mitocôndrias por alguns dias depois que os núcleos são expelidos.

A hemoglobina é a substância mais importante na hemácia. Essa proteína é, na verdade, um tetrâmero, composto por duas subunidades de α-proteína e duas subunidades de β-proteína (na hemoglobina normal do adulto, chamada de hemoglobina A). Cada subunidade α ou β contém a verdadeira porção ligadora de oxigênio do complexo, o **heme**. Heme é um composto cujo átomo de importância central é o ferro; é este átomo que realmente prende o oxigênio nos pulmões e, subsequentemente, o libera nos tecidos do corpo. Um nível baixo de hemoglobina no sangue, por várias causas (ver discussão posteriormente), consiste em **anemia**, o distúrbio geral mais comum do sangue.

B. Granulócitos: neutrófilos, eosinófilos e basófilos

Os granulócitos são os leucócitos mais comuns; desses, os neutrófilos são os mais abundantes, seguidos por eosinófi-

los e basófilos (Tabela 6-2). Quanto ao desenvolvimento, os três tipos são semelhantes: quando amadurecem, seus núcleos se tornam mais convolutos e multilobulados, e cada um desenvolve um citoplasma cheio de grânulos. Estes grânulos contêm uma variedade de enzimas, prostaglandinas e mediadores de inflamação, com fatores específicos a depender do tipo de célula. Células progenitoras precoces para cada tipo de granulócito ("blastos") são indistinguíveis ao exame microscópico da medula óssea, mas sob a influência de diferentes citocinas elas se tornam tipos celulares morfologicamente distintos.

Os **basófilos** contêm grânulos roxos ou de um azul muito escuro quando corados com corante de Giemsa ou Wright. Os grânulos dos basófilos são grandes e geralmente obscurecem o núcleo devido à sua densidade. Normalmente, os basófilos funcionam em reações de hipersensibilidade (como descrito no Capítulo 3). Contudo, seus números podem estar aumentados em doenças não associadas com hipersensibilidade, como a leucemia mieloide crônica.

Os **eosinófilos** contêm grânulos grandes, marcantemente "eosinofílicos" (coloração vermelha com o corante de Wright ou Giemsa). Os núcleos dos eosinófilos geralmente são bilobados. Em geral, os eosinófilos funcionam como parte da resposta inflamatória a parasitas grandes demais para serem englobados por células imunes individuais. Eles também estão envolvidos em algumas reações alérgicas.

Os **neutrófilos** contêm grânulos que são "neutrofílicos" (i.e., nem eosinofílicos nem basofílicos). Embora eles predominem no sangue, sua função principal está nos tecidos; eles precisam sair do sangue, inserindo-se entre as células endoteliais da vasculatura para alcançar os locais de lesão ou infecção. Seus grânulos contêm enzimas altamente ativas como a **mieloperoxidase**, a qual, juntamente com os íons de oxigênio radicais livres produzidos por enzimas da membrana, como a **nicotinamida adenina dinucleotídeo fosfato** (**NADPH**) **oxidase**, matam bactérias que os neutrófilos ingerem por endocitose ou fagocitose. Eles constituem a "primeira linha de defesa" contra patógenos bacterianos, e, quando em baixa quantidade, levam diretamente a uma alta incidência de infecções bacterianas significativas (ver discussão posteriormente). De todas as células produzidas pela medula óssea, os neutrófilos compreendem a maior fração. Seu tempo de vida no sangue, de apenas 8 horas, é muito mais curto que o de qualquer outro tipo de célula. Evidências de sua importância e sobrevida curta manifestam-se comumente, porque o exame de esfregaço de sangue ao microscópio em um paciente com uma infecção ativa mostra não somente números aumentados de neutrófilos maduros, multilobados (neutrofilia), mas também aumento do número de células menos maduras. Estas células menos maduras, liberadas de um grande estoque de armazenamento na medula óssea, são chamadas de **bastonetes** e têm um núcleo característico em formato de ferradura, que ainda não está completamente lobulado. O fenômeno do encontro dessas células no sangue periférico é chamado de **desvio para a esquerda** da linhagem de granulócitos.

C. Outros leucócitos: monócitos e linfócitos

Tanto monócitos quanto linfócitos originam-se da célula-tronco comum. É a capacidade **multipotencial** de as células-tronco se diferenciarem nessas células, além dos granulócitos, hemácias e plaquetas, que faz do transplante de medula óssea uma opção terapêutica para distúrbios do sistema imune e neoplasias malignas. Os monócitos têm uma duração de vida muito longa, provavelmente vários meses, mas passam somente cerca de 3 dias na circulação. Eles residem principalmente nos tecidos, e atuam ali como células imunes que englobam bactérias (**fagocitose**) e, subsequentemente, podem "apresentar" os componentes dessas bactérias a linfócitos de uma maneira que amplia ainda mais e refina a resposta imune (Capítulo 3). Na avaliação do esfregaço sanguíneo, os monócitos são as maiores células visualizadas, com núcleos irregulares, mas não multilobulados, e citoplasma azul-claro, frequentemente com vacúolos proeminentes.

Precursores de linfócitos deixam a medula prematuramente e precisam de maturação extramedular para se tornarem células imunes normalmente funcionais no sangue ou no sistema linfático (Figura 6-3). Seus papéis cruciais no reconhecimento de autóctone *versus* não autóctone, e na modulação de praticamente todos os aspectos da resposta imune, estão descritos no Capítulo 3. Ao exame microscópico do esfregaço de sangue, os linfócitos são células pequenas, um pouco maiores que uma hemácia, com núcleos escuros preenchendo essencialmente toda a célula; somente uma borda fina de citoplasma azul-claro é vista normalmente. Grânulos são escassos ou ausentes.

D. Plaquetas

As plaquetas são os menores elementos formados do sangue. Elas são fragmentos de células maiores, multinucleadas, que são os maiores componentes distintos da medula óssea (**megacariócitos**), mas não têm núcleos próprios. A maioria das plaquetas permanece na circulação, mas uma minoria substancial é aprisionada no baço; este fenômeno torna-se importante em uma variedade de diminuições imunomediadas da contagem de plaquetas (**trombocitopenia**; ver discussão posteriormente). Na situação de uma contagem de plaquetas normal, elas têm meia-vida circulatória de cerca de 10 dias. Em casos de trombocitopenia, sua meia-vida diminui, quando elas são consumidas na manutenção rotineira da integridade vascular.

As plaquetas são componentes integrais do sistema da coagulação. Suas membranas fornecem uma fonte importante de fosfolipídeos (PLs), que são necessários para a função das proteínas do sistema de coagulação (Figura 6-4), e contêm receptores importantes que possibilitam ligação a células endoteliais (**adesão plaquetária**) de modo que um **tampão plaquetário** possa ser formado em resposta à lesão de vaso sanguíneo. Isto previne perda de sangue adicional após trauma e limita a resposta de coagulação ao local da lesão, em vez de permitir que a coagulação prossiga de forma inapropriada.

O citoplasma também é importante para a função plaquetária, particularmente os **grânulos densos** e **grânulos alfa** intracelulares. O fenômeno de ativação das plaquetas também é chamado de "degranulação" e pode ser iniciado pela exposição de plaquetas ao fator de coagulação sanguínea ativado **trombina**, adenosina 5'-difosfato (ADP) ou colágeno. Esta última reação provavelmente é a mais importante, ocorrendo quando o colágeno, normalmente na membrana basal abaixo das células endoteliais, é exposto ao sangue após lesão traumática. A ativação de plaquetas também pode ser induzida por exposição a **fator ativador de plaquetas** (PAF) (uma citocina fosfolipídica derivada de neutrófilos), tromboxano A2, serotonina e adrenalina.

Durante a ativação de plaquetas, os grânulos densos e alfa liberam ativadores adicionais da atividade de plaquetas, como ADP, e fator plaquetário 4, que também podem se ligar a células endoteliais. Eles são importantes porque se ligam ao anticoagulante terapêutico usado mais comumente, a heparina (ver discussão posteriormente). Depois da ativação, as plaquetas mudam do formato discoide para esférico com extensões filopodiais e, finalmente, para uma forma plana que possibilita a cobertura adequada do local de lesão vascular. O último passo na atividade das plaquetas é a agregação plaquetária, na qual plaquetas se grudam umas às outras, fornecendo firmeza ao tampão plaquetário. Ao exame do esfregaço de sangue, as plaquetas são corpúsculos granulosos pequenos, de formato irregular, azuis ou roxos. Em condições nas quais o número de plaquetas está se elevando como resultado de uma ativida-

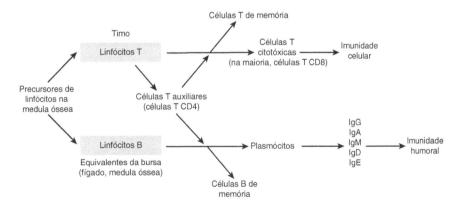

FIGURA 6-3 Desenvolvimento do sistema imune a partir da célula-tronco comum da medula óssea. (Redesenhada, com permissão, de Ganong WF. *Review of Medical Physiology*, 22nd ed. McGraw-Hill, 2005.)

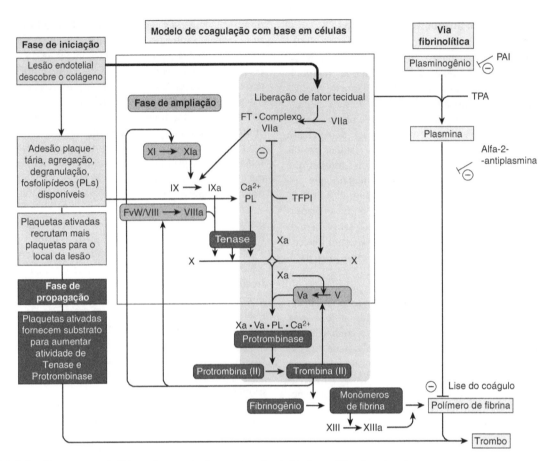

FIGURA 6-4 Sistemas trombolítico e de coagulação, mostrando atividade equilibrada entre eles.

de aumentada da medula, plaquetas mais imaturas podem ser identificadas por seu tamanho maior.

PONTO DE CHECAGEM

1. Qual é a proporção de hemácias para leucócitos na corrente sanguínea?
2. Qual é o número de células produzidas diariamente pela medula óssea?
3. Quais são os diferentes elementos formados do sangue e como eles e seus subtipos podem ser distinguidos?

FATORES DA COAGULAÇÃO E O SISTEMA DA COAGULAÇÃO

Anatomia

O **sistema da coagulação**, representado esquematicamente na Figura 6-4, é uma interação regulada, altamente complexa, de células e proteínas plasmáticas. O sistema da coagulação provê ativação imediata quando controle de sangramento (**hemóstase**) é necessário, e confina sua atividade ao local da perda de sangue. Caso contrário, a coagulação poderia ocorrer por todo o sistema circulatório, o que seria incompatível com a vida.

Os principais componentes da hemóstase são as plaquetas (discutidas anteriormente), células endoteliais (revestindo os vasos sanguíneos), outras células portadoras de fator tecidual (FT) e os fatores da coagulação, que são proteínas plasmáticas. O resultado final do sistema da coagulação ativado é a formação de um complexo de moléculas de **fibrina** e plaquetas entrecruzadas que interrompe a hemorragia depois da lesão. Para manter um equilíbrio bem-regulado entre fatores pró-trombóticos e antitrombóticos, o sofisticado sistema da coagulação fornece vários pontos de controle (Figura 6-4).

Os fatores da coagulação geralmente não circulam em forma ativa. A maioria deles são enzimas (serinas proteases) e permanecem latentes até que sejam necessários. Isso é conseguido por haver outras enzimas (as outras proteases no sistema da coagulação) disponíveis que clivam os fatores inativos em ativos. Todos os fatores têm algarismos romanos, e as formas inativas são escritas sem anotação (p. ex., fator II, também conhecido como protrombina). As formas ativadas dos fatores são indicadas pela letra "a" (p. ex., fator IIa, também conhecido como trombina).

A maioria dos fatores da coagulação é produzida pelo fígado, mas o fator XIII deriva das plaquetas e o fator VIII é gerado por células endoteliais. Os fatores II, VII, IX e X são particularmente importantes (Tabela 6-3), porque são todos dependentes da enzima hepática γ-carboxilase. A gamacarboxilase é depen-

TABELA 6-3 Fatores de coagulação do plasma

Nome	Fonte de produção
Fatores pró-coagulantes	
Fator I (fibrinogênio)	Fígado
Fator II (protrombina)	Fígado
Fator III (tromboplastina tecidual)	Tecidos
Fator IV (cálcio)	...
Fator V (proacelerina)	Fígado
Fator VI (obsoleto = fator Va)	...
Fator VII (proconvertina)	Fígado
Fator VIII (fator anti-hemofílico)	Células endoteliais
Fator IX (fator Christmas)	Fígado
Fator X (fator Stuart-Prower)	Fígado
Fator XI (antecedente da tromboplastina plasmática)	Fígado
Fator XII (fator Hageman)	Fígado
Fator XIII (fator estabilizador da fibrina)	Plaquetas
Fatores anticoagulantes	
Antitrombina	Fígado
Proteína C	Fígado
Proteína S	Fígado
Plasminogênio	Fígado
Inibidor da via do fator tecidual	Células endoteliais

dente de vitamina K, e o anticoagulante oral **varfarina** age pela interferência com a atividade da vitamina K. Duas das proteínas anticoagulantes, a proteína S e a proteína C (ver discussão posteriormente), também são dependentes de vitamina K.

Fisiologia

A hemóstase é dividida em três processos principais: hemóstase primária, hemóstase secundária e fibrinólise.

A **hemóstase primária** envolve vasoconstrição e adesão plaquetária e ativação em locais de lesão endotelial. Colágeno e trombina ativam plaquetas, levando a um aumento do cálcio intravascular, à secreção de grânulos de plaquetas e à ativação de várias vias de sinalização.

A **hemóstase secundária** é o processo pelo qual a fibrina é formada. A cascata clássica da coagulação, envolvendo as vias intrínseca, extrínseca e comum, descreve melhor a coagulação *in vitro*, como testada pelos exames de coagulação: tempo de tromboplastina parcial ativada (TTPa) e tempo de protrombina (TP). O modelo da coagulação com base em células tem substituído a cascata da coagulação como uma descrição mais acurada do processo da coagulação *in vivo* (**Figura 6-4**). A hemóstase secundária é subdividida em três fases sobrepostas: iniciação, ampliação e propagação.

A iniciação ocorre na superfície das células lesionadas. Ela começa com a liberação de FT pelas células lesionadas. O FT, também chamado de **tromboplastina**, é um material proteico rico em lipídeos que é exposto ao plasma pela lesão da parede vascular. Ele ativa diretamente o fator VII, formando o complexo FT-VIIa, que ativa tanto o fator IX quanto o fator X. Juntos, os fatores Xa (uma enzima) e Va (um cofator, ativado a partir do fator V pelo fator Xa) na superfície da célula lesionada catalisam a conversão de protrombina (II) em trombina (IIa). A trombina, uma serina protease, cliva a proteína plasmática ubíqua, fibrinogênio, em monômeros de fibrina, pequenas proteínas insolúveis que podem polimerizar uma à outra para formar o complexo fibrina; contudo, a quantidade de trombina formada no local da célula lesionada é insuficiente por si só para produzir fibrina em nível satisfatório para estabilizar o tampão plaquetário.

A ampliação, diferentemente da fase de iniciação, ocorre na superfície das plaquetas. Durante essa fase, a trombina produzida na fase de iniciação ativa plaquetas e os fatores de coagulação V, VIII e XI, encontrados na superfície plaquetária. O fator VIII normalmente forma complexo com o **fator de von Willebrand (FvW)**, a proteína que permite às plaquetas aderirem com células endoteliais. A trombina ativa o fator VIII ao liberá-lo do FvW. Ela também ativa os fatores V e XI, o que possibilita que eles se liguem à superfície da plaqueta. O fator XIa então catalisa a ativação de IX a IXa, fornecendo fator IXa suplementar na superfície plaquetária.

A propagação envolve plaquetas ativadas que recrutam outras plaquetas circulantes para o local de lesão vascular e para a formação de dois complexos importantes: tenase e protrombinase, que são cruciais para a produção de fibrina. Os fatores VIIIa e IXa formam o complexo tenase na superfície de plaquetas na presença de PL e cálcio (VIIIa-IXa-Ca^{2+}-PL). Juntos, eles ativam o fator X na superfície das plaquetas. O fator Xa então forma o complexo protrombinase com o fator Va na superfície da plaqueta, novamente na presença de PL e cálcio (Xa-Va-Ca^{2+}-PL). Este complexo catalisa a clivagem de protrombina (II) em trombina (IIa) e pode converter múltiplas moléculas por complexo. Quando as plaquetas ativadas recrutam mais plaquetas circulantes para o local da lesão, uma massa crítica de plaquetas leva a um incremento na geração de trombina. Isso, por sua vez, leva à formação de fibrina suficiente para estabilizar o tampão plaquetário. Esse polímero de fibrina solidifica-se ainda mais por ligações cruzadas químicas catalisadas por fator XIIIa, o qual é ativado por trombina. O fator XIIIa também incorpora α_2-antiplasmina no coágulo para protegê-lo de proteases fibrinolíticas.

Fibrinólise envolve o processo de fragmentação da fibrina em seus produtos de degradação. A **plasmina** é a principal enzima catalítica nesse processo. Ela é uma protease sérica que cliva a fibrina, resultando na fragmentação do coágulo e na criação de produtos de degradação da fibrina que inibem a trombina. A trombina, funcionando em uma maneira de retroalimentação negativa, realmente ajuda a catalisar a formação de plasmina a partir da proteína precursora inativa, o **plasminogênio**. O plasminogênio também pode ser clivado pelo **ativador tecidual de plasminogênio (t-PA)** para formar plasmina; t-PA e proteínas correlatas são usados clinicamente para fragmentar coágulos que se formam nas artérias coronárias em pacientes com um infarto agudo do miocárdio, bem como nas artérias cerebrais em pacientes com um

122 Fisiopatologia da Doença

acidente vascular encefálico recente. Os inibidores da fibrinólise incluem o inibidor do ativador de plasminogênio e a α_2-antiplasmina.

Além da via fibrinolítica, controles sobre o sistema da coagulação (i.e., o sistema anticoagulante) também envolvem várias alças de retroalimentação e inibidores. O fator Xa liga-se a outra proteína plasmática (ligada ao lipídeo) denominada **inibidor da via do fator tecidual (TFPI)**. TFPI não só inibe atividade adicional do próprio fator Xa, mas também impede Xa de se ligar à superfície das plaquetas, e a combinação de fator Xa e TFPI inibe muito o complexo FT-VIIa. Além disso, a atividade de protrombinase a jusante só pode ser mantida se a lesão inicial continuar a gerar fatores IXa e VIIIa (na forma do complexo tenase) suficientes para ativar mais fator X nas superfícies das plaquetas.

Outros anticoagulantes incluem um grupo de inibidores dos fatores de coagulação. Eles são compostos por antitrombina (AT), proteína S e proteína C (ver discussão posteriormente). AT é um inibidor de protease e bloqueia fisicamente a ação das serinas proteases no sistema da coagulação. Sua atividade é aumentada em até 2 mil vezes pela heparina. A proteína C, ativada por trombina, cliva o fator Va em uma forma inativa, de modo que o complexo protrombinase não pode clivar a protrombina (II) em trombina. A proteína C precisa da proteína S como um cofator. Este complexo também inativa o fator VIIIa.

EXAMES LABORATORIAIS DO PROCESSO DE COAGULAÇÃO

Ensaios estão disponíveis para determinar tanto o nível absoluto quanto a atividade de cada um dos fatores da coagulação, mas na prática há dois testes *in vitro* comuns da função de coagulação, ambos relatados como "segundos necessários para formar um coágulo": o TP e o TTPa. Os testes são projetados de forma que os resultados serão prolongados fora da faixa normal em diferentes estados patológicos, mas alterações significativas na via da coagulação levam inevitavelmente a alterações em ambos os testes, devido às interações múltiplas dos fatores envolvidos.

O TP avalia as vias "extrínsecas" dependentes de FT e comuns da cascata clássica da coagulação e é usado clinicamente para monitorar os efeitos da varfarina. Como todos os níveis de fatores dependentes da vitamina K são reduzidos por varfarina, no fim o TTPa também se tornará anormal com doses suficientemente altas; mas o fator VII tem a meia-vida mais curta entre aqueles fatores, de modo que seus níveis caem primeiro. Devido ao seu papel essencial na coagulação, a trombina é o principal fator cuja atividade deve ser reduzida para se conseguir e manter a anticoagulação terapêutica.

O TTPa avalia as vias "intrínsecas" não dependentes de FT e as comuns, e é prolongado mais facilmente quando há níveis reduzidos de atividade do fator VIII ou fator IX, independentemente de se esses fatores estão presentes em concentrações baixas ou normais, mas estão sendo inibidos ativamente por outras moléculas. O TTPa também é muito sensível à presença de heparina ligada à AT, e é empregado para monitorar os efeitos anticoagulantes da heparina não fracionada. Heparinas de baixo peso molecular (um subgrupo purificado específico de heparina não fracionada) em combinação com AT inibem preferencialmente o fator Xa. Nas doses de heparinas de baixo peso molecular, geralmente administradas para prevenção ou tratamento de trombose, o TTPa não será prolongado (pelo menos não dentro da "faixa terapêutica" habitual para heparina não fracionada), apesar de boas evidências de eficácia anticoagulante se a atividade do fator Xa for mensurada diretamente.

PONTO DE CHECAGEM

4. Cite os fatores da coagulação dependentes da vitamina K e o órgão em que eles são sintetizados.

5. Quais são os dois complexos principais encontrados na superfície de plaquetas ativadas que são importantes para o aumento da produção de trombina? Descreva os fatores de coagulação que formam esses complexos e o que os complexos ativam especificamente.

6. Qual é a principal enzima catalítica na fibrinólise? Cite dois inibidores da fibrinólise.

VISÃO GERAL DOS DISTÚRBIOS DO SANGUE

DISTÚRBIOS DOS ELEMENTOS FORMADOS

Os distúrbios das hemácias, dos leucócitos e das plaquetas são separados para discussão porque um ou outro é mais anormal durante os exames de laboratório. Entretanto, devido à natureza clonal da hematopoiese, muitos distúrbios afetam todos os elementos formados do sangue. Isso talvez seja melhor demonstrado na fase de "crise blástica" da leucemia mieloide crônica, na qual se constata que a maioria das células no sangue, tanto linfoides quanto mieloides, expressa um rearranjo de genes idêntico, chamado de *bcr-abl* ou cromossomo Filadélfia, que surgiu de uma só célula progenitora anormal.

1. Distúrbios das hemácias

Há muitas anormalidades das hemácias, mas as principais são os vários tipos de anemia. **Anemia** é definida como uma concentração de hemoglobina anormalmente baixa no sangue. Há vários métodos de classificação, mas os sistemas prevalentes baseiam-se no tamanho e no formato das hemácias.

Em pessoas normais, as hemácias têm tamanho e formato uniformes, e a contagem de sangue automatizada mostra um volume corpuscular médio (VCM) próximo de 90 fL, que é o volume estimado de uma só célula. Os sistemas automatizados geralmente relatam anormalidades das hemácias como mudanças na concentração de hemoglobina, no número de hemácias e no VCM. Células pequenas (com VCM baixo) são chamadas de

microcíticas, e células maiores que o normal são denominadas **macrocíticas**. A falta de uniformidade relativa do formato (**pecilocitose**) ou do tamanho (**anisocitose**) das células pode ajudar ainda mais na subclassificação dos distúrbios das hemácias.

A classificação morfológica das anemias está apresentada na Tabela 6-4 e na Figura 6-5. Em geral, as anemias microcíticas são causadas por anormalidades na produção de hemoglobina, ou no número de moléculas de hemoglobina por célula ou no tipo de moléculas de hemoglobina (**hemoglobinopatias**). A **anemia ferropriva** resultante de perda de sangue crônica e as **talassemias** são exemplos de anemias microcíticas.

As anemias macrocíticas refletem maturação nuclear anormal ou uma fração mais alta de hemácias jovens e grandes (reticulócitos). Quando os núcleos das hemácias em maturação parecem jovens e grandes demais para a quantidade de hemoglobina no citoplasma, a anemia macrocítica é denominada **megaloblástica**. Essas anemias devem-se mais frequentemente a deficiências vitamínicas (vitamina B_{12} ou ácido fólico) ou a fármacos que interferem na síntese do DNA. Maturação nuclear anormal também pode ser devida à proliferação clonal na medula óssea, produzindo estados pré-leucêmicos chamados de **síndromes mielodisplásicas**.

As anemias normocíticas podem ser devidas a múltiplas causas: números diminuídos de precursoras das hemácias na medula (falência primária denominada anemia aplásica, reposição de elementos da medula por câncer, certas infecções

TABELA 6-4 Classificação morfológica e causas comuns de anemia

Tipo	VCM	Causas comuns
Macrocítica	Aumentado	Deficiência de ácido fólico
		Deficiência de vitamina B_{12}
		Doença do fígado
		Álcool
		Hipotireoidismo
		Fármacos (sulfonamidas, zidovudina, agentes antineoplásicos)
		Síndromes mielodisplásicas
Microcítica	Diminuído	Deficiência de ferro
		Talassemias
Normocítica	Normal	Anemia aplásica
		Anemia de doenças crônicas
		Doença renal crônica
		Anemia hemolítica
		Esferocitose

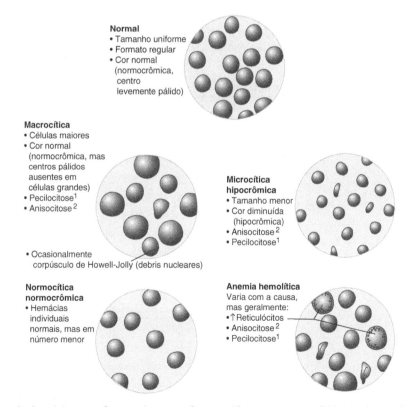

FIGURA 6-5 Aspecto das hemácias em esfregaço de sangue fino nos diferentes tipos morfológicos de anemias. (1, pecilocitose [variação no formato]; 2, anisocitose [variação no tamanho].) (Redesenhada, com permissão, de Chandrasoma P et al. *Concise Pathology*, 3rd ed. Publicada originalmente por Appleton & Lange. Copyright © 1998 por The McGraw-Hill Companies, Inc.)

124 Fisiopatologia da Doença

virais ou inibição autoimune chamada de **aplasia pura de hemácias**), níveis baixos de eritropoietina (resultantes de doença renal crônica) ou doenças inflamatórias crônicas que afetam a disponibilidade de ferro na medula. Outras anemias normocíticas podem ser secundárias à duração de vida diminuída das células que são produzidas. Exemplos deste fenômeno são a perda aguda de sangue; as **anemias hemolíticas autoimunes**, em que anticorpos ou complemento prendem-se a hemácias e causam sua destruição; **anemia falciforme**, em que a hemoglobina anormal polimeriza e afeta a resistência normal das hemácias; e **esferocitose hereditária** ou **eliptocitose hereditária**, em que defeitos na membrana da hemácia afetam sua capacidade de se espremer pela microcirculação capilar.

As anemias são muito comuns. Em contrapartida, uma concentração elevada de hemoglobina, chamada de **eritrocitose**, é incomum. Elevações da concentração de hemoglobina podem ocorrer como um fenômeno secundário devido a níveis altos de eritropoietina, como os encontrados em fumantes ou em pessoas que vivem em grandes altitudes (cujos níveis baixos de oxigênio no sangue estimulam a produção de eritropoietina). Alguns tumores, especialmente tumores renais, também podem fabricar eritropoietina. A **policitemia** primária é uma anormalidade da própria medula óssea. Essa síndrome mieloproliferativa leva a um aumento da massa de hemácias e, consequentemente, a níveis baixos de eritropoietina pelo mecanismo de retroalimentação negativa, discutido anteriormente.

2. Distúrbios dos leucócitos

Anormalidades do número de leucócitos ocorrem comumente (Tabela 6-5), ao passo que anormalidades de função são raras. A transformação neoplásica na forma de leucemia (granulócitos e monócitos) ou linfoma (linfócitos) é bastante comum. As leucemias são discutidas no Capítulo 5.

Alterações da contagem de neutrófilos constituem a anormalidade mais comum dos leucócitos detectada no hemograma automatizado. Número aumentado de neutrófilos (**leucocitose**) sugere infecção aguda ou crônica ou inflamação, mas pode ser um sinal de muitas condições. Estas incluem o estresse, porque os adrenocorticosteroides causam **desmarginação** de neutrófilos das paredes dos vasos sanguíneos.

O número diminuído de neutrófilos (**neutropenia**) pode ser observado em infecções avassaladoras e doenças benignas como a **neutropenia cíclica** (ver discussão posteriormente), mas também pode ser observado quando a medula óssea é infiltrada por tumor ou envolvida por síndromes mielodisplásicas. Muitos fármacos também podem suprimir diretamente a produção da medula, e como os neutrófilos têm a meia-vida no sangue mais curta do que qualquer célula produzida pela medula, seus números podem cair rapidamente.

Os números de linfócitos podem variar substancialmente (Tabela 6-6). As contagens de linfócitos estão elevadas em infecções virais, como a mononucleose infecciosa. Entretanto, a elevação persistente sugere neoplasias malignas, particularmente a **leucemia linfocítica crônica**, que pode não causar sintoma algum e ser descoberta incidentalmente em um hemograma de rotina.

Contagem diminuída de linfócitos (**linfopenia**) é uma complicação comum da terapia com corticosteroides, mas é mais preocupante nos estados de imunodeficiência; o HIV infecta linfócitos diretamente, e a probabilidade de infecções oportunistas aumenta quando a contagem de linfócitos cai, resultando em aids.

TABELA 6-5 Causas de contagens anormais de neutrófilos

Neutrofilia	Neutropenia
Atividade aumentada da medula	*Atividade diminuída da medula*
Infecções bacterianas	Fármacos (agentes antineoplásicos, antibióticos, ouro, certos diuréticos, agentes antitireoidianos, anti-histamínicos, antipsicóticos)
Inflamação aguda	Exposição à radiação
Leucemia e distúrbios mieloproliferativos	Anemia megaloblástica
Liberação do pool da medula	Neutropenia cíclica
Estresse (catecolaminas)	Neutropenia de Kostmann (infantil)
Corticosteroides	Anemias aplásicas
Exposição a endotoxinas	Síndromes mielodisplásicas
Desmarginação para o sangue	Reposição da medula por tumor
Infecções bacterianas	*Sobrevida de neutrófilos diminuída*
Hipoxemia	Sepse
Estresse (catecolaminas)	Infecção por vírus ou riquétsias
Corticosteroides	Destruição imune associada a fármacos
Exercício	Destruição imune associada a anticorpos (lúpus eritematoso sistêmico, síndrome de Felty)
	Hiperesplenismo

TABELA 6-6 Causas de contagens anormais de linfócitos

Linfocitose
Linfócitos médios a grandes, atípicos, predominantes
Infecções virais (mononucleose, caxumba, sarampo, hepatite, rubéola)
Respostas imunes ativas, particularmente em crianças
Toxoplasmose
Linfoma com células circulantes
Leucemia linfocítica crônica
Linfócitos pequenos, maduros, predominantes
Infecções crônicas (tuberculose)
Doenças autoimunes (miastenia grave)
Doenças metabólicas (doença de Addison)
Linfoma com células circulantes
Leucemia linfocítica crônica
Células imaturas predominantes
Leucemia linfocítica aguda
Linfoma linfoblástico
Linfopenia
Estados de imunodeficiência (aids)
Terapia com corticosteroides
Drogas tóxicas
Síndrome de Cushing

TABELA 6-7 Causas de anormalidades das plaquetas

Trombocitose
Distúrbios mieloproliferativos, especialmente trombocitemia essencial
Pós-esplenectomia
Reativa (pós-cirúrgica, pós-hemorragia, anemias)
Distúrbios inflamatórios
Neoplasias malignas
Trombocitopenia
Produção diminuída
Anemia aplásica
Infiltração medular
Deficiências de vitamina B_{12} e folato
Radiação ou quimioterapia
Hereditária
Infecção (HIV, parvovírus, CMV)
Cirrose (níveis baixos de trombopoietina)
Sobrevida diminuída
Imunomediadas (idiopática, lúpus eritematoso sistêmico, induzidas por fármacos, neonatais por IgG materna)
Hiperesplenismo
Coagulação intravascular disseminada
Púrpura trombocitopênica trombótica, síndrome hemolítico-urêmica
Valvas protéticas
Distúrbios qualitativos das plaquetas
Hereditários
Síndrome de Bernard-Soulier (defeito de adesão)
Trombastenia de Glanzmann (defeito de agregação)
Doença do *pool* de armazenagem (defeito dos grânulos)
Doença de von Willebrand
Síndrome de Wiskott-Aldrich
Adquiridos
Uremia
Disproteinemias
Doença crônica do fígado
Induzido por fármacos (especialmente ácido acetilsalicílico)

3. Distúrbios das plaquetas

Anormalidades do número de plaquetas são bastante comuns, particularmente contagens baixas (**trombocitopenia**). As causas estão listadas na Tabela 6-7. Produção diminuída de plaquetas ocorre quando a medula é afetada por uma variedade de doenças, ou quando a produção de TPO pelo fígado está deficiente, como na cirrose. A destruição aumentada de plaquetas é muito mais prevalente. Há três mecanismos gerais. Como um número significativo de plaquetas reside normalmente no baço, qualquer aumento de tamanho ou atividade (**hiperesplenismo**) do baço leva a contagens de plaquetas mais baixas. O consumo de plaquetas devido à coagulação continuada também diminuirá as contagens. Entretanto, o mais comum é o consumo imunomediado causado por fármacos ou por autoanticorpos. Os últimos geralmente são direcionados contra o antígeno de membrana plaquetária gpIIb/IIIa.

Distúrbios funcionais das plaquetas são comuns, especialmente os adquiridos como resultado de uremia (insuficiência renal) ou do ácido acetilsalicílico, que inibe a enzima plaquetária cicloxigenase e diminui a agregação das plaquetas. As anormalidades hereditárias são incomuns, com exceção da **doença de von Willebrand**, que resulta de um defeito quantitativo ou qualitativo de FvW, a proteína transportadora para o fator VIII. O FvW também atua como uma ponte entre as plaquetas e o endotélio, e, assim, é crucial para formação do tampão plaquetário na cascata da coagulação.

Elevações da contagem de plaquetas acima do normal (**trombocitose**) são relativamente comuns e são especialmente aptas para ocorrer na recuperação da anemia ferropriva, quando da reposição de ferro. Nos distúrbios mieloproliferativos, como a policitemia, as contagens de plaquetas frequentemente são altas. Na **trombocitemia essencial**, as contagens de plaquetas podem ser maiores que 1.000.000/μL.

Fisiopatologia da Doença

TABELA 6-8 **Distúrbios de fatores da coagulação**

Fator	Doença	Padrão de herança	Frequência	Gravidade da doença
Fibrinogênio	Afibrinogenemia	Autossômico recessivo	Rara	Variável
	Disfibrinogenemia	Autossômico dominante	Rara	Variável
Fator V	Para-hemofilia	Autossômico recessivo	Muito rara	Moderada a grave
Fator VII		Autossômico recessivo	Muito rara	Moderada a grave
Fator VIII	Hemofilia A	Recessivo ligado ao X	Comum	Leve a grave
FvW	Doença de von Willebrand	Autossômico dominante	Comum	Leve a moderada
Fator IX	Hemofilia B	Recessivo ligado ao X	Incomum	Leve a grave
Fator X		Autossômico recessivo	Rara	Variável
Fator XI	Síndrome de Rosenthal	Autossômico recessivo	Incomum	Leve
Fator XII	Traço de Hageman	Autossômico recessivo ou dominante	Rara	Assintomática
Fator XIII		Autossômico recessivo	Rara	Grave

DISTÚRBIOS DE FATORES DA COAGULAÇÃO

Os distúrbios mais importantes dos fatores da coagulação são quantitativos em vez de qualitativos, e geralmente hereditários em vez de adquiridos (Tabela 6-8). Exceções a essa regra são os **inibidores de fator adquiridos**, que são anticorpos que se prendem a um dos fatores da coagulação, mais frequentemente o fator VIII. Eles podem ou não causar problemas clínicos de sangramento, mas podem ser extremamente difíceis de tratar. Os distúrbios quantitativos que causam hemorragias mais comumente são a **hemofilia A** (deficiência do fator VIII) e a **hemofilia B** (deficiência do fator IX). Ambas as doenças são traços recessivos ligados ao cromossomo X, e os indivíduos afetados do sexo masculino têm níveis muito baixos de fator VIII ou IX. Não está claro por que todos os homens afetados não têm ausência completa de atividade do fator VIII ou IX. A hemofilia A é mais comum, com uma prevalência de 1:10.000 indivíduos de sexo masculino em todo o mundo. Ambos os distúrbios levam a sangramento espontâneo e excessivo pós--traumático, particularmente para dentro de articulações e músculos. Os indivíduos de sexo feminino com o traço têm 50% da quantidade normal de um dos fatores, e tendem a não ter problemas hemorrágicos; em geral, é preciso apenas metade das quantidades normais da maioria dos fatores da coagulação para que o sangue coagule normalmente. O teste do TTPa geralmente é projetado para se tornar anormal quando as atividades de fator VIII ou IX caem abaixo de 50% do normal.

A deficiência de vitamina K também leva a declínios quantitativos dos níveis dos fatores II, VII, IX e X e das proteínas C e S; pode haver prolongamento do tempo de protrombina.

Anormalidades hereditárias quantitativas dos sistemas de anticoagulação também ocorrem. As deficiências de proteína S, proteína C e AT também acontecem e levam a problemas de coagulação anormal, como discutido na próxima seção.

Finalmente, a condição de **coagulopatia de consumo**, ou **coagulação intravascular disseminada (CIVD)**, precisa ser incluída. Esta condição geralmente deve-se a infecção avassaladora, leucemias ou linfomas específicos ou hemorragia maciça. Na CID, os fatores da coagulação ficam em depleção. Com frequência, também há ativação do sistema fibrinolítico, e sangramento descontrolado pode acontecer por todo o sistema circulatório. Em geral, TP e TTPa estão anormais.

PONTO DE CHECAGEM

7. Defina anemia e sugira três causas de cada para anemias macrocítica e microcítica.

8. Quais são as categorias de explicações para uma contagem de leucócitos que está substancialmente aumentada ou diminuída em comparação com os limites normais?

9. Quais são os três mecanismos gerais de trombocitopenia?

10. Qual é a natureza dos defeitos nas hemofilias A e B?

FISIOPATOLOGIA DE DISTÚRBIOS DO SANGUE SELECIONADOS

DISTÚRBIOS DAS HEMÁCIAS

1. Anemia ferropriva
Etiologia

A anemia ferropriva é a forma mais comum de anemia. Embora em muitos países em desenvolvimento possa ocorrer deficiência de ferro na dieta, nas nações desenvolvidas a causa principal é a perda de ferro, quase sempre por meio da perda de sangue pelos tratos GI ou urogenital.

Devido à perda sanguínea menstrual recorrente, as mulheres em pré-menopausa constituem a população com a incidência mais alta de carência de ferro. A incidência nesse grupo é ainda mais elevada pelas perdas de ferro durante a gestação, porque o feto em desenvolvimento extrai de maneira eficiente ferro materno para uso em sua própria hematopoiese. Em homens ou em mulheres em pós-menopausa com deficiência de ferro, o sangramento GI geralmente é a causa. A perda de sangue nesse caso pode ser devido a distúrbios relativamente benignos, como úlcera péptica, malformações arteriovenosas ou angiodisplasia (pequenas anormalidades vasculares ao longo das paredes intestinais). Causas mais graves são a doença inflamatória intestinal ou as neoplasias malignas. A investigação endoscópica para excluir neoplasia maligna é obrigatória em pacientes sem uma causa conhecida de deficiência de ferro.

Há outras causas menos comuns de deficiência de ferro, mas a maioria está relacionada com perda de sangue. Distúrbios hemorrágicos e hemoptise são as principais possibilidades. Quando nenhuma fonte de sangramento é descoberta, má absorção GI deve ser considerada como uma causa possível de anemia ferropriva. A má absorção ocorre em pacientes com doença celíaca, infecção por *Helicobacter pylori*, gastrectomia ou cirurgia de derivação gástrica. Outros mecanismos de anemia ferropriva incluem hemólise intravascular (hemoglobinúria paroxística noturna ou doença valvar cardíaca) e resposta ao tratamento com eritropoietina.

Patogênese

Os estoques de ferro do corpo geralmente são suficientes para durar vários anos, mas há uma perda de ferro constante em pessoas completamente sadias, de modo que o equilíbrio do ferro depende da ingestão e absorção adequadas. O ferro da dieta é absorvido primeiramente no duodeno. A absorção é aumentada na situação de anemia, hipoxia e deficiência sistêmica de ferro. O ferro também é reciclado a partir de hemácias senescentes por meio de fagocitose e lise por macrófagos. A exportação de ferro para o plasma a partir desses locais celulares é regulada por **hepcidina**, um peptídeo com 25 aminoácidos produzido pelo fígado. A hepcidina prende a ferroportina, uma proteína transmembrana, induzindo sua internalização e degradação lipossômica. Quando os estoques de ferro estão baixos, a produção de hepcidina é reduzida e moléculas de ferroportina são expressas na membrana basolateral dos enterócitos, onde elas transferem ferro do citoplasma de enterócitos para a **transferrina** do plasma. De modo inverso, quando os estoques de ferro estão adequados ou elevados, a produção de hepcidina é aumentada, resultando na internalização de ferroportina e exportação reduzida de ferro para o plasma. Em estados inflamatórios, a produção de hepcidina é aumentada, levando à internalização de **ferroportina** em macrófagos e ao aprisionamento de ferro reciclado dentro dos estoques de macrófagos.

O ferro é armazenado na maioria das células do corpo como **ferritina**, uma combinação de ferro e da proteína apoferritina. Ele também é armazenado como **hemossiderina**, que é a ferritina parcialmente despida da casca da proteína apoferritina. O ferro é transportado no sangue ligado à sua proteína carreadora, a transferrina. Devido às interações complexas entre essas moléculas, uma simples dosagem do ferro sérico raramente reflete os estoques corporais de ferro do corpo (ver discussão posterior).

O ferro é encontrado predominantemente na hemoglobina e está presente também na **mioglobina**, a proteína armazenadora de oxigênio do músculo esquelético. O principal papel do ferro é atuar como o íon no centro da molécula carreadora de oxigênio no corpo, o **heme**. Mantido estavelmente na forma ferrosa pelos outros átomos no heme, o ferro prende o oxigênio de modo reversível. Cada subunidade proteica de hemoglobina contém uma molécula de heme; como a hemoglobina existe como um tetrâmero, quatro moléculas de ferro são necessárias em cada unidade de hemoglobina. Quando há deficiência de ferro, o passo final na síntese do heme é interrompido (**Figura 6-6**). Neste passo, o ferro ferroso é inserido na protoporfirina IX pela enzima ferroquelatase; quando a síntese de heme é interrompida, há produção inadequada de heme. A biossíntese de globina é inibida pela deficiência de heme por meio de um **inibidor traducional regulado por heme** (HRI). A atividade elevada de HRI (um resultado da deficiência de heme) inibe um fator essencial de iniciação de transcrição para a síntese de heme, eIF2. Assim, menos heme e cadeias de hemoglobina estão disponíveis em cada precursor de hemácias. Isso causa anemia diretamente, uma diminuição na concentração de hemoglobina do sangue.

Como observado, o heme também é o aceitador de oxigênio na mioglobina; portanto, a deficiência de ferro também levará à diminuição da produção de mioglobina. Outras proteínas também são dependentes de ferro; a maioria delas são enzimas. Muitas usam ferro na molécula do heme, mas algumas utilizam o ferro elementar. Embora as implicações exatas da deficiência de ferro sobre sua atividade não sejam conhecidas, essas enzimas são cruciais para o metabolismo, produção de energia, síntese de DNA e, até mesmo, função encefálica.

Patologia

Quando os estoques de ferro são exauridos, o padrão do esfregaço de sangue periférico altera. No início da deficiência de ferro, o nível de hemoglobina no sangue cai, mas as hemácias individuais parecem normais. Em resposta a um nível de oxigênio em queda, os níveis de eritropoietina sobem e estimulam a medula, mas o nível de hemoglobina não pode se elevar em resposta devido à deficiência de ferro. Entretanto, presumivelmente, outros hormônios também são estimulados e a resultante "aceleração" da medula geralmente causa uma contagem elevada de plaquetas no sangue. Uma elevação da contagem de leucócitos é menos comum. Os reticulócitos notavelmente estão ausentes.

Finalmente, a concentração de hemoglobina nas células individuais cai, levando ao quadro clássico de hemácias microcíticas e hipocrômicas (**Figura 6-5**). Isso é geralmente considerado um VCM anormalmente baixo das hemácias no hemograma automatizado. Há também anisocitose e pecilocitose substanciais, visualizadas no esfregaço periférico, e **células-alvo** podem ser observadas. O formato em alvo ocorre porque há um excesso relativo de membrana da hemácia em comparação com a quantidade de hemoglobina dentro da célula, de modo que a membrana se embola no centro.

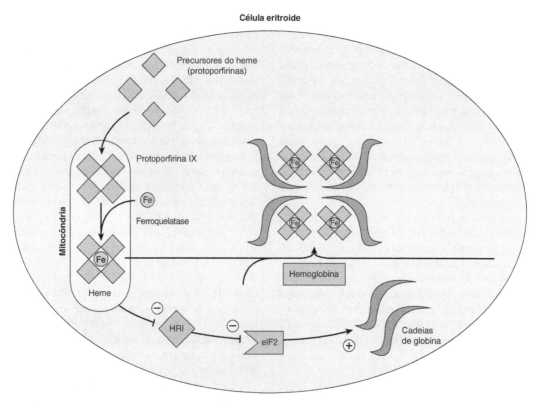

FIGURA 6-6 Síntese do heme, enfatizando o papel do ferro e a inserção do heme nas cadeias individuais de globina para fazer a hemoglobina e o papel do inibidor traducional regulado por heme (HRI) na síntese de globina. Concentrações normais de heme mantêm baixa a atividade de HRI, preservando a síntese normal de globina.

Os resultados laboratoriais com frequência são confusos. Um nível baixo de ferritina sérica é diagnóstico de deficiência de ferro, mas, mesmo em casos óbvios, os níveis podem ser normais; os níveis de ferritina sobem na inflamação aguda ou crônica ou em enfermidades significativas, que podem ser a causa da perda de ferro (sangue). Os níveis de ferro sérico caem em muitas doenças, e os níveis de sua transportadora no soro, a transferrina, também flutuam, de modo que nenhum deles é um indicador consistente de deficiência de ferro, nem a saturação de transferrina é sua razão. Se os níveis de ferritina não forem diagnósticos, mensurar o receptor de transferrina solúvel no soro (sTfR) pode ajudar. TfRs são glicoproteínas de membrana que facilitam o transporte de ferro da transferrina plasmática para as células do corpo. Precursores eritroides aumentam sua expressão de TfR de membrana no cenário de deficiência de ferro, mas não na anemia da doença crônica. Algum TfR de membrana é liberado no soro como sTfR. A quantidade de sTfR no soro reflete a quantidade de sTfR na membrana. Uma razão alta de sTfR para ferritina prediz deficiência de ferro quando a ferritina não é diagnosticamente baixa. Embora útil, esse teste tem adoção limitada na prática clínica.

Além da observação de uma resposta hematológica à suplementação empírica de ferro, a biópsia da medula óssea pode confirmar um diagnóstico de deficiência de ferro. O ferro é encontrado normalmente nos macrófagos da medula, onde ele supre os precursores de hemácias; a hemossiderina intracelular é facilmente visualizada com o corante azul da Prússia. Esses macrófagos não se coram se houver deficiência de ferro.

Manifestações clínicas

Todas as anemias levam a sintomas clássicos de diminuição da capacidade de transporte de oxigênio (i.e., fadiga, fraqueza e dispneia, particularmente dispneia ao exercício), e a deficiência de ferro não é exceção. A capacidade reduzida de transporte de oxigênio leva à redução do aporte de oxigênio a tecidos metabolicamente ativos, que não obstante devem ter oxigênio; isso leva diretamente à fadiga. Os mecanismos compensatórios do corpo levam a sintomas e sinais adicionais de anemia. Alguns pacientes têm aspecto pálido, não só porque há menos hemoglobina por unidade de sangue (a hemoglobina oxigenada é vermelha e dá cor à pele), mas também porque os vasos sanguíneos cutâneos superficiais se constringem, desviando sangue para estruturas mais vitais. Os pacientes também podem responder à anemia com taquicardia. Esse débito cardíaco aumentado é apropriado, porque uma maneira de elevar o aporte de oxigênio aos tecidos é aumentar o número de vezes por hora em que cada molécula de hemoglobina é oxigenada nos pulmões. Essa taquicardia pode causar sopros cardíacos benignos devido ao fluxo sanguíneo aumentado.

Anormalidades do trato GI ocorrem porque o ferro também é necessário para células em proliferação. **Glossite**, em que as papilas normais da língua estão ausentes, pode acontecer, assim como atrofia gástrica com **acloridria** (ausência de ácido no estômago). A acloridria pode complicar a deficiência de ferro, porque o ferro é mais bem absorvido em um ambiente ácido, mas essa complicação é bastante incomum.

Em crianças, pode haver problemas significativos do desenvolvimento, tanto físico quanto mental. As crianças com deficiência de ferro, em sua maioria nas regiões em desenvolvimento, têm um fraco desempenho em testes de cognição em comparação com crianças com repleção de ferro. A terapia com ferro pode reverter esses achados, se iniciada na infância. O mecanismo exato da perda cognitiva na deficiência de ferro não é conhecido. Outro fenômeno não explicado, mas observado frequentemente na deficiência grave de ferro, é **pica**, uma ânsia por substâncias não nutrientes, como barro ou sujeira.

Muitos pacientes não têm sintomas ou achados específicos, e sua deficiência de ferro é descoberta devido à anemia observada em um hemograma obtido para outro propósito. É interessante que anemias leves (hemoglobinas de 11 a 12 g/dL) podem ser toleradas muito bem, porque se desenvolvem lentamente. Além dos mecanismos compensatórios discutidos previamente (débito cardíaco aumentado, desvio do fluxo sanguíneo de áreas menos ativas metabolicamente), há também uma adaptação bioquímica. A capacidade de transferir oxigênio da hemoglobina para as células depende, parcialmente, de uma pequena molécula nas hemácias denominada **2,3-bifosfoglicerato (2,3-BPG)**. Em altas concentrações, a capacidade de descarregar oxigênio nos tecidos é aumentada. A anemia crônica provoca concentrações elevadas de 2,3-BPG nas hemácias.

Outros pacientes que não apresentam sintomas relacionados diretamente com anemia apresentam sintomas ou sinais relacionados diretamente com perda de sangue. Como o local mais comum de perda sanguínea inesperada (não menstrual) é o trato GI, os pacientes frequentemente têm alterações visíveis nas fezes. Pode haver sangue visível (**hematoquezia**), que é mais comum com locais de sangramento próximos do reto, ou sangue metabolizado, preto, semelhante ao alcatrão (**melena**) a partir de locais mais proximais. Perda de sangue significativa a partir do trato urinário é muito incomum.

PONTO DE CHECAGEM

11. Qual é a forma mais comum de anemia e sua causa mais provável em uma mulher em pré-menopausa? E em um homem?

12. Por que o nível sérico de ferritina muitas vezes não é um bom indicador de se a anemia se deve à deficiência de ferro?

13. Cite alguns distúrbios associados com anemia ferropriva.

14. Quais são as adaptações fisiológicas à anemia ferropriva de desenvolvimento lento?

2. Anemia perniciosa
Etiologia

A anemia perniciosa é uma anemia megaloblástica em que há maturação nuclear anormal da hemácia. Ao contrário de muitos outros tipos de anemia, como a resultante da deficiência de ferro, a síntese de hemoglobina é normal. A anemia perniciosa é o resultado final de uma cascata de eventos de origem autoimune. O efeito terminal é uma perda de estoques adequados de vitamina B_{12} (cobalamina), que é um cofator envolvido na síntese de DNA. As células em proliferação rápida são as afetadas com mais frequência, predominantemente células da medula óssea e aquelas do epitélio GI. O sistema nervoso também é afetado, demonstrando que se trata de uma doença sistêmica. Anemia é apenas a manifestação mais comum.

Além da anemia perniciosa, a deficiência de cobalamina também pode ser causada por excesso de crescimento bacteriano no intestino (porque as bactérias competem com o hospedeiro pela cobalamina), má absorção intestinal de vitamina B_{12} envolvendo o íleo terminal (como na doença de Crohn), remoção cirúrgica do antro do estômago (gastrectomia) e, raramente, deficiência dietética, que só ocorre em vegetarianos estritos. Na dieta, a cobalamina é encontrada principalmente em produtos de origem animal.

A anemia perniciosa é mais comum em pacientes idosos de descendência escandinava, e é encontrada mais comumente naqueles de descendências europeia e africana do que asiática. Nos Estados Unidos, as mulheres negras constituem um dos grupos mais comuns. Entretanto, a anemia perniciosa é responsável por apenas uma pequena porcentagem dos pacientes com anemia.

Patogênese

Os eventos iniciais na cascata patogênica começam no estômago (**Figura 6-7**). As células parietais gástricas são afetadas inicialmente por um fenômeno autoimune que leva a dois efeitos discretos: perda do ácido gástrico (**acloridria**) e perda do **fator intrínseco**. A anemia perniciosa interfere tanto na disponibilidade inicial quanto na absorção de vitamina B_{12}: o ácido gástrico é necessário para a liberação de cobalamina dos alimentos, e o fator intrínseco é uma glicoproteína que prende a cobalamina e é necessária para a absorção efetiva da cobalamina no íleo terminal. Tanto o ácido gástrico quanto o fator intrínseco são produzidos exclusivamente pelas células parietais.

As evidências para a destruição autoimune de células parietais é forte: pacientes com anemia perniciosa têm atrofia da mucosa gástrica, e espécimes anatomopatológicos mostram infiltração de linfócitos, que são células B predominantemente produtoras de anticorpos. Além disso, 90% ou mais dos pacientes têm anticorpos em seu soro direcionados contra proteínas da membrana da célula parietal. O principal antígeno proteico parece ser H^+-K^+ ATPase, a **bomba de prótons**, que é responsável pela produção de ácido gástrico. Células T citotóxicas, cujos receptores reconhecem H^+-K^+ ATPase, também podem contribuir para a atrofia do estômago. Mais da metade dos pacientes também tem anticorpos contra o próprio fator intrínseco, ou contra o complexo fator intrínseco-cobalamina. Além disso, pacientes com anemia perniciosa têm uma inci-

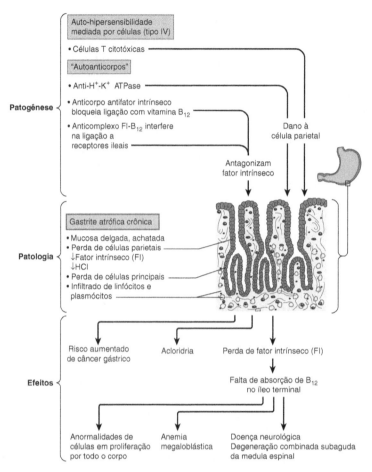

FIGURA 6-7 Patogênese e efeitos da anemia perniciosa (gastrite atrófica autoimune). (Redesenhada, com permissão, de Chandrasoma P et al. *Concise Pathology*, 3rd ed. Publicada originalmente por Appleton & Lange. Copyright © 1998 por The McGraw-Hill Companies, Inc.)

dência mais alta de outras doenças autoimunes, como doença de Graves. Por último, a terapia corticosteroide, usada como tratamento de primeira linha para muitos distúrbios autoimunes, pode reverter os achados patológicos na anemia perniciosa. Apesar dessas evidências, o mecanismo exato do evento desencadeante permanece desconhecido.

A deficiência completa de vitamina B_{12} desenvolve-se lentamente, mesmo depois que ocorrem acloridria total e perda do fator intrínseco. Os estoques hepáticos de vitamina B_{12} são suficientes para vários anos. Contudo, a falta dessa vitamina leva, por fim, a alterações na síntese de DNA e no sistema nervoso central e na síntese de mielina.

Na síntese de DNA, a cobalamina, juntamente com o ácido fólico, é crucial como um cofator na síntese de desoxitimidina a partir de desoxiuridina (Figura 6-8). A cobalamina aceita um grupo metila do metiltetra-hidrofolato, que leva à formação de dois compostos intracelulares importantes. O primeiro é a metilcobalamina, que é necessária para a produção do aminoácido metionina a partir da homocisteína. O segundo é o tetra-hidrofolato reduzido, que é necessário como o doador de carbono único na síntese de purina. Assim, a deficiência de cobalamina causa depleção em estoques de tetra-hidrofolato reduzido e dificulta a síntese de DNA, porque a produção de purina é diminuída. Na deficiência de cobalamina, outros folatos reduzidos podem substituir o tetra-hidrofolato (o que pode explicar por que doses farmacológicas de ácido fólico podem reverter parcialmente as alterações megaloblásticas em células do sangue, mas não as alterações neurológicas, observadas na anemia perniciosa). Entretanto, o metiltetra-hidrofolato, normalmente o doador de metila para a cobalamina, se acumula. Esse folato não pode ser retido dentro da célula porque ele não pode ser **poliglutamado**; a adição de múltiplos resíduos de glutamato leva a um composto com carga que não se difunde livremente fora da célula. Portanto, também há uma deficiência relativa de folato na anemia perniciosa. Além disso, a metionina pode servir como um doador principal de grupos metila para esses outros folatos reduzidos "substitutos"; como a metionina não pode ser produzida na deficiência de cobalamina, isso aumenta os problemas na síntese de purina.

O mecanismo exato das consequências neurológicas da anemia perniciosa, com **desmielinização** (perda das bainhas de mielina em volta dos nervos), não é conhecido. Defeitos na via da metionina sintase têm sido sugeridos, mas não comprovados experimentalmente. Em vez disso, observações em ratos gastrectomizados com deficiência de cobalamina implicam um desequilíbrio entre citocinas e fatores de crescimento

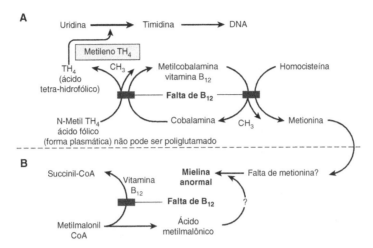

FIGURA 6-8 Papel da cobalamina (vitamina B_{12}) e do ácido fólico no metabolismo de ácido nucleico e mielina. A falta de cobalamina ou de ácido fólico retarda a síntese de DNA (**A**), e a falta de cobalamina leva à perda de ácido fólico, que não pode ser mantido dentro das células a menos que poliglutamado. A falta de cobalamina também leva à síntese anormal de mielina, provavelmente por meio de uma deficiência na produção de metionina (**B**). (Redesenhada, com permissão, de Chandrasoma P et al. *Concise Pathology*, 3rd ed. Publicada originalmente por Appleton & Lange. Copyright © 1998 por The McGraw-Hill Companies, Inc.)

como um mediador potencial do dano aos nervos. A síntese da citocina **fator de necrose tumoral** (**TNF**) é regulada por S-adenosil-metionina, um produto da metionina. A deficiência de metionina pode levar indiretamente à neuropatia por meio da produção desregulada de TNF, uma citocina mielinolítica, entre outros mecanismos.

A produção de succinil-coenzima A (CoA) também é dependente da presença de cobalamina. Não está claro se uma diminuição na produção de succinil-CoA, que pode afetar a síntese de ácidos graxos, também está envolvida na doença desmielinizante.

Patologia

Os distúrbios gástricos associados com anemia perniciosa são dominados pelo quadro de **gastrite atrófica crônica** (**Figura 6-7**). O epitélio colunar normalmente alto é substituído por uma mucosa muito fina, e há infiltração óbvia de plasmócitos e linfócitos. A anemia perniciosa também aumenta o risco para adenocarcinoma do estômago. Assim, o exame anatomopatológico também pode revelar câncer.

O quadro do esfregaço de sangue periférico (**Figura 6-5**) varia, a depender da extensão do tempo em que o paciente esteve com deficiência de cobalamina. Nos estágios iniciais, o paciente pode ter anemia macrocítica leve, e hemácias ovoides grandes (**macro-ovalócitos**) são visualizadas comumente. Na anemia megaloblástica totalmente desenvolvida, entretanto, há anormalidades em todas as linhas celulares. O quadro clássico revela anisocitose e pecilocitose significativas na linha de hemácias, e há neutrófilos hipersegmentados, revelando a disgenesia nuclear da síntese anormal de DNA (**Figura 6-9**). Nos casos graves de anemia perniciosa, as séries de hemácias e leucócitos são facilmente confundidas com leucemia aguda, porque as células parecem muito atípicas.

Mielograma e biópsia de medula óssea não são necessários para o diagnóstico e podem ser enganosos, porque o aspecto patológico da medula pode ser confundido com leucemia aguda, com hipercelularidade, aumento de eritroblastos e, até mesmo, alterações citogenéticas. Os achados típicos na deficiência de B_{12} incluem alterações megaloblásticas – núcleos que são grandes demais e imaturos em células com citoplasma maduro, cheio de hemoglobina – que são observadas em cada estágio do desenvolvimento das hemácias. Essas células não são visualizadas no sangue periférico porque as hemácias anormais geralmente são destruídas na medula (**hemólise intramedular**) por processos não explicados. Isso agrava a anemia. Alterações megaloblásticas podem ser observadas na medula, mesmo na ausência de alterações óbvias no esfregaço de sangue periférico.

Anormalidades da medula espinal consistem em desmielinização das colunas espinais posterolaterais, chamada de **degeneração combinada subaguda**. Nervos periféricos também podem mostrar desmielinização. A desmielinização finalmente resulta em morte das células neuronais, o que também é óbvio no exame anatomopatológico. Como neurônios não se dividem, novos neurônios não podem substituir os novos.

Os achados laboratoriais incluem desidrogenase láctica (LDH) elevada e, algumas vezes, bilirrubina indireta consistente com a hemólise ocorrendo na medula óssea. A LDH é liberada diretamente das hemácias que sofrem lise, e a hemoglobina livre é metabolizada em bilirrubina. Os níveis séricos de vitamina B_{12} geralmente são baixos, revelando o estado de deficiência. Contudo, permanecem as taxas altas de resultados de testes tanto falso-positivos quanto falso-negativos, porque somente 20% do total de B_{12} dosado no soro estão ligados à proteína de entrega celular, a transcobalamina; o resto está ligado à haptocorrina, que não está disponível para utilização pelas células. Anticorpos ao fator intrínseco geralmente são detectáveis. Elevações séricas de ácido metilmalônico (MMA) e/ou homocisteína (ver **Figura 6-8**) são altamente preditivas de deficiência de B_{12}. O teste de Schilling, que avalia a absorção oral de vitamina B_{12} com e sem fator intrínseco adicionado, não é mais usado, devido à falta de disponibilidade de vita-

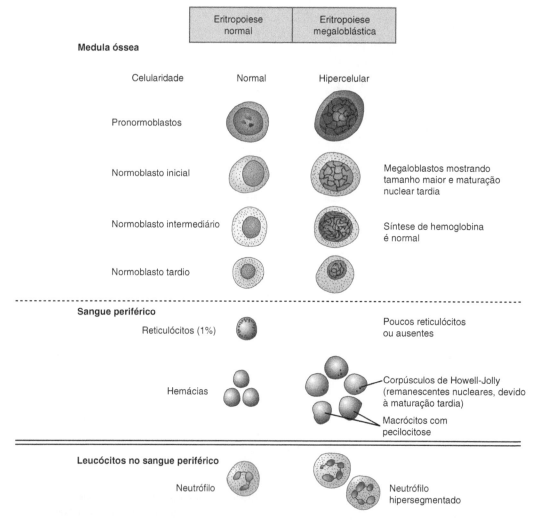

FIGURA 6-9 Hematopoiese megaloblástica: alterações morfológicas visíveis com exame microscópico da medula óssea ou do sangue periférico. (Redesenhada, com permissão, de Chandrasoma P et al. *Concise Pathology*, 3rd ed. Publicada originalmente por Appleton & Lange. Copyright © 1998 por The McGraw-Hill Companies, Inc.)

mina B_{12} marcada radiativamente. Geralmente, a abordagem é dosar primeiro a B_{12} sérica e, se o resultado for ambíguo, obter níveis séricos de MMA e/ou homocisteína.

Manifestações clínicas

A apresentação clínica consiste em um ou mais sintomas relacionados com a deficiência subjacente. Anemia é a anormalidade encontrada mais comumente e, com frequência, é muito grave; níveis de hemoglobina de 4 g/dL (menos de um terço do normal) podem ser observados. Este grau de anemia é raro com outras causas, como anemia ferropriva. Os sintomas típicos são fadiga, dispneia ou tontura, porque uma massa de hemácias diminuída equivale à diminuição da capacidade de transporte de oxigênio do sangue. Insuficiência cardíaca de alto débito é relativamente comum, com taquicardia e sinais de falência ventricular esquerda (Capítulo 10). Como as demandas de oxigênio são constantes (ou se elevam com o exercício) e a capacidade de transporte de oxigênio está em declínio, a única maneira de manter a oxigenação dos tecidos na anemia é au-

mentar o débito cardíaco (i.e., o número de vezes por minuto que cada hemácia é completamente oxigenada pelos pulmões). Finalmente, entretanto, o ventrículo esquerdo fica insuficiente.

Contudo, os sintomas podem ser leves, porque a anemia se desenvolve lentamente como um resultado da extensa armazenagem de vitamina B_{12} pelo fígado. Os pacientes com anemia geralmente se adaptam ao longo do tempo para tornar lentas as alterações na capacidade de transporte de oxigênio. As mesmas alterações em 2,3-BPG que favorecem o aporte de oxigênio aos tecidos a partir da hemoglobina nas hemácias em outras anemias ocorrem na deficiência de B_{12}.

Os sintomas GI são menos prevalentes e incluem má absorção, definhamento muscular (incomum), diarreia (mais comum) e **glossite** (o mais comum). Na glossite, as papilas normais da língua estão ausentes, independentemente de se a língua está dolorida, vermelha e "carnuda" ou pálida e lisa.

Os sintomas neurológicos têm menor probabilidade de melhorar com a terapia de reposição de cobalamina. Assim como em outras neuropatias que envolvem perda de mielina de nervos sensoriais periféricos grandes, dormência e formigamento (**parestesias**) ocorrem frequentemente, e são os sintomas mais comuns. Desmielinização e morte de neurônios nos "tratos longos" posterolaterais da medula espinal interferem no envio de informações posicionais ao tronco encefálico, cerebelo e córtex sensorial. Os pacientes, portanto, queixam--se de perda de equilíbrio e de coordenação. O exame revela deficiência de **propriocepção** (senso de posição) e da sensação de vibração. Demência real também pode ocorrer quando a desmielinização envolve o encéfalo. De modo importante, mas um tanto inesperado, os sintomas neurológicos podem aparecer na ausência de quaisquer alterações sugestivas de anemia perniciosa no esfregaço de sangue periférico.

Menos comumente, a deficiência de vitamina B_{12} pode se manifestar com trombose, e possivelmente em locais incomuns como os seios venosos cerebrais. O estado protrombótico pode ser secundário à hiperomocisteinemia observada na deficiência grave de vitamina B_{12}.

PONTO DE CHECAGEM

15. Cite dois cofatores cruciais na síntese de DNA cuja deficiência resulta em anemia perniciosa. De quais vias bioquímicas específicas eles participam?
16. Quais defeitos neurológicos são observados na anemia perniciosa prolongada?
17. Quais sintomas de anemia perniciosa em geral são relativamente leves?
18. Alterações no esfregaço de sangue periférico são necessárias para os efeitos neurológicos da deficiência de vitamina B_{12}?

DISTÚRBIOS DOS LEUCÓCITOS

1. Distúrbios malignos

As anormalidades mais importantes dos leucócitos são os distúrbios malignos leucemia e linfoma. Estes são discutidos no Capítulo 5.

2. Neutropenia cíclica

Neutropenia absoluta, caracterizada por contagens de neutrófilos menores que 1.500 a 2.000/µL (> 2 DP abaixo da média em normais), é um problema encontrado comumente em medicina, e pode ser devido a um grande número de entidades mórbidas (Tabela 6-5). A neutropenia cíclica, entretanto, é rara, e é importante porque propicia percepção da produção e função normal dos neutrófilos. Ela é caracterizada por uma história de vida de contagens de neutrófilos que diminuem para zero, ou perto de zero, de 3 a 5 dias por vez a cada 3 semanas, e depois sobem novamente. As contagens de neutrófilos e monócitos oscilam em fases opostas nesse ciclo de 3 semanas.

Etiologia

A neutropenia cíclica clássica, de início na infância, resulta de mutações germinativas heterozigóticas no gene *ELANE*

(*ELAstase, expresso em neutrófilos*), anteriormente conhecido como *ELA2*, que codifica para uma só enzima, a elastase de neutrófilos (EN). EN é encontrada nos grânulos azurófilos primários de neutrófilos e monócitos. Há aproximadamente 100 casos na literatura, a maioria destes compatíveis com uma herança autossômica dominante. Entretanto, casos esporádicos em adultos também ocorrem, e são associados com mutações da elastase dos neutrófilos. Não parece haver uma predileção étnica ou viés para gênero na incidência.

Patogênese

A contagem de neutrófilos no sangue é estável em indivíduos normais, refletindo o fato de que há um grande estoque de armazenagem de granulócitos na medula óssea. A reserva da medula excede o *pool* circulante de neutrófilos em 5 a 10 vezes. Este grande estoque é necessário, porque leva aproximadamente 2 semanas para o desenvolvimento completo de um neutrófilo a partir de uma célula-tronco inicial dentro da medula óssea, e, no entanto, a vida média de um neutrófilo maduro no sangue é de menos de 12 horas.

Na neutropenia cíclica, o *pool* de armazenagem não é adequado. Mensurações diárias das contagens de neutrófilos no sangue revelam variações acentuadas de número. Estudos da cinética de neutrófilos em pacientes afetados mostram que o defeito está na produção anormal, em vez de em uma disposição anormal dos neutrófilos. A produção de neutrófilos ocorre em ondas discretas, mesmo em indivíduos normais. Quando os neutrófilos se diferenciam a partir de uma célula progenitora inicial, eles produzem elastase de neutrófilos, que supostamente inibe a diferenciação de mieloblastos em uma alça de retroalimentação negativa. Isso resulta em uma onda oscilante com picos e vales de produção de neutrófilos. Quando o número de neutrófilos aumenta na medula, é obtido um pico em que elastase suficiente causa uma queda na diferenciação de neutrófilos. Então, quando o número de neutrófilos cai novamente a um nadir, a produção de elastase de neutrófilos também declina, permitindo que o número de neutrófilos suba novamente. Na neutropenia cíclica, a hipótese é de que a elastase de neutrófilos mutante possa ter um efeito inibidor excessivo, causando períodos de vale prolongados e *pools* de armazenagem inadequados para manter uma contagem de neutrófilos periféricos normal. Entretanto, uma vez expelidos da medula óssea, os neutrófilos parecem ter um tempo de vida normal (Figura 6-10).

A progenitora mieloide para neutrófilos também pode produzir monócitos. Por isso, durante os períodos de nadir de neutrófilos, essa célula progenitora pode se diferenciar preferencialmente para a linhagem de monócitos, originando as ondas oscilantes opostas de neutrófilos e monócitos observadas nesses pacientes (ver Figura 6-11).

As ondas são notavelmente constantes em sua periodicidade. Quase todo paciente tem um ciclo entre 19 e 22 dias, e o comprimento de ciclo de cada paciente é constante durante o seu tempo de vida.

Neutrófilos e monócitos não são os únicos elementos da medula óssea que têm ciclos. As contagens de plaquetas e reticulócitos também produzem ciclos com o mesmo comprimento, porém, ao contrário da contagem de neutrófilos no

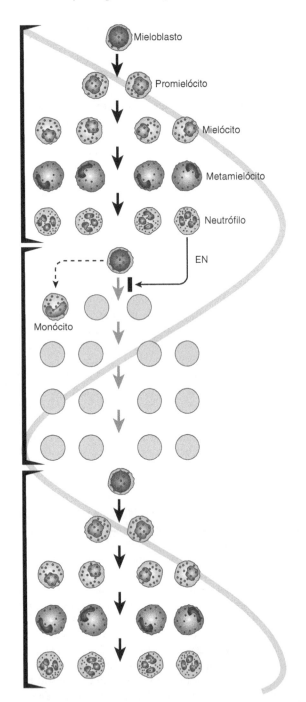

FIGURA 6-10 Hipótese da alça de retroalimentação para explicar o ciclo hematopoiético. Postula-se que a elastase de neutrófilos (EN) iniba a diferenciação adicional por um mieloblasto. A onda senoidal cinzenta denota oscilações na contagem de neutrófilos. Neste modelo, EN é produzida pela coorte de neutrófilos em diferenciação terminal, e finalmente retroalimenta para inibir produção adicional de neutrófilos, o que resulta em perda do ciclo inibidor – pelo menos por um tempo, até que a produção de neutrófilos recomece, seguida novamente pela ação inibidora de EN de maneira cíclica. (Redesenhada de Horwitz MS et al. Neutrophil elastase in cyclic and severe congenital neutropenia. Blood. 2007 Mar 1;109(5):1817-24. Copyright © American Society of Hematology.)

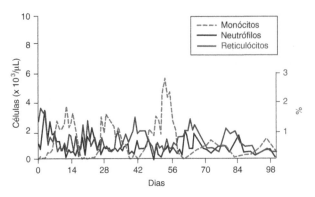

FIGURA 6-11 Variação cíclica regular de monócitos, reticulócitos e neutrófilos em um paciente com neutropenia cíclica. Observe que monócitos e reticulócitos tendem a se elevar quando os neutrófilos caem. (Redesenhada, com permissão, de Dale D et al. Cyclic neutropenia: a clinical review. Blood Rev. 1988;2:178.)

sangue, diminuições clinicamente significativas não são observadas. Presume-se que isso aconteça porque as durações de vida desses elementos no sangue são bem mais longas que a duração de vida dos neutrófilos. Como se sabe que múltiplas linhagens celulares têm ciclos, acredita-se que mutações da elastase de neutrófilos também acelerem o processo de **apoptose** (morte celular programada) nas células progenitoras iniciais, a menos que sejam "salvas" pelo G-CSF.

Clinicamente, a administração de doses farmacológicas de G-CSF (filgrastim) a indivíduos afetados tem três efeitos interessantes que superam parcialmente a condição. Em primeiro lugar, embora a ciclagem continue, as contagens médias de neutrófilos aumentam em cada ponto no ciclo, de modo que esses pacientes raramente são neutropênicos. Em segundo lugar, a periodicidade dos ciclos diminui imediatamente de 21 dias para 14 dias. Em terceiro lugar, flutuações de outras linhagens celulares mudam em paralelo; a periodicidade de seus ciclos também diminui para 14 dias, sugerindo que uma célula progenitora inicial está realmente no centro dessa enfermidade. Entretanto, o fato de a ciclagem não desaparecer demonstra que ainda há outras anormalidades a serem descobertas. Também sugere que pode haver uma ciclagem inerente a todas as células-tronco em indivíduos normais que é modulada por múltiplas citocinas na medula óssea.

Patologia

Os aspectos patológicos da neutropenia cíclica são vistos, em sua maioria, no laboratório. O esfregaço de sangue periférico parece normal, exceto pela escassez de neutrófilos – maduros ou imaturos – durante o nadir de cada ciclo. Os neutrófilos individuais parecem normais. A medula óssea, entretanto, mostra diferenças marcantes a depender do dia do ciclo em que é examinada. Durante o nadir de cada ciclo, há números aumentados de precursores mieloides iniciais como promielócitos e mielócitos, e os neutrófilos maduros são raros. Este quadro é semelhante ao observado na leucemia aguda, mas 10 dias depois, quando as contagens de neutrófilos circulantes estão se elevando, é comum uma medula óssea de aspecto inteiramente normal.

Manifestações clínicas

Em geral, a neutropenia de qualquer causa coloca os pacientes em risco de infecções bacterianas graves, geralmente por microrganismos entéricos, devido à alteração das defesas do hospedeiro no trato GI. Isso é especialmente verdadeiro quando a neutropenia se deve à administração de agentes quimioterápicos, porque a quimioterapia também afeta o revestimento do trato GI. Os neutrófilos, com sua capacidade de englobar bactérias e de aportar enzimas tóxicas e radicais livres oxidantes aos locais de infecção, normalmente servem como a primeira linha de defesa do hospedeiro contra as bactérias que habitam o intestino. Tais pacientes também estão em risco de infecções fúngicas se a neutropenia durar mais que vários dias, porque leva mais tempo para os fungos se reproduzirem e invadirem a corrente sanguínea. Infecções não tratadas de ambos os tipos podem ser rapidamente fatais, sobretudo se a contagem de neutrófilos for menor que cerca de 250/µL.

Na neutropenia cíclica, então, infecções recorrentes são esperadas, e mortes por infecções com microrganismos intestinais têm sido relatadas. Cada ciclo é caracterizado por mal-estar geral e febre, coincidentes com o tempo em que as contagens de neutrófilos estão caindo. Linfadenopatia cervical quase sempre está presente, assim como úlceras orais. Esses sintomas geralmente duram cerca de 5 dias, e depois regridem até o próximo ciclo.

Quando ocorrem infecções, o ciclo geralmente é previsível. Infecções de pele, especificamente pequenos abscessos piogênicos superficiais (**furunculose**) ou invasão bacteriana da derme ou epiderme (**celulite**), são as mais comuns, e respondem à antibioticoterapia com poucas sequelas. O próximo local de infecção mais comum corresponde às gengivas, e gengivite crônica é evidente em cerca de metade dos pacientes. Também é o problema que melhora de maneira mais notável quando os pacientes recebem terapia com filgrastim. Outras infecções são incomuns, mas qualquer paciente neutropênico está em risco de infecção por microrganismos que residem no sistema GI. Nos poucos pacientes que têm necessitado de cirurgia abdominal durante sua neutropenia, úlceras semelhantes àquelas vistas na boca têm sido observadas; esta destruição da barreira mucosa normal presumivelmente facilita a penetração de bactérias intestinais na corrente sanguínea. Como o período de maior suscetibilidade a infecções é de apenas poucos dias em cada ciclo, a maioria dos pacientes cresce e se desenvolve normalmente.

PONTO DE CHECAGEM

19. Quanto tempo leva para um neutrófilo se desenvolver a partir de uma célula-tronco na medula óssea? Uma vez completamente maduro, qual é a duração de sua vida?

20. Em que nível de neutropenia a incidência de infecção aumenta drasticamente?

21. Quais são os locais mais comuns e os tipos de infecção observados em pacientes neutropênicos?

22. Qual é a provável anormalidade subjacente na neutropenia cíclica?

DISTÚRBIOS DAS PLAQUETAS

1. Trombocitopenia imune associada a fármacos

Etiologia

Trombocitopenia, definida como a ocorrência de níveis de plaquetas abaixo da faixa laboratorial normal, é uma anormalidade encontrada comumente. Embora haja muitas causas (Tabela 6-7), a possibilidade de uma trombocitopenia imune induzida por fármaco sempre deve ser considerada.

Muitos fármacos têm sido associados com esse fenômeno, e os mais comuns estão listados na Tabela 6-9. Na prática, a associação entre um determinado fármaco e trombocitopenia geralmente é feita clinicamente, e não com testes específicos. A trombocitopenia geralmente ocorre pelo menos de 5 a 7 dias após a exposição ao fármaco, quando é administrado pela primeira vez. O fármaco suspeito é suspenso e as contagens de plaquetas voltam ao normal dentro de poucos dias. Novo desafio com o fármaco, o que raramente é feito, quase sempre reproduz a trombocitopenia.

Heparina é a causa mais importante de trombocitopenia por conta de seu uso frequente em pacientes hospitalizados; sua utilização também tem o potencial de causar uma síndrome trombótica potencialmente fatal. A fisiopatologia da trombocitopenia causada por heparina também é a mais completamente descrita.

Patogênese

Embora se saiba há décadas que o fenômeno da trombocitopenia induzida por fármacos é de natureza imune, os mecanismos específicos são motivo de controvérsia. A associação de anticorpos com plaquetas leva à sua destruição por meio do baço. O baço age como o principal "filtro do sangue" e reconhece as plaquetas ligadas a anticorpos como anormais, e assim as remove. A remoção no baço também ocorre na trombocitopenia autoimune (idiopática), que é relativamente comum e difícil de distinguir clinicamente da trombocitopenia induzida por fármacos.

Há vários mecanismos subjacentes à trombocitopenia imune induzida por fármacos. A trombocitopenia induzida por quinina ou AINEs envolve a ligação estreita de anticorpo a plaquetas normais, somente na presença do fármaco sensibilizante. O anticorpo geralmente tem como alvo epítopos nos complexos de glicoproteína IIb/IIIa ou Ib/IX, os principais receptores de plaquetas para fibrinogênio e FvW, respectivamente. Acredita-se que os antibióticos penicilina e cefalosporina levem à destruição de plaquetas por meio de anticorpos dependentes de hapteno. O fármaco atua como um hapteno, uma molécula pequena que só provoca uma resposta imune quando ligada a uma molécula transportadora grande ou proteína. Alguns fármacos (sais de ouro, procainamida e, possivelmente, sulfonamidas) podem induzir autoanticorpos que são capazes de ligação e destruição de plaquetas, mesmo na ausência do fármaco sensibilizante. Finalmente, agentes antitrombóticos que bloqueiam a ligação de fibrinogênio a receptores gpIIb/IIIa (abciximabe, tirofibana ou eptifibatida) podem causar uma trombocitopenia aguda imunomediada, em que os pacientes desenvolvem trombocitopenia grave

136 Fisiopatologia da Doença

TABELA 6-9 Substâncias comuns que podem causar trombocitopenia

Abciximabe	Fenotiazinas
Acetazolamida	Fluconazol
Ácido acetilsalicílico	Furosemida
Ácido valproico	Heparina
Agentes de contraste iodados	Hidroclorotiazida
Alopurinol	Indinavir
Amiodarona	Interferon alfa
Anfotericina B	Metildopa
Anti-inflamatórios não esteroides	Ondansetrona
Atorvastatina	Paracetamol
Captopril	Penicilinas
Carbamazepina	Pentoxifilina
Cefalosporinas	Prednisona
Cimetidina	Procainamida
Clopidogrel	Quinidina
Clorotiazida	Quinina
Clortalidona	Ranitidina
Cocaína	Rifampicina
Danazol	Sais de ouro
Digoxina	Sulfonamidas (antibióticos e hipoglicemiantes)
Eptifibatida	Ticlopidina
Etanol	Tirofibana
Famotidina	Vancomicina
Fenitoína	

horas após a exposição. O mecanismo envolve anticorpos de ocorrência natural que reconhecem o componente murino do abciximabe ou alterações estruturais do receptor gpIIb/IIIa causadas pela ligação de tirofibana ou eptifibatida.

Para a heparina, há evidências claras de ligação a uma proteína das plaquetas, o fator 4 plaquetário (PF4). O PF4 reside nos grânulos alfa das plaquetas e é liberado quando elas são ativadas. Ele se liga de volta à superfície das plaquetas por meio de uma molécula específica receptora de PF4, aumentando ainda mais a ativação plaquetária. Ele também se liga com alta afinidade à heparina e às moléculas de glicosaminoglicano semelhantes à heparina presentes no endotélio vascular. Essa adesão ao PF4 sem base imune pode levar à trombocitopenia leve, por meio da promoção de ligação das plaquetas ao fibrinogênio e agregação subsequente, conhecida como **trombocitopenia induzida por heparina (HIT) tipo I**. Isso pode acontecer em 30% dos pacientes expostos às heparinas sem sequelas clínicas. Entretanto, a combinação de heparina com PF4 também pode atuar como um estímulo antigênico que provoca a produção de imunoglobulina G (IgG) direcionada contra a combinação. Essa resposta imune é conhecida como **trombocitopenia induzida por hepari-**

na (HIT) tipo II. Cerca de 10 a 20% desses pacientes com anticorpos a heparina-PF4 desenvolverão uma síndrome clínica grave, HIT(T) (trombocitopenia induzida por heparina [e trombose]), que envolve, paradoxalmente, tanto trombocitopenia, de 5 a 10 dias após a exposição ao fármaco, quanto um estado protrombótico por meio de ativação plaquetária aumentada. Há um risco aumentado de 10 vezes para HIT em pacientes recebendo heparina não fracionada (UFH) em comparação com aqueles recebendo heparinas de baixo peso molecular. Pacientes de cirurgia cardíaca ou ortopédica têm um risco mais alto para HIT clínica (1 a 5%) do que pacientes clínicos ou obstétricos (0,1 a 1%) quando recebendo UFH. As mulheres têm um risco duas vezes maior para HIT que os homens.

A trombocitopenia ocorre em HIT tipo II depois de uma série de passos. Primeiramente, PF4 é liberado das plaquetas, pela heparina ou por outros estímulos. A heparina então se liga ao PF4, formando um complexo antigênico que resulta na produção de anticorpos IgG que podem se ligar diretamente a esse composto. O novo complexo de IgG-heparina-PF4 prende-se a plaquetas por meio do receptor de plaquetas Fc, por sua extremidade de IgG. Plaquetas presas a esse complexo de anticorpos são então destruídas pelo baço.

Apesar da trombocitopenia resultante, a HIT tipo II leva a um estado protrombótico por meio da ligação adicional da porção heparina-PF4 ao receptor de PF4 nas plaquetas, promovendo a ligação cruzada, ativação e agregação de plaquetas (**Figura 6-12**).

Como cada extremidade dessa molécula de IgG-heparina-PF4 pode se ligar a uma plaqueta, é possível que plaquetas possam ter ligação cruzada por uma só molécula. Muitas plaquetas podem realmente interagir desse modo, levando a mais agregação e ativação plaquetária. Clinicamente, isso diminui o número de plaquetas circulantes, mas pode levar também à criação de um trombo no local de ativação. Assim, apesar do fato de a heparina ser o anticoagulante usado mais comumente, neste caso ela pode, na verdade, provocar coagulação. Além disso, a ativação de plaquetas por meio desse mecanismo leva a quantidades aumentadas de PF4 circulante, que pode se ligar a mais heparina e continuar o ciclo. O excesso de PF4 também pode se ligar à superfície endotelial por meio dos glicosaminoglicanos semelhantes à heparina descritos anteriormente. É possível, assim, que os anticorpos ao composto heparina-PF4 possam se prender também às células endoteliais, o que pode levar à lesão de células endoteliais, aumentando ainda mais o risco de trombose local pela liberação de FT e, finalmente, de trombina. Por último, há alguma evidência de que macrófagos possam liberar FT em resposta a esses anticorpos, estimulando ainda mais a coagulação.

Patologia

O esfregaço de sangue periférico não é anormal a menos que as contagens de plaquetas sejam menores que cerca de 75.000/µL, e ele só é anormal porque relativamente poucas plaquetas são vistas. Entretanto, a morfologia das plaquetas geralmente é normal, embora possam ser observadas plaquetas grandes. Essas plaquetas grandes são menos maduras

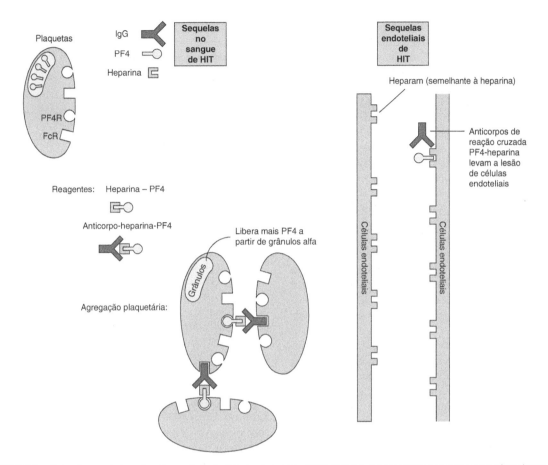

FIGURA 6-12 Patogênese da trombocitopenia induzida por heparina (HIT). IgG é o autoanticorpo contra o complexo heparina-PF4. As plaquetas podem se ligar uma a outra e se tornarem ativadas por meio da interação IgG-receptor Fc ou da interação de PF4-receptor de PF4, ou ambas. Assim, pode ocorrer agregação e formação de trombo. Além disso, IgG pode se ligar ao composto heparam-PF4 preso a células endoteliais e causar lesão vascular, que também pode provocar a formação de trombo.

e representam uma compensação da medula óssea para uma contagem baixa de plaquetas periféricas, com a produção de plaquetas a partir de megacariócitos sendo aumentada. Embora fármacos – em particular, a heparina – possam causar agregação plaquetária *in vivo* e *in vitro*, isso geralmente não é aparente ao exame do esfregaço de sangue.

Com frequência, a medula óssea parece normal, embora o número de megacariócitos possa estar relativamente aumentado, presumivelmente refletindo uma tentativa de aumentar o número de plaquetas (fragmentos de megacariócitos) na circulação. Em poucos casos de trombocitopenia imunomediada, entretanto, pode haver números diminuídos de megacariócitos. Há muitas hipóteses quanto a por que isso possa ocorrer, mas é mais provável que signifique que a combinação antigênica de fármaco-plaqueta proteína também esteja acontecendo nos megacariócitos, de modo que eles, assim como as plaquetas na circulação periférica, estejam sendo destruídos imunologicamente. Esta destruição não envolveria o baço, é claro, mas seria necessária morte de células anticorpos-dependente.

Em pacientes que desenvolvem trombocitopenia induzida por heparina e trombose, são observados trombos relativamente ricos em plaquetas quando comparados com trombos "típicos" vistos em outras situações. Eles são descritos como "coágulos brancos". Os trombos podem ser arteriais ou venosos.

Manifestações clínicas

Apesar do fato de que a contagem de plaquetas na trombocitopenia imunomediada pode ser extremamente baixa (< 10.000/μL, em comparação com um valor normal superior a 150.000/μL), o sangramento grave é incomum. É mais frequente o aparecimento fácil de equimoses com traumatismos mínimos. Com contagens de plaquetas de menos de 5.000/μL, hemorragias puntiformes (**petéquias**) podem ocorrer espontaneamente na pele ou em membranas mucosas. Elas são autolimitadas, porque os fatores plasmáticos da coagulação ainda estão intactos, e somente um número pequeno de plaquetas agregadas é necessário para fornecer PL adequado para a coagulação.

A relação entre a probabilidade de sangramento e a contagem de plaquetas não é linear. O **tempo de sangramento**, um teste usado clinicamente para avaliar a função plaquetária, nem sequer começa a ficar anormalmente prolongado até

138 Fisiopatologia da Doença

que a contagem de plaquetas seja menor que 90.000/µL. Sangramento espontâneo é improvável até que as contagens de plaquetas sejam inferiores a 20.000/µL, mas ainda é incomum até contagens mais baixas que cerca de 5.000/µL, pressupondo-se que os pacientes não tenham outras anormalidades da hemóstase. Por exemplo, o ácido acetilsalicílico inibe a agregação plaquetária e aumenta a probabilidade de sangramento. Quando realmente ocorre sangramento por trombocitopenia, ele é mais frequente nas mucosas, ou superficial na pele. Isso é visto mais comumente como uma hemorragia nasal (epistaxe), mas sangramento das gengivas, do trato GI ou da mucosa da bexiga pode ser observado.

Conforme mencionado, entretanto, quando trombocitopenia imune acontece em consequência de heparina, pode ocorrer coagulação paradoxal em vez de sangramento. Isso pode causar um quadro muito confuso, porque a heparina pode ter sido administrada terapeuticamente para outra trombose; pode ser difícil determinar se a nova trombose é a extensão de um coágulo inicial ou se é devida à exposição à heparina. Entretanto, a ocorrência de trombocitopenia simultânea fornece uma pista.

Quando trombocitopenia e trombose induzidas por heparina realmente ocorrem, as manifestações clínicas da nova trombose dependerão do local do trombo. A maioria dos estudos desse distúrbio sugere que quando acontece trombose, ela é no local de lesão ou é anormalidade vascular prévia. Assim, em pacientes com doença vascular aterosclerótica, tromboses arteriais são muito mais comuns que coágulos venosos. Os pacientes têm um início súbito de dor intensa, geralmente em uma extremidade, com um membro frio e pálido. Os pulsos estão ausentes. Isso pode ser ameaçador para a vida (5 a 10% de mortalidade), ou pelo menos para a extremidade, porque o fluxo de oxigênio para a área afetada é interrompido, e pode ser necessária a remoção de emergência do coágulo ou cirurgia de derivação vascular. Coágulos venosos também ocorrem de modo semelhante aos trombos venosos típicos (ver discussão posteriormente). Além de suspender a heparina, os pacientes com HIT tipo II precisam de anticoagulação para prevenir e tratar a formação de trombose. Inibidores diretos da trombina (argatrobana, lepirudina ou bivalirudina) fornecem um meio direto de bloquear os efeitos da trombina, um mediador primário do sistema da coagulação.

PONTO DE CHECAGEM

23. Qual é a categoria mais comum de causas de trombocitopenia?

24. Cite os anticorpos aos quais a proteína plaquetária esteja implicada na patogênese da trombocitopenia induzida por heparina.

25. Por qual mecanismo a trombocitopenia induzida por heparina pode realmente aumentar a formação de coágulo?

26. Por que sangramento importante é incomum na trombocitopenia induzida por fármacos?

DISTÚRBIOS DA COAGULAÇÃO

1. Estados hereditários de hipercoagulabilidade
Etiologia

A formação de coágulos sanguíneos em vasos normais é distintamente anormal, porque o sistema da coagulação em espécies de mamíferos é equilibrado tanto positiva quanto negativamente por muitos fatores. Não obstante, há numerosas doenças que resultam em coagulação anormal (**trombose**). Os estados de coagulação anormal podem ser primários, em que as anormalidades se devem a predisposições genéticas envolvendo os próprios fatores da coagulação, ou secundários (i.e., adquiridas), devidos a alterações nos fatores da coagulação, vasos sanguíneos ou fluxo de sangue.

Como observado primeiramente pelo patologista Virchow há mais de 150 anos, há três fatores que podem contribuir para a formação de um coágulo anormal (trombo): fluxo sanguíneo diminuído, lesão ou inflamação vascular e alterações nas propriedades intrínsecas do sangue. Alterações fisiológicas persistentes em algum desses três fatores (a tríade de Virchow) são chamadas de "estados de hipercoagulabilidade".

Os estados de hipercoagulabilidade primários, ou hereditários, são defeitos genéticos autossômicos dominantes. Isso significa que os portadores (heterozigotos) são afetados. Exceto por hiperprotrombinemia, todos levam a diminuições apenas moderadas (50%) nos níveis dos fatores relevantes. Apesar da queda relativamente modesta, os indivíduos afetados são predispostos à trombose anormal. Esses distúrbios são relativamente raros na população geral, mas são responsáveis por uma porcentagem significativa de pacientes jovens que chegam à atenção médica com tromboses. Os estados específicos a se discutir são resistência à proteína C ativada (APC) (a anormalidade encontrada mais comumente), deficiência de proteína C, deficiência de proteína S, deficiência de AT e anormalidade da protrombina 20210 AG. Hiperomocistinemia, um erro inato do metabolismo, é também um estado de hipercoagulabilidade hereditário, mas como não está envolvido na cascata da coagulação, não é discutido neste livro.

Patogênese

Na cascata da coagulação, o fator V ativado (Va) desempenha um papel central (**Figura 6-13**). Ele é necessário para a formação do complexo protrombinase com o fator Xa, que leva ao incremento de trombina e à geração de fibrina durante a hemóstase. Assim, o fator Va faz um excelente ponto de controle negativo, de modo que uma vez iniciada a formação do coágulo ela não prossegue sem verificação.

A proteína C é o principal inibidor do fator Va. Embora seja um fator anticoagulação, sua produção é contingente à γ-carboxilação dependente de vitamina K, como os fatores da coagulação II, VII, IX e X. A proteína C, quando ativada pela presença de coagulação que gera trombina, cliva o fator Va em uma forma inativa, e a ativação do fator X se torna mais lenta. Por si própria, contudo, a proteína C só influencia fracamente

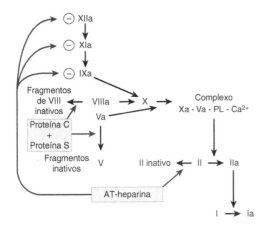

FIGURA 6-13 Papel central do fator V no controle da cascata de coagulação. A ação de cada um dos fatores de controle negativos – proteína S, proteína C e antitrombina – é mostrada em cores.

o fator Va; seu efeito negativo sobre o fator Va é ampliado por um cofator proteico, a proteína S.

Entretanto, o fator V não fornece o único ponto de controle negativo. A proteína C também inibe o fator ativado VIIIa, que é essencial para a formação do complexo tenase-fator IXa, que é necessário para ativar o fator X nas plaquetas ativadas, levando à geração de protrombinase. Os fatores II, IX, X e XI (as serinas proteases) são inibidos por uma molécula diferente, AT. A ação da própria AT também é regulada e é altamente dependente da ligação com um acelerador, heparina, ou moléculas semelhantes que estão presentes em abundância ao longo das células endoteliais que revestem a vasculatura. Evidências sugerem que AT também pode inibir o complexo FT-VIIa.

O fato de deficiências de atividade de proteína S, proteína C e AT causarem trombose clinicamente significativa demonstra um conceito importante: é a falta de atividade anticoagulante adequada e não a superprodução de atividade pró-coagulação que caracteriza a maioria dos estados de hipercoagulabilidade.

A. Resistência à proteína C ativada – resistência à APC é o estado de hipercoagulabilidade hereditário mais comum, com 3 a 7% da população geral de heterozigotos para a anormalidade. Verifica-se que até 25% dos pacientes que têm trombose venosa sem um evento incitante têm resistência a APC, em uma grande série de pacientes. A maioria dos casos é devida a uma mutação única no par de bases de DNA do gene do fator V, onde a guanina (G) é substituída por adenina (A). Esta única troca de base leva à substituição do aminoácido arginina por glutamina na posição 506, e o fator V alterado é designado como "fator V Leiden", nomeado a partir da cidade na Holanda onde ele foi descoberto. Essa troca de aminoácidos altera a conformação tridimensional do local de clivagem dentro do fator Va, onde APC normalmente se prende para inativá-lo. Assim, moléculas de fator Va podem continuar a aumentar a conversão pelo fator Xa de protrombina para trombina (fator IIa), por meio do complexo protrombinase, e a coagulação não é inibida. Essa mutação também leva à perda de um produto de clivagem que normalmente é formado quando o fator V é inativado por APC, um cofator que é importante na inativação do fator VIIIa por APC. Portanto, a perda desse cofator leva à diminuição da atividade anticoagulante e contribui para o estado de hipercoagulabilidade.

B. Deficiência de proteína C – a deficiência de proteína C é comum; 1 em cada 200 indivíduos na população é um heterozigoto. Contudo, a trombose é incomum entre esses indivíduos. Acredita-se que as famílias que têm tendência a trombose sejam portadoras de fatores genéticos adicionais, além da deficiência de proteína C, que aumentam seu risco de trombose.

Como observado anteriormente, a proteína C inativa os fatores Va e VIIIa, mas requer a proteína S para sua própria ação. A proteína C também depende da presença de PL das plaquetas e de cálcio. Na deficiência de proteína C, há menos inibição do complexo protrombinase, levando à formação de coágulo relativamente irrestrita. Normalmente, parte da trombina gerada liga-se a uma proteína das células endoteliais, a trombomodulina, e este complexo ativa a proteína C no primeiro lugar. Esta "alça de retroalimentação negativa" perde-se, assim, na deficiência de proteína C.

Entretanto, a deficiência de proteína C não é uma só doença, diferentemente da anormalidade do fator V de Leiden discutida previamente. A deficiência tipo I refere-se a indivíduos com níveis diminuídos de proteína C. A deficiência tipo II denota casos com níveis normais, mas atividade baixa, da proteína C.

C. Deficiência de proteína S – a deficiência de proteína S é também um distúrbio heterogêneo incomum. A deficiência de proteína S tipo I refere-se a casos com níveis livres e totais de proteína S baixos. A deficiência do tipo II, que é menos encontrada, refere-se a uma proteína S de funcionamento anormal. A deficiência do tipo III designa apenas níveis baixos da proteína S livre. Na cascata da coagulação, quando os fatores Va e Xa estão complexados juntos, o local de inativação no fator Va está "escondido" da proteína C. A proteína S, não uma protease ela própria, expõe esse local de modo que a proteína C possa clivar Va. Como a proteína S é tão crucial, a sua deficiência também leva à ação pró-coagulação desregulada do fator Xa.

D. Deficiência de antitrombina – a deficiência de AT é menos comum do que qualquer um dos distúrbios previamente discutidos, com aproximadamente 1 em 2 mil casos na população geral. AT prende e inibe não somente a trombina (origem de seu nome), mas também as formas ativadas dos fatores IX, X, XI e XII e, talvez, o complexo fator VII-FT. Diferentemente da clivagem proteolítica do fator Va pela proteína C, a AT prende-se a cada fator, bloqueando diretamente sua atividade; ela não é uma enzima. Esta ação é acelerada – até 2 mil vezes – de modo reversível pela molécula anticoagulante da heparina, que se liga a AT por meio de sua sequência de pentassacarídeos. O anticoagulante fondaparinux é uma versão sintética dessa sequência de pentassacarídeos, e assim também pode se ligar à AT. Na deficiência de AT, então, a cas-

140 Fisiopatologia da Doença

cata da coagulação pode prosseguir sem restrição. Mais de 100 mutações diferentes de AT já foram relatadas. Os defeitos moleculares tipo I envolvem uma diminuição paralela de antígeno e atividade, ao passo que os defeitos tipo II envolvem uma molécula disfuncional que tem atividade diminuída, mas níveis antigênicos normais ou quase normais.

E. Hiperprotrombinemia – uma mutação na região não traduzida do gene da protrombina (uma mutação de único par de bases, chamada 20210 AG) está associada a níveis plasmáticos elevados de protrombina (II) e a um risco aumentado de trombose. Presumivelmente, isso leva à geração excessiva de trombina quando o complexo protrombinase é ativado. Este é, provavelmente, o segundo estado hereditário de hipercoagulabilidade mais comum, depois do fator V de Leiden. Trata-se da primeira trombofilia hereditária associada com superprodução de fatores pró-coagulação.

Patologia

Os aspectos anatomopatológicos dos trombos em estados de hipercoagulabilidade são indistinguíveis daqueles de indivíduos geneticamente normais do ponto de vista macroscópico ou microscópico, exceto pelo fato de nos estados de hipercoagulabilidade haver uma probabilidade maior de se ter um coágulo em locais incomuns. (Ver a seção Manifestações clínicas.)

A maioria dos aspectos patológicos dos estados hereditários de hipercoagulabilidade consiste em anormalidades laboratoriais. Na avaliação de pacientes com suspeita de um estado de hipercoagulabilidade hereditário, há dois tipos básicos de anormalidades laboratoriais. O primeiro tipo é quantitativo: dosagens imunológicas específicas podem definir a quantidade relativa de proteína C, proteína S, AT ou fibrinogênio presente no soro de um determinado paciente, mas não avaliam a função de nenhuma dessas moléculas. O segundo tipo é qualitativo: as dosagens para atividade (em vez da quantidade) de proteína C ou proteína S mensuram a capacidade (ou incapacidade) da proteína C ou S do paciente de prolongar um tempo de coagulação *in vitro*. A resistência a APC pode ser avaliada com uma dosagem de coagulação diferente, mas, em geral, a presença da mutação específica no fator V de Leiden é avaliada pela reação da cadeia de polimerase, porque a sequência completa da molécula é conhecida. A reação da cadeia de polimerase também é usada para detectar a anormalidade da protrombina 20210 AG. Níveis de protrombina também podem ser mensurados e estão consistentemente no quartil mais alto dos níveis de protrombina encontrados.

Manifestações clínicas

A maioria dos eventos tromboembólicos encontrados na prática clínica é secundária, não primária. Geralmente, os pacientes têm coágulos sanguíneos nas veias profundas das pernas, por duas razões: (1) devido ao fluxo sanguíneo lento (em veias de alta capacidade e baixo fluxo) em comparação com outros locais, particularmente quando inativos (confinados ao leito depois de cirurgia, ou em consequência de doença); e (2) porque as extremidades têm maior probabilidade de so-

frer lesão traumática do que o tronco. O trauma causa compressão ou lesão de vasos sanguíneos; assim, dois elementos da tríade de Virchow são mais observados nas pernas que em outros locais.

Esses coágulos venosos nas pernas (comumente designados como tromboses venosas profundas [TVPs]) geralmente apresentam dor, edema e rubor abaixo do nível do trombo, com pulsos arteriais e perfusão distal da extremidade normais. Como o retorno do sangue à circulação central é bloqueado nesses vasos de alta capacidade, veias colaterais superficiais logo abaixo da pele podem estar proeminentes e ingurgitadas. O edema é mecânico, porque o fluxo sanguíneo arterial normal continua para a extremidade, enquanto o retorno venoso está comprometido, levando ao ingurgitamento. A dor ocorre primeiramente como um resultado do edema, mas também pode acontecer por acúmulo de ácido láctico nos músculos das pernas. Isso acontece quando a pressão nas pernas aumenta a ponto de comprometer o fluxo de sangue arterial e o aporte adequado de oxigênio a esses músculos.

Êmbolos pulmonares, a principal fonte de morbidade e mortalidade após TVP da extremidade inferior, normalmente causam dispneia de início súbito, hipoxemia e uma história sugestiva de uma TVP inicial que é interrompida e migra pelo lado direito do coração para o sistema arterial pulmonar. A presença do coágulo bloqueia o fluxo sanguíneo do coração para uma porção do pulmão, levando à hipoxemia, o que pode ser exacerbado por qualquer doença pulmonar subjacente.

As apresentações clínicas de todos os estados de hipercoagulabilidade são similares, mas há algumas diferenças interessantes. As TVPs tendem a ocorrer (haja ou não um estado de hipercoagulabilidade) em pacientes com uma história de trauma, gravidez, uso de contraceptivo oral ou imobilidade, mas raramente em adolescentes ou adultos jovens. Os estados de hipercoagulabilidade hereditários são suspeitados em pacientes que se apresentam com um evento tromboembólico, geralmente porque são jovens ou têm coágulos recorrentes. Eventos que ocorrem sem algum risco específico são particularmente suspeitos. Devido ao padrão dominante de herança, a suspeita é despertada quando outros membros da família apresentam problemas de coagulação, o que destaca a importância de conhecer a história familiar.

Apesar das diferentes anormalidades da coagulação, a maioria das tromboses ainda ocorre nos locais habituais (i.e., as veias profundas das pernas, com ou sem embolia pulmonar). Outros locais incomuns (o seio sagital do crânio ou as veias mesentéricas no abdome) têm maior probabilidade de serem encontrados em pacientes com distúrbios da coagulação subjacentes do que naqueles que não apresentam distúrbios. As tromboses arteriais, entretanto, são extremamente raras.

Curiosamente, somente uma minoria de pacientes com um estado de hipercoagulabilidade hereditário desenvolve tromboses sintomáticas; isso é particularmente verdadeiro para os heterozigotos. Cada distúrbio é levemente diferente, presumivelmente devido à redundância dos fatores na cascata

CAPÍTULO 6 Distúrbios do Sangue **141**

da coagulação, e a penetrância de cada estado varia em pacientes individuais por conta de fatores ainda não compreendidos. Os heterozigotos que desenvolvem trombose geralmente se apresentam na situação de um fator de risco "típico": sofrer uma lesão, ter uma extremidade imobilizada, fazer cirurgia ou estar grávida.

Deficiências homozigóticas de proteína C ou proteína S têm a maior probabilidade de causar doença. Ambas as condições geralmente resultam em trombose, que é fatal no início da vida (púrpura fulminante neonatal), embora alguns pacientes possam não apresentar sintomas até sua adolescência. É improvável que os heterozigotos para deficiência de proteína C desenvolvam uma trombose ao longo de suas vidas, embora eles tenham uma probabilidade cerca de 4 a 6 vezes maior do que membros da população geral. Heterozigotos para deficiência de proteína S têm um risco relativo de trombose aumentado em 1 a 10 vezes.

A deficiência de AT é outro defeito significativo em termos da probabilidade de desenvolvimento de trombose. Esses pacientes têm um risco relativo para trombose durante o tempo de vida aumentado em 5 a 10 vezes.

A situação é complexa no caso da resistência à APC. Os heterozigotos para resistência à APC provavelmente representam mais de um terço dos pacientes com tromboses familiares. Embora haja um aumento de 3 a 5 vezes do risco relativo de trombose para heterozigotos dessa mutação, a heterozigosidade raramente leva à trombose, a menos que haja um fator de risco adicional para hipercoagulabilidade. Em heterozigotos, as proteínas C e S ainda podem clivar o fator VIIIa, e a anormalidade do fator V é uma insensibilidade relativa, em vez de absoluta, à APC. Ainda há, também, controle negativo da cascata de coagulação no passo do fator X por TFPI.

Mesmo o fator V de Leiden homozigótico não causa trombose inevitavelmente. As famílias nas quais mulheres homozigóticas tiveram gestações repetidas sem dificuldade têm sido descritas cuidadosamente. Isso é um tanto surpreendente, porque a gravidez, em si um estado de hipercoagulabilidade, leva a diminuições na concentração de proteína S, o que deveria ampliar a resistência à proteína C. Não obstante, há um aumento do risco de trombose de pelo menos 20 a 50 vezes em relação à população geral nos homozigotos para o fator V de Leiden.

Indivíduos com mutação 20210 AG da protrombina são quase todos heterozigotos, com um risco de trombose 2 a 3 vezes mais alta que a população geral.

PONTO DE CHECAGEM

27. O que constitui a tríade de Virchow de fatores predisponentes à formação de coágulos intravasculares?
28. Deficiências de quais proteínas podem resultar em tromboses clinicamente significativas?
29. Qual é a base para resistência à proteína C ativada?

ESTUDOS DE CASOS

Yeong Kwok, M.D.

(Ver Capítulo 25, p. 705, para Respostas)

CASO 23

Um homem de 65 anos previamente sadio vai ao médico com queixas de fadiga de 3 meses de duração. A anamnese revela fraqueza difusa e dispneia ao subir uma ladeira ou mais que um lance de degraus. Todos os sintomas têm piorado lentamente com o tempo. Não há outras queixas, e a revisão de sistemas é negativa. O paciente não tem história médica, social ou familiar significativa. Ao exame físico, ele parece um tanto pálido, com sinais vitais normais. O exame não é digno de nota, salvo pelo toque retal que revela fezes marrons, positivas para sangue oculto. Um exame de sangue revela anemia.

Questões

A. Qual é o tipo de anemia mais provável neste paciente? Qual é a provável causa subjacente?
B. Qual é o mecanismo pelo qual este distúrbio resulta em anemia?
C. O que provavelmente seria visto no esfregaço de sangue periférico?
D. Quais outros exames poderiam ser solicitados para confirmação do diagnóstico?
E. Qual é o mecanismo fisiopatológico da fadiga, fraqueza e dispneia deste paciente? Por que ele está pálido?

142 Fisiopatologia da Doença

CASO 24

Uma mulher negra de 58 anos vai à emergência com queixas de fadiga progressiva e fraqueza nos últimos 6 meses. Ela sente dispneia depois de caminhar vários quarteirões. Na revisão de sistemas, ela menciona diarreia leve. Ela tem notado dormência e formigamento intermitentes em suas extremidades inferiores, e uma perda de equilíbrio enquanto caminha. Ela nega outros sintomas neurológicos ou cardíacos, e não tem história de fezes escuras ou sanguinolentas, nem de outra perda de sangue. Ao exame físico, ela tem taquicardia de 110 bpm; os outros sinais vitais estão dentro de limites normais. O exame da cabeça e do pescoço é notável por conjuntivas pálidas e língua vermelha, carnuda, com perda de papilas. O exame cardíaco mostra um ritmo rápido, regular, com um sopro sistólico grau 2/6 no rebordo esquerda do esterno. Os achados dos exames pulmonar, abdominal e retal são normais. O exame neurológico revela sensação diminuída ao toque leve e vibração nas extremidades inferiores. Solicitou-se uma consulta ao hematologista de sobreaviso para atender a paciente, devido ao nível baixo de hematócrito.

Questões

A. Qual deficiência vitamínica é a causa provável da anemia desta paciente? Como isso resulta em anemia?

B. O que se esperaria ver no esfregaço de sangue periférico? Quais outros exames de sangue podem ser solicitados, e quais resultados são previstos? Qual teste poderia diferenciar as várias causas dessa deficiência de vitamina?

C. A investigação revela anemia perniciosa. Qual é a patogênese desta doença? Qual é a evidência para dar suporte a uma origem autoimune?

D. Qual é o mecanismo fisiopatológico dos sintomas de taquicardia, parestesias e propriocepção deficiente?

CASO 25

Um menino de 6 anos se apresenta no departamento de emergência pediátrico. Sua mãe relata que ele vem tendo mal-estar geral e febre de até 38,5°C há 3 dias. Ele não apresenta outros sintomas de localização. A história médica é digna de nota por múltiplas doenças febris. Sua mãe diz, "parece que ele fica doente todo mês". O exame físico é notável por linfadenopatia cervical e úlceras orais. Exames de sangue revelam uma contagem de neutrófilos de 200/μL. O paciente é internado no hospital. Culturas de sangue, urina e líquido cerebrospinal são negativas, e ao longo de 48 horas sua contagem de neutrófilos volta ao normal. Então ele tem alta.

Questões

A. Qual é a patogênese provável da neutropenia cíclica? Qual evidência dá suporte a essa teoria?

B. Quais aspectos da apresentação deste caso dão suporte ao diagnóstico de neutropenia cíclica? Qual é a evolução clínica esperada?

C. Pressupondo-se que o diagnóstico de neutropenia cíclica esteja correto, o que se esperaria ver no esfregaço de sangue periférico? Quais seriam os resultados do exame da medula óssea na segunda internação? Como eles seriam em 2 semanas?

CASO 26

Um homem de 36 anos foi internado no hospital após sofrer múltiplas fraturas das extremidades inferiores ao pular de um edifício de três andares em uma tentativa de suicídio. Suas fraturas precisaram de reparo cirúrgico. Ele não tem história médica significativa. Suas medicações atuais incluem morfina para dor e heparina subcutânea como profilaxia de trombose venosa profunda. É solicitada consulta com hematologista devido a uma contagem de plaquetas em queda. Ao exame físico, o paciente tem múltiplas equimoses, e suas extremidades inferiores estão engessadas bilateralmente. O exame físico é normal. Os exames de laboratório dos últimos dias revelam uma contagem de plaquetas que caiu de 170.000/μL na internação para 30.000/μL após 5 dias.

Questões

A. Qual é a causa mais provável da trombocitopenia deste paciente?

B. Por quais mecanismos a heparina algumas vezes causa trombocitopenia?

C. Quais são as possíveis consequências clínicas da trombocitopenia deste paciente?

CAPÍTULO 6 Distúrbios do Sangue **143**

CASO 27

Uma mulher de 23 anos vai à emergência com uma queixa principal de dispneia de início agudo, associada com dor torácica do lado direito, que aumenta com a inspiração. Ela nega febre, calafrios, tosse ou outros sintomas respiratórios; não tem tido edema nas extremidades inferiores; não esteve enferma, confinada ao leito ou imóvel por períodos prolongados. Sua história médica é notável por um episódio de trombose venosa profunda na extremidade inferior direita há cerca de 2 anos, enquanto em uso de contraceptivos orais. Afora isso, é sadia, e atualmente não está tomando medicamentos. Sua história familiar é digna de nota pelo pai que morreu de uma embolia pulmonar. Ao exame físico, ela parece ansiosa e tem dificuldade respiratória leve. Ela está com taquicardia a 110 bpm, com uma frequência respiratória de 20/min. Ela não tem febre e a pressão arterial é estável. O restante do exame físico é normal. A radiografia de tórax é normal. A cintilografia de ventilação/perfusão revela uma alta probabilidade de êmbolo pulmonar. Devido à sua história de trombose venosa profundas, suspeita-se de um estado de hipercoagulabilidade.

Questões

A. O que constitui a tríade de Virchow de fatores predisponentes para trombose venosa? Quais componentes da tríade podem estar presentes nesta paciente?

B. Quais são as causas de estados de hipercoagulabilidade hereditários associados com a cascata da coagulação? Como elas resultam em hipercoagulabilidade?

C. Como esta mulher poderia ser avaliada para a presença de um estado de hipercoagulabilidade hereditário?

REFERÊNCIAS

Hematologia geral

Baker DC et al. Review of continuing education course on hemostasis. Toxicol Pathol. 2011 Jan;39(1):281–8. [PMID: 21131603]

Beutler E et al. *Williams Hematology*, 8th ed. McGraw-Hill, 2010.

Colman RW et al. *Hemostasis and Thrombosis: Basic Principles and Clinical Practice*, 5th ed. Lippincott Williams & Wilkins, 2007.

Gale AJ. Continuing education course #2: current understanding of hemostasis. Toxicol Pathol. 2011 Jan;39(1):273–80. [PMID: 21119054]

Geddis A. Megakaryopoiesis. Semin Hematol. 2010 Jul;47(3):212–9. [PMID: 20620431]

Kaushansky K. Historical review of megakaryopoiesis and thrombopoiesis. Blood. 2008 Feb 1;111(3):981–6. [PMID: 18223171]

Ott I. Inhibitors of the initiation of coagulation. Br J Clin Pharmacol. 2011 Oct;72(4):547–52. [PMID: 21392058]

Romney G et al. An updated concept of coagulation with clinical implications. J Am Dent Assoc. 2009 May;140(5):567–74. [PMID: 19411526]

Anemia ferropriva

Goodnough LT. Iron deficiency syndromes and iron-restricted erythropoiesis. Transfusion. 2012 Jul;52(7):1584–92. [PMID: 22211566]

Koulaouzidis A et al. Soluble transferrin receptors and iron deficiency, a step beyond ferritin. A systematic review. J Gastrointestin Liver Dis. 2009 Sep;18(3):345–52. [PMID: 19795030]

Liu K et al. Iron deficiency anaemia: a review of diagnosis, investigation and management. Eur J Gastroenterol Hepatol. 2012 Feb;24(2):109–16. [PMID: 22157204]

Muñoz M et al. Disorders of iron metabolism. Part II: iron deficiency and iron overload. J Clin Pathol. 2011 Apr;64(4):287–96. [PMID: 21177268]

Anemia perniciosa

Dali-Youcef N et al. An update on cobalamin deficiency in adults. QJM. 2009 Jan;102(1):17–28. [PMID: 18990719]

Froese DS et al. Genetic disorders of vitamin B_{12} metabolism: eight complementation groups—eight genes. Expert Rev Mol Med. 2010 Nov 29;12:e37. [PMID: 21114891]

Stabler SP. Clinical Practice. Vitamin B_{12} deficiency. N Engl J Med. 2013 Jan 10;368(2):149–60. [PMID: 23301732]

Neutropenia cíclica

Dale DC et al. Cyclic and chronic neutropenia. Cancer Treat Res. 2011;157:97–108. [PMID: 21052952]

Dingli D et al. Progenitor cell self-renewal and cyclic neutropenia. Cell Prolif. 2009 June;42(3):330–8. [PMID: 19397594]

Newburger PE et al. Cyclic neutropenia and severe congenital neutropenia in patients with a shared *ELANE* mutation and paternal haplotype: evidence for phenotype determination by modifying genes. Pediatr Blood Cancer. 2010 Aug;55(2):314–7. [PMID: 20582973]

Salipante SJ et al. Contributions to neutropenia from PFAAP5 (N4BP2L2), a novel protein mediating transcriptional repressor cooperation between Gfi 1 and neutrophil elastase. Mol Cell Biol. 2009 Aug;29(16):4394–405. [PMID: 19506020]

Trombocitopenia induzida por fármacos

Aster RH. Drug-induced immune thrombocytopenia: pathogenesis, diagnosis, and management. J Thromb Haemost. 2009 Jun;7(6):911–8. [PMID: 19344362]

George JN et al. Drug-induced thrombocytopenia: pathogenesis, evaluation, and management. Hematology Am Soc Hematol Educ Program. 2009:153–8. [PMID: 20008194]

Linkins LA et al. Treatment and prevention of heparin-induced thrombocytopenia: Antithrombotic Therapy and Prevention of Thrombosis, 9th ed: American College of Chest Physicians Evidence-Based Clinical Practice Guidelines. Chest. 2012 Feb;141(2 Suppl):e495S–530S. [PMID: 22315270]

McFarland J et al. Improving the specificity of the PF4 ELISA in diagnosing heparin-induced thrombocytopenia. Am J Hematol. 2012 Aug;87(8):776–81. [PMID: 22641378]

Sakr Y. Heparin-induced thrombocytopenia in the ICU: an overview. Crit Care. 2011;15(2):211. [PMID: 21457505]

Warkentin TE. How I diagnose and manage HIT. Hematology Am Soc Hematol Educ Program. 2011;2011:143–9. [PMID: 22160026]

Warkentin TE et al; Scientific and Standardization Committee of the International Society on Thrombosis and Haemostasis. Laboratory testing for heparin-induced thrombocytopenia: a conceptual framework and implications for diagnosis. J Thromb Haemost. 2011 Dec;9(12):2498–500. [PMID: 22947414]

Estados de hipercoagulabilidade

Baglin T. Unraveling the thrombophilia paradox: from hypercoagulability to the prothrombotic state. J Thromb Haemost. 2010 Feb;8(2):228–33. [PMID: 19943876]

Middeldorp S. Is thrombophilia testing useful? Hematology Am Soc Hematol Educ Program. 2011;2011:150–5. [PMID: 22160027]

Reitsma PH et al. Mechanistic view of risk factors for venous thromboembolism. Arterioscler Thromb Vasc Biol. 2012 Mar;32(3):563–8. [PMID: 22345594]

Shaheen K et al. Factor V Leiden: how great is the risk of venous thromboembolism? Cleve Clin J Med. 2012 Apr;79(4):265–72. [PMID: 22473726]

Smalberg JH. Hypercoagulability and hypofibrinolysis and risk of deep vein thrombosis and splanchnic vein thrombosis: similarities and differences. Arterioscler Thromb Vasc Biol. 2011 Mar;31(3):485–93. [PMID: 21325670]

C A P Í T U L O

Distúrbios do Sistema Nervoso

7

Catherine Lomen-Hoerth, M.D., Ph.D.

As funções principais do sistema nervoso são detectar, analisar e transmitir informações. As informações são recolhidas pelos sistemas sensoriais, integradas pelo encéfalo e usadas para gerar sinais para vias motoras e autonômicas, para controle dos movimentos e de funções viscerais e endócrinas. Essas ações são controladas por neurônios, que são interconectados para formar vias de sinalização que incluem sistemas motores e sensoriais. Além dos neurônios, o sistema nervoso contém células neurogliais que servem a uma variedade de funções imunológicas e de suporte e modulam a atividade dos neurônios. A compreensão da fisiopatologia de doenças do sistema nervoso requer conhecimento da biologia de células neurais e gliais e da anatomia das redes neurais. A primeira parte deste capítulo revê vários aspectos básicos de histologia, fisiologia celular e anatomia do sistema nervoso.

Compreender as causas de doenças neurológicas requer conhecimento de mecanismos moleculares e bioquímicos. Descobertas nos campos de biologia molecular e genética têm tornado disponíveis informações importantes sobre os mecanismos de vários estados mórbidos. Diversos distúrbios neurológicos em que alguns dos mecanismos moleculares de patogênese são conhecidos serão discutidos posteriormente neste capítulo, inclusive doenças de neurônio motor, doença de Parkinson, miastenia grave, epilepsia, doença de Alzheimer e acidente vascular encefálico. Avanços animadores em nossa compreensão e superposição dessas doenças estão levando a novos alvos terapêuticos e à esperança de tratamentos mais eficientes para essas doenças devastadoras.

ESTRUTURA E FUNÇÃO NORMAL DO SISTEMA NERVOSO

HISTOLOGIA E BIOLOGIA CELULAR

Neurônios

A principal função dos neurônios é receber, integrar e transmitir informações a outras células. Os neurônios consistem em três partes: **dendritos**, que são prolongamentos que recebem informações do ambiente ou de outros neurônios; o **corpo celular**, que contém o núcleo; e o **axônio**, que pode ter até 1 m de comprimento e conduz impulsos aos músculos, às glândulas ou a outros neurônios (**Figura 7-1**). A maioria dos neurônios é multipolar, contendo um axônio e vários dendritos. Neurônios bipolares têm um dendrito e um axônio e são encontrados nos núcleos coclear e vestibular, na retina e na mucosa olfatória. Os núcleos sensoriais espinais contêm neurônios pseudounipolares que têm um só prolongamento que emana do corpo celular e se divide em dois ramos, um se estendendo para a medula espinal e o outro, para a periferia. Com frequência, axônios e dendritos se ramificam extensamente em suas extremidades. A ramificação dos dendritos pode ser muito complexa, e um só neurônio pode receber milhares de influxos. A ramificação dos axônios permite que várias células-alvo recebam simultaneamente uma mensagem de um neurônio. Cada ramo do axônio

termina na célula seguinte em uma **sinapse**, que é uma estrutura especializada para transferência de informações do axônio para músculo, glândulas ou para outro neurônio. Sinapses entre neurônios ocorrem com mais frequência entre axônios e dendritos, mas podem ocorrer entre um axônio e um corpo celular, entre dois axônios, ou entre dois dendritos.

Os sinais são propagados eletricamente ao longo de axônios. Como outras células, os neurônios mantêm o tamanho e a osmolaridade da célula principalmente por meio da ação de Na^+-K^+ ATPase, que bombeia ativamente Na^+ para fora das células em troca de K^+. Isso resulta na formação de gradientes de concentração de Na^+ e K^+ através da membrana celular. A membrana é praticamente impermeável ao Na^+, mas a presença de canais de vazamento de K^+ permite o fluxo de K^+ para fora das células. Isso produz uma diferença na carga elétrica através da membrana que se opõe ao transporte de K^+ a partir da célula. O fluxo de íons continua até que a força elétrica oponente alcance um valor que equilibre a força de difusão, e a membrana atinge o **potencial de equilíbrio** para K^+ (E_K). E_K é calculado pela equação de Nernst:

$$E_K = 2,3 \frac{RT}{F} \log \frac{[K^+]_o}{[K^+]_i}$$

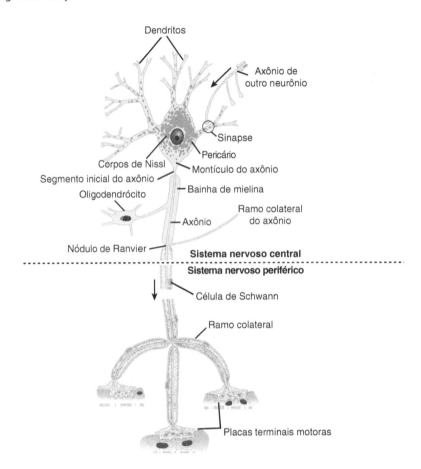

FIGURA 7-1 Ilustração esquemática de um neurônio motor corado por Nissl. A bainha de mielina é produzida por oligodendrócitos no sistema nervoso central e por células de Schwann no sistema nervoso periférico. Observe as três placas terminais motoras, que transmitem o impulso nervoso às fibras musculares esqueléticas estriadas. (Redesenhada, com permissão, de Mescher AL. *Junqueira's Basic Histology*, 12th ed. McGraw-Hill, 2009.)

em que

R = constante gasosa (2 kcal mol^{-1}°K^{-1})
T = temperatura absoluta (°K)
F = constante de Faraday (2,3 × 10^4 kcal V^{-1} mol^{-1})
$[K^+]_o$ = concentração de K^+ fora da célula
$[K^+]_i$ = concentração de K^+ dentro da célula

Na maioria dos neurônios, o potencial de membrana em repouso (E_m) é 50 a 100 mV e fica próximo de E_K, pois o vazamento de K^+ é o principal determinante da diferença de carga através da membrana.

O potencial de membrana pode ser alterado pelo aumento da permeabilidade da membrana a outro íon, que leva o potencial de membrana em repouso em direção ao potencial de equilíbrio para aquele íon. Os neurônios são altamente especializados para utilizar mudanças rápidas do potencial de membrana para gerar sinais elétricos. Isso é conseguido por **portão de voltagem** e **canais iônicos de portão de ligante** que permitem a passagem de íons Na$^+$, K$^+$, Ca^{2+} ou Cl$^-$ em resposta a estímulos elétricos ou químicos. Esses canais são compostos por complexos proteicos integrados na membrana lipídica para formar poros aquosos para dentro da célula. Em geral, os canais são seletivos para uma espécie particular de íon. Um conjunto de aminoácidos carregados dentro dos canais dependentes de voltagem detecta alterações na voltagem e induz uma mudança de conformação no canal para modificar a permeabilidade a íons. Locais de ligação para **neurotransmissores** como glutamato, ácido γ-aminobutírico (GABA), glicina e acetilcolina existem nos canais de portão de ligante e, quando ocupados, induzem uma mudança de conformação para abrir o canal.

Os sinais elétricos são propagados nos neurônios porque uma alteração de voltagem através da membrana em uma parte de um neurônio é propagada a outras partes. A disseminação passiva de uma perturbação de voltagem enfraquece com o aumento de distância da fonte, a menos que processos dependentes de energia ampliem o sinal. A disseminação passiva de sinais elétricos funciona bem em curtas distâncias, e é um mecanismo importante de propagação de sinais nos dendritos. Contudo, a comunicação de longa distância descendo os axônios para terminais nervosos requer ampliação, o que é conseguido por meio da geração de ondas autopropagadoras de alerta conhecidas como **potenciais de ação**.

Um potencial de ação surge primeiramente de alterações dependentes de voltagem na permeabilidade da membrana a

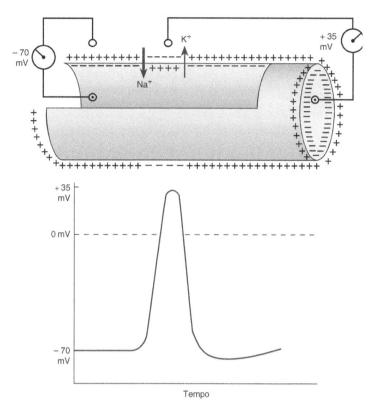

FIGURA 7-2 Condução do impulso nervoso através de uma fibra nervosa desmielinizada. No axônio em repouso, há uma diferença de 70 mV entre o interior do axônio e a superfície externa de sua membrana (potencial de repouso). Durante a passagem do impulso, uma maior quantidade de Na$^+$ (seta grossa) passa para dentro do interior do axônio, se comparada com a quantidade de K$^+$ (seta fina) que migra na direção oposta. Em consequência, a polaridade da membrana muda (a membrana se torna relativamente positiva em sua superfície interna), e o potencial de repouso é substituído por um potencial de ação (+ 35 mV, neste caso). (Redesenhada, com permissão, de Junqueira LC et al., eds. *Basic Histology*, 10th ed. McGraw-Hill, 2003.)

Na$^+$ e K$^+$ (**Figura 7-2**). Se um estímulo despolarizante eleva o potencial da membrana para cerca de − 45 mV, os canais de Na$^+$ com portão de voltagem se abrem, possibilitando o influxo de Na$^+$ e a despolarização adicional em direção a E$_{Na}$ (± 50 mV). Áreas próximas da membrana são despolarizadas até o limiar para ativação do canal de Na$^+$, propagando uma onda de despolarização a partir do local inicial. O potencial de repouso é restabelecido rapidamente por uma combinação de eventos. Primeiro, os canais de Na$^+$ fecham rapidamente e permanecem em um estado inativo até que o potencial da membrana retorne a níveis negativos por vários milissegundos. Canais de K$^+$ dependentes de voltagem abrem quando o potencial da membrana atinge o pico, acelerando o efluxo de K$^+$ das células e levando o potencial da membrana de volta a E$_K$. Canais de K$^+$ também são inativados, mas com maior lentidão que os canais de Na$^+$, e isso pode hiperpolarizar células transitoriamente. Os trocadores de íons da membrana plasmática e bombas de íons então neutralizam os fluxos de íons e, finalmente, restabelecem o estado de repouso.

Os neurônios transmitem sinais quimicamente a outras células nas sinapses (**Figura 7-3**). Células pré-sinápticas e pós-sinápticas são isoladas eletricamente umas das outras e separadas por uma fenda sináptica estreita. A sinalização através da fenda ocorre por meio da liberação de neurotransmissores pelo terminal do neurônio pré-sináptico. A maior parte dos neurotransmissores está armazenada em vesículas sinápticas ligadas à membrana e é liberada dentro da fenda sináptica por exocitose dependente de Ca^{2+}. A despolarização do terminal nervoso abre canais de Ca^{2+} com portão de voltagem, estimulando o influxo de Ca^{2+} e a liberação de neurotransmissores. Os neurotransmissores se difundem através da fenda e se ligam a receptores em canais iônicos com portão de ligante concentrados na membrana pós-sináptica. Isso produz alterações da permeabilidade local, alterando o potencial de membrana da célula pós-sináptica. Se a resposta for despolarizante, um potencial de ação pode ser gerado se houver canais de Na$^+$ com portão de voltagem suficientes na proximidade, e se o potencial da membrana tiver sido elevado até o limiar para sua ativação. Canais iônicos com portão de receptor são altamente seletivos para um neurotransmissor particular e para o tipo de íons que eles passam, o que determina se eles geram respostas excitadoras ou inibidoras. Em geral, **neurotransmissores excitadores**, como o glutamato, abrem canais catiônicos que permitem influxo de Na$^+$ ou Ca^{2+} e geram um **potencial pós-sináptico excitador** despolarizante. **Neurotransmissores inibidores**, como GABA e glicina, abrem canais de Cl$^-$ e geram um **potencial pós-sináptico inibidor**, mantendo a membrana pós-sináptica próxima de E$_{Cl}$ (= − 70 mV). O término do sinal é

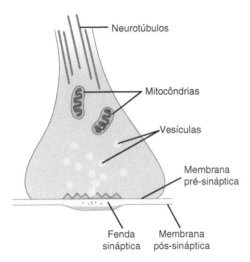

FIGURA 7-3 Desenho esquemático de um terminal sináptico. Vesículas passam através da membrana pré-sináptica e liberam uma substância transmissora dentro da fenda sináptica. (Redesenhada, com permissão, de Waxman SG. *Clinical Neuroanatomy*, 25th ed. McGraw-Hill, 2003.)

conseguido pela remoção do neurotransmissor da fenda pós-sináptica. A acetilcolina é hidrolisada por acetilcolinesterase na membrana pós-sináptica. Outros neurotransmissores, como o glutamato, são removidos por transportadores da membrana específicos em terminais nervosos ou células da glia.

Nem todos os receptores de neurotransmissores são canais iônicos. Muitos receptores são acoplados a enzimas celulares que regulam níveis de **segundos mensageiros intracelulares** para modular a função de canais iônicos e muitas outras proteínas celulares. Um mecanismo importante pelo qual os mensageiros regulam canais iônicos é pela **fosforilação** de subunidades de canal. Por exemplo, a ligação do neurotransmissor noradrenalina a receptores β-adrenérgicos ativa a enzima **adenilato-ciclase** e estimula a produção de monofosfato cíclico de adenosina (**AMPc**). O AMPc, por sua vez, ativa uma proteína-quinase dependente de AMPc que pode fosforilar canais de cálcio com portão de voltagem. Em muitos casos, isso aumenta o tempo que o canal permanece aberto após ativado, resultando em um influxo aumentado de Ca^{2+} pelo canal. Outros receptores de neurotransmissores, como receptores α_1-adrenérgicos, colinérgicos muscarínicos ou metabotróficos de glutamato, são acoplados à enzima **fosfolipase C**, que catalisa a hidrólise de fosfatidilinositol-4,5-bifosfato da membrana lipídica. A ligação de neurotransmissor ao receptor ativa a fosfolipase C a produzir dois segundos mensageiros: **1,2-diacilglicerol** e **inositol-1,4,5-trifosfato**. O diacilglicerol ativa várias enzimas da família da proteína-quinase C, algumas das quais fosforilam canais iônicos e aumentam ou suprimem sua função. O inositol-1,4,5-trifosfato prende um receptor intracelular que é, ele próprio, um ionóforo de cálcio, permitindo a liberação de cálcio de estoques intracelulares para dentro do citosol. Este sinal de cálcio ativa várias enzimas dependentes de cálcio, inclusive fosfatases e quinases que podem alterar o estado de fosforilação e a função de vários canais iônicos e outras proteínas celulares.

Astrócitos

Os astrócitos servem a uma variedade de funções metabólicas, imunológicas, estruturais e de suporte nutricional, necessárias para a função normal dos neurônios. Eles possuem numerosos prolongamentos que se irradiam do corpo celular, circundando vasos sanguíneos e revestindo as superfícies do encéfalo e da medula espinal (Figura 7-4). Os astrócitos expressam canais iônicos com portões de voltagem e de ligantes e regulam as concentrações de K^+ e Ca^{2+} dentro do espaço intersticial. Muitas sinapses são recobertas com prolongamentos astrocíticos, e isso possibilita aos astrócitos a modulação da neurotransmissão pela regulação das concentrações extracelulares desses cátions. Os astrócitos proveem suporte estrutural e trófico para os neurônios por meio da produção de moléculas da matriz extracelular, como a laminina, e pela liberação de fatores de crescimento, como o fator de crescimento nervoso, fatores de crescimento de fibroblastos e fator neurotrófico derivado do encéfalo. Os pés terminais de prolongamentos astrocíticos nos vasos sanguíneos fornecem locais para liberação de citocinas

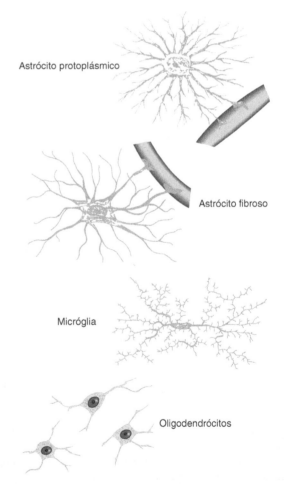

FIGURA 7-4 Desenhos de células da neuróglia como visualizadas em lâminas coradas por impregnação metálica. Observa-se que somente os astrócitos exibem pés terminais vasculares, que cobrem as paredes dos capilares sanguíneos. (Redesenhada, com permissão, de Mescher AL. *Junqueira's Basic Histology*, 12th ed. McGraw-Hill, 2009.)

e quimioatraentes durante lesão traumática do sistema nervoso central (SNC). Os astrócitos respondem à lesão traumática encefálica pelo seu aumento de tamanho – e, em alguns casos, de quantidade – por meio de um processo chamado de **astrocitose reativa**. Esta alteração fenotípica é caracterizada por um aumento de células expressando proteína ácida glial fibrilar e pela síntese e liberação de citocinas que regulam respostas inflamatórias e entrada de células hematogênicas no SNC. Os astrócitos também desempenham um papel importante nas respostas neuronais terminais ao glutamato, o neurotransmissor excitador mais abundante no encéfalo. Em culturas de células, os neurônios morrem na presença de níveis altos de glutamato, a menos que astrócitos estejam presentes. Os transportadores de glutamato presentes na membrana do astrócito removem glutamato da sinapse. Os astrócitos também contêm glutamina sintase, que converte glutamato em glutamina, detoxificando o SNC tanto de glutamato quanto de amônia.

Oligodendrócitos e células de Schwann

As membranas plasmáticas de oligodendrócitos, no SNC, e de células de Schwann, no sistema nervoso periférico, envolvem axônios. Para muitos axônios, as membranas dessas células da glia estão enroladas camada sobre camada em volta do axônio, formando uma bainha de mielina (**Figura 7-5**). Lacunas se formam entre bainhas de mielina da glia vizinha e produzem **nódulos de Ranvier**, nos quais uma pequena porção do axônio é exposta ao espaço intersticial, e onde canais de Na⁺ dependentes de voltagem estão aglomerados na membrana do axônio. Entre os nódulos, a mielina isola o axônio do espaço extracelular, possibilitando a disseminação eficiente de despolarização de um nódulo para outro. Isso permite que potenciais de ação se propaguem rapidamente, saltando de um nódulo para outro, em um processo denominado **condução saltadora**.

Micróglia

Embora linfócitos e monócitos do sangue periférico entrem a partir da circulação e percorram o SNC, a micróglia, que está localizada no SNC, funciona como as principais células imunes efetoras. Ela parece ser derivada de precursores da medula óssea da linhagem de macrófagos-monócitos e invade o SNC durante o período perinatal. Células da micróglia são ativadas por lesão traumática encefálica, infecção ou degeneração neuronal. A ativação é caracterizada por proliferação, migração

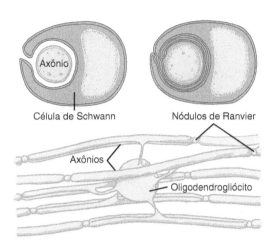

FIGURA 7-5 Mielinização de axônios. **Em cima à esquerda:** axônio não mielinizado. **Em cima à direita:** axônio mielinizado. Observa-se que a membrana celular da célula de Schwann se enrolou em volta do axônio. **Embaixo:** mielinização de vários axônios no SNC por um oligodendrogliócito. (Redesenhada, com permissão, de Ganong WF. *Review of Medical Physiology*, 22nd ed. McGraw-Hill, 2005.)

para tecido danificado, expressão *de novo* ou aumentada de receptores de superfície, inclusive CD45 (antígeno comum leucocitário), MHC de classe I e classe II e receptores Fc de imunoglobulinas, e secreção de várias citocinas, intermediários reativos de oxigênio e proteinases. Essa resposta funciona para remover tecido morto e destruir organismos invasores, mas pode contribuir para dano do SNC, particularmente em certas doenças inflamatórias e degenerativas do SNC.

PONTO DE CHECAGEM

1. Quais são as funções primárias de neurônios, astrócitos e micróglia?
2. Qual papel é desempenhado pela mielina na condução dos axônios?
3. O que é responsável pelo potencial de membrana em repouso e pela geração de potenciais de ação?
4. Quais são os principais neurotransmissores no sistema nervoso, e quais efeitos eles produzem quando se ligam a seus receptores?

NEUROANATOMIA FUNCIONAL

Para compreender neuroanatomia, é necessário estudar as estruturas como partes de sistemas funcionais.

SISTEMA MOTOR

Extensos **neurônios motores alfa** dos cornos ventrais da medula espinal e núcleos motores do tronco encefálico (núcleo facial, núcleo motor trigeminal, núcleo ambíguo, núcleo do hipoglosso) estendem axônios para nervos espinais e cranianos, a fim de inervar músculos esqueléticos. A lesão desses **neurônios motores inferiores** resulta em perda de todo movimento voluntário e reflexo, porque eles compreendem o efluxo do sistema motor. Neurônios no giro pré-central e regiões corticais vizinhas (**neurônios motores superiores**) enviam axônios para realizar sinapse com neurônios motores inferiores. Axônios desses neurônios motores superiores incluem os **tratos corticospinal** e **corticobulbar**. O córtex motor e a medula espinal são conectados com outros núcleos motores cerebrais

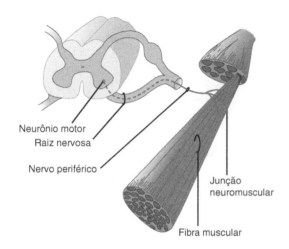

FIGURA 7-6 Componentes anatômicos da unidade motora. (Redesenhada, com permissão, de Greenberg DA et al., eds. *Clinical Neurology*, 8th ed. McGraw-Hill, 2012.)

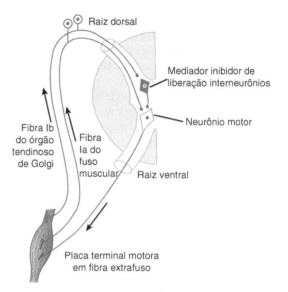

FIGURA 7-7 Diagrama ilustrando as vias responsáveis pelo reflexo do estiramento e reflexo do estiramento inverso. O estiramento estimula o fuso muscular, e impulsos passam para cima na fibra Ia para excitar o neurônio motor. Ele também estimula o órgão tendinoso de Golgi, e os impulsos passando para cima na fibra Ib ativam o interneurônio para liberar o mediador inibidor glicina. Com o estiramento forte, a hiperpolarização resultante do neurônio motor é tão grande que ele para de descarregar. (Redesenhada, com permissão, de Barnett KE et al., eds. *Ganong's Review of Medical Physiology*, 24th ed. McGraw-Hill, 2012.)

profundos e do tronco encefálico, inclusive o núcleo caudado, putame, globo pálido, núcleos rubros, núcleos subtalâmicos, substância negra, núcleos reticulares e neurônios do cerebelo. Os neurônios nessas estruturas são distintos dos neurônios motores corticais (**piramidais**) e são referidos como neurônios **extrapiramidais**. Muitas partes do córtex cerebral são conectadas por tratos de fibras ao córtex motor primário. Essas conexões são importantes para padrões complexos de movimentos e para coordenar respostas motoras a estímulos sensoriais.

1. Neurônios motores inferiores e músculos esqueléticos

Anatomia

Cada axônio de neurônio motor alfa faz contato com cerca de 200 fibras musculares, e juntos eles constituem a **unidade motora** (Figura 7-6). Os axônios dos neurônios motores se misturam para formar raízes ventrais espinais, plexos e nervos periféricos. Os músculos são inervados a partir de segmentos específicos da medula espinal, e cada músculo é suprido por pelo menos duas raízes. As fibras motoras são rearranjadas nos plexos de modo que a maioria dos músculos é suprida por um nervo periférico. Assim, a distribuição da fraqueza muscular difere nas lesões de raiz espinal e de nervo periférico.

Fisiologia

Os neurônios motores inferiores constituem a via comum final para todo movimento voluntário. Portanto, lesão de neurônios motores inferiores ou de seus axônios causa paralisia flácida dos músculos inervados. Além disso, o tônus muscular ou a resistência ao movimento passivo é reduzido, e os reflexos tendinosos profundos são deficientes ou ausentes. Reflexos tendinosos e tônus muscular dependem da atividade de neurônios motores alfa (Figura 7-7), receptores sensoriais especializados conhecidos como fusos musculares, e **neurônios motores gama** menores, cujos axônios inervam os fusos. Alguns neurônios motores gama são ativos em repouso, tornando as fibras dos fusos tensas e sensíveis ao estiramento. Percutir o

tendão distende os fusos, o que os incita a enviar impulsos que ativam neurônios motores alfa. Estes, por sua vez, disparam, produzindo a breve contração muscular observada durante o **reflexo miotático de estiramento**. Os neurônios motores alfa de músculos antagonistas são inibidos simultaneamente. Tanto neurônios motores alfa quanto gama são influenciados por sistemas de fibras descendentes, e seu estado de atividade determina o nível de tono e a atividade do reflexo de estiramento.

Cada ponto de contato entre terminal nervoso e músculo esquelético forma uma sinapse especializada conhecida como **junção neuromuscular**, composta pelo terminal nervoso motor pré-sináptico e por uma placa final motora pós-sináptica (Figura 7-8). Os terminais pré-sinápticos armazenam vesículas sinápticas que contêm o neurotransmissor acetilcolina. A quantidade de neurotransmissor dentro de uma vesícula constitui um quantum de neurotransmissor. Potenciais de ação despolarizam o terminal nervoso motor, abrindo canais de cálcio com portão de voltagem e estimulando a liberação dependente de cálcio do neurotransmissor pelo terminal. A acetilcolina liberada atravessa a fenda sináptica para a membrana pós-sináptica (placa terminal), onde ela se liga a receptores colinérgicos nicotínicos. Esses receptores são canais de cátion com portão de ligante e, ao se ligarem à acetilcolina, permitem a entrada de sódio extracelular na placa terminal motora. Isso despolariza a placa terminal motora, que, por sua vez, despolariza a fibra muscular. Depois da ativação, os receptores colinérgicos são rapidamente inativados, reduzindo a entrada de sódio. Eles permanecem inativos até que a acetilcolina se dissocie do receptor. Isso é facilita-

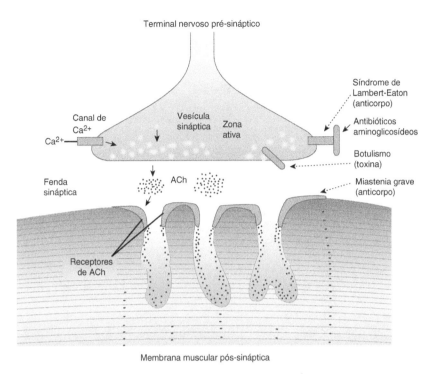

FIGURA 7-8 Locais de envolvimento em distúrbios da transmissão neuromuscular. **À esquerda:** a transmissão normal envolve influxo de cálcio (Ca^{2+}) induzido por despolarização através de canais com portão de voltagem. Isso estimula a liberação de acetilcolina (ACh) das vesículas sinápticas na zona ativa e para dentro da fenda sináptica. A ACh prende-se a receptores de ACh e despolariza a membrana muscular pós-sináptica. **À direita:** distúrbios da transmissão neuromuscular resultam do bloqueio de canais de Ca^{2+} (síndrome de Lambert-Eaton ou antibióticos aminoglicosídeos), deficiência da liberação de ACh mediada por Ca^{2+} (toxina botulínica) ou internalização induzida por anticorpos e degradação de receptores de ACh (miastenia grave). (Redesenhada, com permissão, de Greenberg DA et al., eds. *Clinical Neurology*, 8th ed. McGraw-Hill, 2012.)

do pela enzima acetilcolinesterase, que hidrolisa a acetilcolina e está presente na zona pós-sináptica.

A transmissão neuromuscular pode ser perturbada de várias maneiras (Figura 7-8). Na **síndrome miastênica de Lambert-Eaton**, anticorpos a canais de cálcio inibem a entrada de cálcio no terminal nervoso e reduzem a liberação do neurotransmissor. Nesses casos, a estimulação nervosa repetitiva facilita o acúmulo de cálcio no terminal nervoso e aumenta a liberação de acetilcolina. Clinicamente, os músculos dos membros são fracos, mas se a contração for mantida, a força aumenta. Eletrofisiologicamente, há um aumento na amplitude da resposta muscular à estimulação nervosa repetitiva. **Antibióticos aminoglicosídeos** também prejudicam a função do canal de cálcio e causam uma síndrome semelhante. Toxinas proteolíticas produzidas por *Clostridium botulinum* clivam proteínas pré-sinápticas específicas, impedindo a liberação de neurotransmissor tanto nas sinapses neuromusculares quanto nas parassimpáticas colinérgicas. Como resultado, pacientes com **botulismo** desenvolvem fraqueza, visão turva, diplopia, ptose e pupilas grandes não reativas. Na **miastenia grave**, autoanticorpos ao receptor de acetilcolina (AChR) nicotínico bloqueiam a neurotransmissão por inibir a função do receptor e ativar a lise da membrana pós-sináptica ativada por complemento. A miastenia grave é discutida em mais detalhes posteriormente neste capítulo.

Os nervos motores exercem influências tróficas sobre os músculos que eles inervam. Os músculos desnervados sofrem atrofia acentuada, perdendo mais da metade de seu volume original em 2 a 3 meses. As fibras nervosas também são necessárias para a organização da placa terminal muscular e para a aglomeração de receptores colinérgicos naquela região. Os receptores nas fibras desnervadas deixam de se aglomerar e ficam espalhados ao longo da membrana muscular. As fibras musculares dentro de uma unidade motora desnervada podem então descarregar espontaneamente, dando origem a um espasmo visível (**fasciculação**) dentro de uma porção de um músculo. Fibras individuais também podem se contrair espontaneamente, dando origem a **fibrilações**, que não são visíveis para o examinador, mas podem ser detectadas por eletromiografia. Fibrilações geralmente aparecem 7 a 21 dias depois da lesão de neurônios motores inferiores ou de seus axônios.

PONTO DE CHECAGEM

5. De onde emanam os neurônios motores inferiores, e para onde eles enviam axônios?
6. Descreva quatro mecanismos que podem interferir na função da junção neuromuscular.

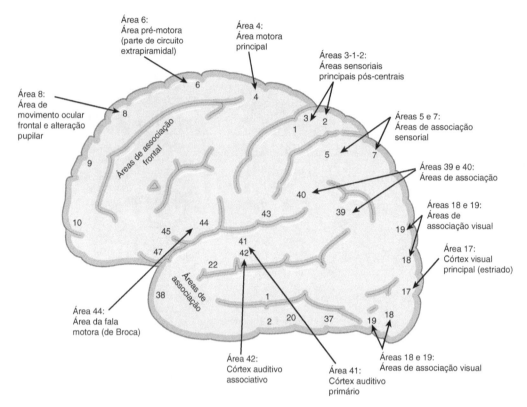

FIGURA 7-9 Aspecto lateral do cérebro. As áreas corticais são mostradas de acordo com Brodmann, com localizações funcionais. (Redesenhada, com permissão, de Waxman SG. *Clinical Neuroanatomy*, 26th ed. McGraw-Hill, 2010.)

2. Neurônios motores superiores
Anatomia

O córtex motor é a região a partir da qual os movimentos podem ser provocados por estímulos elétricos (Figura 7-9). Isso inclui a área motora primária (área 4 de Brodmann), o córtex pré-motor (área 6), o córtex motor suplementar (porções mediais de 6) e o córtex sensorial primário (áreas 3, 1 e 2). No córtex motor, grupos de neurônios estão organizados em colunas verticais, e grupos discretos controlam a contração de músculos individuais. Movimentos planejados e aqueles guiados por estímulos sensoriais, visuais ou auditivos são precedidos por descargas de córtices pré-frontais, somatossensoriais, visuais ou auditivos, que são seguidos por descargas de células piramidais do córtex motor que ocorrem vários milissegundos antes do início do movimento.

Neurônios corticais motores fornecem axônios que convergem na coroa radiada e descem no ramo posterior da cápsula interna, dos pedúnculos cerebrais, da ponte ventral e do bulbo. Essas fibras compõem os **tratos corticospinal** e **corticobulbar**, e juntas são conhecidas como fibras do neurônio motor superior (Figura 7-10). Quando elas descem pelo diencéfalo e tronco encefálico, as fibras se separam para inervar núcleos extrapiramidais e de nervos motores cranianos. Os neurônios motores do tronco encefálico inferior recebem influxo de fibras corticobulbares cruzadas e não cruzadas, embora os neurônios que inervam músculos faciais inferiores recebam principalmente fibras cruzadas.

No bulbo ventral, as fibras corticospinais restantes cursam um trato que é de formato piramidal ao corte transversal – daí o nome **trato piramidal**. Na extremidade inferior do bulbo, a maior parte das fibras faz decussação, embora a proporção de fibras cruzadas e não cruzadas varie entre os indivíduos. A maior parte dessas fibras desce como o trato corticospinal lateral da medula espinal.

Grupos diferentes de neurônios no córtex controlam grupos musculares na face, no braço e na perna contralaterais. Os neurônios próximos da extremidade ventral do sulco central controlam músculos da face, enquanto neurônios na superfície medial do hemisfério controlam músculos da perna (Figura 7-10). Como os movimentos da face, língua e mão são complexos em seres humanos, uma grande parte do córtex motor é dedicada a seu controle. Uma organização somatotópica também é aparente no trato corticospinal lateral da medula cervical, onde fibras para neurônios motores que controlam músculos da perna ficam no sentido lateral, e fibras para neurônios motores cervicais ficam no sentido medial.

Fisiologia

Neurônios motores superiores representam a via comum final entre estruturas corticais e subcorticais, como os núcleos da base, no planejamento, na iniciação, no sequenciamento e na modulação de todo movimento voluntário. Muito tem sido aprendido sobre a função normal de neurônios motores superiores por meio do estudo de animais e seres humanos com lesões encefálicas focais. As vias de neurônio motor su-

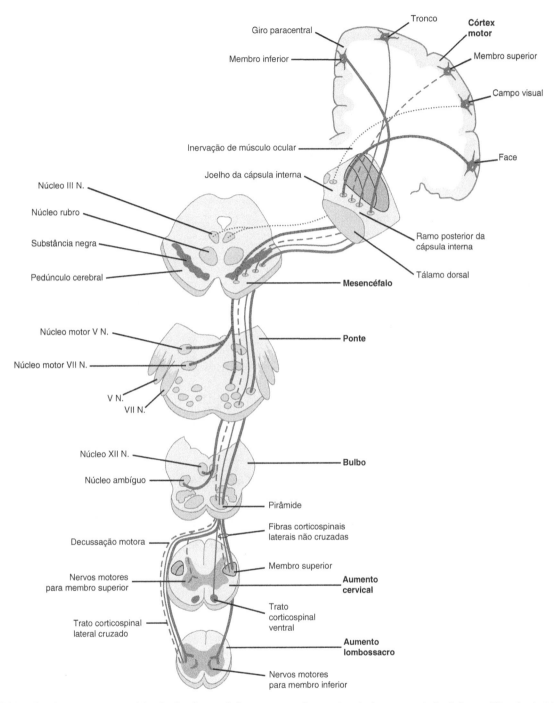

FIGURA 7-10 Ilustração esquemática de vias de neurônio motor superior. (Redesenhada, com permissão, de Ropper AH et al., eds. *Adams and Victor's Principles of Neurology*, 9th ed. McGraw-Hill, 2009.)

perior podem ser interrompidas no córtex, na substância branca subcortical, na cápsula interna, no tronco encefálico ou na medula espinal. Lesões unilaterais de neurônio motor superior poupam músculos inervados por neurônios motores inferiores que recebem influxo cortical bilateral, como os músculos dos olhos, mandíbula, parte superior da face, faringe, laringe, pescoço, tórax e abdome. Ao contrário da paralisia resultante de lesões de neurônio motor inferior, a paralisia por lesões de neurônio motor superior raramente é completa por um período de tempo prolongado. Lesões agudas, sobretudo da medula espinal, frequentemente causam paralisia flácida e ausência de reflexos espinais em todos os segmentos abaixo da lesão. Com as lesões da medula espinal, esse estado é conhecido como **choque espinal**. Após poucos dias a semanas, é evidente um estado conhecido como **espasticidade**, que é caracterizado por tono aumentado e reflexos de estiramento hiperativos. Uma sequência de eventos similar, porém, menos marcante, pode ocorrer com lesões cerebrais agudas.

As lesões de neurônio motor superior causam um padrão característico de fraqueza de membro e alteração do tono. Os músculos antigravidade dos membros tornam-se mais ativos em relação a outros músculos. Os braços tendem a assumir uma postura fletida, em pronação, e as pernas ficam estendidas. Em contrapartida, os músculos que movem os membros para fora dessa postura (extensores dos braços e flexores das pernas) são enfraquecidos preferencialmente. O tono está aumentado nos músculos antigravidade (flexores dos braços e extensores das pernas), e se esses músculos são estendidos rapidamente, eles respondem com uma contração abrupta, seguida por um aumento rápido e depois um declínio da resistência quando o movimento passivo continua. Esta sequência constitui o "**fenômeno do canivete**". **Clono** – uma série de contrações musculares involuntárias em resposta ao estiramento passivo – pode estar presente, sobretudo em lesões da medula espinal.

Lesões puras do trato piramidal em animais causam fraqueza temporária sem espasticidade. Em seres humanos, lesões dos pedúnculos cerebrais também causam paralisia leve sem espasticidade. É provável que o controle do tono seja mediado por outros tratos, particularmente pelas vias corticorrubrospinais e corticorreticulospinais. Isso pode explicar por que os graus de fraqueza e espasticidade frequentemente não correspondem em pacientes com lesões de neurônio motor superior.

A distribuição da paralisia resultante de lesões de neurônio motor superior varia com a localização da lesão. Lesões acima da ponte dificultam movimentos contralaterais da face inferior, do braço e da perna. Lesões abaixo da ponte poupam a face. Lesões da cápsula interna frequentemente prejudicam movimentos contralaterais da face, do braço e da perna igualmente, porque as fibras motoras estão agrupadas muito próximas nessas regiões. Em contrapartida, lesões do córtex ou da substância branca subcortical tendem a afetar os membros e a face de modo diferencial, porque as fibras motoras estão espalhadas por uma área maior do encéfalo. Lesões cerebrais bilaterais causam fraqueza e espasticidade de músculos cranianos, do tronco e dos membros, o que leva a disartria, disfonia, disfagia, paresia bifacial e, às vezes, choro e riso reflexo (**paralisia pseudobulbar**).

> ### PONTO DE CHECAGEM
>
> 7. Defina o córtex motor e descreva sua organização.
> 8. Fibras de quais núcleos e em que tratos constituem neurônios motores superiores? Qual é sua via?
> 9. Descreva a organização somatotópica de neurônios motores no córtex.
> 10. Quais são as características de fraqueza e tono nas lesões de neurônio motor superior?
> 11. Como a distribuição de paralisia e espasticidade é afetada pela localização de uma lesão de neurônio motor superior?

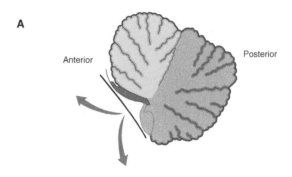

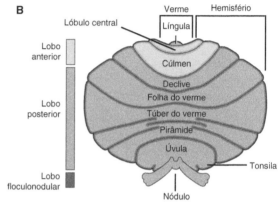

FIGURA 7-11 Divisões anatômicas do cerebelo em visão mediossagital: (**A**) não dobrado (setas) e (**B**) visualizado por trás. (Redesenhada, com permissão, de Greenberg DA et al., eds. *Clinical Neurology*, 5th ed. McGraw-Hill, 2002.)

3. Cerebelo
Anatomia

O córtex cerebelar pode ser dividido em três regiões anatômicas (Figura 7-11B). O **lobo floculonodular**, composto pelo flóculo e pelo nódulo do verme, tem conexões para os núcleos vestibulares e é importante para o controle da postura e dos movimentos oculares. O **lobo anterior** (Figura 7-11A) fica no sentido rostral à fissura primária e inclui o restante do verme. Ele recebe influxo proprioceptivo dos músculos e tendões por meio dos tratos espinocerebelares dorsal e ventral e influencia postura, tono muscular e marcha. O **lobo posterior**, que compreende o restante dos hemisférios cerebelares, recebe influxo importante a partir do córtex cerebral por meio dos núcleos da ponte e pedúnculos cerebelares médios, e é importante para a coordenação e o planejamento de movimentos voluntários de habilidade iniciados no córtex cerebral.

Fibras eferentes desses lobos se projetam para núcleos cerebelares profundos, que, por sua vez, se projetam para o cérebro e tronco encefálico por meio de duas vias principais (Figura 7-12). O núcleo do fastígio recebe influxo do verme e envia fibras para núcleos vestibulares bilaterais e núcleos reticulares da ponte e do bulbo por meio dos pedúnculos cerebelares inferiores. Outras regiões do córtex cerebelar enviam fibras para os **núcleos denteado**, **emboliforme** e **globoso**, cujos eferentes formam os pedúnculos cerebelares

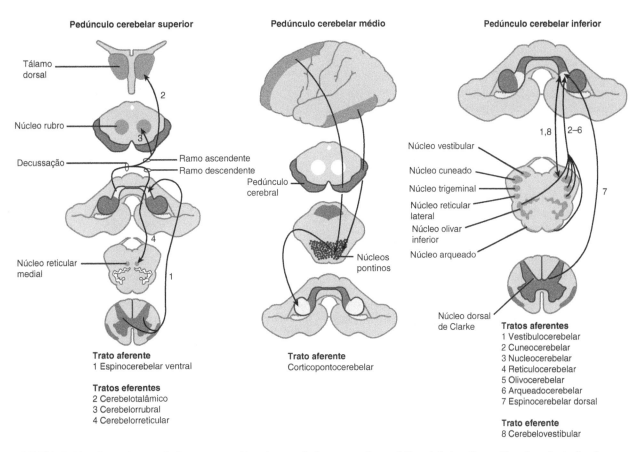

FIGURA 7-12 Conexões cerebelares nos pedúnculos cerebelares superior, médio e inferior. Os pedúnculos são indicados por sombreado cinzento, e as áreas das quais e para as quais eles se projetam, por sombreado azul. (Redesenhada, com permissão, de Greenberg DA et al., eds. *Clinical Neurology*, 8th ed. McGraw-Hill, 2012.)

superiores, entram na parte superior da ponte, realizam decussação completamente no mesencéfalo inferior e viajam para o núcleo rubro contralateral. No núcleo rubro, algumas fibras terminam, ao passo que outras sobem para o núcleo ventrolateral do tálamo, de onde neurônios talâmicos enviam fibras eferentes ascendentes para o córtex motor do mesmo lado. Um grupo menor de fibras desce após a decussação no mesencéfalo e termina nos núcleos reticulares do tronco encefálico inferior. Assim, o cerebelo controla movimento por meio de conexões com o córtex motor cerebral e núcleos do tronco encefálico.

Fisiologia

O cerebelo é responsável pela coordenação de grupos musculares, controle da postura e da marcha e regulação do tono muscular. Em vez de causar paralisia, a lesão do cerebelo interfere no desempenho de tarefas motoras. A principal manifestação de doença cerebelar é **ataxia**, na qual movimentos simples têm início tardio e suas velocidades de aceleração e desaceleração estão diminuídas, resultando em **tremor de intenção** e **dismetria** (*overshooting*). Lesões dos hemisférios cerebelares afetam os membros, produzindo ataxia dos membros, ao passo que lesões da linha média afetam músculos axiais, causando ataxia do tronco e da marcha e distúrbios do movimento ocular. Lesões cerebelares frequentemente estão associadas com **hipotonia**, resultante de depressão da atividade de neurônios motores alfa e gama. Se uma lesão do cerebelo ou de pedúnculos cerebelares é unilateral, os sinais de ataxia de membro aparecem no mesmo lado da lesão. Entretanto, se a lesão está além da decussação de fibras cerebelares eferentes no mesencéfalo, os sinais clínicos estão no lado oposto ao da lesão.

PONTO DE CHECAGEM

12. Qual é a função geral do cerebelo?
13. Quais são as regiões anatômicas do cerebelo, o que elas controlam, e por meio de quais outras regiões do encéfalo elas fazem conexões?
14. Quais são as consequências de lesão do cerebelo, e quais são os sintomas e sinais observados em pacientes com lesão cerebelar?
15. Abaixo de que ponto as lesões cerebelares unilaterais se manifestam no lado oposto?

4. Núcleos da base

Anatomia

Vários núcleos subcorticais, talâmicos e do tronco encefálico são essenciais para regulação do movimento voluntário e manutenção da postura. Eles incluem os núcleos da base (i.e., o núcleo caudado e putame [corpo estriado]), globo pálido, substância negra e núcleos subtalâmicos. Eles também incluem os núcleos rubros e os núcleos reticulares mesencefálicos. As vias principais que envolvem os núcleos da base formam três circuitos neuronais (Figura 7-13). O primeiro é a alça cortical-ganglionar basal-talâmica-cortical. Influxos principalmente dos córtices pré-motor, motor primário e sensorial primário (áreas 1, 2, 3, 4 e 6) projetam-se para o corpo estriado, que envia fibras para as porções medial e lateral do globo pálido. Fibras do globo pálido formam a alça (lenticular) e o fascículo lenticular, que passam pela cápsula interna e se projetam sobre núcleos talâmicos ventrais e intralaminares. Axônios desses núcleos se projetam para os córtices pré-motor e motor primário (áreas 4 e 6), completando a alça. Na segunda alça, a substância negra envia fibras dopaminérgicas para o corpo estriado, que tem conexões recíprocas com a substância negra. A substância negra também projeta para o tálamo ventromedial. A terceira alça é composta por conexões recíprocas entre o globo pálido e o núcleo subtalâmico. O núcleo subtalâmico também envia eferentes para a substância negra e o corpo estriado.

Fisiologia

Os circuitos de núcleos da base regulam a iniciação, amplitude e velocidade dos movimentos. Doenças dos núcleos da base causam anormalidades do movimento e são conhecidas coletivamente como **distúrbios do movimento**. Elas são caracterizadas por déficits motores (bradicinesia, acinesia, perda de reflexos posturais) ou ativação anormal do sistema motor, resultando em rigidez, tremores e movimentos involuntários (coreia, atetose, balismo e distonia).

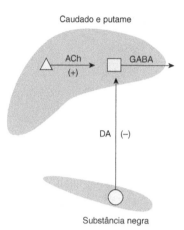

FIGURA 7-14 Anatomia neuroquímica simplificada dos núcleos da base. Neurônios de dopamina (DA) exercem um efeito líquido inibidor, e neurônios de acetilcolina (ACh) exercem um efeito líquido excitador sobre o efluxo gabaérgico do estriado. Na doença de Parkinson, neurônios de DA degeneram-se. O efeito líquido é aumentar o efluxo gabaérgico do estriado. (Redesenhada, com permissão, de Greenberg DA et al., eds. *Clinical Neurology*, 5th ed. McGraw-Hill, 2002.)

Vários neurotransmissores são encontrados dentro dos núcleos da base, mas seu papel em estados mórbidos só é compreendido em parte. A **acetilcolina** está presente em altas concentrações dentro do corpo estriado, onde ela é sintetizada e liberada por grandes neurônios tipo 2 de Golgi (Figura 7-14). A acetilcolina age como um transmissor excitador em neurônios espinhosos do estriado de tamanho médio que sintetizam e liberam o neurotransmissor inibidor **GABA** e se projetam para o globo pálido. A **dopamina** é sintetizada por neurônios da substância negra, cujos axônios formam a via nigrostriada que termina no corpo estriado. A dopamina liberada por essas fibras inibe neurônios gabaérgicos do estriado. Na doença de Parkinson, a degeneração de neurônios da substância negra leva à perda da inibição dopaminérgica e a um excesso relativo de atividade colinérgica. Isso aumenta o efluxo gabaérgico do estriado e contribui para a escassez de movimentos, que é uma manifestação cardinal da doença. Anticolinérgicos e agonistas da dopamina tendem a restaurar o equilíbrio normal de influxos colinérgicos e dopaminérgicos do estriado, e são efetivos no tratamento. A patogênese da doença de Parkinson é discutida posteriormente neste capítulo.

A **doença de Huntington** é herdada como um distúrbio autossômico dominante. Quando o início da doença acontece em uma fase mais avançada da vida, os pacientes desenvolvem movimentos involuntários rápidos e irregulares (**coreia**) e movimento lentos e contorcidos da parte proximal dos membros e tronco (**atetose**). Quando o início da doença ocorre precocemente, os pacientes desenvolvem sinais de parkinsonismo com tremores e rigidez. Os neurônios espinhosos gabaérgicos do estriado degeneram-se preferencialmente, resultando em

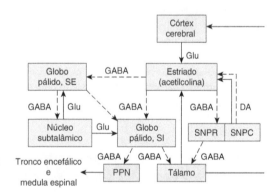

FIGURA 7-13 Representação diagramática das conexões principais dos núcleos da base. Linhas sólidas indicam vias excitadoras; linhas tracejadas indicam vias inibidoras. Os transmissores estão indicados nas vias, onde eles são conhecidos. Glu, glutamato; DA, dopamina. Acetilcolina é o transmissor produzido por interneurônios no estriado (i.e., o putame e o núcleo caudado, que têm conexões similares). SNPR, substância negra, parte reticulada; SNPC, substância negra, parte compacta; SE, segmento externo; SI, segmento interno. O núcleo subtalâmico também se projeta para a parte compacta da substância negra; esta via foi omitida para clareza. (Redesenhada, com permissão, de Barnett KE et al., eds. *Ganong's Review of Medical Physiology*, 24th ed. McGraw-Hill, 2012.)

uma diminuição líquida do efluxo gabaérgico do estriado. Isso contribui para o desenvolvimento de coreia e atetose. Antagonistas da dopamina, que bloqueiam a inibição de neurônios do estriado remanescentes por fibras dopaminérgicas do estriado, reduzem os movimentos involuntários. Neurônios nas camadas profundas do córtex cerebral também se degeneram cedo na doença, e posteriormente isso se estende a outras regiões do encéfalo, inclusive o hipocampo e o hipotálamo. Assim, a doença é caracterizada por defeitos cognitivos e transtornos psiquiátricos além do distúrbio dos movimentos.

O gene para a doença está localizado no cromossomo 4p e codifica para a proteína de 3.144 aminoácidos, **huntingtina**, que é expressa largamente e interage com várias proteínas envolvidas no tráfego e na endocitose intracelular, na transcrição gênica e na sinalização intracelular. A proteína contém um trinucleotídeo repetido (CAG) de 11 a 34 cópias que codifica um domínio de poliglutamina e é expandido em pacientes com a doença. A deleção do gene em camundongos resulta em morte embrionária, ao passo que os animais heterozigotos são sadios. Camundongos transgênicos com uma repetição expandida desenvolvem um distúrbio neurodegenerativo, sugerindo que a doença resulta do efeito tóxico de uma mutação de ganho de função.

Os mecanismos pelos quais a huntingtina mutante causa doença são incertos. A proteína mutante é degradada, e os fragmentos resultantes que contêm as repetições de glutamina formam agregados, que são depositados em inclusões nucleares e citoplásmicas. Esses fragmentos podem se ligar anormalmente a outras proteínas e interferir no processamento normal de proteínas ou interromper a função das mitocôndrias. Fragmentos nucleares podem interferir em funções nucleares, tais como a expressão gênica. Por exemplo, no córtex cerebral, a huntingtina mutante reduz a produção de fator neurotrófico derivado do encéfalo por supressão de sua transcrição. Além disso, a huntingtina normal é protetora para neurônios corticais e do estriado, e bloqueia o processamento de procaspase 9, reduzindo a **apoptose** (morte celular programada). Portanto, tanto a perda de suporte neurotrófico quanto a atividade de caspase aumentada poderia promover a perda de células do estriado na doença de Huntington.

PONTO DE CHECAGEM

16. Quais são os componentes dos núcleos da base, e qual é seu papel funcional?

17. Quais são as consequências clínicas de lesões nos núcleos da base?

18. Quais são os neurotransmissores encontrados dentro dos núcleos da base, e qual o seu papel em distúrbios de função dos núcleos da base?

SISTEMA SOMATOSSENSSORIAL

Vias somatossensoriais conferem informações sobre tato, pressão, temperatura, dor, vibração e sobre a posição e o movimento de partes do corpo. Essa informação é retransmitida para núcleos talâmicos e integrada no córtex sensorial dos lobos parietais para fornecer percepção consciente das sensações. A informação também é repassada a neurônios corticais motores para o ajuste de movimentos finos e manutenção da postura. Algumas fibras sensoriais ascendentes, particularmente fibras da dor, entram no mesencéfalo e se projetam para a amígdala e o córtex límbico, onde contribuem para respostas emocionais à dor. Na medula espinal, estímulos dolorosos ativam vias locais que induzem o disparo de neurônios motores inferiores e causam uma retirada reflexa. Assim, as vias somatossensoriais fornecem informações táteis, guiam movimentos e servem a funções protetoras.

Anatomia

Uma variedade de órgãos terminais especializados e terminações nervosas livres transduzem estímulos sensoriais em sinais neurais e iniciam o disparo de fibras nervosas sensoriais. Fibras que medeiam sensação cutânea do tronco e dos membros viajam em nervos sensoriais ou sensoriomotores mistos à medula espinal (Figura 7-15). Nervos sensoriais cutâneos contêm pequenas fibras Aδ mielinizadas que transmitem informações sobre dor e temperatura, fibras mielinizadas maiores que medeiam sensações de tato e pressão, e fibras C desmielinizadas mais numerosas de dor e autônomas. Fibras proprioceptivas mielinizadas e fibras fusiformes musculares aferentes e eferentes são carreadas nos nervos sensoriomotores maiores. Os corpos celulares dos neurônios sensoriais estão nos gânglios de raiz dorsal, e suas projeções centrais entram na medula espinal através das raízes espinais dorsais. A inervação da pele, dos músculos e do tecido conectivo envolvente é segmentar, e cada raiz inerva uma região de pele conhecida como **dermátomo** (Figura 7-16). Os corpos celulares dos neurônios sensoriais que inervam a face residem no gânglio trigeminal e enviam suas projeções centrais no nervo trigêmeo para o tronco cerebral. A inervação trigeminal da face é subdividida em três regiões, cada uma inervada por uma das três divisões do nervo trigêmeo.

As raízes dorsais entram no corno dorsal da medula espinal (Figura 7-15). Grandes fibras mielinizadas dividem-se em ramos ascendentes e descendentes e realizam sinapse com neurônios cinzentos dorsais dentro de uns poucos segmentos da medula ou viajam nas **colunas dorsais**, terminando nos núcleos grácil ou cuneado do bulbo inferior no mesmo lado. Neurônios secundários do corno dorsal também enviam axônios para cima nas colunas dorsais. Fibras nas colunas dorsais são deslocadas no sentido medial quando novas fibras são adicionadas, de modo que na medula cervical as fibras das pernas estão localizadas medialmente, e as fibras dos braços, lateralmente (Figura 7-15). Os núcleos grácil e cuneado enviam fibras que cruzam a linha média no bulbo e ascendem ao tálamo como o **lemnisco medial** (Figura 7-17). O sistema lemniscal da coluna dorsal carreia informações sobre pressão, posição de membros, vibração, direção de movimentos, reconhecimento de textura e formato e discriminação de dois pontos.

Fibras finamente mielinizadas e desmielinizadas entram na porção lateral do corno dorsal e realizam sinapse com neurônios espinais dorsais dentro de um ou dois segmentos. A maioria das fibras secundárias dessas células cruza na co-

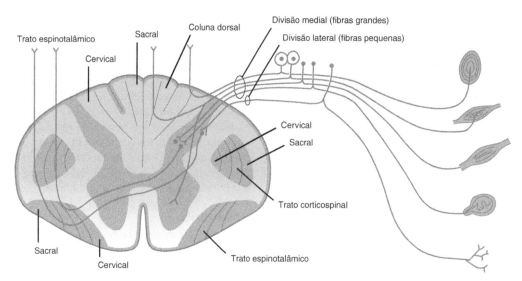

FIGURA 7-15 Ilustração esquemática de um segmento de medula espinal com sua raiz dorsal, células ganglionares e órgãos sensoriais. Os órgãos sensoriais mostrados (de cima para baixo) são o corpúsculo paciniano, o fuso muscular, o órgão tendinoso, a terminação encapsulada e as terminações nervosas livres. O arranjo somatotópico de fibras nas colunas dorsais, trato espinotalâmico e trato corticospinal também é mostrado. (Redesenhada, com permissão, de Waxman SG. *Clinical Neuroanatomy*, 26th ed. McGraw-Hill, 2010.)

missura espinal anterior e sobe na medula espinal anterolateral, como os **tratos espinotalâmicos laterais**. As fibras que cruzam são adicionadas ao lado interno do trato, de modo que na medula cervical as fibras das pernas estão localizadas superficialmente e as fibras dos braços são mais profundas. Essas fibras carreiam informações sobre dor, temperatura e sensação de tato.

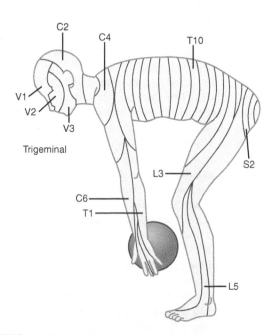

FIGURA 7-16 Distribuição segmentar do corpo vista na posição quadrúpede aproximada, incluindo a distribuição sensorial do nervo craniano trigêmeo (V). (Redesenhada, com permissão, de Waxman SG. *Clinical Neuroanatomy*, 26th ed. McGraw-Hill, 2010.)

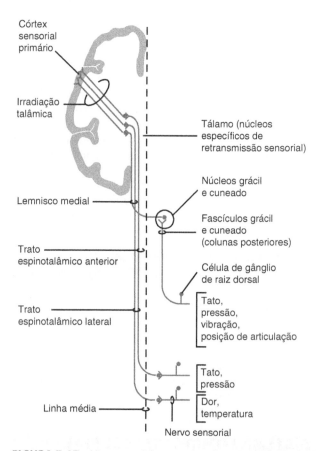

FIGURA 7-17 Vias sensoriais comunicando sensações de tato, pressão, vibração, posição de articulações, dor e temperatura. (Redesenhada, com permissão, de Greenberg DA et al., eds. *Clinical Neurology*, 5th ed. McGraw-Hill, 2002.)

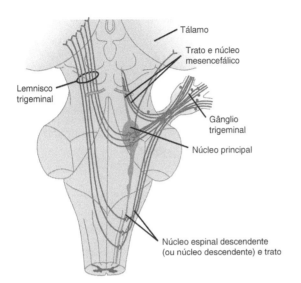

FIGURA 7-18 Desenho esquemático do sistema trigeminal. (Redesenhada, com permissão, de Waxman SG. *Clinical Neuroanatomy*, 26th ed. McGraw-Hill, 2010.)

As sensações da face são transportadas por fibras sensoriais do trigêmeo que entram na ponte e descem para o bulbo e para a medula cervical superior (**Figura 7-18**). As fibras carreando informações sobre sensações de dor e temperatura terminam no **núcleo do trato espinal do nervo craniano V**, que é contínuo com o corno dorsal da medula cervical. Informações de tato, pressão e postura são comunicadas por fibras que terminam nos **núcleos principal** e **mesencefálico do nervo trigêmeo**. Axônios originários dos núcleos trigeminais cruzam a linha média e sobem como o **lemnisco trigeminal** imediatamente medial ao trato hipotalâmico. Fibras do trato hipotalâmico, lemnisco medial e lemnisco trigeminal se mesclam no mesencéfalo e terminam juntamente com fibras sensoriais subindo da medula espinal nos núcleos talâmicos posteriores, principalmente no núcleo ventral posterolateral. Esses núcleos talâmicos se projetam para o córtex somatossensorial primário (áreas 3, 1 e 2 de Brodmann) e para uma segunda área somatossensorial na margem superior da fissura de Sylvius (sulco cerebral lateral). A região somatossensorial primária é organizada de forma somatotópica assim como o córtex motor primário.

Fisiologia

A. Dor

Terminações nervosas livres de fibras C desmielinizadas e fibras Aδ mielinizadas de diâmetro pequeno na pele transmitem informações sensoriais em resposta a estímulos químicos, térmicos e mecânicos. A estimulação intensa dessas terminações nervosas provoca a sensação de dor. Ao contrário da pele, tecidos mais profundos são relativamente insensíveis a estímulos químicos ou nocivos. Contudo, condições inflamatórias podem sensibilizar aferentes sensoriais de tecidos profundos a provocar dor à estimulação mecânica. Esta sensibilização parece ser mediada por bradicinina, prostaglandinas e leucotrienos liberados durante a resposta inflamatória. A informação proveniente de fibras aferentes primárias é retransmitida por meio de gânglios sensoriais para o corno dorsal da medula espinal e então para o trato espinotalâmico contralateral, que se conecta a neurônios talâmicos que projetam para o córtex somatossensorial.

Lesão dessas vias produz um déficit em discriminação de dor e temperatura, e pode, também, provocar sensações dolorosas anormais (**disestesias**), geralmente na área da perda sensorial. Tal dor é denominada **dor neuropática** e, frequentemente, tem uma qualidade estranha, em queimação, formigamento ou semelhante a choque elétrico (dor urente). Ela pode surgir por meio de vários mecanismos. As fibras nervosas periféricas danificadas tornam-se altamente sensíveis a estímulos mecânicos e podem disparar espontaneamente sem estímulo conhecido. Elas também desenvolvem sensibilidade à noradrenalina liberada de neurônios pós-ganglionares simpáticos. Impulsos elétricos podem se disseminar anormalmente de uma fibra para outra (**condução efática**), aumentando o disparo espontâneo de múltiplas fibras. Neuropeptídeos liberados por nervos lesionados podem recrutar uma reação inflamatória que estimula a dor. No corno dorsal, neurônios espinais desnervados podem se tornar ativos espontaneamente. No encéfalo e na medula espinal, ocorre reorganização sináptica em resposta à lesão traumática e pode diminuir o limiar para dor. Além disso, a inibição de vias que modulam a transmissão de informações sensoriais na medula espinal e no tronco encefálico pode promover dor neuropática.

Circuitos moduladores de dor exercem uma influência importante sobre a intensidade percebida da dor. Uma dessas vias (**Figura 7-19**) é composta por células na substância cinzenta periaqueduto do mesencéfalo que recebem aferentes do córtex frontal e do hipotálamo e projetam para neurônios medulares rostroventrais. Estes, por sua vez, se projetam na substância branca dorsolateral da medula espinal e terminam em neurônios do corno dorsal. Vias descendentes adicionais se originam de outros núcleos do tronco encefálico (*locus ceruleo*, núcleo da rafe dorsal e núcleo reticular gigantocelular). Neurotransmissores importantes utilizados por esses sistemas incluem endorfinas, serotonina e noradrenalina, fornecendo a razão para o uso de opioides, agonistas da serotonina e inibidores da recaptação de noradrenalina no tratamento da dor.

B. Propriocepção e sensação vibratória

Receptores nos músculos, tendões e articulações fornecem informações sobre pressão profunda e a posição e os movimentos de partes do corpo. Isso possibilita que se determine o tamanho, o peso, o formato e a textura de um objeto. A informação é retransmitida à medula espinal por meio de grandes fibras mielinizadas Aα e Aβ e ao tálamo pelo sistema da coluna dorsal-lemniscal. A detecção de vibração requer sensação de tato e mudanças rápidas na pressão profunda. Isso depende de múltiplas fibras sensoriais cutâneas e profundas, e é prejudicado por lesões de múltiplos nervos periféricos, colunas dorsais, lemnisco medial ou tálamo, mas raramente por lesões de nervos isolados. Com frequência, a sensação vibratória é prejudicada juntamente com a propriocepção.

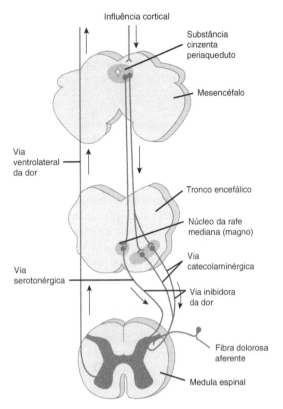

FIGURA 7-19 Ilustração esquemática das vias envolvidas no controle da dor. (Cortesia de A. Basbaum.)

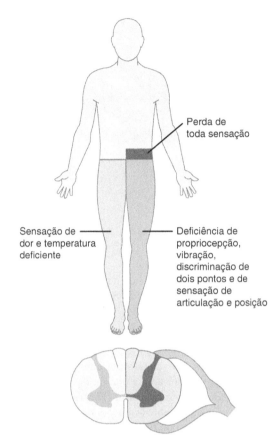

FIGURA 7-20 Síndrome de Brown-Séquard com lesão no décimo nível torácico esquerdo (déficits motores não mostrados). (Redesenhada, com permissão, de Waxman SG. *Neuroanatomy with Clinical Correlations*, 25th ed. McGraw-Hill, 2003.)

C. Sensação discriminativa

O córtex sensorial primário propicia a percepção de informações somatossensoriais e a capacidade de fazer discriminações sensoriais. Tato, dor, temperatura e vibração são considerados as modalidades primárias de sensação e estão relativamente preservados em pacientes com lesão do córtex sensorial, ou de suas projeções do tálamo. Em contrapartida, tarefas complexas que requerem integração de múltiplos estímulos somatossensoriais e de estímulos somatossensoriais com informações auditivas ou visuais são prejudicadas. Essas incluem a capacidade de distinção entre dois pontos, quando tocados na pele (**discriminação de dois pontos**), localização de estímulos táteis, percepção da posição de partes do corpo no espaço, reconhecimento de letras ou números riscados na pele (**grafestesia**) e identificação de objetos por seu formato, tamanho e textura (**estereognosia**).

D. Anatomia da perda sensorial

Os padrões de perda sensorial frequentemente indicam o nível de comprometimento do sistema nervoso. Perda sensorial distal simétrica nos membros, afetando mais as pernas do que os braços, geralmente significa um distúrbio generalizado de múltiplos nervos periféricos (**polineuropatia**). Os sintomas e déficits sensoriais podem estar restritos à distribuição de um só nervo periférico (**mononeuropatia**) ou de dois ou mais nervos periféricos (**mononeuropatia múltipla**). Sintomas limitados a um dermátomo indicam uma lesão de raiz espinal (**radiculopatia**).

Na medula espinal, a segregação de tratos de fibras e o arranjo somatotópico das fibras dão origem a padrões distintos de perda sensorial. A perda da sensação de dor e temperatura em um lado do corpo e da propriocepção no lado oposto ocorre com lesões que envolvem metade da medula no lado do déficit proprioceptivo (**síndrome de Brown-Séquard**; Figura 7-20). Compressão da medula no nível do tronco encefálico causa perda da sensação de dor, temperatura e tato primeiramente nas pernas, porque as fibras espinotalâmicas das pernas são mais superficiais. Compressão de tronco medular mais grave compromete fibras do tórax e dorso. Em pacientes com compressão da medula espinal, a lesão frequentemente está acima do dermátomo mais alto envolvido no déficit. Assim, os estudos radiológicos devem ser solicitados para visualizar a medula no nível do déficit sensorial detectado ao exame e acima dele. Lesões intrínsecas da medula que envolvem suas porções centrais com frequência prejudicam a sensação de dor e temperatura ao nível da lesão, porque as fibras que cruzam a comissura anterior e que penetram nos tratos espinotalâmicos são situadas mais centralmente. Assim, o aumento do canal cervical central na **siringomielia** em geral causa perda da sensação de dor e temperatura por meio dos ombros e da parte superior dos braços (Figura 7-21).

CAPÍTULO 7 Distúrbios do Sistema Nervoso **161**

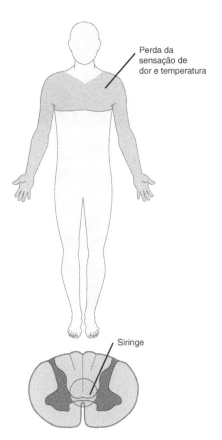

FIGURA 7-21 Siringomielia (a presença de uma cavidade na medula espinal resultante do colapso de novas formações gliomatosas, apresentando-se clinicamente com dor e parestesias seguidas por atrofia muscular das mãos) envolvendo a porção cervicotorácica da medula. (Redesenhada, com permissão, de Waxman SG. *Clinical Neuroanatomy*, 26th ed. McGraw-Hill, 2010.)

Lesões do tronco encefálico envolvendo o trato espinotalâmico causam perda da sensação de dor e temperatura no lado oposto do corpo. No bulbo, essas lesões podem envolver o núcleo trigeminal espinal vizinho, resultando em um déficit sensorial "cruzado" que compromete a face ipsilateral e os membros contralaterais. Acima do bulbo, os tratos espinotalâmicos e trigeminotalâmicos ficam próximos, e lesões ali podem causar perda sensorial contralateral da face e dos membros. No mesencéfalo e no tálamo, fibras mediais do lemnisco correm juntas com as fibras de dor e temperatura, e lesões têm maior probabilidade de prejudicar toda a sensação primária contralateral à lesão. Como as fibras sensoriais convergem no tálamo, lesões nesse local tendem a causar igualmente perda da sensação de dor, temperatura e de propriocepção na metade contralateral da face e do corpo. Lesões do córtex sensorial no lobo parietal prejudicam a sensação discriminativa no lado oposto do corpo, enquanto a detecção das modalidades primárias de sensação pode permanecer relativamente intacta.

PONTO DE CHECAGEM

19. Quais fibras carreiam a dor, e como elas são segregadas das fibras que conduzem informações de propriocepção na medula espinal?
20. Quais são as diferenças em características de perda sensorial em diferentes níveis do sistema nervoso?
21. Qual é a função do córtex sensorial no lobo parietal, e quais são os aspectos clínicos de lesão dessa região?

VISÃO E CONTROLE DE MOVIMENTOS DO OLHO

O sistema visual provê nossa fonte mais importante de informação sensorial sobre o ambiente. O sistema visual e as vias para o controle de movimentos oculares estão entre as vias mais bem caracterizadas no sistema nervoso. Familiaridade com esses aspectos neuroanatômicos com frequência é extremamente valiosa na localização de doença neurológica.

Anatomia

A córnea e o cristalino do olho refratam e focalizam imagens na porção posterior fotossensitiva da retina. A retina posterior contém duas classes de células fotorreceptoras especializadas, **bastonetes** e **cones**, que fazem a transdução de fótons em sinais elétricos. Na retina, a imagem é invertida nos planos horizontal e vertical, de modo que o campo visual inferior caia nas porções superiores da retina, e o campo lateral seja detectado pela metade nasal da retina.

Fibras da metade nasal da retina atravessam a porção medial do nervo óptico e cruzam para o outro lado do **quiasma óptico** (Figura 7-22). Cada **trato óptico** contém fibras da mesma metade do campo visual de ambos os olhos. Os tratos ópticos terminam nos **núcleos geniculados laterais** do tálamo. Neurônios geniculados laterais enviam fibras para o córtex visual primário no lobo occipital (área 17, **córtex calcarino**; ver Figura 7-9). Essas fibras formam as **radiações ópticas**, que se estendem pela substância branca dos lobos temporais e da porção inferior dos lobos parietais.

Os movimentos do olho são produzidos pelos músculos extraoculares, que funcionam em pares para mover os olhos ao longo de três eixos (Figura 7-23). Esses músculos são inervados pelos nervos **oculomotor** (III), **troclear** (IV) e **abducente** (VI). O nervo oculomotor inerva os **músculos retos medial, superior** e **inferior** ipsilaterais e os **músculos oblíquos inferiores**. Ele também supre o elevador da pálpebra ipsilateral. O nervo oculomotor também carreia fibras parassimpáticas que mediam a constrição pupilar (ver discussão posteriormente). Fibras do nervo troclear realizam decussação antes de sair do tronco encefálico, e cada nervo troclear supre o **músculo oblíquo superior** contralateral. O nervo abducente inerva o **músculo reto lateral** do mesmo lado.

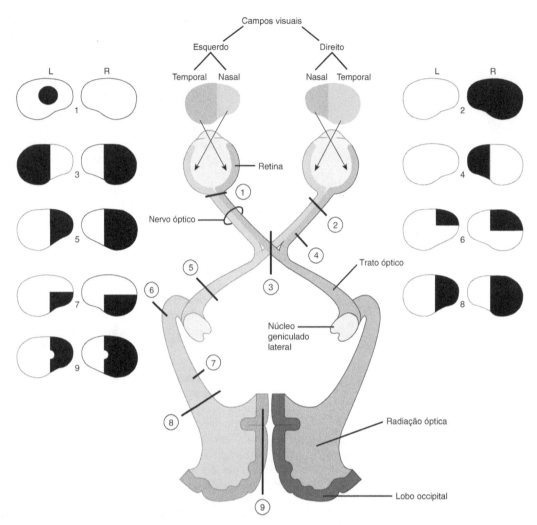

FIGURA 7-22 Defeitos comuns do campo visual e suas bases anatômicas. (1) Escotoma central causado por inflamação do disco óptico esquerdo (neurite óptica) ou nervo óptico (neurite retrobulbar). (2) Cegueira total do olho direito por uma lesão completa do nervo óptico direito. (3) Hemianopsia bitemporal causada por pressão exercida sobre o quiasma óptico por um tumor da hipófise. (4) Hemianopsia nasal direita causada por uma lesão periquiasmática (p. ex., artéria carótida interna calcificada). (5) Hemianopsia homônima direita por uma lesão do trato óptico esquerdo. (6) Quadrantopsia superior homônima direita causada por envolvimento parcial da radiação óptica por uma lesão no lobo temporal esquerdo (alça de Meyer). (7) Quadrantopsia inferior homônima direita causada por envolvimento parcial da radiação óptica por uma lesão no lobo parietal esquerdo. (8) Hemianopsia homônima direita por uma lesão completa da radiação óptica esquerda. Um defeito semelhante também pode resultar da lesão. (9) Hemianopsia homônima direita (com preservação da mácula) resultante de oclusão da artéria cerebral posterior. (Redesenhada, com permissão, de Greenberg DA et al., eds. *Clinical Neurology*, 8th ed. McGraw-Hill, 2012.)

Centros do olhar no córtex e no tronco encefálico inervam os núcleos motores extraoculares e propiciam controle supranuclear do olhar. Um **centro de olhar vertical** está localizado no tegumento do mesencéfalo, e os **centros de olhar lateral** estão presentes na formação reticular paramediana da ponte. Cada centro de olhar lateral envia fibras para o núcleo abducente ipsolateral vizinho e, por meio do **fascículo longitudinal medial**, para o núcleo oculomotor contralateral. Portanto, a ativação do centro de olhar lateral direito estimula o desvio conjugado dos olhos para a direita. **Movimentos oculares sacádicos** rápidos são iniciados pelos **campos oculares frontais** no córtex pré-motor, que estimula o movimento conjugado dos olhos para o lado oposto. Movimentos oculares mais lentos envolvidos na procura de objetos móveis são controlados por centros de olhar parietoccipitais, que estimulam o olhar conjugado para o lado de centro de olhar. Essas áreas corticais controlam os movimentos oculares por meio de conexões com os centros de olhar do tronco cerebral.

O tamanho das pupilas é determinado pelo equilíbrio entre descarga parassimpática e simpática para os músculos pupilares. Os **núcleos de Edinger-Westphal** oculomotores parassimpáticos enviam fibras nos nervos oculomotores que realizam sinapse nos gânglios ciliares dentro das órbitas e inervam os músculos constritores pupilares.

A porção motora da dilatação pupilar é controlada por um sistema de três neurônios (**Figura 7-24**). Ela é composta

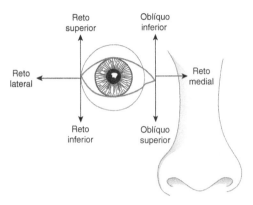

FIGURA 7-23 Músculos extraoculares servindo as seis posições cardinais do olhar. O olho é aduzido pelo reto medial e abduzido pelo reto lateral. O olho aduzido é elevado pelo oblíquo inferior e deprimido pelo oblíquo superior; o olho abduzido é elevado pelo reto superior e deprimido pelo reto inferior. (Redesenhada, com permissão, de Greenberg DA et al., eds. *Clinical Neurology*, 8th ed. McGraw-Hill, 2012.)

por axônios de neurônios no hipotálamo posterolateral que descem pelo tegumento do tronco encefálico lateral e da coluna intermediolateral da medula espinal cervical ao nível de T1. Lá elas terminam nos neurônios simpáticos pré-ganglionares dentro da substância cinzenta lateral da medula torácica. Esses neurônios enviam axônios que realizam sinapse com neurônios pós-ganglionares no gânglio cervical superior. Neurônios pós-ganglionares enviam fibras que percorrem a artéria carótida interna e a primeira divisão do nervo trigêmeo para inervar a íris. As fibras também inervam os músculos tarsais das pálpebras. Lesão dessas vias causa a **síndrome de Horner**, que consiste em miose, ptose e, às vezes, deficiência de sudorese ipsolateral à lesão.

Fisiologia
A. Visão

Os bastonetes são sensíveis a níveis baixos de luz e são mais numerosos nas regiões periféricas da retina. Na retinite pigmentosa, há degeneração da retina que começa na periferia. Assim, pouca visão na penumbra é um sintoma precoce desse distúrbio. Os cones são responsáveis pela percepção de estímulos em luz brilhante e pela discriminação de cores. Eles estão concentrados na região da mácula, que é crucial para a acuidade visual. Em distúrbios da retina ou do nervo óptico que prejudicam a acuidade, frequentemente a discriminação de cores diminuída é um sinal precoce.

O processamento visual começa na retina, onde informações obtidas pelos bastonetes e cones são modificadas por interações entre células bipolares, amácrinas e horizontais. As células amácrinas e bipolares enviam seu efluxo para células ganglionares, cujos axônios compreendem o nervo óptico. Fotorreceptores transmitem informações sobre o nível absoluto de iluminação. O processamento retiniano torna as células ganglionares sensíveis a diferenças simultâneas em contraste para detecção das bordas de objetos.

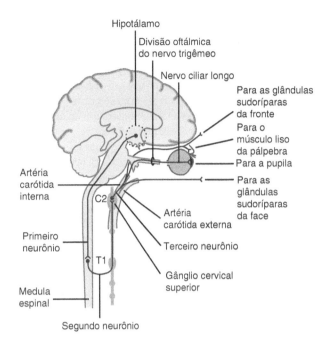

FIGURA 7-24 Vias oculossimpáticas. Esta via de três neurônios projeta-se do hipotálamo para a coluna intermediolateral da medula espinal, depois para o gânglio cervical superior (simpático) e, finalmente, para a pupila, musculatura lisa das pálpebras e glândulas sudoríparas da fronte e face. A interrupção dessas vias resulta na síndrome de Horner. (Redesenhada, com permissão, de Greenberg DA et al., eds. *Clinical Neurology*, 5th ed. McGraw-Hill, 2002.)

Os axônios das células ganglionares terminam de maneira altamente ordenada em camadas bem-definidas dos núcleos geniculados laterais. Devido à separação das fibras no quiasma óptico, os campos receptores de células no geniculado lateral ficam no campo visual contralateral. Os neurônios geniculados estão arranjados em seis camadas, e axônios das células ganglionares de cada olho terminam em camadas separadas. Células em camadas diferentes estão em registro, de modo que os campos receptores de células na mesma parte de cada camada estão em regiões correspondentes das duas retinas. Uma proporção maior de células é dedicada à região macular de ambas as retinas. Isso reflete o uso da retina central para alta acuidade e visão de cores. Algum processamento visual ocorre nos geniculados, particularmente para contraste e percepção de bordas e detecção de movimento.

No córtex visual primário, os campos visuais dos olhos também são representados em uma projeção topográfica. Neurônios corticais são organizados funcionalmente em colunas perpendiculares à superfície cortical. Fibras geniculadas terminam dentro da camada IV do córtex visual, e células dentro de uma coluna acima e abaixo da camada IV mostram a mesma preferência ocular e campos receptores similares. Colunas alternadas estreitas de células supridas por um olho ou pelo outro ficam próximas uma da outra (**colunas de dominância ocular**). Uma grande quantidade de processamento visual ocorre no córtex visual primário, inclusive a síntese de campos receptores complexos e a determinação de orientação de eixo, posição e cor. A retina não é representada simplesmente como um mapa no córtex; em vez disso, cada área da retina é representada em múltiplas colunas e analisada quanto a posição, cor e orientação de objetos. Assim como no geniculado, uma porção importante do córtex visual primário é dedicada à análise de informações derivadas das regiões maculares de ambas as retinas. As áreas corticais 18 e 19 (e muitas outras áreas) fornecem níveis mais altos de processamento visual.

A organização anatômica do sistema visual é útil para a localização de doenças neurológicas (Figura 7-22). Lesões da retina ou de nervos ópticos (**lesões pré-quiasmáticas**) prejudicam a visão do olho ipsolateral. Lesões que comprimem a porção central do quiasma, como tumores da hipófise, interrompem fibras em cruzamento das metades nasais de ambas as retinas, causando **hemianopsia bitemporal**. Lesões envolvendo estruturas atrás do quiasma (**lesões retroquiasmáticas**) causam perda visual no campo contralateral de ambos os olhos. Lesões que destroem completamente o trato óptico, o núcleo geniculado lateral ou as radiações ópticas em um lado produzem uma **hemianopsia homônima** contralateral. Destruição seletiva de radiações ópticas do lobo temporal causam **quadrantopsia superior**, e lesões de radiações ópticas parietais causam **quadrantopsia inferior**. As porções posteriores das radiações ópticas e o córtex calcarino são supridos principalmente pela artéria cerebral posterior, embora a região macular do córtex visual receba algum suprimento colateral da artéria cerebral média. Portanto, uma lesão do córtex visual primário geralmente causa hemianopsia homônima contralateral, mas, se for devida à oclusão da artéria cerebral posterior, pode poupar a visão macular.

B. Movimentos oculares

Os movimentos conjugados dos olhos são regulados por informações proprioceptivas das estruturas do pescoço e informações sobre o movimento da cabeça e a posição a partir do sistema vestibular. Essas informações são utilizadas para manter fixação em um ponto estacionário quando a cabeça está em movimento. Em um paciente comatoso, a integridade dessas vias oculovestibular e oculocefálica pode ser avaliada pela manobra do "olho de boneca". Isso é provocado pelo giro brusco da cabeça, que normalmente resulta em movimento conjugado dos olhos na direção oposta em um paciente comatoso. A irrigação da orelha com 10 a 20 mL de água fria reduz a atividade do labirinto naquele lado e provoca nistagmo espasmódico, com o componente rápido afastado da orelha avaliado em um indivíduo consciente. No coma, o componente sacádico rápido é perdido, e predomina a influência vestibular sobre movimentos oculares. A irrigação com água fria então resulta em desvio dos olhos na direção da orelha irrigada. Essas respostas calóricas são perdidas em lesões do mesencéfalo ou da ponte, na lesão dos labirintos ou com fármacos que inibem a função vestibular.

C. Função pupilar

O tamanho das pupilas é controlado pela quantidade de luz ambiente sentida pela retina (Figura 7-25). Fibras de cada retina terminam dentro dos núcleos pré-tectais do mesencéfalo que enviam fibras para ambos os núcleos de Edinger-Westphal. As fibras mediam a constrição pupilar na luz

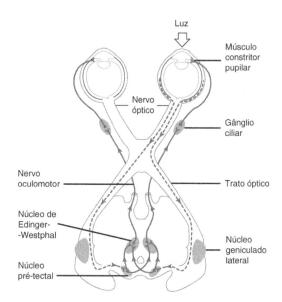

FIGURA 7-25 Base anatômica do reflexo luminoso pupilar. As vias visuais aferentes da retina para os núcleos pré-tectais do mesencéfalo são representadas por linhas tracejadas, as vias eferentes constritoras da pupila do mesencéfalo para as retinas por linhas sólidas. Observe que a iluminação de um olho resulta em constrição pupilar bilateral. (Redesenhada, com permissão, de Greenberg DA et al., eds. *Clinical Neurology*, 8th ed. McGraw-Hill, 2012.)

brilhante. Na luz turva, esse reflexo é inibido e predomina a influência de fibras simpáticas, causando dilatação pupilar. As fibras constritoras pupilares liberam acetilcolina, que ativa AChRs muscarínicos e estimulam a contração do músculo do esfíncter pupilar da íris. As fibras pupilares simpáticas liberam noradrenalina, que ativa receptores α_1-adrenérgicos, causando contração do músculo radial da íris. Fármacos que inibem receptores muscarínicos, como a atropina, ou que estimulam receptores α_1-adrenérgicos, como a adrenalina, dilatam as pupilas, ao passo que fármacos que estimulam receptores muscarínicos ou bloqueiam receptores α_1-adrenérgicos causam constrição pupilar.

PONTO DE CHECAGEM

22. Qual é a via de fibras da retina para o córtex visual?
23. Qual é a inervação dos músculos extraoculares?
24. Descreva como lesões em várias partes das vias visuais produzem defeitos característicos de campo visual.

AUDIÇÃO E EQUILÍBRIO

Anatomia

Estruturas da orelha média servem para ampliar e transmitir sons à cóclea, onde células sensoriais especializadas (células pilosas) são organizadas para detectar variações em amplitude e frequência do som. Os canais semicirculares contêm células pilosas que detectam movimento do líquido endolinfático contido dentro dos canais. Células pilosas semelhantes na sácula e no utrículo detectam movimento da membrana otolítica, que é composta por cristais de carbonato de cálcio incorporados a uma matriz. As células pilosas dos canais semicirculares detectam aceleração angular, enquanto as células pilosas do utrículo e da sácula detectam aceleração linear. Axônios dos neurônios auditivos e vestibulares compreendem o oitavo nervo craniano, que atravessa o osso petroso, se junta ao nervo facial, e entra na fossa posterior pelo canal auditivo. As fibras auditivas terminam nos núcleos cocleares da ponte, e as fibras vestibulares terminam no complexo nuclear vestibular.

Neurônios cocleares enviam fibras bilateralmente para uma rede de núcleos auditivos no mesencéfalo, e os impulsos são retransmitidos, finalmente, pelos núcleos talâmicos geniculados mediais ao córtex auditivo nos giros temporais superiores. Núcleos vestibulares têm conexões com o cerebelo, os núcleos rubros, os centros de olhar do tronco encefálico e a formação reticular do tronco encefálico. Os núcleos vestibulares exercem controle considerável sobre a postura por meio de vias descendentes vestibulospinais, rubrospinais e reticulospinais.

Fisiologia
A. Audição

Há três tipos de perda auditiva: (1) **surdez de condução**, que se deve a doenças da orelha externa ou média que prejudicam a condução e ampliação do som do ar à cóclea; (2) **surdez neurossensorial**, resultante de doenças da cóclea ou do oitavo nervo craniano; e (3) **surdez central**, resultante de doenças que afetam os núcleos cocleares ou as vias auditivas no SNC. Devido à redundância das vias centrais, quase todos os casos de perda auditiva são de surdez de condução ou neurossensorial. Além de perda auditiva, doenças auditivas podem causar **zumbido**, a sensação subjetiva de ruído na orelha. O zumbido resultante de distúrbios da cóclea ou do oitavo nervo craniano soa como um som não musical constante, e pode ser descrito como toque, assovio, chiado, zunido ou rugido. Episódios transitórios de zumbido ocorrem na maioria dos indivíduos, e não estão associados com doença. Quando persistente, o zumbido frequentemente está associado com perda auditiva.

A surdez de condução e a surdez neurossensorial podem ser distinguidas pelo exame da audição com um diapasão de garfo com vibração de 512 Hz. No **teste de Rinne**, o diapasão é colocado na apófise mastoide atrás da orelha e depois no meato auditivo. Se o som for mais alto no meato, o teste é positivo. Normalmente, o teste é positivo porque o som transmitido pelo ar é amplificado por estruturas da orelha média. Na surdez neurossensorial, embora a percepção do som esteja reduzida, o teste de Rinne ainda é positivo porque as estruturas da orelha média estão intactas. Na surdez de condução, os sons são ouvidos menos por meio do ar e o teste é negativo. No **teste de Weber**, o diapasão de garfo é aplicado à fronte na linha média. Na surdez de condução, o som é mais bem escutado na orelha anormal, enquanto na surdez neurossensorial o som é mais bem escutado na orelha normal. A **audiometria** pode distinguir tipos de perda auditiva. Em geral, a surdez neurossensorial causa perda maior de sons agudos, enquanto a surdez de condução causa perda maior de sons graves.

B. Função vestibular

Ao contrário da audição, a função vestibular é comumente perturbada por lesões pequenas do tronco cerebral. Os núcleos vestibulares ocupam uma grande porção do tronco encefálico lateral, estendendo-se do bulbo ao mesencéfalo. Embora haja conexões bilaterais extensas entre núcleos vestibulares e outras vias motoras, essas conexões não são redundantes, mas sim altamente lateralizadas, e agem em conjunto para controlar postura, equilíbrio e movimento ocular conjugado.

Pacientes com doenças do sistema vestibular queixam-se de desequilíbrio e tontura. A doença cerebelar também causa desequilíbrio, mas isso, frequentemente, é descrito como um problema de coordenação em vez de uma sensação de tontura na cabeça. A interpretação da queixa de tontura muitas vezes pode ser complicada. Muitos pacientes usam o termo de maneira vaga para descrever sensações de leveza na cabeça, fraqueza ou mal-estar geral. Interrogatório dirigido com frequência é necessário para estabelecer se realmente há uma sensação anormal de movimento (**vertigem**).

A vertigem pode ser devida à doença do labirinto ou nervo vestibular (vertigem periférica), ou à disfunção do tronco encefálico e vias do SNC (vertigem central). Em geral, a vertigem periférica é mais intensa e associada com náusea e vômito, especialmente se o início é agudo. Doenças dos neurônios do canal semicircular ou de suas fibras frequentemente causam vertigem rotacional, enquanto doenças envolvendo utrículo ou sácula causam sensações de inclinação ou oscilação, como se o paciente estivesse em um barco. Lesões traumáticas e isquêmicas podem causar perda auditiva associada. A disfunção de um labirinto frequentemente provoca **nistagmo espasmódico** horizontal e rotatório. A fase lenta do nistagmo é causada pela ação do labirinto normal sem oposição, que dirige os olhos para o lado da lesão. A fase espasmódica rápida deve-se a um movimento ligeiro, que mantém a fixação.

A vertigem resultante de lesões do SNC geralmente é menos intensa que a vertigem periférica e, frequentemente, está associada com outros achados de disfunção do tronco encefálico. Além disso, o nistagmo associado com lesões centrais pode estar presente em direções do olhar verticais ou múltiplas. Causas comuns de vertigem central incluem isquemia do tronco encefálico, tumores do tronco encefálico e esclerose múltipla.

CONSCIÊNCIA, ALERTA E COGNIÇÃO

Anatomia

Consciência é a percepção de si próprio e do ambiente. Ela tem dois aspectos: **alerta**, que é o estado de vigília, e **cognição**, que é a soma das atividades mentais. Essa distinção é útil porque distúrbios neurológicos podem afetar diferentemente o alerta e a cognição. O alerta é gerado por atividade do sistema ativador reticular ascendente (**Figura 7-26**), que é composto por neurônios dentro do tronco encefálico mesencefálico central, do hipotálamo lateral e dos núcleos reticulares mediais, intralaminares e reticulares do tálamo. Projeções dissemina-

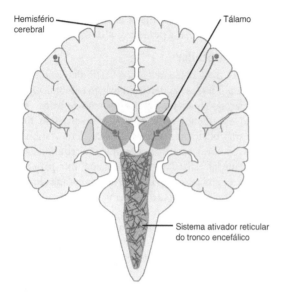

FIGURA 7-26 Sistema ativador reticular do tronco encefálico e suas projeções ascendentes para o tálamo e os hemisférios cerebrais. (Redesenhada, com permissão, de Greenberg DA et al., eds. *Clinical Neurology*, 8th ed. McGraw-Hill, 2012.)

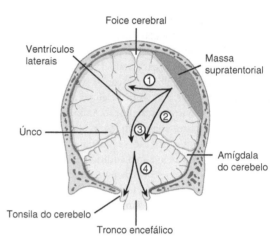

FIGURA 7-27 Base anatômica de síndromes de herniação. Uma massa supratentorial em expansão pode causar deslocamento do tecido encefálico para um compartimento intracraniano adjacente, resultando em (1) herniação cingulada sob a foice cerebral, (2) herniação transtentorial (central) para baixo, (3) herniação do úncus sobre a borda da tenda do cerebelo ou (4) herniação da amígdala cerebelar para o forame magno. Coma e, finalmente, morte resultam quando (2), (3) ou (4) produz compressão do tronco encefálico. (Redesenhada, com permissão, de Greenberg DA et al., eds. *Clinical Neurology*, 5th ed. McGraw-Hill, 2002.)

das desses núcleos realizam sinapse com campos dendríticos distais de neurônios grandes piramidais no córtex cerebral, e geram uma resposta de alerta. A cognição é a função principal do córtex cerebral, sobretudo do córtex pré-frontal e de áreas de associação dos lobos occipital, temporal e parietal. Algumas funções mentais especializadas estão localizadas em regiões corticais específicas. Vários núcleos subcorticais nos gânglios da base e tálamo estão intimamente ligados a áreas de associação cortical, e lesões desses núcleos ou de suas interconexões com o córtex podem dar origem a déficits cognitivos similares aos observados com lesões corticais.

Fisiologia

A. Alerta

O sistema ativador reticular é excitado por uma ampla variedade de estímulos, especialmente estímulos somatossensoriais. Ele é mais compacto no mesencéfalo e pode ser danificado por lesões do mesencéfalo central, resultando em falta de alerta, ou **coma**. Núcleos e projeções mais altos são menos localizados, e lesões no sentido rostral ao mesencéfalo, portanto, precisam ser bilaterais para causar coma.

A disfunção menos grave causa **estados de confusão** em que a consciência está confusa e o paciente está sonolento, desatento e desorientado. A vigilância está reduzida, e o paciente parece estar torporoso, ou adormece facilmente sem estimulação frequente. Pacientes mais despertos percebem estímulos lentamente, mas são distraídos, atribuindo valor igual a estímulos importantes e irrelevantes. As percepções podem estar distorcidas, levando a **alucinações**, e o paciente pode ser incapaz de organizar e interpretar um conjunto complexo de estímulos. A incapacidade de perceber apropriadamente interfere em aprendizado e memória e na solução de problemas. Os pensamentos tornam-se desorganizados e tangenciais, e o paciente confuso pode manter crenças falsas, mesmo em face de evidências de sua falsidade (**delírio**). Em alguns casos, o estado de confusão se apresenta como **delirium**, que é caracterizado por atividade aumentada, percepção desordenada, agitação, ilusões, alucinações, convulsões e hiperatividade autonômica (sudorese, taquicardia, hipertensão).

O coma pode resultar de causas estruturais ou metabólicas. Algumas lesões estruturais de hemisférios cerebrais, tais como hemorragias, grandes áreas de infarto isquêmico, abscessos ou tumores podem se expandir em minutos ou poucas horas, causando herniação de tecido encefálico para dentro da fossa posterior (Figura 7-27). Se a massa em expansão for lateral dentro do lobo temporal, pode empurrar o úncus do lobo temporal para dentro da cisterna ambiente que circunda o mesencéfalo, comprimindo o terceiro nervo craniano ipsilateral (**herniação uncal**). Isso causa dilatação pupilar e déficit de função dos músculos oculares inervados por aquele nervo. A pressão contínua distorce o mesencéfalo, e o paciente entra em coma com postura fixa dos membros. Com a herniação continuada, a função da ponte é prejudicada, causando perda de respostas oculovestibulares. Finalmente, a função medular é perdida e cessa a respiração. Lesões hemisféricas mais próximas da linha média comprimem as estruturas da formação reticular talâmica, e podem causar coma antes que se desenvolvam os achados oculares (**herniação central**). Com a pressão continuada, a função do mesencéfalo é afetada, causando dilatação das pupilas e postura fixa dos membros. Com a herniação progressiva, as funções respiratórias vestibulares da ponte e depois do bulbo são perdidas.

Vários distúrbios não estruturais que perturbam difusamente a função encefálica podem produzir um estado de confusão ou, se graves, coma (Tabela 7-1). A maioria desses distúrbios é

TABELA 7-1 Causas não estruturais de estados de confusão e coma

Convulsão ou estado pós-ictal prolongado
Drogas (sedativos-hipnóticos, etanol, opioides)
Encefalopatia de Wernicke
Encefalopatia hepática
Estados de hiperosmolaridade
Hemorragia subaracnóidea
Hipercalcemia
Hipertermia
Hipoglicemia
Hiponatremia
Hipotireoidismo
Hipoxia
Isquemia cerebral global
Meningite e encefalite
Tireotoxicose
Uremia

aguda, e muitos, particularmente aqueles causados por drogas e toxinas metabólicas, são reversíveis. Pistas sobre a causa dessas encefalopatias "metabólicas" são fornecidas pelo exame físico geral, triagens de drogas e certos exames de sangue. Quando esses distúrbios causam coma, as respostas pupilares à luz geralmente são preservadas, apesar de deficiência da função oculovestibular ou respiratória. Este achado é de grande ajuda na distinção de causas metabólicas de causas estruturais do coma.

Neurônios no mesencéfalo dorsal e, especialmente, núcleos dentro da formação reticular da ponte são importantes para o **sono**. Assim, lesões envolvendo a ponte podem preservar a consciência, mas perturbar o sono. Em contrapartida, lesões difusas do neocórtex, como aquelas resultantes de isquemia cerebral global, podem preservar o sistema ativador reticular e os centros do sono do tronco encefálico, resultando em um paciente com ciclos mantidos de sono-vigília que não consegue interagir de maneira significativa com o ambiente (coma vígil ou estado apálico).

B. Cognição

Vários distúrbios perturbam a cognição em vez do nível de consciência. Regiões corticais específicas geralmente medeiam funções cognitivas diferentes, embora haja superposição e interconexão considerável entre estruturas corticais e subcorticais em todas as tarefas mentais. Quando várias dessas capacidades são prejudicadas, diz-se que o paciente sofre de **demência**. A demência será discutida posteriormente neste capítulo.

O córtex pré-frontal (Figura 7-9) geralmente refere-se às áreas 9, 10, 11, 12, 45, 46 e 47 de Brodmann nas superfícies superior e lateral dos lobos frontais e do córtex cingulado anterior, paraolfatório e orbitofrontal inferior e medialmente. Essas regiões são essenciais para o planejamento ordenado e sequenciamento de comportamentos complexos, atenção a vários estímulos ou ideias simultaneamente, concentração e alteração do foco de concentração com flexibilidade, compreensão do contexto e significado de informações, e controle de impulsos, emoções e sequência de pensamentos. A lesão dos lobos frontais ou de conexões para os núcleos caudado e medial dorsal do tálamo causa a **síndrome do lobo frontal**. Os pacientes podem sofrer alterações drásticas de personalidade e comportamento, enquanto a maioria das funções sensoriomotoras permanece intacta. Alguns pacientes tornam-se vulgares ao falar, desleixados, presunçosos e irascíveis, enquanto outros perdem interesse, espontaneidade, curiosidade e iniciativa. O afeto pode se tornar apático e obtuso (**abulia**). Alguns pacientes perdem a capacidade para criatividade e raciocínio abstrato e a habilidade para solucionar problemas, e se tornam excessivamente concretos em seu pensamento. Frequentemente, eles ficam distraídos e incapazes de focalizar a atenção quando apresentados a múltiplos estímulos. As manifestações mais drásticas são observadas depois de lesão bilateral do lobo frontal; o dano unilateral pode levar a alterações sutis do comportamento, que podem ser difíceis de detectar. O envolvimento de áreas pré-motoras pode causar incontinência, incapacidade de realizar tarefas motoras aprendidas (**apraxia**), aumentos variáveis do tono muscular (**paratonia**) e aparecimento de reflexos primitivos de preensão e orais (sucção e busca).

Em cerca de 90% das pessoas, a **linguagem** é uma função do hemisfério esquerdo. Enquanto 99% das pessoas destras têm hemisfério esquerdo dominante, cerca de 40% das pessoas canhotas têm o hemisfério direito dominante para linguagem. Na maioria das pessoas canhotas, a dominância hemisférica para linguagem é incompleta, e a lesão do hemisfério dominante tende a perturbar a linguagem menos gravemente que em indivíduos destros. As regiões corticais mais determinantes para linguagem incluem área de Broca (área 44), área de Wernicke (área 22), córtex auditivo primário (áreas 41 e 42) e áreas de associação vizinhas frontal e parietotemporal (Figura 7-9). A lesão dessas áreas ou de suas conexões com outras regiões corticais resulta em **afasia**. Lesões nas áreas frontais da fala causam fala não fluente, disártrica e hesitante, enquanto lesões da área de fala temporal causam fala fluente que contém muitos erros, ou pode ser totalmente desprovida de palavras compreensíveis. Os pacientes com dano de áreas de fala temporais também carecem de compreensão de palavras faladas. O isolamento da área de fala temporal dos lobos occipitais causa incapacidade de leitura (**alexia**). Porções do lobo parietal adjacente ao lobo temporal são importantes para a lembrança de palavras aprendidas previamente, e a lesão delas pode resultar em **anomia**. A região parietal inferior é importante para a tradução de mensagens linguísticas geradas nas áreas de linguagem temporais em símbolos visuais. A lesão dessa região pode resultar em uma incapacidade de escrever (**agrafia**).

A **memória** requer que as informações sejam registradas pelo córtex somatossensorial primário, auditivo ou visual. Áreas corticais posteriores envolvidas na compreensão da linguagem são necessárias para o processamento imediato de eventos falados ou escritos, e para recordá-los imediatamente. Os hipocampos e suas conexões com os núcleos mediais dorsais do tálamo e núcleos mamilares do hipotálamo constituem uma rede do sistema límbico crucial para o aprendizado e pro-

168 Fisiopatologia da Doença

cessamento de eventos para armazenamento de longo prazo. Quando essas áreas são danificadas, o paciente é incapaz de aprender informações novas ou de recuperar memórias do passado recente. Os sintomas mais graves ocorrem com as lesões bilaterais; a doença unilateral causa déficits de aprendizagem mais sutis. Memórias que permanecem com uma pessoa por anos são consideradas memórias remotas e são armazenadas em áreas corticais de associação correspondentes (p. ex., córtex visual para cenas). As memórias remotas permanecem intactas em pacientes com lesão de estruturas límbicas necessárias para o aprendizado. Contudo, elas podem ser perdidas por lesão das áreas de associação corticais. Compreender os mecanismos pelos quais memórias recentes são transferidas da rede de memória límbica para o córtex de associação para armazenagem de longa duração é uma meta importante das pesquisas atuais.

O córtex de associação parietal é a região envolvida principalmente na integração visual-motora de habilidades motoras. O córtex visual é necessário para observação, ao passo que o córtex auditivo e o córtex de linguagem temporal são necessários para o desenho de objetos (sob comando). O córtex parietal inferior (áreas 39 e 40) integra informações visuais e auditivas, e o efluxo dessa região é traduzido em padrões motores pelo córtex motor. Assim, lesões dos lobos parietais comumente causam deficiência de habilidades motoras. O dano de qualquer dos hemisférios pode resultar em erros

de habilidades motoras. Desenhos podem mostrar rotação de objetos, desorientação dos objetos sobre o pano de fundo, fragmentação do desenho, incapacidade de desenhar ângulos adequadamente ou omissão de partes de uma figura apresentada para cópia. Muitas vezes, é difícil determinar qual lado está lesionado, embora seja mais provável um déficit parietal não dominante, se a linguagem estiver preservada.

Habilidade para o cálculo, raciocínio abstrato, resolução de problemas e vários outros aspectos da inteligência são difíceis de localizar, porque eles requerem integração de várias regiões corticais. Eles são perturbados, frequentemente, por doenças que provocam disfunção cortical generalizada, como aquelas que causam demência.

PONTO DE CHECAGEM

25. Qual é a rede de neurônios que mantém normais o alerta e a consciência?
26. Quais são os sintomas e sinais de herniação cerebral causada por lesões focais do encéfalo?
27. Quais funções cognitivas são controladas pelos lobos frontais e pelo córtex de associação parietal?
28. Quais regiões do córtex são importantes para linguagem e memória?

FISIOPATOLOGIA DE DISTÚRBIOS NEUROLÓGICOS SELECIONADOS

Doenças do sistema nervoso podem ser causadas por uma ampla variedade de condições degenerativas, metabólicas, estruturais, neoplásicas ou inflamatórias que afetam neurônios, glia, ou ambos. A disfunção resultante é expressa por hiperatividade neuronal, como observado durante convulsões, ou por atividade de neurônios diminuída, como observado após um acidente vascular encefálico. As anormalidades funcionais específicas verificadas dependem da rede de neurônios afetada. Por exemplo, como a esclerose lateral amiotrófica é um distúrbio de neurônios superiores e inferiores, os déficits neurológicos são limitados ao sistema motor. Na doença de Parkinson, neurônios dopaminérgicos da substância negra se degeneram, causando sintomas de disfunção do sistema motor extrapiramidal. Em pacientes com acidente vascular encefálico isquêmico, o conjunto particular de déficits é determinado pelo território vascular afetado. Portanto, uma compreensão da fisiopatologia de doenças neurológicas requer uma análise de eventos que ocorrem tanto ao nível celular quanto ao nível de redes neurais.

DOENÇAS DE NEURÔNIO MOTOR

Apresentação clínica

As doenças de neurônio motor afetam predominantemente as células do corno anterior da medula espinal e são caracterizadas por atrofia e fraqueza de músculos esqueléticos. Ocorrem descargas espontâneas de fibras nervosas motoras em degeneração, dando origem a espasmos musculares conhecidos

como **fasciculações** (ver discussão anterior). A eletromiografia mostra, caracteristicamente, aspectos de desnervação, inclusive números aumentados de descargas espontâneas (**fibrilações**) em músculos em repouso e uma redução do número de unidades motoras detectadas durante a contração voluntária. Pode ocorrer brotamento de fibras motoras sadias remanescentes, levando ao aparecimento de potenciais de unidade motora grandes e polifásicos (reinervação).

As **atrofias musculares espinais (AMEs)** constituem um grupo heterogêneo de doenças genéticas caracterizadas por degeneração seletiva de neurônios motores inferiores. A forma mais comum é autossômica recessiva com início na infância e tem uma frequência de 1:6.000 a 1:10.000. A AME da infância tem sido dividida em três tipos a depender da idade de início e progressão clínica. A AME I é atrofia muscular espinal infantil (**doença de Werdnig-Hoffman**), um distúrbio que se manifesta geralmente dentro dos 3 primeiros meses de vida. Lactentes com essa condição têm dificuldade de sugar, deglutir e respirar. Atrofia e fasciculações são encontradas na língua e nos músculos dos membros. A AME I é rapidamente progressiva, levando à morte por complicações respiratórias geralmente aos 3 anos de idade. A AME II começa na segunda metade do primeiro ano de vida. Ela progride mais lentamente que a forma infantil, e os pacientes podem sobreviver até a idade adulta. A AME III (**doença de Kugelberg-Welander**) é uma forma juvenil que se desenvolve depois dos 2 anos de idade. Os pacientes desenvolvem fraqueza dos músculos da parte proximal dos membros, com relativa preservação dos músculos bulbares. O padrão de fraqueza pode sugerir falsamente uma miopatia, como a distrofia membro-cintura, em vez de uma doença de neurônio motor. O curso é gradualmente progressivo, levando à incapacidade na idade adulta. Todas as três formas de AME devem-se a deleções ou mutações no gene 1 de sobrevivência do neurônio motor (*SMN1*) no cromossomo 5q13. O produto do gene SMN é expresso em todos os tecidos e parece estar envolvido no metabolismo do RNA. A perda de função do SMN promove apoptose de neurônios motores inferiores. Ainda não se sabe por que neurônios motores são afetados seletivamente. Ensaios clínicos recentes tiveram como objetivo ajustar os níveis de proteína SMN para tentar modular a progressão da doença, usando fármacos como hidroxiureia e ácido valproico, mas, infelizmente, esses estudos não mostraram melhora alguma da doença. O foco recente voltou-se para oligonucleotídeos antissentido e terapias com células-tronco para tentar retardar a progressão da doença.

Em adultos, a doença do neurônio motor geralmente começa entre 20 e 80 anos de idade, com uma idade média de início de 56 anos. Ela é comumente esporádica, mas é familiar em até 10% dos casos. Diversas variedades têm sido descritas, a depender do envolvimento relativo de neurônios motores superiores ou inferiores, e de células bulbares ou espinais do corno anterior. Por exemplo, a atrofia espinobulbar ligada ao X é um distúrbio recessivo ligado ao X que, em casos típicos, se manifesta clinicamente na quarta ou quinta década e está associado com uma repetição CAG expandida no gene receptor de androgênio. Da mesma forma que outros distúrbios genéticos associados com expansões de repetição tripla, a neurodegeneração está associada com inclusões neuronais. A testosterona promove o desenvolvimento de inclusões, e mulheres homozigotas para a mutação desenvolvem apenas sintomas leves. Além disso, camundongos fêmeas portadoras da mutação mostram deficiência motora após administração de testosterona, ao passo que a castração reduz a deficiência em camundongos machos. Esses achados levaram ao teste de antagonistas de hormônios liberadores de gonadotrofina, que reduzem a liberação de testosterona dos testículos, como tratamentos para a doença. Infelizmente, os tratamentos não melhoraram a função e resultaram em qualidade de vida significativamente reduzida secundária à testosterona baixa. O trabalho atual está enfocando o alvejamento com RNAi do transcrito poliQ-AR para reduzir a expressão e toxicidade da repetição expandida.

A forma mais comum de doença de neurônio motor em adultos é a **esclerose lateral amiotrófica** (**ELA**), na qual déficits mistos de neurônio motor superior e inferior são encontrados em músculos dos membros e bulbares. Em 80% dos pacientes, os sintomas iniciais devem-se à fraqueza de músculos dos membros. As queixas frequentemente são bilaterais, mas assimétricas. O envolvimento de músculos bulbares causa dificuldade de deglutição, mastigação, fala, respiração e tosse. O exame neurológico revela uma mistura de sinais de neurônio motor superior e inferior. Geralmente, não há envolvimento de músculos oculares ou esfincteres. A doença é progressiva e, muitas vezes, fatal no período de 3 a 5 anos, com a morte normalmente resultante de infecção pulmonar e insuficiência respiratória.

Patologia e patogênese

Na ELA, há degeneração seletiva de neurônios motores no córtex motor primário e nos cornos anterolaterais da medula espinal. Muitos neurônios afetados mostram doença citoesquelética com acúmulos de filamentos intermediários no corpo celular e em axônios. Há somente uma resposta celular glial sutil e pouca evidência de inflamação. A causa é desconhecida, mas estudos bioquímicos e genéticos têm fornecido várias pistas.

A. Sinalização de glutamato e processamento de RNA

O glutamato (**Figura 7-28**) é o neurotransmissor excitador mais abundante no SNC. O glutamato ativa uma grande família de receptores que abrem canais catiônicos (receptores ionotróficos) ou ativam fosfolipase C (receptores metabotróficos), que catalisa a formação do segundo mensageiro, inositol-1,4,5-trifosfato (IP_3). O influxo de Na^+ e Ca^{2+} por meio de canais de cátions com portão de glutamato despolariza células, enquanto IP_3 estimula liberação de Ca^{2+} de locais de armazenamento intracelulares. O efeito resultante desses eventos é gerar um potencial pós-sináptico excitador e elevar a concentração de Ca^{2+} intracelular livre no citosol do neurônio pós-sináptico. Esse sinal de Ca^{2+} ativa enzimas sensíveis ao cálcio e é rapidamente terminado pela remoção de glutamato da sinapse e por mecanismos para sequestração e extrusão de cálcio na célula pós-sináptica. A interrupção de mecanismos normais para terminar o sinal excitador leva a elevações mantidas de Ca^{2+} intracelular, que causa morte da célula.

O glutamato é removido de sinapses por proteínas de transporte nos astrócitos e terminais nervosos adjacentes. Em astrócitos, ele é metabolizado em glutamina e pode ser transportado de volta para neurônios para reconversão em glutamato. Em 60% dos pacientes com ELA esporádica, há uma grande diminuição na atividade de transporte de glutamato no córtex motor e medula espinal, mas não em outras regiões do SNC. Isso tem sido associado com uma perda da proteína transportadora de glutamato dos astrócitos, transportador 2 de aminoácidos excitadores (EAAT2), talvez resultante de um defeito no encaixe de seu RNA mensageiro. Em fatias de medula espinal cultivadas, a inibição farmacológica do transporte de glutamato induz degeneração de neurônio motor. Assim, a perda seletiva de um transportador de glutamato pode causar excitotoxicidade na ELA por aumento dos níveis extracelulares de glutamato.

Uma segunda alteração em sinalização de glutamato foi encontrada recentemente em neurônios motores espinais de 5 pacientes com ELA. A edição de RNA é um processo pelo qual códons específicos por genes são alterados por desaminases dependentes de RNA. Em subunidades de receptor GluR2, esse processo é praticamente 100% eficiente, resultando em conversão de uma glutamina para arginina no segundo domínio transmembrana desta subunidade, o que reduz acentuadamente a permeabilidade a cálcio de uma subclasse importante de receptores de glutamato. A eficiência de edição estava reduzida em mais de 50% dos neurônios dos pacientes com ELA. Como camundongos transgênicos que expressam GluR2 feito artificialmente mais permeável ao cálcio desenvolvem uma

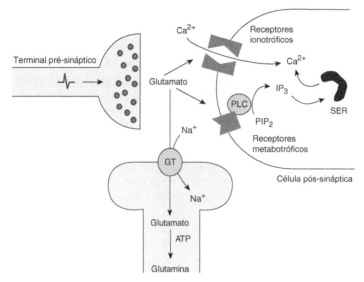

FIGURA 7-28 Neurotransmissão glutamatérgica. A despolarização estimula liberação de glutamato de terminais pré-sinápticos para dentro da fenda sináptica, onde ele se liga a receptores de glutamato ionotróficos ou metabotróficos, estimulando influxo de Ca^{2+} e ativação de fosfolipase C (PLC). PLC catalisa hidrólise de fosfatidilinositol-4,5-bifosfato (PIP_2) para produzir inositol-1,4,5-trifosfato (IP_3), que causa liberação de Ca^{2+} de locais de armazenamento no retículo endoplasmático liso (SER). Ações sinápticas de glutamato são terminadas principalmente por captação por meio de transportadores de glutamato (GT) dependentes de Na^+ na glia. Em astrócitos, o glutamato é convertido em glutamina por glutamina sintase.

doença de neurônio motor posteriormente na vida, é possível que a edição defeituosa de GluR2 contribua para a patogênese da ELA. Esses achados sugerem que ELA esporádica pode ser causada por um defeito no metabolismo de RNA.

B. Radicais livres

Cerca de 10% dos casos de ELA são familiares, e 20% desses casos familiares são devidos a mutações *missense* no gene **citosólico cobre-zinco superóxido dismutase** (*SOD1*) no braço longo do cromossomo 21. SOD1 catalisa a formação de peróxido de hidrogênio a partir de ânion superóxido. O peróxido de hidrogênio é então destoxificado por catalase ou glutationa peroxidase para formar água. Nem todas as mutações reduzem atividade de *SOD1*, e o distúrbio normalmente é herdado como um traço autossômico dominante, sugerindo que ELA familiar resulta de um ganho em vez de uma perda de função. Isso é apoiado pelo achado de que camundongos transgênicos expressando *SOD1* mutante desenvolvem doença de neurônio motor análoga à ELA familiar humana, ao passo que camundongos que não têm SOD1 não desenvolvem doença de neurônio motor. Uma hipótese sugere que a enzima mutante tem uma especificidade de substrato alterada catalisando a redução de peróxido de hidrogênio para gerar radicais hidroxila e utilizando peroxinitrito para produzir nitração de resíduos de tirosina em proteínas. Isso é consistente com níveis elevados de proteínas carbonila no encéfalo e níveis altos de nitrotirosina livre na medula espinal de pacientes com ELA. EAAT2 também pode ser inativado por SOD1 mutante, promovendo excitotoxicidade. Algumas mutações também promovem a formação de agregados de SOD, que podem ser neurotóxicos.

C. Proteínas citoesqueléticas

Os neurônios motores tendem a ser muito extensos, com axônios extremamente longos, e as proteínas citoesqueléticas que mantêm a estrutura do axônio podem ser alvos decisivos para lesão de neurônio motor. Um papel para disfunção de neurofilamentos na ELA é apoiado pelo achado de que inclusões neurofilamentosas em corpos celulares e axônios proximais constituem um aspecto precoce de patologia da ELA. Além disso, mutações na subunidade de neurofilamentos de cadeia pesada (NF-H) têm sido detectadas em alguns pacientes com ELA esporádica, sugerindo que variantes NF-H podem ser um fator de risco para ELA. Periferina é outra proteína de filamento intermediária expressa com neurofilamentos em inclusões neuronais em ELA e em camundongos com mutações *SOD1*. A expressão de periferina aumenta em resposta à lesão celular, e superexpressão de periferina causa uma doença de neurônio motor de início tardio em camundongos. Inclusões contendo periferina e neurofilamentos podem interferir no transporte nos axônios, resultando em falta de manutenção da estrutura dos axônios e do transporte de macromoléculas como fatores neurotróficos necessários para sobrevivência do neurônio motor.

D. TDP-43

Uma descoberta animadora da proteína de ligação *transactive response DNA-binding protein 43* (TDP-43) pode oferecer novas pistas para a etiologia desse distúrbio. Essa proteína recentemente descoberta é o componente principal das inclusões ubiquitinadas, tau-negativas, que são a marca patológica da ELA esporádica e familiar e da demência frontotemporal (DFT). Ela também é encontrada em alguns casos de doença de Alzheimer e doença de Parkinson. Mutações nesse gene, que está localizado no cromossomo 1, cossegregam com doença em formas familiares de ELA e DFT e não são encontradas na ELA familiar *SOD1*. DFT e ELA se sobrepõem em aproximadamente 15 a 25% dos casos, e esses distúrbios estão começando a ser designados como "proteinopatias TDP-43". Vários outros genes e regiões gênicas têm sido identificados como causas tanto de DFT quanto de ELA, como *TARDBP* no cromossomo 1p36.2, *MAPT* no cromossomo *7q21* e *DCTN1* no cromossomo 2p13.

E. C9ORF72

A principal causa genética de ELA e/ou DFT foi descoberta recentemente. Dois grupos independentes identificaram repetições de hexanucleotídeo em um íntron de C9ORF72 no cromossomo 9 em 34% dos casos familiares de ELA, 6% dos casos esporádicos de ELA, 26% dos casos familiares de DFT e 5% dos casos esporádicos de DFT. A proteína é de função desconhecida. Essas mutações provavelmente induzem uma mutação de ganho de função similar a outros distúrbios de expansão de repetição não codificantes. Essa descoberta de outro distúrbio causado por repetições nucleotídicas pode fornecer fundamentação lógica adicional para um novo paradigma de desenvolvimento de fármacos com foco na diminuição da expressão dessas repetições tóxicas.

> **PONTO DE CHECAGEM**
>
> 29. Quais são os aspectos clínicos da doença de neurônio motor?
> 30. Que gene é responsável por alguns casos de ELA familiar, e qual é o mecanismo molecular postulado pelo qual a mutação causa doença?
> 31. Quais dois outros mecanismos podem desempenhar um papel importante na degeneração de neurônio motor?

DOENÇA DE PARKINSON

Apresentação clínica

O parkinsonismo é uma síndrome clínica de rigidez, bradicinesia, tremores e instabilidade postural. A maioria dos casos é devida à doença de Parkinson, um distúrbio idiopático com uma prevalência em torno de 1 a 2 por 1.000. Na primeira metade do último século, o parkinsonismo era uma sequela comum da encefalite de von Economo. O parkinsonismo também pode resultar de exposição a certas toxinas como manganês, dissulfeto de carbono, 1-metil-4-fenil-1,2,3,6-tetra-hidropiridina (MPTP) e monóxido de carbono. Vários fármacos, particularmente butirofenonas, fenotiazinas, metoclopramida, reserpina e tetrabenazina, podem causar parkinsonismo reversível. O parkinsonismo também pode resultar de traumatismo craniano repetido, ou pode ser uma manifestação de várias doenças de núcleos da base, inclusive doença de Wilson, alguns casos de doença de Huntington de início precoce, síndrome de Shy-Drager, degeneração nigrostriada e paralisia supranuclear progressiva. Nesses distúrbios, outros sintomas e sinais estão presentes juntamente com o parkinsonismo.

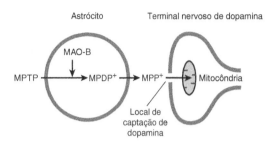

FIGURA 7-29 Mecanismo proposto de parkinsonismo induzido por MPTP. MPTP entra nos astrócitos do encéfalo e é convertida em MPDP+ por meio da ação da monoaminoxidase tipo B (MAO-B). MPDP+ é então metabolizada extracelularmente em MPP+, que é captado por meio de locais de captação de dopamina em terminais nervosos de dopamina e concentrado em mitocôndrias. O distúrbio resultante de função das mitocôndrias pode levar à morte neuronal. (Redesenhada, com permissão, de Greenberg DA et al., eds. *Clinical Neurology*, 5th ed. McGraw-Hill, 2002.)

Patologia e patogênese

Na doença de Parkinson, há degeneração seletiva de populações de células contendo monoaminas no tronco cerebral e nos gânglios da base, particularmente de neurônios dopaminérgicos pigmentados da substância negra. Além disso, neurônios esparsos nos gânglios da base, no tronco cerebral, na medula espinal e nos gânglios simpáticos contêm corpos de inclusão citoplasmática eosinofílicos (**corpos de Lewy**). Estes contêm agregados filamentosos de α-sinucleína, juntamente com parkina, sinfilina, neurofilamentos e proteínas de vesículas sinápticas.

Pistas importantes sobre a patogênese da doença de Parkinson foram descobertas por meio do estudo da neurotoxina potente, MPTP. MPTP é um produto colateral da síntese de um opioide sintético derivado da meperidina. O uso ilícito de preparados de opioide contaminados excessivamente com MPTP levou a vários casos de parkinsonismo no início da década de 1980. MPTP lesiona seletivamente neurônios dopaminérgicos no encéfalo e produz uma síndrome clínica muito semelhante à doença de Parkinson.

MPTP entra no encéfalo (Figura 7-29) e é convertida pela monoaminoxidase B presente na glia e nos terminais nervosos serotonérgicos em *N*-metil-4-fenildi-hidropiridina (MPDP+), que se difunde através das membranas da glia e então sofre oxidação não enzimática e redução ao metabólito ativo *N*-metil-4-fenilpiridínio (MPP+). Transportadores da membrana plasmática que agem normalmente para terminar a ação de monoaminas removendo-as das sinapses captam MPP+. O MPP+ internalizado inibe a fosforilação oxidante pela interação com o complexo I da cadeia de transporte de elétrons mitocondrial. Isso inibe a produção de ATP e reduz o metabolismo do oxigênio molecular, possibilitando aumento da formação de peróxido, radicais hidroxila e radicais superóxido que reagem com lipídeos, proteínas e ácidos nucleicos que causam lesão celular. A favor de um papel para disfunção mitocondrial e dano oxidante na patogênese da doença de Parkinson, está a evidência de que o inseticida rotenona, que inibe o complexo I mitocondrial, produz parkinsonismo em animais com degeneração de neurônios dopaminérgicos nigroestriados e inclusões citoplasmáticas que se assemelham a corpos de Levy. A exposição ao paraquat, um herbicida comum que é estruturalmente semelhante a MPP⁺ e também inibe o complexo I, pode levar à degeneração seletiva de neurônios dopaminérgicos e agregação de α-sinucleína. Além disso, a deficiência de atividade do complexo I tem sido observada em linhas celulares derivadas de pacientes com doença de Parkinson, e uma variante genética de NADH desidrogenase 3 no complexo I está associada com um risco reduzido da doença em indivíduos brancos. Assim, alterações na atividade do complexo I mitocondrial parecem desempenhar um papel importante na patogênese da doença de Parkinson.

As razões pelas quais neurônios dopaminérgicos parecem seletivamente vulneráveis à inibição do complexo I não são claras. Embora controvertidas, algumas evidências sugerem que a dopamina pode promover neurotoxicidade. A adição de dopamina exógena é tóxica para neurônios em cultura. A dopamina sofre auto-oxidação para gerar radicais superóxido ou é metabolizada por monoaminoxidase para gerar peróxido de hidrogênio. A superóxido dismutase catalisa a conversão de superóxido em H_2O_2, que é convertido por glutationa peroxidase e catalase em água. Contudo, H_2O_2 também pode reagir com ferro ferroso para formar radicais hidroxila altamente reativos. Assim, a dopamina dentro de neurônios dopaminérgicos pode prover uma fonte de espécies reativas de oxigênio que, quando acoplada à função reduzida do complexo I, pode promover morte celular.

Aproximadamente 5% dos casos de doença de Parkinson são familiares. Estudos genéticos têm identificado mutações causadoras em cinco genes que fornecem informações importantes sobre vias moleculares envolvidas na doença. Esses genes incluem os genes para α-sinucleína (*PARK1*), parkina (*PARK2*), DJ-1 (*PARK7*), ubiquitina-C-hidrolase-L1 (*PARK5*), quinase 1 (*PINK1*) induzida por PTEN (homólogo à fosfatase e tensina deletado no cromossomo 10) e quinase 2 de repetição rica em leucina (*LRRK2*).

Mutações no gene para α-sinucleína no cromossomo 4q21-23 causam doença de Parkinson autossômica dominante. Mesmo na doença esporádica, α-sinucleína é o maior fator de risco genético isolado. Alfa-sinucleína é encontrada em terminais nervosos próximos de vesículas sinápticas. Sua função normal não é conhecida. A superexpressão de α-sinucleína humana não mutante em camundongos transgênicos resulta na formação de corpos de Levy, terminais dopaminérgicos reduzidos no estriado e desempenho motor deficiente devido à formação de complexos anormais na sinapse com proteínas SNARE. Triplicação genômica de α-sinucleína levando à superexpressão foi documentada em uma família humana com doença de Parkinson autossômica dominante. Isso sugere que é a produção de inclusões neuronais contendo α-sinucleína, em vez de uma mudança na função da α-sinucleína, que contribui para a degeneração de neurônios dopaminérgicos. Curiosamente, camundongos sem α-sinucleína são resistentes aos efeitos tóxicos da MPTP inibidora de complexo I, sugerindo que a disfunção mitocondrial gera um ambiente que favorece a agregação de α-sinucleína e a neurodegeneração.

Proteínas maldobradas, danificadas ou desmontadas geralmente são degradadas por um processo envolvendo ligação covalente de ubiquitina. Ubiquitina é uma proteína de 76 resíduos que marca proteínas para processamento por um complexo proteolítico (**proteossomo**). Uma mutação *missense* em um componente do sistema ubiquitina-proteossomo, hidrolase L1 da carboxiterminal da ubiquitina, foi encontrada em uma família com doença de Parkinson autossômica dominante. Mutações na *parkina* no cromossomo 6q25 têm sido identificadas em casos de parkinsonismo juvenil autossômico recessivo. *Parkina* é uma ligase E3 de ubiquitina que catalisa a adição de ubiquitina a proteínas específicas para marcá-las para degradação. Mutações conhecidas causam perda de função, que presumivelmente leva a uma perturbação da degradação de proteínas. Entretanto, a maioria dos pacientes com mutações de *parkina* não tem corpos de Levy, sugerindo que outros mecanismos, como o estresse oxidante, causam neurodegeneração nesses pacientes. A favor desse mecanismo, há o achado de que mutantes de *Drosophila* que não têm *parkina* mostram patologia de mitocôndrias.

A forma genética mais comum da doença de Parkinson foi descoberta recentemente. Mutações na enzima glucocerebrosidase (GCase) são responsáveis por 3% dos casos de doença de Parkinson esporádica e 25% dos casos de doença de Parkinson de início juvenil. Essa enzima está envolvida no processamento lisossômico. A atividade enzimática está reduzida em 58% na substância negra de pacientes heterozigotos e 33% mais baixa em pacientes com doença de Parkinson esporádica. A inibição dessa enzima leva ao acúmulo de α-sinucleína, que leva à inibição adicional da enzima.

PONTO DE CHECAGEM

32. Quais são os aspectos clínicos do parkinsonismo?
33. Quais são as causas dessa síndrome?
34. Quais são os dois principais mecanismos propostos para explicar a fisiopatologia da doença de Parkinson?

MIASTENIA GRAVE

Apresentação clínica

Miastenia grave é um distúrbio autoimune da transmissão neuromuscular. As principais manifestações clínicas são fadiga flutuante e fraqueza, que melhoram depois de um período de repouso e da administração de inibidores da acetilcolinesterase. Músculos com unidades motoras pequenas, como os músculos oculares, são afetados mais frequentemente. Os músculos da orofaringe, flexores e extensores do pescoço, proximais dos membros e eretores da coluna são envolvidos com frequência menor. Em casos graves, todos os músculos são fracos, inclusive o diafragma e os músculos intercostais, e a insuficiência respiratória pode resultar em morte.

Cerca de 5% dos pacientes têm hipertireoidismo coexistente. Artrite reumatoide, lúpus eritematoso sistêmico e polimiosite também são mais comuns em pacientes com miastenia grave que na população geral, e até 30% dos pacientes têm um parente materno com um distúrbio autoimune. Essas

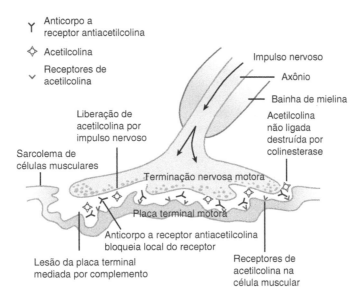

FIGURA 7-30 Patogênese da miastenia grave. Acetilcolina liberada no terminal do nervo pelo impulso nervoso normalmente liga-se a receptores de acetilcolina. Isso evoca o potencial de ação no músculo. Na miastenia grave, o anticorpo a receptor antiacetilcolina liga-se ao receptor de acetilcolina e inibe a ação da acetilcolina. O anticorpo ligado evoca destruição da placa terminal imunomediada. (Redesenhada, com permissão, de Chandrasoma P et al., eds. *Concise Pathology*, 3rd ed. Publicada originalmente por Appleton & Lange. Copyright © 1998 por The McGraw-Hill Companies, Inc.)

associações sugerem que pacientes com miastenia grave compartilham uma predisposição genética a doenças autoimunes.

Patologia e patogênese

A principal anormalidade estrutural na miastenia grave é uma simplificação da região pós-sináptica da sinapse neuromuscular. A placa terminal muscular mostra fendas sinápticas esparsas, rasas e anormalmente largas ou ausentes. Em contrapartida, o número e o tamanho das vesículas pré-sinápticas são normais. Conjuntos disseminados de linfócitos, alguns dentro da vizinhança de placas terminais motoras, podem estar presentes. IgG e o componente C3 do complemento estão presentes na membrana pós-sináptica.

Estudos eletrofisiológicos indicam que a membrana pós-sináptica tem uma resposta diminuída à acetilcolina aplicada. Estudos com α-bungarotoxina marcada com iodo 125, que se liga com alta afinidade a AChRs de músculo nicotínico, mostram uma diminuição de 70 a 90% do número de receptores por placa terminal em músculos afetados. Anticorpos circulantes ao receptor estão presentes em 90% dos pacientes, e o distúrbio pode ser transferido passivamente a animais pela administração de IgG de pacientes afetados. Além disso, a imunização com proteína AChR de músculos pode produzir miastenia em animais experimentais. Os anticorpos bloqueiam a ligação de acetilcolina e a ativação do receptor (Figura 7-30). Além disso, os anticorpos fazem ligação cruzada com moléculas de receptor, aumentando a internalização e a degradação de receptores. O anticorpo ligado também ativa a destruição mediada por complemento da região pós-sináptica, resultando em simplificação da placa terminal. Muitos pacientes que não têm anticorpos a AChR têm autoanticorpos contra o receptor músculo-específico tirosina-quinase (MuSK), que é um mediador importante da aglomeração de AChR na placa terminal. Esses anticorpos inibem a aglomeração de receptores em cultura de células musculares.

Durante a estimulação repetitiva de um nervo motor, o número de quanta liberado do terminal nervoso declina com estímulos sucessivos. Normalmente, isso não causa prejuízo clínico algum, porque um número suficiente de canais de AChR está aberto pelo nível reduzido de neurotransmissor. Contudo, na miastenia grave, em que há uma deficiência do número de receptores funcionais, a transmissão neuromuscular falha em níveis mais baixos de liberação de quanta. Eletrofisiologicamente, isso é mensurado como um declínio em decrementos no potencial de ação muscular composto durante a estimulação repetitiva de um nervo motor. Clinicamente, isso se manifesta por fadiga muscular, com atividade mantida ou repetida.

O tratamento tem reduzido a taxa de mortalidade de aproximadamente 30% para 5% na miastenia grave generalizada. As duas estratégias básicas para tratamento, oriundas do conhecimento da patogênese, são aumentar a quantidade de acetilcolina na junção neuromuscular e inibir a destruição imunomediada de AChRs.

Pelo impedimento do metabolismo da acetilcolina, os inibidores da colinesterase podem compensar o declínio normal de neurotransmissor liberado durante a estimulação repetida. A terapia com inibidores da colinesterase também pode causar um aumento paradoxal da fraqueza conhecido como **crise colinérgica**. Isso é devido a um excesso de acetilcolina. Em nível molecular, a ligação de acetilcolina primeiramente abre os canais catiônicos nicotínicos, mas com a exposição continuada ao agonista, os canais se dessensibilizam e fecham novamente. Os canais dessensibilizados recuperam sua sensibilidade à acetilcolina somente depois que o neurotransmissor é removido. A remoção da acetilcolina é prejudicada quando

174 Fisiopatologia da Doença

a atividade de colinesterase é inibida. Isso pode resultar em bloqueio de despolarização da neurotransmissão semelhante ao efeito do agente paralisador despolarizante succinilcolina, ou a inseticidas organofosforados e gases nervosos que inibem acentuadamente a acetilcolinesterase. Portanto, a dose de inibidores da colinesterase precisa ser regulada cuidadosamente para reduzir a miastenia, mas evitar uma crise colinérgica.

Plasmaférese, corticosteroides e fármacos imunossupressores são efetivos em reduzir níveis de autoanticorpo a AChRs e suprimir a doença. Acredita-se que o timo desempenhe um papel importante na patogênese da doença por suprir células T auxiliares sensibilizadas contra proteínas tímicas que fazem reação cruzada com AChRs. Na maioria dos pacientes com miastenia grave, o timo é hiperplásico, e 10 a 15% têm timomas. Timectomia está indicada se um timoma é suspeitado. Em pacientes com miastenia generalizada sem timoma, a timectomia induz remissão em 35% e melhora os sintomas em outros 45% de pacientes.

Para pacientes com miastenia grave negativa para anticorpo AChR que testam positivos para anticorpo MuSK, os aspectos clínicos e o tratamento são diferentes. Os pacientes tendem a ser mulheres mais jovens com fraqueza bulbar, e atrofia muscular é observada frequentemente, em particular na língua, tornando difícil a diferenciação de doença do neurônio motor. Resultados de estudos de estimulação repetitiva e de EMG de fibra única nos membros muitas vezes são normais, necessitando de estudos faciais para realizar um diagnóstico. Inibidores da colinesterase com frequência fazem esses pacientes piorarem, mas a troca de plasma é muito efetiva, assim como a terapia imunossupressora menos convencional. A timectomia não é claramente benéfica nessa população.

Finalmente, há pacientes de miastenia grave sem anticorpos para AChR nem MuSK, designados como pacientes soronegativos duplos. Recentemente, um novo anticorpo foi encontrado em 50% desses pacientes. Anticorpos à proteína 4 relacionada com lipoproteína (LRP4), que é o receptor do complexo MuSK que liga agrina, interrompem a aglomeração de AChR induzida por agrina, causando os sintomas da doença. A apresentação clínica desses pacientes é semelhante à daqueles com miastenia grave-AChR sem timoma.

> ### PONTO DE CHECAGEM
>
> 35. Qual é a apresentação clínica da miastenia grave?
> 36. O que causa esse distúrbio?
> 37. Qual é a fisiopatologia dos sintomas na miastenia grave?

EPILEPSIA

Apresentação clínica

Convulsões são distúrbios paroxísticos da função cerebral causados por uma descarga sincrônica anormal de neurônios corticais. As epilepsias constituem um grupo de distúrbios caracterizados por convulsões recorrentes. Aproximadamente 0,6%

TABELA 7-2   Classificação simplificada das convulsões

I. Parciais (convulsões focais)
A. Convulsões parciais simples com sintomas motores, sensoriais, psíquicos ou autonômicos
B. Convulsões parciais complexas
C. Convulsões parciais com generalização secundária
II. Convulsões generalizadas
A. Crises de ausência
B. Convulsões tonicoclônicas
C. Outras (mioclônicas, tônicas, clônicas, atônicas)

das pessoas nos Estados Unidos sofre de convulsões recorrentes, e a epilepsia idiopática é responsável por mais de 75% de todos os distúrbios convulsivos. Em algumas formas de epilepsia idiopática, uma base genética é aparente. Outras formas são secundárias à lesão encefálica por acidente vascular, trauma, lesão expansiva ou infecção. Cerca de dois terços dos casos novos surgem em crianças, e a maioria desses casos é idiopática ou causada por trauma. Em contrapartida, convulsões ou epilepsia com início na vida adulta são devidas mais frequentemente a lesões encefálicas subjacentes ou causas metabólicas.

As convulsões são classificadas por dados comportamentais e eletrofisiológicos (Tabela 7-2). **Convulsões tonicoclônicas generalizadas** são ataques caracterizados por perda súbita de consciência seguida rapidamente por contração tônica de músculos, causando extensão de membros e arqueamento das costas. A fase tônica dura de 10 a 30 segundos e é seguida por uma fase clônica de abalos dos membros. Os abalos aumentam em frequência até um pico depois de 15 a 30 segundos; então, ficam mais lentos gradualmente por outros 15 a 30 segundos. Depois disso, o paciente permanece inconsciente por vários minutos. Quando a consciência é recuperada, há um período de confusão pós-ictal, com duração de vários minutos. Em pacientes com convulsões recorrentes ou uma anormalidade estrutural ou metabólica, a confusão pode persistir por algumas horas. Anormalidades focais podem estar presentes ao exame neurológico durante o período pós-ictal. Tais achados sugerem uma lesão focal do encéfalo, requerendo estudo laboratorial e radiológico adicional.

Convulsões de ausência típicas têm início na infância e, geralmente, regridem na vida adulta. As convulsões são caracterizadas por breves lapsos de consciência durante vários segundos, sem perda de postura. Esses ataques podem estar associados a piscar das pálpebras, movimentos leves da cabeça ou abalos curtos de músculos dos membros. Imediatamente após a convulsão, o paciente está totalmente alerta. As crises podem ocorrer várias vezes durante o dia e prejudicar o desempenho escolar. O eletrencefalograma (EEG) mostra sequências características de pontas e ondas a uma frequência de três por segundo, particularmente depois de hiperventilação (Figura 7-31). O distúrbio é transmitido como um traço autossômico dominante com dominância incompleta.

Algumas formas de epilepsia causam convulsões com somente uma fase tônica ou clônica. Em outras, a convulsão se ma-

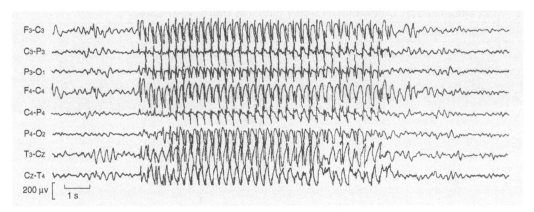

FIGURA 7-31 EEG de um paciente com convulsões de ausência (pequeno mal) típicas, mostrando uma descarga de atividade generalizada ponta-onda de 3 Hz (centro do registro) que é bilateralmente simétrica e bissincrônica. As derivações com números ímpares indicam colocações dos eletrodos sobre o lado esquerdo da cabeça; números pares, aquelas sobre o lado direito. (Redesenhada, com permissão, de Greenberg DA et al., eds. *Clinical Neurology*, 8th ed. McGraw-Hill, 2012.)

nifesta por perda súbita do tono muscular (convulsões atônicas). Na epilepsia mioclônica, ocorrem contrações súbitas e rápidas dos músculos. Convulsões mioclônicas são encontradas em certas doenças neurodegenerativas, ou depois de lesão encefálica difusa, como ocorre durante isquemia cerebral global.

As convulsões focais são causadas por doença focal do encéfalo. Portanto, em geral, os pacientes com convulsões simples ou discognitivas focais devem ser investigados para lesões encefálicas subjacentes. As **convulsões focais simples** iniciam-se com fenômenos motores, sensoriais, visuais, psíquicos ou autonômicos, a depender da localização do foco convulsivo. A consciência é preservada, a menos que a descarga convulsiva se dissemine para outras áreas, produzindo uma convulsão tonicoclônica (**generalização secundária**). As **convulsões discognitivas focais** são caracterizadas pelo início súbito de déficit de consciência com movimentos estereotipados, coordenados e involuntários (**automatismos**). Imediatamente antes da deficiência de consciência, pode haver uma aura consistindo em sensações abdominais incomuns, alucinações olfatórias ou sensoriais, medo inexplicável ou ilusões de familiaridade (*déjà vu*). As convulsões geralmente duram de 2 a 5 minutos e são seguidas por confusão pós-ictal. Generalização secundária pode acontecer. O foco convulsivo geralmente fica no lobo temporal ou frontal.

Patogênese

Atividade neuronal normal ocorre de maneira não sincronizada, com grupos de neurônios inibidos e excitados sequencialmente durante a transferência de informações entre áreas encefálicas diferentes. As convulsões ocorrem quando neurônios são ativados de maneira simultânea. O tipo de convulsão depende da localização da atividade anormal e do padrão de disseminação a partes diferentes do encéfalo.

Descargas em ponta interictais são observadas frequentemente em registros de EEG de pacientes epilépticos, e se devem à despolarização sincrônica de um grupo de neurônios em uma área anormalmente excitável do encéfalo. Experimentalmente, isso é conhecido como **desvio despolarizante paroxístico** e é seguido por um potencial subsequente hiperpolarizante, que é o correlato celular da onda lenta que se segue a descargas em ponta no EEG. O desvio é produzido por correntes despolarizantes geradas em sinapses excitadoras e por influxo subsequente de sódio ou cálcio por meio de canais com portão de voltagem.

Normalmente, neurônios excitadores descarregando ativam interneurônios inibidores próximos que suprimem a atividade da célula em descarga e suas vizinhas. A maioria das sinapses inibidoras utiliza o neurotransmissor GABA. Correntes de potássio com portão de voltagem e cálcio-dependentes também são ativadas no neurônio em descarga para suprimir excitabilidade. Além disso, a adenosina gerada a partir do trifosfato de adenosina (ATP) liberado durante a excitação suprime adicionalmente a excitação neuronal por ligação a receptores de adenosina presentes em neurônios próximos. A interrupção desses mecanismos inibidores por alterações nos canais iônicos, ou por lesão de neurônios inibidores e sinapses, pode possibilitar o desenvolvimento de um foco convulsivo. Além disso, grupos de neurônios podem se tornar sincronizados se circuitos excitadores locais forem ampliados por reorganização de redes neurais após lesão encefálica.

A disseminação de uma descarga local acontece por uma combinação de mecanismos. Durante o desvio despolarizante paroxístico, potássio extracelular se acumula, despolarizando neurônios próximos. A frequência aumentada de descargas amplia o influxo de cálcio para dentro de terminações nervosas, aumentando a liberação de neurotransmissor em sinapses excitadoras por um processo conhecido como **potenciação pós-tetânica**. Isso envolve influxo aumentado de cálcio por meio de canais com portão de voltagem e por meio do subtipo *N*-metil-D-aspartato (NMDA) de canais iônicos com portão de receptor de glutamato. Pelos canais com portão de receptor NMDA passam preferencialmente íons cálcio, mas são relativamente quiescentes durante a transmissão sináptica normal, porque são bloqueados por íons magnésio. O bloqueio por magnésio é aliviado por despolarização. Em contrapartida, o efeito da neurotransmissão sináptica inibidora parece diminuir com estimulação de alta frequência. Isso pode ser devido, em parte, à dessensibilização rápida de receptores GABA

176 Fisiopatologia da Doença

TABELA 7-3   Mecanismos de ação conhecidos de alguns fármacos anticonvulsivantes

Fármaco	Indicações principais	Mecanismos de ação
Fenitoína	Convulsões tonicoclônicas generalizadas e parciais	Inibição de canais de sódio e cálcio com portões de voltagem
Carbamazepina	Convulsões tonicoclônicas generalizadas e parciais	Inibição de canais de sódio e cálcio com portões de voltagem
Fenobarbital	Convulsões tonicoclônicas generalizadas e parciais	Ampliação da função do receptor $GABA_A$
Valproato	Convulsões tonicoclônicas generalizadas, ausência, convulsões mioclônicas e parciais	Aumento dos níveis de GABA por inibição de semialdeído succínico desidrogenase
Etossuximida	Convulsões de ausência	Inibição de canais de cálcio com portão de voltagem (tipo T) de baixo limiar
Felbamato	Convulsões tonicoclônicas generalizadas e parciais	Antagonista de receptores de glutamato subtipo NMDA; aumento da ação do GABA em receptores $GABA_A$
Lamotrigina	Convulsões tonicoclônicas generalizadas e parciais	Inibição de canais de sódio com portão de voltagem
Vigabatrina	Convulsões parciais e secundariamente generalizadas	Aumento dos níveis de GABA por inibição de GABA transaminase
Tiagabina	Convulsões parciais	Aumento dos níveis de GABA por inibição da captação de GAB_A

em altas concentrações de GABA liberado. O efeito resultante dessas mudanças é recrutar neurônios vizinhos para uma descarga sincrônica e causar uma convulsão.

Na epilepsia secundária, perda de circuitos inibidores e brotamento de fibras de neurônios excitadores parecem ser importantes para a geração de um foco convulsivo. Em várias das epilepsias idiopáticas, estudos genéticos têm identificado mutações em canais iônicos. Por exemplo, convulsões neonatais familiares benignas têm sido ligadas a mutações em dois canais de K^+ homólogos com portão de voltagem: KCNQ2, codificado por um gene no cromossomo 20q13.3, e KCNQ3, codificado por um gene no cromossomo 8q24. Duas formas de epilepsia generalizada associada com convulsões febris têm sido ligadas a mutações em subunidades de canal de Na^+ com portão de voltagem. Outra condição rara, a epilepsia do lobo frontal noturna autossômica dominante, está associada com mutações no cromossomo 20q13.2 no gene para a subunidade α4 de receptores colinérgicos nicotínicos neuronais. Finalmente, um estudo de associação com amplitude do genoma em epilepsia generalizada idiopática revelou as primeiras variantes comuns de risco genético. Essas variantes foram encontradas em genes com vias largamente desconhecidas: *CHRM3, VRK2, ZEB2, PNPO* e *SCN1A*.

Modelos animais têm fornecido pistas para a patogênese das convulsões de ausência. As convulsões de ausência se originam de descargas talâmicas sincrônicas que são mediadas por ativação de correntes de cálcio de baixo limiar (correntes T ou "transitórias") em neurônios talâmicos. O anticonvulsivante etossuximida bloqueia canais T e suprime convulsões de ausência em seres humanos. Os canais T têm maior probabilidade de serem ativados depois da hiperpolarização da membrana celular. A ativação de receptores $GABA_B$ hiperpolariza neurônios talâmicos e facilita a ativação de canais T. Camundongos letárgicos (lh/lh) demonstram crises de ausência frequentes acompanhadas por descargas ponta-onda de 5 a 6 Hz no EEG, e respondem a fármacos usados na epilepsia de ausência humana. Uma mutação isolada em um gene no cromossomo 2 resulta nesse distúrbio autossômico recessivo. Há um aumento do número de receptores $GABA_B$ no córtex cerebral nesses camundongos, e o agonista $GABA_B$, baclofeno, piora as convulsões, ao passo que antagonistas as aliviam. Isso sugere que a regulação anormal da função ou a expressão de receptor $GABA_B$ pode ser importante na patogênese das convulsões de ausência. Isso é apoiado pelo achado de que γ-hidroxibutirato, que causa alterações comportamentais e eletrencefalográficas semelhantes às observadas durante crises de ausência, ativa receptores $GABA_B$, e que agonistas $GABA_B$ aumentam e antagonistas $GABA_B$ diminuem descargas ponta-onda em ratos geneticamente suscetíveis a convulsões de ausência (ratos GAERS).

Os alvos principais para os anticonvulsivantes disponíveis atualmente são (1) canais iônicos com portão de voltagem que estão envolvidos na geração de potenciais de ação e na liberação de neurotransmissores, e (2) canais com portão de ligante que modulam excitação e inibição sináptica. Muitos agentes atuam por mais de um mecanismo. Vários anticonvulsivantes e alguns de seus mecanismos de ação presumidos estão listados na Tabela 7-3.

PONTO DE CHECAGEM

38. Qual é a apresentação clínica dos principais tipos de convulsões?

39. Quais são os distúrbios que levam à epilepsia secundária e quais alterações na estrutura do encéfalo levam à epilepsia secundária?

40. Que tipos de mutações têm sido associados com epilepsias idiopáticas?

DEMÊNCIA E DOENÇA DE ALZHEIMER

1. Aspectos clínicos de demência

Demência é um declínio adquirido da função intelectual que resulta em perda da independência social. Há prejuízo da memória e de pelo menos uma outra área de função cortical, como linguagem, cálculo, orientação espacial, tomada de decisão, julgamento e raciocínio abstrato. Ao contrário de pacientes que apresentam estado de confusão, os sintomas progridem ao longo de meses a anos, e o estado de alerta é preservado até os estágios muito tardios da doença. Demência afeta 5 a 20% das pes-

TABELA 7-4   Causas principais de demência
Doença de Alzheimer (> 50% dos casos)
Múltiplos infartos cerebrais
Demência com corpos de Lewy
Alcoolismo
Hidrocefalia de pressão normal (ou comunicante)
Neoplasias primárias ou metastáticas do SNC
Demência frontotemporal
Doença de Parkinson
Doença de Huntington
Doença de Pick
Doenças por príons (p. ex., doença de Creutzfeldt-Jakob)
Neurossífilis
Infecção por HIV
Hipotireoidismo
Deficiência de vitaminas B_{12}, B_6, B_1 ou niacina
Meningite crônica
Hematoma subdural

soas com idade superior a 65 anos, e, embora não faça parte do envelhecimento normal, sua incidência aumenta com a idade. As causas mais comuns, que estão listadas na Tabela 7-4, são responsáveis por quase 90% dos casos. Causas tratáveis são importantes de reconhecer e incluem hipotireoidismo, deficiência de vitamina B_{12}, neurossífilis, tumor encefálico, hidrocefalia de pressão normal (comunicante) e hematoma subdural crônico. Além disso, embora incurável, a demência associada com infecção por HIV pode ser retardada pelo tratamento antirretroviral. Cerca de 10 a 15% dos pacientes encaminhados para avaliação de demência sofrem de depressão ("**pseudodemência**"), que também pode responder ao tratamento.

A doença vascular encefálica é a segunda causa mais comum de demência (depois de Alzheimer). A demência resulta de múltiplos infartos no território de vasos cerebrais importantes (**demência por múltiplos infartos**) ou de infartos subcorticais nas distribuições de arteríolas penetrantes profundas (**estado lacunar, doença de Binswanger, encefalopatia arteriosclerótica subcortical**). Geralmente, há uma história de progressão escalonada de déficits neurológicos, sinais focais ao exame neurológico e múltiplos infartos nos estudos de imagem do encéfalo. Os pacientes muitas vezes apresentam uma história de hipertensão ou outros fatores de risco para aterosclerose.

Intoxicação crônica por drogas frequentemente é listada como uma causa de demência, mas na verdade produz um estado de confusão. A existência de demência induzida por álcool é controversa. Embora estudos em animais e cultura de células forneçam evidências para um efeito neurotóxico direto do álcool, a demência em pacientes alcoólatras também resulta de deficiência nutricional associada, de traumatismo craniano recorrente e (raramente) de degeneração hepatocerebral adquirida, uma complicação de insuficiência hepática crônica causada por cirrose alcoólica.

2. Doença de Alzheimer
Aspectos clínicos

A doença de Alzheimer é a causa mais comum de demência e é responsável por mais de 50% dos casos. É um distúrbio lentamente progressivo que segue um curso de 5 a 10 anos e, normalmente, começa com deficiência de aprendizado e memória recente. Anomia, afasia e acalculia finalmente se desenvolvem, causando perda de emprego e incapacidade de administrar finanças. Os pacientes sofrem de desorientação espacial, se perdendo facilmente, e apraxias levam à dificuldade ao cozinhar, com a limpeza e com autocuidados. Pode ser manifestado um distúrbio da marcha do lobo frontal, com passos curtos arrastados, postura fletida, dificuldade de girar e uma tendência de cair para trás (**retropropulsão**) semelhante à observada na doença de Parkinson. Em estágios mais tardios, a graça social é perdida, e sintomas psiquiátricos como paranoia, alucinações e ilusões podem aparecer. Tratamentos com inibidores de colinesterase como donepezila, rivastigmina e galantamina podem auxiliar, por alguns anos, a melhorar a memória, mas, finalmente, a degeneração neuronal progride e essas medicações não são mais efetivas. Pacientes com doença terminal são confinados ao leito, mudos e incontinentes.

Patologia

A patologia da doença de Alzheimer é caracterizada por placas neuríticas extracelulares no córtex cerebral e nas paredes dos vasos sanguíneos meníngeos e cerebrais (Figura 7-32). Essas placas contêm um núcleo denso de material amiloide rodeado por neuritos (axônios, dendritos), astrócitos reativos e micróglia. Outras alterações estruturais incluem a formação de emaranhados neurofibrilares intraneuronais, perda neuronal e sináptica, astrocitose reativa e proliferação da micróglia. Existe controvérsia quanto a quais aspectos são mais relacionados com a patogênese da doença. A formação de placas neuríticas é particularmente característica para doença de Alzheimer, mas há pouca evidência de que o curso ou o início da doença se correlacionem com o número de placas. Emaranhados neuro-

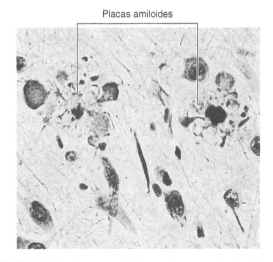

FIGURA 7-32 Placas amiloides no córtex cerebral na doença de Alzheimer.

178 Fisiopatologia da Doença

fibrilares são filamentos helicoidais pareados compostos por uma forma hiperfosforilada da proteína microtubular tau. Eles não são específicos para doença de Alzheimer e ocorrem em vários outros distúrbios neurodegenerativos. Em geral, todas as alterações patológicas são mais proeminentes no hipocampo, córtex entorrinal, córtex de associação e prosencéfalo basal, e são responsáveis pelos sintomas iniciais de perda de memória e distúrbio de funções corticais mais altas, com preservação da função sensorial e motora primária até posterior evolução.

Fisiopatologia

A. Peptídeo-β amiloide – a principal proteína nas placas neuríticas é o **peptídeo-β amiloide (Aβ)**, que é derivado proteoliticamente de uma proteína de membrana, a **proteína precursora β-amiloide (APP)** codificada por um gene no cromossomo 21q21.3-22.05. APP interage com a matriz extracelular e dá suporte ao crescimento de neuritos em culturas de neurônios. A evidência genética implica Aβ na patogênese da doença de Alzheimer. Quase todos os pacientes com trissomia 21 (síndrome de Down) desenvolvem alterações patológicas indistinguíveis daquelas observadas na doença de Alzheimer, sugerindo que ter uma cópia aumentada do gene *APP* eleva o metabolismo de APP para Aβ. Cerca de 10% dos casos de doença de Alzheimer são familiares, com início precoce (antes da idade de 65 anos) e herança autossômica dominante. Em aproximadamente 5% dessas famílias, a doença de Alzheimer está ligada fortemente a mutações *missense* flanqueando imediatamente a sequência Aβ no gene *APP*. Camundongos transgênicos expressando APP humano com essas mutações mostram níveis elevados de Aβ, anormalidades comportamentais e placas neuríticas. As mutações APP resultam na produção aumentada de todas as formas de Aβ ou, principalmente, na forma longa com 42 aminoácidos, $A\beta_{42}$, que se autoagrega e promove formação de placas. Aβ é tóxica para neurônios cultivados e estimula a produção de citocinas a partir de células da micróglia. Aβ também desencadeia a liberação de glutamato por células da glia e pode lesionar neurônios por meio de excitotoxicidade. Esta evidência liga a produção aumentada de Aβ, particularmente $A\beta_{42}$, à doença de Alzheimer, e sugere que Aβ causa a neurodegeneração. Camundongos transgênicos que expressam formas mutantes de APP humano familiar desenvolvem disfunção sináptica antes do depósito de placas, indicando que formas difusíveis de Aβ são neurotóxicas, o que pode explicar por que o número de placas e a gravidade da doença se correlacionam mal.

B. Presenilinas – as vias enzimáticas que regulam formação de Aβ são áreas críticas atuais de pesquisa que podem levar a novos tratamentos. Algumas pistas são provenientes da análise de famílias adicionais com doença de Alzheimer. APP é clivado no aminoterminal da sequência Aβ pela protease ancorada na membrana BACE, ou enzima clivadora da proteína precursora de β-amiloide, que é também conhecida como betassecretase. Essa clivagem gera um fragmento de carboxiterminal com 99 aminoácidos. Uma segunda atividade enzimática denominada γ-secretase cliva este fragmento para liberar Aβ. Quase 70% dos casos familiares de doença de Alzheimer têm sido ligados a mutações *missense* no gene **PS-1/S182**, que codifica uma

proteína sete transmembrana (**presenilina 1**) no cromossomo 14q24.3. Outros 20% dos casos têm sido ligados a mutações em outro gene, *STM2* (**presenilina 2**), no cromossomo 1q31-42. As proteínas codificadas por esses genes são 67% idênticas em sequência de aminoácidos e, presumivelmente, têm funções semelhantes. Evidências atuais indicam que as presenilinas são subunidades de γ-secretase, porque camundongos mutantes que não têm uma das presenilinas mostram função reduzida de γ-secretase, e mutações projetadas para inibir a função prevista de aspartil protease das presenilinas eliminam a atividade da γ-secretase. Variantes mutantes de presenilina associadas com a doença de Alzheimer familiar aumentam a produção de $A\beta_{42}$. Isso sugere que essas mutações produzem doença de Alzheimer por alterar seletivamente a atividade de γ-secretase em favor da produção da forma de A mais longa produtora de amiloide. Além disso, a γ-secretase é importante para processar proteínas Notch e outras substâncias críticas para a função neuronal, e camundongos deficientes em presenilinas mostram deficiências na memória espacial e plasticidade sináptica. Assim, a deficiência de γ-secretase pode contribuir para neurodegeneração em pacientes com mutações de presenilina.

C. Apolipoproteína E – a maioria dos pacientes com doença de Alzheimer tem mais de 60 anos de idade, e em cerca de 50% desses pacientes a isoforma e4 de **apolipoproteína E (apoE4)** tem sido identificada como um fator de risco. ApoE é uma proteína 34-kDa que medeia a ligação de lipoproteínas ao receptor de lipoproteína de baixa densidade (LDL) e à proteína relacionada com o receptor de LDL (LRP). Ela é sintetizada e secretada por astrócitos e macrófagos, e acredita-se que seja importante para mobilizar lipídeos durante o desenvolvimento normal do sistema nervoso e durante a regeneração de nervos periféricos após lesão. Há três isoformas principais (apoE2, apoE3 e apoE4), que se originam de alelos diferentes (e2, e3 e e4) de um só gene no cromossomo 19q13.2. O alelo e3 é o mais comum, responsável por cerca de 75% de todos os alelos, enquanto e2 e e4 dão conta de 10% e 15%, respectivamente. O alelo e4 está associado com risco aumentado e início mais precoce tanto da forma familiar quanto da esporádica da doença de Alzheimer de início tardio. Em contrapartida, a herança de e2 está associada com risco diminuído e início mais tardio. É importante notar que a doença de Alzheimer se desenvolve na ausência de e4, e também que muitas pessoas com e4 escapam da doença. Portanto, a genotipagem não é recomendada atualmente como um teste genético útil.

O mecanismo pelo qual alelos apoE alteram o risco de doença não é certo. Em neurônios cultivados, apoE3 aumenta o crescimento de neuritos na presença de lipoproteínas de densidade muito baixa, ao passo que apoE4 inibe o crescimento. Pacientes com Alzheimer que são homozigotos para o alelo e4 têm placas senis maiores e mais densas do que pacientes homozigotos para o alelo e3. ApoE é encontrada em placas neuríticas, e apoE4 prende Aβ mais prontamente que apoE3. Portanto, apoE4 pode facilitar a formação de placas ou reduzir a depuração de Aβ do tecido cerebral. Além disso, apoE entra nos neurônios e se liga à proteína tau associada com microtúbulos, que é o principal componente de emaranhados neurofibrilares. ApoE3 liga-se a tau muito mais avidamente que apoE4. A ligação de apoE3 a tau pode impedir a formação de emaranhados neurofibrilares e sustentar a montagem normal de microtúbulos necessária para o crescimento de neuritos.

> ### PONTO DE CHECAGEM
>
> 41. Quais são as causas tratáveis de demência?
> 42. Quais são os aspectos clínicos da doença de Alzheimer?
> 43. Em que proteínas há mutações associadas com formas familiares de doença de Alzheimer?
> 44. Qual é a associação entre apolipoproteína E e doença de Alzheimer?

ACIDENTE VASCULAR ENCEFÁLICO

Apresentação clínica

Acidente vascular encefálico (AVE) é uma síndrome clínica caracterizada pelo início súbito de um déficit neurológico focal que persiste por pelo menos 24 horas e é devido a uma anormalidade da circulação cerebral. É a terceira causa principal de morte nos Estados Unidos. A incidência de AVE aumenta com a idade e é mais alta em homens que em mulheres. Fatores de risco significativos incluem hipertensão, hipercolesterolemia, diabetes, fumo, consumo elevado de álcool e uso de contraceptivo oral. Avanços em neuroimagem têm tido um grande impacto no tratamento e em desfechos.

Fisiopatologia

A. Suprimento vascular

Os sintomas e sinais focais que resultam do AVE correlacionam-se com a área do encéfalo irrigada pelo vaso sanguíneo afetado. Os AVEs podem ser classificados em duas categorias principais com base na patogênese: AVE isquêmico e AVE hemorrágico (Tabela 7-5). No AVE isquêmico, a oclusão vascular interrompe o fluxo sanguíneo para uma região específica do encéfalo, produzindo um padrão bastante característico de déficits neurológicos resultantes da perda de funções controladas por aquela região. O padrão de déficits resultante de hemorragia é menos previsível porque depende da localização do sangramento e também de fatores que afetam a função de regiões do encéfalo distantes da hemorragia (p. ex., pressão intracraniana aumentada, edema encefálico, compressão de tecido encefálico vizinho e ruptura de sangue para dentro de ventrículos ou do espaço subaracnóideo).

B. Acidente vascular encefálico isquêmico

Os AVEs isquêmicos resultam de oclusão trombótica ou embólica de vasos cerebrais. Déficits neurológicos causados por oclusão de artérias grandes (Figura 7-33) resultam de isquemia focal à área do encéfalo suprida pelo vaso afetado (Figura 7-34) e produzem síndromes clínicas reconhecíveis (Tabela 7-6). Nem todos os sinais estão presentes em cada paciente, porque a extensão do déficit depende da presença de fluxo sanguíneo colateral, variações individuais na anatomia vascular, pressão arterial e localização exata da oclusão. A trombose geralmente envolve as artérias carótida interna, cerebral média ou basilar. Em geral, os sintomas evoluem por vários minutos, e podem ser precedidos por breves episódios de déficits focais reversíveis conhecidos como **ataques isquêmicos transitórios**. Êmbolos provenientes do coração, do arco aórtico ou das artérias carótidas geralmente ocluem a artéria cerebral média, porque ela transporta mais de 80% do fluxo sanguíneo para o hemisfério cerebral. Êmbolos que percorrem as artérias vertebral e basilar comumente se alojam no ápice da artéria basilar, ou em uma ou ambas as artérias cerebrais posteriores.

AVEs isquêmicos envolvendo oclusão de artérias pequenas ocorrem em localizações selecionadas, onde a perfusão depende de vasos pequenos que são artérias terminais. A maioria resulta de uma alteração degenerativa no vaso, descrita patologicamente como **lipo-hialinose**, que é causada por hipertensão crônica e predispõe à oclusão. Os vasos mais comumente envolvidos são as artérias lenticuloestriadas, que surgem da artéria cerebral média proximal e fazem a perfusão dos núcleos da base e da cápsula interna. Também comumente afetados são os pequenos ramos das artérias basilar e cerebral posterior que penetram no tronco cerebral e tálamo. A oclusão desses vasos forma áreas pequenas de dano tecidual conhecidas como **infartos lacunares**. Estes ocorrem normalmente no putame, no caudado, no tálamo, na ponte e na cápsula interna, e menos comumente na substância branca subcortical e no cerebelo. Os infartos lacunares produzem várias síndromes clínicas bem-estereotipadas. Os dois mais comuns são o AVE motor puro e o AVE sensorial puro. No AVE motor puro, o infarto ocorre geralmente dentro da cápsula interna ou da ponte contralateral ao lado fraco. No AVE sensorial puro, o infarto ocorre geralmente no tálamo contralateral.

Vários distúrbios vasculares, cardíacos e hematológicos podem causar isquemia encefálica focal (Tabela 7-7). A mais comum é **aterosclerose** das grandes artérias do pescoço e da base do encéfalo (Figura 7-35). Acredita-se que aterosclerose se origine de lesão das células endoteliais vasculares por insul-

---

TABELA 7-5 Classificação do AVE

AVE isquêmico
Oclusão trombótica
Vasos grandes (artérias cerebrais principais)
Vasos pequenos (AVE lacunar)
Oclusão venosa
Embólica
Artéria para artéria
Cardioembólica
AVE hemorrágico
Hemorragia intraparenquimatosa
Hemorragia subaracnóidea
Hemorragia subdural
Hemorragia epidural
Infarto isquêmico hemorrágico

180 Fisiopatologia da Doença

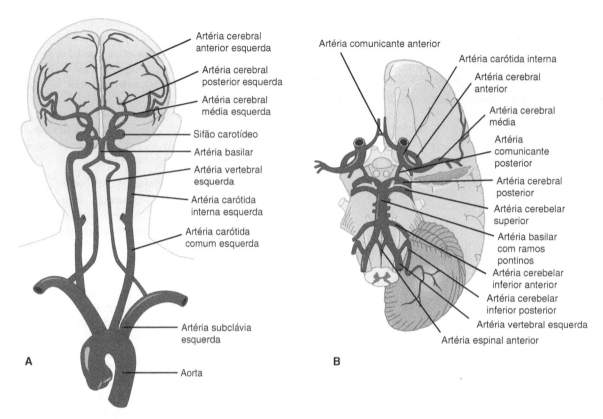

FIGURA 7-33 Artérias cerebrais maiores. **A:** visão anterior. **B:** visão inferior mostrando o círculo de Willis e as principais artérias do tronco encefálico. (Redesenhada, com permissão, de Waxman SG. *Clinical Neuroanatomy*, 26th ed. McGraw-Hill, 2010.)

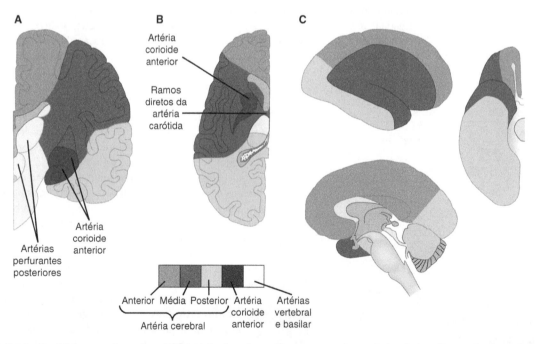

FIGURA 7-34 Territórios vasculares das artérias cerebrais maiores. **A:** corte coronal através do cérebro. **B:** corte horizontal do cérebro. **C:** suprimento vascular do córtex cerebral. (Redesenhada, com permissão, de Chusid JG. *Correlative Neuroanatomy and Functional Neurology*. 19th ed. Publicado originalmente por Appleton & Lange. Copyright © 1985 por The McGraw-Hill Companies, Inc.)

CAPÍTULO 7 Distúrbios do Sistema Nervoso **181**

TABELA 7-6   Territórios vasculares e aspectos clínicos no AVE isquêmico

Artéria	Território	Sintomas e sinais
Cerebral anterior	Córtex medial frontal e parietal, corpo caloso anterior	Paresia e perda sensorial da perna e do pé contralaterais
Cerebral média	Córtex lateral frontal, parietal, occipital e temporal e substância branca adjacente, caudado, putame, cápsula interna	Afasia (hemisfério dominante), negligência (hemisfério não dominante), perda hemissensorial contralateral, hemianopsia homônima, hemiparesia
Vertebral (cerebelar posterior inferior)	Bulbo, cerebelo inferior	Ataxia cerebelar ipsolateral, síndrome de Horner, perda sensorial cruzada, nistagmo, vertigem, soluços, disartria, disfagia
Basilar (inclusive cerebelar anterior inferior, cerebelar superior)	Mesencéfalo inferior, ponte, cerebelo superior e médio	Nistagmo, vertigem, diplopia, desvio torsional, paralisias do olhar, perda hemissensorial ou sensorial cruzada, disartria, hemi ou tetraparesia, ataxia cerebelar ipsolateral, síndrome de Horner, coma
Cerebral posterior	Território distal: córtex medial occipital e temporal e substância branca adjacente, corpo caloso posterior	Hemianopsia homônima contralateral, dislexia sem agrafia, alucinações e distorções visuais, defeito de memória, cegueira cortical (oclusão bilateral)
	Território proximal: mesencéfalo superior, tálamo	Perda sensorial, ataxia, paralisia do terceiro nervo, hemiparesia contralateral, paralisia vertical do olhar, desvio torsional, hemibalismo, coreoatetose, déficit de consciência

tos mecânicos, bioquímicos ou inflamatórios (ver Capítulo 11). A lesão endotelial estimula a adesão de monócitos e linfócitos circulantes que migram para dentro da parede do vaso e estimulam a proliferação de células musculares lisas e fibroblastos, o que leva à formação de uma placa fibrosa. As células endoteliais danificadas também fornecem um nicho para agregação e ativação de plaquetas. As plaquetas ativadas secretam fatores de crescimento que encorajam a proliferação adicional de músculo liso e fibroblastos. Finalmente, a placa pode aumentar para ocluir o vaso, ou pode romper, liberando êmbolos.

C. Acidente vascular encefálico hemorrágico

Hematomas epidurais e **subdurais** ocorrem normalmente como sequelas de traumatismo craniano. Hematomas epidurais se originam de dano a uma artéria, geralmente a artéria meníngea média, que pode ser rompida por uma pancada no osso temporal. O sangue disseca a dura-máter do cérebro e comprime o hemisfério subjacente. A perda de consciência inicial pelo trauma é devida à concussão e pode ser transitória. Os sintomas neurológicos então retornam poucas horas mais tarde, quando o hematoma exerce um efeito de lesão expansiva que pode ser grave o bastante para causar herniação do encéfalo (Figura 7-27). Os hematomas subdurais geralmente se originam de sangue venoso que vaza de veias corticais rotas transpondo o espaço subdural. Essas podem ser rotas por traumatismo relativamente leve, sobretudo em idosos. O sangue está sob baixa pressão e os sintomas resultantes do efeito de lesão expansiva podem não aparecer por vários dias.

Hemorragia subaracnóidea pode acontecer por traumatismo craniano, extensão de sangue a partir de outro compartimento para dentro do espaço subaracnóideo ou ruptura de um aneurisma arterial. A disfunção cerebral ocorre devido à pressão intracraniana aumentada, e por efeitos tóxicos mal-compreendidos do sangue subaracnóideo sobre o tecido do encéfalo e dos vasos cerebrais. A causa mais comum de hemorragia subaracnóidea espontânea (não traumática) é a ruptura de um **aneurisma em amora** (*berry*), que pode ser originário

de uma fragilidade congênita das paredes de vasos grandes na base do encéfalo. Os aneurismas tornam-se sintomáticos na idade adulta, geralmente depois da terceira década. A ruptura eleva subitamente a pressão intracraniana, o que pode interromper o fluxo sanguíneo cerebral e causar uma lesão concussiva generalizada. Isso resulta em perda de consciência em cerca de metade dos pacientes. Com hemorragias muito grandes, a isquemia encefálica global pode causar lesão encefálica grave e coma prolongado. Isquemia focal pode resultar posteriormente por vasospasmo de artérias no local da ruptura ou perto dela. Recorrência da hemorragia dentro dos primeiros poucos dias é uma complicação comum e, muitas vezes, fatal.

Hemorragia intraparenquimatosa pode resultar de elevações agudas da pressão arterial ou de uma variedade de distúrbios que enfraquecem os vasos. O hematoma resultante causa um déficit neurológico focal por compressão de estruturas adjacentes. Além disso, efeitos metabólicos do sangue extravasado perturbam a função do tecido encefálico circundante, e vasos próximos são comprimidos, causando isquemia local. Hipertensão crônica é o fator predisponente mais comum. Em pacientes hipertensos, pequenos **aneurismas de Charcot-Bouchard** aparecem nas paredes de pequenas artérias penetrantes; e acredita-se que sejam os locais principais de ruptura. Os mais vulneráveis são os pequenos vasos que também estão envolvidos em infartos lacunares. As hemorragias hipertensivas ocorrem principalmente nos núcleos da base, no tálamo (Figura 7-36), na ponte e no cerebelo, e menos comumente na substância branca subcortical. Outras causas de hemorragia intraparenquimatosa incluem **malformações vasculares**, que contêm vasos anormalmente frágeis suscetíveis à ruptura com pressões arteriais normais, e certos **tumores encefálicos**, como o glioblastoma multiforme, que induzem proliferação de vasos frágeis dentro do tumor. Certos **distúrbios das plaquetas** e **da coagulação** podem predispor à hemorragia intracerebral por inibição da coagulação. **Cocaína** e **anfetaminas** causam elevação rápida da pressão sanguínea e são causas comuns de hemorragia intraparenquimatosa em adultos jovens. A hemorragia pode estar relacionada com sangramento

TABELA 7-7 Condições associadas com isquemia cerebral focal

Distúrbios vasculares
Aterosclerose
Displasia fibromuscular
Vasculites
Sistêmica (poliarterite nodosa, lúpus, de células gigantes, granulomatose com poliangiite [antes denominada granulomatose de Wegener], arterite de Takayasu)
Primária do SNC
Meningite (sífilis, tuberculose, fúngica, bacteriana, herpes-zóster)
Induzida por drogas (cocaína, anfetaminas)
Dissecção arterial carotídea ou vertebral
Infarto lacunar
Enxaqueca
Oclusões intracranianas progressivas múltiplas (síndrome de moyamoya)
Trombose de seios venosos
Distúrbios cardíacos
Trombo mural
Cardiopatia reumática
Arritmias
Endocardite
Prolapso de valva mitral
Embolia paradoxal
Mixoma atrial
Valvas cardíacas protéticas
Distúrbios hematológicos
Trombocitose
Policitemia
Anemia falciforme
Leucocitose
Estados de hipercoagulabilidade (homocisteinemia, deficiência de proteína S, síndrome antifosfolipídica, anemia falciforme)

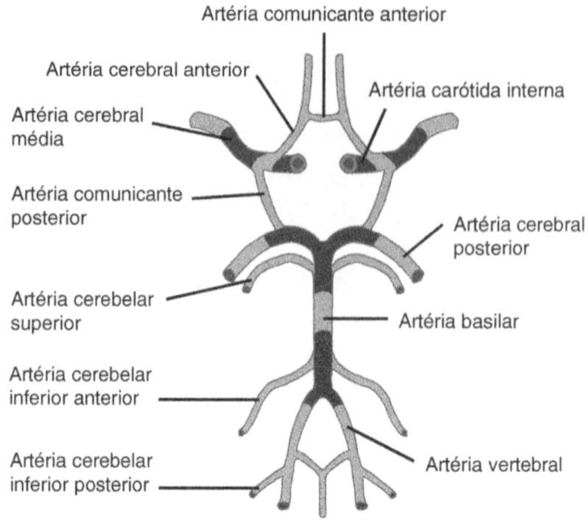

FIGURA 7-35 Locais de predileção (áreas vermelho-escuras) para aterosclerose na circulação arterial intracraniana. (Redesenhada, com permissão, de Greenberg DA et al., eds. *Clinical Neurology*, 8th ed. McGraw-Hill, 2012.)

co. Isso é baseado em observações de que a homeostase do glutamato no SNC é acentuadamente alterada durante a isquemia, levando a níveis aumentados e tóxicos de glutamato extracelular.

Neurônios profundos dentro de um foco isquêmico morrem por privação de energia. Entretanto, na margem da região isquêmica, os neurônios parecem morrer devido à estimulação excessiva de receptores de glutamato (**Figura 7-37**). Como observado, o glutamato é liberado em sinapses excitadoras, e os

espontâneo por elevação aguda da pressão arterial, ruptura de uma anomalia vascular oculta ou vasculite induzida por drogas. **Angiopatia amiloide cerebral** é um distúrbio que ocorre principalmente nos idosos e pode estar associado com doença de Alzheimer. O depósito de amiloide enfraquece as paredes de pequenos vasos corticais e causa hemorragia lobar, frequentemente em vários locais.

D. Excitotoxicidade

A maioria dos esforços para intervir no AVE tem enfocado a vasculatura. No AVE isquêmico, esses esforços incluem restabelecer a circulação por meio de endarterectomia cirúrgica e reduzir a trombose com fármacos anticoagulantes antiplaquetários e trombolíticos. Uma abordagem complementar é a tentativa de reduzir a vulnerabilidade do tecido encefálico ao dano isquêmi-

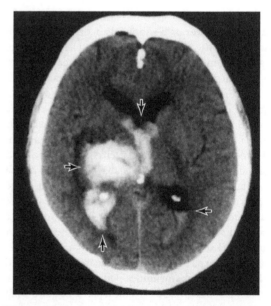

FIGURA 7-36 Imagem de TC em hemorragia intracerebral hipertensiva. O sangue é visualizado como um sinal de alta densidade no local da hemorragia no tálamo (seta à esquerda) e em sua extensão para dentro do terceiro ventrículo (seta superior) e para os cornos occipitais dos ventrículos ipsolaterais (seta inferior) e contralaterais (seta à direita). (Reproduzida, com permissão, de Greenberg DA et al., eds. *Clinical Neurology*, 8th ed. McGraw-Hill, 2012.)

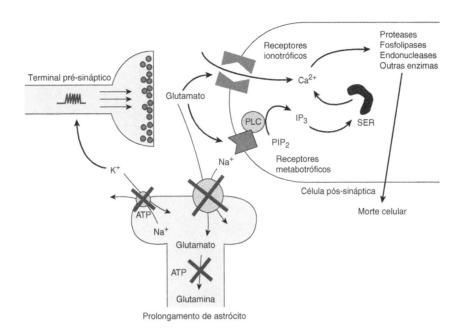

FIGURA 7-37 Excitotoxicidade na isquemia neuronal. A depleção de suprimentos de energia inibe Na+-K+ ATPase, levando ao acúmulo de K+ extracelular e a um declínio de Na+ extracelular. A elevação do K+ extracelular despolariza terminais nervosos, causando liberação de glutamato. A redução de Na+ extracelular reduz a captação de glutamato dependente de Na+, potencializando efeitos sinápticos do glutamato liberado. Isso gera um aumento mantido do Ca²+ intracelular na célula pós-sináptica, levando à morte celular. Os "X" em destaque denotam inibição de Na+-K+ ATPase (**à esquerda**), transportadores de glutamato (**à direita**) e glutamina sintase (**embaixo**). As outras abreviaturas estão definidas na legenda da **Figura 7-28**.

níveis de glutamato no espaço extracelular normalmente são regulados estritamente por sistemas de recaptação dependentes de sódio em neurônios e na glia. Na glia, o glutamato é destoxificado adicionalmente pela conversão em glutamina por meio da enzima dependente de ATP, glutamina sintase. A glutamina é então liberada pela glia e captada por neurônios, onde ela é reembalada em vesículas sinápticas para liberação subsequente. A isquemia priva o encéfalo de oxigênio e glicose, e a interrupção resultante do metabolismo celular exaure os neurônios e a glia de reservas de energia necessárias para manter os gradientes normais de íons transmembrana. Isso leva ao acúmulo de Na+ intracelular e ao colapso do gradiente de Na+ transmembrana, que inibe a captação de glutamato. As reservas de energia em declínio também reduzem a conversão de glutamato em glutamina na glia. Ambos os eventos promovem o acúmulo de glutamato extracelular, que estimula receptores de glutamato em neurônios adjacentes, causando entrada de Ca²+ e Na+. O influxo de cátions despolariza esses neurônios, estimulando influxo adicional de Ca²+ pelos canais com portão de voltagem.

A isquemia também interrompe a homeostase do K+, levando a um aumento da concentração de K+ extracelular ($[K^+]_o$). A atividade neuronal pode aumentar rapidamente $[K^+]_o$, e uma função importante das células gliais é manter o $[K^+]_o$ em cerca de 3 mmol/L para ajudar os neurônios a sustentarem seu potencial de membrana em repouso. Dois transportadores dependentes de energia são particularmente importantes para a remoção de K+ extracelular pela glia: uma Na+-K+ ATPase e um transportador de ânions que cotransporta K+ e Na+ com Cl−. Na isquemia, esses mecanismos dependentes de energia falham, e o K+ liberado no espaço extracelular não pode mais ser captado pela glia. Isso despolariza neurônios porque o gradiente de K+ através das membranas neuronais determina o nível do potencial de membrana em repouso. A despolarização ativa liberação de neurotransmissores, aumentando o acúmulo de glutamato nas sinapses excitadoras e no espaço extracelular.

O efeito resultante desses eventos é um influxo tremendo de Na+ e Ca²+ para dentro dos neurônios através de canais iônicos com portões de glutamato e de voltagem. A sobrecarga resultante de Ca²+ intracelular parece ser especialmente tóxica, e pode exceder a capacidade do neurônio de expelir ou sequestrar o cátion, o que resulta em ativação mantida de uma variedade de enzimas sensíveis ao cálcio, inclusive proteases, fosfolipases e endonucleases, levando à morte celular. A favor de um mecanismo excitotóxico de morte celular no AVE estão estudos em animais que demonstram uma redução no tamanho de lesões isquêmicas depois do tratamento com antagonistas de receptor de glutamato.

PONTO DE CHECAGEM

45. Quais são as diferenças entre a apresentação clínica do AVE resultante de isquemia e do AVE causado por hemorragia espontânea?
46. Quais são as causas mais comuns de AVE?
47. Qual papel o glutamato desempenha na lesão neuronal durante isquemia?

184 Fisiopatologia da Doença

ESTUDOS DE CASOS

Yeong Kwok, M.D.

(Ver Capítulo 25, p. 708, para Respostas)

CASO 28

Um homem destro de 43 anos vai ao médico com início gradual de fraqueza na mão e no braço direitos. Ele estava em boa saúde e era um jogador de golfe ávido até poucas semanas atrás, quando notou que estava tendo dificuldade de manter seu taco firme durante a tacada. Sua distância de arremesso diminuiu acentuadamente, e ele deixou cair objetos que estava segurando com sua mão direita. Não há dormência nem outros sintomas sensoriais. Ao exame físico, ele parece estar bem e tem sinais vitais normais. Ele tem atrofia leve e fasciculações ao longo do músculo braquiorradial direito. Sua força de preensão é 4 de 5, à direita, e 5 de 5, à esquerda. Ele tem reflexos ausentes no braço direito e reflexos de 1+ no esquerdo. Uma eletromiografia mostra aspectos de desnervação, inclusive números aumentados de descargas espontâneas no músculo em repouso, e uma redução do número de unidades motoras detectado durante a contração voluntária. Um diagnóstico de esclerose lateral amiotrófica (ELA) é suspeitado.

Questões

A. Quais são os sinais clínicos de apresentação e a progressão do curso clínico na ELA?

B. Quais células são afetadas na ELA?

C. Quais são os mecanismos moleculares possíveis responsáveis pelas alterações patológicas?

CASO 29

Um homem de 63 anos vai ao médico com uma história de vários meses de dificuldade da marcha e de coordenação. Ele está com dificuldade para caminhar e quase caiu em várias ocasiões, especialmente ao tentar mudar de direção. Ele também percebe que usar suas mãos é difícil, e outras pessoas têm notado que suas mãos tremem. O exame físico é notável por um tremor em repouso nas mãos que desaparece com o movimento intencional. Ele tem uma marcha arrastada com dificuldade de girar. Há a chamada rigidez em roda dentada em seus braços, uma sensação de abalos com a flexão e extensão dos braços.

Questões

A. Qual é o diagnóstico provável? Quais fatores clínicos tornam provável este diagnóstico?

B. Quais são as alterações patológicas subjacentes responsáveis pela apresentação clínica?

C. Quais são os mecanismos moleculares possíveis responsáveis pelas alterações patológicas?

CAPÍTULO 7 Distúrbios do Sistema Nervoso **185**

CASO 30

Uma mulher de 35 anos vai ao médico com uma queixa principal de visão dupla. Ela relata visão dupla intermitente e com piora progressiva por aproximadamente 2 meses, raramente no começo, mas agora todos os dias. Ela trabalha como programadora de computador, e os sintomas pioram quanto mais ela olha para a tela do computador. Ela também notou uma queda das pálpebras, que parece piorar com o trabalho prolongado. Ambos os sintomas regridem com o repouso. Ela sente fadiga geral, mas não notou outra fraqueza ou sintomas neurológicos. Sua história médica não é digna de nota. O exame físico só é notável pelos achados neurológicos. O exame de nervos cranianos revela dificuldade de movimentos laterais do olho direito e ptose bilateral, que piora com movimentos repetitivos oculares. Exames motores, sensoriais e de reflexos não são, afora isso, dignos de nota.

Questões

A. Qual é o provável diagnóstico? Qual é a patogênese desta doença?

B. Que outras manifestações neurológicas poderiam ser esperadas?

C. Qual é o mecanismo pelo qual a fraqueza de músculos oculares desta paciente aumenta com a atividade prolongada?

D. Que condições associadas devem ser investigadas nesta paciente?

E. Quais tratamentos devem ser considerados?

CASO 31

Um homem de 73 anos de idade é levado ao médico por sua esposa, que está preocupada com sua piora da memória. Ele é um engenheiro aposentado que recentemente tem se perdido em sua vizinhança, onde mora há 30 anos. Ele tem sido encontrado vagando e frequentemente é levado para casa por vizinhos. Quando indagado sobre isso, ele se torna irritado e defensivo e declara que estava apenas tentando se exercitar. Ele também tem tido dificuldade em se vestir e em fazer o balanço de seu talão de cheques. O exame físico não é notável, exceto por um escore de 12 pontos de 30 no Mini-Mental Status Examination, um teste de função cognitiva. A avaliação metabólica é normal. Uma tomografia computadorizada da cabeça mostra atrofia encefálica generalizada, embora compatível com a sua idade. Ele é diagnosticado com demência, provavelmente por doença de Alzheimer.

Questões

A. Se uma biópsia de encéfalo fosse feita, o que provavelmente seria encontrado?

B. Em qual parte do encéfalo estão as alterações mais proeminentes, e como isso explica a progressão dos sintomas?

C. Qual é o papel do peptídeo amiloide na doença de Alzheimer?

D. Atualmente, há um papel para testes genéticos a fim de determinar o risco do desenvolvimento de doença de Alzheimer?

CASO 32

Um homem de meia-idade é levado inconsciente para a emergência, acompanhado por uma enfermeira do setor de clínica médica. A enfermeira declara que o paciente estava na fila na frente dela na cantina do hospital, quando subitamente caiu no chão. Ele teve, então, uma "convulsão tonicoclônica generalizada". Ela pediu ajuda e o acompanhou ao setor de emergência. Nenhuma outra informação está disponível. Ao exame físico, o paciente está confuso e não responde a comandos. Ele está respirando adequadamente com oxigênio por cateter nasal. Seus sinais vitais são os seguintes: temperatura, 38°C; pressão arterial, 170/90 mmHg; frequência cardíaca, 105 bpm; frequência respiratória, 18/min. A saturação de oxigênio é de 99% com 2 L de oxigênio. O exame neurológico é notável por pupilas reativas de 3 mm, reflexo do vômito preservado, movimentos diminuídos no lado esquerdo do corpo e reflexos de Babinski bilateralmente. Afora isso, o exame não é digno de nota.

Questões

A. Descreva o que significa uma convulsão tonicoclônica generalizada.

B. Quais são as causas subjacentes de distúrbios convulsivos? Com qual causa você deveria estar mais preocupado neste paciente?

C. Qual é a provável fisiopatologia das convulsões neste paciente?

186 Fisiopatologia da Doença

CASO 33

Um homem de 72 anos apresenta-se no departamento de emergência com início agudo de fraqueza do lado direito. O paciente estava tomando o café da manhã quando subitamente perdeu força no lado direito do corpo, de tal forma que era incapaz de mover seu braço ou sua perna direitos. Ele também notou uma perda de sensibilidade no braço e na perna direitos e dificuldade de falar. Sua esposa chamou o SAMU, e ele foi levado ao departamento de emergência. Sua história médica é notável por hipertensão de longa duração, hipercolesterolemia e doença arterial coronariana diagnosticada recentemente. Ao exame físico, sua pressão arterial é de 190/100 mmHg. O exame neurológico é notável por queda facial à direita e hemiparesia densa à direita. O reflexo de Babinski está presente à direita. A TC do encéfalo não mostra evidência de hemorragia. Ele é internado na UTI neurológica.

Questões

A. Qual é o diagnóstico? Qual é a artéria ou território vascular provavelmente envolvido?

B. Quais são os fatores de risco para esta condição?

C. Quais são os mecanismos possíveis pelos quais este homem desenvolveu estes déficits neurológicos focais? Quais são os mais prováveis neste paciente? Por quê?

D. Qual distúrbio subjacente pode ser responsável? Como isso resulta em AVE?

REFERÊNCIAS

Gerais

Hille B. *Ion Channels of Excitable Membranes*, 3rd ed. Sinauer, 2001.

Kandel ER et al., eds. *Principles of Neural Science*, 4th ed. McGraw-Hill, 2000.

Ropper AH et al., eds. *Adams and Victor's Principles of Neurology*, 9th ed. McGraw-Hill, 2009.

Rosenberg RN et al., eds. *The Molecular and Genetic Basis of Neurologic and Psychiatric Disease*, 4th ed. Lippincott Williams & Wilkins, 2007.

Neuroanatomia funcional

Greenberg DA et al., eds. *Clinical Neurology*, 8th ed. McGraw-Hill, 2012.

Haerer A. *De Jong's The Neurologic Exam*, 5th ed. Lippincott Williams & Wilkins, 1992.

Parent A. *Carpenter's Human Neuroanatomy*, 9th ed. Williams & Wilkins, 1996.

Patten J. *Neurological Differential Diagnosis*, 2nd ed. Springer, 1998.

Doenças do neurônio motor

Turner MR et al. Controversies and priorities in amyotrophic lateral sclerosis. Lancet Neurol. 2013 Mar;12(3):310–22. [PMID: 23415570]

van Blitterswijk M et al. How do C9ORF72 repeat expansions cause amyotrophic lateral sclerosis and frontotemporal dementia: can we learn from other noncoding repeat expansion disorders? Curr Opin Neurol. 2012 Dec;25(6):689–700. [PMID: 23160421]

Van Damme P et al. Recent advances in motor neuron disease. Curr Opin Neurol. 2009 Oct;22(5):486–92. [PMID: 19593125]

Doença de Parkinson

Berardelli A et al. EFNS/MDS-ES recommendations for the diagnosis of Parkinson's disease. Eur J Neurol. 2013 Jan;20(1):16–34. [PMID: 23279440]

Foltynie T et al. Parkinson's disease: an update on pathogenesis and treatment. J Neurol. 2013 May;260(5):1433–40. [PMID: 23589196]

Goedert M et al. 100 years of Lewy pathology. Nat Rev Neurol. 2013 Jan;9(1):13–24. [PMID: 23183883]

Miastenia grave

Cavalcante P et al. Autoimmune mechanisms in myasthenia gravis. Curr Opin Neurol. 2012 Oct;25(5):621–9. [PMID: 22941261]

Niks EH et al. Pre- and postsynaptic neuromuscular junction abnormalities in MuSK myasthenia. Muscle Nerve. 2010 Aug;42(2):283–8. [PMID: 20544919]

Silvestri NJ et al. Myasthenia gravis. Semin Neurol. 2012 Jul;32(3):215–26. [PMID: 23117946]

Epilepsia

Helbig I et al. Genetics of the epilepsies: where are we and where are we going? Curr Opin Neurol. 2013 Apr;26(2):179–85. [PMID: 23429546]

Korff CM et al. Epilepsy classification: a cycle of evolution and revolution. Curr Opin Neurol. 2013 Apr;26(2):163–7. [PMID: 23406910]

Pitkänen A et al. Molecular and cellular basis of epileptogenesis in symptomatic epilepsy. Epilepsy Behav. 2009 Jan;14(Suppl 1):16–25. [PMID: 18835369]

Demência e doença de Alzheimer

Bettens K et al. Genetic insights in Alzheimer's disease. Lancet Neurol. 2013 Jan;12(1):92–104. [PMID: 23237904]

Hunter S et al. The senescence hypothesis of disease progression in Alzheimer disease: an integrated matrix of disease pathways for FAD and SAD. Mol Neurobiol. 2013 Apr 3. [Epub ahead of print] [PMID: 23546742]

Raina P et al. Effectiveness of cholinesterase inhibitors and memantine for treating dementia: evidence review for a clinical practice guideline. Ann Intern Med. 2008 Mar 4;148(5):379–97. [PMID: 18316756]

Acidente vascular encefálico

Caplan LR. Basic Pathology, anatomy, and pathophysiology of stroke. In: *Caplan's Stroke: A Clinical Approach*, 4th ed. Saunders, 2009.

Deb P et al. Pathophysiologic mechanisms of acute ischemic stroke: an overview with emphasis on therapeutic significance beyond thrombolysis. Pathophysiology. 2010 Jun;17(3):197–218. [PMID: 20074922]

Sanelli PC et al. Imaging and treatment of patients with acute stroke: an evidence-based review. AJNR Am J Neuroradiol. 2013 Apr 18. [Epub ahead of print] [PMID: 23598836]

CAPÍTULO

Doenças da Pele

Melissa M. Meier, M.D. e
Timothy H. McCalmont, M.D.

8

PELE NORMAL

A pele é o órgão mais acessível do corpo humano. Sua função mais básica é simplesmente protetora. Como uma barreira, a pele evita dessecação e doenças ao manter a umidade internamente e os patógenos externamente. Não obstante, a caracterização da pele como uma mera "embalagem plástica" é uma subestimação grosseira da complexidade anatômica e fisiológica dessa estrutura vital.

Ao contrário de órgãos parenquimatosos, disfunção ou insuficiência de órgão-fim não é um pré-requisito para o diagnóstico de uma doença cutânea, porque todas as doenças da pele podem ser observadas clinicamente, à parte de seus efeitos funcionais. Entre a vasta gama de distúrbios cutâneos neoplásicos, inflamatórios, infecciosos e genéticos, alguns causam apenas anormalidades triviais da estrutura ou função da pele, enquanto outros levam a consequências profundas e mórbidas.

ANATOMIA

O sistema tegumentar consiste em uma camada de tecido, com 1 a 4 mm de espessura, que cobre todas as superfícies expostas do corpo. A pele se une, sem interrupções, ao invólucro estruturalmente similar das membranas mucosas, mas ela é distinta da mucosa em que contém estruturas anexas como as unidades écrinas, que exsudam suor, e as unidades folículo--sebáceas, que produzem pelos e óleos. Há variação considerável na espessura e composição da pele, a depender das necessidades de um local particular do corpo. Por exemplo, a pele mais delgada reveste as pálpebras, nas quais delicadeza e mobilidade são essenciais. A pele mais espessa está presente na parte superior do tronco, em que firmeza é mais importante que mobilidade. As superfícies palmoplantares são caracterizadas por uma alta densidade de unidades écrinas, refletindo a importância dessas regiões na regulação da temperatura; por ausência de pelos, que interferem na sensibilidade; e por intensificação da camada cornificada (ver discussão posteriormente), contribuindo para a aderência necessária ao manuseio de objetos com habilidade. O tamanho das estruturas entre locais também pode variar muito, o que é mais bem

ilustrado pelo contraste entre os grandes folículos pilosos terminais encontrados no couro cabeludo, nas áreas de barba e na pele dos órgãos genitais, e os pequenos folículos dos pelos velus encontrados na maioria dos outros locais.

HISTOLOGIA

Usando-se um microscópio óptico, duas importantes camadas de pele são facilmente identificáveis: um epitélio escamoso estratificado, a **epiderme**; e uma camada de tecido conectivo, a **derme**. O tecido adiposo subjacente é considerado por alguns uma terceira camada, e é designado como **subcutâneo**.

A epiderme consiste em queratinócitos ordenados em quatro substratos distintos: as camadas basal, espinhosa, granulosa e cornificada (**Figura 8-1**). Os queratinócitos basais incluem a reserva proliferativa de queratinócitos. Estas células se dividem, dando origem a uma progênie que é deslocada em direção à superfície da pele. À medida que os queratinócitos se movem para fora, se achatam progressivamente e acumulam filamentos de queratina dentro de seu citoplasma. Queratinócitos individuais são ligados estreitamente por junções intracelulares denominadas desmossomos (**Figura 8-2**). As junções dos desmossomos aparecem como "espinhas" delicadas entre células em cortes microscópicos convencionais, e são mais visíveis na camada espinhosa epidérmica (**Figura 8-3**). Os filamentos de queratina são ligados dentro das células e também são presos aos desmossomos, formando uma rede que é vital para sua integridade estrutural.

Melanócitos e células de Langerhans são células dendríticas que estão intercaladas entre os queratinócitos da epiderme. Os melanócitos, que estão posicionados na camada basal, sintetizam um biocromo castanho-avermelhado, a melanina, e o distribuem a numerosos queratinócitos adjacentes por meio de seus dendritos (**Figura 8-4**). Este sistema de distribuição permite que a melanina forneça uma tela dispersa contra os raios ultravioletas do sol, potencialmente nocivos. As células de Langerhans compartilham uma morfologia arborizada semelhante, mas estão posicionadas na camada espinhosa média. As células de Langerhans são cé-

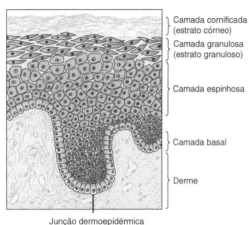

FIGURA 8-1 Embora a epiderme exiba biologicamente um gradiente de diferenciação, quatro camadas distintas são reconhecidas com base no aspecto microscópico. Queratinócitos germinativos cuboides servem como uma fundação na camada basal; células com citoplasma amplo e desmossomos proeminentes constituem a camada espinhosa; células com granularidade citoplasmática resultante de um acúmulo de complexos de queratina e outras proteínas estruturais são encontradas na camada granulosa; e queratinócitos anucleados e achatados formam a camada cornificada rígida, semelhante à membrana. (Redesenhada, com permissão, de Orkin M et al., eds. *Dermatology*. Publicada originalmente por Appleton & Lange. Copyright © 1991 por The McGraw-Hill Companies, Inc.)

lulas apresentadoras de antígenos derivadas da medula óssea (ver também Capítulo 3).

A junção dermoepidérmica, ou zona da membrana basal, é uma estrutura que une a epiderme à derme e contribui para a barreira cutânea. A junção da epiderme e derme é ordenada de um modo ondulado para aumentar a área de superfície entre as duas estruturas e resistir a forças de cisalhamento. As projeções da epiderme para baixo são designadas

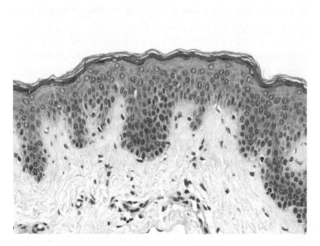

FIGURA 8-3 Com microscopia óptica convencional, os numerosos desmossomos da camada espinhosa aparecem como ligações delicadas ("espinhas") entre queratinócitos individuais.

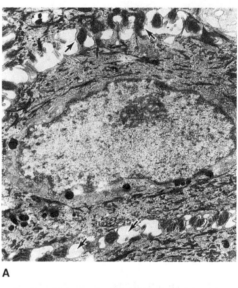

A

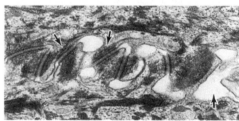

B

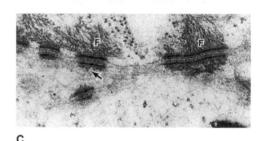

C

FIGURA 8-2 Em uma visão de ultraestrutura de um queratinócito humano (**A**), vários desmossomos (**B**) aparecem como placas que ligam estreitamente duas membranas celulares. Com grande ampliação (**C**), pode ser visualizada a aderência de filamentos de queratina citoplasmáticos (**F**) aos desmossomos. (Reproduzida, com permissão, de Junqueira LO et al. *Basic Histology*, 10th ed. McGraw-Hill, 2003.)

cristas dérmicas, e as projeções para cima da derme superficial são chamadas de **papilas dérmicas** (Figura 8-5). Embora a membrana basal compreenda uma faixa fina eosinofílica (rósea) entre as células basais em cortes microscópicos convencionais, ela tem uma estrutura sofisticada em múltiplas camadas que alcança desde os hemidesmossomos dos queratinócitos basais até os feixes de colágeno da derme superficial (Figura 8-6). A lâmina densa e a lâmina lúcida são duas das camadas da zona da membrana basal, e são assim denominadas devido ao seu aspecto elétron-denso e elétron-lúcido quando visualizadas em ultraestrutura.

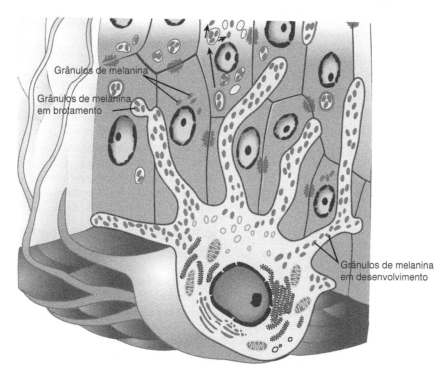

FIGURA 8-4 O melanócito humano exibe uma morfologia em ramificação, e os dendritos da célula mantêm contato com 35 a 40 queratinócitos adjacentes em uma estrutura multicelular denominada unidade de melanina epidérmica. A função da unidade é a dispersão efetiva do pigmento de melanina, embalado em organelas conhecidas como melanossomos, por meio de uma área de superfície larga. (Redesenhada, com permissão, de Junqueira LO et al. *Basic Histology*, 10th ed. McGraw-Hill, 2003.)

A derme consiste em um gel de tecido conectivo composto largamente por proteína e mucopolissacarídeos (denominada substância fundamental amorfa). Essa matriz serve como um andaime que sustenta redes neurovasculares complexas, que cruzam a pele, e também suporta as estruturas anexas écrinas (glândulas sudoríparas) e foliculares (pelos). A grande maioria das proteínas estruturais fibrosas da derme é composta por colágenos tipos I e III, e uma rede de microfibrilas elásticas também é integrada na espessura total da derme. Fibrócitos, as unidades sintéticas das proteínas estruturais, são ubíquos, e há também mastócitos e células imunes dendríticas interligados na derme. Uma discussão sobre a estrutura fina da derme – as redes dérmicas vasculares e neurais e as estruturas anexas – está além do escopo deste capítulo.

VISÃO GERAL DE DOENÇAS DA PELE

No sentido mais amplo e mais simples, há dois tipos de doenças da pele: crescimentos e exantemas. Um crescimento cutâneo é um cisto, uma malformação ou uma neoplasia benigna ou maligna, algo que se apresenta clinicamente como um calombo na pele. Um exantema é, com rara exceção, uma doença cutânea não neoplásica; ele é designado mais precisamente como uma condição inflamatória da pele, ou uma **dermatite**. Os aspectos fisiopatológicos do imenso número de crescimentos e exantemas descritos excedem o escopo deste capítulo, e nossa discussão terá como foco nove exantemas prototípicos.

TIPOS DE LESÕES DE PELE

Médicos interessados no estudo da pele aprenderam há décadas que o diagnóstico e a classificação dos muitos padrões de dermatite dependiam de uma nomenclatura padronizada para a descrição e documentação de exantemas. Quando usados em associação com alguns adjetivos bem-escolhidos, os termos usados para descrever os protótipos de lesões inflamatórias da pele (as chamadas lesões primárias) permitem a descrição vívida de um exantema. Para ilustrar a importância da terminologia, imagine tentar descrever a condição de um paciente pelo telefone para outro médico. Falar sobre um exantema elevado vermelho pode, na verdade, descrever a erupção em algum sentido, mas a imagem que surge na mente poderia ser qualquer uma entre dúzias de doenças cutâneas. A única maneira de caracterizar acuradamente uma erupção é pelo uso de termos definidos com precisão.

Os tipos mais importantes de lesões primárias incluem máculas e manchas, pápulas e placas, vesículas e bolhas, pústulas e nódulos. Os termos **mácula** e **mancha** denotam áreas planas de mudança de coloração sem qualquer alteração de textura discernível. As máculas têm 1 cm ou menos de diâmetro, enquanto as manchas excedem 1 cm de tamanho.

190 Fisiopatologia da Doença

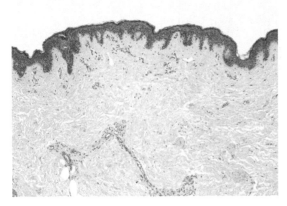

FIGURA 8-5 A configuração ondulada da junção dermoepidérmica consiste em extensões para baixo da epiderme, conhecidas como cristas dérmicas, e extensões para cima da derme, conhecidas como papilas dérmicas.

Pápulas e **placas** são lesões de pele palpáveis e elevadas, nas quais a extensão da lesão excede sua espessura. Uma pápula é pequena, com 1 cm ou menos de diâmetro, enquanto uma placa ultrapassa 1 cm de tamanho. **Vesículas** e **bolhas** são espaços cheios de líquido dentro da pele. As vesículas têm menos de 1 cm de diâmetro, ao passo que as bolhas excedem 1 cm de tamanho. Uma vesícula ou bolha contendo líquido purulento é conhecida como uma **pústula**. Um **nódulo** é uma lesão de pele sólida e arredondada, na qual o diâmetro e a espessura são aproximadamente iguais.

TIPOS DE DOENÇAS INFLAMATÓRIAS DA PELE

Processos inflamatórios diferentes envolvem diversas estruturas dentro da pele e exibem padrões microscópicos distintos. A experiência tem mostrado que a análise do padrão pode servir como um meio útil de diagnóstico e classificação. A análise de padrão depende do reconhecimento acurado da distribuição da inflamação dentro da pele, bem como da identificação das estruturas específicas afetadas pela reação inflamatória. Há nove padrões distintos de dermatite (Tabela 8-1; Figura 8-7). Oito desses padrões e algumas das doenças que os produzem são discutidos em detalhes a seguir.

PONTO DE CHECAGEM

1. Quais são as duas funções de barreira mais básicas da pele?
2. Qual é a diferença entre pele e mucosa? Por que esses termos são importantes?
3. Quais são as principais lesões primárias? Por que esses termos são importantes?
4. Quais são os principais padrões de doença inflamatória da pele?
5. Por que é importante saber o padrão microscópico de inflamação de uma lesão cutânea? Que informação adicional é necessária para que este conhecimento seja mais útil?

FISIOPATOLOGIA DE ALGUMAS AFECÇÕES CUTÂNEAS CARACTERÍSTICAS

PADRÃO: DERMATITE PSORIASIFORME

Exemplo: Psoríase
Apresentação clínica

A psoríase é uma condição cutânea descamante crônica, persistente ou recidivante. As lesões individuais são distintivas em sua forma clássica: com margens agudas e eritematosas e recobertas por escamas prateadas (Figura 8-8). A maioria dos pacientes com psoríase tem um número limitado de placas fixas, mas há grande variação na apresentação clínica.

Epidemiologia e etiologia

A psoríase afeta de 1 a 2% de indivíduos de ambos os sexos na maioria dos grupos étnicos. A idade mais comum de início é a terceira década, mas a psoríase pode se desenvolver logo após

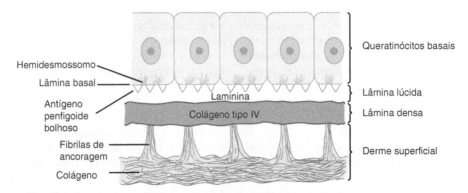

FIGURA 8-6 Diagrama esquemático da zona da membrana basal da epiderme humana. (Redesenhada, com permissão, de Orkin M et al., eds. *Dermatology*. Publicada originalmente por Appleton & Lange. Copyright © 1991 por The McGraw-Hill Companies, Inc.)

CAPÍTULO 8 Doenças da Pele **191**

TABELA 8-1 Padrões de doença inflamatória da pele

Padrão	Descrição	Protótipos
Dermatite perivascular	Infiltrado inflamatório perivascular sem envolvimento significativo da epiderme	Urticária
Dermatite espongiótica	Infiltrado inflamatório associado com edema epidérmico intercelular (espongiose)	Dermatite alérgica de contato (fitodermatite)
Dermatite psoriasiforme	Infiltrado inflamatório associado com espessamento epidérmico resultante de alongamento das cristas dérmicas	Psoríase
Dermatite de interface	Reação inflamatória citotóxica com alterações proeminentes na epiderme inferior, caracterizada por vacuolização de queratinócitos	Eritema multiforme Líquen plano
Dermatite vesiculobolhosa	Reação inflamatória associada com clivagem intraepidérmica ou subdérmica	Penfigoide bolhoso
Vasculite	Reação inflamatória focalizada nas paredes de vasos cutâneos	Vasculite leucocitoclástica
Foliculite	Reação inflamatória direcionada contra unidades folículo-sebáceas	Foliculite da acne
Dermatite nodular	Reação inflamatória com um infiltrado dérmico nodular ou difuso na ausência de alterações epidérmicas significativas	Sarcoidose cutânea
Paniculite	Reação inflamatória envolvendo a gordura subcutânea	Eritema nodoso

o nascimento, e psoríase de início recente já foi documentada em um indivíduo centenário.

Várias linhas de evidência têm estabelecido que fatores genéticos contribuem para o desenvolvimento de psoríase. Há uma taxa de concordância alta para psoríase em gêmeos monozigóticos e uma incidência aumentada em parentes de indivíduos afetados. Os produtos gênicos de alelos específicos de classe I do complexo principal de histocompatibilidade (MHC) são superexpressos em pacientes com psoríase. Entretanto, a psoríase não é meramente um distúrbio genético, porque alguns indivíduos suscetíveis nunca desenvolvem lesões características. Em outros indivíduos predispostos, vários fatores ambientais, inclusive infecção, lesão traumática física, estresse e fármacos, podem servir como gatilhos para o desenvolvimento de psoríase (Tabela 8-2).

Histopatologia e patogênese

Psoríase é a forma prototípica da dermatite psoriasiforme, um padrão de doença inflamatória da pele em que a epiderme é espessada como resultado do alongamento das cristas dérmicas (Figuras 8-7 e 8-9). Nas lesões de psoríase, o espessamento epidérmico reflete epidermopoiese excessiva (proliferação epidérmica). O aumento da epidermopoiese é refletido no encurtamento da duração do ciclo celular dos queratinócitos e na duplicação da população de células proliferativas. Como consequência dessas alterações, a pele com lesões contém até 30 vezes mais queratinócitos por unidade de área que a pele normal. Evidência de proliferação excessiva também se manifesta microscopicamente como numerosas figuras mitóticas intraepidérmicas.

Durante a maturação normal dos queratinócitos, núcleos são cornificados quando as células entram na camada cornificada e condensam para formar um envelope semiper-

meável. Na psoríase, o truncamento do ciclo celular leva a um acúmulo de células dentro da camada cornificada com núcleos retidos, um padrão conhecido como paraceratose. Quando células paraceratóticas se acumulam, neutrófilos migram para a camada cornificada. Histopatologicamente, a escama prateada das placas de psoríase consiste em uma camada espessa de queratinócitos paraceratóticos com vários neutrófilos intercalados. Às vezes, o número de neutrófilos no estrato córneo é tão grande que as lesões assumem um aspecto pustuloso.

A psoríase também induz hiperproliferação celular endotelial, que gera dilatação pronunciada, tortuosidade e permeabilidade aumentada dos capilares na derme superficial (Figura 8-10). As alterações vasculares contribuem para o eritema brilhante visualizado clinicamente. As alterações capilares são mais pronunciadas nas margens avançadas das placas de psoríase.

Após anos de pesquisa, um grande número de anormalidades imunológicas que envolvem tanto a imunidade inata quanto a adaptativa têm sido documentadas na pele com psoríase. Acredita-se que estímulos antigênicos ativem a resposta imune inata, levando à produção de citocinas, como interferon, fator de necrose tumoral (TNF), interleucina-23 (IL-23) e IL-12, por macrófagos, células dendríticas e neutrófilos, o que leva a atração, ativação e diferenciação de células T. Estas células T, principalmente células T auxiliares 1 e T auxiliares 17, produzem citocinas que causam hiperplasia epidérmica, recrutamento de células inflamatórias e, finalmente, uma alça de retroalimentação positiva que perpetua o processo patológico.

Manifestações clínicas

Os aspectos cardinais das placas de psoríase incluem marginação aguda, eritema brilhante e escamas

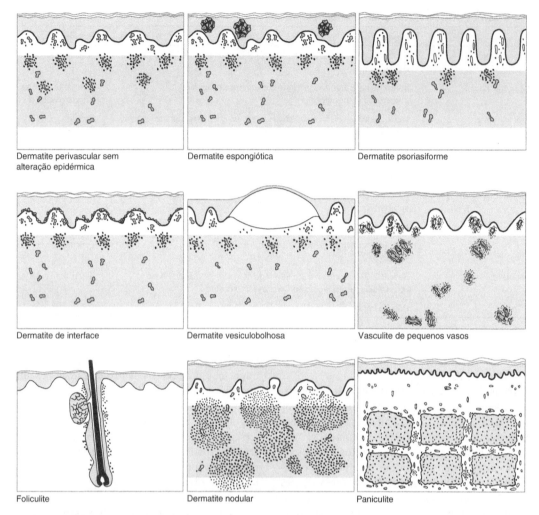

FIGURA 8-7 Nove padrões de doença inflamatória da pele. (Ver também **Tabela 8-1**.)

prateado-esbranquiçadas não confluentes. As lesões podem ocorrer em qualquer local, mas o couro cabeludo, as superfícies extensoras das extremidades e as superfícies de flexão são envolvidos frequentemente. A psoríase afeta comumente o leito e a matriz ungueal, gerando unhas distróficas esburacadas (em dedal) ou acentuadamente espessas. As superfícies mucosas são poupadas.

A única manifestação extracutânea de psoríase é a artrite psoríaca, uma artrite deformante, assimétrica e oligoarticular que pode envolver articulações pequenas ou grandes. As articulações interfalangianas distais dos dedos das mãos e dos pés são envolvidas caracteristicamente. A artrite psoríaca é classificada como uma das espondiloartropatias soronegativas, e é distinguível da artrite reumatoide por uma falta de autoanticorpos circulantes (denominados fatores reumatoides) ou imunocomplexos circulantes, e por ligação com alelos do MHC de classe I inespecíficos, inclusive HLA-B27.

Há muitas variantes de psoríase; todas são histologicamente semelhantes, mas diferem muito em distribuição clínica (**Tabela 8-3**).

PONTO DE CHECAGEM

6. Qual evidência dá suporte a um papel genético no desenvolvimento de psoríase? E a um papel ambiental?
7. Quais tipos de células proliferam-se excessivamente na psoríase?
8. Quais defeitos imunológicos têm sido identificados na psoríase?

PADRÃO: DERMATITE DE INTERFACE

Exemplo: Líquen plano

Apresentação clínica

O líquen plano é uma erupção pruriginosa distintiva que geralmente se apresenta com numerosas pápulas pequenas. As lesões individuais têm bordas anguladas, superfícies elevadas planas e um matiz violáceo, atributos que formam a base de

CAPÍTULO 8 Doenças da Pele

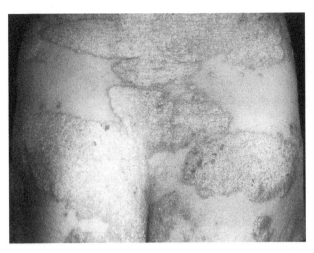

FIGURA 8-8 Psoríase clássica tipo placa (psoríase vulgar) consistindo em placas descamantes com margens nítidas. (Imagem usada com permissão do Dr. Timothy Berger.)

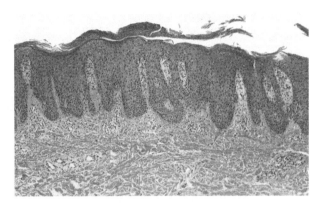

FIGURA 8-9 Aspectos histopatológicos de psoríase em pequena ampliação. As cristas dérmicas são alongadas de forma marcante e uniforme, e a camada cornificada sobrejacente contém células com núcleos retidos (paraceratose), um padrão que revela o crescimento da renovação epidérmica.

sua descrição como pápulas roxas poligonais pruriginosas (Figura 8-11). As pápulas individuais do líquen plano algumas vezes coalescem para formar placas maiores. Listras esbranquiçadas diminutas, quase invisíveis a olho nu e conhecidas como estrias de Wickham, são geralmente encontradas nas superfícies das lesões.

TABELA 8-2 Fatores que induzem ou exacerbam a psoríase

Fatores físicos
Trauma (o chamado fenômeno de Koebner)
Abrasões
Contusões
Lacerações
Queimaduras
Queimadura solar[1]
Mordidas
Incisões cirúrgicas
Tempo frio
Infecções
Bronquite viral
Faringite estreptocócica
Infecção pelo vírus da imunodeficiência humana (HIV)
Fármacos ou relacionados com fármacos
Agentes antimaláricos
Lítio
Agentes bloqueadores β-adrenérgicos
Retirada de corticosteroides

[1]A luz ultravioleta (UV) em doses moderadas inibe a psoríase e tem sido utilizada como terapia efetiva há décadas. A luz UV só exacerba a psoríase quando apresentada em doses tóxicas (queimadura solar).

Epidemiologia e etiologia

O líquen plano geralmente se desenvolve na vida adulta e é ligeiramente mais comum em mulheres que em homens. Embora os fatores que desencadeiam o líquen plano permaneçam desconhecidos em muitos pacientes, está claro que a erupção representa uma reação mediada pela imunidade celular, que danifica direta ou indiretamente queratinócitos basais da epiderme. As observações que sugerem um mecanismo mediado por células incluem a ocorrência de exantemas semelhantes ao líquen plano como uma manifestação da doença do enxerto *versus* hospedeiro após transplante de medula óssea, e o desenvolvimento de uma erupção semelhante ao líquen plano em camundongos depois da injeção de células T sensibilizadas e autorreativas. Embora a maioria dos casos de líquen plano seja idiopática, drogas constituem uma causa estabelecida de líquen plano, ou de

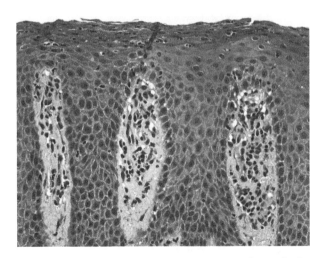

FIGURA 8-10 Em uma placa psoríaca em grande ampliação, capilares dilatados são evidentes em uma porção edematosa da derme superficial.

TABELA 8-3 Variantes da psoríase

Variante	Achados cutâneos e distribuição	Outros aspectos
Psoríase tipo placa (psoríase vulgar)	Placas estacionárias (pouco evolutivas) grandes com escamas proeminentes, envolvendo o couro cabeludo e as superfícies extensoras das extremidades	
Psoríase gutata	Pápulas ou placas pequenas descamantes, geralmente de 0,5 a 1,5 cm de diâmetro, disseminadas no tronco e nas extremidades proximais	Lesões frequentemente induzidas ou exacerbadas por faringite estreptocócica
Psoríase eritrodérmica	Placas eritematosas generalizadas envolvendo a face, o tronco e as extremidades, apenas com leve descamação	
Psoríase pustulosa, generalizada	Erupção generalizada de pústulas estéreis envolvendo a pele eritematosa do tronco e das extremidades, geralmente poupando a face	Associada com febre; pode ocorrer na gestação
Psoríase pustulosa, localizada	Placas eritematosas descamantes, pontilhadas com pústulas, envolvendo regiões palmoplantares e unhas	
Psoríase inversa	Placas eritematosas, levemente descamantes, envolvendo as regiões axilares e inguinais, com preservação de áreas geralmente envolvidas na doença tipo placa	

reações semelhantes ao líquen plano. O ouro terapêutico e os agentes antimaláricos são os medicamentos mais intimamente ligados ao desenvolvimento de erupções liquenoides, mas uma lista longa de outros agentes tem se acumulado (Tabela 8-4).

Histopatologia e patogênese

O líquen plano é uma forma de dermatite de interface liquenoide, um tipo de doença inflamatória da pele em que um infiltrado denso de linfócitos ocupa a derme papilar e a derme superficial imediatamente subjacente à epiderme, em associação com vacuolização da epiderme inferior (Figura 8-12). O infiltrado dérmico papilar é composto largamente, se não totalmente, por linfócitos T. Algumas das células T também são encontradas dentro da epiderme, na qual são visualizados queratinócitos adjacentes vacuolizados e lesionados. Glóbulos

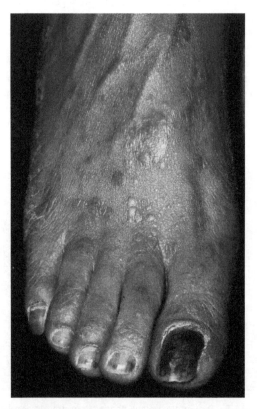

FIGURA 8-11 Pápulas de topo plano poligonais pruriginosas do líquen plano.

TABELA 8-4 Medicamentos que induzem reações liquenoides (semelhantes ao líquen plano)

Ouro terapêutico
Agentes antimaláricos
Quinacrina
Quinidina
Quinina
Cloroquina
Penicilamina
Diuréticos tiazídicos
Agentes β-bloqueadores
Antibióticos
Tetraciclina
Estreptomicina
Dapsona
Isoniazida
Anticonvulsivantes
Carbamazepina
Fenitoína
Anti-inflamatórios não esteroides

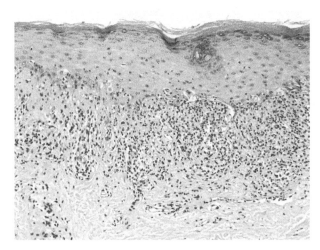

FIGURA 8-12 Aspectos histopatológicos de líquen plano na pequena ampliação. Há um infiltrado de linfócitos semelhante à faixa que invade a junção dermoepidérmica, e alguns queratinócitos adjacentes ao infiltrado mostram vacuolização citoplasmática.

densos eosinofílicos (róseos), conhecidos como **corpos coloides**, também são identificáveis dentro da epiderme e do infiltrado (Figura 8-13). Os corpos coloides representam queratinócitos condensados e anucleados que sucumbiram à reação inflamatória. Embora os queratinócitos suportem a força principal do ataque linfocitário, melanócitos podem ser destruídos incidentalmente na reação como "espectadores inocentes". Pigmento de melanina livre é liberado quando melanócitos são danificados, e o pigmento é fagocitado por macrófagos dérmicos conhecidos como melanófagos.

Em lesões incipientes de líquen plano, predominam linfócitos T auxiliares CD4, e algumas das células têm sido encontradas na proximidade de macrófagos e células de Langerhans (ver também Capítulo 3). Em contrapartida,

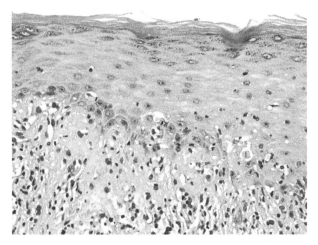

FIGURA 8-13 Queratinócitos necróticos (denominados corpos coloides) em uma lesão de líquen plano aparecem como glóbulos arredondados ao longo da junção dermoepidérmica.

células T citotóxicas CD8 compreendem o volume do infiltrado em lesões maduras. Acredita-se que esse desvio na composição das células T infiltradoras reflita os aspectos aferentes e eferentes do desenvolvimento da lesão. Na fase aferente, antígenos causadores são processados e apresentados a células T auxiliares, provavelmente no contexto de determinantes HLA específicos. Os linfócitos CD4 estimulados então elaboram citocinas específicas que levam ao recrutamento de linfócitos citotóxicos. Pensa-se, então, que a citotoxicidade mediada por células e citocinas como interferon γ e TNF contribuam para a vacuolização e necrose de queratinócitos, como um evento secundário.

O aspecto clínico das lesões de líquen plano reflete várias alterações sincrônicas na pele. O denso arranjo de linfócitos na derme superficial gera o aspecto elevado, de topo plano, de cada pápula ou placa. A reação inflamatória crônica induz intensificação da camada cornificada (hiperceratose) da epiderme, que contribui para a coloração esbranquiçada superficial percebida como estrias de Wickham. Embora os múltiplos melanófagos que se acumulam na derme papilar mantenham um pigmento preto-acastanhado, o fato de as células pigmentadas estarem inseridas em uma matriz coloidal, como a pele, permite dispersão da luz, um fenômeno conhecido como efeito Tyndall. Assim, o olho humano interpreta uma lesão de líquen plano como escura ou violácea, apesar de o pigmento que serve de base para a coloração ser a melanina.

Manifestações clínicas

O líquen plano afeta tanto a pele quanto as membranas mucosas. As pápulas, geralmente, são distribuídas de modo bilateral e simétrico. Os locais mais comumente envolvidos incluem as superfícies flexoras das extremidades, a pele genital e as membranas mucosas. Raramente, o líquen plano pode envolver a mucosa de órgãos internos, como o esôfago. Lesões cutâneas quase nunca são observadas nas superfícies palmoplantares ou na face.

Em geral, as variantes de líquen plano podem ser agrupadas em três categorias.

A. Pápulas de líquen plano arranjadas em uma configuração incomum – nestas variantes, pápulas individuais típicas de líquen plano estão agrupadas em um padrão maior distinto. No líquen plano anular, pequenas pápulas liquenoides coalescem para formar um anel maior. Padrões lineares e semelhantes a zóster de líquen plano também têm sido observados. Quando o líquen plano se apresenta em uma configuração incomum, a tendência é que ele seja subdiagnosticado ou mal diagnosticado.

B. Pápulas de líquen plano arranjadas em locais distintivos – embora a maioria dos casos de líquen plano seja do tipo disseminado, às vezes as pápulas são restritas a um local específico do corpo, como a boca (líquen plano oral) ou órgãos genitais. Quase 25% de todos os pacientes de líquen plano têm doença limitada às membranas mucosas.

C. Pápulas de líquen plano com morfologia clínica incomum – alguns exemplos de líquen plano desafiam o reconhecimento clínico porque o aspecto das lesões individuais é atípico. Lesões erosivas, vesiculobolhosas, atróficas e hipertróficas podem ser observadas. No **líquen plano erosivo**, a reação de interface direcionada contra a epiderme é tão profunda que toda a epiderme se torna necrótica, resultando em ulceração. A entidade intimamente relacionada, **líquen plano vesiculobolhoso**, também é caracterizada por uma reação de interface intensa que gera necrose da zona de junção epidérmica ao longo de uma frente ampla. Como resultado da necrose da camada basal, a epiderme se destaca de suas ligações dérmicas e uma bolha se desenvolve. No **líquen plano atrófico**, a velocidade de destruição de queratinócitos pela reação de interface liquenoide excede a velocidade de regeneração da epiderme, e esta se torna atenuada em consequência. Em contrapartida, no **líquen plano hipertrófico**, a velocidade de regeneração epidérmica desencadeada pela reação de interface excede a velocidade de destruição, e lesões espessas, verrucosas e hiperceratóticas se desenvolvem. Todas essas variantes são semelhantes do ponto de vista histopatológico, com a exceção dos focos de ulceração observados no líquen plano erosivo.

PONTO DE CHECAGEM

9. Quais células da pele são danificadas por reações mediadas pela imunidade celular no líquen plano?
10. Quais fármacos têm sido implicados mais comumente em erupções liquenformes?
11. Quais alterações sincrônicas na pele são refletidas no aspecto clínico do líquen plano?

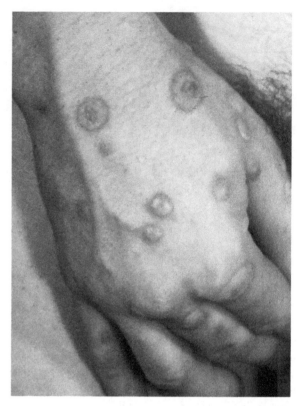

FIGURA 8-14 Lesões em alvo – um padrão característico visualizado no eritema multiforme – consistem em uma pápula ou placa com uma zona central de necrose epidérmica rodeada por um halo de eritema. (Imagem usada com permissão do Dr. Timothy Berger.)

Exemplo: Eritema multiforme
Apresentação clínica

O eritema multiforme é uma erupção cutânea aguda que se apresenta com um amplo espectro de gravidade clínica. A erupção comumente é breve e autolimitada, mas ataques repetitivos ou generalizados podem ser incapacitantes, ou mesmo ameaçadores para a vida. Como o nome implica, pode ser observada variação na morfologia das lesões, mas a maioria dos pacientes apresenta um padrão monomórfico em um determinado surto. A lesão prototípica é uma mácula ou pápula fina vermelha, que se expande de modo centrífugo e desenvolve um centro escuro ou necrótico, criando um padrão semelhante a um alvo (Figura 8-14).

Epidemiologia e etiologia

O eritema multiforme é uma doença cutânea incomum mas distintiva, que aflige homens e mulheres em números praticamente iguais. O pico de incidência é na segunda a quarta décadas de vida, e o início em lactentes ou crianças de pouca idade é raro. Como o líquen plano, o eritema multiforme representa uma reação mediada pela imunidade celular que termina em necrose de queratinócitos epidérmicos. A infecção viral por herpes simples e reações a fármacos têm sido estabelecidas como as causas mais comuns de eritema multiforme. Outras causas conhecidas incluem infecção por *Mycoplasma*, dermatite de contato, drogas e radiação.

Histopatologia e patogênese

O eritema multiforme é uma forma prototípica de dermatite de interface vacuolar. Ao contrário do líquen plano, que geralmente se apresenta com um infiltrado liquenoide denso e escuro dentro da derme superficial, no eritema multiforme o infiltrado inflamatório é esparso. Assim, os queratinócitos vacuolizados amplamente distribuídos dentro da camada basal epidérmica são visíveis em caso de infiltrado esparso, e os queratinócitos danificados servem como base para o nome desse padrão de doença inflamatória da pele.

O infiltrado dérmico no eritema multiforme é composto por uma mistura de linfócitos T CD4 e CD8. Células citotóxicas CD8 também são encontradas dentro da epiderme, na proximidade de queratinócitos vacuolizados e necróticos. Os queratinócitos que são destruídos no curso da reação inflamatória tornam-se anucleados, e são manifestos micros-

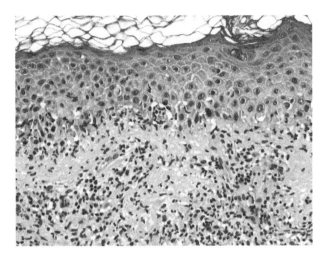

FIGURA 8-15 Aspectos histopatológicos de eritema multiforme, um tipo de dermatite de interface vacuolar. Há um infiltrado moderado de linfócitos na vizinhança da junção dermoepidérmica, em que queratinócitos vacuolados e necróticos são visíveis.

copicamente como corpos eosinofílicos redondos e densos, similares aos corpos coloides do líquen plano (Figura 8-15).

Embora líquen plano e eritema multiforme sejam clínica, microscópica e etiologicamente distintos, ambos parecem compartilhar uma via patogênica em que agentes incitantes recrutam linfócitos efetores para dentro da epiderme e da derme papilar. Após esse recrutamento, os queratinócitos são lesionados e destruídos pelas influências negativas combinadas de citotoxicidade e citocinas, como interferon γ e TNF.

Muitos casos do denominado eritema multiforme menor são desencadeados pela infecção viral por herpes simples. Uma relação entre eritema multiforme e infecção herpética tem sido pressuposta há muito tempo, com base na documentação de lesões precedentes de herpes simples em pacientes com eritema multiforme. A relação foi fortalecida depois que se demonstrou que a farmacoterapia anti-herpética, na forma de aciclovir oral, suprimiu o desenvolvimento de lesões de eritema multiforme em alguns indivíduos. Estudos moleculares têm substanciado a relação pela confirmação da presença de DNA do herpes simples dentro da pele de lesões de eritema multiforme. DNA de herpes-vírus também é demonstrável dentro de linfócitos do sangue periférico e dentro da pele de lesões após resolução, mas não dentro da pele sem lesão. Esses achados sugerem que DNA viral é disseminado a partir da infecção primária no sangue periférico, e se torna integrado na pele em locais-alvo específicos. Os fragmentos genômicos herpéticos então contribuem para o desenvolvimento de uma resposta efetora citotóxica em seu tecido-alvo escolhido, a pele.

O aspecto clínico semelhante a alvo de muitas lesões de eritema multiforme reflete diferenças zonais na intensidade da reação inflamatória e de seus efeitos deletérios. Na periferia de uma lesão de eritema multiforme, somente inflamação esparsa, edema leve e vacuolização sutil da epiderme são aparentes no halo eritematoso externo. Em contrapartida, o "olho de boi" escuro com frequência mostra vacuolização epidérmica pronunciada, com áreas de necrose epidérmica quase completa.

Manifestações clínicas

O eritema multiforme geralmente é limitado à pele e às membranas mucosas. As lesões se desenvolvem rapidamente em surtos, e são distribuídas inicialmente nas superfícies de extremidades, embora não seja incomum que ocorra disseminação proximal para o tronco e a face. Erosões e úlceras mucosas são observadas em aproximadamente 25% dos casos, e mucosite pode ser o único aspecto de apresentação da doença. Embora o eritema multiforme seja um distúrbio epitelial, sintomas constitucionais inespecíficos, como mal-estar geral, também podem ocorrer.

Embora o espectro do eritema multiforme exista como um contínuo, um determinado paciente geralmente é classificado como tendo doença menor ou maior. O distúrbio é referido como **eritema multiforme menor** quando há lesões esparsas confinadas à pele, ou quando lesões cutâneas são observadas em associação com envolvimento limitado de mucosas. Um diagnóstico de **eritema multiforme maior** baseia-se na presença de envolvimento proeminente de pelo menos dois de três locais de mucosa: oral, anogenital ou conjuntival. Muitos exemplos de eritema multiforme maior também exibem envolvimento cutâneo grave, disseminado. Embora síndrome de Stevens-Johnson tenha sido utilizada classicamente para descrever casos graves de eritema multiforme, a classificação de consenso tem desassociado a síndrome de Stevens-Johnson de eritema multiforme, e o acrescentado ao espectro da necrólise epidérmica tóxica. Considera-se atualmente que essas duas entidades, síndrome de Stevens-Johnson e necrólise epidérmica tóxica, representam manifestações dermatológicas variantes de reações idiossincrásicas graves. Com frequência, resultantes de fármacos, essas entidades envolvem vastas regiões de necrose de pele e mucosas (Figura 8-16) com vesiculação secundária. Patologicamente, os achados são semelhantes àqueles de uma queimadura grave em que não há integridade da pele do paciente, resultando em um risco aumentado de sequelas infecciosas e metabólicas.

PONTO DE CHECAGEM

12. Qual é a lesão prototípica no eritema multiforme?
13. De que formas o eritema multiforme é semelhante e diferente do líquen plano?
14. Quais são as complicações da necrólise epidérmica tóxica?

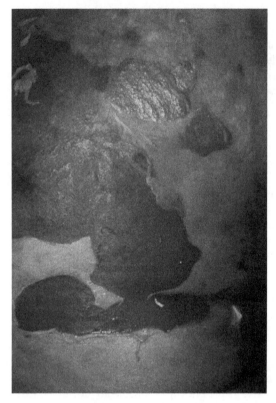

FIGURA 8-16 Necrólise epidérmica tóxica. Eritema maculopapular generalizado do tronco e das extremidades é seguido por descamação extensa, como ilustrado no tronco deste paciente, resultante de necrose epidérmica. Os pacientes frequentemente são internados em uma unidade de queimados para cuidados intensivos. (Imagem usada com permissão do Dr. Timothy Berger.)

PADRÃO: DERMATITE VESICULOBOLHOSA

Exemplo: Penfigoide bolhoso

Apresentação clínica

O penfigoide bolhoso é uma doença bolhosa em que espaços tensos cheios de líquido se desenvolvem dentro de pele eritematosa e inflamada. As bolhas no penfigoide bolhoso se desenvolvem devido ao descolamento da epiderme da derme (vesiculação subepidérmica) como resultado de uma reação inflamatória específica direcionada contra proteínas estruturais. O termo "penfigoide" reflete a semelhança clínica do penfigoide bolhoso com o pênfigo, outra forma de doença bolhosa da pele que é caracterizada por vesiculação intraepidérmica em vez de subepidérmica. A distinção entre penfigoide bolhoso e pênfigo é importante, porque o penfigoide bolhoso tem um prognóstico mais favorável.

Epidemiologia e etiologia

O penfigoide bolhoso é um distúrbio que geralmente se apresenta nos idosos. Há relatos raros de penfigoide bolhoso em crianças e adultos jovens, mas a grande maioria dos pacientes tem mais de 60 anos de idade. Não há predileção por sexo.

Há anos, sabe-se que imunoglobulinas e complemento são depositados ao longo da junção dermoepidérmica no penfigoide bolhoso. Os anticorpos depositados são específicos para antígenos dentro da zona da membrana basal (BP180 e BP230), e o penfigoide bolhoso representa, assim, uma doença cutânea autoimune. Os fatores específicos que induzem a produção de autoanticorpos ainda não foram identificados.

Histopatologia e patogênese

Microscopicamente, lesões de penfigoide bolhoso completamente desenvolvidas mostram uma fenda subepidérmica contendo linfócitos, eosinófilos e neutrófilos, bem como material eosinofílico (róseo) que representa macromoléculas extravasadas, como fibrina (Figura 8-17). Um infiltrado inflamatório de eosinófilos, neutrófilos e linfócitos também é evidente na derme embaixo da fenda. Esses achados representam a consequência de uma reação inflamatória centrada na zona da membrana basal.

Percepções dessa reação podem ser obtidas por microscopia de imunofluorescência direta, na qual anticorpos marcados com fluorocromo anti-imunoglobulina G (IgG), anti-IgA, anti-IgM e anticomplemento são incubados com pele de lesão. Usando-se um microscópio ultravioleta para localizar o fluorocromo, anticorpos marcados que são específicos para IgG e componente C3 do complemento são encontrados em uma distribuição linear ao longo da junção dermoepidérmica (Figura 8-18). IgG circulante que se liga à zona da membrana basal da epiderme humana também é identificável em pacientes de penfigoide bolhoso. Esses anticorpos são capazes de fixar complemento, e a patogenicidade tem sido confirmada por injeção em animais de laboratório, nos quais os anticorpos ligam-se à zona de junção e induzem bolhas.

Os autoanticorpos (IgG) no penfigoide bolhoso são direcionados contra proteínas hemidesmossômicas, a saber,

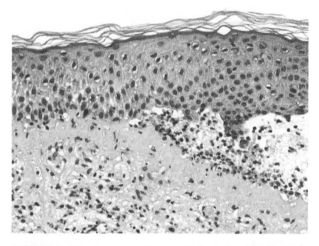

FIGURA 8-17 Aspectos histopatológicos de penfigoide bolhoso. Há uma fenda subepidérmica que contém numerosos eosinófilos e linfócitos, e um infiltrado semelhante está presente na derme superficial. Do ponto de vista ultraestrutural, a separação é dentro da lâmina lúcida da membrana basal, ao nível do antígeno do penfigoide bolhoso (ver Figura 8-6).

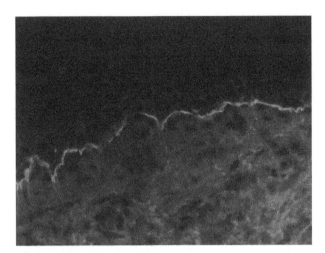

FIGURA 8-18 Achados de imunofluorescência direta em pele de lesão de um paciente com penfigoide bolhoso. Quando cortes corados com fluorocromo são visualizados por meio de um microscópio ultravioleta, uma faixa linear brilhante, significando depósito de imunoglobulina G, é evidente ao longo da junção dermoepidérmica. (Imagem usada com permissão da Dra. Kari Connolly.)

antígeno 180 do penfigoide bolhoso e antígeno 230 do penfigoide bolhoso. A ligação desses anticorpos à zona da membrana basal leva a uma cascata inflamatória com ativação da cascata clássica do complemento (Capítulo 3). Fragmentos de complemento induzem degranulação de mastócitos e atraem neutrófilos. A presença de eosinófilos no infiltrado do penfigoide bolhoso provavelmente é um reflexo da degranulação de mastócitos, pois os grânulos de mastócitos contêm fatores quimiotáticos de eosinófilos. Numerosas enzimas são liberadas por granulócitos e mastócitos durante a reação, e acredita-se que a digestão enzimática seja o mecanismo primário por trás da separação da epiderme da derme, com formação de bolhas tensas. Também é possível que o antígeno do penfigoide bolhoso desempenhe um papel estrutural vital que é comprometido pela ligação de autoanticorpos, levando à clivagem. Títulos quantificáveis de antígeno do penfigoide bolhoso correlacionam-se com a atividade da doença.

Manifestações clínicas

Pacientes com penfigoide bolhoso apresentam-se com bolhas grandes e tensas sobre uma base eritematosa (Figura 8-19). As lesões são distribuídas mais comumente nas extremidades e na parte inferior do tronco, mas bolhas podem se desenvolver em qualquer local. A maioria dos pacientes experimenta prurido considerável associado com suas bolhas, possivelmente desencadeado pelos muitos eosinófilos no infiltrado dérmico. Lesões de membranas mucosas se desenvolvem em até um terço dos pacientes, e, de um modo geral, são clinicamente inócuas.

Alguns pacientes com penfigoide bolhoso apresentam placas pruriginosas eritematosas, sem formação de bolhas, por um período de tempo longo. Esse padrão é conhecido como penfigoide bolhoso pré-eruptivo ou urticariforme.

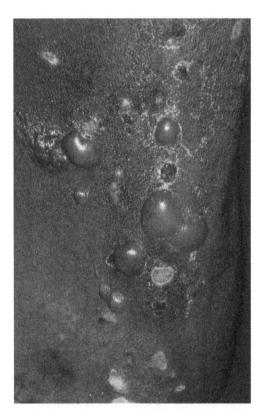

FIGURA 8-19 Bolhas grandes e tensas sobre bases eritematosas são distribuídas sobre a parte inferior do tronco. (Imagem usada com permissão do Dr. Timothy Berger.)

O exame histopatológico e imunofluorescência de biópsias de tais pacientes revela depósito de autoanticorpos e complemento na junção, em associação com um infiltrado rico em eosinófilos, implicando que a reação inflamatória é idêntica à do penfigoide bolhoso convencional. A explicação para o retardo na formação de bolhas observado nesses pacientes não é conhecida atualmente.

O penfigoide bolhoso é uma doença somente da pele e membranas mucosas, e envolvimento sistêmico nunca foi documentado. Alguns pacientes com penfigoide bolhoso desenvolvem lesões de pele simultaneamente com um diagnóstico de neoplasia maligna, mas estudos cuidadosos com controles pareados por idade não demonstraram uma incidência aumentada de penfigoide bolhoso em pacientes com câncer.

PONTO DE CHECAGEM

15. Como pênfigo e penfigoide bolhoso diferem e por que a distinção é importante?
16. Como a ligação de imunoglobulina ao antígeno do penfigoide bolhoso causa formação de bolhas em lesões de penfigoide bolhoso?
17. Há uma conexão entre penfigoide bolhoso e câncer?

PADRÃO: VASCULITE

Exemplo: Vasculite leucocitoclástica

Apresentação clínica

A vasculite leucocitoclástica é um distúrbio inflamatório que afeta pequenos vasos sanguíneos da pele, o qual se apresenta normalmente como uma erupção de pápulas avermelhadas ou violáceas, um padrão conhecido como **púrpura palpável** (Figura 8-20). As lesões se desenvolvem em surtos, e as pápulas individuais persistem por uns poucos dias ou semanas, geralmente menos de 1 mês. Embora cada lesão individual seja transitória, a duração da erupção pode variar de semanas a meses, e em casos excepcionais os surtos podem se desenvolver ao longo de anos.

Epidemiologia e etiologia

A vasculite leucocitoclástica pode se desenvolver em qualquer idade, e a incidência é igual em ambos os sexos. Os precipitantes mais comuns incluem infecções e fármacos. Infecções bacterianas, micobacterianas e virais podem desencadear surtos, mas erupções pós-estreptocócicas e pós-estafilocócicas são as mais comuns.

Diversos tipos de fármacos foram estabelecidos como provocadores de vasculite leucocitoclástica, inclusive antibióticos, diuréticos tiazídicos e anti-inflamatórios não esteroides. Entre os antibióticos, os derivados da penicilina são os principais agressores.

Histopatologia e patogênese

O nome desse distúrbio traduz seus principais atributos patológicos, ou seja, uma reação inflamatória envolvendo vasos sanguíneos em associação com um acúmulo de detritos nucleares necróticos (leucocitoclástica). Os passos fundamentais que contribuem para esse padrão incluem o acúmulo de moléculas desencadeadoras dentro das paredes de vasos sanguíneos pequenos, estimulação subsequente da cascata do complemento com a elaboração de quimioatraentes e entrada de neutrófilos com liberação de enzima oxidante, terminando em destruição celular e fragmentação nuclear. As moléculas que desencadeiam a vasculite leucocitoclástica são imunocomplexos, consistindo em anticorpos ligados a antígenos exógenos que, geralmente, são derivados de proteínas microbianas ou fármacos. Imunocomplexos circulantes têm sido documentados por dosagens laboratoriais do soro de pacientes com vasculite leucocitoclástica ativa, e a presença de complexos circulantes também pode ser deduzida com base no achado de níveis baixos de complemento sérico durante as exacerbações. Os fatores exatos que levam ao depósito preferencial de imunocomplexos dentro de pequenos vasos cutâneos (vênulas) permanecem desconhecidos, mas o fato de as vênulas exibirem permeabilidade relativamente alta na presença de uma velocidade de fluxo relativamente baixa provavelmente contribui. Os complexos depositados são detectáveis dentro das paredes dos vasos por testes de imunofluorescência direta (Figura 8-21).

Depois de ficarem presos nos tecidos, os imunocomplexos ativam a cascata do complemento e a produção localizada de fragmentos quimiotáticos (como C5a) e moléculas vasoativas sobrevêm (Capítulo 3). Os quimioatraentes retiram os neutrófilos para fora dos lúmens e os conduzem para dentro das paredes vasculares, onde a liberação de enzimas dos neutrófilos resulta em destruição dos imunocomplexos, dos neutrófilos e

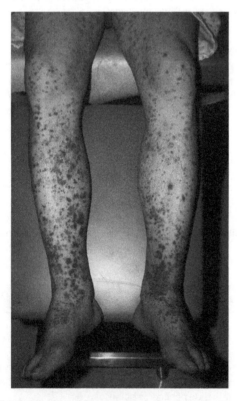

FIGURA 8-20 Pápulas purpúricas estão disseminadas nas extremidades inferiores na vasculite leucocitoclástica. (Imagem usada com permissão do Dr. Timothy Berger.)

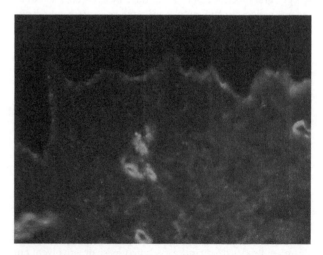

FIGURA 8-21 Microscopia de imunofluorescência direta localiza o componente C3 do complemento dentro das paredes de pequenos vasos cutâneos. Os fragmentos de complemento estão presentes após a ativação da cascata do complemento por imunocomplexos. A deposição de imunoglobulina dentro de paredes de vasos é detectável pelo mesmo método. (Imagem usada com permissão da Dra. Kari Connolly.)

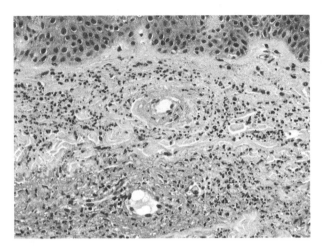

FIGURA 8-22 Aspectos histopatológicos de vasculite leucocitoclástica, uma forma de vasculite de pequenos vasos. Neutrófilos, detritos nucleares neutrofílicos e depósitos amorfos de proteína estão presentes dentro da parede expandida de uma vênula cutânea.

do vaso. Microscopicamente, esse estágio é caracterizado por um infiltrado de neutrófilos, poeira nuclear neutrofílica e proteína (fibrina) na parede vascular, um padrão que tem sido historicamente chamado de "necrose fibrinoide" (Figura 8-22). Durante toda a reação inflamatória, a integridade do canal é progressivamente comprometida. Quando os interstícios celulares se alargam, hemácias e fibrina exsudam através da parede do vaso e entram na derme circundante.

As lesões de vasculite leucocitoclástica têm relevo e são papulosas, pois a pele das lesões é alterada e expandida por um intenso infiltrado vasocêntrico contendo numerosos neutrófilos. A qualidade eritematosa ou purpúrica da vasculite leucocitoclástica é atribuível às numerosas hemácias extravasadas que se acumulam na derme de lesões completamente desenvolvidas. Em pacientes com vasculite leucocitoclástica repetitiva ou persistente, resíduos de hemácias extravasadas são metabolizados em hemossiderina, que se acumula dentro de macrófagos (siderófagos) na derme profunda. A hemossiderina dérmica pode contribuir para uma aparência clínica escura, violácea, clinicamente semelhante, mas patologicamente distinta, das alterações pigmentares observadas no líquen plano. Após a resolução da erupção, a hiperpigmentação regride lentamente ao longo de um período de semanas a meses à medida que a hemossiderina é reabsorvida.

Manifestações clínicas

Lesões de vasculite leucocitoclástica podem se desenvolver em qualquer local, mas geralmente são distribuídas nas extremidades inferiores ou em áreas dependentes. Embora lesões purpúricas compreendam o padrão clínico mais comum, uma variedade de outros padrões morfológicos, inclusive vesiculopústulas, pápulas necróticas e úlceras, podem se desenvolver; esses padrões com frequência refletem alterações isquêmicas secundárias que se sobrepõem à pápula de vasculite primária. Vesiculopústulas se desenvolvem depois que a necrose isquêmica da epiderme resulta em separação subepidérmica, ou depois do acúmulo dérmico massivo de neutrófilos secundário ao depósito de imunocomplexos. Pápulas necróticas, escaras e úlceras são lesões de fase final que surgem após a necrose total da epiderme e da derme superficial. Essencialmente, essas lesões representam infartos de vasculite.

A vasculite leucocitoclástica não é meramente uma dermatite, mas com frequência faz parte de uma vasculite sistêmica envolvendo pequenos vasos. Em tais casos, a erupção papular é acompanhada por artralgias, mialgias e mal-estar geral. Artralgias e mialgias provavelmente são atribuíveis a alterações de vasculite nos pequenos vasos das cápsulas articulares e tecidos moles. O comprometimento por vasculite dos rins, do fígado e do trato gastrintestinal também pode ocorrer. Esse comprometimento de sistemas de órgãos abdominais muitas vezes se apresenta clinicamente como dor abdominal. Exames laboratoriais são importantes para avaliar possível dano renal ou hepático.

PONTO DE CHECAGEM

18. Por que as lesões de vasculite leucocitoclástica são papulosas?
19. Quais são os precipitantes mais comuns da vasculite leucocitoclástica?
20. Quais sintomas adicionais são geralmente observados quando a vasculite leucocitoclástica é parte de uma vasculite sistêmica?

PADRÃO: DERMATITE ESPONGIÓTICA

Exemplo: Dermatite de contato alérgica

Apresentação clínica

A dermatite de contato alérgica é uma erupção, geralmente pruriginosa, causada por uma reação imunomediada específica a uma substância que tenha entrado em contato com a pele. A fase aguda é caracterizada por pápulas eritematosas, vesículas e bolhas confinadas à área de contato primário do "alérgeno" (Figura 8-23). Frequentemente, as bolhas se rompem e resultam em transudação e formação de uma crosta amarelada.

Epidemiologia e etiologia

Dados confiáveis sobre a incidência de dermatite de contato alérgica são impossíveis de se obter devido ao grande número de pessoas afetadas, inclusive aquelas com doença leve que não procuram assistência médica. Contudo, estima-se que o distúrbio custe milhões anualmente em gastos médicos diretos relacionados com ocupação e perda de produtividade.

Os fatores que determinam quais indivíduos reagirão a quais substâncias não são conhecidos, embora se pense que tipos de HLA desempenhem um papel importante. Alguns modelos animais de dermatite de contato alérgica demonstram padrões de herança autossômica.

Histopatologia e patogênese

Como o termo "dermatite espongiótica" implica, espongiose é a marca patológica dessa categoria de doença de pele. O termo "espongiose" refere-se a edema da epiderme, que separa os quera-

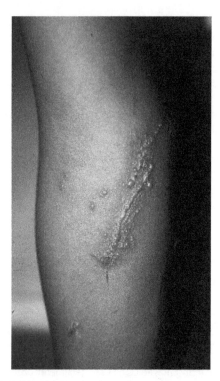

FIGURA 8-23 Dermatite de contato alérgica. Vesículas confluentes, lineares, eruptivas com eritema circundante. (Imagem usada com permissão do Dr. Timothy Berger.)

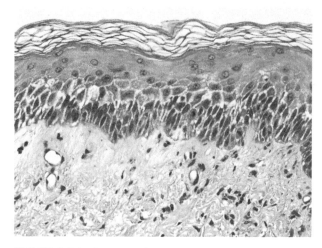

FIGURA 8-24 Dermatite de contato alérgica. O edema intercelular tornou visíveis as "espinhas" (desmossomos) entre os queratinócitos.

tinócitos uns dos outros. Microscopicamente, o edema torna visíveis as "espinhas" normalmente indiscerníveis, ou desmossomos, que interconectam os queratinócitos (**Figuras 8-7 e 8-24**). A espongiose pode ser leve e quase imperceptível ao microscópio, ou tão massiva que é evidente clinicamente como uma bolha. A dermatite espongiótica é acompanhada por uma quantidade variável de inflamação perivascular, que pode ser em volta do plexo vascular superficial ou de plexos vasculares superficiais e profundos, ou perivascular e intersticial em distribuição (**Figura 8-25**). O infiltrado é geralmente composto por linfócitos, mas eosinófilos com frequência estão presentes de modo concomitante em números significativos na dermatite espongiótica.

A série de eventos que levam ao desenvolvimento de dermatite de contato alérgica tem sido e continua a ser intensamente estudada, porque o mecanismo de desenvolvimento da hipersensibilidade por contato na pele é análogo ao da rejeição de órgãos transplantados mediada por células. Reações de hipersensibilidade tardias (tipo IV) consistem em duas fases: indução (sensibilização/aferente) e ativação (eferente). Na fase de indução, o alérgeno que entrou em contato com um indivíduo que é virgem àquele alérgeno liga-se a uma proteína endógena e a altera para fazê-la parecer estranha. Este complexo proteína-alérgeno é então interceptado pelas células de imunovigilância da pele: as células de Langerhans.

As células de Langerhans são células dendríticas derivadas da medula óssea que residem na epiderme e formam uma rede na interface do sistema imune com o ambiente. Elas englobam o complexo, degradam-no ("processam-no") parcialmente, migram para os gânglios linfáticos e apresentam fragmentos antigênicos na superfície da célula em conjunto com uma molécula do MHC-II. As células de Langerhans com complexos antígeno-MHC-II na superfície entram em contato com células T virgens possuindo receptores de células T que reconhecem especificamente o complexo MHC-II-alérgeno. A ligação dos receptores de células T ao complexo MHC-II-alérgeno no contexto de moléculas coestimuladoras importantes na superfície das células de Langerhans estimula a expansão clonal de células T reativas. Esse processo progride por um período de dias. Se o contato com o alérgeno for transitório, a primeira exposição muitas vezes não resulta em uma reação no local da exposição. Entretanto, um contingente de células T de memória "armadas e de prontidão" está agora protegendo a pele, esperando que o alérgeno reapareça. Diz-se que o indivíduo está sensibilizado.

A fase de ativação inicia-se uma vez que o indivíduo sensibilizado encontra o antígeno novamente. Células T de

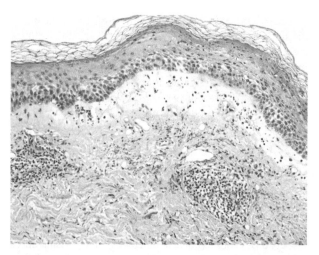

FIGURA 8-25 Aspectos histopatológicos da dermatite de contato alérgica, um tipo de dermatite espongiótica aguda. Há um infiltrado perivascular e intersticial de células inflamatórias. A palidez da derme papilar deve-se a edema.

memória da exposição anterior protegem a pele constantemente. As células de Langerhans processam o antígeno outra vez e migram para linfonodos, mas a apresentação e proliferação de células T também ocorrem no local do contato com o alérgeno. Células T inespecíficas na vizinhança são recrutadas e estimuladas pelas citocinas inflamatórias liberadas pelas células T especificamente reativas, e segue-se uma alça de amplificação, culminando em dermatite clinicamente reconhecível. Esta série complexa de eventos leva tempo para se desenvolver, resultando no retardo de 24 a 48 horas entre reexposição e erupção. Muitos indivíduos têm experimentado esse atraso em sua própria experiência pessoal com plantas causadoras de fitodermatite. O início desses distúrbios nunca ocorre enquanto são feitos os trabalhos de jardinagem ou durante a caminhada, mas sempre um dia ou dois após o contato.

A hipersensibilidade do tipo tardio serve à necessidade de defesa do organismo contra invasores nocivos, como vírus; em resposta, células T reconhecem as células com infecção viral e as destroem seletivamente. O desenvolvimento da alergia de contato representa uma anormalidade desse mecanismo protetor, e o alérgeno recorre a um ataque não seletivo de células T, que danifica a epiderme e resulta em dermatite espongiótica, histopatologicamente, e em uma erupção bolhosa, pruriginosa e eritematosa, clinicamente.

Manifestações clínicas

Poucas doenças de pele são tão incorporadas ao linguajar leigo nos Estados Unidos como hera venenosa e carvalho venenoso, que estão entre as causas mais comuns de dermatite de contato alérgica naquele país. Embora haja muitas causas de dermatite de contato alérgica, numerosos alérgenos veiculados pelo ar são identificáveis frequentemente em situações ocupacionais. Para aqueles que foram infelizes o bastante para experimentar um caso típico de hera venenosa ou carvalho venenoso (denominada dermatite *Rhus* devido ao gênero da planta envolvida), os aspectos salientes da erupção são bem conhecidos, manifestados como uma erupção eritematosa extremamente pruriginosa em áreas de pele expostas diretamente às folhas da planta alergênica. A erupção consiste em pápulas eritematosas, papulovesículas, vesículas ou bolhas, frequentemente em um padrão linear na área em que a planta ofensiva entrou em contato com a pele. Estrias lineares, embora características, nem sempre são notadas, porque a erupção assume o padrão da exposição: uma mão coberta de alérgeno que então toca na face pode resultar em erupção de configuração não linear.

Um conceito errôneo comum em relação à dermatite *Rhus* é que o líquido de bolhas rotas (ou mesmo o contato com a área da bolha) causa a disseminação da erupção. Na verdade, uma vez que a erupção tenha se desenvolvido, o alérgeno já se ligou de forma irreversível a outras proteínas, ou já foi tão degradado que não pode ser transferido para outros locais. A aparente disseminação da erupção para outros locais pode ser explicada por vários cenários possíveis. Em primeiro lugar, o alérgeno *Rhus* é extraordinariamente estável e pode persistir em roupas não lavadas e permanecer capaz de induzir dermatite de contato alérgica por até 1 ano. O contato inadvertido com roupas ou outras superfícies contaminadas pode induzir

novas áreas de dermatite que muitas vezes são vistas como disseminação, e não contato adicional. (Lavar a pele com água e sabão logo após o contato com a seiva ofensiva geralmente interromperá o desenvolvimento da erupção.) Em segundo lugar, a dermatite de contato alérgica intensa pode induzir uma erupção na pele que nunca entrou em contato com o alérgeno. Este fenômeno malcompreendido é chamado de "autossensibilização". A erupção de autossensibilização consiste em pápulas eritematosas ou papulovesículas que muitas vezes estão restritas às mãos e aos pés, mas podem ser generalizadas. O padrão das lesões individuais não é linear nem geométrico, como o é no local original da dermatite de contato alérgica.

É importante lembrar que *Rhus* é somente uma das causas de dermatite de contato alérgica. A lista de antígenos conhecidos chega a milhares, e há maneiras incontáveis para essas substâncias entrarem em contato com a pele. Com frequência, um padrão geométrico não natural de uma erupção é indício de uma doença "de fora para dentro", causada por um contactante. Também é importante lembrar que uma erupção de contato não se desenvolve imediatamente após a exposição, mas somente depois de um retardo de 24 a 48 horas. Isso às vezes torna difícil a identificação do agente ofensivo, quando a conexão entre exposição e erupção é ocultada pelo atraso no tempo. Testes de contato (*patch tests*) representam uma técnica clínica útil para ajudar a identificar uma causa possível, quando um contactante desconhecido é suspeito como origem de uma erupção persistente ou recorrente. No teste de contato, uma bateria de pequenas quantidades de antígenos padronizados é aplicada em arranjo na pele não afetada (normalmente nas costas), e deixada no local por 48 horas. Os *patches* são então removidos e a pele é inspecionada para o desenvolvimento de eritema ou vesiculação; sempre que uma reação estiver presente, a substância que induziu a reação é anotada. Leituras são feitas novamente às 96 horas para detectar reações de retardo longo. Para serem úteis clinicamente, as reações positivas no teste de contato devem ser correlacionadas com o padrão da erupção original e o contexto clínico geral.

PONTO DE CHECAGEM

21. O que é espongiose?
22. Quais são as duas fases de desenvolvimento da dermatite de contato alérgica? Quais passos estão envolvidos em cada uma?
23. Qual é o papel do teste de contato em pacientes com suspeita de dermatite de contato alérgica?

PADRÃO: PANICULITE

Exemplo: Eritema nodoso
Apresentação clínica

Paniculite é um processo inflamatório que ocorre na gordura subcutânea. Eritema nodoso é a forma mais comum de paniculite, apresentando-se mais frequentemente com nódulos do-

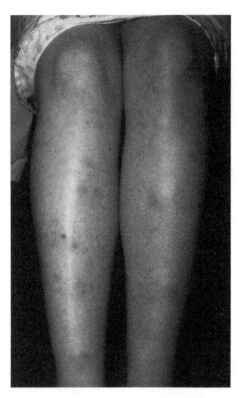

FIGURA 8-26 Eritema nodoso na parte inferior das pernas de uma mulher. As lesões são placas e nódulos firmes, dolorosos, vermelhos ou castanho-avermelhados. As bordas das lesões são indistintas. (Imagem usada com permissão do Dr. Timothy Berger.)

lorosos vermelhos na face anterior da parte inferior das pernas (Figura 8-26). O número de lesões é variável, mas, em geral, uma dúzia ou mais lesões podem estar presentes no início.

Como o infiltrado na paniculite ocorre profundamente na pele, a demarcação de lesões individuais com frequência é indistinta. Febre e sintomas constitucionais – em particular, artralgias – podem acompanhar o início do eritema nodoso. A duração da erupção é, normalmente, de poucas semanas a poucos meses.

Epidemiologia e etiologia

O eritema nodoso é uma condição comum, embora dados precisos com relação à sua prevalência não estejam disponíveis. As mulheres parecem especialmente suscetíveis a seu desenvolvimento, e em adultos há um predomínio mulher/homem de 3:1. Isso não é verdadeiro nos casos de crianças, nos quais meninos e meninas são afetados igualmente. O eritema nodoso representa uma via comum final de inflamação que pode se desenvolver em resposta a qualquer uma de numerosas causas gerais, inclusive infecções, medicamentos, hormônios (inclusive gravidez) e doenças inflamatórias. Faringite estreptocócica, fármacos contendo sulfonamidas, contraceptivos orais contendo estrogênio e doença inflamatória intestinal são indutores bem-conhecidos do distúrbio.

Histopatologia e patogênese

A paniculite pode ser separada em duas categorias amplas com base na distribuição da inflamação: paniculite principal-

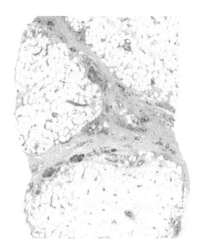

FIGURA 8-27 Aspectos histopatológicos de eritema nodoso, uma forma de paniculite septal. Os septos estão espessos e inflamados. Há pouca inflamação dos lóbulos adiposos.

mente septal e paniculite principalmente lobular (Figura 8-7). Os septos são as divisões fibrosas entre compartimentos de gordura e contêm os feixes neurovasculares. Os lóbulos são os conglomerados de adipócitos demarcados por septos. Sobretudo, o modificador tem a intenção de comunicar que o processo inflamatório não é estritamente confinado a um só compartimento, mas, de fato, com frequência passa de um para o outro. Um passo importante para realizar um diagnóstico histopatológico específico é decidir em qual área a maior parte da resposta inflamatória está localizada.

No caso do eritema nodoso, a resposta inflamatória ocorre no compartimento septal e consiste em linfócitos, histiócitos e granulócitos (neutrófilos e eosinófilos) (Figura 8-27). Histiócitos multinucleados dentro dos septos representam um achado de valor diagnóstico considerável (Figura 8-28). Os septos estão espessos e podem desenvolver fibrose, dependendo da densidade do infiltrado e da duração da reação.

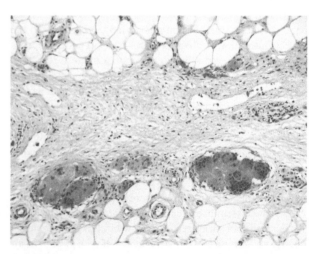

FIGURA 8-28 Eritema nodoso. Há múltiplas células gigantes multinucleadas grandes neste septo. Observa-se o fundo fibroso proeminente com celularidade aumentada.

Embora o infiltrado seja largamente confinado a septos subcutâneos, em geral há um elemento de necrose adiposa nas margens dos lóbulos subcutâneos, no eritema nodoso. Evidência de necrose adiposa pode ser visualizada na forma de um infiltrado de macrófagos espumosos (cheios de lipídeos) na periferia de lóbulos subcutâneos ou na forma de pequenas fendas estreladas dentro de macrófagos multinucleados, indicando um elemento de necrose adiposa lipomembranosa.

A hipótese preferida com relação ao mecanismo de desenvolvimento do eritema nodoso é aquela de uma reação de hipersensibilidade do tipo tardio ocorrendo na gordura septal. Depósito de imunocomplexos não é encontrado nas lesões. Não se sabe ainda por que a hipersensibilidade sistêmica está localizada na gordura de maneira microscopicamente distinta.

Manifestações clínicas

Conforme mencionado, o eritema nodoso apresenta-se como nódulos dolorosos, profundamente assentados, vermelhos a castanho-avermelhados. Com o passar do tempo, as lesões evoluem para manchas mais semelhantes a equimoses, ou placas finas. O eritema nodoso tende a ocorrer na face anterior das canelas, mas pode envolver as coxas, as faces extensoras dos antebraços e, raramente, o tronco. Como as lesões representam uma resposta de hipersensibilidade a algum estímulo incitante, elas podem persistir ou continuar a se desenvolver em surtos, enquanto o estímulo estiver presente. No caso do eritema nodoso associado a estreptococos, as lesões provavelmente regredirão dentro de poucas semanas após o tratamento antibiótico bem-sucedido da infecção primária. Um curso prolongado de eritema nodoso deve motivar uma investigação por infecção persistente e outras causas possíveis. O eritema nodoso também pode ser o sinal de apresentação da sarcoidose (ver discussão subsequente).

PONTO DE CHECAGEM

24. Quais são as duas categorias gerais de paniculite?
25. Em qual categoria de paniculite o eritema nodoso se enquadra? Quais são os aspectos do eritema nodoso clinicamente? E histopatologicamente?
26. Quais são os precipitantes comuns do eritema nodoso?

PADRÃO: DERMATITE NODULAR

Exemplo: Sarcoidose cutânea

Apresentação clínica

A sarcoidose é uma doença sistêmica enigmática com um espectro clínico muito variável, desde pápulas cutâneas assintomáticas discretas até doença pulmonar potencialmente fatal. Frequentemente, as lesões são pápulas ou nódulos dérmicos castanho-avermelhados, que podem ocorrer em qualquer parte da superfície cutânea, mas têm uma predileção especial pela face (Figura 8-29). Granulomas nodulares semelhantes podem ocorrer na árvore pulmonar e em outras vísceras.

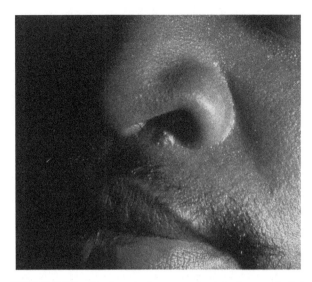

FIGURA 8-29 Pápula castanho-avermelhada junto ao nariz, típica de sarcoidose. (Imagem usada com permissão do Dr. Timothy Berger.)

Epidemiologia e etiologia

A sarcoidose pode afetar pacientes de qualquer idade ou antecedentes étnicos, mas ocorre com maior frequência em adultos jovens, e, nos Estados Unidos, é mais comum em pessoas negras de descendência africana. Nesta população, estimativas da incidência da doença variam de 35,5 a 64 casos por 100 mil, em comparação a 10 a 14 casos por 100 mil em brancos. Na Europa, populações irlandesas e escandinavas apresentam risco aumentado.

Inúmeras causas de sarcoidose têm sido propostas, inclusive agentes infecciosos. Entre estes, espécies de *Mycobacterium* (especialmente *M. tuberculosis*) são os principais suspeitos, embora a investigação tenha gerado resultados contraditórios. Outros agentes etiológicos propostos incluem *Histoplasma*, vírus e partículas estranhas sistematizadas diminutas (que podem incitar um processo reativo em indivíduos suscetíveis), embora não existam evidências sólidas que corroborem essas suspeitas. Um relato encontrou material estranho polarizável na pele doente de pacientes com sarcoidose, mas os autores enfatizaram que esse achado provavelmente reflete a propensão das lesões de sarcoidose de se desenvolverem em volta de um ninho de material estranho nos pacientes afetados, e não implica que a sarcoidose seja causada diretamente pelo detrito estranho. A extensão em que a herança genética determina a suscetibilidade de um indivíduo à sarcoidose não está clara, embora uma incidência de sarcoidose mais alta que a esperada entre irmãos de pacientes afetados seja sugestiva de um papel genético. Embora os genes de HLA e não HLA (como o gene TNF) tenham sido implicados na sarcoidose, alterações nesses genes e sua interação com fatores ambientais continuam sendo áreas de pesquisa.

Histopatologia e patogênese

A sarcoidose se manifesta microscopicamente como conjuntos de macrófagos em tecidos (i.e., histiócitos), conhecidos como granulomas, situados dentro da derme (Figuras 8-30 e 8-31).

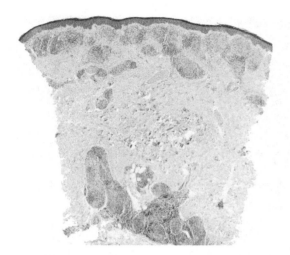

FIGURA 8-30 Aspectos histopatológicos de sarcoidose, uma dermatite nodular. Observam-se conjuntos nodulares de histiócitos disseminados na derme.

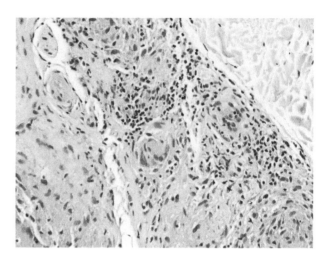

FIGURA 8-32 Sarcoidose. Células gigantes multinucleadas, como a que é visualizada no centro do campo, são comuns em granulomas sarcoides.

Ao contrário dos granulomas tuberculoides da tuberculose, os granulomas sarcoides não são caseosos e não mostram necrose de coagulação central. Histiócitos multinucleados formados pela fusão de células individuais são um achado comum (**Figura 8-32**). O aspecto microscópico característico dos granulomas sarcoides é de quantidade pequena de linfócitos em volta dos granulomas ("granulomas nus"). Este aspecto contrasta com o infiltrado linfocítico denso que recobre os granulomas em muitos outros distúrbios granulomatosos, inclusive a tuberculose. Granulomas sarcoides podem ocupar quase toda a derme na pele afetada, ou podem ocorrer somente em focos relativamente pequenos, que são largamente espaçados. Colorações histoquímicas para organismos infecciosos geralmente são negativas.

Assim como a causa da sarcoidose permanece desconhecida, os mecanismos de formação de granuloma na sarcoidose não são completamente compreendidos. Em geral, certos estímulos antigênicos provocam uma reação de células T (ver discussão anterior sobre a patogênese da dermatite de contato alérgica). Antígenos apresentados no contexto apropriado induzem as células T que respondem a liberar várias citocinas. As citocinas específicas, **fator quimiotático de monócitos** e **fator inibidor de migração**, juntamente com várias outras, recrutam macrófagos para o local e direcionam as células a permanecerem ali. Embora, microscopicamente, os linfócitos sejam um componente pequeno dos granulomas sarcoides, acredita-se que eles sejam cruciais para a patogênese da doença.

Estudos da organização de granulomas sarcoides sugerem um padrão de arranjo de linfócitos similar ao da hanseníase tuberculoide, uma condição em que uma resposta imune potente mantém os microrganismos *M. leprae* em relativo controle. Nessas condições, os linfócitos presentes dentro dos centros dos granulomas são CD4-positivos, enquanto as células CD8-positivas estão arranjadas na periferia. Esta estrutura pode permitir que as células auxiliares CD4 direcionem a resposta imune para o antígeno ofensivo, enquanto as células supressoras CD8 limitam a extensão da resposta. Os granulomas não são organizados dessa maneira na hanseníase lepromatosa, e a falta de uma reação supressora efetiva permite a proliferação descontrolada dos bacilos *M. leprae*.

Manifestações clínicas

O quadro clínico da sarcoidose é bastante amplo. O espectro dos sintomas em um paciente individual depende de quais tecidos são envolvidos e em que extensão. Há várias apresentações prototípicas. Uma delas consiste em linfadenopatia hilar pulmonar bilateral (resultante de granulomas sarcoides em gânglios linfáticos peri-hilares) e eritema nodoso agudo, uma combinação conhecida como síndrome de Löfgren. Febre, artralgias, uveíte e comprometimento parenquimatoso pulmonar são comuns na síndrome de Löfgren. Outra variante da sarcoidose envolve o nariz, com pápulas semelhantes a contas nas asas do nariz (**Figura 8-29**). Esta apresentação é conhecida como lúpus pérnio, um termo um tanto antigo que ainda é

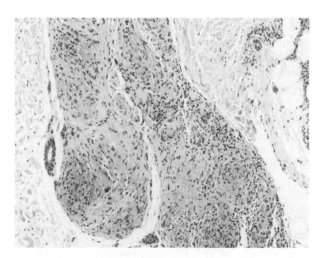

FIGURA 8-31 Sarcoidose. Histiócitos palidamente corados formam agregados nodulares entre o colágeno da derme.

utilizado em dermatologia. Mais recentemente, a designação "sarcoidose das asas nasais" foi proposta para essa variante. Esse achado cutâneo geralmente indica envolvimento significativo da árvore traqueobrônquica ou parênquima pulmonar.

Doença cutânea ocorre na sarcoidose sistêmica em apenas um terço dos casos, embora cerca de 80% dos pacientes com sarcoidose da pele tenham doença sistêmica concomitante. Os pulmões são comumente envolvidos, e a possibilidade de comprometimento pulmonar deve sempre ser investigada em qualquer caso de sarcoidose. A sarcoidose cutânea tem sido denominada "a grande imitadora", pois a morfologia clínica pode ser variável, incluindo pápulas, placas e nódulos cor da pele a castanho-avermelhados, perda de pelos (alopecia) no couro cabeludo ou em outros locais, alteração pigmentar, úlceras e vários outros padrões. Novas pápulas ou nódulos dérmicos surgindo dentro de tatuagens que estavam presentes mesmo por muitos anos constituem um fenômeno bem-reconhecido na sarcoidose. Isso não surpreende, porque o pigmento das tatuagens é um corpo estranho que é fagocitado por macrófagos teciduais e serve, provavelmente, como um nicho para o desenvolvimento de lesões de sarcoidose. Novas pápulas dérmicas também têm sido descritas em associação com cicatrizes.

O diagnóstico da sarcoidose pode ser difícil. Ele é, frequentemente, um diagnóstico de exclusão. Somente quando o espectro clínico é compatível com sarcoidose e as investigações-padrão falham em descobrir uma origem clara (infecciosa ou outra), um diagnóstico de sarcoidose pode ser abordado com confiança. Exames úteis incluem radiografia de tórax e radiografias ósseas ou uma biópsia de pele ou de outro tecido envolvido mostrando os granulomas não caseosos característicos da doença.

PONTO DE CHECAGEM

27. Quem adquire sarcoidose? Quão comum ela é?
28. Que padrão de doença inflamatória da pele a sarcoidose exibe?
29. Como a patologia das lesões de pele da sarcoidose corresponde às lesões clínicas?

PADRÃO: FOLICULITE E PERIFOLICULITE

Exemplo: Acne

Apresentação clínica

A acne se apresenta mais comumente como comedões baseados em folículos, pápulas inflamatórias ou pústulas na face, no pescoço, no tórax e nas costas (Figura 8-33). Adolescentes são geralmente afligidos, mas acne neonatal e acne de adultos também são comuns. Acne nodulocística desfigurante resultando em lesões cicatriciais intensas não ocorre antes da puberdade.

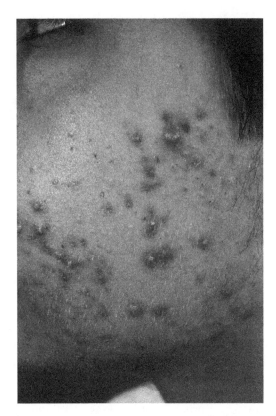

FIGURA 8-33 Acne vulgar. Há numerosas pápulas e pústulas inflamadas com tampões centrais negros chamados de comedões abertos ou "cravos pretos". (Imagem usada com permissão do Dr. Timothy Berger.)

Epidemiologia

A acne vulgar é tão comum que alguns autores declaram que ela afeta praticamente todos os indivíduos em algum momento de suas vidas. O pico de incidência é aos 18 anos de idade, embora adultos também possam apresentar acne. Há estudos mostrando que 3% dos homens e 5% das mulheres apresentam acne entre os 40 e 49 anos de idade.

Histopatologia e patogênese

Histologicamente, a acne comedônica manifesta-se como um folículo alargado com um tampão denso de queratina dentro de seu infundíbulo. Se o orifício folicular é aberto, diz-se que a lesão de acne é um comedão aberto. Alterações inflamatórias secundárias comumente ocorrem dentro de unidades foliculares tamponadas. Neutrófilos podem acompanhar o tampão de queratina com o canal folicular, criando uma lesão pustulosa. Lesões inflamatórias de acne são uma consequência de folículos que se romperam, com o vazamento resultante de detritos queratinosos para dentro da derme perifolicular, provocando uma reação inflamatória densa, com uma mistura de neutrófilos, linfócitos e histiócitos (Figura 8-34).

A compreensão da evolução das lesões de acne tem levado a tratamentos que são efetivos para a grande maioria dos casos. Há quatro componentes essenciais ao desenvolvimento de lesões de acne: (1) tamponamento da unidade foliculos-

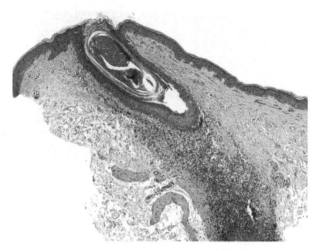

FIGURA 8-34 Características histopatológicas da acne. Há um folículo com um tampão de queratina, circundado por um infiltrado inflamatório linfocitário. Essa lesão corresponderia à papula eritematosa vista nas acnes inflamatórias (ver Figura 8-33).

sebácea; (2) produção de sebo; (3) crescimento excessivo da bactéria *Propionibacterium acnes* dentro do folículo tamponado; e (4) uma resposta inflamatória secundária. A formação de tampões de queratina dentro dos folículos é um processo complexo que se pensa ser controlado geneticamente em nível celular. Os queratinócitos tornam-se pegajosos e deixam de descamar apropriadamente, gerando tamponamento folicular. Ao contrário de uma crença comum, estar "sujo" não causa acne, e limpeza vigorosa ou frequente não melhora a condição. Contudo, algumas substâncias exógenas como cosméticos oleosos ou produtos para cuidados com os cabelos à base de petrolato podem promover a formação de comedões e, assim, exacerbar a acne.

Entretanto, folículos tamponados isoladamente nunca se tornariam mais que comedões, se não fosse pela produção de sebo e crescimento excessivo de *P. acnes*, um microrganismo comensal da pele. Contudo, com muito sebo como fonte de alimento dentro do ambiente bem-protegido de um folículo tamponado, ocorre o crescimento excessivo de *P. acnes*. O sebo se fragmenta em seus componentes lipídicos e ácidos graxos livres. A falta de saída livre de detritos queratinosos e sebo do folículo expande o canal. As bactérias liberam fatores quimiotáticos para neutrófilos, e sua infiltração do folículo resulta em formação de pústula. Enzimas dos neutrófilos enfraquecem a parede do folículo e ocorre a ruptura folicular, liberando grandes quantidades de reagentes inflamatórios dentro da derme. Linfócitos, macrófagos e mais neutrófilos respondem, e a lesão de comedão é transformada em pápula inflamada, pústula ou nódulo de acne. A ruptura folicular e uma reação inflamatória secundária intensa podem resultar em formação de cicatrizes profundas em alguns indivíduos.

Manifestações clínicas

O espectro de gravidade da acne é bastante amplo. No neonato, androgênios maternos estimulam o crescimento das glândulas sebáceas e a superprodução de sebo. A presença de sebo promove o crescimento excessivo de *P. acnes*, e a acne segue-se até que os androgênios maternos tenham desaparecido e as glândulas sebáceas tenham se atrofiado para um tamanho neonatal normal. Produção significativa de sebo não começa novamente até a puberdade. Sob o estímulo dos androgênios na puberdade, as glândulas sebáceas aumentam novamente e produzem sebo nas áreas sebáceas do corpo, a saber, a face, o pescoço, o tórax e as costas (as mesmas áreas mais afetadas pela acne). O início pode ser gradual ou rápido, e a gravidade pode variar de comedões a pápulas e pústulas inflamatórias, a nódulos dolorosos, altamente inflamatórios. Variantes com formação intensa de cicatrizes podem ser explosivas inicialmente e se apresentar com sintomas sistêmicos de febre e artralgias. A idade do início e a história familiar são preditivas da gravidade da acne.

A acne pode se apresentar como um componente de uma síndrome, como na doença de ovários policísticos (i.e., síndrome de Stein-Leventhal), na chamada síndrome SAPHO (sinovite, acne, pustulose palmoplantar, hiperostose e osteíte). Pelo menos na doença de ovários policísticos, pode haver influências hormonais que predisponham ao desenvolvimento de lesões de acne.

PONTO DE CHECAGEM

30. Por que alguns lactentes desenvolvem acne? Que fatores explicam sua resolução espontânea?
31. Qual é a fisiopatologia do desenvolvimento de lesões na acne?
32. Quais são as categorias amplas de tratamento para acne, e que aspecto da patogênese da acne cada uma aborda?

CAPÍTULO 8   Doenças da Pele   **209**

ESTUDOS DE CASOS

Yeong Kwok, M.D.

(Ver Capítulo 25, p. 711, para Respostas)

CASO 34

Uma mulher de 25 anos vai ao médico com uma queixa de erupção que se desenvolveu durante as últimas semanas e parece estar progredindo. Ao exame, observa-se que ela tem várias lesões semelhantes a placas nas superfícies extensoras tanto das extremidades superiores quanto das inferiores, bem como lesões semelhantes no couro cabeludo. As placas são eritematosas, com escamas prateadas, e têm margens agudas.

Questões

A. Qual é o provável diagnóstico? Esta doença de pele é genética, ambiental, ou ambas? Com base em que evidência?

B. Quais são os mecanismos fisiopatológicos por trás do desenvolvimento de placas, escamas e eritema característicos desta doença?

C. Quais defeitos imunológicos têm sido implicados em pacientes com esta doença de pele?

CASO 35

Uma mulher de 35 anos que retornou recentemente da África vai ao médico com queixas de uma erupção. Durante sua viagem, ela desenvolveu uma erupção pruriginosa em ambos os braços. Sua história médica não apresenta informações dignas de nota. Medicamentos administrados recentemente incluem cloroquina para profilaxia de malária. O exame revela múltiplas pápulas violáceas pequenas nas superfícies flexoras dos braços. As lesões têm bordas angulares e topos planos. Algumas das lesões têm estrias brancas na superfície, quase invisíveis a olho nu.

Questões

A. Qual é o provável diagnóstico? Qual é a possível causa subjacente?

B. Qual é o mecanismo fisiopatológico pelo qual essas lesões cutâneas são formadas?

C. Quais alterações histopatológicas na pele são responsáveis pelo aspecto dessas lesões como pápulas violáceas com estrias brancas diminutas?

CASO 36

Uma mulher de 27 anos de idade apresenta-se à clínica de urgências queixando-se de uma erupção vermelha, pruriginosa, que se desenvolveu subitamente no dia anterior em seus braços e pernas, espalhando-se para o tronco. Ela nega úlceras na boca ou na área genital. Sua história médica não é digna de nota, exceto por episódios ocasionais de herpes genital. O surto mais recente foi há aproximadamente 2 semanas. Ela geralmente toma aciclovir oral nessas ocasiões, mas sua prescrição tinha expirado e ela não tomou nada em seu último surto. Ao exame físico, ela tem múltiplas pápulas eritematosas nos braços, nas pernas e no tronco. Muitas das pápulas têm uma área central de escurecimento ou clareamento, de modo que as lesões parecem alvos. Não há evidência de envolvimento de mucosas.

Questões

A. Qual é o provável diagnóstico?

B. Qual é o mecanismo fisiopatológico pelo qual essas lesões cutâneas são formadas? De quais maneiras esta doença se assemelha e difere do líquen plano?

C. Quais fatores podem ter desencadeado esta erupção? Qual evidência corrobora esta ligação?

D. O que é responsável pelo aspecto semelhante a alvo dessas lesões, e o que mostra a histopatologia?

210 Fisiopatologia da Doença

CASO 37

Um homem de 65 anos vai ao dermatologista com uma queixa de bolhas se desenvolvendo em seu abdome e suas extremidades durante a última semana. As lesões consistiam inicialmente em placas vermelhas, seguidas pela formação de bolhas. Elas são pruriginosas, mas não dolorosas. O paciente não tem outras queixas e nega envolvimento de membranas mucosas. O exame mostra apenas múltiplas bolhas grandes, tensas, com uma base eritematosa, sobre a parte inferior do tronco e das extremidades. Considera-se o quadro clínico mais compatível com penfigoide bolhoso.

Questões

A. Qual é o principal diagnóstico diferencial para múltiplas bolhas? Como essas doenças diferem, e por que a distinção é importante?

B. Qual é o diagnóstico mais provável, e qual seria o resultado esperado do exame histológico?

C. O que se esperaria encontrar na microscopia de imunofluorescência direta?

D. Qual é o mecanismo presumível pelo qual ocorre formação de bolhas no penfigoide bolhoso?

CASO 38

Um homem de 60 anos vai ao médico com queixas de uma erupção recorrente. Ele declara que nos últimos 2 a 3 meses tem tido vários episódios de uma erupção indolor, não pruriginosa, na parte distal de suas extremidades inferiores. As lesões são descritas como roxas e elevadas. Sua história médica é notável por hepatite C – sem história de cirrose – e neuropatia periférica. O paciente foi tratado recentemente para otite média com amoxicilina. Ele não ingeriu outros medicamentos. O exame físico é notável apenas por múltiplas pápulas roxo--avermelhadas na parte distal das extremidades inferiores (púrpura palpável). A pele subjacente é hiperpigmentada. A biópsia revela neutrófilos, detritos neutrofílicos e depósitos amorfos de proteína envolvendo os pequenos vasos sanguíneos, consistentes com necrose fibrinoide.

Questões

A. Qual é o provável diagnóstico dermatológico? Quais são os possíveis desencadeantes da doença neste paciente?

B. Qual é o mecanismo patogênico subjacente pelo qual as lesões são formadas?

C. Quais características histológicas são responsáveis pelo aspecto das lesões como papulares e purpúricas?

D. Sobre quais sintomas adicionais este paciente deve ser interrogado? Exames laboratoriais devem ser solicitados?

CASO 39

Uma mulher de 30 anos apresenta-se à clínica queixando-se de que tem "coceiras por toda parte". Ela notou que suas pernas ficaram vermelhas, pruriginosas e com bolhas cerca de 2 dias depois de ter caminhado em uma área de matagal. Ela diz que a coçadura rompeu as bolhas e depois a erupção ficou muito pior e se disseminou por toda parte. Ela está convencida de que a erupção não pode ser por hera venenosa, porque ela já se expôs à planta e não desenvolveu uma erupção. Ao exame, há vesículas e bolhas eritematosas em faixas lineares em ambas as pernas. Algumas áreas são exsudativas, com uma crosta amarelada. Há placas eritematosas maldefinidas pontilhadas com papulovesículas no tronco e nos braços.

Questões

A. Qual é o provável diagnóstico? Qual aspecto do exame físico é o sinal mais importante?

B. O que fez a erupção se disseminar?

C. Como você explica o diagnóstico da paciente à luz do fato de que ela não desenvolveu uma erupção após exposição conhecida à hera venenosa no passado? Por que a erupção não apareceu até 2 dias depois da aparente exposição?

CAPÍTULO 8 Doenças da Pele **211**

CASO 40

Uma mulher de 45 anos vai ao médico com erupção em suas pernas que já completa 2 meses de duração. Ela nota que a erupção começou logo depois que ela cuidou de sua sobrinha, que tinha "um estreptococo na garganta". Inicialmente, ela sentiu dor de garganta, mas houve melhora após tratamento com antibiótico por 2 dias, que havia sobrado de uma prescrição anterior. Ao exame, na face anterior da parte inferior das pernas, ela tem vários nódulos eritematosos esparsos maldefinidos, que são dolorosos à palpação.

Questões

A. Qual é o provável diagnóstico? Qual é a causa provável? O que poderia explicar por que a erupção persistiu?

B. Quais são as outras causas comuns desta condição?

C. Qual é o mecanismo fisiopatológico de formação da lesão cutânea?

D. Quais são os achados histopatológicos desta doença?

CASO 41

Um homem afro-americano de 52 anos de idade apresenta-se à clínica com uma erupção que vem piorando por vários meses. A revisão de sistemas é notável por uma tosse crônica. O exame revela múltiplas pápulas dérmicas castanho-avermelhadas no tronco, nos braços e na face. Várias lesões estão aglomeradas perto das narinas. Afora isso, o exame não é digno de nota.

Questões

A. Qual é o provável diagnóstico? Que informação é necessária para confirmar o diagnóstico?

B. Qual sistema de órgãos (além da pele) está em risco de desenvolvimento da doença com base no exame clínico?

C. Quais são os aspectos histopatológicos desta doença?

D. Como ela se apresenta clinicamente?

CASO 42

Uma jovem de 15 anos vai ao médico queixando-se de "espinhas" por 6 meses. Ela usa um produto de limpeza facial de farmácia 4 vezes por dia para tirar a oleosidade e a sujeira, mas isso não tem ajudado. O exame revela várias dúzias de pápulas e pústulas eritematosas na fronte e parte central da face, com comedões esparsos abertos e fechados. Um diagnóstico de acne inflamatória moderada é considerado.

Questões

A. Por que sua prática de limpeza meticulosa não ajudou a melhorar sua condição? Qual conselho você lhe daria com relação à limpeza facial?

B. Qual é o ciclo de vida de uma pápula inflamatória de acne?

C. Quais são as categorias gerais de tratamento da acne, e que componente de desenvolvimento da lesão cada uma aborda?

REFERÊNCIAS

Gerais

Ackerman AB et al. *The Lives of Lesions: Chronology in Dermatopathology.* Masson, 1984.

Bolognia J et al., eds. *Dermatology,* 3rd ed. Saunders, 2012.

James W et al. *Andrews' Diseases of the Skin,* 11th ed. Elsevier, 2001.

Psoríase

Meier M et al. Clinical spectrum and severity of psoriasis. Curr Probl Dermatol. 2009;38:1–20. [PMID: 19710547]

Naldi L et al. The clinical spectrum of psoriasis. Clin Dermatol. 2007 Nov–Dec;25(6):510–8. [PMID: 18021886]

Nickoloff BJ et al. The cytokine and chemokine network in psoriasis. Clin Dermatol. 2007 Nov–Dec;25(6):568–73. [PMID: 18021894]

Tonel G et al. Cutting edge: a critical functional role for IL-23 in psoriasis. J Immunol. 2010 Nov 15:185(10):5688–91. [PMID: 20956338]

Yoo IS et al. T-helper 17 cells: the driving force of psoriasis and psoriatic arthritis. Int J Rheum Dis. 2012 Dec;15(6):531–7. [PMID: 23253236]

Líquen plano

Cheng S et al. Interventions for erosive lichen planus affecting mucosal sites. Cochrane Database Syst Rev. 2012 Feb 15;2:CD008092. [PMID: 22336835]

Ismail SB et al. Oral lichen planus and lichenoid reactions: etiopathogenesis, diagnosis, management and malignant transformation. J Oral Sci. 2007 Jun;49(2):89–106. [PMID: 17634721]

Lage D et al. Lichen planus and lichenoid drug-induced eruption: a histological and immunohistochemical study. Int J Dermatol. 2012 Oct;51(10):1199–205. [PMID: 22416968]

Eritema multiforme

Abe R. Toxic epidermal necrolysis and Stevens-Johnson syndrome: soluble Fas ligand involvement in the pathomechanisms of these diseases. J Dermatol Sci. 2008 Dec;52(3):151–9. [PMID: 18657400]

Chung WH et al. Recent advances in the genetics and immunology of Stevens-Johnson syndrome and toxic epidermal necrosis. J Dermatol Sci. 2012 Jun;66(3):190–6. [PMID: 22541332]

Gerull R et al. Toxic epidermal necrolysis and Stevens-Johnson syndrome: a review. Crit Care Med. 2011 Jun;39(6):1521–32. [PMID: 21358399]

Sokumbi O et al. Clinical features, diagnosis, and treatment of erythema multiforme: a review for the practicing dermatologist. Int J Dermatol. 2012 Aug;51(8):889–902. [PMID: 22788803]

Wetter DA et al. Recurrent erythema multiforme: clinical characteristics, etiologic associations, and treatment in a series of 48 patients at Mayo Clinic, 2000 to 2007. J Am Acad Dermatol. 2010 Jan;62(1):45–53. [PMID: 19665257]

Penfigoide bolhoso

Feng S et al. Serum levels of autoantibodies to BP180 correlate with disease activity in patients with bullous pemphigoid. Int J Dermatol. 2008 Mar;47(3):225–8. [PMID: 18289320]

Fine JD. Prevalence of autoantibodies to bullous pemphigoid antigens within the normal population. Arch Dermatol. 2010 Jan;146(1):74–5. [PMID: 20083697]

Kasperkiewicz M et al. The pathophysiology of bullous pemphigoid. Clin Rev Allergy Immunol. 2007 Oct;33(1–2):67–77. [PMID: 18094948]

Schmidt E et al. Clinical features and practical diagnosis of bullous pemphigoid. Immunol Allergy Clin North Am. 2012 May;32(2):217–32. [PMID: 22560135]

Wieland CN et al. Anti-bullous pemphigoid 180 and 230 antibodiesin a sample of unaff ected subjects. Arch Dermatol. 2010 Jan;146(1):21–5. [PMID: 20083688]

Vasculite leucocitoclástica

Carlson JA. The histological assessment of cutaneous vasculitis. Histopathology. 2010 Jan;56(1):3–23. [PMID: 20055902]

Kawakami T. New algorithm (KAWAKAMI algorithm) to diagnose primary cutaneous vasculitis. J Dermatol. 2010 Feb;37(2):113–24. [PMID: 20175844]

Dermatite de contato alérgica

Cavani A et al. Allergic contact dermatitis: novel mechanisms and therapeutic perspectives. Curr Drug Metab. 2010 Mar;11(3):228–33. [PMID: 20406191]

Fyhrquist-Vanni N et al. Contact dermatitis. Dermatol Clin. 2007Oct;25(4):613–23. [PMID: 17903620]

Lepoittevin JP et al, eds. *Allergic Contact Dermatitis: The Molecular Basis.* Springer, 2011.

Martin SF. Contact dermatitis: from pathomechanisms to immunotoxicology. Exp Dermatol. 2012 May;21(5):382–9. [PMID: 22509837]

Martin SF et al. Mechanisms of chemical-induced innate immunity in allergic contact dermatitis. Allergy. 2011 Sep;66(9):1152–63. [PMID: 21599706]

McFadden JP et al. Why does allergic contact dermatitis exist? Br J Dermatol. 2013 Apr;168(4):692–9. [PMID: 23383741]

Swinnen I et al. An update on airborne contact dermatitis: 2007–2011. Contact Dermatitis. 2013 Apr;68(4):232–8. [PMID: 23343440]

Eritema nodoso

Gilchrist H et al. Erythema nodosum and erythema induratum (nodular vasculitis): diagnosis and management. Dermatol Ther. 2010 Jul–Aug;23(4):320–7. [PMID: 20666819]

Kisacik B et al. Multiclinical experiences in erythema nodosum: rheumatology clinics *versus* dermatology and infection diseases clinics. Rheumatol Int. 2013 Feb;33(2):315–8. [PMID: 22441968]

Papagrigoraki A et al. Erythema nodosum: etiological factors and relapses in a retrospective cohort study. Eur J Dermatol. 2010 Nov–Dec;20(6):773 7. [PMID: 21030339]

Thrash B et al. Cutaneous manifestations of gastrintestinal disease: part II. J Am Acad Dermatol. 2013 Feb;68(2):211.e1–33. [PMID: 23317981]

Sarcoidose

Chen ES et al. Sarcoidosis—scientific progress and clinical challenges. Nat Rev Rheumatol. 2011 Jul 12;7(8):457–67. [PMID: 21750528]

Haimovic A. Sarcoidosis: a comprehensive review and update for the dermatologist: part I. Cutaneous disease. J Am Acad Dermatol. 2012 May;66(5):699.e1–18. [PMID: 22507585]

Tchernev G. Cutaneous sarcoidosis: the "great imitator": etiopathogenesis, morphology, differential diagnosis, and clinical management. Am J Clin Dermatol. 2006;7(6):375–82. [PMID: 17173472]

Acne

Bhate K et al. Epidemiology of acne vulgaris. Br J Dermatol. 2013 Mar;168(3):474–85. [PMID: 23210645]

McInturff JE et al. The role of toll-like receptors in the pathophysiology of acne. Semin Cutan Med Surg. 2005 Jun;24(2):73–8. [PMID: 16092794]

Webster GF. The pathophysiology of acne. Cutis. 2005 Aug;76(2 Suppl):4–7. [PMID: 16164150]

Williams HC et al. Acne vulgaris. Lancet. 2012 Jan 28;379(9813): 361–72. Erratum in: Lancet. 2012 Jan 28;379(9813):314. [PMID: 21880356]

Doenças Pulmonares

Mark S. Chesnutt, M.D. e
Thomas J. Prendergast, M.D.

C A P Í T U L O

9

O principal papel fisiológico dos pulmões é tornar oxigênio disponível aos tecidos para metabolismo e remover o principal produto colateral desse metabolismo, o dióxido de carbono. Os pulmões realizam essa função movendo o ar inspirado para perto da rede capilar pulmonar a fim de possibilitar a troca de gases por difusão simples. Isso é realizado com uma carga de trabalho mínima, é eficientemente regulado por uma ampla variedade de demandas metabólicas e ocorre com o estreito equilíbrio da ventilação. A extensa área de superfície do sistema respiratório também deve ser protegida de uma grande variedade de agressões ambientais infecciosas ou poluentes.

Os seres humanos possuem um sistema respiratório complexo e eficiente que satisfaz essas diversas exigências. Quando ocorre lesão de componentes do sistema respiratório, a função integrada do conjunto é prejudicada. As consequências podem ser profundas. Lesão ou disfunção das vias aéreas resulta em doenças pulmonares obstrutivas, inclusive bronquite e asma, enquanto lesão pulmonar parenquimatosa pode produzir doença pulmonar restritiva ou doença pulmonar vascular. Para compreender as apresentações clínicas das doenças pulmonares, é necessário primeiro entender a organização anatômica e funcional dos pulmões que determina a função normal.

PONTO DE CHECAGEM

1. Quais são os dois principais papéis fisiológicos dos pulmões?
2. Quais são os requisitos para uma função pulmonar bem-sucedida?

ESTRUTURA E FUNÇÃO NORMAL DOS PULMÕES

ANATOMIA

O sistema respiratório maduro consiste em pulmões revestidos por pleura visceral e diafragma, este último servindo em condições normais como o principal músculo fole para ventilação. Os pulmões são divididos em lobos, cada um demarcado pela pleura visceral interveniente. Cada pulmão possui um lobo superior e inferior; o lobo médio e a língula são os terceiros lobos nos pulmões direito e esquerdo, respectivamente. Ao fim da expiração, a maior parte do volume dos pulmões é ar (Tabela 9-1), enquanto quase a metade da massa dos pulmões corresponde ao volume de sangue. É um atestado da estrutura delicada da região de troca de gases dos pulmões o fato de que o tecido alveolar tem um peso total de apenas 250 g, mas uma área de superfície total de 75 m^2.

Fibras de tecido conectivo e surfactante servem para manter a integridade anatômica dessa área de superfície grande e complexa. As fibras de tecido conectivo são estruturas altamente organizadas compostas por colágeno e fibras elásticas, que irradiam para dentro dos pulmões. Essas fibras dividem segmentos, revestem vias aéreas e vasos e sustentam as paredes alveolares com uma rede fibrosa elástica e delicada. O suporte elástico multidirecional provido por essa rede permite que o pulmão, de alvéolos a vias de condução aérea, se sustente e mantenha a patência da via aérea apesar das grandes trocas de volume.

O **surfactante** é um material complexo produzido por células alveolares tipo II e composto por múltiplos fosfolipídeos e proteínas específicas associadas. A função fisiológica do surfactante é aumentar a estabilidade anatômica dos pulmões. A presença de surfactante revestindo a superfície epitelial alveolar reduz a tensão superficial, possibilitando a expansão dos alvéolos com uma pressão de distensão transpulmonar menor que 5 cm H_2O. Na ausência dessa camada ativa na superfície, a tensão superficial crescente associada a uma redução do volume alveolar durante a expiração colabaria os alvéolos. A pressão de distensão necessária para reexpandir esses alvéolos seria maior do que o esforço ventilatório normal poderia produzir.

TABELA 9-1 Componentes do pulmão humano normal

Componente	Volume (mL) ou massa (g)	Espessura (μm)
Gás (capacidade residual funcional)	2.400 mL	
Tecido	900 g	
Sangue	400 g	
Pulmão	500 g	
Estruturas de suporte	250 g	
Paredes alveolares	250-300 g	
Epitélio	60-80 g	0,18
Endotélio	50-70 g	0,10
Interstício	100-185 g	0,22

Reproduzida, com permissão, de Murray JF et al. *Textbook of Respiratory Medicine*, 4th ed. Copyright Elsevier/Saunders, 2005.

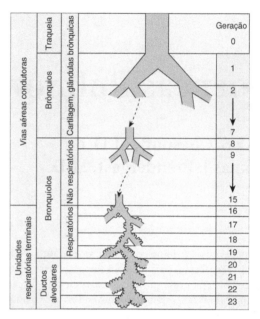

FIGURA 9-1 Subdivisão das vias aéreas condutoras e unidades respiratórias terminais. Esta ilustração esquemática demonstra as subdivisões, tanto das vias aéreas condutoras quanto das respiratórias. A ramificação sucessiva produz gerações crescentes de vias aéreas, começando pela traqueia. Observa-se que os segmentos de troca de gases do pulmão só são encontrados depois de ramificação extensa, com diminuição concomitante do calibre das vias aéreas e aumento da área total de corte transversal (ver **Figuras 9-2** e **9-3**). (Redesenhada, com permissão, de Weibel ER. *Morphometry of the Human Lung*. Springer, 1963.)

Vias aéreas e anatomia epitelial

A divisão anatômica adicional dos pulmões baseia-se principalmente na separação da árvore traqueobrônquica em **vias aéreas condutoras**, que possibilitam o movimento de ar do ambiente externo para áreas de troca gasosa, e **unidades respiratórias terminais**, ou **ácinos**, com as vias aéreas e estruturas alveolares associadas participando diretamente da troca de gases (**Figura 9-1**). As vias aéreas condutoras proximais são revestidas por células epiteliais colunares pseudoestratificadas ciliadas, são sustentadas por um esqueleto cartilaginoso em suas paredes e contêm glândulas secretoras na parede epitelial. O epitélio ciliado tem uma orientação uniforme dos cílios que batem em uníssono na direção da faringe. Essa ação ciliar, juntamente com a camada de muco produzida por glândulas secretoras submucosas, provê um mecanismo para o transporte contínuo de material contaminante ou excessivo para fora dos pulmões. Musculatura lisa circunferencial das vias aéreas também está presente, mas, da mesma forma que as glândulas secretoras, é reduzida e então se perde à medida que as vias aéreas se ramificam mais dentro do pulmão e diminuem de calibre. As menores vias aéreas condutoras são os **bronquíolos** não respiratórios. Eles se caracterizam por uma perda de músculo liso e cartilagem, mas ocorre a retenção de um epitélio cuboide que pode ser ciliado e não é um local de troca gasosa. Os lobos do pulmão são divididos em lóbulos menos distintos, definidos como coleções de unidades respiratórias terminais, limitadas incompletamente por septos de tecido conectivo. As unidades respiratórias terminais constituem a unidade final fisiológica e anatômica do pulmão, com paredes de finas células epiteliais alveolares que proveem a troca de gases com a rede capilar alveolar.

O local principal de resistência ao fluxo aéreo nos pulmões está nos brônquios de tamanho médio (**Figura 9-2**). Isso parece ilógico, porque seria esperado que as vias aéreas de menor calibre fossem o local de maior resistência. A ramificação repetitiva das vias aéreas pequenas leva a um aumento profundo na área de corte transversal, que não contribui significativamente para resistência da via aérea em indivíduos sadios (**Figura 9-3**). Sob condições patológicas como a asma, em que

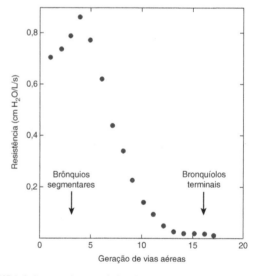

FIGURA 9-2 Localização do local principal de resistência ao fluxo aéreo. As vias aéreas de segunda a quinta gerações incluem os brônquios segmentares e bronquíolos maiores. Eles apresentam a maior resistência ao fluxo aéreo em indivíduos normais. As vias aéreas menores contribuem relativamente pouco apesar de seu calibre menor, devido ao enorme número arranjado em paralelo. Comparar com a **Figura 9-3**. (Adaptada, com permissão de Elsevier, de Pedley TJ et al. The prediction of pressure drop and variation of resistance within the human bronchial airways. Respir Physiol. 1970;9(3):387.)

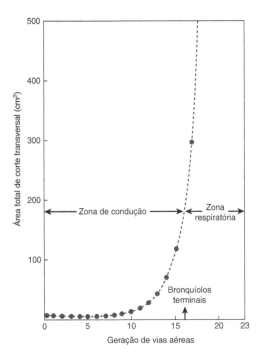

FIGURA 9-3 Geração de vias aéreas e área total de corte transversal da via aérea. Observa-se o aumento extremamente rápido da área total de corte transversal na zona respiratória (comparar com a **Figura 9-1**) e a queda de resistência em consequência desse aumento (comparar com a **Figura 9-2**). Como resultado, a velocidade do gás para diante durante a inspiração fica muito baixa ao nível dos bronquíolos respiratórios, e a difusão gasosa torna-se o modo principal de ventilação. (Redesenhada, com permissão, de West JB. *Respiratory Physiology: The Essentials*, 4th ed. Williams & Wilkins, 1990.)

brônquios menores e bronquíolos são estreitados, a resistência da via aérea pode aumentar drasticamente.

As artérias pulmonares são encontradas em associação próxima com a ramificação da árvore brônquica nos pulmões (**Figura 9-4**). Tanto o fluxo sanguíneo arterial quanto o fluxo aéreo brônquico são regulados ativamente pela mudança de calibre do vaso ou da via aérea. A relação anatômica entre artérias e brônquios propicia um cenário ideal para o equilíbrio contínuo de ventilação e perfusão de diferentes segmentos pulmonares.

Anatomia vascular e linfática

O sistema vascular pulmonar inclui dois circuitos distintos que distribuem sangue pelos pulmões, as **circulações pulmonar** e **brônquica**. O ventrículo direito bombeia seu débito inteiro de sangue venoso misto pelas artérias pulmonares em direção aos capilares alveolares. As artérias e arteríolas pulmonares são vasos revestidos de músculo liso localizados de forma adjacente aos brônquios dentro do feixe broncovascular pulmonar. As arteríolas pulmonares são muito sensíveis à PO_2 alveolar, com uma resposta vasoconstritora importante à hipoxia. A **vasoconstrição pulmonar hipóxica** possibilita o equilíbrio de perfusão com ventilação alveolar (ver posteriormente). As veias pulmonares surgem de capilares alveolares para formar vasos que atravessam os septos intralobulares para retornar sangue oxigenado ao átrio esquerdo.

Artérias brônquicas que se originam da aorta e artérias intercostais levam sangue oxigenado em pressões sistêmicas a quase todas as estruturas intrapulmonares proximais aos bronquíolos terminais, inclusive a árvore brônquica, estruturas hilares, artérias e veias pulmonares, sistema nervoso e linfáticos pulmonares, septos de tecido conectivo e pleura visceral. A maioria dos tumores de pulmão recebe seu suprimento sanguíneo da circulação brônquica. Há anastomoses broncopulmonares abundantes aos níveis arteriolar e capilar que são silenciosas em condições da saúde, mas podem aumentar na doença e contribuir para hemoptise. A drenagem da circulação brônquica ocorre tanto para o átrio direito, via veia ázigo, quanto para o átrio esquerdo, por meio das veias pulmonares. Estas representam um *shunt* anatômico de sangue não oxigenado, constituindo, geralmente, menos de 5% do débito cardíaco.

Os linfáticos pulmonares se originam em espaços de tecido conectivo abaixo da pleura visceral e em plexos profundos na junção dos bronquíolos terminais e alvéolos. Linfáticos não entram no espaço alveolar peri-intersticial (**Figura 9-4**). Em consequência, o líquido no interstício alveolar deve se mover para a região dos bronquíolos terminais a fim de ter acesso aos linfáticos de drenagem. Os canais linfáticos viajam principalmente na bainha peribroncovascular de volta aos gânglios linfáticos hilares e mediastinais antes de entrar no ducto torácico esquerdo ou ducto linfático direito. A drenagem linfática do espaço pleural ocorre por meio de plexos que revestem a pleura parietal costal, diafragmática ou no ducto mediastinal, que são anatomicamente separados dos linfáticos pulmonares.

Sistema nervoso pulmonar

Os pulmões são ricamente inervados com fibras neurais dos sistemas parassimpático (vagal), simpático e do chamado sistema não adrenérgico e não colinérgico (NANC). As fibras eferentes incluem as seguintes: (1) fibras parassimpáticas, com eferentes colinérgicos muscarínicos que mediam a broncoconstrição, a vasodilatação pulmonar e a secreção de glândulas mucosas; (2) fibras simpáticas, cuja estimulação produz relaxamento de músculos lisos brônquicos, vasoconstrição pulmonar e inibição da atividade de glândulas secretoras; e (3) o sistema NANC, com múltiplos transmissores implicados, inclusive trifosfato de adenosina (ATP), óxido nítrico (NO) e neurotransmissores peptídicos como a substância P e o peptídeo intestinal vasoativo (VIP). O sistema NANC participa em eventos inibidores, inclusive broncodilatação, e pode funcionar como o equilíbrio recíproco predominante ao sistema colinérgico excitador.

Os aferentes pulmonares consistem principalmente em fibras sensoriais vagais. Estas incluem as seguintes:

1. Fibras dos receptores de distensão broncopulmonar, localizadas na traqueia e nos brônquios proximais. A estimulação dessas fibras por insuflação pulmonar resulta em broncodilatação e aumento da frequência cardíaca.
2. Fibras de receptores irritantes, que também são encontradas nas vias aéreas proximais. A estimulação dessas fibras por estímulos inespecíficos diversos provoca respostas eferentes, inclusive tosse, broncoconstrição e secreção mucosa.
3. Fibras C, ou fibras de receptores justacapilares (J), são fibras não mielinizadas que terminam no parênquima

VOLUMES PULMONARES, CAPACIDADES E A ESPIROMETRIA NORMAL

O volume de gás nos pulmões é dividido em volumes e capacidades, como mostrado nas colunas à esquerda da figura a seguir. Os volumes pulmonares são primários: eles não se sobrepõem um ao outro. **Volume corrente** (V$_c$) é a quantidade de gás inalada e exalada com cada respiração em repouso. Um volume corrente normal em uma pessoa de 70 kg é de aproximadamente 350 a 400 mL. O **volume residual (VR)** é a quantidade de gás remanescente nos pulmões ao fim de uma exalação máxima. As capacidades pulmonares são compostas por dois ou mais volumes pulmonares. A **capacidade vital (CV)** é a quantidade total de gás que pode ser exalada depois de uma inalação máxima. Juntos, a capacidade vital e o volume residual constituem a **capacidade pulmonar total (CPT)**, ou a quantidade total de gás nos pulmões no fim de uma inalação máxima. A **capacidade residual funcional (CRF)** é a quantidade de gás nos pulmões ao fim de uma respiração corrente em repouso. (**CI**, capacidade inspiratória; **VRI**, volume de reserva inspiratório; **VRE**, volume de reserva expiratório).

O espirograma à direita na figura é desenhado em tempo real. A primeira respiração corrente mostrada leva 5 segundos, indicando uma frequência respiratória de 12 respirações por minuto. A manobra de **capacidade vital forçada (CVF)** começa como uma inalação de CRF para CPT (durando cerca de 1 segundo) seguida por uma exalação forçada de CPT para VR (durando cerca de 5 segundos). A quantidade de gás exalada durante o primeiro segundo desta manobra é o **volume expiratório forçado em 1 segundo** (VEF$_1$). Indivíduos normais expelem aproximadamente 80% da CVF no primeiro segundo. A **razão da VEF$_1$ para CVF** (referida como **VEF$_1$/CVF** ou **VEF$_1$%**) está diminuída em pacientes com doença pulmonar obstrutiva e aumentada em pacientes com doença pulmonar restritiva.

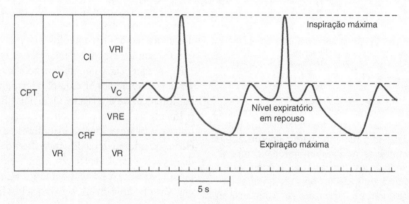

(Redesenhada, com permissão, de Staub NC. *Basic Respiratory Physiology*. Churchill Livingstone, 1991.)

pulmonar e nas paredes brônquicas e respondem a estímulos mecânicos e químicos. As respostas reflexas associadas com estimulação de fibras C incluem um padrão respiratório superficial rápido, secreção de muco, tosse e frequência cardíaca mais lenta com a inspiração.

Estrutura imune e função

De todos os órgãos do corpo, os pulmões têm uma exposição peculiar a agressões ambientais. A ventilação sem exercício em um adulto totaliza cerca de 7.500 L de ar por dia, uma quantidade que aumenta substancialmente com a atividade. Esta exposição a um ambiente aberto, não estéril, impõe um risco contínuo de agressões tóxicas, infecciosas e inflamatórias. Além disso, a circulação pulmonar contém o único leito capilar por meio do qual todo o volume de sangue circulante deve fluir em cada ciclo cardíaco. Como consequência, o pulmão é um filtro vascular obrigatório e funciona como um principal local de defesa contra disseminação hematogênica de infecção ou de outras influências nocivas. A proteção dos pulmões de agressão ambiental e infecciosa envolve um conjunto de respostas complexas capazes de fornecer defesa temporária e bem-sucedida contra ataques por meio das vias aéreas ou do leito vascular. Conforme delineado na Tabela 9-2, é conveniente, para propósitos de discussão, separar essas respostas em duas categorias principais – proteções físicas e químicas inespecíficas e estruturas e ações imunes específicas –, todas funcionando para prevenir lesão ou invasão microbiana da grande área epitelial e vascular do pulmão.

PONTO DE CHECAGEM

3. Quais são as funções do tecido conectivo e dos sistemas surfactantes na função pulmonar?
4. Qual é o papel da ação ciliar do epitélio respiratório?
5. Por que os brônquios de tamanho médio, em vez das vias aéreas pequenas, são o principal local de resistência ao fluxo de ar nos pulmões?
6. Quais são as funções fisiológicas dos sistemas neurais parassimpático, simpático e NANC do pulmão?
7. Quais são as categorias de receptores sensoriais vagais aferentes?
8. Quais são as diferentes funções das artérias pulmonares e brônquicas?
9. Qual é o mecanismo sensitivo que as artérias pulmonares têm para equilibrar perfusão com ventilação alveolar?
10. Quais são os componentes do sistema de defesa inespecífico dos pulmões?
11. Quais são os componentes humorais e celulares do sistema de defesa imune específico dos pulmões?

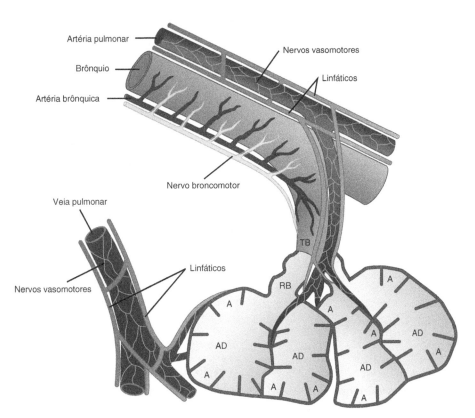

FIGURA 9-4 Anatomia da via aérea, vascular e linfática do pulmão. Este diagrama demonstra as relações anatômicas gerais das vias aéreas e unidades respiratórias terminais com os sistemas vascular e linfático do pulmão. Os pontos importantes são os seguintes: 1) o sistema arterial pulmonar corre adjacente à árvore brônquica, enquanto as veias pulmonares de drenagem encontram-se distantes das vias aéreas; (2) o suprimento de sangue da parede brônquica é provido por artérias brônquicas, ramos de origem arterial sistêmica; (3) linfáticos são encontrados adjacentes tanto ao sistema arterial quanto ao venoso e são muito abundantes no pulmão; e (4) linfáticos são encontrados tão distais quanto os bronquíolos respiratórios terminais, mas não penetram na parede alveolar. (A, alvéolo; AD, ducto alveolar; RB, bronquíolo respiratório; TB, bronquíolo terminal.) (Redesenhada, com permissão, de Staub NC. The physiology of pulmonar edema. Hum Pathol. 1970;1:419.)

FISIOLOGIA

Em repouso, os pulmões recebem 4 L/min de ar e 5 L/min de sangue, os direcionam a uma distância de 0,2 μm um do outro, e então retornam ambos às suas respectivas fontes. Com o exercício máximo, o fluxo pode aumentar para 100 L/min de ventilação e 25 L/min de débito cardíaco. Dessa forma, os pulmões realizam sua função fisiológica primária de tornar o oxigênio disponível para os tecidos e remover o principal produto colateral de seu metabolismo, o dióxido de carbono. Os pulmões realizam essa tarefa largamente livre de controle consciente enquanto mantêm $PaCO_2$ dentro de 5% de tolerância. Trata-se de um feito evolucionário de encanamento e controle neuroquímico.

Propriedades estáticas: Complacência e retração elástica

O pulmão mantém seu parênquima extremamente delgado sobre uma área de superfície enorme por meio de uma arquitetura de suporte intrincada de colágeno e fibras de elastina. Anatomicamente, bem como fisiológica e funcionalmente, o pulmão é um órgão elástico.

Os pulmões inflam e desinflam em resposta a mudanças de volume da caixa torácica semirrígida em que eles estão suspensos. Uma analogia seria inflar um fole de ferreiro afastando suas alças, assim aumentando o volume do fole, diminuindo a pressão e causando influxo de ar. O ar entra nos pulmões quando a pressão no espaço pleural é reduzida pela expansão da parede torácica. O volume de ar que entra nos pulmões depende da mudança na pressão pleural e da **complacência** do sistema respiratório. Complacência é uma propriedade elástica intrínseca que correlaciona uma mudança de volume com uma mudança de pressão. A complacência, tanto da parede torácica quanto dos pulmões, contribui para a complacência do sistema respiratório (Figura 9-5). A complacência da parede torácica não muda significativamente com o volume do tórax, pelo menos dentro da variação fisiológica. A complacência dos pulmões varia inversamente ao volume pulmonar. Na capacidade residual funcional (CRF), os pulmões são, normalmente, muito complacentes: cerca de 200 mL/cm H_2O. Assim, uma redução de apenas 5 cm H_2O de pressão no espaço pleural provocará uma inspiração de 1 L.

A tendência de um corpo deformável retornar ao seu formato de linha de base é a sua **retração elástica**. A retra-

TABELA 9-2 Defesas do pulmão

I. Defesas inespecíficas
  1. Limpeza
     a. Tosse
     b. Elevador mucociliar
  2. Secreções
     a. Traqueobrônquica (muco)
     b. Alveolar (surfactante)
     c. Componentes celulares (inclusive lisozima, complemento, proteínas surfactantes, defensinas)
  3. Defesas celulares
     a. Não fagocitárias
        Epitélio de vias aéreas condutoras
        Epitélio respiratório terminal
     b. Fagocitárias
        Fagócitos do sangue (monócitos)
        Fagócitos teciduais (macrófagos alveolares)
  4. Defesas bioquímicas
     a. Inibidores de proteinase (inibidor de α_1-protease, inibidor de leucoprotease secretora)
     b. Antioxidantes (p. ex., transferrina, lactoferrina, glutationa, albumina)

II. Defesas imunológicas específicas
  1. Mediadas por anticorpos (respostas imunes dependentes de linfócitos B)
     a. Imunoglobulina secretora (IgA)
     b. Imunoglobulinas séricas
  2. Apresentação de antígeno a linfócitos
     a. Macrófagos e monócitos
     b. Células dendríticas
     c. Células epiteliais
  3. Respostas imunes mediadas por células (dependentes de linfócitos T)
     a. Mediadas por citocinas
     b. Citotoxicidade celular direta
  4. Respostas imunes celulares não linfocíticas
     a. Dependentes de mastócitos
     b. Dependentes de eosinófilos

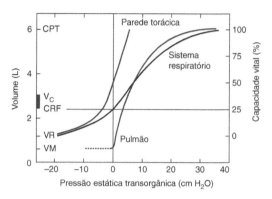

FIGURA 9-5 Interação das propriedades pressão-volume dos pulmões e da parede torácica. O volume pulmonar em repouso (CRF) representa o ponto de equilíbrio onde a retração elástica do pulmão (tendência de colabar para dentro) e a parede torácica (tendência de expandir para fora) estão exatamente equilibradas. Outros volumes pulmonares também podem ser definidos com referência a este diagrama. A capacidade pulmonar total (CPT) é o ponto onde os músculos inspiratórios não podem gerar força suficiente para superar a retração elástica dos pulmões e da parede torácica. Volume residual (VR) é o ponto onde os músculos expiratórios não podem gerar força suficiente para superar a retração elástica da parede torácica. A complacência é calculada tomando-se a inclinação dessas relações pressão-volume em um volume específico. Observa-se que a complacência dos pulmões é maior em baixos volumes pulmonares, mas cai consideravelmente acima de dois terços da capacidade vital. (Modificada de Staub NC. *Basic Respiratory Physiology*. Churchill Livingstone, 1991.)

ção elástica da parede torácica é determinada pela forma e estrutura da caixa torácica. A retração elástica pulmonar é determinada por dois fatores, a elasticidade tecidual e as forças necessárias para mudar o formato da interface ar-líquido do alvéolo (Figura 9-6). A expansão dos pulmões requer a superação de forças superficiais locais que são diretamente proporcionais à **tensão superficial** alveolar. A tensão superficial é uma propriedade física que reflete a maior atração entre moléculas de um líquido que entre moléculas daquele líquido e as de gás adjacente. Na interface ar-líquido do pulmão, as moléculas de água na interface são atraídas mais fortemente uma a outra do que o são ao ar acima. Isso cria uma força líquida puxando moléculas juntas no plano da interface. Se a interface é distendida sobre uma superfície curva, aquela força atua para colapsar a curva. A lei de Laplace quantifica essa força: a pressão necessária para manter aberta a curva (neste caso, representada por uma esfera) é diretamente proporcional à tensão superficial na interface e inversamente proporcional ao raio da esfera (Figura 9-7).

O **surfactante** é uma mistura de fosfolipídeos (predominantemente dipalmitoilfosfatidilcolina [DPPC]) e proteínas surfactantes específicas. Essas moléculas hidrofóbicas deslocam moléculas de água da interface ar-líquido, reduzindo a tensão superficial. Esta redução tem três implicações fisiológicas. Em primeiro lugar, ela diminui a pressão de retração elástica dos pulmões, reduzindo a pressão necessária para inflá-los. Isso resulta em diminuição do trabalho de respiração. Em segundo lugar, ela possibilita que forças de superfície variem com a área de superfície alveolar, promovendo estabilidade alveolar e protegendo contra atelectasia (Figura 9-7). Em terceiro lugar, ela limita a redução de pressão hidrostática no interstício pericapilar causada por tensão superficial. Isso reduz as forças que promovem transudação de líquido e a tendência de acumular edema intersticial.

Estados patológicos podem resultar de alterações na retração elástica do pulmão, relacionadas a um aumento da complacência (enfisema), a uma diminuição da complacência

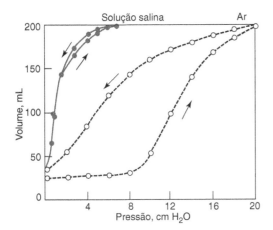

FIGURA 9-6 Efeito de forças de superfície sobre a complacência pulmonar: um experimento simples demonstrando o efeito da tensão superficial na interface ar-líquido de pulmões excisados de um gato. Quando inflados com solução salina, não há forças de superfície para superar, e ambos os pulmões são mais complacentes e mostram nenhuma diferença (histerese) entre as curvas de insuflação e desinsuflação. Quando inflado com ar, a pressão necessária para distender o pulmão é maior a cada volume. A diferença entre as duas curvas representa a contribuição das forças de superfície. Também há uma histerese pronunciada a pulmões inflados com ar que reflete o surfactante recrutado para dentro do líquido alveolar durante a insuflação (seta para cima), onde ele reduz ainda mais as forças de superfície durante a desinsuflação (seta para baixo). (Reproduzida, com permissão, de Clements JA, Tierney DF. Alveolar instability associated with altered surface tension. In: *Handbook of Physiology, Respiration*. Sect. 3, Vol II, Chapt. 69. Washington, DC: American Physiological Society; 1965:1565-1584.)

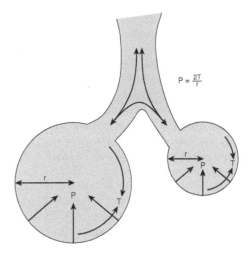

FIGURA 9-7 A importância da tensão superficial. Se dois alvéolos conectados têm a mesma tensão superficial, então quanto menor o raio, maior a pressão tendendo a colapsar a esfera. Isso poderia levar à instabilidade alveolar, com unidades menores esvaziando para maiores. Entretanto, geralmente os alvéolos não têm a mesma tensão superficial, porque as forças de superfície variam de acordo com a área de superfície, como resultado da presença de surfactante: a concentração relativa de surfactante na camada de superfície da esfera cresce quando o raio da esfera cai, aumentando o efeito do surfactante em volumes pulmonares baixos. Isso tende a contrabalançar o aumento da pressão necessário para manter os alvéolos abertos em volume pulmonar diminuído e acrescenta estabilidade aos alvéolos, que poderiam, em caso contrário, tender a colabar um para dentro do outro. Assim, o surfactante protege contra colapso regional de unidades pulmonares, uma condição conhecida como atelectasia, além de suas outras funções. (r, raio do alvéolo; T, tensão superficial; P, pressão gasosa.)

(fibrose pulmonar) ou a um distúrbio do surfactante com um aumento das forças de superfície (síndrome de angústia respiratória infantil [SARI]) (Figura 9-8).

Propriedades dinâmicas: Fluxo e resistência

A insuflação dos pulmões deve superar três forças oponentes: retração elástica, inclusive forças de superfície; inércia do sistema respiratório; e resistência ao fluxo de ar. Visto que a inércia é irrisória, o trabalho da respiração pode ser dividido em trabalho para superar as forças elásticas e trabalho para superar a resistência ao fluxo.

Forças elásticas aumentadas predominam em dois distúrbios comuns: fibrose parenquimatosa difusa e obesidade. A redução da complacência pulmonar na doença fibrótica dos pulmões, e da complacência da parede respiratória e do sistema respiratório na obesidade, aumenta o trabalho da respiração. Indivíduos obesos também experimentam resistência aumentada ao fluxo de ar, em grande parte, embora não totalmente, devido à sua tendência de respirar com volumes pulmonares mais baixos.

A resistência ao fluxo depende da natureza do fluxo. Em condições de **fluxo laminar** ou **aerodinâmico**, a resistência é descrita pela equação de Poiseuille: resistência é diretamente proporcional ao comprimento da via aérea e à viscosi-

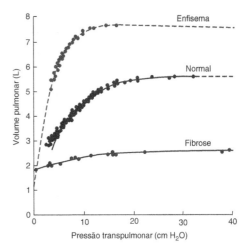

FIGURA 9-8 Curvas pressão-volume expiratórias estáticas em indivíduos normais e pacientes com enfisema e fibrose pulmonar. A anormalidade fisiológica subjacente no enfisema é um aumento drástico da complacência pulmonar. Esses pacientes tendem a respirar com volumes pulmonares muito altos. Os pacientes com fibrose pulmonar têm pulmões com muito pouca complacência e respiram com volumes pulmonares baixos. (Redesenhada, com permissão, de Pride NB et al. Lung mechanics in disease. In: Fishman AP, ed. Vol III, Part 2, of *Handbook of Physiology*. Section 3. Respiratory. American Physiological Society, 1986.)

dade do gás, e inversamente proporcional à quarta potência do raio. Uma redução de metade do raio da via aérea leva a um aumento de 16 vezes na resistência da via aérea. O calibre da via aérea é, portanto, o determinante principal da resistência da via aérea em condições de fluxo laminar. Em condições de **fluxo turbulento**, a pressão de impulsão necessária para conseguir uma determinada velocidade de fluxo é proporcional ao quadrado da velocidade do fluxo. O fluxo turbulento também depende da densidade do gás, e não de sua viscosidade.

A maior parte da resistência à respiração normal surge em brônquios de tamanho médio e não nos bronquíolos menores (Figura 9-2). Há três razões principais para esse achado paradoxal. Em primeiro lugar, o fluxo de ar no pulmão normal não é laminar, e sim turbulento, pelo menos da boca até as pequenas vias aéreas periféricas. Assim, onde o fluxo é mais alto (em brônquios segmentares e subsegmentares), a resistência depende principalmente das velocidades de fluxo. Em segundo lugar, nas vias periféricas pequenas, onde o calibre da via aérea é o principal determinante da resistência, a ramificação repetitiva cria um número muito grande de pequenas vias aéreas arranjadas em paralelo. Sua resistência é reciprocamente aditiva, tornando sua contribuição à resistência total da via aérea menor em condições normais. Em terceiro lugar, há uma transição para o fluxo laminar aproximando-se dos bronquíolos terminais, como uma consequência da área de corte transversal aumentada e das velocidades de fluxo diminuídas (Figura 9-3). Nos bronquíolos respiratórios e alvéolos, o grande volume de fluxo de gás cessa e o movimento gasoso ocorre por difusão.

A resistência da via aérea é determinada por vários fatores. Muitos estados mórbidos afetam o tono da musculatura lisa brônquica e causam **broncoconstrição**, produzindo um estreitamento anormal das vias aéreas. As vias aéreas também podem ser estreitadas por hipertrofia (bronquite crônica) ou infiltração (sarcoidose) da mucosa. Fisiologicamente, a tração radial do interstício pulmonar sustenta as vias aéreas e aumenta seu calibre quando o volume pulmonar cresce. De modo inverso, quando o volume pulmonar diminui, o calibre das vias aéreas também diminui e a resistência ao fluxo de ar aumenta. Pacientes com obstrução do fluxo de ar frequentemente respiram com volumes pulmonares grandes, porque volumes mais altos tendem a aumentar a retração elástica do pulmão, maximizar o calibre da via aérea e minimizar a resistência ao fluxo.

A análise em termos de fluxos laminar e turbulento presume que as vias aéreas são tubos rígidos. Na verdade, elas são altamente compressíveis. A compressibilidade das vias aéreas é subjacente ao fenômeno importante do **fluxo independente de esforço**; velocidades de fluxo de ar durante a expiração podem ser aumentadas com o esforço somente até certo ponto. Além desse ponto, maiores aumentos de esforço não aumentam as velocidades de fluxo. A explicação para esse fenômeno está no conceito de um **ponto de isopressão** (ou ponto de isopressão). A pressão pleural geralmente é negativa (subatmosférica) durante a respiração tranquila. A pressão peribronquiolar, pressão em volta de pequenas vias aéreas condutoras, não cartilaginosas, está intimamente relacionada com a pressão pleural. Por isso, durante a respiração tranquila, as vias aéreas condutoras são circundadas por pressão negativa

que ajuda a mantê-las abertas. A pressão pleural e a peribronquiolar tornam-se positivas durante a expiração forçada, sujeitando vias aéreas condutoras distensíveis à pressão positiva. O ponto de isopressão ocorre onde a pressão peribronquiolar circundante iguala ou excede a pressão dentro da via aérea, causando **compressão dinâmica** das vias aéreas, que leva à instabilidade e ao colapso potencial da via aérea (Figura 9-9).

O ponto de isopressão não é um local anatômico, e sim um resultado funcional, que ajuda a esclarecer mecanismos diferentes de obstrução do fluxo de ar. Como a pressão que dirige o fluxo de ar expiratório é principalmente a pressão da retração elástica do pulmão, uma perda de elasticidade pulmonar que reduz a pressão de retração sem mudar a pressão pleural ou peribronquiolar levará à compressão dinâmica em volumes pulmonares maiores. O **alçaponamento de ar** resultante contribui para dispneia sintomática em pacientes com doença pulmonar obstrutiva. Pacientes com enfisema perdem a retração elástica do pulmão e podem ter fluxo expiratório gravemente prejudicado, mesmo com vias aéreas de calibre normal. A presença de doença das vias aéreas aumentará a queda na pressão de direcionamento ao longo das vias aéreas, e pode gerar um ponto de isopressão, mesmo em volumes pulmonares mais altos. Inversamente, um aumento da pressão de retração se oporá à

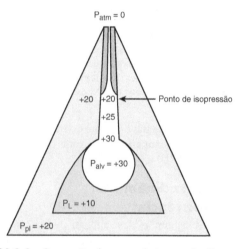

FIGURA 9-9 O conceito do ponto de isopressão. Para o ar fluir por um tubo, deve haver uma diferença de pressão entre as duas extremidades. No caso de expiração forçada com uma glote aberta, essa pressão de impulsão é a diferença entre a pressão alveolar (a soma da pressão pleural mais a pressão de retração elástica do pulmão) e a pressão atmosférica (que se presume ser zero). A resistência friccional causa uma queda nessa pressão de impulsão ao longo do comprimento das vias aéreas condutoras. Em algum ponto, a pressão de impulsão pode igualar-se à pressão peribrônquica circundante; neste evento, a pressão transmural líquida é zero. Isso define o ponto de isopressão. A jusante do ponto de isopressão (em direção à boca), a pressão fora da via aérea é maior que a pressão de impulsão dentro da via aérea. Esta pressão líquida negativa tende a colabar a via aérea, resultando em compressão dinâmica. Quanto mais forçadamente se expira, mais a pressão circundando vias aéreas colapsantes aumenta. O fluxo se torna independente de esforço. (P_{pl}, pressão pleural; P_L, pressão de retração elástica do pulmão; P_{alv}, pressão alveolar; P_{atm}, pressão atmosférica.)

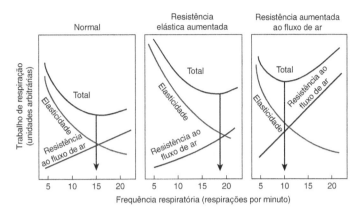

FIGURA 9-10 Minimizando o trabalho de respiração. Estes diagramas dividem o trabalho total de respiração na mesma ventilação-minuto em componentes elásticos e resistentes. Em estados mórbidos que aumentam as forças elásticas (p. ex., fibrose pulmonar), o trabalho total é minimizado por respiração rápida, superficial; com a resistência aumentada ao fluxo de ar (p. ex., bronquite crônica), o trabalho total é minimizado pela respiração profunda, lenta. (Redesenhada, com permissão, de Nunn JF. *Nunn's Respiratory Physiology*, 4th ed. Butterworth-Heinemann, 1993.)

compressão dinâmica. Pacientes com fibrose pulmonar podem apresentar velocidades de fluxo anormalmente altas, apesar de volumes pulmonares gravemente reduzidos.

Trabalho da respiração

Uma ventilação-minuto constante pode ser conseguida por meio de múltiplas combinações de frequência respiratória e volume corrente. Os dois componentes do trabalho de respiração – forças elásticas e resistência ao fluxo de ar – são afetados de maneiras opostas por mudanças na frequência e profundidade da respiração. A resistência elástica é minimizada por respirações frequentes, superficiais; as forças de resistência são minimizadas por menos respirações, com volumes correntes maiores. A Figura 9-10 mostra como esses dois componentes podem ser somados para fornecer um trabalho total de respiração para frequências diferentes em uma ventilação-minuto fixa. O ponto estabelecido para respiração basal é aquele ponto em que o trabalho total de respiração é minimizado. Em seres humanos normais, isso ocorre em uma frequência de aproximadamente 15 respirações/min. Em diferentes doenças, esse padrão é alterado para compensar a anormalidade fisiológica subjacente.

A quantidade de energia necessária para manter os músculos respiratórios durante a respiração tranquila é pequena, aproximadamente 2% do consumo basal de oxigênio. Em pacientes com doença pulmonar, as necessidades de energia são maiores em repouso, e aumentam drasticamente com o exercício. Pacientes com enfisema podem não ser capazes de aumentar sua ventilação por mais que um fator de 2, porque o custo de oxigênio da respiração excede o oxigênio adicional disponibilizado para o corpo.

Transporte de oxigênio

O oxigênio é pouco solúvel no sangue. Em uma temperatura de 37°C e uma pressão parcial de oxigênio de 100 mmHg (PaO_2 = 100), o oxigênio total dissolvido em 100 mL de sangue é de aproximadamente 0,3 mL. Como o consumo basal de oxigênio no ser humano adulto médio é de aproximadamente 250 mL/min, o conteúdo de oxigênio dissolvido seria inadequado para satisfazer as demandas metabólicas. Em vez disso, a alta necessidade de oxigênio de órgãos internos complexos é satisfeita por uma proteína solúvel que capta oxigênio rapidamente, de forma reversível, e com uma alta capacidade de armazenamento – a saber, a hemoglobina.

A hemoglobina é um tetrâmero complexo com duas cadeias alfa e duas cadeias beta de polipeptídeos, e cada uma contém um grupo heme com um átomo de ferro na forma ferrosa (Fe^{2+}) em seu centro, capaz de se ligar ao oxigênio molecular (O_2). Cada molécula de hemoglobina pode se ligar a quatro moléculas de oxigênio. Em condições fisiológicas, 1 g de hemoglobina totalmente saturada pode carrear aproximadamente 1,34 mL de oxigênio. Portanto, 100 mL de sangue contendo 15 g/dL de hemoglobina saturada contêm 20,1 mL de O_2, quase 70 vezes a quantidade em solução. A maneira convencional de representar oxigênio ligado à hemoglobina é a **saturação de hemoglobina** (SO_2), a razão de oxigênio ligado à hemoglobina dividida pela capacidade total de ligação de oxigênio, geralmente expressa como uma porcentagem. Observe que a SO_2 sozinha não determina o conteúdo de oxigênio. O conteúdo de oxigênio do sangue é a soma de dois termos, o oxigênio dissolvido e o oxigênio ligado à hemoglobina. O oxigênio dissolvido é uma função linear da pressão parcial de oxigênio (PO_2) e da solubilidade, ao passo que o oxigênio ligado à hemoglobina é o produto de três termos, capacidade de transporte de oxigênio, concentração de hemoglobina e saturação de hemoglobina (SO_2):

$$CO_2 = (0{,}003 \times PO_2) + (1{,}34 \times [\text{Hemoglobina}] \times SO_2)$$

Esta equação explica por que o conteúdo de oxigênio e o transporte de oxigênio aos tecidos podem ser baixos apesar de SO_2 de 100%, se a concentração de hemoglobina estiver acentuadamente reduzida.

Devido à sua fisioquímica, a saturação de hemoglobina tem uma relação complexa com a pressão parcial de oxigênio. Interações entre as quatro cadeias de polipeptídeos na molécula do heme aumentam a afinidade geral para oxigênio quando cada local de ligação de oxigênio está cheio. Se fizermos um gráfico de PO_2 contra SO_2 para representar a **curva de dissociação de**

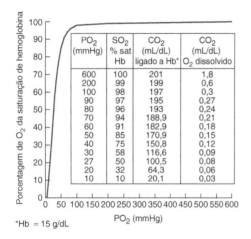

FIGURA 9-11 Curva de dissociação de oxigênio-hemoglobina. pH 7,40, temperatura 38°C. (Dados de Severinghaus JW. Blood gas calculator. J Appl Physiol. 1966;21:1108.)

oxiemoglobina, será observado que a relação não é linear, mas em formato de S ou sigmoide (Figura 9-11). A curva é muito íngreme na faixa fisiológica, entre 10 e 70 mmHg PO_2, ponto em que ela se achata. Esta relação explica a adequabilidade da hemoglobina para seu papel fisiológico primário, a ligação reversível ao oxigênio com captação nos pulmões e a liberação nos tecidos. Acima de 70 mmHg, a PO_2 pode variar largamente com doença ou altitude, com efeito mínimo sobre o conteúdo de oxigênio. De 70 a 40 mmHg, uma queda em PO_2 está associada com um aumento proporcionalmente maior da liberação de oxigênio, enquanto a retenção de uma PO_2 em capilar terminal relativamente alta provê a difusão de oxigênio nos tecidos. Abaixo de 40 mmHg, pequenas alterações de PO_2 continuam a liberar oxigênio nos tecidos, descendo até os níveis muito baixos de PO_2 encontrados em alguns leitos capilares.

Distribuição de ventilação e perfusão

O ar inalado e o sangue arterial pulmonar não são distribuídos igualmente a todas as regiões do pulmão. Em indivíduos sadios, a distribuição heterogênea deve-se principalmente a dois fatores: os efeitos da gravidade e a geometria fractal da ramificação repetitiva de vias aéreas e vasos.

A pressão pleural varia do topo ao fundo do pulmão em aproximadamente 0,25 cm H_2O/cm, sendo mais negativa no ápice e mais positiva na base. O efeito é desviado para uma distribuição anteroposterior na posição supina e é muito diminuído (embora não abolido) na gravidade zero. A ventilação regional depende da pressão pleural regional (Figura 9-12). A pressão pleural mais negativa no ápice pulmonar causa uma maior expansão dos alvéolos apicais. Como a complacência pulmonar é mais alta em volumes pulmonares mais baixos, a ventilação é distribuída preferencialmente para os lobos inferiores na CRF.

O fluxo sanguíneo pulmonar é um sistema de baixa pressão que funciona em um campo gravitacional de 30 centímetros verticais. Na posição ortostática, há um aumento quase linear do fluxo sanguíneo do topo para o fundo do pulmão. Em qualquer plano horizontal (isogravitacional), entretanto,

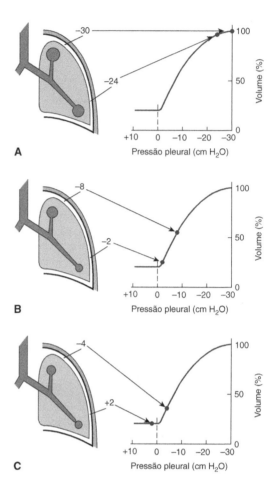

FIGURA 9-12 Distribuição da ventilação em volumes pulmonares diferentes. A pressão pleural se torna mais negativa na direção do ápice pulmonar devido ao efeito da gravidade e ao peso do pulmão. O efeito desta mudança de pressão é aumentar a expansão dos alvéolos apicais. **A:** capacidade pulmonar total. Em altos volumes pulmonares, a curva de complacência pulmonar é plana; os alvéolos são expandidos quase igualmente porque diferenças de pressão causam alterações pequenas no volume pulmonar. **B:** capacidade residual funcional. Durante a respiração tranquila, os lobos inferiores estão na parte íngreme da curva pressão-volume. Esta complacência aumentada em volumes mais baixos explica por que a ventilação na CRF é distribuída preferencialmente para os lobos inferiores. **C:** volume residual. Abaixo da capacidade residual funcional (CRF), pode haver unidades pulmonares pendentes que estão expostas a pressões pleurais positivas. Essas unidades podem colapsar, levando a áreas do pulmão que são perfundidas, mas não ventiladas. (Reimpressa, com permissão, de Hinshaw HC et al. *Diseases of the Chest*, 4th ed. WB Saunders, 1979.)

há heterogeneidade significativa do fluxo sanguíneo devido à geometria fractal da ramificação repetitiva de vasos, resultando em resistência heterogênea. Detalhes da distribuição são ilustrados na Figura 9-13.

Um fator adicional que regula o fluxo sanguíneo é a **vasoconstrição pulmonar hipóxica**. As células de músculos lisos das arteríolas pulmonares são sensíveis à PO_2 alveolar (muito mais que à PO_2 arterial). Quando o nível de PO_2 alveolar cai,

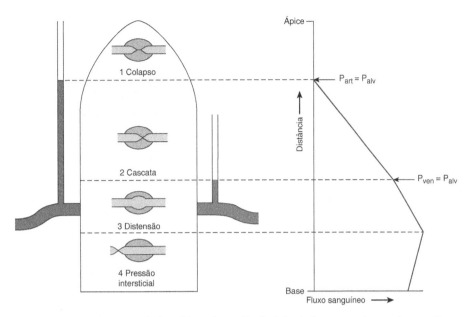

FIGURA 9-13 Efeito da mudança de pressão hidrostática sobre a distribuição do fluxo sanguíneo pulmonar. O sangue capilar flui em regiões diferentes do pulmão e é controlado por três pressões: pressão arterial pulmonar, pressão venosa pulmonar e pressão alveolar. A pressão arterial pulmonar deve ser maior que a pressão venosa pulmonar para manter a perfusão para diante; há, portanto, três arranjos potenciais dessas variáveis. **Zona 1:** $P_{alv} > P_{art} > P_{ven}$. Não há perfusão capilar em áreas onde a pressão alveolar é maior que a pressão de perfusão capilar. Como a pressão alveolar normalmente é zero, isso só ocorre onde a pressão arterial pulmonar média é menor que a distância vertical da artéria pulmonar. **Zona 2:** $P_{art} > P_{alv} > P_{ven}$. A pressão arterial pulmonar excede a pressão alveolar, mas a pressão alveolar excede a pressão venosa pulmonar. A pressão de impulsão ao longo do capilar é dissipada pela resistência ao fluxo até que a pressão transmural seja negativa e ocorra compressão. Esta zona de colapso então regula o fluxo, que é intermitente e depende das pressões venosas pulmonares flutuantes. **Zona 3:** $P_{art} > P_{ven} > P_{alv}$. O fluxo é independente da pressão alveolar porque a pressão venosa pulmonar excede a pressão atmosférica. **Zona 4:** zona de compressão extra-alveolar. Em regiões pulmonares inferiores, a pressão intersticial pulmonar pode exceder a pressão arterial pulmonar. Neste caso, o fluxo capilar é determinado por compressão de vasos extra-alveolares. O lado direito do diagrama mostra uma distribuição quase contínua de fluxo sanguíneo do topo para o fundo do pulmão, demonstrando que no pulmão normal não há zonas de descontinuidade. O pulmão humano normal em CRF mede 30 centímetros verticais, metade dessa distância está acima da artéria pulmonar e do átrio esquerdo, e pressões arteriais pulmonares representativas são 33/11 cm H_2O com uma média de 19 cm H_2O. Portanto, não há zona fisiológica 1 em seres humanos, exceto, talvez, no fim da diástole. A pressão atrial esquerda é, em média, 11 cm H_2O, e é suficiente para criar condições de zona 3 em dois terços da distância do coração para o ápice. Contudo, em pacientes submetidos à ventilação mecânica com pressão positiva, ou em pacientes com doença das vias aéreas que provocam unidades pulmonares que deixam de se esvaziar durante o ciclo respiratório normal, a pressão alveolar não é mais atmosférica. Em condições de pressão positiva expiratória final (PEEP), a P_{alv} pode ser tão alta quanto 15 a 20 cm H_2O. Isso desvia, potencialmente, toda a distribuição do fluxo sanguíneo pulmonar. (Adaptada e reimpressa, com permissão, de Hughes JM et al. Effect of lung volume on the distribution of pulmonary blood flow in man. Respir Physiol. 1968;4(1):58-72.)

há constrição arteriolar, um aumento na resistência local ao fluxo e redistribuição do fluxo para regiões de PO_2 alveolar mais alta. Quando regionalizado, esse é um mecanismo efetivo para diminuir o fluxo sanguíneo local sem um aumento significativo da pressão arterial pulmonar média. Quando ela afeta mais de 20% da circulação pulmonar, como na situação de hipoxia alveolar global, a vasoconstrição pulmonar disseminada aumenta a pressão arterial pulmonar média e pode resultar em hipertensão pulmonar.

Equilíbrio de ventilação com perfusão

O papel funcional dos pulmões é conduzir o ar ambiente em proximidade com o sangue circulante para permitir a troca de gases por simples difusão. Para isso, o fluxo de ar e o sangue devem ser direcionados para o mesmo lugar ao mesmo tempo. O funcionamento ótimo do sistema respiratório requer que a ventilação seja equilibrada com a perfusão.

No indivíduo normal, a ventilação alveolar em repouso típica é de aproximadamente 4 L/min, enquanto o fluxo de sangue na artéria pulmonar é de 5 L/min. Isso gera uma razão geral de ventilação para perfusão de 0,8. Como observado anteriormente, ventilação e perfusão são distribuídas preferencialmente para regiões inferiores em repouso, embora o aumento do fluxo dependente de gravidade seja mais acentuado na perfusão que na ventilação. Assim, a razão de ventilação para perfusão é mais alta no ápice e mais baixa na base (Figura 9-14).

Alterações regionais nessa distribuição geral de ventilação e perfusão são designadas como **desequilíbrio $\dot{V}/\dot{Q}$** e representam um fenômeno extremamente importante que fundamenta o déficit funcional em muitos estados mórbidos. Uma distribuição pode favorecer razões $\dot{V}/\dot{Q}$ altas, com o caso-limite sendo o espaço morto alveolar (ventilação sem perfusão, ou $\dot{V}/\dot{Q} = \infty$), ou pode favorecer razões $\dot{V}/\dot{Q}$ baixas,

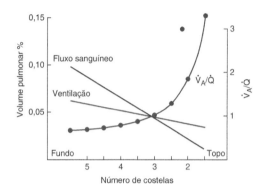

FIGURA 9-14 Distribuição cambiante de ventilação e perfusão para baixo no pulmão ortostático. As duas linhas retas refletem os aumentos progressivos de ventilação e perfusão. A inclinação é mais íngreme para perfusão. A razão de ventilação para perfusão é, portanto, mais baixa na base e mais alta no ápice. (Redesenhada, com permissão, de West JB. *Ventilation/Blood Flow and Gas Exchange*, 5th ed. Blackwell, 1990.)

com o caso-limite sendo um *shunt* (perfusão sem ventilação, ou $\dot{V}/\dot{Q} = 0$). Esses dois tipos de desequilíbrio $\dot{V}/\dot{Q}$ afetam a função respiratória de modo muito diferente.

No indivíduo normal, aproximadamente um terço da ventilação-minuto em repouso enche as vias aéreas condutoras principais. Este é o **espaço morto anatômico**; ele representa ventilação para áreas que não participam da troca gasosa. Se regiões do pulmão participantes da troca de gases são ventiladas, mas não perfundidas, como pode ocorrer na embolia pulmonar, na doença vascular pulmonar ou no enfisema, essas regiões também deixam de funcionar na troca gasosa. Distribuições desviadas em direção a razões $\dot{V}/\dot{Q}$ altas são referidas como **espaço morto alveolar**, ou **ventilação desperdiçada** (**Figura 9-15**, painel inferior). Funcionalmente, um desvio em direção a razões $\dot{V}/\dot{Q}$ altas significa que mais trabalho de respiração sustenta ventilação que não participa da troca de gases, reduzindo a eficiência total da ventilação.

Na ausência de compensação respiratória, o efeito primário de um desvio para razões $\dot{V}/\dot{Q}$ altas será um aumento na PCO_2 arterial. A PaO_2 também pode cair levemente. Entretanto, como o centro de controle respiratório é extremamente sensível a pequenas mudanças de $PaCO_2$, a resposta integrada mais comum ao aumento da ventilação desperdiçada é aumentar a ventilação-minuto total, mantendo a $PaCO_2$ quase constante. A PaO_2 permanece normal ou pode ser reduzida se a fração de ventilação desperdiçada for grande. A ΔPO_2 A-a está aumentada (discutido posteriormente). Essa resposta adaptativa pode ser feita inconscientemente, mas representa um problema clínico quando o indivíduo não pode mais manter uma ventilação-minuto aumentada, como no paciente com enfisema avançado.

Um desvio para razões $\dot{V}/\dot{Q}$ baixas ocorre quando a ventilação regional é reduzida ou eliminada, mas a perfusão persiste, como poderia acontecer com o pulmão em atelectasia, ou em áreas de consolidação pulmonar onde alvéolos estão cheios de líquido ou de detritos infectados (**Figura 9-15**, painel do meio). Um *shunt* é o caso-limite de uma área de $\dot{V}/\dot{Q}$ baixa onde a ventilação está ausente e a razão chega a zero.

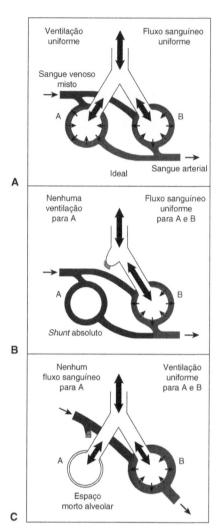

FIGURA 9-15 Três modelos da relação de ventilação para perfusão. Nesta representação esquemática, os círculos representam unidades respiratórias, com tubos ilustrando as vias aéreas condutoras. Os canais coloridos representam o fluxo sanguíneo pulmonar, que entra na rede capilar como sangue venoso misto (azul) e a deixa como sangue arterializado (vermelho). As setas grandes mostram a distribuição de gás inspirado; as setas pequenas mostram a difusão de O_2 e CO_2. No caso idealizado (A), a PO_2 e a PCO_2 saindo de ambas as unidades são idênticas. Ver B e C. Ver texto para detalhes. (Redesenhada, com permissão, de Comroe J. *Physiology of Respiration*, 2nd ed. Year Book, 1974.)

O sangue arterial pulmonar (venoso misto) passará, então, para a circulação arterial sistêmica sem entrar em contato com o gás alveolar. O efeito fisiológico primário de tal derivação da direita para a esquerda é reduzir a PO_2 arterial.

Desequilíbrio ventilação/perfusão comumente ocorre entre os casos-limites de *shunts* verdadeiros e espaço morto alveolar. O efeito sobre gases sanguíneos arteriais de desvios na distribuição de razões $\dot{V}/\dot{Q}$ pode ser previsto a partir da discussão dos casos-limite (**Figura 9-16**). Na parte superior da **Figura 9-16** está uma unidade respiratória na qual, em um lado, a ventilação foi reduzida (B), mas a perfusão foi manti-

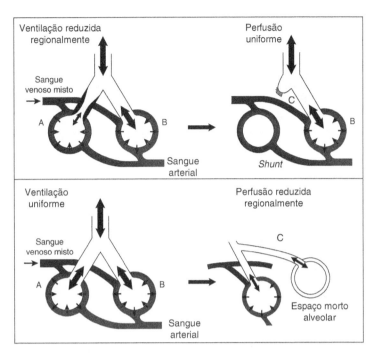

FIGURA 9-16 Desequilíbrio ventilação/perfusão. (Azul, desoxigenado; vermelho, oxigenado.) Ver texto para detalhes. (Redesenhada, com permissão, de Comroe J. *Physiology of Respiration*, 2nd ed. Year Book, 1974.)

da. Isso define uma área de razão $\dot{V}/\dot{Q}$ baixa. O efeito sobre a função pulmonar pode ser compreendido pela divisão em uma área com uma razão $\dot{V}/\dot{Q}$ normal (A) e uma área de sangue desviada por *shunt* (C). O efeito fisiológico de áreas com $\dot{V}/\dot{Q}$ baixo é semelhante ao efeito de *shunts*: hipoxemia sem hipercapnia. A diferença entre áreas de $\dot{V}/\dot{Q}$ baixa e *shunts* verdadeiros também pode ser visualizada na Figura 9-16. O sangue desviado por *shunt* não entra em contato com o ar inspirado; portanto, nenhuma quantidade de oxigênio adicional suprido ao ar inspirado reverterá a queda da PO_2 arterial sistêmica. Uma área de $\dot{V}/\dot{Q}$ baixa entra em contato com ar inspirado e pode ser revertida com aumento do oxigênio inspirado.

Na parte inferior da Figura 9-16 está uma unidade respiratória onde, em um lado, o fluxo de sangue foi diminuído (B), mas a ventilação foi mantida. Isso define uma área de razão $\dot{V}/\dot{Q}$ alta. O efeito sobre a função pulmonar pode ser compreendido dividindo-se a unidade em uma área de razão $\dot{V}/\dot{Q}$ normal (A) e uma área de espaço morto ou ventilação desperdiçada (C). O efeito fisiológico de razões altas de $\dot{V}/\dot{Q}$ é aumentar a PCO_2, levando, geralmente, a aumento da respiração para retornar a $PaCO_2$ ao normal.

A hiperventilação de regiões não afetadas do pulmão pode compensar pelo aumento de PCO_2 a partir do espaço morto alveolar, mas não pode compensar pela diminuição de PO_2 a partir das áreas de *shunt*. A razão deve-se às maneiras diferentes pelas quais oxigênio e dióxido de carbono são transportados no sangue, e às relações diferentes entre o conteúdo e a pressão parcial desses gases. Como PCO_2 e conteúdo de CO_2 estão relacionados linearmente dentro da faixa fisiológica normal, o aumento da ventilação a uma unidade respiratória reduzirá a PCO_2 e o conteúdo de CO_2 do sangue saindo daquela unidade. O conteúdo geral de CO_2 será a média das unidades afetadas e não afetadas. Como a PCO_2 é proporcional ao conteúdo de CO_2, o conteúdo reduzido de CO_2 de regiões de pulmão hiperventiladas compensa o conteúdo elevado de áreas de ventilação desperdiçada. A PCO_2 e o conteúdo de CO_2 da mistura caminham juntos.

Hiperventilação ou aumento do oxigênio inspirado para regiões de pulmão não afetadas não compensa a diminuição de PO_2 a partir de áreas de *shunt* real. O conteúdo de O_2 do sangue não está relacionado linearmente com a PO_2 (Figura 9-11). O formato sigmoide da curva de dissociação de oxiemoglobina indica que a hemoglobina está saturada quase ao máximo em uma PO_2 de 60. Aumentar a PO_2 de 60 para 600 eleva a pressão parcial em 10 vezes, mas o conteúdo de O_2, em apenas 10%. Aumentar a ventilação ou aumentar a PO_2 alveolar de unidades respiratórias não afetadas pode elevar a PO_2 capilar final, mas não modificará o conteúdo de O_2 do sangue que deixa aquelas unidades. O conteúdo geral de O_2 será a média do conteúdo de oxigênio do sangue normal e desviado por *shunt*, insaturado. O conteúdo de oxigênio reduzido da mistura tende a ficar na porção íngreme da curva de dissociação de oxiemoglobina; sendo assim, diminuições modestas do conteúdo de oxigênio levam a grandes reduções na PO_2.

A gasometria arterial detecta distúrbios importantes da função respiratória. Uma tentativa de avaliar anormalidades mais sutis da troca de gases é calcular a diferença entre a PO_2 alveolar e arterial. Isso é referido como a ΔPO_2 A-a ou DO_2 A-a. A membrana alveolar-capilar permite equilíbrio total da tensão de oxigênio alveolar e capilar terminal em equilíbrio $\dot{V}/\dot{Q}$ normal. Não obstante, há uma ΔPO_2 A-a pequena em indivíduos normais, resultante de *shunt* da direita para a esquerda por meio das veias brônquicas e veias cadíacas mínimas do coração esquerdo. Isso dá conta de aproximadamente 2 a 5% do débito cardíaco em repouso, e leva a uma ΔPO₂ A-a de 5 a 8 mmHg em adultos jovens sadios respirando ar ambiente ao nível do mar. Aumentar a concentração de oxigênio inspirado fracional (FiO₂) eleva esse valor: uma ΔPO₂ A-a normal respirando oxigênio a 100% é de aproximadamente 100 mmHg. Os valores normais aumentam com a idade, presumivelmente como um resultado do fechamento de vias aéreas dependentes, com desvio consequente para razões V̇/Q̇ baixas. Aumentos adicionais de ΔPO₂ A-a refletem áreas de razão V̇/Q̇ baixa, inclusive por *shunt*.

Controle da respiração

Os pulmões inflam e desinflam passivamente em resposta a alterações da pressão pleural. Portanto, o controle da respiração fica no controle dos músculos estriados – principalmente o diafragma, mas também os intercostais e a parede abdominal – que modificam a pressão pleural.

Esses músculos estão sob controle tanto automático quanto voluntário. O ritmo da respiração espontânea origina-se no tronco encefálico, especificamente em vários grupos de neurônios interconectados no bulbo. Pesquisas sobre a geração do ritmo respiratório têm identificado que ele se origina nos neurônios do complexo pré-Bötzinger. Os neurônios respiratórios são inspiratórios ou expiratórios, e podem disparar cedo, tarde ou de maneira acelerada durante o ciclo respiratório. Seu efluxo integrado é um sinal eferente via nervo frênico (diafragma) e nervos espinais (intercostais e parede abdominal) para gerar contração e relaxamento rítmico da musculatura respiratória. O resultado é respiração espontânea sem influxo consciente. Contudo, ao atentar para a respiração, o leitor pode alterar esse padrão. Ações como comer, falar, cantar, nadar e defecar dependem de controle voluntário sobre a respiração automática.

A. Influxo sensorial

A frequência, a profundidade e o tempo da respiração espontânea são modificados por informações fornecidas ao centro respiratório a partir de sensores químicos e mecânicos (**Figura 9-17**).

Há quimiorreceptores nos vasos periféricos e no tronco encefálico. Os quimiorreceptores periféricos são os corpos carotídeos, localizados na bifurcação das artérias carótidas comuns, e os corpos aórticos, perto do arco da aorta. Os corpos carotídeos são particularmente importantes em seres humanos. Eles funcionam como sensores de oxigenação arterial. Há um aumento graduado no disparo do bulbo carotídeo em resposta a uma queda na PaO₂. Esta resposta é mais acentuada abaixo de 60 mmHg. Um aumento na PaCO₂, ou uma queda no pH arterial, potencializa a resposta do bulbo carotídeo a diminuições na PaO₂.

Em seres humanos, os corpos carotídeos são unicamente responsáveis pela ventilação aumentada observada em resposta à hipoxia. A ressecção bilateral de corpos carotídeos, que tem sido realizada para tratar dispneia incapacitante e pode acontecer como uma consequência indesejada de tromboarterectomia da carótida, resulta em uma perda completa desse impulso ventilatório, deixando intacta a resposta a mudanças na PaCO₂. Quimiorreceptores centrais medeiam a resposta a mudanças na PaCO₂. Há evidência crescente de que esses qui-

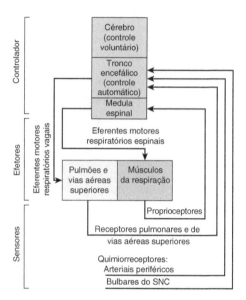

FIGURA 9-17 Representação esquemática do sistema de controle respiratório. As inter-relações entre o controlador do SNC, efetores e sensores são mostradas, assim como as conexões entre esses componentes. (Redesenhada, com permissão, de Berger AJ et al. Regulation of respiration. N Engl J Med. 1977;297:92, 138, 194.)

miorreceptores estão amplamente dispersos pelo tronco encefálico. Eles são separados dos neurônios que geram o ritmo respiratório. A resposta ventilatória aumentada à elevação de PaCO₂ é mediada por meio de alterações no pH do quimiorreceptor. A barreira hematencefálica permite difusão livre de CO₂, mas não de íons hidrogênio. O CO₂ é hidratado a ácido carbônico, que ioniza e diminui o pH cerebral. Quimiorreceptores centrais provavelmente respondem a essas mudanças na concentração intracelular do íon hidrogênio.

Há uma variedade de receptores de distensão pulmonar localizados na musculatura lisa e na mucosa das vias aéreas, cujas fibras aferentes são carreadas no nervo vago. Elas descarregam em resposta à distensão pulmonar. Aumentar o volume pulmonar diminui a frequência respiratória pelo aumento do tempo expiratório. Isso é conhecido como reflexo de Hering-Breuer. Há fibras C não mielinizadas localizadas perto dos capilares pulmonares (por isso, receptores justacapilares [J]). Estas fibras estão paradas durante a respiração normal, mas podem ser estimuladas diretamente por administração intravenosa de irritantes químicos como capsaicina. Elas parecem estimular o impulso pulmonar aumentado no edema intersticial e na fibrose pulmonar. Os movimentos esqueléticos transmitidos por proprioceptores nas articulações, nos músculos e nos tendões causam um aumento da respiração e podem ter algum papel na ventilação aumentada do exercício. Finalmente, há receptores fusiformes musculares no diafragma e intercostais que fornecem retroalimentação para força muscular. Eles podem estar envolvidos na sensação de dispneia quando o trabalho de respiração é desproporcional à ventilação.

B. Respostas Integradas

Em condições normais em adultos sadios, a concentração do íon hidrogênio na região dos quimiorreceptores centrais

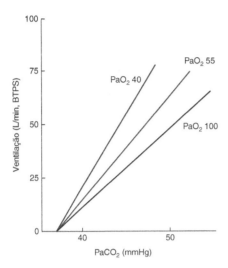

FIGURA 9-18 Resposta ventilatória ao CO_2. As curvas representam mudanças em ventilação-minuto plotadas contra alterações em PCO_2 inspirada em diferentes valores de PO_2 alveolar. Há um aumento linear da ventilação com a PCO_2 crescente. A taxa de aumento é maior em valores de PO_2 mais baixos, mas as curvas começam a partir de um ponto comum onde a ventilação deve cessar em resposta à PCO_2 reduzida. Em seres humanos acordados, o despertar mantém a ventilação mesmo quando a PCO_2 cai abaixo desse nível; quando levemente anestesiados, ocorre apneia. No caso de acidose metabólica, essa intercepção x é desviada para a esquerda, mas a inclinação das linhas permanece praticamente inalterada. Isso indica que os efeitos da acidose metabólica são separados e aditivos aos de acidose respiratória. (BTPS, temperatura corporal e pressão saturadas com vapor d'água.) (Redesenhada, com permissão, de Ganong WF. *Review of Medical Physiology*, 22nd ed. McGraw-Hill, 2005.)

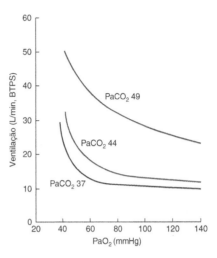

FIGURA 9-19 Resposta ventilatória isocápnica à hipoxia. Essas curvas representam alterações de ventilação-minuto plotadas contra alterações na PO_2 alveolar quando a PCO_2 alveolar é mantida constante em 37, 44 ou 49 mmHg. Quando a PCO_2 está na faixa normal (37 a 44 mmHg), há pouco aumento na ventilação até que a PO_2 seja reduzida a entre 50 e 60 mmHg. A resposta ventilatória à hipoxia não é linear, como é a resposta a uma PCO_2 aumentada, mas se assemelha a uma hipérbole retangular assintótica à ventilação infinita (em uma PO_2 na parte baixa dos 30) e ventilação sem estimulação tônica dos corpos carotídeos (que ocorre acima de uma PO_2 de 500 mmHg). Não é mostrada a queda em ventilação-minuto que ocorre com hipoxia extrema (valores de PO_2 abaixo de 30 mmHg) como um resultado de depressão do centro respiratório. (Redesenhada, com permissão, de Ganong WF. *Review of Medical Physiology*, 22nd ed. McGraw-Hill, 2005.)

determina o impulso para respirar. Mudanças no pH de quimiorreceptores são largamente determinadas pela $PaCO_2$. A PaO_2 não é uma parte importante do impulso respiratório basal em condições normais.

A respiração é estimulada por uma queda na PaO_2, uma elevação na $PaCO_2$, ou um aumento na concentração de íons hidrogênio do sangue arterial (queda no pH arterial).

A ventilação aumenta aproximadamente 2 a 3 L/min para cada 1 mmHg de aumento da $PaCO_2$. Esta resposta (**Figura 9-18**) ocorre primeiramente por meio da sensibilização do receptor do bulbo carotídeo. O bulbo carotídeo aumentará seus disparos em resposta a uma $PaCO_2$ aumentada, mesmo na ausência de alterações na PaO_2. Isso é responsável por aproximadamente 15% da resposta ventilatória à hipercapnia. A maior parte da resposta é mediada por meio de mudanças do pH na região dos quimiorreceptores centrais. Alterações do pH arterial são aditivas a alterações da $PaCO_2$. Curvas de resposta a CO_2 em condições de acidose metabólica têm uma inclinação idêntica, mas são desviadas para a esquerda. A resposta ventilatória a uma $PaCO_2$ aumentada diminui com idade, sono e condicionamento aeróbio e com o trabalho de respiração aumentado.

A resposta individual à hipoxemia é extremamente variável. Normalmente, há pouco aumento de ventilação até que a PaO_2 cai abaixo de 50 a 60 mmHg. Neste ponto, há um aumento rápido de ventilação que atinge seu máximo em aproximadamente 32 mmHg. Abaixo deste nível, diminuições adicionais de PaO_2 levam à depressão da ventilação. A resposta à hipoxia é afetada pela $PaCO_2$. Um aumento na PCO_2 alveolar desviará a curva de resposta de O_2 isocápnica para cima e para a direita (**Figura 9-19**).

Uma queda na concentração arterial do íon hidrogênio aumenta a ventilação-minuto. Esta resposta resulta principalmente de estimulação dos corpos carotídeos e é independente de alterações na $PaCO_2$. Há uma resposta de acidose metabólica grave na ausência de corpos carotídeos. Presume-se que essa resposta seja mediada por quimiorreceptores centrais; ela pode representar ruptura da barreira hematencefálica.

C. Situações especiais

1. **Hipercapnia crônica** – em pacientes com hipercapnia crônica, o pH do encéfalo é retornado em direção ao normal por mudanças compensatórias nos níveis séricos e teciduais de bicarbonato. Em consequência, quimiorreceptores centrais tornam-se menos sensíveis a alterações adicionais da $PaCO_2$. Neste caso, a ventilação-minuto basal de um paciente pode depender de estímulos tônicos a partir dos corpos carotídeos. Se altas concentrações de oxigênio inspirado fossem administradas a tal paciente, a resposta do bulbo carotídeo poderia ser deprimida, le-

vando a uma queda da ventilação-minuto. A mudança na ventilação-minuto não é totalmente responsável pela hipercapnia em resposta ao oxigênio suplementar, sugerindo que ablação da vasoconstrição pulmonar hipóxica também desempenha um papel importante.

2. **Hipoxia crônica** – a residência de longa duração em altitude elevada – ou a apneia do sono com episódios repetidos de insaturação grave de oxigênio – pode embotar a resposta ventilatória hipóxica. Em tais indivíduos, o desenvolvimento de doença pulmonar e hipercapnia podem atenuar todos os estímulos endógenos à respiração. Este padrão é visto em pacientes com síndrome de obesidade-hipoventilação.

3. **Exercício** – o exercício pode aumentar a ventilação-minuto em até 25 vezes o nível de repouso. Exercício extenuante, mas submáximo, em um indivíduo sadio, frequentemente causa nenhuma ou somente uma discreta elevação em PaO_2, como um resultado de fluxo sanguíneo pulmonar aumentado e melhor equilíbrio de ventilação e perfusão, com nenhuma alteração ou uma queda leve da $PaCO_2$. Portanto, mudanças na oxigenação arterial não constituem um fator por trás da resposta ventilatória ao

exercício. Não se sabe ao certo a razão para o aumento da resposta ventilatória. Dois fatores contributivos são a produção aumentada de dióxido de carbono e o aumento da descarga aferente de proprioceptores articulares e musculares.

PONTO DE CHECAGEM

12. Quais são os componentes da retração elástica pulmonar? Qual é o papel do surfactante?

13. Quais três forças oponentes devem ser superadas normalmente para inflar os pulmões?

14. Quais são os quatro fatores que afetam a resistência da via aérea?

15. Quais são os componentes do trabalho de respiração?

16. Quais fatores regulam a ventilação, e quais fatores regulam a perfusão?

17. Normalmente, como a ventilação e a perfusão são equilibradas?

18. Quais são os efeitos da mudança dos níveis de CO_2 e O_2 sobre o controle respiratório?

FISIOPATOLOGIA DE DOENÇAS PULMONARES SELECIONADAS

DOENÇAS PULMONARES OBSTRUTIVAS: ASMA E DOENÇA PULMONAR OBSTRUTIVA CRÔNICA (DPOC)

O problema fisiológico fundamental nas doenças obstrutivas é a resistência aumentada ao fluxo de ar expiratório, resultante da redução de calibre das vias aéreas condutoras. Essa resistência aumentada pode ser causada por processos (1) dentro do lúmen, (2) na parede da via aérea ou (3) nas estruturas de suporte circundando a via aérea. Exemplos de obstrução do lúmen incluem o aumento de secreções observado na asma e na bronquite crônica. Espessamento da parede e estreitamento da via aérea pode resultar da inflamação, observada tanto na asma quanto na bronquite crônica, ou por contração de músculos lisos brônquicos, na asma. Enfisema é o exemplo clássico de obstrução causada por perda da estrutura de suporte circundante, com colapso expiratório da via aérea resultante da destruição de tecido elástico pulmonar. Embora as causas e apresentações clínicas dessas doenças sejam distintas, os elementos em comum de sua fisiologia são instrutivos.

1. Asma

Apresentação clínica

Asma é uma síndrome clínica com muitos fenótipos. Essa diversidade reflete interações complexas entre predisposição genética e exposição ambiental e sugere heterogeneidade na fisiopatologia subjacente.

Asma é uma doença de inflamação das vias aéreas e obstrução do fluxo de ar caracterizada por sintomas intermitentes,

inclusive sibilância, aperto no tórax, dispneia e tosse, juntamente com hiper-responsividade brônquica demonstrável. A exposição a alérgenos definidos, ou a vários estímulos inespecíficos, inicia uma cascata de eventos de ativação celular nas vias aéreas, resultando em processos inflamatórios, tanto agudos quanto crônicos, mediados por um conjunto complexo e integrado de citocinas e outros mediadores liberados localmente. A liberação de mediadores pode alterar o tono e a responsividade da musculatura lisa das vias aéreas, produzir hipersecreção de muco e danificar o epitélio das vias aéreas. Esses eventos patológicos resultam em arquitetura e função cronicamente anormais das vias aéreas.

Inerente à definição de asma está a possibilidade de variação considerável na magnitude e nas manifestações da doença em e entre indivíduos ao longo do tempo. Por exemplo, enquanto muitos pacientes asmáticos têm sintomas pouco frequentes e leves, outros podem ter sintomas persistentes ou prolongados de grande gravidade. De modo semelhante, estímulos iniciantes ou exacerbadores podem ser muito diferentes entre pacientes individuais.

Epidemiologia e fatores de risco

Asma é uma doença pulmonar crônica, afetando até um terço dos adolescentes da Austrália e da Nova Zelândia. A prevalência geral nos Estados Unidos foi de 8,5% em 2011, com taxas mais altas em homens com menos de 18 anos (10,2%) e mulheres com mais de 18 anos (10,0%). A cada ano, aproximadamente 500 mil internações hospitalares e 4.500 mortes nos Estados Unidos são atribuídas à asma. Índices de prevalência, hospitalizações e asma fatal têm aumentado nos Estados Unidos ao longo dos últimos 30 anos. As taxas de mortalidade estabilizaram-se no fim da década de 1990 e têm declinado levemente durante a última década. As taxas de hospitalização têm sido mais altas entre negros e crianças, e as taxas de mortalidade são constantemente mais elevadas entre negros com idade de 15 a 24 anos.

O fator predisponente identificável mais forte para o desenvolvimento de asma é atopia, ou a produção de anticorpos de imunoglobulina E (IgE) em resposta à exposição a alérgenos. Cinquenta e seis por cento dos casos de asma foram atribuídos à atopia na National Health and Nutrition Examination Survey III (NHANES III) (Pesquisa Nacional de Exame de Saúde e Nutrição) de 12.106 americanos, realizada entre 1988 e 1994. A exposição de pacientes sensíveis a alérgenos inalados aumenta a inflamação e a hiper-responsividade das vias aéreas e os sintomas de asma. Os sintomas podem se desenvolver imediatamente (resposta asmática imediata) ou de 4 a 6 horas após exposição ao alérgeno (resposta asmática tardia). Alérgenos comuns estão listados na Tabela 9-3. Em vários estudos, a obesidade está associada a uma prevalência aumentada de asma.

A exposição doméstica a ácaros da poeira doméstica ou antígenos de baratas é um fator de risco forte para asma. Ao mesmo tempo, está bem estabelecido que crianças criadas em fazendas têm prevalências *mais baixas* de atopia e asma, e foi demonstrado em um estudo que a diversidade de exposição microbiana na infância está inversamente relacionada ao risco de asma. Essas observações, e a incidência aumentada de atopia, alergia e doenças autoimunes no mundo desenvolvido, têm levado pesquisadores a perseguir as causas subjacentes da própria atopia. Uma teoria é que a exposição precoce na infância a antígenos infecciosos e/ou orgânicos pode alterar fundamentalmente a imunidade adaptativa. Algumas exposições podem promover um fenótipo T_H1 (diferenciação de células T auxiliares CD4+ para uma resposta T_H1 caracterizada por produção de interferon γ), ao passo que a ausência dessas exposições pode promover um fenótipo T_H2 (caracterizado por uma resposta primária de citocinas, inclusive interleucina 4 [IL-4], IL-5, IL-13 e fator de necrose tumoral, que, juntos, estão associados com atopia, doenças alérgicas e asma). A complexidade da resposta imune e suas interações com o microbioma humano impedem quaisquer conclusões firmes no presente, mas esta é uma área de pesquisa em expansão rápida que promete reformular nossa compreensão básica sobre a etiologia de atopia e asma.

Patogênese

A anormalidade fundamental na asma é a reatividade aumentada das vias aéreas a estímulos. Como delineado na Tabela 9-3, há muitos agentes provocadores conhecidos para asma. Estes podem ser amplamente categorizados como a seguir: (1) mediadores fisiológicos ou farmacológicos de respostas asmáticas das vias aéreas, (2) alérgenos que podem induzir inflamação e reatividade das vias aéreas em indivíduos sensibilizados e (3) agentes fisicoquímicos ou estímulos exógenos que produzem hiper-reatividade das vias aéreas. Alguns desses agentes provocadores só produzirão respostas em asmáticos (p. ex., exercício, adenosina), enquanto outros causam respostas caracteristicamente aumentadas em asmáticos que podem ser usadas para distingui-los de não asmáticos, em condições controladas de teste (p. ex., histamina, metacolina; ver discussão posteriormente). Não há um mecanismo único que serve para explicar a ocorrência de asma em todos os indivíduos. Há, porém, eventos comuns que caracterizam os processos patológicos que produzem asma. É importante reconhecer o papel central da inflamação das vias aéreas na evolução da asma.

Os eventos mais precoces nas respostas asmáticas das vias aéreas são a ativação de células inflamatórias locais, principalmente mastócitos e eosinófilos. Isso pode ocorrer por mecanismos específicos IgE-dependentes ou indiretamente por outros processos (p. ex., estímulos osmóticos ou exposição a irritantes químicos). Mediadores de ação aguda, inclusive leucotrienos, prostaglandinas e histamina, induzem rapidamente a contração de músculos lisos, hipersecreção de muco e vasodilatação, com vazamento endotelial e formação de edema local. Células epiteliais também parecem estar envolvidas nesse processo, liberando leucotrienos e prostaglandinas assim como citocinas inflamatórias à ativação. Alguns desses mediadores pré-formados e de ação rápida possuem atividade quimiotática, recrutando células inflamatórias adicionais, como eosinófilos e neutrófilos, para a mucosa das vias aéreas.

Um processo fundamental que acompanha esses eventos agudos consiste em recrutamento, multiplicação e ativação de células inflamatórias imunes por meio das ações de uma rede de citocinas e quimiocinas liberadas localmente. Citocinas e quimiocinas participam de uma série complexa e prolongada de eventos que resulta em perpetuação da inflamação e hiper-responsividade local das vias aéreas (Tabela 9-4). Esses eventos incluem a promoção do crescimento de mastócitos e eosinófilos, o influxo e a proliferação de linfócitos T, e a diferenciação de

TABELA 9-3 Fatores que desencadeiam asma

Mediadores fisiológicos e farmacológicos da contração normal de músculo liso
Histamina
Metacolina
Trifosfato de adenosina
Agentes fisicoquímicos
Exercício; hiperventilação com ar frio e seco
Poluentes do ar
Dióxido de enxofre
Dióxido de nitrogênio
Infecções virais respiratórias (p. ex., *influenza* A)
Substâncias ingeridas
Propranolol
Ácido acetilsalicílico; AINEs
Alérgenos
Produtos químicos de baixo peso molecular (p. ex., penicilina, isocianatos, anidridos, cromato)
Moléculas orgânicas complexas (p. ex., pequenos flocos de pele, pelos ou penas de animais, ácaros da poeira, enzimas, poeiras de madeira)

230 Fisiopatologia da Doença

TABELA 9-4 Eventos inflamatórios celulares da asma

Ativação ou lesão de células epiteliais

> Liberação de citocinas (IL-8) e quimiocinas, com quimiotaxia ou ativação de neutrófilos

> Apresentação de antígenos a linfócitos

> Hiperplasia e hipersecreção de células epiteliais

> Morte epitelial; magnitude aumentada de reflexos neurais sensoriais das vias aéreas

Ativação de linfócitos

> Exposição a antígeno com proliferação de linfócitos

> Expressão aumentada de citocinas e quimiocinas; ativação de células efetoras adicionais (células dendríticas, mastócitos, eosinófilos, macrófagos)

> Ativação de células B; síntese de IgE aumentada

> Ativação aumentada de linfócitos por citocinas locais

Ativação de mastócitos e eosinófilos

> Liberação por eosinófilos de mediadores citotóxicos e pró--inflamatórios agudos

> Ativação de mastócitos mediada por IgE, com liberação de mediadores agudos (p. ex., histamina, leucotrienos, fator de ativação plaquetária)

> Nova expressão de múltiplas citocinas por mastócitos, com ativação de múltiplas células efetoras, como linfócitos

linfócitos B em plasmócitos produtores de IgE e IgA. Um componente importante desse processo parece agora ser a diferenciação e ativação de linfócitos T auxiliares do fenótipo T_H2. Esses linfócitos T_H2, por meio de sua produção de citocinas, inclusive IL-3, IL-4, IL-5, IL-6, IL-9, IL-10 e IL-13, promovem ativação de mastócitos, eosinófilos e outras células efetoras e impulsionam a produção de IgE por células B, sendo todos componentes do fenótipo asmático. Assim, por meio de seus mediadores específicos, essas células múltiplas participam de muitos processos pró-inflamatórios que são ativos nas vias aéreas de asmáticos. Dentre estes, estão a lesão de células epiteliais e a desnudação das vias aéreas, maior exposição de nervos sensoriais aferentes e consequente hiper-responsividade de músculos lisos mediada neuralmente; a suprarregulação da ativação de mastócitos e eosinófilos mediada por IgE e a liberação de mediadores, inclusive mediadores de ação aguda e prolongada; e a hipersecreção de glândulas submucosas com aumento do volume de muco. De modo concomitante, a produção de fatores de crescimento como TGF-β, TGF-α e fator de crescimento de fibroblastos (FGF) por células epiteliais, bem como por macrófagos e outras células inflamatórias, direciona o processo de remodelamento tecidual e fibrose das vias aéreas. Esta fibrose submucosa pode resultar na obstrução fixa das vias aéreas que pode acompanhar a inflamação crônica dessas vias na asma.

Patologia

Os aspectos histopatológicos da asma refletem os processos celulares envolvidos. A mucosa das vias aéreas está espessa, edematosa e infiltrada com células inflamatórias, principalmente linfócitos, eosinófilos e mastócitos. Observa-se que a muscula-

tura lisa das vias aéreas está hipertrofiada e contraída. Células epiteliais brônquicas e bronquiolares frequentemente estão danificadas, em parte por produtos de eosinófilos, como a proteína básica principal e a proteína quimiotática de eosinófilos, que são citotóxicas para o epitélio. Lesão e morte epitelial deixam porções do lúmen das vias aéreas desnudadas, expondo aferentes autonômicos e, provavelmente, não colinérgicos, não adrenérgicos, que podem mediar a hiper-reatividade das vias aéreas. Hiperplasia de glândulas secretoras e hipersecreção de muco são observadas, com formação de tampões de muco nas vias aéreas, um achado notável na asma grave. Mesmo em vias aéreas asmáticas levemente envolvidas, células inflamatórias são encontradas em números aumentados na mucosa e submucosa, e observa-se que miofibroblastos subepiteliais proliferam e produzem colágeno intersticial aumentado; isso pode explicar o componente relativamente fixo de obstrução das vias aéreas observado em alguns asmáticos. Os achados patológicos encontrados na asma grave fatal são paralelos aos eventos patológicos descritos anteriormente, mas refletem a magnitude da agressão. São observadas lesão e perda epitelial grave das vias aéreas, frequentemente com obstrução grave e completa do lúmen das vias aéreas por tampões de muco.

Fisiopatologia

Eventos celulares locais nas vias aéreas têm efeitos importantes sobre a função pulmonar. Em consequência da inflamação e hiper-responsividade de músculos lisos, as vias aéreas são estreitadas, resultando em um aumento da resistência (lembrar que Rva ∞ $1/raio^4$). As vias aéreas periféricas de pequeno calibre não contribuem significativamente para resistência ao fluxo de ar em indivíduos sadios, mas quando elas se estreitam em pacientes com asma, contribuem substancialmente para obstrução do fluxo de ar. A hipersecreção de muco e estímulos broncoconstritores adicionais podem exacerbar a fisiologia obstrutiva pulmonar. A função neural brônquica também parece desempenhar um papel relevante na evolução da asma, embora isso seja, provavelmente, de importância secundária. A tosse e a broncoconstrição reflexa mediada por eferentes vagais segue a estimulação de receptores de irritação brônquica. Neurotransmissores peptídicos também podem desempenhar um papel importante. O neuropeptídeo pró-inflamatório substância P pode ser liberado de fibras aferentes não mielinizadas nas vias aéreas e induzir contração de músculos lisos e liberação de mediadores por mastócitos. VIP é o peptídeo neurotransmissor de alguns neurônios não adrenérgicos, não colinérgicos, das vias aéreas, e funciona como um broncodilatador; a interrupção de sua ação por clivagem de VIP pode promover broncoconstrição.

A obstrução das vias aéreas ocorre difusamente, embora não de forma homogênea, em todo o pulmão. Em consequência, a ventilação de unidades respiratórias torna-se não uniforme, e o equilíbrio de ventilação para perfusão é alterado. Existem áreas de $\dot{V}/\dot{Q}$ anormalmente baixas e anormalmente altas, com as regiões de $\dot{V}/\dot{Q}$ baixa contribuindo para hipoxemia. *Shunt* puro é incomum na asma, embora tampões de muco representem um achado comum, particularmente na asma grave, fatal. A tensão arterial de CO_2 geralmente é de normal a baixa, levando em conta a ventilação aumentada observada com exacerbações de asma. Mesmo hipercapnia leve deve ser considerada como um sinal ameaçador durante um ataque grave de asma, indicando obstrução progressiva das vias aéreas, fadiga muscular e ventilação alveolar insuficiente.

Manifestações clínicas

As manifestações da asma são prontamente explicadas pela presença de inflamação e obstrução das vias aéreas.

A. Sintomas e sinais – a variabilidade de sintomas e sinais é uma indicação da variação tremenda da gravidade da doença, desde doença leve e intermitente a asma crônica, grave e, às vezes, fatal.

1. **Dispneia e aperto no tórax** – a sensação de dispneia e aperto no tórax resulta de várias alterações fisiológicas em conjunto. O maior esforço muscular exigido para superar a resistência aumentada nas vias aéreas é detectado por receptores fusiformes de distensão, principalmente dos músculos intercostais e da parede torácica. A hiperinsuflação por obstrução das vias aéreas resulta em distensão torácica. A complacência pulmonar cai e o trabalho de respiração aumenta, também detectados por nervos sensoriais na parede torácica e expressos como aperto no tórax e dispneia. Quando a obstrução piora, o aumento do desequilíbrio $\dot{V}/\dot{Q}$ produz hipoxemia. A tensão arterial de CO_2 crescente e, posteriormente, a hipoxemia arterial evoluindo (cada uma isoladamente, ou juntas como estímulos sinérgicos) estimularão o impulso respiratório por meio de quimiorreceptores periféricos e centrais. Este estímulo no cenário de fadiga dos músculos respiratórios produz dispneia progressiva.

2. **Sibilância** – a contração de músculos lisos, juntamente com hipersecreção e retenção de muco, resulta em redução do calibre das vias aéreas e fluxo de ar turbulento prolongado, produzindo sibilância auscultatória e audível. A intensidade dos sibilos não se correlaciona bem com a gravidade do estreitamento das vias aéreas; por exemplo, com a obstrução extrema das vias aéreas, o fluxo de ar pode ser tão reduzido que a sibilância dificilmente é detectável, se o for.

3. **Tosse** – a tosse resulta da combinação de estreitamento das vias aéreas, hipersecreção de muco e hiper-responsividade neural aferente observada com a inflamação das vias aéreas. Ela também pode ser uma consequência de inflamação inespecífica após infecções sobrepostas, particularmente virais, em pacientes asmáticos. Em virtude do estreitamento compressivo e da alta velocidade do fluxo de ar nas vias aéreas centrais, a tosse fornece tensão e propulsão suficientes para limpar o muco acumulado e as partículas retidas das vias aéreas estreitadas.

4. **Taquipneia e taquicardia** – taquipneia e taquicardia podem estar ausentes na doença leve, mas são praticamente universais em exacerbações agudas.

5. **Pulso paradoxal** – o pulso paradoxal é uma queda de mais de 10 mmHg na pressão arterial sistólica durante a inspiração. Ele parece acontecer como uma consequência de hiperinsuflação pulmonar, com comprometimento do enchimento do ventrículo esquerdo juntamente com retorno venoso aumentado para o ventrículo direito durante a inspiração vigorosa na obstrução grave. Com o volume ventricular direito e telediastólico aumentados durante a inspiração, o septo interventricular é deslocado para a esquerda, comprometendo o enchimento e o débito do ventrículo esquerdo. A consequência deste débito diminuído é uma diminuição da pressão sistólica durante a inspiração, ou pulso paradoxal.

6. **Hipoxemia** – o estreitamento das vias aéreas reduz a ventilação para unidades pulmonares afetadas, causando desequilíbrio $\dot{V}/\dot{Q}$ com um desvio para razões $\dot{V}/\dot{Q}$ baixas, resultando em um aumento de ΔPO_2 A-a e hipoxemia franca, em casos graves. O *shunt* verdadeiro é incomum, exceto em casos de asma muito graves.

7. **Hipercapnia e acidose respiratória** – na asma leve a moderada, a ventilação é normal ou aumentada, e a PCO_2 arterial é normal ou diminuída. Em ataques graves, a obstrução de vias aéreas pode piorar, e sobrevém a fadiga muscular respiratória, com a evolução de hipoventilação alveolar, hipercapnia e acidose respiratória. Observa-se que esta progressão pode ocorrer apesar de taquipneia continuada. Uma frequência respiratória aumentada não reverte a hipoventilação alveolar, porque volumes correntes são reduzidos secundariamente à hiperinsuflação dinâmica.

8. **Defeitos obstrutivos por testes de função pulmonar** – pacientes com asma leve podem ter função pulmonar inteiramente normal entre as exacerbações. Durante ataques ativos de asma, todos os índices de fluxo de ar expiratório estão reduzidos, inclusive VEF_1, VEF_1/CVF ($VEF_1\%$) e taxa de pico de fluxo expiratório (**Figura 9-20**). A CVF com frequência também está reduzida em consequência de fechamento prematuro das vias aéreas antes da expiração total. A administração de um broncodilatador melhora a obstrução do fluxo de ar. Uma consequência da obstrução do fluxo de ar é o esvaziamento incompleto de unidades pulmonares ao fim da expiração, resultando em hiperinsuflação aguda e crônica; a capacidade pulmonar total (CPT), a CRF e o volume residual (VR) podem estar aumentados. A capacidade de difusão pulmonar para monóxido de carbono (D_pCO) frequentemente está aumentada como consequência do volume pulmonar aumentado (e fluxo capilar pulmonar).

9. **Hiper-responsividade brônquica** – a hiper-responsividade brônquica é definida como (1) um aumento de 12% ou mais da VEF_1 em resposta a um broncodilatador inalado ou (2) uma diminuição de 20% ou mais em VEF_1 em resposta a um fator desencadeante que, na mesma intensidade, causa uma alteração de menos de 5% em um indivíduo sadio. Metacolina e histamina são agentes para os quais têm sido estabelecidos testes de provocação padronizados. Esses testes revelam hiper-responsividade inespecífica em praticamente todos os asmáticos, inclusive aqueles com doença leve e achados de espirometria normais. Outros agentes que têm sido usados para estabelecer sensibilidades de exposição específicas incluem dióxido de enxofre e di-isocianato de tolueno.

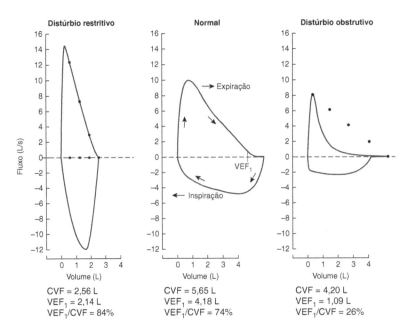

FIGURA 9-20 Curvas de fluxo-volume ("alças") de espirometria-padrão são mostradas para um paciente normal (**centro**), um paciente com um defeito ventilatório obstrutivo grave (**à direita**), e um paciente com um defeito ventilatório restritivo moderado (**à esquerda**).

PONTO DE CHECAGEM

19. Qual é o problema fisiológico fundamental na doença pulmonar obstrutiva? Dê um exemplo de cada uma de suas três fontes principais.
20. Quais são os eventos patológicos que contribuem para a arquitetura cronicamente anormal das vias aéreas na asma?
21. Quais são as três categorias de agentes provocadores que podem desencadear a asma?
22. Quais mediadores de ação aguda contribuem para respostas asmáticas nas vias aéreas?
23. Quais são os aspectos histopatológicos da asma?
24. Cite três razões para resistência aumentada das vias aéreas na asma.
25. Por que a PCO_2 arterial geralmente é baixa nas exacerbações de asma?
26. Quais são os sintomas e sinais comuns de asma aguda?

2. DPOC: bronquite crônica e enfisema

"Doença pulmonar obstrutiva crônica" é um termo intencionalmente impreciso usado para denotar um processo caracterizado pela presença de bronquite crônica ou enfisema que pode levar ao desenvolvimento de obstrução fixa das vias aéreas. Embora bronquite crônica e enfisema sejam frequentemente considerados como processos independentes, eles compartilham alguns fatores etiológicos comuns e estratégias de tratamento e, muitas vezes, são encontrados juntos no mesmo paciente. É para o propósito de incluir ambos na mesma categoria ampla que a definição permanece imprecisa: ela reflete o que se sabe atualmente sobre as causas e o tratamento dessas doenças.

Apresentação clínica

A. Bronquite crônica – a bronquite crônica é definida por uma história de tosse produtiva por 3 meses do ano em 2 anos consecutivos. Dispneia e obstrução das vias aéreas, frequentemente com um elemento de reversibilidade, estão presentes de forma intermitente ou contínua. O tabagismo é a causa principal, embora outros irritantes inalados possam produzir o mesmo processo. Embora os eventos patológicos predominantes sejam inflamação das vias aéreas maiores, acompanhada por espessamento da mucosa e hipersecreção de muco, é a inflamação nos bronquíolos menores o local principal de aumento da obstrução do fluxo de ar.

B. Enfisema – o enfisema pulmonar é uma condição marcada por aumento irreversível dos espaços aéreos distais aos bronquíolos terminais, acompanhado por destruição de suas paredes, na maioria das vezes sem fibrose óbvia. Ao contrário da bronquite crônica, o defeito patológico primário no enfisema não está nas vias aéreas, mas sim nas paredes da unidade respiratória, onde a perda de tecido elástico resulta em uma diminuição da tensão de retração apropriada para dar suporte às vias aéreas distais durante a expiração. Dispneia progressiva e obstrução irreversível acompanham a destruição de espaços aéreos, sem hipersecreção de muco e tosse produtiva. Além disso, a perda de área de superfície alveolar e do leito capilar acompanhante para troca de gases contribui para a hipoxia e dispneia progressivas. Podem ser feitas distinções patológicas e etiológicas entre vários padrões de enfisema, mas as apresentações clínicas de todos são semelhantes.

Etiologia e epidemiologia

Dados epidemiológicos geralmente consideram tanto bronquite crônica quanto enfisema juntos sob a categoria de DPOC. A DPOC afeta quase 15 milhões de pessoas nos Estados Unidos; bronquite crônica é o diagnóstico em aproximadamente dois terços dos casos e enfisema, no restante. DPOC é a terceira causa principal de óbito nos Estados Unidos, com 138.080 mortes em 2011. A incidência, prevalência e taxas de mortalidade de DPOC aumentam com a idade e são mais altas em homens, brancos e pessoas com condições socioeconômicas mais baixas. O tabagismo permanece como a principal causa de doença em até 90% dos pacientes com bronquite crônica e enfisema. É provável que DPOC seja significativamente subdiagnosticada; embora somente 15 a 20% dos fumantes desenvolvam obstrução grave do fluxo de ar, há uma relação dependente de dose entre a exposição à fumaça do tabaco e a perda de função pulmonar. Estudos com base em populações sugerem que a exposição crônica a poeiras (inclusive sílica e algodão) e vapores químicos sejam fatores de risco contributivos significativos para DPOC. No mundo em desenvolvimento, a exposição em ambientes fechados à fumaça da queima de biocombustíveis é uma causa importante de DPOC.

O fator mais importante de risco genético identificado para a evolução de DPOC é a deficiência de inibidor de α_1-protease (α_1-antitripsina). Níveis circulantes e teciduais reduzidos podem levar ao início precoce de enfisema grave. O inibidor de alfa$_1$-protease é capaz de inibir vários tipos de proteases, inclusive elastase neutrofílica, que está implicada na gênese de enfisema (ver seção de Fisiopatologia posteriormente). Mutações autossômicas dominantes, especialmente em norte-europeus, produzem níveis séricos e teciduais desse inibidor anormalmente baixos, alterando o equilíbrio da síntese de tecido conectivo e proteólise. Uma mutação homozigótica (o genótipo ZZ) resulta em níveis de inibidor de 10 a 15% do normal. O risco de enfisema, sobretudo em fumantes portadores dessa mutação, aumenta drasticamente.

A. Bronquite crônica – numerosas alterações patológicas das vias aéreas são observadas na bronquite crônica, embora nenhuma seja característica unicamente dessa doença. Os aspectos clínicos da bronquite crônica podem ser atribuídos à lesão e ao estreitamento crônico das vias aéreas. Os principais aspectos patológicos são inflamação das vias aéreas, particularmente das pequenas, e hipertrofia de glândulas mucosas das vias aéreas grandes, com aumento da secreção de muco e acompanhante obstrução de vias aéreas por muco (Figura 9-21). A mucosa das vias aéreas é infiltrada variavelmente por células inflamatórias, inclusive leucócitos polimorfonucleares e linfócitos. A inflamação da mucosa pode estreitar substancialmente o lúmen brônquico. Como consequência da inflamação crônica, o epitélio colunar pseudoestratificado ciliado normal muitas vezes é substituído por áreas de metaplasia escamosa. Na ausência do epitélio brônquico ciliado normal, a função mucociliar de limpeza é gravemente diminuída, ou completamente abolida. Hipertrofia e hiperplasia de glândulas submucosas são aspectos consideráveis, com as glândulas muitas vezes perfazendo mais de 50% da espessura da parede brônquica. A hipersecreção de muco acompanha a hiperplasia de glândulas mucosas, contribuindo para estreitamento do lúmen. É comum a hipertrofia de músculos

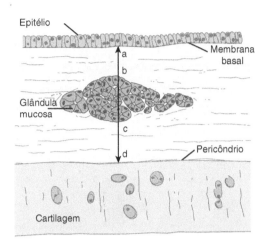

FIGURA 9-21 Anatomia de parede brônquica. Estrutura de uma parede brônquica normal. Na bronquite crônica, a espessura das glândulas mucosas aumenta e pode ser expressa como a razão de (b–c)/(a–d); isto é conhecido como índice de Reid. (Redesenhada, com permissão, de Thurlbeck WM. Chronic airflow obstruction in lung disease. In: Bennington JL, ed. *Major Problems in Pathology*. Saunders, 1976.)

lisos brônquicos, e a hiper-responsividade a estímulos broncoconstritores inespecíficos (inclusive histamina e metacolina) pode ser observada. Os bronquíolos frequentemente estão distorcidos e infiltrados por células inflamatórias, com fibrose peribrônquica associada. A impactação de muco e a obstrução do lúmen de vias aéreas pequenas são observadas com frequência. Na ausência de algum processo sobreposto, como pneumonia, o parênquima pulmonar trocador de gases composto por unidades respiratórias terminais não é danificado, em grande parte. O resultado dessas alterações combinadas é obstrução crônica das vias aéreas e deficiência de limpeza das vias aéreas.

A obstrução não uniforme das vias aéreas na bronquite crônica tem efeitos substanciais sobre ventilação e troca gasosa. O estreitamento das vias aéreas que leva a tempo expiratório prolongado produz hiperinsuflação. As relações ventilação/perfusão são alteradas, com aumento de áreas de $\dot{V}/\dot{Q}$ baixa. Esses desequilíbrios $\dot{V}/\dot{Q}$ baixos são amplamente responsáveis pela hipoxemia em repouso mais significativa observada na bronquite crônica, em comparação com a observada no enfisema. *Shunt* verdadeiro (perfusão sem ventilação) é incomum na bronquite crônica.

B. Enfisema – acredita-se que o evento patológico principal no enfisema seja um processo destrutivo contínuo resultante de um desequilíbrio entre lesão oxidante local e atividade proteolítica (particularmente elastolítica) causada por uma deficiência de inibidores de protease (Figura 9-22). Oxidantes, endógenos (ânion superóxido) ou exógenos (p. ex., fumaça de cigarro), podem inibir a função protetora normal de inibidores de protease, possibilitando a destruição tecidual progressiva.

Ao contrário da bronquite crônica, que é uma doença das vias aéreas, o enfisema é uma doença do parênquima pulmonar circundante. As consequências fisiológicas resultam de três alterações importantes: (1) destruição de unidades respiratórias terminais, (2) perda de leito capilar alveolar e (3) perda das estruturas de suporte do pulmão, inclusive tecido conectivo

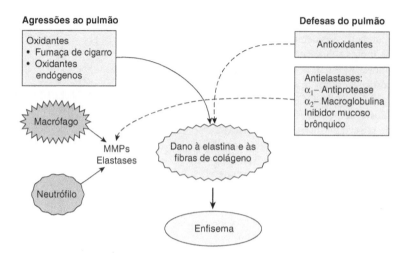

FIGURA 9-22 Esquema da hipótese elastase-antielastase do enfisema. A ativação é representada por linhas sólidas, a inibição, por linhas tracejadas. O pulmão é protegido de dano elastolítico por inibidor de α_1-protease e α_2-macroglobulina. O inibidor de muco brônquico protege as vias aéreas. A elastase é derivada principalmente de neutrófilos, mas macrófagos secretam uma metaloprotease semelhante à elastase e podem ingerir, e posteriormente liberar, elastase neutrofílica. Oxidantes derivados de neutrófilos e macrófagos ou da fumaça de cigarro podem inativar o inibidor de α_1-protease e interferir no reparo da matriz pulmonar. Antioxidantes endógenos, como superóxido dismutase, glutationa e catalase, protegem o pulmão contra lesão oxidante.

elástico. A perda de tecido conectivo elástico reduz o suporte normal das vias aéreas não cartilaginosas, levando a um pulmão com retração elástica diminuída e complacência aumentada. Segue-se o colapso expiratório prematuro de vias aéreas, com sintomas obstrutivos e achados fisiológicos característicos.

O quadro patológico de enfisema é de destruição progressiva de unidades respiratórias terminais ou de parênquima pulmonar distal aos bronquíolos terminais. Alterações inflamatórias das vias aéreas são mínimas, se presentes, embora alguma hiperplasia de glândulas mucosas possa ser observada em vias aéreas condutoras grandes. O interstício das unidades respiratórias contém algumas células inflamatórias, mas o achado principal é uma perda de paredes alveolares e aumento dos espaços aéreos. Capilares alveolares também são perdidos, o que pode resultar em capacidade de difusão diminuída e hipoxemia progressiva, particularmente com o exercício.

A destruição alveolar não é uniforme em todos os casos de enfisema. Variantes anatômicas têm sido descritas com base no padrão de destruição da unidade respiratória terminal (ou ácino, como também é conhecida). No enfisema centroacinar, a destruição é focalizada no centro da unidade respiratória terminal, com os bronquíolos respiratórios e ductos alveolares relativamente poupados. Este padrão é associado mais frequentemente ao tabagismo prolongado. O enfisema panacinar envolve destruição da unidade respiratória terminal globalmente, com distensão difusa de espaços aéreos. Este padrão é, geralmente, embora não unicamente, observado na deficiência de inibidor de α_1-protease. É importante considerar que a distinção entre esses dois padrões é principalmente anatomopatológica; não há diferença significativa na apresentação clínica. Um padrão adicional de enfisema de importância clínica é o enfisema bolhoso. As bolhas são grandes espaços aéreos confluentes formados por destruição local maior, ou distensão progressiva de unidades pulmonares. Elas são importantes devido ao efeito compressivo que podem ter sobre o pulmão circundante e ao grande espaço morto fisiológico associado com essas estruturas.

Manifestações clínicas

A. Bronquite crônica – as manifestações clínicas de bronquite crônica são principalmente resultantes do processo obstrutivo e inflamatório das vias aéreas.

1. **Tosse com produção de escarro** – a tosse é produtiva de escarro espesso, muitas vezes purulento, devido à inflamação local contínua e à alta probabilidade de colonização e infecção bacteriana. A viscosidade do escarro é muito aumentada como um resultado da presença de DNA livre (de alto peso molecular e altamente viscoso) proveniente de células lisadas. Com o aumento da inflamação e lesão da mucosa, pode ocorrer hemoptise, mas geralmente é escassa. A tosse, que é muito efetiva na limpeza de vias aéreas normais, é muito menos eficaz devido ao calibre estreito das vias aéreas e ao maior volume e viscosidade das secreções.

2. **Sibilância** – o estreitamento persistente das vias aéreas e a obstrução por muco podem produzir sibilância localizada ou mais difusa. Isso pode responder a broncodilatadores, representando um componente reversível da obstrução.

3. **Estertores bolhosos inspiratórios e expiratórios** – a produção aumentada de muco, juntamente com a função defeituosa do elevador mucociliar, deixa excesso de secreções nas vias aéreas, apesar da tosse aumentada. Esses são ouvidos predominantemente nas vias aéreas maiores durante a respiração corrente, ou com a tosse.

4. **Exame cardíaco** – taquicardia é comum, especialmente com exacerbações de bronquite ou com hipoxemia. Se a hipoxemia for significativa e crônica, pode resultar em hipertensão pulmonar; o exame cardíaco revela um som

de fechamento da valva pulmonar (P_2) ou pressão venosa jugular aumentada e edema periférico.

5. **Estudos de imagem** – os achados radiográficos do tórax típicos incluem volumes pulmonares aumentados com diafragmas relativamente rebaixados, consistentes com hiperinsuflação. Densidades lineares paralelas proeminentes ("linhas em trilhos de bonde") das paredes brônquicas espessadas são comuns. O tamanho cardíaco pode estar aumentado, sugerindo sobrecarga de volume do coração direito. Artérias pulmonares proeminentes são comuns e são associadas com hipertensão pulmonar.

6. **Provas de função pulmonar** – obstrução difusa das vias aéreas é demonstrada nas provas de função pulmonar como uma redução global de fluxos e volumes expiratórios. VEF_1, CVF e a razão VEF_1/CVF (VEF_1%) estão todos reduzidos. A curva de fluxo-volume expiratório mostra limitação substancial do fluxo (**Figura 9-20**). Alguns pacientes podem responder a broncodilatadores. A mensuração de volumes pulmonares revela um aumento de VR e CRF, refletindo alçaponamento de ar nos pulmões, resultante da obstrução difusa e do fechamento precoce das vias aéreas em volumes pulmonares mais altos. D_pCO geralmente é normal, refletindo um leito capilar alveolar preservado.

7. **Gasometria arterial** – desequilíbrio ventilação/perfusão é comum na bronquite crônica. A ΔPO_2 A-a está aumentada e hipoxemia é comum, principalmente devido a áreas de razões $\dot{V}/\dot{Q}$ baixas (*shunt* fisiológico); a hipoxemia em repouso tende a ser mais profunda que no enfisema. Com a obstrução crescente, são observados aumento de PCO_2 (hipercapnia) e acidose respiratória, com alcalose metabólica compensatória.

8. **Policitemia** – a hipoxemia crônica está associada com um aumento variável de hematócrito mediado por eritropoietina. Com a hipoxia mais grave e prolongada, o hematócrito pode aumentar até bem acima de 50%.

B. Enfisema – o enfisema se apresenta como uma doença não inflamatória manifestada por dispneia, obstrução progressiva irreversível de vias aéreas e anormalidades da troca de gases, particularmente com o exercício.

1. **Ruídos respiratórios** – geralmente, os ruídos respiratórios no enfisema são diminuídos em intensidade, refletindo fluxo de ar reduzido, tempo expiratório prolongado e hiperinsuflação pulmonar importante. Sibilos, quando presentes, são de intensidade diminuída. Ruídos adventícios das vias aéreas, inclusive estertores crepitantes e roncos, são incomuns na ausência de processos sobrepostos, como infecção ou edema pulmonar.

2. **Exame cardíaco** – taquicardia pode estar presente como na bronquite crônica, especialmente com exacerbações ou hipoxemia. Hipertensão pulmonar é uma consequência comum de obliteração vascular pulmonar. O exame cardíaco pode revelar fechamento proeminente da valva pulmonar (aumento de P_2, componente pulmonar da segunda bulha cardíaca). Pressão venosa jugular elevada e edema periférico são achados menos comuns que na bronquite crônica.

3. **Estudos de imagem** – hiperinsuflação é comum, com hemidiafragmas retificados e um aumento do diâmetro anteroposterior do tórax. A destruição de parênquima produz marcas vasculares periféricas pulmonares atenuadas, frequentemente com dilatação da artéria pulmonar proximal, resultante de hipertensão pulmonar secundária. Alterações císticas ou bolhosas também podem ser observadas.

4. **Provas de função pulmonar** – a destruição de parênquima pulmonar e a perda da retração elástica do pulmão são causas fundamentais de anormalidades da função pulmonar. A perda de suporte elástico no tecido pulmonar em volta das vias aéreas resulta em compressão dinâmica aumentada das vias aéreas (**Figura 9-9**), especialmente durante a expiração forçada. O colapso prematuro de vias aéreas reduz todos os fluxos, inclusive VEF_1, CVF e a razão VEF_1/CVF (VEF_1 %). Como na bronquite crônica e na asma, a curva expiratória fluxo-volume mostra limitação substancial no fluxo (**Figura 9-20**). Prolongamento do tempo expiratório, fechamento precoce das vias aéreas causado por perda da retração elástica e consequente alçaponamento de ar aumentam VR e CRF. A CPT está aumentada, embora, frequentemente, uma quantidade substancial desse aumento venha de alçaponamento de ar em unidades pulmonares com comunicação fraca ou ausente, inclusive bolhas. A D_pCO geralmente está diminuída proporcionalmente à extensão do enfisema, refletindo a perda progressiva de alvéolos e de seus leitos capilares.

5. **Gasometria arterial** – o enfisema é uma doença de destruição da parede alveolar. A perda de capilares alveolares cria desequilíbrios $\dot{V}/\dot{Q}$ com áreas de alta ventilação em relação à perfusão. Normalmente, os pacientes com enfisema se adaptam a razões $\dot{V}/\dot{Q}$ altas, aumentando sua ventilação-minuto. Eles podem manter níveis quase normais de PO_2 e PCO_2 apesar de doença avançada. A gasometria arterial revela invariavelmente um aumento de ΔPO_2 A-a. Com a gravidade maior da doença e perda adicional de perfusão capilar, a D_pCO cai, levando à dessaturação de hemoglobina relacionada com exercício e, finalmente, em repouso. Hipercapnia, acidose respiratória e uma alcalose metabólica compensatória são comuns na doença grave.

6. **Policitemia** – como na bronquite crônica, a hipoxemia crônica está associada frequentemente com hematócrito elevado.

PONTO DE CHECAGEM

27. Qual é a causa principal de bronquite crônica?

28. Descreva as alterações fisiopatológicas no enfisema *versus* bronquite crônica.

29. Mutações de que proteína estão fortemente correlacionadas com um risco aumentado de enfisema?

30. Cite 8 sintomas e sinais de bronquite crônica.

31. Cite 6 sintomas e sinais de enfisema.

DOENÇA PULMONAR RESTRITIVA: FIBROSE PULMONAR IDIOPÁTICA

Doença intersticial do pulmão, ou doença pulmonar parenquimatosa difusa, é um termo descritivo que abrange mais de 180 distúrbios diferentes. Estes múltiplos distúrbios são agrupados em conjunto porque compartilham aspectos patológicos, fisiológicos, clínicos e radiológicos. O aspecto mais comum da doença pulmonar parenquimatosa difusa é a infiltração do pulmão por células inflamatórias e líquido, levando a retração cicatricial, fibrose e obliteração capilar (Figura 9-23). A fibrose pulmonar difusa leva a um aumento da retração elástica pulmonar, à diminuição da complacência e dos volumes pulmonares, e à piora do desequilíbrio $\dot{V}/\dot{Q}$, causando um prejuízo da troca de gases, um padrão conhecido como doença pulmonar restritiva.

A doença pulmonar parenquimatosa difusa frequentemente é referida como uma doença pulmonar intersticial, mas o modificador "intersticial" é uma caracterização incompleta do processo patológico. O interstício do pulmão refere-se formalmente à região da parede alveolar exclusiva das membranas basais de células epiteliais alveolares e células endoteliais dos capilares pulmonares, separando-as. No pulmão normal, esse interstício é um espaço potencial que pode conter poucas células mesenquimais (p. ex., fibroblastos), moléculas da matriz extracelular (p. ex., colágeno, elastina e proteoglicanos) e leucócitos teciduais, inclusive mastócitos e linfócitos. Em condições patológicas, não só o interstício é afetado, mas todos os elementos da parede alveolar podem estar envolvidos, inclusive células epiteliais alveolares e células endoteliais dos capilares. Além disso, o espaço alveolar muitas vezes é afetado, inclusive com perda de capilares alveolares. Esta desintegração extensa da estrutura pulmonar normal por processos intersticiais influencia profundamente a função pulmonar.

As causas mais comumente identificadas de doença pulmonar intersticial estão relacionadas com exposições ocupacionais e ambientais, sobretudo a poeiras orgânicas e inorgânicas. Há também doenças pulmonares intersticiais de etiologia desconhecida, como a fibrose pulmonar idiopática (FPI). As consequências fisiológicas observadas na FPI são típicas de outras causas de doença pulmonar parenquimatosa difusa, particularmente em seus estágios avançados. Por esse motivo, o restante desta seção tem como foco a FPI.

Apresentação clínica

A FPI, previamente conhecida como fibrose pulmonar intersticial ou alveolite fibrosante criptogênica, é marcada por inflamação crônica de paredes alveolares, resultando em fibrose progressiva e difusa e destruição da arquitetura normal do pulmão. Este processo produz não somente um defeito restritivo, com ventilação alterada e trabalho de respiração aumentado, mas também lesão vascular obliterante e destrutiva que pode prejudicar a perfusão pulmonar e a troca gasosa de modo grave.

A apresentação habitual da FPI é com início insidioso, ao longo de meses a anos, de dispneia progressivamente grave, acompanhada por uma tosse seca e persistente. Febre e dor torácica geralmente estão ausentes. Com a progressão da doença, a dispneia pode ocorrer mesmo em repouso. Cianose digital, baqueteamento e hipertensão pulmonar são comuns nos estágios mais tardios da doença.

O diagnóstico de FPI pode ser realizado por TC de tórax de alta resolução, no cenário de uma história clínica e provas de função pulmonar apropriadas, ou por biópsia cirúrgica de pulmão. Os achados típicos da TC são descritos posteriormente. A correlação histopatológica da FPI é a **pneumonia intersticial usual**, ou PIU, um padrão temporal e espacialmente heterogêneo de depósito de colágeno maduro e

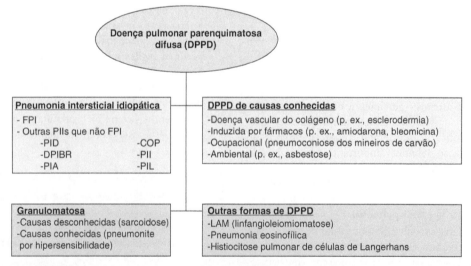

FIGURA 9-23 Categorias de doença pulmonar parenquimatosa difusa que frequentemente levam à doença pulmonar restritiva. Na ausência de neoplasia maligna subjacente ou história de quimioterapia ou radioterapia, a doença pulmonar parenquimatosa difusa pode ser amplamente agrupada nas categorias clínicas mostradas. PID, pneumonia intersticial difusa; DPIBR, doença pulmonar intersticial associada à bronquiolite respiratória; PIA, pneumonia idiopática aguda; COP, pneumonia criptogênica em organização; PII, pneumonia intersticial inespecífica; PIL, pneumonia intersticial linfocítica.

destruição de parede alveolar, com aglomerados esparsos de fibrose ativa denominados focos fibroblásticos, contendo tanto fibroblastos quanto miofibroblastos. Células inflamatórias estão presentes, mas geralmente esparsas.

Etiologia e epidemiologia

Em comparação com a DPOC, FPI é um distúrbio incomum com uma prevalência estimada de 14 por 100 mil pessoas nos Estados Unidos. Geralmente, ele se apresenta na quinta a sétima décadas de vida, com um predomínio masculino de 1,5:1,0. Por definição, o termo "idiopática" se refere a casos com nenhum agente causal conhecido. Fatores de risco importantes incluem exposição à fumaça de tabaco e exposições ambientais a poeiras orgânicas e inorgânicas. Várias doenças sistêmicas, inclusive esclerodermia, sarcoidose e pneumonite por hipersensibilidade, podem, em estágios avançados, produzir achados clínicos, de imagem e histopatológicos indistinguíveis de FPI. Portanto, deve-se investigar a história ocupacional e potencial para distúrbios do tecido conectivo ao se avaliar um paciente com doença pulmonar parenquimatosa difusa, porque os achados iniciais podem alterar a avaliação ou as opções de tratamento. Uma forma hereditária de fibrose pulmonar já foi descrita, mas os casos típicos não parecem ter uma base genética. Associações com o envelhecimento e outros distúrbios, inclusive enfisema, doença do refluxo gastresofágico e obesidade, permanecem indefinidas.

A história natural da FPI é de progressão incessante: a sobrevida mediana é de aproximadamente 3 anos a partir do diagnóstico. Não obstante, o curso clínico é muito heterogêneo e pode refletir fenótipos separados, em vez de progressão variável. Os fatores de risco para progressão acelerada incluem idade mais avançada ao diagnóstico (> 70 anos), exposição cumulativa à fumaça de tabaco e gravidade da doença por sintomas (escore de dispneia) ou avaliação padronizada (extensão da doença radiológica, gravidade da restrição pulmonar nas provas de função pulmonar, presença de hipertensão pulmonar).

Fisiopatologia

A doença pulmonar parenquimatosa difusa abrange muitos distúrbios com diferentes eventos precipitantes e, possivelmente, diversos mecanismos celulares e moleculares. Pode ser descrita uma série comum de eventos que medeiam e regulam processos inflamatórios pulmonares e respostas fibróticas (Tabela 9-5). Esses eventos incluem (1) lesão tecidual inicial; (2) lesão vascular e ativação de células endoteliais, com permeabilidade aumentada, exsudação de proteínas plasmáticas para o espaço extravascular e trombose e trombólise variáveis; (3) lesão e ativação de células epiteliais alveolares, com perda de integridade da barreira e liberação de mediadores pró-inflamatórios; (4) aumento da adesão de leucócitos ao endotélio ativado, com trânsito de leucócitos ativados para o interstício; e (5) lesão e processos de reparo contínuos caracterizados por alterações nas populações celulares e aumento da produção de matriz.

TABELA 9-5 Eventos celulares envolvidos em lesão e fibrose pulmonar

Lesão tecidual
Ativação do endotélio vascular e alterações de permeabilidade, com trombose e trombólise
Lesão e ativação epitelial
Influxo, ativação e proliferação de leucócitos
Lesão tecidual adicional, remodelamento e fibrose:
Perpetuação da inflamação tecidual
Resolução incompleta ou retardada da trombose intersticial
Proliferação de fibroblastos e produção ou depósito de moléculas da matriz
Proliferação e repopulação epitelial

O desafio em descrever a fisiopatologia da FPI e de sua correlata histopatológica PIU é que nem a lesão primária nem os mecanismos que perpetuam uma resposta fibrótica desregulada são conhecidos. Na verdade, a pesquisa atual sobre FPI focaliza as maneiras em que ela pode ser distinta de outras causas de doença pulmonar parenquimatosa difusa, pois FPI é caracterizada por fibrose progressiva no cenário de inflamação mínima. Trabalho interessante está sendo feito sobre lesão de células epiteliais alveolares e apoptose, levando à ativação anormal de células epiteliais adjacentes, alterações no dobramento de proteína surfactante, desregulação de vias embriológicas na resposta a lesão e encurtamento acelerado de telômeros.

Um aspecto peculiar dos achados histológicos na FPI é que o processo de lesão pulmonar e retração cicatricial não é uniforme nem sincrônico: áreas de lesão intensa e fibrose frequentemente são entremeadas com pulmão relativamente preservado. Nos estágios iniciais da doença, hiperplasia epitelial alveolar tipo II esparsa acompanha a infiltração de estruturas alveolares por leucócitos. Dano de células epiteliais alveolares tipo II altera a produção e renovação de surfactante, com um aumento da tensão superficial alveolar em unidades pulmonares afetadas. Isso é seguido por leucocitose tecidual crescente, proliferação de fibroblastos e formação de cicatriz. Linfócitos – predominantemente células T – e mastócitos são encontrados em números aumentados no interstício alveolar e em regiões submucosas. Os depósitos de colágeno e elastina estão bastante aumentados. Posteriormente, no curso da doença, há destruição alveolar progressiva, com grandes áreas de fibrose e espaços aéreos residuais revestidos por epitélio cuboide; estes aparecem nas radiografias como favos de mel. Ao longo da destruição alveolar, o leito vascular acompanhante é obliterado, também em um padrão esparso. O resultado é uma fisiologia alterada que inclui retração elástica aumentada e complacência pulmonar fraca, troca de gases alterada e anormalidades vasculares pulmonares.

A fisiopatologia das doenças pulmon de modo grave ares intersticiais está resumida na Tabela 9-6.

238 Fisiopatologia da Doença

TABELA 9-6 Fisiopatologia das doenças pulmonares intersticiais

Complacência pulmonar diminuída

- Os pulmões estão mais rígidos e mais resistentes à expansão (Figura 9-8)
- A curva de complacência pulmonar está desviada para baixo e para a direita (Figura 9-20)
- A pressão de retração estática está aumentada na capacidade pulmonar total (CPT) (devido a forças elásticas aumentadas)
- O trabalho de respiração está aumentado

Volumes pulmonares diminuídos em consequência de complacência pulmonar diminuída

- CPT, capacidade vital (CV), capacidade residual funcional (CRF) e volume residual (VR) estão reduzidos proporcionalmente
- Volumes correntes estão reduzidos (Figura 9-10)
- Ventilação alveolar é mantida por frequência respiratória aumentada (Figura 9-10)

Deficiência da rede capilar pulmonar

- Capacidade de difusão pulmonar (D_LCO) diminuída devido à perda de capilares pulmonares e à redução da área de superfície capilar pulmonar
- Aumento do comprimento da via de difusão pode contribuir para anormalidade da difusão em alguns pacientes

Distúrbios da troca gasosa

- Natureza esparsa da fibrose leva à falta de homogeneidade grave na ventilação
- Falta de homogeneidade regional causa desequilíbrio de ventilação e perfusão com desvio para regiões de $\dot{V}/\dot{Q}$ baixo, inclusive áreas de ventilação ausente (shunt)
- Aumento de ΔPO_2 A-a secundário a regiões baixas, com hipoxemia em casos graves
- Hipoxemia frequentemente exacerbada pelo exercício (Figura 9-24)
- $PaCO_2$ geralmente normal ou baixa devido ao aumento da ventilação-minuto; hipercapnia na fibrose pulmonar idiopática (FPI) pura é indicativa de doença muito avançada

Hipertensão arterial pulmonar

- Área de superfície capilar pulmonar diminuída
- Resistência vascular pulmonar aumentada pela CRF reduzida
- Falta de homogeneidade da ventilação causa hipoxia alveolar regional com vasoconstrição pulmonar hipóxica consequente
- Exacerbação acentuada com exercício devido à incapacidade de recrutar novos vasos

Manifestações clínicas

A. Sintomas e sinais

1. **Tosse** – uma tosse intermitente, irritante, não produtiva frequentemente é o primeiro sintoma de FPI. Ela pode ser refratária à terapia antitussígena. O mecanismo provavelmente é multifatorial, com o dano fibrótico das unidades respiratórias terminais causando distorção brônquica e bronquiolar, que leva a alterações nas fibras nervosas, tanto estimuladoras quanto inibidoras, envolvidas em reflexos de tosse. Embora células epiteliais possam estar lesionadas, hipersecreção de muco e uma tosse produtiva não são observadas, com frequência, no início da doença.

2. **Dispneia e taquipneia** – múltiplos fatores contribuem para dispneia em pacientes com FPI. Fibrose do parênquima pulmonar diminui a complacência do pulmão; em combinação com alterações da renovação de surfactante, a pressão necessária para inflar os pulmões aumenta, assim como o trabalho de respiração. Estímulos aumentados a partir de fibras C nas paredes alveolares fibrosadas, ou receptores de distensão na parede torácica, podem sentir o aumento da força necessária para inflar pulmões menos complacentes. A taquipneia resulta do aumento dos estímulos de receptores sensoriais pulmonares e da tentativa de manter uma ventilação-minuto alveolar normal (e, consequentemente, $PaCO_2$ normal) quando os volumes pulmonares diminuem. Um padrão respiratório rápido, superficial, também reduz o trabalho ventilatório face ao aumento da retração elástica do pulmão. O leito capilar diminuído e a membrana alveolar-capilar espessada contribuem para hipoxemia com o exercício. Na doença avançada, a troca gasosa alterada com desequilíbrio $\dot{V}/\dot{Q}$ intenso podem produzir hipoxemia em repouso.

3. **Estertores crepitantes inspiratórios** – estertores crepitantes difusos finos, secos, inspiratórios são comuns e refletem a abertura sucessiva à inspiração de unidades respiratórias que colapsam devido à fibrose e à perda de surfactante normal.

4. **Baqueteamento digital** – o baqueteamento de quirodáctilos e pododáctilos é um achado comum, mas a causa é desconhecida. Não há ligação estabelecida com alguma variável fisiológica específica, inclusive hipoxemia.

5. **Exame cardíaco** – assim como na hipoxemia por outras causas, o exame cardíaco pode revelar evidências de hipertensão pulmonar com som proeminente de fechamento da valva pulmonar (P_2). Isso pode ser acompanhado por sobrecarga ou descompensação do coração direito, com pressão venosa jugular elevada, sopro de insuficiência tricúspide ou uma terceira bulha cardíaca (B_3) no lado direito.

B. Estudos de imagem

Os achados característicos à radiografia de tórax incluem volumes pulmonares reduzidos com opacidades reticulares aumentadas notáveis na periferia do pulmão e perda de definição de estruturas vasculares, cúpulas diafragmáticas e borda cardíaca. A fibrose em volta de espaços aéreos expandidos é vista como um aspecto em favos de mel. Com a hipertensão pulmonar, as artérias pulmonares centrais podem estar aumentadas. Os achados típicos na TC de tórax incluem espessamento septal difuso, opacidades reticulares subpleurais aumentadas, bronquiectasia de tração com endentações pleurais e espaços aéreos císticos, pequenos (3 a 10 mm), aglomerados, subpleurais (faveolamento). Opacidades em vidro fosco geralmente estão ausentes.

C. Provas de função pulmonar

A fibrose pulmonar geralmente produz um padrão ventilatório restritivo, com reduções de CPT, VEF_1 e CVF, enquanto mantém uma razão de VEF_1/CVF ($VEF_1\%$) preservada, ou mesmo aumentada (Figura 9-20). A retração elástica aumentada produz velocidades de fluxo expiratório normais a aumentadas, quando ajustadas para o volume pulmonar. A D_PCO na fibrose pulmonar é progressivamente reduzida em função da obliteração fibrótica de capilares pulmonares.

D. Gasometria arterial

Hipoxemia é comum na FPI avançada. Ela resulta da natureza esparsa da fibrose, causando extrema variabilidade na complacência e ventilação regional, levando a desequilíbrio $\dot{V}/\dot{Q}$ significativo, desviado em direção a razões $\dot{V}/\dot{Q}$ baixas. O débito cardíaco tende a ser baixo, o que reduz a PO_2 venosa mista ($P_{mv}O_2$). A deficiência de difusão aumenta com a gravidade da fibrose, mas raramente contribui para hipoxemia em repouso. A deficiência de difusão contribui significativamente para a dessaturação induzida por exercício, quando a combinação de uma $P_{mv}O_2$ baixa e tempo de trânsito capilar reduzido limita a carga de oxigênio da hemoglobina (Figura 9-24).

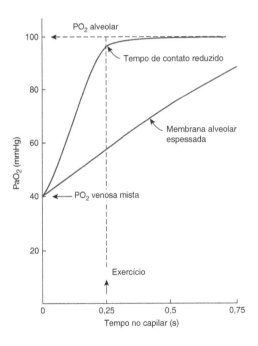

FIGURA 9-24 Mudança em PaO_2 ao longo do capilar pulmonar. O tempo de trânsito típico em repouso para uma hemácia por um capilar alveolar é de 0,75 segundo. No pulmão normal, a diferença de pressão parcial e a velocidade de difusão de O_2 pela barreira alveolar-capilar garantem a saturação completa da hemoglobina em 0,25 segundo. Mesmo com o tempo de trânsito capilar mais curto no exercício, o pulmão normal possibilita a saturação completa da hemoglobina no capilar alveolar. Se a barreira capilar-alveolar é espessada, como no caso da fibrose pulmonar, e particularmente se o ponto de partida (a PO_2 venosa mista) é reduzido, a difusão diminuída no cenário de tempo de trânsito capilar encurtado fará o sangue alveolar-capilar terminal não estar completamente saturado com O_2. Maior dessaturação ocorrerá com o exercício progressivo quando a extração periférica reduz ainda mais a PO_2 venosa mista. (Redesenhada, com permissão, de West JB. *Pulmonary Pathophysiology: The Essentials*, 6th ed. Lippincott Williams & Wilkins, 2003.)

A PCO_2 arterial é normalmente baixa como consequência da ventilação aumentada devido à hipoxia e aos estímulos irritantes de fibrose pulmonar. Somente nos estágios mais tardios da doença, quando a retração elástica pulmonar aumentada e o trabalho de respiração impedem a ventilação apropriada, a $PaCO_2$ se eleva acima do normal. Hipercapnia é um sinal de gravidade, implicando em uma incapacidade de manter ventilação alveolar adequada como um resultado do trabalho de respiração excessivo.

PONTO DE CHECAGEM

32. Como a doença pulmonar intersticial afeta a função pulmonar?
33. Cite 5 eventos na fisiopatologia da fibrose pulmonar idiopática.
34. Cite 8 sintomas e sinais de fibrose pulmonar idiopática.

EDEMA PULMONAR

Apresentação clínica

Edema pulmonar é o acúmulo de líquido excessivo no compartimento extravascular dos pulmões, sobretudo no interstício e nos espaços alveolares. Esse acúmulo pode ocorrer lentamente – como em um paciente com insuficiência renal oculta – ou de maneira emergencial – como na insuficiência ventricular esquerda depois de um infarto agudo do miocárdio. O edema pulmonar se apresenta mais comumente com dispneia. Dispneia é a respiração percebida por um paciente como desconfortável ou provocadora de ansiedade e desproporcional ao nível de atividade. A dispneia por edema pulmonar pode estar presente somente com o exercício, ou o paciente pode experimentar dispneia em repouso. Em casos graves, o edema pulmonar pode ser acompanhado por líquido de edema no escarro e pode causar insuficiência respiratória aguda.

Etiologia

O edema pulmonar é um problema comum associado com uma variedade de condições médicas (Tabela 9-6). À luz dessas causas múltiplas, é útil pensar sobre edema pulmonar em termos de princípios fisiológicos subjacentes.

Fisiopatologia

Todos os vasos sanguíneos vazam; em condições normais, líquido se move entre vasos sanguíneos e nos espaços em volta deles, enquanto o fluxo de proteínas é mínimo. No ser humano adulto, os capilares pulmonares constituem o principal local de fluxo de líquido a partir da vasculatura pulmonar. A equação de Starling – ($Jv \approx K([Pc - Pi] - \sigma[\pi c - \pi i])$) – descreve o movimento de líquido entre os capilares pulmonares e o compartimento extravascular pulmonar. O fluxo de líquido através de uma membrana semipermeável (Jv) está relacionado com a permeabilidade inerente da membrana ao líquido (K = coeficiente de filtração de líquido do endotélio capilar) e a macromoléculas (σ = coeficiente de reflexão de proteínas do endotélio capilar), bem como dos gradientes de pressão hidrostática e coloidoncótica através da membrana (Pc = pressão hidrostática capilar, Pi = pressão hidrostática intersticial, e πc e πi são as pressões coloidoncóticas capilar e intersticial, respectivamente).

O extravasamento de líquido dos capilares para os espaços intersticiais circundantes é limitado por junções estreitas entre as células endoteliais capilares pulmonares. Em geral, os espaços alveolares pulmonares são protegidos de líquido extravascular no espaço intersticial por três mecanismos: (i) uma barreira de células epiteliais alveolares que é quase impermeável à passagem de proteínas, (ii) linfáticos pericapilares que normalmente retiram o líquido antes que ele se acumule suficientemente para suplantar a barreira epitelial alveolar, e (iii) transporte ativo de sódio a partir do alvéolo, que regula a quantidade de líquido no espaço alveolar. Em condições normais:

1. A pressão hidrostática capilar pulmonar *excede* a pressão hidrostática intersticial e, portanto, forças hidrostáticas favorecem o movimento de líquido para fora dos capilares e para dentro do espaço intersticial.

2. A pressão coloidoncótica capilar pulmonar *excede* a pressão coloidoncótica intersticial, favorecendo o movimento de líquido para fora do espaço intersticial e para dentro dos capilares. Além disso, a pressão coloidoncótica intersticial excede a pressão coloidoncótica do líquido alveolar, favorecendo o movimento de líquido para fora do espaço alveolar e para dentro do interstício.

3. O efeito das forças hidrostáticas é maior que o das forças coloidoncóticas, e assim há uma tendência de movimento do líquido para fora dos capilares e para dentro dos espaços intersticiais. A velocidade do movimento de líquido para fora dos capilares pulmonares em condições normais é de aproximadamente 15 a 20 mL/h, representando menos de 0,01% do fluxo sanguíneo pulmonar.

4. O líquido no espaço intersticial pulmonar é removido por linfáticos pericapilares que não entram na parede alveolar e são chamados de "justa-alveolares". O interstício pericapilar é contíguo ao interstício perivascular e peribrônquico. A pressão intersticial nessas áreas mais centrais é negativa em relação ao interstício pericapilar, de modo que o líquido se desloca centralmente para longe dos espaços aéreos. Com efeito, o interstício perivascular e peribrônquico age como um reservatório de drenagem para líquido, e pode acomodar aproximadamente 500 mL com um aumento irrisório da pressão hidrostática intersticial. Como esse líquido é pobre em proteína em relação ao sangue, forças osmóticas favorecem reabsorção do interstício para dentro dos vasos sanguíneos adjacentes a estas áreas centrais. Esse é o principal local de reabsorção de líquido a partir do interstício perivascular e peribrônquico. O líquido de edema pode se deslocar mais para dentro do mediastino, onde é captado por linfáticos mediastínicos. O interstício perivascular e peribrônquico também é contíguo aos septos interlobulares e à pleura visceral. Em alguns pacientes, uma quantidade significativa de líquido transita para fora através da pleura visceral para dentro do espaço pleural, onde há uma capacidade alta de reabsorção através de poros na pleura parietal para dentro dos linfáticos pleurais parietais.

A velocidade de reabsorção de líquido pelo sistema linfático geralmente é suficiente para prevenir acúmulo de líquido no interstício e nos espaços alveolares. O edema pulmonar ocorre quando o líquido sai do espaço vascular pulmonar, excede a capacidade para retirada de líquido e se acumula nos espaços extravasculares do pulmão. Em algum nível crítico indefinido, depois que o interstício perivascular e peribrônquico estiver cheio, o aumento da pressão hidrostática intersticial causa a entrada de líquido de edema no espaço alveolar (Figura 9-25).

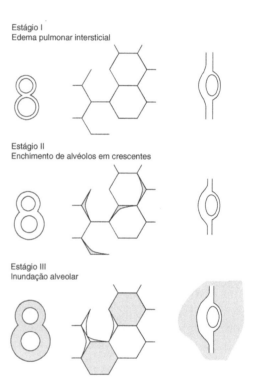

FIGURA 9-25 Estágios no acúmulo de líquido de edema pulmonar. As três colunas representam três visões anatômicas do acúmulo progressivo de líquido de edema pulmonar. Da esquerda para a direita, as colunas representam um corte transversal do feixe broncovascular mostrando o tecido conectivo frouxo circundando a artéria pulmonar e a parede brônquica, um corte transversal de alvéolos fixos em insuflação, e o capilar pulmonar em corte transversal. O primeiro estágio é o acúmulo excêntrico de líquido no espaço intersticial pericapilar. A limitação do líquido de edema a um lado do capilar pulmonar mantém a transferência de gases mais satisfatoriamente que o acúmulo simétrico. Quando a formação de líquido de edema excede a remoção linfática, ele distende o interstício peribroncovascular. Neste estágio, não há inundação alveolar, mas há algum enchimento de alvéolos em crescentes. O terceiro estágio é a inundação alveolar. Observa-se que cada alvéolo individual está totalmente inundado ou tem enchimento mínimo em crescente. Este padrão ocorre provavelmente porque o edema alveolar interfere no surfactante, e, acima de algum limiar, há um aumento das forças de superfície que eleva muito a pressão transmural e causa inundação. (Redesenhada, com permissão, de Nunn JF. *Nunn's Applied Respiratory Physiology*, 6th ed. Copyright Elsevier/Butterworth-Heinemann, 2005.)

A via para dentro do espaço alveolar permanece desconhecida, mas acredita-se que ocorra por volume de fluxo. O edema pulmonar pode acontecer em numerosas condições diferentes:

1. O **gradiente de pressão hidrostática** *aumenta* (pressão hidrostática capilar pulmonar elevada). O edema pulmonar que ocorre nesta situação é denominado **edema pulmonar cardiogênico** ou **hidrostático**. Este é um processo principalmente mecânico, resultando em um ultrafiltrado do plasma. O líquido de edema neste cenário tem um conteúdo proteico relativamente baixo, em geral menos de 60% do conteúdo de proteína do plasma de um paciente. Em indivíduos normais, a pressão capilar pulmonar (i.e., a pressão em cunha capilar pulmonar) deve exceder aproximadamente 20 mmHg antes que o líquido que sai do espaço vascular supere a velocidade de reabsorção, levando ao acúmulo de líquido intersticial e, por fim, alveolar, que é descrito como edema pulmonar. Classicamente, o edema pulmonar cardiogênico ou hidrostático resulta de pressão venosa pulmonar e atrial esquerda elevada, devida à insuficiência ventricular esquerda sistólica ou diastólica, à estenose mitral ou à insuficiência mitral.

2. A **permeabilidade de células endoteliais vasculares** e/ou **células epiteliais alveolares** *aumenta*. O edema pulmonar que ocorre nesta situação é denominado **edema pulmonar não cardiogênico** ou **de permeabilidade**. A permeabilidade da barreira endotelial ou epitelial pode aumentar como resultado de lesão celular. Esse é principalmente um processo inflamatório que, muitas vezes, resulta em disfunção tanto da barreira endotelial quanto da epitelial. Neste cenário, a permeabilidade aumenta tanto para líquido quanto para proteínas, embora possa haver pouca alteração da pressão hidrostática. Em condições de aumento da permeabilidade de membranas, o líquido do edema tem um conteúdo proteico semelhante ao líquido intravascular, geralmente pelo menos 70% do conteúdo de proteína do plasma. A síndrome da angústia respiratória aguda (SARA) é o protótipo desse tipo de edema pulmonar (discussão detalhada posteriormente).

3. O **gradiente de pressão oncótica** *diminui* (pressão coloidoncótica do plasma baixa). Nesta situação, o líquido do edema tem um conteúdo de proteína relativamente baixo. Hipoalbuminemia devida à enfermidade prolongada ou síndrome nefrótica pode causar esse tipo de edema pulmonar.

4. A **drenagem linfática** está *prejudicada*. Esta forma de edema pulmonar é rara, mas pode ser vista com obstrução física do sistema linfático por neoplasia maligna (linfoma) ou infecção (histoplasmose, tuberculose), por obliteração de vasos linfáticos devida à radioterapia para câncer de mama ou de pulmão ou por causas idiopáticas (síndrome da unha amarela).

Os edemas pulmonares hidrostático e de permeabilidade não são mutuamente exclusivos; na verdade, eles estão intimamente ligados. Edema pulmonar ocorre quando a pressão hidrostática é excessiva para uma determinada permeabilidade capilar e para uma determinada velocidade de remoção do líquido intersticial. Por exemplo, na presença de endotélio capilar danificado, pequenos aumentos em um gradiente de pressão hidrostática normal podem causar grandes aumentos na formação de edema. De modo semelhante, se a barreira epitelial alveolar for danificada, mesmo o fluxo de líquido de linha de base através de um endotélio capilar intacto pode causar enchimento alveolar.

A fisiopatologia do edema pulmonar por permeabilidade aumentada (SARA) é complexa, e pode resultar de múltiplas agressões diferentes. O líquido alveolar se acumula como um resultado da perda de integridade da barreira epitelial dos alvéolos, permitindo que solutos e moléculas grandes, como albumina, penetrem no espaço alveolar. Essa perda de integridade pode resultar de lesão direta do epitélio alveolar por toxinas inaladas ou infecção pulmonar, ou pode ocorrer após lesão primária do endotélio capilar pulmonar por toxinas circulantes, como na sepse ou pancreatite, seguida por lesão inflamatória secundária da barreira epitelial alveolar. Isso contrasta com o edema pulmonar cardiogênico, no qual tanto o epitélio alveolar quanto o endotélio capilar geralmente estão intactos. As causas potenciais de edema pulmonar levando à SARA incluem um grupo diversificado de entidades clínicas (ver Tabela 9-7). Muitos problemas distintos estão agrupados na síndrome chamada SARA, porque compartilham lesão do epitélio alveolar e deficiência de surfactante pulmonar, o que resulta em alterações características da mecânica e da função pulmonar.

Com a lesão por inalação, como a produzida por gás mostarda durante a Primeira Guerra Mundial, há uma lesão química direta do epitélio alveolar que rompe esta barreira celular normalmente estreita. A presença de líquido com proteína elevada no alvéolo, particularmente a presença de fibrinogênio e de produtos de degradação da fibrina, inativa o surfactante pulmonar, causando grandes aumentos na tensão superficial. Isso resulta em uma queda da complacência pulmonar e em instabilidade alveolar, levando a áreas de atelectasia. A tensão superficial aumentada diminui a pressão hidrostática intersticial e favorece movimento adicional de líquido para dentro do alvéolo. Uma monocamada de surfactante danificado também pode aumentar a suscetibilidade a infecções.

Fatores circulantes podem agir diretamente sobre o endotélio capilar ou podem afetá-lo por meio de vários mediadores imunológicos. Um cenário clínico comum é a bacteriemia por gram-negativos. As endotoxinas bacterianas não causam dano endotelial diretamente; elas causam a aderência de neutrófilos e macrófagos a superfícies endoteliais, que liberam uma variedade de mediadores inflamatórios, tais como leucotrienos, tromboxanos e prostaglandinas, bem como radicais de oxigênio que causam lesão oxidante. Tanto macrófagos quanto neutrófilos podem liberar enzimas proteolíticas que provocam dano adicional. Macrófagos alveolares também podem estar estimulados. Substâncias vasoativas podem causar vasoconstrição pulmonar intensa, levando à insuficiência capilar.

A histopatologia do edema pulmonar por permeabilidade aumentada reflete essas alterações. Macroscopicamente, os pulmões aparecem edematosos e pesados. A superfície parece violácea, e líquido hemorrágico exsuda da superfície de corte pleural. Microscopicamente, há infiltração celular dos septos interalveolares e do interstício por células inflamatórias e hemácias. Pneumócitos tipo I são danificados, deixando uma barreira alveolar

242 Fisiopatologia da Doença

TABELA 9-7 Causas de edema pulmonar levando à SARA

Pressão hidrostática capilar pulmonar aumentada
Disfunção ventricular esquerda, aguda ou crônica
Isquemia ou infarto do miocárdio
Insuficiência cardíaca, sistólica ou diastólica
Obstrução do débito atrial esquerdo
Estenose da valva mitral
Mixoma atrial
Sobrecarga de volume intravascular
Expansão iatrogênica de volume
Insuficiência renal
Pressão coloidosmótica do plasma diminuída
Hipoalbuminemia
Síndrome nefrótica
Insuficiência hepática
Pressão intersticial diminuída
Laringospasmo com esforços inspiratórios máximos
Reexpansão rápida de pulmão colapsado
Edema pulmonar de reexpansão
Permeabilidade endotelial capilar pulmonar aumentada
Pneumonia infecciosa
Bacteriemia
Sepse
Trauma não torácico acompanhado de hipotensão ("pulmão de choque")
Pancreatite aguda
Coagulação intravascular disseminada
Após derivação cardiopulmonar
Lesão pulmonar aguda relacionada à transfusão
Permeabilidade epitelial alveolar aumentada
Aspiração de conteúdo gástrico ácido
Toxinas inaladas: oxigênio, fosgênio, cloro, fumaça
Semiafogamento e afogamento
Drenagem linfática diminuída
Obstrução de vasos linfáticos intrapulmonares por disseminação linfática de carcinoma
Tumoração central ou carcinoma obstruindo vasos linfáticos
Ruptura de vasos linfáticos por cirurgia, trauma, radioterapia, inflamação
Mecanismos contributivos múltiplos ou incertos
Neurogênico
Associado a altitude elevada
Superdosagem de narcóticos
Associado a tocolítico

desnuda. Camadas de material róseo composto por proteínas plasmáticas, fibrina e detritos celulares coagulados revestem a membrana basal desnuda, e são chamadas de membranas hialinas. A lesão inflamatória progride para fibrose em alguns casos, embora recuperação completa com regeneração do epitélio alveolar a partir de pneumócitos tipo II também possa ocorrer.

Manifestações clínicas

Tanto o edema pulmonar cardiogênico quanto o não cardiogênico resultam do aumento de água extravascular no pulmão, e ambos podem causar insuficiência respiratória. Levando em conta as diferenças em fisiopatologia, não é surpreendente que as manifestações clínicas sejam muito diferentes nas duas síndromes.

A. Edema pulmonar hidrostático aumentado (edema pulmonar cardiogênico)

Aumentos iniciais da pressão venosa pulmonar podem ser assintomáticos. O paciente pode notar apenas dispneia leve ao exercício, ou uma tosse não produtiva estimulada por ativação de receptores de irritação acoplados com fibras C. Ortopneia e dispneia paroxística noturna ocorrem quando o decúbito causa redistribuição de sangue ou líquido de edema, geralmente armazenado nas extremidades inferiores, para dentro da circulação venosa, aumentando o volume de sangue torácico e as pressões venosas pulmonares.

Os sinais clínicos começam com o acúmulo de líquido intersticial. O exame do coração pode revelar uma terceira bulha cardíaca, mas há uma escassez de achados pulmonares no edema puramente intersticial. Com frequência, o achado mais precoce é uma radiografia de tórax mostrando um aumento de calibre dos vasos do lobo superior ("redistribuição vascular pulmonar") e acúmulo de líquido nos espaços perivasculares e peribrônquicos (*"cuffing"*). Ela também pode mostrar linhas B de Kerley, que representam líquido nos septos interlobulares. A complacência pulmonar cai, e o paciente começa a respirar de maneira mais rápida e superficial para se adaptar ao aumento do trabalho elástico da respiração. Quando começa a inundação alveolar, há diminuições adicionais do volume do pulmão e da complacência pulmonar. Com alguns alvéolos cheios de líquido, há um aumento da fração do pulmão que é perfundida, mas mal ventilada. Esse desvio para razões $\dot{V}/\dot{Q}$ baixas causa um aumento na ΔPO_2 A-a, se não hipoxemia franca. Suplementação de oxigênio corrige a hipoxemia. A $PaCO_2$ é normal ou baixa, refletindo no impulso aumentado para respirar. O paciente pode ficar sudorético e cianótico. O escarro pode mostrar líquido de edema, que é róseo por hemorragia capilar pelas altas pressões venosas pulmonares. A ausculta revela estertores crepitantes inspiratórios sobretudo nas bases, onde a pressão hidrostática é maior, mas, potencialmente, disseminados por ambos os pulmões. Roncos e sibilos ("asma cardíaca") podem ocorrer. A radiografia mostra opacidades peri-hilares em vidro fosco bilaterais, representando áreas de edema intersticial e alveolar.

B. Edema pulmonar por permeabilidade aumentada (edema pulmonar não cardiogênico)

A forma mais comum de edema pulmonar de permeabilidade aumentada é a SARA. De acordo com o consenso da Definição de Berlim, a SARA é caracterizada por início agudo (< 7 dias) de infiltrados pulmonares radiográficos bilaterais e insuficiência respiratória não completamente explicada por insuficiência cardíaca ou sobrecarga de volume, com deficiência de oxigenação associada definida como uma razão PaO_2/FiO_2 de 300 ou menos. A gravidade da SARA é definida pela intensidade da deficiência de oxigenação. As SARAs leve, moderada e grave são definidas por razões PaO_2/FiO_2 entre 200 a 300 mmHg, 100 a 200 mmHg e menos de 100 mmHg, respectivamente. A SARA é a via comum final de numerosas condições médicas graves diferentes, e todas levam a vazamento capilar pulmonar aumentado. A gama de apresentações clínicas inclui todos os diagnósticos na UTI de adultos, inclusive sepse, pneumonia, pancreatite, aspiração de conteúdo gástrico, choque, contusão pulmonar, traumatismo não torácico, inalação tóxica, semiafogamento e múltiplas transfusões de sangue. Cerca de um terço dos pacientes com SARA tem síndrome séptica inicialmente.

Embora o mecanismo de lesão varie, o dano de células endoteliais capilares e células epiteliais alveolares é comum à SARA, independentemente da causa. Após a agressão inicial (p. ex., um episódio de bacteriemia de alto grau), geralmente há um período de estabilidade, refletindo o tempo que leva para que mediadores pró-inflamatórios liberados de células inflamatórias estimuladas causem dano. A lesão de células endoteliais e epiteliais causa permeabilidade vascular aumentada e produção e atividade reduzidas de surfactante. Essas anormalidades levam a edema pulmonar intersticial e alveolar, colapso alveolar, aumento significativo das forças de superfície, complacência pulmonar marcantemente reduzida e hipoxemia. Pelas primeiras 24 a 48 horas após a agressão, o paciente pode experimentar trabalho de respiração aumentado, manifestado por dispneia e taquipneia, mas sem anormalidades na radiografia de tórax. Nesta fase inicial, a ΔPO_2 A-a aumentada reflete edema alveolar com desequilíbrio $\dot{V}/\dot{Q}$ desviado para razões $\dot{V}/\dot{Q}$ baixas, que podem ser corrigidas por aumento da FiO_2 e da ventilação-minuto. O quadro clínico pode melhorar, ou pode haver uma queda maior de complacência e ruptura de capilares pulmonares, levando a áreas de *shunt* verdadeiro e hipoxemia refratária. A combinação de trabalho de respiração aumentado e hipoxemia progressiva muitas vezes requer ventilação mecânica. Como o processo subjacente é heterogêneo, com pulmão de aspecto normal adjacente a pulmão atelectásico ou consolidado, os pacientes em ventilação com volumes correntes típicos podem distender excessivamente alvéolos normais, reduzir o fluxo sanguíneo para áreas de ventilação adequada e precipitar lesão pulmonar adicional ("volutrauma").

A hipoxemia pode ser profunda, posteriormente seguida por hipercapnia, devido à crescente ventilação de espaço morto. Radiograficamente, pode haver opacidades alveolares esparsas ou "branqueamento" dos pulmões, representando enchimento alveolar confluente difuso. Patologicamente, é observado dano alveolar difuso (DAD), caracterizado por células inflamatórias e formação de membranas hialinas. A mortalidade é de 30 a 40%. A maioria dos pacientes morre por alguma complicação de sua doença de apresentação, e não pela hipoxemia refratária. Daqueles que sobrevivem, a maioria recobrará função pulmonar quase normal, mas sua recuperação pode ser prolongada por 6 a 12 meses. Um número significativo desenvolverá nova doença reativa das vias aéreas ou fibrose pulmonar.

PONTO DE CHECAGEM

35. Quais são os quatro fatores envolvidos na produção de edema pulmonar? Como eles são afetados nas causas cardiogênicas *versus* não cardiogênicas de edema pulmonar?

36. Quais são as causas comuns de edema pulmonar não cardiogênico?

37. O dano do pulmão por edema pulmonar de permeabilidade aumentada é reversível? Em caso afirmativo, como?

38. Quais são as duas razões principais pelas quais a ventilação mecânica frequentemente é necessária no edema pulmonar grave?

EMBOLIA PULMONAR

Apresentação clínica

A palavra "êmbolo" é derivada de uma palavra grega que significa "rolha" ou "tampa". Um êmbolo pulmonar consiste em material que tem acesso ao sistema venoso e depois à circulação pulmonar. Por fim, ele alcança um vaso cujo calibre é pequeno demais para permitir a passagem livre, onde ele forma um tampão, ocluindo o lúmen e obstruindo a perfusão. Há muitos tipos de êmbolos pulmonares (Tabela 9-8). O mais comum é o tromboembolismo pulmonar, que ocorre quando trombos venosos, principalmente das extremidades inferiores, migram para a circulação pulmonar. É uma função normal da microcirculação pulmonar prevenir a entrada de material embólico no sistema arterial sistêmico. Os pulmões possuem tanto um excesso de capacidade funcional quanto um suprimento vascular redundante, permitindo que eles filtrem uma quantidade significativa de trombos e agregados de plaquetas com impacto mínimo sobre a função pulmonar ou a hemodinâmica. Entretanto, tromboêmbolos grandes, ou um acúmulo suficientemente grande de tromboêmbolos menores, pode

TABELA 9-8 Tipos de êmbolos pulmonares

Material	Situação clínica
Ar	Cirurgia cardíaca, neurocirurgia, manipulação imprópria de cateteres venosos centrais
Corpo estranho	Fragmentos de equipamentos intravenosos, talco
Êmbolos sépticos	Endocardite, tromboflebite
Gordura	Fratura de osso longo, lipoaspiração
Líquido amniótico	Trabalho de parto ativo
Óleo	Linfangiografia
Ovos de parasitas	Esquistossomose
Trombo	Trombose venosa profunda
Tumor	Nefrocarcinoma com invasão da veia cava

244 Fisiopatologia da Doença

causar prejuízo substancial das funções cardíaca e respiratória e morte.

Tromboêmbolos pulmonares são comuns e causam morbidade significativa. Eles são encontrados na necropsia em 25 a 50% de pacientes hospitalizados e são considerados uma causa contributiva importante de óbito em um terço deles. Entretanto, o diagnóstico é feito antes da morte em apenas 10 a 20% dos casos.

Etiologia e epidemiologia

A embolia pulmonar (EP) e a trombose venosa profunda representam um contínuo de uma só doença que tem sido chamada de doença tromboembólica venosa (DTEV). Tromboêmbolos quase nunca se originam na circulação pulmonar, mas chegam através da circulação venosa.

Mais de 95% dos tromboêmbolos pulmonares se originam de trombos nas veias profundas da extremidade inferior: as veias poplíteas, femorais e ilíacas. Trombose venosa abaixo das veias poplíteas, ou ocorrendo nas veias superficiais da perna, é clinicamente comum, mas não é um fator de risco para tromboembolismo pulmonar, porque trombos nessas localizações raramente migram para a circulação pulmonar sem antes se estender acima do joelho. Como menos de 20% dos trombos na panturrilha se estenderão para as veias poplíteas, trombos isolados na panturrilha podem ser observados com testes seriados para excluir extensão ao sistema profundo, e não precisam de anticoagulação, necessariamente. Tromboses venosas ocorrem ocasionalmente nas extremidades superiores ou no lado direito do coração; isso acontece mais comumente na presença de cateteres intravenosos ou fios de marca-passo cardíaco, e pode ter importância clínica crescente à medida que aumenta o uso prolongado de cateteres intravenosos.

Portanto, os fatores de risco para tromboembolia pulmonar são os mesmos para o desenvolvimento de trombose venosa nas veias profundas das pernas (trombose venosa profunda) (Tabela 9-9). O patologista alemão Rudolf Virchow declarou esses fatores de risco em 1856: estase venosa, lesão da parede vascular e aumento da ativação do sistema de coagulação. Suas observações permanecem válidas até hoje.

O fator de risco mais prevalente em pacientes hospitalizados é a estase por imobilização, especialmente naqueles submetidos a procedimentos cirúrgicos. A incidência de trombose de veia de panturrilha em pacientes que não receberam profilaxia com heparina após reposição total do joelho pode atingir 84%, e é de mais de 50% após cirurgia do quadril ou prostatectomia. O risco de tromboembolia pulmonar fatal pode chegar a 5%. Os médicos que atendem esses pacientes devem, portanto, estar cientes da magnitude do risco e instituir terapia profilática apropriada (Tabelas 9-9 e 9-10).

Neoplasia maligna e dano tecidual em cirurgia são as duas causas mais comuns de aumento da ativação do sistema de coagulação. Anormalidades na parede do vaso contribuem pouco para trombose venosa, ao contrário da trombose arterial. Contudo, trombose prévia pode danificar válvulas venosas e levar à incompetência venosa, que promove estase.

Atualmente, avanços permitem a identificação de distúrbios genéticos em até um terço de pacientes não selecionados com trombose venosa e em mais da metade dos pacientes com trombose familiar (Tabela 9-9). Hoje está claro que essas variantes genéticas podem interagir com outros fatores (p. ex., uso de contraceptivos orais, deficiências dietéticas) para aumentar o risco de trombose.

Fisiopatologia

Trombos venosos são compostos por uma massa friável de fibrina, com muitas hemácias e poucos leucócitos e plaquetas aleatoriamente enredados na matriz. Quando um trombo migra até a circulação pulmonar, ele causa um amplo conjunto de alterações fisiopatológicas (Tabela 9-11).

A. Alterações hemodinâmicas

Todo paciente com um êmbolo pulmonar tem algum grau de obstrução mecânica. O efeito da obstrução mecânica depende da proporção da circulação pulmonar obstruída, de reflexos neuro-humorais estimulados pelo trombo, e da presença ou ausência de doença cardiopulmonar preexistente. Pacientes sem doença cardiopulmonar preexistente podem tolerar a oclusão de aproximadamente um terço da circulação pulmonar com um aumento irrisório da resistência vascular pulmonar e da pressão arterial pulmonar. A circulação pulmonar adapta-se ao fluxo aumentado por meio de uma rede vascular reduzida por recrutamento de capilares subperfundidos (Figura 9-13) e dilatação vascular pelo fluxo aumentado. Esses mecanismos adaptativos falham com a oclusão aumentada da circulação pulmonar por êmbolos, ponto em que a

TABELA 9-9	Fatores de risco para trombose venosa
Estase venosa aumentada	
Repouso no leito	
Imobilização, especialmente depois de cirurgia ortopédica	
Estados de baixo débito cardíaco	
Gravidez	
Obesidade	
Hiperviscosidade	
Dano vascular local, especialmente antes de trombose com válvulas incompetentes	
Cateteres venosos centrais	
Idade avançada	
Coagulabilidade aumentada	
Lesão tecidual: cirurgia, trauma, infarto do miocárdio	
Neoplasia maligna	
Presença de anticoagulante lúpico	
Síndrome nefrótica	
Uso de contraceptivo oral, especialmente administração de estrogênio	
Distúrbios genéticos da coagulação: resistência à proteína C ativada (fator V de Leiden); mutação da protrombina 20210A; hiperomocisteinemia; variante termolábil da metilenotetra-hidrofolato redutase (MTHFR); deficiência de antitrombina III, proteína C ou seu cofator, proteína S, ou de plasminogênio; disfunção do fibrinogênio; síndrome do anticorpo antifosfolipídeo	

CAPÍTULO 9   Doenças Pulmonares   **245**

TABELA 9-10   Risco de trombose venosa profunda pós-operatória ou embolia pulmonar em pacientes que não recebem profilaxia anticoagulante

Categoria de risco	Incidência de trombose venosa profunda na panturrilha	Incidência de trombose venosa profunda proximal	Incidência de embolia pulmonar fatal
Alto risco	40-80%	10-20%	1-5%
1. Idade > 40			
2. Anestesia > 30 min			
3. Pelo menos um dos seguintes:			
a. Cirurgia ortopédica			
b. Cirurgia de câncer pélvico ou abdominal			
c. História de trombose venosa profunda ou embolia pulmonar			
d. Coagulopatia hereditária			
Risco moderado	10-40%	2-10%	0,1-0,7%
1. Idade > 40			
2. Anestesia > 30 min			
3. Pelo menos um dos seguintes fatores de risco secundários:			
a. Imobilização			
b. Obesidade			
c. Neoplasia maligna			
d. Uso de estrogênio			
e. Veias varicosas			
f. Paralisia			
Baixo risco	< 10%	< 1%	< 0,01%
1. Qualquer idade			
2. Anestesia < 30 min			
3. Nenhum fator de risco secundário			

Modificada e reproduzida, com permissão, de Merli G. Update: deep vein thrombosis and pulmonary embolism prophylaxis in orthopedic surgery. Med Clin North Am. 1993;77:397.

TABELA 9-11   Alterações fisiopatológicas na embolia pulmonar

Fisiologia pulmonar	Mudança no tromboembolismo pulmonar	Mecanismo da mudança observada
Hemodinâmica	Resistência vascular pulmonar aumentada	Obstrução vascular
		Vasoconstrição mediada por tromboxano A2 e serotonina
Troca gasosa	PO_2 diminuída (hipoxemia)	Perfusão aumentada de unidades pulmonares com razões $\dot{V}/\dot{Q}$ baixas
		Débito cardíaco diminuído com diminuição da PO_2 venosa mista
		Shunt da direita para a esquerda
	Espaço morto alveolar aumentado	Obstrução vascular
		Perfusão aumentada de unidades pulmonares com razões $\dot{V}/\dot{Q}$ altas
Trabalho de respiração	Complacência pulmonar diminuída	Perda de surfactante causando edema e hemorragia alveolar
	Resistência das vias aéreas aumentada	Broncoconstrição reflexa
Controle ventilatório	Frequência respiratória aumentada (hiperventilação)	Estimulação reflexa de receptores irritantes

resistência vascular pulmonar e a pressão arterial pulmonar aumentam. Em pacientes com doença cardiopulmonar preexistente, não tem sido demonstrado que aumentos em pressões na artéria pulmonar se correlacionam com a extensão da embolia. A explicação provável é que mecanismos adaptativos normais são ineficazes em pacientes com hipertensão pulmonar preexistente, tornando-os suscetíveis à instabilidade significativa com qualquer prejuízo subsequente da vasculatura pulmonar.

Êmbolos grandes, que não ocluem vasos completamente, sobretudo em pacientes com função cardíaca comprometida, podem causar um aumento agudo da resistência vascular pulmonar. Isso causa uma sobrecarga ventricular direita aguda e pode levar a uma queda fatal do débito cardíaco. A complicação mais devastadora e temida do tromboembolismo pulmonar agudo é uma oclusão súbita do trato de saída pulmonar ("êmbolo em sela"), reduzindo o débito cardíaco a zero e causando colapso cardiovascular imediato e morte. Tais apresentações drásticas ocorrem em menos de 5% dos casos e são, essencialmente, intratáveis. Elas servem para destacar a importância da prevenção primária da trombose venosa.

B. Mudanças nas relações ventilação/perfusão

O tromboembolismo pulmonar reduz ou elimina a perfusão distal ao local da oclusão. O efeito imediato é desequilíbrio $\dot{V}/\dot{Q}$ aumentado, com um desvio na proporção de segmentos pulmonares com razões $\dot{V}/\dot{Q}$ altas (espaço morto alveolar ou ventilação desperdiçada). Um desvio em direção a razões $\dot{V}/\dot{Q}$ elevadas dificulta a eliminação de dióxido de carbono com efeito mínimo sobre a oxigenação. O paciente compensa esse aumento em ventilação desperdiçada elevando a ventilação-minuto total. Após várias horas, a hipoperfusão local interfere na produção de surfactante por células alveolares tipo II. O surfactante é exaurido subsequentemente, resultando em edema alveolar, colapso alveolar e áreas de atelectasia, criando unidades pulmonares com pouca ou nenhuma ventilação. A depender do nível de perfusão desses segmentos, haverá um aumento de unidades pulmonares com razões $\dot{V}/\dot{Q}$ baixas, inclusive algumas áreas de *shunt* verdadeiro, ambas contribuindo para uma ΔPO_2 A-a aumentada e hipoxemia arterial.

C. Hipoxemia

Hipoxemia leve a moderada com uma $PaCO_2$ baixa é o achado mais comum no tromboembolismo pulmonar agudo. A hipoxemia leve pode ser obscurecida pela tendência de se basear apenas na oximetria, porque mais da metade dos pacientes terá saturações de oxigênio (SaO_2) acima de 90% (**Figura 9-26**). Historicamente, pensava-se que a ΔPO_2 A-a fosse um indicador mais sensível de EP porque compensa a presença de hipocapnia e a quantidade inspirada de FiO_2. Entretanto, o estudo *Prospective Investigation of Pulmonary Embolism Diagnosis II* (PIOPED II) (Investigação Prospectiva do Diagnóstico de Embolia Pulmonar II) questiona esse pensamento. Uma ΔPO_2 A-a menor que 20, que é normal ou quase normal a depender da idade do paciente, foi encontrada em um terço dos pacientes com EP aguda identificada por TC (**Figura 9-26**).

Nenhum mecanismo isolado explica a hipoxemia na EP aguda. Pelo menos cinco mecanismos têm sido sugeridos:

1. Perda de surfactante, resultando em atelectasia e edema pulmonar localizado durante as primeiras 24 horas depois da obstrução vascular pulmonar. Quando essas áreas recebem perfusão novamente, unidades de pulmão com atelectasia representam áreas de $\dot{V}/\dot{Q}$ baixa causando hipoxemia.

2. Aumento da perfusão de zonas pulmonares malventiladas ou não ventiladas. A perfusão é reduzida normalmente em regiões hipoventiladas do pulmão por meio de vasoconstrição pulmonar hipóxica. Contudo, se a pressão da artéria pulmonar elevar-se após tromboembolismo, a perfusão pode aumentar em áreas de vasoconstrição, resultando em desvios para áreas de $\dot{V}/\dot{Q}$ baixa causando hipoxemia.

3. *Shunts* verdadeiros da direita para a esquerda. Esses *shunts* têm sido descritos em uma pequena porcentagem de pacientes com hipoxemia na situação de tromboembolismo pulmonar agudo. Tem sido proposto que esses *shunts* resultam da abertura de um forame oval ou de *shunt* arteriovenoso pulmonar, mas sua localização exata é desconhecida.

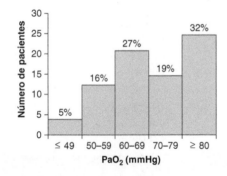 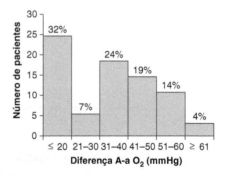

FIGURA 9-26 PO_2 arterial e diferença A-a O_2 em 74 pacientes com EP do estudo PIOPED II. A gasometria foi colhida enquanto os pacientes estavam respirando ar ambiente. (Dados de Stein PD et al. Clinical characteristics of patients with acute pulmonary embolism: data from PIOPED II. Am J Med. 2007;120:871.)

4. PO_2 venosa mista baixa. Em alguns pacientes, com deficiência preexistente da função cardíaca ou com êmbolos grandes que causam sobrecarga ventricular direita aguda, o débito cardíaco pode cair, com uma redução da concentração de oxigênio venosa mista resultante. Essa é uma causa importante de hipoxemia em pacientes gravemente enfermos.

5. Área de superfície capilar pulmonar diminuída resultando em redução da capacidade de difusão pulmonar.

D. Broncoconstrição

A broncoconstrição reflexa causa dificuldade de respiração e um aumento no trabalho respiratório de alguns pacientes.

E. Infarto pulmonar

A obstrução de pequenos ramos arteriais pulmonares que agem como artérias finais leva a infarto pulmonar em cerca de 10% dos casos. Isso geralmente está associado com alguma anormalidade concomitante da circulação brônquica, como aquela observada em pacientes com insuficiência do ventrículo esquerdo e pressões atriais esquerdas cronicamente elevadas.

Manifestações clínicas

A. Sintomas e sinais

A tríade clássica de um início súbito de dispneia, dor torácica pleural e hemoptise acontece em uma minoria dos casos. Em um grande estudo de pacientes com EP, dispneia estava presente em 73% dos casos, e dor torácica pleural estava presente em 44% das vezes. É provável que a dispneia resulte de broncoconstrição reflexa, bem como de pressão da artéria pulmonar aumentada, perda de complacência pulmonar e estimulação de fibras C. Em pacientes com êmbolos grandes, a sobrecarga aguda do coração direito pode contribuir para dispneia. Dor torácica pleural é mais comum que infarto pulmonar; um grupo tem sugerido que a dor é causada por áreas de hemorragia pulmonar. Hemoptise é observada com infarto pulmonar, mas também pode resultar da transmissão de pressões arteriais sistêmicas à microvasculatura por meio de anastomoses broncopulmonares, com ruptura subsequente de capilares. Isso pode refletir edema pulmonar hemorrágico por depleção de surfactante ou lesão de capilares associada a neutrófilos. Síncope pode indicar uma embolia maciça.

O achado de exame físico mais convincente não está no tórax, e sim na perna: uma panturrilha inchada, dolorosa, quente e avermelhada que fornece evidência para trombose venosa profunda. A ausência de tal evidência não exclui o diagnóstico, porque o exame clínico é pouco sensível, e a ausência de sinais pode indicar que o trombo inteiro foi embolizado. Achados de ausculta do tórax são comuns, mas inespecíficos. Atelectasia pode levar a estertores crepitantes inspiratórios; infarto pode causar um atrito pleural focal; e a liberação de mediadores pode provocar broncoconstrição e sibilos. Em embolia grande, podem ser encontrados sinais de sobrecarga ventricular direita aguda, como uma impulsão ventricular direita e acentuação do componente pulmonar da segunda bulha cardíaca.

B. Eletrocardiografia

O eletrocardiograma é anormal em 70% dos pacientes com EP aguda. Entretanto, as anormalidades mais comuns são taquicardia sinusal e alterações inespecíficas de ST e onda T, cada qual vista em aproximadamente 40% dos pacientes. O achado clássico de um padrão de sobrecarga ventricular direita aguda – uma onda S profunda na derivação I e tanto uma onda Q quanto uma onda T invertida na derivação III ($S_1Q_3T_3$) – foi observado em 11% dos pacientes no Urokinase Pulmonary Embolism Trial (Estudo de Uroquinase em Embolia Pulmonar).

C. Achados laboratoriais

Um aumento na ΔPO_2 A-a é observado em mais de dois terços dos casos, e hipoxemia é um achado comum, embora inespecífico. A dosagem dos produtos de degradação da fibrina com ligação cruzada – D-dímeros – pode ser usada para excluir o diagnóstico de EP aguda em pacientes ambulatoriais sintomáticos considerados como tendo uma probabilidade baixa de EP antes do exame, com base em critérios clínicos. A depender do ensaio específico e da população de pacientes, os D-dímeros têm uma sensibilidade alta (85 a 99%) e uma especificidade moderada a alta (40 a 93%). A maioria dos estudos sugere que os D-dímeros não podem ser usados para excluir EP em um paciente com uma probabilidade intermediária ou alta antes do exame.

O peptídeo natriurético cerebral (BNP), um indicador de distensão ventricular, e as troponinas cardíacas, que indicam lesão de miócitos cardíacos, são dosados comumente em pacientes com EP. Devido à baixa sensibilidade e especificidade, esses marcadores não podem ser usados para diagnosticar EP. Entretanto, tem sido mostrado que uma elevação de BNP ou troponinas no cenário de EP conhecida correlaciona-se com a presença de sobrecarga ventricular direita e com risco maior de desfechos adversos, inclusive insuficiência respiratória e morte.

D. Radiografia de tórax

A radiografia de tórax foi normal em apenas 12% dos pacientes com tromboembolismo pulmonar confirmado no estudo PIOPED. Os achados mais comuns foram atelectasia, opacidades parenquimatosas e derrames pleurais pequenos. Contudo, a prevalência desses achados foi a mesma em pacientes hospitalizados sem suspeita de tromboembolismo pulmonar. Oligoemia local (sinal de Westermark) ou áreas com base na pleura de opacidade aumentada que representam hemorragia intraparenquimatosa (corcova de Hampton) são raras. A radiografia de tórax é necessária para excluir outras doenças pulmonares comuns e para permitir a interpretação da cintilografia de ventilação/perfusão, que, por si própria, não estabelece o diagnóstico. Paradoxalmente, ela pode ser mais útil quando normal na situação de hipoxemia grave aguda.

E. Cintilografia de ventilação/perfusão

Uma cintilografia de perfusão é obtida pela injeção de albumina radiomarcada microagregada com um tamanho de partícula de 50 a 100 μm no sistema venoso, permitindo que as partículas embolizem o leito capilar pulmonar (diâmetro

248 Fisiopatologia da Doença

aproximado de 10 μm). A substância é marcada com um isótopo de tecnécio emissor de gama (pertecnetato Tc-99m) que possibilita o mapeamento da distribuição do fluxo sanguíneo pulmonar. Uma cintilografia de ventilação é realizada fazendo o paciente respirar xenônio (Xe-133) ou um aerossol radiativo, e realizando cintilografias sequenciais durante inalação e exalação. Uma cintilografia de perfusão normal exclui tromboembolismo pulmonar clinicamente significativo. Um defeito de perfusão segmentar ou maior em uma área radiograficamente normal que mostra ventilação normal é diagnóstico. Isso é chamado de defeito "desequilibrado" (*mismatch*) e é altamente específico (97%) para tromboembolismo pulmonar.

Contudo, somente uma minoria das cintilografias de ventilação/perfusão revela claramente achados diagnósticos. O estudo PIOPED demonstrou que cintilografias de ventilação/perfusão não diagnósticas podem estratificar o risco de tromboembolismo pulmonar de um paciente. Além disso, dentro das categorias de estudos de alta, média e baixa probabilidade, a avaliação do médico antes do exame da probabilidade de tromboembolismo pulmonar pode estratificar ainda mais os pacientes.

F. Tomografia computadorizada e angiografia pulmonar

A tomografia computadorizada com contraste intravenoso (angiotomografia pulmonar) superou amplamente a cintilografia de ventilação/perfusão como o exame inicial de escolha para diagnosticar EP. A força diagnóstica dessa modalidade de imagem está em seu alto valor preditivo negativo e em sua capacidade de identificar outras condições que causam dispneia e dor torácica (p. ex., pneumonia, dissecção da aorta). Múltiplos ensaios têm mostrado uma alta sensibilidade e especificidade dessa técnica de imagem, embora as características do teste diagnóstico dependam da seleção de pacientes, da perícia do técnico que realiza a injeção de contraste e da experiência do radiologista que interpreta. O estudo PIOPED II avaliou angiotomografia para o diagnóstico de EP e encontrou uma sensibilidade de 83% e uma especificidade de 96% (Tabela 9-12). Vários outros estudos indicam que o risco de EP depois de uma TC negativa em pacientes com uma probabilidade clínica baixa ou intermediária de EP é menor que 2%. Em consistência com o primeiro estudo PIOPED comparando cintilografia de ventilação/perfusão e angiografia pulmonar tradicional, as probabilidades antes do exame com base em escores de risco clínicos devem ser levadas em conta ao interpretar a angiotomografia pulmonar. Se os resultados forem discordantes, testes adicionais, como cintilografia de ventilação/perfusão e ultrassonografia com Doppler de extremidade inferior, devem ser considerados.

A angiografia pulmonar é um procedimento seguro, mas invasivo, com dados de morbidade e mortalidade bem-definidos. Complicações menores ocorrem em aproximadamente 5% dos pacientes. A maioria delas consiste em reações alérgicas a contraste ou lesão renal transitória, ou está relacionada com a inserção percutânea de cateter; perfuração cardíaca e arritmias foram relatadas, mas são raras. Dentre os pacientes do PIOPED I que fizeram angiografia, 5 óbitos (0,7%) foram relacionados diretamente com o procedimento. Angiografia pulmonar permanece o padrão de referência para o diagnóstico de EP, mas seu papel comparado com angiotomografia é um assunto de debate em andamento. Há concordância geral de que a angiografia está indicada quando o diagnóstico é incerto, mas há uma alta probabilidade clínica pré-exame de EP, ou quando o diagnóstico de EP deve ser estabelecido com certeza, como quando anticoagulação está contraindicada ou quando se contempla a colocação de um filtro na veia cava inferior. Um defeito de enchimento intralúmen em mais de uma incidência estabelece um diagnóstico definitivo. Achados secundários altamente sugestivos de EP incluem uma interrupção arterial abrupta, assimetria de fluxo sanguíneo – especialmente oligoemia segmentar – ou uma fase arterial prolongada com enchimento lento. Angiografia pulmonar foi realizada em 755 pacientes no estudo PIOPED I. Um diagnóstico definitivo foi estabelecido em 97%; em 3%, os estudos não foram diagnósticos. Quatro pacientes (0,8%) com angiografias negativas tinham tromboêmbolos pulmonares na necropsia. Angiografia seriada demonstrou resolução mínima de trombo antes do 7º dia subsequente à apresentação. Assim, angiografia negativa dentro de 7 dias da apresentação exclui o diagnóstico.

G. Resolução

A variabilidade entre pacientes é tão grande que generalizações são difíceis. O maior número de pacientes monitorados de forma seriada com avaliações quantitativas foi no Urokinase Pulmonary Embolism Trial. Neste estudo, cintilografias de perfusão seriadas mostraram resolução de 35 a 56% dos defeitos de perfusão aos 9 a 14 dias. Estudos mais recentes, alguns envolvendo angiografia quantitativa, tendem a fornecer suporte à evolução no tempo desses achados.

TABELA 9-12 Valores preditivos positivos e negativos de angiotomografia para embolia pulmonar (EP) aguda

	Probabilidade clínica[1] (%)					
	Alta		Intermediária		Baixa	
Resultados de TC	EP + nº de pacientes	%	EP + nº de pacientes	%	EP + nº de pacientes	%
TC+ (probabilidade de EP presente)	22/23	96	93/101	92	22/38	58
TC– (probabilidade de EP ausente)	9/15	60	121/136	89	158/164	96

[1]Probabilidade clínica com base no escore de Wells: menos de 2,0, probabilidade baixa; 2,0 a 6,0, probabilidade intermediária; mais de 6,0, probabilidade alta.
Dados de Multidetector computed tomography for acute pulmonary embolism. N Engl J Med. 2006;354(12):2317-27.

Em poucos pacientes, êmbolos pulmonares não resolvem completamente, mas se tornam organizados e incorporados à parede arterial pulmonar como uma massa fibrosa revestida de epitélio, produzindo o que é chamado de tromboembolismo pulmonar crônico. Esta entidade se apresenta com estenose das artérias pulmonares centrais, com hipertensão pulmonar associada e insuficiência ventricular direita (*cor pulmonale*). O tratamento é cirúrgico.

PONTO DE CHECAGEM

39. Onde se originam 95% dos tromboêmbolos pulmonares?
40. Quais são os fatores de risco para tromboêmbolos pulmonares?
41. Quais alterações hemodinâmicas são causadas por tromboêmbolos pulmonares significativos?
42. Quais mudanças nas relações ventilação/perfusão são causadas por tromboêmbolos pulmonares significativos?
43. Sugira algumas explicações possíveis para hipoxemia no tromboembolismo pulmonar.
44. Quais são as manifestações clínicas do tromboembolismo pulmonar?

ESTUDOS DE CASOS

Yeong Kwok, M.D.

(Ver Capítulo 25, p. 715, para Respostas)

CASO 43

Uma mulher de 25 anos, previamente bem, vai ao médico com queixas de episódios de dispneia e aperto no peito. Ela tem tido os sintomas de forma intermitente por cerca de 2 anos, mas declara que eles têm piorado ultimamente, ocorrendo 2 a 3 vezes por mês. Ela observa que os sintomas são piores durante os meses da primavera; não tem sintomas noturnos ou induzidos por exercício. A história familiar é notável pelo pai com asma. Ela é solteira e trabalha como secretária em uma empresa de alta tecnologia; mora com uma colega de quarto que se mudou para o mesmo domicílio há aproximadamente 2 meses. A colega tem um gato. A paciente fuma ocasionalmente quando sai com amigos, bebe socialmente e não tem história de uso de drogas. O exame mostra sibilância leve no fim da expiração. A história e exame físico são compatíveis com um diagnóstico de asma. Provas de função pulmonar são solicitadas para confirmar o diagnóstico.

Questões

A. Quais são as três categorias de agentes provocadores que podem desencadear asma? Quais são os gatilhos possíveis nesta paciente?
B. Descreva os eventos iniciais responsáveis pela patogênese da asma. Como isso resulta em inflamação crônica e hiper-responsividade das vias aéreas?
C. Quais mecanismos patogênicos são responsáveis pelos sintomas de sibilância, dispneia e aperto no tórax desta paciente?
D. O que você esperaria como resultados de suas provas de função pulmonar? Por quê?

Fisiopatologia da Doença

CASO 44

Um homem de 67 anos se apresenta em seu consultório com tosse produtiva de escarro (que está piorando progressivamente) e dispneia. Ele é fumante de cigarros há 50 anos, fumando aproximadamente uma carteira por dia. Ele tem uma tosse crônica matinal produtiva de algum escarro amarelo, mas geralmente se sente bem durante o dia. Ele estava em seu estado de saúde habitual até 2 semanas atrás, quando desenvolveu um resfriado. Desde então, tem tido uma tosse persistente e produção aumentada de catarro espesso. Ele também tem tido dificuldade de caminhar por mais de um quarteirão sem parar, devido à dispneia. O exame físico revela expiração prolongada, sibilos audíveis e roncos difusos em ambos os campos pulmonares. A radiografia de tórax mostra hiperinsuflação de ambos os pulmões com um diafragma rebaixado.

Questões

A. Quais são as duas principais síndromes clínicas classificadas como doença pulmonar obstrutiva crônica? Como elas diferem?

B. Das duas síndromes acima, qual é predominante neste paciente? Qual é a epidemiologia e quais são os fatores predisponentes para esta condição?

C. O que poderiam mostrar as provas de função pulmonar neste paciente?

D. Como a gasometria arterial difere na bronquite crônica e no enfisema?

CASO 45

Um homem de 68 anos vai ao médico com uma queixa de dispneia. Ele declara que tem tido dispneia progressiva durante os últimos 2 meses, mas agora sente dispneia ao caminhar um quarteirão. Além disso, ele tem notado uma tosse não produtiva. O paciente nega febre, calafrios, sudorese noturna, dor torácica, ortopneia ou dispneia paroxística noturna. Ele não tem notado edema nas extremidades inferiores. A história médica não é digna de nota. O exame físico evidencia uma frequência respiratória de 19/min e estertores crepitantes secos inspiratórios finos, ouvidos de maneira disseminada em ambos os campos pulmonares. Baqueteamento digital está presente. É realizado um diagnóstico de fibrose pulmonar idiopática.

Questões

A. Quais são os eventos celulares envolvidos na lesão e fibrose dos pulmões na fibrose pulmonar idiopática?

B. Quais mecanismos fisiopatológicos são responsáveis pelos sintomas de dispneia e tosse deste paciente? Quais mecanismos patogênicos são responsáveis por seus achados físicos de taquipneia, estertores crepitantes inspiratórios e baqueteamento digital?

C. O que você esperaria que a radiografia de tórax mostrasse? E as provas de função pulmonar?

CAPÍTULO 9 Doenças Pulmonares **251**

CASO 46

Um homem de 72 anos vai à emergência queixando-se de dispneia intensa. Ele tem hipertensão malcontrolada de longa duração e história de doença arterial coronariana e dois infartos do miocárdio. Cerca de 1 semana antes da internação, ele teve um episódio de dor torácica retroesternal que durou aproximadamente 30 minutos. Desde então, tem notado dispneia progressiva até o ponto em que agora fica dispneico a esforços mínimos, como caminhar pela sala de sua residência. Ele nota um novo início de dispneia quando se deita. Só fica confortável quando apoiado por três travesseiros. Ocasionalmente, ele acorda do sono com dispneia aguda. Ao exame, ele está afebril, com uma pressão arterial de 160/100 mmHg, frequência cardíaca de 108/min, frequência respiratória de 22/min e saturação de oxigênio de 88% ao ar ambiente. Ele está pálido, frio e sudorético. A pressão venosa jugular é de 10 cm H_2O. A ausculta do tórax revela estertores crepitantes em ambos os campos pulmonares até a metade dos pulmões. O exame do coração revela taquicardia, com B_3 e B_4 audíveis. Não são ouvidos sopros nem atritos. As extremidades estão sem edema. O ECG mostra hipertrofia do ventrículo esquerdo e ondas Q nas derivações anteriores e laterais, consistente com a história de hipertensão e infarto do miocárdio do paciente. A radiografia de tórax revela infiltrado intersticial, compatível com edema pulmonar. Ele é internado na UTI, com um diagnóstico de insuficiência cardíaca e possível infarto do miocárdio.

Questões

A. Quais são os quatro fatores responsáveis por quase todos os casos de edema pulmonar? Quais são os prováveis fatores responsáveis pelo edema pulmonar deste paciente?

B. Como a função cardíaca deficiente causa edema pulmonar?

CASO 47

Um homem de 57 anos de idade se submete à reposição total do joelho por doença articular degenerativa grave. Quatro dias depois da cirurgia, ele desenvolve um início agudo de dispneia e dor torácica pleural no lado direito. Ele está agora com dificuldade respiratória moderada, com uma frequência respiratória de 28/min, frequência cardíaca de 120 bpm e pressão arterial de 110/70 mmHg. A saturação de oxigênio é de 90% ao ar ambiente. O exame dos pulmões é normal. O exame do coração revela taquicardia, mas, afora isso, não é digno de nota. A extremidade inferior direita é pós-cirúrgica, cicatrizando bem, com edema depressível de 2+, dor à palpação da panturrilha, com eritema e calor; a perna esquerda é normal. Ele tem um sinal de Homan positivo à direita. Suspeita-se de embolia pulmonar aguda.

Questões

A. De onde a embolia pulmonar provavelmente se originou?

B. Quais são os fatores de risco deste paciente para tromboembolismo?

C. Quais são as alterações hemodinâmicas observadas na embolia pulmonar aguda?

D. Quais mudanças poderiam ser esperadas nas relações ventilação/perfusão? Qual seria a provável ΔPO_2 A-a deste paciente?

252 Fisiopatologia da Doença

CASO 48

Um homem de 46 anos vai ao hospital com queixa de 5 dias de tosse que está piorando, febre alta e dispneia. Ao exame físico, nota-se que ele está taquipneico (frequência respiratória de 30 incursões/min), hipóxico com uma baixa saturação de oxigênio (89%) e febril (39°C). A radiografia de tórax mostra infiltrados em ambos os lobos inferiores. Um hemograma completo revela uma leucocitose. Ele é internado no hospital. Apesar do tratamento com oxigênio e antibióticos, ele fica mais hipóxico e requer entubação endotraqueal e ventilação mecânica. Nas hemoculturas, cresce *Streptococcus pneumoniae*. Apesar de a ventilação mecânica utilizar altas concentrações de oxigênio, seu nível de oxigênio no sangue arterial permanece baixo. Sua radiografia de tórax mostra progressão dos infiltrados em ambos os campos pulmonares. Ele é diagnosticado com síndrome da angústia respiratória aguda (SARA).

Questões

A. Quais são os principais fatores fisiopatológicos na SARA que causam acúmulo de líquido extravascular nos pulmões?

B. Quais são as causas comuns de SARA?

C. O que é responsável pela hipoxia grave encontrada frequentemente na SARA, apesar do uso de ventilação mecânica e de altas concentrações de oxigênio?

REFERÊNCIAS

Gerais

Crystal RG et al. *The Lung: Scientific Foundations*, 2nd ed. Lippincott-Raven, 1997.

Hlastala MP et al. *Physiology of Respiration*, 2nd ed. Oxford University Press, 2001.

Lumb AB et al. *Nunn's Applied Respiratory Physiology*, 7th ed. Churchill Livingstone, 2010.

Mason RJ et al. *Murray and Nadel's Textbook of Respiratory Medicine*, 5th ed. Saunders Elsevier, 2010.

Murray JF. *The Normal Lung*, 2nd ed. WB Saunders, 1986.

West JB. *Pulmonary Pathophysiology: The Essentials*, 8th ed. Lippincott Williams & Wilkins, 2013.

West JB. *Respiratory Physiology: The Essentials*, 8th ed. Lippincott Williams & Wilkins, 2008.

Fisiologia e fisiopatologia

Akulian J et al. The evaluation and clinical application of pleural physiology. Clin Chest Med. 2013 Mar;34(1):11–9. [PMID: 23411052]

Chebbo A et al. Hypoventilation syndromes. Med Clin North Am. 2011 Nov;95(6):1189–202. [PMID: 22032434]

Hogg JC. Pathophysiology of airflow limitation in chronic obstructive pulmonary disease. Lancet. 2004 Aug 21;364(9435):709–21. [PMID: 15325838]

Laghi F et al. Disorders of the respiratory muscles. Am J Respir Crit Care Med. 2003 Jul 1;168(1):10–48. [PMID: 12826594]

Leach RM et al. Oxygen transport–2. Tissue hypoxia. BMJ. 1998 Nov 14;317(7169):1370–3. [PMID: 9812940]

Nici L et al. Scope, background and definition of pulmonary rehabilitation. Eur J Phys Rehabil Med. 2011 Sep;47(3):465–74. [PMID: 21946404]

Ortega R et al. Videos in clinical medicine. Pulse oximetry. N Engl J Med. 2011 Apr 21;364(16):e33. [PMID: 21506738]

Treacher DF et al. Oxygen transport–1. Basic principles. BMJ. 1998 Nov 7;317(7168):1302. [PMID: 9804723]

Weir EK et al. Acute oxygen-sensing mechanisms. N Engl J Med. 2005 Nov 10;353(19):2042–55. [PMID: 16282179]

West JB. Understanding pulmonary gas exchange: ventilation-perfusion relationships. J Appl Physiol. 2004 Nov;97(5):1603–4. [PMID: 15475551]

Wrobel JP et al. Mechanisms of pulmonary hypertension in chronic obstructive pulmonary disease: a pathophysiologic review. J Heart Lung Transplant. 2012 Jun;31(6):557–64. [PMID: 22502811]

Doenças pulmonares obstrutivas

Decramer M et al. Chronic obstructive pulmonary disease. Lancet. 2012;379(9823):1341–51. [PMID: 22314182]

Ege MJ et al. Exposure to environmental microorganisms and childhood asthma. N Engl J Med. 2011 Feb 24;364(8):701–9. [PMID: 21345099]

Holloway RA et al. Immunopathogenesis of chronic obstructive pulmonary disease. Curr Opin Pulm Med. 2013;19(2):95–102. [PMID: 23325031]

Kent BD et al. Hypoxemia in patients with COPD: cause, effects and disease progression. Int J Chron Obstruct Pulmon Dis. 2011;6:199–208. [PMID: 21660297]

Kim V et al. Chronic bronchitis and chronic obstructive pulmonary disease. Am J Respir Crit Care Med. 2013 Feb 1;187(3):228–37. [PMID: 23204254]

Mackay AJ et al. COPD exacerbations: causes, prevention and treatment. Med Clin North Am. 2012 Jul;96(4):789–809. [PMID: 22793945]

Macklem PT. Therapeutic implications of the pathophysiology of COPD. Eur Respir J. 2010 Mar;35(3):676–80. [PMID: 20190332]

McDonough JE et al. Small-airway obstruction and emphysema in chronic obstructive pulmonary disease. N Engl J Med. 2011 Oct 27;365(17):1567–75. [PMID: 22029978]

McKenzie DK et al. Respiratory muscle function and activation in chronic obstructive pulmonary disease. J Appl Physiol. 2009 Aug;107(2):621–9. [PMID: 19390004]

McNicholas WT. Chronic obstructive pulmonary disease and obstructive sleep apnea: overlaps in pathophysiology, systemic inflammation and cardiovascular disease. Am J Respir Crit Care Med. 2009 Oct 15;180(8):692–700. [PMID: 19628778]

Murphy DM et al. Recent advances in the pathophysiology of asthma. Chest. 2010 Jun;137(6):1417–26. [PMID: 20525652]

Wenzel SE. Asthma phenotypes: the evolution from clinical to molecular approaches. Nat Med. 2012 May 4;18(5):716–25. [PMID: 22561835]

Doenças pulmonares intersticiais

Chilosi M et al. The pathogenesis of COPD and IPF: distinct horns of the same devil? Respir Res. 2012 Jan 11;13:3. [PMID: 22235752]

Jankowich MD et al. Combined pulmonary fibrosis and emphysema syndrome: a review. Chest. 2012 Jan 14;141(1):222–31. [PMID: 22215830]

King TE Jr et al. Idiopathic pulmonary fibrosis. Lancet. 2011 Dec 3;378(9807):1949–61. [PMID: 21719092]

Larsen BT et al. Update for pathologists on idiopathic interstitial pneumonias. Arch Pathol Lab Med. 2012 Oct;136(10):1234–41. [PMID: 23020729]

Noble PW et al. Pulmonary fi brosis: patterns and perpetrators. J Clin Invest. 2012 Aug 1;122(8):2756–62. [PMID: 22850886]

Todd NW et al. Molecular and cellular mechanisms of pulmonary fibrosis. Fibrogenesis Tissue Repair. 2012 Jul 23;5(1):11. [PMID: 22824096]

Vassallo R et al. Smoking-related interstitial lung diseases. Clin Chest Med. 2012 Mar;33(1):165–78. [PMID: 22365253]

Washko GR et al; COPDGene Investigators. Lung volumes and emphysema in smokers with interstitial lung abnormalities. N Engl J Med. 2011 Mar 10;364(10):897–906. [PMID: 21388308]

Edema pulmonar

Matthay MA et al. Lung epithelial fl uid transport and the resolution of pulmonary edema. Physiol Rev. 2002 Jul;82(3):569–600. [PMID: 12087129]

Murray JF. Pulmonary edema: pathophysiology and diagnosis. Int J Tuberc Lung Dis. 2011 Feb;15(2):155–60. [PMID: 21219673]

Rimoldi SF et al. Flash pulmonary edema. Prog Cardiovasc Dis. 2009 Nov–Dec;52(3):249–59. [PMID: 19917337]

Snapper JR. Lung mechanics in pulmonary edema. Clin Chest Med. 1985 Sep;6(3):393–412. [PMID: 3907945]

Summers RL et al. Pathophysiology of acute decompensated heart failure. Heart Fail Clin. 2009 Jan;5(1):9–17. [PMID: 19026381]

Ware LB et al. Acute pulmonary edema. N Engl J Med. 2005 Dec 29;353(26):2788–96. [PMID: 16382065]

Insuficiência respiratória aguda e SARA

ARDS Definition Task Force; Ranieri VM et al. Acute respiratory distress syndrome: the Berlin Definition. JAMA. 2012 Jun 20;307(23):2526–33. [PMID: 22797452]

Dushianthan A et al. Acute respiratory distress syndrome and acute lung injury. Postgrad Med J. 2011 Sep;87(1031):612–22. [PMID: 21642654]

Isotani E. Pathophysiology of acute respiratory distress syndrome. Crit Care Med. 2012 Jul;40(7):2233–4. [PMID: 22710210]

Mac Sweeney R et al. Acute lung failure. Semin Respir Crit Care Med. 2011 Oct;32(5):607–25. [PMID: 21989697]

Matthay MA et al. The acute respiratory distress syndrome. J Clin Invest. 2012 Aug 1;122(8):2731–40. [PMID: 22850883]

National Heart, Lung, and Blood Institute Acute Respiratory Distress Syndrome (ARDS) Clinical Trials Network. Comparison of two fluid-management strategies in acute lung injury. N Engl J Med. 2006 Jun 15;354(24):2564–75. [PMID: 16714767]

Petrucci N et al. Lung protective ventilation strategy for the acute respiratory distress syndrome. Cochrane Database Syst Rev. 2013 Feb 28;2:CD003844. [PMID: 23450544]

Pierrakos C et al. Acute respiratory distress syndrome: pathophysiology and therapeutic options. J Clin Med Res. 2012 Feb;4(1):7–16. [PMID: 22383921]

Ventilation with lower tidal volumes as compared with traditional tidal volumes for acute lung injury and the acute respiratory distress syndrome. The Acute Respiratory Distress Syndrome Network. N Engl J Med. 2000 May 4;342(18):1301–8. [PMID: 10793162]

Embolia pulmonar

Agnelli G et al. Acute pulmonary embolism. N Engl J Med. 2010 Jul 15;363(3):266–74. [PMID: 20592294]

Burns SK et al. Diagnostic imaging and risk stratification of patients with acute pulmonary embolism. Cardiol Rev. 2012 Jan–Feb;20(1):15–24. [PMID: 22143281]

Eliott CG. Pulmonary physiology during pulmonary embolism. Chest. 1992 Apr;101(4 Suppl):163S–71S. [PMID: 1555481]

Goldhaber SZ et al. Pulmonary embolism and deep vein thrombosis. Lancet. 2012 May 12;379(9828):1835–46. [PMID: 22494827]

Hunt JM et al. Clinical review of pulmonary embolism: diagnosis, prognosis, and treatment. Med Clin North Am. 2011 Nov;95(6):1203–22. [PMID: 22032435]

Jaff MR et al. Management of massive and submassive pulmonary embolism, iliofemoral deep vein thrombosis, and chronic thromboembolic pulmonary hypertension: a scientific statement from the American Heart Association. Circulation. 2011 Apr26;123(16):1788–830. [PMID: 21422387]

Mackman N. New insights into the mechanisms of venous thrombosis. J Clin Invest. 2012 Jul 2;122(7):2331–6. [PMID: 22751108]

Matthews JC et al. Acute right ventricular failure in the setting of acute pulmonary embolism or chronic pulmonary hypertension: a detailed review of the pathophysiology, diagnosis, and management. Curr Cardiol Rev. 2008 Feb;4(1):49–59. [PMID: 19924277]

The PIOPED Investigators. Value of the ventilation/perfusion scan in acute pulmonary embolism. Results of the prospective investigation of pulmonary embolism diagnosis (PIOPED). JAMA. 1990 May 23–30;263(20):2753–9. [PMID: 2332918]

Distúrbios Cardiovasculares: Doenças do Coração

CAPÍTULO

10

Fred M. Kusumoto, M.D.

O médico envolvido na assistência cotidiana a pacientes frequentemente se depara com doenças do sistema circulatório. O conhecimento dos processos fisiopatológicos subjacentes associados com doenças do coração e dos vasos sanguíneos provê um arcabouço crítico para o manejo do paciente. Este capítulo aborda as doenças do coração, e o capítulo seguinte enfoca as doenças dos vasos sanguíneos. A estrutura e função cardíacas normais são resumidas aqui, e mecanismos fisiopatológicos para problemas cardíacos encontrados comumente são então discutidos, com ênfase em arritmias, insuficiência cardíaca, doenças valvares, doença arterial coronariana e doença do pericárdio.

ESTRUTURA E FUNÇÃO NORMAL DO CORAÇÃO

ANATOMIA

O coração é um órgão complexo cuja função primária é bombear sangue por meio das circulações pulmonar e sistêmica. Ele é composto por quatro câmaras: as câmaras bombeadoras principais, os ventrículos esquerdo e direito, e os átrios esquerdo e direito, que agem como "bombas de condicionamento-estoque" responsáveis pelos 20 a 30% finais do enchimento ventricular (Figura 10-1A). O retorno venoso periférico das veias cavas inferior e superior enche o átrio e o ventrículo direitos (por meio da valva tricúspide aberta) (Figura 10-1B). Com a contração atrial, quantidade extra de sangue flui pela valva tricúspide e completa o enchimento do ventrículo direito. Sangue não oxigenado é então bombeado para a artéria pulmonar e pulmões pelo ventrículo direito, por meio da valva pulmonar (Figura 10-1C). O sangue oxigenado retorna dos pulmões para o átrio esquerdo por meio das quatro veias pulmonares (Figura 10-1D). A contração sequencial atrial e ventricular esquerda bombeia o sangue de volta para os tecidos periféricos. A valva mitral separa o átrio e o ventrículo esquerdos, e a valva aórtica separa o ventrículo esquerdo da aorta (Figuras 10-1D e 10-1E).

O coração situa-se no saco pericárdico, preso às estruturas do mediastino somente nos grandes vasos. Durante o desenvolvimento embriológico, o coração se invagina para dentro do saco pericárdico como um punho sendo empurrado para dentro de um balão parcialmente inflado. O saco pericárdico é composto por uma camada interna serosa (pericárdio visceral) diretamente aposta ao miocárdio e por uma camada externa fibrosa chamada de pericárdio parietal. Em condições normais, aproximadamente 40 a 50 mL de líquido claro, que provavelmente é um ultrafiltrado do plasma, preenche o espaço entre as camadas do saco pericárdico.

As artérias coronárias principais esquerda e direita surgem da raiz da aorta e proveem o principal suprimento de sangue para o coração (Figura 10-2). A grande artéria principal coronária esquerda geralmente se ramifica em artéria descendente anterior esquerda e artéria coronária circunflexa. A artéria coronária descendente anterior esquerda dá origem aos ramos diagonal e septal que fornecem sangue à parede anterior e ao septo do coração, respectivamente. A artéria coronária circunflexa continua em torno do coração no sulco atrioventricular esquerdo, e dá origem a grandes artérias marginais obtusas que fornecem sangue à parede livre do ventrículo esquerdo. A artéria coronária direita percorre pelo interior do sulco atrioventricular direito e supre sangue para o ventrículo direito por meio de ramos marginais agudos. A artéria descendente posterior, que fornece sangue para as paredes posterior e inferior do ventrículo esquerdo, surge da artéria coronária direita em 80% das pessoas (circulação dominante direita) e da artéria circunflexa em 20% das pessoas (circulação dominante esquerda).

A contração das câmaras cardíacas é coordenada por várias regiões do coração que são compostas por miócitos com automaticidade especializada (marca-passo) e propriedades de condução (Figura 10-3). Células no nó sinoatrial (SA) e no nó atrioventricular (AV) têm frequências rápidas de marca-passo (nó SA: 60 a 100 bpm; nó AV: 40 a 70 bpm),

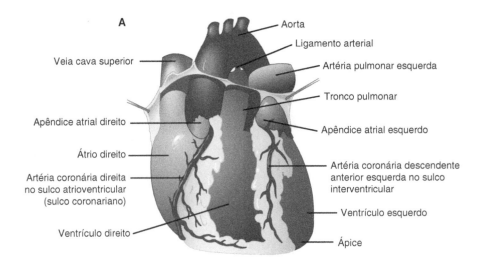
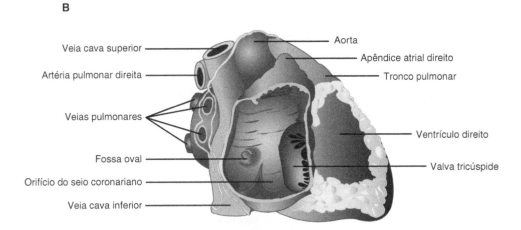
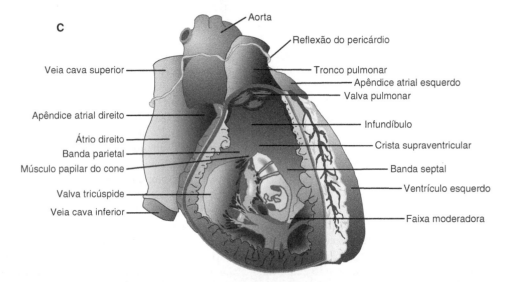

FIGURA 10-1 Anatomia do coração. **A:** visão anterior do coração. **B:** visão do coração direito com a parede atrial direita refletida para mostrar o átrio direito. **C:** visão anterior do coração com a parede anterior removida para mostrar a cavidade ventricular direita. (Redesenhada, com permissão, de Cheitlin MD et al., eds. *Clinical Cardiology*, 6th ed. Publicada originalmente por Appleton & Lange. Copyright © 1993 por The McGraw-Hill Companies, Inc.)

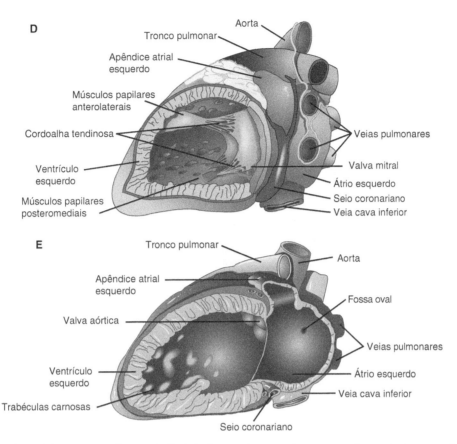

FIGURA 10-1 (*Continuação*) Anatomia do coração. **D:** visão do coração esquerdo com a parede ventricular esquerda virada para trás para mostrar a valva mitral. **E:** visão do coração esquerdo a partir do lado esquerdo com a parede livre ventricular esquerda e a valva mitral cortadas para revelar a valva aórtica. (Redesenhada, com permissão, de Cheitlin MD et al., eds. *Clinical Cardiology*, 6th ed. Publicada originalmente por Appleton & Lange. Copyright © 1993 por The McGraw-Hill Companies, Inc.)

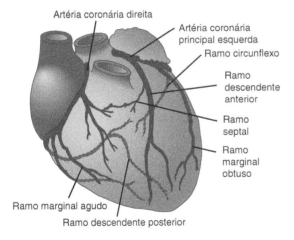

FIGURA 10-2 Artérias coronárias e seus ramos principais em seres humanos. (Redesenhada, com permissão, de Ross G. The cardiovascular system. In: Ross G, ed. *Essentials of Human Physiology*. Copyright © 1978 por Year Book Medical Publishers, Inc., Chicago.)

e o feixe de His e as fibras de Purkinje são caracterizados por frequências rápidas de condução. Devido ao seu ritmo de marca-passo intrínseco mais rápido, o nó SA geralmente é o local de iniciação do impulso elétrico cardíaco durante um batimento cardíaco normal. Então, o impulso despolariza rapidamente tanto o átrio esquerdo quanto o direito quando ele se desloca para o nó AV. A velocidade de condução fica mais lenta, de 1 m/s, no tecido atrial, para 0,05 m/s, no tecido nodal. Após o retardo no nó AV, o impulso move-se rapidamente para baixo no feixe de His (1 m/s) e nas fibras de Purkinje (4 m/s) para despolarizar simultaneamente os ventrículos direito e esquerdo. Os átrios e ventrículos são separados por um arcabouço fibroso que é eletricamente inerte, de modo que, em condições normais, o nó AV e o feixe de His contíguo formam a única conexão elétrica entre átrios e ventrículos. Este arranjo possibilita que átrios e ventrículos batam de modo sincronizado, e minimiza a chance de retroalimentação elétrica entre as câmaras.

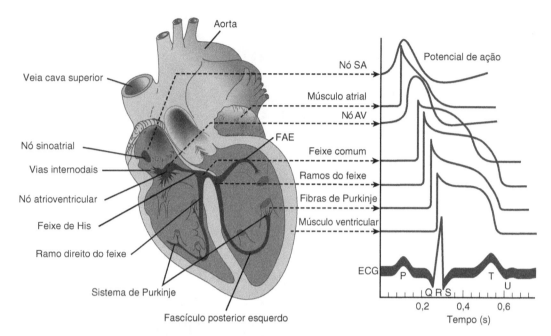

FIGURA 10-3 Sistema de condução do coração. Potenciais de ação transmembrana típicos para os nós SA e AV, outras partes do sistema de condução, e os músculos atriais e ventriculares são mostrados juntamente com a correlação à atividade elétrica registrada extracelularmente (i.e., o eletrocardiograma [ECG]). Os potenciais de ação e o ECG são plotados no mesmo eixo de tempo, mas com diferentes pontos zero na escala vertical. O intervalo PR é medido do começo da onda P ao começo do QRS. (FAE, fascículo anterior esquerdo.) (Redesenhada, com permissão, de Ganong, WF. *Review of Medical Physiology.* 22nd ed. McGraw-Hill, 2005.)

A atividade elétrica do coração pode ser mensurada a partir da superfície do corpo em posições padronizadas, por eletrocardiografia. No eletrocardiograma (ECG), a onda P representa a despolarização atrial; o intervalo de onda eletrocardiográfico (QRS), a despolarização ventricular; e a onda T, a repolarização ventricular (Figura 10-3). Como a despolarização ventricular normal ocorre quase simultaneamente nos ventrículos direito e esquerdo – em geral, em torno de 60 a 100 ms – o complexo QRS é estreito. Embora a atividade elétrica dos pequenos tecidos de condução especializados não possa ser mensurada diretamente a partir da superfície, o intervalo entre a onda P e o começo do complexo QRS (intervalo PR) representa, principalmente, o tempo de condução do nó AV e do feixe de His.

HISTOLOGIA

Os miócitos ventriculares têm normalmente 50 a 100 mm de comprimento e 10 a 25 mm de largura. Os miócitos atriais e nodais são menores, enquanto os miócitos do sistema de Purkinje são maiores em ambas as dimensões. Os miócitos são cheios de centenas de feixes estriados paralelos denominados miofibrilas. As miofibrilas são compostas por unidades repetidoras, chamadas sarcômeros, que formam a principal unidade contrátil do miócito (Figura 10-4). Os sarcômeros são estruturas complexas compostas pelas proteínas contráteis, miosina e actina, que são conectadas por pontes cruzadas, e por um complexo proteico regulador, a tropomiosina. (Ver a seção Fisiologia celular, posteriormente.)

FISIOLOGIA

Fisiologia do ciclo cardíaco

Como os ventrículos são as bombas fisiológicas primárias do coração, a análise tem sido concentrada nessas câmaras, particularmente no ventrículo esquerdo. A função de ventrículos intactos é estudada tradicionalmente pela avaliação das relações pressão-tempo e pressão-volume.

Na **análise pressão-tempo** (Figura 10-5), as pressões nas câmaras do coração e nos grandes vasos são mensuradas durante o ciclo cardíaco e plotadas como uma função de tempo. No começo do ciclo cardíaco, o átrio esquerdo se contrai, forçando sangue adicional para o ventrículo esquerdo e dando origem a uma onda *a* no traçado de pressão do átrio esquerdo. Ao fim da diástole, a valva mitral se fecha, produzindo a primeira bulha cardíaca (B_1), e segue-se um período curto de contração isovolumétrica durante o qual tanto a valva aórtica quanto a mitral estão fechadas, mas o ventrículo esquerdo está em contração ativa. Quando a pressão intraventricular se eleva ao nível da pressão aórtica, a valva aórtica se abre e flui sangue para dentro da aorta. Além deste ponto, a aorta e o ventrículo esquerdo formam uma câmara contígua com pressões iguais, mas o volume ventricular esquerdo diminui quando o sangue é expelido. A contração do ventrículo esquerdo é interrompida e o relaxamento ventricular inicia, e o fim da sístole é atingido quando a pressão intraventricular cai abaixo da pressão aórtica. A valva aórtica então se fecha, produzindo a segunda bulha cardíaca (B_2). Durante a sístole, o sangue se acumulou lentamente no átrio esquerdo (porque a

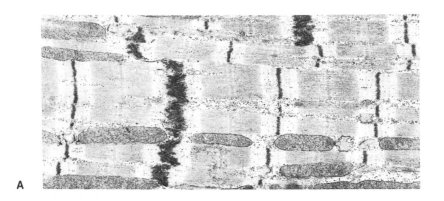
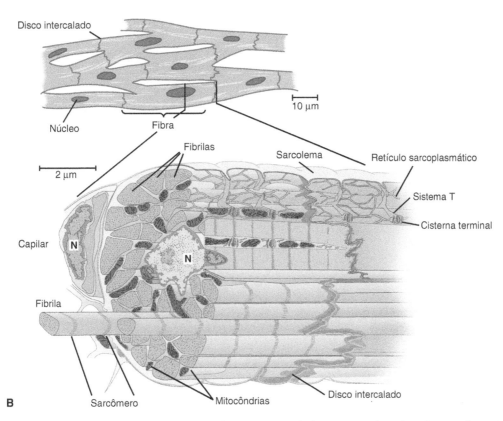

FIGURA 10-4 A: fotomicrografia eletrônica de músculo cardíaco. As linhas grossas desordenadas são discos intercalados (×12.000). (Reproduzida, com permissão, de Bloom W et al. *A Textbook of Histology*, 10th ed. Saunders, 1975.) **B:** diagrama de músculo cardíaco como visualizado ao microscópio óptico (**superior**) e ao microscópio eletrônico (**inferior**). (N, núcleo). (Redesenhada, com permissão, de Braunwald E et al. Mechanisms of contraction of the normal and failing heart. N Engl J Med. 1967;277:794.)

valva mitral está fechada), dando origem à onda *v* no traçado da pressão atrial esquerda. Durante a primeira fase da diástole – relaxamento isovolumétrico – não ocorre mudança no volume ventricular, mas o relaxamento continuado do ventrículo leva a uma queda exponencial da pressão ventricular esquerda. O enchimento do ventrículo esquerdo começa quando a pressão ventricular esquerda cai abaixo da pressão atrial esquerda e a valva mitral se abre. O relaxamento ventricular é um processo relativamente longo que inicia antes que a valva aórtica se feche e se estenda após a abertura da valva mitral.

A velocidade e extensão do relaxamento ventricular dependem de múltiplos fatores: frequência cardíaca, espessura de paredes, volume e formato das câmaras, pressão aórtica, tono simpático e presença ou ausência de isquemia do miocárdio. Uma vez aberta a valva mitral, há um período inicial de enchimento rápido do ventrículo que contribui com 70 a 80% do volume de sangue do ventrículo, e ocorre principalmente devido ao gradiente de pressão atrioventricular. Na metade da diástole, o fluxo para dentro do ventrículo esquerdo fica mais lento, e o ciclo cardíaco começa novamente com a próxima

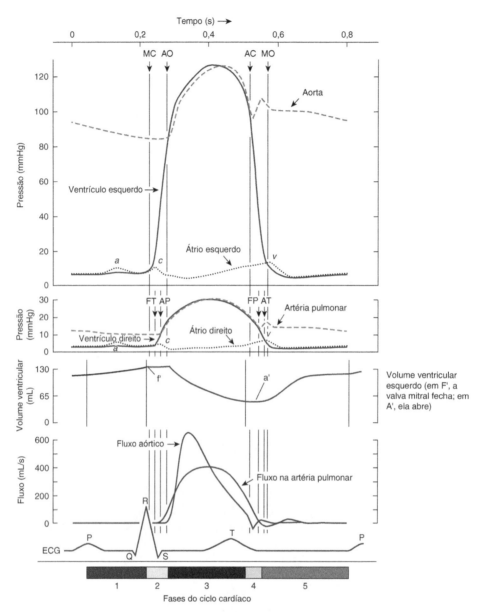

FIGURA 10-5 Diagrama de eventos no ciclo cardíaco. De cima para baixo: pressão (em milímetros de mercúrio) na aorta, ventrículo esquerdo, átrio esquerdo, artéria pulmonar, ventrículo direito, átrio direito; fluxo sanguíneo (mL/s) na aorta ascendente e artéria pulmonar; ECG. Abscissa, tempo em segundos. (Abertura e fechamento de valvas são indicados por AA e FA, respectivamente, para a valva aórtica; AM e FM para a valva mitral; AP e FP para a valva pulmonar; AT e FT para a valva tricúspide.) Eventos do ciclo cardíaco em uma frequência de 75 bpm. As fases do ciclo cardíaco identificadas pelos números na parte inferior da figura são como a seguir: 1, sístole atrial; 2, contração ventricular isovolumétrica; 3, ejeção ventricular; 4, relaxamento ventricular isovolumétrico; 5, enchimento ventricular. No fim da sístole, a pressão aórtica realmente excede a pressão no ventrículo esquerdo. Contudo, a força cinética do sangue o mantém fluindo para fora do ventrículo por um período curto. As relações de pressão no ventrículo direito e na artéria pulmonar são semelhantes. (Redesenhada, com permissão, de Milnor WR. The circulation. In: Mountcastle VB, ed. *Medical Physiology*, 2 vols. Mosby, 1980.)

contração atrial. A análise de pressão-tempo do ventrículo direito é semelhante, mas com pressões mais baixas, porque a impedância para o fluxo no sistema vascular pulmonar é muito mais baixa que na circulação sistêmica.

Na **análise pressão-volume** (Figura 10-6), a pressão durante o ciclo cardíaco está plotada como uma função de volume em vez de tempo. Durante a diástole, quando o volume ventricular aumenta, tanto durante o enchimento rápido inicial quanto na contração atrial, a pressão ventricular aumenta (curva **da**). O formato e a posição desta curva, a **relação pressão-volume diastólica**, dependem das propriedades de relaxamento, da retração elástica e da distensibilidade do ven-

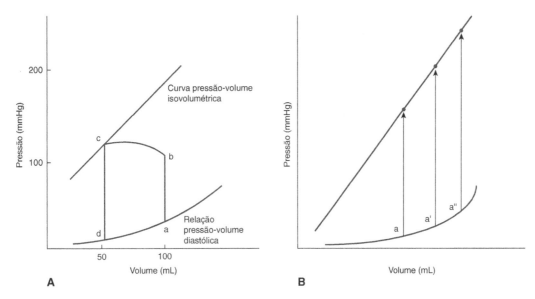

FIGURA 10-6 **A:** alça pressão-volume para o ventrículo esquerdo. Durante a diástole, o ventrículo esquerdo se enche e a pressão aumenta ao longo da curva pressão-volume diastólica de **d** para **a**. A linha **ab** representa contração isométrica, e **bc**, a fase de ejeção da sístole. A valva aórtica se fecha no ponto **c**, e a pressão cai ao longo de **cd** (relaxamento isovolumétrico), até que a valva mitral se abre no ponto **d** e o ciclo se repete. A distância de **b** a **c** representa o volume sistólico ejetado por aquele batimento. O ponto **a** representa o fim da diástole, e o ponto **c**, o fim da sístole. **B:** se o ventrículo esquerdo está cheio por quantidades variáveis **a**, **a'** e **a"** e tem possibilidade de sofrer contração isovolumétrica, uma relação relativamente linear, a relação pressão-volume isovolumétrica, pode ser definida.

trículo. A curva desvia para a esquerda (pressão mais alta para um determinado volume) se o relaxamento do ventrículo estiver diminuído, se o ventrículo perder retração elástica ou ficar mais rígido. No começo da sístole, a contração ventricular ativa se inicia e o volume permanece inalterado (período de contração isovolumétrica) (**ab**). Quando a pressão ventricular esquerda alcança a pressão aórtica, a valva aórtica se abre, e o volume ventricular diminui quando o ventrículo expele seu sangue (curva **bc**). No fim da sístole (**c**), a valva aórtica se fecha e começa o relaxamento isovolumétrico (**cd**). Quando a valva mitral se abre, o ventrículo começa a se encher para o próximo ciclo cardíaco, repetindo todo o processo. A área abrangida por essa alça representa a quantidade de trabalho feito pelo ventrículo durante um ciclo cardíaco. A posição do ponto **c** depende da **curva pressão-volume isovolumétrica sistólica**. Se o ventrículo estiver cheio de quantidades variáveis de sangue (pré-cargas) e com possibilidade de se contrair, mas a valva aórtica for impedida de se abrir, existe uma relação relativamente linear, denominada curva volume-pressão isovolumétrica sistólica (Figura 10-6B). A inclinação e posição desta linha descrevem o estado contrátil inerente do ventrículo. Se a contratilidade estiver aumentada por catecolaminas ou outros inotróficos positivos, a linha se desviará para a esquerda.

As relações pressão-volume ajudam a ilustrar os efeitos dos esforços diferentes sobre o débito cardíaco. O débito cardíaco do ventrículo é o produto da **frequência cardíaca** e do volume de sangue bombeado com cada batimento (**volume sistólico**). A largura da alça pressão-volume é a diferença entre o volume diastólico final e o volume sistólico final, ou o volume sistólico (Figura 10-6). O volume sistólico depende de três parâmetros: contratilidade, pós-carga e pré-carga (Figura 10-7). Alterar o estado contrátil do coração mudará a largura da alça pressão-volume por modificar a posição da curva de pressão sistólica isovolumétrica. A impedância contra a qual o coração precisa trabalhar (pressão aórtica para o ventrículo esquerdo) é chamada de **pós-carga**; a pós-carga aumentada causará uma diminuição do volume sistólico. **Pré-carga** é a quantidade de enchimento do ventrículo no fim da diástole. Até um ponto, quanto mais um miócito ou uma câmara ventricular é distendido, mais ele se contrairá (**relação de Frank-Starling**), de modo que a pré-carga aumentada levará a um aumento do volume sistólico.

As relações pressão-tempo e pressão-volume são essenciais para a compreensão dos mecanismos fisiopatológicos de doenças que afetam toda a função da câmara ventricular, tais como insuficiência cardíaca e anormalidades valvares.

Fisiologia celular
A. Miócitos ventriculares e atriais

O mecanismo celular de contração do miócito depois da estimulação elétrica é complexo demais para ser abordado completamente nesta seção, mas discussões interessantes sobre acoplamento eletromecânico podem ser encontradas. Em resumo, quando o miócito é estimulado, canais de sódio na membrana da superfície celular (sarcolema) se abrem, e íons sódio (Na^+) fluem de seu gradiente eletroquímico para

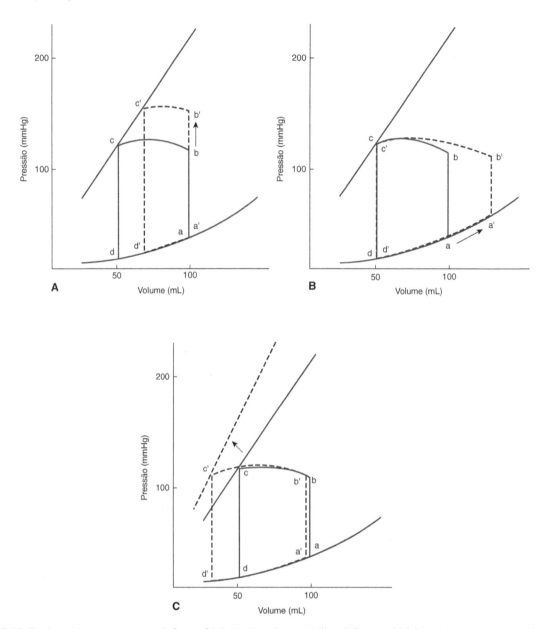

FIGURA 10-7 **A:** a pré-carga crescente de **b** para **b'** diminui o volume sistólico de **bc** para **b'c'**. **B:** a pré-carga crescente de **a** para **a'** aumenta o volume sistólico de **bc** para **b'c'**, mas à custa de aumento da pressão diastólica final. **C:** o estado contrátil crescente desvia a relação pressão-volume isovolumétrica para a esquerda, aumentando o volume sistólico de **bc** para **b'c'**.

dentro da célula. Esta aceleração súbita de íons para dentro é responsável pela subida aguda do potencial de ação do miócito (fase 0) (**Figura 10-8**). Uma fase de platô se segue, durante a qual o potencial da membrana celular permanece relativamente inalterado, devido ao fluxo para dentro de íons cálcio (Ca^{2+}) e para fora de íons potássio (K^+) através de vários canais de potássio especializados diferentes. A repolarização ocorre em consequência do fluxo contínuo de K^+ para fora depois que o fluxo de Ca^{2+} para dentro estiver cessado.

Dentro da célula, a mudança no potencial de membrana pelo súbito influxo de Na^+ e aumento subsequente de Ca^{2+} intracelular leva à liberação de grande número de íons cálcio através de canais especializados de liberação de Ca^{2+} pelo retículo sarcoplasmático. O mecanismo de sinalização exato não é conhecido. Uma vez no citoplasma, entretanto, o Ca^{2+} liberado do retículo sarcoplasmático liga-se às proteínas reguladoras troponina e tropomiosina. Torna-se possível, então, que miosina e actina interajam e as pontes cruzadas entre elas se curvem, dando origem à contração (**Figura 10-9**). O processo de relaxamento também é malcompreendido, mas parece envolver o retorno de Ca^{2+} ao retículo sarcoplasmático através de duas proteínas transmembrana integradas

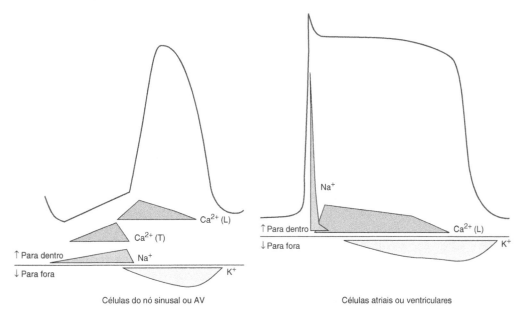

FIGURA 10-8 Alterações nas condutâncias iônicas responsáveis por gerar potenciais de ação para tecido ventricular ou atrial (direita) e uma célula de nó sinusal ou AV (esquerda). Nas células nodais, canais rápidos de Na⁺ estão ausentes, de modo que a subida do potencial de ação é muito mais lenta. A despolarização diastólica observada em células nodais deve-se à diminuição do efluxo de K⁺ e ao influxo lento de Na⁺ e Ca²⁺. Ca²⁺ (T): influxo via canais de Ca²⁺ (T); Ca²⁺ (L): influxo via canais de Ca²⁺ (L).

no retículo sarcoplasmático: Ca^{2+}-ATPase e fosfolambam. A recaptação de Ca^{2+} é um processo ativo que requer trifosfato de adenosina (ATP).

B. Células marca-passo

O potencial de ação de células marca-passo é diferente do descrito para miócitos ventriculares e atriais (**Figura 10-8**). Canais rápidos de sódio estão ausentes, de modo que a despolarização rápida de fase 0 não é observada nas células dos nós SA e AV. Além disso, essas células são caracterizadas por automaticidade aumentada por uma despolarização espontânea de fase 4 relativamente rápida. Uma combinação da redução de fluxo para fora de K⁺ e fluxo para dentro de Na⁺ e Ca²⁺, através de canais especializados, parece ser responsável por essa alteração dinâmica no potencial de membrana. As miofibrilas são esparsas, embora presentes, nas células marca-passo especializadas.

PONTO DE CHECAGEM

1. Quais são as diferenças em propriedades de marca-passo e condução em diferentes regiões do coração, e por que essas diferenças explicam a observação de que os impulsos elétricos cardíacos normalmente se originam no nó SA?
2. Descreva a análise pressão-tempo por meio do ciclo cardíaco.
3. Descreva a análise pressão-volume por meio do ciclo cardíaco.
4. O que são pré-carga e pós-carga?
5. Descreva sucintamente o mecanismo molecular do acoplamento eletromecânico na contração de miócitos cardíacos.

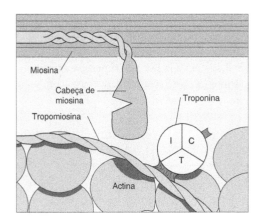
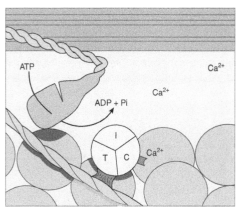

FIGURA 10-9 Iniciação da contração muscular por Ca²⁺. Quando Ca²⁺ se liga à troponina C, a tropomiosina é deslocada no sentido lateral, expondo o local de ligação para miosina na actina (área escura). Então, a hidrólise de ATP muda a conformação da cabeça de miosina e estimula sua ligação ao local exposto. Para simplificação, somente uma das duas cabeças da molécula de miosina-II é mostrada. (Redesenhada, com permissão, de Ganong WF. *Review of Medical Physiology*. 22nd ed. McGraw-Hill, 2005.)

FISIOPATOLOGIA DE DISTÚRBIOS CARDIOVASCULARES SELECIONADOS

ARRITMIAS

Em repouso, o coração é normalmente ativado em uma frequência de 50 a 100 bpm. Ritmos anormais do coração (arritmias) podem ser classificados como lentos demais (bradicardias) ou rápidos demais (taquicardias).

Bradicardia

A bradicardia pode surgir por dois mecanismos básicos. No primeiro mecanismo, a automaticidade reduzida do nó sinusal pode resultar em frequências cardíacas lentas ou pausas. Como mostrado na Figura 10-10, se a atividade de marca-passo do nó sinusal cessar, o coração geralmente será ativado em uma frequência mais lenta por outros tecidos cardíacos com atividade de marca-passo. A redução da automaticidade do nó sinusal pode acontecer durante períodos de tono vagal aumentado (sono, massagem do seio carotídeo, "desmaio comum"), com o aumento da idade e secundariamente a fármacos (betabloqueadores, bloqueadores de canais de cálcio).

No segundo mecanismo, frequências cardíacas lentas podem ocorrer se o impulso cardíaco for impedido de ativar os ventrículos, em geral, devido ao bloqueio na condução (Figura 10-11). Como o anel valvar fibroso é eletricamente inerte, o nó AV e o feixe de His normalmente formam a única conexão eletricamente ativa entre os átrios e os ventrículos. Embora este arranjo seja útil para prevenir a retroalimentação entre as duas câmaras, ele também torna o nó AV e o feixe de His locais vulneráveis para bloqueio da condução entre os átrios e os ventrículos. Embora o bloqueio possa ser observado no ramo esquerdo ou no ramo direito do feixe, a bradicardia não ocorre necessariamente, porque os ventrículos ainda podem ser ativados pelo feixe contralateral. O bloqueio atrioventricular tem sido classificado como de primeiro grau quando há um tempo de condução atrioventricular anormalmente longo (intervalo PR > 0,22 s), mas a ativação de átrios e ventrículos ainda demonstra associação 1:1. No bloqueio atrioventricular de segundo grau, alguns impulsos atriais são conduzidos aos ventrículos. Por fim, no bloqueio de terceiro grau, não há associação entre atividade atrial e ventricular. O bloqueio atrioventricular pode ocorrer com o aumento da idade, com o influxo vagal aumentado, e como um efeito colateral de certos fármacos. O bloqueio atrioventricular também pode ser observado algumas vezes em distúrbios congênitos como distrofia muscular, esclerose tuberosa e lúpus eritematoso sistêmico materno, e em distúrbios adquiridos como sarcoidose, gota, doença de Lyme, lúpus eritematoso sistêmico, espondilite anquilosante e doença arterial coronariana.

A bradicardia resultante de automaticidade diminuída ou de condução bloqueada necessita de avaliação em busca de causas reversíveis. Contudo, a implantação de um marca-passo permanente muitas vezes é necessária.

Taquicardia

As taquicardias podem se originar de três mecanismos celulares básicos (Figura 10-12). Primeiro, automaticidade aumentada resultante de fase 4 de despolarização mais rápida pode causar frequência cardíaca acelerada. Segundo, se a repolarização for retardada (período de platô mais longo), despolarizações espontâneas (causadas por reativação de canais de sódio ou de cálcio) podem ocorrer, algumas vezes, na fase 3 ou 4 do potencial de ação. Essas despolarizações são chamadas de atividade desencadeada em gatilho (*triggered*) porque dependem da existência de um potencial de ação precedente. Se essas despolarizações atingem o limiar, a taquicardia pode ocorrer em algumas condições patológicas. Terceiro, e mais comum, as taquicardias podem surgir a partir de um circuito reentrante. Qualquer condição que dê origem a regiões paralelas, mas eletricamente separadas com velocidades de condução diferentes (como na zona fronteiriça de um infarto do miocárdio, ou uma conexão atrioventricular acessória), pode servir como um substrato para um circuito reentrante.

O exemplo mais bem estudado de taquiarritmias reentrantes é a síndrome de Wolff-Parkinson-White (Figura 10-13). Como mencionado, o nó AV normalmente forma a única conexão elétrica entre os átrios e os ventrículos. Talvez devido à formação incompleta do anel, uma conexão atrioventricular acessória é encontrada em aproximadamente 1 em 1.000 pessoas. Essa via acessória geralmente é composta por tecido atrial ou ventricular normal. Como parte do ventrículo é "pré-excitada" por meio da via acessória em vez de pelo nó AV, o ECG de superfície mostra um intervalo PR curto e um QRS relativamente largo com uma deflexão para

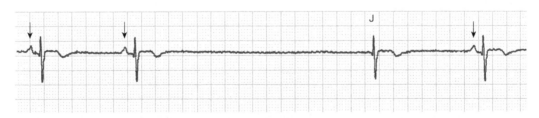

FIGURA 10-10 Tira de ritmo mostrando bradicardia resultante de pausa do nó sinusal. A atividade atrial (**setas**) cessa subitamente, e depois de aproximadamente 3 s é observado um batimento de escape juncional (J).

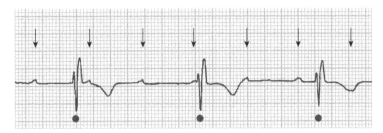

FIGURA 10-11 Tira de ritmo demonstrando bloqueio cardíaco de terceiro grau (completo) sem associação entre atividade atrial (**setas**) e atividade ventricular (**pontos**).

cima pouco nítida, chamada de **onda delta**. Como os átrios e ventrículos são ligados por duas conexões paralelas, taquicardias reentrantes são prontamente iniciadas. Por exemplo, uma contração atrial prematura poderia ser bloqueada na via acessória, mas ainda conduzir aos ventrículos por meio do nó AV. Se houver decorrido tempo suficiente, de modo que a via acessória tenha recuperado a excitabilidade, o impulso cardíaco pode se deslocar de modo retrógrado aos átrios pela via acessória e iniciar uma taquicardia reentrante.

O melhor exemplo de taquicardias por atividade desencadeada em gatilho é a síndrome do QT longo. Há mais de 40 anos, pesquisadores descreveram vários grupos de pacientes com uma síndrome congênita associada a um intervalo QT longo e arritmias ventriculares. Dados têm mostrado que o intervalo QT longo pode ser devido a vários defeitos específicos de canais iônicos. Por exemplo, a função reduzida de canais de potássio leva a um período de platô prolongado (Figura 10-14). A fase de platô prolongado no tecido ventricular leva a um intervalo QT prolongado. Esses pacientes estão predispostos à atividade desencadeada em gatilho em consequência da reativação de canais de sódio e cálcio (pouco após as despolarizações). A atividade desencadeada em gatilho nos ventrículos pode levar a arritmias ventriculares potencialmente fatais.

Independentemente do mecanismo, a abordagem ao manejo clínico imediato de taquicardias depende de se o complexo QRS é estreito ou largo. Se o complexo QRS for estreito, a despolarização dos ventrículos deve acontecer normalmente sobre os tecidos de condução especializados do coração, e a arritmia deve se originar no nó AV ou acima dele (supraventricular) (Figura 10-15).

Um complexo QRS largo sugere que a ativação ventricular não está ocorrendo normalmente sobre os tecidos de condução especializados do coração. A taquicardia está se originando a partir de tecido ventricular ou é uma taquicardia supraventricular com condução anormal no sistema His-Purkinje, ou uma via acessória. Critérios têm sido desenvolvidos para distinção entre taquicardia ventricular e supraventricular com anormalidade.

INSUFICIÊNCIA CARDÍACA

Função de bomba inadequada do coração, que leva à congestão resultante de líquido nos pulmões e tecidos periféricos, é o resultado final comum a muitos processos de doença cardíaca. Insuficiência cardíaca (IC) está presente em aproximadamente

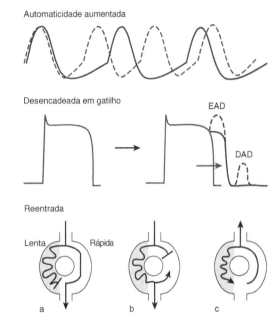

FIGURA 10-12 As taquiarritmias podem se originar por três mecanismos diferentes. Primeiro, o aumento da automaticidade de despolarização de uma fase 4 mais rápida pode causar arritmias. Segundo, em certas condições, despolarizações espontâneas durante a fase 3 (pós-despolarizações precoces; EAD) ou fase 4 (pós-despolarizações tardias; DAD) podem alcançar o limiar repetitivamente e causar taquicardia. Este parece ser o mecanismo da taquicardia ventricular polimórfica (*torsades de pointes*) observada em alguns pacientes em uso de procainamida ou quinidina, e nas arritmias associadas com toxicidade por digoxina. Terceiro, o mecanismo mais comum para taquiarritmias é a reentrada. Na reentrada, existem duas vias paralelas com propriedades de condução diferentes (talvez na zona fronteiriça de um infarto do miocárdio ou em uma região de isquemia miocárdica). O impulso elétrico percorre normalmente a via rápida e a via lenta (região sombreada), mas, no ponto onde as duas vias convergem, o impulso percorrendo a via lenta é bloqueado, pois o tecido está refratário pela despolarização recente por meio da via rápida (a). Entretanto, quando um batimento prematuro alcança o circuito, o bloqueio pode ocorrer na via rápida, e o impulso percorrerá a via lenta (região sombreada) (b). Depois de percorrer a via lenta, o impulso pode então entrar de modo retrógrado na via rápida (que devido ao atraso recuperou a excitabilidade) e então reentrar na via lenta para começar uma alça contínua de ativação, ou circuito reentrante (c).

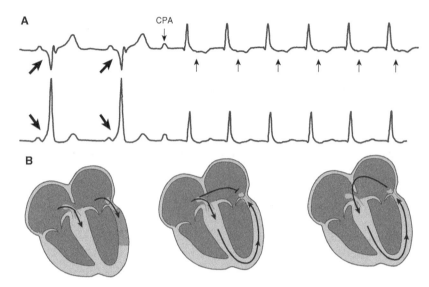

FIGURA 10-13 Taquicardia reentrante resultando de síndrome de Wolff-Parkinson-White. **A:** os dois primeiros batimentos demonstram ritmo sinusal com pré-excitação dos ventrículos por uma via acessória. As setas grandes mostram a onda delta. Uma contração prematura atrial (CPA) bloqueia a via acessória, o que leva à normalização do QRS, e os átrios são ativados de modo retrógrado por meio da via acessória (setas pequenas), e segue-se taquicardia supraventricular. **B:** o painel esquerdo ilustra esquematicamente os dois primeiros batimentos da tira de ritmo. O QRS é largo devido à ativação dos ventrículos tanto pelo nó AV quanto pela via acessória. O painel do meio ilustra a contração prematura real, que é bloqueada na via acessória, mas é conduzida no nó AV. No painel direito, os átrios são ativados de modo retrógrado pela via acessória, e é iniciado um circuito reentrante.

3 milhões de pessoas nos Estados Unidos; mais de 400 mil novos casos são relatados anualmente. A apresentação clínica é altamente variável; para um paciente individual, os sintomas dependem da rapidez com que a insuficiência cardíaca se desenvolve, e se ela envolve o ventrículo esquerdo, direito, ou ambos.

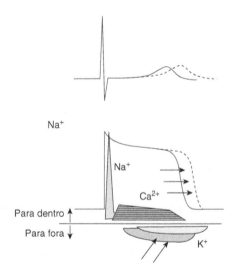

FIGURA 10-14 Em alguns pacientes com a síndrome do QT longo, a função de canal de potássio está reduzida (setas diagonais), o que leva ao prolongamento do potencial de ação dos miócitos ventriculares e ao prolongamento do intervalo QT. Em alguns casos, a reativação de canais de sódio e cálcio pode levar à atividade desencadeada em gatilho, que pode iniciar arritmias ventriculares potencialmente fatais.

1. Insuficiência ventricular esquerda
Apresentação clínica

Os pacientes com insuficiência do ventrículo esquerdo apresentam-se mais comumente com uma sensação de dispneia, particularmente quando deitados (ortopneia) ou à noite (dispneia paroxística noturna). Além disso, o paciente pode se queixar de escarro com rajas de sangue (hemoptise) e, ocasionalmente, dor torácica. Fadiga, noctúria e confusão também podem ser causadas por insuficiência cardíaca.

Ao exame físico, o paciente geralmente tem frequências respiratória e cardíaca elevadas. A pele pode estar pálida, fria e suada. Na insuficiência cardíaca grave, a palpação do pulso periférico pode revelar alternância de batimentos fortes e fracos (pulso alternante). A ausculta dos pulmões revela ruídos anormais, chamados de estertores crepitantes, que têm sido descritos como "folhas estalando". Além disso, as bases dos campos pulmonares podem estar maciças à percussão. Ao exame cardíaco, o impulso apical com frequência está deslocado lateralmente e mantido. Terceira e quarta bulhas cardíacas podem ser ouvidas à ausculta do coração. Como muitos pacientes com insuficiência ventricular esquerda também têm insuficiência ventricular direita acompanhante, sinais de insuficiência ventricular direita também podem estar presentes (ver a próxima seção).

Etiologia

A insuficiência cardíaca é um complexo fisiopatológico associado com disfunção do coração, e é um ponto terminal comum para muitas doenças do sistema circulatório. Há muitas causas possíveis (Tabela 10-1), e a razão específica para insuficiência cardíaca em um determinado paciente sempre

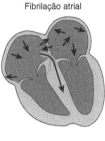
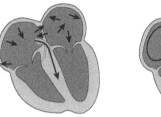
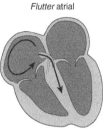
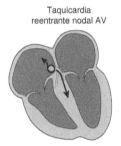
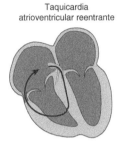

FIGURA 10-15 Na taquicardia supraventricular, o QRS é estreito porque os ventrículos são despolarizados sobre tecidos de condução especializados normais (região azul-clara). Cinco arritmias possíveis são encontradas comumente. Em primeiro lugar, na fibrilação atrial, múltiplos circuitos microentrantes podem levar à ativação caótica do átrio. Como os impulsos estão alcançando o nó AV em intervalos irregulares, a despolarização ventricular é irregular. Em segundo lugar, no *flutter* atrial, um circuito microentrante, deslocando-se para cima pelo septo interatrial e para baixo pelas paredes laterais, pode ativar os átrios de maneira regular em aproximadamente 300 bpm. O nó AV pode conduzir somente cada segundo ou terceiro batimento, de modo que os ventrículos são despolarizados em 150 ou 100 bpm. Na taquicardia reentrante nodal AV, existem vias lentas e rápidas na região do nó AV, e pode ser formado um circuito reentrante. Em quarto, na reentrada atrioventricular, existe uma conexão anormal entre o átrio e o ventrículo, de modo que um circuito macrorreentrante pode ser formado, com o nó AV constituindo a via lenta, e a conexão atrioventricular anormal, a via rápida. Finalmente, na taquicardia atrial, um foco anormal de atividade atrial consequente ou a reentrada, atividade desencadeada em gatilho, ou automaticidade anormal, pode ativar os átrios de modo regular.

deve ser pesquisada. Em geral, a insuficiência cardíaca pode ser causada por (1) cargas de trabalho inadequadas colocadas sobre o coração, como sobrecarga de volume ou sobrecarga de pressão; (2) diminuição do enchimento ventricular; (3) perda de miócitos; ou (4) contratilidade de miócitos diminuída. Qualquer uma dessas causas pode iniciar uma sequência evolutiva de eventos que serão descritos em seguida.

TABELA 10-1 Causas de insuficiência ventricular esquerda

Sobrecarga de volume
Valvas insuficientes (mitral ou aórtica)
Estados de débito alto: anemia, hipertireoidismo
Sobrecarga de pressão
Hipertensão sistêmica
Obstrução do débito: estenose aórtica, hipertrofia septal assimétrica
Perda de músculo
Infarto do miocárdio por doença arterial coronariana
Doença do tecido conectivo: lúpus eritematoso sistêmico
Perda de contratilidade
Venenos: álcool, cobalto, doxorrubicina
Infecções: virais, bacterianas
Mutações genéticas da arquitetura celular ou de proteínas do sarcômero
Enchimento restrito
Estenose mitral
Doença do pericárdio: pericardite constritiva e tamponamento cardíaco
Doenças infiltrativas: amiloidose

Fisiopatologia

A fisiopatologia da insuficiência cardíaca é complexa e deve ser compreendida em múltiplos níveis. Tradicionalmente, a pesquisa tem enfocado as alterações hemodinâmicas do coração insuficiente, considerando o coração como um órgão isolado. Contudo, estudos do coração insuficiente têm enfatizado a importância de se compreender alterações ao nível celular e as interações neuro-hormonais entre o coração e outros órgãos do corpo (Tabela 10-2).

TABELA 10-2 Alterações fisiopatológicas associadas com insuficiência cardíaca

Alterações hemodinâmicas
Débito diminuído (disfunção sistólica)
Enchimento diminuído (disfunção diastólica)
Alterações neuro-hormonais
Ativação do sistema simpático
Ativação do sistema renina-angiotensina
Liberação de vasopressina
Liberação de citocinas
Alterações celulares
Manuseio intracelular de Ca^{2+} ineficiente
Dessensibilização adrenérgica
Hipertrofia de miócitos
Reexpressão de proteínas do fenótipo fetal
Morte celular (apoptose)
Fibrose

268 Fisiopatologia da Doença

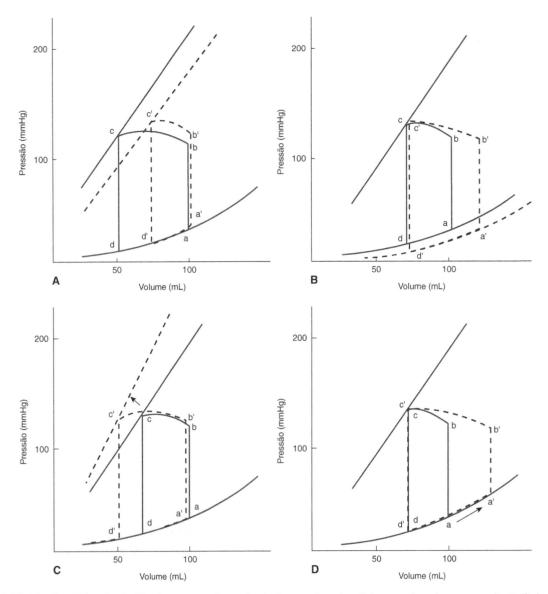

FIGURA 10-16 **A:** a disfunção sistólica é representada por desvio da curva isovolumétrica pressão-volume para a direita (linha tracejada), diminuindo, assim, o volume sistólico. O ventrículo pode compensar (**B**) desviando a relação pressão-volume diastólica para a direita (linha tracejada) pelo aumento do volume ou elasticidade do ventrículo esquerdo, (**C**) aumentando o estado contrátil (linha tracejada) por ativação de catecolaminas circulantes, e (**D**) aumentando o enchimento ou pré-carga (**a** para **a**′).

A. Alterações hemodinâmicas – de um ponto de vista hemodinâmico, a insuficiência cardíaca pode surgir devido à piora da função sistólica ou diastólica, ou, mais frequentemente, a uma combinação de ambas. Na **disfunção sistólica**, a curva de pressão sistólica isovolumétrica da relação pressão-volume é desviada para baixo (**Figura 10-16A**). Isso reduz o volume sistólico do coração com uma diminuição concomitante do débito cardíaco. Para manter o débito cardíaco, o coração pode responder com três mecanismos compensatórios. Primeiro, o retorno aumentado de sangue ao coração (pré-carga) pode levar ao aumento da contração de sarcômeros (relação de Frank-Starling). Na relação pressão-volume, o coração opera em **a**′ em vez de **a**, e o volume sistólico aumenta, mas à custa de pressão diastólica final aumentada (**Figura 10-16D**). Segundo, a liberação aumentada de catecolaminas pode elevar o débito cardíaco tanto pelo aumento da frequência cardíaca quanto pelo desvio da curva isovolumétrica sistólica para a esquerda (**Figura 10-16C**). Finalmente, o músculo cardíaco pode se hipertrofiar e o volume ventricular pode aumentar, o que desvia a curva diastólica para a direita (**Figura 10-16B**). Embora cada um desses mecanismos compensatórios possa manter temporariamente o débito cardíaco, cada um é limitado em sua capacidade de fazê-lo, e se a causa subjacente para a disfunção sistólica permanecer sem tratamento, o coração, por fim, entra em falência.

Na **disfunção diastólica**, a posição da curva isovolumétrica sistólica permanece inalterada (a contratilidade dos miócitos está preservada). Entretanto, a curva pressão-volume diastólica está desviada para a esquerda, com um aumento da

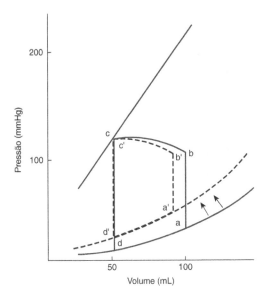

FIGURA 10-17 Na disfunção diastólica, a relação pressão-volume diastólica é desviada para cima e para a esquerda (linha tracejada), o que leva a uma pressão **a'** diastólica final do ventrículo esquerdo elevada e volume sistólico reduzido.

pressão diastólica final do ventrículo esquerdo e sintomas de insuficiência cardíaca (Figura 10-17). A disfunção diastólica pode estar presente em qualquer doença que cause relaxamento diminuído, diminuição da retração elástica ou aumento da rigidez do ventrículo. A hipertensão frequentemente leva a aumentos compensatórios da espessura da parede ventricular esquerda, que pode causar disfunção diastólica por alterar todos os três parâmetros. A escassez de sangue para os miócitos (isquemia) também pode causar disfunção diastólica por diminuição do relaxamento. Se a isquemia for grave, como no infarto do miocárdio, pode ocorrer dano irreversível dos miócitos, com substituição das células contráteis por fibrose, o que levará à disfunção sistólica. Na maioria dos pacientes, uma combinação de disfunção sistólica e diastólica é responsável pelos sintomas de insuficiência cardíaca.

B. Alterações neuro-hormonais – após uma lesão no coração (Tabela 10-1), observa-se secreção aumentada de neuro-hormônios endógenos e citocinas. Inicialmente, a atividade aumentada do sistema adrenérgico e do sistema renina-angiotensina fornece uma resposta compensatória que mantém a perfusão de órgãos vitais. Entretanto, com o tempo, essas alterações podem levar à deterioração progressiva da função cardíaca.

Aumento da atividade simpática ocorre precocemente no desenvolvimento de insuficiência cardíaca. Os níveis plasmáticos elevados de noradrenalina causam aumento da contratilidade cardíaca e aumento da frequência cardíaca, que, inicialmente, ajudam a manter o débito cardíaco. Contudo, aumentos continuados levam a uma pré-carga aumentada (como um resultado da vasoconstrição venosa) e pós-carga aumentada (da vasoconstrição arterial), que pode piorar a insuficiência cardíaca. Além disso, a hiperatividade simpática causa alterações celulares deletérias, que serão discutidas na próxima seção.

A pressão sanguínea renal reduzida estimula a liberação de renina e aumenta a produção de angiotensina II. Tanto a angiotensina II quanto a ativação simpática causam vasoconstrição arteriolar glomerular eferente, que ajuda a manter a taxa de filtração glomerular apesar do débito cardíaco reduzido. A angiotensina II estimula a síntese de aldosterona, que leva à reabsorção de sódio e à excreção de potássio pelos rins. Entretanto, um círculo vicioso se inicia quando a hiperatividade continuada do sistema renina-angiotensina leva a vasoconstrição intensa, pós-carga aumentada e redução maior do débito cardíaco e da taxa de filtração glomerular.

A insuficiência cardíaca está associada com liberação aumentada de vasopressina pela neuro-hipófise. A vasopressina é outro vasoconstritor potente que também promove reabsorção de água nos túbulos renais.

A insuficiência cardíaca está associada com liberação de citocinas e outros peptídeos circulantes. As citocinas constituem uma família heterogênea de proteínas que são secretadas por macrófagos, linfócitos, monócitos e células endoteliais em resposta à lesão. As **interleucinas (ILs)** e o **fator de necrose tumoral (TNF)** são os dois grupos principais de citocinas que podem desempenhar um papel fisiopatológico importante na insuficiência cardíaca. A suprarregulação do gene responsável por TNF, com um aumento dos níveis circulantes plasmáticos de TNF, tem sido encontrada em pacientes com insuficiência cardíaca. O TNF parece exercer um papel importante no ciclo de hipertrofia de miócitos e na morte celular (apoptose) descritos na seção seguinte. Dados preliminares *in vitro* sugerem que IL-1 pode acelerar a hipertrofia de miócitos. Outro peptídeo importante para mediar alguns dos efeitos fisiopatológicos observados na insuficiência cardíaca é o vasoconstritor potente **endotelina**, que é liberado por células endoteliais. Dados preliminares têm sugerido que a liberação excessiva de endotelina pode ser responsável pela hipertensão nas artérias pulmonares observada em pacientes com insuficiência cardíaca ventricular esquerda. A endotelina também está associada com crescimento de miócitos e depósito de colágeno na matriz interticial.

C. Alterações celulares – as alterações fisiopatológicas no nível celular são muito complexas e incluem mudanças no manejo de Ca^{2+}, receptores adrenérgicos, aparelho contrátil e estrutura dos miócitos.

Na insuficiência cardíaca, tanto o aporte de Ca^{2+} ao aparelho contrátil quanto a recaptação de Ca^{2+} pelo retículo sarcoplasmático estão lentos. Níveis diminuídos de ácido ribonucleico mensageiro (RNAm) para os canais especializados de liberação de Ca^{2+} têm sido relatados por alguns pesquisadores. De modo semelhante, miócitos de corações insuficientes têm níveis reduzidos de RNAm para as duas proteínas do retículo sarcoplasmático, fosfolambam e Ca^{2+}-ATPase.

Duas classes principais de receptores adrenérgicos são encontradas no coração humano. Os receptores α_1-adrenérgicos são importantes para indução da hipertrofia do miocárdio; níveis de receptores α_1 estão levemente aumentados na insuficiência cardíaca. A insuficiência cardíaca está associada com dessensibilização significativa de receptor β-adrenérgico como um resultado da ativação simpática crônica. Este efeito é mediado pela regulação para baixo de receptores β_1-adrenérgicos, desacoplamento a jusante da via de transdução de sinal e suprarregulação de proteínas G inibidoras. Todas essas mudanças levam a uma redução maior da contratilidade dos miócitos.

Os miócitos cardíacos não podem proliferar uma vez que tenham amadurecido para sua forma adulta. Contudo, há uma renovação constante das proteínas contráteis que compõem o sarcômero. Em resposta aos esforços hemodinâmicos associados com a insuficiência cardíaca, angiotensina II, TNF, noradrenalina e outras moléculas induzem a síntese de proteínas por meio de mediadores intranucleares da atividade gênica, tais como c-*fos*, c-*jun* e c-*myc*. Isso causa hipertrofia de miócitos com um aumento do número de sarcômeros e uma reexpressão de formas fetais e neonatais de miosina e troponina. A ativação desse programa primitivo resulta no desenvolvimento de miócitos grandes que não se contraem normalmente e têm atividade diminuída de ATPase ou remodelamento.

O coração aumenta em resposta ao estresse hemodinâmico continuado. Alterações no tamanho e no formato do miocárdio associadas com insuficiência cardíaca são designadas coletivamente como remodelamento ventricular esquerdo. Várias alterações teciduais parecem mediar esse processo. Primeiramente, a insuficiência cardíaca está associada com perda de miócitos por meio de um processo chamado apoptose (morte celular programada). Ao contrário do processo de necrose, as células em apoptose inicialmente demonstram volume celular diminuído sem desintegração da membrana celular. Entretanto, quando o processo de apoptose continua, o miócito finalmente morre e "lacunas" são deixadas no miocárdio. A perda de miócitos ocasiona esforço aumentado sobre os miócitos remanescentes. O processo de apoptose é acelerado pelos sinais proliferativos que estimulam a hipertrofia de miócitos, como o TNF. Embora a apoptose seja um processo normal que é essencial em órgãos compostos por células em proliferação, no coração a apoptose inicia um círculo vicioso no qual a morte celular causa aumento do esforço que leva à hipertrofia e maior aceleração da apoptose (remodelamento).

Uma segunda alteração tecidual observada na insuficiência cardíaca é uma quantidade aumentada de tecido fibroso nos espaços intersticiais do coração. O depósito de colágeno é devido à ativação de fibroblastos e à morte de miócitos. A liberação de endotelina leva ao depósito de colágeno intersticial. O aumento de tecido conectivo faz crescer a rigidez das câmaras e desvia a curva de volume-pressão diastólica para a esquerda.

Finalmente, a insuficiência cardíaca está associada com dilatação gradual do ventrículo. O "escorregamento" de miócitos como um resultado da ativação de colagenases que desintegram a rede de colágeno pode ser responsável por esse processo.

Manifestações clínicas

A. Sintomas

1. **Dispneia, ortopneia, dispneia paroxística noturna** – embora muitos detalhes dos mecanismos fisiológicos para a sensação de dispneia sejam indefinidos, o evento incitante provavelmente é uma elevação das pressões capilares pulmonares em consequência ao aumento das pressões ventricular e atrial esquerda. O aumento da pressão capilar pulmonar em relação à pressão oncótica

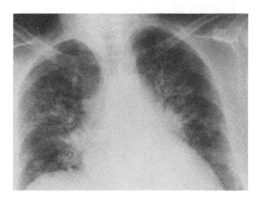

FIGURA 10-18 Radiografia de tórax posteroanterior em um homem com edema pulmonar agudo resultante de insuficiência ventricular esquerda. Observam-se a densidade em asa de morcego, cardiomegalia, tamanho aumentado dos vasos do lobo superior e congestão venosa pulmonar. (Reproduzida, com permissão, de Cheitlin MD et al., eds. *Clinical Cardiology*, 6th ed. Publicada originalmente por Appleton & Lange. Copyright © 1993 por The McGraw-Hill Companies, Inc.)

do plasma causa o movimento de líquido para os espaços intersticiais do pulmão (edema pulmonar), que pode ser visualizado na radiografia de tórax (Figura 10-18). O edema intersticial provavelmente estimula receptores J justacapilares, o que, por sua vez, causa respiração reflexa superficial e rápida. A substituição de ar nos pulmões por sangue ou líquido intersticial pode causar uma redução da capacidade vital, fisiologia restritiva e alçaponamento de ar resultante do fechamento de vias aéreas pequenas. O trabalho de respiração aumenta quando o paciente tenta distender pulmões rígidos, o que pode levar à fadiga de músculos respiratórios e à sensação de dispneia. Alterações na distribuição de ventilação e perfusão resultam em desequilíbrio relativo ventilação-perfusão, com o consequente aumento do gradiente de O_2 alveolar-arterial, hipoxemia e espaço morto aumentado. Edema das paredes brônquicas pode levar à obstrução de vias aéreas pequenas e produzir sibilância ("asma cardíaca"). A dispneia ocorre na posição de decúbito (ortopneia) devido ao acúmulo de sangue reduzido nas extremidades e no abdome, e, como o paciente está operando na porção íngreme da curva pressão-volume diastólica, qualquer aumento no retorno de sangue leva a elevações acentuadas das pressões ventriculares. Os pacientes geralmente aprendem a minimizar a ortopneia dormindo com a parte superior do corpo apoiada por dois ou mais travesseiros. O início súbito de dificuldade respiratória intensa à noite – dispneia paroxística noturna – provavelmente ocorre em razão da redução do suporte adrenérgico da função ventricular que ocorre com o sono, do aumento do retorno de sangue como descrito previamente, e da depressão noturna normal do centro respiratório.

2. **Fadiga, confusão** – a fadiga provavelmente surge devido à incapacidade do coração de suprir quantidades adequadas de sangue aos músculos esqueléticos. Confusão pode se manifestar na insuficiência cardíaca avançada em consequência de má perfusão do cérebro.

3. **Nictúria** – a insuficiência cardíaca pode levar à perfusão renal reduzida durante o dia enquanto o paciente está de pé, que se normaliza somente à noite enquanto o paciente está em supinação, com diurese consequente.
4. **Dor torácica** – se a causa da insuficiência for doença arterial coronariana, os pacientes podem apresentar dor torácica secundária à isquemia (angina de peito). Além disso, mesmo sem isquemia, a insuficiência cardíaca aguda pode causar dor torácica por mecanismos desconhecidos.

B. Exame físico

1. **Estertores crepitantes, derrame pleural** – o aumento de líquido nos espaços alveolares por mecanismos descritos anteriormente pode ser ouvido como estertores crepitantes. Pressões capilares aumentadas também podem causar acúmulo de líquido nos espaços pleurais.
2. **Íctus deslocado e mantido** – na maioria das pessoas, a contração do coração pode ser examinada por palpação cuidadosa da parede torácica (impulso apical ou íctus). O impulso apical normal é sentido na linha medioclavicular no quarto ou quinto espaço intercostal e só é palpável durante a primeira parte da sístole. Quando o impulso apical pode ser palpado durante a parte mais tardia da sístole, ele está mantido. Impulsos mantidos sugerem que aumentos do volume ou da massa ventricular estão presentes. Além disso, quando o volume ventricular esquerdo está aumentado como um mecanismo compensatório da insuficiência cardíaca, o impulso apical é deslocado lateralmente.
3. **Terceira bulha cardíaca (B_3)** – a terceira bulha cardíaca é um som de timbre baixo que é ouvido durante o enchimento rápido do ventrículo no início da diástole (**Figura 10-19A**). O mecanismo exato responsável pela gênese da terceira bulha não é conhecido, mas o som parece resultar ou da desaceleração súbita do sangue, quando os limites elásticos da câmara ventricular são alcançados, ou do impacto real da parede ventricular contra a parede torácica. Embora uma terceira bulha cardíaca seja normal em crianças e adultos jovens, ela raramente é ouvida em adultos sadios com mais de 40 anos de idade. Nestes indivíduos, a presença de uma terceira bulha cardíaca é quase patognomônica de insuficiência ventricular. Os volumes e pressões sistólicos finais aumentados do coração com insuficiência provavelmente são responsáveis pela terceira bulha cardíaca proeminente. Quando ela surge em consequência de insuficiência ventricular esquerda, a terceira bulha cardíaca geralmente é mais bem ouvida no ápice. Ela pode estar presente em pacientes com disfunção diastólica ou sistólica.
4. **Quarta bulha cardíaca (B_4)** – normalmente, sons originários da contração atrial não são ouvidos. Entretanto, se há rigidez aumentada do ventrículo, um som de baixo timbre no fim da diástole, que ocorre concomitantemente à contração atrial algumas vezes pode ser ouvido (**Figura 10-19B**). Como na terceira bulha cardíaca, o mecanismo exato para a gênese da quarta bulha não é conhecido. Contudo, ela provavelmente se origina da desaceleração súbita de sangue em um coração não complacente, ou do impacto repentino de um ventrículo rígido contra a parede torácica. Ela é mais bem ouvida lateralmente sobre o ápice no ponto de impulso máximo, sobretudo quando o paciente está girado parcialmente sobre o lado esquerdo. A quarta bulha cardíaca é audível comumente em qualquer paciente com insuficiência cardíaca resultante de disfunção diastólica.
5. **Pele pálida, fria e suada** – pacientes com insuficiência cardíaca grave frequentemente têm vasoconstrição periférica, o que mantém o fluxo de sangue para os órgãos centrais e a cabeça. Em alguns casos, a pele parece escura devido ao conteúdo de oxigênio reduzido no sangue venoso, como um resultado do aumento de extração de oxigênio nos tecidos periféricos que estão recebendo fluxo sanguíneo baixo. A sudorese ocorre porque o calor do corpo não pode ser dissipado através do leito vascular constringido da pele.

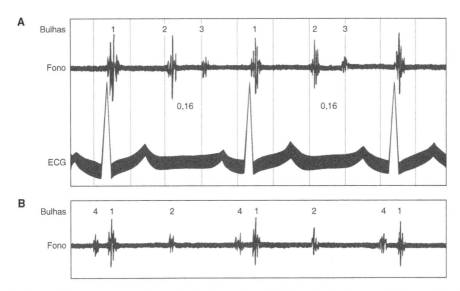

FIGURA 10-19 **A:** fonocardiograma mostrando terceira bulha cardíaca (B_3) típica. Ela é subsequente à segunda bulha (B_2) por 0,16 s. **B:** fonocardiograma mostrando uma quarta bulha cardíaca (B_4) e sua relação com a primeira bulha (B_1).

2. Insuficiência ventricular direita

Apresentação clínica

Os sintomas de insuficiência ventricular direita incluem dispneia, edema de membros inferiores (ou pré-tibial) e dor abdominal.

Os achados do exame físico são semelhantes aos de insuficiência ventricular esquerda, mas em posições diferentes, porque o ventrículo direito está anatomicamente anterior e à direita do ventrículo esquerdo (Figura 10-1). Pacientes com insuficiência ventricular direita podem ter uma terceira bulha cardíaca mais bem ouvida no rebordo esternal, ou uma impulsão sistólica mantida do esterno. A inspeção do pescoço revela pressões venosas jugulares elevadas (turgência jugular). Como a causa mais comum de insuficiência ventricular direita é a insuficiência ventricular esquerda, sinais desta última frequentemente também estão presentes.

Etiologia

A insuficiência ventricular direita pode ser devida a várias causas. Como mencionado anteriormente, a insuficiência ventricular esquerda pode causar insuficiência ventricular direita em razão da pré-carga aumentada imposta ao ventrículo direito. Pós-carga aumentada também pode estar presente por anormalidades das artérias ou dos capilares pulmonares. Por exemplo, fluxo aumentado por um *shunt* congênito pode causar constrição reativa da artéria pulmonar, pós-carga ventricular direita aumentada e, finalmente, insuficiência ventricular direita. A insuficiência do ventrículo direito pode ocorrer como uma sequela de doença pulmonar (*cor pulmonale*) devida à destruição do leito capilar pulmonar, ou por vasoconstrição das arteríolas pulmonares induzida por hipoxia. A insuficiência ventricular direita também pode ser causada por isquemia do ventrículo direito, geralmente na situação de um infarto da parede inferior do miocárdio (Tabela 10-3).

Fisiopatologia

A fisiopatologia da insuficiência ventricular direita é semelhante à descrita para o ventrículo esquerdo. Tanto anormalidades sistólicas quanto diastólicas do ventrículo direito podem estar presentes, e muitas vezes ocorrem devido a cargas

TABELA 10-3   Causas de insuficiência ventricular direita

Insuficiência do lado esquerdo
Obstrução pré-capilar
Congênita (*shunts*, obstrução)
Hipertensão pulmonar idiopática
Insuficiência ventricular direita primária
Infarto do ventrículo direito
Cor pulmonale
Vasoconstrição induzida por hipoxia
Embolia pulmonar
Doença pulmonar obstrutiva crônica

inapropriadas colocadas sobre o ventrículo ou à perda primária de contratilidade dos miócitos.

Pacientes com insuficiência ventricular direita isolada (hipertensão pulmonar, *cor pulmonale*) podem ter uma razão mecânica para insuficiência ventricular esquerda. O septo interventricular geralmente é encurvado na direção do ventrículo direito de paredes mais finas e pressão mais baixa. Quando a pressão ventricular direita aumenta em relação à esquerda, o septo interventricular pode se encurvar para a esquerda e impedir o enchimento eficiente do ventrículo esquerdo, o que pode levar à congestão pulmonar. Raramente, o encurvamento pode ser tão intenso que o fluxo de saída do ventrículo esquerdo pode ser parcialmente obstruído.

Manifestações clínicas

A. Dispneia – se há insuficiência ventricular esquerda, os pacientes podem apresentar dispneia devido ao edema pulmonar, como discutido previamente. Em pacientes com insuficiência do lado direito resultante de doença pulmonar, a dispneia pode ser uma manifestação da doença subjacente (p. ex., embolia pulmonar, doença pulmonar obstrutiva crônica). Em alguns pacientes com insuficiência ventricular direita, congestão das veias hepáticas com formação de ascite pode interferir na função normal do diafragma e contribuir para a sensação de dispneia. Além disso, o débito cardíaco reduzido do lado direito por si só pode causar acidose, hipoxia e dispneia. Se a causa da insuficiência do lado direito é um defeito do lado esquerdo, como estenose mitral, o início da insuficiência cardíaca direita pode às vezes diminuir os sintomas de edema pulmonar em razão da diminuição da carga colocada sobre o ventrículo esquerdo.

B. Pressão venosa jugular elevada (turgência jugular) – a posição das pulsações venosas da veia jugular interna pode ser observada durante o exame do pescoço (Figura 10-20A). A distância vertical acima do coração na qual as pulsações venosas são observadas é uma estimativa da pressão atrial direita ou da pressão venosa central. Como a posição do átrio direito não pode ser determinada precisamente, a altura da pulsação venosa jugular é mensurada em relação ao ângulo de Louis no esterno. A pressão atrial direita pode então ser aproximada somando-se 5 cm à altura da coluna venosa (porque o átrio direito está aproximadamente 5 cm inferior ao ângulo). As pulsações venosas jugulares geralmente são observadas menos de 7 cm acima do átrio direito. Pressões atriais elevadas estão presentes em qualquer tempo em que essa distância seja maior que 10 cm e indicam que a pré-carga do ventrículo é adequada, mas a função ventricular está diminuída e o líquido está se acumulando no sistema venoso. Outras causas de pressões jugulares elevadas, além de insuficiência cardíaca, incluem tamponamento pericárdico, pericardite constritiva e embolia pulmonar massiva.

Além da posição relativa, formas de onda individuais do pulso venoso jugular podem ser avaliadas. Podem ser identificadas três ondas positivas (*a*, *c* e *v*) e duas ondas negativas (*x* e *y*) (Figura 10-20B). A onda *a* é causada por pressão atrial direita transmitida a partir da contração atrial. A onda *c* geralmente não está presente no exame à beira do leito; acredita-se que ela surja do abaulamento da valva tricúspide durante a

CAPÍTULO 10 Distúrbios Cardiovasculares: Doenças do Coração 273

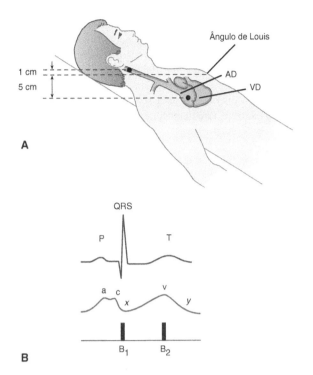

FIGURA 10-20 **A:** exame do pulso venoso jugular e estimativa da pressão venosa. (AD, átrio direito; VD, ventrículo direito.) **B:** formas de onda de pressão venosa jugular em relação ao eletrocardiograma (onda P, QRS e onda T) e a primeira e segunda bulhas cardíacas (B_1 e B_2). O fundo da descida x ocorre coincidentemente à primeira bulha cardíaca (B_1). A onda v ocorre logo depois do impulso apical e é sentida ao mesmo tempo em que a segunda bulha cardíaca (B_2) é ouvida. Ver o texto para explicação adicional sobre as formas de onda venosa jugular.

contração isovolumétrica do ventrículo direito. A descida x provavelmente deve-se ao relaxamento atrial e deslocamento para baixo do anel tricúspide durante a sístole. A onda v surge do enchimento continuado do átrio direito durante a parte mais tardia da sístole. Uma vez que a valva tricúspide se abre, o sangue flui para dentro do ventrículo direito e a descida y começa. A avaliação das formas de onda individuais se tornará particularmente importante quando a doença pericárdica for discutida.

C. Anasarca, ascite, edema de membros inferiores, refluxo hepatojugular, dor abdominal – a pressão elevada no lado direito leva a acúmulo de líquido na circulação venosa sistêmica. A congestão venosa pode ser manifestada por edema generalizado (anasarca), ascite (acúmulo de líquido no espaço peritoneal) e edema gravitacional (inchaço dos pés e das pernas). A pressão sobre o fígado por aproximadamente 5 segundos pode causar deslocamento de sangue para a veia cava; quando o ventrículo direito não pode acomodar esse volume adicional, um aumento da pressão venosa jugular ("refluxo hepatojugular") pode ser observado. A expansão do fígado por acúmulo de líquido pode causar distensão da cápsula hepática com dor abdominal acompanhante no quadrante superior direito.

PONTO DE CHECAGEM

6. Quais são as apresentações clínicas de insuficiência cardíaca (IC) ventricular esquerda? E de insuficiência ventricular direita?
7. Quais são as quatro categorias gerais responsáveis por quase todas as causas de IC?
8. Explique as diferenças entre a fisiopatologia da IC resultante de disfunção sistólica *versus* diastólica.
9. Quais são as principais manifestações clínicas e complicações de insuficiência cardíaca do lado esquerdo *versus* direito?

DOENÇAS VALVARES

As valvas cardíacas disfuncionais podem ser classificadas como estreitas (estenose) ou com regurgitação (insuficiência). Embora as valvas tricúspide e pulmonar possam tornar-se disfuncionais em pacientes com endocardite, lesões congênitas, ou síndrome carcinoide, anormalidades valvares primárias do lado direito são relativamente raras e não são discutidas em detalhes neste livro. Nesta seção, são abordados os mecanismos fisiopatológicos da estenose e insuficiência das valvas aórtica e mitral.

Uma classificação geral de sopros cardíacos é apresentada na Figura 10-21. Qualquer processo mórbido que crie fluxo turbulento no coração ou nos grandes vasos pode causar um sopro. Por exemplo, o defeito do septo ventricular está associado com um sopro sistólico devido à comunicação interventricular anormal e à diferença de pressão entre os ventrículos esquerdo e direito; a persistência do canal arterial está associada com um sopro contínuo em virtude de uma conexão persistente entre a artéria pulmonar e a aorta. Entretanto, as lesões valvares constituem a principal causa de sopros cardíacos. Assim, uma compreensão dos sopros cardíacos fornece uma percepção dos processos fisiopatológicos subjacentes de lesões valvares específicas.

Os sopros cardíacos podem ser sistólicos ou diastólicos. Durante a sístole, enquanto o ventrículo esquerdo está se contraindo, a valva aórtica está aberta e a valva mitral está fechada. O fluxo turbulento pode acontecer devido a uma valva mitral insuficiente, levando à regurgitação de sangue de volta para o átrio, ou a uma valva aórtica estreita. Na diástole, a situação é inversa, com o enchimento do ventrículo esquerdo através de uma valva mitral aberta enquanto a valva aórtica está fechada. Fluxo turbulento ocorre quando há estreitamento da valva mitral ou insuficiência da valva aórtica. A estenose de valvas geralmente se desenvolve de modo lento ao longo do tempo; as lesões que causam regurgitação valvar podem ser crônicas ou agudas.

1. Estenose aórtica
Apresentação clínica
Para todas as causas de estenose aórtica, geralmente há um longo período latente de obstrução vagarosamente crescente antes que os sintomas apareçam. Por ordem decrescente de

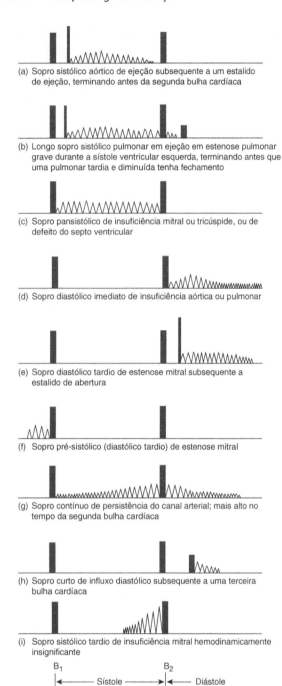

FIGURA 10-21 O tempo dos principais sopros cardíacos.

frequência, os três sintomas característicos de estenose aórtica são dor torácica (angina de peito), síncope e insuficiência cardíaca (ver discussão anterior). Uma vez que os sintomas ocorrem, o prognóstico é ruim se a obstrução não for tratada, com expectativas médias de vida de 2, 3 e 5 anos para angina de peito, síncope e insuficiência cardíaca, respectivamente.

Ao exame físico, a palpação do movimento para cima da carótida revela uma pulsação (*pulsus*) que é tanto diminuída (*parvus*) quanto tardia (*tardus*) em relação ao impulso apical.

A palpação do tórax revela um impulso apical que é deslocado lateralmente e mantido. À ausculta, é ouvido um sopro mesossistólico, mais alto na base do coração, e frequentemente com irradiação para a fúrcula esternal e o pescoço. A depender da causa da estenose aórtica, um som seco de ejeção aórtica, de timbre relativamente alto, pode ser ouvido logo após a primeira bulha cardíaca. Finalmente, uma quarta bulha cardíaca (B_4) muitas vezes está presente.

Etiologia

Várias causas de estenose aórtica estão listadas e descritas na Tabela 10-4.

Fisiopatologia

A valva aórtica normal tem aproximadamente 3,5 a 4,0 cm². Estenose aórtica crítica geralmente está presente quando a área é menor que 0,8 cm². Neste ponto, o gradiente sistólico entre o ventrículo esquerdo e a aorta pode exceder 150 mmHg, e a maioria dos pacientes é sintomática (Figura 10-22A). A obstrução fixa ao fluxo de saída impõe uma grande pós-carga ao ventrículo. Os mecanismos compensatórios do coração podem ser compreendidos pelo exame da lei de Laplace para uma esfera, onde o esforço da parede (T) é proporcional ao produto da pressão transmural (P) pelo raio da cavidade (r) e inversamente proporcional à espessura da parede (W):

$$T \propto P \times \frac{r}{W}$$

Em resposta à sobrecarga de pressão (P aumentada), a espessura da parede ventricular esquerda aumenta acentuadamente – enquanto o raio da cavidade permanece relativamente inalterado – por replicação de sarcômeros. Essas

TABELA 10-4 Causas de estenose aórtica

Tipo	Patologia	Apresentação clínica
Congênita	A valva pode ser unicúspide, bicúspide ou tricúspide, com folhetos parcialmente fusionados. O fluxo anormal pode levar à fibrose e à calcificação dos folhetos.	O paciente geralmente desenvolve sintomas antes dos 30 anos de idade.
Reumática	A inflamação tecidual resulta em adesão e fusão das comissuras. Fibrose e calcificação das pontas dos folhetos podem ocorrer devido ao fluxo turbulento contínuo.	O paciente geralmente desenvolve sintomas entre os 30 e os 70 anos. Com frequência, a valva também será insuficiente. Doença concomitante da valva mitral muitas vezes está presente.
Degenerativa	Os folhetos se tornam inflexíveis devido ao depósito de cálcio nas bases. As pontas dos folhetos permanecem relativamente normais.	É a causa mais provável de estenose aórtica em pacientes com mais de 70 anos de idade; particularmente prevalente em pacientes com diabetes ou hipercolesterolemia.

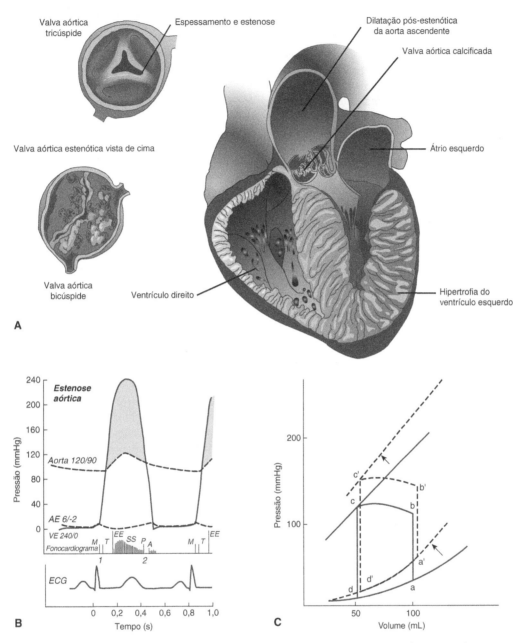

FIGURA 10-22 Estenose aórtica. **A:** desenho do coração esquerdo em incidência anterior esquerda, mostrando aspectos anatômicos de estenose aórtica. Observe as estruturas aumentadas: ventrículo esquerdo (espesso); dilatação pós-estenótica da aorta. **B:** desenho mostrando aspectos auscultatórios e hemodinâmicos de estenose aórtica predominante. Aspectos importantes incluem hipertrofia ventricular esquerda; sopro sistólico em ejeção. (AE, átrio esquerdo; VE, ventrículo esquerdo; EE, estalido de ejeção; SS, sopro sistólico; P, valva pulmonar; A, valva aórtica.) (Redesenhada, com permissão, de Cheitlin MD et al., eds. *Clinical Cardiology*, 6th ed. Publicada originalmente por Appleton & Lange. Copyright © 1993 por The McGraw-Hill Companies, Inc.) **C:** alça pressão-volume na estenose aórtica. O ventrículo esquerdo torna-se espesso e menos complacente, forçando a curva pressão-volume diastólica para cima, o que resulta em pressão diastólica final ventriculado esquerdo elevada (**a′**). Como o ventrículo esquerdo precisa bombear contra um gradiente fixo (pós-carga aumentada), **b** aumenta para **b′**. Finalmente, a hipertrofia do ventrículo resulta em força inotrópica aumentada, o que desvia a curva de pressão isovolumétrica para a esquerda.

alterações compensatórias, denominadas "hipertrofia concêntrica", reduzem o aumento na tensão da parede observado na estenose aórtica (ver Insuficiência aórtica). A análise das alças de pressão-volume revela que, para manter o volume sistólico e devido a diminuições da complacência ventricular, a pressão diastólica final do ventrículo esquerdo aumenta significativamente (Figura 10-22C). O ventrículo espesso leva a uma onda *a* proeminente nos traçados de pressão atrial esquerda, quando o ventrículo se torna mais dependente da contração atrial para seu enchimento.

Manifestações clínicas

A. Sintomas

1. **Angina de peito** – a angina pode ocorrer em consequência de vários mecanismos. Primeiro, aproximadamente a metade de todos os pacientes com estenose aórtica apresenta doença arterial coronariana concomitante significativa. Mesmo na ausência de doença arterial coronariana significativa, a combinação de aumento da demanda de oxigênio devido à hipertrofia ventricular e ao suprimento diminuído resultante de compressão excessiva dos vasos pode levar à isquemia relativa dos miócitos. Finalmente, a obstrução de artéria coronária por êmbolos de cálcio provenientes de uma valva aórtica estenótica calcificada tem sido relatada, embora esta seja uma causa incomum de angina.

2. **Síncope** – a síncope na estenose aórtica geralmente deve-se à perfusão cerebral diminuída pela obstrução fixa, mas também pode ocorrer em consequência de arritmias atriais transitórias com perda de contribuição atrial efetiva ao enchimento ventricular. Além disso, arritmias surgindo de tecidos ventriculares são mais comuns em pacientes com estenose aórtica e podem causar síncope.

3. **Insuficiência cardíaca** – (Ver discussão anterior sobre Insuficiência cardíaca.) O aumento progressivo da pressão diastólica final do ventrículo esquerdo pode causar pressão venosa pulmonar elevada e edema pulmonar.

B. Exame físico – como há uma obstrução fixa ao fluxo, a pulsação da carótida está diminuída e tardia. O impulso apical é deslocado lateralmente e se torna mantido devido à hipertrofia do ventrículo esquerdo. O aumento de dependência da contração atrial é responsável pela B_4 proeminente. O fluxo através do orifício restrito dá origem a um sopro mesossistólico. O sopro geralmente é mais bem ouvido na base do coração, mas frequentemente se irradia para o pescoço e ápice. Ele geralmente se apresenta como um sopro crescente-decrescente, e, ao contrário da insuficiência mitral, a primeira e a segunda bulhas cardíacas são facilmente ouvidas. À medida que o estreitamento da valva aórtica piora, o sopro faz um pico mais tardio na sístole. Quando folhetos calcificados estão presentes, o sopro tende a apresentar uma qualidade mais rude. Um sopro aórtico de ejeção, que é causado pelo movimento súbito dos folhetos quando eles se abrem, só é ouvido quando os folhetos permanecem bastante móveis, como em valvas com deformidade congênita.

Embora obstrução do fluxo sanguíneo a partir do ventrículo esquerdo geralmente seja consequência de doença valvar, a obstrução também pode ocorrer acima ou abaixo da valva e pode se apresentar do mesmo modo que a estenose aórtica valvar. Uma membrana que obstrui parcialmente o fluxo logo acima da valva na aorta pode estar presente algumas vezes ao nascimento. Nesta condição, o sopro sistólico muitas vezes é mais bem ouvido no primeiro espaço intercostal no rebordo esternal direito. Estenose subvalvar pode ocorrer em alguns pacientes que desenvolvem hipertrofia grave do coração (**Figura 10-23**). Esta entidade clínica bem-reconhecida – miocardiopatia hipertrófica – também pode se manifestar por um sopro sistólico crescente-decrescente observado ao exame físico. Entretanto, a obstrução do trato de saída na miocardiopatia hipertrófica é dinâmica, com obstrução maior quando a pré-carga é diminuída pelo volume intraventricular diminuído. Por essa razão, fazer o paciente ficar de pé ou realizar a manobra de Valsalva (esforço expiratório contra uma glote fechada), movimentos que diminuem o retorno venoso, causa o aumento do sopro. Ambas as manobras causam uma diminuição de sopros devidos à estenose valvar, porque menos volume absoluto de sangue flui através da valva aórtica estenótica.

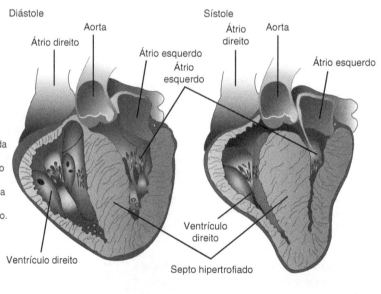

FIGURA 10-23 Miocardiopatia hipertrófica (incidência lateral esquerda). Os aspectos importantes são exibidos. (Redesenhada, com permissão, de Cheitlin MD et al., eds. *Clinical Cardiology*, 6th ed. Publicada originalmente por Appleton & Lange. Copyright © 1993 por The McGraw-Hill Companies, Inc.)

CAPÍTULO 10 Distúrbios Cardiovasculares: Doenças do Coração **277**

2. Insuficiência aórtica
Apresentação clínica

A insuficiência aórtica pode ser crônica ou aguda. Na insuficiência aórtica crônica, há um longo período latente durante o qual o paciente permanece assintomático enquanto o coração responde à sobrecarga de volume. Quando os mecanismos compensatórios falham, tornam-se evidentes os sintomas de insuficiência do lado esquerdo. Na insuficiência aórtica aguda, mecanismos compensatórios não têm tempo de ser ativados, de modo que dispneia, edema pulmonar e hipotensão – muitas vezes, com colapso cardiovascular – ocorrem subitamente.

O exame físico de pacientes com insuficiência aórtica crônica revela pulsos hiperdinâmicos (em marteladas). O impulso apical é hiperdinâmico e deslocado no sentido lateral. À ausculta, três sopros podem ser ouvidos: um sopro de timbre alto no início da diástole, um ruflo diastólico, chamado sopro de Austin Flint, e um sopro sistólico. Uma terceira bulha cardíaca muitas vezes está presente. Entretanto, na insuficiência aórtica aguda, os sinais periféricos com frequência estão ausentes, e em muitos casos o impulso ventricular esquerdo é normal. À ausculta, o sopro diastólico é muito mais suave, e o sopro de Austin Flint, se presente, é curto. A primeira bulha cardíaca será hipofonética e às vezes ausente.

Etiologia

A insuficiência aórtica aguda e crônica pode ser devida a anormalidades valvares ou da raiz da aorta (Tabela 10-5).

Fisiopatologia

A insuficiência aórtica impõe uma sobrecarga de volume ao ventrículo esquerdo, porque, durante a diástole, o sangue entra no ventrículo tanto pelo átrio esquerdo quanto pela aorta. Se a insuficiência se desenvolve lentamente, o coração responde à pressão diastólica aumentada com alongamento de fibras e replicação de sarcômeros em séries, o que leva a volumes ventriculares aumentados. Como a pressão sistólica permanece relativamente inalterada, o esforço aumentado sobre a parede – pela lei de Laplace – pode ser compensado por um aumento adicional na espessura da parede. Esta resposta, "hipertrofia excêntrica" – assim chamada porque a cavidade ventricular aumenta no sentido lateral do tórax e se torna excêntrica à sua posição normal –, explica a geometria ventricular diferente observada em pacientes com insuficiência aórtica *versus* aqueles com estenose aórtica (hipertrofia concêntrica causada pela sobrecarga de pressão sistólica). Finalmente, a insuficiência aórtica crônica leva a volumes ventriculares imensos, como demonstrado nas alças de pressão-volume (Figura 10-24). O ventrículo esquerdo opera como uma bomba de baixa complacência, lidando com grandes volumes diastólicos finais e sistólicos, muitas vezes com pouco aumento da pressão diastólica final. Além disso, não existe realmente um período isovolumétrico de relaxamento ou contração, devido ao fluxo persistente para dentro do ventrículo a partir da circulação sistêmica. A pressão do pulso aórtico é alargada. A pressão diastólica diminui em razão do fluxo de regurgitação de volta para o ventrículo esquerdo e da complacência aumentada dos grandes vasos centrais (em resposta ao

TABELA 10-5   Causas de insuficiência aórtica

Local	Patologia	Causas	Apresentação temporal
Valvar	Anormalidades de cúspides	Endocardite	Aguda ou crônica
		Doença reumática	Aguda ou crônica
		Espondilite anquilosante	Em geral, crônica
		Congênitas	Crônica
Aórtico	Dilatação	Aneurisma aórtico	Aguda ou crônica
		Distúrbios hereditários do tecido conectivo	Em geral, crônica
		Síndrome de Marfan	
		Síndrome de Ehlers-Danlos	
		Osteogênese imperfeita	
	Inflamação	Aortite (Takayasu)	Em geral, crônica
		Sífilis	Em geral, crônica
		Doenças artríticas	Em geral, crônica
		Espondilite anquilosante	
		Síndrome de Reiter	
		Artrite reumatoide	
		Lúpus eritematoso sistêmico	Aguda ou crônica
		Necrose medial cística	
	Lacerações com perda de suporte da comissura	Trauma	Em geral, aguda
		Dissecção, frequentemente por hipertensão	Em geral, aguda

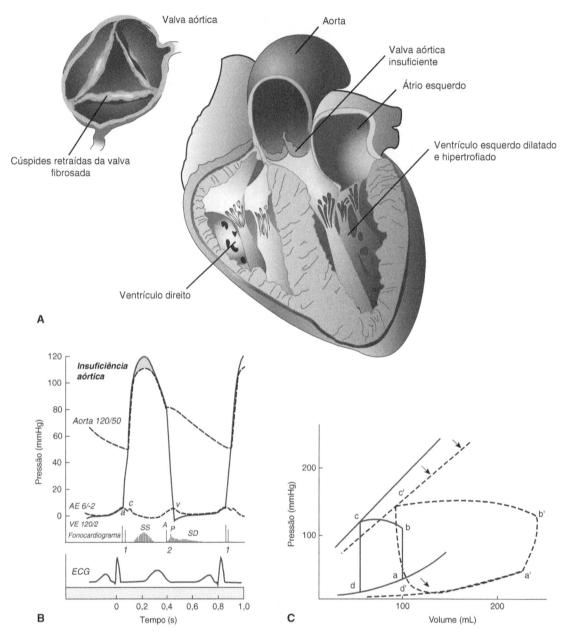

FIGURA 10-24 Insuficiência (regurgitação) aórtica. **A:** desenho do coração esquerdo em incidência anterior oblíqua esquerda mostrando aspectos anatômicos de insuficiência aórtica. Observe as estruturas aumentadas: ventrículo esquerdo, aorta. **B:** desenho mostrando aspectos auscultatórios e hemodinâmicos predominantes na insuficiência aórtica. Os aspectos principais incluem ventrículo esquerdo grande, hipertrofiado; aorta grande; volume sistólico aumentado; pressão do pulso larga; sopro diastólico. (AE, átrio esquerdo; VE, ventrículo esquerdo; SS, sopro sistólico; A, valva aórtica; P, valva pulmonar; SD, sopro diastólico.) (Redesenhada, com permissão, de Cheitlin MD et al, eds. *Clinical Cardiology*, 6th ed. Publicada originalmente por Appleton & Lange. Copyright © 1993 por The McGraw-Hill Companies, Inc.) **C:** alça de pressão-volume em insuficiência aórtica crônica. Aumento acentuado do volume ventricular esquerdo desvia a curva de pressão-volume diastólica para a direita. A hipertrofia do ventrículo desvia a curva de pressão-volume isovolumétrica para a esquerda (não mostrada), mas no fim o ventrículo se dilata e a contratilidade diminui, e a curva de pressão-volume isovolumétrica se desvia para a direita. O volume sistólico é enorme, embora o volume sistólico efetivo possa ser minimamente inalterado porque muito do aumento no volume sistólico vaza de volta para o ventrículo. Como o ventrículo está sendo cheio constantemente a partir da valva mitral ou da valva aórtica insuficiente, não existem períodos isovolumétricos.

volume sistólico aumentado); o volume sistólico elevado leva ao aumento das pressões sistólicas (Figura 10-24C).

Manifestações clínicas

A. Dispneia – edema pulmonar pode se desenvolver, particularmente se a insuficiência aórtica for aguda e o ventrículo não tiver tempo para compensar o aumento súbito de volume. Na insuficiência aórtica crônica, os mecanismos compensatórios finalmente falham, e o coração começa a operar na porção mais íngreme da relação pressão-volume diastólica.

B. Exame físico

1. **Pulsos hiperdinâmicos** – na insuficiência aórtica crônica, uma pressão de pulso alargada é responsável por vários sinais periféricos característicos. A palpação do pulso periférico revela um aumento súbito e depois uma queda de pressão (pulso em martelo d'água ou de Corrigan). Oscilação da cabeça (sinal de DeMusset), pulsação da úvula (sinal de Müller) e pulsação arterial observada no leito ungueal (pulso de Quincke) têm sido descritas em pacientes com insuficiência aórtica crônica.

2. **Sopros** – três sopros cardíacos podem ser ouvidos em pacientes com insuficiência aórtica. Primeiramente, o fluxo do volume que regurgita de volta para o ventrículo esquerdo pode ser ouvido como um sopro de timbre alto, soproso, no início da diástole, geralmente mais bem percebido ao longo do rebordo esternal esquerdo. Segundo, o sopro em ruflar descrito por Austin Flint pode ser ouvido no ápice durante qualquer parte da diástole. Acredita-se que o sopro de Austin Flint resulte do fluxo que regurgita da valva aórtica pressionando o folheto anterior da valva mitral, produzindo uma estenose mitral funcional. Finalmente, um sopro sistólico crescente-decrescente, o qual provavelmente surge do volume sistólico aumentado fluindo através da valva aórtica, pode ser ouvido no rebordo esternal esquerdo.

   Na insuficiência aórtica grave, aguda, o sopro do início da diástole pode ser mais suave devido à equalização diastólica rápida das pressões ventricular e aórtica. A primeira bulha cardíaca é hipofonética em virtude do fechamento precoce da valva mitral pela regurgitação aórtica e por pressões ventriculares elevadas.

3. **Terceira bulha cardíaca** – uma terceira bulha cardíaca pode ser ouvida em consequência da insuficiência cardíaca concomitante ou do enchimento exagerado do ventrículo esquerdo no início da diástole.

4. **Impulso apical** – o impulso apical é deslocado no sentido lateral em virtude do volume aumentado do ventrículo esquerdo.

3. Estenose mitral

Apresentação clínica

Os sintomas de estenose mitral incluem dispneia, fadiga e hemoptise. Ocasionalmente, o paciente se queixa de palpitações ou batimentos cardíacos rápidos. Finalmente, o paciente com estenose mitral pode se apresentar com sintomas neurológicos, como dormência ou fraqueza transitória das extremidades, perda súbita de visão ou dificuldade de coordenação.

O sopro característico da estenose mitral é um ruflo diastólico tardio de timbre baixo. Além disso, um estalido de abertura pode ser ouvido na primeira porção da diástole (Figura 10-25). A ausculta dos pulmões pode revelar estertores crepitantes.

Etiologia

A estenose mitral é, mais comumente, uma sequela de cardiopatia reumática (Tabela 10-6). Raramente, ela pode ser causada por lesões congênitas ou depósito de cálcio. Tumorações atriais (mixomas) podem causar obstrução intermitente da valva mitral.

Fisiopatologia

A valva mitral normalmente é bicúspide, sendo a cúspide anterior cerca de duas vezes maior do que a área da cúspide posterior. A área da valva mitral é geralmente de 5 a 6 cm²; em geral, estenose mitral clinicamente relevante ocorre quando a área da valva diminui para menos de 1 cm². Como a obstrução do fluxo protege o ventrículo de sobrecargas de pressão e volume, a relação pressão-volume ventricular esquerda mostra relativamente pouca anormalidade além de volumes diminuídos. Contudo, a análise de traçados hemodinâmicos mostra a característica elevação das pressões no átrio esquerdo (Figura 10-25B). Por este motivo, a principal anormalidade fisiopatológica na estenose mitral é a pressão venosa pulmonar elevada e as pressões altas no lado direito (artéria pulmonar, ventrículo direito e átrio direito). Dilatação e função sistólica reduzida do ventrículo direito são muitas vezes observadas em pacientes com estenose mitral avançada.

Manifestações clínicas

A. Sintomas

1. **Dispneia, hemoptise e ortopneia** – todos esses sintomas ocorrem devido às pressões elevadas no átrio esquerdo, nas veias pulmonares e nos capilares pulmonares (os mecanismos reais estão descritos na seção sobre insuficiência cardíaca).

2. **Palpitações** – o aumento do tamanho do átrio esquerdo predispõe os pacientes com estenose mitral a arritmias atriais. Atividade atrial caótica (i.e., fibrilação atrial) é observada comumente. Como o enchimento ventricular é particularmente dependente da contração atrial em pacientes com estenose mitral, descompensação hemodinâmica aguda pode acontecer quando se perde a contração organizada do átrio.

3. **Sintomas neurológicos** – o fluxo de saída reduzido leva à dilatação do átrio esquerdo e estase do fluxo sanguíneo. Trombo no átrio esquerdo é observado na ecocardiografia em aproximadamente 20% dos pacientes com estenose mitral, e a prevalência aumenta com idade, presença de fibrilação atrial, gravidade da estenose e qualquer redução do débito cardíaco. Eventos embólicos que levam a sintomas neurológicos ocorrem em 8% dos pacientes com ritmo sinusal e em 32% daqueles com fibrilação atrial crônica ou paroxística. Além disso, o aumento do átrio esquerdo pode às vezes comprimir o nervo laríngeo recorrente e causar rouquidão (síndrome de Ortner).

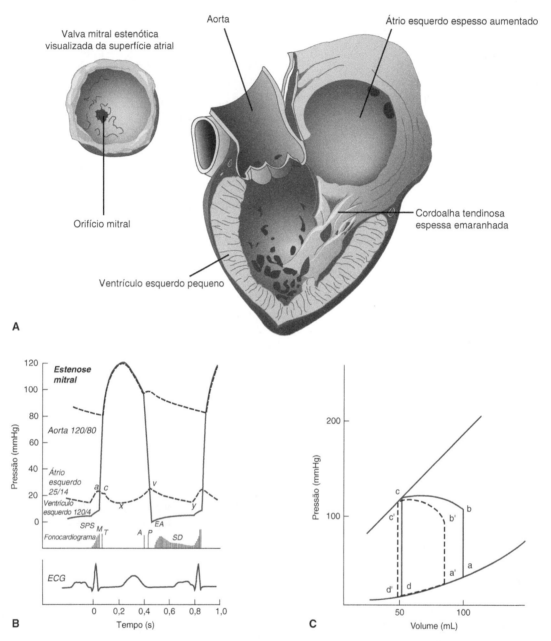

FIGURA 10-25 Estenose mitral. **A:** desenho do coração esquerdo na incidência oblíqua anterior esquerda mostrando aspectos anatômicos de estenose mitral. Observe o átrio esquerdo aumentado e o ventrículo esquerdo pequeno. **B:** desenho mostrando aspectos auscultatórios e hemodinâmicos de estenose mitral. Os aspectos principais incluem espessamento e fusão de cúspides da valva mitral, pressão atrial esquerda elevada, aumento do átrio esquerdo, estalido de abertura, sopro diastólico. (SPS, sopro pré-sistólico; EA, estalido de abertura; M, mitral; T, tricúspide; A, aórtica; P, pulmonar; SD, sopro diastólico). (Redesenhada, com permissão, de Netter FH. *Heart,* vol. 5: CIBA Collection of Medical Illustrations, CIBA Pharmaceutical Co., 1969.) **C:** alça de pressão-volume na estenose mitral. O enchimento do ventrículo esquerdo é restrito de **a** para **a'**, diminuindo o volume sistólico a **b'c'**.

B. Exame físico – à ausculta do coração, o ruflo diastólico ocorre em consequência de fluxo turbulento através do orifício estreito da valva mitral. Um estalido de abertura, análogo ao estalido de ejeção descrito para estenose aórtica, pode ser ouvido no início da diástole. O estalido de abertura só é ouvido quando o paciente tem folhetos relativamente móveis.

Estertores crepitantes ocorrem porque as pressões capilares elevadas causam acúmulo de líquido intra-alveolar.

4. Insuficiência mitral
Apresentação clínica

A apresentação da insuficiência mitral depende do quão rapidamente a insuficiência valvar se desenvolve. Pacientes com insuficiência mitral crônica desenvolvem sintomas gradualmente ao longo do tempo.

TABELA 10-6 Causas de estenose mitral

Tipo	Comentários
Reumática	É a mais comum. O estreitamento resulta de fusão e espessamento das comissuras, cúspides e cordoalha tendinosa. Os sintomas geralmente se desenvolvem 20 anos após febre reumática aguda.
Cálcica	Geralmente causa insuficiência mitral, mas pode causar estenose mitral em alguns casos.
Congênita	Geralmente se apresenta na infância.
Doença vascular do colágeno	Lúpus eritematoso sistêmico e artrite reumatoide (rara).

TABELA 10-7 Causas de insuficiência mitral

Tipo	Causas
Aguda	
Ruptura de cordoalha tendinosa	Endocardite infecciosa
	Trauma
	Febre reumática aguda
	"Espontânea"
Músculos papilares rotos ou disfuncionais	Isquemia
	Infarto do miocárdio
	Trauma
	Abscesso miocárdico
Folheto perfurado	Endocardite infecciosa
	Trauma
Crônica	
Inflamatória	Cardiopatia reumática
	Doença vascular do colágeno
Infecção	Endocardite infecciosa
Degenerativa	Degeneração mixomatosa dos folhetos valvares
	Calcificação do anel mitral
Ruptura ou disfunção da cordoalha tendinosa ou de músculos papilares	Endocardite infecciosa
	Trauma
	Febre reumática aguda
	"Espontânea"
	Isquemia
	Infarto do miocárdio
	Abscesso miocárdico
Congênita	
	Anomalias do desenvolvimento

Queixas comuns incluem dispneia, fadiga fácil e palpitações. Os pacientes com insuficiência mitral aguda se apresentam com sintomas de insuficiência cardíaca esquerda: dispneia, ortopneia e choque. Dor torácica pode estar presente em pacientes cuja insuficiência mitral deve-se à doença arterial coronariana.

Ao exame físico, os pacientes têm um sopro de regurgitação pansistólico que é mais bem ouvido no ápice e, frequentemente, se irradia para a axila. Esse sopro com frequência obscurece a primeira e segunda bulhas cardíacas. Quando a insuficiência da valva mitral é grave, uma terceira bulha cardíaca com frequência está presente. Na insuficiência mitral crônica, o impulso apical muitas vezes é hiperdinâmico e deslocado lateralmente.

Etiologia

No passado, a cardiopatia reumática era responsável pela maioria dos casos de insuficiência mitral.* Atualmente, o prolapso de valva mitral provavelmente é a causa mais comum, seguido por doença arterial coronariana.** As pontas dos folhetos anterior e posterior da valva mitral são mantidas no lugar durante a contração ventricular pelos músculos papilares anterolateral e posteromedial. As valvas são conectadas aos músculos papilares por estruturas fibrosas finas chamadas cordas tendíneas. Em pacientes com prolapso de valva mitral, o tecido extra presente no aparelho valvar pode sofrer degeneração mixomatosa pela quinta ou sexta década. A insuficiência mitral segue-se em consequência de má coaptação dos folhetos da valva ou de ruptura súbita da cordoalha tendinosa. Na doença arterial coronariana, a obstrução da artéria coronária circunflexa pode levar à isquemia ou ruptura de músculos papilares (Tabela 10-7).

Fisiopatologia

Quando a valva mitral deixa de se fechar adequadamente, ocorre regurgitação de sangue para o átrio esquerdo a partir do ventrículo durante a sístole. Na insuficiência mitral crônica, o mecanismo compensatório para essa sobrecarga de volume é semelhante às alterações observadas na insuficiência aórtica. O ventrículo e átrio esquerdo se dilatam, e para normalizar o esforço sobre a parede no ventrículo há também hipertrofia concomitante da parede ventricular (ver discussão

anterior sobre a lei de Laplace). O enchimento diastólico do ventrículo aumenta porque ele é agora a soma do débito ventricular direito com o volume regurgitado do batimento anterior. Na insuficiência mitral aguda, a sobrecarga de volume súbita no átrio e no ventrículo não é compensada por aumento de câmara e hipertrofia. O aumento súbito do volume atrial leva a ondas *v* atriais proeminentes, com transmissão desta pressão elevada aos capilares pulmonares e desenvolvimento de edema pulmonar (Figura 10-26).

Manifestações clínicas

A. Sintomas

1. **Edema pulmonar** – a elevação rápida da pressão capilar pulmonar na insuficiência mitral aguda leva ao início súbito de edema pulmonar, manifestada por dispneia, ortopneia e dispneia paroxística noturna. Na insuficiência mitral crônica, os sintomas se desenvolvem gradualmente, mas em algum ponto os mecanismos compensatórios falham e se desenvolve edema pulmonar, particularmente com o exercício.

---

*N. de T. Esta ainda é a situação no Brasil.

**N. de T. Esta é a situação nos Estados Unidos e em outros países desenvolvidos.

282 Fisiopatologia da Doença

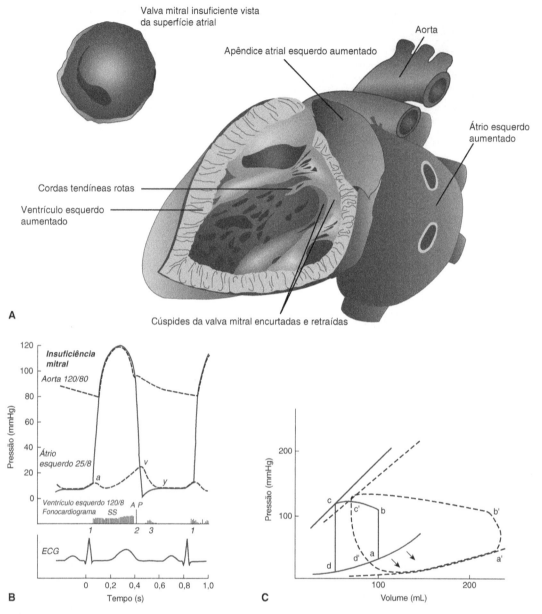

FIGURA 10-26 Insuficiência (regurgitação) mitral. **A:** desenho do coração esquerdo na incidência lateral esquerda mostrando aspectos anatômicos de insuficiência mitral. Observe as estruturas aumentadas: átrio esquerdo, ventrículo esquerdo. **B:** desenho mostrando aspectos auscultatórios e hemodinâmicos de insuficiência mitral. Os aspectos principais incluem fluxo retrógrado sistólico para o átrio esquerdo, aumento atrial esquerdo, aumento ventricular esquerdo (hipertrofia em lesões agudas), onda v proeminente causada por enchimento de ambas as veias pulmonares e jato de regurgitação, e sopro holossistólico. (3, terceira bulha cardíaca; SS, sopro sistólico; A, aórtica; P, pulmonar.) (Redesenhada, com permissão, de Cheitlin MD et al., eds. *Clinical Cardiology*, 6th ed. Publicada originalmente por Appleton & Lange. Copyright © 1993 por The McGraw-Hill Companies, Inc.) **C:** alça de pressão-volume na insuficiência mitral. Os volumes ventriculares aumentados desviam a curva pressão-volume diastólica para a direita. O volume sistólico está aumentado porque o ventrículo pode agora ejetar sangue para dentro do átrio esquerdo com baixa pressão. Com sobrecargas de volume crônicas, a curva de pressão-volume isovolumétrica finalmente se desvia para a direita.

2. **Fadiga** – fadiga pode se desenvolver devido à diminuição do fluxo de sangue para a frente, para os tecidos periféricos.
3. **Palpitações** – o aumento do átrio esquerdo pode levar ao desenvolvimento de fibrilação atrial e palpitações acompanhantes. Os pacientes com fibrilação atrial e insuficiência mitral têm uma incidência de 20% de eventos cardioembólicos.

B. Exame físico
1. **Sopro holossistólico** – o fluxo de regurgitação para dentro do átrio produz um sopro de timbre alto que é ouvido durante toda a sístole. O sopro começa com a primeira bulha cardíaca, continua até a segunda bulha e é de intensidade constante durante toda a sístole. Ele finalmente termina quando a pressão ventricular esquerda cai para igualar a

CAPÍTULO 10 Distúrbios Cardiovasculares: Doenças do Coração **283**

pressão atrial esquerda durante o relaxamento isovolumétrico. Ao contrário do sopro da estenose aórtica, há pouca variação da intensidade do sopro quando a frequência cardíaca se modifica. Além disso, o sopro não muda de intensidade com a respiração. Ele geralmente é mais bem ouvido no ápice e, frequentemente, se irradia para a axila. Se ocorrer ruptura do folheto anterior, o sopro de insuficiência mitral às vezes se irradia para as costas.

2. **Terceira bulha cardíaca** – uma terceira bulha cardíaca é ouvida se insuficiência cardíaca estiver presente. Devido ao enchimento aumentado e rápido do ventrículo durante a diástole, ela também pode ser ouvida na ausência de insuficiência cardíaca em pacientes com insuficiência mitral grave.

3. **Impulso apical deslocado e hiperdinâmico** – o aumento compensatório do volume ventricular esquerdo e da espessura da parede em pacientes com insuficiência mitral crônica manifesta-se por um impulso apical deslocado lateralmente. Como o ventrículo tem agora uma câmara de baixa pressão (o átrio esquerdo) na qual ejetar sangue, o impulso apical com frequência é hiperdinâmico. Quando a insuficiência mitral se desenvolve subitamente, o impulso apical não é deslocado nem hiperdinâmico, porque o ventrículo esquerdo não teve tempo suficiente para que ocorressem os aumentos de volume compensatórios.

PONTO DE CHECAGEM

10. Quais são as apresentações clínicas de cada uma das quatro categorias principais de cardiopatia valvar?

11. Quais são as causas mais comuns de cada categoria de cardiopatia valvar?

12. Qual é a patogênese de cada categoria de cardiopatia valvar?

13. Quais são as principais manifestações clínicas e complicações de cada categoria de cardiopatia valvar?

DOENÇA ARTERIAL CORONARIANA

Apresentação clínica

Dor torácica é o sintoma mais comum associado com doença arterial coronariana; é descrita geralmente como surda e, frequentemente, pode se irradiar para o braço ou para o queixo. Ela não piora com uma respiração profunda e pode estar associada com dispneia, diaforese, náusea e vômito. Todo este complexo sintomático tem sido chamado de **angina de peito** (*angina pectoris*), ou "dor no tórax"; esta expressão foi usada primeiramente por Heberden, em 1744.

Clinicamente, a angina é classificada de acordo com o evento precipitante e a duração dos sintomas. Se a dor ocorre somente com o exercício e tem sido estável por um período longo de tempo, ela é chamada de **angina estável**. Se a dor ocorre em repouso, ela é designada como **angina instável**. Por fim, independentemente do evento precipitante, se a dor torácica permanecer sem interrupção por períodos prolongados de tempo e tiver ocorrido dano irreversível de miócitos, ela é chamada de **infarto do miocárdio.**

Ao exame físico, o paciente com doença arterial coronariana pode ter uma quarta bulha cardíaca ou sinais de insuficiência cardíaca e choque. Entretanto, mais do que qualquer outro problema cardiovascular, o diagnóstico inicial baseia-se na história do paciente.

Etiologia

Obstrução por aterosclerose dos grandes vasos epicárdicos é a causa mais comum de doença arterial coronariana. O espasmo das artérias coronárias por vários mediadores, como serotonina e histamina, tem sido bem descrito e é mais comum em indivíduos japoneses. Raramente, anormalidades congênitas podem causar doenças arteriais coronarianas (Tabela 10-8).

Fisiopatologia

O fluxo sanguíneo coronariano leva oxigênio aos miócitos e remove produtos do catabolismo, como dióxido de carbono, ácido láctico e íons hidrogênio. O coração tem uma demanda metabólica tremendamente alta; embora represente apenas 0,3% do peso corporal, ele é responsável por 7% do consumo de oxigênio em repouso. Isquemia celular ocorre quando há uma demanda aumentada por oxigênio em relação ao suprimento arterial máximo, ou uma redução absoluta do suprimento de oxigênio. Embora situações de demanda aumentada, como tireotoxicose e estenose aórtica, possam causar isquemia do miocárdio, a maioria dos casos clínicos deve-se a suprimento de oxigênio diminuído. A redução do suprimento de oxigênio pode raramente se originar de diminuição do conteúdo de oxigênio do sangue – como acontece na intoxicação por monóxido de carbono ou na anemia –, mas, mais comumente, é causada por anormalidades de artérias coronárias (Tabela 10-8), particularmente doença aterosclerótica. Isquemia miocárdica pode surgir por uma combinação de demanda aumentada e suprimento diminuído; o abuso de cocaína aumenta a

TABELA 10-8 Causas de doença arterial coronariana

Tipo	Comentários
Aterosclerose	É a causa mais comum. Entre os fatores de risco estão incluídos hipertensão, hipercolesterolemia, diabetes melito, tabagismo e história familiar de aterosclerose.
Espasmo	Vasospasmo de artéria coronária pode ocorrer em qualquer população, mas é mais prevalente em japoneses. A vasoconstrição parece ser mediada por histamina, serotonina, catecolaminas e fatores derivados do endotélio. Como o espasmo pode acontecer em qualquer ocasião, a dor torácica, frequentemente, não está relacionada com exercício.
Êmbolos	São causas raras de doença arterial coronariana. Podem ocorrer por vegetações em pacientes com endocardite.
Congênita	Anormalidades congênitas de artéria coronária estão presentes em 1 a 2% da população. Entretanto, somente uma pequena fração dessas anormalidades causa isquemia sintomática.

demanda de oxigênio (por inibição da recaptação de noradrenalina nos terminais nervosos adrenérgicos no coração) e pode reduzir o suprimento de oxigênio por causar vasospasmo.

Aterosclerose de artérias coronárias grandes continua sendo a causa predominante de angina e infarto do miocárdio. Placas gordurosas elevadas, que aparecem como manchas ou estrias amarelas nas paredes de vasos, são visualizadas em quase todos os membros de qualquer população por volta dos 20 anos de idade (ver Capítulo 11). Elas são encontradas principalmente em áreas expostas a forças de cisalhamento aumentadas, como pontos de curvatura e bifurcações, e provavelmente surgem da migração isolada de células espumosas derivadas de macrófagos para áreas de lesão mínima crônica da íntima. Em muitas pessoas, esse processo progride, com migração adicional de células espumosas, proliferação de células musculares lisas e depósito extracelular de gordura e colágeno (Figura 10-27). A extensão e incidência dessas lesões avançadas variam entre pessoas de diferentes regiões geográficas e grupos étnicos.

Os processos fisiopatológicos subjacentes diferem para cada apresentação clínica de doença arterial coronariana. Em pacientes com angina estável, o estreitamento fixo de uma ou várias artérias coronárias geralmente está presente. Como as grandes artérias coronárias muitas vezes funcionam como condutos e não oferecem resistência ao fluxo, o lúmen arterial deve estar diminuído em 90% para produzir isquemia celular, quando o paciente está em repouso. Entretanto, com o exercício, uma redução de 50% no tamanho do lúmen pode levar a sintomas. Em pacientes com angina instável, fissuras da placa aterosclerótica podem levar a acúmulo de plaquetas e episódios transitórios de oclusão trombótica, geralmente durando de 10 a 20 minutos. Além disso, a liberação de fatores plaquetários vasoconstritores, como tromboxano A_2 ou serotonina, e a disfunção endotelial podem causar vasoconstrição e contribuir para a diminuição do fluxo. No infarto do miocárdio, a lesão arterial profunda por ruptura de placa pode causar a formação de um trombo relativamente fixo e persistente. Pesquisas recentes têm enfatizado que a composição da placa mediada por inflamação exerce um papel importante na apresentação clínica. Perda da matriz extracelular e necrose celular devidas à resposta inflamatória parecem ser os principais mediadores para ruptura da placa.

O coração recebe sua energia principalmente de ATP gerado por fosforilação oxidante de ácidos graxos livres, embora glicose e outros carboidratos possam ser utilizados. Dentro de 60 segundos após oclusão de artéria coronária, a tensão de oxigênio nas células miocárdicas afetadas cai essencialmente para zero. Os estoques cardíacos de fosfatos de alta energia são exauridos rapidamente, e as células mudam prontamente para metabolismo anaeróbio, com a consequente produção de ácido láctico. Disfunção do relaxamento e contração do miocárdio ocorre dentro de segundos, mesmo antes que aconteça a depleção de fosfatos de alta energia. A base bioquímica para esta anormalidade não é conhecida. Se a perfusão não for restabelecida dentro de 40 a 60 minutos, inicia-se um estágio irreversível de dano, caracterizado por tumefação difusa de mitocôndrias, lesão da membrana celular e depleção acentuada de glicogênio. O mecanismo exato pelo qual dano irreversível ocorre não está claro, mas depleção intensa de ATP, concentrações extracelulares de cálcio aumentadas, acidose láctica e radicais livres têm sido postulados como possíveis causas.

Em preparações experimentais, se o miocárdio for perfundido dentro de 5 minutos, a função sistólica retorna prontamente, ao passo que anormalidades diastólicas podem levar até 40 minutos para normalizar. Com períodos prolongados de isquemia – até 1 hora –, pode levar 1 mês para a restauração da função ventricular. Quando o coração demonstra este período prolongado de função diminuída apesar de perfusão normal, diz-se que o miocárdio está "atordoado". A base bioquímica para o atordoamento é mal compreendida. Se o restabelecimento da perfusão ocorrer posteriormente ou não ocorrer, a função sistólica frequentemente não retornará na área afetada.

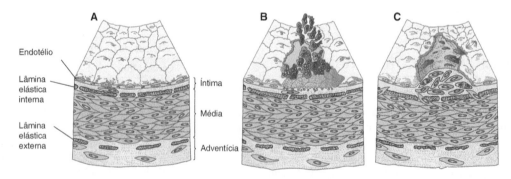

FIGURA 10-27 Mecanismos de produção de ateroma. **A:** estrutura de artéria muscular normal. A adventícia, ou camada mais externa da artéria, consiste principalmente em fibroblastos reconhecíveis entremeados de células musculares lisas arranjadas entre feixes de colágeno e rodeadas de proteoglicanos. Ela geralmente é separada da média por uma camada descontínua de tecido elástico, a lâmina elástica externa. **B:** agregados de plaquetas, ou microtrombos, se formam como um resultado da adesão de plaquetas ao tecido conectivo subendotelial exposto. As plaquetas que aderem ao tecido conectivo liberam grânulos cujos componentes podem penetrar na parede arterial. Assim, fatores plaquetários interagem com componentes do plasma na parede da artéria e podem estimular os eventos mostrados na ilustração seguinte. **C:** células musculares lisas migram da média para a íntima através de fenestrações na lâmina elástica interna, e se multiplicam ativamente dentro da íntima. Células endoteliais se regeneram na tentativa de recobrir a íntima exposta, que se espessa rapidamente devido à proliferação de músculo liso e formação de tecido conectivo novo. (Redesenhada, com permissão, de Ross R et al. The pathogenesis of atherosclerosis. [Part 1.] N Engl J Med. 1976;295:369.)

Manifestações clínicas

A. Dor torácica

A dor torácica tem sido atribuída tradicionalmente à isquemia. Contudo, evidências mais recentes sugerem que, em pacientes com doença arterial coronariana, 70 a 80% dos episódios de isquemia na verdade são assintomáticos. Acredita-se que a dor torácica, quando presente, seja mediada por fibras aferentes simpáticas que inervam ricamente o átrio e o ventrículo. A partir do coração, as fibras atravessam os gânglios simpáticos torácicos superiores e as cinco raízes dorsais torácicas superiores da medula espinal. Na medula espinal, os impulsos supostamente convergem com impulsos de outras estruturas. Esta convergência pode ser o mecanismo da dor na parede torácica, nas costas e no braço que algumas vezes acompanha a angina de peito. A importância dessas fibras pode ser demonstrada em pacientes que passaram por um transplante de coração. Quando esses pacientes desenvolvem aterosclerose, eles permanecem completamente assintomáticos, sem desenvolvimento de angina.

As evidências sugerem que o gatilho real para a estimulação nervosa seja a adenosina. A infusão de adenosina na artéria coronária pode produzir os sintomas característicos de angina sem evidência de isquemia. Além disso, bloquear o receptor de adenosina (P_1) com aminofilina leva a sintomas de angina reduzidos, apesar de graus similares de isquemia.

Três fatores provavelmente são responsáveis pela grande proporção de episódios assintomáticos: disfunção de nervos aferentes, perfusão reduzida transitória e limiares de dor diferentes entre pacientes. A disfunção de nervos aferentes pode causar isquemia silenciosa. Pacientes com corações transplantados não sentem dor cardíaca, apesar de aterosclerose significativa. Neuropatia periférica em pacientes com diabetes pode explicar os episódios aumentados de isquemia silenciosa descritos nesta população de pacientes. Perfusão reduzida transitória também pode ser um mecanismo importante para isquemia silenciosa. Poucos segundos depois da parada da perfusão, podem ser observadas anormalidades sistólicas e diastólicas. Angina é um evento relativamente tardio, ocorrendo depois de pelo menos 30 segundos de isquemia. Finalmente, limiares de dor diferentes entre pacientes podem explicar a prevalência alta de isquemia silenciosa. A presença de angina é moderadamente correlacionada com a tolerância à dor diminuída. O mecanismo para limiares de dor diferentes é desconhecido, mas pode ser devido a diferenças em endorfinas plasmáticas.

B. Quarta bulha cardíaca e dispneia

Esses achados podem ocorrer devido à disfunção diastólica e sistólica do miocárdio isquêmico. (Ver discussão anterior sobre insuficiência cardíaca.)

C. Choque

O local de oclusão da artéria coronária determina a apresentação clínica da isquemia ou do infarto do miocárdio. Como uma regra geral, quanto mais miocárdio é suprido pelo vaso ocluído, mais significativos e graves são os sintomas. Por exemplo, obstrução da artéria coronária principal esquerda, ou da artéria coronária descendente anterior esquerda, geralmente se apresentará como insuficiência cardíaca grave, frequentemente com hipotensão associada (choque). Além disso, choque pode estar associado com doença arterial coronariana em várias situações especiais. Se ocorrer necrose do septo por oclusão da artéria descendente anterior esquerda, pode acontecer ruptura do miocárdio com a formação de um defeito septal interventricular. A ruptura de parede anterior ou lateral livre por oclusão da artéria coronária descendente anterior esquerda ou da circunflexa, respectivamente, pode levar à formação de derrame pericárdico e tamponamento. A ruptura de tecido miocárdico geralmente ocorre 4 a 7 dias após o evento isquêmico agudo, quando a parede do miocárdio tiver se adelgaçado e estiver no processo de cicatrização. A descompensação hemodinâmica súbita durante esse período deve despertar suspeita dessas complicações. Finalmente, a oclusão da artéria circunflexa pode resultar em isquemia e disfunção ou ruptura franca de músculos papilares, que pode produzir insuficiência mitral grave e choque.

D. Bradicardia

Infartos da parede miocárdica inferior geralmente se originam de oclusão da artéria coronária direita. Como a área de tecido ventricular esquerdo suprida por esta artéria é pequena, os pacientes geralmente não se apresentam com insuficiência cardíaca. Entretanto, a artéria que fornece suprimento sanguíneo para o nó AV se ramifica a partir da artéria descendente posterior, de modo que os infartos do miocárdio da parede inferior às vezes são associados com condução lenta ou ausente do nó AV. Além da isquemia, podem ocorrer anormalidades de condução do nó AV em consequência de ativação reflexa do nervo vago, que inerva ricamente o nó AV.

Disfunção do nó sinusal é raramente observada em doença arterial coronariana, porque esta área recebe sangue tanto da artéria coronária direita quanto da esquerda.

E. Náusea e vômito

Náusea e vômito podem surgir por ativação do nervo vago na situação de infarto da parede inferior do miocárdio.

F. Taquicardia

Os níveis de catecolaminas geralmente estão elevados em pacientes com infarto do miocárdio. Isso ajuda a manter o volume sistólico, mas leva a uma frequência cardíaca aumentada.

PONTO DE CHECAGEM

14. Qual é a apresentação clínica da doença arterial coronariana ao longo do contínuo de angina estável para angina instável, para infarto do miocárdio?

15. Quais são as causas mais comuns de doença arterial coronariana?

16. Como diferem as fisiopatologias de angina estável, angina instável e infarto do miocárdio?

17. Quais são as principais manifestações clínicas e complicações da doença arterial coronariana?

DOENÇA DO PERICÁRDIO

A doença pericárdica pode incluir inflamação do pericárdio (pericardite) ou quantidades anormais de líquido no espaço entre o pericárdio visceral e parietal (derrame pericárdico).

Pericardite

Apresentação clínica

O paciente se apresenta com dor torácica intensa. As descrições da dor são variáveis, mas o quadro frequente é de um início agudo retroesternal com irradiação para as costas e piora com a inspiração profunda ou tosse. A dor com frequência depende da posição: piora com o decúbito dorsal e melhora ao se sentar e ao se inclinar para a frente.

Ao exame físico, o ruído de atrito pericárdico é patognomônico de pericardite. Trata-se de um som em rangido de timbre alto, muitas vezes com dois ou mais componentes.

Ocasionalmente, a inflamação contínua do pericárdio leva à fibrose e ao desenvolvimento de pericardite constritiva (Figura 10-28). O exame da pulsação venosa jugular é essencial no paciente que pode ter pericardite constritiva. A pressão venosa jugular está elevada (turgência jugular), e as formas de onda individuais com frequência são bastante proeminentes. Além disso, pode haver um aumento inapropriado do nível de pulsação venosa jugular com a inspiração (sinal de Kussmaul). Hepatomegalia e ascite podem ser observadas ao exame físico. À ausculta do coração, um som de timbre alto chamado batida pericárdica pode ser ouvido logo depois da segunda bulha cardíaca, frequentemente imitando uma terceira bulha cardíaca.

Etiologia

A Tabela 10-9 lista as causas de pericardite aguda. Vírus, particularmente os vírus de Coxsackie, são a causa mais comum de pericardite aguda. Vírus provavelmente também são responsáveis pela pericardite "idiopática".

TABELA 10-9 Causas de pericardite

Infecções
Virais: vírus de Coxsackie
Bacterianas
Tuberculose
Purulentas: estafilocócica, pneumocócica
Por protozoários: amebíase
Micóticas: actinomicose, coccidioidomicose
Doença vascular do colágeno
Lúpus eritematoso sistêmico
Escleroderma
Artrite reumatoide
Neoplasia
Metabólicas
Insuficiência renal
Por lesão
Infarto do miocárdio
Pós-infarto
Pós-toracotomia
Trauma
Radiação
Idiopáticas

Fisiopatologia

Na pericardite, o exame microscópico de espécimes pericárdicos obtidos em cirurgia (p. ex., desnudamento ou janela) ou necropsia mostra sinais de inflamação aguda, com números elevados de leucócitos polimorfonucleares, vascularidade aumentada e depósito de fibrina. Se a inflamação for de longa duração, o pericárdio pode se tornar fibroso e com retração cicatricial, com depósitos de cálcio.

O pericárdio altamente fibrótico pode inibir o enchimento dos ventrículos. Neste ponto, aparecem os sinais de pericardite constritiva (ver discussão posterior).

Manifestações clínicas

A. Dor torácica – a dor torácica provavelmente deve-se à inflamação do pericárdio. A inflamação da pleura adjacente pode ser responsável pela piora característica da dor com inspiração profunda e tosse.

B. Exame físico

1. **Atrito pericárdico** – acredita-se que o atrito pericárdico surja da fricção entre as superfícies visceral e parietal do pericárdio. O atrito é descrito tradicionalmente como tendo três componentes, cada um associado com movimento rápido de uma câmara cardíaca. O componente sistólico, que provavelmente está relacionado com a contração ventricular, é o mais comum e mais facilmente audível. Durante a diástole, há dois componentes: um durante o início da diástole, resultante do enchimento

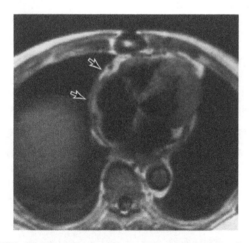

FIGURA 10-28 Imagem de ressonância magnética de corte transversal do tórax mostrando espessamento pericárdico (**setas**) em um paciente com pericardite constritiva. (Cortesia de C Higgins. Reproduzida, com permissão, de Cheitlin MD et al., eds. *Clinical Cardiology*, 6th ed. Publicada originalmente por Appleton & Lange. Copyright © 1993 por The McGraw-Hill Companies, Inc.)

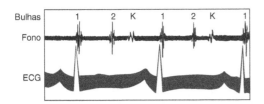

FIGURA 10-29 Fonocardiograma de batida pericárdica (K) típica, aguda, no início da diástole. (Reproduzida, com permissão, de Cheitlin MD et al., eds. *Clinical Cardiology*, 6th ed. Publicada originalmente por Appleton & Lange. Copyright © 1993 por The McGraw-Hill Companies, Inc.)

rápido do ventrículo, e outro componente mais silencioso que corre no fim da diástole, podendo ser consequência da contração atrial. Os componentes diastólicos frequentemente se mesclam, de modo que um atrito com dois componentes, ou de "vai e vem", é ouvido mais comumente.

2. **Sinais de constrição** – no paciente com pericardite constritiva, o enchimento diastólico inicial do ventrículo ocorre normalmente, mas é interrompido subitamente pelo pericárdio espesso inelástico. Esta cessação de enchimento pode ser observada na curva pressão-tempo do ventrículo e provavelmente é responsável pela batida diastólica (Figura 10-29). Além disso, o esvaziamento rápido do átrio leva a uma descida *y* proeminente que torna a onda *v* mais notável no traçado de pressão atrial (Figura 10-30). A pressão venosa sistêmica está elevada, porque o fluxo de entrada no coração é limitado. Geralmente, com a inspiração, a diminuição da pressão intratorácica é transmitida ao coração, e o enchimento do lado direito do coração aumenta com uma queda acompanhante na pressão venosa sistêmica. Em pacientes com pericardite constritiva, essa resposta normal é impedida e o paciente desenvolve o sinal de Kussmaul (Figura 10-31). A pressão venosa sistêmica elevada pode causar acúmulo de líquido no fígado e espaço intraperitoneal, levando à hepatomegalia e ascite.

DERRAME E TAMPONAMENTO PERICÁRDICO

Apresentação clínica

O derrame pericárdico pode ocorrer em resposta a qualquer causa de pericardite, de modo que o paciente pode desenvolver dor torácica ou atrito pericárdico como descrito previamente. Além disso, o derrame pericárdico pode se desenvolver e ser assintomático. Contudo, o enchimento súbito do espaço pericárdico com líquido pode ter consequências catastróficas por limitar o enchimento ventricular (tamponamento pericárdico). Pacientes com tamponamento pericárdico frequentemente se queixam de dispneia, mas o diagnóstico é feito mais comumente pela observação dos achados característicos no exame físico associados com tamponamento pericárdico.

O tamponamento pericárdico é acompanhado por sinais físicos característicos que surgem do enchimento limitado do ventrículo. Os três sinais clássicos de tamponamento pericárdico são chamados de tríade de Beck, em homenagem ao cirurgião que os descreveu em 1935: (1) hipotensão, (2) pressão venosa jugular elevada e (3) bulhas cardíacas hipofonéticas. Além disso, o paciente pode apresentar uma diminuição da pressão sistêmica com a inspiração (pulso paradoxal).

Etiologia

Quase qualquer causa de pericardite pode provocar derrame pericárdico.

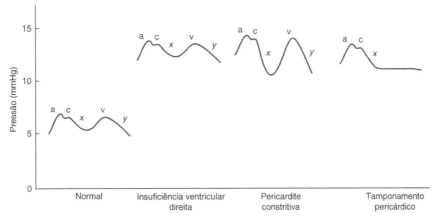

FIGURA 10-30 Formas de onda de pressão venosa jugular em vários tipos de doença do coração. Na insuficiência ventricular direita, a pressão venosa jugular média é elevada, mas as formas de onda permanecem relativamente inalteradas. Se a insuficiência ventricular direita for acompanhada por insuficiência tricúspide, a onda *v* pode se tornar mais proeminente (porque o átrio direito está recebendo sangue tanto do retorno venoso sistêmico quanto do ventrículo direito). Na pericardite constritiva, a descida *y* se torna proeminente porque o ventrículo direito se enche rapidamente no início da diástole. Em contrapartida, no tamponamento pericárdico, o ventrículo direito só se enche durante o início da sístole, de modo que só se observa uma descida *x*. Tanto na pericardite constritiva quanto no tamponamento pericárdico, a pressão venosa jugular média está elevada.

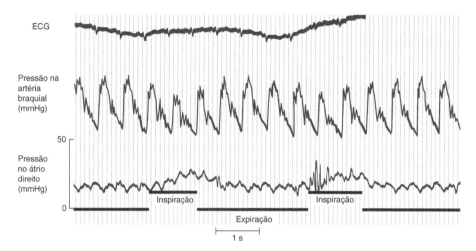

FIGURA 10-31 Pressões na artéria braquial e no átrio direito mostrando pulso paradoxal em um paciente com pericardite constritiva e um aumento na pressão atrial direita à inspiração (sinal de Kussmaul). Tanto a pressão atrial sistólica quanto a diastólica se eleva com a inspiração. (Redesenhada, com permissão, de Cheitlin MD et al., eds. *Clinical Cardiology*, 6th ed. Publicada originalmente por Appleton & Lange. Copyright © 1993 por The McGraw-Hill Companies, Inc.)

Fisiopatologia

O pericárdio normalmente é cheio de uma pequena quantidade de líquido (30 a 50 mL), com uma pressão intrapericárdica que muitas vezes é quase a mesma da pressão intrapleural. Com o súbito acréscimo de líquido, a pressão pericárdica pode aumentar, às vezes até o nível das pressões do átrio direito e do ventrículo direito. A pressão de distensão transmural do ventrículo diminui e a câmara colapsa, impedindo o enchimento apropriado do coração pelo retorno venoso sistêmico. As quatro câmaras do coração ocupam um volume relativamente fixo no saco pericárdico, e a avaliação hemodinâmica revela equilíbrio das pressões diastólicas ventriculares e da artéria pulmonar com as pressões atriais direita e esquerda, todas com aproximadamente a pressão intrapericárdica.

Manifestações clínicas

Como as manifestações clínicas do derrame pericárdico sem tamponamento são semelhantes às da pericardite, elas não são descritas aqui. Em vez disso, são descritos os mecanismos fisiopatológicos dos sintomas e sinais de tamponamento pericárdico.

A. Dispneia – dispneia é o sintoma mais comum de tamponamento cardíaco. A patogênese provavelmente está relacionada com uma redução do débito cardíaco e, em alguns pacientes, com a presença de edema pulmonar.

B. Pressão venosa jugular elevada – turgência jugular (Figura 10-30). Além disso, o tamponamento altera a dinâmica do enchimento atrial. Normalmente, o enchimento atrial ocorre primeiro durante a ejeção ventricular (descida *y*) e, depois, quando a valva tricúspide se abre (descida *x*). No tamponamento cardíaco, o átrio pode se encher durante a contração ventricular, de modo que a descida *x* ainda pode ser observada. Contudo, quando a valva tricúspide se abre, enchimento adicional do átrio direito é impedido porque o tamanho da câmara é limitado pelo líquido pericárdico envolvente. Por esta razão, a descida *y* não é observada no paciente com tamponamento pericárdico. Perda da descida *y* no cenário de pressões venosas jugulares elevadas sempre deve levantar a suspeita de tamponamento pericárdico.

C. Hipotensão – hipotensão ocorre devido ao débito cardíaco reduzido.

D. Pulso paradoxal – a pressão sanguínea arterial sistólica normalmente cai de 10 a 12 mmHg com a inspiração. Queda inspiratória acentuada da pressão arterial sistólica (> 20 mmHg) é um achado físico importante no diagnóstico de tamponamento cardíaco, mas também pode ser observado em doença pulmonar grave e, menos comumente, na pericardite constritiva (Figura 10-31). A diminuição acentuada do volume sistólico do ventrículo esquerdo na inspiração ocorre pela diminuição do volume diastólico final do ventrículo esquerdo. Com a inspiração, o retorno venoso aumentado amplia o enchimento do ventrículo direito, o que causa o encurvamento do septo interventricular para a esquerda e reduz o volume diastólico final do ventrículo esquerdo (efeito Bernheim invertido). Também durante a inspiração, o fluxo para o átrio esquerdo a partir das veias pulmonares está reduzido, diminuindo ainda mais a pré-carga ventricular esquerda.

E. Bulhas cardíacas abafadas – as bulhas cardíacas podem ficar hipofonéticas ou indistintas devido ao líquido pericárdico.

PONTO DE CHECAGEM

18. Quais são as apresentações clínicas de cada forma de doença pericárdica discutidas previamente?
19. Quais são as causas mais comuns de pericardite e derrame pericárdico?
20. Quais são as principais manifestações clínicas e complicações de pericardite e derrame pericárdico com tamponamento?

CAPÍTULO 10 Distúrbios Cardiovasculares: Doenças do Coração **289**

ESTUDOS DE CASOS

Yeong Kwok, M.D.

(Ver Capítulo 25, p. 718, para Respostas)

CASO 49

Um homem de 25 anos de idade se apresenta no hospital com tontura e palpitações nas últimas 2 horas. Ele teve quatro ou cinco episódios anteriores de palpitações no passado, mas elas duraram apenas poucos minutos e desapareceram espontaneamente. Esses episódios não foram associados a alguma atividade específica ou dieta. Ele nega qualquer dor torácica. Ao exame físico, observa-se que ele está taquicárdico, com uma frequência cardíaca de 180 bpm e uma pressão arterial de 105/70 mmHg. Um ECG mostra uma taquicardia complexa estreita com 180 bpm. A taquicardia termina subitamente, e a frequência cardíaca do paciente cai para 90 bpm. Um ECG repetido mostra ritmo sinusal com um intervalo PR curto e um QRS largo com uma deflexão para cima pouco nítida (onda delta). O paciente é diagnosticado com síndrome de Wolff-Parkinson-White.

Questões

A. Qual é o significado da onda delta no ECG deste paciente?

B. Como são iniciadas as taquicardias reentrantes nesta condição?

C. Quais são os outros dois mecanismos que dão origem a taquicardias?

CASO 50

Uma mulher de 66 anos vai ao médico com dispneia, edema de membros inferiores e fadiga. Ela tem uma história de diabetes tipo 2 e hipertensão, mas até recentemente era capaz de sair para caminhadas diárias com suas amigas. No último mês, as caminhadas se tornaram mais difíceis devido à dispneia e à fadiga. Ela também acorda algumas vezes no meio da noite em virtude de dispneia, e tem que se reclinar sobre três travesseiros. Ao exame físico, observa-se que ela está taquicárdica, com uma frequência cardíaca de 110 bpm e uma pressão arterial de 105/70 mmHg. Seu exame pulmonar é considerável por estertores crepitantes finos à inspiração em ambas as bases. Seu exame do coração é notável pela presença de uma terceira e quarta bulhas cardíacas e turgência jugular. Ela tem edema depressível de 2+ até os joelhos bilateralmente. Um ECG mostra ritmo sinusal em 110 bpm com ondas Q nas derivações anteriores. Um ecocardiograma mostra diminuição de movimentos da parede anterior do coração e uma fração de ejeção estimada de 25%. Ela é diagnosticada com insuficiência cardíaca sistólica, provavelmente secundária a um infarto do miocárdio silencioso.

Questões

A. Quais são os quatro mecanismos amplos que podem levar à insuficiência cardíaca? Quais destes estão em ação neste caso?

B. Quais são as diferenças entre disfunção sistólica e disfunção diastólica?

C. Quais são as causas da dispneia da paciente, de despertar no meio da noite e de sua necessidade de se recostar em três travesseiros?

290 Fisiopatologia da Doença

CASO 51

Um homem de 59 anos de idade é levado ao departamento de emergência em uma ambulância após ter um episódio de síncope. Ele relata que estava correndo no parque quando subitamente perdeu a consciência. Ele nega quaisquer sintomas precedendo o evento, e não teve déficits ou sintomas ao despertar. A revisão de sistemas, ele refere que tem sentido uma opressão torácica subesternal associada com exercício nas últimas semanas. Cada episódio foi aliviado com o repouso. Ele nega falta de ar, dispneia aos esforços, ortopneia e dispneia paroxística noturna. Sua história médica é considerável por múltiplos episódios de faringite quando criança. Apessar disso ele está bem. Ele não tem história familiar significativa; nasceu no México e se mudou para os Estados Unidos com 10 anos de idade. Ele não fuma, não bebe álcool, nem usa drogas. Ao exame, sua pressão arterial é de 110/90 mmHg, frequência cardíaca de 95 bpm, frequência respiratória de 15/min e saturação de oxigênio de 98%. O exame do pescoço revela pulso parvo e pulso tardio. O exame do coração revela um impulso apical deslocado lateralmente e mantido. Ele tem um sopro mesossistólico grau 3/6 de timbre alto, soproso, mais alto na base do coração, com irradiação para o pescoço, e um sopro protodiastólico grau 1/6, soproso, ao longo do rebordo esternal esquerdo. Uma B_4 é audível. Os pulmões estão limpos à ausculta. O exame abdominal é benigno. Ele não tem edema de extremidades inferiores. Suspeita-se de estenose aórtica.

Questões

A. Quais são as causas mais comuns de estenose aórtica? Qual é a mais provável neste paciente? Por quê?

B. Como a estenose aórtica causa síncope?

C. Qual é o mecanismo fisiopatológico pelo qual a estenose aórtica causa angina de peito?

D. Como a estenose aórtica resulta nos achados físicos descritos previamente?

E. Com base nos primeiros achados deste paciente, qual é sua expectativa de vida se deixado sem tratamento?

CASO 52

Um homem de 64 anos vai ao médico com uma história de 3 meses de dispneia que está piorando. Ele percebe que fica com dispneia após caminhar um quarteirão ou subir um lance de escada. Ele acorda à noite, se esforçando para respirar, e tem que se apoiar em travesseiros para dormir. Ao exame físico, sua pressão arterial é de 190/60 mmHg e seus pulsos são hiperdinâmicos. Seu impulso apical está deslocado para a esquerda e para baixo. Ao exame físico, há estertores crepitantes em ambos os campos pulmonares inferiores. Ao exame do coração, há três sopros distintos: um sopro protodiastólico de timbre alto, mais alto no rebordo costal inferior esquerdo, um ruflo diastólico ouvido no ápice, e um sopro sistólico crescente-decrescente ouvido no rebordo esternal superior esquerdo. A radiografia de tórax mostra cardiomegalia e edema pulmonar, e um ecocardiograma mostra insuficiência aórtica grave com um ventrículo esquerdo dilatado e hipertrofiado.

Questões

A. O que é responsável pela dilatação e hipertrofia do ventrículo esquerdo na insuficiência aórtica?

B. Qual é a fisiopatologia da pressão de pulso larga (diferença entre a pressão arterial sistólica e diastólica) e dos pulsos hiperdinâmicos?

C. O que explica os sopros ouvidos neste paciente?

D. Quais são os mecanismos subjacentes responsáveis pela dispneia do paciente com o exercício e à noite?

CAPÍTULO 10   Distúrbios Cardiovasculares: Doenças do Coração   **291**

CASO 53

Um homem de 45 anos vai ao médico com uma história de diepneia, batimentos cardíacos irregulares e hemoptise. Ele notou que nas últimas 2 semanas tem perdido o fôlego facilmente com atividades leves. Também tem tossido algumas rajas de sangue em poucas ocasiões. Ele tem observado batimentos cardíacos rápidos e, ocasionalmente, uma sensação de marteladas no peito. Ele relata uma história em que esteve doente por várias semanas depois de uma dor de garganta intensa, quando criança. Ao exame físico, nota-se que sua frequência de pulso é de 120 a 130 bpm, e seu ritmo é irregular. Ele tem pulsos venosos jugulares distendidos e estertores crepitantes nas bases de ambos os campos pulmonares. Ao exame do coração, há batimentos cardíacos irregulares bem como um sopro diastólico suave decrescente, mais alto no ápice. Um ECG mostra fibrilação atrial e evidência de aumento do átrio esquerdo.

Questões

A. Qual é o provável diagnóstico deste paciente, e quais são os elementos na história, no exame físico e no ECG que dão suporte ao diagnóstico?

B. Qual é o principal mecanismo fisiopatológico nesta condição, e como isso explica os batimentos cardíacos irregulares, a diepneia e a hemoptise?

C. Qual complicação neurológica este paciente pode desenvolver?

CASO 54

Um homem de 59 anos de idade se apresenta no departamento de emergência com uma história de 4 horas de dor torácica "em aperto". Seu exame cardíaco é normal, sem sopros e com bulhas cardíacas normais. Um ECG revela elevação do segmento ST nas derivações precordiais laterais, e as enzimas cardíacas mostram evidências de lesão miocárdica. Ele é submetido a cateterismo cardíaco de emergência que mostra um trombo na artéria circunflexa esquerda. Ele é submetido a uma angioplastia bem-sucedida e um *stent* é colocado. Ele é monitorado na unidade de cuidados intensivos cardíaca. Ele passa bem até o dia seguinte, quando desenvolve diepneia súbita e saturações de oxigênio decrescentes. O exame físico agora revela turgência jugular, estertores crepitantes em ambas as bases pulmonares e um sopro holossistólico soproso mais alto no ápice, irradiando-se para a axila.

Questões

A. Qual a causa provável da descompensação súbita deste paciente?

B. Qual é o principal desarranjo fisiopatológico nesta condição?

C. Que mudanças acontecem no coração se esta condição se desenvolver de forma lenta em vez de subitamente?

CASO 55

Um homem de 55 anos vai ao médico com queixas de dor torácica. Ele declara que nos últimos cinco meses tem notado opressão subesternal intermitente, se irradiando para o braço esquerdo. A dor ocorre principalmente quando se exercita vigorosamente, e é aliviada pelo repouso. Ele nega associação com diepneia, náusea, vômito ou diaforese. Ele tem uma história médica significativa para hipertensão e hiperlipidemia; está tomando atenolol para sua pressão arterial alta e está ingerindo uma dieta baixa em colesterol. Sua história familiar é notável pelo pai que morreu de infarto do miocárdio aos 56 anos. Ele relatou que fuma 50 maços de cigarro por ano e atualmente está tentando parar de fumar. Seu exame físico está dentro de limites normais, com exceção da pressão arterial que é de 145/95 mmHg, com uma frequência cardíaca de 75 bpm.

Questões

A. Qual é o diagnóstico provável? Como você classificaria seu diagnóstico clinicamente?

B. Quais são as causas mais comuns desta doença? Qual é a mais provável neste paciente?

C. Quais são os fatores de risco deste paciente para doença arterial coronariana?

D. Qual é o mecanismo hipotético pelo qual se formam as placas ateroscleróticas?

E. Qual é o mecanismo patogênico pelo qual a formação de placas resulta nos sintomas mencionados?

292 Fisiopatologia da Doença

CASO 56

Um homem de 35 anos se apresenta no departamento de emergência com queixas de dor torácica. A dor é descrita como 8 em uma escala variando de 1 a 10, é retroesternal e de natureza aguda. Ela se irradia para as costas, piora com a respiração profunda e melhora com a inclinação para a frente. Na revisão de sistemas, ele observou uma doença semelhante à gripe nos últimos dias, incluindo febre, rinorreia e tosse. Ele não tem história médica e não está tomando medicamentos. Nega uso de tabaco, álcool ou drogas. Ao exame físico, ele aparenta desconforto moderado por dor, com uma pressão arterial de 125/85 mmHg, frequência cardíaca de 105 bpm, frequência respiratória de 18/min e saturação de oxigênio de 98% ao ar ambiente. No momento ele está afebril. Seu exame da cabeça e pescoço é notável por muco claro nos orifícios nasais e uma orofaringe levemente eritematosa. O pescoço é flexível, com linfadenopatia cervical anterior discreta. O tórax está limpo à ausculta. As veias jugulares não estão distendidas. O exame do coração revela taquicardia com um som em rangido de timbre agudo, de três componentes. Os exames de abdome e extremidades são normais.

Questões

A. Qual é o provável diagnóstico?

B. Quais são as causas mais comuns desta doença, e qual é a mais provável neste paciente?

C. Qual é o mecanismo fisiopatológico para sua dor torácica?

D. Qual é o som ouvido no exame do coração? Qual é sua causa?

E. Quais são as duas complicações possíveis desta doença? O que você deve investigar no exame físico para se certificar de que essas complicações não estão presentes?

CASO 57

Uma mulher de 65 anos de idade é hospitalizada com um grande infarto anterior do miocárdio. Depois de 4 dias no hospital, ela está bem e estão sendo feitos planos para alta para uma unidade de reabilitação, a fim de ajudá-la a recuperar sua força e função cardíaca. Ao ir ao banheiro, ela desmaiou subitamente. Ao exame, sua pressão arterial é de 60/40 mmHg, sua frequência cardíaca é de 120 e ela tem bulhas cardíacas hipofonéticas. Um ecocardiograma de emergência mostra ruptura da parede anterior e tamponamento pericárdico.

Questões

A. Quais são os três sinais clássicos de tamponamento pericárdico (tríade de Beck)?

B. Qual é a fisiopatologia do tamponamento pericárdico?

C. Qual é o mecanismo do pulso paradoxal?

REFERÊNCIAS

Geral

Kusumoto FM. *Cardiovascular Pathophysiology.* Hayes Barton Press, 2004.

Arritmias

Badhwar N et al. Arrhythmias in the coronary care unit. J Intensive Care Med. 2012 Sep–Oct;27(5):267–89. [PMID: 21747124]

Curtis AB et al. Arrhythmias in women. Clin Cardiol. 2012 Mar;35(3):166–71. [PMID: 22389121]

Katritsis DG et al. Nonsustained ventricular tachycardia. J Am Coll Cardiol. 2012 Nov 13;60(20):1993–2004. [PMID: 23083773]

Kumar P et al. Bradyarrhythmias in the elderly. Clin Geriatr Med. 2012 Nov;28(4):703–15. [PMID: 23101579]

Link MS. Clinical practice. Evaluation and initial treatment of supraventricular tachycardia. N Engl J Med. 2012 Oct 11;367(15): 1438–48. [PMID: 23050527]

Whinnett ZI et al. Diagnosis and management of supraventricular tachycardia. BMJ. 2012 Dec 11;345:e7769. [PMID: 23233691]

Insuficiência cardíaca

Campbell RT et al. What have we learned about patients with heart failure and preserved ejection fraction from DIG-PEF, CHARM preserved, and I-PRESERVE? J Am Coll Cardiol. 2012 Dec 11; 60(23):2349–56. [PMID: 23141494]

Chatterjee K. Pathophysiology of systolic and diastolic heart failure. Med Clin North Am. 2012 Sep;96(5):891–9. [PMID: 22980053]

Dell'Italia LJ. Anatomy and physiology of the right ventricle. Cardiol Clin. 2012 May;30(2):167–87. [PMID: 22548810]

Frohlich ED et al. Pressure overload. Heart Fail Clin. 2012 Jan;8(1):21–32. [PMID: 22108724]

Fukuta H et al. The cardiac cycle and a physiologic basis of left ventricular contraction, ejection, relaxation, and filling. Heart Fail Clin 2008 Jan;4(1):1–11. [PMID: 18313620]

Kemp CD et al. The pathophysiology of heart failure. Cardiovasc Pathol. 2012 Sep–Oct;21(5):365–71. [PMID: 22227365]

Koitabashi N et al. Reverse remodeling in heart failure—mechanisms and therapeutic opportunities. Nat Rev Cardiol. 2011 Dec 6;9(3):147–57. [PMID: 22143079]

Lanier GM et al. An update on diastolic dysfunction. Cardiol Rev. 2012 Sep–Oct;20(5):230–6. [PMID: 22418249]

Maron BJ et al. Hypertrophic cardiomyopathy. Lancet. 2013 Jan 19;381(9862):242–55. [PMID: 22874472]

Rathi S et al. The epidemiology and pathophysiology of heart failure. Med Clin North Am. 2012 Sep;96(5):881–90. [PMID: 22980052]

Shah AM et al. In search of new therapeutic targets and strategies for heart failure: recent advances in basic science. Lancet. 2011 Aug 20;378(9792):704–12. [PMID: 21856484]

Doenças valvares

Ahmed MI et al. Mitral regurgitation. Curr Probl Cardiol. 2009 Mar;34(3):93–136. [PMID: 19232244]

Dweck MR et al. Calcific aortic stenosis: a disease of the valve and the myocardium. J Am Coll Cardiol. 2012 Nov 6;60(19):1854–63. [PMID: 23062541]

Guy TS et al. Mitral valve prolapse. Annu Rev Med. 2012;63:277–92. [PMID: 22248324]

Hamirani YS et al. Acute aortic regurgitation. Circulation. 2012 Aug 28;126(9):1121–6. [PMID: 22927474]

Marijon E et al. Rheumatic heart disease. Lancet. 2012 Mar 10;379(9819):953–64. [PMID: 22405798]

Mokadam NA et al. Management of acute regurgitation in left-sided cardiac valves. Tex Heart Inst J. 2011;38(1):9–19. [PMID: 21423463]

Silbiger JJ. Anatomy, mechanics, and pathophysiology of the mitral annulus. Am Heart J. 2012 Aug;164(2):163–76. [PMID: 22877801]

Doença arterial coronariana

Abbate R et al. Thrombosis and acute coronary syndrome. Thromb Res. 2012 Mar;129(3):235–40. [PMID: 22281070]

Crea F et al. Pathogenesis of acute coronary syndromes. J Am Coll Cardiol. 2013 Jan 8;61(1):1–11. [PMID: 23158526]

Jugdutt BI. Ischemia/infarction. Heart Fail Clin. 2012 Jan;8(1):43–51. [PMID: 22108726]

Parker MW et al. Assessment and management of atherosclerosis in the athletic patient. Prog Cardiovasc Dis. 2012 Mar–Apr;54(5):416–22. [PMID: 22386292]

Swirski FK et al. Leukocyte behavior in atherosclerosis, myocardial infarction, and heart failure. Science. 2013 Jan 11;339(6116):161–6. [PMID: 23307733]

Tousoulis D et al. Pathophysiology of atherosclerosis: the role of inflammation. Curr Pharm Des. 2011 Dec;17(37):4089–110. [PMID: 22204371]

Weber C et al. Atherosclerosis: current pathogenesis and therapeutic options. Nat Med 2011 Nov 7;17(11):1410–22. [PMID: 22064431]

Doença do pericárdio

Ariyarajah V et al. Acute pericarditis: diagnostic cues and common electrocardiographic manifestations. Cardiol Rev. 2007 Jan–Feb;15(1):24–30. [PMID: 17172880]

Dudzinski DM et al. Pericardial diseases. Curr Probl Cardiol. 2012 Mar;37(3):75–118. [PMID: 22289657]

Jiamsripong P et al. Spectrum of pericardial disease: part II. Expert Rev Cardiovasc Ther. 2009 Sep;7(9):1159–69. [PMID: 19764867]

Mookadam F et al. Spectrum of pericardial disease: part I. Expert Rev Cardiovasc Ther. 2009 Sep;7(9):1149–57. [PMID: 19764866]

Distúrbios Cardiovasculares: Doenças Vasculares

CAPÍTULO

11

Igor Mitrovic, M.D.

Este capítulo revisa a estrutura e função normal do componente vascular do sistema circulatório, e então considera a fisiopatologia de três condições comuns frequentemente observadas por médicos na prática clínica: aterosclerose, hipertensão e choque.

ESTRUTURA E FUNÇÃO VASCULAR NORMAL

ANATOMIA E HISTOLOGIA

Os vasos sanguíneos constituem um sistema fechado de condutos que carreia o sangue do coração para os tecidos e destes para o coração. Todo o sangue flui por meio dos pulmões, mas a circulação sistêmica é composta por muitos circuitos diferentes em paralelo (Figura 11-1). Isso permite ampla variação no fluxo sanguíneo sistêmico regional sem modificar o fluxo sistêmico total.

As características dos vários tipos de vasos sanguíneos em seres humanos estão resumidas na Figura 11-2. Observa-se que quando o diâmetro dos vasos diminui, sua quantidade no corpo aumenta, de modo que a área de corte transversal total aumenta.

Todos os vasos sanguíneos são revestidos por uma camada única de células endoteliais. Coletivamente, as células endoteliais constituem um órgão extraordinário que secreta substâncias que afetam o diâmetro do vaso e suprem seu crescimento, seu reparo quando lesionado, e a formação de novos vasos que carreiam sangue para os tecidos em crescimento.

Vasos arteriais

A aorta, as grandes artérias e as arteríolas são compostas por uma camada externa de tecido conectivo, a **adventícia**; uma camada média de músculo liso, a **média**; e uma camada interna, a **íntima**, contendo a camada de células endoteliais e algum tecido conectivo subendotelial. As paredes da aorta e das grandes artérias contêm tecido elástico abundante, a maior parte deste concentrada na **lâmina elástica interna**, uma faixa proeminente entre a íntima e a média, e outra faixa, a **lâmina elástica externa**, entre a média e a adventícia (Figura 11-3). Os vasos são distendidos pela força da ejeção cardíaca durante a sístole, e o tecido elástico permite que eles recuem durante a diástole. Isso mantém a pressão diastólica e impulsiona o movimento do sangue para a frente. As paredes das arteríolas contêm menos tecido elástico que as artérias, mas, proporcionalmente, mais músculos lisos (Figura 11-2). O músculo é extensamente inervado por fibras noradrenérgicas, que têm função constritora. Em alguns exemplos, há uma inervação colinérgica, cuja função é vasodilatadora. As artérias e arteríolas oferecem resistência considerável ao fluxo sanguíneo, e são conhecidas como **vasos de resistência**.

Capilares

As porções terminais das arteríolas, às vezes chamadas de metarteríolas, drenam para os **capilares**. No lado a montante, as aberturas dos capilares são rodeadas por **esfíncteres pré-capilares** de músculo liso. Há discussões quanto a se as metarteríolas e os esfíncteres são inervados. Os próprios capilares são compostos por uma só camada de células endoteliais. Fora dessas células há pericitos ocasionais, células fibrosas cuja função é desconhecida (Figura 11-4). Os capilares realizam anastomose extensamente e, embora cada capilar tenha apenas 5 a 9 μm de diâmetro, há tantos deles que a área total de corte transversal dos capilares é de cerca de 4.500 cm².

Algumas substâncias cruzam as paredes dos capilares por transporte vesicular, um processo que envolve endocitose do plasma, movimento das vesículas formadas desta maneira por meio do citoplasma da célula endotelial, e exocitose no lado tecidual. Contudo, relativamente pouco material é movido dessa maneira, e a maior parte da troca de líquidos e solutos ocorre nas junções entre as células endoteliais. No fígado, há grandes lacunas entre as células endoteliais (Capítulo 14). Em tecidos endócrinos, no intestino delgado e nos rins,

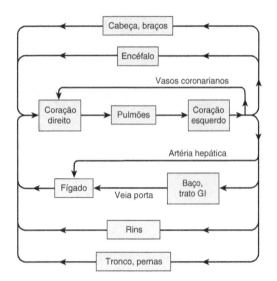

FIGURA 11-1 Diagrama da circulação no adulto. (Redesenhada, com permissão, de Barrett KE et al., eds. *Ganong's Review of Medical Physiology*, 24th ed. McGraw-Hill, 2012.)

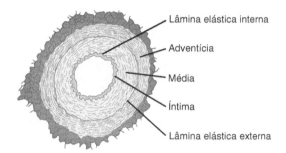

FIGURA 11-3 Corte transversal de uma artéria pequena. (Redesenhada, com permissão, de Ganong WF. *Review of Medical Physiology*, 22nd ed. McGraw-Hill, 2005).

tecidos em que há um volume de fluxo de material através das paredes capilares, o citoplasma das células endoteliais é atenuado para formar lacunas chamadas fenestrações. Estas lacunas parecem ser fechadas por uma membrana descontínua, que permite a passagem de substâncias até aproximadamente 600 nm de diâmetro. No músculo esquelético, no músculo cardíaco e em muitos outros tecidos, não há fenestrações, mas as junções entre as células endoteliais permitem a passagem de substâncias de até 10 nm de diâmetro. Finalmente, nos capilares cerebrais, há junções estreitas entre as células endoteliais. Essas junções apertadas permitem pouco transporte passivo e constituem um componente essencial da barreira hematencefálica. Água e CO_2 entram no encéfalo com facilidade, mas o movimento da maioria de outras substâncias para dentro e para fora do tecido cerebral ocorre principalmente por meio de proteínas de transporte nas células endoteliais.

Vênulas e veias

As vênulas são muito semelhantes aos capilares; elas têm cerca de 20 μm de diâmetro, e sua área aproximada total de corte transversal é de 4.000 cm². Elas drenam para veias que têm quantidades moderadas de músculo liso e tecido elástico em suas paredes relativamente finas e, em média, 5 mm de diâmetro. As veias drenam para as veias cavas superior e inferior,

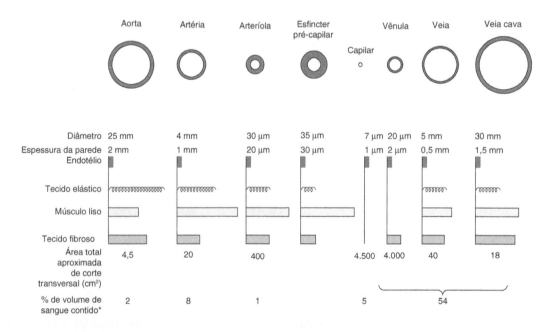

* Em vasos sistêmicos. Há um adicional de 12% no coração e 18% na circulação pulmonar.

FIGURA 11-2 Características de vasos sanguíneos sistêmicos. Os cortes transversais dos vasos não estão desenhados em escala devido à imensa variação de tamanho da aorta e veia cava para os capilares. (Redesenhada de Burton AC. Relation of structure to function of the tissues of the wall of blood vessels. Physiol Rev. 1954;34:619.)

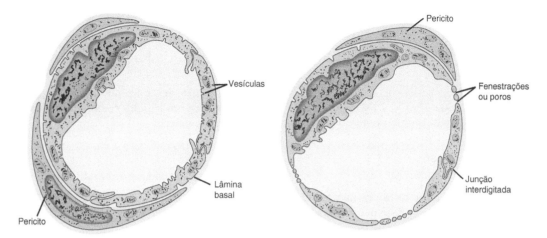

FIGURA 11-4 Cortes transversais de capilares. **Esquerda:** tipo contínuo de capilar encontrado em músculo esquelético. **Direita:** tipo fenestrado de capilar. (Redesenhada, com permissão, de Orbison JL et al., eds. *The Peripheral Blood Vessels*. Williams & Wilkins, 1962.)

que, por sua vez, drenam para o átrio direito do coração. As paredes das veias, ao contrário daquelas de artérias e arteríolas, são facilmente distendidas e podem se expandir para conter mais sangue sem muito aumento da pressão intravascular. Por isso, elas são conhecidas como **vasos de capacitância**. Elas são inervadas, e sua musculatura lisa pode se contrair em resposta à estimulação noradrenérgica, empurrando sangue para o coração e para o lado arterial da circulação. A íntima das veias dos membros é dobrada a intervalos para formar as válvulas venosas, que impedem o fluxo retrógrado.

Linfáticos

Os menores vasos linfáticos são compostos por tubos endoteliais. Líquido parece penetrar neles através de junções frouxas entre as células endoteliais. Eles drenam para tubos endoteliais maiores que têm válvulas e paredes contráteis contendo músculo liso, de modo que o líquido que eles contêm se move no sentido central. Os linfáticos centrais drenam para as veias subclávias direita e esquerda. Assim, o sistema linfático drena o excesso de líquido nos tecidos de volta para o sistema vascular.

PONTO DE CHECAGEM

1. Como a composição da parede de uma arteríola difere daquela de uma artéria?
2. Quais são os modos de transporte através da parede capilar? Em qual órgão o transporte é maior?
3. Quais são as veias denominadas vasos de capacitância?

FISIOLOGIA

Considerações biofísicas

Em qualquer sistema composto por uma bomba e um conjunto fechado de tubos tal como o coração e os grandes vasos, o fluxo de líquido entre as duas extremidades do sistema depende da diferença de pressão gerada pela bomba e da resistência ao fluxo nos tubos:

$$Q = \frac{\Delta P}{R}$$

No sistema circulatório, isso se traduz como:

$$DC = \frac{PAM - Pad}{R}$$

em que DC é o débito cardíaco, PAM é a pressão arterial média e Pad é a pressão no átrio direito. Visto que o valor de Pad normalmente se aproxima de 0 mmHg, essa expressão tem o seguinte corolário:

$$PAM = DC \times R$$

Assim, a pressão arterial média aumenta quando há uma elevação do débito cardíaco, ou quando o diâmetro dos vasos sanguíneos (principalmente as arteríolas) é diminuído.

O fluxo nos vasos sanguíneos é laminar (i.e., uma camada de sangue infinitamente delgada junto à parede do vaso não se move, a próxima camada se move lentamente e a camada seguinte mais rapidamente, com o fluxo mais rápido no centro). Em geral, o fluxo é suave e nenhum som é gerado. Contudo, se o fluxo é acelerado, ele se torna turbulento quando uma **velocidade crítica** é alcançada. A constrição de um vaso sanguíneo ou de uma valva cardíaca causa fluxo mais veloz na região estreita, porque a energia cinética do fluxo é aumentada e a energia potencial é diminuída (**princípio de Bernoulli**). Portanto, a velocidade crítica é atingida com mais frequência. O médico que examina ouve esse ruído por meio do estetoscópio como um **sopro**.

Os principais fatores que determinam o fluxo em um vaso sanguíneo são a diferença de pressão entre suas duas extremidades, o raio do vaso e a viscosidade do sangue. A relação pode ser expressa matematicamente pela **fórmula de Poiseuille-Hagen**:

$$F = (P_A - P_B) \times \left(\frac{\pi}{8}\right) \times \left(\frac{1}{\eta}\right) \times \left(\frac{r^4}{L}\right)$$

em que

F = fluxo
$P_A - P_B$ = diferença de pressão entre as duas extremidades do tubo
η = viscosidade
r = raio do tubo
L = comprimento do tubo

Como o fluxo é igual à diferença de pressão dividida por resistência (R),

$$R = \frac{8\eta L}{\pi r^4}$$

O fluxo varia diretamente e a pressão inversamente com a quarta potência do raio do vaso. É por isso que pequenas mudanças no diâmetro das arteríolas, os principais vasos de resistência, causam grandes mudanças de pressão. Por exemplo, quando o raio de um vaso é duplicado, a resistência é diminuída a 6% de seu valor anterior. Inversamente, uma pequena diminuição do diâmetro arterial (vasoconstrição) produz um aumento relativamente acentuado da pressão sanguínea. A viscosidade também tem um efeito; porém, exceto em valores muito altos ou muito baixos, o efeito é pequeno. A viscosidade é alta na policitemia e baixa na anemia.

A relação entre pressão de distensão e tensão da parede é mostrada na **Figura 11-5**. Esta relação é chamada de **lei de Laplace**. Ela afirma que a tensão da parede (T) em uma víscera oca é igual ao produto da **pressão transmural** (P) pelo raio (r) dividido pela espessura da parede (W):

$$T = \frac{Pr}{W}$$

Em estruturas de paredes finas, a espessura da parede é desprezível, mas em estruturas como as artérias ela se torna um fator significativo. A pressão transmural é a pressão dentro da víscera menos a pressão fora da víscera, mas no corpo a última é irrisória. Portanto, em uma víscera oca distensível, a pressão transmural em equilíbrio é igual à tensão da parede dividida pelos dois raios principais de curvatura do objeto (r_1 e r_2):

$$P = T\left(\frac{1}{r_1} + \frac{1}{r_2}\right)$$

A operação desta lei nos pulmões é discutida no Capítulo 9. Em um cilindro como um vaso sanguíneo, um raio é infinito, assim

$$P = \frac{T}{r}$$

Então, quanto menor o raio de um vaso, mais baixa será a tensão necessária para equilibrar a pressão de distensão. Por exemplo, a tensão da parede na aorta é em torno de 170.000 dines/cm, enquanto nos capilares é de cerca de 16 dines/cm. É por isso que os capilares delicados, de paredes finas, não colapsam. A lei de Laplace também se aplica ao coração. Quando o coração está dilatado, ele precisa desenvolver mais tensão de parede para funcionar. Consequentemente, seu trabalho aumenta.

Com esses princípios e a **Figura 11-2** em mente, além do fato de que os principais locais de resistência vascular são as arteríolas, é possível compreender as pressões nas várias partes do sistema vascular (**Figura 11-6**) e a velocidade do fluxo nelas. As pressões sistólica e diastólica na aorta e nas artérias grandes são estáveis, e há uma grande pressão de pulso. A pressão normal é em torno de 120/80 mmHg em adultos jovens sadios. Nas arteríolas, há uma queda aguda, de modo que a pressão nas entradas dos capilares é de cerca de 37 mmHg e a pressão de pulso desaparece. Nas extremidades dos capilares, ela é em torno de 17 mmHg e cai constantemente no sistema venoso para cerca de 5 mmHg na entrada das veias cavas no átrio direito. A velocidade cai nas arteríolas, é baixa nos capilares devido à grande área total de corte transversal, e aumenta novamente nas grandes veias.

As pressões mencionadas anteriormente são, é claro, aquelas registradas com os pacientes em posição de supinação.

Em razão do peso do sangue, há um aumento de pressão na posição ortostática, tanto em artérias quanto em veias, de 0,77 mmHg para cada centímetro abaixo do coração em que é mensurada, e uma diminuição correspondente de 0,77 mmHg para cada centímetro acima do coração. Assim, quando a pressão arterial média ao nível do coração é de 100 mmHg, a pressão arterial média em uma artéria grande no pé de um adulto de tamanho médio em ortostasia é de cerca de 180 mmHg; na cabeça, é em torno de 62 mmHg.

Medida da pressão arterial

A pressão arterial pode ser mensurada diretamente pela inserção de uma agulha em uma artéria. Alternativamente, ela pode ser medida pelo método auscultatório. O manguito inflável de uso habitual ligado a um manômetro é colocado em volta da parte superior do braço ao nível do coração, e um estetoscópio é colocado sobre a artéria braquial abaixo do manguito. O manguito é inflado a um nível acima da pressão sistólica esperada e depois desinflado lentamente. Ao alcançar a pressão sistólica, uma leve diferença no som é perce-

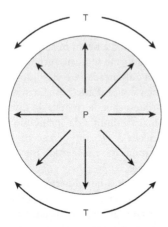

FIGURA 11-5 Lei de Laplace. Em um objeto oco (p. ex., víscera, vaso sanguíneo), a pressão de distensão (P) é igual à tensão da parede (T). (Redesenhada, com permissão, de Barrett KE et al., eds. *Ganong's Review of Medical Physiology*, 24th ed. McGraw-Hill, 2012.)

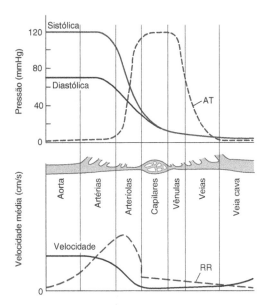

FIGURA 11-6 Diagrama das mudanças em pressão e velocidade quando o sangue flui pela circulação sistêmica. (AT, área total de corte transversal dos vasos, que aumenta de 4,5 cm² na aorta para 4.500 cm² nos capilares [Figura 11-2]; RR, resistência relativa, que é mais alta nas arteríolas.) (Redesenhada, com permissão, de Barrett KE et al., eds. *Ganong's Review of Medical Physiology*, 24th ed. McGraw-Hill, 2012.)

bida a partir da passagem inicial do sangue pelo manguito, tornando-se mais perceptível a seguir. Após, a intensidade do som volta a diminuir até desaparecer completamente (pressão diastólica). Esses são os **ruídos de Korotkoff**, produzidos pela turbulência do fluxo na artéria braquial ocluída pelo manguito e liberada. A mudança de som *staccato* para abafado ocorre quando o sangue passa primeiramente abaixo do manguito de forma contínua, embora a artéria ainda esteja parcialmente constringida. O fluxo contínuo tem uma qualidade auditiva diferente do fluxo interrompido. Finalmente, na pressão diastólica, o som desaparece. Embora a pressão diastólica mensurada diretamente com um cateter na artéria braquial seja mais bem relacionada ao desaparecimento do som em adultos normais, em crianças e após exercício ela é mais bem relacionada à mudança para um som abafado.

Pressão arterial normal

A pressão arterial normal na artéria braquial ao nível do coração em adultos jovens sadios é em torno de 120/80 mmHg. Ela é afetada por muitos fatores, inclusive emoção e ansiedade, e em alguns indivíduos a pressão sanguínea é mais elevada quando medida por um médico na clínica que durante atividades normais em casa ("**hipertensão do jaleco branco**"). As pressões sistólica e diastólica caem para até 20 mmHg durante o sono. Por isso, os sujeitos normais são chamados de "*dippers*". Em indivíduos com hipertensão, a queda durante o sono é reduzida ou ausente (i.e., os hipertensos são "não *dippers*").

Há consenso geral de que a pressão arterial se eleva com o avançar da idade, mas há incerteza sobre a magnitude dessa elevação, porque a hipertensão é uma doença comum cuja incidência aumenta com a idade avançada. Entretanto, indivíduos que têm pressões sistólicas < 120 mmHg aos 50 a 60 anos e nunca desenvolvem hipertensão clínica, ainda têm pressões sistólicas que se elevam ao longo da vida (Figura 11-7). Esta elevação pode ser a mais próxima do aumento em indivíduos normais. Indivíduos com hipertensão leve não tratada mostram um aumento significativamente mais rápido em pressões sistólicas. Em ambos os grupos, a pressão diastólica também sobe, mas depois começa a cair na meia-idade, quando aumenta a rigidez das artérias. Consequentemente, a pressão do pulso aumenta com o avançar da idade.

Curiosamente, as pressões arteriais sistólica e diastólica são mais baixas em mulheres jovens que em homens jovens até a idade de 55 a 65 anos; após, elas se tornam comparáveis. Como há uma correlação positiva entre pressão arterial e a incidência de infartos e acidentes vasculares (discutida posteriormente), a pressão arterial mais baixa antes da menopausa pode ser uma razão pela qual, em média, as mulheres vivem mais que os homens.

Circulação capilar

Nos capilares, a velocidade do fluxo de sangue é diminuída porque, embora o calibre de vasos isolados seja pequeno, há uma grande área total de corte transversal. É pelo leito capilar que os nutrientes saem e os metabólitos entram na circulação. As forças que produzem o movimento de soluto e solvente através das paredes dos capilares são chamadas de **forças de Starling**, em homenagem ao fisiologista que primeiro as descreveu e analisou sua função. Elas são a diferença de pressão hidrostática através da parede capilar (pressão capilar menos pressão tecidual) e o gradiente de pressão osmótica através da parede capilar (pressão oncótica capilar menos pressão oncótica tecidual). O gradiente de pressão hidrostática é para fora, porque a pressão tecidual é baixa, e o gradiente de pressão oncótica é para dentro, porque as moléculas grandes no sangue não atravessam a parede capilar. Obviamente, a maior parte do movimento líquido de substâncias para fora de um capilar típico acontece em sua extremidade arteriolar, onde o gradiente de pressão líquido é para fora, principalmente porque a pressão hidrostática no capilar (cerca de 37 mmHg, ver Figura 11-8) é maior do que a pressão oncótica. À medida que a resistência capilar e a filtração causam progressiva diminuição na pressão hidrostática ao longo do comprimento do vaso, o gradiente de pressão oncótica direcionado para dentro torna-se maior que o gradiente de pressão hidrostática, de modo que, na extremidade venular, líquido é reabsorvido. Assim, o fluxo líquido é para fora do capilar na extremidade arteriolar, e para dentro do capilar na extremidade venular. Qualquer excesso de soluto e solvente nos tecidos é captado pelos vasos linfáticos e movido para a circulação venosa pelos canais linfáticos principais. O fluxo nos linfáticos pequenos é passivo, mas nos ductos linfáticos maiores há válvulas e as paredes se contraem.

300 Fisiopatologia da Doença

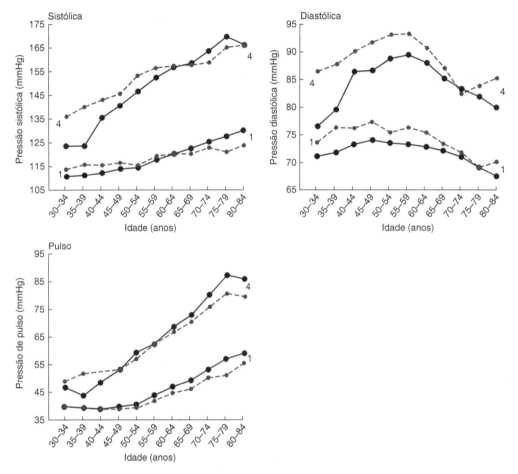

FIGURA 11-7 Efeitos da idade e do sexo sobre a pressão sistólica, diastólica e de pulso em seres humanos. Dados de um grupo grande de indivíduos que foram estudados a cada 2 anos durante suas vidas adultas. Grupo 1: indivíduos que tinham pressões arteriais sistólicas < 120 mmHg na idade de 50 a 60. Grupo 4: indivíduos que tinham pressão arterial sistólica ≥ 160 mmHg na idade de 50 a 60 anos e não tinham recebido tratamento para hipertensão (i.e., indivíduos com hipertensão leve, não tratada). Os valores para o sexo feminino são mostrados nas linhas pretas sólidas, e os valores para os homens, nas linhas vermelhas tracejadas. (Redesenhada, com permissão, de Franklin SS et al. Hemodynamic patterns of age-related changes in blood pressure: the Framingham Heart Study. Circulation. 1997;96:308.)

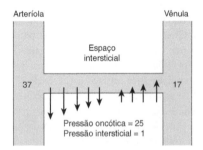

FIGURA 11-8 Representação esquemática de gradientes de pressão através da parede de um capilar de músculo. Os números nas extremidades arteriolar e venular do capilar são as pressões hidrostáticas em milímetros de mercúrio nessas localizações. As setas indicam a magnitude aproximada e a direção do movimento de líquido. Neste exemplo, o diferencial de pressão na extremidade arteriolar do capilar é de 11 mmHg ([37 − 1] − 25) para fora; na extremidade oposta, é de 9 mmHg (25 − [17 − 1]) para dentro. (Redesenhada, com permissão, de Barrett KE et al., eds. *Ganong's Review of Medical Physiology*, 24th ed. McGraw-Hill, 2012.)

REGULAÇÃO DO SISTEMA CIRCULATÓRIO

Devido à natureza vital do sistema circulatório na manutenção do fluxo sanguíneo para órgãos vitais e no ajuste do fluxo, de modo que ele aumente em tecidos ativos e diminua em tecidos inativos, não é surpreendente que múltiplos mecanismos reguladores cardiovasculares tenham evoluído. Ajustes cardiovasculares são efetuados por alteração do débito da bomba (o coração), mudança do diâmetro dos vasos de resistência (principalmente as arteríolas) e alteração da quantidade de sangue acumulada nos vasos de capacitância (as veias).

A regulação do débito cardíaco é discutida no Capítulo 10. O calibre das arteríolas é regulado por metabólitos vasodilatadores produzidos em tecidos metabolicamente ativos, pelo processo de autorregulação, por uma variedade de substâncias vasorreguladoras produzidas por células endoteliais, por hormônios vasoativos circulantes e por um sistema de nervos vasomotores para os vasos sanguíneos e para o coração.

A descarga nos nervos vasomotores é regulada em retroalimentação por barorreceptores no seio carotídeo e arco aórtico que monitoram a pressão nas artérias (sistema barorreceptor de alta pressão) e por barorreceptores nos átrios cardíacos e grandes veias (sistema barorreceptor de baixa pressão).

Metabólitos vasodilatadores

Várias alterações metabólicas que ocorrem em tecidos ativos produzem substâncias que dilatam vasos que suprem os tecidos. Isso ajuda a garantir o aumento do fluxo sanguíneo necessário para dar suporte à atividade tecidual aumentada. Um vasodilatador importante é o CO_2, outro é o K^+, e a adenosina dilata vasos sanguíneos em alguns tecidos. Além disso, a elevação de temperatura e a queda no pH que ocorrem em alguns tecidos metabolicamente ativos têm um efeito vasodilatador.

Autorregulação

Muitos tecidos têm a capacidade de manter um fluxo sanguíneo relativamente constante durante mudanças na pressão de perfusão; este processo é denominado **autorregulação**. A base fisiológica da autorregulação não está estabelecida. Um fator é a resposta miogênica ao estiramento da musculatura lisa nas arteríolas; quando a pressão dentro de um vaso sobe, sua musculatura lisa é distendida e a resposta é contrair. O músculo liso se contrai na ausência de inervação extrínseca. Outro fator pode ser o acúmulo de metabólitos vasodilatadores; quando o fluxo para um tecido é reduzido, os metabólitos não são removidos e se acumulam, mesmo na ausência de atividade aumentada.

Substâncias secretadas pelo endotélio

Os vasos sanguíneos são revestidos por uma camada contínua de células endoteliais, e estas células desempenham um papel vital na regulação da função vascular. Elas respondem a alterações do fluxo (tensão de cisalhamento [*shear stress*]), distensão, uma variedade de substâncias circulantes e mediadores inflamatórios. Em resposta a esses estímulos, elas secretam reguladores de crescimento e substâncias vasoativas. Os fatores de crescimento regulam o desenvolvimento vascular e são importantes em várias doenças. As substâncias vasoativas produzidas pelo endotélio geralmente agem de modo parácrino para regular o tono vascular local. Elas incluem prostaglandinas, como a prostaciclina, e também tromboxanos, óxido nítrico e endotelinas.

A. Prostaglandinas e tromboxanos

A prostaciclina é produzida por células endoteliais, e o tromboxano A_2, por plaquetas a partir de seu precursor comum, o ácido araquidônico. O tromboxano A_2 causa agregação plaquetária e vasoconstrição, ao passo que a prostaciclina promove vasodilatação. O equilíbrio entre os dois é um dos mecanismos que favorece vasoconstrição local e formação de coágulo em locais de lesão vascular, impedindo o coágulo de se estender e mantendo o fluxo normal em áreas vizinhas não lesionadas. O equilíbrio entre tromboxano A_2 plaquetário e prostaciclina endotelial pode ser alterado pela administração de doses baixas de ácido acetilsalicílico. O tromboxano A_2 e a prostaciclina são produzidos a partir do ácido araquidônico pela via da cicloxigenase. O ácido acetilsalicílico produz inibição irreversível da cicloxigenase. Entretanto, as células endoteliais fabricam mais cicloxigenase dentro de poucas horas, enquanto as plaquetas circulantes não o fazem, e nova cicloxigenase plaquetária só aparece quando novas plaquetas entram na circulação durante um período de dias. Por isso, a administração crônica de pequenas doses de ácido acetilsalicílico por períodos prolongados tem valor na prevenção de infartos do miocárdio, angina instável, ataques isquêmicos transitórios e acidente vascular encefálico.

B. Óxido nítrico

A produção de um vasodilatador potente pelas células endoteliais foi primeiramente suspeitada quando se observou que a remoção do endotélio de anéis de tecido arterial convertia a resposta dilatadora normal à acetilcolina em uma resposta constritora. O agente responsável foi primeiramente chamado de **fator relaxante derivado do endotélio**, mas sabe-se agora que é o **óxido nítrico (NO)**. O NO é produzido a partir da arginina (Figura 11-9) em uma reação catalisada pela **óxido nítrico sintetase (NOS)**. Três formas de NOS têm sido clonadas: NOS1, encontrada no sistema nervoso; NOS2, encontrada em macrófagos e células imunes correlatas; e NOS3, encontrada em células endoteliais. NOS1 e NOS3 são ativadas por agentes que aumentam o Ca^{2+} intracelular, inclusive os vasodilatadores acetilcolina e bradicinina, ao passo que a NOS2 é ativada por citocinas. O NO que é formado em células endoteliais se difunde a células adjacentes da musculatura lisa vascular, onde ativa a guanilil-ciclase solúvel, produzindo monofosfato cíclico de guanosina (GMPc; Figura 11-9). O GMPc media o relaxamento da musculatura lisa vascular.

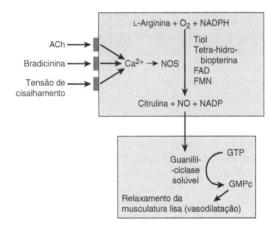

FIGURA 11-9 Síntese do óxido nítrico (NO) a partir da arginina em células endoteliais, e sua ação via estimulação de guanilil-ciclase solúvel e geração de monofosfato cíclico de guanosina (GMPc) para produzir relaxamento de células da musculatura lisa vascular. A forma endotelial de óxido nítrico sintase (NOS) é ativada pelo aumento do Ca^{2+} intracelular, e um aumento de Ca^{2+} é produzido por acetilcolina (ACh), bradicinina, ou tensão de cisalhamento atuando sobre a membrana celular. Tiol, tetra--hidrobiopterina, flavina adenina dinucleotídeo (FAD) e flavina mononucleotídeo (FMN) são cofatores necessários. GTP, trifosfato de guanosina. (Redesenhada, com permissão, de Barrett KE et al., eds. *Ganong's Review of Medical Physiology,* 24th ed. McGraw-Hill, 2012.)

Os vasodilatadores que agem por meio de NO *in vivo* incluem não somente acetilcolina e bradicinina, mas também polipeptídeo intestinal vasoativo (VIP), substância P e alguns outros polipeptídeos. Além disso, várias substâncias que produzem vasoconstrição *in vivo* teriam um efeito vasoconstritor muito maior se não liberassem NO simultaneamente. Consequentemente, NO é um regulador local importante do fluxo sanguíneo. Seu papel disseminado na regulação do sistema vascular é indicado pelo fato de que a infusão de aminoácidos análogos da arginina que inibem NOS causa elevação da pressão arterial. Assim, NOS parece atuar de modo crônico para manter o sistema vascular dilatado.

O NO é responsável em grande parte por hiperemia reativa, vasodilatação e fluxo sanguíneo aumentado que ocorrem em tecidos e órgãos depois que uma obstrução transitória de seu suprimento sanguíneo é removida. Ela pode ser visualizada no antebraço após garroteamento de sangue acima do cotovelo, e pode ser quantificada mensurando-se o aumento de volume do antebraço por pletismografia. A vasodilatação dependente de NO também pode ser mensurada clinicamente pela determinação da resposta dilatadora a doses graduadas de acetilcolina injetadas por via intra-arterial.

Avanços recentes no campo da pesquisa de NO levaram à identificação de dimetilarginina assimétrica (ADMA), um inibidor endógeno de enzimas NOS. Dados que ligam ADMA a disfunção endotelial, mortalidade cardiovascular e doença renal crônica estão surgindo.

O NO está presente em muitos tecidos além do sistema circulatório. Sua função em alguns desses tecidos é discutida em outros capítulos deste livro.

C. Endotelinas

As células endoteliais também produzem endotelina-1 (ET-1), o agente vasoconstritor mais potente já descoberto. Três endotelinas intimamente relacionadas foram identificadas em mamíferos: ET-1, endotelina 2 (ET-2) e endotelina 3 (ET-3). Todas são polipeptídeos correlatos das sarafotoxinas, polipeptídeos encontrados em venenos de serpentes. Elas contêm 21 resíduos de aminoácidos e duas pontes dissulfeto (**Figura 11-10**). Todas são clivadas de pró-hormônios maiores (endotelinas grandes) por enzimas conversoras de endotelina. A endotelina expressa mais largamente, ET-1, é encontrada em células endoteliais vasculares, células da musculatura lisa vascular, macrófagos, fibroblastos, miocardiócitos, neurônios cerebrais, células pancreáticas e intestinais, entre outros. Alternativamente, a expressão de ET-2 é restrita a células epiteliais intestinais e células ovarianas, enquanto a expressão de ET-3 é observada somente em células endoteliais vasculares e células epiteliais intestinais.

Durante os últimos anos, nossa compreensão sobre a fisiologia e a fisiopatologia da endotelina (particularmente da ET-1) tem aumentado tremendamente. Dois receptores acoplados à proteína G – A e B – que mediam efeitos da endotelina já foram identificados. O receptor A de endotelina tem a maior afinidade por ET-1, enquanto o receptor B de endotelina tem a mesma afinidade por todas as três isoformas de polipeptídeos. Curiosamente, as células musculares lisas vasculares expressam ambos os receptores de endotelina, e sua ativação leva à vasoconstrição.

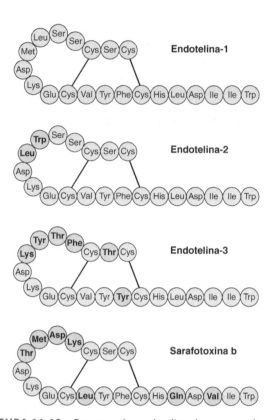

FIGURA 11-10 Estrutura das endotelinas humanas e de uma das sarafotoxinas de veneno de serpente. Os resíduos de aminoácidos que diferem da endotelina-1 estão indicados em verde. (Redesenhada, com permissão, de Ganong WF. *Review of Medical Physiology*, 22nd ed. McGraw-Hill, 2005.)

As células endoteliais, entretanto, expressam somente o receptor B de endotelina, que estimula NOS endotelial, levando ao relaxamento de musculatura lisa dependente de NO. Dados recentes relativos a animais sugerem que a ativação do receptor B de endotelina em túbulos coletores leva a aumento da excreção de sódio dependente de NO. Além disso, há indicações de que ET-1 pode contribuir para o remodelamento da matriz extracelular em doenças vasculares, cardíacas e renais.

Hormônios circulantes que afetam a musculatura lisa vascular

Os hormônios na circulação que têm efeitos gerais sobre o sistema vascular incluem vasoconstritores e vasodilatadores. Os principais vasoconstritores são noradrenalina e adrenalina (ver Capítulo 12), vasopressina (Capítulo 19) e angiotensina II (Capítulo 21). Os principais vasodilatadores são peptídeo intestinal vasoativo (VIP; ver Capítulo 13), cininas e peptídeos natriuréticos.

A. Cininas

As cininas são dois polipeptídeos vasodilatadores correlatos chamados de **bradicinina** e **lisilbradicinina** (Figura 11-11). O decapeptídeo lisilbradicinina pode ser convertido ao nonapeptídeo bradicinina por aminopeptidase. Ambas são metabolizadas em fragmentos inativos pela carboxipeptidase

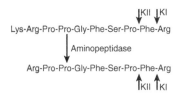

FIGURA 11-11 Cininas. A lisilbradicinina (parte superior) pode ser convertida em bradicinina (parte inferior) por aminopeptidase. Os peptídeos são inativados por cininase I (KI) ou cininase II (KII) nos locais indicados pelas setas curtas. (Redesenhada, com permissão, de Barrett KE et al., eds. *Ganong's Review of Medical Physiology*, 24th ed. McGraw-Hill, 2012.)

I ou pela dipeptidilcarboxipeptidase cininase II. A cininase II e a enzima conversora de angiotensina são a mesma enzima, de modo que a inibição da enzima conversora de angiotensina para o tratamento de hipertensão ou insuficiência cardíaca aumenta as cininas plasmáticas e teciduais.

As cininas são formadas a partir de dois **cininogênios**: o cininogênio de alto peso molecular (HMW) e o cininogênio de baixo peso molecular (LMW). Essas proteínas precursoras de cininas são produtos de um só gene produzido por união alternativa. As proteínas responsáveis por clivagem de cininogênios são as **calicreínas**, uma família de enzimas codificadas em seres humanos por três genes situados no cromossomo 19.

A lisilbradicinina e a bradicinina são principalmente hormônios teciduais produzidos, por exemplo, pelos rins e pelas glândulas ativamente secretoras, mas quantidades pequenas também são encontradas no sangue circulante. Elas agem sobre dois receptores, B_1 e B_2, ambos acoplados a proteínas G. As cininas aumentam o fluxo sanguíneo para glândulas ativamente secretoras pela produção de vasodilatação, e quando injetadas por via sistêmica elas são vasodilatadores relativamente potentes.

B. Hormônios natriuréticos

O **peptídeo natriurético atrial (ANP)** é um polipeptídeo contendo 28 resíduos de aminoácidos que é secretado dos átrios quando os miócitos atriais são distendidos. O **peptídeo natriurético encefálico (BNP)** foi isolado originalmente dos encéfalos de animais experimentais, mas em seres humanos ele é secretado pelos miócitos ventriculares e é conhecido como **peptídeo natriurético tipo β**. **CNP**, um terceiro tipo de peptídeo natriurético, também é encontrado em seres humanos. Esses peptídeos causam natriurese, provavelmente por aumento da taxa de filtração glomerular, o que, por sua vez, causa excreção de sal e água, reduzindo a volemia e aliviando a distensão sobre os miócitos atriais. Eles antagonizam os efeitos pressores da angiotensina II e de outros hormônios pressores e agem pelo aumento do GMPc intracelular. Todos os três têm atividade vasodilatadora, mas o CNP difere por ter, aparentemente, um efeito maior sobre veias que arteríolas. Sua função fisiológica ainda está indefinida. Entretanto, seus níveis circulantes estão aumentados na insuficiência cardíaca, e a dosagem do peptídeo natriurético circulante tipo β está sendo bastante utilizada no diagnóstico diferencial e avaliação de insuficiência cardíaca. Os três peptídeos natriuréticos são encontrados em vários tecidos além do coração.

Um hormônio natriurético adicional que age por inibição de Na^+-K^+ adenosina trifosfatase (ATPase) está presente na circulação, mas ele eleva em vez de diminuir a pressão arterial (ver seções posteriores sobre hipertensão e sensibilidade ao sal). Há evidências substanciais de que este hormônio é na verdade a ouabaína, e que ele é secretado pelas glândulas suprarrenais em resposta à ingestão aumentada de sódio na dieta.

Controle neural via sistema vasomotor simpático

Os fatores que afetam o calibre das arteríolas no corpo e, consequentemente, a resistência periférica e o fluxo sanguíneo nos tecidos, estão resumidos na Tabela 11-1. Esta lista inclui os fatores discutidos anteriormente mais alguns peptídeos adicionais que têm efeitos menores ou especiais. Ela também inclui o controle da pressão arterial por nervos vasomotores noradrenérgicos, e em alguns exemplos colinérgicos, para as arteríolas. Além do suprimento nervoso extenso para esses vasos de resistência, há uma inervação moderada dos vasos de capacitância.

A descarga dos nervos vasomotores noradrenérgicos causa constrição das arteríolas inervadas por eles, e se a descarga for geral em vez de local, há um aumento da pressão arterial. Além disso, a descarga de nervos noradrenérgicos simpáticos inervando o coração aumenta a pressão arterial pela elevação da força e frequência da contração cardíaca (efeitos inotróficos e cronotróficos), aumentando o volume sistólico e o débito cardíaco. O estímulo noradrenérgico também inibe o efeito do estímulo do nervo vago, o qual normalmente desacelera o coração e diminui o débito cardíaco.

O controle principal da descarga vasomotora é a regulação por retroalimentação por meio dos barorreceptores nas porções de alta pressão e baixa pressão do sistema circulatório (Figura 11-12). Os barorreceptores são terminações nervosas sensíveis à distensão localizadas nos seios carotídeos e no arco aórtico, no lado arterial, e nas paredes das grandes veias e dos átrios cardíacos, no lado venoso. As fibras nervosas repassam impulsos nos nervos cranianos IX e X para o bulbo raquidiano, onde as fibras terminam no núcleo do trato solitário (Figura 11-13). A partir do núcleo, neurônios secundários passam para a porção caudal do bulbo ventrolateral e arredores. A partir daí, neurônios inibidores de terceira ordem passam para o bulbo ventrolateral rostral, localização dos corpos celulares dos neurônios que controlam a pressão arterial. Os axônios desses neurônios descem para a medula espinal e inervam os corpos celulares dos neurônios simpáticos pré-ganglionares reguladores da pressão arterial na coluna cinzenta intermediolateral da medula espinal. Os axônios dos neurônios pré-ganglionares deixam a medula espinal e realizam sinapse nos neurônios pós-ganglionares na cadeia ganglionar e nos gânglios colaterais, bem como nas células secretoras de catecolaminas na medula da glândula suprarrenal. Os axônios dos neurônios noradrenérgicos pós-ganglionares inervam os vasos sanguíneos e o coração. Essas vias e o provável mediador sináptico em cada sinapse na cadeia são mostrados na Figura 11-13. Observa-se, em particular, que a atividade aumentada nos aferentes barorreceptores produzida

TABELA 11-1 Resumo de fatores que afetam o calibre das arteríolas

Constrição
Fatores locais
Temperatura local diminuída
Autorregulação
Serotonina plaquetária liberada localmente
Produtos de células endoteliais
Endotelina-1
Hormônios
Noradrenalina
Adrenalina (exceto em músculo esquelético e fígado)
Arginina vasopressina
Angiotensina II
Inibidor circulante de Na^+-K^+ ATPase
Neuropeptídeo Y
Controle neural
Descarga aumentada de nervos vasomotores noradrenérgicos
Dilatação
Fatores locais
Aumento de CO_2, K^+, adenosina, lactato
Diminuição de O_2
Diminuição do pH local
Temperatura local aumentada
Produtos de células endoteliais
Óxido nítrico
Hormônios
Peptídeo intestinal vasoativo
CGRPα (peptídeo relacionado com o gene da calcitonina, na forma α)
Substância P
Histamina
Cininas
Peptídeos natriuréticos (ANP, BNP, CNP)
Adrenalina em músculos esqueléticos e fígado
Controle neural
Ativação de fibras dilatadoras colinérgicas para músculos esqueléticos
Diminuição da descarga de nervos vasomotores noradrenérgicos

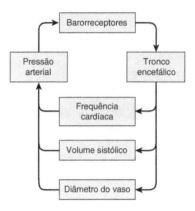

FIGURA 11-12 Regulação por retroalimentação da pressão sanguínea sistêmica por barorreceptores. (Redesenhada, com permissão, de Barrett KE et al., eds. *Ganong's Review of Medical Physiology*, 24th ed. McGraw-Hill, 2012.)

por aumentos na pressão arterial inibe o efluxo vasomotor simpático, ao passo que a diminuição da descarga aferente de barorreceptores estimula o efluxo vasomotor simpático. Isso é decorrente da ligação de neurônios inibidores secretores de ácido γ-aminobutírico entre a porção caudal e a porção rostral do bulbo ventrolateral. Além disso, o aumento da descarga de barorreceptores estimula aferentes do núcleo do trato solitário para o núcleo motor dorsal do vago e o núcleo ambíguo. Isso aumenta a descarga vagal para o coração, tornando lenta a frequência do coração e diminuindo o débito cardíaco.

Há circuitos recíprocos auxiliares entre o núcleo do trato solitário e porções mais dorsais do tronco cerebral e do hipotálamo que suavizam e ajustam a resposta da via de barorreceptores, mas a regulação neural primária da pressão arterial é mediada pela via dos barorreceptores no bulbo raquidiano.

Além dos efeitos diretos da descarga vasomotora, a via dos barorreceptores causa alterações na função endócrina que aumentam o valor homeostático das respostas dos barorreceptores. A secreção medular da glândula suprarrenal é aumentada pela descarga do sistema nervoso simpático, embora as contribuições das catecolaminas circulantes para o aumento da pressão arterial sejam relativamente pequenas. A descarga simpática aumentada também eleva a secreção de renina pelos rins, e o aumento resultante da angiotensina II circulante não somente age diretamente sobre a musculatura lisa vascular para causar constrição, mas também aumenta a secreção de aldosterona, que, por sua vez, aumenta a retenção de sódio, expandindo o volume intravascular. Associado com a descarga vasomotora aumentada há também um aumento da secreção de hormônio antidiurético (ADH, também referido como vasopressina) a partir da neuro-hipófise. O ADH expande a água total do corpo pelo aumento da retenção de água livre no rim (agindo por meio do receptor V_2 de vasopressina). Embora o principal papel do ADH seja facilitar a redução da osmolalidade, ele também facilita a expansão de volume intravascular. Apesar de a expansão de volume resultante do ADH ser relativamente pequena, a liberação de ADH aumenta com a gravidade da perda de volume circulante efetivo. Além disso, a ativação do receptor de vasopressina V_1 de afinidade mais baixa na musculatura lisa vascular resulta em um aumento acentuado do tono vascular.

A função de barorreceptores pode ser testada em animais experimentais e, criteriosamente, em seres humanos, pela infusão do fármaco pressor fenilefrina em doses diferentes, e em cada dose mensurando-se a redução da frequência cardíaca pela determinação do intervalo entre as ondas R (intervalo RR) do ECG. Um exemplo dos resultados desse tipo de teste é mostrado na **Figura 11-14**.

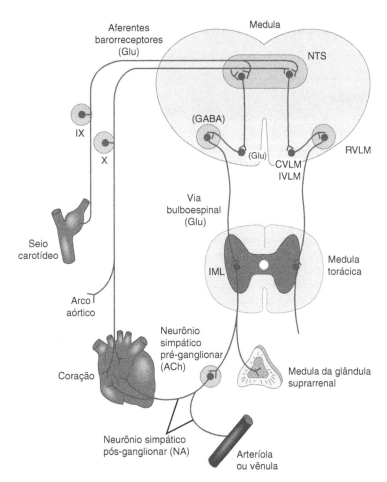

FIGURA 11-13 Vias básicas envolvidas no controle bulbar da pressão arterial. As vias eferentes vagais para o coração não são mostradas. Os prováveis neurotransmissores nas vias estão indicados entre parênteses. (ACh, acetilcolina; GABA, ácido γ-aminobutírico; Glu, glutamato; NA, noradrenalina; CVLM, IVLM e RVLM, bulbo ventrolateral caudal, intermediário e rostral, respectivamente; IML, coluna cinzenta intermediolateral; IX, nervo glossofaríngeo; NTS, núcleo do trato solitário; X, nervo vago.) (Redesenhada de Reis DJ et al. Role of adrenaline neurons of the ventrolateral medulla [the C group] in the tonic and phasic control of arterial pressure. Clin Exp Hypertens [A]. 1994;6:221.)

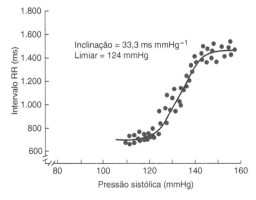

FIGURA 11-14 Redução da frequência cardíaca mediada por barorreflexo durante infusão de fenilefrina em um indivíduo. Observe que os valores para o intervalo RR do ECG, que estão plotados no eixo vertical, são inversamente proporcionais à frequência cardíaca. (Redesenhada, com permissão, de Kotrly K et al. Effects of fentanyl-diazepam-nitrous oxide anaesthesia on arterial baroreflex control of heart rate in man. Br J Anaesth. 1986;58:406.)

PONTO DE CHECAGEM

4. Por que pequenas mudanças no diâmetro das arteríolas têm efeitos relativamente grandes sobre a pressão arterial?
5. Por que a velocidade do fluxo de sangue diminui muito nos capilares e depois aumenta nas veias?
6. Quais categorias de fatores estão envolvidas na regulação do diâmetro das arteríolas?
7. Por qual mecanismo o NO, produzido por células endoteliais, age como um vasodilatador?
8. Quais são os principais vasoconstritores e vasodilatadores hormonais?
9. Qual é o papel de barorreceptores na regulação por retroalimentação das porções de alta e baixa pressão do sistema circulatório?

FISIOPATOLOGIA DE DISTÚRBIOS VASCULARES SELECIONADOS

ATEROSCLEROSE

Prevalência e significado

Uma condição que afeta as artérias de grande e médio tamanho de quase todo ser humano, pelo menos em sociedades nas quais alimentos ricos em colesterol são abundantes e baratos, é a **aterosclerose**. Esta condição tem início na infância e, na ausência de fatores aceleradores, se desenvolve lentamente até estar disseminada na idade avançada. Contudo, ela é acelerada por uma ampla variedade de fatores genéticos e ambientais (ver discussão posteriormente). Ela é caracterizada por espessamentos fibrosos localizados na parede arterial associados com placas infiltradas de lipídeos que podem, eventualmente, calcificar. As placas velhas também são suscetíveis à ulceração e ruptura, desencadeando a formação de trombos que obstruem o fluxo. Por isso, a aterosclerose leva à insuficiência vascular nos membros, anormalidades da função renal e dilatações (aneurismas), e até mesmo ruptura da aorta e de outras grandes artérias. Ela também leva a doenças comuns graves e potencialmente fatais do coração e encéfalo devido à formação de coágulos intravasculares no local das placas.

Nos Estados Unidos e na maioria dos outros países desenvolvidos, estima-se que a aterosclerose seja a causa subjacente de cerca de 50% de todos os óbitos. Quase todos os pacientes com infarto do miocárdio – e a maioria daqueles com acidente vascular encefálico resultante de trombose cerebral – têm aterosclerose. A incidência de doença isquêmica do coração e acidentes vasculares encefálicos vem diminuindo nos Estados Unidos desde 1963, mas a aterosclerose ainda é muito comum. Assim, a aterosclerose é fundamentalmente responsável por uma grande parte dos problemas clínicos verificados por médicos que cuidam de pacientes adultos.

Patogênese

O evento inicial na aterosclerose é a infiltração de lipoproteínas de baixa densidade (LDLs) na região subendotelial. O endotélio está sujeito à **tensão de cisalhamento (*shear stress*)**, a tendência a ser puxado ou deformado pelo fluxo sanguíneo. Isso é mais acentuado em pontos onde as artérias se ramificam, e é onde os lipídeos se acumulam em grau mais alto.

As LDLs são oxidadas ou alteradas de outras maneiras. Assim, as LDLs alteradas ativam vários componentes do sistema imune inato, inclusive macrófagos, anticorpos naturais e proteínas efetoras inatas como a proteína C-reativa e o complemento. As LDLs alteradas são reconhecidas por uma família de **receptores limpadores (*scavenger*)** expressos nos macrófagos, que cooperam com receptores Toll *like* para estimular inflamação e impulsionar a aterogênese. Os receptores limpadores medeiam a captação da LDL oxidada pelos macrófagos e a formação de **células espumosas (Figura 11-15)**. As células espumosas formam **estrias gordurosas**, que aparecem na aorta na primeira década de vida, nas artérias coronárias na segunda década, e nas artérias cerebrais na terceira e quarta décadas.

As LDLs oxidadas têm numerosos efeitos deletérios, inclusive estímulo da liberação de citocinas pró-inflamatórias (como o fator inibidor da migração de macrófagos e interferon tipo I) e inibição da produção de NO. As células musculares lisas vasculares na vizinhança de células espumosas são estimuladas e se movem da média para a íntima, onde elas proliferam, depositam colágeno e outras moléculas de matriz, e contribuem para o crescimento da lesão. As células musculares lisas também captam LDL oxidada e se tornam células espumosas. Lipídeos se acumulam tanto intracelular quanto extracelularmente.

A "sopa" intercelular nas placas contém uma variedade de substâncias lesivas para células, inclusive ozônio. Além disso, o "carregamento" de macrófagos com colesterol pode ser lipotóxico para o retículo endoplasmático, resultando em apoptose de macrófagos e necrose de placas. Cristais de colesterol associados com macrófagos necrosados estimulam ainda mais a inflamação e levam ao recrutamento de neutrófilos. À medida que as lesões de aterosclerose envelhecem, células T do sistema imune e monócitos são atraídos para elas, criando um ciclo vicioso de necrose e inflamação.

Quando as placas amadurecem, uma capa fibrosa se forma sobre elas. As placas com capas defeituosas ou quebradas estão mais predispostas à ruptura. As lesões isoladamente podem distorcer os vasos até o ponto onde eles são ocluídos, mas geralmente é a ruptura ou ulceração de placas que desencadeia a trombose, bloqueando o fluxo sanguíneo.

Tem sido demonstrado que as lesões ateroscleróticas têm muitas das características de uma infecção de baixo grau. Muitos pesquisadores têm procurado bactérias nas placas, e em um número significativo, *Chlamydophila pneumoniae* – um microrganismo geralmente associado com infecção respiratória – tem sido encontrado. Entretanto, outros microrganismos também têm sido encontrados, mas ainda é cedo para dizer se as clamídias são agentes causadores ou meramente inquilinos coincidentes das lesões.

Uma característica da aterosclerose que atualmente está recebendo atenção considerável é a associação com liberação deficiente de NO e vasodilatação deficiente. Como observado, as LDLs oxidadas inibem a produção de NO. Se acetilcolina é infundida por meio de cateter em artérias coronárias normais, os vasos se dilatam; entretanto, se ela é infundida quando a aterosclerose está presente, os vasos se constringem. Isso indica que a secreção endotelial de NO é disfuncional.

Curiosamente, evidências experimentais recentes indicam que a ativação do receptor endotelial da vasculatura para endotelina B tanto estimula NOSe quanto exerce efeitos antiproliferativos sobre células musculares lisas vasculares. Tem sido especulado que a interrupção da sinalização por meio desse receptor pode ser um fator contributivo adicional na fisiopatologia da aterosclerose.

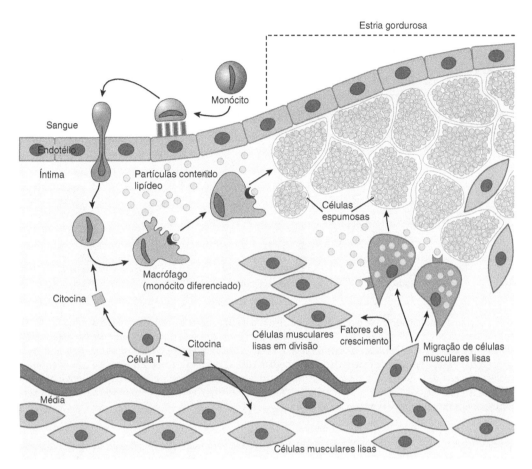

FIGURA 11-15 Formação de uma estria gordurosa em uma artéria. Após lesão vascular, monócitos se prendem ao endotélio, depois o atravessam para o espaço subendotelial e se tornam macrófagos teciduais ativados. Os macrófagos captam lipoproteínas de baixa densidade (LDLs) oxidadas, tornando-se células espumosas. As células T liberam citocinas, que também ativam macrófagos. Além disso, as citocinas causam proliferação de células musculares lisas. Sob a influência de fatores de crescimento, as células musculares lisas então se movem para o espaço subendotelial onde produzem colágeno e captam LDL, aumentando a população de células espumosas. (Redesenhada, com permissão, de Hajjar DP et al. Atherosclerosis. Am Scientist. 1995;83:460.)

Relação com o colesterol e outros lipídeos da dieta

Transformar um monócito em um macrófago que ingere lipídeos envolve o aparecimento em sua superfície de um tipo peculiar de receptor de LDL oxidada, o **receptor limpador**, e os monócitos são estimulados a produzir esses receptores pela ação do **fator estimulante de colônias de macrófagos** secretado por células endoteliais e células musculares lisas vasculares. Quando complexos LDL oxidada-receptor são formados, eles são internalizados e os receptores reciclam para a membrana enquanto o lipídeo é armazenado.

Obviamente, o acúmulo de lipídeos em células espumosas é um evento essencial na progressão de lesões ateroscleróticas, e está bem estabelecido que reduzir os níveis do colesterol plasmático torna mais lento o progresso da aterosclerose. As vias principais para o metabolismo de lipídeos ingeridos estão resumidas na **Figura 11-16**. Como lipídeos são relativamente insolúveis, eles são transportados como partículas especiais de lipoproteína que aumentam sua solubilidade.

O colesterol e os triglicerídeos da dieta são embalados nos **quilomícrons** revestidos de proteína nas células epiteliais intestinais. Sob a influência da lipase lipoproteica, essas partículas liberam triglicerídeos para depósitos de gordura e músculos, e os **remanescentes de quilomícrons** resultantes são captados pelo fígado. O fígado também sintetiza colesterol e o embala com proteínas específicas para formar **lipoproteínas de densidade muito baixa** (VLDLs). Estas partículas de lipoproteína entram na circulação e, sob a influência da lipase lipoproteica, doam triglicerídeos aos tecidos. Desta maneira, elas se tornam **lipoproteínas de densidade intermediária** (IDLs) e **lipoproteínas de baixa densidade** (LDLs) ricas em colesterol. As LDLs fornecem colesterol aos tecidos. Elas suprem todas as células com o colesterol necessário para produção de membranas celulares e outros usos. Elas também fornecem a maioria do colesterol que é o precursor para todos os hormônios esteroides. Como observado, as LDLs oxidadas são captadas por macrófagos e células musculares lisas em lesões de aterosclerose. Por outro lado, as **lipoproteínas de alta densidade** (HDLs) tiram colesterol de células periféricas e o

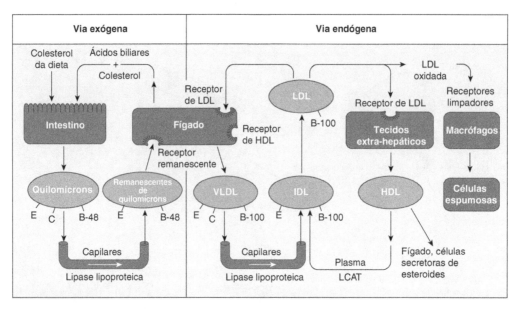

FIGURA 11-16 Diagrama simplificado de sistemas de lipoproteínas para transporte de lipídeos em seres humanos. No sistema exógeno, triglicerídeos da dieta ricos em quilomícrons são convertidos em remanescentes de quilomícrons ricos em ésteres de colesteril pela ação da lipase lipoproteica. No sistema endógeno, lipoproteínas de densidade muito baixa (VLDLs) ricas em triglicerídeos são secretadas pelo fígado e convertidas em lipoproteínas de densidade intermediária (IDLs), e então em lipoproteínas de baixa densidade (LDLs), ricas em ésteres de colesteril. Parte da LDL entra no espaço subendotelial das artérias, é oxidada, e então captada por macrófagos que se tornam células espumosas. LCAT, lecitina-colesterol aciltransferase. As letras sobre quilomícrons, remanescentes de quilomícrons, VLDL, IDL e LDL identificam as apoproteínas primárias encontradas neles.

transportam para o fígado, onde ele é metabolizado, mantendo baixo o colesterol do plasma e dos tecidos. Por este motivo, elas são referidas como "bom colesterol" em oposição ao colesterol LDL, que é o "mau colesterol". Estão sendo feito esforços para aumentar o HDL por meios farmacêuticos no tratamento da aterosclerose.

Manifestações clínicas

Como a aterosclerose é uma anormalidade de vasos sanguíneos arteriais, ela pode afetar quase qualquer órgão do corpo. Placas ateroscleróticas calcificadas são detectadas ocasionalmente em radiografias, e é possível a visualização angiográfica de paredes arteriais deformadas. Em geral, entretanto, a aterosclerose é assintomática até que uma de suas complicações se desenvolva.

Nas artérias coronárias, o estreitamento aterosclerótico que reduz o lúmen de uma artéria coronária em mais de 75% causa **angina de peito**, a dor torácica que resulta quando substâncias produtoras de dor se acumulam no miocárdio. Geralmente, a dor aparece durante o exercício e desaparece com o repouso, quando as substâncias são eliminadas pelo sangue. Quando lesões de aterosclerose causam coagulação e oclusão de uma artéria coronária, o miocárdio irrigado pela artéria morre (**infarto do miocárdio**). O infarto do miocárdio também é discutido no Capítulo 10.

Na circulação cerebral, o bloqueio arterial no local de placas ateroscleróticas causa **acidentes vasculares trombóticos**. Os acidentes vasculares encefálicos são discutidos no Capítulo 7. Na aorta abdominal, a aterosclerose extensa pode levar à dilatação por aneurisma e ruptura do vaso. Nos vasos renais, a constrição localizada de uma ou ambas as artérias renais causa **hipertensão renovascular** (ver discussão posteriormente). Na circulação das pernas, a insuficiência vascular causa **claudicação intermitente** (fadiga e, geralmente, dor ao caminhar que é aliviada pelo repouso). Se a circulação de um membro for gravemente comprometida, a pele pode ulcerar, produzindo lesões de cicatrização lenta. **Gangrena** franca de extremidades também pode ocorrer. Com frequência menor, formação de coágulo e obstrução pode acontecer em vasos que suprem os intestinos ou outras partes do corpo.

Fatores de risco

Conforme observado, a progressão da aterosclerose é acelerada por uma ampla variedade de fatores genéticos e ambientais (fatores de risco). Estes estão resumidos na Tabela 11-2. Obviamente, tratar as lesões aceleradoras que são tratáveis e evitar aquelas que são evitáveis deve reduzir a incidência de infartos do miocárdio, acidentes vasculares encefálicos e outras complicações da aterosclerose.

O estrogênio aumenta a remoção de colesterol pelo fígado, e a progressão da aterosclerose é menos rápida em mulheres pré-menopausa do que em homens. Além disso, evidências epidemiológicas mostram que a terapia de reposição de estrogênio protege o sistema circulatório em mulheres pós-menopausa. Por outro lado, doses altas de estrogênios aumentam a incidência de coágulos sanguíneos, e mesmo doses pequenas produzem um leve aumento da coagulação. Além disso, em vários estudos, o tratamento com estrogênio de mulheres pós-menopausa falhou na prevenção do segun-

CAPÍTULO 11   Distúrbios Cardiovasculares: Doenças Vasculares   **309**

TABELA 11-2   Condições que aceleram a progressão de aterosclerose e os mecanismos responsáveis

Condição	Mecanismo
Gênero masculino (e mulheres depois da menopausa)	Falta do efeito redutor de LDL dos estrogênios; estrogênios agem provavelmente pelo aumento do número de receptores de LDL no fígado.
História familiar de cardiopatia isquêmica, derrame	Provavelmente, múltiplos mecanismos genéticos.
Hiperlipidemia primária	Distúrbios hereditários causando deficiência de lipase lipoproteica (tipo I), receptores de LDL defeituosos (tipo IIa), apoproteína E anormal (tipo III), deficiência de apoproteína C (tipo V), ou causa desconhecida (tipos IIb e IV).
Hiperlipidemia secundária[1]	Triglicerídeos circulantes aumentados produzidos por diuréticos, fármacos bloqueadores β-adrenérgicos, ingestão excessiva de álcool.
Tabagismo	Provavelmente lesão hipóxica de células endoteliais induzida por monóxido de carbono.
Hipertensão	Tensão de cisalhamento aumentada, com disfunção endotelial.
Diabetes melito (tipos 1 e 2)	Remoção hepática de LDL da circulação diminuída; glicosilação de colágeno aumentada, o que aumenta a ligação de LDL às paredes dos vasos sanguíneos.
Obesidade, particularmente obesidade abdominal	Não estabelecido, mas a obesidade está associada com diabetes tipo 2, hipertrigliceridemia, hipercolesterolemia e hipertensão; todos são fatores de risco por si próprios. Além disso, está ficando claro que o tecido adiposo é muito ativo na liberação de numerosos fatores endócrinos e parácrinos (inclusive TNF) que podem afetar a função endotelial e aumentar o estado inflamatório de um indivíduo.
Síndrome nefrótica	Produção hepática aumentada de lipídeos e lipoproteína.
Hipotireoidismo	Formação diminuída de receptores de LDL no fígado.
Lipoproteína alta	Não estabelecido.
Homocisteína plasmática elevada	Não estabelecido. Provavelmente, a homocisteína aumentada fornece mais H_2O_2 e outras moléculas de oxigênio reativo que estimulam a formação de LDL oxidada.

[1]Hipercolesterolemia e hipertrigliceridemia são fatores de risco.

do ataque cardíaco. A razão para as discrepâncias entre dados epidemiológicos e experimentais ainda não foi estabelecida.

Os efeitos de níveis plasmáticos aumentados de homocisteína e moléculas correlatas como homocistina e homocisteína tiolactona, uma condição às vezes chamada de hiperomocisteinemia, merecem ênfase. Esses aumentos estão associados com aterosclerose acelerada, e a magnitude da elevação no plasma correlaciona-se positivamente com a gravidade da aterosclerose. Níveis marcadamente elevados resultantes de mutações documentadas de genes relevantes são raros, mas elevações leves ocorrem em 7% da população geral. O mecanismo responsável pelo dano vascular acelerado não está estabelecido, mas a homocisteína é uma fonte de H_2O_2 e outras formas reativas de oxigênio, e isso pode acelerar a oxidação de LDL.

A homocisteína é um intermediário na síntese de metionina. Ela é metabolizada por enzimas que são dependentes de vitamina B_6, vitamina B_{12} e ácido fólico. A suplementação da dieta com essas vitaminas reduz a homocisteína plasmática, geralmente para o nível normal. Determinar se tais suplementos também reduzem a incidência de aterosclerose acelerada requer ensaios clínicos cuidadosos e prolongados, e os resultados de tais estudos até o presente são inconclusivos.

As evidências são agora avassaladoras de que a redução dos níveis plasmáticos de colesterol e triglicerídeos e o aumento dos níveis plasmáticos de HDL tornam mais lento, e em alguns casos revertem, o processo de aterosclerose. A diminuição desejada de lipídeos pode algumas vezes ser conseguida somente com a restrição dietética de colesterol e gorduras saturadas e *trans*, embora a restrição dietética inicie

um aumento compensatório da síntese de colesterol no corpo. Quando o tratamento dietético não é adequado, é benéfico reduzir a conversão de mevalonato em colesterol com estatinas, fármacos que inibem a 3-metilglutaril coenzima A hepática (HMG-CoA) redutase, a enzima que catalisa essa reação. Os inibidores da HMG-CoA redutase atualmente disponíveis incluem atorvastatina, lovastatina, pitavastatina, pravastatina, sinvastatina, fluvastatina e rosuvastatina.

Nos casos em que existe hipercolesterolemia grave em razão de receptores de LDL congenitamente defeituosos, terapia gênica pode ser uma opção. Contudo, apesar de resultados preliminares promissores, a terapia gênica em seres humanos parece ser inviável até que sejam desenvolvidos meios melhores para transferência de genes. Outras abordagens para tornar mais lento ou prevenir o desenvolvimento de aterosclerose por técnicas biológicas moleculares estão em desenvolvimento.

O tratamento antioxidante com agentes tais como α-tocoferol, vitamina E e β-caroteno tem sido usado para inibir a oxidação de LDL, e isso reduz a incidência de alterações ateroscleróticas em animais experimentais. Contudo, os resultados do tratamento oxidante em seres humanos de um modo geral têm sido decepcionantes ou negativos.

Homens que fumam um maço de cigarros por dia têm um aumento de 70% na taxa de mortalidade por cardiopatia isquêmica em comparação com não fumantes, e há também um aumento em mulheres. A cessação do fumo diminui o risco de morte e infarto do miocárdio. Os efeitos deletérios do fumo incluem dano endotelial causado pela hipoxia induzida por monóxido de carbono. Outros fatores também podem

310 Fisiopatologia da Doença

estar envolvidos. Assim, deixar de fumar é uma maneira importante para tornar mais lento o progresso da aterosclerose.

Devido ao aumento da tensão de cisalhamento imposta ao endotélio por uma pressão arterial elevada, a hipertensão é outro fator de risco modificável importante para aterosclerose. Baixar a pressão arterial tem seu maior efeito em reduzir a incidência de acidente vascular encefálico, mas há também efeitos benéficos sobre cardiopatia isquêmica. Com os métodos modernos de tratamento, a pressão arterial em hipertensos geralmente pode ser reduzida a valores normais ou quase normais, e a diminuição de acidentes vasculares encefálicos, infartos do miocárdio e insuficiência renal produzida por esse tratamento é um testemunho claro do valor de reduzir ou eliminar esse fator de risco.

Em diabéticos, há complicações microvasculares e macrovasculares (ver Tabela 18-6). As últimas estão principalmente relacionadas com aterosclerose. Há um aumento de duas vezes na incidência de infarto do miocárdio em comparação com não diabéticos; deficiência circulatória grave nas pernas com gangrena é relativamente comum; há mais acidentes vasculares trombóticos, e a insuficiência renal é um problema grave (ver Capítulo 18). Quanto a este aspecto, é interessante o fato de que tem sido demonstrado que o controle rigoroso da hipertensão em diabéticos é mais eficaz na redução das complicações cardiovasculares que o controle rigoroso da glicemia.

A síndrome nefrótica e o hipotireoidismo também aceleram a progressão da aterosclerose e são condições tratáveis.

Embora inflamação local claramente desempenhe um papel direto na patogênese da aterosclerose, permanece controversa a possibilidade de que mecanismos indiretos associados com doenças autoimunes, infecções (inclusive doença gengival e infecções gástricas) ou exposição a vários poluentes contribuam para (ou mesmo iniciem) a aterosclerose.

PONTO DE CHECAGEM

10. Qual é a causa mais comum de morte nos Estados Unidos em indivíduos com mais de 45 anos de idade?

11. Qual é o mecanismo hipotético da formação de placas ateroscleróticas?

12. Quais são as maneiras pelas quais placas ateroscleróticas podem causar doença cardiovascular?

13. Cite cinco fatores de risco tratáveis que aceleram a progressão da aterosclerose.

HIPERTENSÃO

A hipertensão não é uma doença única, mas uma síndrome com múltiplas causas. Na maioria dos casos, a causa permanece desconhecida, e os casos são agrupados sob o termo **hipertensão essencial** (Tabela 11-3). Entretanto, estão sendo descobertos continuamente mecanismos que explicam a hipertensão em novos subgrupos da categoria monolítica anterior de hipertensão essencial, e a porcentagem de casos na categoria essencial continua a diminuir. A hipertensão essencial frequentemente é chamada de **hipertensão primária**, e a hipertensão cuja causa é

TABELA 11-3 Causas primárias e secundárias de hipertensão

Primárias
Hipertensão essencial (idiopática)

Secundárias
Hipertensão renal
Renovascular (aterosclerose, displasia fibromuscular)
Parenquimatosa (doença renal crônica, doença renal policística, uropatia obstrutiva)
Hipertensão endócrino-metabólica
Aldosteronismo primário
Síndrome de Cushing
Feocromocitoma
Outras deficiências enzimáticas suprarrenais
(deficiência de 11β-hidroxilase, deficiência de 17α-hidroxilase, deficiência de 11-hidroxiesteroide [alcaçuz])
Hipertireoidismo
Hiperparatireoidismo
Acromegalia
Obesidade e síndrome metabólica
Induzida ou correlacionada com fármaco
Tratamento com estrogênio ("hipertensão da pílula")
Corticosteroides exógenos, androgênios
Anti-inflamatórios não esteroides
Uso de cocaína, anfetamina ou álcool
Descongestionantes
Supressores do apetite
Ciclosporina, tacrolimo
Antidepressivos (alguns, p. ex., venlafaxina)
Miscelânea
Pré-eclâmpsia e eclâmpsia
Síndrome de Liddle
Coarctação da aorta
Apneia do sono
Policitemia, eritropoietina
Pressão intracraniana aumentada

conhecida é denominada **hipertensão secundária**, embora esta separação pareça um tanto artificial. Este capítulo discute a patogênese da hipertensão e suas complicações, e após, as causas específicas dos subgrupos atualmente definidos e os aspectos peculiares, quando presentes, que cada um acrescenta aos achados gerais em pacientes com pressão sanguínea alta.

Patogênese

As diretrizes atuais do *Joint National Committee on Prevention, Detection, Evaluation, and Treatment of High Blood Pressure* (Comitê Conjunto Nacional de Prevenção, Detecção, Avaliação e Tratamento de Hipertensão Arterial) definem pressão arterial normal como pressão sistólica menor que 120 mmHg e pressão diastólica menor que 80 mmHg. Hipertensão é definida como uma pressão arterial maior que 140/90 mmHg em adultos, em pelo menos três visitas consecutivas ao consultório do médico. Os indivíduos que apresentam pressão arterial entre normal e 140/90 mmHg são considerados com pré-hipertensão, e devem modificar seu estilo de vida apropriadamente para diminuir sua pressão arterial para abaixo de 120/80 mmHg. Como observado (Figura 11-7), a pressão sistólica normalmente se eleva ao longo da vida, e a pressão diastólica sobe até a idade de 50 a 60 anos, mas depois cai, de modo que a pressão de pulso continua a aumentar. No passado, a ênfase era sobre tratar indivíduos com pressão diastólica elevada. Entretanto, agora parece que, sobretudo em indivíduos idosos, tratar a hipertensão sistólica é igualmente importante, ou mesmo mais, na redução das complicações cardiovasculares da hipertensão. Além disso, alguns estudos indicam que o tratamento agressivo (particularmente da hipertensão diastólica) pode estar associado com eventos cardíacos adversos (principalmente infartos do miocárdio) em pacientes com doença arterial coronariana ou insuficiência cardíaca crônica. A explicação pode ser a seguinte: como as artérias coronárias se enchem durante a diástole, em indivíduos com doença arterial coronariana ou insuficiência cardíaca a perfusão adequada do músculo cardíaco depende de uma pressão sanguínea diastólica um tanto mais alta.

A causa mais comum de hipertensão é a resistência vascular periférica aumentada. Contudo, como a pressão arterial é igual à resistência periférica total vezes débito cardíaco, aumentos prolongados do débito cardíaco também podem causar hipertensão. Isso é observado, por exemplo, no hipertireoidismo e no beri béri. Além disso, a volemia aumentada causa hipertensão, especialmente em indivíduos com excesso de mineralocorticoides ou insuficiência renal (ver discussão posteriormente); e a viscosidade do sangue aumentada, se acentuadamente, pode aumentar a pressão arterial.

Apresentação clínica

A hipertensão por si só não causa sintomas. Cefaleias, fadiga e tontura são às vezes atribuídas à hipertensão, mas sintomas inespecíficos como esses não são mais comuns em hipertensos do que em controles normotensos. Em vez disso, a condição é descoberta durante triagem de rotina, ou quando pacientes buscam atenção médica para suas complicações. Essas complicações são graves e potencialmente fatais. Elas incluem infarto do miocárdio, insuficiência cardíaca, acidentes vasculares encefálicos trombóticos e hemorrágicos, encefalopatia hipertensiva e insuficiência renal (Figura 11-17). É por isso que a hipertensão é chamada de "assassina silenciosa".

Achados físicos também estão ausentes na hipertensão inicial, e mudanças observáveis geralmente só são encontradas em casos graves avançados. Estas podem incluir **retinopatia hipertensiva** (i.e., arteríolas estreitas visualizadas ao exame fundoscópico) e, em casos mais graves, hemorragias e exsudatos retinianos com edema da cabeça do nervo óptico (papiledema). O bombeamento prolongado contra uma resistência periférica elevada causa hipertrofia ventricular esquerda, que pode ser detectada por ecocardiografia, e cardiomegalia, que pode ser detectada ao exame físico. É importante auscultar com o estetoscópio na topografia dos rins porque na hipertensão renovascular (ver discussão posteriormente) o estreitamento das artérias renais pode causar sopros. Estes sopros geralmente são contínuos durante todo o ciclo cardíaco. Tem sido recomendado que a resposta da pressão arterial à mudança da posição sentada para ortostática seja determinada. Uma elevação da pressão arterial com a ortostasia às vezes ocorre na hipertensão essencial, presumivelmente em virtude de uma

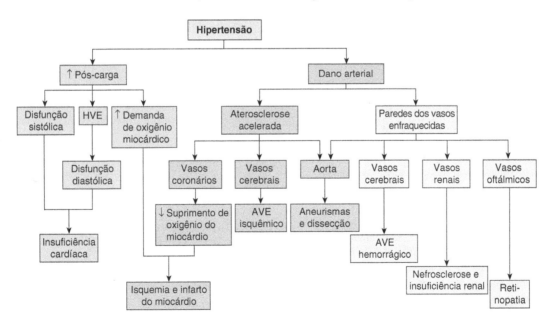

FIGURA 11-17 Patogênese das complicações produzidas por hipertensão arterial. HVE, hipertrofia do ventrículo esquerdo; AVE, acidente vascular encefálico. (Redesenhada, com permissão, de Deshmukh R et al. Chapter 13 in Lilly LS et al., eds. *Pathophysiology of Heart Disease: A Collaborative Project of Medical Students and Faculty*, 3rd ed. Williams & Wilkins, 2003.)

312 Fisiopatologia da Doença

resposta simpática hiperativa à postura ereta. Esta elevação geralmente está ausente em outras formas de hipertensão. A maioria dos indivíduos com hipertensão essencial (60%) tem atividade de renina plasmática normal e 10% têm atividade de renina plasmática alta. Entretanto, 30% têm atividade de renina plasmática baixa. A secreção de renina pode estar reduzida por um volume de sangue expandido em alguns desses pacientes, mas em outros a causa não é estabelecida, e a hipertensão essencial com renina baixa ainda não foi separada do resto da hipertensão essencial como uma entidade distinta.

Em muitos pacientes com hipertensão, a condição é benigna e progride lentamente; em outros, ela progride rapidamente. Dados atuariais indicam que a hipertensão não tratada reduz em média a expectativa de vida em 10 a 20 anos. A aterosclerose é acelerada, e isso leva à cardiopatia isquêmica com angina de peito e a infartos do miocárdio (Capítulo 10), acidentes trombóticos e hemorragias cerebrais (Capítulo 7) e insuficiência renal (Capítulo 16). Outra complicação da hipertensão grave é a **encefalopatia hipertensiva**, em que há confusão, consciência desordenada e convulsões. Esta condição, que requer tratamento vigoroso, deve-se provavelmente a espasmo arteriolar e edema encefálico.

Em todas as formas de hipertensão, independentemente da causa, a condição pode acelerar subitamente e entrar na fase maligna. Na **hipertensão maligna**, há necrose fibrinoide disseminada da média com fibrose da íntima em arteríolas, estreitando-as e levando à retinopatia grave progressiva, insuficiência cardíaca e insuficiência renal. Se não tratada, a hipertensão maligna geralmente é fatal em 1 ano.

TRATAMENTO

Uma discussão sobre tratamento de doenças está além do escopo deste livro. Contudo, deve ser observado que em todas as formas de hipertensão o tratamento moderno com fármacos bloqueadores β-adrenérgicos, inibidores do sistema renina-angiotensina, inibidores de canal de Ca^{2+} e diuréticos reduz a pressão arterial, geralmente para níveis normais. Além disso, esses tratamentos retardam ou previnem as complicações e aumentam a expectativa de vida. Entretanto, eles não são curativos, e devem ser continuados indefinidamente. Assim, a hipertensão essencial é como o diabetes melito: pode ser controlada, mas não curada. Se uma causa de hipertensão puder ser identificada, seu tratamento poderá resultar em cura. Consequentemente, é importante identificar tais casos.

Etiologia

A. Coarctação da aorta

O estreitamento congênito da aorta geralmente ocorre no ponto imediatamente distal à origem da artéria subclávia esquerda. A resistência periférica está aumentada acima da constrição. Portanto, a pressão arterial está elevada nos braços, na cabeça e no tórax, mas baixa nas pernas. Entretanto, como a constrição é proximal às artérias renais, a secreção de renina está aumentada na maioria dos casos de coarctação como um resultado da redução da pressão arterial nas artérias renais. Isso leva ao aumento da pressão arterial em todo o

corpo. A eliminação da constrição por resseção do segmento estreito da aorta geralmente cura a condição.

B. Sensibilidade ao sal

Por meio de cruzamento consanguíneo seletivo, Dahl foi capaz de desenvolver duas estirpes de ratos: ratos sensíveis ao sal que desenvolveram um aumento da pressão arterial quando alimentados com uma dieta rica em sal, e ratos resistentes ao sal que não o fizeram. Os mecanismos genéticos responsáveis por essas diferenças de estirpes estão atualmente em investigação. Pode haver uma divisão semelhante dos seres humanos em grupos sensíveis e resistentes ao sal, embora, obviamente, as linhagens entre os grupos sejam menos distintas. Como mostrado na Tabela 11-4, cerca de 30% dos indivíduos brancos com função renal normal e pressão arterial normal são sensíveis ao sal, em comparação com 55% dos indivíduos brancos com hipertensão essencial. Por motivos desconhecidos, uma porcentagem maior de indivíduos hipertensos negros é sensível ao sal. Esses números têm significado óbvio em termos de recomendações sobre ingestão de sal na hipertensão.

Deve ser enfatizado que os números citados na tabela referem-se a indivíduos com função renal normal e secreção normal (ou reduzida) de hormônios mineralocorticoides. Quando a função renal está reduzida, a secreção de mineralocorticoides é aumentada, ou os efeitos dos mineralocorticoides são ampliados, há retenção anormal de sal e água, e hipertensão é produzida nesta base (ver discussão posteriormente).

Embora os mecanismos genéticos responsáveis pelas diferenças em sensibilidade ao sal ainda sejam desconhecidos, estudos recentes têm apresentado outro ponto de vista sobre nossa compreensão da hipertensão mediada por sal. O sal parece ativar três vias que podem levar à contração da musculatura lisa vascular: 1) o sal estimula um subgrupo de proteínas G (G_{12-13}) que são responsáveis pela ativação da quinase da cadeia leve de miosina, que fosforila a miosina para iniciar a contração; 2) o sal estimula a via da Rho/Rho-quinase, que inibe a fosfatase da cadeia leve de miosina para impedir o relaxamento da musculatura lisa; 3) aumentos de curta duração da ingestão de sal na dieta estimulam a liberação de ouabaína endógena (cujo efeito na musculatura lisa vascular é idêntico aos efeitos do glicosídeo cardíaco) para inibir a Na^+-K^+ ATPase com uma diminuição consequente na atividade trocadora Na^+-Ca^+, elevando final-

TABELA 11-4   Sensibilidade ao sal em seres humanos

	Porcentagem de indivíduos	
	Normais	**Hipertensos**
Brancos		
Sensíveis ao sal[1]	30	55
Resistentes ao sal	70	45
Negros		
Sensíveis ao sal[1]	32	73
Resistentes ao sal	68	27

Cortesia de Weinberg MH. Dados de Luft FC et al. Salt sensitivity and resistance of blood pressure. Hypertension. 1991;17(Suppl I):I102.

[1]Diminuição média da pressão arterial de mais de 10 mmHg com furosemida e dieta hipossódica.

mente os níveis intracelulares de cálcio e aumentando o tono da musculatura lisa. Evidências experimentais sugerem que diferenças individuais nessas vias de sinalização podem realmente contribuir para a hipertensão relacionada com sal.

Finalmente, estudos em animais indicam novos mecanismos possíveis para a hipertensão sensível ao sal, inclusive ativação de receptores de mineralocorticoides independente de aldosterona, bem como ativação mediada pelo simpático da reabsorção de sódio no túbulo renal distal.

C. Anormalidades renais

A observação de Goldblatt de que a **vasoconstrição da artéria renal** aumentava a pressão arterial em animais experimentais foi seguida rapidamente pela demonstração do mesmo evento em seres humanos. Entretanto, seguiu-se desapontamento quando foi descoberto que **hipertensão renovascular** resultante de constrição de uma ou ambas as artérias renais era responsável por somente uma porcentagem muito pequena dos casos de hipertensão clínica. O estreitamento pode ser devido à aterosclerose, ao excesso de crescimento fibroelástico da parede da artéria renal ou à compressão externa sobre o vaso. A constrição inicial diminui a pressão arteriolar renal, e isso leva à secreção aumentada de renina. O sistema renina-angiotensina é discutido nos Capítulos 16 e 21. Entretanto, em muitos casos, algum outro mecanismo assume o controle, de forma crônica, para manter a hipertensão. A natureza desse outro mecanismo é desconhecida.

Obstrução ureteral pode causar hipertensão em animais e, provavelmente, em seres humanos, pelo aumento da pressão intersticial renal e, assim, diminuição do gradiente de pressão por meio das células justaglomerulares secretoras de renina.

Glomerulonefrite aguda e crônica e outras formas de doença renal difusa podem causar hipertensão quando a perda da capacidade de excretar sal é grave o bastante para que Na^+ e água sejam retidos e a volemia seja expandida.

D. Distúrbios hormonais (ver Capítulos 12 e 21)

Um número considerável de anormalidades suprarrenais causa hipertensão. Elas incluem principalmente condições em que mineralocorticoides são secretados em excesso, mas a secreção excessiva de cortisol também causa hipertensão, como também a secreção exagerada de catecolaminas por tumores da medula da glândula suprarrenal. Esses distúrbios são descritos em detalhes nos Capítulos 12 e 21.

Um fator contributivo particular à hipertensão em mulheres é o estrogênio. A secreção de angiotensinogênio pelo fígado está sob controle endócrino e é estimulada unicamente por estrogênios. Consequentemente, ela está aumentada em mulheres em uso de pílulas contraceptivas que contêm grandes quantidades de estrogênios. Quando o angiotensinogênio circulante está aumentado, mais angiotensina II é formada e a pressão arterial sobe. A compensação normal para esta resposta é a diminuição da secreção de renina, porque a angiotensina II faz retroalimentação diretamente às células justaglomerulares para reduzir a secreção de renina. Contudo, em algumas mulheres, a compensação é incompleta e os estrogênios causam um aumento significativo da pressão arterial. Algumas das mulheres com a condição têm hipertensão essencial subjacente, que é

desencadeada pelos estrogênios, mas em outras a hipertensão é curada pela suspensão do tratamento com estrogênio.

Em vista do fato de que a retenção de Na^+ resultante do excesso de mineralocorticoide causa hipertensão, parece surpreendente que um hormônio natriurético também seja uma causa suspeita de hipertensão. ANP e outros peptídeos natriuréticos de origem cardíaca causam perda de sódio na urina, e geralmente diminuem a pressão arterial. Entretanto, há, adicionalmente, uma substância natriurética semelhante aos digitálicos na circulação. Sua fonte parece ser as suprarrenais, embora também tenha sido alegado que ela é secretada pelo hipotálamo. Essa substância, que pode ser a ouabaína de ocorrência natural, inibe a Na^+-K^+ ATPase. Isso resulta em perda de Na^+ na urina, mas em acúmulo de Ca^{2+} nas células devido à diminuição do gradiente de Na^+ através da membrana celular. O aumento de Ca^{2+} intracelular causa contração da musculatura lisa vascular. Consequentemente, a pressão arterial aumenta. Entretanto, o significado fisiológico e fisiopatológico deste hormônio natriurético permanece indefinido, e a hipersecreção dele ainda não pode ser considerada uma causa comprovada de hipertensão clínica.

E. Distúrbios neurológicos

O sistema nervoso desempenha um papel fundamental em manter a pressão arterial em indivíduos normais (ver discussão anterior). A clonidina e outros fármacos reduzem a pressão arterial agindo no encéfalo para diminuir a descarga simpática, e vários dos tratamentos mais efetivos para hipertensão crônica atuam perifericamente para reduzir o efeito da descarga vasomotora simpática nos vasos sanguíneos e no coração. Essas e outras observações sugerem que a hipertensão clínica possa ser causada por anormalidades do SNC. A interrupção do influxo aferente dos barorreceptores para o SNC em animais experimentais causa aumento da pressão arterial. Contudo, há ênfase sobre a variabilidade da pressão arterial em tais animais e não em alguma elevação constante da pressão arterial média. Há alguma evidência de que pressão crônica sobre o bulbo ventrolateral rostral (**Figura 11-13**) causada por pequenas anormalidades anatômicas possa causar hipertensão em seres humanos. Entretanto, esta evidência é controvertida, e, por enquanto, não se pode dizer que essa é uma causa estabelecida de hipertensão.

F. Óxido nítrico

Uma observação intrigante em animais experimentais é que a administração de fármacos que inibem a produção de NO aumenta a pressão arterial. Além disso, há uma elevação mantida da pressão arterial em camundongos nocautes nos quais a expressão genética da forma endotelial de NOS tenha sido interrompida. Essas observações sugerem que há um efeito crônico de redução da pressão do NO, e levantam a possibilidade de que a inibição da produção ou dos efeitos do NO poderia ser uma causa de hipertensão em seres humanos.

G. Facilitação da troca Na^+-H^+

Em aproximadamente 50% dos pacientes com hipertensão essencial, a função de um trocador ubíquo de Na^+-H^+ regulador do pH nas membranas celulares está aumentada. Evidências indicam que isso está associado com um polimorfismo em um gene para uma das subunidades β de uma proteína G, que

314 Fisiopatologia da Doença

facilita a função desta proteína. Entretanto, o significado geral dessa anormalidade ainda deve ser determinado.

H. Relação com resistência à insulina

Há uma incidência mais alta de resistência à insulina, hiperinsulinemia, hiperlipidemia e obesidade em pacientes com hipertensão essencial e em seus parentes normotensos do que na população geral, ou em pacientes com hipertensão por causas conhecidas. Esta combinação de anormalidades é às vezes chamada de **síndrome metabólica** (anteriormente denominada **síndrome X**). Há especulação de que a resistência à insulina causa secreção de insulina aumentada e que a hiperinsulinemia resultante estimula o sistema nervoso simpático, causando hipertensão. Contudo, a correlação não prova causa e efeito, e pacientes com tumores pancreáticos secretores de insulina (insulinomas) não têm uma incidência aumentada de hipertensão. Além disso, em cães e seres humanos normais, infusões prolongadas de insulina têm um leve efeito vasodilatador em vez de vasoconstritor, e em um estudo cuidadoso de pacientes obesos com hipertensão essencial, a infusão prolongada de insulina causou uma pequena diminuição em vez de um aumento da pressão arterial. Assim, embora a causa de resistência à insulina, hiperinsulinemia, obesidade e hiperlipidemia na hipertensão permaneça indefinida, parece improvável que resistência à insulina aumentada seja uma causa importante de hipertensão essencial.

PONTO DE CHECAGEM

14. Descreva cinco achados físicos na hipertensão de longa duração ou grave.

15. Cite 10 causas conhecidas de hipertensão e um meio pelo qual cada uma possa ser identificada como a causa de hipertensão em um paciente.

16. Qual é o efeito sobre a pressão arterial de suprimir o gene para a forma de NOS de células endoteliais em camundongos?

CHOQUE

O termo "choque" é usado para denotar várias condições, inclusive a resposta à passagem de corrente elétrica pelo corpo; o estado que se segue imediatamente após a secção da medula espinal; e a reação atordoada a más notícias. No contexto presente, ele se refere a uma anormalidade do sistema circulatório na qual há uma perfusão tecidual inadequada em virtude de um débito cardíaco relativo ou absolutamente inadequado. As causas são divididas em quatro grupos: volume de sangue inadequado para encher o sistema vascular (**choque hipovolêmico**); aumento do tamanho do sistema vascular produzido por vasodilatação na presença de uma volemia normal (**choque distributivo, vasogênico, ou de baixa resistência**); débito cardíaco inadequado resultante de anormalidades miocárdicas (**choque cardiogênico**); e débito cardíaco inadequado como um resultado de obstrução do fluxo sanguíneo nos pulmões ou no coração (**choque obstrutivo**). Exemplos das condições ou doenças que podem causar cada tipo são apresentados na Tabela 11-5.

Choque hipovolêmico

O choque hipovolêmico é caracterizado por hipotensão; pulso rápido e filiforme; pele fria, pálida, pegajosa; sede intensa; respiração rápida; e inquietação ou, alternativamente, torpor. O volume urinário está acentuadamente diminuído. Contudo, nenhum desses achados está presente de maneira invariável. Em geral, o choque hipovolêmico é subdividido em categorias com base na causa. O uso de termos como choque hemorrágico, choque traumático, choque cirúrgico e choque por queimadura é benéfico, porque embora haja semelhanças entre essas várias formas de choque, há aspectos importantes que são peculiares a cada uma.

No choque hipovolêmico e outras formas de choque, a perfusão inadequada dos tecidos leva a uma glicólise anaeróbia aumentada, com produção de grandes quantidades de ácido láctico. Em casos graves, o nível sanguíneo de lactato sobe de um valor normal de cerca de 1 mmol/L para 9 mmol/L ou mais. A acidose láctica resultante deprime o miocárdio, diminui a responsividade vascular periférica às catecolaminas e pode ser grave o bastante para causar coma.

Múltiplas reações compensatórias intervêm para defender o volume de líquido extracelular (Tabela 11-6). O grande número de reações que têm evoluído indica a importância de manter a volemia para a sobrevida.

Uma diminuição da pressão de pulso ou da pressão arterial média diminui o número de impulsos ascendentes para o encéfalo a partir dos barorreceptores arteriais, resultando em

TABELA 11-5   Tipos de choque, com exemplos de condições ou doenças que podem causar cada tipo

Choque hipovolêmico (volemia diminuída)
Hemorragia
Trauma
Cirurgia
Queimaduras
Perda de líquido associada com vômitos ou diarreia
Choque distributivo (vasodilatação acentuada; também chamado de choque vasogênico ou de baixa resistência)
Desmaio (choque neurogênico)
Anafilaxia
Sepse (também causa hipovolemia devido à permeabilidade capilar aumentada com perda de líquido para os tecidos)
Choque cardiogênico (débito inadequado por um coração doente)
Infarto do miocárdio
Insuficiência cardíaca
Arritmias
Choque obstrutivo (obstrução ao fluxo sanguíneo)
Pneumotórax de tensão
Embolia pulmonar
Tumor cardíaco
Tamponamento pericárdico

descarga vasomotora aumentada. A vasoconstrição resultante é generalizada, poupando apenas os vasos do encéfalo e coração. Os vasos coronarianos estão dilatados devido ao metabolismo miocárdico aumentado secundário a um aumento da frequência cardíaca. A vasoconstrição na pele é responsável pela frieza e palidez, e a vasoconstrição nos rins leva ao dano renal.

A resposta cardíaca imediata à hipovolemia é taquicardia. Com a perda de volume mais extensa, taquicardia pode ser substituída por bradicardia, ao passo que com hipovolemia muito grave, a taquicardia reaparece. A bradicardia pode ser devida ao desmascaramento de um reflexo depressor de mediação vagal, talvez relacionado com a limitação da perda de sangue.

A vasoconstrição no rim reduz a filtração glomerular. Isso diminui a perda de água, mas atinge um ponto em que produtos nitrogenados do metabolismo se acumulam no sangue (**azotemia pré-renal**). Se a hipotensão for prolongada, pode haver dano tubular renal grave, levando à lesão renal aguda.

A queda na pressão arterial e a capacidade diminuída de transporte de O_2 pelo sangue, causada pela perda de hemácias, resultam em estimulação dos quimiorreceptores carotídeos e aórticos. Isso não só estimula a respiração, como aumenta a descarga vasoconstritora. Na hipovolemia grave, a pressão é tão baixa que não há mais descarga alguma dos barorreceptores carotídeos e aórticos. Isso ocorre quando a pressão sanguínea média está em torno de 70 mmHg. Nessas circunstâncias, se a descarga aferente dos quimiorreceptores por meio dos nervos do seio carotídeo e vago for interrompida, há uma queda adicional paradoxal da pressão arterial, em vez de uma elevação.

A hipovolemia causa um aumento acentuado dos níveis circulantes dos hormônios pressores angiotensina II, adrenalina, noradrenalina e vasopressina. A secreção de ACTH também é aumentada, e angiotensina II e ACTH causam um aumento agudo da secreção de aldosterona. A retenção resultante de Na^+ e água ajuda a reexpandir a volemia.

Formas de choque hipovolêmico

Choque hemorrágico provavelmente é a forma de choque mais cuidadosamente estudada, porque ele é produzido facilmente em animais experimentais. Com hemorragia moderada (5 a 15 mL/kg de peso corporal), a pressão de pulso é reduzida, mas a pressão arterial média pode permanecer normal. Com hemorragia mais grave, a pressão arterial sempre cai.

Depois de hemorragia, a proteína plasmática perdida no sangue derramado é reposta gradualmente por síntese hepática, e a concentração de proteínas plasmáticas retorna ao normal em 3 a 4 dias. O aumento da eritropoietina circulante aumenta também a formação de hemácias, mas leva de 4 a 8 semanas para restabelecer ao normal as contagens de hemácias.

Choque traumático se desenvolve quando há dano grave de músculos e ossos. Este é o tipo de choque observado em baixas de batalhas e vítimas de acidentes de automóvel. Sangramento para dentro das áreas lesionadas é a causa principal desse tipo de choque. A quantidade de sangue que pode ser perdida para dentro de um local de lesão que parece relativamente pequeno é considerável; por exemplo, os músculos da coxa podem acomodar 1 L de sangue extravasado, com um aumento de diâmetro da coxa de apenas 1 cm.

A desintegração de músculo esquelético é um problema adicional grave quando o choque é acompanhado de esmagamento extenso de músculos (**síndrome de esmagamento**). Quando a pressão sobre tecidos é aliviada e eles são novamente perfundidos com sangue, são gerados radicais livres que causam destruição adicional de tecidos (**lesão induzida por reperfusão**). O Ca^{2+} aumentado em células danificadas pode atingir níveis tóxicos. Grandes quantidades de K^+ entram na circulação. Mioglobina e outros produtos do tecido reperfundido podem se acumular nos rins, nos quais a filtração glomerular já está reduzida por hipotensão, e os túbulos podem ficar entupidos, causando anúria.

O **choque cirúrgico** é devido a combinações, em várias proporções, de hemorragia externa, sangramento para dentro de tecidos lesionados e desidratação.

No **choque por queimadura**, há uma perda de plasma a partir de superfícies queimadas, e o hematócrito sobe em vez de cair, produzindo hemoconcentração grave. Além disso, há alterações metabólicas complexas. Por estas razões, além dos problemas de infecção fácil e lesão renal, a taxa de mortalidade é quase 100% quando queimaduras de terceiro grau cobrem mais de 75% do corpo.

Choque distributivo

No choque distributivo, a maioria dos sintomas e sinais descritos previamente está presente. Entretanto, a vasodilatação torna a pele quente em vez de fria e pegajosa. O **choque anafilático** é um bom exemplo de choque distributivo. Nessa condição, uma reação alérgica acelerada causa liberação de grandes quantidades de histamina, produzindo vasodilatação acentuada. A pressão arterial cai porque o tamanho do sistema vascular excede a quantidade de sangue nele, embora a volemia esteja normal.

Um segundo tipo de choque distributivo é o **choque neurogênico**, no qual uma perda súbita de atividade autonômica simpática (como é observado em lesões traumáticas da cabeça e medula espinal) resulta em vasodilatação e acúmulo de sangue nas veias. A diminuição resultante do retorno venoso reduz o débito cardíaco e, frequentemente, provoca desmaio, ou **síncope**, uma

---

TABELA 11-6   Reações compensatórias ativadas por hipovolemia

Vasoconstrição
Taquicardia
Venoconstrição
Taquipneia → bombeamento torácico aumentado
Inquietação → bombeamento aumentado de músculos esqueléticos (em alguns casos)
Movimento aumentado de líquido intersticial para dentro de capilares
Secreção aumentada de vasopressina
Secreção aumentada de glicocorticoides
Secreção aumentada de renina e aldosterona
Secreção aumentada de eritropoietina
Síntese aumentada de proteínas plasmáticas

perda súbita transitória da consciência. Mais benigna e muito mais comum é a **síncope postural**, que ocorre ao se levantar de uma posição sentada ou de decúbito. Isso é comum em pacientes em uso de fármacos que bloqueiam a descarga simpática ou seus efeitos sobre os vasos sanguíneos. A queda para a posição horizontal restaura o fluxo sanguíneo para o encéfalo, e a consciência é recuperada. A pressão sobre o seio carotídeo produzida, por exemplo, por um colarinho apertado, pode causar bradicardia e hipotensão suficientes para provocar desmaio (**síncope do seio carotídeo**). O desmaio causado por uma variedade de atividades tem recebido nomes apropriados, como **síncope de micção, síncope de tosse, síncope de deglutição** e **síncope de esforço**.

A síncope resultante de choque neurogênico geralmente é benigna. Entretanto, ela deve ser distinguida da síncope resultante de outras causas e, por isso, merece investigação.

Outra forma de choque distributivo é o **choque séptico**. Esta condição é discutida em detalhes no Capítulo 4. É atualmente a causa mais comum de morte em UTIs nos Estados Unidos. Trata-se de uma condição complexa que inclui elementos de choque hipovolêmico, resultantes de perda de plasma para os tecidos ("terceiro espaço") e choque cardiogênico, resultante de toxinas que deprimem o miocárdio. Ele está associado com excesso de produção de NO, e a terapia com fármacos que limpam NO pode ser benéfica.

A síndrome de choque tóxico estreptocócico é uma forma particularmente grave de choque séptico, na qual estreptococos do grupo A infectam tecidos profundos; a proteína M na superfície dessas bactérias tem um efeito antifagocítico. Ela também é liberada na circulação, onde se agrega ao fibrinogênio.

Choque cardiogênico

Cerca de 25% dos episódios de síncope são de origem cardíaca, e são devidos à obstrução transitória do fluxo sanguíneo pelo coração ou a diminuições súbitas do débito cardíaco causadas por várias arritmias cardíacas. Além disso, desmaio é o sintoma de apresentação em 7% dos pacientes com infartos do miocárdio.

O **choque cardiogênico** resulta sempre que a função de bombeamento do coração é deficiente ao ponto em que o fluxo sanguíneo para os tecidos não é mais adequado para satisfazer as demandas metabólicas em repouso; mais comumente, ele é devido a infarto extenso do ventrículo esquerdo. A incidência de choque em pacientes com infarto do miocárdio é de cerca de 10%, e a taxa de mortalidade é de 60 a 90%.

Contudo, o choque cardiogênico também pode ser causado por outras doenças (insuficiência cardíaca, arritmias) que comprometem gravemente a função ventricular normal. Os sintomas são os do choque hipovolêmico, além de congestão dos pulmões e vísceras resultante da falha do coração em expelir todo o sangue venoso retornado para ele. Consequentemente, a condição às vezes é chamada de "choque congestivo".

Choque obstrutivo

O quadro de choque congestivo também é observado no **choque obstrutivo**. As causas incluem embolia pulmonar massiva, pneumotórax de tensão com dobramento das grandes veias e sangramento para dentro do pericárdio com compressão externa do coração (**tamponamento cardíaco**). Nas duas últimas condições, a cirurgia imediata é necessária para prevenir a morte. Pulso paradoxal ocorre no tamponamento cardíaco. Normalmente, a pressão arterial cai cerca de 5 mmHg durante a inspiração. No pulso paradoxal, esta resposta é exagerada, e a pressão arterial cai 10 mmHg ou mais como um resultado da pressão aumentada do líquido no saco pericárdico sobre a superfície externa do coração. Entretanto, o pulso paradoxal também acontece com a respiração forçosa na asma grave, no enfisema pulmonar e na obstrução das vias aéreas superiores.

Choque refratário

Alguns pacientes com hipovolemia ou choque séptico morrem pouco depois do início da condição, e outros se recuperam quando mecanismos compensatórios gradualmente restauram a circulação ao normal. Em um grupo intermediário de pacientes, o choque persiste por horas e progride aos poucos. Finalmente, ele atinge um estado em que não há mais resposta alguma a fármacos vasopressores, e em que, mesmo que a volemia seja retornada ao normal, o débito cardíaco permanece deprimido. Esta condição é conhecida como **choque refratário**, o qual era chamado de **choque irreversível**, e os pacientes ainda morrem apesar de tratamento vigoroso. Entretanto, mais e mais pacientes são salvos à medida que a compreensão sobre os mecanismos fisiopatológicos aumenta e o tratamento é melhorado. Portanto, "choque refratário" parece ser um termo mais apropriado.

Vários fatores contribuem para que o choque seja refratário. Esfíncteres pré-capilares são contraídos por várias horas, mas depois relaxam enquanto as vênulas pós-capilares permanecem constritas. Portanto, o sangue flui para os capilares e nestes permanece. Vários mecanismos de retroalimentação positiva contribuem para o estado refratário. Por exemplo, a isquemia encefálica deprime a descarga vasomotora e cardíaca, causando queda da pressão arterial e tornando o choque pior. Isso, por sua vez, causa uma redução maior do fluxo sanguíneo cerebral. Além disso, o fluxo sanguíneo miocárdico está reduzido no choque grave. A insuficiência miocárdica torna a função de bomba do coração menos efetiva, e, consequentemente, torna o choque pior e diminui ainda mais o fluxo sanguíneo do miocárdio.

Uma complicação do choque que tem uma taxa de mortalidade muito alta é o dano pulmonar com síndrome de angústia respiratória aguda. A causa parece ser lesão de células endoteliais capilares e de células epiteliais alveolares, com liberação de citocinas (ver Capítulo 9).

PONTO DE CHECAGEM

17. Quais são as quatro formas fisiopatológicas principais de choque?

18. Cite três consequências fisiopatológicas da acidose láctica no choque.

19. Descreva cinco formas específicas de choque hipovolêmico.

20. Cite três formas específicas de choque distributivo e as diferencie do choque hipovolêmico.

21. Cite três fatores que tendem a tornar o choque "refratário".

CAPÍTULO 11   Distúrbios Cardiovasculares: Doenças Vasculares   **317**

ESTUDOS DE CASOS

Yeong Kwok, M.D.

(Ver Capítulo 25, p. 721, para Respostas)

CASO 58

Uma mulher de 65 anos se apresenta na clínica para atendimento. Seus antecedentes médicos são consideráveis por diabetes tipo 2 e hipertensão. Ela tem uma história de tabagismo de 45 pacotes por ano. Poucas semanas atrás, ela estava limpando a neve da rampa de acesso de sua garagem com uma pá quando teve que parar devido a um aperto no peito. Ela não faz exercícios regularmente, porque suas panturrilhas ficam muito dolorosas depois de caminhar um quarteirão.

Questões

A. Qual é o provável diagnóstico?

B. Qual é a patogênese desta condição?

C. Quais são os fatores de risco, e como eles contribuem para o desenvolvimento de aterosclerose?

CASO 59

Um homem negro de 56 anos vai ao médico para um exame físico de rotina. Ele não era examinado por um médico há 10 anos. Na chegada, observou-se que ele tem uma pressão de 160/90 mmHg.

Questões

A. Este homem tem hipertensão? Por quê?

B. Quais achados físicos poderiam estar presentes se ele tivesse hipertensão de longa duração?

C. Quais são as complicações importantes da hipertensão?

D. Quais são as causas de hipertensão?

Caso 60

Uma mulher jovem é levada ao departamento de emergência por uma ambulância depois de um grave acidente automobilístico. Ela está inconsciente. Sua pressão arterial é de 64/40 mmHg; a frequência cardíaca é de 150 bpm. Ela é entubada e ventilada manualmente. Não há evidência de traumatismo craniano. Suas pupilas têm 2 mm e estão reativas. Ela reage à dor. O exame do coração não revela sopros, galopes ou atritos. Os pulmões estão limpos à ausculta. O abdome está tenso, com ruídos intestinais diminuídos. As extremidades estão frias e pegajosas, com pulsos filiformes. Apesar da reposição intensa de sangue e líquidos, a paciente morre.

Questões

A. Quais são as quatro principais causas fisiopatológicas de choque? Qual era a provável causa nesta paciente?

B. Qual mecanismo patogênico é responsável pela falta de resposta desta paciente? E pelas extremidades frias e pálidas?

C. Quais formas de choque hipovolêmico podem ter estado presentes nesta paciente? Por quê?

REFERÊNCIAS

Gerais

Baylis C. Nitric oxide synthase derangements and hypertension in kidney disease. Curr Opin Nephrol Hypertens. 2012 Jan;21(1):1-6. [PMID: 22048724]

Meyers KE et al. Endothelin antagonists in hypertension and kidney disease. Pediatr Nephrol. 2013 May;28(5):711-20. [PMID: 23070275]

Aterosclerose

Bandeali S et al. High-density lipoprotein and atherosclerosis: the role of antioxidant activity. Curr Atheroscler Rep. 2012 Apr;14(2):101-7. [PMID: 22441969]

Ntaios G et al. Adipokines as mediators of endothelial function and atherosclerosis. Atherosclerosis. 2013 Apr;227(2):216-21. [PMID: 23332774]

Ohkita M et al. Pathophysiological roles of endothelin receptors in cardiovascular diseases. J Pharmacol Sci. 2012 Aug 18;119(4):302-13. [PMID: 22863667]

Rosenfeld ME. Inflammation and atherosclerosis: direct versus indirect mechanisms. Curr Opin Pharmacol. 2013 Apr;13(2):154-60. [PMID: 23357128]

Tousoulis D et al. Pathophysiology of atherosclerosis: the role of inflammation. Curr Pharm Des. 2011 Dec;17(37):4089-110. [PMID: 22204371]

Tsoumani ME et al. Platelet-mediated inflammation in cardiovascular disease. Potential role of platelet-endothelium interactions. Curr Vasc Pharmacol. 2012 Sep;10(5):539-49. [PMID: 22338568]

Wang JC et al. Aging and atherosclerosis: mechanisms, functional consequences, and potential therapeutics for cellular senescence. Circ Res. 2012 Jul 6;111(2):245-59. [PMID: 22773427]

Zernecke A et al. Improving the treatment of atherosclerosis by linking anti-inflammatory and lipid modulating strategies. Heart. 2012 Nov;98(21):1600-6. [PMID: 23086996]

Hipertensão

Chrysant SG et al. Effectiveness of lowering blood pressure to prevent stroke versus to prevent coronary events. Am J Cardiol. 2010 Sep15;106(6):825-9. [PMID: 20816123]

Cohen DL et al. Hypertension and kidney disease: what do the data really show? Curr Hypertens Rep. 2012 Oct;14(5):462-7. [PMID: 22814743]

De Leo M et al. Subclinical Cushing's syndrome. Best Pract Res Clin Endocrinol Metab. 2012 Aug;26(4):497-505. [PMID: 22863391]

Hamlyn JM et al. Endogenous ouabain: a link between sodium intake and hypertension. Curr Hypertens Rep. 2011 Feb;13(1):14-20. [PMID: 20972650]

Ito Y et al. Subclinical primary aldosteronism. Best Pract Res Clin Endocrinol Metab. 2012 Aug;26(4):485-95. [PMID: 22863390]

Mannelli M et al. Subclinical phaeochromocytoma. Best Pract Res Clin Endocrinol Metab. 2012 Aug;26(4):507-15. [PMID: 22863392]

Santos PC et al. Renin-angiotensin system, hypertension, and chronic kidney disease: pharmacogenetic implications. J Pharmacol Sci. 2012;120(2):77-88. [PMID: 23079502]

Shimosawa T et al. The kidney and hypertension: pathogenesis of salt sensitive hypertension. Curr Hypertens Rep. 2012 Oct;14(5):468-72. [PMID: 22752520]

Van Buren PN et al. The pathogenesis and management of hypertension in diabetic kidney disease. Med Clin North Am. 2013 Jan;97(1):31-51. [PMID: 23290728]

Choque

Buerke M et al. Pathophysiology, diagnosis, and treatment of infarction-related cardiogenic shock. Herz. 2011 Mar;36(2):73-83. [PMID: 21424345]

Cole JN et al. Molecular insight into invasive group A streptococcal disease. Nat Rev Microbiol. 2011 Sep 16;9(10):724-36. [PMID: 21921933]

De Bisschop MB et al. Anaphylaxis. Curr Opin Crit Care. 2012 Aug;18(4):308-17. [PMID: 22732436]

De Kock I et al. Sepsis and septic shock: pathophysiological and cardiovascular background as basis for therapy. Acta Clin Belg. 2010 Sep-Oct;65(5):323-9. [PMID: 21128559]

Huet O et al. Oxidative stress and endothelial dysfunction during sepsis. Front Biosci. 2011 Jan 1;16:1986-95. [PMID: 21196278]

Jozwiak M et al. Management of myocardial dysfunction in severe sepsis. Semin Respir Crit Care Med. 2011 Apr;32(2):206-14. [PMID: 21506057]

Khan BQ et al. Pathophysiology of anaphylaxis. Curr Opin Allergy Clin Immunol. 2011 Aug;11(4):319-25. [PMID: 21659865]

Lappin E et al. Gram-positive toxic shock syndromes. Lancet Infect Dis. 2009 May;9(5):281-90. [PMID: 19393958]

Levinson AT et al. Reducing mortality in severe sepsis and septic shock. Semin Respir Crit Care Med. 2011 Apr;32(2):195-205. [PMID: 21506056]

Levy MM et al. The Surviving Sepsis Campaign: results of an international guideline-based performance improvement program targeting severe sepsis. Intensive Care Med. 2010 Feb;36(2):222-31. [PMID: 20069275]

Martin GS. Sepsis, severe sepsis and septic shock: changes in incidence, pathogens and outcomes. Expert Rev Anti Infect Ther. 2012 Jun;10(6):701-6. [PMID: 22734959]

Moranville MP et al. Evaluation and management of shock states: hypovolemic, distributive, and cardiogenic shock. J Pharm Pract. 2011 Feb;24(1):44-60. [PMID: 21507874]

Nduka OO et al. The pathophysiology of septic shock. Crit Care Clin. 2009 Oct;25(4):677-702. [PMID: 19892247]

C A P Í T U L O

Distúrbios da Medula da Glândula Suprarrenal

12

Tobias Else, M.D. e Gary D. Hammer, M.D., Ph.D.

A **medula da glândula suprarrenal** secreta catecolaminas (adrenalina, noradrenalina e dopamina). As catecolaminas ajudam a preparar o indivíduo para lidar com situações de emergência. O principal distúrbio da medula da glândula suprarrenal é o **feocromocitoma**, uma neoplasia caracterizada por secreção excessiva de catecolaminas.

ESTRUTURA E FUNÇÃO NORMAL DA MEDULA DA GLÂNDULA SUPRARRENAL

ANATOMIA

A medula da glândula suprarrenal é a porção central castanho-avermelhada da glândula suprarrenal. Às vezes, o tecido medular acessório está localizado no retroperitônio, perto dos gânglios simpáticos ou ao longo da aorta abdominal (paragânglios) (Figura 12-1).

HISTOLOGIA

A medula da glândula suprarrenal é composta por células poliédricas arranjadas em cordões ou grupos. Embriologicamente, as células medulares da glândula suprarrenal são derivadas de células da crista neural. As células medulares são inervadas por fibras nervosas pré-ganglionares colinérgicas que alcançam a glândula via nervos esplâncnicos. A medula da glândula suprarrenal pode ser considerada como um gânglio simpático especializado, onde fibras de nervos simpáticos pré-ganglionares (usando acetilcolina como neurotransmissor) fazem contato diretamente com células pós-ganglionares, que secretam catecolaminas (principalmente adrenalina) diretamente na circulação. Esta relação é análoga a outros paragânglios simpáticos, que conectam fibras nervosas simpáticas colinérgicas pré-ganglionares a fibras pós-ganglionares, utilizando catecolaminas (principalmente noradrenalina) como neurotransmissores. As células parenquimatosas medulares acumulam e armazenam seus produtos hormonais em grânulos secretores proeminentes, densos, de 150 a 350 nm de diâmetro. Histologicamente, essas células e grânulos têm uma afinidade alta por sais de cromo (**reação cromafim**) e, por isso, são chamadas de **células cromafins** e contêm **grânulos cromafins**. Os grânulos contêm as catecolaminas adrenalina e noradrenalina.

Morfologicamente, dois tipos de células medulares podem ser distinguidos: células secretoras de adrenalina, que têm grânulos maiores, menos densos, e células secretoras de noradrenalina, que têm grânulos menores, muito densos. Células secretoras de dopamina ainda não foram identificadas separadamente. Noventa por cento das células medulares são do tipo secretor de adrenalina, e 10% são do tipo secretor de noradrenalina.

FISIOLOGIA

As catecolaminas ajudam a regular o metabolismo, a contratilidade do músculo cardíaco e do músculo liso e a neurotransmissão.

Formação, secreção e metabolismo das catecolaminas

A medula da glândula suprarrenal secreta três catecolaminas: adrenalina, noradrenalina e dopamina. A secreção ocorre depois da liberação de acetilcolina a partir de neurônios pré-ganglionares que inervam células medulares. As principais vias biossintéticas e os intermediários hormonais para as catecolaminas são mostrados na Figura 12-2. Em seres humanos, a maior parte (80%) do efluxo de catecolaminas da medula da glândula suprarrenal é de adrenalina. A noradrenalina é encontrada principalmente em terminações nervosas paraganglionares do sistema nervoso simpático e no SNC, onde ela funciona como um neurotransmissor importante.

Aproximadamente 70% da adrenalina e noradrenalina e 95% da dopamina encontradas no plasma são conjugadas a sulfato e inativas. Na posição supina, o nível de adrenalina livre é de cerca de 30 pg/mL (0,16 nmol/L), e há um aumento de 50 a 100% ao levantar. O nível plasmático de noradrenalina

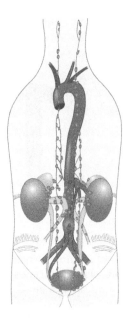

FIGURA 12-1 Distribuição anatômica do tecido cromafim extrassuprarrenal no recém-nascido. (Redesenhada, com permissão, de Coupland R. *The Natural History of the Chromaffin Cell*. Longman, Green, 1965.)

livre é de cerca de 300 pg/mL (1,8 nmol/L), e o nível de dopamina livre no plasma é em torno de 35 pg/mL (0,23 nmol/L).

A maior parte do metabolismo das catecolaminas ocorre dentro das mesmas células onde elas são sintetizadas, principalmente devido ao vazamento de catecolaminas a partir dos estoques vesiculares para dentro do citoplasma. Esses estoques vesiculares existem em um equilíbrio dinâmico, com o vazamento passivo para fora contrabalançado pelo transporte ativo para dentro que é controlado por transportadores de monoaminas vesiculares. Em neurônios catecolaminérgicos, a presença de monoaminoxidase no citoplasma leva à formação de catecolaldeídos reativos. A produção desses aldeídos tóxicos depende da dinâmica da troca de monoaminas vesicular-axoplasmática e de uma conversão catalisada por enzima a ácidos ou alcoóis atóxicos. Nos nervos simpáticos, o aldeído produzido a partir de noradrenalina é convertido em 3,4-di-hidroxifenilglicol. A O-metilação extraneuronal subsequente leva à produção de 3-metoxi-4-hidroxifenilglicol, e sua oxidação no fígado, catalisada por álcool e aldeído desidrogenases, causa a formação de ácido vanilmandélico (VMA). Em comparação com a desaminação intraneuronal, a O-metilação extraneuronal de noradrenalina e adrenalina em metanefrinas representa vias menores do metabolismo.

A maior fonte isolada de metanefrina é a medula da glândula suprarrenal. Na circulação, as catecolaminas têm uma meia-vida curta de cerca de 2 minutos. Normalmente, somente quantidades muito pequenas de adrenalina livre (em torno de 6 μg/d) e noradrenalina (cerca de 30 μg/d) são excretadas, mas em torno de 700 μg de VMA são excretados diariamente.

Regulação da secreção de catecolaminas

Estímulos fisiológicos afetam a secreção medular por meio do sistema nervoso. As células medulares secretam catecolaminas após a liberação de acetilcolina pelos neurônios pré-ganglionares que as inervam. A secreção de catecolaminas é baixa no estado basal e é reduzida ainda mais durante o sono. Em situações de emergência, há secreção suprarrenal de catecolaminas aumentada como parte de uma descarga simpática generalizada que serve para preparar o indivíduo para o estresse (resposta "luta ou fuga"). O estresse fisiológico psicológico, físico (p. ex., mecânico, térmico) e metabólico (p. ex., hipoglicemia, exercício) leva à secreção de catecolaminas.

Mecanismo de ação das catecolaminas

Os efeitos da adrenalina e noradrenalina são mediados por suas ações sobre duas classes de receptores: receptores α e β-adrenérgicos (Tabela 12-1). Os receptores α são subdivididos em α_1 e α_2 e os receptores β, em β_1, β_2 e β_3. Os receptores α_1 medeiam a contração da musculatura lisa em vasos sanguíneos e no trato urogenital e aumentam a glicogenólise. Os receptores α_2 medeiam o relaxamento da musculatura lisa no trato GI e a vasoconstrição de alguns vasos sanguíneos. Receptores α_2 também diminuem a secreção de insulina. Os receptores β_1 medeiam um aumento da frequência e força da contração miocárdica e estimulam lipólise e liberação de renina. Receptores β_2 medeiam o relaxamento de músculos lisos nos brônquios, vasos sanguíneos, trato urogenital e trato GI e aumentam a gliconeogênese e a glicogenólise hepática, a glicogenólise muscular e a liberação de insulina e glucagon.

A sinalização intracelular pós-receptor é diferente para cada subclasse de receptor adrenérgico. A estimulação de receptores α_1-adrenérgicos resulta em um aumento das concentrações intracelulares de Ca^{2+}. Primeiramente, há ativação de fosfolipase C pela proteína estimuladora da ligação do nucleotídeo guanina, G_s. A fosfolipase C hidrolisa o fosfolipídeo preso à membrana, fosfatidilinositol-4,5-bifosfato, para gerar dois mensageiros secundários: diacilglicerol e inositol-1,4,5-trifosfato. Diacilglicerol, por sua vez, ativa a proteína-quinase C, que fosforila vários substratos celulares. O inositol-1,4,5-trifosfato estimula a liberação de Ca^{2+} intracelular, que então inicia várias respostas celulares.

A ativação de receptores α_2-adrenérgicos resulta em uma diminuição de monofosfato cíclico de adenosina 3′,5′ (AMPc) intracelular. O mecanismo envolve interação de receptor com uma proteína G inibidora, G_i, levando à inibição de adenilato-ciclase. A queda do nível de AMPc leva a uma diminuição de atividade da proteína-quinase A dependente de AMPc. A proteína G_i também estimula canais de K^+ e inibe canais de Ca^{2+} sensíveis à voltagem.

Por outro lado, receptores β-adrenérgicos estimulam adenilato-ciclase por meio da mediação de G_s. Assim, a ativação de receptores β-adrenérgicos leva a um aumento de AMPc, ativação da proteína-quinase A dependente de AMPc e fosforilação consequente de várias proteínas celulares. A proteína G_s também pode ativar diretamente canais de Ca^{2+} sensíveis à voltagem na membrana plasmática de músculo cardíaco e esquelético.

Os receptores α_1 e β_1-adrenérgicos geralmente são encontrados em órgãos e tecidos (p. ex., coração e intestinos) que são ricamente inervados por nervos simpáticos e situados de forma que sejam prontamente ativados pela estimulação deles. Os receptores α_1 e β_1-adrenérgicos são estimulados pre-

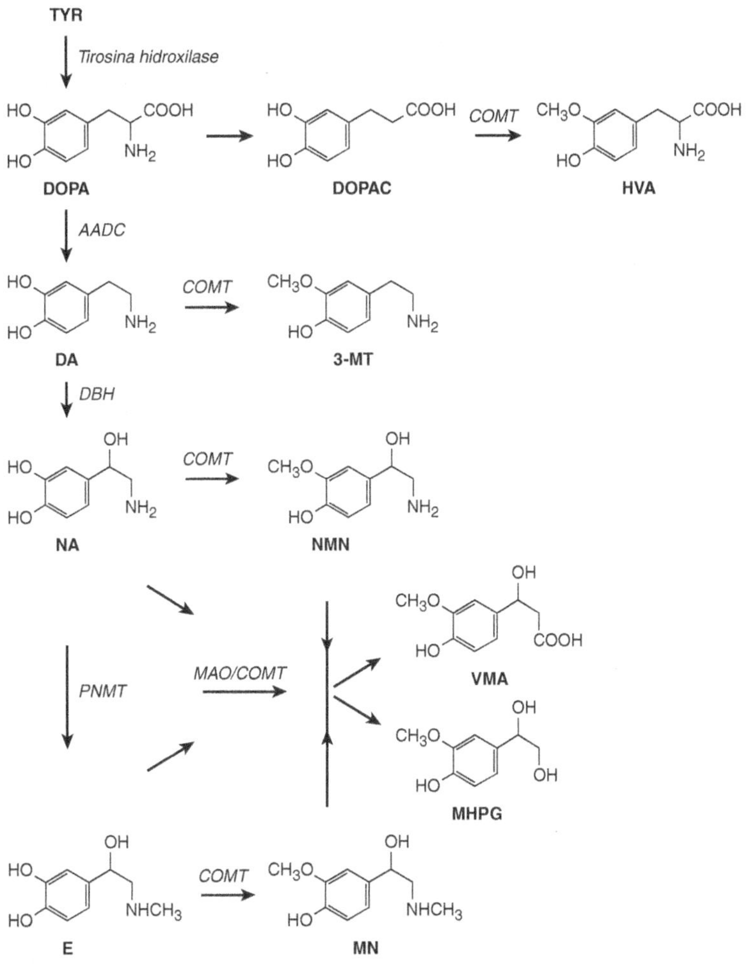

CAPÍTULO 12 Distúrbios da Medula da Glândula Suprarrenal **321**

FIGURA 12-2 Biossíntese e catabolismo das catecolaminas. As catecolaminas são sintetizadas a partir da tirosina (TYR). A enzima catecol-O-metiltransferase (COMT) gera metanefrina (MN) a partir da adrenalina (E) e normetanefrina (NMN) a partir da noradrenalina. COMT é constitutivamente ativa em feocromocitomas e paragangliomas e a liberação dessas substâncias é constante em vez de episódica. (AADC, descarboxilase de L-aminoácido aromático; DA, dopamina; DBH, dopamina beta-hidroxilase; DOPAC, ácido di-hidroxifenilacético; HVA, ácido homovanílico; MAO, monoaminoxidase; 3-MT, 3-metoxitiramina; NA, noradrenalina; PNMT, feniletanolamina N-metiltransferase; VMA, ácido vanilmandélico.)

ferencialmente por noradrenalina, especialmente a liberada por terminações nervosas. Em contrapartida, os receptores α_2 e β_2-adrenérgicos geralmente estão localizados em locais pós-junções em órgãos e tecidos (p. ex., músculos esqueléticos uterinos e brônquicos) distantes dos locais de liberação de noradrenalina. Os receptores α_2 e β_2-adrenérgicos são estimulados preferencialmente por catecolaminas circulantes, especialmente adrenalina.

Diferenças em distribuição tecidual, acessibilidade por fibras nervosas, preferências por adrenalina *versus* noradrenalina, e diferenças em sinalização pós-receptor são, assim, responsáveis pelos efeitos diversos das catecolaminas de maneira específica por órgão e célula.

Efeitos das catecolaminas

As catecolaminas foram denominadas hormônios de luta ou fuga porque seus efeitos sobre o coração, vasos sanguí-

neos, músculos lisos e metabolismo ajudam o organismo na resposta ao estresse. Os principais efeitos fisiológicos das catecolaminas são mostrados na Tabela 12-1.

Na circulação periférica, a noradrenalina produz vasoconstrição na maioria dos órgãos (via receptores α_1). A adrenalina provoca vasodilatação via receptores β_2 em músculos esqueléticos e no fígado, e vasoconstrição em outros locais. A primeira muitas vezes suplanta a última, e por essa razão a adrenalina geralmente diminui a resistência periférica total.

A noradrenalina causa elevação tanto da pressão arterial sistólica quanto da diastólica. O aumento da pressão sanguínea estimula os barorreceptores carotídeos e aórticos, resultando em bradicardia reflexa e uma queda do débito cardíaco. A adrenalina causa um aumento da pressão de pulso, mas não estimula os barorreceptores no mesmo grau, de modo que a frequência cardíaca se eleva e o débito cardíaco aumenta.

322 Fisiopatologia da Doença

TABELA 12-1 Efeitos fisiológicos das catecolaminas em receptores adrenérgicos de tecidos selecionados

Órgão ou tecido	Receptor adrenérgico	Efeito
Coração (miocárdio)	β_1	Força de contração aumentada (inotrófico)
	α_1, β_1	Frequência de contração aumentada (cronotrófico)
	β_1	Excitabilidade aumentada (predispõe à arritmia)
	β_1	Velocidade de condução nodal AV aumentada
Vasos sanguíneos (músculos lisos vasculares)	α_1, α_2	Vasoconstrição, hipertensão
	β_2	Vasodilatação
Rim (células justaglomerulares)	β_1	Liberação de renina aumentada
	β_2	Conversão periférica aumentada de T_4 a T_3
Intestinos (músculos lisos intestinais)	α_1, β_2	Tono esfincteriano aumentado (hiperpolarização); motilidade diminuída (relaxamento)
	β_3	Motilidade aumentada
Pâncreas (células B)	α_2	Liberação de insulina diminuída
		Liberação de glucagon diminuída
	β_2	Liberação de insulina aumentada
		Liberação de glucagon aumentada
Fígado	α_1, β_2	Gliconeogênese aumentada
		Glicogenólise aumentada
		Conversão periférica aumentada de T_4 a T_3
Tecido adiposo	α_2	Lipólise diminuída
	β_1, β_3	Lipólise aumentada
Pele (p. ex., glândulas apócrinas nas mãos, nas axilas; cabelo)	α_1	Sudorese aumentada
		Piloereção aumentada
Pulmão (músculos lisos brônquicos)	β_2	Dilatação de brônquios e bronquíolos
Útero (músculos lisos urogenitais)	α_1	Contração aumentada do útero grávido; contração diminuída do útero não grávido (relaxamento)
	β_2	Relaxamento
Bexiga (músculos lisos urogenitais)	α_1	Contração
	β_2	Relaxamento
Próstata	α_1	Contração aumentada e ejaculação
Músculo esquelético	β_2	Velocidade de contração muscular aumentada
		Glicogenólise aumentada
		Liberação de ácido láctico aumentada
Plaquetas	α_2	Agregação
SNC	α	Aumento do estado de alerta, ansiedade, medo
Olho	α_1	Contração de músculo ciliar aumentada (dilatação pupilar)
Nervos periféricos	β_2	Velocidade de condução aumentada
Maioria dos tecidos	β_1, β_3	Calorigênese aumentada
		Taxa metabólica aumentada

Modificada e reproduzida, com permissão, de Fitzgerald P. Adrenal medulla and paraganglia. In: Gardner DG et al., eds. *Greenspan's Basic and Clinical Endocrinology*, 9th ed. McGraw-Hill, 2011.

Por isso, feocromocitomas ou outros tumores da medula da glândula suprarrenal, que geralmente secretam noradrenalina, levam à vasoconstrição e ao aumento da pressão arterial.

Os efeitos das catecolaminas sobre o metabolismo incluem ações sobre glicogenólise, lipólise e secreção de insulina, mediadas por receptores tanto α quanto β-adrenérgicos. Esses efeitos metabólicos resultam principalmente da ação da adrenalina sobre quatro tecidos-alvos: fígado, músculo, pâncreas e tecido adiposo (ver Tabela 12-1). O resultado é um aumento dos níveis de glicose e ácidos graxos livres na circulação. O fornecimento aumentado dessas duas substâncias ajuda a prover um suprimento adequado de energia metabólica para o sistema nervoso e músculos durante o estresse fisiológico.

A quantidade necessária de adrenalina e noradrenalina circulante no plasma para produzir esses vários efeitos tem sido determinada pela infusão das catecolaminas em indivíduos em repouso. Para noradrenalina, o limiar para os efeitos cardiovasculares e metabólicos é um nível plasmático de cerca de 1.500 pg/mL, ou cerca de cinco vezes o nível basal. Em indivíduos normais, o nível de noradrenalina no plasma raramente excede esse limiar. Entretanto, para adrenalina, o limiar para taquicardia ocorre em um nível plasmático de cerca de 50 pg/mL, ou em torno de duas vezes o nível basal. O limiar para aumentar a pressão arterial sistólica e a lipólise é de cerca de 75 pg/mL; para aumentar glicose e lactato, em torno de 150 pg/mL; e para aumentar a secreção de insulina, cerca de 40 pg/mL. Em indivíduos sadios, os níveis plasmáticos de adrenalina frequentemente ultrapassam esses limiares.

O efeito fisiológico da dopamina circulante é desconhecido. Centralmente, a dopamina age para inibir a secreção de prolactina. Perifericamente, em doses pequenas, a dopamina injetada produz vasodilatação renal, provavelmente por ligação com um receptor dopaminérgico específico. Em doses moderadas, ela também produz vasodilatação da circulação mesentérica e coronariana e vasoconstrição periférica. Ela tem um efeito inotrófico positivo no coração, mediado por ação sobre os receptores β_1-adrenérgicos. Doses moderadas a altas de dopamina aumentam a pressão arterial sistólica sem afetar a pressão diastólica.

Visão geral dos distúrbios da medula da glândula suprarrenal

Feocromocitoma é um tumor incomum do tecido da medula da glândula suprarrenal que causa produção de quantidades excessivas de catecolaminas. Geralmente, os pacientes se apresentam com hipertensão mantida ou episódica, ou com uma síndrome caracterizada por episódios de palpitações, taquicardia, dor torácica, cefaleia, ansiedade, palidez, sudorese excessiva e hiperglicemia. Os feocromocitomas normalmente podem ser curados se diagnosticados e tratados de maneira apropriada. Os feocromocitomas são intimamente relacionados com os paragangliomas, que às vezes são chamados de feocromocitomas extrassuprarrenais. Os paragangliomas se originam de paragânglios do sistema nervoso autônomo. A maioria dos paragangliomas parassimpáticos é encontrada na área da cabeça e do pescoço (p. ex., bulbo carotídeo, nervo vago), e não secretam catecolamina alguma ou raramente secretam noradrenalina. A maioria dos paragangliomas simpáticos surge no abdome e frequentemente secreta noradrenalina.

PONTO DE CHECAGEM

1. Qual é a origem embriológica das células da medula da glândula suprarrenal?
2. Quais fibras nervosas inervam a medula da glândula suprarrenal?
3. Quais catecolaminas são secretadas pela medula da glândula suprarrenal humana? Dessas, qual é o produto principal?
4. Quais são os principais estímulos fisiológicos da secreção de catecolaminas?
5. Quais são os subtipos e a distribuição dos receptores de catecolaminas?
6. Quais processos fisiológicos cada subtipo de receptor de catecolaminas controla, e como as catecolaminas desempenham cada um desses processos fisiológicos?

FISIOPATOLOGIA DE DISTÚRBIOS SELECIONADOS DA MEDULA DA GLÂNDULA SUPRARRENAL

Os feocromocitomas representam a principal entidade patológica da medula da glândula suprarrenal. Outros tumores da medula da glândula suprarrenal, ou de seus precursores embrionários, incluem neuroblastomas e ganglioneuromas. Os neuroblastomas são um dos tumores mais comuns do início da infância. Em resposta ao tratamento (ou mesmo espontaneamente), os neuroblastomas podem se diferenciar em ganglioneuromas. Tanto neuroblastomas quanto ganglioneuromas secretam catecolaminas, mas sintomas devidos ao excesso de catecolaminas muitas vezes estão ausentes, porque elas não atingem os níveis observados nos feocromocitomas. A ausência da medula da glândula suprarrenal (p. ex., após

adrenalectomia bilateral) em geral é bem tolerada, embora às vezes sintomas como hipotensão ortostática possam ser observados. Intimamente relacionados, mas diferentes dos feocromocitomas, são os paragangliomas do sistema nervoso parassimpático, que frequentemente surgem na área da cabeça e do pescoço do paciente afetado.

FEOCROMOCITOMA

Os feocromocitomas são neoplasias das células cromafins da medula da glândula suprarrenal ou de locais extramedulares. Esses tumores secretam quantidades excessivas de adrenalina,

324 Fisiopatologia da Doença

noradrenalina, ou ambas (raramente dopamina). A maioria dos feocromocitomas secreta noradrenalina e causa hipertensão mantida ou episódica. Os feocromocitomas que secretam adrenalina causam hipertensão com menos frequência; mais frequentemente, eles produzem hiperglicemia episódica, glicosúria e outros efeitos metabólicos.

A Tabela 12-2 resume os aspectos clínicos dos feocromocitomas. Eles são incomuns, provavelmente encontrados em menos de 0,1% de todos os pacientes com hipertensão e em aproximadamente dois indivíduos por milhão da população. Os feocromocitomas ocorrem em ambos os sexos e em todos os grupos etários, mas são diagnosticados com maior frequência na quarta ou quinta década de vida. Em comparação com adultos, as crianças com feocromocitomas têm maior probabilidade de tumores multifocais e extrassuprarrenais, e uma síndrome familiar causal sempre deve ser excluída.

O diagnóstico é importante porque a liberação súbita de catecolaminas por esses tumores durante anestesia, cirurgia ou parto pode ser fatal. O feocromocitoma era referido classicamente como "o tumor dos 10%", porque 10% ocorrem em paragânglios extrassuprarrenais, 10% ocorrem fora do abdome, 10% são múltiplos, 10% são bilaterais, cerca de 10% não são associados com hipertensão, 10% ocorrem em crianças e 10% são malignos. Pesquisas recentes têm revisado alguns desses números. Assim, pensava-se previamente que cerca de 10% ocorrem como parte de uma síndrome familiar, mas agora parece que, na verdade, cerca de 20 a 30% dos casos são familiares. Além disso, a ocorrência em locais extrassuprarrenais parece ser mais alta (9 a 23%), e feocromocitomas multifocais podem ser encontrados em aproximadamente um terço dos casos de crianças.

Etiologia

Várias síndromes genéticas, todas transmitidas de modo autossômico dominante, estão associadas com risco aumentado de feocromocitoma e paragangliomas do sistema nervoso simpático ou parassimpático. A maioria dos casos familiares é causada por uma de quatro síndromes: neurofibromatose tipo 1, síndrome de von Hippel-Lindau, neoplasia endócrina múltipla tipo 2 (MEN-2) e síndrome de paraganglioma familial (Tabela 12-3). A base genética dessas síndromes atualmente está bem definida. Pacientes com neurofibromatose tipo 1 (doença de von Recklinghausen) têm uma incidência aumentada de feocromocitoma causado por mutação do gene *NF1*. Feocromocitoma é uma ocorrência frequente em famílias com doença de von Hippel-Lindau, que é causada por mutações do gene supressor de tumor, *VHL*. Os feocromocitomas associados com VHL frequentemente secretam noradrenalina.

Na síndrome MEN-2A, os feocromocitomas ocorrem em associação com carcinoma medular da tireoide produtor de calcitonina ou hiperplasia de células C dos adenomas da paratireoide produtores de hormônio tireoidiano e paratormônio (PTH). Na MEN-2B, os feocromocitomas ocorrem em associação com carcinoma medular da tireoide e numerosos neuromas da mucosa oral. Cerca de 50% dos pacientes com MEN-2A e MEN-2B têm feocromocitomas, muitas vezes bilateralmente. O gene responsável por MEN-2A e MEN-2B já foi localizado no cromossomo 10q11.2. A posição da mutação *RET* está relacionada com o fenótipo da doença. Qualquer mutação do proto-oncogene *RET* em uma posição específica (códon 634) está associada com MEN-2A, e mutações em uma posição diferente (códon 918), com MEN-2B. Essas mutações da linhagem germinativa do proto-oncogene *RET* foram os primeiros exemplos de uma mutação oncogênica de ponto que causa uma neoplasia hereditária em seres humanos. Essas mutações *missense* podem ser detectadas por análise de DNA, possibilitando a identificação de portadores de MEN.

A alteração mais prevalente envolve um resíduo de cisteína na posição 634 do proto-oncogene *RET*. *RET* codifica uma tirosina-quinase associada à membrana plasmática que se associa com numerosos receptores correlatos diferentes. Quando esses receptores são ativados, eles dimerizam e juntam duas moléculas da tirosina-quinase RET, que inicia a transmissão celular do sinal. O resíduo de cisteína 634 é parte de uma ponte de sulfeto intracelular entre resíduos de cisteína associados. Quando uma cisteína está ausente, duas moléculas de RET formam pontes intermoleculares, resultando na iniciação de sinalização intracelular, mesmo na ausência de associação com receptor ou ativação de ligante.

As síndromes familiares de paragangliomas são transmitidas de modo autossômico dominante e são causadas por mutações da linha germinativa em genes que codificam para subcomponentes do complexo succinato desidrogenase (*SDHD, SDHB, SDHC* e, raramente, *SDHA* e *SDHAF2*). Paragangliomas extrassuprarrenais do abdome (*SDHB*) e da área da cabeça e do pescoço (*SDHD* e *SDHC*) são mais comuns em pacientes com paraganglioma familiar. As mutações *SDHD* são influenciadas por impressão genômica causando um "efeito de genitor de origem". Os pacientes afetados sempre

TABELA 12-2   Aspectos clínicos de feocromocitoma

Epidemiologia	Adultos; ambos os sexos; todas as idades, especialmente 30 a 50 anos
Comportamento biológico	90% benignos; 10% malignos
Secreção	Altos níveis de catecolaminas; a maioria secreta noradrenalina
Apresentação clínica	Hipertensão mantida ou episódica, sudorese, palpitações, hiperglicemia, glicosúria
	Ocasionalmente assintomáticos (encontrados incidentalmente em TC ou RMN)
Aspectos macroscópicos	Massa, frequentemente hemorrágica; 10% bilateral, 9 a 23% extrassuprarrenal
Aspectos microscópicos	Ninhos de células grandes, estroma vascular

Dados de Chandrasoma P et al., eds. *Concise Pathology*, 2nd ed. Publicada originalmente por Appleton & Lange. Copyright © 1994 por The McGraw-Hill Companies, Inc.

CAPÍTULO 12 Distúrbios da Medula da Glândula Suprarrenal **325**

TABELA 12-3 Principais síndromes genéticas associadas com feocromocitoma

Síndrome	Aspectos clínicos	Feocromocitomas/paragangliomas	Gene	Locus
MEN-2A	Carcinoma medular da tireoide	50% desenvolvem feocromocitoma	RET	10q11.2
	Hiperplasia de paratireoide	Bilaterais, feocromocitoma assincrônico		
	Feocromocitoma			
MEN-2B	Carcinoma medular da tireoide			
	Feocromocitoma			
	Ganglioneuromas			
	Hábito marfanoide			
NF-1	Neurofibromas	0,1 a 5,0% desenvolvem feocromocitoma (20 a 50% dos pacientes hipertensos)	NF1	17q11.2
	Manchas cor de café com leite			
	Nódulos de Lisch	90% benignos		
	Neurofibromas plexiformes			
	Displasia do esfenoide	10% bilaterais		
	Gliomas ópticos			
	Efélides axilares e inguinais	6% extrassuprarrenais		
	Feocromocitoma			
VHL	Hemangioblastomas (encéfalo, coluna, retina)	20% desenvolvem feocromocitoma	VHL	3p26-25
	Câncer renal de células claras			
	Feocromocitoma			
PGL1-4	Paraganglioma (parassimpático ou simpático)	30% de SDHB feocromocitoma/paraganglioma, malignos	PGL1-SDHD	3p26-25
	Feocromocitoma		PGL3-SDHC	
			PGL4-SDHB	

MEN, neoplasia endócrina múltipla; NF-1, neurofibromatose tipo 1; VHL, síndrome de von Hippel-Lindau; PGL, paraganglioma; SDH, succinato desidrogenase.
Modificada, com permissão, de Bryant J et al. Pheochromocytoma: the expanding genetic differential diagnosis. J Natl Cancer Inst. 2003;95:1196.

herdam o alelo defeituoso de seu pai. Realmente, conquanto um portador de um alelo de herança materna possa transmitir o defeito à prole, este alelo mutante não aumenta o risco de um paraganglioma.

As mutações *SDHx* e *VHL* causam perturbações na mesma cascata de sinalização intracelular que é induzida geralmente por hipoxia, causando um estado de "pseudo-hipoxia". As mutações *SDHx* levam a um acúmulo de succinato, que, por sua vez, inibe uma enzima que hidroxila o fator α de transcrição induzido por hipoxia (HIF1α). O HIF1α hidroxilado é reconhecido pelo produto do gene *VHL* e está sujeito à destruição. Portanto, mutações *SDHx* bem como *VHL* levam a um aumento da transcrição induzida por HIF1α, o que é, em parte, responsável pelo fenótipo neoplásico.

Mutações em vários outros genes, como *TMEM127* e *MAX*, também têm sido demonstradas recentemente como mutações que predispõem ao desenvolvimento de feocromocitoma e paraganglioma.

Mutações da linha germinativa em *RET, VHL, SDHx* e outros são responsáveis por pelo menos 20 a 30% dos casos de feocromocitomas isolados e paragangliomas. Em virtude da frequência alta de mutações da linha germinativa, aconselhamento genético e testes genéticos são recomendados para todos os pacientes com feocromocitomas ou paragangliomas, particularmente aqueles com história familiar positiva, doença multifocal ou um diagnóstico antes da idade de 50 anos. Os testes genéticos também podem ser úteis na triagem de famílias de portadores de mutações detectadas.

Quase todos os feocromocitomas (cerca de 90%) ocorrem no abdome, e a maioria desses (85%) está na medula da glândula suprarrenal. Paragangliomas extrassuprarrenais (inclusive paragangliomas simpáticos e parassimpáticos) são encontrados na área perirrenal, órgão de Zuckerkandl, bexiga urinária, coração, pescoço e mediastino posterior (Figura 12-1). Alguns desses tumores podem levar a sintomas muito específicos (p. ex., o feocromocitoma da bexiga urinária pode causar uma crise hipertensiva com a micção). Macroscopicamente, os feocromocitomas geralmente são bem circunscritos, mas variam de tamanho, com pesos de menos de 1 g a vários quilogramas (Figura 12-3). Eles são tumores altamente vasculares e frequentemente têm áreas císticas, necróticas ou hemorrágicas. Microscopicamente, o tumor consiste em células pleomórficas grandes arranjadas em camadas separadas por um estroma altamente vascularizado. No citoplasma, há grânulos de armazenamento contendo catecolaminas similares àqueles de células medu-

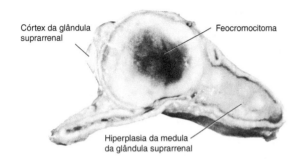

FIGURA 12-3 Corte transversal de glândula suprarrenal, mostrando um feocromocitoma associado com hiperplasia da medula em um paciente com neoplasia endócrina múltipla tipo IIa. Ele também tinha um carcinoma medular da tireoide e um grande feocromocitoma na glândula suprarrenal oposta. (Reproduzida, com permissão, de Chandrasoma P et al., eds. *Concise Pathology*, 3rd ed. Publicada originalmente por Appleton & Lange. Copyright © 1994 por The McGraw-Hill Companies, Inc.)

lares suprarrenais normais. Mitoses são raras, mas a invasão pelo tumor da cápsula suprarrenal e de vasos sanguíneos é comum, mesmo em feocromocitomas benignos. Cerca de 10% dos feocromocitomas são malignos. A malignidade é estabelecida somente quando uma metástase é encontrada em um local onde células cromafins não são geralmente demonstradas (p. ex., fígado, pulmão, osso ou encéfalo). Fatores prognósticos desfavoráveis sugerindo uma evolução maligna incluem grande tamanho do tumor, extensão local, idade mais jovem, tumores aneuploides em DNA, secreção de dopamina e mutação *SDHB*.

Patogênese

A maioria dos feocromocitomas libera predominantemente noradrenalina, mas também libera adrenalina (Tabela 12-4). Raramente, um feocromocitoma libera principalmente ou somente adrenalina e, muito raramente, principalmente ou apenas dopamina.

Em cerca de metade dos pacientes com feocromocitoma, as manifestações clínicas variam em intensidade e ocorrem de modo episódico ou paroxístico. Os paroxismos estão relacionados com descarga súbita de catecolaminas pelo tumor. O excesso repentino de catecolamina causa hipertensão, palpitações, taquicardia, dor torácica, cefaleia, ansiedade, palidez e sudorese excessiva. Tais paroxismos geralmente acontecem várias vezes por semana, mas podem ocorrer somente uma vez a cada intervalo de poucos meses, ou até 25 vezes por dia. Normalmente, os paroxismos duram 15 minutos ou menos, mas podem levar vários dias. Com o decorrer do tempo, os paroxismos geralmente se tornam mais frequentes, mas não mudam de caráter. Um paroxismo típico pode ser produzido por atividades que comprimem o tumor (p. ex., inclinar-se, levantar-se, fazer exercícios, defecar, alimentar-se ou sofrer palpação profunda do abdome) e por sofrimento emocional ou ansiedade.

Outros pacientes têm tumores persistentemente secretores e sintomas mais crônicos, inclusive hipertensão mantida. Contudo, tais pacientes geralmente também experimentam paroxismos relacionados com aumentos transitórios da liberação de catecolamina. A exposição de longa duração a níveis altos de catecolaminas circulantes parece não produzir as respostas hemodinâmicas clássicas observadas após administração aguda de catecolamina. Isso pode ser devido, em parte, à dessensibilização do sistema circulatório às catecolaminas, e pode explicar porque alguns pacientes com feocromocitomas são completamente assintomáticos.

Manifestações clínicas

As manifestações clínicas de feocromocitoma devem-se à secreção aumentada de adrenalina e noradrenalina. Manifestações relatadas comumente estão listadas na Tabela 12-5.

Os cinco sintomas clássicos em pacientes com feocromocitoma consistem em: cefaleia, palpitações, sudorese, palidez e hipotensão ortostática. O aspecto de apresentação mais comum no feocromocitoma é hipertensão. Em cerca de metade dos casos, a hipertensão é mantida, mas a pressão arterial mostra flutuações acentuadas, com picos de pressão durante os paroxismos sintomáticos. Durante um episódio hipertensivo, a pressão sanguínea sistólica pode chegar a até 300 mmHg. Em aproximadamente um terço dos casos, a hipertensão é realmente intermitente. Em alguns indivíduos com feocromocitoma, hipertensão está ausente. A elevação de pressão arterial causada pelo excesso de catecolaminas resulta de dois mecanismos: vasoconstrição de arteríolas mediada por receptores α, levando a um aumento da resistência periférica; e aumentos do débito cardíaco e da liberação de renina mediados por receptores $β_1$, causando elevação dos níveis circulantes de angiotensina II. A resistência vascular periférica total aumentada provavelmente é a principal responsável pela manutenção de altas pressões arteriais.

A crise hipertensiva pode ser provocada por uma variedade de fármacos, inclusive antidepressivos tricíclicos, agentes antidopaminérgicos, metoclopramida e naloxona. Os beta-bloqueadores não devem ser administrados até que o bloqueio alfa tenha sido estabelecido. Caso contrário, o bloqueio de receptores $β_2$-adrenérgicos, que promovem vasodilatação, possibilitará uma ativação de receptores α-adrenérgicos sem oposição e produzirá vasoconstrição acentuada e hipertensão.

A vasoconstrição periférica, mediada por α-receptores, causa palidez facial, mãos e pés frios e úmidos. A vasoconstrição crônica dos leitos arterial e venoso leva a uma redução do volume plasmático e predispõe à hipotensão postural. Em outros, a hipotensão ortostática está associada com diminuição do volume sistólico cardíaco, e resposta deficiente da resistência vascular periférica total a mudanças de postura, talvez indicativa de responsividade arteriolar e venosa diminuída. A responsividade reduzida da vasculatura à noradrenalina em pacientes com feocromocitoma provavelmente

CAPÍTULO 12   Distúrbios da Medula da Glândula Suprarrenal   **327**

TABELA 12-4   **Manifestações fisiopatológicas e clínicas do excesso de catecolaminas**

Tecido-alvo	Efeito fisiológico	Excesso de catecolaminas	
		Manifestações fisiopatológicas	Manifestações clínicas
Coração	Frequência cardíaca aumentada	Taquicardia	Palpitações
		Taquiarritmia	Angina de peito
	Contratilidade aumentada	Consumo miocárdico de O_2 aumentado	Angina de peito
		Miocardite	Insuficiência cardíaca
		Miocardiopatia	
Vasos sanguíneos	Constrição arteriolar	Hipertensão	Cefaleia
			Insuficiência cardíaca
			Angina de peito
	Vasoconstrição	Volume plasmático diminuído	Tontura
			Hipotensão ortostática
			Colapso circulatório
Intestino	Relaxamento intestinal	Motilidade intestinal deficiente	Íleo
			Constipação
Pâncreas (células B)	Supressão da liberação de insulina	Intolerância a carboidratos	Hiperglicemia
			Glicosúria
Fígado	Efluxo de glicose aumentado	Intolerância a carboidratos	Hiperglicemia
			Glicosúria
Tecido adiposo	Lipólise	Ácidos graxos livres aumentados	Perda de peso
Pele (glândulas apócrinas)	Estimulação	Sudorese	Diaforese
Colo da bexiga	Contração	Pressões uretrais elevadas	Retenção urinária
Maioria dos tecidos	Taxa metabólica basal aumentada	Produção de calor aumentada	Intolerância ao calor
			Sudorese
			Perda de peso

Dados de Werbel SS et al. Pheochromocytoma: update on diagnosis, localization, and management. Med Clin North Am. 1995;79:131.

está relacionada com regulação para baixo de receptores α-adrenérgicos resultante de elevações persistentes dos níveis de noradrenalina.

As complicações do feocromocitoma estão resumidas na Tabela 12-6. Se não forem reconhecidas e tratadas, o feocromocitoma pode ser complicado por retinopatia hipertensiva (hemorragias retinianas, ou papiledema); nefropatia; infarto do miocárdio, resultante de miocardite ou de vasospasmo de artéria coronária; edema pulmonar, secundário a insuficiência cardíaca pulmonar ou causas não cardiogênicas; e acidente vascular encefálico por infarto cerebral, hemorragia intracraniana ou embolia. O infarto cerebral resulta de hipercoagulabilidade, vasospasmo, ou ambos. A hemorragia ocorre secundariamente à hipertensão arterial grave. Êmbolos podem se originar de trombos murais em pacientes com miocardiopatia dilatada. A miocardiopatia durante uma onda de catecolamina com frequência se assemelha à chamada miocardiopatia *takotsubo*

(induzida por estresse/catecolamina) (a chamada síndrome do "coração partido").

Na gravidez, o feocromocitoma pode levar à morbidade materna significativa e morte fetal.

Os efeitos metabólicos do excesso de catecolaminas circulantes aumentam tanto a glicemia quanto os níveis de ácidos graxos livres. Glicólise e glicogenólise aumentadas, em combinação com uma inibição de liberação de insulina mediada por receptor α-adrenérgico, causam o aumento da glicemia. Além disso, a adrenalina estimula produção de glicose por gliconeogênese e diminui a captação de glicose mediada por insulina em tecidos periféricos, como músculo esquelético. No feocromocitoma, a homeostase deficiente da glicose também pode resultar de dessensibilização de receptor β-adrenérgico, o que produz resistência relativa à insulina. Intolerância à glicose é comum, e pode ocorrer diabetes melito.

A adrenalina eleva as concentrações de lactato no sangue por estimulação da glicogenólise e da glicólise. Um aumento

328 Fisiopatologia da Doença

TABELA 12-5 Achados clínicos no feocromocitoma

Sintomas	Frequência (%)
Crises	67
Cefaleia	59
Palpitações	50
Diaforese	50
Episódio de desmaio	40
Dor óssea	35
Perda de peso	30
Ansiedade	19
Náusea, vômitos	19
Tontura	18
Rubor	14
Fraqueza, fadiga	14
Dor abdominal	14
Dispneia	13
Parestesias	13
Constipação	11
Dor torácica	12
Dor no flanco	7
Sintomas visuais	7
Diarreia	6
Sinais	
Hipertensão	92
Mantida	48
Paroxística	44
Febre	28
Taquicardia	15
Hipotensão ortostática	12
Massa palpável	8
Choque	4
Achados laboratoriais	
Hiperglicemia	42
Hipercalcemia	4
Policitemia	3

Dados de Werbel SS et al. Pheochromocytoma: update on diagnosis, localization, and management. Med Clin North Am. 1995;79:131.

do consumo de oxigênio por estimulação do metabolismo pelas catecolaminas ocorre em combinação com uma diminuição do transporte de oxigênio aos tecidos por vasoconstrição, levando ao acúmulo de lactato.

Ocasionalmente, os feocromocitomas também podem produzir hormônios peptídeos levando a fenômenos paraneoplásicos específicos. Por exemplo, hipercalcemia pode acontecer, relacionada com a produção excessiva do peptídeo relacionado com PTH (PTHrP) em casos de feocromocitomas malignos (como em outras neoplasias malignas), ou com a produção em excesso do próprio PTH em casos de feocromocitoma associado com hiperparatireoidismo relacionado com MEN-2A. Muito raramente, a produção ectópica de hormônio adrenocorticotrófico (ACTH) por feocromocitoma pode levar a uma síndrome de Cushing "ectópica". Casos raros têm sido descritos em que um feocromocitoma produz peptídeo intestinal vasoativo (VIP) (causando diarreia grave), hormônio liberador do hormônio do crescimento (GHRH) (causando acromegalia), hormônio liberador de corticotrofina (CRH) (síndrome de Cushing), insulina (hipoglicemia), ou outros hormônios peptídeos.

Um aumento da taxa metabólica pode causar perda de peso (ou, em crianças, carência de ganho de peso), e perda de calor deficiente por vasoconstrição periférica pode causar uma leve elevação da temperatura corporal basal, intolerância ao calor, rubor ou sudorese aumentada.

Durante paroxismos, os pacientes podem experimentar ansiedade acentuada, e quando os episódios são prolongados ou graves, pode haver distúrbios visuais, parestesias ou convulsões. Uma sensação de fadiga ou exaustão geralmente é subsequente a esses episódios. Alguns pacientes se apresentam com psicose ou confusão.

Pode haver desconforto abdominal resultante de uma grande massa suprarrenal. Notavelmente, alguns pacientes com feocromocitomas são totalmente assintomáticos.

Manifestações clínicas um tanto diferentes ocorrem com feocromocitomas que liberam adrenalina predominantemente. Os sintomas e sinais incluem hipotensão, taquicardia pronunciada, aumento da pressão de pulso, arritmias cardíacas e edema pulmonar não cardiogênico. A necrose hemorrágica aguda do tumor pode se apresentar inicialmente com dor abdominal aguda com hipertensão acentuada, seguida por hipotensão, choque e morte súbita em consequência da cessação súbita da produção de catecolaminas ("crise fulminante do feocromocitoma"). Morte também pode resultar de colapso cardiovascular secundário à vasoconstrição prolongada e à perda de volume de sangue para o interstício.

Pacientes com feocromocitomas produtores puros de adrenalina podem ser hipotensos devido à vasodilatação periférica induzida por adrenalina. Outros pacientes com vasoconstrição arterial intensa podem parecer estar em choque. Em outros, a vasoconstrição prolongada de uma crise hipertensiva pode levar ao choque.

O feocromocitoma é diagnosticado pela demonstração de concentrações anormalmente altas de catecolaminas ou de seus produtos metabólicos no plasma ou na urina. Aumentos das concentrações plasmáticas de metanefrina e normetanefrina são maiores e mais constantes que os aumentos de catecolaminas no plasma ou metanefrinas urinárias. As células tumorais de feocromocitoma produzem grandes quantidades de metanefrinas a partir de catecolaminas que vazam de estoques e que são metabolizadas por catecol-O-metiltransferase (COMT) presente em células do feocromocitoma. Assim, esses metabólitos são particularmente úteis para detecção de feocromocitomas. Então, os níveis plasmáticos elevados de

TABELA 12-6 Complicações do feocromocitoma

Cardiovasculares	Renais
Arritmias	Estenose de artéria renal (resultante de dobramento pela massa suprarrenal)
Taquicardia ventricular	Infarto renal
Torsades de pointes	**Endócrinas e metabólicas**
Síndrome de Wolff-Parkinson-White	Hiperglicemia, intolerância à glicose, cetoacidose diabética
Fibrilação ventricular	Hipoglicemia
Alterações do ECG	Tireotoxicose (transitória)
Elevações ou depressões do segmento ST	Reativação de doença de Graves
Ondas T invertidas ou achatadas	Hipercalcemia
Intervalos QT prolongados	Acidose láctica
Ondas P altas ou pontudas	Febre
Miocardiopatia	**Esqueléticas**
Dilatada	Microtrombos ósseos (por hemoconcentração)
Hipertrófica	Braquidactilia
Hipertrofia ventricular esquerda	**Cutâneas**
Miocardite	Vasculite leucocitoclástica
Hemorragias subendocárdicas, intramiocárdicas	**Crise**
Infarto agudo do miocárdio	Obnubilação, choque, coagulação intravascular disseminada, convulsões, rabdomiólise, insuficiência renal aguda, morte
Pulmonares	
Edema pulmonar (não cardiogênico)	
Gastrintestinais	
Íleo	
Constipação	
Megacolo	
Dor abdominal aguda	

metanefrina e normetanefrina livres em pacientes com feocromocitoma provavelmente são devidos mais ao metabolismo anterior, e não posterior, à liberação de catecolaminas na circulação.

Os níveis plasmáticos de cromogranina A (encontrada em grânulos cromafins) são significativamente maiores em pacientes com feocromocitomas, especialmente aqueles com tumores malignos. Para feocromocitomas malignos, níveis séricos de cromogranina A também podem ser monitorados durante a quimioterapia de feocromocitomas malignos para avaliar a resposta do tumor e detectar recidiva.

A administração do agente anti-hipertensivo clonidina pode ser usada para diferenciar hipertensão essencial de hipertensão causada por feocromocitoma. Este potente agonista α_2 estimula receptores α_2 no encéfalo, reduzindo o efluxo simpático e a pressão arterial. Uma dose de 0,3 mg é administrada via oral, e a pressão arterial e os níveis plasmáticos de catecolamina são determinados periodicamente ao longo das próximas 3 horas. A hipertensão essencial depende em parte da liberação de catecolaminas no sistema nervoso central. A administração de clonidina normalmente suprime a atividade do sistema nervoso simpático e reduz substancialmente os níveis plasmáticos de noradrenalina, diminuindo a pressão arterial. Entretanto, em pacientes com feocromocitoma, o fármaco tem pouco ou nenhum efeito sobre níveis plasmáticos de catecolaminas, porque esses tumores, considerados inervados, comportam-se de modo autonômico. Assim, a pressão arterial permanece inalterada.

Uma vez realizado um diagnóstico de feocromocitoma, o próximo passo é localizar a neoplasia, ou neoplasias, radiograficamente para permitir a remoção cirúrgica. Tomografia computadorizada (TC) ou ressonância magnética nuclear (RMN) podem ser usadas na localização do tumor. Na determinação de feocromocitomas, TC e RMN têm boa sensibilidade, mas insatisfatória especificidade. Estudos de mapeamento nuclear, como a cintilografia com iodo-131-metaiodobenzilguanidina têm sensibilidade limitada, mas melhor especificidade no diagnóstico. Por exemplo, a especificidade de ^{131}I-metaiodobenzilguanidina é muito satisfatória para confirmar que um tumor é um feocromocitoma e para afastar doença metastática. Além disso, a tomografia por emissão de pósitrons com 6-[flúor-18]-fluorodopamina

330 Fisiopatologia da Doença

pode ajudar tanto no diagnóstico quanto na localização do tumor em pacientes com resultados positivos de exames bioquímicos. Alguns feocromocitomas também expressam receptores de somatostatina, e podem ser feitas imagens com um OctreoScan, que usa agonistas de receptor de somatostatina radiomarcados.

Cirurgia em pacientes com feocromocitoma, inclusive a ressecção do próprio tumor, envolve o risco de complicações significativas. Complicações operatórias e pós-operatórias estão associadas diretamente com pressão arterial sistólica pré-operatória, tamanho do tumor, excreção urinária de catecolaminas e seus metabólitos, duração da anestesia e número de cirurgias. A compreensão da fisiopatologia do feocromocitoma é muito importante no preparo do paciente para a cirurgia. Por exemplo, como observado previamente, é importante que a hipertensão não seja tratada com β-bloqueadores, que poderiam causar piora paradoxal da hipertensão ao possibi-

litar estimulação α sem oposição. Em vez disso, um bloqueador de receptor α, como a fenoxibenzamina, pode ser usado efetivamente.

PONTO DE CHECAGEM

7. Quais mutações genéticas são encontradas em pacientes com feocromocitoma?
8. Quais são os sintomas e sinais de feocromocitoma?
9. Quais são as complicações do feocromocitoma não tratado?
10. Quais são os efeitos metabólicos e neurológicos do feocromocitoma?
11. Como é realizado o diagnóstico de feocromocitoma?

ESTUDOS DE CASOS

Yeong Kwok, M.D.

(Ver Capítulo 25, p. 722, para Respostas)

CASO 61

Uma mulher de 39 anos vai ao consultório queixando-se de episódios de ansiedade, cefaleia e palpitações. Ela declara que, sem fazer dieta, perdeu 8 quilos nos últimos 6 meses. O exame físico é normal, exceto por uma pressão arterial de 200/100 mmHg e uma frequência cardíaca em repouso de 110 bpm. A revisão do prontuário mostra que as pressões arteriais anteriores sempre tinham sido normais, inclusive uma mediada 6 meses atrás. Um diagnóstico de feocromocitoma é considerado.

Questões

A. Quais outros aspectos da história devem ser explorados? Por que uma história familiar é importante?

B. Quais exames laboratoriais devem ser solicitados, e quais resultados seriam esperados? Se os exames de laboratório não forem diagnósticos e a suspeita for alta, qual outro exame pode ser realizado?

C. Qual é a patogênese dos sintomas de ansiedade, cefaleia, palpitações e perda de peso nos feocromocitomas?

REFERÊNCIAS

Gerais

Busaidy NL et al. Endocrine malignancies. In: Kantarjian HM et al, eds. *The MD Anderson Manual of Medical Oncology,* 2 ed. McGraw-Hill, 2011.

Fitzgerald PA. Adrenal medulla and paraganglia. In: Gardner DG et al, eds. *Greenspan's Basic & Clinical Endocrinology,* 9th ed. McGraw-Hill, 2011.

Feocromocitoma

Agarwal V et al. Takotsubo-like cardiomyopathy in pheochromocytoma. Int J Cardiol. 2011 Dec 15;153(3):241–8. [PMID: 21474192]

Barron J. Phaeochromocytoma: diagnostic challenges for biochemical screening and diagnosis. J Clin Pathol. 2010 Aug;63(8):669–74. [PMID: 20547690]

Eisenhofer G. Screening for pheochromocytomas and paragangliomas. Curr Hypertens Rep. 2012 Apr;14(2):130–7. [PMID: 22258313]

Eisenhofer G et al. Diagnostic tests and biomarkers for pheochromocytoma and extra-adrenal paraganglioma: from routine laboratory methods to disease stratification. Endocr Pathol. 2012 Mar;23(1):4–14. [PMID: 22180288]

Galetta F et al. Cardiovascular complications in patients with pheochromocytoma: a mini-review. Biomed Pharmacother. 2010 Sep; 64(7):505–9. [PMID: 20580187]

Gimenez-Roqueplo AP et al. An update on the genetics of paraganglioma, pheochromocytoma, and associated hereditary syndromes. Horm Metab Res. 2012 May;44(5):328–33. [PMID: 22328163]

Gimm O et al. Malignant pheochromocytomas and paragangliomas: a diagnostic challenge. Langenbecks Arch Surg. 2012 Feb;397(2):155–77. [PMID: 22124609]

Harari A et al. Malignant pheochromocytoma: a review. Am J Surg. 2011 May;201(5):700–8. [PMID: 20870212]

Prejbisz A et al. Cardiovascular manifestations of phaeochromocytoma. J Hypertens. 2011 Nov;29(11):2049–60. [PMID: 21826022]

Welander J et al. Genetics and clinical characteristics of hereditary pheochromocytomas and paragangliomas. Endocr Relat Cancer. 2011 Dec 1;18(6):R253–76. [PMID: 22041710]

Doenças Gastrintestinais

CAPÍTULO 13

Jason C. Mills, M.D., Ph.D., AGAF e
Thaddeus S. Stappenbeck, M.D., Ph.D.

As doenças gastrintestinais (GI) apresentam-se mais frequentemente com uma ou mais de quatro classes comuns de sintomas e sinais: (1) dor abdominal ou torácica; (2) ingestão de alimentos alterada (p. ex., resultante de náusea, vômitos, **disfagia** [dificuldade de deglutição], **odinofagia** [deglutição dolorosa] ou **anorexia** [falta de apetite]); (3) movimentos intestinais alterados (i.e., diarreia ou constipação); e (4) sangramento do trato GI, ocorrendo sem aviso ou precedido por um dos sintomas supracitados (Tabela 13-1). Entretanto, nem todos os casos de uma doença GI em particular se apresentam da mesma maneira. Por exemplo, a doença ulcerosa péptica, embora geralmente acompanhada de dor abdominal, pode ser indolor.

A doença GI pode estar limitada ao trato GI (p. ex., refluxo gastresofágico, úlcera péptica, doença diverticular), ser uma manifestação de um distúrbio sistêmico (p. ex., doença inflamatória intestinal), ou se apresentar como uma doença sistêmica resultante de um processo patológico GI primário (p. ex., deficiências vitamínicas resultantes de má absorção). Como partes diferentes do trato GI são especializadas para certas funções, as causas, consequências e manifestações mais relevantes da doença diferem de um local anatômico para outro.

De forma aguda, a doença GI pode ser complicada por desidratação, sepse, sangramento, ou por suas consequências, como o choque. **Desidratação** pode ocorrer como uma consequência de alterações sutis na ingesta ou no débito de líquido, porque o volume de líquido que atravessa o trato GI diariamente é intenso (ver discussão posteriormente). **Sepse** pode resultar de desintegração da função de barreira contra patógenos no ambiente, inclusive bactérias residentes no colo.

A tendência para **sangramento** é um reflexo da grande vascularidade do trato GI e da dificuldade de se aplicar compressão ao local da hemorragia.

De modo crônico, a doença GI pode ser complicada por desnutrição e estados de carência. Estas complicações ocorrem porque muitas doenças GI primárias resultam em **má absorção** (falha em absorver um ou mais nutrientes necessários no alimento ingerido).

A doença do trato GI pode se apresentar como **obstrução** parcial ou completa (bloqueio de movimento do conteúdo ao longo do trato GI) causada por **aderências** e **estenose** resultante de proliferação do tecido conectivo em resposta à inflamação. Os sintomas e sinais de obstrução podem variar de leve náusea, dor abdominal e anorexia até vômitos em jato e dor abdominal ao rechaço. Em casos graves, a obstrução pode resultar em perfuração, infarto e sangramento, hipotensão, choque, sepse e morte. A gravidade dos sintomas depende da extensão da obstrução, do grau em que ela compromete o fluxo sanguíneo na região afetada, e do estágio na história natural do processo em que o paciente se apresenta para atenção médica.

PONTO DE CHECAGEM

1. Quais são os sintomas e sinais principais de doença GI?
2. Quais são as complicações sistêmicas agudas de doença GI primária?
3. Quais manifestações sistêmicas adicionais podem ocorrer como um resultado de doença GI crônica?

ESTRUTURA, FUNÇÃO E CONTROLE DO TRATO GI

ESTRUTURA DO TRATO GI

O trato GI é um dos sistemas de órgãos mais complexos e importantes. Ele compreende o canal alimentar, uma estrutura oca que se estende da boca ao ânus, e órgãos glandulares associados (glândulas salivares, pâncreas, vesícula biliar e fígado) que esvaziam seus conteúdos no canal alimentar (Figura 13-1). O trato GI, que tem 7 a 9 m no adulto, inclui a boca, o esôfago (23 a 25 cm), o estômago, o intestino delgado (duodeno, jejuno, íleo; 6 a 7 m), o intestino grosso (ceco e colo; 1,0 a 1,5 m), o reto e o ânus. O trato GI está conectado às glândulas salivares, ao pâncreas e à vesícula biliar, as

334 Fisiopatologia da Doença

TABELA 13-1 Apresentações comuns de doença GI

Sintoma ou sinal GI principal	Esôfago	Estômago	Intestinos	Vesícula biliar
Dor	Acalasia, refluxo	Úlcera gástrica	Úlcera duodenal	Colelitíase
		Câncer gástrico	Síndrome do intestino irritável	
			Doença diverticular	
Ingestão alterada				
Disfagia	Acalasia, refluxo			
Náusea, vômitos	Acalasia, refluxo	Gastroparesia	Gastrenterite aguda	Colelitíase
	Câncer esofágico		Obstrução	
Movimentos intestinais alterados				
Constipação			Doença diverticular	
			Neuropatia autonômica diabética	
Diarreia (inclusive esteatorreia)		Cirurgia gástrica, síndrome de *dumping*	Gastrenterite	Colelitíase
			Síndrome do intestino irritável	
			Doença inflamatória intestinal	
			Neuropatia autonômica diabética	
Sangramento				
Hematêmese	Varizes resultantes de hipertensão portal	Úlcera gástrica	Úlcera duodenal	
		Laceração da mucosa (p. ex., após esforços violentos para vomitar)		
Fezes sanguinolentas (incluindo melena, sangramento franco e sangue oculto)	Varizes	Úlcera gástrica	Doença inflamatória intestinal	
			Úlcera duodenal	
			Doença diverticular	
			Câncer de colo	
			Gastrenterite	
			Infarto	

fontes de secreções **exócrinas** que desempenham um papel essencial na digestão.

A parede do trato GI é composta por quatro camadas principais. Do lúmen para fora, estas incluem **mucosa**, **submucosa**, **muscular externa** e **serosa** (Figura 13-2). A estrutura exata de algumas dessas camadas, mais notavelmente a mucosa, varia de uma região do trato GI para a próxima. A **mucosa** tem três componentes: células epiteliais especializadas que revestem o lúmen; a **lâmina própria** subjacente, uma camada de tecido conectivo que contém vasos sanguíneos e linfáticos pequenos, células imunes e fibras nervosas; e a **muscular da mucosa**, uma camada delgada de células musculares. A muscular da mucosa é um limite importante para se determinar se câncer do trato GI está localizado em seu local de origem ou se é provável que desenvolva metástases (i.e., disseminação para regiões distantes do corpo).

A **submucosa** é uma camada de tecido conectivo frouxo diretamente abaixo da mucosa, contendo vasos sanguíneos e linfáticos maiores e um plexo nervoso do **sistema nervoso intrínseco** ou **entérico**, denominado **plexo nervoso submucoso (de Meissner)**. Este plexo nervoso é particularmente importante para o controle de secreção no trato GI. Em algumas áreas, a submucosa também contém glândulas e tecido linfoide. A **muscular externa** é composta por uma camada circular interna e uma longitudinal externa de músculos lisos, e é responsável pela motilidade do trato GI. Entre essas duas camadas de músculos encontra-se o **plexo nervoso mioentérico (de Auerbach)**, uma divisão do sistema nervoso entérico que regula a motilidade. A **serosa** é uma bainha externa de células mesoteliais escamosas e tecidos conectivos, em que nervos e vasos sanguíneos maiores se deslocam em um leito de tecidos conectivo e adiposo.

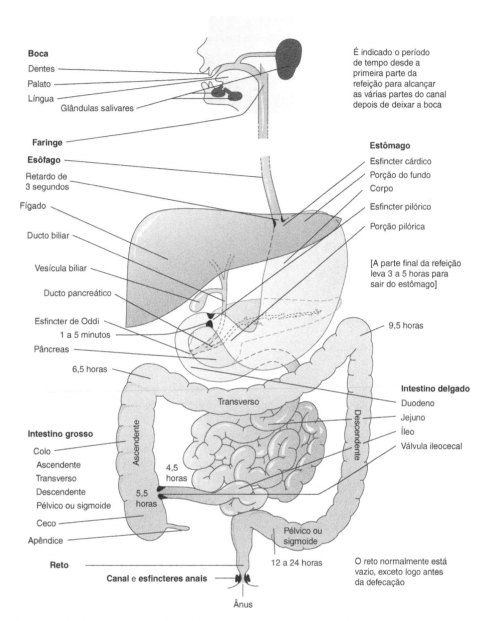

FIGURA 13-1 Progresso do alimento ao longo do canal alimentar. A comida passa por alterações mecânicas e químicas para se tornar adequada à absorção e à assimilação. (Redesenhada, com permissão, de Mackenna BR et al., eds. *Illustrated Physiology*, 6th ed. Churchill Livingstone, 1997.)

FUNÇÕES DO TRATO GI

A função geral do trato GI é receber nutrientes e processá-los, de forma que possa ser usada pelo corpo, e eliminar dejetos. Os principais processos fisiológicos que acontecem no trato GI são **digestão**, **secreção**, **motilidade** e **absorção**.

A. Digestão

O alimento é ingerido na boca como partículas grandes contendo macromoléculas que não são imediatamente absorvíveis pelo corpo. **Digestão** é o processo que converte os nutrientes dos alimentos em produtos que podem ser absorvidos por células da mucosa. A digestão inclui **processos físicos** (p. ex., mastigação, contrações GI) que fragmentam o alimento, misturam-no com secreções digestórias e o propelem ao longo do canal alimentar, e **processos químicos** (p. ex., enzimas digestórias) que degradam os componentes do alimento (proteínas, gorduras, polissacarídeos) em produtos que podem ser absorvidos (aminoácidos, ácidos graxos, monossacarídeos). As enzimas digestórias se originam de glândulas exócrinas (glândulas salivares, pâncreas, vesícula biliar e fígado) e de células e glândulas na mucosa, ou são encontradas na superfície apical de certas células epiteliais.

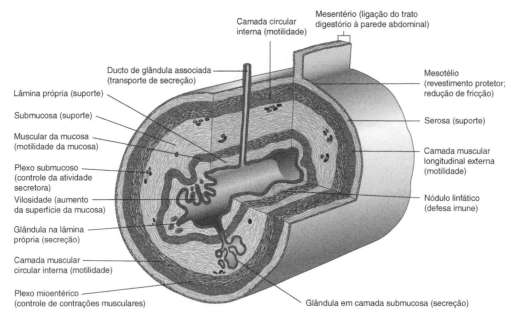

FIGURA 13-2 Estrutura esquemática de uma porção do trato digestório com vários componentes possíveis. (Redesenhada, com permissão, de Bevelander G. *Outline of Histology*, 7th ed. Mosby, 1971.)

B. Secreção

Durante o processo de digestão, grandes volumes de líquido são **secretados** no lúmen do trato GI. As secreções se originam de glândulas exócrinas (glândulas salivares, pâncreas, vesícula biliar) e de células epiteliais revestindo o lúmen (ou de glândulas que se conectam ao lúmen). A carga diária de líquido no trato GI é de aproximadamente 2 L de ingestão oral e 7 L de secreções (1,5 L de saliva, 2,5 L de suco gástrico, 0,5 L de bile, 1,5 L de suco pancreático e 1 L de secreções intestinais). Para este total de 9 L, aproximadamente 100 mL são eliminados nas fezes diariamente; o balanço é reciclado (**Figura 13-3**).

C. Motilidade

As secreções e os conteúdos do lúmen são movidos da boca ao ânus e misturados por um processo denominado **motilidade**, devido às contrações coordenadas de músculos lisos. As células musculares lisas têm um potencial de membrana em repouso (pequeno excesso de carga negativa) em seu interior, como um resultado da atividade de bombas na membrana plasmática. Quando uma célula é despolarizada, essa diferença de potencial é abolida transitoriamente, gerando um sinal que (1) causa contração de filamentos de actina e miosina e (2) é propagado para células vizinhas, resultando na resposta coordenada de contração muscular. A despolarização de uma célula pode ocorrer espontaneamente, ou em resposta a um estímulo neural ou hormonal a depender das características específicas de células diferentes. A musculatura lisa GI apresenta diferenças em propriedades contráteis em regiões diferentes do trato. Despolarizações oscilantes de "onda lenta" ocorrem em algumas áreas, e despolarizações rápidas "em pico", em outras áreas. Cada tipo acontece com uma frequência intrínseca característica, mas cada um também pode ser desencadeado por estímulos específicos como distensão, influxo neuronal ou hormônios. Descargas curtas de picos causam atividade motora fásica; descargas mais longas causam contração muscular tônica. A contração tônica ocorre em **esfíncteres** ("portões" que só permitem o movimento para baixo no trato GI durante o relaxamento). Atividade elétrica fásica ocorre nas regiões intervenientes do trato GI (entre esfíncteres).

D. Absorção

Os produtos da digestão (aminoácidos, peptídeos pequenos, monossacarídeos, ácidos graxos) entram no corpo pelo processo de **absorção**. As moléculas absorvidas podem passar através das células epiteliais de revestimento do intestino (**via transcelular**) ou entre elas (**via paracelular**) para entrar no sistema sanguíneo ou linfático. Em geral, esse transporte pode ocorrer por um

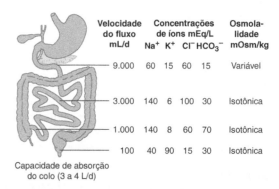

FIGURA 13-3 Velocidades de fluxo aproximadas por dia e constituintes iônicos do líquido passando através de níveis diferentes do intestino. (Redesenhada, com permissão, de Fine KD et al. Diarrhea. In: Sleisenger MH et al., eds. *Gastrointestinal Disease*, 5th ed. Saunders, 1993.)

mecanismo **passivo**, independente de energia, que ocorre por um **gradiente eletroquímico** (de carga ou concentração), ou por um processo **ativo**, requerendo energia, que ocorre contra um gradiente eletroquímico. O **transporte passivo** pode acontecer por **difusão** simples (movimento molecular randômico) de moléculas sem carga que prontamente passam pela membrana plasmática da camada lipídica. Desta maneira, os ácidos graxos de cadeia curta são absorvidos no intestino delgado. Moléculas com carga que não podem atravessar a membrana plasmática difundem-se através de **canais** especializados (proteínas transmembrana) dentro da membrana apical e basolateral de células epiteliais. Por exemplo, água é absorvida por difusão através de aquaporinas (proteínas que formam canais de água) no intestino delgado. Algumas moléculas que são absorvidas por difusão prendem-se a proteínas de transporte na membrana plasmática que facilitam sua transferência para dentro da célula (**difusão facilitada**). Por exemplo, a frutose é absorvida para dentro de células epiteliais do intestino delgado por difusão facilitada através do transportador GLUT-5 da membrana apical.

O **transporte ativo** requer energia metabólica. Há duas classes de transporte ativo. No **transporte ativo primário**, a própria molécula de transporte hidrolisa trifosfato de adenosina (ATP). Um exemplo de transporte ativo primário é a Na-K ATPase encontrada na membrana basolateral de células epiteliais intestinais, que expele da célula três íons de Na^+ em troca de dois íons K^+ que são bombeados para dentro da célula. Este transporte desigual de íons gera um potencial transmembrana (negativo dentro; i.e., o transporte é **eletrogênico**).

No **transporte secundário ativo**, o próprio transportador não hidrolisa ATP, mas o transporte depende de um gradiente eletroquímico que foi estabelecido por transporte primário ativo. A Na-K ATPase mantém uma baixa concentração de Na^+ intracelular e um potencial interno negativo nas células epiteliais, assim fornecendo o gradiente eletroquímico para o transporte ativo secundário de muitas moléculas absorvidas. Por exemplo, a glicose é absorvida contra um gradiente de concentração através da membrana apical de células epiteliais no intestino delgado por transporte ativo secundário com íons Na^+ pelo transportador SGLT1. Dois íons Na^+ são transportados pelo seu gradiente eletroquímico (gerado pela Na-K ATPase), arrastando com eles uma molécula de glicose. Para moléculas grandes como proteínas, o transporte ocorre pela retirada e fusão de vesículas da membrana plasmática. Esses processos são designados como **endocitose** (captação para dentro de células epiteliais) e **exocitose** (exportação para fora de células epiteliais).

Além dos papéis principais do trato GI que estão relacionados com digestão e absorção, o trato digestório tem outras funções que são essenciais para manutenção da saúde e homeostase.

E. Defesa

A mucosa do trato GI é a maior superfície do corpo que é exposta ao ambiente, e o intestino, como a pele, deve proteger o corpo do ambiente externo. A defesa envolve proteção contra toxinas, bactérias e vírus ingeridos, bem como as bactérias e toxinas que existem normalmente no intestino grosso (Tabela 13-2). A magnitude do problema é ilustrada pela observação de que há mais

TABELA 13-2 Mecanismos de defesa do trato GI (e aspectos envolvidos de estrutura e função)

Formas de defesa	Adaptações estruturais	Adaptações funcionais	Mecanismo de defesa
Defesa do ácido			
Produção de muco	Grande número de células secretoras de muco da superfície do estômago	Expressão gênica de mucina	Impede contato direto do ácido com o epitélio
Produção de bicarbonato (maré alcalina)	Glândulas de Brunner duodenais		Neutraliza algum ácido que invada o epitélio
Produção de prostaglandina	Células especializadas produtoras de prostaglandina na lâmina própria	Expressão gênica de ciclogenase 1 e 2 (COX1/2)	Atenua a produção de ácido
Junções estreitas	Formação de junções estreitas		Impede a invasão do epitélio
Bicarbonato do pâncreas	Abertura do ducto pancreático no duodeno	Resposta de secretina ao ácido gástrico	Neutraliza saída de ácido do estômago
Defesa de infecção			
Sistema imune secretor	Tecido linfoide associado à mucosa e células epiteliais transcitóticas	Maquinaria para transcitose de imunoglobulinas	Estende ao lúmen do trato GI a ampla proteção da imunidade hematogênica
Reciclagem rápida de células epiteliais	Proliferação celular em glândulas/criptas; liberação de células no lúmen		Limita as consequências da infecção de enterócitos
Microbiota normal do colo		Indução da expressão de proteínas antimicrobianas específicas (angiogenina 4, Reg3γ)	
Ácido gástrico	Glândulas gástricas contendo células parietais	Múltiplos controles humorais da secreção ácida (histamina, acetilcolina e gastrina)	Mata organismos patogênicos à ingestão

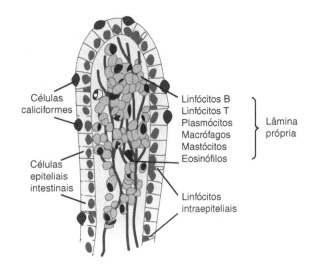

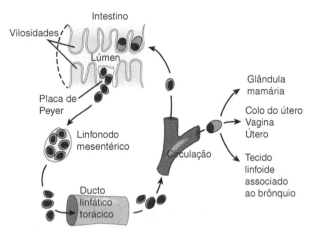

FIGURA 13-4 Aspectos sistêmicos e locais da imunologia intestinal. (Redesenhada, com permissão, de Kagnoff M. Immunology and disease of the gastrointestinal tract. In: Sleisenger MH et al., eds. *Gastrointestinal Disease*, 6th ed. Saunders, 1998.)

células bacterianas no colo humano do que células no corpo todo. A defesa envolve dois mecanismos.

1. **Defesa imune adaptativa** – o sistema imune da mucosa, ou tecido linfoide associado ao intestino (GALT), vigia o conteúdo do lúmen intestinal por meio de uma variedade de mecanismos que utilizam células tanto de linhagem mieloide quanto linfoide. As células de derivação mieloide (populações específicas de células dendríticas e macrófagos) estendem prolongamentos pela barreira epitelial intestinal que são sensores do ambiente do lúmen. Agregados de células linfoides incluem as placas de Peyer (agregados maiores no intestino delgado distal) e folículos linfoides isolados localizados por todo o intestino. Esses agregados linfoides também desempenham papéis importantes na vigilância imune (**Figura 13-4**). O GALT protege contra bactérias patogênicas, vírus e toxinas, e capacita a tolerância a substâncias da dieta e bactérias potencialmente imunogênicas.

2. **Defesa imune inata** – esses mecanismos incluem secreção de líquido (p. ex., ácido abundante secretado pelo estômago), eletrólitos e muco, bem como as junções estreitas entre células epiteliais. As secreções neutralizam e expurgam bactérias e macromoléculas potencialmente nocivas, e as junções estreitas do epitélio intestinal impedem seu ingresso nos tecidos.

No intestino, o muco é secretado por células caliciformes especializadas. O muco forma uma camada protetora sobre as células epiteliais. Um grupo de peptídeos antimicrobianos é secretado no lúmen intestinal. As células especializadas no intestino delgado que realizam esta função são as células de Paneth que produzem e secretam lisozima e alfa-defensinas, as quais contribuem para defesa e cicatrização. As alfa-defensinas têm atividade de amplo espectro; acredita-se que elas criem orifícios nas paredes celulares das bactérias e as impeçam de colonizar o intestino delgado. **Peptídeos trefoil** são secretados para dentro do lúmen do trato GI com muco. Entre seus muitos efeitos, eles promovem a cicatrização de lesões da mucosa.

F. Regulação do equilíbrio hidroeletrolítico

O intestino delgado recebe 8 a 9 L de líquido com eletrólitos por dia e secreta 1 L adicional diariamente. A maior parte do líquido é absorvida. Assim, secreção e absorção precisam ser reguladas para manter o equilíbrio. Secreção aumentada ou absorção diminuída causa diarreia, que pode ser fatal em razão da perda de líquido e eletrólitos.

G. Excreção

Produtos alimentares não digeridos, bactérias e certos metais pesados (p. ex., cobre e ferro eliminados na bile) são excretados nas fezes.

PONTO DE CHECAGEM

4. Quais são as principais funções do trato GI?
5. Descreva as quatro camadas principais de um corte transversal do trato GI.
6. Quais volumes de líquido são transferidos para dentro e para fora do trato GI a cada dia?
7. Descreva o mecanismo geral de transporte de eletrólitos através das células epiteliais.
8. Descreva o mecanismo de defesa do trato GI.

MECANISMOS DE REGULAÇÃO DO TRATO GI

Os processos de motilidade, secreção, digestão e absorção estão sob regulação fisiológica estrita por nervos, hormônios e substância parácrina (**Figura 13-5**).

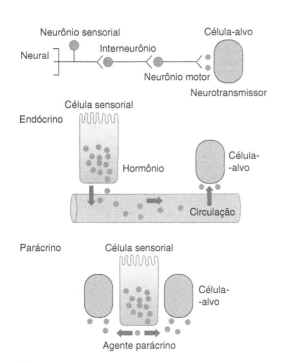

FIGURA 13-5 Mecanismos de controle neural, endócrino e parácrino no trato GI.

A. Controle neural

Há dois componentes da inervação GI.

1. **Inervação intrínseca pelo sistema nervoso entérico** – o sistema nervoso entérico é a terceira divisão do sistema nervoso autônomo (Figura 13-6). Um neurônio entérico tem seu corpo celular dentro da parede do trato GI, e é, assim, intrínseco ao intestino. O sistema nervoso entérico compreende uma série de plexos nervosos ganglionares que se estende do esôfago ao reto, os quais são organizados em dois componentes principais: 1) o plexo mioentérico, ou de Auerbach, que fica entre as camadas da muscular externa; e 2) o plexo submucoso, ou de Meissner, que fica na submucosa. O sistema nervoso entérico é extenso, contendo tantos neurônios quanto estão presentes na medula espinal. Ele contém neurônios sensoriais ou aferentes (às vezes chamados de **neurônios primários aferentes intrínsecos [IPANs]**) que sentem o ambiente (p. ex., pH intestinal, osmolalidade, distensão da parede), **interneurônios** (os conectores), e **neurônios secretomotores ou eferentes** que controlam muitos tipos de células para estimular ou inibir a motilidade, secreção, absorção e função imune do trato GI. Desta maneira, o sistema nervoso entérico pode regular o trato GI de modo reflexo, sem influxo do SNC. Por esta razão, ele é frequentemente chamado de o "pequeno encéfalo". Os neurônios entéricos usam muitos neurotransmissores, principalmente **neuropeptídeos**.

O grau em que o SNC regula o sistema nervoso entérico varia de acordo com a região. As funções características de estruturas derivadas do intestino anterior embrionário (p. ex., peristaltismo esofágico, relaxamento do esfincter esofágico inferior, acomodação e peristaltismo gástrico, função do esfincter pilórico) são mais dependentes de controle do SNC. Entretanto, funções de estruturas derivadas do intestino embrionário médio e posterior (p. ex., peristaltismo intestinal e secreção de muco) podem continuar sem influxo do SNC.

A importância clínica do sistema nervoso entérico é observada em síndromes clínicas em que sua função é perdida, o que pode ocorrer em vários níveis. Na acalasia esofágica, por exemplo, como um resultado de defeitos do sistema nervoso entérico, o corpo do esôfago é parado e o esfincter inferior é contraído de forma tônica, tornando a ingestão de alimentos difícil ou impossível. Em um

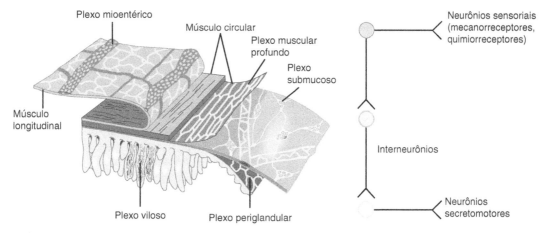

FIGURA 13-6 O sistema nervoso entérico. **Esquerda:** o sistema nervoso entérico do intestino delgado mostra que os neurônios entéricos são organizados em dois plexos nervosos, o plexo submucoso e o plexo mioentérico, com outros plexos incluindo o muscular profundo, o periglandular e o viloso. (Redesenhada, com permissão, de Costa M et al. Histochemistry of the enteric nervous system. In: Johnson LR, ed. *Physiology of the Gastrointestinal Tract*, 2nd ed. Raven Press, 1987.) **Direita:** o sistema nervoso entérico inclui neurônios sensoriais, interneurônios e neurônios motores. Existem arcos reflexos completos dentro do sistema nervoso entérico.

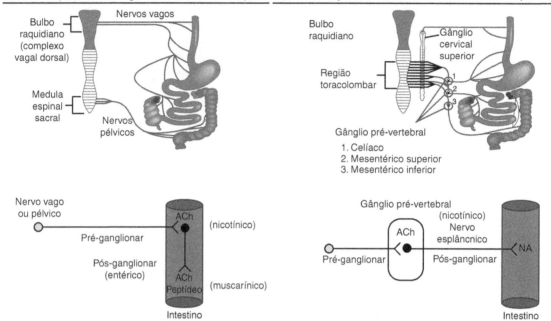

FIGURA 13-7 A inervação extrínseca do trato GI pelos nervos parassimpáticos e simpáticos. Nervos parassimpáticos pré-ganglionares do bulbo e da medula espinal sacral projetam fibras nos nervos vagais e pélvicos, respectivamente, para a parede do trato GI e inervam neurônios entéricos que servem como nervos parassimpáticos pós-ganglionares. Os nervos simpáticos pré-ganglionares projetam fibras a partir das regiões toracolombares da medula espinal para os gânglios pré-vertebrais, onde inervam nervos simpáticos pós-ganglionares que se projetam para o trato GI. Tanto os nervos pré-ganglionares parassimpáticos quanto os simpáticos liberam acetilcolina (ACh), que ativa receptores nicotínicos nos nervos pós-ganglionares. Os nervos parassimpáticos pós-ganglionares liberam acetilcolina e peptídeos, enquanto os nervos simpáticos pós-ganglionares liberam noradrenalina (NA).

sentido mais distal, a falta de migração dos nervos entéricos para o colo durante o desenvolvimento (na doença de Hirschsprung) ou a perda de função do sistema nervoso entérico (na pseudo-obstrução do intestino delgado) têm consequências clínicas graves, inclusive dor abdominal, distensão e um risco de perfuração intestinal catastrófica.

2. **Inervação extrínseca por nervos parassimpáticos e simpáticos** – os neurônios extrínsecos que inervam o trato GI têm corpos celulares fora da parede do intestino, e permitem uma comunicação bidirecional entre o encéfalo e o intestino (**o eixo encéfalo-intestinal**) (Figura 13-7). Esta comunicação pode regular a função do sistema nervoso entérico ou controlar diretamente a atividade de outros tipos de células.

Na **inervação parassimpática**, o nervo vago (nervo craniano X) inerva o esôfago, o estômago, a vesícula biliar, o pâncreas, e a primeira parte do intestino, o ceco e o colo proximal. O nervo pélvico, oriundo da medula espinal sacral, inerva o colo distal e o reto. Corpos celulares pré-ganglionares no bulbo (vago) ou na medula espinal sacral (nervo pélvico) projetam fibras para alguns neurônios entéricos na parede intestinal, e são, assim, em certo sentido, nervos parassimpáticos pós-ganglionares. Os nervos pré-ganglionares usam acetilcolina como um neurotransmissor que ativa **receptores nicotínicos** nos neurônios entéricos. Os nervos pós-ganglionares entéricos usam acetilcolina (agindo nos **receptores muscarínicos**) e neuropeptídeos como neurotransmissores. A estimulação parassimpática pode estimular e inibir funções GI.

Na **inervação simpática**, nervos simpáticos pré-ganglionares surgem de corpos celulares na medula espinal torácica e projetam fibras para gânglios pré-vertebrais (gânglio celíaco, craniano e mesentérico caudal). Eles liberam acetilcolina como um neurotransmissor que interage com receptores **nicotínicos** nos nervos pós-ganglionares. Fibras pós-ganglionares inervam alguns neurônios entéricos, ou inervam diretamente células efetoras no trato GI, como células da musculatura lisa vascular. A noradrenalina é o principal neurotransmissor pós-ganglionar. A inervação simpática frequentemente é inibidora de funções GI.

No que diz respeito a **nervos sensoriais extrínsecos**, tratos nervosos parassimpáticos e simpáticos também carreiam fibras sensoriais do intestino para corpos celulares que estão localizados em gânglios nodosos e gânglios da raiz dorsal, respectivamente. Corpos celulares nesses gânglios então projetam fibras para o tronco encefálico (a partir dos gânglios nodosos) ou para a medula espinal (a partir de gânglios da raiz dorsal). Fibras nervosas sensoriais na parede do trato GI detectam pH e osmolalidade da mucosa e podem responder a aminoácidos ou glicose, temperatura, tensão e tato. Dessa maneira, os nervos sensoriais extrínsecos sentem alterações no ambiente do intestino e desencadeiam reflexos centrais, que iniciam mudanças secretomotoras para manter a homeostase normal. Nervos sensoriais extrínsecos também contribuem para inflamação GI e dor. Terminações nervosas sensoriais na parede intestinal detectam estímulos químicos e mecânicos nocivos, inclusive ácido, agentes inflamatórios e distensão. Esses estímulos desencadeiam a liberação dos neuropeptídeos, da substância P e do peptídeo relacionado com o gene da calcitonina, a partir das terminações de nervos sensoriais dentro da parede intestinal, onde eles induzem extravasamento de proteínas plasmáticas e infiltração de granulócitos e vasodilatação arteriolar para causar inflamação neurogênica. Os mesmos estímulos induzem liberação de neuropeptídeos a partir das projeções centrais desses neurônios, onde eles participam da transmissão de dor. Pesquisa adicional é necessária para definir os mecanismos da inflamação neurogênica e dor GI.

B. Controle hormonal

Hormônios são mensageiros carreados pelo sangue liberados de células ou glândulas endócrinas na circulação, que os transporta a células-alvo distantes (Figura 13-5). Este mecanismo de regulação endócrina foi descoberto no trato GI em 1902, quando Bayliss e Starling descobriram o hormônio **secretina** no intestino delgado e mostraram que ele estimula secreção do pâncreas exócrino. Desde então, um grande número de hormônios foi identificado em todas as regiões do trato GI. Nesse aspecto, o trato GI é o maior órgão endócrino do corpo.

Os hormônios GI têm várias características em comum. Eles são secretados por células endócrinas que estão espalhadas por toda a mucosa do estômago e intestino, em vez de concentradas em glândulas especializadas. Essa distribuição difusa fez da purificação uma tarefa realmente árdua: muitas centenas de quilogramas de intestino foram necessárias para isolar uns poucos miligramas do hormônio puro. Os hormônios GI são invariavelmente peptídeos, e muitos destes peptídeos estão presentes não só em células endócrinas, mas também em nervos do sistema entérico e no SNC (Tabela 13-3). Assim, eles têm duplas funções como hormônios e neurotransmissores. Depois da alimentação, há níveis elevados de muitos hormônios GI na circulação. Quando administrados para reproduzir concentrações plasmáticas pós-prandiais, esses hormônios têm múltiplos efeitos biológicos, variando desde a estimulação da secreção de ácido gástrico até a supressão do apetite. O papel fisiológico de alguns hormônios GI tem sido claramente estabelecido pela demonstração de que antagonistas de receptores do hormônio bloqueiam certos processos fisiológicos. Contudo, em muitos casos, tais antagonistas não estão disponíveis, e a relevância fisiológica de hormônios que não podem ser antagonizados ainda deve ser determinada.

C. Controle parácrino

Muitas substâncias que são usadas para sinalização intercelular são removidas rapidamente do líquido extracelular por captação para dentro de células próximas ou por degradação enzimática. Tais substâncias têm uma meia-vida curta no líquido extracelular e, consequentemente, só são capazes de regular células na vizinhança. As substâncias parácrinas são liberadas por células sensoriais não neuronais e neurônios e regulam a função de células vizinhas, em vez de influenciar órgãos distantes pela passagem por meio da circulação (Figura 13-5 e Tabela 13-3). Exemplos incluem **histamina** e **somatostatina**, que são liberadas de células no estômago para controlar a secreção ácida, e a **serotonina (5-hidroxitriptamina [5-HT])**, que é liberada no intestino delgado para controlar a atividade do nervo vago.

PONTO DE CHECAGEM

9. Quais são os três mecanismos gerais de controle observados no trato GI?

10. Quais são os dois componentes do sistema nervoso entérico?

11. Quais são os três tipos gerais de neurônio entérico?

12. Descreva a inervação parassimpática e simpática do trato GI.

13. Qual é a relação entre os sistemas nervosos entérico e central?

Musculatura lisa GI

A. Estrutura do músculo liso GI

As duas principais camadas musculares que controlam a motilidade do trato GI são a camada circular interna e a camada longitudinal externa da muscular externa. Elas variam em espessura nas diferentes regiões do trato GI. Por exemplo, os músculos são espessos no antro gástrico, onde contrações fortes fragmentam o alimento antes que ele possa entrar no intestino delgado, e camadas musculares são espessadas para formar esfíncteres. A maior parte da musculatura GI é de **músculo liso**, exceto a faringe, partes do esôfago e o esfíncter anal externo, que são compostos por músculo **estriado** (esquelético). O músculo liso GI é semelhante ao músculo liso em outros órgãos: células fusiformes são embaladas juntas em feixes por bainhas de tecido conectivo. **Junções lacunares** entre células permitem que sinais passem prontamente de célula para célula, de modo que a contração dos feixes acontece sincronicamente. As **células intersticiais de Cajal** formam uma rede extensa de células estreladas nas camadas musculares do estômago e intestino, que estão intimamente associadas com células musculares lisas e neurônios entéricos (Figura 13-8). Elas podem ter duas funções. Em primeiro lugar, transmitem informações dos neurônios entéricos para as células musculares lisas. Em segundo lugar, são as **células marca-passo**, que têm a capacidade de gerar o ritmo elétrico básico, ou ondas lentas, que são um aspecto constante da musculatura lisa GI. Animais que não têm células intersticiais de Cajal mostram motilidade GI marcantemente anormal, inclusive esvaziamento gástrico deficiente e estase ou íleo intestinal. Defeitos

342 Fisiopatologia da Doença

TABELA 13-3 Produtos secretores do trato GI

Produtos	Ações fisiológicas	Local de liberação	Estímulo para liberação	Associação com doença
Hormônios verdadeiros				
Gastrina	Estimula secreção ácida e crescimento da mucosa glandular gástrica oxíntica	Antro gástrico (e duodeno)	Peptídeos, aminoácidos, distensão, estimulação vagal	Síndrome de Zollinger-Ellison, doença ulcerosa péptica
CCK	Estimula contração da vesícula biliar, secreção de enzimas pancreáticas e de bicarbonato, e crescimento do pâncreas exócrino	Duodeno e jejuno	Peptídeos, aminoácidos, ácidos graxos de cadeia longa, (ácido)	
Secretina	Estimula secreção pancreática de bicarbonato, crescimento do pâncreas exócrino, secreção de pepsina; inibe secreção de ácido gástrico e efeitos tróficos da gastrina	Duodeno	Ácido (gordura)	
PGI	Estimula liberação de insulina; (inibe secreção de ácido gástrico)	Duodeno e jejuno	Glicose, aminoácidos, ácidos graxos	
Hormônios candidatos				
Motilina	Estimula motilidade gástrica e duodenal	Duodeno e jejuno	Desconhecido	Síndrome do intestino irritável; gastroparesia diabética
Polipeptídeo pancreático	Inibe a secreção pancreática de bicarbonato e enzimas	Ilhotas pancreáticas de Langerhans	Proteína (gordura e glicose)	
Enteroglucagon	Eleva glicemia?	Íleo	Glicose e gordura	
Parácrinos				
Somatostatina	Inibe a liberação da maioria dos outros hormônios peptídeos	Mucosa do trato GI, ilhotas pancreáticas de Langerhans	Ácido estimula; vago inibe a liberação	Cálculos biliares
Prostaglandinas	Promovem fluxo sanguíneo, aumentam a secreção de muco e bicarbonato pela mucosa gástrica	Múltiplos	Vários	Gastrite induzida por AINEs e doença ulcerosa
Histamina	Estimula secreção de ácido gástrico	Mucosa glandular oxíntica	Gastrina e outros desconhecidos	
Neurócrinos				
VIP	Relaxa esfíncteres e musculatura circular do intestino; estimula secreção intestinal e pancreática	Mucosa e musculatura lisa do trato GI	Sistema nervoso entérico	Diarreia secretora
Bombesina	Estimula liberação de gastrina	Mucosa gástrica	Sistema nervoso entérico	
Encefalinas	Estimulam contração de músculos lisos; inibem secreção intestinal	Mucosa e musculatura lisa do trato GI	Sistema nervoso entérico	
Outros produtos				
Fator intrínseco	Prende vitamina B_{12} para facilitar sua absorção	Células parietais do estômago	Secreção constitutiva	Destruição autoimune resultando em anemia perniciosa
Mucina	Lubrificação e proteção	Células caliciformes ao longo de toda a mucosa intestinal e células superficiais do estômago	Irritação do trato GI	Muco viscoso na fibrose cística; atenuação em alguns casos de úlcera péptica
Ácido	Previne infecção; inicia a digestão	Células parietais do estômago	Gastrina, histamina, acetilcolina, AINEs (indiretamente)	Doença acidopéptica

Legenda: CCK, colecistocinina; GI, gastrintestinal; PGI, polipeptídeo gástrico inibidor; AINEs, anti-inflamatórios não esteroides; VIP, peptídeo intestinal vasoativo. Os parênteses indicam componentes e efeitos menos importantes.

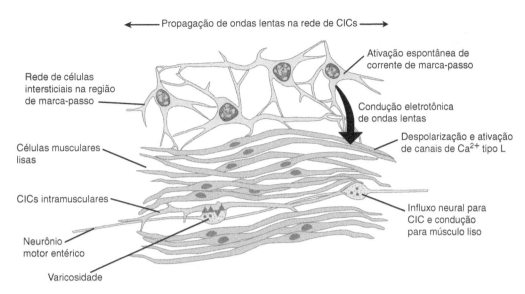

FIGURA 13-8 Visão diagramática de células intersticiais de Cajal (CICs) no intestino, mostrando sua interação com nervos entéricos e células musculares lisas.

em células intersticiais de Cajal podem estar associados com distúrbios da motilidade em pacientes, e esta é uma área de investigação ativa.

B. Eletrofisiologia da musculatura lisa GI

As células musculares lisas GI têm um potencial de membrana em repouso de −40 a −80 mV como um resultado das condutâncias relativas de íons K^+, Na^+ e Cl^-. Uma Na^+-K^+ ATPase contribui significativamente para o potencial de membrana em repouso. Sabe-se menos sobre as propriedades eletrofisiológicas das células intersticiais de Cajal, em parte em virtude da dificuldade de isolar essas células para estudo. O potencial de membrana em repouso de células musculares lisas varia caracteristicamente com o tempo e é designado como um ritmo de ondas lentas ou elétrico básico. Ondas lentas ocorrem de 3 a 5/min, no estômago, e de 12 a 20/min, no intestino. As células intersticiais de Cajal estabelecem a frequência das ondas lentas, e estas são transmitidas entre as células por meio de junções lacunares. Nervos e hormônios modulam a amplitude das ondas lentas. A depender dessa amplitude e da excitabilidade da musculatura lisa, as ondas lentas podem originar potenciais de ação. Se a despolarização de ondas lentas atingir um limiar, uma sequência de potenciais de ação disparará. Potenciais de ação despolarizam a membrana das células musculares lisas e induzem um influxo de íons Ca^{2+} para dentro do citoplasma através de canais de Ca^{2+} sensíveis a voltagem na membrana plasmática e a partir de depósitos intracelulares, provocando contração. O que causa a ocorrência de um potencial de ação? A presença de neurotransmissores ou hormônios que são liberados perto das células musculares lisas altera os potenciais de membrana em repouso das células, o que faz as oscilações de potencial de membrana (as ondas lentas) terem maior ou menor probabilidade de atingir o limiar e iniciar um potencial de ação. Entretanto, como os neurônios motores inibidores do trato GI são altamente ativos e podem prevenir a geração de potenciais de ação, nem todas as ondas lentas resultam em contrações ativas. Potenciais de ação e contrações só podem ocorrer quando esses neurônios inibidores motores são desligados por influxo a partir de interneurônios. Assim, a inibição tônica serve para conter a excitabilidade inerente das células marca-passo.

C. Propriedades mecânicas da musculatura lisa GI

Vários padrões característicos de contração podem ser observados na musculatura lisa GI. **Contrações tônicas** são mais bem representadas por esfíncteres que agem como válvulas de via única para prevenir movimento retrógrado de material das regiões distais para as mais proximais, e assim facilitar o fluxo na direção aboral. As partes proximais do estômago e a vesícula biliar também exibem contrações tônicas. **Contrações peristálticas** são ondas móveis que propelem o bolo alimentar ao longo do trato GI. O peristaltismo envolve contração de musculatura lisa mediada neuralmente no lado oral de um bolo a digerir, e um relaxamento mediado neuralmente dos músculos no lado anal do bolo. Peristaltismo ocorre na faringe, no esôfago, no antro gástrico e nos intestinos delgado e grosso. **Contrações segmentares** produzem segmentos contraídos estreitos entre segmentos relaxados. Esses movimentos permitem a mistura do conteúdo do lúmen com secreções do trato GI e aumentam a exposição às superfícies mucosas onde ocorre a absorção. A segmentação acontece no estômago e nos intestinos. **Padrões patológicos de motilidade** incluem **espasmos**, que são contrações muito fortes e frequentemente dolorosas que ocorrem continuamente de maneira desordenada, e o **íleo**, onde há uma atividade contrátil acentuadamente diminuída ou ausente. O íleo resulta frequentemente de irritação do peritônio envolvido em cirurgia, peritonite e pancreatite. Pesquisa adicional é necessária para a compreensão dos mecanismos dessas contrações anormais, o que pode levar a tratamentos melhorados.

344 Fisiopatologia da Doença

> ## PONTO DE CHECAGEM
>
> 14. Quais são os reguladores positivos e negativos dos potenciais de ação das células musculares lisas?
> 15. Quais são as funções das células intersticiais de Cajal?
> 16. Quais são os tipos gerais de contrações observadas no trato GI após alimentação?

OROFARINGE E ESÔFAGO

Anatomia e histologia

A orofaringe provê entrada ao trato GI durante a deglutição e ao trato respiratório durante a inspiração. Ela inclui as cordas vocais, que separam os dois tratos e fornecem a base estrutural para a fala. Uma grande porção da orofaringe é revestida por um epitélio pseudocolunar ciliado do tipo respiratório.

O esôfago é um tubo oco (25 a 30 cm de comprimento, 2 a 3 cm de largura). A parede do esôfago consiste em uma camada de células epiteliais escamosas estratificadas, uma camada interna de músculo circular, um plexo nervoso mioentérico e uma camada externa de músculos longitudinais. O primeiro terço do esôfago é composto por músculos estriados, o terço médio, por musculatura estriada misturada com lisa, e o terço inferior é puramente composto por músculos lisos. O esôfago é delimitado por um **esfíncter esofágico superior** (um espessamento distinto de musculatura circular estriada) e um **esfíncter esofágico inferior** (um anel de músculo liso de 3 a 4 cm contraído tonicamente). Os dois esfíncteres geram zonas de lúmen pequenas de alta pressão, enquanto o restante do lúmen esofágico tem uma pressão igual à das cavidades corporais adjacentes. Entre deglutições, os dois esfíncteres estão fechados, impedindo a entrada de ar e ácido gástrico no esôfago. A regulação do esfíncter esofágico inferior é especialmente importante, porque ele controla a passagem do bolo alimentar para o estômago e impede o refluxo de conteúdo gástrico para o esôfago, onde ele pode danificar a mucosa. Entre deglutições, o esfíncter esofágico inferior é contraído, em grande parte por mecanismos colinérgicos vagais. Durante a deglutição, fibras inibidoras vagais permitem que o esfíncter esofágico inferior relaxe, possivelmente devido à liberação de neurotransmissores inibidores por nervos entéricos, inclusive óxido nítrico e peptídeo intestinal vasoativo (VIP).

Reflexo de deglutição

A deglutição inicia-se como um processo voluntário, que rapidamente se torna um mecanismo reflexo involuntário. Durante a fase oral voluntária, a língua empurra um bolo de alimento para o fundo da boca e para dentro da orofaringe. Daí em diante, o processo é involuntário. Na **fase faringiana**, o bolo alimentar estimula receptores de tato na faringe. Sinais sensoriais passam pelos nervos glossofaríngeo, vago e trigêmeo para o centro da deglutição no bulbo e na ponte. Impulsos motores passam pelos nervos cranianos para controlar um processo involuntário que direciona o alimento para dentro do esôfago e para fora da via aérea. A respiração é interrompida e o palato

mole é elevado, fechando a abertura faringiana da nasofaringe e impedindo o alimento de entrar nas aberturas internas das narinas. A língua é pressionada contra o palato duro, fechando a abertura oral da faringe. A glote é puxada para baixo da epiglote, o que bloqueia a abertura da laringe. Cartilagens em volta da laringe são puxadas juntas, restringindo ainda mais a entrada de alimento no trato respiratório. Quando todas as aberturas da faringe estão fechadas, uma onda de contração muscular empurra o bolo alimentar em direção à abertura do esôfago. Quando o alimento atinge o esôfago, o esfíncter esofágico superior relaxa para aceitar o material, e então se fecha após a passagem do bolo alimentar. A **fase esofágica** da deglutição inicia quando o bolo passa por meio do esfíncter esofágico superior. Receptores vagais de distensão na parede do esôfago detectam a distensão pelo bolo e induzem um reflexo **vagovagal**, durante o qual nervos motores vagais induzem uma onda de contração que se espalha ao longo do esôfago a 3 a 5 cm/s. Isso é chamado de **peristaltismo primário** (Figura 13-9). Quando a onda de peristaltismo primário alcança o esfíncter esofágico inferior, o esfíncter relaxa para permitir que o bolo entre no estômago. A distensão do esôfago causada pelo bolo pode iniciar outra onda de contração denominada **peristaltismo secundário**. Muitas vezes, ondas repetitivas de peristaltismo secundário são necessárias para eliminar alimento do esôfago. Vários hormônios e neurotransmissores, alimentos e fármacos podem afetar o tono da pressão do esfíncter esofágico inferior.

A importância da motilidade orofaringiana e de seu controle é observada em pacientes que têm acidentes vasculares encefálicos ou são dementes. A incapacidade de deglutir apropriadamente com frequência os torna incapazes de manejar suas próprias secreções orais, resultando na aspiração de conteúdo oral para os pulmões com desenvolvimento de pneumonia. Essa é uma causa comum de morte em indivíduos com esses tipos de distúrbio do SNC. O tono desordenado do esfíncter esofágico inferior pode causar a doença do refluxo gastresofágico (DRGE), que se apresenta como pirose e risco potencialmente crescente de adenocarcinoma do esôfago.

> ## PONTO DE CHECAGEM
>
> 17. Qual é a diferença histológica entre o terço proximal e os dois terços distais do esôfago?
> 18. Quais são as funções dos esfíncteres esofágicos superior e inferior, e como eles são regulados?
> 19. Descreva as três fases do reflexo de deglutição.

ESTÔMAGO

Anatomia e histologia

O estômago é um órgão glandular complexo protegido por dois esfíncteres: o esfíncter esofágico inferior e o **esfíncter pilórico** (Figura 13-10). A mucosa é formada por uma camada única de células epiteliais que revestem o lúmen do estômago e descendem em invaginações em formato de funil no alto, perto

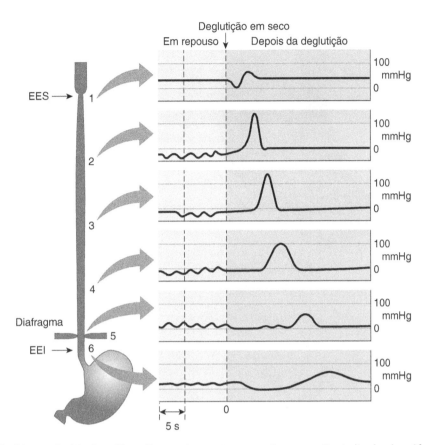

FIGURA 13-9 Peristaltismo primário do esôfago. Os traçados mostram pressões nas regiões indicadas do esôfago em repouso e em momentos distintos após a deglutição. EES, esfíncter esofágico superior; EEI, esfíncter esofágico inferior. (Redesenhada a partir de dados em Conklin JL et al. Motor functions of the pharynx and esophagus. In: Johnson LR, ed. *Physiology of the Gastrointestinal Tract*, 3rd ed. Lippincott-Raven, 1994.)

da superfície, e depois se estreitam quando descendem mais profundamente. A porção superior larga é chamada de zona da boca do estômago. A porção média, onde as invaginações se estreitam em glândulas, é o colo, e a zona mais profunda é a base. O estômago pode ser dividido anatomicamente em várias regiões com base em estrutura e função. A **cárdia** é uma pequena região imediatamente distal ao esfíncter esofágico inferior onde as glândulas gástricas são quase totalmente compostas por células secretoras de muco. O **corpo** é a parte maior do estômago e inclui o **fundo**, que é a porção do corpo superior à inserção do esôfago. Glândulas gástricas no corpo contêm **células parietais** (principalmente na zona do colo), que secretam **ácido clorídrico** e **fator intrínseco**, e as **células principais** (principalmente na zona da base), que secretam **pepsinogênio**. O corpo é o local principal da digestão gástrica. O **antro pilórico** é a região distal do estômago que secreta o hormônio **gastrina** a partir de células G. As glândulas do antro, como as da cárdia, secretam principalmente muco. O antro, uma porção altamente muscular do estômago, mói o alimento e regula o esvaziamento gástrico.

Secreção ácida gástrica

Numerosos produtos são secretados pelo estômago. Desses, o ácido clorídrico talvez seja o mais importante de um ponto de vista fisiopatológico. A secreção de ácido pelas células parietais das glândulas gástricas ocorre em um padrão diurno basal, mas pode ser estimulada por fatores tão diversos quanto o pensamento em comida, distensão do estômago e ingestão de proteína.

A. Mecanismos moleculares de secreção de HCl

Os mecanismos pelos quais as células parietais secretam HCl no estômago têm sido estudados intensivamente em virtude da importância da secreção ácida para a digestão e em estados mórbidos. As células parietais têm um formato aproximadamente piramidal. Suas membranas expressam uma **H^+-K^+ ATPase**, um transportador ativo primário que é responsável pela secreção de HCl. As células parietais sofrem uma notável mudança de aparência quando estimuladas a secretar HCl (Figura 13-11). No estado não estimulado, elas albergam uma rede tubulovesicular intracelular pontilhada com moléculas de H^+-K^+ ATPase. Na ativação, as membranas tubulovesiculares se fundem com a membrana plasmática para formar uma membrana canalicular com microvilosidades. O resultado é um aumento na área da membrana apical de 50 a 100 vezes, que possibilita secreção marcantemente aumentada de HCl pelas bombas de H^+-K^+ ATPase diretamente no lúmen glandular, que esguicha ácido para dentro do lúmen do estômago.

A H^+-K^+ ATPase é um heterodímero de uma subunidade de α (a unidade cataliticamente ativa) e uma subunidade β

346 Fisiopatologia da Doença

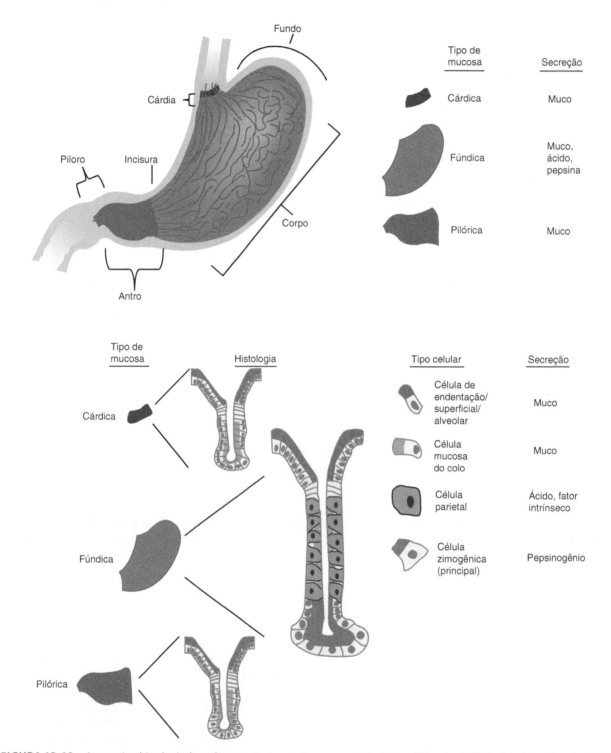

FIGURA 13-10 Anatomia e histologia do estômago. (Redesenhada, com permissão, de Boron WF et al., eds. *Medical Physiology*. Saunders, 2009.)

(envolvida na fixação da localização intracelular). A H⁺-K⁺ ATPase bombeia íons H⁺ da célula através da membrana apical em troca de íons K⁺ (**Figura 13-11**). Isso é um exemplo de transporte ativo primário dirigido por ATP, que bombeia íons H⁺ contra um enorme gradiente de concentração (1 milhão:1). As junções estreitas entre as células impedem a reentrada de íons H⁺ na mucosa. Os íons K⁺ que entraram nas células então reciclam para o lúmen, ou entram no líquido intersticial por canais de K⁺. Para manter a neutralidade elétrica, íons Cl⁻ são secretados passivamente através da membrana apical para dentro do lúmen por meio de canais de Cl⁻, formando HCl. Os íons H⁺ secretados são fornecidos por H_2O e CO_2, que formam

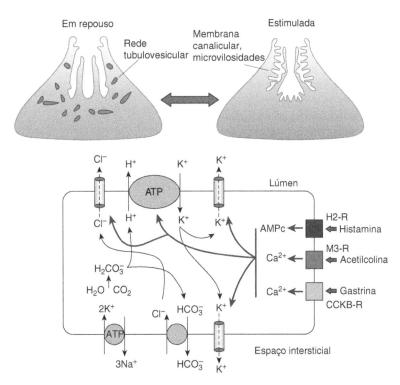

FIGURA 13-11 Secreção ácida por células parietais. **Parte superior:** à estimulação, a rede tubulovesicular na célula parietal se funde para formar uma membrana canalicular extensa com microvilosidades, o que aumenta a área de superfície. **Parte inferior:** os mecanismos de secreção de HCl por células parietais, estimulada por histamina, acetilcolina e gastrina, são demonstrados. Para abreviaturas, ver a legenda para a **Figura 13-12**.

H_2CO_3. A anidrase carbônica gera íons H^+ para secreção e íons HCO_3^-, que entram no líquido intersticial por troca com íons Cl^-. Íons Cl^- penetram contra seu gradiente eletroquímico, dirigidos por efluxo de HCO_3^- descendo por um gradiente eletroquímico. A secreção de HCO_3^- no sangue forma a "**maré alcalina**" (ou alcalose pós-prandial), que pode levar à alcalose quando a secreção de íons H^+ é excessiva. O movimento de água mantém o equilíbrio osmótico em todas as regiões.

A compreensão dos mecanismos de secreção de HCl pelas células parietais permitiu o desenvolvimento de **inibidores da bomba de prótons** (**PPIs**), uma classe de fármacos que inibe a H^+-K^+ ATPase. Fármacos como o omeprazol, um benzimidazólico, são inativos em níveis neutros de pH, mas, quando acidificados (no estômago), prendem-se a grupos sulfidrila de resíduos de cisteína na superfície externa da H^+-K^+ ATPase, inibindo irreversivelmente a atividade e bloqueando a hipersecreção de ácido gástrico. Outros fármacos experimentais, denominados **antagonistas da bomba de ácido**, interferem competitivamente na ligação a íons K^+ para bloquear a secreção ácida. Esses fármacos podem ser administrados para inibir a hipersecreção de ácido gástrico, que causa DRGE.

B. Estimulantes e inibidores da secreção de HCl

Os três principais estimulantes da secreção do íon H^+ são acetilcolina, gastrina e histamina, as quais estimulam secreção de HCl e induzem alterações de forma característica na célula parietal estimulada. A **acetilcolina** é liberada de neurônios pós-ganglionares vagais ou entéricos durante a alimentação. Ela se liga a receptores muscarínicos tipo M3 nas células parietais para estimular a secreção de íon H^+. A **gastrina** é um hormônio peptídeo de 17 ou 34 aminoácidos secretado por células G no antro gástrico durante a alimentação. A gastrina prende-se a receptores tipo B de colecistocinina (CCK) em células parietais, o que também estimula a secreção de íon H^+.

Tanto receptores de acetilcolina quanto de gastrina ativam as mesmas vias de transdução de sinais: ativação de fosfolipase Cβ, levando à geração de trifosfato de inositol que mobiliza Ca^{2+} de estoques intracelulares, e diacilglicerol, que ativa proteína-quinase C. Já que tanto acetilcolina quanto gastrina agem por meio de vias intracelulares similares, os efeitos combinados de gastrina e acetilcolina são aditivos.

A **histamina** é uma substância parácrina secretada por células semelhantes às enterocromafins (ECLs) e por mastócitos na mucosa do corpo, durante a alimentação. A histamina prende-se a receptores H_2 em células parietais para ativar adenilato-ciclase e aumentar AMPc. O AMPc ativa a proteína-quinase A para estimular a secreção de íon H^+. A combinação de histamina e acetilcolina ou gastrina pode aumentar a taxa de produção de ácido em até 10 vezes acima dos níveis basais, um efeito muito maior do que o previsto pela simples adição dos efeitos dos agonistas. Este efeito é conhecido como **potenciação**. A potenciação exige que duas moléculas de sinais diferentes prendam-se a receptores que atuam por

348 Fisiopatologia da Doença

meio de mecanismos intracelulares diferentes. Ca^{2+} e AMPc intracelulares aumentados ativam canais de K^+ na membrana apical de células parietais, promovendo o efluxo do íon K^+ da célula. Isso hiperpolariza a célula (mais negativa dentro) para promover a secreção do íon Cl^- através da membrana apical. Ca^{2+} e AMPc também aumentam a inserção de canais de Cl^- e H^+-K^+ ATPase na membrana apical. Os efeitos combinados são para estimular a secreção de HCl.

A gastrina também regula o crescimento do epitélio gástrico. O excesso de gastrina produzido por certos tumores causa hiperproliferação de glândulas gástricas e células parietais e excesso de secreção de ácido gástrico. O ácido excessivo no intestino delgado pode levar à ulceração da mucosa, esteatorreia resultante da inativação de lipases pancreáticas (que são inibidas por pH baixo) e diarreia. Esta condição é denominada **síndrome de Zollinger-Ellison**. A administração excessiva de PPIs pode resultar em pH alto prolongado no lúmen, o que estimula hipersecreção de gastrina e crescimento aumentado da mucosa. O término do tratamento com o fármaco resulta em uma produção ácida de rebote, em razão do conteúdo aumentado de células parietais e células G secretoras de gastrina.

Além dos mecanismos diretos pelos quais acetilcolina, gastrina e histamina estimulam a secreção de HCl por células parietais, a acetilcolina e a gastrina também estimulam indiretamente a secreção por atuar sobre as células semelhantes às enterocromafins para promover a liberação de histamina, a qual estimula as células parietais. A importância da histamina para secreção do íon H^+ é ilustrada por estudos com **antagonistas de receptor H_2 de histamina**, como a cimetidina. Esses fármacos não só inibem a secreção do íon H^+ estimulada por histamina, mas também bloqueiam os efeitos de acetilcolina e gastrina. Por prevenir tal potenciação, esses agentes podem ser usados para tratar efetivamente a hipersecreção de ácido gástrico.

A **somatostatina**, um peptídeo de 14 ou 28 aminoácidos, é um inibidor importante da secreção ácida gástrica. A somatostatina inibe diretamente a secreção de prótons por ativação de receptores nas células parietais, que se acoplam para produzir a inibição de AMPc. A somatostatina também inibe a secreção de gastrina e histamina, o que inibe indiretamente a secreção de prótons. A somatostatina é secretada por **células D** no antro e corpo gástrico. Células D no antro gástrico têm contato direto com o lúmen do estômago (células endócrinas abertas), o que lhes possibilita sentir o conteúdo do lúmen. Prótons no antro estimulam a secreção de somatostatina, que atua como um agente parácrino para inibir a secreção de gastrina por células G vizinhas, e assim reduzir, indiretamente, a secreção de ácido gástrico. Isso é um exemplo de **regulação com retroalimentação negativa**. As células D no corpo não têm contato com o lúmen (células fechadas) e assim não podem sentir os prótons do lúmen. Em vez disso, múltiplos fatores neuro-humorais (p. ex., noradrenalina, CCK, VIP) aumentam a liberação de somatostatina do corpo, que, por sua vez, inibe a produção de ácido indiretamente por diminuir a liberação de histamina por células ECLs e diretamente por inibição de células parietais. A ACh vagal e o interferon γ da citocina T_H1 inibem a liberação de somatostatina e

promovem a secreção ácida. Estudos recentes indicam que as células endócrinas no estômago sentem o nutriente e o ácido do lúmen por meio de cílios primários em suas superfícies apicais.

C. Regulação integrada da secreção de ácido gástrico

A secreção de ácido gástrico entre refeições é baixa. Três fases de secreção ácida ocorrem durante a alimentação (**Figura 13-12**). A **fase cefálica** (cerca de 30% de resposta) da secreção é iniciada pela visão, pelo cheiro, pelo paladar e pela deglutição de alimento. Esses estímulos ativam o núcleo motor dorsal do nervo vago no bulbo e resultam em descarga vagal e de nervos motores parassimpáticos. A estimulação tem várias consequências. No corpo, nervos pós-ganglionares liberam acetilcolina, que ativa diretamente células parietais por receptores M3. A acetilcolina também induz liberação de histamina por células enterocromafins, o que estimula a secreção de íons H^+ por células parietais. No antro, a estimulação vagal induz a liberação do peptídeo, **peptídeo liberador de gastrina**, por fibras pós-ganglionares, o que estimula a liberação de gastrina e, assim, estimula a secreção de íon H^+ indiretamente. A acetilcolina também inibe a liberação de somatostatina por células D no corpo e piloro para estimular a secreção de íons H^+.

A **fase gástrica** (cerca de 70% de resposta) da secreção é induzida por estímulos dentro do estômago. Nervos sensoriais vagais detectam a distensão gástrica por alimento e desencadeiam um reflexo vagovagal durante o qual nervos motores vagais liberam acetilcolina no estômago para promover a secreção de ácido. Proteínas parcialmente digeridas e aminoácidos estimulam a liberação de gastrina por células G no piloro. As células G, assim como as células D, são células endócrinas de tipo aberto que sentem diretamente o conteúdo do estômago. A gastrina então estimula ainda mais a secreção de ácido. A acidificação do piloro estimula a liberação de somatostatina, que inibe a secreção ácida por uma alça de retroalimentação negativa, como foi descrito.

Durante a **fase intestinal**, os produtos da digestão de proteínas, ao entrar no intestino delgado, podem estimular a liberação de gastrina por células G no duodeno. Muitas substâncias, particularmente gordura e ácido, estimulam a secreção de hormônios do intestino delgado que inibem a secreção gástrica de ácido. Exemplos incluem secretina e colecistocinina.

Helicobacter pylori é uma bactéria que vive na camada mucosa do estômago onde a enzima urease é ativa, convertendo ureia em CO_2 e amônia. A amônia faz tamponamento do ácido do lúmen e protege o organismo. *H. pylori* também secreta proteínas, como CagA e VacA, que modulam respostas imunes e alteram diretamente vias de sinalização de células da mucosa. Mais da metade da população mundial está infectada com *H. pylori*. Na maioria dos casos, a infecção, embora crônica, é leve e não causa sintomas. Em alguns indivíduos, entretanto, a infecção leva à secreção aumentada de ácido e inflamação sintomática que causa ulceração do estômago ou duodeno. Quase todas as úlceras pépticas duodenais (i.e., associadas com ácido) e cerca de metade das úlceras pépticas gástricas são causadas por infecção por *H. pylori*; o restante das úlceras gás-

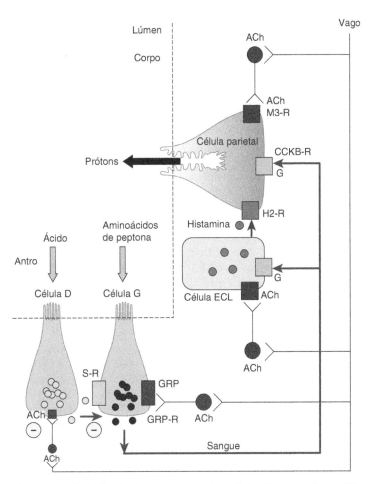

FIGURA 13-12 Regulação da secreção de ácido gástrico por nervos e hormônios. Durante a fase cefálica da digestão, nervos colinérgicos vagais estimulam células parietais e induzem liberação de histamina por células ECLs, que também estimulam células parietais. Fibras vagais também liberam peptídeo liberador de gastrina (GRP) no antro para induzir secreção de gastrina, que é carreada na corrente sanguínea para induzir a liberação de histamina e estimular células parietais. Durante a fase gástrica da digestão, o alimento no estômago desencadeia reflexos vagovagais e também estimula secreção de gastrina. A acidificação do antro gástrico estimula a liberação de somatostatina, que inibe a liberação de gastrina e, assim, a secreção de ácido; a ACh vagal inibe a liberação de somatostatina. (ACh, acetilcolina; G, gastrina; S, somatostatina; M3-R, receptor 3 muscarínico; H2-R, receptor 2 de histamina; CCKB-R, receptor B de colecistocinina; ECL, semelhante a enterocromafim; GRP-R, receptor de GRP.)

tricas é causado por medicamentos (como ácido acetilsalicílico e fármacos anti-inflamatórios não esteroides). Em alguns pacientes, a infecção crônica por *H. pylori* pode levar à morte (atrofia) de células parietais, inflamação crônica e padrões alterados de diferenciação da mucosa (metaplasias), que aumentam o risco de progressão para câncer gástrico. Em certas regiões geográficas (p. ex., Leste Asiático e partes das Américas Central e do Sul), devido a fatores ambientais e/ou de estilo de vida que ainda não foram elucidados, o risco de progressão para câncer gástrico é muito mais alto que em outras regiões (p. ex., Estados Unidos e Canadá).

Outras secreções gástricas

As **células principais** nas glândulas do corpo gástrico secretam **pepsinogênio**, um precursor inativo (zimógeno) da protease ativa, pepsina. Acetilcolina é o principal estimulante da secreção de pepsina, embora outros fatores (p. ex., gastrina) também a estimulem. Uma vez liberado no lúmen do estômago, o ácido gástrico e a pepsina preexistente convertem pepsinogênio em pepsina. A pepsina tem um pH ótimo de 3,0 e, assim, é ativa no estômago. Ela é uma endopeptidase que inicia a degradação de proteínas da dieta em peptídeos. Entretanto, a pepsina é responsável por apenas 10% da digestão total de proteínas.

Mucinas são glicoproteínas de alto peso molecular secretadas por células mucosas de glândulas gástricas do corpo e antro. A espinha dorsal de peptídeo das mucinas é densamente ocupada por cadeias laterais de carboidratos enriquecidos com grupos sulfato. As mucinas se combinam com fosfolipídeos, bicarbonato e água para formar a camada de gel do muco que adere à superfície de células epiteliais do estômago. Essa camada constitui proteção física para as células epiteliais contra o dano pelo maceramento contrátil de alimentos, bem como por substâncias nocivas, tais como ácido, pepsina

350 Fisiopatologia da Doença

e ácidos biliares. Acetilcolina e irritação da mucosa estimulam a secreção de mucina.

Células epiteliais do corpo e antro secretam íons HCO_3^-. Embora a secreção de HCO_3^- seja menor em comparação com a secreção do íon H^+, HCO_3^- desempenha um papel importante na defesa epitelial. Íons HCO_3^- são aprisionados no gel do muco para formar uma camada "não agitada" na proximidade do epitélio, onde o pH é 7,0, comparado com 1,0 a 3,0 no lúmen. A acetilcolina e o ácido intralúmen estimulam a secreção de HCO_3^-.

O **fator intrínseco** é uma glicoproteína secretada por células parietais que é necessária para absorção de vitamina B_{12}. A vitamina B_{12} (cobalamina) não é fabricada em células de mamíferos, e sua única fonte é a dieta: carne, peixe, laticínios, mas não hortaliças ou frutas. No estômago, ácido e pepsina liberam B_{12} das proteínas transportadoras na dieta. O ambiente ácido possibilita a ligação de B_{12} com **haptocorrina** (fator R), uma glicoproteína produzida por glândulas salivares e glândulas gástricas. O complexo B_{12}-haptocorrina entra no duodeno, onde proteases pancreáticas digerem a haptocorrina. O fator intrínseco livre também entra no duodeno. O fator intrínseco combina-se com B_{12} no ambiente menos ácido do intestino delgado, formando um complexo resistente à degradação para transporte ao íleo. Receptores específicos nas células epiteliais que revestem o íleo prendem o complexo vitamina B_{12}-fator intrínseco, que é captado para dentro das células por endocitose. O complexo absorvido se dissocia dentro das células epiteliais e então a vitamina B_{12} liga-se à transcobalamina II, uma proteína necessária para exocitose e transporte ao fígado. Na gastrite autoimune, células parietais são destruídas, levando à perda de secreção do fator intrínseco, o que pode resultar em deficiência de vitamina B_{12} e **anemia perniciosa**. Esta anemia é causada por síntese deficiente de purinas e timina para a qual a vitamina B_{12} é necessária. A única terapia confiável é a aplicação regular de injeções intramusculares de vitamina B_{12}.

MOTILIDADE GÁSTRICA

A. Padrões de motilidade gástrica

Em termos de motilidade, as regiões proximal e distal do estômago são distintas. O corpo gástrico é um reservatório para a digestão gástrica. Durante cada deglutição, a distensão do esôfago induz um reflexo vagovagal que causa o relaxamento do corpo gástrico em preparação para receber o alimento, um fenômeno conhecido como **relaxamento receptivo**. Quando o alimento entra no estômago, este relaxa ainda mais para acomodar uma refeição de 1,5 L sem qualquer aumento na pressão, um fenômeno chamado de **acomodação**, que envolve reflexos vagovagais e entéricos locais. Assim, o estômago é um reservatório para alimento ingerido. O antro do estômago é altamente muscular, e ali as contrações servem para quebrar o alimento em pedaços menores e, dessa forma, facilitar a digestão. O esfincter pilórico controla a velocidade em que as contrações do antro impelem o alimento parcialmente digerido, ou **quimo**, para dentro do duodeno. Durante o jejum, o antro está relativamente quiescente, com contrações forçadas

ocasionais que ocorrem a cada 75 a 90 minutos. Estas contrações intensas, de 5 a 10 minutos de duração, são parte de uma onda geral de contrações que percorre todo o comprimento do trato GI durante o jejum: o **complexo mioelétrico migratório**. A alimentação desintegra o complexo mioelétrico migratório, e então o antro se contrai frequentemente em uma velocidade de cerca de 3 contrações por minuto. Essas ondas lentas de contrações peristálticas originam-se de células intersticiais de Cajal espontaneamente ativas na zona de marca-passo no meio do corpo do estômago, e elas se deslocam em direção ao antro. Quando o potencial de membrana das células musculares despolariza para atingir o limiar, os potenciais de ação disparam. Contrações ocorrem durante a fase de platô do potencial de ação. Gastrina e acetilcolina estimulam a contração pelo aumento da magnitude e duração dos potenciais de ação.

B. Esvaziamento gástrico

Imediatamente após uma refeição, o estômago pode conter até 1 L de material, que se esvazia lentamente para o intestino delgado. A regulação do esvaziamento gástrico ocorre por alterações na motilidade do estômago proximal e distal, piloro e duodeno. O esvaziamento gástrico é ocasionado por um aumento do tono (pressão intralúmen) no estômago proximal, aumento de força das contrações do antro, abertura do piloro e inibição de contrações segmentares duodenais.

A velocidade do esvaziamento gástrico depende da composição química e física do quimo que entra no duodeno por meio da estimulação tanto de vias neurais quanto hormonais. Sólidos e líquidos esvaziam em velocidades diferentes: os líquidos esvaziam rapidamente, e os sólidos, após uma fase de latência. Ácido, gordura e soluções hiperosmolares que entram no duodeno tornam mais lento o esvaziamento gástrico por meio da estimulação de mecanismos neuronais e hormonais. Neurônios sensoriais no duodeno, tanto vagais quanto medulares, respondem a nutrientes, íons H^+ e conteúdo hiperosmolar do quimo. Nervos motores vagais diminuem as contrações do antro, contraem o piloro e diminuem a motilidade gástrica proximal. Isso resulta em **inibição por retroalimentação intestinal (lentidão) do esvaziamento gástrico**. O principal mediador vagal que estimula contração é a acetilcolina. VIP e óxido nítrico são mediadores neuronais que inibem a contração. Muitos hormônios que são liberados por células endócrinas no intestino delgado têm sido implicados na inibição por retroalimentação do esvaziamento gástrico. **Secretina**, cuja liberação é estimulada por ácido, inibe as contrações do antro e estimula a contração do esfincter pilórico, para tornar mais lento o esvaziamento. **Colecistocinina**, cuja liberação é estimulada por gordura, age sobre receptores em nervos sensoriais vagais para produzir um reflexo vagovagal que diminui o esvaziamento gástrico.

A importância do controle do sistema nervoso sobre a motilidade gástrica está refletida na alta incidência da **síndrome de *dumping*** (náusea, empachamento, rubor e diarreia explosiva), que ocorre em consequência de distúrbio da motilidade do estômago em alguns pacientes que foram submetidos a procedimentos cirúrgicos, como gastrectomia parcial ou vagotomia não seletiva.

PONTO DE CHECAGEM

20. Descreva os tipos de células encontradas na mucosa do corpo gástrico e do antro, e indique os produtos de cada tipo.

21. Quais são os papéis do estômago proximal e distal?

22. Descreva a base iônica da secreção de HCl pelas células gástricas parietais.

23. Cite um neurotransmissor, um hormônio e um agente parácrino que estimulam secreção ácida das células parietais.

24. Cite um peptídeo que inibe a secreção ácida das células parietais.

25. Descreva os mecanismos das fases cefálica, gástrica e intestinal da secreção ácida gástrica.

26. Cite dois tipos de fármacos com mecanismos de ação distintos que podem ser usados para tratar hipersecreção de ácido gástrico.

27. Qual é o papel da célula parietal na absorção de vitamina B_{12}?

28. Descreva dois processos pelos quais a mucosa gástrica é protegida do ácido no lúmen.

29. Quais são os padrões de motilidade no corpo e no antro?

30. Como a composição do material a ser digerido no lúmen do intestino delgado afeta a velocidade do esvaziamento gástrico?

VESÍCULA BILIAR

Anatomia e histologia

A vesícula biliar é um saco muscular com um volume em repouso de cerca de 50 mL que situa-se na superfície inferior do fígado. Ela é conectada ao sistema biliar hepático pelo canal cístico, que leva ao canal colédoco cuja abertura para o duodeno proximal é controlada pelo esfincter de Oddi. O canal biliar colédoco e o ducto pancreático geralmente se juntam no sentido proximal imediato a esse esfincter.

Fisiologia

A. Secreção de bile

A bile, que é produzida pelo fígado, flui para baixo no canal hepático e para dentro da vesícula biliar por meio do canal cístico. Ela é ali armazenada até que a estimulação da contração da vesícula biliar expele seu conteúdo de volta pelo canal cístico para o colédoco, e por meio do esfincter de Oddi para dentro do duodeno. Estímulos para contração da vesícula biliar e relaxamento do esfincter de Oddi, necessários para o fluxo apropriado da bile, incluem tanto hormônios quanto influxos neurais. Gordura no intestino estimula secreção do hormônio CCK pelas células I. CCK causa contração da vesícula biliar e relaxamento do esfincter de Oddi. Dependendo de quanto tempo ela permanece na vesícula biliar, a bile se torna concentrada. A composição da bile é modificada adicionalmente por produção de mucina sob o controle de prostaglandinas, e por satura-ção de colesterol da bile controlada, em parte, por estrogênios. Os distúrbios mais proeminentes da vesícula biliar envolvem a formação de cálculos biliares (ver discussão posteriormente).

INTESTINO DELGADO

Anatomia e histologia

Três regiões podem ser distinguidas ao longo de aproximadamente 6 a 7 m de comprimento do intestino delgado. O esfincter pilórico marca o começo do **duodeno**, que é largamente retroperitoneal e fixo em sua localização, e tem de 20 a 25 cm de comprimento. Devido a esse esfincter, o conteúdo do estômago normalmente entra no duodeno em pequenos esguichos contendo partículas diminutas em suspensão. No duodeno, o conteúdo gástrico é misturado com as secreções do canal colédoco e do ducto pancreático. Além do duodeno, o intestino delgado é móvel e suspenso na cavidade peritoneal por um mesentério. Os dois quintos proximais são chamados de **jejuno**. Os três quintos distais são chamados de **íleo**, que termina na válvula ileocecal no começo do intestino grosso.

Os aspectos estruturais macroscópicos mais marcantes do intestino delgado são as numerosas **vilosidades** (projeções da mucosa para dentro do lúmen do intestino que medem aproximadamente 1 mm de altura) (Figura 13-13). Cada vilosidade contém um ramo terminal único das árvores arterial, venosa e linfática. As vilosidades aumentam a capacidade absortiva em cinco vezes e possibilitam a transferência eficiente de substâncias absorvidas do lúmen intestinal por **enterócitos** (células epiteliais de superfície) para o sistema circulatório. Por microscopia eletrônica, cada enterócito contém 3 a 5 mil **microvilosidades**, evaginações da membrana plasmática no lado apical da célula que aumentam a área de superfície absortiva em 200 vezes. Muitas enzimas digestivas expressas por células epiteliais intestinais estão localizadas nas pontas dessas microvilosidades. Como um grupo, essas microvilosidades densamente agrupadas compõem uma "borda em escova" voltada para o lúmen intestinal.

Invaginações do epitélio intestinal para dentro da parede circundam as vilosidades e são chamadas de criptas de Lieberkühn. Estas estruturas são a localização de células-tronco intestinais epiteliais e de suas filhas proliferativas que, juntas, constantemente produzem novas células epiteliais diferenciadas que formam o revestimento epitelial do intestino. Cada pequena cripta intestinal contém células-tronco tetrapotentes na base da cripta ou perto dela que produzem os quatro tipos de células epiteliais maduras: enterócitos absortivos, células caliciformes secretoras de muco, células enteroendócrinas secretoras de hormônios e peptídeos antimicrobianos, e células de Paneth secretoras de fator de crescimento. Enterócitos, células caliciformes e enteroendócrinas migram para fora das criptas e sobre vilosidades adjacentes. Estas células então morrem por apoptose nas pontas das vilosidades e são expelidas para dentro do lúmen do intestino; a vida média é de cerca de 4 a 6 dias. Por outro lado, as células de Paneth têm vida muito mais longa (aproximadamente 60 dias) e migram para a base da cripta onde estão em contato próximo com células-tronco epiteliais.

Há um reconhecimento crescente sobre as superfícies externas e internas do corpo humano, de que elas são habitadas

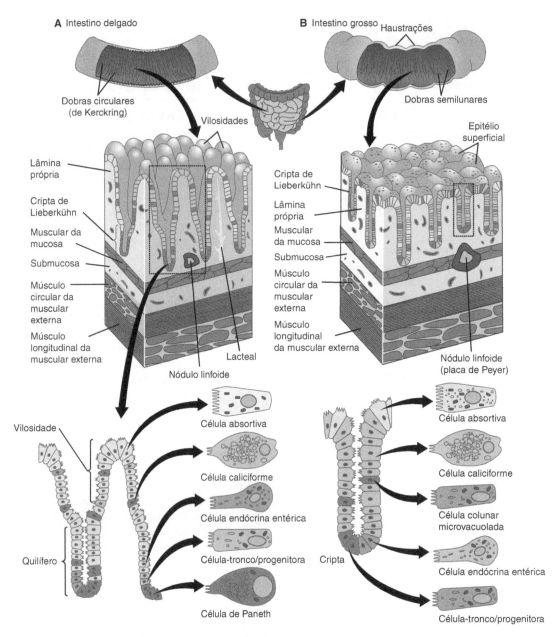

FIGURA 13-13 Anatomia e histologia dos intestinos delgado e grosso. (Redesenhada, com permissão, de Boron WF et al., eds. *Medical Physiology.* Saunders, 2003.)

por micróbios comensais que não são meros passageiros, mas que, na verdade, realizam funções essenciais. No intestino delgado adulto, uma população grande e diversificada de micróbios comensais habita o lúmen. A maior parte desses micróbios são bactérias e os maiores filos representados são *Bacteroides* e *Firmicutes*. A maioria desses micróbios são anaeróbios (são capazes de viver na ausência de oxigênio). A densidade aumenta drasticamente no lúmen do intestino delgado (de centenas por mililitro, no duodeno, para trilhões por mililitro, no colo). Essas bactérias funcionam para ajudar na digestão de carboidratos complexos. Com base em estudos em organismos livres de germes, estima-se que essa microbiota intestinal aumente nossa capacidade de extrair nutrientes do alimento em até 30%.

A microbiota também desempenha papéis fundamentais no treinamento do sistema imune da mucosa e no desenvolvimento de vasos sanguíneos no intestino. As populações microbianas que são associadas mais proximamente com a mucosa parecem ser bastante distintas daquelas associadas com o lúmen, e incluem muitos membros das famílias Lachnospiraceae e Ruminococcaceae. Funcionando de modo cooperativo, esses micróbios formam uma barreira importante para patógenos. Além disso, as bactérias não são os únicos microrganismos comensais no intestino. Atualmente, é considerado que arqueias (microrganismos unicelulares sem núcleos), fungos e vírus estão presentes normalmente no lúmen do intestino. Na maioria dos casos, seus papéis ainda estão indefinidos.

Digestão e absorção no intestino delgado

O intestino delgado é o principal local de digestão e absorção de nutrientes. Assim, é apropriado rever todos os passos da digestão no trato GI e então considerar os mecanismos pelos quais esses nutrientes são absorvidos.

A. Carboidratos

Os carboidratos, que estão presentes na dieta principalmente como polissacarídeos e dissacarídeos, devem ser digeridos em monossacarídeos para absorção. Micróbios intestinais (particularmente *Bacteroides* spp.) contêm um amplo repertório de hidrolases de glicosídeos que ajudam na fragmentação de polissacarídeos complexos de vegetais. Isso consiste em uma função benéfica importante de micróbios intestinais comensais. Alfa-amilases em secreções salivares e pancreáticas clivam ligações interiores de α-1,4 glicose em polímeros grandes de amido para formar fragmentos (dissacarídeos, trissacarídeos e oligossacarídeos). Oligossacaridases e dissacaridases na borda em escova de enterócitos digerem fragmentos pequenos em monossacarídeos, glicose, galactose e frutose. Glicose e galactose, juntamente com dois íons Na^+, são absorvidas através da membrana apical de enterócitos pelo mesmo transportador, SGLT1. Captação passiva de água também acontece, mantendo a osmolalidade em ambos os lados da membrana celular. A extrusão de Na^+ para fora da membrana basolateral pela Na^+-K^+ ATPase provê um gradiente eletroquímico de Na^+ que impulsiona a absorção de glicose e galactose contra seus gradientes de concentração. A frutose é absorvida para dentro da célula por difusão facilitada através da membrana apical por um transportador diferente, GLUT-5. Todas as três hexoses saem da célula por difusão facilitada através de um transportador comum, GLUT-2, localizado na membrana basolateral.

Intolerância à lactose é o problema mais comum de digestão de carboidratos. Ela resulta principalmente da redução da atividade de lactase em adultos. A lactase é expressa normalmente em níveis altos no jejuno de seres humanos neonatos e lactentes. Em muitas partes do mundo, os níveis de lactase são reduzidos gradualmente após o desmame. Entretanto, os níveis de lactase não diminuem significativamente em populações para as quais laticínios representam uma parte importante da dieta dos adultos. A atividade de lactase é limitadora da velocidade de digestão de lactose na maioria dos adultos em outras regiões do mundo. Se lactase estiver deficiente, a lactose não digerida não é absorvida. A lactose não absorvida retém água no lúmen para manter a osmolalidade do quimo equivalente à do plasma. Essa retenção de líquido causa dor abdominal (cólicas), náusea e diarreia. A fermentação da lactose por bactérias no intestino delgado distal e no colo exacerba ainda mais esses sintomas.

Mutações do gene que codifica SGLT1 dificultam a absorção de glicose e galactose em alguns pacientes. Os indivíduos afetados desenvolvem diarreia quando consomem açúcares que são normalmente absorvidos por SGLT1, em virtude de defeitos na absorção de Na^+, monossacarídeos e água. Em contrapartida, a frutose, que é absorvida por GLUT-5, não causa diarreia.

B. Proteínas

As proteínas que entram no intestino são derivadas da dieta e também de células descamadas da mucosa. A digestão proteica começa no estômago pela ação da pepsina, mas sua maior parte ocorre no lúmen do duodeno e do jejuno pela ação de proteases pancreáticas (**tripsina**, **quimiotripsina**, **carboxipeptidases**), gerando oligopeptídeos pequenos e aminoácidos livres. Peptidases nas superfícies das células epiteliais intestinais são necessárias para a digestão de oligopeptídeos maiores para gerar peptídeos menores e aminoácidos adicionais. Dipeptídeos e tripeptídeos são absorvidos para dentro dos enterócitos por cotransporte ativo secundário com íons H^+ pelo cotransportador de oligopeptídeos, PepT1. Os íons H^+ no lúmen são fornecidos por um transportador de Na^+-K^+ na membrana apical. A captação de aminoácidos a partir do lúmen ocorre por meio de vários transportadores diferentes. Cada transportador é específico para vários grupos de cadeia lateral: ácidos, básicos, neutros e iminas. A captação da maioria dos aminoácidos para dentro dos enterócitos é acoplada ao cotransporte com íons Na^+ que é dirigido pela Na^+-K^+ ATPase na membrana basolateral. Dipeptídeos e tripeptídeos absorvidos são hidrolisados em aminoácidos dentro dos enterócitos por peptidases citosólicas independentes. Os aminoácidos saem da célula através da membrana basolateral por transportadores de aminoácidos independentes de cátions. Os lactentes podem absorver proteínas por endocitose, provendo um mecanismo para transferência de imunoglobulinas e, assim, de imunidade passiva, da mãe para o filho.

C. Lipídeos

Triglicerídeos constituem cerca de 90% dos lipídeos da dieta; colesterol, fosfolipídeos, esfingolipídeos, ácidos graxos e vitaminas lipossolúveis completam o equilíbrio. Os lipídeos da dieta são emulsificados primeiramente por digestão mecânica (mastigação, contrações do antro, segmentação), o que produz gotículas finas que são suspensas em líquido aquoso. A digestão de lipídeos começa no estômago pela ação combinada de **lipase lingual** deglutida das glândulas salivares e da **lipase gástrica** secretada por células principais das glândulas gástricas no fundo. Essas lipases convertem triglicerídeos em ácidos graxos e diglicerídeos. A maior parte da digestão lipídica ocorre no duodeno e jejuno. Lipídeos no lúmen formam micelas como resultado das propriedades emulsificantes de sais biliares, fosfolipídeos e contrações do estômago e do intestino para mistura. A enzima mais importante na digestão de lipídeos é a **lipase pancreática**. A lipase é secretada como uma enzima ativa, mas a atividade total requer um pH alcalino e ligação com um cofator chamado **colipase**. Procolipase também é secretada no suco pancreático e é convertida em colipase por tripsina no lúmen intestinal. A lipase só é ativa na interface óleo-água das gotículas de triglicerídeos. A colipase promove a ligação da lipase à superfície das micelas e, assim, facilita a digestão. A lipase cliva as ligações ácido graxo-éster nas posições 1 e 3 da espinha dorsal de glicerol de triglicerídeos para gerar ácidos graxos livres e um 2-monoglicerídeo.

A principal barreira à absorção de lipídeos é uma **camada não agitada** na superfície dos enterócitos que não se mistura

354 Fisiopatologia da Doença

prontamente com o volume de líquido no lúmen intestinal em razão da superfície altamente convoluta do epitélio. Os ácidos graxos de cadeia curta e média que são hidrossolúveis e os ácidos graxos de cadeia longa, monoglicerídeos, lisofosfolipídeos e colesterol nas micelas se difundem através da camada não agitada à superfície dos enterócitos. A secreção de prótons cria um microambiente ácido na superfície dos enterócitos e promove a protonação de ácidos graxos. Ácidos graxos protonados, monoglicerídeos, lisofosfolipídeos e colesterol deixam as micelas. Estando sem carga (protonados) e, assim, lipossolúveis, eles se difundem prontamente para dentro da célula. Ácidos graxos com menos de 10 átomos de carbono de comprimento podem passar através de células e entrar no sangue diretamente. A captação de ácidos graxos de cadeia longa (e de alguns fosfolipídeos) parece ser mediada por uma proteína especializada transportadora de ácidos graxos (**proteína ligadora de ácidos graxos** da membrana da microvilosidade). Dentro do enterócito, os ácidos graxos de cadeia longa ligam-se a proteínas ligadoras de ácidos graxos que transportam os ácidos graxos de cadeia longa recém-absorvidos ao retículo endoplasmático liso para remontagem em triglicerídeos com 2-monoglicerídeos absorvidos. Os triglicerídeos, ésteres de colesterol e fosfolipídeos são combinados com proteínas específicas no aparelho de Golgi de enterócitos e montados em **quilomícrons**, que são exportados a partir da membrana basolateral da célula. Eles entram no sistema linfático por meio dos grandes canais intraendoteliais e, subsequentemente, são levados à corrente sanguínea. Durante uma circulação relativamente curta, eles são lipolisados parcialmente por lipases da superfície celular e adquirem mais componentes proteicos. O fígado é o principal destino para remanescentes de quilomícrons. Os quilomícrons servem como transportadores primários de vitaminas lipossolúveis na circulação.

D. Líquido e eletrólitos

O intestino delgado é o principal local de absorção de água. A água se move para dentro e para fora do lúmen do intestino para manter seu conteúdo iso-osmótico com o plasma. O transporte de água em qualquer das direções, portanto, é passivo, sendo secundário e proporcional ao movimento de íons (especialmente íons Na^+ e Cl^-) e nutrientes. No intestino delgado, a absorção de água é maior em células epiteliais maduras nas pontas das vilosidades. A secreção de água é maior em células imaturas nas criptas das vilosidades. A maior parte da passagem de água (e íons) ocorre por transporte transcelular por meio de aquaporinas, uma família de canais de água. Também há algum transporte paracelular de água e íons. As células epiteliais que revestem o trato GI são interconectadas por junções estreitas. As junções vazam um pouco, possibilitando que alguma quantidade de água e íons pequenos se movam entre o lúmen e a mucosa via transporte paracelular. A resistência das junções estreitas é um determinante importante do grau relativo em que ocorre o transporte transcelular, e essa resistência varia o longo dos intestinos. As junções estreitas vazam mais no duodeno e jejuno, apresentando menos vazamento (mais apertadas) no íleo e colo, progressivamente. Íons maiores e solutos orgânicos são mais restritos em seu movimento por meio de junções apertadas.

O jejuno é o principal local de absorção de íons Na^+. A absorção de Na^+ é principalmente transcelular, tanto por **cotransporte** com nutrientes (açúcares, aminoácidos) quanto por **troca Na^+-K^+**. Há também uma **absorção paralela de Na^+ e Cl^-** por uma via paracelular. Íons HCO_3^- são secretados no duodeno proximal, mas no jejuno os íons HCO_3^- e Cl^- são absorvidos em grandes quantidades. No íleo, o HCO_3^- é secretado e o Cl^- é absorvido. A absorção do íon K^+ no lúmen do intestino delgado ocorre principalmente por transporte paracelular passivo. O transportador de glicose (SGLT1) acoplado a Na^+ na membrana apical do intestino delgado capta dois íons Na^+ com cada molécula de glicose. Esta propriedade é fundamental para o desenvolvimento de soluções de reidratação oral terapêuticas efetivas que contêm glicose, Na^+, Cl^- e HCO_3^- para aumentar a captação de água e eletrólitos durante diarreia grave (p. ex., cólera).

A absorção de eletrólitos e água é regulada por hormônios e neurotransmissores. Por exemplo, angiotensina II e aldosterona, que são gerados e liberados durante a desidratação, promovem absorção de NaCl no intestino.

Secreção no intestino delgado

As células das criptas de Lieberkühn são locais importantes de secreção de eletrólitos e água. A Na^+-K^+ ATPase na membrana basolateral de células epiteliais provê os gradientes eletroquímicos para transporte ativo secundário e difusão de outros íons. Um transportador Na-K-2Cl^- na membrana basolateral medeia a captação de íons Na^+, Cl^- e K^+ para dentro da célula (**Figura 13-14**). Este é um exemplo de um transporte ativo secundário: com a entrada de íons Na^+, um gradiente eletroquímico impulsiona a captação de íons K^+ e Cl^- contra gradientes eletroquímicos. O excesso de íons K^+ deixa a célula por canais de K^+ basolaterais que podem ser regulados por Ca^{2+} e AMPc. Íons Cl^- difundem-se através da membrana apical dos enterócitos e para dentro do lúmen intestinal por meio de um canal de Cl^- que é regulado por AMPc. Esta secreção eletrogênica de íons Cl^- fornece uma carga negativa pequena ao lúmen em relação ao líquido intersticial, que dirige a secreção de íons Na^+ por uma via paracelular. A água segue por vias transcelulares e paracelulares para manter iso-osmolalidade com o plasma. Assim, o resultado líquido é a secreção de NaCl e água.

A secreção de líquido e eletrólitos leva produtos bacterianos e toxinas para fora da superfície do epitélio, e dessa forma desempenha um papel importante na defesa da mucosa. Numerosas substâncias, denominadas **secretagogos**, estimulam a secreção de líquido e eletrólitos tanto na saúde quanto em doenças (**Figura 13-14**). **Secretagogos neurotransmissores** do plexo submucoso incluem VIP e acetilcolina. **Secretagogos parácrinos** incluem bradicinina, serotonina, histamina e prostaglandinas. Alguns produtos de células imunes estimulam a secreção indiretamente ao agir sobre neurônios da submucosa para induzir a liberação de acetilcolina ou VIP, que então agem sobre enterócitos para estimular secreção. Os **secretagogos do lúmen** incluem toxinas bacterianas. Uma toxina da **cólera** modifica proteínas G e, dessa forma, ativa permanentemente adenilato-ciclase e aumenta os níveis

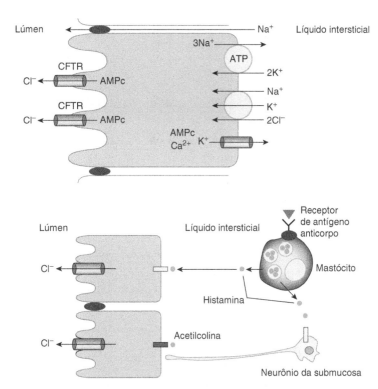

FIGURA 13-14 Mecanismos de secreção de líquido e eletrólitos por células epiteliais das criptas intestinais. **Parte superior:** base iônica da secreção de íons Cl⁻ e Na⁺. **Parte inferior:** regulação da secreção de líquido e eletrólitos por neurônios da submucosa e mastócitos da lâmina própria. Os mastócitos ativados liberam histamina, que agem diretamente sobre células epiteliais ou atuam sobre neurônios da submucosa para estimular liberação de acetilcolina, que então age sobre células epiteliais.

intracelulares de AMPc. Ativação forte dos canais apicais de Cl⁻ das células das criptas resulta em secreção massiva de íons Cl⁻ e, consequentemente, de água e íons Na⁺. Pacientes com cólera podem excretar 20 L de diarreia por dia, levando à desidratação rápida e morte. Um tratamento barato e efetivo é a reidratação oral com soluções contendo glicose. A glicose dirige o cotransportador de sódio-glicose a transportar ambas as moléculas para dentro de enterócitos, assim como cloreto e água, interrompendo o efluxo de líquido mediado pela toxina bacteriana. Como esses cotransportadores inexistem no colo, sua capacidade absortiva máxima (5 L/d) é consideravelmente menor que a do intestino delgado (12 L/d).

Um tipo de canal de íons Cl⁻ na membrana apical é codificado pelo gene para fibrose cística e é denominado **regulador de condutância da fibrose cística**, ou **CFTR**. O CFTR é expresso em muitas células epiteliais por todo o corpo. Mutações no canal resultam no dobramento impróprio e na degradação prematura da proteína do canal. A secreção de íons Cl⁻ e, consequentemente, de íons Na⁺ e água é diminuída. Nas vias aéreas, isso resulta na produção de secreções espessas que dificultam a ventilação.

Motilidade do intestino delgado

A. Atividade elétrica da musculatura do intestino delgado

No duodeno humano, as ondas lentas ocorrem em uma frequência de 11 a 13/min. A frequência de ondas lentas diminui no íleo. As ondas lentas podem ou não estar associadas com potenciais de ação. No intestino, as ondas lentas isoladamente não causam contrações. Entretanto, quando potenciais de ação disparam, dão origem a contrações fortes, mas altamente localizadas, cuja magnitude depende da frequência dos potenciais de ação. As ondas lentas são totalmente intrínsecas: elas são geradas dentro do intestino, e provavelmente dependem dos potenciais de membrana instáveis das células intersticiais de Cajal. A frequência com que potenciais de ação disparam depende da excitabilidade das células musculares, que é influenciada por hormônios circulantes, por nervos extrínsecos e pelo sistema nervoso entérico.

B. Atividade mecânica da musculatura do intestino delgado

Durante períodos de jejum, o intestino está quiescente. Contudo, a cada 90 a 120 minutos, há surtos de potenciais de ação no músculo que induzem ondas de contração com duração de cerca de 5 minutos. Esses **complexos mioelétricos migratórios** levam 90 minutos para atravessar o intestino delgado. No momento em que o complexo mioelétrico alcança o íleo, outro começa no estômago. Essas ondas de contração limpam o intestino delgado de seu conteúdo, mantendo o lúmen relativamente limpo e minimizando o supercrescimento bacteriano (Figura 13-15). O complexo mioelétrico migratório está associado com níveis cíclicos de **motilina**, um hormônio peptídeo com 22 aminoácidos secretado por células endócrinas no duodeno.

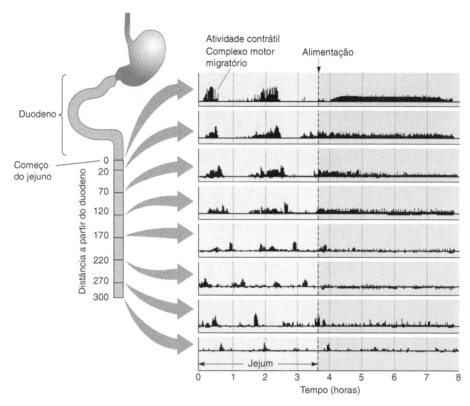

FIGURA 13-15 Atividade mecânica do intestino delgado durante o jejum e após alimentação. Os registros são de pressões intralúmen mensuradas nas regiões indicadas do intestino de um cão consciente. Os complexos mioelétricos migratórios no estado de jejum são interrompidos pela alimentação, que induz segmentação e contrações peristálticas. (Redesenhada, com permissão, de Boron WF et al., eds. *Medical Physiology*. Saunders, 2003.)

A motilina pode agir no sistema nervoso entérico para regular o complexo mioelétrico migratório. Sua liberação parece estar sob controle neural, embora os conteúdos do lúmen também possam estimular a liberação de motilina. O efeito da motilina é estimular a contração da musculatura lisa gástrica e intestinal durante o período interdigestório entre refeições.

Durante a alimentação, os complexos mioelétricos migratórios cessam, provavelmente em virtude da ação do vago e de hormônios do intestino como gastrina e colecistocinina (Figura 13-15). Os complexos mioelétricos migratórios são substituídos por **contrações fásicas** que são breves (poucos segundos em cada local) e restritas a comprimentos curtos do intestino (poucos centímetros). As contrações fásicas servem tanto para misturar quanto para propelir o alimento pelo intestino delgado. **Contrações segmentadas rítmicas** propiciam a principal atividade local de mistura no intestino delgado. Neste processo, um segmento curto se contrai enquanto segmentos adjacentes relaxam. Então, o segmento contraído relaxa, enquanto segmentos adjacentes previamente relaxados se contraem. Como essas contrações se alternam, o quimo é forçado em ambas as direções, misturado com secreções celulares, e é posto em contato com as células que revestem o lúmen. Ondas curtas de **peristaltismo** impelem o quimo no sentido distal, misturando o quimo em segmentos sucessivos e propelindo-o pelo intestino.

C. Reflexo peristáltico

A estimulação química ou mecânica localizada do intestino delgado resulta em uma contração do lado oral do estímulo e relaxamento do lado anal. Estas respostas são controladas pelo sistema nervoso entérico. Neurônios sensoriais que respondem a substâncias químicas (p. ex., ácidos) ou estímulos mecânicos (contato com a mucosa ou distensão de músculo com um bolo alimentar) ativam interneurônios ascendentes excitatores, que então inervam neurônios motores excitatores (Figura 13-16). Esses neurônios liberam neurotransmissores excitatores, acetilcolina e o neuropeptídeo substância P, que ativam receptores nas células musculares circulares para desencadear a contração. Os neurônios sensoriais também excitam interneurônios descendentes que inervam neurônios motores inibidores. Estes, por sua vez, liberam neurotransmissores inibidores, VIP e óxido nítrico, que relaxam a musculatura circular.

Fármacos opiáceos, como a morfina, que são altamente efetivos para alívio da dor crônica (p. ex., dor do câncer), têm o efeito colateral deletério de inibir a motilidade do intestino delgado. Os opiáceos agem sobre nervos entéricos para inibir a secreção de neurotransmissores excitatores e, assim, inibir o peristaltismo. A inibição da motilidade torna o trânsito intestinal mais lento, possibilitando uma absorção mais completa, de modo que o volume que entra no colo diminui, resultando em constipação.

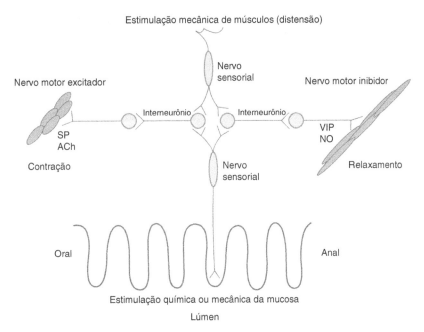

FIGURA 13-16 O reflexo peristáltico do intestino delgado. Nervos sensoriais entéricos detectam estimulação química ou mecânica da mucosa ou distensão da camada muscular. Os sinais são transmitidos em uma direção oral ou anal por interneurônios. Nervos motores excitadores liberam acetilcolina (ACh) e substância P (SP), que causam contração muscular no lado oral do estímulo. Nervos motores inibidores liberam peptídeo intestinal vasoativo (VIP) e óxido nítrico (NO), que causam relaxamento muscular no lado anal do estímulo.

PONTO DE CHECAGEM

31. Descreva o reflexo hormonal pelo qual a gordura no intestino estimula a secreção de bile.
32. Descreva o mecanismo pelo qual a glicose é absorvida através das membranas apical e basolateral de um enterócito.
33. Qual é o mecanismo de absorção de tripeptídeos através de uma célula epitelial intestinal?
34. Qual é o papel da bile na absorção de lipídeos no intestino?
35. Liste três mecanismos gerais de absorção de íons Na^+ no intestino delgado.
36. Descreva o mecanismo da secreção de líquido e eletrólitos nas criptas de Lieberkühn.
37. Cite dois neurotransmissores que são secretagogos.
38. Como certas toxinas bacterianas estimulam secreção de líquido e eletrólitos nas criptas de Lieberkühn?
39. Descreva o padrão de motilidade intestinal durante o jejum e após a alimentação.
40. Cite um hormônio que mantém o padrão de motilidade do jejum e um que induz o padrão de motilidade da alimentação no intestino delgado.
41. Cite os neurotransmissores que medeiam os ramos ascendente e descendente do reflexo peristáltico.

COLO

Anatomia e histologia

O colo de um adulto tem 1,0 a 1,5 m de comprimento. Seus vários segmentos (ceco, ascendente, transverso, descendente, colo sigmoide e reto) estão envolvidos na absorção de água e eletrólitos, secreção de muco e formação, propulsão e armazenagem de material não absorvido (fezes). O colo é também onde se instala a maioria dos micróbios intestinais.

A superfície do colo consiste em um epitélio colunar sem vilosidades e poucas dobras, exceto no reto distal (Figura 13-13). As células epiteliais incluem células absortivas e contêm microvilosidades em sua superfície, bem como células caliciformes secretoras de muco. As criptas do colo contêm células caliciformes, células endócrinas, células absortivas e células-tronco epiteliais. Como no intestino delgado, as células-tronco e suas células progenitoras filhas servem para repor as células diferenciadas do epitélio que se reciclam continuamente ao longo da vida.

Digestão e absorção no colo

A digestão no colo ocorre em consequência da ação da microbiota colônica. Ácidos graxos de cadeia curta liberados por ação microbiana sobre fibras da dieta são uma fonte significativa de energia para o colo. Mais importante, esses ácidos graxos de cadeia curta promovem a sobrevida do epitélio colônico sadio enquanto induzem apoptose (morte celular programada) em células epiteliais que estão progredindo para transformação maligna.

A absorção de líquido e eletrólitos tem sido bem estudada e é uma função importante do colo. Até 5 L de água podem ser absorvidos por dia através do epitélio do colo. Além disso, o epitélio colônico também pode captar sódio contra um gradiente de concentração considerável. A aldosterona, um hormônio envolvido na homeostase de líquido e eletrólitos, aumenta a condutância de sódio do colo em resposta à depleção de volume, desempenhando um papel importante na manutenção do equilíbrio hidroeletrolítico.

Secreção do colo

Os principais produtos secretores do colo são as proteínas mucinas produzidas e secretadas pelas células caliciformes que residem na camada epitelial. As mucinas são proteínas de peso molecular muito alto (principalmente devido à extensa glicosilação). No lúmen do colo, elas são hidratadas e formam uma camada sobrejacente às células epiteliais. Elas servem para lubrificar e impedir que lados opostos do lúmen intestinal fixem um no outro (assim, colapsando o tubo). Além disso, as mucinas participam da imunidade inata. Como peptídeos antimicrobianos ligados por imunoglobulinas que são secretadas no lúmen, as mucinas formam uma barreira para micróbios e patógenos intestinais.

Motilidade do colo

Ao contrário do estômago e intestino delgado, o colo raramente está inativo, embora sua atividade seja menos facilmente caracterizada que a do estômago, que tem o padrão conhecido como relaxamento receptivo, ou a do intestino delgado, que exibe o padrão conhecido como o complexo motor migratório e a ação segmentar para a frente e para trás. Entretanto, alguns padrões são discerníveis, tal como reflexo gastrocólico (peristaltismo colônico em massa após uma refeição). Distúrbios da motilidade do colo são complicações comuns de neuropatia autonômica em pacientes com diabetes melito, e podem causar queixas GI intensas. A continência fecal requer contração do músculo puborretal pelos nervos parassimpáticos sacrais, resultando no alinhamento do ângulo anorretal. A distensão retal resulta em relaxamento reflexo de esfíncter interno e externo mediado pelo simpático.

PONTO DE CHECAGEM

42. Como a motilidade do colo difere da do intestino delgado?
43. Qual é o principal produto secretor do colo?
44. Qual volume de água o colo é capaz de absorver por dia?

VISÃO GERAL DE DISTÚRBIOS GI

DISTÚRBIOS DA MOTILIDADE

Distúrbios da motilidade afetam todas as regiões principais do trato GI. Como a motilidade do trato GI é um resultado complexo da contração da musculatura lisa sob controle neural e hormonal, motilidade anormal do trato GI pode ocorrer por meio de lesão da musculatura lisa GI dos mecanismos neurais e hormonais pelos quais ela é controlada, ou por ambos. Um exemplo de lesão muscular que leva à motilidade anormal é observado na estenose de esôfago como um resultado da ingestão de cáusticos ou por refluxo de ácido. Controle neural anormal da motilidade é visto na acalasia esofágica. Os distúrbios da motilidade do esôfago são geralmente caracterizados por disfagia e odinofagia. Um exemplo de um defeito neural que afeta a motilidade é a doença de Hirschsprung. Esses pacientes, com frequência, têm menos de 2 anos de idade e se apresentam depois do nascimento com a incapacidade de eliminar mecônio ou desenvolvem constipação grave posteriormente. O déficit estrutural é uma falta de neurônios mioentéricos no colo distal devida a um defeito congênito no qual a migração de células precursoras da crista neural não ocorre apropriadamente.

Os distúrbios da motilidade do estômago incluem gastroparesia, uma complicação do diabetes melito, e dismotilidade consequente à cirurgia de estômago, ou por ressecção de parte do estômago ou por **vagotomia**. A vagotomia implica transecção cirúrgica de troncos do nervo vago, o que impede a secreção ácida estimulada pelo vago e a regulação da motilidade gástrica. Antes da disponibilidade dos antagonistas dos receptores de histamina H_2 e PPIs, a vagotomia seletiva do estômago era usada como um tratamento para a hipersecreção de ácido gástrico. A vagotomia ainda é realizada algumas vezes como tratamento para síndrome de Zollinger-Ellison (i.e., hipersecreção ácida e doença ulcerosa péptica grave causada por um tumor secretor de gastrina). Na **estenose hipertrófica do piloro**, o alimento não pode passar livremente para fora do estômago devido ao estreitamento espasmódico da via de saída do piloro causado por estenose congênita ou por hipertrofia da musculatura pilórica. É mais comum em meninos e se apresenta pouco tempo depois do nascimento com vômitos não biliosos. É tratada prontamente com cirurgia.

Os sintomas e sinais do distúrbio da motilidade no estômago dependem de sua causa. Como a vagotomia corta fibras que influenciam o sistema nervoso entérico assim como as fibras pretendidas que influenciam a secreção ácida, uma complicação clássica da vagotomia é a motilidade gástrica desordenada. Isso pode se apresentar clinicamente como obstrução parcial da via de saída ou como esvaziamento rápido demais do conteúdo gástrico para dentro do duodeno, com desvios de líquido e sintomas vasomotores resultantes ("**síndrome de dumping**"). Entretanto, algumas vezes os pacientes podem desenvolver sintomas de distensão do estômago, náusea, saciedade precoce e vômitos, sugestivos de obstrução parcial da via de saída gástrica. Para atenuar os últimos sintomas, **piloroplastia** (secção das fibras do esfíncter pilórico) é feita para tornar o esfíncter menos competente, de modo que o alimento possa passar mais facilmente para o duodeno. Neuropatia intrínseca (p. ex., no diabetes melito) resulta em esvaziamento gástrico retardado, náusea, vômitos e constipação, em vez da síndrome de *dumping* clássica. A base fisiopatológica para essas diferenças não é conhecida.

No intestino delgado e no colo, o distúrbio da motilidade ocorre na **síndrome do intestino irritável**. Esta síndrome é caracterizada por episódios recorrentes de dor abdominal, empachamento e diarreia, alternando-se com constipação, na ausência de doença orgânica detectável ou anormalidades estruturais. A causa dessa condição ainda é desconhecida.

DISTÚRBIOS DE SECREÇÃO

Distúrbios de secreção clinicamente reconhecidos envolvem a produção de ácido, fator intrínseco ou muco pelo estômago, enzimas digestivas e bicarbonato pelo pâncreas, bile pelo fígado, e água e eletrólitos pelo intestino delgado em resposta a secretagogos.

Tanto a secreção de ácido gástrico elevada quanto a defesa da mucosa diminuída podem predispor ao desenvolvimento de **úlceras pépticas**. Úlceras representam regiões discretas de erosão ao longo de toda a mucosa. A lesão induzida por ácido pode ocorrer na forma de uma úlcera no estômago (**úlcera gástrica**) ou na primeira parte do intestino delgado (**úlcera duodenal**). Lesão induzida por ácido também pode ocorrer na forma de inflamação mais difusa e menos claramente demarcada em qualquer lugar ao longo do trato GI, desde o esôfago inferior até o duodeno. A secreção ácida elevada, quase sempre na situação de infecção por *H. pylori*, parece ser relativamente mais importante no desenvolvimento de úlcera duodenal, ao passo que a defesa da mucosa diminuída (p. ex., por diminuição da secreção de muco em alguns casos) é um fator mais crucial no desenvolvimento de úlcera gástrica, sendo causada por *H. pylori* em somente metade dos casos. Distúrbios de secreção envolvendo o

fígado e o pâncreas são discutidos nos Capítulos 14 e 15, respectivamente. A diarreia, o principal distúrbio secretor do intestino delgado, será discutida posteriormente.

DISTÚRBIOS DE DIGESTÃO E ABSORÇÃO

Digestão e absorção fisiologicamente significativas podem ocorrer ao longo de todo o trato GI. Realmente, a efetividade da terapia com nitroglicerina sublingual para pacientes com angina é um testemunho da eficácia da absorção sublingual. Não obstante, os distúrbios clinicamente conhecidos de digestão e absorção têm foco no intestino delgado e colo e nos órgãos acessórios (pâncreas e fígado) cujas secreções (enzimas digestivas, bicarbonato e bile) são necessárias para digestão e absorção no intestino delgado.

MANIFESTAÇÕES GI DE DOENÇAS SISTÊMICAS

Uma ampla variedade de condições e doenças sistêmicas pode produzir sintomas e sinais no trato GI. Elas incluem distúrbios endócrinos que alteram o controle de funções do trato GI ou que predispõem à doença pancreática ou à úlcera péptica; complicações de diabetes melito, inclusive neuropatia autonômica e cetoacidose; gravidez; distúrbios carenciais, inclusive deficiência de zinco, niacina e ferro; e síndromes neoplásicas, reumatológicas e outras (Tabela 13-4).

PONTO DE CHECAGEM

45. Quais são os sintomas comuns de dismotilidade esofágica?
46. Por que a vagotomia frequentemente provoca distúrbios motores no estômago?

FISIOPATOLOGIA DE DISTÚRBIOS DO ESÔFAGO

Os principais distúrbios do esôfago estão relacionados com funções motoras. Peristaltismo desordenado e tono aumentado do esfíncter esofágico inferior são observados na acalasia esofágica, ao passo que relaxamento inadequado do esfíncter esofágico inferior resulta em refluxo gastresofágico.

ACALASIA ESOFÁGICA

Apresentação clínica

Acalasia esofágica é um distúrbio motor em que o esfíncter esofágico inferior deixa de relaxar apropriadamente. Como resultado, é produzida uma **obstrução funcional** (i.e., obstrução por função anormal na ausência de uma massa ou lesão visível) que se manifesta como disfagia (incapacidade de deglutir),

regurgitação e dor torácica. É uma doença progressiva na qual se desenvolve distorção radiográfica grave do esôfago.

Etiologia

A causa subjacente da acalasia esofágica, que ocorre com uma incidência de 0,5 a 1,0 a cada 100 mil indivíduos por ano, é desconhecida. Degeneração do plexo mioentérico e perda de neurônios inibidores que liberam VIP e óxido nítrico, os quais dilatam o esfíncter esofágico inferior, podem contribuir. O envolvimento esofágico na doença de Chagas, resultante de lesão dos plexos neurais do esôfago pelo parasita *Trypanosoma cruzi*, tem uma semelhança marcante com a acalasia esofágica. Várias outras doenças, inclusive neoplasias malignas, podem se apresentar com características de pressão manométrica ou radiológicas similares às observadas na acalasia esofágica idiopática.

360 Fisiopatologia da Doença

TABELA 13-4 Manifestações GI de doenças sistêmicas e seus mecanismos fisiopatológicos

Doença ou condição	Manifestações GI comumente associadas	Mecanismo
Doença da tireoide		
Tireoidite autoimune	Acloridria e anemia perniciosa	Destruição autoimune de células parietais
Hipotireoidismo	Refluxo esofágico	Disfunção do esfincter esofágico inferior
	Bezoares	Dismotilidade gástrica
	Constipação	Dismotilidade intestinal
	Má absorção	Atrofia de vilosidades e insuficiência pancreática
Hipertireoidismo	Diarreia e perda de peso	Hipermotilidade intestinal com trânsito rápido e má absorção
Doença da glândula suprarrenal		
Insuficiência suprarrenal	Dor abdominal	Desconhecido
	Diarreia	Má absorção resultante de perda do efeito trófico de corticosteroides sobre a borda em escova do enterócito
Doença da paratireoide		
Hiperparatireoidismo primário	Náusea e vômitos	Alteração da transdução de sinais induzida por hipercalcemia resultando em atonia e dismotilidade gástrica
	Pancreatite	Ativação prematura de enzimas pancreáticas induzida por hipercalcemia
	Doença acidopéptica	Aumento da secreção ácida induzido por hipercalcemia
Diabetes melito		
	Disfunção esofágica, gástrica, dos intestinos delgado e grosso, e retal	Neuropatia autonômica
	Náusea, vômitos, dor abdominal	Cetoacidose com atonia gástrica
Gravidez		
	Refluxo gastresofágico; náusea e vômitos; hematêmese; constipação e hemorroidas	Efeitos compressivos do útero grávido sobre o esfincter esofágico inferior, esvaziamento gástrico, tempo de trânsito intestinal e retorno venoso
Estados carenciais		
Zinco, niacina	Síndrome de má absorção	Borda em escova do enterócito alterada
Câncer		
	Dor, febre, sangramento, ascite, obstrução, perfuração	Metástases (mais comumente de câncer de mama, melanoma, carcinoma broncogênico do pulmão)
	Síndromes paraneoplásicas e hipercalcemia	Peptídeos produzidos pelo tumor
Condições hematológicas		
Distúrbios hemorrágicos	Hematoma intramural	Hemorragia
Hipercoagulabilidade	Infarto intestinal	Isquemia intestinal
Disproteinemias	Hemorragia, obstrução, amiloidose	Infiltração
Distúrbios reumatológicos		
Esclerodermia	Disfagia, refluxo gastresofágico, obstrução, sangramento, perfuração, pseudo-obstrução, pancreatite, má absorção	Inflamação, vasculite, obliteração vascular, atrofia de vilosidades
Lúpus eritematoso sistêmico	Náusea, vômitos, ulceração da mucosa	Inflamação, vasculite, obstrução vascular, atrofia de vilosidades
Artrite reumatoide	Úlceras gástricas, gastrite	Uso de ácido acetilsalicílico ou AINEs

(continua)

CAPÍTULO 13 Doenças Gastrintestinais **361**

TABELA 13-4 Manifestações GI de doenças sistêmicas e seus mecanismos fisiopatológicos (continuação)

Doença ou condição	Manifestações GI comumente associadas	Mecanismo
Distúrbios metabólicos e infiltrativos		
(dislipidemias; sarcoidose, amiloidose)	Má absorção	Infiltração, atrofia muscular, dismotilidade
	Infarto	Infiltração, isquemia da mucosa, infarto
Distúrbios renais		
(inclusive insuficiência renal crônica e transplante)	Dor abdominal, sangramento GI, perfuração intestinal	Gastrite, duodenite, pancreatite
Distúrbios neurológicos		
(inclusive lesão da medula espinal, distrofia miotônica, doença do SNC)	Deficiência de motilidade do intestino com náusea, vômitos, constipação crônica	Comunicação desordenada com sistema nervoso central e entérico
	Úlceras gastroduodenais (Cushing)	Alterações hemodinâmicas e/ou atividade vagal aumentada
Distúrbios pulmonares		
Asma	Refluxo gastresofágico	Aspiração noturna
Fibrose cística	Diarreia, má absorção e perda de peso	Insuficiência exócrina pancreática

Reproduzida, com permissão, de Hunter TB et al. Gastrointestinal complications of leukemia and its treatment. AJR Am J Roentgenol. 1984;143:513; Riley SA et al. Maldigestion and malabsorption. In: Sleisenger MH et al., eds. *Gastrointestinal Disease,* 4th ed. Saunders, 1989; and Sack TL et al. Effects of systemic and extraintestinal disease on the gut. In: Sleisenger MH et al., eds. *Gastrointestinal Disease*, 4th ed. Saunders, 1989.

Patologia e patogênese

Embora acalasia se manifeste como um distúrbio motor da musculatura lisa esofágica, na verdade ela é consequência da inervação defeituosa do músculo liso no corpo esofágico e esfíncter esofágico inferior. O tono do esfíncter esofágico inferior caracteriza-se normalmente por contração tônica com relaxamento intermitente resultando de um arco reflexo neural (ver discussão anterior). Na acalasia, ele está contraído de forma ainda mais apertada e não relaxa apropriadamente em resposta à deglutição devido à perda parcial de neurônios na parede do esôfago. Assim, pode-se considerar a acalasia como um distúrbio causado por vias inibidoras defeituosas do sistema nervoso entérico esofágico. Curiosamente, a injeção de toxina botulínica no esfíncter esofágico inferior diminui as vias excitadoras e, dessa forma, melhora os sintomas. Além da disfunção do esfíncter esofágico inferior, a perda do peristaltismo normal no corpo esofágico é frequentemente observada na acalasia, consistente com a hipótese de degeneração do plexo mioentérico. Também existem variações de acalasia em que o peristaltismo normal é substituído por contrações simultâneas de amplitude grande ou pequena.

Manifestações clínicas

Ao longo de meses e anos, a disfunção do esfíncter esofágico inferior resulta em um grande aumento do esôfago. Normalmente servindo como um conduto direto para o estômago, o esôfago, em casos avançados de acalasia, pode conter até 1 L de material pútrido, infectado, impondo um alto risco de pneumonia de aspiração. Sem tratamento, os pacientes exibem perda de peso grave progressiva com dor torácica em piora, ulceração da mucosa, infecção e, ocasionalmente, ruptura esofágica, culminando em morte.

REFLUXO GASTRESOFÁGICO

Apresentação clínica

O sintoma de apresentação predominante no refluxo é dor torácica em queimação (pirose) resultante de lesão recorrente da mucosa, frequentemente pior à noite, quando em decúbito dorsal, ou depois do consumo de alimentos ou fármacos que diminuem o tono do esfíncter esofágico inferior.

Etiologia

Causas comuns de refluxo gastresofágico são aquelas condições que resultam de exposição persistente ou repetitiva da mucosa esofágica ao ácido. Elas incluem distúrbios que aumentam a frequência de relaxamentos transitórios espontâneos do esfíncter esofágico inferior (Tabela 13-5) ou prejudicam reflexos que normalmente se seguem a relaxamentos transitórios do esfíncter esofágico inferior com uma onda secundária de peristaltismo esofágico. Condições que aumentam o volume ou a pressão no estômago (p. ex., obstrução parcial ou completa da via de saída gástrica e condições que aumentam a produção de ácido) também contribuem. Ocasionalmente, refluxo gastresofágico pode ser causado por lesão alcalina (p. ex., suco pancreático refluindo ao longo tanto de um esfíncter pilórico incompetente quanto de um esfíncter esofágico inferior relaxado). Hérnia de hiato, um distúrbio em que uma porção do estômago proximal desliza para dentro da cavidade torácica com deslocamento para cima do esfíncter esofágico inferior, pode contribuir para o desenvolvimento de refluxo.

TABELA 13-5 Moduladores de pressão do esfíncter esofágico inferior

	Pressão aumentada	Pressão diminuída
Hormônios	Gastrina	Secretina
	Motilina	Colecistocinina
	Substância P	Somatostatina
		Peptídeo intestinal vasoativo (VIP)
		Progesterona
Agentes neurais	Agonistas α-adrenérgicos	Agonistas β-adrenérgicos
	Antagonistas β-adrenérgicos	Antagonistas α-adrenérgicos
	Agonistas colinérgicos	Agentes anticolinérgicos
Alimentos	Refeições proteicas	Gordura
		Chocolate
		Hortelã
Outros	Histamina	Teofilina
	Antiácidos	Prostaglandinas E_2, I_2
	Metoclopramida	Serotonina
	Domperidona	Meperidina
	Cisaprida[1*]	Morfina
	Prostaglandina F_2	Dopamina
	Baclofeno	Agentes bloqueadores de canais de cálcio
		Diazepam
		Barbitúricos

[1]Fármaco retirado do mercado nos EUA.
Reproduzida, com permissão, de Richter JE et al. Gastroesophageal reflux disease. In: Feldman M et al., eds. *Sleisenger and Fordtran's Gastrointestinal and Liver Disease*, 9th ed. Saunders, 2010.
*N. de R. T. Registro cancelado (Proibido no Brasil pela ANVISA desde 23/04/2001.)

Patologia e patogênese

Normalmente, o esfíncter esofágico inferior contraído tonicamente provê uma barreira efetiva ao refluxo de ácido do estômago de volta para o esôfago. Isso é reforçado por ondas peristálticas esofágicas secundárias em resposta ao relaxamento transitório do esfíncter esofágico inferior. A efetividade da barreira pode ser alterada por perda de tono do esfíncter esofágico inferior (i.e., o oposto da acalasia), aumento da frequência de relaxamentos transitórios, perda do peristaltismo secundário depois de um relaxamento transitório, aumento do volume ou pressão no estômago, ou produção aumentada de ácido, os quais tornam mais provável o refluxo de conteúdo ácido do estômago suficiente para causar dor ou erosão. O refluxo recorrente pode danificar a mucosa, resultando em inflamação, daí o termo "refluxo gastresofágico". O próprio refluxo recorrente predispõe a refluxo adicional porque a retração que ocorre com a cicatrização do epitélio inflamado torna o esfíncter esofágico inferior progressivamente menos competente como barreira.

Além do ácido, pepsina e bile também podem refluir para causar esofagite. Na maioria dos casos da doença de refluxo gastresofágico, uma ligação fisiopatológica comum pode ser identificada (Figura 13-17). A lesão recorrente da mucosa resulta em infiltração de granulócitos e eosinófilos, hiperplasia de células basais e, finalmente, o desenvolvimento de úlceras sangrantes, friáveis, e exsudatos na superfície da mucosa. Essas alterações patológicas preparam o cenário para formação de retração cicatricial e incompetência do esfíncter, predispondo a ciclos recorrentes de inflamação.

A frequência aumentada de relaxamentos transitórios do esfíncter esofágico inferior pode ocorrer, em parte, como resposta ao aumento da distensão gástrica. Normalmente, os relaxamentos transitórios do esfíncter esofágico inferior são acompanhados de peristaltismo esofágico aumentado. Indivíduos com defeitos nas vias excitadoras que promovem peristaltismo podem, portanto, apresentar risco aumentado para o desenvolvimento de refluxo gastresofágico. Mudanças nos tipos de prostaglandinas produzidas pelo esôfago têm sido observadas no refluxo gastresofágico, talvez contribuindo para dificuldade de cicatrização e predispondo a recorrências. Ao contrário de outras formas de lesão mediada por ácido, a infecção por *H. pylori* não parece contribuir para o desenvolvimento de esofagite ou refluxo.

Manifestações clínicas

Pirose é o sintoma comum do refluxo gastresofágico, piorando, geralmente, com o decúbito em pronação. Com o refluxo recorrente, uma variedade de complicações pode se desenvolver. A complicação mais comum é o desenvolvimento de estenose no esôfago distal. Obstrução progressiva, inicialmente para alimentos sólidos e mais tarde para líquidos, se apresenta como disfagia. Outras complicações do refluxo

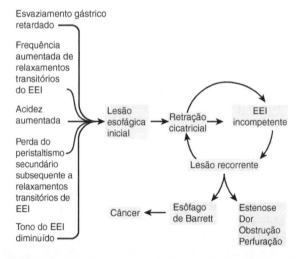

FIGURA 13-17 Fisiopatologia da doença de refluxo gastresofágico. (EEI, esfíncter esofágico inferior.)

CAPÍTULO 13 Doenças Gastrintestinais **363**

recorrente incluem hemorragia ou perfuração; rouquidão, tosse, ou sibilância; e pneumonia resultante da aspiração de conteúdo gástrico para os pulmões, particularmente durante o sono. O refluxo recorrente crônico também pode resultar em uma mudança do epitélio esofágico da histologia escamosa para colunar (semelhante à do estômago e/ou do intestino). Chamada de **esôfago de Barrett**, o distúrbio é mais comum em homens e em fumantes, e leva a um risco muito aumentado de adenocarcinoma. Adenocarcinomas no esôfago distal e estômago proximal (cárdico) relacionados com esôfago de Barrett estão entre os tipos de câncer que estão aumentando rapidamente em pacientes jovens do sexo masculino, nos Estados Unidos.

PONTO DE CHECAGEM

47. Quais são os papéis da estrutura do esfíncter esofágico inferior na acalasia e no refluxo gastresofágico?
48. Quais são as causas possíveis de acalasia?
49. Qual é a relação de refluxo gastresofágico com esôfago de Barrett e câncer?

FISIOPATOLOGIA DE DISTÚRBIOS DO ESTÔMAGO

Distúrbios comuns envolvendo o estômago refletem a importância de seu papel como um órgão secretor, em particular de ácido e fator intrínseco. Distúrbios da secreção ácida resultam em doença acidopéptica, enquanto a perda da secreção do fator intrínseco resulta na incapacidade de absorver vitamina B_{12}, manifestando-se como **anemia perniciosa**. O principal distúrbio da motilidade do estômago é a gastroparesia.

DOENÇA ACIDOPÉPTICA

Apresentação clínica

Os pacientes com doença acidopéptica geralmente se apresentam com dor abdominal ou torácica crônica leve persistente ou em queimação, resultante de erosão superficial ou profunda da mucosa GI. Complicações súbitas incluem sangramento do trato GI, resultando em hematêmese ou melena, e perfuração e infecção, resultando em dor abdominal intensa e sinais de abdome agudo (ausência de ruídos intestinais, rigidez de parede, dor ao rechaço). A última apresentação reflete o fato de que em alguns casos a doença acidopéptica pode ser indolor nos estágios iniciais, e só pode ser detectada quando leva a uma catástrofe intra-abdominal.

Classicamente, a úlcera duodenal apresenta-se como uma dor epigástrica persistente ou em queimação, ocorrendo 1 a 3 horas após as refeições, frequentemente despertando o paciente à noite. Antiácidos ou alimentos produzem alívio. Contudo, muitos pacientes posteriormente diagnosticados com úlcera duodenal não se enquadram nesse perfil sintomático. Em particular, os pacientes idosos frequentemente se apresentam com uma complicação de úlcera duodenal, mas sem história de dor.

Etiologia

Várias causas da produção aumentada de ácido absoluta ou relativa (Figura 13-12) ou defesas da mucosa diminuídas (Tabela 13-2) predispõem à doença acidopéptica. Como mencionado, a bactéria **H. pylori** é a causa básica de várias formas de doença acidopéptica, inclusive úlcera duodenal, úlcera gástrica e gastrite (Figura 13-18).

Patologia e patogênese

Agentes corrosivos (ácido e pepsina) secretados pelo estômago desempenham um papel essencial em úlcera gástrica, úlcera duodenal e gastrite erosiva aguda. Cada uma dessas doenças tem uma patogênese distinta mas sobreposta com os temas comuns de secreção excessiva de ácido ou defesa da mucosa diminuída. O motivo exato que explica por que uma, mas não outra, forma de doença acidopéptica deve se desenvolver em um determinado indivíduo permanece desconhecido. A infecção por *H. pylori* pode causar doença acidopéptica por múltiplos mecanismos, inclusive alteração direta da transdução de sinais em células mucosas e imunes, o que, por sua vez, aumenta a secreção de ácido e diminui as defesas mucosas. As interações complexas da infecção por *H. pylori* e sua localização e virulência, juntamente com suas consequências clínicas (p. ex., inflamação, secreção de ácido aumentada ou diminuída), estão ilustradas na Figura 13-19.

H. pylori é um patógeno extremamente comum, encontrado em mais da metade da população mundial; as taxas de infecção são ainda mais altas nos países mais pobres, onde o saneamento básico e os padrões de higiene pessoal são precários. A via de disseminação mais provável de pessoa para pessoa é fecal-oral. Até 90% dos indivíduos infectados mostram sinais de inflamação (gastrite ou duodenite) à endoscopia, embora muitos deles sejam clinicamente assintomáticos. Apesar dessa taxa alta de associação de inflamação com infecção por *H. pylori*, o papel importante de outros fatores é indicado pelo fato de que apenas 15% dos indivíduos infectados desenvolvem úlcera clinicamente significativa. Esses outros fatores (tanto genéticos quanto ambientais, como tabagismo) devem ser responsáveis pelas variações individuais e são importantes do ponto de vista fisiopatológico. Não obstante, o papel do *H. pylori* é de importância clínica particular, porque, dos pacientes que desenvolvem doença acidopéptica, especialmente entre aqueles com úlceras duodenais, a grande maioria tem infecção por *H. pylori*.

Além disso, o tratamento que não erradica *H. pylori* está associado com recorrência rápida de doença acidopéptica na maioria dos pacientes. Há numerosas cepas de *H. pylori* que variam em sua produção de toxinas como CagA e VacA,

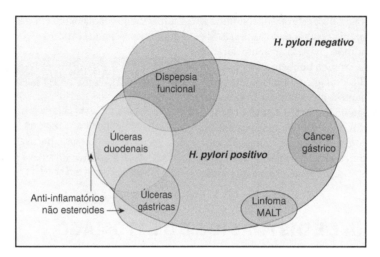

FIGURA 13-18 Correlação de infecção por *H. pylori* com condições do trato GI superior. A figura mostra que a maioria dos pacientes com úlceras gastroduodenais, linfoma gástrico ou adenocarcinoma também têm sido infectados com *H. pylori*. Entretanto, os círculos não estão em escala, porque o câncer gástrico ocorre em menos de 1% daqueles infectados com *H. pylori*. Além disso, as relações entre as diferentes condições são mais complexas que o ilustrado. Apesar de os pacientes com câncer frequentemente apresentarem uma história prévia de úlceras, como mostrado na **Figura 13-19**, os pacientes com uma história de infecção por *H. pylori* (que causa úlceras) têm probabilidade menor de desenvolver câncer. (Redesenhada, com permissão, de Calam J et al. Pathophysiology of duodenal and gastric ulcer and gastric cancer. BMJ. 2001;323:980.)

as quais alteram diretamente as vias de sinalização celular. Variações nas cepas bacterianas, variação natural no equilíbrio de mediadores inflamatórios (p. ex., citocinas T_H1 vs. T_H2 vs. T_H17) desencadeados por infecção, e uma variedade de fatores ambientais e de estilo de vida podem explicar por que a infecção por *H. pylori* é assintomática na maioria dos pacientes, causa úlceras pépticas em alguns, e aumenta o risco para desenvolvimento de linfoma e adenocarcinoma em poucos.

1. Úlcera gástrica

A úlcera gástrica é diferenciada da gastrite erosiva pela profundidade da lesão, com as úlceras gástricas penetrando através da mucosa. A cratera real da úlcera frequentemente é rodeada por uma área de mucosa intacta, mas inflamada, sugerindo que a gastrite é uma lesão predisponente ao desenvolvimento de úlcera gástrica. A maioria das úlceras gástricas ocorre na pequena curvatura do estômago. É provável que a úlcera gástrica represente o desfecho de várias das anormalidades diferentes resumidas a seguir.

Acredita-se que algumas úlceras gástricas estejam relacionadas com defesas deficientes da mucosa, porque a capacidade secretora de ácido e pepsina de alguns pacientes afetados é normal, ou mesmo abaixo do normal.

Tem sido proposto que os defeitos da motilidade contribuem para o desenvolvimento de úlcera gástrica em pelo menos três maneiras. Primeiramente, eles contribuem devido a uma tendência de conteúdos duodenais a refluir de volta por meio de um esfincter pilórico incompetente. Ácidos biliares no material do refluxo duodenal atuam como um irritante e podem ser um fator importante para uma diminuição da barreira de muco contra ácido e pepsina. Em segundo lugar, eles podem contribuir como um resultado de esvaziamento retardado do conteúdo gástrico, inclusive material de refluxo, para o duodeno.

Em terceiro, eles podem contribuir como um resultado de esvaziamento gástrico retardado e, portanto, retenção de alimento, causando aumento da secreção de gastrina e produção de ácido gástrico. Não se sabe se esses defeitos de motilidade são uma causa ou uma consequência da formação de úlcera gástrica.

Isquemia da mucosa pode desempenhar um papel importante no desenvolvimento de uma úlcera gástrica. Sabe-se que as prostaglandinas aumentam o fluxo sanguíneo da mucosa bem como a secreção de bicarbonato e muco, e que estimulam o reparo e a renovação de células mucosas. Assim, sua deficiência, resultante da ingestão de anti-inflamatórios não esteroides (AINEs) ou de outros insultos, pode predispor à gastrite e úlcera gástrica, que também poderiam ocorrer com a secreção diminuída de bicarbonato ou muco resultante de outras causas. Subgrupos de pacientes de úlcera gástrica com cada um desses defeitos têm sido identificados. Assim, os fatores de risco (ingestão de AINEs, fumo, estresse psicológico, infecção por *H. pylori*) que têm sido associados com úlcera gástrica provavelmente agem diminuindo um ou mais mecanismos de defesa da mucosa.

Gastrite (inflamação da mucosa gástrica) como um resultado de ácido acetilsalicílico e outros AINEs, sais biliares, álcool, ou outras agressões pode predispor à formação de úlcera por (1) atenuar a barreira criada pelas células epiteliais ou pelo muco e bicarbonato que elas secretam, ou (2) reduzir a quantidade de prostaglandinas produzidas pelas células epiteliais que poderiam, em caso contrário, diminuir a secreção de ácido.

2. Gastrite erosiva aguda

Gastrite erosiva aguda inclui inflamação resultante de lesão superficial da mucosa, erosão da mucosa, ou úlceras rasas causadas por uma ampla variedade de agressões, mais especificamente álcool, fármacos e estresse. A ingestão de etanol predispõe à gastrite, mas não à úlcera gástrica. Ao contrário

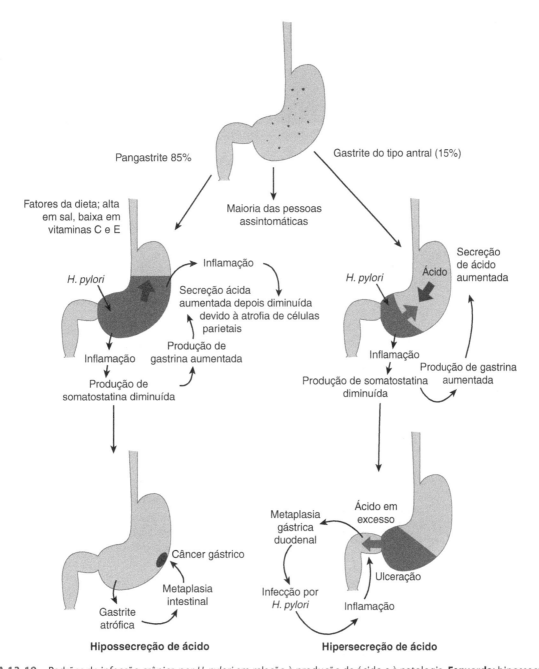

FIGURA 13-19 Padrões de infecção crônica por *H. pylori* em relação à produção de ácido e à patologia. **Esquerda:** hipossecreção de ácido. A infecção por *H. pylori* do corpo do estômago causa supressão de células parietais, baixa secreção de ácido, gastrite atrófica, metaplasia intestinal e predisposição ao câncer gástrico. **Direita:** hipersecreção de ácido. A infecção por *H. pylori*, principalmente do antro do estômago, causa secreção de somatostatina diminuída e de gastrina aumentada, aumentando a secreção de ácido e a predisposição à ulceração duodenal. (Redesenhada, com permissão, de Calam J et al. Pathophysiology of duodenal and gastric ulcer and gastric cancer. BMJ. 2001;323:980.)

das úlceras gástricas ou duodenais, na gastrite erosiva a submucosa e a muscular da mucosa não são penetradas. Hipersecreção ácida, anoxia gástrica (p. ex., no choque), defesas naturais alteradas (especialmente secreção de muco diminuída), renovação epitelial alterada, mudanças em mediadores teciduais (p. ex., prostaglandinas), pH intramucosa reduzido e déficits de energia intramucosa têm sido sugeridos como fatores no desenvolvimento de lesão superficial da mucosa gástrica.

3. Gastrite atrófica crônica

Gastrite atrófica crônica é um grupo heterogêneo de condições caracterizadas por infiltração de células inflamatórias com atrofia da mucosa gástrica, que leva à morte de células parietais e queda de glândulas gástricas. Na doença crônica, ao contrário da gastrite erosiva aguda, anormalidades endoscópicas podem não ser macroscopicamente aparentes. A capacidade de secretar ácido gástrico é reduzida progressivamente, e os níveis séricos de gastrina estão elevados em uma tentativa de restaurar a atividade das células parietais. A gastrite atrófica pode ser uma doença puramente autoimune associada com a produção de autoanticorpos contra células parietais, fator intrínseco e gastrina, mas também pode ser resultado de infecção por *H. pylori*. A gastrite autoimune pode progredir para anemia perniciosa, enquanto a gastrite atrófica no cenário de infecção por *H. pylori* aumenta muito o risco de progressão para adenocarcinoma gástrico. Qualquer condição com perda crônica de massa ou atividade de células parietais pode levar à hiperplasia endócrina GI compensatória de células G reativas. A progressão para um tumor neuroendócrino autônomo produtor de gastrina do trato GI (gastrinoma) é uma causa rara de doença ulcerosa. De modo alternativo, a gastrite atrófica mediada por *H. pylori* aumenta o risco de progressão do infiltrado inflamatório para um linfoma do tipo tecidual linfoide associado à mucosa (denominado MALToma).

4. Úlcera duodenal

Ainda mais comuns que as úlceras gástricas, as úlceras duodenais são sequelas de infecção por *H. pylori*, causadas por respostas inflamatórias da mucosa alteradas e secreção excessiva de ácido. Vários outros fatores de risco, inclusive dieta, tabagismo e consumo excessivo de álcool, podem influenciar o desenvolvimento de úlceras duodenais, embora associações específicas (p. ex., entre café ou alimentos picantes e o desenvolvimento de úlceras) não tenham sido demonstradas. Fatores genéticos também desempenham um papel importante; estudos dão suporte à existência de um componente hereditário nas úlceras duodenais, distinto daqueles envolvidos na úlcera gástrica. Da mesma forma, o estresse psicológico tem sido implicado na doença ulcerosa duodenal, talvez por uma influência de mediação autonômica sobre a secreção de ácido (**Figura 13-12**). Curiosamente, as úlceras duodenais estão associadas com risco diminuído para o desenvolvimento de adenocarcinoma gástrico, talvez porque a infecção crônica por *H. pylori* predisponha ao câncer na situação de gastrite atrófica, na qual células parietais são perdidas, ao passo que as úlceras duodenais são causadas por secreção ácida; assim, não é provável que pacientes com úlceras duodenais tenham atrofia pronunciada de células parietais (**Figura 13-19**).

Manifestações clínicas

As formas de doença acidopéptica caracterizadas por lesões de mucosa exclusivamente superficiais (p. ex., gastrite erosiva aguda) podem resultar em sangramento do trato GI agudo ou crônico, acompanhado por uma queda significativa no hematócrito e por complicações correlatas (p. ex., precipitação de angina em um paciente com doença arterial coronariana). Pacientes com sangramento massivo agudo apresentam-se com hematêmese (vômito com sangue), sangramento retal ou melena (fezes com aspecto de alcatrão pelo efeito do ácido sobre o sangue), a depender do local de origem, da velocidade do trânsito de sangue pelo trato GI, e da extensão da hemorragia. A hemorragia massiva aguda (> 10% da volemia durante minutos a horas) manifesta-se por hipotensão, taquicardia e

alterações ortostáticas da pressão arterial e da frequência cardíaca ao ficar em pé, frequentemente com tontura.

Além de hemorragia, as complicações de úlcera duodenal e úlcera gástrica incluem perfuração e obstrução com ameaça para a vida.

PONTO DE CHECAGEM

50. Como a anemia perniciosa resulta de um distúrbio secretor do estômago?
51. Qual é o estado típico de secreção de ácido de pacientes com anemia perniciosa?
52. Em que distúrbio acidopéptico a diminuição das defesas da mucosa é mais importante que a hipersecreção de ácido?
53. Como defeitos da motilidade poderiam contribuir para úlcera gástrica?
54. Quais fatores podem predispor um paciente à doença ulcerosa duodenal?
55. Como os AINEs contribuem para doença acidopéptica?
56. Qual evidência indica a importância da infecção por *H. pylori* na doença acidopéptica?
57. Qual evidência sugere que outros fatores além da infecção por *H. pylori* contribuem para doença acidopéptica?

GASTROPARESIA

Apresentação clínica

Uma complicação comum de distúrbios do estômago é o esvaziamento gástrico retardado (**Tabela 13-6**). Conhecido como gastroparesia, manifesta-se por náusea, empachamento, vômito e constipação ou diarreia. A condição também pode ocorrer silenciosamente, produzindo desarranjos metabólicos (p. ex., da glicemia em pacientes com diabetes melito) na ausência de sintomas somáticos.

Etiologia

A gastroparesia é uma complicação comum de diabetes melito malcontrolado, com neuropatia autonômica consequente.

Patologia e patogênese

Os distúrbios da motilidade gástrica resultam de alterações de várias funções gástricas normais. Estas incluem (1) servir como um reservatório para sólidos e líquidos ingeridos (p. ex., alteração causada por ressecção do estômago); (2) misturar e homogeneizar o alimento ingerido; e (3) funcionar como uma barreira que permite somente pequenos esguichos de quimo bem-misturado além do esfíncter pilórico. Os distúrbios resultantes vão desde obstrução parcial ou completa da via de saída gástrica a esvaziamento excessivamente rápido e, frequentemente, resultam de interferência nos mecanismos normais pelos quais essas funções são controladas. Estes

TABELA 13-6 Condições que produzem disfunção motora gástrica sintomática

Condições agudas	Condições crônicas	
Dor abdominal, trauma, inflamação	Mecânicas	Pseudo-obstrução
Estado pós-operatório	Úlcera gástrica	Miopatia visceral oca, idiopática
Infecções agudas, gastrenterite	Úlcera duodenal	Secundária (p. ex., amiloidose, doença de Chagas, distrofias musculares, síndrome paraneoplásica)
Distúrbios metabólicos agudos	Estenose hipertrófica do piloro idiopática	
Acidose, hipocalemia, hipercalcemia ou hipocalcemia, coma hepático, mixedema	Síndrome da artéria mesentérica superior	Pós-cirurgia gástrica
	Doença acidopéptica	Pós-vagotomia ou pós-ressecções gástricas
Imobilização	Refluxo gastresofágico	Medicamentos
Hiperglicemia (glicose > 200 mg/dL)	Doença ulcerosa gástrica, dispepsia não ulcerosa	Anticolinérgicos, analgésicos opioides, levodopa, antidepressivos tricíclicos
Agentes farmacêuticos e hormônios	Gastrite	Hormônios (estudos farmacológicos)
Opiáceos, inclusive endorfinas e agentes farmacológicos (p. ex., morfina)	Gastrite atrófica com ou sem anemia perniciosa	Gastrina, colecistocinina, somatostatina
Anticolinérgicos	Gastrenterite viral (gastrite aguda ou crônica)	Anorexia nervosa: bulimia
Antidepressivos tricíclicos	Metabólicas e endócrinas	Idiopáticas
Agonistas β-adrenérgicos	Cetoacidose diabética (aguda)	Disritmias gástricas: taquigastria
Levodopa	Gastroparesia diabética (crônica)	Dissincronia gastroduodenal
Antiácidos com hidróxido de alumínio	Doença de Addison	Sistema nervoso central: tabes dorsal, depressão
Gastrina	Hipotireoidismo	
Colecistocinina	Gravidez?	
Somatostatina	Uremia?	
	Doenças vasculares do colágeno	
	Esclerodermia	
	Dermatomiosite	
	Polimiosite	
	Lúpus eritematoso sistêmico?	

Reproduzida, com permissão, de McCallum RW. Motor function of the stomach in health and disease. In: Sleisenger MH et al., eds. *Gastrointestinal Disease*, 4th ed. Saunders, 1989.)

incluem a contratilidade intrínseca da musculatura lisa gástrica, o sistema nervoso entérico, o controle do sistema nervoso autônomo sobre a função do sistema nervoso entérico e os hormônios intestinais.

Visto que o esfíncter pilórico, como todos os esfíncteres, exibe contração tônica com relaxamento transitório intermitente, a perda de controle vagal resulta em contração tônica excessiva e sintomas de vários graus de obstrução da via de saída gástrica. Distúrbios que afetam o sistema nervoso entérico, como a neuropatia do diabetes melito e o corte cirúrgico da parede do estômago ou tronco vagal, geralmente causam esvaziamento retardado. Entretanto, é importante lembrar que, em alguns casos, o esvaziamento retardado pode resultar em sintomas esperados para o esvaziamento excessivamente rápido. Por exemplo, um piloro muito contraído que pode se abrir completamente, mas só o faz de modo infrequente, pode resultar na entrada de um bolo de quimo demasiadamente grande no duodeno a partir do estômago excessivamente distendido. Um bolo assim pode não ser processado de

maneira eficiente pelo intestino delgado, resultando em má absorção e sintomas diarreicos característicos da síndrome de *dumping*.

Hormônios desempenham um papel maldefinido, mas importante, na regulação da motilidade GI na saúde e na doença. Por exemplo, o antibiótico eritromicina é reconhecido pelo receptor para o hormônio GI motilina, afetando a motilidade GI. Observa-se que alguns pacientes com gastroparesia têm melhora substancial com análogos da eritromicina, especialmente quando queixas relacionadas com obstrução parcial da via de saída gástrica, como empachamento, náusea e constipação, são relevantes.

Como pacientes diferentes têm contribuições relativas distintas do sistema nervoso intrínseco, sistema nervoso entérico, sistema nervoso autônomo, centros mais altos do SNC e hormônios sobre o controle de sua motilidade do trato GI, nem todos os tratamentos para gastroparesia são efetivos para grande parte dos pacientes, mesmo com queixas iniciais idênticas.

Manifestações clínicas

Complicações de gastroparesia incluem o desenvolvimento de bezoares por conteúdos gástricos retidos, supercrescimento bacteriano, controle errático da glicemia e, quando náusea e vômitos são intensos, perda de peso. A glicemia elevada pode ser uma causa ou uma consequência do esvaziamento gástrico retardado. O supercrescimento bacteriano por si só pode resultar tanto em má absorção quanto em diarreia. Por motivos desconhecidos, os sintomas de gastroparesia são variáveis de paciente para paciente, bem como, ao longo do tempo, em um determinado paciente, e muitas vezes se correlacionam mal com o esvaziamento gástrico retardado. Em alguns casos, antagonistas da serotonina que diminuem a percepção visceral podem ser mais úteis que agentes procinéticos no alívio dos sintomas.

PONTO DE CHECAGEM

58. Quais são os sintomas de esvaziamento gástrico retardado *versus* rápido?
59. Quais são as complicações da gastroparesia?
60. Por que a eritromicina poderia melhorar a gastroparesia diabética?

DISTÚRBIOS DA VESÍCULA BILIAR

A doença da vesícula biliar deve-se mais comumente a cálculos biliares (colelitíase).

1. Colelitíase

Apresentação clínica

Os cálculos biliares geralmente são assintomáticos, descobertos de modo incidental na necropsia ou durante cirurgia para uma condição não relacionada. Dos pacientes que têm sintomas relativos à colelitíase, as apresentações variam de leve náusea ou desconforto abdominal após ingerir alimentos gordurosos ou fritos, a dor abdominal intensa no quadrante superior direito ou mesoepigástrica e icterícia. Uma história de sintomas leves crônicos associados com a dieta frequentemente precede um episódio agudo de dor abdominal. O paciente típico com cálculos biliares é do sexo feminino, tem uma história de alta ingestão de gordura na dieta, teve gestações anteriormente (refletindo o papel dos estrogênios na patogênese dos cálculos biliares), e está com cerca de 40 a 50 anos (refletindo o tempo necessário para a progressão até doença sintomática).

Etiologia

Os cálculos biliares têm muitas variedades. A maioria é composta largamente por colesterol com ou sem depósitos de cálcio. Ocasionalmente, em especial em pacientes com doença hemolítica crônica, cálculos de bilirrubina podem se formar. A depender da causa e do mecanismo fisiopatológico envolvido, os pacientes podem ter um ou mais dos seguintes: poucos cálculos grandes individuais; muitos cálculos menores; ou "lama biliar", um gel viscoso espesso resultante da concentração de bile que se acredita ser altamente predisponente à formação de cálculos.

Patologia e patogênese

A colelitíase tem origem multifatorial. Contudo, a formação de cálculos biliares de colesterol geralmente requer a formação de bile cuja concentração de colesterol seja maior que sua porcentagem de solubilidade. Os processos normais que previnem a formação de cálculo biliar incluem o fato de que a bile normalmente não permanece na vesícula biliar tempo suficiente para se tornar litogênica (que tende à formação de cálculos). Assim, perda de motilidade da parede muscular da vesícula biliar (resultante de doença intrínseca da parede muscular, níveis alterados de hormônios como CCK, ou controle neural alterado) e contração esfincteriana excessiva, dificultando o esvaziamento, são fatores predisponentes importantes. Uma consequência do esvaziamento diminuído da vesícula biliar é a concentração excessiva de bile, levando à litogenicidade aumentada. Isso pode ocorrer por absorção diminuída de água ou composição alterada da bile resultante de conteúdo elevado de colesterol ou saturação. Outros fatores podem causar uma maior tendência para formar cálculos em qualquer grau de concentração e saturação, incluindo a presença de fatores nucleadores *versus* antinucleadores na bile, e o tamanho e a composição do *pool* de ácidos biliares. A Figura 13-20 resume os fatores que predispõem à formação de cálculos biliares, inclusive estrogênios, prostaglandinas, produção aumentada de muco e glicoproteína pelo epitélio da vesícula biliar, e colonização ou infecção bacteriana crônica. Os estrogênios podem desempenhar múltiplos papéis, afetando a composição da bile (aumentando colesterol e sua saturação na bile), mas também diminuindo a motilidade da vesícula biliar (predispondo à estase, formação de lama biliar e litogenicidade). As prostaglandinas, que são protetoras no estômago por aumentar a produção de muco, realmente podem contribuir para litogenicidade pelo mesmo mecanismo. Assim, os AINEs que bloqueiam a produção de prostaglan-

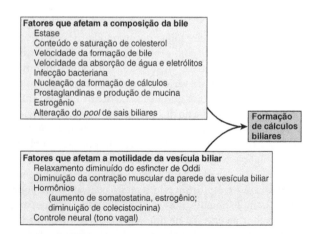

FIGURA 13-20 Fisiopatologia da colelitíase.

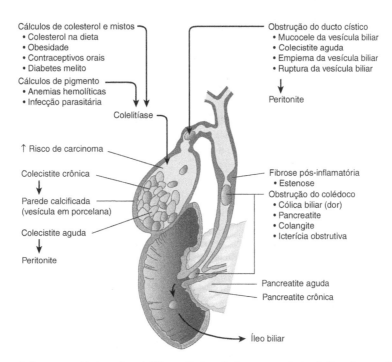

FIGURA 13-21 Efeitos clínicos e patológicos da colelitíase. (Redesenhada, com permissão, de Chandrasoma P et al., eds. *Concise Pathology*, 3rd ed. Publicada originalmente por Appleton & Lange. Copyright © 1998 por The McGraw-Hill Companies, Inc.)

dinas com frequência são benéficos para a prevenção de cálculos biliares em pacientes predispostos, provavelmente por diminuírem a produção de muco.

Manifestações clínicas

A principal apresentação clínica da litíase biliar é a inflamação da vesícula biliar, ou **colecistite**. A colecistite pode ser aguda, crônica, ou aguda sobre um fundo de doença crônica.

Um episódio de colecistite aguda pode progredir para pancreatite aguda se um cálculo descer pelo colédoco, mas não passar pelo esfíncter de Oddi, bloqueando o ducto pancreático. De modo semelhante, uma vesícula inflamada pode se tornar infectada, ou pode sofrer infarto e necrose, preparando o cenário para sepse sistêmica se o paciente não receber antibióticos de amplo espectro sistêmicos nem se submeter à colecistectomia de emergência (Figura 13-21).

FISIOPATOLOGIA DE DISTÚRBIOS DO INTESTINO DELGADO E DO COLO

Doenças dos intestinos delgado e grosso incluem diarreia, doença inflamatória intestinal e doença diverticular. **Diarreia** é um sintoma que tem muitas causas e diversos mecanismos patogênicos, inclusive alterações da motilidade, secreção, digestão e absorção. Embora os distúrbios intestinais sejam causas particularmente importantes, doenças do estômago, pâncreas e trato biliar também podem causar diarreia. As **doenças inflamatórias intestinais** são processos autoimunes crônicos malcompreendidos no intestino delgado, colo, ou ambos, com má absorção como um aspecto considerável e manifestações sistêmicas importantes. A **doença diverticular** ocorre com maior destaque no colo, em parte como uma consequência direta ou indireta de função motora alterada. **Síndrome do intestino irritável** não é uma doença em si, mas um distúrbio funcional que se manifesta por dor abdominal com diarreia ou constipação, na ausência de doença orgânica ou alterações estruturais macroscópicas do intestino.

DIARREIA

Apresentação clínica

Sintomas de diarreia são frequência fecal aumentada, aumento do volume e diminuição da consistência das fezes. Qualquer processo que aumente a frequência da defecação ou o volume das fezes as torna mais soltas, porque a absorção de água tempo-dependente é responsável pela consistência normal macia, mas bem formada, das fezes. As diarreias infecciosas são discutidas no Capítulo 4. Este capítulo concentra-se em aspectos gerais da diarreia e diarreias por outras causas.

Avaliações subjetivas do paciente sobre suas dejeções são influenciadas por seus hábitos intestinais de linha de base. Um indivíduo com constipação crônica, com dejeções 1 vez a cada 3 dias ou mais, pode considerar 3 episódios de fezes moles em 1 dia como diarreia. Em contrapartida, um indiví-

370 Fisiopatologia da Doença

duo com uma dieta rica em fibras pode, normalmente, defecar 2 vezes, ou mesmo 3, por dia.

A diarreia pode ser aguda (< 2 semanas de duração) ou crônica (> 4 semanas). A diarreia aguda geralmente deve-se a uma causa infecciosa. As causas não infecciosas mais comuns são efeitos colaterais de medicamentos.

A ideia mais simples é que a diarreia se deve à secreção demasiada ou absorção insuficiente. A **diarreia osmótica** (**disabortiva**) é causada por nutrientes ou eletrólitos mal-absorvidos que retêm água no lúmen. Má absorção ocorre quando a capacidade de digerir ou absorver um nutriente em particular é deficiente, e pode ser resultante de distúrbio da mistura (motilidade alterada), insuficiência pancreática (digestão alterada), ou lesão de enterócitos ou de seus transportadores de superfície (absorção alterada). Esse tipo de diarreia é interrompido quando o paciente faz jejum. **Diarreia secretora** resulta quando secretagogos mantêm taxas elevadas de transporte de líquido para fora das células epiteliais e para dentro do lúmen do trato GI. Esse tipo de diarreia não é interrompido quando o paciente jejua. Essas distinções fisiológicas são úteis tanto no diagnóstico quanto na terapia de distúrbios diarreicos. Em capacidade de transporte, o intestino delgado excede em muito o colo (devido à enorme área de superfície da borda em escova). Assim, causas infecciosas, tóxicas, ou outras de secreção aumentada no intestino delgado podem suplantar os mecanismos absortivos do colo, resultando em diarreia.

Etiologia

O fluxo no trato GI é um estado constante que envolve secreção massiva de líquido para dentro e absorção a partir do lúmen GI. Cada processo é controlado por fatores tanto extrínsecos quanto intrínsecos. Anormalidades sutis no influxo ou efluxo em qualquer dos vários níveis pode resultar em diarreia, com ou sem má absorção de nutrientes. Assim, uma carga osmótica excessiva, secreção aumentada ou reabsorção diminuída de líquido pode resultar em diarreia (Tabela 13-7).

Uma carga osmótica excessiva no trato GI pode acontecer de três maneiras diferentes: por ingestão oral direta de excesso de osmoles, por ingestão de um substrato que pode ser convertido em osmoles excessivos (p. ex., quando ação bacteriana sobre o carboidrato não digerível lactulose gera uma carga osmótica causadora de diarreia no colo), e como manifestação de uma doença genética como uma deficiência enzimática na situação de uma dieta em particular (p. ex., consumo de leite por um indivíduo com deficiência de lactase).

A secreção é aumentada por secretagogos carreados pelo sangue ou intralúmen. Estes incluem produtos endócrinos endógenos (p. ex., superprodução de VIP por um tumor), exotoxinas resultantes de ingestão direta (p. ex., intoxicação alimentar aguda) ou infecção (p. ex., cólera), ou substância no lúmen GI (p. ex., ácidos biliares) que estimulam secreção.

A absorção de líquido, eletrólitos e nutrientes pode ser diminuída por muitos fatores, inclusive os efeitos tóxicos do álcool e lesão da mucosa por agentes infecciosos e por citocinas e agentes procinéticos. As citocinas são liberadas por células imunes e outras células (p. ex., em resposta à infecção). Agentes prociné-

TABELA 13-7   Mecanismos de diarreia e principais causas específicas

Mecanismos de diarreia	Causas específicas
Osmótica/má absorção	Deficiências de dissacaridase (p. ex., deficiência de lactase)
	Má absorção de glicose-galactose ou frutose
	Ingestão de manitol, sorbitol
	Terapia com lactulose
	Alguns sais (p. ex., sulfato de magnésio)
	Alguns antiácidos (p. ex., carbonato de cálcio)
	Má absorção generalizada
	Inativação de enzimas pancreáticas (p. ex., por excesso de ácido)
	Solubilização defeituosa de gorduras (circulação êntero-hepática interrompida, ou formação de bile defeituosa)
	Ingestão de substâncias ligadoras de nutrientes
	Supercrescimento bacteriano
	Perda de enterócitos (p. ex., radiação, infecção, isquemia)
	Obstrução linfática (p. ex., linfoma, tuberculose)
	Deficiência de enzimas pancreáticas
Secretora	Enterotoxinas
	Produtos tumorais (p. ex., VIP, serotonina)
	Laxantes
	Ácidos biliares
	Ácidos graxos
	Defeitos congênitos
Distúrbio da motilidade	Diabetes melito
	Pós-cirúrgico
Exsudação inflamatória	Doença inflamatória intestinal
	Infecção (p. ex., shigelose)

Legenda: VIP, peptídeo intestinal vasoativo.
Dados de Fine KD et al. Diarrhea. In: Sleisenger MH et al., eds. *Gastrointestinal Disease*, 4th ed. Saunders, 1989.

ticos aceleram a motilidade GI, diminuindo o tempo disponível para absorção de qualquer nutriente, líquido, ou carga de eletrólito. Finalmente, distúrbios inflamatórios e outros resultando em perda de muco, sangue, ou proteína do trato GI podem se manifestar como diarreia. Sintomas e sinais sugestivos de causas específicas de diarreia estão listados na Tabela 13-8.

Patologia e patogênese

O reconhecimento de subtipos fisiopatológicos de diarreias secretoras (Tabelas 13-9 e 13-10) e osmóticas propicia uma maneira de se abordar o diagnóstico e tratamento de distúrbios diarreicos. Por exemplo, diarreia não sanguinolenta que

CAPÍTULO 13 Doenças Gastrintestinais **371**

TABELA 13-8 Pistas para o diagnóstico de diarreia a partir de outros sintomas e sinais

Sintomas ou sinais associados com diarreia	Diagnósticos a considerar
Artrite	Colite ulcerativa, doença de Crohn, doença de Whipple, enterite resultante de *Yersinia enterocolitica*, proctite gonocócica
Doença do fígado	Colite ulcerativa, doença de Crohn, câncer de colo com metástases para o fígado
Febre	Colite ulcerativa, doença de Crohn, amebíase, linfoma, tuberculose, doença de Whipple, outras infecções entéricas (especialmente virais ou bacterianas produtoras de toxinas)
Perda de peso acentuada	Má absorção, doença inflamatória intestinal, câncer de colo, tireotoxicose
Eosinofilia	Gastrenterite eosinofílica, doença parasitária (particularmente *Strongyloides*)
Linfadenopatia	Linfoma, doença de Whipple, aids
Neuropatia	Diarreia diabética, amiloidose
Hipotensão postural	Sangramento GI, diarreia diabética, doença de Addison, hipotensão ortostática idiopática
Rubor	Síndrome do carcinoide maligno, síndrome de cólera pancreática
Eritema	Mastocitose sistêmica, síndrome do glucagonoma
Proteinúria	Amiloidose
Doença vascular do colágeno	Vasculite mesentérica
Úlceras pépticas	Síndrome de Zollinger-Ellison
Doença pulmonar crônica	Fibrose cística
Arteriosclerose sistêmica	Lesão isquêmica do intestino
Infecções frequentes	Deficiência de imunoglobulina
Hiperpigmentação	Doença de Whipple, doença celíaca, doença de Addison
Boa resposta a corticosteroides	Colite ulcerativa, doença de Crohn, doença de Whipple, doença de Addison, gastrenterite eosinofílica
Boa resposta a antibióticos	Síndrome da alça cega, espru tropical, doença de Whipple
Boa resposta à dieta de eliminação	Doença celíaca (glúten), deficiência de lactase (laticínios)

Reproduzida e modificada, com permissão, de Fine KD et al. Diarrhea. In: Sleisenger MH et al., eds. *Gastrointestinal Disease*, 4th ed. Saunders, 1989.)

continua na ausência de ingestão oral deve ser consequência de um mecanismo secretor, enquanto a diarreia que diminui quando a ingestão oral é suspensa (p. ex., em um paciente recebendo hidratação intravenosa) sugere uma causa osmótica ou disabsortiva. De modo semelhante, a presença de leucócitos nas fezes sugere uma origem infecciosa ou inflamatória da diarreia, embora sua ausência não exclua tais causas.

Das muitas causas de diarreia (Tabela 13-11), os agentes infecciosos estão entre os mais importantes, porque eles causam doenças agudas, algumas vezes ameaçadoras para a vida, cuja patogênese é relativamente bem compreendida, e porque geralmente são tratáveis. Os sintomas de diarreia causados por agentes infecciosos muitas vezes são devidos a toxinas que alteram a secreção e absorção no intestino delgado ou à invasão direta da mucosa. As bactérias não invasivas produtoras de toxinas geralmente são patógenos do intestino delgado, ao passo que os microrganismos invasivos com frequência estão localizados no colo. As diarreias causadas por agentes infecciosos são discutidas no Capítulo 4.

As evidências sugerem que as causas infecciosas de diarreia podem ter interface mais íntima com mecanismos normais de controle secretor do que era previamente imaginado. Assim, além de seu efeito direto sobre a proteína G controlando a secreção do íon Cl^- nas criptas do epitélio do intestino delgado, a cólera ativa o sistema nervoso entérico a causar secreção de líquidos e eletrólitos no colo.

Manifestações clínicas

Desidratação, má nutrição, perda de peso e síndromes específicas de deficiência vitamínica (p. ex., glossite, queilose e estomatite) são sinais comuns na diarreia, a depender de sua causa, gravidade e cronicidade (Tabelas 13-8 e 13-10). Em certas circunstâncias (p. ex., em crianças de pouca idade), a gastrenterite viral está associada com uma taxa de mortalidade alta quando medidas de suporte (i.e., reidratação oral ou intravenosa) não são providenciadas com prontidão. Alguns indivíduos com diarreia por infecções parasitárias permanecem relativamente assintomáticos, enquanto outros podem desenvolver sintomas e complicações mais graves, inclusive perfuração intestinal.

PONTO DE CHECAGEM

- 61. Por quais mecanismos os agentes infecciosos causam diarreia?
- 62. Cite três maneiras pelas quais uma carga osmótica excessiva pode ocorrer no trato GI.

DOENÇA INFLAMATÓRIA INTESTINAL

Apresentação clínica

A doença inflamatória intestinal é diferenciada das entidades infecciosas por exclusão: episódios recorrentes de diarreia sanguinolenta mucopurulenta (i.e., contendo muco e leucócitos), caracterizada por falta de culturas positivas para

372 Fisiopatologia da Doença

TABELA 13-9   Aspectos histológicos de doenças do intestino delgado causando má absorção

Doença	Aspectos patológicos	Padrão de distribuição
Espru celíaco (não tropical)	Achatamento de vilosidades, hiperplasia de criptas, aumento de linfócitos e plasmócitos na lâmina própria	Difuso no jejuno proximal
Espru tropical	Vilosidades encurtadas, aumento de linfócitos e plasmócitos na lâmina própria	Difuso no jejuno proximal
Doença de Crohn	Granulomas não caseosos com ou sem células gigantes	Lesões esparsas pelo trato GI, mas afetando particularmente o íleo terminal
Espru colágeno	Depósitos subepiteliais de colágeno	Difuso
Linfoma primário	Linfócitos ou histiócitos malignos na lâmina própria, achatamento variável de vilosidades	Fragmentar
Doença de Whipple	Lâmina própria cheia de macrófagos espumosos corados pelo ácido periódico de Schiff (PAS), bacilos nos macrófagos	Difuso
Amiloidose	Depósitos de amiloide em vasos sanguíneos, camadas musculares	Difuso na muscular da mucosa, poupando a mucosa
Abetalipoproteinemia	Células epiteliais com vacúolos, cheias de gordura, vilosidades normais	Difuso
Enterite por radiação	Vilosidades achatadas, inflamação da mucosa, fibrose, ulceração	Fragmentar
Linfangiectasia	Linfáticos dilatados na lâmina própria	Fragmentar
Gastrenterite eosinofílica	Infiltrado eosinofílico na parede intestinal	Fragmentar
Hipogamaglobulinemia	Achatamento de vilosidades, trofozoítos de *Giardia* frequentemente presentes, poucos plasmócitos	Fragmentar
Giardíase	Trofozoítos podem estar presentes, achatamento de vilosidades variável	Fragmentar
Infecções oportunistas	Organismos podem ser vistos (*Isospora belli*, criptosporídios, microsporídios), macrófagos corados por PAS (complexo *Mycobacterium avium*)	Fragmentar

patógenos microbianos conhecidos e falta de resposta a antibióticos isoladamente. Como a doença inflamatória intestinal é caracterizada por exacerbações e remissões, respostas favoráveis à terapia são difíceis de distinguir de remissões espontâneas que ocorrem como parte da história natural da doença.

Etiologia

O gatilho para doença inflamatória intestinal ainda é desconhecido. Há duas formas de doença inflamatória intestinal crônica: a **doença de Crohn**, que é de caráter transmural e granulomatoso, ocorrendo em qualquer lugar ao longo do trato GI, e a **colite ulcerativa**, que é superficial e limitada à mucosa do colo. As causas da doença inflamatória intestinal são desconhecidas, apesar do progresso na compreensão de sua patogênese.

Patologia e patogênese

Risco genético e fatores ambientais são reconhecidos como dois elementos essenciais na patogênese da doença inflamatória intestinal. Uma explosão de genes de suscetibilidade recentemente reconhecidos, tanto para doença de Crohn quanto para colite ulcerativa, tem sido descoberta por meio de associações na amplitude do genoma. Esses estudos avaliaram milhares de polimorfismos de nucleotídeo único (SNPs) em milhares de pacientes com doença inflamatória intestinal e os compararam com milhares de pessoas sem a doença (controles). Esses estudos encontraram anormalidades em

várias categorias de genes de suscetibilidade em pacientes com doença inflamatória intestinal. Essas anormalidades incluíam moduladores de função imune, autofagia e função epitelial que participam na interação de hospedeiro e microrganismo. É importante observar que o risco relativo da maioria desses genes de suscetibilidade é baixo (a maior parte tem um aumento de 20 a 30% no risco relativo de desenvolver a doença). Portanto, a maioria dos indivíduos que porta os alelos de risco para a doença inflamatória intestinal não desenvolve a doença.

Fatores genéticos claramente não representam a única contribuição para doença inflamatória intestinal. Acredita-se que muitos fatores ambientais contribuam para o desenvolvimento da doença de Crohn, inclusive microrganismos patogênicos (bactérias e vírus), o repertório de micróbios intestinais inerentes (a microbiota), fatores dietéticos, tabagismo, respostas imunes defeituosas e fatores psicossociais. Além disso, estudos recentes sugerem que a padronização da atividade de certos aspectos do sistema imune durante o período neonatal influencia fortemente as respostas imunes no adulto. Como a composição da microbiota intestinal é em grande parte transmitida pela mãe, acredita-se que efeitos maternos também representem um fator contributivo para doença GI. Especificamente, a exposição precoce à microbiota intestinal pode ser um componente importante da patogênese da doença inflamatória intestinal.

O intestino normal é capaz de modular respostas inflamatórias francas a seu constante bombardeio com antígenos

CAPÍTULO 13 Doenças Gastrintestinais **373**

TABELA 13-10 Sintomas e sinais de má absorção e a fisiopatologia relevante

Sintoma ou sinal	Explicação fisiopatológica	Sintoma ou sinal	Explicação fisiopatológica
Gastrintestinais		**Cutâneos e mucosos**	
Diarreia	Atividade osmótica de carboidratos ou ácidos graxos de cadeia curta	Facilidade de equimoses, petéquias	Deficiência de vitamina K e deficiência de vitamina C (escorbuto)
	Efeitos secretores de ácidos biliares e ácidos graxos	Glossite, queilose, estomatite	Deficiência de vitaminas do complexo B, vitamina B_{12}, folato ou ferro
	Superfície absortiva diminuída	Edema	Perda ou má absorção de proteínas
	Perda intestinal de ácidos biliares conjugados	Acrodermatite, dermatite escamosa	Deficiência de zinco e ácido graxo essencial
	Ressecção ileal	Hiperceratose folicular	Deficiência de vitamina A
	Doença grave da mucosa ileal	Dermatite hiperpigmentada	Deficiência de niacina (pelagra)
	Defeitos congênitos do cotransportador ileal de sódio-ácido biliar	Unhas finas com deformidade em colher	Deficiência de ferro
Distensão abdominal, flatulência	Produção bacteriana de gás a partir de carboidratos no colo, supercrescimento bacteriano no intestino delgado	Hemorragia perifolicular	Má absorção de vitamina C (escorbuto)
Flatos ou fezes fétidos	Má absorção de proteínas ou perda intestinal de proteínas	Cabelos em espiral ou cacheados	Má absorção de vitamina C (escorbuto)
Dor	Distensão gasosa do intestino	**Outros**	
Ascite	Perda de proteína ou má absorção	Perda de peso, hiperfagia	Má absorção de nutrientes
Musculoesqueléticos		Retardo do crescimento e do peso, infantilismo	Má absorção de nutrientes na infância, adolescência
Tetania, fraqueza muscular, parestesias	Má absorção de vitamina D, cálcio, magnésio e fosfato	Anemia	Deficiência de ferro, folato ou vitamina B_{12}
Dor óssea, osteomalacia, fraturas	Deficiência de proteína, cálcio ou vitamina D; hiperparatireoidismo secundário	Cálculos renais	Aumento da absorção de oxalato no colo
		Amenorreia, disfunção erétil, infertilidade	Multifatorial (inclusive má absorção de proteínas, hipopituitarismo secundário, anemia)
		Cegueira noturna, xeroftalmia	Deficiência de vitamina A
		Neuropatia periférica	Deficiência de vitamina B_{12} ou tiamina
		Fadiga, fraqueza	Depleção calórica, deficiência de ferro ou folato, anemia
		Sintomas neurológicos, ataxia	Deficiência de vitamina B_{12}, vitamina E ou folato

Reproduzida, com permissão, de Högenauer C et al. Maldigestion and malabsorption. In: Feldman M et al., eds. *Sleisenger and Fordtran's Gastrointestinal and Liver Disease*, 9th ed. Saunders, 2010.

da dieta e microbianos no lúmen. Este processo pode estar deficiente na doença de Crohn, resultando em inflamação descontrolada. Há interesse considerável no papel das citocinas, como as interleucinas e o fator de necrose tumoral, na doença de Crohn. Perfis de citocinas das categorias T_H1 e T_H17 têm sido implicados na doença de Crohn. Camundongos que não têm a citocina interleucina-10 (IL-10) inibidora de T_H1 têm um perfil de citocinas T_H1 e desenvolvem inflamação intestinal espontânea. Anticorpos monoclonais ao fator de necrose tumoral (TNF) reduzem a inflamação nesses animais e em pacientes. Fatores semelhantes podem contribuir para a patogênese da colite ulcerativa, inclusive infecções, alergias a componentes da dieta, respostas imunes a bactérias e autoantígenos, e fatores psicossociais. Em camundongos, a desintegração planejada dos genes para o receptor de células T e a citocina IL-2 resulta em doença do trato GI semelhante à colite ulcerativa.

As duas formas de doença inflamatória intestinal têm diferenças características e, em muitos casos, sobreposição considerável na maneira de apresentação (Tabela 13-12). Os aspectos comuns a todas as formas de doença inflamatória intestinal são a ulceração da mucosa e a inflamação do trato GI, indistinguíveis, de fato, do que ocorre de forma aguda durante diarreia infecciosa invasiva. Outros fatores além da presença de produtos gênicos essenciais, inclusive agentes infecciosos, respostas imunes do hospedeiro alteradas, lesão intestinal de mediação imune, fatores psicológicos, e fatores da dieta e ambientais, podem contribuir para uma via comum final de resposta imune desordenada.

374 Fisiopatologia da Doença

TABELA 13-11 Causas mais prováveis de diarreia em sete categorias clínicas diferentes

1. Diarreia aguda (duração < 2 a 3 semanas)	5. Diarreia crônica e recorrente
Infecções virais, bacterianas, parasitárias e fúngicas	Síndrome do intestino irritável
Intoxicação alimentar	Doença inflamatória intestinal
Fármacos[1] e aditivos alimentares	Infecções parasitárias e fúngicas
Fecaloma	Síndromes de má absorção
Inflamação pélvica	Fármacos,[1] aditivos alimentares, sorbitol
Intoxicação por metais pesados (aguda ou crônica)	Câncer de colo
2. Diarreia do viajante	Diverticulite
Infecções bacterianas	Fecaloma
Mediada por enterotoxinas produzidas por *Escherichia coli*	Intoxicação por metais pesados (aguda ou crônica)
Mediada principalmente por invasão da mucosa e inflamação (p. ex., *E. coli* invasiva, *Shigella*)	Diarreia relacionada com leite cru
Mediada por combinações de invasão e enterotoxinas (p. ex., *Salmonella*)	**6. Diarreia crônica de origem desconhecida (investigação anterior não revelou diagnóstico)**
Infecções virais e parasitárias	Abuso sub-reptício de laxantes
3. Diarreia em homens homossexuais sem aids	Competência defeituosa do esfíncter anal simulando diarreia
Amebíase	Síndrome da colite microscópica
Giardíase	Má absorção não reconhecida previamente
Shigelose	Síndrome da cólera pseudopancreática
Campylobacter	Má absorção de líquidos idiopática
Sífilis retal	Diarreia induzida por hipermotilidade
Outra espiroquetose retal que não sífilis	Tumor neuroendócrino
Gonorreia retal	**7. Incontinência**
Infecção por *Chlamydia trachomatis* (linfogranuloma venéreo e sorotipos D-K não LGV)	Causas de disfunção esfincteriana:
Herpes simples	Cirurgia anal para fissuras, fístulas ou hemorroidas
4. Diarreia em pacientes com aids	Episiotomia ou laceração durante parto
Cryptosporidium	Doença de Crohn anal
Amebíase	Neuropatia diabética
Giardíase	Causas de diarreia: as mesmas das categorias 5 e 6 acima
Isospora belli	
Herpes simples, citomegalovírus	
Complexo *Mycobacterium avium-intracellulare*	
Salmonella typhimurium	
Criptococos	
Candida	
Enteropatia da aids	

[1]Digitálicos, propranolol, quinidina, diuréticos, colchicina, antibióticos, lactulose, antiácidos, laxantes, agentes quimioterápicos, ácidos biliares, meclofenamato e muitos outros. (Ver compêndios farmacológicos para efeitos adversos de fármacos que o paciente esteja tomando.)

Reproduzida e modificada, com permissão, de Fine KD et al. Diarrhea. In: Sleisenger MH et al., eds. *Gastrointestinal Disease*, 5th ed. Saunders, 1993.

CAPÍTULO 13 Doenças Gastrintestinais **375**

TABELA 13-12   Semelhanças e diferenças entre colite ulcerativa e doença de Crohn

	Colite ulcerativa	Doença de Crohn
Aspectos clínicos		
Sangramento retal	> 90%	< 50%
Diarreia	10-30%	> 70%
Massa abdominal	< 1%	30%
Abscessos, seios e fístulas perianais	2%	30%
Perfuração intestinal (livre)	2-3%	< 1%
Megacolo tóxico	5-10%	< 5%
Câncer de colo	Aumento definido (5%)	Possível aumento
Pioderma gangrenoso	< 5%	1%
Eritema nodoso	5%	15%
Cálculos renais	< 5% (cálculos de ácido úrico)	10% (cálculos de oxalato)
Estomatite	10%	10%
Ulceração aftosa	4%	4%
Uveíte	45%	5-10%
Espondilite	< 5%	15-20%
Artrite periférica	10%	20%
Tromboembolismo com aumento de plaquetas e de atividade coagulante	Ocorre	Ocorre
Achados radiológicos, endoscópicos e patológicos		
Envolvimento retal	Quase 100%	< 50%
Úlceras	Superficiais, múltiplas Irregulares	Úlceras isoladas no reto Lineares, serpiginosas e aftoides Úlceras em botão de colarinho
Abscessos em criptas, pseudopólipos, células caliciformes diminuídas	> 70%	< 40%
Agregados linfoides e granulomas não caseosos	< 10%	60-70%
Extensão da doença	Mucosa e contínua	Transmural e descontínua com "lesões salteadas" (segmentos com mucos = normal)
Envolvimento ileal	Inespecífico com inflamação leve e dilatação (ileíte de refluxo)	Úlceras, fissuras e estenose
Fígado gorduroso	39-40%	30-40%
Pericolangite	30%	20%
Colangite esclerosante	30%	20-30%
Cirrose	Rara	< 1%
Cálculos biliares	Raros	10-15%
Tratamento		
Geral	De suporte e sintomático	De suporte e sintomático
Definitivo (fármacos)	Sulfassalazina, mesalazina ou olsalazina e corticosteroides	Sulfassalazina, corticosteroides, mercaptopurina

Modificada e reproduzida, com permissão, de Gopalswamy N. Inflammatory bowel disease. In: Barnes HV et al., eds. *Clinical Medicine: Selected Problems with Pathophysiologic Correlations.* Year Book, 1988.

Manifestações clínicas

A. Doença de Crohn

A doença de Crohn ocorre com mais frequência no íleo distal. Entretanto, a distribuição da doença também pode envolver o colo, ou, menos comumente, qualquer outra região do trato GI (inclusive a cavidade oral, esôfago, estômago e intestino delgado proximal). Um aspecto característico é que áreas de ulceração e inflamação acontecem de modo descontínuo e envolvem toda a espessura da parede intestinal. Recorrência da doença pode ocorrer em regiões do intestino não envolvidas previamente, e podem até envolver mesentério e linfonodos adjacentes. A combinação de ulceração profunda da mucosa e espessamento da submucosa confere à mucosa envolvida um aspecto característico de pavimentação com pedras.

Perfuração, formação de fístulas, formação de abscessos e obstrução do intestino delgado são complicações frequentes da doença de Crohn, embora um curso indolente ocorra na maioria dos pacientes. O envolvimento de espessura total da parede intestinal pode predispor a essas complicações. Sangramento franco a partir de ulcerações da mucosa pode ser insidioso ou massivo, da mesma forma que **enteropatia com perda de proteína**. Outra complicação importante é uma possível incidência aumentada de câncer intestinal.

Os pacientes com doença de Crohn frequentemente manifestam sintomas fora do trato GI. De modo mais comum, distúrbios inflamatórios das articulações (artrite), da pele (eritema nodoso), do olho (uveíte, irite), das membranas mucosas (úlceras aftosas da membrana bucal), dos canais biliares (colangite esclerosante) e do fígado (hepatite crônica ativa autoimune) também são observados nesses pacientes. Distúrbios renais, especialmente nefrolitíase, são observados em um terço dos pacientes com doença de Crohn, provavelmente relacionados com o aumento da absorção de oxalato associada com esteatorreia. Amiloidose é uma complicação grave da doença de Crohn, assim como a doença tromboembólica. Ambas as complicações provavelmente refletem o caráter sistêmico do processo inflamatório. Os pacientes frequentemente são desnutridos e mostram evidências de estados de carência de nutrientes.

B. Colite ulcerativa

Ao contrário da doença de Crohn, a inflamação na colite ulcerativa é restrita à mucosa do colo e do reto. Geralmente, ela começa na junção anorretal e se estende no sentido proximal. Colite ulcerativa e doença de Crohn são similares em apresentação (p. ex., diarreia sanguinolenta e má absorção) e em pelo menos algumas das complicações (p. ex., enteropatia com perda de proteína e má nutrição), refletindo o envolvimento disseminado da mucosa em uma ou em outra entidade. Em ambas as condições, células inflamatórias agudas (neutrófilos) estão localizadas dentro do epitélio das criptas (criptite) e dos seus lúmens (abscessos de criptas). Há também uma infiltração intensa de células inflamatórias crônicas na mucosa. Contudo, como a colite ulcerativa geralmente se limita à mucosa, obstrução, perfuração e formação de fístulas não são complicações

típicas. A maioria dos pacientes tem doença leve e, como na doença de Crohn, terão somente um ou dois episódios durante suas vidas. Como na doença de Crohn, há um risco aumentado de adenocarcinoma do colo que aumenta com a duração da doença. A doença crônica também pode levar a dano da *muscularis propria*, causando megacolo tóxico, uma área dilatada de paredes finas e motilidade pobre do colo, que é suscetível à ruptura. Na mucosa, lesão e ulceração crônica podem causar um excesso de tecido de granulação que faz protrusão para o lúmen do intestino (pseudopólipos). Em razão da frequência de resposta variável e do alto risco de efeitos colaterais, a terapia com agentes imunossupressores como a mercaptopurina e a azatioprina é limitada a casos que tenham deixado de responder à sulfassalazina e glicocorticoides. Tanto a colite ulcerativa quanto a doença de Crohn podem entrar em remissão após tratamento com agentes anti-inflamatórios de primeira linha, como sulfassalazina e glicocorticoides. A doença de Crohn também responde à terapia que utiliza anticorpos monoclonais contra a citocina inflamatória, TNF. Esses anticorpos prendem e inibem essa citocina. Recentemente, o tratamento com anticorpos monoclonais anti-TNF também tem sido usado em pacientes com colite ulcerativa. Devido à complicação potencial de infecções graves, até mesmo ameaçadoras para a vida, esses fármacos só são utilizados em casos graves. A história natural de ambas as doenças é de períodos de remissão interrompidos por doença ativa; o tratamento médico durante exacerbações é direcionado para medidas de suporte e tentativas de induzir remissão. Como essas doenças podem recidivar após ressecção de regiões envolvidas do trato GI, o tratamento operatório geralmente é limitado ao alívio de obstrução intestinal ou sangramento potencialmente fatal.

PONTO DE CHECAGEM

63. Como a doença inflamatória intestinal é distinguida da diarreia infecciosa?

64. Quais são as diferenças entre colite ulcerativa e doença de Crohn?

65. Quais são as complicações da doença inflamatória intestinal?

DOENÇA DIVERTICULAR

Apresentação clínica

Quase 80% dos pacientes com divertículos são assintomáticos, exceto por constipação crônica. Nos que desenvolvem outros sintomas, a apresentação mais comum é uma dor aguda intermitente e imprevisível no abdome inferior (diverticulite). Aspectos adicionais da apresentação dependem de qual das duas principais complicações dos divertículos o paciente desenvolve.

Um paciente que desenvolve diverticulite (ver discussão posteriormente) pode se apresentar com febre e com sintomas e sinais de irritação peritoneal (rigidez de parede, dor ao rechaço, ausência de ruídos intestinais). Um paciente que desenvolve sangramento diverticular pode se apresentar com fezes francamente sanguinolentas ou com fezes positivas para sangue oculto.

Etiologia

A diverticulose resulta de uma deformidade adquirida do colo na qual a mucosa e a submucosa fazem herniação através da muscular subjacente (Figura 13-22). Essa é uma doença da vida afluente moderna. Uma raridade na virada do século, hoje ela aflige 30% dos adultos da população dos Estados Unidos. Sua incidência aumenta com a idade, tendo início em torno dos 40 anos. Estudos epidemiológicos sugerem que o consumo de alimentos altamente refinados e com menos fibras, com a resultante prevalência aumentada de constipação crônica, pode ser responsável pelo aumento da prevalência de doença diverticular.

Patologia e patogênese

A. Diverticulose

A maioria dos divertículos ocorre no colo; o colo descendente e o sigmoide (lado esquerdo) estão envolvidos em mais de 90% dos casos. Acredita-se que tanto fatores estruturais quanto funcionais contribuam para o desenvolvimento de diverticulose. Pensa-se que anormalidades adquiridas no tecido conectivo da parede colônica sejam a base estrutural da resistência diminuída à herniação da mucosa e submucosa (Figura 13-22). Acredita-se que a anormalidade funcional esteja relacionada com constipação crônica e o desenvolvimento de um gradiente de pressão transmural do lúmen do colo para o espaço peritoneal, como resultado da contração muscular vigorosa da parede colônica. Essa anormalidade funcional está provavelmente relacionada com a mudança em hábitos de dieta; a diminuição de fibras na dieta torna mais difícil a propulsão de fezes com pressões transmurais normais. Acredita-se também que essa contração muscular aumentada, que contribui para o desenvolvimento da doença diverticular, cause a dor abdominal que é o sintoma principal de doença diverticular não complicada. A dor pode durar de horas a dias, com alívio súbito à passagem de flatos ou fezes. Constipação ou diarreia e flatulência são achados comuns durante tais episódios, levando à impressão de que há uma relação entre a síndrome do intestino irritável e o desenvolvimento de diverticulose. O tratamento da dor da doença diverticular com opiáceos é contraindicado, porque eles aumentam diretamente a pressão intralúmen e, assim, podem aumentar o risco de perfuração.

B. Sangramento diverticular

Divertículos são uma fonte de sangramento em 3 a 5% dos pacientes com diverticulose. Ramos das artérias intramurais do colo (vasos retos) estão intimamente associados com o saco diverticular, presumivelmente levando à ruptura ocasional e ao sangramento. Esta é a causa mais comum de hemorragia GI baixa massiva em idosos. O sangramento diverticular

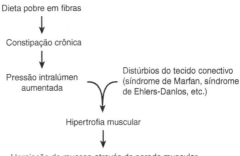

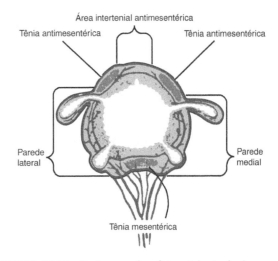

FIGURA 13-22 Parte superior: fisiopatologia da doença diverticular. **Parte inferior:** desenho de corte transversal do colo, mostrando os pontos principais de formação de divertículos entre as tênias mesentérica e antimesentérica. (Redesenhada, com permissão, de Goligher JC. *Surgery of the Anus, Rectum and Colon*, 5th ed. Baillière Tyndall, 1984.)

geralmente é indolor, e acredita-se que não esteja associado com um foco de inflamação.

O diagnóstico diferencial de sangramento indolor pelo reto também inclui hemorroidas internas (canais venosos dilatados no canal anal) e angiodisplasia. Esta consiste em proliferações focais pequenas de vasos sanguíneos dilatados na mucosa, encontradas com frequência em pacientes idosos.

C. Diverticulite

Esta complicação mais comum da diverticulose desenvolve-se quando uma área focal de inflamação ocorre na parede de um divertículo em resposta à irritação por material fecal. O paciente desenvolve sintomas de dor abdominal e febre com um risco de progressão para abscesso, com ou sem perfuração. Esses sintomas simulam apendicite aguda. As perfurações geralmente são autocontidas, mas o potencial para formação subsequente de fístula e obstrução intestinal é alto. Aproximadamente 15 a 25% dos pacientes que desenvolvem diverticulite precisarão de cirurgia.

378 Fisiopatologia da Doença

Manifestações clínicas

Cerca de um quinto de todos os indivíduos com doença diverticular desenvolve uma das duas complicações principais: sangramento diverticular ou diverticulite. Esses distúrbios devem ser diferenciados de carcinoma, doença inflamatória intestinal, infecção e lesão isquêmica. A isquemia pode surgir de uma variedade de condições, inclusive aterosclerose, vasculite, estados de hipercoagulabilidade, insuficiência cardíaca e choque.

PONTO DE CHECAGEM

66. Em qual parte do trato GI ocorre a maioria dos divertículos?

67. Quais fatores predisponentes contribuem para o desenvolvimento de doença diverticular?

68. Quais são as complicações principais da doença diverticular?

SÍNDROME DO INTESTINO IRRITÁVEL

A síndrome do intestino irritável é a causa mais comum de encaminhamento para gastrenterologistas. Caracteriza-se por hábitos intestinais alterados com dor abdominal na ausência de qualquer processo patológico orgânico detectável, ou anormalidades específicas da motilidade ou estruturais.

Uma mudança de hábitos intestinais, comumente alternando entre diarreia e constipação, é a principal característica da síndrome do intestino irritável. Dor abdominal, que pode ser causada por espasmos intestinais, é também comum a todos os pacientes com a síndrome. Empachamento ou distensão abdominal percebida é outro aspecto comum. Gás intralúmen pode resultar da deglutição de ar, absorção de gases diminuída e fermentação bacteriana, embora a causa da síndrome do intestino irritável seja desconhecida. O estresse parece ter uma influência considerável sobre esses sintomas. Sintomas da síndrome do intestino irritável frequentemente ocorrem durante ou depois de um evento estressante, e eventos estressantes no início da vida podem predispor ao desenvolvimento da síndrome do intestino irritável.

Muito de nossa compreensão sobre a fisiopatologia da síndrome do intestino irritável deriva do estudo da motilidade. Em pessoas normais, contrações peristálticas de alta amplitude ocorrem 6 a 8 vezes por dia. Em pacientes constipados com síndrome do intestino irritável, a frequência de contrações peristálticas do intestino de amplitude alta é diminuída em comparação com indivíduos normais, sugerindo que a constipação pode ser consequência da diminuição da motilidade. Hiperalgesia visceral também pode ocorrer em pacientes com síndrome do intestino irritável. Em pacientes com esta síndrome, a distensão do colo com um balão, até um grau que não é doloroso em indivíduos normais, pode induzir dor, indicativa de hiperalgesia visceral.

A síndrome do intestino irritável é um distúrbio complexo, e sua causa é malcompreendida. Várias teorias têm sido propostas para explicar o distúrbio, inclusive alterações de sensibilidade dos sistemas nervosos extrínseco e intrínseco do intestino, que podem contribuir para sensações exageradas de dor e para controle anormal da motilidade e secreção intestinal. Uma alteração do equilíbrio entre secreção e absorção também é uma causa potencial. Embora não haja inflamação macroscópica do intestino, há relatos de um influxo aumentado de células inflamatórias (linfócitos) para dentro do colo de indivíduos afetados, bem o como destruição de neurônios entéricos. Os micróbios intestinais que normalmente habitam o intestino delgado e o colo também podem estar alterados, sugerindo que antibióticos poderiam ter um papel importante no tratamento desse distúrbio. Uma teoria proposta é que a síndrome do intestino irritável desenvolve-se como resultado de um episódio anterior e curado de inflamação intersticial. Em animais experimentais, a indução de inflamação intestinal induz hiperalgesia visceral e alteração da motilidade e secreção intestinal que persiste muitos meses após a regressão da inflamação. Um mecanismo semelhante pode ocorrer em um subgrupo de pacientes que desenvolvem síndrome do intestino irritável depois que uma infecção causa inflamação.

PONTO DE CHECAGEM

69. Liste três características da síndrome do intestino irritável.

70. Quais são os fatores possíveis na patogênese da síndrome do intestino irritável?

CAPÍTULO 13   Doenças Gastrintestinais   **379**

ESTUDOS DE CASOS

Yeong Kwok, M.D.

(Ver Capítulo 25, p. 723, para Respostas)

CASO 62

Um homem de 60 anos vai ao médico com uma história de 3 meses de disfagia (dificuldade de deglutição), piorando gradualmente. No começo, ele notou o problema ao ingerir alimentos sólidos, como um bife, mas agora acontece até mesmo ao beber água. Ele tem uma sensação de que aquilo que ele engole fica preso no peito e não vai para o estômago. Ele também desenvolveu pirose que está piorando, especialmente ao se deitar, e tem que se reclinar à noite para diminuir a pirose. Ele perdeu 10 kg como resultado de suas dificuldades de deglutição. Seu exame físico não é digno de nota. Uma radiografia com deglutição de bário revela uma diminuição do peristaltismo do corpo do esôfago, juntamente com dilatação do esôfago inferior e fechamento apertado do esfincter esofágico inferior. Há um aspecto em bico do esôfago distal envolvendo o esfincter esofágico inferior. Há muito pouca passagem de bário para o estômago.

Questões

A. Qual é o provável diagnóstico neste paciente, e qual é a fisiopatologia subjacente desta condição?

B. A toxina botulínica pode ser usada para tratar este distúrbio. Como ela ajuda a melhorar os sintomas?

C. Quais são as possíveis complicações deste distúrbio, e como elas surgem?

CASO 63

Uma mulher de 32 anos apresenta-se a seu médico de atenção primária queixando-se de uma sensação de queimação persistente em seu tórax e abdome superior. Os sintomas são piores à noite enquanto ela está deitada e depois das refeições. Ela tenta beber chocolate quente para ajudar a dormir. É fumante e frequentemente precisa de benzodiazepínicos para insônia. Ela sente um gosto azedo na boca todas as manhãs. O exame físico é normal.

Questões

A. Qual é o mecanismo patogênico de seu distúrbio GI?

B. Como o estilo de vida pode ter impacto sobre os sintomas da paciente?

C. Quais são as complicações da doença de refluxo esofágico crônica?

CASO 64

Um homem de 74 anos com osteoartrite grave apresenta-se no departamento de emergência relatando dois episódios de melena (fezes pretas) sem hematoquezia (sangue vermelho-vivo nas fezes) ou hematêmese (vômito sanguinolento). Ele toma 600 mg de ibuprofeno, 3 vezes por dia, para controlar a dor de sua artrite. Ele nega uso de álcool. Ao exame, sua pressão arterial é de 150/70 mmHg e sua frequência cardíaca em repouso é 96/min. Seu epigastro é minimamente doloroso à palpação. O exame retal revela fezes pretas com cor de alcatrão na ampola, grosseiramente positivas para sangue oculto. A endoscopia demonstra uma úlcera gástrica de 3 cm. *Helicobacter pylori* é identificado em biópsias do local da úlcera.

Questões

A. Quais são os mecanismos propostos para doença acidopéptica e, especificamente, doença ulcerosa gástrica?

B. Como o uso de analgésico pelo paciente pode predispor à doença acidopéptica?

C. Qual é o papel da infecção por *H. pylori* na patogênese da doença ulcerosa? Como isso deve ser levado em conta ao tratar este paciente?

380 Fisiopatologia da Doença

CASO 65

Um homem de 67 anos com diabetes tipo 2 é visto por seu médico de atenção primária com náusea frequente, empachamento e diarreia intermitente durante as 2 semanas precedentes. Normalmente, ocorre vômito aproximadamente 1 a 2 horas depois da alimentação. Ele declara que durante o último ano tem estado deprimido após a morte de sua esposa, e tem aderido menos a seu regime de hipoglicemiante oral e insulina vespertina. Ele também relata 6 meses de piora de dor neuropática em seus pés. Seu nível de glicemia capilar em jejum é de 253 mg/dL.

Questões

A. Como o diabetes pode contribuir para o desenvolvimento de gastroparesia? Seu controle ruim é causa ou consequência da gastroparesia?

B. Como o retardo do esvaziamento gástrico pode causar diarreia?

CASO 66

Uma mulher de 40 anos apresenta-se no departamento de emergência com uma história de dor no quadrante superior direito que vem piorando. A dor começou depois que ela comeu *pizza* no jantar 2 dias antes, e é descrita como uma sensação aguda, de facada, embaixo de suas costelas do lado direito. Ela também tem se sentido mal, desenvolveu náusea leve e tem febre baixa. Não houve vômito nem diarreia. O exame físico revela uma mulher obesa com uma febre baixa e dor à palpação do quadrante superior direito do abdome. Uma ultrassonografia abdominal revela um cálculo biliar de 2 cm alojado no canal cístico, com edema e espessamento da parede da vesícula biliar.

Questões

A. Quais são os mecanismos envolvidos na formação de cálculos biliares?

B. Quais fatores na patogênese dos cálculos biliares podem ser responsáveis pelo fato de eles serem mais comuns em mulheres pré-menopausa?

C. Quais complicações locais podem advir da litíase biliar?

CASO 67

Um homem de 45 anos vai ao médico com uma história de empachamento excessivo, flatos fétidos e fezes moles nos últimos meses. Ele observa que 30 a 60 minutos depois do café da manhã todos os dias ele tem cólicas, empachamento, eliminação de flatos fétidos e uma dejeção muito mole, aquosa. Ele não observa sangue ou muco nas fezes e também nega perda de peso. Isso não acontece após o almoço ou jantar. Todos os dias no café da manhã ele come uma grande tigela de cereal com leite e iogurte. O exame físico não é digno de nota, com ruídos intestinais normais, sem organomegalia e sem dor abdominal à palpação. Ele foi aconselhado a fazer uma experiência na dieta de suspender a ingestão de laticínios por 1 semana. Todos os sintomas regrediram, e ele foi diagnosticado com intolerância à lactose.

Questões

A. Por que as pessoas desenvolvem intolerância à lactose?

B. Por que a incapacidade de digerir lactose leva à diarreia?

CAPÍTULO 13   Doenças Gastrintestinais   **381**

CASO 68

Um homem de 42 anos com doença de Crohn de longa duração apresenta-se ao departamento de emergência com uma história de 1 dia de distensão abdominal crescente, dor e constipação. Ele sente náusea e vomitou material bilioso. Ele não tem história de cirurgia abdominal e teve duas exacerbações de sua doença este ano. Está febril com uma temperatura de 38,5°C. O exame revela múltiplas úlceras aftosas orais, ruídos intestinais hiperativos e um abdome visivelmente distendido, difusamente doloroso à palpação, sem uma massa apreciável. Radiografias abdominais revelam múltiplos níveis hidroaéreos no intestino delgado com mínimo gás no colo, compatível com uma obstrução do intestino delgado.

Questões

A. Descreva o significado das úlceras aftosas orais na distribuição da doença de Crohn.

B. Quais fatores estão supostamente envolvidos na patogênese da doença de Crohn? Qual é a evidência que suporta o papel das citocinas na patogênese da doença de Crohn?

C. Quais são as complicações GI da doença de Crohn?

D. Descreva algumas das manifestações extraintestinais da doença de Crohn.

CASO 69

Uma mulher de 76 anos com constipação crônica relata uma história de 4 dias de dor abdominal vaga no quadrante inferior esquerdo, grau 7/10, acompanhada por febre baixa e náusea. Uma colonoscopia realizada 2 anos antes revelou doença diverticular do sigmoide. Ao exame, ela tem uma temperatura de 38,6°C. No abdome, há uma massa dolorosa à palpação, de 3 × 2 cm, no quadrante inferior esquerdo. Os ruídos intestinais estão normais. Suas fezes são positivas para sangue oculto. Radiografias do abdome mostram um padrão gasoso intestinal compatível com íleo, e nenhuma evidência de ar livre no peritônio. Uma TC com contraste de abdome e pelve mostra adensamento da gordura pericólica sem evidência de um abscesso. Ela recebeu antibióticos e hidratação intravenosa com melhora significativa dos sintomas.

Questões

A. Descreva a patogênese da doença diverticular.

B. Por que os opiáceos devem ser evitados no tratamento da dor abdominal da paciente?

C. Quais são as complicações da doença diverticular?

CASO 70

Uma mulher de 32 anos vai ao médico queixando-se de uma história de 3 meses de empachamento abdominal, dor abdominal em cólicas e uma mudança de hábitos intestinais. Anteriormente, ela tinha dejeções regulares, mas há 4 meses desenvolveu gastrenterite com náusea e vômitos depois de um cruzeiro. A diarreia constante e os vômitos passaram após 1 semana, mas desde então ela tem tido períodos de constipação, durando até 3 dias, alternando com períodos de diarreia. Durante os episódios diarreicos, ela pode ter 3 a 4 dejeções amolecidas por dia, mas sem sangue ou muco nas fezes. Ela descreve cólicas abdominais difusas e empachamento, que são um tanto aliviados pelas dejeções. Seus sintomas pioram durante períodos de estresse. Não há perda de peso ou febre. Não há associação com alimentos em particular (p. ex., trigo ou laticínios). Seu exame físico não é digno de nota exceto por dor abdominal discreta à palpação, sem dor ao rechaço nem rigidez de parede. Testes sorológicos para espru celíaco são negativos. Coproculturas e exames de fezes são negativos para infecções bacterianas ou parasitárias. A colonoscopia é normal.

Questões

A. Qual é o provável diagnóstico?

B. Quais são as teorias sobre a fisiopatologia desta condição?

382 Fisiopatologia da Doença

REFERÊNCIAS

Gerais

Hooper LV et al. Immune adaptations that maintain homeostasis with the intestinal microbiota. Nat Rev Immunol. 2010 Mar;10(3):159–69. [PMID: 20182457]

Janssen P et al. Review article: the role of gastric motility in the control of food intake. Aliment Pharmacol Ther. 2011 Apr;33(8):880–94. [PMID: 21342212]

Kozyraki R et al. Vitamin B_{12} absorption: mammalian physiology and acquired and inherited disorders. Biochimie. 2013 May;95(5):1002–7. [PMID: 23178706]

Laforenza U. Water channel proteins in the gastrointestinal tract. Mol Aspects Med. 2012 Oct–Dec;33(5–6):642–50. [PMID: 22465691]

Lozupone CA et al. Diversity, stability and resilience of the human gut microbiota. Nature. 2012 Sep 13;489(7415):220–30. [PMID: 22972295]

Mills JC et al. Gastric epithelial stem cells. Gastroenterology. 2011 Feb;140(2):412–24. [PMID: 21144849]

Noah TK et al. Intestinal development and differentiation. Exp Cell Res. 2011 Nov 15;317(19):2702–10. [PMID: 21978911]

Ouellette AJ. Paneth cell alpha-defensins in enteric innate immunity. Cell Mol Life Sci. 2011 Jul;68(13):2215–29. [PMID: 21560070]

Saqui-Salces M et al. A high-fat diet regulates gastrin and acid secretion through primary cilia. FASEB J. 2012 Aug;26(8):3127–39. [PMID: 22516298]

van der Flier LG et al. Stem cells, self-renewal, and differentiation in the intestinal epithelium. Annu Rev Physiol. 2009;71:241–60. [PMID: 18808327]

Zhao CM et al. The ECL cell: relay station for gastric integrity. Curr Med Chem. 2012;19(1):98–108. [PMID: 22300082]

Doença GI

Bornschein J et al. Gastric cancer: clinical aspects, epidemiology and molecular background. Helicobacter. 2011 Sep;16(Suppl 1):45–52. [PMID: 21896085]

Cho I et al. The human microbiome: at the interface of health and disease. Nat Rev Genet. 2012 Mar 13;13(4):260–70. [PMID: 22411464]

Goldenring JR et al. Spasmolytic polypeptide-expressing metaplasia and intestinal metaplasia: time for reevaluation of metaplasias and the origins of gastric cancer. Gastroenterology. 2010 Jun;138(7):2207–10. [PMID: 20450866]

Kandulski A et al. *Helicobacter pylori* infection: a clinical overview. Dig Liver Dis. 2008 Aug;40(8):619–26. [PMID: 18396114]

Rugge M et al. Autoimmune gastritis: histology phenotype and OLGA staging. Aliment Pharmacol Ther. 2012 Jun;35(12):1460–6. [PMID: 22519568]

Schulzke JD et al. Disorders of intestinal secretion and absorption. Best Pract Res Clin Gastroenterol. 2009;23(3):395–406. [PMID: 19505667]

Taylor ND et al. Infantile hypertrophic pyloric stenosis: has anything changed? J Paediatr Child Health. 2013 Jan;49(1):33–7. [PMID: 23198903]

Acalasia e refluxo gastresofágico

Burke ZD et al. Barrett's metaplasia as a paradigm for understanding the development of cancer. Curr Opin Genet Dev. 2012 Oct;22(5):494–9. [PMID: 22981230]

Chuah SK et al. 2011 update on esophageal achalasia. World J Gastroenterol. 2012 Apr 14;18(14):1573–8. [PMID: 22529685]

Ghoshal UC et al. Pathogenesis of achalasia cardia. World J Gastroenterol. 2012 Jun 28;18(24):3050–7. [PMID: 22791940]

Lenglinger J et al. Review on the annual cancer risk of Barrett's esophagus in persons with symptoms of gastroesophageal reflux disease. Anticancer Res. 2012 Dec;32(12):5465–73. [PMID: 23225453]

Phillips WA et al. Barrett's esophagus. J Gastroenterol Hepatol. 2011 Apr;26(4):639–48. [PMID: 21166712]

Souza RF. The role of acid and bile reflux in oesophagitis and Barrett's metaplasia. Biochem Soc Trans. 2010 Apr;38(2):348–52. [PMID: 20298181]

Doença acidopéptica

de Vries AC et al. *Helicobacter pylori* infection and nonmalignant diseases. Helicobacter. 2010 Sep;15(Suppl 1):29–33. [PMID: 21054650]

Ghoshal UC et al. Gastroesophageal reflux disease and *Helicobacter pylori*: what may be the relationship? J Neurogastroenterol Motil. 2010 Jul;16(3):243–50. [PMID: 20680162]

Hunt RH et al. Acid-NSAID/aspirin interaction in peptic ulcer disease. Dig Dis. 2011;29(5):465–8. [PMID: 22095011]

Ng SC et al. NSAID-induced gastrointestinal and cardiovascular injury. Curr Opin Gastroenterol. 2010 Nov;26(6):611–7. [PMID: 20948372]

Sung JJ. Marshall and Warren Lecture 2009: peptic ulcer bleeding: an expedition of 20 years from 1989–2009. J Gastroenterol Hepatol. 2010 Feb;25(2):229–33. [PMID: 20136987]

Gastroparesia e íleo

Hasler WL. Gastroparesis: pathogenesis, diagnosis and management. Nat Rev Gastroenterol Hepatol. 2011 Jul 19;8(8):438–53. [PMID: 21769117]

Knowles CH et al. New perspectives in the diagnosis and management of enteric neuropathies. Nat Rev Gastroenterol Hepatol. 2013 Apr;10(4):206–18. [PMID: 23399525]

Mostafa RM et al. Interstitial cells of Cajal, the Maestro in health and disease. World J Gastroenterol. 2010 Jul 14;16(26):3239–48. [PMID: 20614479]

Oh JH et al. Recent advances in the pathophysiology and treatment of gastroparesis. J Neurogastroenterol Motil. 2013 Jan;19(1):18–24. [PMID: 23350043]

Quigley EM. What we have learned about colonic motility: normal and disturbed. Curr Opin Gastroenterol. 2010 Jan;26(1):53–60. [PMID: 19786868]

van Bree SH et al. New therapeutic strategies for postoperative ileus. Nat Rev Gastroenterol Hepatol. 2012 Nov;9(11):675–83. [PMID: 22801725]

Litíase biliar

Reshetnyak VI. Concept of the pathogenesis and treatment of cholelithiasis. World J Hepatol. 2012 Feb 27;4(2):18–34. [PMID: 22400083]

Van Erpecum KJ. Pathogenesis of cholesterol and pigment gallstones: an update. Clin Res Hepatol Gastroenterol. 2011 Apr;35(4):281–7. [PMID: 21353662]

Diarreia

Ivanov AI et al. Cytoskeletal regulation of epithelial barrier function during inflammation. Am J Pathol. 2010 Aug;177(2):512–24. [PMID: 20581053]

Marchiando AM. Epithelial barriers in homeostasis and disease. Annu Rev Pathol. 2010;5:119–44. [PMID: 20078218]

Tack J. Functional diarrhea. Gastroenterol Clin North Am. 2012 Sep;41(3):629–37. [PMID: 22917168]

Doença inflamatória intestinal

Abraham C et al. Inflammatory bowel disease. N Engl J Med. 2009 Nov 19;361(21):2066–78. [PMID: 19923578]

Ciorba MA et al. Probiotic therapy in radiation-induced intestinal injury and repair. Ann N Y Acad Sci. 2009 May;1165:190–4. [PMID: 19538306]

Khor B et al. Genetics and pathogenesis of inflammatory bowel disease. Nature. 2011 Jun 15;474(7351):307–17. [PMID: 21677747]

Packey CD et al. Commensal bacteria, traditional and opportunistic pathogens, dysbiosis and bacterial killing in inflammatory bowel diseases. Curr Opin Infect Dis. 2009 Jun;22(3):292–301. [PMID: 19352175]

Rubino SJ et al. Nod-like receptors in the control of intestinal inflammation. Curr Opin Immunol. 2012 Aug;24(4):398–404. [PMID: 22677577]

Sun L et al. Host genetic susceptibility, dysbiosis, and viral triggers in inflammatory bowel disease. Curr Opin Gastroenterol. 2011 Jul;27(4):321–7. [PMID: 21483258]

Ziegler SF et al. Sensing the outside world: TSLP regulates barrier immunity. Nat Immunol. 2010 Apr;11(4):289–93. [PMID: 20300138]

Doença diverticular

Strate LL et al. Diverticular disease as a chronic illness: evolving epidemiologic and clinical insights. Am J Gastroenterol. 2012 Oct;107(10):1486–93. [PMID: 22777341]

Touzios JG et al. Diverticulosis and acute diverticulitis. Gastroenterol Clin North Am. 2009 Sep;38(3):513–25. [PMID: 19699411]

Síndrome do intestino irritável

Almansa C et al. Intestinal microbiota, pathophysiology and translation to probiotic use in patients with irritable bowel syndrome. Expert Rev Gastroenterol Hepatol. 2012 Jun;6(3):383–98. [PMID: 22646259]

Camilleri M. Peripheral mechanisms in irritable bowel syndrome. N Engl J Med. 2012 Oct 25;367(17):1626–35. [PMID: 23094724]

Doenças do Fígado

**Mandana Khalili, M.D., M.A.S. e
Blaire Burman, M.D.**

C A P Í T U L O

14

Embora muitos agentes e processos patogênicos diferentes possam afetar o fígado (Tabela 14-1), esses geralmente se manifestam em pacientes individuais em um número limitado de circunstâncias que podem ser avaliadas por análise de alguns parâmetros fundamentais. A doença do fígado pode ser aguda ou crônica, focal ou difusa, grave ou leve, e reversível ou irreversível. A maioria dos casos de **doença do fígado aguda** (p. ex., causada por hepatite viral) é tão amena que nunca chega à atenção médica. Sintomas transitórios de fadiga, perda de apetite e náusea frequentemente são atribuídos a outras causas (p. ex., gripe), e anormalidades bioquímicas mínimas relativas ao fígado em exames de sangue não são descobertas. O paciente se recupera sem qualquer consequência médica duradoura. Em outros casos de lesão aguda do fígado, os sintomas e sinais são graves o bastante para chamar atenção médica. Toda a gama de funções hepáticas pode ser afetada, ou somente poucas, como no caso de lesão do fígado resultante de certos fármacos que causam deficiência isolada do papel do fígado na formação de bile (**coléstase**). Ocasionalmente, lesão hepática aguda viral, induzida por fármacos, ou outra, ocorre de maneira avassaladora, resultando em morte massiva de células do fígado e insuficiência progressiva de múltiplos órgãos. Esta síndrome de **insuficiência hepática aguda** (também denominada insuficiência hepática fulminante) tem uma alta taxa de mortalidade; contudo, recentemente, a taxa de sobrevivência tem sido elevada devido ao procedimento de transplante de fígado de emergência.

A lesão do fígado pode prosseguir após o episódio agudo inicial ou pode ser recorrente (hepatite crônica). Em alguns casos de hepatite crônica, a função hepática permanece estável, ou o processo mórbido finalmente regride. Em outros casos, há deterioração progressiva e irreversível da função do fígado.

Cirrose é a consequência final da lesão hepática progressiva. A cirrose pode acontecer em um subgrupo de casos de hepatite crônica que não regridem espontaneamente, ou após episódios repetidos de lesão aguda do fígado, como no caso do alcoolismo crônico. Na cirrose, o fígado torna-se endurecido, atrofiado e nodular, e exibe função deficiente e reserva diminuída em virtude de uma diminuição da quantidade de tecido hepático funcional. Mais importante, a física do fluxo sanguí-

neo é alterada de tal forma que a pressão na veia porta é elevada. Como resultado, o sangue é *derivado em volta* do fígado em vez de *filtrado por* ele. Este fenômeno, denominado **derivação (*shunt*) portal para sistêmica** (ou **portossistêmica**), tem efeitos profundos sobre a função de vários sistemas de órgãos, e prepara o cenário para certas complicações devastadoras da doença hepática que são descritas posteriormente.

Embora a doença do fígado resultante de muitas causas diferentes possa se apresentar de modos comuns, o inverso também é verdadeiro (i.e., doença hepática de causas específicas pode ter apresentações distintamente diversas em diferentes pacientes). Por exemplo, considere dois pacientes com hepatite viral aguda: um pode se apresentar com olhos e pele amarelos – uma manifestação de função hepática deficiente –, queixando-se de nada mais além de prurido, fadiga e perda de apetite, enquanto o outro pode ser levado ao serviço de emergência em estado moribundo, com hemorragia gastrintestinal (GI) massiva e encefalopatia. Tais variações na gravidade da doença do fígado provavelmente são devidas a fatores genéticos, imunológicos e ambientais (inclusive, talvez, nutricionais) que atualmente são mal compreendidos.

As consequências de doença do fígado podem ser reversíveis ou irreversíveis. Aquelas originárias diretamente de lesão aguda das células funcionais do fígado, mais especificamente os **hepatócitos**, sem destruição da capacidade de regeneração do órgão, geralmente são reversíveis. Como muitos órgãos do corpo, o fígado normalmente tem uma capacidade de reserva imensa para as várias reações bioquímicas que desempenha e a capacidade de regenerar totalmente células diferenciadas, e assim se recuperar completamente de lesões agudas. Dessa forma, somente nos casos mais fulminantes, ou de doença em fase terminal, há hepatócitos residuais insuficientes para manter funções hepáticas mínimas essenciais. De modo mais comum, os pacientes exibem sinais transitórios de necrose de células hepáticas e função desordenada, seguidos por recuperação total. Os sintomas e sinais deste tipo de lesão hepática aguda podem ser mais bem compreendidos como uma deficiência das funções bioquímicas normais do fígado.

Outras consequências de doença do fígado são irreversíveis, frequentemente observadas no paciente com cirrose. Estas são mais bem compreendidas como um resultado de

386 Fisiopatologia da Doença

TABELA 14-1 Doenças do fígado

Hiperbilirrubinemia hereditária	Fígado gorduroso agudo da gravidez
Síndrome de Gilbert	**Envolvimento hepático em doenças sistêmicas**
Síndrome de Crigler-Najjar, tipos I e II	Sarcoidose
Síndrome de Dubin-Johnson	Amiloidose
Síndrome de Rotor	Doenças de armazenamento de glicogênio
Hepatites virais	Doença celíaca
Hepatite A	Tuberculose
Hepatite B	*Mycobacterium avium-intracellulare*
Hepatite C	**Síndromes colestáticas**
Hepatite D	Coléstase pós-operatória benigna
Hepatite E	Icterícia da sepse
Outras (mononucleose, herpes, hepatite por adenovírus)	Icterícia induzida por nutrição parenteral total (NPT)
Hepatite criptogênica	Coléstase da gravidez
Doenças imunes e autoimunes do fígado	Colangite e colecistite
Cirrose biliar primária	Obstrução biliar extra-hepática (litíase, estenose, câncer)
Hepatite autoimune	Atresia biliar
Colangite esclerosante	Doença de Caroli
Síndromes sobrepostas (*overtop*)	Criptosporidiose
Doença enxerto *versus* hospedeiro	**Doenças do fígado induzidas por fármacos**
Rejeição transplante	Padrões hepatocelulares (isoniazida, paracetamol)
Doenças genéticas do fígado	Padrões colestásticos (metiltestosterona)
Deficiência de alfa-1 antitripsina	Padrões mistos (sulfonamidas, fenitoína)
Hemocromatose	Esteatose microvesicular e macrovesicular (metotrexato)
Doença de Wilson	**Lesão vascular**
Coléstase intra-hepática benigna recorrente	Doença veno-oclusiva
Coléstase intra-hepática familiar progressiva	Síndrome de Budd-Chiari
Outras (galactosemia, tirosinemia, fibrose cística, doença de Neimann-Pick, doença de Gaucher)	Hepatite isquêmica
	Congestão passiva
Doença alcoólica do fígado	Trombose da veia porta
Fígado gorduroso agudo	Hiperplasia regenerativa nodular
Hepatite alcoólica aguda	**Lesões tumorais**
Cirrose de Laennec	Carcinoma hepatocelular
Fígado gorduroso não alcoólico	Colangiocarcinoma
Esteatose	Adenoma
Esteato-hepatite	Hiperplasia nodular focal
	Tumores metastáticos
	Abscesso
	Cistos
	Hemangioma

Reproduzida, com permissão, de Ghany M et al. Approach to the patient with liver disease. In: Longo DL et al., eds. *Harrison's Principles of Internal Medicine*, 18th ed. McGraw-Hill, 2012.

derivação portossistêmica do fluxo sanguíneo. Elas incluem uma sensibilidade aumentada a substâncias nocivas absorvidas do trato GI (encefalopatia), um risco aumentado de sangramento GI massivo (desenvolvimento de varizes e coagulopatia), e má absorção de gordura nas fezes (como um resultado do fluxo de bile diminuído). Não obstante, algumas dessas consequências são tratáveis. Comumente, os pacientes com cirrose se apresentam com lesão hepática aguda sobreposta (p. ex., causada por uma embriaguez alcoólica ou outra exposição a drogas). Como eles têm uma massa de hepatócitos diminuída e muito menos reserva funcional, eles são mais sensíveis à lesão hepática aguda que os pacientes com um fígado normal.

PONTO DE CHECAGEM

1. Quais parâmetros você deve considerar ao avaliar um paciente com doença do fígado?
2. Quais fatores podem determinar a diferença em gravidade da doença do fígado entre dois pacientes com hepatite aguda resultante da mesma causa?
3. De que maneiras o paciente com cirrose subjacente que se apresenta com hepatite aguda provavelmente será diferente do paciente com um fígado previamente normal e hepatite aguda?

ESTRUTURA E FUNÇÃO DO FÍGADO

ANATOMIA, HISTOLOGIA E BIOLOGIA CELULAR

O fígado está localizado no quadrante superior direito do abdome no espaço peritoneal, logo abaixo do lado direito do diafragma e sob o gradil costal (Figura 14-1). Ele é separado anatomicamente em dois lobos predominantes, um lobo direito e um esquerdo. O lobo direito tem dois segmentos menores, o lobo caudado posterior e o lobo quadrado inferior. O fígado também pode ser diferenciado funcionalmente pelo fluxo sanguíneo portal em quatro setores, que são ainda subdivididos em oito segmentos. O fígado pesa aproximadamente 1.400 g no adulto e é coberto por uma cápsula fibrosa. Ele recebe quase 25% do débito cardíaco, aproximadamente 1.500 mL de fluxo sanguíneo por minuto, por meio de duas fontes: o fluxo venoso da **veia porta**, que é crucial para o desempenho dos papéis do fígado nas funções corporais, e o fluxo arterial da **artéria hepática**, que é importante para a oxigenação do fígado e que supre o sistema biliar por meio da artéria cística. Esses vasos convergem dentro do fígado, e o fluxo sanguíneo combinado sai pelas chamadas **veias centrais** (também designadas como veias terminais ou vênulas hepáticas), que drenam para a veia hepática e finalmente para a veia cava inferior.

A veia porta carreia sangue venoso do intestino delgado, rico em nutrientes recentemente absorvidos – bem como fármacos e tóxicos, diretamente para o fígado. Também fluindo para a veia porta antes de sua entrada no fígado, está a drenagem venosa pancreática, rica em hormônios pancreáticos (insulina, glucagon, somatostatina e polipeptídeo pancreático). A veia porta forma um leito capilar especializado que permite que hepatócitos individuais sejam banhados diretamente no sangue portal. Em parte devido a esse sistema de suprimento de sangue, o fígado é um local primário para disseminação metastática de câncer, especialmente do trato GI, de mama e de pulmão.

Conceitos de organização do fígado

O **parênquima** do fígado é agrupado em placas de hepatócitos que descansam em um arcabouço de células de apoio chamadas **células reticuloendoteliais** (Figura 14-2A). As placas de hepatócitos geralmente têm a espessura de uma célula, e placas individuais são separadas umas das outras por espaços vasculares chamados **sinusoides**. É nestes sinusoides que o sangue da artéria hepática se mistura com o sangue da veia porta a caminho da veia central. O emaranhado de células reticuloendoteliais em que os hepatócitos residem inclui diversos tipos de células, sendo as mais importantes as **células endoteliais** que compõem as paredes dos sinusoides; macrófagos especializados, denominados **células de Kupffer**, que estão ancorados no espaço sinusoidal; e células estreladas ou **lipócitos**, células de armazenagem de gordura envolvidas no metabolismo da vitamina A, que ficam entre os hepatócitos e as células endoteliais. Aproximadamente 30% de todas as células do fígado são células reticuloendoteliais, e em torno de 33% destas são células de Kupffer. Entretanto, como as células reticuloendoteliais são menores que os hepatócitos, o sistema reticuloendotelial é responsável por apenas 2 a 10% da proteína total no fígado. As células reticuloendoteliais são muito mais que somente um arcabouço para hepatócitos: elas desempenham funções específicas, inclusive fagocitose e secreção de citocinas, e se comunicam umas com as outras bem

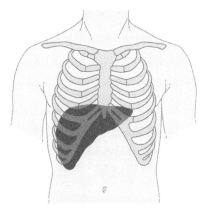

FIGURA 14-1 Localização do fígado. (Redesenhada, com permissão, de Wolf DC. Evaluation of the size, shape and consistency of the liver. In: Walker HK et al., eds. *Clinical Methods*, 3rd ed. Butterworth, 1990.)

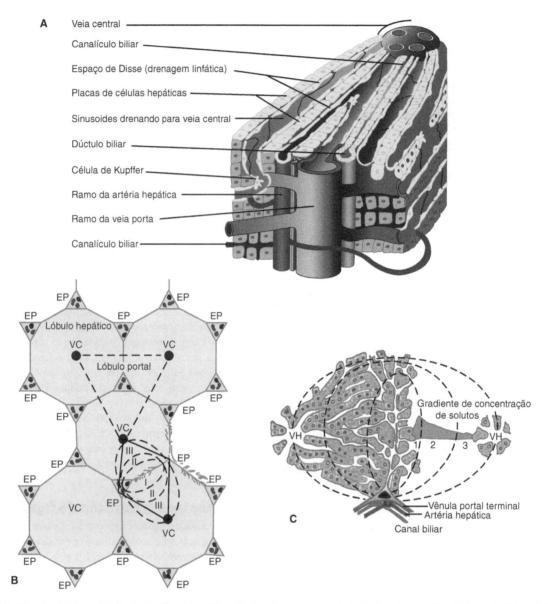

FIGURA 14-2 **A:** estrutura detalhada do lóbulo hepático. (Redesenhada, com permissão, de Chandrasoma P et al. *Concise Pathology*, 3rd ed. Publicada originalmente por Appleton & Lange. Copyright © 1998 por The McGraw-Hill Companies, Inc.) **B:** relação do lóbulo com ácino. (VC, veia central; EP, espaço porta [ou tríade].) (Redesenhada, com permissão, de Leeson CR. *Histology*, 2nd ed. Saunders, 1970.) **C:** ácino hepático. (VH, vênula hepática.) (Reproduzida, com permissão, de Gumucio JJ. Hepatic transport. In: Kelley WN (ed): Textbook of Medicine. Lippincott, 1989.)

como com hepatócitos. Sua disfunção contribui tanto para necrose de hepatócitos, na doença aguda do fígado, quanto para fibrose hepática, na doença crônica do fígado.

A. Lóbulos

Ao microscópio com pequeno aumento, a arquitetura do fígado tem sido descrita tradicionalmente em termos do **lóbulo** (**Figura 14-2B**). Conjuntos bem-arranjados de placas de hepatócitos são organizados em volta de veias centrais individuais para formar hexágonos com **tríades** ou **tratos portais** (estruturas semelhantes a bainhas contendo uma vênula portal, arteríola hepática e canalículo biliar) em seus cantos. Os hepatócitos adjacentes à tríade portal são denominados **placa limitante**.

A desintegração da placa limitante é um marcador diagnóstico significativo de algumas formas de doença do fígado de mediação imune, o que pode ser observado em biópsias do fígado de pacientes com doença hepática de causa desconhecida.

B. Zoneamento funcional

Fisiologicamente, é mais útil pensar na arquitetura do fígado em termos de direção do fluxo sanguíneo portal para central: primeiramente, o sangue entra nos sinusoides a partir de uma vênula portal terminal ou arteríola hepática, flui pelos hepatócitos mais próximos desses vasos (denominados hepatócitos da zona 1), e depois percola de passagem os hepatócitos da zona 2 (assim chamados porque não são os primeiros hepatócitos alcançados pelo sangue que entra no parênquima hepático). Os últimos hepatócitos alcançados pelo sangue antes que este entre na veia central são designados como hepatócitos da zona 3. Assim, a organização microscópica do fígado pode ser vista em termos de zonas funcionais. Um **ácino** hepático é definido como a unidade de tecido do fígado centrada em volta da vênula portal e arteríola hepática, e pressupõe-se que seus hepatócitos formem anéis concêntricos de células na ordem em que eles entram em contato com o sangue portal, do primeiro ao último (Figura 14-2C). Os hepatócitos em cada extremo do ácino (zonas 1 e 3) parecem diferir tanto em atividade enzimática quanto em funções fisiológicas. Os hepatócitos da zona 1, expostos às concentrações de oxigênio mais altas, são particularmente ativos na gliconeogênese e no metabolismo de energia oxidante. Eles também são o local principal da síntese de ureia (porque substâncias de difusão livre como a amônia, absorvidas da quebra de proteínas no intestino, são extraídas largamente na zona 1). Inversamente, os hepatócitos da zona 3 são mais ativos na glicólise e lipogênese (processos que requerem menos oxigênio). Os hepatócitos da zona 2 exibem atributos de células tanto da zona 1 quanto da zona 3.

C. Captação mediada por receptor

O zoneamento funcional só se aplica a processos guiados pela presença de substâncias difusíveis. O fígado, contudo, também está envolvido em muitas vias participantes de captação mediada por receptor e transporte ativo de substâncias que são incapazes de se difundir livremente para dentro de células. Essas substâncias entram em quaisquer hepatócitos que tenham os transportadores apropriados, independentemente de sua zona. De modo semelhante, substâncias que são estreitamente ligadas a proteínas carreadoras para as quais o fígado *não* tem receptores são depuradas de modo igualmente insatisfatório por hepatócitos em todas as três zonas.

Hepatócitos: células polarizadas com segregação de funções

Todas as superfícies de um hepatócito não são as mesmas. Um lado, a **superfície apical**, forma a parede do canalículo biliar. O outro lado, a **superfície basolateral**, está em contato com a corrente sanguínea por meio dos sinusoides. O último lado, o **domínio lateral**, faz fronteira com as duas outras superfícies. Atividades muito diferentes se passam nessas regiões da membrana plasmática do hepatócito; **junções estreitas** (*tight junctions*) entre hepatócitos servem para manter segregação de domínios apicais e basolaterais da membrana plasmática. Processos relacionados com transporte e excreção de bile agem na membrana plasmática apical (Figura 14-3A). Captação a partir da corrente sanguínea e para dentro dela são atividades que ocorrem através da membrana basolateral (Figura 14-3B).

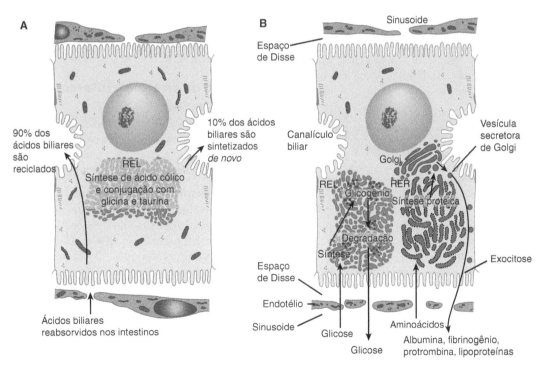

FIGURA 14-3 A: mecanismo de secreção de ácidos biliares. Cerca de 90% desses compostos derivam de ácidos biliares absorvidos no epitélio intestinal e recirculados para o fígado. O restante é sintetizado no fígado pela conjugação de ácido cólico com os aminoácidos glicina e taurina. Este processo ocorre no REL. **B:** síntese proteica e armazenagem de carboidratos no fígado. A síntese proteica ocorre no RER, o que explica por que lesões de células do fígado ou inanição levam a uma diminuição nas quantidades de albumina, fibrinogênio e protrombina no sangue de um paciente. Em várias doenças, a degradação de glicogênio está diminuída, com acúmulo intracelular anormal desse composto. (REL, retículo endoplasmático liso; RER, retículo endoplasmático rugoso.) (Redesenhada, com permissão, de Junqueira LC et al. *Basic Histology*, 10th ed. McGraw-Hill, 2003.)

Efeitos da disfunção de hepatócitos

Em vista dessa organização, talvez não seja surpreendente que a disfunção de hepatócitos às vezes possa envolver interrupção do fluxo de bile (coléstase) com preservação relativa de outras funções. Não há, entretanto, uma linha clara entre as consequências da perturbação de funções apicais e basolaterais: a coléstase, embora inicialmente um distúrbio do fluxo biliar apical, manifesta-se por fim na superfície basolateral. Isso ocorre porque é na superfície basolateral que a bilirrubina e outras substâncias a serem excretadas através da membrana plasmática apical para dentro da bile devem ser primeiramente captadas na corrente sanguínea. De modo semelhante, a interrupção do metabolismo energético ou da síntese proteica, embora inicialmente afetando os processos secretores e metabólicos do hepatócito, no fim terão efeito também no mecanismo de transporte de bile na membrana plasmática apical.

Capacidade de regeneração

Embora o fígado normal contenha muito poucas células em mitose, quando hepatócitos são perdidos, mecanismos malcompreendidos estimulam a proliferação dos hepatócitos remanescentes. É por isso que na maioria dos casos de insuficiência hepática fulminante com morte hepatocelular massiva, se o paciente sobrevive ao período de disfunção hepática aguda (geralmente com tratamento médico no hospital), a recuperação será completa. De modo similar, a ressecção cirúrgica de tecido do fígado é seguida por proliferação dos hepatócitos remanescentes (**hiperplasia**). Numerosos fatores de crescimento (p. ex., HGF, TGF-α) e citocinas (p. ex., TNF, IL-1, IL-6) estão envolvidos no posicionamento do fígado em um contínuo entre proliferação e morte celular.

PONTO DE CHECAGEM

4. De quais leitos vasculares as veias centrais hepáticas derivam seu fluxo sanguíneo?

5. Por que o fígado é um local importante para metástases de neoplasias malignas de outras partes do corpo?

6. Quais tipos de células compõem o fígado, e quais são suas características distintivas?

7. Qual é a diferença entre o conceito de lóbulo e o conceito de ácino na subarquitetura do fígado?

8. Quais são as consequências fisiológicas do zoneamento funcional do fígado?

9. Quais atividades são encontradas nos hepatócitos da zona 1? E nos hepatócitos da zona 3?

10. Quais estruturas normalmente mantêm a separação de domínios da membrana plasmática apical e basolateral do hepatócito?

11. O que acontece com os hepatócitos remanescentes quando parte do fígado é ressecada cirurgicamente?

FLUXO SANGUÍNEO DO FÍGADO E SUA BASE CELULAR

O fluxo sanguíneo portal, sendo de natureza venosa, normalmente está sob baixa pressão hidrostática (cerca de 10 mmHg). Em conformidade, deve haver pouca resistência a seu fluxo dentro do fígado, possibilitando que o sangue percole por meio dos sinusoides e consiga contato máximo – para troca de substâncias – com os hepatócitos. Dois aspectos peculiares – fenestrações nas células endoteliais e falta de uma membrana basal típica entre células endoteliais e hepatócitos – ajudam a fazer do fígado um circuito de baixa pressão para o fluxo sanguíneo portal. Esses aspectos estão alterados na cirrose, resultando em aumento da pressão portal e em alterações profundas no fluxo sanguíneo do fígado, com consequências clínicas devastadoras.

Fenestrações são espaços entre as células endoteliais que compõem as paredes do sistema portal capilar, que permitem ao plasma e suas proteínas, mas não às hemácias, acesso livre e direto através da superfície dos hepatócitos. Este aspecto é crucial para a função hepática de captação e secreção na corrente sanguínea, contribuindo também para a eficiência do fígado como um filtro do sangue portal. A maioria dos leitos capilares no corpo não apresenta tais fenestrações.

FISIOLOGIA

As diversas funções do fígado estão listadas como quatro categorias amplas na Tabela 14-2. Embora haja sobreposição considerável entre elas, a consideração sistemática de cada categoria é uma maneira útil de abordar o paciente com doença hepática.

Geração de energia e interconversão de substratos

Grande parte dos carboidratos, lipídeos e proteínas do corpo é sintetizada, metabolizada e interconvertida no fígado; produtos são removidos da corrente sanguínea ou liberados nela em resposta às necessidades de energia e substrato do corpo.

A. Metabolismo dos carboidratos

Após uma refeição, o fígado obtém um consumo líquido de glicose (p. ex., para síntese de glicogênio e geração de intermediários metabólicos via glicólise e ciclo do ácido tricarboxílico). Isso ocorre como resultado da confluência de vários efeitos. Primeiro, os níveis de substratos como a glicose aumentam. Segundo, os níveis de hormônios que afetam a quantidade e atividade de enzimas metabólicas mudam. Assim, quando os níveis de glicemia aumentam, a razão de insulina para glucagon na corrente sanguínea também se eleva. O efeito resultante é a utilização aumentada de glicose pelo fígado. Em situações de jejum (glicemia baixa) ou estresse (quando é necessária glicemia mais alta), os níveis de hormônio e substrato na corrente sanguínea dirigem as vias metabólicas do fígado responsáveis pela produção líquida de glicose (p. ex., as vias de glicogenólise e gliconeogênese). Em consequência, os níveis de glicemia são elevados para o valor normal ou mantidos nele,

TABELA 14-2 Funções do fígado normal

Metabolismo de energia e interconversão de substratos

Produção de glicose por meio de gliconeogênese e glicogenólise

Consumo de glicose por vias de síntese de glicogênio, síntese de ácidos graxos, glicólise, e pelo ciclo do ácido tricarboxílico

Síntese de colesterol a partir de acetato, síntese de triglicerídeos a partir de ácidos graxos, e secreção de ambos em partículas de VLDL

Captação de colesterol e triglicerídeos por endocitose de partículas de HDL e LDL com excreção de colesterol na bile, β-oxidação de ácidos graxos, e conversão do excesso de acetil-CoA em cetonas

Desaminação de aminoácidos e conversão de amônia em ureia pelo ciclo da ureia

Transaminação e nova síntese de aminoácidos não essenciais

Funções sintéticas de proteínas

Síntese de várias proteínas plasmáticas, inclusive albumina, fatores da coagulação, proteínas ligadoras, apolipoproteínas, angiotensinogênio e fator de crescimento I semelhante à insulina

Funções de solubilização, transporte e armazenagem

Destoxificação de fármacos e venenos por meio de reações de biotransformação de fase I e fase II e excreção na bile

Solubilização de gorduras e vitaminas lipossolúveis na bile para captação por enterócitos

Síntese e secreção de partículas de lipoproteínas VLDL e pré-HDL, e depuração de HDL, LDL e remanescentes de quilomícron

Síntese e secreção de várias proteínas ligadoras, inclusive transferrina, globulina ligadora de hormônios esteroides, globulina ligadora de hormônio tireoidiano, ceruloplasmina e metalotioneína

Captação e armazenagem de vitaminas A, D e B_{12} e folato

Funções protetoras e de depuração

Destoxificação da amônia por meio do ciclo da ureia

Destoxificação de fármacos por meio de oxidases microssômicas e sistemas de conjugação

Síntese e exportação de glutationa

Depuração de células danificadas e proteínas, hormônios, fármacos e fatores da coagulação ativados da circulação portal

Depuração de bactérias e antígenos da circulação portal

---

apesar de mudanças amplas e súbitas na velocidade de influxo (p. ex., ingestão e absorção) e efluxo (p. ex., utilização pelos tecidos) de glicose na corrente sanguínea (Figura 14-4).

B. Metabolismo de proteínas

Com relação a seu papel importante no metabolismo das proteínas, o fígado é o principal local dos processos de desaminação oxidante e transaminação (Figura 14-5). Essas reações permitem que grupos amina sejam misturados entre moléculas a fim de gerar substratos tanto para metabolismo de carboidratos quanto para síntese de aminoácidos. De modo semelhante, o ciclo da ureia permite que o nitrogênio seja excretado em forma de ureia, que é muito menos tóxica que os grupos amina livres na forma de íons amônio. A deficiência dessa função em doenças do fígado será discutida em mais detalhes posteriormente.

C. Metabolismo dos lipídeos

O fígado é o centro do metabolismo lipídico. Ele produz quase 80% do colesterol sintetizado no corpo a partir da via acetil-CoA, um caminho que conecta o metabolismo de carboidratos com o de lipídeos (Figura 14-4). Além disso, o fígado pode sintetizar, armazenar e exportar triglicerídeos (Figura 14-4). O fígado também é o local da produção de cetoácidos por meio da via de oxidação de ácidos graxos, que conecta o metabolismo lipídico com a atividade do ciclo do ácido tricarboxílico.

No processo de controle do nível de colesterol e triglicerídeos no corpo, o fígado agrupa, secreta e capta várias partículas de lipoproteínas (Figura 14-6). A gordura da dieta é primeiramente absorvida no intestino delgado e depois é embalada em quilomícrons. Após a remoção de triglicerídeos, o remanescente de quilomícron é captado pelo fígado via endocitose de **lipoproteína de baixa densidade** (LDL) mediada por receptor. Para distribuir lipídeos sistemicamente, **lipoproteínas de densidade muito baixa** (**VLDLs**) são secretadas pelo fígado e transportam triglicerídeos e colesterol para o tecido adiposo, para armazenagem, ou a outros tecidos, para uso imediato. Quando triglicerídeos são removidos, a estrutura de partículas de VLDL é modificada por perda de componentes lipídicos e proteicos, cedendo lipoproteína de densidade intermediária (IDL) e, mais a jusante, LDL. As partículas de LDL são então retornadas ao fígado via **receptor de LDL**. Por outro lado, **lipoproteína de alta densidade** (**HDL**), uma lipoproteína sintetizada e secretada pelo fígado, sequestra o excesso de colesterol e triglicerídeos de outros tecidos e da corrente sanguínea, devolvendo-os ao fígado, onde é excretado. Assim, a secreção de HDL e a remoção de LDL são mecanismos pelos quais o colesterol em excesso – além da quantidade requerida por vários tecidos – é removido da circulação (Figuras 14-6B e 14-6C).

Síntese e secreção de proteínas plasmáticas

O fígado produz e secreta muitas das proteínas encontradas no plasma, inclusive albumina, vários dos fatores da coagulação, numerosas proteínas ligadoras, e até mesmo certos hormônios e precursores de hormônios. Em virtude das ações dessas proteínas, o fígado exerce papéis importantes na manutenção da pressão oncótica do plasma (albumina sérica), coagulação (síntese e modificação de fatores da coagulação), pressão arterial (angiotensinogênio), crescimento (fator-1 de crescimento semelhante à insulina) e metabolismo (proteínas ligadoras de esteroides e hormônio tireoidiano).

Funções de solubilização, transporte e armazenagem

O fígado exerce um papel importante na solubilização, no transporte e na armazenagem de uma variedade de substâncias muito diferentes que, caso contrário, seria difícil para os tecidos obter ou mover para dentro e para fora das células. Células específicas no fígado realizam essas funções por meio da produção de proteínas especializadas que servem como receptores, proteínas ligadoras ou enzimas.

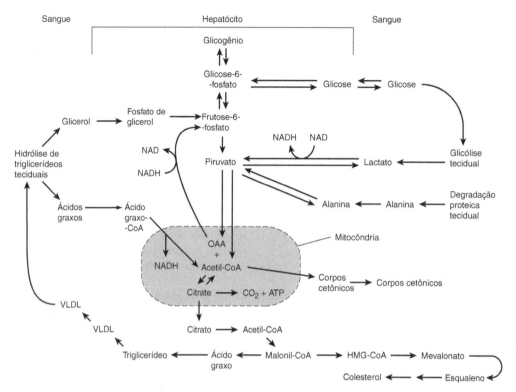

FIGURA 14-4 Vias do metabolismo hepático de carboidratos e lipídeos. (ATP, trifosfato de adenosina; CoA, coenzima A; HMG, 3-metilglutaril hepática; OAA, ácido oxalacético; VLDL, lipoproteína de densidade muito baixa.) (Redesenhada de Schwartz CC. Hepatic metabolism. In: Kelley WN, ed. *Textbook of Medicine*. Lippincott, 1989.)

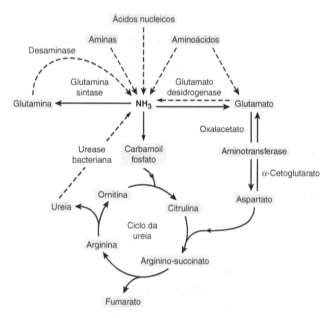

FIGURA 14-5 Ciclo da ureia. As linhas tracejadas representam vias cuja extensão de envolvimento varia de paciente para paciente a depender de fatores genéticos, dietéticos e outros. (Redesenhada, com permissão, de Powers-Lee SG et al. Urea synthesis and ammonia metabolism. In: Arias M et al., eds. *The Liver: Biology and Pathology*. 3rd ed. Raven Press, 1994.)

A. Circulação êntero-hepática de ácidos biliares

A bile é uma substância semelhante a detergente sintetizada pelo fígado que permite que uma variedade de substâncias, a princípio insolúveis, sejam dissolvidas em um ambiente aquoso para transporte para dentro ou para fora do corpo. Os ácidos biliares constituem um componente importante da bile e são reciclados por meio da chamada **circulação êntero-hepática** entre o fígado e os intestinos. Após a síntese e o transporte ativo do citoplasma do hepatócito para dentro do canalículo biliar (através da membrana plasmática apical do hepatócito), a bile é coletada no trato biliar (e às vezes armazenada na vesícula biliar) e excretada via colédoco para o duodeno. Enquanto ainda no citoplasma do hepatócito, muitos ácidos biliares são conjugados a açúcares, o que aumenta sua solubilidade em água. Uma vez no duodeno, os ácidos biliares servem para solubilizar lipídeos, facilitando a digestão e absorção de gorduras. No íleo terminal, ácidos biliares tanto conjugados quanto desconjugados são captados e transportados de enterócitos para o fluxo sanguíneo portal. O sangue da porta retorna-os ao fígado, onde transportadores especializados de ácidos biliares (predominantemente o cotransportador taurocolato de sódio, ou Ntcp) os devolvem ao citosol do hepatócito através da membrana plasmática basolateral em frente ao espaço de Disse. Neste espaço, estão sujeitos a reconjugação e secreção através da membrana apical juntamente com outros componentes (p. ex., pigmentos, colesterol) para formar nova bile. Após, eles entram em outro ciclo de transporte êntero-hepático.

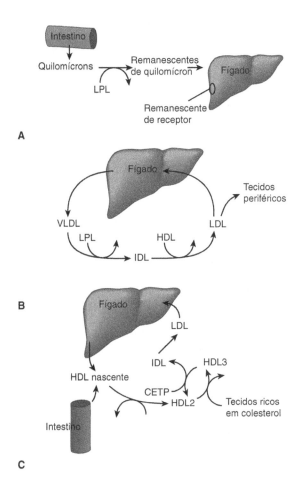

FIGURA 14-6 Metabolismo das lipoproteínas no fígado. A: via exógena de transporte de gorduras. B: via endógena de transporte de gorduras. C: via de transporte inverso de colesterol. Em cada uma dessas três vias, partículas de lipoproteína são usadas para solubilizar ésteres de colesteril (e triglicerídeo), ou para o propósito de importação do trato GI (A), distribuição para vários tecidos (B), ou para o transporte ao fígado para excreção na bile (C). Durante sua circulação, partículas de lipoproteína específica são transformadas por adição e remoção de apoproteínas e pela ação de enzimas no plasma ou nos tecidos (p. ex., LPL, lipase lipoprotéica; CETP, proteína de transferência de éster de colesteril). Lipoproteínas de densidade intermediária (IDLs) são intermediárias na conversão de VLDL em LDL. (HDL, lipoproteínas de alta densidade; LDL, lipoproteínas de baixa densidade.) (Redesenhada de Breslow JL. Genetic basis of lipoprotein disorders. J Clin Invest. 1989;84:373.)

B. Metabolismo e excreção de fármacos

A maioria das enzimas que catalisam processos metabólicos necessários para a destoxificação e excreção de fármacos e outras substâncias está localizada no retículo endoplasmático liso dos hepatócitos. Essas vias são usadas não só para o metabolismo de fármacos exógenos, mas também para muitas substâncias endógenas que, em caso contrário, não seriam facilmente excretadas pelas células (p. ex., bilirrubina e colesterol). Na maioria dos casos, este metabolismo envolve a conversão de substâncias **hidrofóbicas** (lipofílicas) (que são difíceis de excretar de células porque tendem à divisão em membranas celulares) em substâncias mais **hidrofílicas** (polares). Este processo envolve catálise de modificações covalentes para tornar a substância mais carregada, de modo que ela se divida mais prontamente em um meio aquoso, ou pelo menos seja suficientemente solubilizada na bile. Como resultado desses processos, denominados coletivamente de biotransformações, algumas substâncias que a princípio seriam retidas em membranas celulares podem ser excretadas diretamente na urina ou transportadas na bile para excreção nas fezes.

C. Fases da biotransformação

A biotransformação geralmente ocorre em duas fases. As **reações de fase I** envolvem reduções de oxidação em que um grupo funcional contendo oxigênio é adicionado à substância a ser excretada. Conquanto a oxidação por si só não tenha necessariamente um efeito importante sobre a solubilidade em água, ela geralmente introduz no fármaco uma "alavanca" reativa que torna possíveis outras reações que transformam a substância modificada em hidrossolúvel. Essas **reações de fase II** geralmente envolvem ligação covalente do fármaco a uma molécula transportadora hidrossolúvel, como o açúcar ácido glicurônico ou o peptídeo glutationa. Infelizmente, por tornar substâncias mais reativas quimicamente, as reações de oxidação de fase I muitas vezes convertem fármacos levemente tóxicos em intermediários reativos mais tóxicos. Se a conjugação por enzimas de fase II for dificultada por alguma outra razão, o intermediário reativo pode às vezes reagir com outras estruturas celulares e danificá-las. Este aspecto da destoxificação de fármacos tem implicações clínicas importantes.

D. Papel da apolipoproteína na solubilização e no transporte de lipídeos

As vias de destoxificação e transporte biliar possibilitam que os hepatócitos convertam uma ampla variedade de substâncias hidrofóbicas de baixo peso molecular (p. ex., fármacos e bilirrubina) em uma forma mais hidrofílica e, por isso, hidrossolúvel, em que elas possam ser excretadas (p. ex., na bile ou pelo rim). Contudo, esses não são os únicos desafios de solubilização que o corpo enfrenta. O corpo também precisa de um mecanismo que torne os lipídeos disponíveis para vários tecidos (p. ex., para sintetizar membranas) e de um que remova qualquer excesso de lipídeo que os tecidos não usem. Para que esses processos ocorram, o lipídeo precisa ser solubilizado em uma forma dispersa que possa ser carreada pela corrente sanguínea. Para este propósito, os hepatócitos sintetizam uma classe de **apolipoproteínas** especializadas. As apolipoproteínas se agrupam em uma variedade de partículas que transportam lipídeos para, e de, vários tecidos por endocitose mediada por receptor (ver discussão anterior sobre metabolismo lipídico).

E. Papel na produção de proteínas ligadoras

Várias células no fígado sintetizam proteínas que prendem certas substâncias muito estreitamente (p. ex., algumas vitaminas, minerais e hormônios). Em alguns casos, isso permite seu transporte na corrente sanguínea, onde, a princípio, não seriam solúveis (p. ex., esteroides presos à globulina ligadora de esteroides, que é sintetizada e secretada por hepatócitos). Em outros casos, proteínas ligadoras produzidas pelo fígado

394 Fisiopatologia da Doença

(p. ex., globulina ligadora do hormônio tireoidiano) possibilitam o transporte de substâncias específicas (p. ex., tiroxina) em uma forma não totalmente acessível aos tecidos. Desta maneira, a concentração efetiva da substância é limitada a sua concentração livre em equilíbrio, e as formas fracionadas presas de forma apertada formam um reservatório da substância que se torna disponível lentamente quando a fração livre é metabolizada, prolongando sua meia-vida.

Em alguns casos, proteínas ligadoras permitem que o fígado acumule substâncias em concentrações relativamente altas e as armazene em uma forma atóxica. Considere o ferro, por exemplo, um nutriente essencial. O ferro livre pode ser bastante tóxico para células, tanto diretamente, como um oxidante, quanto indiretamente, como um nutriente essencial requerido por agentes infecciosos. O controle de ferro no corpo ocorre ao nível do enterócito no duodeno (ver Capítulo 13). Assim, o defeito primário no distúrbio por sobrecarga de ferro, hemocromatose, provavelmente envolve o enterócito. Não obstante, o fígado tem a responsabilidade de produzir várias proteínas cruciais para a ligação e o metabolismo do ferro. Por meio das ações dessas proteínas, o corpo recebe o ferro de que precisa sem permitir que o excesso de ferro livre cause dano ou dê suporte a patógenos.

A **transferrina** é uma proteína ligadora de ferro sintetizada e secretada na corrente sanguínea pelo fígado. Ao ligar-se ao ferro livre em um pH normal, a transferrina sofre uma mudança de conformação que lhe confere alta afinidade por um receptor específico da membrana do hepatócito (**receptor de transferrina**). Ao se prender ao receptor, o complexo transferrina-receptor de transferrina é internalizado na via endocítica, um ambiente progressivamente mais ácido. Ali, a um pH baixo, o ferro não mais permanece ligado à transferrina. Entretanto, mudanças de conformação que ocorrem em pH baixo permitem que a transferrina mantenha ligação de alta afinidade a seu receptor, mesmo na ausência de ferro preso. Assim, quando o receptor recicla de volta para a superfície, ele traz a transferrina "vazia" consigo. Na apresentação ao ambiente de pH 7,4 da corrente sanguínea, a transferrina que carece de ferro ligado é liberada do receptor, e o ciclo pode recomeçar. Dessa maneira, a transferrina e o seu receptor mantêm a corrente sanguínea livre de ferro não ligado. Enquanto isso, o ferro livre liberado da transferrina no ambiente ácido do endossomo é transportado para dentro do citoplasma do hepatócito, onde ele se liga à **ferritina**, uma proteína citoplasmática de armazenagem de ferro. Isso fornece um reservatório que pode ser mobilizado em resposta às necessidades do corpo, mas torna o ferro inacessível a patógenos e evita que ele cause efeitos tóxicos diretos. Uma dinâmica semelhante de proteínas ligadoras do plasma, receptores, ou proteínas de armazenagem citosólica ocorre para muitas outras substâncias, inclusive vitaminas lipossolúveis e hormônios esteroides.

Enquanto a maior parte das funções de solubilização é realizada nos hepatócitos, algumas das funções de ligação e armazenagem envolvem células acessórias. Assim, a armazenagem de vitamina A ocorre em gotículas de gordura observadas nos **lipócitos** do sistema reticuloendotelial. Os lipócitos têm sido implicados na patogênese de doenças crônicas do fígado e cirrose. A lesão de outras células libera citocinas, que ativam os lipócitos. Os lipócitos respondem proliferando e sintetizando colágeno e outros componentes da membrana basal, levando a um aumento da matriz extracelular e contribuindo para fibrose hepática.

Funções protetoras e de depuração

Muitas das funções do fígado já discutidas (p. ex., destoxificação de fármacos e excreção do excesso de colesterol por conversão e solubilização na bile) também podem ser consideradas protetoras. Não obstante, é útil conceituar a função protetora como uma categoria separada, em razão de sua importância clínica na melhora das consequências das doenças do fígado.

A. Funções fagocitárias e endocíticas das células de Kupffer

O fígado ajuda a remover bactérias e antígenos que violam as defesas do intestino para penetrar no sangue portal, e também participa da depuração da circulação de detritos celulares gerados de maneira endógena. Receptores especializados na superfície da célula de Kupffer parecem ligar-se a glicoproteínas (via receptores de carboidrato), a material revestido com imunoglobulina (via receptor Fc) ou ao complemento (via receptor C3), assim possibilitando que proteínas plasmáticas danificadas, fatores da coagulação ativados, imunocomplexos, células sanguíneas senis e assim por diante sejam reconhecidos e removidos.

B. Funções endocíticas dos hepatócitos

Os hepatócitos têm numerosos receptores específicos para proteínas plasmáticas danificadas, distintos dos receptores presentes nas células de Kupffer (p. ex., o receptor de asialoglicoproteína que prende especificamente glicoproteínas, cujos resíduos terminais do açúcar ácido siálico tenham sido removidos). O significado fisiológico preciso desta ação metabólica permanece desconhecido.

C. Metabolismo da amônia

A amônia gerada a partir da desaminação de aminoácidos é metabolizada dentro de hepatócitos na ureia, substância muito menos tóxica. A perda dessa função resulta em estado mental alterado, uma manifestação comum de doença hepática grave ou em fase terminal.

D. Síntese de glutationa por hepatócitos

A glutationa é o principal reagente redutor intracelular (citoplasmático) e, portanto, é crucial para prevenir dano oxidante às proteínas celulares. Esta molécula é um tripeptídeo sintetizado de modo não ribossomal (γ-glutamil-cistinil-glicina) que é também um substrato para muitas reações de conjugação de fase II de destoxificação de fármacos. O fígado também pode exportar glutationa para uso por outros tecidos.

Algumas funções indiretas adicionais do fígado (p. ex., seu papel em manter o equilíbrio normal de sódio e água) são deduzidas a partir de desarranjos observados em pacientes com doença hepática, conforme discutido na seção seguinte.

Testes para avaliação de função hepática

Vários exames de sangue são comumente usados para avaliar lesão do fígado. A aspartato aminotransferase (AST) e a alanina aminotransferase (ALT) séricas são dosagens de níveis de enzimas situadas normalmente dentro de hepatócitos. Assim, sua presença no soro é na verdade um sinal de necrose de células do fígado em vez de uma indicação de função hepática.

Para avaliar a função do fígado mais diretamente, vários outros testes podem ser realizados. Os níveis de albumina, fatores da coagulação e bilirrubina podem ser mensurados em amostras de sangue. Cada um desses exames tem vantagens e desvantagens, e nenhum serve como um indicador único ideal de função hepática. Por exemplo, a albumina tem uma meia-vida relativamente longa (18 a 20 dias); sua síntese pode ser estimulada além da necessidade, e ela pode ser eliminada pelos rins na doença renal. Além disso, cerca de dois terços da albumina do corpo estão localizados no espaço extravascular, extracelular, de modo que mudanças na distribuição de líquido podem alterar a concentração sérica de albumina. Similarmente, a medida mais simples de níveis de fator de coagulação, o tempo de protrombina (TP), é uma medida relativamente insensível, porque não se torna anormal até que mais de 80% da capacidade de síntese hepática seja perdida. Além disso, a deficiência de vitamina K, que ocorre em pacientes com privação nutricional, colestase crônica, ou má absorção de gorduras, pode prolongar o TP. A bilirrubina sérica é uma boa medida de colestase, e a determinação de bilirrubina conjugada (direta) *versus* não conjugada (indireta) fornece uma boa avaliação de se a colestase é intrínseca ao fígado ou se é causada somente por obstrução (p. ex., por um cálculo no colédoco). Além do mais, a colestase, mesmo quando causada por doença do fígado, muitas vezes não reflete o grau em que outras funções hepáticas estão perdidas, e hiperbilirrubinemia não conjugada pode ocorrer por outras razões (p. ex., hemólise).

Devido a esses motivos, uma avaliação acurada da função do fígado requer vários exames de sangue (p. ex., AST, ALT, albumina, TP, bilirrubina), bem como avaliação clínica do paciente.

Os dois esquemas mais comuns para gradação da função hepática são o escore de Child-Turcotte-Pugh (CTP) modificado (Tabela 14-3) e o Model for End-Stage Liver Disease (Modelo para Doença do Fígado em Estágio Terminal) (escore MELD = 3,78 [bilirrubina sérica Ln (mg/dL)] + 11,2 [Ln INR] + 9,57 [creatinina sérica Ln (mg/dL)] + 6,43). O escore CTP

TABELA 14-3 Gradação da função hepática usando o escore Child-Turcotte-Pugh modificado

Parâmetro	Pontos		
	1	2	3
Albumina	> 3,5 g/dL	2,8-3,5 g/dL	< 2,8 g/dL
Bilirrubina	< 2,0 mg/dL	2,0-3,0 mg/dL	> 3,0 mg/dL
Prolongamento do tempo de protrombina	< 4,0 s	4,0-6,0 s	> 6,0 s
Ascite	Ausente	Controlada	Refratária
Encefalopatia	Nenhuma	Controlada	Refratária

Classificação modificada de Child-Turcotte-Pugh da gravidade de doença do fígado de acordo com o grau de ascite, concentração de bilirrubina e albumina no plasma, tempo de protrombina e grau de encefalopatia. Um escore total de 5 a 6 é considerado grau A (doença bem-compensada); um escore de 7 a 9 é considerado grau B (comprometimento funcional significativo); e um escore de 10 a 15 é considerado grau C (doença descompensada). Esses graus se correlacionam com sobrevida de 1 e 2 anos do paciente: grau A é 100 a 85%; grau B, 80 a 60%; e grau C, 45 a 35%.

Dados de Boyer TD et al., eds. *Zakim and Boyer's Hepatology: A Textbook of Liver Disease*, 6th ed. WB Saunders, 2011.

prediz sobrevida de 1 e 2 anos, e o escore MELD prediz sobrevida no curto prazo (3 meses). Nos Estados Unidos, o escore MELD é usado atualmente para priorizar pacientes para alocação de doador e transplante de fígado.

PONTO DE CHECAGEM

12. Quais são os papéis do fígado no metabolismo de carboidratos, proteínas e lipídeos?
13. Quais são dois mecanismos fisiológicos pelos quais o corpo transporta colesterol?
14. Explique as reações de fase I e fase II na destoxificação de fármacos.
15. Cite e explique quatro funções protetoras e de depuração do fígado.
16. Quais especializações possibilitam que o fígado normalmente seja um conduto de baixa pressão para o fluxo sanguíneo?

VISÃO GERAL DAS DOENÇAS DO FÍGADO

TIPOS DE DISFUNÇÃO HEPÁTICA

A maior parte das consequências clínicas das doenças do fígado pode ser compreendida como uma insuficiência de uma das quatro funções amplas do fígado (resumidas na Tabela 14-2) ou como uma consequência de hipertensão portal, o fluxo sanguíneo hepático alterado da cirrose.

Disfunção de hepatócitos

Um mecanismo de doença do fígado, particularmente na lesão hepática aguda, é a disfunção dos hepatócitos individuais que compõem o parênquima hepático. A via e a extensão da disfunção hepatocelular determinam as manifestações específicas da doença do fígado. Os desfechos a serem previstos quando as funções normais do fígado entram em falência são descritos posteriormente.

Hipertensão portal

Algumas consequências de doenças do fígado, particularmente da cirrose, são mais bem compreendidas em termos do que se sabe sobre fluxo sanguíneo hepático. De maior importância clínica são a existência, em condições normais, de um leito

396 Fisiopatologia da Doença

capilar venoso portal de baixa pressão por meio do parênquima hepático e do zoneamento funcional do fluxo sanguíneo portal.

Quando processos patológicos (p. ex., fibrose) resultam em elevação da pressão venosa intra-hepática normalmente baixa, o sangue reflui e uma fração substancial dele encontra rotas alternativas de volta para a circulação sistêmica, contornando o fígado. Assim, o sangue proveniente do trato GI é, com efeito, filtrado de maneira menos eficiente pelo fígado antes de entrar na circulação sistêmica. As consequências dessa derivação portossistêmica são perda das funções protetoras e de depuração do fígado, anormalidades funcionais da homeostase renal de sal e água, e grande aumento do risco de hemorragia GI pelo desenvolvimento de vasos sanguíneos ingurgitados carreando sangue venoso sem passar pelo fígado (p. ex., **varizes esofágicas, gástricas, umbilicais**, etc.).

Mesmo na ausência de alguma doença hepática parenquimatosa intrínseca, a derivação portossistêmica de sangue pode produzir ou contribuir para **encefalopatia** (estado mental alterado resultante da falta de depuração de substâncias tóxicas provenientes do trato GI), sangramento GI (resultante de varizes esofágicas), e má absorção de gorduras e vitaminas lipossolúveis (causada por perda da recirculação êntero-hepática da bile), com coagulopatia associada. Na Tabela 14-4, as síndromes observadas em doenças do fígado são categorizadas como uma consequência de disfunção de hepatócitos, derivação portossistêmica, ou ambas.

Fisiopatologia do zoneamento funcional

O fato de que os hepatócitos nas diferentes zonas do ácino "veem" o sangue em uma sequência particular tem grande significado fisiopatológico. Como os hepatócitos de zona 1 têm contato com sangue que acabou de sair da vênula portal ou arteríola hepática, eles têm acesso às concentrações mais altas de várias substâncias, tanto boas (p. ex., oxigênio e nutrientes) como más (p. ex., drogas e toxinas absorvidas do trato GI). Os hepatócitos de zona 2 recebem sangue contendo menor quantidade dessas substâncias, e os hepatócitos de zona 3 são banhados em sangue sem quantidade alguma delas. Entretanto, os hepatócitos de zona 3 veem as concentrações mais altas de produtos (p. ex., metabólitos de fármacos) liberados na corrente sanguínea por hepatócitos das zonas 1 e 2. Assim, venenos diretos têm impacto mais grave sobre hepatócitos de zona 1, enquanto venenos que são gerados como resultado de metabolismo hepático causam mais dano àqueles da zona 3. De modo semelhante, como o sangue de sinusoides em volta da zona 3 tem a concentração de oxigênio mais baixa, os hepatócitos dessa zona estão em maior risco de lesão em condições de hipoxia.

MANIFESTAÇÕES DE DISFUNÇÃO DO FÍGADO

Seja como resultado de disfunção de hepatócitos ou de derivação portossistêmica, a falência da função hepática normal está por trás das manifestações clínicas de doença do fígado. A compreensão desses mecanismos propicia percepção das prováveis causas de enfermidade em um paciente com doença do fígado aguda ou crônica.

TABELA 14-4 Fisiopatologia de síndromes de função anormal na doença hepática

Síndromes de função aberrante em doenças do fígado	Disfunção hepatocelular	Derivação (*shunt*) portossistêmica
Metabolismo de energia e conversão de substrato		
Hipoglicemia alcoólica	✓	
Cetoacidose alcoólica	✓	
Hiperglicemia		✓
Hipercolesterolemia familiar	✓	
Encefalopatia hepática	✓	✓
Fígado gorduroso	✓	
Função de solubilização, transporte e armazenagem		
Reações a fármacos	✓	
Sensibilidade a fármacos	✓	✓
Esteatorreia	✓	✓
Deficiência de vitaminas lipossolúveis	✓	✓
Coagulopatia	✓	✓
Função de síntese proteica		
Edema devido à hipoalbuminemia	✓	
Funções protetoras e de depuração		
Hipergamaglobulinemia		✓
Hipogonadismo e hiperestrogenismo	✓	✓
Disfunção renal		
Retenção de sódio		✓
Excreção de água deficiente		✓
Capacidade de concentração renal deficiente		✓
Metabolismo do potássio desarranjado		✓
Azotemia pré-renal		✓
Lesão renal aguda		✓
Glomerulopatias		✓
Acidificação renal deficiente		✓
Síndrome hepatorrenal		✓

Geração de energia diminuída e interconversão de substrato

Uma primeira categoria de função do fígado alterada envolve o metabolismo intermediário de carboidratos, gorduras e proteínas.

A. Metabolismo dos carboidratos

A doença grave do fígado pode resultar em hipoglicemia ou em hiperglicemia. A hipoglicemia resulta principalmente de uma diminuição da massa funcional de hepatócitos, enquanto a hiperglicemia é uma consequência da derivação portossistêmica, que diminui a eficiência da extração pós-prandial de glicose do sangue portal pelos hepatócitos, elevando a concentração de glicose no sangue sistêmico.

B. Metabolismo dos lipídeos

A perturbação do metabolismo lipídico no fígado pode resultar em síndromes de acumulação de gordura dentro do fígado precocemente no curso de lesão hepática. Talvez isso ocorra porque os passos complexos no agrupamento de partículas de lipoproteínas para exportação de colesterol e triglicerídeos a partir do fígado são mais sensíveis à desintegração que as vias da síntese de lipídeos. Tal desintegração resulta no acúmulo de gordura que não pode ser exportada na forma de VLDL.

Em certas doenças crônicas do fígado, como a cirrose biliar primária, o fluxo de bile diminui em consequência da destruição de ductos biliares. A redução do fluxo de bile resulta em depuração de lipídeos via bile diminuída, com hiperlipidemia consequente. Esses pacientes frequentemente desenvolvem acúmulos subcutâneos de colesterol denominados **xantomas**.

C. Metabolismo das proteínas

Qualquer distúrbio do metabolismo proteico no fígado pode resultar em uma síndrome de estado mental alterado e confusão conhecida como **encefalopatia hepática**. Como no metabolismo dos carboidratos, o metabolismo proteico alterado pode resultar de insuficiência dos hepatócitos ou de derivação portossistêmica, com o efeito resultante de elevação das concentrações sanguíneas de toxinas de ação central, inclusive amônia gerada pelo metabolismo de aminoácidos.

Perda de funções de solubilização e armazenagem

A. Secreção biliar desordenada

O significado clínico da síntese de bile pode ser observado na importância de coléstase – falha na secreção de bile – em muitas formas de doença do fígado. Coléstase pode ocorrer em consequência de obstrução extra-hepática (p. ex., de um cálculo biliar no canal colédoco) ou de disfunção seletiva do mecanismo de síntese e secreção de bile dentro dos próprios hepatócitos (p. ex., por uma reação a certos fármacos). Os mecanismos responsáveis por reações colestáticas a fármacos não são bem compreendidos. Independentemente do mecanismo, entretanto, as consequências da coléstase grave podem ser profundas: uma falha na secreção de bile resulta em uma falta de solubilização de certas substâncias como lipídeos da dieta e vitaminas lipossolúveis, causando estados de **má absorção** e carência, respectivamente. Sais biliares retidos também são citotóxicos, mas na situação de coléstase os hepatócitos se adaptam à diminuição da captação de sais biliares regulando para baixo o cotransportador de Na⁺-ácido biliar, mantendo a excreção de sais biliares. Como resultado, a necrose hepática é minimizada nas síndromes predominantemente colestáticas, com os achados laboratoriais típicos de níveis minimamente elevados de AST e ALT na presença de icterícia acentuada e níveis altos de bilirrubina. Contudo, a exposição prolongada a sais biliares em doenças colestáticas crônicas, como a cirrose

biliar primária, leva à lesão citotóxica e à inflamação do trato portal, causando, por fim, fibrose e cirrose.

A função de solubilização da bile trabalha tanto para excretar quanto para absorver substâncias. Assim, na coléstase, substâncias endógenas que são excretadas normalmente por meio do trato biliar podem se acumular em níveis altos. Uma dessas substâncias é a bilirrubina, um produto da degradação do heme (Figura 14-7). A elevação de bilirrubina resulta em **icterícia**, que é uma coloração amarela das escleróticas e da pele. No adulto, o aspecto mais significativo da icterícia é que ela serve como um índice prontamente monitorado da coléstase, que pode ocorrer isoladamente ou com outras anormalidades de função dos hepatócitos (p. ex., como parte da apresentação da hepatite aguda). No neonato, entretanto, concentrações elevadas de bilirrubina podem ser tóxicas para o sistema nervoso em desenvolvimento, produzindo uma síndrome denominada **kernicterus**.

De modo semelhante, o colesterol normalmente é excretado por conversão em ácidos biliares ou pela formação de complexos, chamados de micelas, com ácidos biliares (reciclados) preexistentes. Na coléstase, a elevação resultante de ácidos biliares pode levar a seu depósito na pele, o que se acredita que cause **prurido** intenso. Dados sugerem que, pelo menos em alguns pacientes, a coléstase resulta em níveis alterados de opioides endógenos. Em vez do depósito de ácidos biliares na pele, a neurotransmissão alterada mediada por opioides endógenos pode ser responsável por prurido. Distúrbios da produção de bile constituem uma base para a formação de cálculos de colesterol. Não obstante, como mencionado, outras funções dos hepatócitos com frequência estão relativamente bem preservadas na presença de coléstase significativa. As síndromes que produzem icterícia estão resumidas na Tabela 14-5.

A hemólise causa uma hiperbilirrubinemia não conjugada porque a capacidade hepática de captar e conjugar a bilirrubina é superada. A síndrome de Gilbert reflete um defeito genético da conjugação de bilirrubina. Assim, os achados no sangue e na urina são diferentes dos observados na icterícia hemolítica, embora a via de metabolismo da bilirrubina esteja retardada em um ponto inicial similar. A obstrução do trato biliar extra-hepático apresenta o outro extremo, no qual a via real da formação de bile está inteiramente intacta, pelo menos inicialmente. Na obstrução, o nível de bilirrubina na urina é alto porque o metabólito acumulado é conjugado e, portanto, muito mais hidrossolúvel que a bilirrubina não conjugada, que se acumula na hemólise. A maioria das formas de icterícia resultantes de disfunção do fígado por dano hepatocelular reflete graus variáveis de sobreposição entre hiperbilirrubinemia não conjugada e conjugada.

B. Destoxificação de fármacos deficiente

Dois aspectos dos mecanismos de destoxificação de fármacos têm importância clínica particular. Um é o fenômeno da **indução enzimática**. É observado que a presença, na corrente sanguínea, de algum fármaco da grande classe que é inativada por enzimas de fase I aumenta a quantidade e atividade dessas enzimas no fígado. Esta propriedade de indução enzimática faz sentido fisiológico (como uma resposta à necessidade do corpo por biotransformação aumentada), mas pode também ter efeitos indesejados: um paciente que consome cronicamente grandes

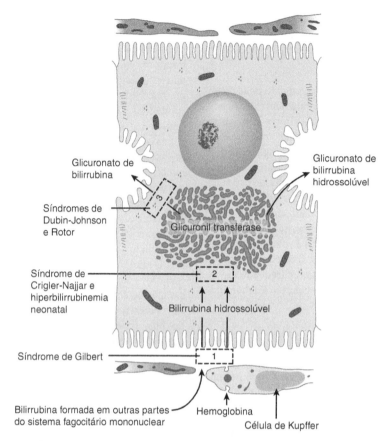

FIGURA 14-7 A secreção de bilirrubina. Este composto hidrossolúvel é derivado do metabolismo da hemoglobina em macrófagos do sistema fagocitário mononuclear. A atividade de glicuronil transferase nos hepatócitos causa a conjugação de bilirrubina com glicuronato no retículo endoplasmático liso, formando um composto hidrossolúvel. O acúmulo de bilirrubina e glicuronato de bilirrubina nos tecidos produz icterícia. Vários processos defeituosos nos hepatócitos podem causar doenças que produzem icterícia: um defeito na capacidade da célula de captar e absorver bilirrubina (retângulo 1), a incapacidade da célula de conjugar bilirrubina devido a uma deficiência de glicuronil transferase (retângulo 2), ou problemas na transferência e excreção de glicuronato de bilirrubina nos canalículos biliares (retângulo 3). Uma das causas mais frequentes de icterícia, contudo – não relacionada com atividade de hepatócitos –, é a obstrução do fluxo de bile como um resultado de cálculos biliares ou tumores do pâncreas. Isso causa icterícia principalmente como resultado do acúmulo de glicuronato de bilirrubina nos tecidos. (Redesenhada, com permissão, de Junqueira LC et al., eds. *Basic Histology*, 10th ed. McGraw-Hill, 2003.)

quantidades de uma substância que é metabolizada por enzimas de fase I (p. ex., etanol) induzirá níveis altos dessas enzimas, e assim irá acelerar o metabolismo de outras substâncias metabolizadas pelas mesmas enzimas de destoxificação (p. ex., medicamentos anticonvulsivantes ou anticoagulantes, resultando em níveis sanguíneos subterapêuticos dos fármacos).

Um segundo fenômeno clinicamente importante no metabolismo de fármacos é que as reações de fase I muitas vezes convertem compostos relativamente benignos em outros mais reativos e, portanto, mais tóxicos. Normalmente, esta reatividade aumentada de produtos da reação de fase I serve para facilitar as reações de fase II, tornando a destoxificação mais eficiente. Contudo, em certas condições, quando as reações de fase II estão prejudicadas (p. ex., durante a deficiência de glutationa por nutrição inadequada), a atividade enzimática de fase I continuada pode causar lesão hepática aumentada. Isso acontece porque os produtos de muitas reações de fase I, na ausência de glutationa, reagem com componentes celulares e os danificam. Tal dano mata rapidamente o hepatócito.

Portanto, os efeitos combinados de certas condições comuns podem tornar a anormalidade individual sensível aos efeitos tóxicos de fármacos. Por exemplo, a combinação de atividade de fase I induzida (p. ex., causada por alcoolismo) com atividade de fase II baixa (p. ex., causada por níveis baixos de glutationa devidos à carência nutricional) pode resultar no aumento da geração de intermediários reativos com uma capacidade inadequada de conjugação e destoxificação. Um exemplo clássico deste fenômeno é a toxicidade do paracetamol. Apenas 2,5 g de paracetamol podem produzir lesão do fígado significativa em tais indivíduos suscetíveis, enquanto indivíduos normais têm a capacidade de destoxificado 10 g/d ou mais. A Tabela 14-6 lista fármacos e produtos químicos comuns que causam alterações morfologicamente distintas no fígado.

C. Dinâmica das lipoproteínas e dislipidemias

O papel do fígado no metabolismo lipídico é ilustrado pelo defeito genético que causa hipercolesterolemia. A falta de um receptor de LDL funcional torna o fígado incapaz de depurar o

CAPÍTULO 14 Doenças do Fígado **399**

TABELA 14-5 Achados laboratoriais no diagnóstico diferencial de icterícia

Tipo de icterícia	Exames de sangue					
	Hct	Bilirrubina não conjugada (indireta)	Bilirrubina conjugada (direta)	Fosfatase alcalina	Aminotransferases	Colesterol
Hemolítica	↓	↑	N	N	N	N
Hepatocelular						
Síndrome de Gilbert	N	↑	N	N	N	N
Conjugação anormal	N	↑↑	N	N	N	N
Lesão hepatocelular	N	↑	↑	N ou ↑	↑↑	N
Obstrutiva						
Excreção deficiente	N	N	N	N	N	N
Coléstase intra-hepática	N	N	↑	N	N	N ou ↑
Obstrução biliar extra-hepática	N	N	↑↑	↑↑	N ou ↑	↑

Legenda: N, normal; ↑, aumentado em comparação com o normal; ↓, diminuído em comparação com o normal.

Dados obtidos de Boyer TD et al., eds. *Zakim and Boyer's Hepatology: A Textbook of Liver Disease*, 6th ed. WB Saunders, 2011.

colesterol LDL da corrente sanguínea, resultando em colesterol sérico marcadamente elevado e aterosclerose e doença arterial coronariana aceleradas. Heterozigotos com um alelo normal de receptor de LDL podem ser tratados com fármacos (p. ex., inibidores de HMG-CoA redutase) que inibem a síntese de colesterol endógeno e, assim, regulam para cima os níveis de receptor de LDL. Entretanto, não há terapia farmacológica efetiva para os homozigotos, porque eles não têm receptores normais de LDL. O transplante hepático é o tratamento para hipercolesterolemia familiar homozigótica, porque ele propicia um fígado geneticamente diferente com receptores de LDL normais.

Em doenças adquiridas do fígado, o colesterol sérico está elevado na obstrução do trato biliar como um resultado de bloqueio da excreção de colesterol na bile, e está diminuído na cirrose alcoólica grave, na qual a má absorção de gordura impede a entrada de colesterol.

D. Alteração das funções hepáticas de ligação e armazenagem

A doença hepática influencia a capacidade do fígado de armazenar várias substâncias. Em consequência, os pacientes com doenças do fígado estão em alto risco para certos estados carenciais, como deficiência de ácido fólico e de vitamina B_{12}. Como essas vitaminas são necessárias para a síntese de DNA, sua deficiência resulta em **anemia macrocítica** (contagem baixa de hemácias com hemácias grandes refletindo maturação nuclear anormal), um achado comum em pacientes com doença do fígado.

Síntese e secreção diminuída de proteínas plasmáticas

O significado clínico da síntese e secreção hepática de proteínas deriva da ampla variedade de funções desempenhadas por essas proteínas. Por exemplo, como a albumina é a principal contribuidora para a pressão oncótica do plasma, a hipoalbuminemia resultante de doença do fígado ou de deficiência nutricional se apresenta com formação de edema acentuado. Outras proteínas importantes sintetizadas e secretadas pelo fígado incluem fatores da coagulação e proteínas ligadoras de hormônios.

Perda de funções de proteção e depuração

Uma função protetora crucial do fígado é seu papel como um filtro do sangue proveniente do trato GI, pelo qual várias substâncias são removidas do sangue portal antes que reentrem na circulação sistêmica.

A. Depuração de bactérias e endotoxinas

A depuração de bactérias pelas células de Kupffer do fígado é a linha de defesa final para manter bactérias e suas endotoxinas oriundas do intestino fora da circulação sistêmica. A perda dessa capacidade na doença hepática como resultado da derivação portossistêmica pode ajudar a explicar por que, em pacientes com doença grave do fígado, infecções podem se tornar sistêmicas rapidamente e resultar em sepse e nos efeitos de endotoxinas.

B. Alteração do metabolismo da amônia

A falência da capacidade do fígado de destoxificado amônia em ureia leva à encefalopatia hepática, que se manifesta como um estado mental alterado. Enquanto vários mecanismos sobrepostos têm sido implicados na patogênese da encefalopatia hepática, a amônia é a toxina mais bem caracterizada que precipita encefalopatia. A amônia é produzida principalmente por desaminação de glutamina por glutaminase nos enterócitos do intestino delgado e do colo, mas também é produzida por hidrólise de ureia por meio de catabolismo bacteriano de fontes nitrogenadas, inclusive proteínas da dieta e ureia. O fígado intacto limpa quase toda a amônia que chega pela veia porta, convertendo-a em glutamina, o que impede a entrada de amônia na circulação sistêmica. Amônia aumentada na

400 Fisiopatologia da Doença

TABELA 14-6 Principais alterações de morfologia hepática produzidas por alguns fármacos e produtos químicos usados comumente[1]

Principal alteração morfológica	Classe de agente	Exemplo	Principal alteração morfológica	Classe de agente	Exemplo
Coléstase	Esteroide anabólico	Metiltestosterona	Hepatite (continuação)	Antidepressivo	Amitriptilina, imipramina, trazodona, venlafaxina, fluoxetina, paroxetina, duloxetina, sertralina, nefazodona, bupropiona
	Antibiótico	Estolato de eritromicina, nitrofurantoína, rifampicina, amoxicilina-ácido clavulânico, oxacilina		Antifúngico	Cetoconazol, fluconazol, itraconazol
				Anti-hipertensivo	Metildopa,[3] captopril, enalapril, lisinopril, losartana
	Anticonvulsivante	Carbamazepina			
	Antidepressivo	Duloxetina, mirtazapina, antidepressivos tricíclicos		Anti-inflamatório	Ibuprofeno, indometacina, diclofenaco, sulindaco, bronfenaco
	Anti-inflamatório	Sulindaco		Antipsicótico	Risperidona
	Antiplaquetário	Clopidogrel		Antiviral	Zidovudina, didanosina, estavudina, nevirapina, ritonavir, indinavir, tipranavir, zalcitabina
	Anti-hipertensivo	Irbesartana, fosinopril			
	Antitireoide	Metimazol			
	Imunossupressor	Ciclosporina		Bloqueador de canal de cálcio	Nifedipino, verapamil, diltiazem
	Redutor de lipídeos	Ezetimiba		Inibidor de colinesterase	Tacrina
	Oncoterápico	Esteroides anabólicos, bussulfano, tamoxifeno, irinotecano, citarabina		Diurético	Clorotiazida
	Contraceptivo oral	Noretinodrel com mestranol		Inibidor de recaptação de noradrenalina	Atomoxetina
	Hipoglicemiante oral	Clorpropamida		Hipoglicemiante oral	Acarbose
	Tranquilizante	Clorpromazina[2]	Mista hepática/ colestática	Antibiótico	Amoxicilina-ácido clavulânico, sulfametoxazol-trimetoprima
Fígado gorduroso	Antiarrítmico	Amiodarona		Antibacteriano	Clindamicina
	Antibiótico	Tetraciclina (dose alta, intravenosa)		Antifúngico	Terbinafina
	Anticonvulsivante	Ácido valproico		Anti-histamínico	Ciproeptadina
	Antiviral	Zidovudina, inibidores da protease (indinavir, ritonavir)		Imunossupressor	Azatioprina
	Oncoterápico	Asparaginase, metotrexato		Redutor de lipídeos	Ácido nicotínico, lovastatina, ezetimiba
Hepatite	Anestésico	Halotano[3]			
	Antiandrogênico	Flutamida			
	Antibiótico	Isoniazida,[3] rifampicina, nitrofurantoína, telitromicina, minociclina,[4] pirazinamida			
	Anticonvulsivante	Fenitoína, carbamazepina, ácido valproico, fenobarbital			

(continua)

CAPÍTULO 14 Doenças do Fígado **401**

TABELA 14-6 **Principais alterações de morfologia hepática produzidas por alguns fármacos e produtos químicos usados comumente[1]** *(continuação)*

Principal alteração morfológica	Classe de agente	Exemplo	Principal alteração morfológica	Classe de agente	Exemplo
Tóxica (necrose)	Analgésico	Paracetamol	**Granulomas**	Antiarrítmico	Quinidina, diltiazem
	Hidrocarboneto	Tetracloreto de carbono		Antibiótico	Sulfonamidas
	Metal	Fósforo amarelo		Anticonvulsivante	Carbamazepina
	Cogumelo	*Amanita phalloides*		Anti-inflamatório	Fenilbutazona
	Solvente	Dimetilformamida		Inibidor da xantina oxidase	Alopurinol

[1]Vários agentes causam mais de um tipo de lesão hepática e aparecem em mais de uma categoria.
[2]Raramente associada com lesão semelhante à cirrose biliar primária.
[3]Ocasionalmente associados com hepatite crônica, necrose hepática em ponte ou cirrose.
[4]Associada com uma síndrome semelhante à hepatite autoimune.
Reproduzida, com permissão, de Dienstag J. Toxic and drug-induced hepatitis. In: Longo DL et al., eds. *Harrison's Principles of Internal Medicine*, 18th ed. McGraw-Hill, 2012.

corrente sanguínea pode ser a consequência direta de função hepática deficiente (por disfunção hepatocelular aguda ou por doença crônica progressiva) e/ou derivação significativa de sangue por fora do fígado (derivação portossistêmica) com a ultrapassagem direta de seus mecanismos de depuração.

Precipitantes de níveis aumentados de amônia na corrente sanguínea e consequente estado mental alterado incluem os seguintes fatores: 1) ingestão aumentada de proteínas (hidrólise de ureia via catabolismo bacteriano de fontes nitrogenadas); 2) sangramento GI (níveis aumentados de amônia e outras substâncias nitrogenadas são produzidos por fragmentação de proteínas do sangue por micróbios do trato GI); e 3) a resposta inflamatória sistêmica à infecção (estimulação da liberação de citocinas pró-inflamatórias e catabolismo proteico endógeno, levando à produção elevada de amônia). Assim, uma vez que tenha sido excluído o aumento da ingestão de proteínas, o desenvolvimento de encefalopatia em um paciente com doença crônica do fígado requer a investigação de possível sangramento GI agudo, bem como a pesquisa de uma infecção potencialmente catastrófica. A depender do resultado dos estudos diagnósticos (p. ex., dosagens seriadas de hemoglobina e hematócrito e culturas de sangue, urina e líquido ascítico), o tratamento visa diminuir a absorção de amônia e outras substâncias nocivas pelo trato GI. Quando se administra ao paciente o carboidrato não absorvível **lactulose**, sua metabolização por micróbios cria um ambiente ácido. A amônia é presa como espécies carregadas de NH_4^+ no lúmen intestinal e é excretada pela diarreia osmótica resultante. Dessa maneira, a toxina é impedida de entrar na circulação portal, e o estado mental do paciente melhora gradualmente. A lactulose também seleciona uma flora bacteriana intestinal que produz menos amônia. Antibióticos, e em particular a rifaximina, têm sido usados em combinação com a lactulose para tratamento de encefalopatia hepática. Pensa-se que os antibióticos agem na diminuição da produção intestinal e da absorção de amônia por modulação da microbiota intestinal e na prevenção da translocação bacteriana através da superfície mucosa do intestino.

Além disso, as elevações resultantes de amônia e outros compostos nitrogenados no sangue podem regular para cima receptores periféricos para produtos endógenos semelhantes à benzodiazepina. Esses efeitos também podem contribuir para a hemodinâmica sistêmica alterada na doença do fígado.

C. Depuração de hormônios alterada na doença hepática

Normalmente, o fígado remove da corrente sanguínea a fração de hormônios esteroides não ligados à globulina ligadora de hormônios esteroides. Ao serem captados por hepatócitos, esses esteroides são oxidados, conjugados e excretados na bile, onde uma fração sofre circulação êntero-hepática. Na doença do fígado acompanhada de derivação portossistêmica significativa, a depuração de hormônios esteroides diminui, a extração da fração êntero-hepática circulada é dificultada, e a conversão enzimática de androgênios em estrogênios (aromatização periférica) aumenta. O efeito resultante é uma elevação de estrogênios no sangue, o que altera a síntese e secreção de proteínas por hepatócitos juntamente com ativação das enzimas metabólicas P450. A síntese de algumas proteínas hepáticas aumenta, enquanto a síntese de outras diminui. A atividade enzimática de P450 aumenta quando o fígado tenta compensar os níveis altos de estrogênio no sangue por metabolismo aumentado. Assim, pacientes do sexo masculino com doença do fígado exibem tanto supressão gonadal quanto hipofisária, bem como feminização.

Equilíbrio de sódio e água

Os pacientes com doença do fígado frequentemente exibem anormalidades e complicações renais, mais comumente retenção de sódio e dificuldade de excretar água. Uma lesão renal intrínseca aparentemente não está envolvida, porque os rins de pacientes com doença hepática geralmente funcionam de modo normal, quando transplantados para pacientes cujo fígado é normal. Em vez disso, as anormalidades renais associadas com doença do fígado são funcionais, ocorrendo porque a doença hepática induz pressões intravasculares alteradas e,

402 Fisiopatologia da Doença

TABELA 14-7 Fatores que influenciam a retenção renal de sódio na doença hepática

Hemodinâmicos
Arteriais (vasodilatação sistêmica e esplâncnica)
Alterações do fluxo sanguíneo intrarrenal
Derivação portossistêmica
Hipoalbuminemia
Neuro-humorais
Produção elevada de endotelina renal
Ativação do sistema renina-angiotensina
Atividade aumentada do sistema nervoso simpático
Produção elevada de óxido nítrico periférico
Síntese diminuída de angiotensinogênio pelo fígado
Depuração hepática diminuída de renina e angiotensina
Sistema calicreína-cinina alterado

Dados obtidos de Longo DL et al., eds. *Harrison's Principles of Internal Medicine*, 18th ed. McGraw-Hill, 2012; e Boyer TD et al., eds. *Zakim and Boyer's Hepatology: A Textbook of Liver Disease*, 6th ed. WB Saunders, 2011.

talvez, devido aos níveis elevados de óxido nítrico ou à perda de fatores ainda malcompreendidos secretados do fígado ou do endotélio. Por quaisquer mecanismos homeostáticos, o volume intravascular é percebido como inadequado, quando na verdade ele é apenas mal distribuído. Mecanismos renais de retenção de sódio e água são então estimulados para corrigir o que foi sentido como depleção de volume. Alguns dos fatores que influenciam a retenção renal de sódio na doença do fígado estão resumidos na Tabela 14-7. Pacientes com doença do fígado grave estão em risco de insuficiência renal relacionada com essas alterações hemodinâmicas.

PONTO DE CHECAGEM

17. Em quais circunstâncias a hipoglicemia é observada em doença do fígado?
18. Cite três consequências clínicas da coléstase.
19. O desenvolvimento de encefalopatia hepática em um paciente com doença crônica do fígado deve levar você a investigar quais possíveis fatores precipitantes?
20. Por meio de quais mecanismos os defeitos da coagulação podem ser uma consequência de doença do fígado?
21. Qual é a explicação para hipogonadismo em pacientes do sexo masculino com doença do fígado?

FISIOPATOLOGIA DE DOENÇAS DO FÍGADO SELECIONADAS

HEPATITE AGUDA

A hepatite aguda é um processo inflamatório que causa morte de células hepáticas por necrose ou pelo desencadeamento de apoptose (morte celular programada). Uma ampla variedade de entidades clínicas pode causar lesão global de hepatócitos de instalação súbita. Mundialmente, a hepatite aguda é causada com mais frequência por infecção com um de vários tipos de vírus. Embora esses agentes virais possam ser diferenciados por testes sorológicos laboratoriais com base em suas propriedades antigênicas, todos produzem enfermidades clinicamente similares. Outros agentes infecciosos menos comuns podem resultar em lesão do fígado (Tabela 14-1). A hepatite aguda também pode ser causada algumas vezes por exposição a fármacos (p. ex., isoniazida) ou toxinas (p. ex., etanol).

Apresentação clínica

A gravidade da doença na hepatite aguda varia desde assintomática e clinicamente inaparente até fulminante e potencialmente fatal. A apresentação clínica da hepatite aguda também pode ser bastante variável. Alguns pacientes são relativamente assintomáticos, com anormalidades observadas somente em exames de laboratório. Outros podem apresentar uma variedade de sintomas e sinais, inclusive anorexia, fadiga, perda de peso, náusea, vômitos, dor abdominal no quadrante superior direito, icterícia, febre, esplenomegalia e ascite. A extensão da disfunção hepática também pode variar mui-to, correlacionando-se com a gravidade da lesão do fígado. A extensão relativa de coléstase *versus* necrose de hepatócitos é também altamente variável. A inter-relação potencial de hepatite aguda, hepatite crônica e cirrose é ilustrada na Figura 14-8.

Etiologia

A. Hepatite viral

A hepatite aguda é causada comumente por um de cinco vírus principais: vírus da hepatite A (HAV), vírus da hepatite B (HBV), vírus da hepatite C (HCV), vírus da hepatite D (HVD) e vírus da hepatite E (HEV). A Tabela 14-8 resume características importantes desses agentes virais. Outros agentes virais que podem causar hepatite aguda, embora menos comumente, incluem o vírus Epstein-Barr (causa da mononucleose infecciosa), citomegalovírus, vírus da varicela, vírus do sarampo, herpes-vírus simples, vírus da rubéola e vírus da febre amarela. Um DNA de vírus descoberto recentemente, o vírus SEN, pode estar associado à hepatite aguda relacionada com transfusão não atribuível a outros vírus. O HAV, um vírus de RNA pequeno, causa doença do fígado tanto por matar hepatócitos diretamente quanto por estimular a resposta imune do hospedeiro aos hepatócitos infectados. Ele é disseminado pela via fecal-oral a partir de indivíduos infectados. Embora a maioria dos casos seja leve, a hepatite A ocasionalmente causa insuficiência hepática fulminante e necrose hepatocelular massiva, resultando em morte. Independentemente da gravidade, os pacientes que se recuperam o fazem completamente,

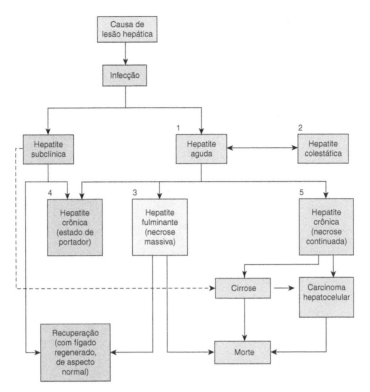

FIGURA 14-8 Síndromes clínicas associadas com hepatite: hepatite aguda (1), que algumas vezes está associada com coléstase intra-hepática (2). Hepatite fulminante (3) é associada com necrose massiva e tem uma taxa alta de mortalidade. A hepatite viral crônica pode levar a um estado de portador sem (4) ou com (5) necrose continuada de hepatócitos. A hepatite crônica associada com necrose continuada frequentemente progride para cirrose, enquanto aquela simplesmente associada com um estado de portador não o faz. (Redesenhada, com permissão, de Chandrasoma P et al., eds. *Concise Pathology*, 3rd ed. Publicada originalmente por Appleton & Lange. Copyright © 1998 por The McGraw-Hill Companies, Inc.)

não mostram evidência de doença residual do fígado, e têm anticorpos que os protegem de reinfecção.

O HBV é um vírus de DNA transmitido por contato sexual ou por contato com sangue ou outros fluidos corporais infectados. A transmissão perinatal e no início da infância é o modo mais comum de aquisição do HBV em todo o mundo, enquanto a transmissão sexual é mais comum entre adultos nos Estados Unidos. Este vírus não mata as células que ele infecta. Em vez disso, os hepatócitos infectados morrem quase exclusivamente como uma consequência de ataque pelo sistema imune após o reconhecimento de antígenos virais na superfície do hepatócito. Embora a maioria dos casos de infecção por hepatite B seja assintomática, ou produza apenas doença leve, uma resposta imune excessiva pode resultar em lesão aguda do fígado e até insuficiência hepática. Em uma minoria daqueles infectados como adultos, mas em uma maioria dos indivíduos infectados ao nascimento, a resposta imune é inadequada para eliminar o vírus, e hepatite B crônica se desenvolve. A incidência de infecção diminuiu significativamente na era da vacinação contra HBV, embora a prevalência permaneça alta, em parte em virtude da imigração de pacientes infectados a partir de países endêmicos. Embora o ônus verdadeiro da infecção crônica por hepatite B nos Estados Unidos seja desconhecido, estima-se que 1,25 milhão de norte-americanos estejam infectados com HBV, com uma prevalência provavelmente mais alta entre aqueles nascidos no exterior. Além disso, complicações de doença hepática induzida por HBV resultam em 3.000 a 5.000 óbitos a cada ano nos Estados Unidos.

HCV é um vírus de RNA, também transmitido por sangue e fluidos corporais, que causa uma forma de hepatite similar à infecção por HBV, mas com uma proporção bem mais alta de casos (60 a 85%) progredindo para hepatite crônica. A infecção aguda pode ser caracterizada por enfermidade leve a moderada, mas geralmente é assintomática. Entretanto, o HCV crônico pode levar a complicações ameaçadoras para a vida, inclusive cirrose e carcinoma hepatocelular (CHC), geralmente após décadas de infecção. Estima-se que entre 2,7 e 3,9 milhões de norte-americanos estejam infectados com HCV, muitos inconscientes de sua infecção, e a taxa de mortalidade atribuível aumenta a um ritmo de 12 mil óbitos por ano. O Centers for Disease Control and Prevention (CDC) estima que pessoas nascidas de 1945 a 1965 são responsáveis por aproximadamente três quartos de todas as infecções por HCV nos Estados Unidos. Doença hepática por HCV em estágio terminal é a indicação mais comum para transplante de fígado em adultos.

O HDV, também conhecido como agente delta, é um vírus de RNA defeituoso que requer funções de auxiliar do HBV para causar infecção. Assim, indivíduos que estão cronicamente

404 Fisiopatologia da Doença

TABELA 14-8   Características dos vários tipos de hepatite viral

	Hepatite A	Hepatite B	Hepatite C	Hepatite D	Hepatite E
Apresentação clínica					
Início	Abrupto	Insidioso	Insidioso	Insidioso	Abrupto
Período de incubação					
Limite (dias)	15-50	28-160	14-160	30-180	15-60
Média (dias)	30	80	50		40
Sintomas					
Artralgia, erupção	Incomum	Comum	Incomum	Incomum	Comum
Febre	Incomum	Incomum	Incomum	Comum	Comum
Náusea, vômitos	Comum	Comum	Comum	Comum	Comum
Icterícia	Incomum em crianças	Menos comum que na hepatite A	Incomum	Comum	Comum
Dados laboratoriais					
Duração da elevação de enzimas	Curta	Prolongada	Prolongada	Como hepatite B	Curta
Tipo de vírus	RNA	DNA	RNA	RNA	RNA
Família	Picornavírus	Hepadnavírus	Flavivírus	Delta Viridae	Caliciviridae
Testes sorológicos					
Antígeno	Sim	Sim	Não	Não	Sim
Anticorpo	Sim	Sim	Sim	Sim	Sim
Desfecho					
Gravidade da doença aguda	Leve	Moderada	Leve	Pode ser grave	Grave em mulheres gestantes
Taxa de mortalidade	Baixa (< 0,5%)	Baixa (< 0,5%)	Baixa	Alta (5%)	Moderada a alta (0,2-1% na população geral, mas pode chegar a 15-20% em mulheres gestantes)
Hepatite crônica	Não	Sim	Sim	Sim	Sim, mas quase exclusivamente em pessoas imunocomprometidas
Associada com neoplasia maligna	Não	Sim	Sim	Sim	Não
Transmissão					
Oral	+	±	−	−	+
Percutânea	Rara	+	+	+	+
Sexual	+	+	+	+	−
Perinatal	−	+	+	Rara	+
Vacina	Sim	Sim	Não	Não (vacinar contra HBV)	Não

Dados de Boyer TD et al., eds. *Zakim and Boyer's Hepatology: A Textbook of Liver Disease*, 6th ed. WB Saunders, 2011.

CAPÍTULO 14 Doenças do Fígado **405**

TABELA 14-9 Reações idiossincrásicas a fármacos e às células que são afetadas

Tipo de reação	Efeito sobre células	Exemplos de fármacos
Hepatocelular	Efeito direto ou produção por aduto fármaco-enzima leva à disfunção celular, disfunção da membrana, resposta citotóxica de células T	Isoniazida, trazodona, diclofenaco, nefazodona, venlafaxina, lovastatina
Coléstase	Lesão da membrana canalicular e transportadores	Clorpromazina, estrogênio, eritromicina e seus derivados
Imunoalérgica	Adutos fármaco-enzima na superfície celular induzem resposta de IgE	Halotano, fenitoína, sulfametoxazol
Granulomatosa	Macrófagos, linfócitos, infiltram lóbulo hepático	Diltiazem, sulfas, quinidina
Gordura microvesicular	Respiração de mitocôndrias alterada, oxidação levando à acidose láctica e ao acúmulo de triglicerídeos	Didanosina, tetraciclina, ácido acetilsalicílico, ácido valproico
Esteato-hepatite	Multifatorial	Amiodarona, tamoxifeno
Autoimune	Resposta citotóxica de linfócitos direcionada a componentes da membrana do hepatócito	Nitrofurantoína, metildopa, lovastatina, minociclina
Fibrose	Ativação de células estreladas	Metotrexato, excesso de vitamina A
Colapso vascular	Causa lesão isquêmica ou hipóxica	Ácido nicotínico, cocaína, metileno-dioximetanfetamina
Oncogênese	Encoraja formação de tumor	Contraceptivos orais, androgênios
Mista	Lesão citoplasmática e canalicular, dano direto aos ductos biliares	Amoxicilina-clavulanato, carbamazepina, ervas, ciclosporina, metimazol, troglitazona

Modificada e reproduzida, com permissão, de Lee WM. Drug-induced hepatotoxicity. N Engl J Med. 2003;349-474.

infectados por HBV estão em alto risco de infecção por HDV, ao passo que aqueles que foram vacinados contra HBV não estão em risco. A infecção por HDV ocorre como coinfecção com HBV ou como superinfecção no cenário de HBV crônica. A infecção por HDV causa uma forma de hepatite muito mais grave, tanto em termos da proporção de casos fulminantes quanto na porcentagem de casos que evoluem para hepatite crônica. Na América do Norte, a coinfecção por HDV ocorre principalmente em grupos de alto risco, como usuários de drogas injetáveis e hemofílicos, e em até 9% daqueles pacientes de alto risco que têm infecção crônica por HBV. Nos Estados Unidos, a prevalência de coinfecção com HDV na população geral infectada por HBV não é bem conhecida.

O HEV é um vírus de RNA não classificado e, como o HAV, é disseminado pela via fecal-oral. A doença clínica geralmente é benigna e autolimitada, similar à hepatite A, mas a infecção por HEV pode resultar em insuficiência hepática aguda em mulheres grávidas. Recentemente, foi reconhecido que HEV é uma causa subdiagnosticada de muitos casos de hepatite "idiopática" em pacientes não grávidas, casos presumidos de lesão do fígado induzida por fármacos, e até mesmo hepatite crônica em hospedeiros imunocomprometidos. HEV permanece uma entidade clínica pouco reconhecida porque não há um exame de laboratório para carga viral de HEV na prática clínica rotineira.

B. Hepatite tóxica

A maioria dos casos de lesão do fígado induzida por fármacos se apresenta como hepatite aguda, embora alguns se apresentem como coléstase ou outros padrões (Tabela 14-6). A taxa de incidência de hepatite induzida por fármacos tem aumentado. Embora menos de 10% dos casos de lesão do fígado induzida por fármacos progrida para insuficiência hepática aguda, o paracetamol é atualmente a causa mais comum dessa complicação nos Estados Unidos e no Reino Unido. As toxinas hepáticas ainda podem ser subdivididas naquelas para as quais a toxicidade hepática é previsível e dependente de dose para a maioria dos indivíduos (p. ex., paracetamol), e naquelas que causam reações imprevisíveis (idiossincrásicas) sem relação com dose. A patogênese da lesão do fígado induzida por fármacos não é bem compreendida; a Tabela 14-9 e a Figura 14-9 resumem especulações sobre os mecanismos de lesão hepática induzida por fármacos idiossincrásica e relacionada com dose. Reações idiossincrásicas a fármacos podem ser devidas à predisposição genética em indivíduos suscetíveis a certas vias do metabolismo do fármaco que geram intermediários tóxicos. Exemplos importantes de fármacos que causam insuficiência hepática aguda e que foram retirados do mercado nos EUA incluem o bronfenaco, um anti-inflamatório não esteroide (AINE), e o sulfato de troglitazona, uma tiazolidinediona usada como um agente sensibilizador à insulina no diabetes melito. Outras tiazolidinedionas, como a rosiglitazona e a pioglitazona, não parecem ter a mesma complicação, embora testes de rotina de transaminases tenham sido recomendados para aqueles em uso desses fármacos. Os inibidores da HMG-CoA redutase (p. ex., "estatinas") estão associados com níveis elevados de transaminases em menos de 3% dos indivíduos, mas muito raramente resultam em insuficiência hepática aguda clínica.

A duração da hepatite aguda é altamente variável. Na hepatite A, a icterícia é observada geralmente em 4 a 8 semanas após a exposição, enquanto na hepatite B ela ocorre geralmente em 8 a 20 semanas após a exposição (Figura 14-10). Na hepatite induzida por fármacos e toxinas, ela ocorre em qualquer tempo durante ou logo após a exposição e regride com a suspensão do agente agressor. Geralmente, este é o caso para reações tanto idiossincrásicas quanto dependentes de dose.

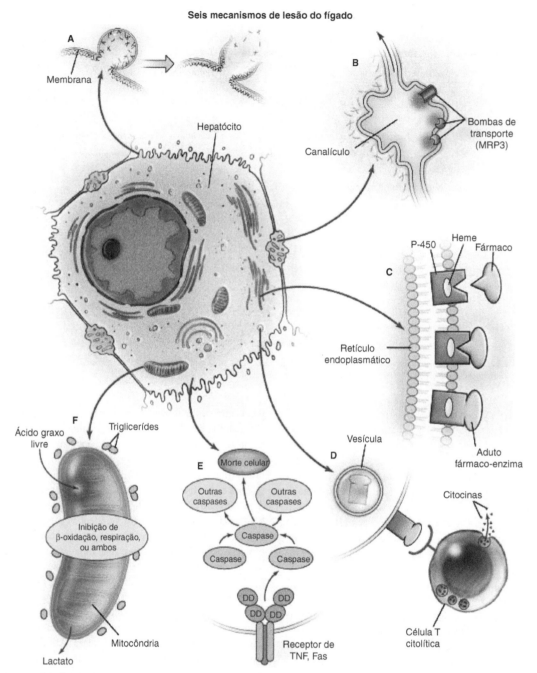

A. Ruptura da membrana celular.
B. Lesão de canalículo biliar (desintegração de bombas de transporte).
C. Ligação covalente de fármaco P-450 (adutos de fármacos).
D. Adutos de fármacos alvejados por LTCs/citocinas.
E. Ativação de via de apoptose por TNF/Fas.
F. Inibição da função mitocondrial.

FIGURA 14-9 Mecanismos potenciais de lesão do fígado induzida por fármacos. O hepatócito normal pode ser afetado adversamente por fármacos por meio de (**A**) desintegração da homeostase do cálcio intracelular que leva à desarrumação das fibrilas de actina na superfície do hepatócito, resultando em formação de bolhas na membrana celular, ruptura e lise da célula; (**B**) desintegração dos filamentos de actina próximos do canalículo (a porção especializada da célula responsável pela excreção de bile), levando à perda de apêndices vilosos e à interrupção de bombas de transporte como a proteína 3 associada à resistência a múltiplos fármacos (MRP3), que, por sua vez, impede a excreção de bilirrubina e outros compostos orgânicos; (**C**) ligação covalente de enzimas metabolizadoras do fármaco do citocromo P450 contendo heme, criando adutos não funcionais; (**D**) migração desses adutos fármaco-enzima para a superfície da célula em vesículas para servirem como alvos imunogênicos para o ataque citolítico por células T, estimulando uma resposta imune envolvendo células T citolíticas e citocinas; (**E**) ativação de vias de apoptose pelo receptor do fator de necrose tumoral (TNF) ou Fas (DD denota domínio de morte [*death domain*]), desencadeando a cascata de caspases intercelulares, o que resulta em morte celular programada; ou (**F**) inibição da função mitocondrial por um efeito duplo sobre enzimas, tanto de β-oxidação quanto da cadeia respiratória, levando à insuficiência do metabolismo de ácidos graxos livres, à falta de respiração aeróbia e ao acúmulo de lactato e espécies reativas de oxigênio (que podem desintegrar o DNA mitocondrial). Metabólitos tóxicos excretados na bile podem danificar o epitélio de canais biliares (não mostrado). LTCs, linfócitos T citolíticos. (Reproduzida, com permissão, de Lee WM. Drug-induced hepatotoxicity. N Engl J Med. 2003;349:474.)

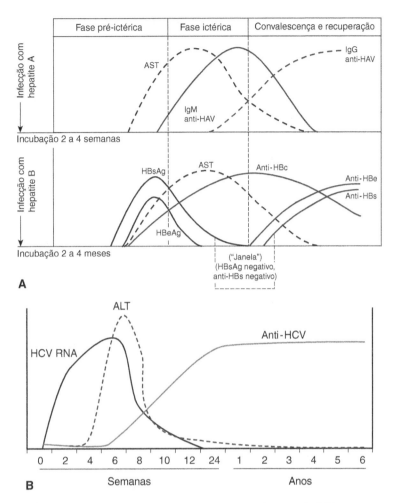

FIGURA 14-10 (**A**) Níveis séricos de anticorpos e antígenos na hepatite A e na hepatite B. (AST, aspartato aminotransferase, um marcador para lesão e necrose hepatocelular; IgM anti-HAV, resposta precoce de anticorpos à infecção por hepatite A; IgG anti-HAV, resposta tardia de anticorpos à infecção por hepatite A; HBsAg, antígeno de superfície da hepatite B, um marcador de expressão gênica viral ativa; HBeAg, antígeno precoce da hepatite B, um marcador de infecciosidade.) Anticorpos aos antígenos de superfície ou precoces (anti-HBs ou anti-HBe) indicam imunidade. (Redesenhada, com permissão, de Chandrasoma P et al., eds. *Concise Pathology*, 3rd ed. Publicada originalmente por Appleton & Lange. Copyright © 1998 por The McGraw-Hill Companies, Inc.) (**B**) Evolução da infecção aguda por HCV. (ALT, alanina aminotransferase; HCV RNA, carga viral de hepatite C; anti-HCV, anticorpo HCV.) (Redesenhada, com permissão, de Hoofnagle JH. Course and outcome of hepatitis C. Hepatology. 2002 Nov;36(5 Suppl 1):S21-9.)

A hepatite aguda é sanada normalmente em 3 a 6 meses. Lesão hepática que perdura por mais de 6 meses é definida arbitrariamente como hepatite crônica e sugere, na ausência de exposição continuada a um agente nocivo, que mecanismos imunes ou outros estão em ação.

Patogênese

A. Hepatite viral

Os agentes virais responsáveis por hepatite aguda infectam primeiramente o hepatócito. Durante o período de incubação, replicação viral intensa na célula do fígado leva ao aparecimento de componentes virais (primeiro antígenos, após anticorpos) na urina, nas fezes e nos líquidos corporais. Seguem-se, então, morte de células do fígado e uma resposta inflamatória associada, seguidas por alterações em provas laboratoriais de função hepática e pelo aparecimento de vários sintomas e sinais de doença do fígado.

1. **Dano hepático** – a defesa imunológica do hospedeiro desempenha um papel importante, embora incompletamente compreendido, na patogênese do dano hepático. Na hepatite B, por exemplo, é provável que o vírus não seja diretamente citopático. Na verdade, há portadores assintomáticos de HBV que têm função e aspectos histológicos do fígado normais. Em vez disso, a resposta imune celular do hospedeiro tem um papel fundamental em causar lesão de células hepáticas. Pacientes com defeitos na imunidade celular têm maior probabilidade de permanecer cronicamente infectados com HBV do que de eliminar a infecção. Espécimes histológicos de pacientes com lesão do fígado relacionada com HBV demonstram

linfócitos junto de células hepáticas necróticas. Pensa-se que linfócitos T citolíticos tornam-se sensibilizados a reconhecer antígenos virais da hepatite B (p. ex., pequenas quantidades do antígeno de superfície da hepatite B [HBsAg]) e antígenos do hospedeiro nas superfícies de células do fígado infectadas com HBV.

2. **Manifestações extra-hepáticas** – fatores imunes também podem ser importantes na patogênese das manifestações extra-hepáticas de hepatite viral aguda. Por exemplo, na hepatite B, um pródromo semelhante à doença do soro caracterizado por febre, exantema urticariforme e angiedema, artralgias e artrite parece estar relacionado com lesão tecidual mediada por imunocomplexos. Durante o início do pródromo, imunocomplexos circulantes são compostos por HBsAg em título alto em associação com pequenas quantidades de anti-HBs. Esses imunocomplexos circulantes são depositados nas paredes de vasos sanguíneos, levando à ativação da cascata do complemento. Em pacientes com artrite, os níveis séricos de complemento estão deprimidos, e o complemento pode ser detectado em imunocomplexos circulantes contendo HBsAg, anti-HBs, imunoglobulina (Ig) G, IgM, IgA e fibrina.

Crioglobulinemia é um achado comum na hepatite C crônica. Diabetes melito também ocorre frequentemente em pacientes com infecção por HCV e atualmente é considerado como uma manifestação extra-hepática de HCV. Embora o mecanismo de diabetes no HCV não seja totalmente compreendido, pensa-se que esteja predominantemente relacionado a um aumento de resistência à insulina. A resistência à insulina também parece melhorar após terapia do HCV.

Pensa-se que fatores imunes sejam importantes na patogênese de algumas manifestações clínicas em pacientes que se tornam portadores crônicos de HBsAg depois de hepatite aguda. Por exemplo, em pacientes que desenvolvem glomerulonefrite com síndrome nefrótica, a investigação histopatológica demonstra depósito de HBsAg, imunoglobulina e complemento na membrana basal glomerular. Em pacientes que desenvolvem poliarterite nodosa, depósitos semelhantes têm sido demonstrados em artérias afetadas de tamanho pequeno e médio.

Outras manifestações extra-hepáticas mais raras incluem acrodermatite papulosa e síndrome de Guillain-Barré por HBV, e púrpura trombocitopênica idiopática, líquen plano, síndrome de Sjögren, doenças linfoproliferativas, glomerulonefrite membranoproliferativa e porfiria cutânea tardia por HCV.

B. Hepatite alcoólica

O etanol tem efeitos tóxicos tanto diretos quanto indiretos no fígado, bem como efeitos em muitos outros sistemas de órgãos do corpo. Seus efeitos diretos podem resultar do aumento da fluidez de membranas biológicas e, assim, desintegração de funções celulares. Seus efeitos indiretos no fígado são, em parte, uma consequência de seu metabolismo. O etanol é oxidado sequencialmente em acetaldeído e então a acetato, com a geração de NADH e trifosfato de adenosina (ATP). Como resultado da razão alta de NAD reduzido para oxidado que é gerada, as vias de oxidação de ácidos graxos e gliconeogênese são inibidas, enquanto a síntese de ácidos graxos é promovida. O etanol tam-

bém pode alterar quantitativa e qualitativamente o padrão de expressão gênica em vários tecidos, mas especialmente no fígado, resultando em homeostase prejudicada e sensibilidade maior a outras toxinas. Esses e outros mecanismos bioquímicos podem contribuir para a observação comum de acúmulo de gordura no fígado de alcoólatras e para a tendência de hipoglicemia se desenvolver em alcoólatras cujo glicogênio hepático tenha sido exaurido por jejum. O metabolismo do etanol também afeta o fígado por gerar acetaldeído, que reage com grupos amina primários para inativar enzimas, resultando em toxicidade direta para o hepatócito em que é gerado. Além disso, proteínas assim modificadas podem ativar o sistema imune contra antígenos que eram previamente considerados como "próprios".

Há variação considerável entre indivíduos na quantidade de etanol necessária para causar lesão hepática aguda. Não foi determinado se fatores nutricionais, genéticos ou outros são responsáveis por essas diferenças. Os mecanismos julgados responsáveis pela lesão do fígado induzida por etanol estão listados na Tabela 14-10.

Patologia

Na hepatite aguda não complicada, os achados histológicos típicos consistem em (1) degeneração e necrose focal de células hepáticas, com *dropout* de células, balonização e degeneração acidófila (células encolhidas com citoplasma eosinofílico e núcleos picnóticos); (2) inflamação de áreas portais, com infiltração por células mononucleares (linfócitos pequenos, plasmócitos, eosinófilos); (3) proeminência de células de Kupffer e ductos biliares; e (4) colestase (parada do fluxo biliar) com tampão de bile. Caracteristicamente, embora o padrão regular dos cordões de hepatócitos seja interrompido, o arcabouço de reticulina é preservado. O arcabouço reticular provê sustentação para células hepáticas quando elas se regeneram.

A recuperação de hepatite aguda por qualquer causa é caracterizada histologicamente por regeneração de hepatócitos, com numerosas figuras mitóticas e células multinucleadas, e por uma restauração completa da arquitetura lobular normal.

Com menos frequência na hepatite aguda (1 a 5% dos pacientes), haverá uma lesão histológica mais grave chamada de **necrose hepática em ponte** (também chamada de necrose subaguda, submassiva ou confluente). Afirma-se que ocorre a formação de pontes entre lóbulos porque a necrose envolve grupos contíguos de hepatócitos, resultando em áreas grandes de perda de células hepáticas e colapso do arcabouço de reticulina. Zonas necróticas ("pontes") consistindo em reticulina condensada, detritos inflamatórios e células do fígado em degeneração ligam áreas portais ou centrais adjacentes, ou podem envolver lóbulos inteiros.

Raramente, na necrose hepática massiva ou hepatite fulminante (< 1% dos pacientes), o fígado se torna pequeno, encolhido e mole (atrofia amarela aguda). O exame histológico revela necrose massiva de hepatócitos na maioria dos lóbulos, levando ao colapso extenso e à condensação do arcabouço de reticulina e estruturas portais (ductos biliares e vasos).

A patologia da hepatite alcoólica é diferente daquela da hepatite viral em alguns aspectos. Os aspectos patológicos

CAPÍTULO 14 Doenças do Fígado **409**

TABELA 14-10 Mecanismos de lesão de hepatócitos por etanol

Desorganização da porção lipídica das membranas celulares, levando a alterações adaptativas em sua composição
Fluidez e permeabilidade aumentada das membranas
Deficiência da montagem de glicoproteínas em membranas
Secreção deficiente de glicoproteínas
Deficiência da ligação e internalização de ligantes grandes
Formação de mitocôndrias anormais
Deficiência de transporte de ligantes pequenas
Deficiência de enzimas presas à membrana
Mudanças adaptativas na composição lipídica, levando à peroxidação aumentada de lipídeos
Exibição anormal de antígenos na membrana plasmática
Alteração da capacidade das células do fígado de lidar com toxinas do ambiente
Indução de enzimas metabolizadoras xenobióticas
Inibição direta de enzimas metabolizadoras xenobióticas
Indução de deficiência de mecanismos protetores contra lesão devida a metabólitos reativos
Aumento da toxicidade do O_2
Oxidação de etanol produz acetaldeído, um intermediário tóxico e reativo
Inibição da liberação de proteínas a partir do fígado
Modificação da síntese de proteínas hepáticas em animais em jejum
Alteração do metabolismo de cofatores essenciais para atividade enzimática – piridoxina, folato, colina, zinco, vitamina E
Alteração do potencial de oxidação-redução da célula hepática
Indução de desnutrição

Reproduzida, com permissão, de Zakim D et al. Alcoholic liver disease. In: Zakim et al., eds. *Hepatology: A Textbook of Liver Disease*, 2nd ed. Saunders, 1990.

específicos da hepatite alcoólica incluem acúmulo da hialina de Mallory e infiltração de leucócitos polimorfonucleares.

Manifestações clínicas

A. Hepatite viral

A hepatite viral aguda geralmente se manifesta em três fases: o pródromo, a fase ictérica e a fase de convalescência.

1. **Pródromo** – o pródromo, que dura geralmente 3 ou 4 dias, caracteriza-se por três conjuntos de sintomas e sinais: (1) sintomas e sinais constitucionais inespecíficos – mal-estar geral, fadiga e febre baixa; (2) sintomas e sinais GI – anorexia, náusea, vômitos, alteração dos sentidos de olfato e paladar (perda do gosto para café ou cigarros) e desconforto abdominal no quadrante superior direito (refletindo o fígado aumentado); e (3) sintomas e sinais extra-hepáticos – cefaleia, fotofobia, tosse, coriza, mialgias, erupção cutânea urticariforme, artralgias ou artrite (10 a 15% dos pacientes com HBV) e, raramente, hematúria e proteinúria.

2. **Fase ictérica** – a fase ictérica geralmente dura de 1 a 4 semanas. Os sintomas constitucionais geralmente melhoram, embora perda de peso discreta possa ocorrer. Há prurido se a colestase for intensa. Dor abdominal no quadrante superior direito em consequência do fígado aumentado e doloroso, que estava presente na fase prodrômica, continua. Esplenomegalia é notada em 10 a 20% dos pacientes.

Icterícia pode ser observada como uma cor amarela das escleróticas, da pele ou das membranas mucosas. A icterícia geralmente não é observada ao exame físico antes que a bilirrubina sérica se eleve acima de 2,5 mg/dL (41,75 μmol/L). **Hiperbilirrubinemia direta** é a elevação do nível de bilirrubina conjugada na corrente sanguínea. Sua ocorrência indica capacidade inalterada dos hepatócitos de conjugar bilirrubina e defeito na excreção de bilirrubina na bile como um resultado de colestase intra-hepática ou doença obstrutiva pós-hepática do trato biliar, com excesso de fluxo de bilirrubina conjugada para fora dos hepatócitos e para dentro da corrente sanguínea.

Mudanças na cor das fezes (clareamento) e na cor da urina (escurecimento) com frequência precedem clinicamente a icterícia evidente. Isso reflete perda de metabólitos da bilirrubina nas fezes em consequência da interrupção do fluxo de bile. Metabólitos hidrossolúveis (conjugados) da bilirrubina são excretados na urina, enquanto metabólitos insolúveis em água se acumulam nos tecidos, dando origem à icterícia. Observa-se que na maioria dos casos de hepatite viral aguda o grau de prejuízo do fígado é suficientemente leve para que icterícia não se desenvolva.

Equimoses sugerem coagulopatia, o que pode resultar da perda da capacidade absortiva de vitamina K pelo intestino (causada por colestase) ou por diminuição da síntese de fatores da coagulação. Raramente, a falta de depuração de fatores da coagulação ativados desencadeia coagulação intravascular disseminada. Coagulopatia na qual o tempo de protrombina pode ser corrigido por injeções de vitamina K, mas não por vitamina K oral, sugere doença colestática, porque a captação de vitamina K a partir do intestino é dependente do fluxo de bile. Se o tempo de protrombina não puder ser corrigido com vitamina K oral nem parenteral, deve-se suspeitar da incapacidade de sintetizar polipeptídeos de fatores da coagulação (p. ex., como resultado de disfunção hepatocelular massiva). A correção do tempo de protrombina com vitamina K oral isoladamente sugere uma deficiência nutricional em vez de doença do fígado como a base da coagulopatia.

Testes para níveis séricos de várias enzimas normalmente localizadas principalmente dentro de hepatócitos fornecem uma indicação da extensão da necrose de células hepáticas. Por motivos desconhecidos, talvez relacionados com a polaridade de células do fígado, certas formas de doença hepática frequentemente resultam em elevações desproporcionais de alguns parâmetros. Assim, na hepatite alcoólica, mas não na hepatite viral, a AST está muitas vezes desproporcionalmente elevada em relação à ALT (razão AST:ALT > 2,0). Uma hipótese é que isso ocorra em virtude da deficiência de piridoxina em alcoólatras. Da mesma forma, na colestase, é comum que a fosfatase alcalina esteja desproporcionalmente elevada em relação a AST ou ALT.

410 Fisiopatologia da Doença

TABELA 14-11 Padrões sorológicos encontrados comumente na hepatite B

HBsAg	Anti-HBs	Anti-HBc	HBeAg	Anti-HBe	Interpretação
+	−	IgM	+	−	Infecção aguda por HBV, alta infecciosidade
+	−	IgG	+	−	Infecção crônica por HBV, alta infecciosidade
+	−	IgG	−	+	1. Infecção tardia aguda ou crônica por HBV, baixa infecciosidade 2. Hepatite B HBeAg negativa (mutante pré-*core*) (crônica ou, raramente, aguda)
+	+	+	+/−	+/−	1. HBsAg de um subtipo e anti-HBs heterotípicos (comum) 2. Processo de soroconversão de HBsAg para anti-HBs (raro)
−	−	IgM	+/−	+/−	1. Infecção aguda por HBV 2. "Janela" de anti-HBc
−	−	IgG	−	+/−	1. Portador de HBV de baixo nível 2. Infecção por HBV no passado remoto
−	+	IgG	−	+/−	Recuperação de infecção por HBV
−	+	−	−	−	1. Imunização com HBsAg (após vacinação) 2. Infecção por HBV no passado remoto (?) 3. Falso-positivo

Reproduzida, com permissão, de Dienstag JL. Acute viral hepatitis. In: Longo DL et al., eds. *Harrison's Principles of Internal Medicine*, 18th ed. McGraw-Hill, 2012.

A dosagem de títulos de antígeno e anticorpo é um modo conveniente de avaliar se um episódio de hepatite aguda é devido à infecção viral. Além disso, como anticorpos IgM são produzidos precocemente após exposição aos antígenos (i.e., logo depois do início da doença), a presença de anticorpos IgM a HAV ou ao antígeno do núcleo (core) do HBV (HBcAg) é evidência forte de que um episódio de hepatite aguda é devido à infecção viral correspondente. Vários meses após o início da doença, os títulos de anticorpo IgM diminuem e são substituídos por anticorpos da classe IgG, indicando imunidade à recorrência da infecção pelo mesmo vírus. A presença do antígeno "e" da hepatite B (HBeAg) correlaciona-se bem com um alto grau de infecciosidade (Tabela 14-11). Contudo, testes de DNA mais sensíveis têm mostrado níveis baixos de DNA viral no sangue de muitos que são HBeAg negativos e que, assim, ainda são infecciosos.

Alterações sutis ou profundas do estado mental são observadas na necrose hepática fulminante. Acredita-se que a encefalopatia esteja relacionada em parte com falta de destoxificação da amônia, que normalmente ocorre por meio do ciclo da ureia. Outros produtos como ácido γ-aminobutírico (GABA) podem não ser metabolizados. Embora amônia seja uma neurotoxina, permanece desconhecido se ela é o agente principal da disfunção do SNC ou se níveis elevados de GABA (ou outros compostos) podem atuar sinergicamente para alterar o estado mental devido ao seu papel como um importante neurotransmissor inibidor. Além das alterações encefalopáticas causadas pelo acúmulo de toxinas, a insuficiência hepática aguda está associada com encefalopatia por edema cerebral causado por pressão intracraniana aumentada, talvez relacionado com alterações da barreira hematencefálica.

Disfunção renal pode complicar a insuficiência hepática fulminante. Os pacientes afetados podem desenvolver azotemia pré-renal quando a taxa de filtração glomerular cai secundariamente à depleção de volume intravascular. Um estado de depleção do volume intravascular pode ser induzido pela combinação de ingestão oral diminuída, vômitos e formação de ascite. Se não corrigido, esse estado pode levar à necrose tubular aguda e à lesão renal aguda. Outras causas de disfunção renal na insuficiência hepática fulminante incluem toxinas (p. ex., paracetamol ou envenenamento por *Amanita*) ou síndrome hepatorrenal. A creatinina sérica é uma medida mais acurada do que a ureia da deficiência renal na insuficiência hepática fulminante resultante da produção hepática de ureia diminuída. Outras complicações da insuficiência hepática fulminante incluem disfunção cardiovascular como resultado de vasodilatação sistêmica e hipotensão, edema pulmonar, coagulopatia, sepse e hipoglicemia.

3. **Fase de convalescença** – é caracterizada por desaparecimento completo de sintomas constitucionais, mas anormalidades persistentes das provas de função hepática. Os sintomas e sinais melhoram gradualmente.

PONTO DE CHECAGEM

22. Descreva a gama de apresentações clínicas da hepatite aguda.
23. Quais vírus podem causar hepatite?
24. Quais são as manifestações extra-hepáticas da hepatite viral?
25. Qual é a base das manifestações extra-hepáticas da hepatite viral?

HEPATITE CRÔNICA

A hepatite crônica é uma categoria de distúrbios caracterizados pela combinação de necrose de células do fígado e inflamação de gravidade variável persistindo por mais de 6 meses. Ela pode ser causada por infecção viral; fármacos e toxinas; fatores genéticos, metabólicos, ou autoimunes; ou causas desconhecidas. A gravidade varia desde uma enfermidade assintomática estável, caracterizada somente por anormalidades de exames laboratoriais, até uma doença grave, gradualmente progressiva, culminando em cirrose, insuficiência hepática e morte. Com base em achados clínicos, laboratoriais e de biópsia, a hepatite crônica é mais bem avaliada com relação à (1) distribuição e gravidade da inflamação, (2) ao grau de fibrose, e (3) à etiologia, que tem implicações prognósticas importantes. Um sistema simplificado de escores para avaliação de biópsias de fígado por hepatite crônica é apresentado na Tabela 14-12.

Apresentação clínica

Pacientes podem se apresentar com fadiga, mal-estar geral, febre baixa, anorexia, perda de peso, icterícia leve intermitente e hepatoesplenomegalia discreta. Outros pacientes são assintomáticos inicialmente, e se apresentam tarde no curso da doença com complicações de cirrose, inclusive hemorragia por varizes, coagulopatia, encefalopatia, icterícia e ascite. Ao contrário da hepatite crônica persistente, alguns pacientes com hepatite crônica ativa, particularmente aqueles sem evidência sorológica de infecção precedente por HBV, se apresentam com sintomas extra-hepáticos, tais como erupção cutânea, diarreia, artrite e vários distúrbios autoimunes (Tabela 14-13).

TABELA 14-12 Três sistemas simples para gradação histológica e estadiamento de hepatite crônica

International Association for the Study of the Liver	Batts-Ludwig	Metavir
Grau (atividade, inflamação)		
Hepatite crônica mínima	Grau 1	A1
Hepatite crônica leve	Grau 2	A1
Hepatite crônica moderada	Grau 3	A2
Hepatite crônica grave	Grau 4	A3
Estágio (fibrose)		
Leve: fibrose portal	Estágio 1	F1
Moderada: fibrose periportal	Estágio 2	F1
Grave: fibrose em pontes (poucas)	Estágio 3	F2
Grave: fibrose em pontes (muitas)	Estágio 3	F3
Cirrose	Estágio 4	F4

Adaptada de Goodman ZD. Grading and staging systems for inflammation and fibrosis in chronic liver diseases. J Hepatol 2007;47(4):598-607.

TABELA 14-13 Manifestações extra-hepáticas de hepatite viral crônica

Principalmente hepatite C
Distúrbios autoimunes da tireoide
Diabetes melito
Púrpura trombocitopênica e anemia hemolítica autoimunes
Síndrome de Sjögren e sialoadenite
Artrite e artralgias
Crioglobulinemia mista essencial
Gamopatias monoclonais
Linfoma não Hodgkin de células B
Glomerulonefrite membranoproliferativa
Porfiria cutânea tardia
Líquen plano
Psoríase
Vasculite leucocitoclástica
Principalmente hepatite B
Síndrome semelhante à doença do soro
Poliarterite nodosa
Glomerulonefrite por imunocomplexos

Dados obtidos de Boyer TD et al., eds. *Zakim and Boyer's Hepatology: A Textbook of Liver Disease*, 6th ed. WB Saunders, 2011; e Himoto T et al. Extrahepatic manifestations and autoantibodies in patients with hepatitis C virus infection. Clin Dev Immunol 2012;2012:871401.

Etiologia

Ambos os tipos de hepatite crônica podem ser causados por infecção com vários vírus da hepatite (p. ex., hepatite B com ou sem superinfecção por hepatite D, e hepatite C); uma variedade de fármacos e venenos (p. ex., etanol, isoniazida, paracetamol), muitas vezes em quantidades insuficientes para causar hepatite aguda sintomática; distúrbios genéticos e metabólicos (p. ex., deficiência de α_1-antitripsina, doença de Wilson); ou lesão imunomediada de origem desconhecida. A Tabela 14-1 resume causas conhecidas de hepatite crônica. Menos de 5% de adultos aparentemente sadios com hepatite B aguda permanecem infectados cronicamente com HBV; o risco é mais alto naqueles que são imunocomprometidos ou de pouca idade (variando de 90% em recém-nascidos de mães HBeAg-positivas a 25 a 30% em lactentes e crianças com menos de 5 anos). Entre aqueles cronicamente infectados, cerca de dois terços desenvolvem hepatite crônica leve e um terço desenvolve hepatite crônica grave (ver discussão posteriormente). Aqueles com coinfecção por HDV progridem para hepatite crônica em taxas mais altas que as observadas com infecção por HBV isoladamente. A superinfecção por HDV também está associada com uma alta incidência de insuficiência hepática aguda. Finalmente, 60 a 85% dos indivíduos expostos à hepatite C aguda desenvolvem hepatite crônica, e as taxas não são afetadas significativamente por idade, modo de aquisição ou coinfecções.

Patogênese

Acredita-se que muitos casos de hepatite crônica representem um ataque imunomediado ao fígado ocorrendo como resultado da persistência de certos vírus de hepatite, ou após exposição prolongada a certos fármacos ou substâncias nocivas (Tabela 14-14). Em alguns casos, nenhum mecanismo tem sido reconhecido. A evidência de que o distúrbio é imunomediado é o fato de as biópsias de fígado revelarem inflamação (infiltração por linfócitos) em regiões características da arquitetura hepática (p. ex., portal vs. lobular). Além disso, uma variedade de distúrbios autoimunes ocorre com alta frequência em pacientes com hepatite crônica (Tabela 14-13).

A. Hepatite viral crônica

A hepatite viral é a causa mais comum de doença crônica do fígado nos Estados Unidos. Em aproximadamente 5% dos casos em adultos de infecção por HBV e 60 a 85% das infecções por hepatite C, a resposta imune é inadequada para eliminar o vírus do fígado, resultando em infecção persistente. O indivíduo torna-se um portador crônico, produzindo intermitentemente o vírus e, por isso, permanece infeccioso para outros. Bioquimicamente, com frequência, constata-se que esses pacientes têm DNA viral integrado em seus genomas em uma maneira que resulta em expressão anormal de certas proteínas virais, com ou sem produção de vírus intactos. Antígenos virais expressos na superfície celular do hepatócito estão associados com determinantes de HLA de classe I, provocando citotoxicidade de linfócitos e resultando em hepatite. A gravidade da hepatite crônica é largamente dependente da atividade de replicação viral e da resposta do sistema imune do hospedeiro.

A hepatite B crônica predispõe o paciente ao desenvolvimento de carcinoma hepatocelular (CHC). Embora na situação de infecção por HBV a maioria dos casos de CHC ocorra na presença de cirrose, 10 a 30% dos casos acontecem na ausência de cirrose ou fibrose avançada. Permanece incerto se a infecção por hepatite B é a iniciadora ou simplesmente uma promotora no processo de gênese tumoral. Na infecção por hepatite C, o CHC desenvolve-se exclusivamente no cenário de cirrose.

B. Hepatite crônica alcoólica

Doença hepática crônica em resposta a alguns venenos ou toxinas pode representar o desencadeamento de uma predisposição genética subjacente a ataque imune ao fígado. Na hepatite alcoólica, entretanto, episódios repetidos de lesão aguda finalmente causam necrose, fibrose e regeneração, levando, por fim, à cirrose (Figura 14-11). Como em outras formas de doença do fígado, há variação considerável na extensão de sintomas antes do desenvolvimento de cirrose.

C. Doença gordurosa do fígado não alcoólica

À luz do aumento da obesidade nos Estados Unidos, há elevação significativa da doença gordurosa do fígado não alcoólica (NAFLD), uma forma de doença hepática crônica que está associada com a síndrome metabólica. A NAFLD refere-se à presença de esteatose hepática, com ou sem inflamação e fibrose, quando não estão presentes outras causas para acúmulo secundário de gordura hepática (p. ex., consumo excessivo de álcool). NAFLD é um termo abrangente para um espectro de gravidade de doença hepática, variando desde fígado gorduroso não alcoólico (NAFL), em que a inflamação é mínima, até a esteato-hepatite não alcoólica (NASH), em que inflamação ativa representa um risco de fibrose e progressão para cirrose. À biópsia, a inflamação associada com NASH pode ser histologicamente indistinguível da esteato-hepatite alcoólica.

NAFLD é prevalente mundialmente e é a doença do fígado mais comum nos países industrializados ocidentais. Nos Estados Unidos, a prevalência estimada de NAFLD varia de 10 a 46%, e a prevalência de NASH é de 3 a 5%, com variação por idade, gênero e etnia. A NAFLD está fortemente associada com fatores de risco metabólicos como obesidade, dislipidemia, resistência à insulina e diabetes melito tipo 2, e a incidência crescente de NAFLD acompanha as taxas crescentes de obesidade em todo o mundo.

A patogênese da NAFLD ainda não foi totalmente elucidada, mas a teoria mais amplamente apoiada implica resistência à insulina como o mecanismo principal que leva à esteatose hepática e esteato-hepatite. Lesão oxidante adicional também pode desempenhar um papel importante. Em geral, os pacientes com esteatose simples têm risco baixo de progressão histológica, mas aqueles com NASH podem progredir para cirrose e doença do fígado em fase terminal, e estão em risco de CHC. Estudos de longa duração de pacientes com NAFL e NASH têm revelado que esses pacientes têm mortalidade geral aumentada, e que a causa de morte mais comum nesses pacientes é doença cardiovascular. Além disso, pacientes com NASH (mas não NAFL) têm taxas aumentadas de mortalidade relacionada com doença do fígado.

O manejo da NAFDL está centrado na modificação de fatores de risco e no tratamento de comorbidades metabólicas. A vitamina E é o único agente que provou recuperar a histolo-

---

TABELA 14-14 Substâncias implicadas na etiologia da hepatite crônica

Substância	Uso
Ácido acetilsalicílico	Analgésico
Amiodarona	Antiarrítmico
Etanol	Abuso
Isoniazida	Terapia antituberculose
Metildopa	Anti-hipertensivo
Nitrofurantoína	Antibiótico
Paracetamol	Analgésico
Propiltiouracil	Terapia antitireoide
Sulfonamidas	Antibiótico

Modificada e reproduzida, com permissão, de Bass NM et al. Drug-induced liver disease. In: Zakim D et al., eds. *Hepatology: A Textbook of Liver Disease*, 2nd ed. Saunders, 1990.

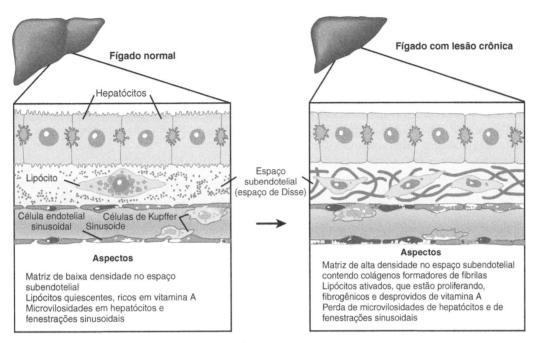

FIGURA 14-11 Mudanças no espaço subendotelial hepático durante lesão fibrosante do fígado. Alterações celulares e da matriz no espaço de Disse são eventos importantes na patogênese da fibrose hepática. A ativação de lipócitos, caracterizada por proliferação e fibrogênese aumentada, está associada com a reposição da matriz de densidade baixa normal por uma matriz de alta densidade. Essas alterações provavelmente são responsáveis, pelo menos em parte, pela perda tanto de fenestrações endoteliais (poros) quanto de microvilosidades dos hepatócitos típicas de lesão hepática crônica. (Redesenhada, com permissão, de Bissell DM. The cellular basis of hepatic fibrosis. N Engl J Med. 1993;328:1828.)

gia do fígado em um subgrupo de adultos não diabéticos com NASH comprovada por biópsia.

D. Hepatite crônica idiopática

Alguns pacientes desenvolvem hepatite crônica na ausência de evidência de hepatite viral precedente ou exposição a agentes nocivos (Figura 14-12). Esses pacientes normalmente têm evidência sorológica de imunorregulação desordenada, manifestada como hiperglobulinemia e autoanticorpos circulantes. Quase 75% desses pacientes são mulheres, e muitos apresentam outros distúrbios autoimunes. Uma predisposição genética é fortemente sugerida. A maioria dos pacientes com hepatite autoimune mostra melhora histológica em biópsias do fígado após tratamento com corticosteroides sistêmicos. A resposta clínica, entretanto, pode ser variável. Cirrose biliar primária e colangite autoimune representam formas colestáticas de uma doença hepática autoimune-mediada.

Patologia

Todas as formas de hepatite crônica compartilham os aspectos histopatológicos comuns de (1) infiltrado inflamatório de áreas portais hepáticas com células mononucleares, especialmente linfócitos e plasmócitos, e (2) necrose de hepatócitos dentro do parênquima ou imediatamente adjacente a áreas portais (hepatite periportal, ou "necrose em saca-bocados").

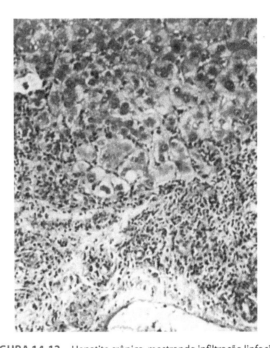

FIGURA 14-12 Hepatite crônica, mostrando infiltração linfocitária acentuada e fibrose das áreas portais. Os linfócitos se estendem para a parte periférica do lóbulo por meio da placa limitante. Há necrose em andamento de hepatócitos na parte periférica do lóbulo (necrose em saca-bocados). (Reproduzida, com permissão, de Chandrasoma P et al., eds. *Concise Pathology*, 3rd ed. Publicada originalmente por Appleton & Lange. Copyright © 1998 por The McGraw-Hill Companies, Inc.)

Na hepatite crônica leve, a arquitetura geral do fígado é preservada. Histologicamente, o fígado revela um infiltrado característico de linfócitos e plasmócitos confinado à tríade portal, sem interrupção da placa limitante e sem evidência de necrose ativa de hepatócitos. Há pouca ou nenhuma fibrose, e a que existe geralmente é restrita à área portal; não há sinal de cirrose. É observado um aspecto de pavimentação com pedras das células do fígado, indicando regeneração de hepatócitos.

Nos casos mais graves de hepatite crônica, as áreas portais estão expandidas e densamente infiltradas por linfócitos, histiócitos e plasmócitos. Há necrose de hepatócitos na periferia do lóbulo, com erosão da placa limitante circundando as tríades portais (necrose em saca-bocados; Figura 14-12). Casos mais graves também mostram evidência de necrose e fibrose entre tríades portais. Há interrupção da arquitetura normal do fígado por faixas de tecido cicatricial e células inflamatórias que ligam áreas portais umas às outras e a áreas centrais (necrose em pontes). Estas pontes de tecido conectivo são evidência de remodelamento da arquitetura hepática, um passo crucial no desenvolvimento de cirrose. A fibrose pode se estender das áreas portais para os lóbulos, isolando hepatócitos em grupamentos e envolvendo ductos biliares. Regeneração de hepatócitos é observada com figuras mitóticas, células multinucleadas, formação de rosetas e pseudolóbulos regenerativos. A progressão para cirrose é sinalizada por fibrose extensa, perda da arquitetura zonal e nódulos regenerativos.

Manifestações clínicas

Alguns pacientes com hepatite crônica leve são inteiramente assintomáticos e identificados somente no curso de exames de sangue de rotina; outros têm um início insidioso de sintomas inespecíficos, como anorexia, mal-estar geral e fadiga, ou sintomas hepáticos como desconforto ou dor no quadrante superior direito. Fadiga na hepatite crônica pode estar relacionada com uma mudança no eixo neuroendócrino hipotalâmico-suprarrenal, causada por alteração da neurotransmissão endógena opioidérgica. Icterícia, se presente, geralmente é leve. Pode haver hepatomegalia dolorosa discreta e esplenomegalia ocasional. Eritema palmar e telangiectasias araneiformes ("spiders") são observados em casos graves. Outras manifestações extra-hepáticas são incomuns. Por definição, sinais de cirrose e hipertensão portal (p. ex., ascite, circulação colateral e encefalopatia) estão ausentes. Exames de laboratório mostram aumentos leves a moderados dos níveis séricos de aminotransferase, bilirrubina e globulinas. A albumina sérica e o tempo de protrombina são normais até tarde na progressão da doença hepática.

As manifestações clínicas de hepatite crônica provavelmente refletem o papel de um distúrbio imune sistêmico geneticamente controlado na patogênese da doença grave. Acne, hirsutismo e amenorreia podem ocorrer como um reflexo dos efeitos hormonais de doença crônica do fígado. Exames de laboratório em pacientes com hepatite crônica grave são invariavelmente anormais em vários graus. Contudo, essas anormalidades não se correlacionam com a gravidade clínica. Assim, os níveis séricos de bilirrubina, fosfatase alcalina e globulina podem ser normais e os níveis de aminotransferases, apenas

levemente elevados, ao mesmo tempo em que uma biópsia de fígado revela hepatite crônica grave. Entretanto, um tempo de protrombina elevado geralmente reflete doença grave.

A história natural e o tratamento da hepatite crônica variam a depender de sua causa. As complicações de hepatite crônica grave são aquelas da progressão para cirrose: sangramento de varizes, encefalopatia, coagulopatia, hiperesplenismo e ascite. Elas são amplamente devidas à derivação portossistêmica em vez de à reserva de hepatócitos diminuída (ver discussão posteriormente).

PONTO DE CHECAGEM

26. Quais são as categorias de hepatite crônica com base nos achados histológicos da biópsia hepática?
27. Quais são as causas de hepatite crônica?
28. Quais são as consequências de hepatite crônica?

CIRROSE

Apresentação clínica

A cirrose é uma distorção irreversível da arquitetura normal do fígado caracterizada por lesão hepática, fibrose e regeneração nodular. As apresentações clínicas de cirrose são uma consequência tanto de disfunção hepatocelular progressiva quanto de hipertensão portal (Figura 14-13). Assim como em outras apresentações de doença do fígado, nem todos os pacientes com cirrose desenvolvem complicações ameaçadoras à vida. Na verdade, em quase 40% dos casos de cirrose, ela é diagnosticada na necropsia em pacientes que não manifestaram sinais óbvios de doença do fígado em fase terminal.

Etiologia

As causas de cirrose estão listadas na Tabela 14-1. A lesão inicial pode ser devida a uma ampla variedade de processos. Um aspecto crucial é o fato de a lesão hepática não ser aguda e autolimitada, mas sim crônica e progressiva. Nos Estados Unidos, o abuso de álcool é a causa mais comum de cirrose. Em outros países, agentes infecciosos (particularmente HBV e HCV) são as causas mais frequentes. Outras causas incluem obstrução biliar crônica, fármacos, distúrbios genéticos e metabólicos, insuficiência cardíaca crônica e cirrose biliar primária (autoimune).

Patogênese

Síntese aumentada ou alterada de colágeno e outros tecidos conectivos, ou de componentes da membrana basal da matriz extracelular, está implicada no desenvolvimento de fibrose hepática e, assim, na patogênese de cirrose. O papel da matriz extracelular na função celular é uma área de pesquisa importante, e estudos sugerem que ela está envolvida em modular as atividades das células com as quais está em contato. Assim, a fibrose pode afetar não somente a mecânica do fluxo sanguíneo por meio do fígado, mas também as funções das próprias células.

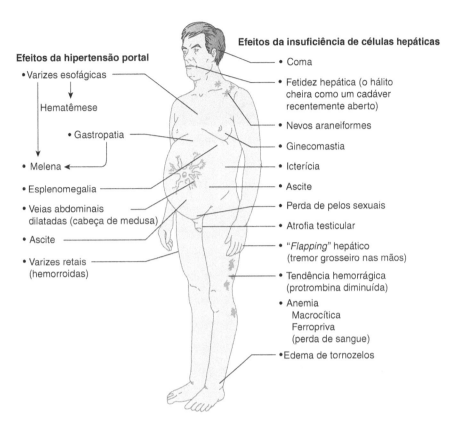

FIGURA 14-13 Efeitos clínicos da cirrose hepática. (Redesenhada, com permissão, de Chandrasoma P et al., eds. *Concise Pathology*, 3rd ed. Publicada originalmente por Appleton & Lange. Copyright © 1998 por The McGraw-Hill Companies, Inc.)

A fibrose hepática ocorre em três situações: (1) secundária a inflamação e ativação subsequente de respostas imunes, (2) como parte do processo de cicatrização de feridas, e (3) em resposta a agentes que induzem fibrogênese primária. HBV e espécies de *Schistosoma* são bons exemplos de agentes que levam à fibrose hepática por estimular uma resposta imune. Agentes como tetracloreto de carbono, que atacam e matam hepatócitos diretamente, podem produzir fibrose como parte da cicatrização de ferimento. Tanto nas respostas imunes quanto na cicatrização de ferimentos, a fibrose é desencadeada indiretamente pelos efeitos de citocinas liberadas a partir de células inflamatórias invasoras. Finalmente, certos agentes como etanol e ferro podem causar fibrogênese primária por aumentar diretamente a transcrição gênica de colágeno e, assim, aumentar também a quantidade de tecido conectivo secretado por células.

Os verdadeiros responsáveis em todos esses mecanismos de fibrogênese aumentada podem ser as células de armazenagem de gordura (células estreladas) do sistema reticuloendotelial hepático. Em resposta a citocinas, elas se diferenciam a partir de células estreladas quiescentes em que a vitamina A é armazenada em miofibroblastos, os quais perdem sua capacidade de estocar vitamina A e se tornam ativamente engajados na produção de matriz extracelular. Além das células estreladas, células fibrogênicas também são derivadas de fibroblastos portais, fibrócitos circulantes, medula óssea e transição celular epitelial-mesenquimal. A fibrose hepática parece ocorrer em dois estágios (Figura 14-14). O primeiro estágio é caracterizado por uma mudança de composição da matriz extracelular de colágeno sem ligações cruzadas, não formador de fibrilas, a colágeno que é mais denso e sujeito à formação de ligação cruzada. Neste estágio, a lesão do fígado ainda é reversível. O segundo estágio envolve a formação de ligações cruzadas subendoteliais de colágeno, proliferação de células mioepiteliais e distorção da arquitetura hepática, com o aparecimento de nódulos de regeneração. A cirrose permanece um estado dinâmico em que certas intervenções, mesmo nesses estágios avançados, podem gerar benefícios como a regressão de tecido cicatricial e melhoras em desfechos clínicos.

A maneira pela qual o álcool causa doença crônica do fígado e cirrose não é bem compreendida. Entretanto, o abuso crônico de álcool está associado com prejuízo da síntese e secreção de proteínas, lesão de mitocôndrias, peroxidação lipídica, formação de acetaldeído e sua interação com proteínas celulares e lipídeos da membrana, hipoxia celular e citotoxicidade, tanto mediada por células quanto por anticorpos. A importância relativa de cada um desses fatores na produção de lesão celular é desconhecida. Fatores genéticos, nutricionais e ambientais (inclusive exposição simultânea a outras hepatotoxinas) também influenciam o desenvolvimento de doença hepática em alcoólatras crônicos. Finalmente, lesão aguda do fígado (p. ex., por exposição ao álcool ou a outras toxinas), da qual uma pessoa com um fígado normal se recuperaria

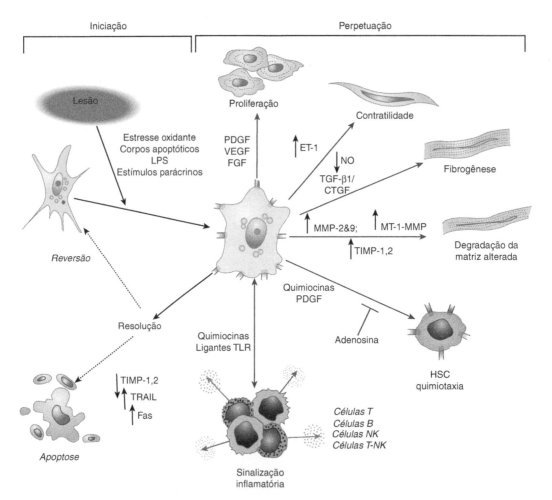

FIGURA 14-14 Vias de ativação de células estreladas hepáticas. Aspectos da ativação de células estreladas podem ser distinguidos entre aqueles que estimulam iniciação e aqueles que contribuem para perpetuação. A iniciação é provocada por estímulos solúveis que incluem sinais de estresse oxidante (intermediários reativos de oxigênio), corpos apoptóticos, lipopolissacarídeo (LPS) e estímulos parácrinos de tipos de células vizinhas inclusive macrófagos hepáticos (células de Kupffer), endotélio sinusoidal e hepatócitos. Segue-se a perpetuação, caracterizada por numerosas alterações fenotípicas específicas, inclusive proliferação, contratilidade, fibrogênese, degradação da matriz alterada, quimiotaxia e sinalização inflamatória. (FGF, fator de crescimento de fibroblastos; ET-1, endotelina-1; NK, *natural killer* [exterminadora natural]; NO, óxido nítrico; MT, tipo de membrana.) (Reproduzida, com permissão, de Friedman SL. Molecular regulation of hepatic fibrosis, an integrated cellular response to tissue injury. J Biol Chem. 2000 Jan 28:275(4):2247-50.)

completamente, pode ser suficiente para produzir uma descompensação irreversível (p. ex., síndrome hepatorrenal) em um paciente com cirrose hepática subjacente.

Patologia

O fígado pode ser grande ou pequeno, mas ele sempre tem uma consistência firme e, frequentemente, nodular. Embora existam vários métodos não invasivos para estadiamento da extensão da fibrose, inclusive uso de biomarcadores séricos e técnicas de imagem para mensurar a rigidez do fígado (p. ex., elastografia), esses métodos são acurados para fibrose grave (fibrose estágio F3) ou mínima (F1), mas não para os estágios intermediários. A biópsia de fígado permanece o único método para diagnosticar definitivamente fibrose significativa (F ≥ 2) e cirrose (F4). Histologicamente, todas as formas de cirrose são caracterizadas por três achados: (1) distorção acentuada da arquitetura hepática, (2) retração cicatricial resultante de depósito aumentado de tecido fibroso e colágeno, e (3) nódulos regenerativos rodeados por tecido cicatricial. Quando os nódulos são pequenos (< 3 mm) e de tamanho uniforme, o processo é denominado **cirrose micronodular**. Na **cirrose macronodular**, os nódulos têm mais de 3 mm e são variáveis em tamanho. A cirrose por abuso de álcool geralmente é micronodular, mas pode ser macronodular, ou tanto micro quanto macronodular. A retração cicatricial pode ser mais grave em regiões centrais, ou faixas densas de tecido conectivo podem juntar áreas portais e centrais.

Achados histopatológicos mais específicos podem ajudar a estabelecer a causa da cirrose. Por exemplo, invasão e destruição de ductos biliares por granulomas sugerem cirrose biliar primária (autoimune); depósito extenso de ferro em hepatócitos e ductos biliares sugere hemocromatose; e hialina alcoólica e infiltração com células polimorfonucleares sugere cirrose alcoólica.

Manifestações clínicas

As manifestações clínicas de disfunção hepatocelular progressiva na cirrose são semelhantes àquelas da hepatite aguda ou crônica, e incluem sintomas e sinais constitucionais: fadiga, perda de vigor e perda de peso; sintomas e sinais GI: náusea, vômitos, icterícia e hepatomegalia dolorosa; e sintomas e sinais extra-hepáticos: eritema palmar, hemangiomas araneiformes, atrofia muscular, aumento de glândulas parótidas e lacrimais, ginecomastia e atrofia testicular nos homens, irregularidades menstruais nas mulheres, e coagulopatia.

As manifestações clínicas de hipertensão portal incluem ascite, derivação portossistêmica, encefalopatia, esplenomegalia e varizes esofágicas e gástricas com hemorragia intermitente (Tabela 14-15).

A. Hipertensão portal

Hipertensão portal é definida por um gradiente de pressão venosa portal maior que 5 mmHg. A hipertensão portal deve-se a um aumento da resistência vascular intra-hepática. O fígado cirrótico perde a característica fisiológica de um circuito de baixa pressão para o fluxo de sangue observado no fígado normal. A pressão sanguínea aumentada dentro dos sinusoides é transmitida de volta para a veia porta. Como a veia porta não tem válvulas, essa pressão elevada é transmitida de volta para outros leitos vasculares, resultando em esplenomegalia, derivação portossistêmica e muitas das complicações de cirrose discutidas posteriormente.

TABELA 14-15   Manifestações de cirrose

Devida à hipertensão portal com derivação portossistêmica
Ascite e risco aumentado de peritonite bacteriana espontânea
Risco aumentado de sepse
Risco aumentado de coagulação intravascular disseminada
Esplenomegalia com trombocitopenia
Encefalopatia
Varizes
Sensibilidade a fármacos
Deficiência de ácidos biliares com má absorção de gorduras e vitaminas lipossolúveis
Hiperestrogenemia
Hiperglicemia
Devida à perda de hepatócitos
Hipoglicemia
Coagulopatia devida à síntese deficiente de fatores da coagulação
Edema periférico devido à hipoalbuminemia
Coma hepático
Outras complicações
Síndrome hepatorrenal
Carcinoma hepatocelular
Síndrome hepatopulmonar

B. Ascite

Ascite abdominal refere-se à presença de excesso de líquido dentro da cavidade peritoneal. Os pacientes com ascite desenvolvem achados de exame físico de aumento da circunferência abdominal, uma onda líquida, um fígado com rebote e macicez móvel. Ascite pode se desenvolver em outras condições além de doença do fígado, inclusive desnutrição proteicocalórica (pela hipoalbuminemia) e câncer (por obstrução linfática). Em pacientes com doença hepática, a ascite deve-se à hipertensão portal e pode ser confirmada pela presença de um gradiente de albumina do soro para líquido ascítico (SAAG) de 1,1 g/dL (11 g/L) ou mais. Calcular o SAAG envolve dosar no mesmo dia a concentração de albumina no soro e no líquido ascítico (por paracentese abdominal) e subtrair o valor do líquido ascítico do valor no soro. Ascite pode se desenvolver em aproximadamente 50% dos pacientes com cirrose compensada durante um período de seguimento de 10 anos, e está associada com morbidade e mortalidade significativas.

É útil reconhecer que a doença do fígado com formação de ascite ocorre em um espectro clínico amplo. Em um extremo está a hipertensão portal totalmente compensada sem ascite presente, porque o volume de ascite gerado é menor que a capacidade de drenagem linfática peritoneal de aproximadamente 800 a 1.200 mL/d. No outro extremo está a síndrome hepatorrenal normalmente fatal, em que pacientes com doença hepática, muitas vezes com ascite massiva, sucumbem à lesão renal aguda rapidamente progressiva. A síndrome hepatorrenal parece ser precipitada por vasoconstrição renal intensa e inapropriada, e caracteriza-se por retenção de sódio extrema típica de azotemia pré-renal, mas na ausência de real depleção de volume (ver Capítulo 16). Não obstante, a presença de ascite clinicamente aparente em um paciente com doença do fígado está associada com menor sobrevida de longa duração. Ao longo dos anos, vários mecanismos têm sido propostos para explicar a formação de ascite. Nenhuma hipótese de patogênese isolada explica facilmente todos os achados em todos os pontos no tempo durante a história natural da hipertensão portal. Hipertensão portal e retenção renal de sódio inapropriada são elementos importantes de todas as teorias. O resultado final de ascite ocorre quando líquido peritoneal em excesso supera a capacidade de drenagem linfática, levando ao aumento da pressão hidrostática. O líquido pode então ser observado vazando visivelmente dos linfáticos e se acumulando na cavidade abdominal como ascite.

A hipótese de subpreenchimento/vasodilatação propõe que o evento primário na formação de ascite seja vascular, com volume circulante efetivo reduzido levando à ativação do sistema renina-angiotensina e subsequente retenção renal de sódio. A hipótese clássica de subpreenchimento postula que a pressão sinusoidal hepática elevada causa sequestro de sangue no leito venoso esplâncnico. Isso resulta em subpreenchimento da veia central com derivação de volume intravascular para os linfáticos hepáticos, os quais, como a veia central, fazem a drenagem do espaço de Disse. A hipótese de vasodilatação arterial periférica ou vasodilatação esplâncnica acrescenta a ideia de que, com a derivação portossistêmica, produtos vasodilatadores (p. ex., óxido nítrico) que são normalmente depurados pelo fígado sejam, em vez disso, entregues à circulação sistêmica, onde causam vasodilatação arteriolar periférica, particularmente no leito arterial esplâncnico. A resistência vascular arterial reduzida resultante (Figura 14-15) está associada com pressões de enchimento central diminuídas, perfusão arterial renal diminuída, vasoconstrição arterial renal reflexa e reabsorção tubular renal de sódio aumentada. A retenção de sódio expande o volume intravascular, o que exacerba a hipertensão venosa portal. O desequilíbrio entre pressão hidrostática *versus* oncótica na veia porta resulta em formação de ascite. Embora a hipótese de vasodilatação esplâncnica dê conta de muitos dos achados na formação de ascite, o uso de derivação *trans*-hepática intrajugular portossistêmica (TIPS) como um meio de descomprimir a veia porta em pacientes com ascite fornece um contra-argumento. Como resultado do procedimento, a vasodilatação arteriolar periférica parece aumentar (talvez como uma consequência da derivação de vasodilatadores como óxido nítrico, que normalmente são depurados pelo fígado); no entanto, a ascite muitas vezes apresenta melhora considerável.

Aqueles que apoiam a hipótese de hiperfluxo têm proposto que o evento primário no desenvolvimento de ascite é a retenção renal de sódio inapropriada. A partir desse ponto de vista, ascite é a consequência de hiperfluxo de líquido do sistema porta com volume intravascular expandido para a cavidade peritoneal. Mas o que desencadeia a retenção renal de sódio inapropriada? Uma possibilidade é que possa existir um reflexo hepatorrenal pelo qual a pressão sinusoidal elevada desencadeie aumento do tono simpático ou secreção de endotelina-1. Qualquer dessas vias poderia causar um grau inapropriado de vasoconstrição renal, uma diminuição da taxa de filtração glomerular e, por retroalimentação tubuloglomerular (ver Capítulo 16), retenção de sódio. Observa-se que a endotelina-1 é tanto um vasoconstritor renal quanto um estimulador da secreção de adrenalina, que, por sua vez, estimula mais secreção de endotelina-1. Alternativamente, é possível que um produto ainda não identificado proveniente do fígado doente interfira na ação do peptídeo natriurético atrial (ANP) no rim, ou seja de alguma outra maneira responsável por um aumento inapropriado da retenção renal de sódio. Apoiadores da hipótese de hiperfluxo apontam para o fato de que muitos pacientes cirróticos têm defeitos no manejo de sódio na ausência de ascite e não têm um aumento mensurável da atividade de renina-angiotensina. Entretanto, estudos têm mostrado que a retenção renal de sódio nesses pacientes pode ser revertida pelo uso de um antagonista de receptor de angiotensina II.

É provável que mecanismos múltiplos contribuam para o desenvolvimento de ascite e sua perpetuação, sua piora ou melhora, em diferentes situações clínicas. Independentemente dos eventos iniciais, uma vez completamente estabelecidos, muitos, se não todos, dos mecanismos descritos na Figura 14-15 provavelmente contribuem para formação de ascite.

C. Síndrome hepatorrenal

Síndrome hepatorrenal refere-se a uma forma distinta de lesão renal resultante de vasoconstrição do rim que se desenvolve em resposta à vasodilatação sistêmica e esplâncnica em pacientes com doença avançada do fígado. A incidência da síndrome hepatorrenal em pacientes que desenvolvem doença hepática

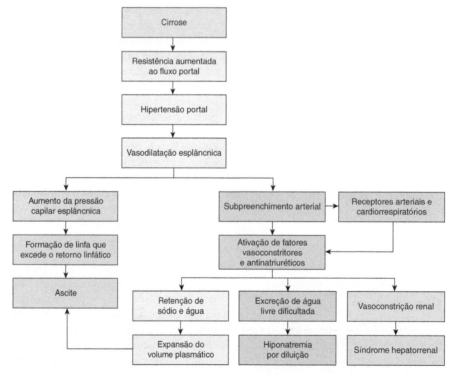

FIGURA 14-15 Mecanismo proposto para formação de ascite na cirrose por meio da hipótese de vasodilatação. Esta hipótese incorpora elementos das teorias de subpreenchimento e vasodilatação. (Redesenhada, com permissão, de Gines P et al. Management of cirrhosis and ascites. N Engl J Med. 2004;350:1646.)

descompensada é de 18% dentro de 1 ano do diagnóstico, e de até 40% em 5 anos. Esse distúrbio geralmente ocorre em pacientes com cirrose e ascite, e caracteriza-se por um aumento progressivo da creatinina sérica (> 1,5 mg/dL) com nenhuma melhora depois de 48 horas da suspensão de diuréticos e expansão de volume com albumina, na ausência de choque, ingestão de agentes nefrotóxicos, ou doença subjacente do parênquima renal. A urina produzida é notável por conteúdo de sódio extremamente baixo (< 10 mmol/L) e ausência de cilindros, assemelhando-se aos achados na azotemia pré-renal. Entretanto, quando pressões venosas centrais são medidas, o paciente não mostra depleção de volume intravascular e o distúrbio não responde à hidratação com soro fisiológico. As anormalidades renais na síndrome hepatorrenal parecem ser funcionais, porque não são identificáveis alterações patológicas nos rins. Além disso, quando se transplanta um rim de um paciente falecido em consequência da síndrome hepatorrenal, ele funciona bem em um receptor sem doença do fígado. Embora critérios diagnósticos para síndrome hepatorrenal tenham sido desenvolvidos e recentemente modificados, diagnosticar e diferenciar síndrome hepatorrenal de outras causas de lesão renal aguda em pacientes cirróticos pode ser uma tarefa difícil. Além da síndrome hepatorrenal, necrose tubular aguda e outras causas de azotemia pré-renal são os diagnósticos mais comuns nesta situação.

A síndrome hepatorrenal pode ser classificada em dois tipos, cada um com características clínicas e prognósticas diferentes. A síndrome hepatorrenal tipo 1 é rapidamente progressiva, com uma duplicação da concentração sérica de creatinina para um nível maior que 2,5 mg/dL em menos de 2 semanas. Ela está associada com falência de múltiplos órgãos. Em contrapartida, a síndrome hepatorrenal tipo 2 é caracterizada por insuficiência renal menos grave, é mais lentamente progressiva, e geralmente ocorre na situação de ascite resistente a diuréticos. O início da síndrome hepatorrenal pode ser insidioso ou difícil e pode ser precipitado por um evento agudo, como infecção (particularmente peritonite bacteriana espontânea) ou hipovolemia por sangramento GI ou excesso de diurese. O prognóstico após o desenvolvimento da síndrome hepatorrenal é desanimador (sobrevida geral de 50% em 1 ano). A sobrevida sem tratamento é na faixa de semanas para síndrome hepatorrenal tipo 1 e de 4 a 6 meses para síndrome hepatorrenal tipo 2.

A fisiopatologia da síndrome hepatorrenal está relacionada com as alterações distintas hemodinâmicas e circulatórias que ocorrem em pacientes com disfunção hepática grave. A hipertensão portal desencadeia vasodilatação arterial na circulação esplâncnica e redução subsequente da resistência vascular sistêmica, que não pode mais ser compensada por um débito cardíaco aumentado. A produção ou atividade aumentada de vasodilatadores dentro da circulação esplâncnica, particularmente óxido nítrico, monóxido de carbono e canabinoides endógenos, leva à vasodilatação arterial. Na cirrose avançada, a pressão arterial precisa ser mantida pela ativação de sistemas vasoconstritores, inclusive o sistema renina-angiotensina e o sistema nervoso simpático, bem como secreção excessiva de hormônio antidiurético (arginina vasopressina). Esses mecanismos compensatórios ajudam a manter volume sanguíneo arterial efetivo e pressão arterial relativamente

normal, mas levam à vasoconstrição e à hipoperfusão intrarrenal, que prejudicam a função dos rins. Pelos mesmos mecanismos, os pacientes afetados podem desenvolver retenção adicional de sódio e água livre, agravando edema e ascite.

A abordagem mais satisfatória ao manejo da síndrome hepatorrenal, com base no conhecimento de sua patogênese, é a administração de fármacos vasoconstritores. O uso do análogo da vasopressina, terlipressina, juntamente com albumina, pode ser considerado como terapia inicial para síndrome hepatorrenal. A terlipressina é efetiva em aproximadamente 40 a 50% dos pacientes com síndrome hepatorrenal tipo 1; dados sobre o uso de vasoconstritores na síndrome hepatorrenal tipo 2 são limitados. A terapia de substituição renal na forma de hemodiálise ou hemofiltração venovenosa contínua tem sido usada, particularmente em pacientes aguardando transplante, ou naqueles com síndrome hepatorrenal aguda, potencialmente reversível. Contudo, não há evidência de que a terapia de substituição renal melhore o prognóstico de pacientes com cirrose que não são candidatos a um transplante de fígado. O transplante de fígado permanece o tratamento ótimo para pacientes com síndrome hepatorrenal.

D. Hipoalbuminemia e edema periférico

A piora progressiva da função hepatocelular na cirrose pode resultar na queda da concentração de albumina e outras proteínas séricas sintetizadas pelo fígado. Quando a concentração dessas proteínas plasmáticas diminui, a pressão oncótica do plasma também diminui, mudando o equilíbrio das forças hemodinâmicas em direção ao desenvolvimento tanto de edema periférico quanto de ascite.

Essas alterações hemodinâmicas contribuem ainda mais para um estado ávido de retenção de sódio, apesar da sobrecarga de água corporal total e sódio observada pelo exame sumário de urina no paciente cirrótico. O sódio sérico pode ser baixo como um resultado da retenção de água sobreposta causada pela liberação de hormônio antidiurético desencadeada por estímulos de volume. Geralmente, não há manifestações clínicas óbvias até que a concentração de sódio sérico caia abaixo de 120 mEq/L, ponto em que podem ocorrer sintomas neurológicos. Tentativas para elevar o sódio sérico, inclusive restrição hídrica e administração de antagonistas de receptor de vasopressina (p. ex., tolvaptana e conivaptana), geralmente não são recomendadas devido a efeitos adversos e à falta de benefício aparente. A hiponatremia é simplesmente uma manifestação tardia de doença do fígado em fase terminal, e um forte preditor de mortalidade em pacientes com cirrose.

Um potássio sérico baixo e alcalose metabólica podem ser observados como uma consequência de níveis elevados de aldosterona em resposta à liberação de renina (e de angiotensina II) pelos rins, que sentem a depleção intravascular aferente.

E. Peritonite bacteriana espontânea

A peritonite bacteriana espontânea é definida como uma infecção do líquido ascítico na ausência de um evento intra-abdominal (como uma perfuração do intestino ou outra fonte tratável cirurgicamente) que seria responsável pela entrada de organismos patogênicos no espaço peritoneal. Essa complicação implica uma taxa de mortalidade alta e é preditiva de um

420 Fisiopatologia da Doença

prognóstico geral insatisfatório. A presença de infecção é confirmada por uma contagem absoluta elevada de leucócitos polimorfonucleares no líquido ascítico de 250 células/μL ou mais, e definitivamente por uma cultura bacteriana positiva do líquido ascítico. Sintomas e sinais incluem febre, hipotensão, dor abdominal espontânea ou à palpação, sons intestinais diminuídos ou ausentes, e início abrupto de encefalopatia hepática em um paciente com ascite. Alternativamente, pacientes com peritonite bacteriana espontânea podem ter sintomas sutis ou estar assintomáticos, e, consequentemente, um alto índice de suspeição pode ser necessário para um diagnóstico adequado.

Pacientes com doença hepática avançada com ascite de grande volume, ou níveis de proteína muito baixos no líquido ascítico, história prévia de peritonite bacteriana espontânea e episódios de hemorragia GI superior estão em risco aumentado para essa complicação. O líquido ascítico é um excelente meio de cultura para uma variedade de patógenos, inclusive Enterobacteriaceae (principalmente *Escherichia coli*), estreptococos do grupo D (enterococos), *Streptococcus pneumoniae* e estreptococos viridans. O risco maior em pacientes com níveis baixos de proteína no líquido ascítico pode ser devido a um baixo nível de atividade opsônica no líquido.

Embora a patogênese exata da peritonite bacteriana espontânea não seja conhecida, a cirrose predispõe ao desenvolvimento de supercrescimento bacteriano GI e à permeabilidade intestinal aumentada. A peritonite pode ocorrer em razão de semeadura do líquido ascítico por meio do sangue ou linfa, ou por bactérias que cruzam a parede intestinal. Microrganismos entéricos também podem entrar no sangue venoso portal via colaterais portossistêmicas, contornando o sistema reticuloendotelial do fígado.

F. Varizes gastresofágicas e sangramento

À medida que o fluxo de sangue por meio do fígado é impedido progressivamente, a pressão venosa portal hepática se eleva. Em resposta à pressão venosa portal elevada, há uma diminuição de espessura da parede e aumento dos vasos sanguíneos que fazem anastomoses com a veia porta, como aqueles na superfície do intestino e na parte inferior do esôfago. Esses vasos aumentados são denominados **varizes gastresofágicas**. Eles finalmente se desenvolvem em aproximadamente 50% dos pacientes com cirrose, geralmente quando o gradiente hipertensivo portal excede 12 mmHg. O exame físico pode revelar aumento de vasos hemorroidários e periumbilicais. Entretanto, as varizes gastresofágicas têm maior significado clínico em virtude de sua tendência à ruptura. Hemorragia por varizes ocorre em 25 a 40% dos pacientes com cirrose e é a principal causa de morbidade e mortalidade nesses indivíduos. Cada episódio de sangramento ativo por varizes está associado com um risco de mortalidade de 30%, e os sobreviventes têm um risco de sangramento recorrente de 70% dentro de 1 ano. O sangramento GI por varizes e outras fontes (p. ex., úlcera duodenal, gastrite) em pacientes com cirrose frequentemente é exacerbado por coagulopatia concomitante (ver discussão posteriormente).

G. Encefalopatia hepática

A encefalopatia hepática se apresenta como uma variedade de anormalidades neuropsiquiátricas que ocorrem em conse-

quência de doença hepática descompensada avançada ou de derivação portossistêmica (ver Tabela 14-16 para precipitantes comuns). Os sintomas neuropsiquiátricos podem ser episódicos ou persistentes. Mudanças no padrão de sono começando com hiperinsônia e progredindo para inversão do ciclo sono-vigília muitas vezes representam um sinal inicial. Alterações cognitivas variam de confusão leve, apatia e agitação, até confusão acentuada, obnubilação e mesmo coma. Aspectos neurológicos mais avançados incluem tremor, bradicinesia, **asteríxis** (movimentos de *flapping* das mãos estendidas, em dorsiflexão), reflexos tendinosos profundos hiperativos e, menos comumente, postura descerebrada transitória e flacidez. Edema encefálico que é um aspecto acompanhante importante em pacientes com encefalopatia em doença aguda do fígado, não é observado em pacientes cirróticos com encefalopatia. Alterações sutis de encefalopatia hepática estão presentes em até 15% dos pacientes com doença hepática avançada, e podem ser detectáveis por várias medidas especializadas, como testes psicométricos. Tais pacientes algumas vezes são designados portadores de encefalopatia hepática subclínica ou mínima.

Encefalopatia hepática é diagnosticada por anamnese e aspectos clínicos no contexto apropriado e após exclusão de outras causas de estado mental alterado. São precipitantes comuns de encefalopatia o início de sangramento GI, aumento da ingestão de proteína na dieta e uma taxa catabólica aumentada resultante de infecção (inclusive peritonite bacteriana espontânea). De modo semelhante, devido ao comprometimento da primeira passagem da depuração de fármacos ingeridos, os pacientes afetados são extremamente sensíveis a sedativos

TABELA 14-16 Precipitantes comuns de encefalopatia hepática

Aumento da carga nitrogenada
Sangramento gastrintestinal
Excesso de proteína na dieta
Azotemia
Constipação
Desequilíbrio eletrolítico
Hipocalemia
Alcalose
Hipoxia
Hipovolemia
Fármacos
Opioides, tranquilizantes, sedativos
Diuréticos
Outros
Infecção
Cirurgia
Doença hepática aguda sobreposta
Doença do fígado progressiva

Reproduzida, com permissão, de Podolsky DK et al. Cirrhosis of the liver. In: Wilson JD et al., eds. *Harrison's Principles of Internal Medicine*, 12th ed. McGraw-Hill,1991.

e outros fármacos normalmente metabolizados no fígado. Outras causas incluem desequilíbrio eletrolítico em consequência de diuréticos, vômitos, ingestão ou abstinência de álcool, ou procedimentos como TIPS. TIPS também exacerba a encefalopatia hepática devido à passagem direta do fluxo sanguíneo venoso portal para a circulação sistêmica pela veia hepática, assim contornando o parênquima hepático.

A patogênese da encefalopatia hepática provavelmente é multifatorial e complexa. Um mecanismo proposto está relacionado a toxinas no intestino como amônia, derivada da degradação metabólica de ureia ou proteínas; glutamina, derivada da degradação de amônia; ou mercaptanos, derivados da degradação de compostos contendo enxofre; e manganês. Em virtude de derivações portossistêmicas anatômicas ou funcionais, essas toxinas contornam os processos de destoxificação do fígado e produzem alterações do estado mental. A exposição a essas toxinas pode causar tumefação de astrócitos e alterações estruturais dos neurônios. Além disso, níveis altos de amônia podem resultar em fluxo sanguíneo cerebral e metabolismo da glicose anormais. Níveis aumentados de amônia, glutamina e mercaptanos podem ser encontrados no sangue e no líquido cerebrospinal. Há também um aumento de depósito cerebral de manganês em pacientes com cirrose. Entretanto, níveis sanguíneos de amônia e liquóricos de glutamina correlacionam-se insatisfatoriamente com a presença e gravidade da encefalopatia. Além disso, o papel do manganês na encefalopatia hepática permanece desconhecido.

Alternativamente, pode haver deficiência da barreira hematencefálica normal, tornando o SNC suscetível a vários agentes nocivos. Níveis aumentados de outras substâncias, inclusive produtos metabólicos como ácidos graxos de cadeia curta e metabólitos endógenos semelhantes à benzodiazepina, também têm sido encontrados no sangue. É importante observar que alguns pacientes mostram melhora da encefalopatia quando tratados com flumazenil, um antagonista de receptor de benzodiazepina.

Outro mecanismo proposto postula um papel para GABA, o principal neurotransmissor inibidor do encéfalo. GABA é produzido no intestino, e níveis aumentados são encontrados no sangue de pacientes com insuficiência hepática. Recentemente, inflamação cerebral e sistêmica tem sido implicada na patogênese da encefalopatia hepática. Embora os mecanismos exatos não sejam conhecidos, possibilidades incluem alterações mediadas por citocinas na permeabilidade da barreira hematencefálica, alterações potenciais da captação de glutamato por astrócitos e mudanças na expressão de receptores de GABA.

Uma vez realizado o diagnóstico, é útil graduar a gravidade da encefalopatia hepática. Os estágios I a IV baseiam-se no grau de alterações comportamentais, na disfunção intelectual e nas alterações da consciência. A terapia inclui manejo de precipitantes potenciais e é direcionada para a redução da produção intestinal de amônia, ou aumento da remoção de amônia da circulação. Dissacarídeos sintéticos não absorvíveis (p. ex., lactulose) são catabolizados por bactérias do colo em ácidos graxos de cadeia curta, que reduzem o pH do lúmen. Esta mudança de pH favorece a formação de amônio (NH_4^+), que reduz a absorção de amônia (NH_3) para dentro da circulação. Assim, dissacarí-

deos como a lactulose representam o suporte da terapia. Como discutido anteriormente na seção Alteração do metabolismo da amônia, o antibiótico rifaximina tem sido usado em combinação com a lactulose no tratamento da encefalopatia hepática.

H. Coagulopatia

Fatores que contribuem para coagulopatia na cirrose incluem perda da síntese hepática de fatores da coagulação, alguns do quais têm uma meia-vida de apenas poucas horas. Nessas circunstâncias, uma fonte de sangramento menor ou autolimitada pode se tornar massiva.

Os hepatócitos também estão envolvidos funcionalmente na manutenção da cascata normal da coagulação por meio da absorção de vitamina K (uma vitamina lipossolúvel cuja absorção depende do fluxo de bile), que é necessária para a ativação de alguns fatores da coagulação (II, VII, IX, X). Um sinal nefasto da gravidade da doença hepática é o desenvolvimento de uma coagulopatia que não responde à vitamina K parenteral, sugerindo síntese deficiente de fatores da coagulação em vez de absorção deficiente de vitamina K por má absorção de gorduras. Finalmente, perda da capacidade do fígado de remover fatores da coagulação ativados e produtos da degradação de fibrina pode desempenhar um papel fundamental no aumento da suscetibilidade à **coagulação intravascular disseminada**, uma síndrome de consumo de fatores da coagulação que resulta em descontrole simultâneo da coagulação e sangramento.

I. Esplenomegalia e hiperesplenismo

Aumento do baço é uma consequência da pressão venosa portal elevada e consequente ingurgitamento do órgão. Trombocitopenia e anemia hemolítica ocorrem em razão do sequestro de elementos formados do sangue no baço, do qual eles são depurados normalmente quando envelhecem e são danificados.

J. Carcinoma hepatocelular

O risco cumulativo de 5 anos de CHC em pacientes com cirrose varia de 5 a 30% a depender do sexo, da etnia, da causa da doença hepática e do estágio da cirrose. Nos Estados Unidos, a incidência de CHC tem elevado ao longo das últimas décadas, com mais de 20 mil novos casos diagnosticados a cada ano, o que se atribui à prevalência aumentada de NAFLD, cirrose por HCV e infecções crônicas por HBV devidas à imigração a partir de regiões de alta prevalência. Vários fatores etiológicos têm sido identificados no desenvolvimento desse tumor, embora cirrose esteja presente na grande maioria (80 a 90%) dos pacientes que desenvolvem CHC.

O risco de desenvolver CHC é aumentado em 100 vezes naqueles com infecção crônica por hepatite B, e mundialmente o HBV é responsável por mais de 50% de todos os casos de CHC e de praticamente todos os casos em crianças. Embora o CHC possa ocorrer na ausência de cirrose, mais de 70% dos casos relacionados com HBV acontecem naqueles com fibrose ou cirrose avançada. Os fatores de risco para CHC nessa população incluem sexo masculino, idade avançada ou duração mais longa da infecção, coinfecção (HCV, HDV, HIV), exposição à aflatoxina micotoxina, genótipo C e, em particular, níveis altos de replicação viral, como evidenciado pela elevação persistente da carga viral de HBV.

422 Fisiopatologia da Doença

Em pacientes com hepatite C crônica, o risco de desenvolver CHC está aumentado em 15 a 20 vezes, com risco limitado àqueles com fibrose avançada e cirrose. É estimado que a incidência de casos de CHC relacionados com HCV nos Estados Unidos continuará a subir durante as próximas décadas. Fatores de risco para o desenvolvimento de CHC incluem sexo masculino, idade avançada e duração da infecção crônica por HCV, coinfecções (HBV, HIV), uso excessivo de álcool, obesidade e fatores metabólicos.

As hepatites crônicas B e C são responsáveis por 60 a 70% de todos os casos de CHC nos Estados Unidos. Embora qualquer causa de cirrose possa levar a CHC, cirrose alcoólica e esteato-hepatite não alcoólica são responsáveis pela maioria dos casos restantes nos Estados Unidos. Obesidade e a síndrome metabólica são reconhecidas de modo crescente como fatores de risco para câncer do fígado.

K. Complicações pulmonares

Até um terço dos pacientes com cirrose descompensada tem problemas associados com oxigenação e pode se apresentar com dispneia. Há três complicações pulmonares principais de cirrose a considerar: **síndrome hepatopulmonar, síndrome portopulmonar** e **hidrotórax hepático**. Além disso, hipoxemia leve pode ser causada por ascite massiva, com elevação do diafragma resultante e desequilíbrio ventilação/perfusão.

A síndrome hepatopulmonar consiste na tríade de insuficiência hepática avançada, hipoxemia e dilatação vascular intrapulmonar com *shunt*. A causa da vasodilatação pulmonar pré-capilar e capilar é desconhecida, mas acredita-se que substâncias como óxido nítrico, endotelina e ácido araquidônico estejam envolvidas. Como resultado do desequilíbrio ventilação-perfusão, os pacientes frequentemente se apresentam com platipneia, dispneia que piora na posição ortostática secundariamente à perfusão preferencial de vasos dilatados nas bases pulmonares. Classicamente, a ecocardiografia melhorada por contraste é usada para diagnóstico e pode revelar opacificação das câmaras do coração esquerdo dentro de três a seis ciclos cardíacos se uma derivação intrapulmonar da direita para esquerda estiver presente. O transplante de fígado leva à resolução da síndrome hepatopulmonar. Contudo, o desenvolvimento de hipertensão pulmonar grave em pacientes com insuficiência hepática avançada pode ser uma contraindicação ao transplante de fígado.

A hipertensão portopulmonar refere-se ao desenvolvimento de hipertensão pulmonar em pacientes com doença hepática e hipertensão portal avançada. Os pacientes podem se apresentar com hipoxia, dispneia aos esforços, fadiga, e até mesmo sinais de insuficiência cardíaca direita. Os pacientes têm evidência de resistência vascular pulmonar elevada e um gradiente transpulmonar na situação de vasoconstrição arterial pulmonar. A terapia direcionada (p. ex., epoprostenol, vasodilatadores) e o manejo da insuficiência cardíaca direita podem retardar a progressão, mas o prognóstico é desfavorável. O transplante de fígado está associado com alto risco operatório quando a hipertensão pulmonar se torna grave.

Indivíduos com cirrose e ascite podem desenvolver hidrotórax hepático e se apresentar com dispneia, tosse ou desconforto torácico. Nesta condição, líquido se acumula no espaço pleural devido a pequenos defeitos no diafragma, mais comumente no lado direito. A pressão intratorácica negativa gerada durante a inspiração favorece a passagem de líquido da cavidade intra-abdominal para o espaço pleural. Toracocentese diagnóstica deve ser realizada para excluir causas alternativas de derrame pleural, particularmente infecção. O tratamento visa prevenir ou reduzir o acúmulo de líquido com diuréticos, dieta hipossódica e, ocasionalmente, toracocentese terapêutica (ou paracentese para diminuir a pressão da ascite tensa) em pacientes altamente sintomáticos refratários ou intolerantes a medidas conservadoras. TIPS pode beneficiar pacientes selecionados (p. ex., classe A ou B de Child-Pugh sem encefalopatia) que estão precisando de toracocenteses repetidas. Se, afora isso, eles forem candidatos adequados, pacientes com cirrose e hidrotórax hepático persistente devem ser encaminhados para transplante de fígado.

L. Outras manifestações

Outros achados de exame físico de pacientes com cirrose incluem **angiomas araneiformes** (vasos proeminentes com uma arteríola central e pequenos vasos se irradiando dela podem ser observados na pele, particularmente na face e na parte superior do tronco), **contraturas de Dupuytren** (fibrose da fáscia palmar), atrofia testicular, **ginecomastia** (aumento do tecido mamário em homens), eritema palmar, aumento de glândulas lacrimais e parótidas, e diminuição de pelos axilares e pubianos (**Figura 14-13**). Esses achados são em grande parte uma consequência do excesso de estrogênio resultante da depuração diminuída de estrogênios endógenos pelo fígado doente em combinação com síntese hepática diminuída da globulina ligadora de hormônios esteroides. Ambos esses mecanismos resultam em tecidos recebendo concentrações de estrogênios mais altas que o normal. Além disso, uma meia-vida mais longa de androgênio pode permitir um grau mais alto de aromatização periférica (conversão a estrogênios por, p. ex., tecido adiposo, folículos pilosos), aumentando mais ainda efeitos semelhantes a estrogênio em pacientes com cirrose. Xantomas das pálpebras e superfícies extensoras de tendões dos punhos e tornozelos podem ocorrer na colestase crônica, como ocorre na cirrose biliar primária. Finalmente, atrofia muscular profunda e caquexia na cirrose provavelmente refletem a diminuição da síntese de carboidratos, lipídeos e aminoácidos pelo fígado.

PONTO DE CHECAGEM

29. Quais são os aspectos definidores de cirrose?
30. Quais são as três categorias de fibrose hepática? Cite um agente causador para cada categoria.
31. Quais são os dois estados postulados no desenvolvimento de cirrose?
32. Quais são as maneiras pelas quais o álcool pode danificar o fígado?
33. Quais são as principais manifestações clínicas de cirrose?
34. Para cada manifestação clínica importante de cirrose, sugira uma hipótese razoável para explicar sua patogênese.

CAPÍTULO 14 Doenças do Fígado **423**

ESTUDOS DE CASOS

Yeong Kwok, M.D.

(Ver Capítulo 25, p. 725, para Respostas)

CASO 71

Um homem de 28 anos, recentemente emigrado das Filipinas, teve um resultado de teste cutâneo tuberculínico positivo na clínica. Sua radiografia de tórax não mostrou tuberculose ativa, e ele negou quaisquer sintomas dessa infecção, inclusive perda de peso, tosse ou sudorese noturna. Para prevenir doença futura, foi recomendada dose diária de isoniazida para os próximos 9 meses. Duas semanas após o início da terapia, o paciente relatou fadiga progressiva, episódios intermitentes de náusea e dor abdominal. Ele também notou escurecimento da urina e fezes de cor clara. Sua irmã notou um amarelecimento gradual de seus olhos e de sua pele. Exames de sangue mostraram um aumento acentuado de bilirrubina e aminotransferases séricas. A isoniazida foi suspensa, e seus sintomas regrediram com normalização das enzimas hepáticas.

Questões

A. Descreva os subtipos de hepatite tóxica.

B. Quais achados histológicos típicos são notados durante hepatite aguda não complicada?

C. Qual é a patogênese da icterícia clínica observada neste paciente?

CASO 72

Um homem de 44 anos está preocupado com testes de função hepática anormais colhidos para seu exame pré-admissional 6 meses atrás. Seus níveis de aminotransferase sérica foram duas vezes o normal naquela ocasião e permanecem sem mudança após repetição dos exames. Ao ser interrogado, ele nega uso regular de álcool, mas declara que costumava se injetar heroína. Atualmente, ele relata alguma fadiga, mas afora isso sente-se bem. Seu médico de atenção primária solicitou testes sorológicos, que revelaram HBsAg positivo, anti-HBs negativo e IgG anti-HBc positiva. Os resultados de testes anti-HDV e anti-HCV foram ambos negativos.

Questões

A. Com base nos resultados desses testes de antígeno e anticorpo, qual é o diagnóstico do paciente?

B. Que porcentagem de pacientes com hepatite B aguda permanece infectada cronicamente com HBV? Desses pacientes, quantos desenvolvem doença ativa crônica? Quais são as complicações significativas da infecção ativa crônica?

C. Qual é o significado da superinfecção com hepatite D?

D. Que evidência existe apoiando o dano imunomediado na hepatite crônica ativa?

424 Fisiopatologia da Doença

CASO 73

Um homem de 63 anos com uma história longa de uso de álcool apresenta-se ao seu novo médico de atenção primária com uma queixa de 6 meses de circunferência abdominal crescente. Ele também notou que faz equimoses com facilidade, e a fadiga vem piorando. Ele nega qualquer hemorragia GI. Ele continua a beber três ou quatro drinques por noite, mas diz que está tentando diminuir. O exame físico revela um homem caquético que parece mais velho que sua idade declarada. A pressão arterial é de 108/70 mmHg. Suas escleróticas estão anictéricas. Suas veias do pescoço estão planas, e o exame do tórax demonstra ginecomastia e múltiplos angiomas araneiformes. O exame abdominal é significativo por um abdome protuberante com uma onda líquida detectável, macicez móvel e um baço aumentado. A borda do fígado é difícil de apreciar. Ele tem leve edema depressível dos pés. A avaliação laboratorial mostra anemia, trombocitopenia e um tempo de protrombina elevado. A ultrassonografia abdominal confirma um fígado diminuído, heterogêneo, compatível com cirrose, ascite significativa e esplenomegalia.

Questões

A. Descreva mecanismos possíveis para cirrose induzida por álcool.

B. Qual é o mecanismo proposto de hipertensão portal, e como ele afeta a formação de ascite?

C. Existem anormalidades hematológicas significativas. Como elas poderiam ser explicadas?

REFERÊNCIAS

Gerais

Bass NM et al. Rifaximin treatment in hepatic encephalopathy. N Engl J Med. 2010 Mar 25;362(12):1071–81. [PMID: 20335583]

Bohinc BN et al. Mechanisms of disease progression in NASH: new paradigms. Clin Liver Dis. 2012 Aug;16(3):549–65. [PMID: 22824480]

Boyer TD et al, eds. *Zakim and Boyer's Hepatology: A Textbook of Liver Disease*, 6th ed. WB Saunders, 2011.

Cauli O et al. Glutamatergic and gabaergic neurotransmission and neuronal circuits in hepatic encephalopathy. Metab Brain Dis. 2009 Mar;24(1):69–80. [PMID: 19085094]

Dooley JS et al. *Sherlock's Diseases of the Liver and Biliary System*, 12th ed. Wiley-Blackwell, 2011.

Gao B et al. Alcoholic liver disease: pathogenesis and new therapeutic targets. Gastroenterology. 2011 Nov;141(5):1572–85. [PMID: 21920463]

Jones EA et al. Theories of the pathogenesis of hepatic encephalopathy. Clin Liver Dis. 2012 Feb;16(1):7–26. [PMID: 22321462]

Krawczyk M et al. Nonalcoholic fatty liver disease. Best Pract Res Clin Gastroenterol. 2010 Oct;24(5):695–708. [PMID: 20955971]

Rose CF. Ammonia-lowering strategies for the treatment of hepatic encephalopathy. Clin Pharmacol Ther. 2012 Sep;92(3):321–31. [PMID: 22871998]

Hepatite aguda

Bernal W et al. Acute liver failure. Lancet. 2010 Jul 17;376(9736): 190–201. [PMID: 20638564]

Davern TJ. Drug-induced liver disease. Clin Liver Dis. 2012 May;16(2):231–45. [PMID: 22541696]

Dienstag JL. Hepatitis B virus infection. N Engl J Med. 2008 Oct 2;359(14):1486–500. Erratum in: N Engl J Med. 2010 Jul 15; 363(3):298. [PMID: 18832247]

Ghany MG et al. American Association for the Study of Liver Diseases. Diagnosis, management, and treatment of hepatitis C: an update. Hepatology. 2009 Apr;49(4):1335–74. [PMID: 19330875]

Gossard AA et al. Autoimmune hepatitis: a review. J Gastroenterol. 2012 May;47(5):498–503. [PMID: 22526272]

Hoofnagle JH et al. Hepatitis E. N Engl J Med. 2012 Sep 27; 367(13):1237–44. [PMID: 23013075]

Kowdley KV et al. Prevalence of chronic hepatitis B among foreign-born persons living in the United States by country of origin. Hepatology. 2012 Aug;56(2):422–33. [PMID: 22105832]

Maheshwari A et al. Management of acute hepatitis C. Clin Liver Dis. 2010 Feb;14(1):169–76. [PMID: 20123448]

Mufti AR et al. Liver disease in pregnancy. Clin Liver Dis. 2012 May;16(2):247–69. [PMID: 22541697]

Peppa D et al. Pathogenesis of hepatitis B virus infection and potential for new therapies. Br J Hosp Med (Lond). 2012 Oct;73(10):581–4. [PMID: 23124289]

Smith BD et al. Centers for Disease Control and Prevention. Recommendations for the identification of chronic hepatitis C virus infection among persons born during 1945–1965. MMWR Recomm Rep. 2012 Aug 17;61(RR-4):1–32. Erratum in: MMWR Recomm Rep. 2012 Nov 2;61(43):886. [PMID: 22895429]

Hepatite crônica

Bals R. Alpha-1-antitrypsin deficiency. Best Pract Res Clin Gastroenterol. 2010 Oct;24(5):629–33. [PMID: 20955965]

Bertoletti A et al. The host-pathogen interaction during HBV infection: immunological controversies. Antivir Ther. 2010;15(Suppl 3): 15–24. [PMID: 21041900]

Boyer TD et al, eds. *Zakim and Boyer's Hepatology: A Textbook of Liver Disease*, 6th ed. WB Saunders, 2011.

Brandman D et al. Impact of insulin resistance on HCV treatment response and impact of HCV treatment on insulin sensitivity using direct measurements of insulin action. Diabetes Care. 2012 May;35(5):1090-4. [PMID: 22399695]

Chalasani N et al. The diagnosis and management of nonalcoholic fatty liver disease: practice guideline by the American Gastroenterological Association, American Association for the Study of Liver Diseases, and American College of Gastroenterology. Gastroenterology. 2012 Jun;142(7):1592-609. Erratum in: Gastroenterology. 2012 Aug;143(2):503. [PMID: 22656328]

Jacobson IM et al. Manifestations of chronic hepatitis C virus infection beyond the liver. Clin Gastroenterol Hepatol. 2010 Dec;8(12):1017-29. [PMID: 20870037]

Jou JH et al. In the clinic. Hepatitis C. Ann Intern Med. 2012 Dec 4; 157(11):ITC6-1-ITC6-16. [PMID: 23208180]

Sanyal AJ et al. NASH CRN. Pioglitazone, vitamin E, or placebo for nonalcoholic steatohepatitis. N Engl J Med. 2010 May 6; 362(18):1675-85. [PMID: 20427778]

Yang JD et al. Cirrhosis is present in most patients with hepatitis B and hepatocellular carcinoma. Clin Gastroenterol Hepatol. 2011 Jan;9(1):64-70. [PMID: 20831903]

Cirrose

Abraldes JG et al. Diagnosing and monitoring cirrhosis: liver biopsy, hepatic venous pressure gradient and elastography. Gastroenterol Hepatol. 2012 Aug-Sep;35(7):488-95. [PMID: 22560536]

Ascha MS et al. The incidence and risk factors of hepatocellular carcinoma in patients with nonalcoholic steatohepatitis. Hepatology. 2010 Jun;51(6):1972-8. [PMID: 20209604]

Bals R. Alpha-1-antitrypsin deficiency. Best Pract Res Clin Gastroenterol. 2010 Oct;24(5):629-33. [PMID: 20955965]

Baranova A et al. Non-invasive markers for hepatic fi brosis. BMC Gastroenterol. 2011 Aug 17;11:91. [PMID: 21849046]

El-Serag HB. Hepatocellular carcinoma. N Engl J Med. 2011 Sep 22; 365(12):1118-27. [PMID: 21992124]

Garcia-Tsao G et al. Management of varices and variceal hemorrhage in cirrhosis. N Engl J Med. 2010 Mar 4;362(9):823-32. Erratum in: N Engl J Med. 2011 Feb 3;364(5):490. [PMID: 20200386]

Ginès P et al. Management of critically-ill cirrhotic patients. J Hepatol. 2012;56(Suppl 1):S13-24. [PMID: 22300462]

Ginès P et al. Renal failure in cirrhosis. N Engl J Med. 2009 Sep 24; 361(13):1279-90. [PMID: 19776409]

Ilan Y. Leaky gut and the liver: a role for bacterial translocation in nonalcoholic steatohepatitis. World J Gastroenterol. 2012 Jun 7; 18(21):2609-18. [PMID: 22690069]

Invernizzi P et al. Update on primary biliary cirrhosis. Dig Liver Dis. 2010 Jun;42(6):401-8. [PMID: 20359968]

Krok KL et al. Hepatic hydrothorax. Semin Respir Crit Care Med. 2012 Feb;33(1):3-10. [PMID: 22447255]

Pietrangelo A. Hereditary hemochromatosis: pathogenesis, diagnosis, and treatment. Gastroenterology. 2010 Aug;139(2):393-408. [PMID: 20542038]

Pinzani M et al. Liver cirrhosis. Best Pract Res Clin Gastroenterol. 2011 Apr;25(2):281-90. [PMID: 21497745]

Rahimi RS et al. Complications of cirrhosis. Curr Opin Gastroenterol. 2012 May;28(3):223-9. [PMID: 22343347]

Riggio O et al. A simplified psychometric evaluation for the diagnosis of minimal hepatic encephalopathy. Clin Gastroenterol Hepatol. 2011 Jul;9(7):613-6. [PMID: 21440091]

Rodríguez-Roisin R et al. Hepatopulmonary syndrome—a liver-induced lung vascular disorder. N Engl J Med. 2008 May 29;358(22):2378-87. [PMID: 18509123]

Rosen HR. Clinical practice. Chronic hepatitis C infection. N Engl J Med. 2011 Jun 23;364(25):2429-38. [PMID: 21696309]

Runyon BA; AASLD Practice Guidelines Committee. Management of adult patients with ascites due to cirrhosis: an update. Hepatology. 2009 Jun;49(6):2087-107. [PMID: 19475696]

Sigal SH. Hyponatremia in cirrhosis. J Hosp Med. 2012 Apr;7(Suppl 4): S14-7. [PMID: 22489081]

Silverman EK et al. Clinical practice. Alpha1-antitrypsin defi ciency. N Engl J Med. 2009 Jun 25;360(26):2749-57. [PMID: 19553648]

Tsouka A et al. Complications of chronic liver disease. Clin Res Hepatol Gastroenterol. 2012 Jun;36(3):262-7. [PMID: 22521556]

Wadei HM. Hepatorenal syndrome: a critical update. Semin Respir Crit Care Med. 2012 Feb;33(1):55-69. [PMID: 22447261]

Zhang J et al. Hepatopulmonary syndrome: update on pathogenesis and clinical features. Nat Rev Gastroenterol Hepatol. 2012 Sep;9(9):539-49. [PMID: 22751459]

C A P Í T U L O

Distúrbios do Pâncreas Exócrino

15

Christopher J. Sonnenday, M.D., M.H.S.

O pâncreas é uma glândula com funções tanto exócrinas quanto endócrinas. O pâncreas exócrino contém **ácinos**, que secretam suco pancreático para o duodeno por meio dos ductos pancreáticos (Figura 15-1). O suco pancreático contém numerosas enzimas, algumas das quais secretadas inicialmente como zimógenos em uma forma inativa. Uma vez ativadas, essas enzimas ajudam a digerir o alimento e a prepará-lo para a absorção no intestino. Distúrbios que interferem na atividade normal das enzimas pancreáticas (insuficiência pancreática) causam má digestão de gorduras e esteatorreia (fezes gordurosas). A patologia do pâncreas exócrino resulta de inflamação (pancreatite aguda, pancreatite crônica), neoplasia (adenocarcinoma de ducto, tumores neuroendócrinos e outras neoplasias pancreáticas) ou obstrução de canal por cálculos ou muco anormalmente viscoso (fibrose cística).

O pâncreas endócrino é composto pelas **ilhotas de Langerhans**. As ilhotas são distribuídas por todo o pâncreas e contêm várias células diferentes produtoras de hormônios. As células das ilhotas produzem hormônios, como a insulina, que são importantes na absorção, na armazenagem e no metabolismo de nutrientes. A disfunção do pâncreas endócrino pode causar diabetes melito (ver Capítulo 18).

Em alguns pacientes, as disfunções exócrina e endócrina ocorrem simultaneamente.

ESTRUTURA E FUNÇÃO NORMAL DO PÂNCREAS EXÓCRINO

ANATOMIA

O pâncreas é um órgão sólido que se encontra no retroperitônio no sentido transversal, profundamente dentro do epigastro. Ele é preso firmemente por ligamentos em posição anterior à aorta suprarrenal e à primeira e segunda vértebras lombares. Assim, a dor da pancreatite aguda ou crônica situa-se profundamente na região epigástrica e, com frequência, se irradia para as costas.

Normalmente, o pâncreas tem cerca de 15 cm de comprimento, embora um pâncreas normal pese menos de 110 g. O órgão é coberto por uma cápsula fina de tecido conectivo que envia septos para dentro dele, separando-o em lóbulos.

O pâncreas pode ser dividido em quatro partes: cabeça, inclusive o processo uncinado; colo do pâncreas; corpo; e cauda. A cabeça é a parte mais grossa da glândula (2 a 4 cm) e fica na "alça em C", ou espaço curvo entre a primeira, segunda e terceira porções do duodeno. O processo uncinado é a porção que se estende no sentido dorsal e para a esquerda atrás dos vasos mesentéricos superiores. O pescoço conecta a cabeça e o corpo e fica imediatamente ventral aos vasos mesentéricos superiores. O corpo se situa transversalmente no espaço retroperitoneal, limitado superiormente pela artéria esplênica e dorsalmente pela veia esplênica. A cauda do pâncreas é menos fixa no retroperitônio e se estende em direção, e com frequência diretamente adjacente, ao hilo do baço.

Embriologicamente, o pâncreas se desenvolve como dois brotos endodérmicos separados a partir do intestino primitivo anterior em desenvolvimento. Esses elementos dorsal e ventral separados do pâncreas primordial inicialmente se desenvolvem em oposição um ao outro, mas com a rotação do intestino primitivo terminam se fusionando em direção à esquerda do duodeno. O desenvolvimento dos brotos dorsal e ventral é regulado por um processo complexo de sinais intrínsecos a partir das próprias células endodérmicas, bem como sinais extrínsecos a partir do mesoderma circundante. O broto dorsal se diferencia na porção de sentido mais cefálico e anterior da cabeça do pâncreas, bem como no pescoço, no corpo e na cauda. O broto dorsal contém o ducto pancreático acessório (**ducto de Santorini**), que entra no duodeno na papila menor. O broto ventral menor surge adjacente ao canal biliar para se tornar a porção mais caudal da cabeça do pâncreas e o processo uncinado. O broto ventral contém o ducto pancreático principal (**ducto de Wirsung**), que entra no duodeno na **ampola de Vater** (Figura 15-1) juntamente com o colédoco. Quando elementos celulares e mesenquimais se diferenciam, os brotos dorsal e ventral desenvolvem um sistema conjunto de ductos, e o órgão todo finalmente ocupa seu lugar no retroperitônio do abdome superior. Células neuroendócrinas primitivas surgem entre as estruturas dos ductos em desenvolvimento e, por fim, formam as ilhotas de Langerhans entremeadas.

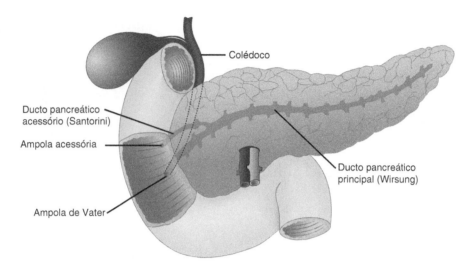

FIGURA 15-1 Anatomia do pâncreas. (Cortesia de W. Silen.)

O ducto pancreático principal de Wirsung normalmente se torna a drenagem para a maior parte do parênquima do pâncreas. Esse ducto geralmente tem cerca de 3 a 4 mm de diâmetro. Na maioria dos indivíduos, o ducto pancreático entra no duodeno na papila duodenal ao lado do colédoco, rodeado pelo esfíncter de Oddi, que controla a drenagem de ambos os ductos. Em cerca de um terço dos indivíduos, o ducto de Wirsung e o colédoco se juntam para formar um ducto comum antes de terminarem na ampola de Vater (Figura 15-1).

Pâncreas divisum é a anomalia congênita do pâncreas mais comum, e ocorre quando os componentes embriológicos ventral e dorsal do pâncreas deixam de se fusionar, tornando-se dois sistemas de ductos diferentes que não se comunicam e que drenam separadamente para o duodeno por meio de duas papilas diferentes. O sistema menor drena por meio da papila maior, mas o sistema dorsal dominante drena por meio da papila menor. Esta situação pode causar uma obstrução relativa ao fluxo de suco pancreático e pode estar associada ao desenvolvimento de pancreatite. O pâncreas divisum ocorre em até 7% em séries de autópsias.

HISTOLOGIA

O pâncreas exócrino consiste em cachos de ácinos secretores de enzimas centrados em volta de, e drenados individualmente por, dúctulos. As ilhotas de Langerhans do pâncreas endócrino são aglomerados de umas poucas centenas de células secretoras de hormônios, e cada aglomerado é localizado entre os lóbulos.

Cada ácino pancreático é composto por várias células acinares rodeando um lúmen (Figura 15-2). As células centroacinares são localizadas centralmente nos ácinos, interpostas entre as células acinares e o epitélio do ducto. Acredita-se que as células centroacinares tenham um papel primário na secreção de eletrólitos e água para dentro do sistema de ductos pancreáticos. As células acinares sintetizam e secretam enzimas. Ao exame histológico, as células acinares são células glandulares exócrinas típicas, assim como são células epiteliais piramidais arrumadas em fileiras. Seus ápices se juntam para formar o lúmen do ácino. **Grânulos zimógenos** contendo enzimas digestivas ou seus precursores são encontrados nas células acinares. Esses grânulos são descarregados por exocitose a partir dos ápices das células para dentro do lúmen. O número de grânulos zimógenos nas células varia; uma maior quantidade é encontrada durante jejum e uma menor quantidade, depois de uma refeição.

Os ácinos estão centrados sobre ramos pequenos do ducto pancreático, que finalmente convergem para formar o lúmen contínuo do ducto pancreático principal. Os ductos maduros são revestidos por uma camada contínua de células epiteliais de ductos, em junções estreitas. O epitélio dos ductos contribui para a secreção de água e eletrólitos nas secreções pancreáticas e forma a barreira epitelial importante que separa o parênquima pancreático das secreções dos ductos ricas em enzimas.

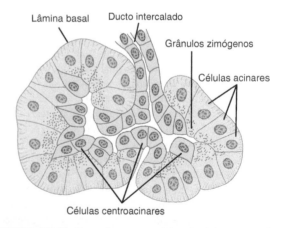

FIGURA 15-2 Desenho esquemático do ácino pancreático. As células acinares têm formato piramidal, com grânulos zimógenos em seus ápices. (Redesenhada, com permissão, de Junqueira LC et al., eds. *Basic Histology*, 10th ed. McGraw-Hill, 2003.)

O comprometimento dessa barreira epitelial devido à inflamação ou ao trauma pode estar associado com inflamação peripancreática significativa e sequelas clínicas graves.

FISIOLOGIA

Composição do suco pancreático

Até 1.500 mL de suco pancreático são secretados diariamente por um pâncreas normal. Estados mórbidos (p. ex., pancreatite crônica) podem estar associados com uma diminuição acentuada da secreção pancreática exócrina. O suco pancreático contém água, íons e uma variedade de proteínas. Os principais íons no suco pancreático são HCO_3^-, Cl^-, Na^+ e K^+. Destes, o HCO_3^- é particularmente importante. Em taxas de fluxo máximas, a concentração de HCO_3^- no suco pancreático pode alcançar 150 mEq/L (vs. 24 mEq/L no plasma), e o pH do suco pode atingir 8,3. A natureza alcalina do suco pancreático desempenha um papel importante na neutralização do ácido gástrico que entra no duodeno com o alimento ingerido (quimo) proveniente do estômago. O pH do conteúdo duodenal se eleva para 6,0 a 7,0, e no momento em que o quimo alcança o jejuno, seu pH é quase neutro.

Análise proteômica sugere que há mais de 200 proteínas nas secreções pancreáticas. Muitas dessas proteínas ubíquas têm vários papéis no crescimento e na sinalização celular, enquanto outras estão engajadas em imunologia celular. O restante das proteínas pancreáticas secretadas é responsável pelas funções digestivas do pâncreas exócrino. Uma função primária do pâncreas é a digestão de proteínas no alimento parcialmente digerido. Esta digestão é mediada por tripsinogênio e outras proteases secretadas. Contudo, o pâncreas exócrino também secreta enzimas responsáveis por metabolismo e absorção de lipídeos (lipase, colipase) e carboidratos (amilase, enolase).

Algumas das enzimas pancreáticas (lipase, amilase, desoxirribonuclease e ribonuclease) são secretadas pelas células acinares em suas formas ativas. As enzimas restantes são secretadas como proenzimas inativas ou **zimógenos** (tripsinogênio, quimiotripsinogênio, proelastase, procarboxipeptidase e fosfolipase A_2), que são ativadas no lúmen do intestino proximal. Há uma hipótese de que a ativação anormal de zimógenos dentro da célula acinar leva à pancreatite aguda e à autodigestão pancreática.

Quando o suco pancreático entra no duodeno, o tripsinogênio é convertido à forma ativa tripsina por uma enzima encontrada na borda em escova intestinal chamada enteropeptidase. A tripsina então converte as proenzimas restantes em enzimas ativas (p. ex., quimiotripsinogênio em quimiotripsina). A tripsina também pode ativar seu próprio precursor, o tripsinogênio, produzindo o potencial para uma reação em cadeia autocatalítica.

Quando o tripsinogênio é ativado dentro do próprio pâncreas, dois mecanismos protetores conhecidos estão disponíveis. Primeiro, há uma inibição da tripsina ativada pelo inibidor da tripsina secretora ativada pancreática (PSTI), também conhecido como inibidor da serinoprotease, Kazal tipo 1 (ou SPINK1), que pode inibir aproximadamente 20% da atividade de tripsina. Se a atividade de tripsina superar a capacidade inibidora de SPINK1/PSTI, a inativação da tripsina pode ocorrer por meio de autólise.

Regulação da secreção de suco pancreático

Avanços recentes em nossa compreensão sobre a função exócrina pancreática revelam fatores hormonais e neurais como dois elementos distintos, mas interativos, que regulam a secreção. Dois hormônios em particular parecem ter um papel primário na secreção de enzimas pancreáticas, a **secretina** e a **colecistocinina** (**CCK**). Ambos os hormônios são produzidos por células enteroendócrinas especializadas da mucosa duodenal, e agem por vias intracelulares distintas, mas sinérgicas, sobre as células acinares pancreáticas.

A secreção de secretina é desencadeada por ácido gástrico e pelos produtos da digestão de proteínas no duodeno. A secretina atua principalmente sobre células epiteliais de ductos pancreáticos, células centroacinares e, em menor grau, acinares, para produzir HCO_3^-, elevando o pH das secreções pancreáticas. A secreção de H_2O também é aumentada em resposta à secretina, provocando o crescimento do volume absoluto de suco pancreático. Estudos mecanísticos têm demonstrado que a secretina e o hormônio correlato peptídeo intestinal vasoativo (VIP) agem sobre células acinares e dos ductos por ativação de adenilato-ciclase e subsequente proteína-quinase A dependente de AMPc. Análise proteômica tem revelado que a secretina não parece alterar os componentes do suco pancreático, mas, em vez disso, regula as proporções relativas das enzimas secretadas.

A secreção de CCK é desencadeada pelos produtos da digestão de proteínas e gorduras (peptídeos, aminoácidos e ácidos graxos) quando eles entram no duodeno. A liberação de CCK por células intestinais específicas parece ser regulada por um peptídeo liberador de colecistocinina no intestino delgado proximal, que é sensível à tripsina e é ativo no lúmen. A CCK controla a secreção exócrina pancreática por meio de dois mecanismos: 1) ativação de neurônios localizados no núcleo motor dorsal dos neurônios motores do vago que controlam sinais parassimpáticos, e 2) ação direta sobre células acinares pancreáticas. A liberação de CCK eleva as concentrações intracelulares de Ca^{2+}, o que provoca a liberação de enzimas pancreáticas dos grânulos zimógenos. Os hormônios entéricos correlatos acetilcolina e peptídeo liberador de gastrina (GRP) parecem agir por vias similares dependentes de cálcio. A ação integrada tanto de secretina quanto de CCK produz secreção abundante de suco pancreático alcalino e rico em enzimas.

Quando vias dependentes tanto de AMPc quanto de cálcio são estimuladas, o efeito dentro da célula acinar é maior que a soma de suas atividades individuais. Assim, CCK e secretina parecem agir sinergicamente em resposta a uma refeição para estimular a produção de um grande volume de suco pancreático alcalino rico em enzimas digestivas. Evidências recentes também implicam numerosos outros hormônios e

430 Fisiopatologia da Doença

peptídeos gastrintestinais (GI) (grelina, leptina e melatonina) na regulação da secreção pancreática endócrina e exócrina.

Funções digestivas do suco pancreático

A secreção de suco pancreático auxilia a digestão de várias maneiras. A grande quantidade de bicarbonato no suco ajuda a neutralizar o quimo ácido proveniente do estômago, de modo que as enzimas pancreáticas possam funcionar otimamente em uma faixa neutra de pH.

Cada uma das enzimas também tem uma função digestiva importante. Ao digerir carboidratos, a **amilase** pancreática cliva polissacarídeos de glicose de cadeia reta (chamados amiloses em amido) em dextrinas limite-α menores, maltose e maltotriose. Enzimas da borda em escova no intestino delgado completam a hidrólise desses açúcares menores em glicose, que é transportada por meio do epitélio intestinal por transporte acoplado a Na^+. A **lipase** pancreática contribui para o metabolismo das gorduras por hidrolisar triglicerídeos em ácidos graxos e um monoglicerídeo; esta atividade é mais eficiente na presença de ácidos biliares, que servem para emulsificar os triglicerídeos. A **fosfolipase A$_2$** cliva um ácido graxo da lecitina para formar lisolecitina. **Ribonuclease** e **desoxirri-** **bonuclease** atacam os ácidos nucleicos. As enzimas restantes ajudam a digerir proteínas. **Tripsina**, **quimiotripsina** e **elastase** são endopeptidases (i.e., elas clivam ligações peptídicas no meio de cadeias de polipeptídeos). **Carboxipeptidase** é uma exopeptidase (i.e., cliva ligações peptídicas adjacentes aos carboxiterminais de cadeias de peptídeos). Juntas, essas proteases fragmentam proteínas em oligopeptídeos e aminoácidos livres.

PONTO DE CHECAGEM

1. Quais aspectos histológicos estão associados com a secreção pancreática de enzimas digestivas no trato GI?

2. Quais são o volume, a composição e a função do suco pancreático?

3. Quais são os controles neurais e hormonais da função exócrina pancreática?

4. Por que o tripsinogênio não autoativa antes de chegar ao duodeno?

FISIOPATOLOGIA DE DISTÚRBIOS PANCREÁTICOS EXÓCRINOS SELECIONADOS

PANCREATITE AGUDA

Apresentações clínicas

A pancreatite aguda é uma síndrome clínica resultante de inflamação aguda e autodigestão destrutiva do pâncreas e de tecidos peripancreáticos. Ela é a terceira indicação mais comum para internação hospitalar entre doenças GI, e está associada com morbidade e mortalidade significativas. Dados do National Center for Health Statistics (Centro Nacional de Estatísticas de Saúde) documentam claramente uma quase duplicação dos casos de internações hospitalares por pancreatite aguda entre 1985 e 2005. Felizmente, a taxa de sobrevivência geral de pacientes com pancreatite aguda está aumentando, apesar de a taxa de mortalidade continuar alta (20 a 25%) em pacientes internados em unidades de tratamento intensivo com pancreatite aguda grave.

Etiologia

A pancreatite aguda tem muitas causas, como resumido na Tabela 15-1. Na prática clínica, doenças do trato biliar e ingestão de álcool são responsáveis pela maioria dos casos, com causas metabólicas, etiologias mecânicas, reações a fármacos e lesões traumáticas causando quase todos os casos restantes. Independentemente da etiologia, a patogênese da lesão pancreática, os efeitos sistêmicos associados e os fatores de risco para pancreatite aguda grave parecem ser semelhantes.

O uso de álcool é comumente associado à pancreatite aguda nos países desenvolvidos. Em geral, a pancreatite aguda ocorre após um episódio de uso excessivo de álcool; a ingestão pesada crônica de álcool pode levar à pancreatite crônica, e pode aumentar a suscetibilidade a episódios de pancreatite aguda. Vários mecanismos são responsáveis por lesão do pâncreas induzida por álcool. Álcool ou seu metabólito, acetaldeído, podem exercer um efeito tóxico sobre as células acinares pancreáticas, levando à ativação intracelular de tripsina pelas enzimas lisossômicas. Além disso, inflamação do esfíncter de Oddi pode levar à retenção de enzimas hidrolíticas no ducto e nos ácinos pancreáticos. A má nutrição pode predispor ducto à lesão pancreática. Por exemplo, deficiências de elementos-traço como zinco ou selênio ocorrem em pacientes alcoólatras, e estão associadas à lesão de células acinares. Metaloenzimas, como superóxido dismutase, catalase e glutationa peroxidase, são limpadoras importantes de radicais livres.

Em pacientes que não ingerem álcool, a causa mais comum de pancreatite aguda é doença do trato biliar. Nesses casos, o mecanismo hipotético é obstrução do colédoco e do ducto pancreático principal quando lama ou cálculo biliar fica alojado na ampola de Vater. O refluxo de bile ou de secreções pancreáticas para dentro do ducto pancreático leva à lesão parenquimatosa. Tem sido proposto que toxinas bacterianas ou ácidos biliares livres migram por meio de vasos linfáticos da vesícula biliar para o pâncreas, dando origem à inflamação. Em qualquer dos casos, a pancreatite aguda associada com

CAPÍTULO 15 Distúrbios do Pâncreas Exócrino **431**

TABELA 15-1 Causas de pancreatite aguda

Ingestão de álcool (alcoolismo agudo ou crônico)	**Fármacos**
Doença do trato biliar	Associação definida
Trauma	Imunossupressores: azatioprina, mercaptopurina
Trauma abdominal contuso	Diuréticos: tiazídicos, furosemida
Pós-operatório	Antimicrobianos: sulfonamidas, tetraciclinas, pentamidina, didanosina, metronidazol, eritromicina
Cateterismo retrógrado pós-endoscópico do ducto pancreático, injeção no ducto pancreático	Esteroides: estrogênios, contraceptivos orais, corticosteroides, ACTH
Choque pós-elétrico	Outros: ácido valproico, metformina, infusão lipídica intravenosa
Infecções	Provável associação
Virais: caxumba, rubéola, vírus de Coxsackie B, ecovírus, hepatite viral A, B, adenovírus, citomegalovírus, varicela, vírus Epstein-Barr, HIV	Imunossupressores: asparaginase
	Diuréticos: ácido etacrínico, clortalidona
Bacterianas: *Mycoplasma pneumoniae, Salmonella typhi*, estreptococos do grupo A (escarlatina), estafilococos, actinomicose, *Mycobacterium tuberculosis*, complexo *Mycobacterium avium, Legionella, Campylobacter jejuni, Leptospira icterohaemorrhagiae*	Outros: procainamida, cimetidina, ranitidina, sulfassalazina
	Possível associação
Parasitárias: *Ascaris lumbricoides*, cisto hidático, *Clonorchis sinensis*	Antimicrobianos: isoniazida, rifampicina, nitrofurantoína
Metabólicas	Analgésicos: paracetamol, propoxifeno, salicilatos, sulindaco, outros AINEs
Hiperlipidemia, síndrome de deficiência de apolipoproteína CII, hipertrigliceridemia	Outros: metildopa
Hipercalcemia (p. ex., hiperparatireoidismo)	**Vasculares**
Uremia	Vasculite: lúpus eritematoso sistêmico, poliarterite nodosa, hipertensão maligna, púrpura trombocitopênica trombótica
Pós-transplante renal	Choque, hipoperfusão, infarto miocárdico ou mesentérico
Gravidez, eclâmpsia	Embolia ateromatosa
Hemocromatose, hemossiderose	**Mecânicas**
Desnutrição: kwashiorkor, espru, pós-gastrectomia, doença de Whipple	Pâncreas divisum com obstrução de ducto acessório
Cetoacidose diabética	Estenose da ampola de Vater, tumor, obstrução (enterite regional, divertículo duodenal, cirurgia duodenal, vermes, corpos estranhos)
Hereditárias	Coledococele
Pancreatite familiar	Úlcera duodenal penetrante
Fibrose cística	Carcinoma pancreático
Venenos e toxinas	**Idiopática**
Veneno: escorpião (*Tityus trinitatis*)	
Inorgânicos: zinco, cobalto, cloreto de mercúrio, óxido sacarado de ferro	
Orgânicos: metanol, organofosforados	

doença do trato biliar é mais comum em mulheres, porque cálculos biliares são mais comuns em mulheres.

Uma proporção significativa de pancreatite "por cálculo biliar" não está associada com cálculos discretos, mensuráveis, passando pelo colédoco e obstruindo a ampola. Em vez disso, acredita-se que a lama biliar, ou **microlitíase**, desempenhe um papel etiológico em muitos casos de pancreatite, que eram anteriormente classificados como idiopáticos. A colangiopancreatografia retrógrada endoscópica (ERCP) realizada nesses casos frequentemente identifica a microlitíase e bile viscosa particulada no ducto colédoco, que pode causar obstrução biliar transitória e ativar as mesmas vias mecanísticas que levam à pancreatite, como acontece com cálculos biliares maiores. Um mecanismo alternativo que tem sido proposto é a passagem recorrente de microlitíase causando estenose da papila ou disfunção do esfíncter de Oddi.

Assim, a ausência de cálculos biliares óbvios em estudos de imagem não exclui definitivamente uma causa biliar da pancreatite aguda. Suspeita-se de microlitíase biliar quando uma ultrassonografia mostra ecos de baixo nível que gravitam em direção à porção pendente da vesícula biliar, sem a sombra acústica típica de cálculos biliares. Microlitíase é documentada quando cristais de monoidrato de colesterol e grânulos de bilirrubinato de cálcio são encontrados na microscopia óptica de um espécime de bile centrifugado obtido por via endoscópica. Na prática clínica, esse diagnóstico é realizado com frequência em um paciente com uma apresentação apropriada e com fatores de risco para microlitíase biliar, inclusi-

432 Fisiopatologia da Doença

ve gravidez, perda de peso rápida, enfermidade crítica, jejum prolongado, nutrição parenteral total, administração de certos fármacos (ceftriaxona e octreotida) e transplante de medula óssea ou de órgão sólido.

A pancreatite aguda pode resultar de uma variedade de agentes infecciosos, inclusive vírus (vírus da caxumba, vírus de Coxsackie, vírus da hepatite A, HIV ou citomegalovírus) e bactérias (*Salmonella typhi* ou estreptococos hemolíticos). Pacientes com infecção por HIV podem desenvolver pancreatite aguda pela própria infecção com HIV, por infecções oportunistas correlacionadas ou por terapias antirretrovirais. Em pacientes infectados por HIV, pancreatite tem sido associada com abuso de drogas intravenosas, terapia com pentamidina, infecções por *Pneumocystis jirovecii* e *Mycobacterium avium intracellulare* e cálculos biliares.

Trauma contuso ou penetrante e outras lesões podem causar pancreatite aguda. Pancreatite às vezes ocorre após procedimentos cirúrgicos próximos do pâncreas (síndrome do coto duodenal, síndrome da cauda pancreática após esplenectomia). Choque e hipotermia podem causar perfusão diminuída, resultando em degeneração celular e liberação de enzimas pancreáticas. Radioterapia de neoplasias malignas retroperitoneais pode, às vezes, causar pancreatite aguda, provavelmente por lesão da microvasculatura e arquitetura acinar.

Hipercalcemia acentuada, como aquela associada a hiperparatireoidismo, sarcoidose, hipervitaminose D ou mieloma múltiplo, causa pancreatite aguda em cerca de 10% dos casos. Dois mecanismos têm sido propostos como hipóteses. A alta concentração plasmática de cálcio pode levar o cálcio a se precipitar no ducto pancreático, provocando obstrução do ducto. Alternativamente, a hipercalcemia pode estimular ativação de tripsinogênio no ducto pancreático.

A pancreatite também é associada à hiperlipidemia, particularmente os tipos caracterizados por níveis plasmáticos aumentados de quilomícrons (tipos I, IV e V). Nestes casos, postula-se que ácidos graxos livres liberados pela ação de lipase pancreática causam inflamação e lesão da glândula. Abuso de álcool ou uso de contraceptivos orais aumenta o risco de pancreatite aguda em pacientes com hiperlipidemia.

Uma variedade de fármacos tem sido associada com pancreatite, inclusive corticosteroides, diuréticos tiazídicos, imunossupressores e agentes quimioterápicos para câncer.

Raramente, a pancreatite aguda pode ser familiar, ocorrendo com um padrão de herança autossômica dominante. A **pancreatite hereditária** apresenta-se geralmente como pancreatite aguda recorrente na infância, progredindo para pancreatite crônica na idade adulta jovem em mais de 50% dos casos. A pancreatite aguda recorrente hereditária tem sido associada com **mutações no gene do tripsinogênio catiônico** (*protease, serina, 1; PRSS1*) mapeadas no cromossomo 7q35. Duas mutações pontuais, R122H e N29I, são responsáveis pela maioria dos casos e podem ser detectadas por testes genéticos. Estudos têm sugerido que a mutação R122H está associada com pancreatite aguda mais grave, levando a crises e internações hospitalares mais frequentes. Outras famílias têm mutações em *SPINK1/PSTI*. Mutações no tripsinogênio catiônico

parecem aumentar a autoativação de tripsinogênio por alterar as vias reguladoras mediadas por cálcio, e mutações de *SPINK1/PSTI* diminuem a inibição de tripsinogênio ativo. Outras mutações eliminam o local de autólise de tripsina. Pacientes diagnosticados com pancreatite hereditária devem ser inscritos em um programa de vigilância de câncer do pâncreas, e a pancreatectomia total deve ser considerada em casos selecionados, pois aproximadamente 40% dos pacientes afetados desenvolvem câncer pancreático em torno dos 70 anos de idade.

Nos últimos anos, nossa compreensão sobre o diagnóstico e a classificação da **pancreatite autoimune** evoluiu. Esta doença crônica de fibrose e inflamação linfoplasmocitária pode causar tanto episódios agudos de pancreatite quanto lesão crônica. Dois subtipos foram caracterizados. A **pancreatite autoimune tipo I** é responsável por mais de 80% dos casos nos Estados Unidos e está associada com níveis séricos elevados de IgG4 e com infiltração linfocítica por todo o parênquima pancreático. Muitos pacientes com pancreatite autoimune tipo I têm manifestações extrapancreáticas e muitas vezes são diagnosticados com doença relacionada com IgG4. A **pancreatite autoimune tipo II** é mais comum fora dos Estados Unidos, e não parece ser mediada por IgG4. Os achados histopatológicos patognomônicos desta doença são lesões granulócito-epiteliais com infiltração neutrofílica. A pancreatite autoimune tipo II apresenta-se mais comumente com pancreatite aguda em comparação com a doença do tipo I.

Em cerca de 15 a 25% dos casos de pancreatite aguda, nenhum fator etiológico pode ser identificado. A **pancreatite recorrente aguda idiopática** é observada em pacientes com mais de um ataque de pancreatite aguda, quando a causa subjacente passa despercebida na detecção apesar de uma pesquisa minuciosa.

Patologia

Os sintomas, sinais, achados laboratoriais e as complicações da pancreatite aguda podem ser explicados com base no dano patológico dos dúctulos, dos ácinos e das ilhotas do pâncreas. Entretanto, tanto o grau de lesão quanto as consequências clínicas são bastante variáveis.

Quando a lesão é limitada em extensão, os aspectos patológicos consistem em tumefação leve a acentuada da glândula, especialmente dos ácinos, e infiltração leve a acentuada com neutrófilos polimorfonucleares. Contudo, o dano tecidual geralmente é apenas mínimo a moderado, e não há hemorragia. Em alguns casos, supuração pode ser encontrada juntamente com o edema, e isso pode resultar em necrose tecidual e formação de abscesso. Em casos graves, ocorre necrose massiva e liquefação do pâncreas, predispondo à formação de abscesso pancreático. Necrose e ruptura vascular podem ocorrer, resultando em hemorragia peripancreática. Embora hemorragia microvascular envolvendo tecido peripancreático seja comum em casos graves de pancreatite aguda, sangramento significativo por erosão de um vaso grande é uma entidade clínica rara, e é observado com mais frequência na pancreatite crônica.

Casos graves de pancreatite podem estar associados com a formação de ascite, que provavelmente é uma combinação de líquido seroso excretado pela superfície peritoneal inflamada, gordura peripancreática liquefeita, sangue de tecidos peripancreáticos e debris necróticos do pâncreas. Em casos raros associados com ruptura de ductos pancreáticos, a ascite pode conter secreções pancreáticas francas ricas em amilase e outras enzimas do pâncreas. A documentação de líquido peritoneal rico em amilase estabelece o diagnóstico da chamada ascite pancreática. Em casos de pancreatite aguda grave, as superfícies peritoneais têm um aspecto característico à exploração cirúrgica ou necropsia; necrose de gordura, ou saponificação, pode ocorrer dentro e em volta do pâncreas, omento e mesentério, aparecendo como focos brancos com aspecto de giz que podem calcificar posteriormente.

Estudos histológicos de tecido pancreático obtidos de pacientes com o primeiro ataque de pancreatite alcoólica aguda, que sofreram cirurgia por complicações, constataram que a pancreatite aguda (necrose pancreática, esteatonecrose, infiltração por células inflamatórias) algumas vezes se desenvolve em uma glândula já afetada por pancreatite crônica (fibrose perilobular e intralobular, perda de parênquima exócrino e atrofia de lóbulos residuais, ductos interlobulares e intralobulares dilatados revestidos com epitélio cuboide ou achatado, e tampões de proteína dentro de ductos dilatados). Há hipótese de que, se a pancreatite alcoólica aguda se desenvolver em um pâncreas já afetado por pancreatite crônica, ela se deve à obstrução dos ductos por tampões de proteína, uma lesão inicial da pancreatite crônica.

Patogênese

A patogênese da pancreatite aguda permanece apenas parcialmente compreendida. A teoria central nesta doença tem sido centrada há muito tempo na ativação anormal de tripsinogênio e outras enzimas dentro dos ácinos pancreáticos, causando autodigestão e uma profunda resposta inflamatória sistêmica. Evidências recentes sugerem que acontecem outros eventos paralelos à ativação de tripsinogênio, como a ativação de NFκB (fator nuclear intensificador de cadeia leve capa de células B ativadas, um complexo proteico que controla a transcrição de DNA), que pode induzir pancreatite aguda em modelos experimentais (Figura 15-3). Contudo, estudos apurados têm confirmado que a expressão de tripsina ativa dentro de ácinos pancreáticos é por si só suficiente para induzir morte celular e inflamação na pancreatite aguda. Assim, o papel *in vivo* de mecanismos alternativos de autodigestão pancreática permanece desconhecido.

A ativação de tripsinogênio está associada com um influxo citosólico de cálcio (Ca^{2+}) mantido mediado por canais de cálcio na membrana plasmática, bem como por receptores de cálcio no retículo endoplasmático. Calcineurina é um provável alvo a jusante de níveis intracelulares de Ca^{2+} elevados, mediando parte da lesão observada na pancreatite aguda via ativação de células T.

O tripsinogênio provavelmente é ativado dentro de compartimentos intracelulares limitados por membrana, que exibem autofagia desregulada na situação de pancreatite aguda. Embora tenha sido demonstrado que a catepsina B dentro de lisossomos ativa o tripsinogênio, isso provavelmente só ocorre

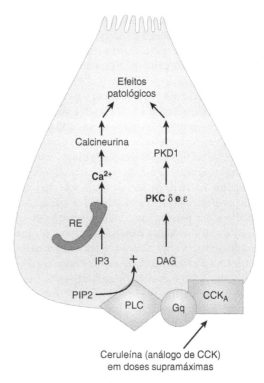

FIGURA 15-3 Este esquema mostra vias paralelas de sinalização celular produzindo os efeitos patológicos, presumivelmente ativação de tripsinogênio e NFκB, levando à pancreatite. Na parte inferior, ceruleína (um análogo de CCK) prende-se a seu receptor CCK_A (receptor de colecistocinina do subtipo A) e leva, por meio de Gq (proteína G de subtipo q) e fosfolipase C (PLC), tanto à geração de inositol-3 fosfato (IP3) a partir de fosfoinositol-4 fosfato (PIP2) quanto à geração de diacilglicerol (DAG). À esquerda, IP3 abre seus receptores de membrana do retículo endoplasmático (RE), os quais estão implicados na sinalização fisiológica de cálcio. O cálcio assim liberado leva a ceruleína aos efeitos patológicos, induzindo pancreatite. À direita, DAG estimula a liberação de duas formas de proteína-quinase C (PKC), que, por sua vez, leva à geração de proteína-quinase D subtipo 1 (PKD1) e aos efeitos patológicos, induzindo pancreatite. (Redesenhada, com permissão, de Sah RP et al. Molecular mechanisms of pancreatic injury. Curr Opin Gastroenterol. 2011 Sept;27(5):448.)

em certas condições patológicas, como com um pH intracelular baixo. O mecanismo de distúrbio do pH dentro de células acinares provavelmente é devido a uma alteração em mecanismos de sinalização celular e inibição da secreção acinar de bicarbonato. Além disso, embora a catepsina L (uma isoforma alternativa de catepsina B) normalmente degrade a tripsina em um mecanismo protetor celular importante, tem sido mostrado que o distúrbio do ambiente intracelular contribui para um desequilíbrio na atividade de catepsina B em relação à atividade de catepsina L.

A patogênese da pancreatite alcoólica pode ser peculiar e pode envolver interação desordenada agonista-receptor na membrana das células acinares do pâncreas. De acordo com essa teoria, o álcool aumenta a ativação de enzimas digestivas intrapancreáticas, sensibilizando células acinares a estímulos patológicos ou estimulando a liberação do secretagogo, colecistocinina (CCK), de células duodenais. A hiperestimulação de células acinares pancreáticas e seus receptores muscarínicos simula o mecanismo de pancreatite aguda causada por picadas de escorpião, intoxicação por inseticidas contendo antiacetilcolinesterase ou administração de doses supramáximas de secretagogos como acetilcolina e CCK. A ativação de receptor de CCK pode iniciar padrões diferentes de ativação de zimógenos nas células acinares pancreáticas, e a extensão da ativação é ampliada por conjunto distinto de alcoóis de cadeia curta. Está sob investigação atualmente se o etanol ou outros alcoóis mediam esses efeitos por interferir nas vias de sinalização das células acinares, ou por afetar a fluidez da membrana celular acinar.

As alterações patológicas resultam da ação da tripsina ativada e de outras enzimas pancreáticas sobre o pâncreas e tecidos adjacentes. A tripsina ativada ativa as proenzimas de quimiotripsina, elastase e fosfolipase A_2, e essas enzimas causam danos de várias maneiras (Figura 15-4). Por exemplo, a ativação de quimiotripsina leva a edema e dano vascular. De modo semelhante, a elastase, uma vez ativada a partir da proelastase, digere a elastina nas paredes de vasos sanguíneos e causa lesão vascular e hemorragia; a lesão de vasos sanguíneos peripancreáticos pode causar pancreatite hemorrágica. A fosfolipase A_2 cliva um ácido graxo da lecitina, formando lisolecitina, que é citotóxica para hemácias e danifica membranas celulares. A formação de lisolecitina a partir da lecitina na bile pode contribuir para ruptura do pâncreas e necrose da gordura circundante. A fosfolipase A_2 também libera ácido araquidônico, que é então convertido em prostaglandinas, leucotrienos e outros mediadores de inflamação, contribuindo para necrose de coagulação. A lipase pancreática, liberada como um resultado direto de dano de células acinares do pâncreas, atua enzimaticamente sobre o tecido adiposo adjacente, causando a necrose adiposa peripancreática característica observada na pancreatite aguda grave (Figura 15-4).

Além disso, tripsina e quimiotripsina ativam cininas, complemento, fatores de coagulação e plasmina, levando a edema, inflamação, trombose e hemorragia dentro da glândula. Por exemplo, a ativação por tripsina do sistema calicreína-cinina leva à liberação de bradicinina e calidina, causando vasodilatação, aumento da permeabilidade vascular, edema e inflamação (Figura 15-4), que contribuem, todos, para a síndrome de resposta inflamatória sistêmica característica da pancreatite aguda. Fosfolipases circulantes interferem na função normal do surfactante pulmonar, contribuindo para o desenvolvimento de uma síndrome de angústia respiratória do adulto em alguns pacientes com pancreatite aguda. Níveis séricos elevados de lipase algumas vezes estão associados com necrose de gordura fora do abdome.

Modelos experimentais de pancreatite aguda sugerem que a ativação de NFκB ocorre em paralelo com a ativação de tripsinogênio. Influxo patológico de Ca^{2+} parece desempenhar um papel importante na ativação de NFκB e pode ser um ativador comum de ambas as vias paralelas de lesão pancreática. Além disso, como um efetor a jusante de ação de CCK, isoformas de proteína-quinase C parecem ser fundamentais na ativação de NFκB, consistente com a ativação paralela das vias de zimógeno e NFκB.

Finalmente, durante a pancreatite aguda, tanto as famílias de citocinas CC quanto CXC estão implicadas na patogênese da resposta inflamatória local e sistêmica. Citocinas e outros mediadores inflamatórios, como fator de necrose tumoral (TNF), interleucinas (especialmente IL-1, IL-6 e IL-8), fator ativador de plaquetas (PAF) e endotoxina são liberados rápida e previsivelmente de células inflamatórias. Esta liberação parece ser em resposta à presença de enzimas digestivas ativas, independentemente da causa subjacente. A produção de citocinas durante a pancreatite clínica inicia-se pouco após o início da dor e atinge um pico 36 a 48 horas mais tarde. Acredita-se agora que esses agentes sejam mediadores principais na transformação da pancreatite aguda de um processo inflamatório local para uma doença sistêmica (Figura 15-5). O grau de inflamação induzida por TNF correlaciona-se com a gravidade da pancreatite. As citocinas penetram rapidamente na circulação sistêmica a partir da cavidade peritoneal via ducto torácico. Na circulação sistêmica, as citocinas afetam

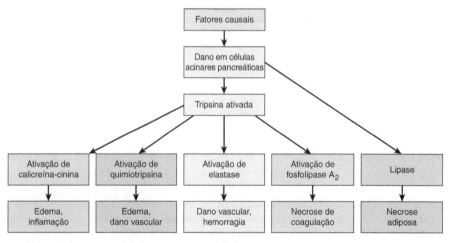

FIGURA 15-4 Patogênese hipotética da pancreatite aguda. (Redesenhada, com permissão, de Marshall JB. Acute pancreatitis: A review with an emphasis on new developments. Arch Intern Med. 1993;153:1188.)

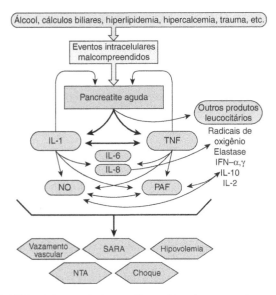

FIGURA 15-5 Mediadores inflamatórios de pancreatite aguda incluem interleucina-1B (IL-1) e fator de necrose tumoral (TNF). Como ilustrado, essas duas citocinas podem induzir outros mediadores inflamatórios, como IL-2, IL-6, IL-8 e IL-10; óxido nítrico (NO); fator ativador de plaquetas (PAF); e interferon (IFN)-α e IFN-γ; enquanto, ao mesmo tempo, produzindo um efeito nocivo direto sobre o próprio pâncreas. Cada um dos mediadores mostrados desempenha um papel essencial no desenvolvimento das manifestações sistêmicas de pancreatite aguda. SARA, síndrome de angústia respiratória aguda; NTA, necrose tubular aguda. (Redesenhada, com permissão, de Norman J. The role of cytokines in the pathogenesis of acute pancreatitis. Am J Surg. 1998;175:76.)

muitos sistemas do corpo e podem produzir a síndrome de resposta inflamatória sistêmica (SIRS) e a síndrome de disfunção multiorgânica típica de pancreatite aguda grave. Complicações sistêmicas de pancreatite aguda, como insuficiência respiratória, choque e mesmo falência orgânica multissistêmica, são acompanhadas de aumentos significativos na secreção por monócitos de TNF, IL-1, IL-6 e IL-8, e suprarregulação do número de receptores para essas citocinas nas células-alvo. Este achado sugere que TNF, IL-1, IL-6 e IL-8 desempenham um papel central na fisiopatologia dessas manifestações.

Estudos também sugerem que a substância P agindo via receptores de neurocinina-1 (NK-1), PAF e quimiocinas interagindo com receptores de CCR1 exercem papéis pró-inflamatórios importantes em determinar a gravidade na pancreatite aguda. Em particular, a substância P e a neurocinina-1 estão envolvidas na mediação de lesão pulmonar aguda. A substância P, um neuropeptídeo liberado de terminações nervosas sensoriais aferentes, prende-se ao receptor NK-1 na superfície de células efetoras e aumenta a permeabilidade do endotélio vascular. A quantidade de substância P no pâncreas está aumentada durante episódios de pancreatite aguda, e a expressão em células acinares de receptores NK-1 está regulada para cima acentuadamente. A substância P parece ser um mediador pró-inflamatório potente, tanto da pancreatite quanto da lesão pulmonar associada. O PAF também parece ter função importante no desenvolvimento de pancreatite e de lesão pulmonar associada. Quimiocinas são citocinas quimioatraentes que estão envolvidas na ativação e no tráfego de várias células inflamatórias. Quimiocinas atuando por meio do receptor de quimiocinas CCR1 parecem ser relevantes na determinação da gravidade da pancreatite associada com lesão pulmonar, mas não têm efeito na gravidade da própria pancreatite. Por outro lado, o fator complemento 5a (C5a) parece atuar como um agente anti-inflamatório durante o desenvolvimento da pancreatite.

Vários fatores têm papéis ativos como agentes pró-inflamatórios ou anti-inflamatórios na pancreatite aguda. Fármacos ou outras intervenções para contrabalançar os agentes que são pró-inflamatórios (p. ex., TNF, IL-1, IL-6, IL-8 e PAF) ou para estimular os que são anti-inflamatórios (p. ex., IL-10) podem finalmente ser úteis no tratamento de pacientes com pancreatite clínica, para prevenir lesão grave do pâncreas e manifestações sistêmicas associadas, como a lesão pulmonar.

Manifestações clínicas

A pancreatite aguda pode se apresentar de maneira altamente variável, com a gravidade da inflamação e a morbidade associada diferindo acentuadamente entre os pacientes. Cerca de 80% dos pacientes experimentam uma doença leve, autolimitada a 2 a 3 dias com nenhuma sequela significativa, mas os demais podem desenvolver pancreatite aguda grave, uma enfermidade potencialmente fatal, definida pela presença associada de falência de sistemas de órgãos (geralmente os sistemas pulmonar, circulatório e/ou renal). A pancreatite aguda pode recidivar, a depender principalmente de sua causa. Com ataques repetidos, a glândula pode finalmente ser danificada de modo permanente, resultando em pancreatite crônica ou, algumas vezes, insuficiência pancreática (ver posteriormente). A distinção entre pancreatite aguda e uma exacerbação aguda de pancreatite crônica é determinada pela história clínica e pelo achado característico de pancreatite crônica em estudos de imagem. A pancreatite aguda e a pancreatite crônica têm paradigmas de tratamento notavelmente diferentes, então essa distinção é importante.

Critérios de consenso recentes requerem dois dos três itens seguintes para o diagnóstico de pancreatite aguda: dor abdominal, elevação da amilase ou lipase sérica (> 3 vezes o limite superior da normalidade) e achados característicos à tomografia computadorizada (TC) (ou ressonância magnética nuclear [RMN], ou ultrassonografia). Na prática, os dois primeiros elementos estão presentes frequentemente, e são suficientes para o diagnóstico clínico. Não obstante, imagens de corte transversal (p. ex., TC realçada por contraste) podem ser úteis na pancreatite aguda grave para avaliar a extensão da necrose pancreática associada e de outras complicações da doença (Figura 15-6).

A. Sinais e sintomas na apresentação

Dor abdominal é quase universal e é uma marca da apresentação da pancreatite aguda. Em casos raros, os pacientes podem se apresentar com inflamação pancreática oculta evidente por hiperamilasemia – por exemplo, subsequente a trauma pancreático, administração de medicamentos, ou outros precipitantes conhecidos. Entretanto, é improvável que tais associações estejam associadas com pancreatite clinicamente significativa.

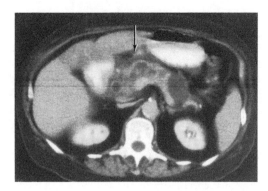

FIGURA 15-6 Pancreatite aguda na TC. Os achados incluem aumento e edema do pâncreas mais alteração inflamatória peripancreática e coleções líquidas (seta). (Utilizada, com permissão, de Henry I. Goldberg.)

A dor da pancreatite aguda é característica, muitas vezes descrita como dor intensa, profunda, excruciante, que se irradia para as costas. Inflamação peritoneal franca pode levar à confusão diagnóstica com outras emergências cirúrgicas, como úlcera péptica perfurada, apendicite ou diverticulite.

Pensa-se que a dor da pancreatite aguda origina-se em parte da distensão da cápsula pancreática por dúctulos distendidos e edema do parênquima, exsudato inflamatório, proteínas e lipídeos digeridos e hemorragia. Além disso, esses materiais podem vazar do parênquima para o peritônio e omento menor, onde irritam terminações nervosas sensoriais retroperitoneais e peritoneais e produzem dor intensa nas costas e flanco. Seguem-se os achados clínicos de peritonite generalizada.

A distensão da cápsula pancreática também pode produzir **náusea e vômitos**. Dor abdominal crescente, irritação peritoneal e desequilíbrio eletrolítico (especialmente hipocalemia) podem causar um **íleo** paralítico com distensão abdominal marcante. Se a mobilidade gástrica for inibida e o esfíncter gastresofágico estiver relaxado, pode haver vômito. Tanto intestino delgado quanto grosso frequentemente se dilatam durante um ataque agudo. Às vezes, somente um segmento localizado de intestino se dilata. Por exemplo, pode haver dilatação localizada de um segmento de jejuno sobrejacente ao pâncreas. Em tais casos, uma radiografia simples do abdome mostra espessamento das válvulas coniventes e níveis hidroaéreos ("alça-sentinela"). Em outros casos, pode haver dilatação segmentar de uma porção do colo transverso sobrejacente. A radiografia mostra uma área bem-demarcada de dilatação colônica e edema localizado ("sinal de corte do colo").

Quase dois terços dos pacientes com pancreatite aguda desenvolvem **febre**. O mecanismo fisiopatológico responsável pela febre envolve lesão tecidual extensa, inflamação e necrose, e a liberação de pirogênios endógenos, principalmente IL-1, a partir de leucócitos polimorfonucleares para a circulação. Na maioria dos casos de pancreatite aguda, a febre não indica uma infecção bacteriana. Contudo, febre persistente além do quarto ou quinto dia de doença – ou picos de temperatura de 40°C ou mais – pode significar o desenvolvimento de complicações infecciosas como coleções líquidas peripancreáticas infectadas, necrose pancreática infectada ou colangite ascendente.

O achado de laboratório principal na pancreatite aguda é a elevação da **amilase sérica**, com frequência até 10 a 20 vezes. A elevação da amilase sérica ocorre quase imediatamente (dentro de horas), mas geralmente retorna ao normal em 48 a 72 horas, mesmo que os sintomas continuem. Estima-se que a sensibilidade da amilase sérica na pancreatite aguda seja de 70 a 95%, o que significa que 5 a 30% dos pacientes com pancreatite aguda têm valores de amilase sérica normais ou minimamente elevados. A especificidade do exame é consideravelmente mais baixa. Pacientes com elevações acentuadas (mais de 3 vezes) de amilase sérica geralmente têm pancreatite aguda. Pacientes com elevações menores frequentemente têm uma de várias outras condições.

A concentração de amilase sérica reflete o estado de equilíbrio entre as taxas de entrada e remoção da amilase no sangue. Hiperamilasemia pode resultar de uma taxa de entrada aumentada ou de uma taxa de depuração metabólica diminuída na circulação. O pâncreas e as glândulas salivares têm concentrações de amilase muito mais altas que quaisquer outros órgãos, e provavelmente contribuem com quase toda a atividade de amilase sérica em pessoas sadias. A amilase de origem pancreática pode agora ser distinguida daquela de origem salivar por uma variedade de técnicas. Hiperamilasemia pancreática resulta de lesões do pâncreas, variando de menores (canulização do ducto pancreático) a graves (pancreatite). Além disso, lesões da parede intestinal (infarto ou perfuração) causam hiperamilasemia pancreática como um resultado de absorção aumentada de amilase a partir do lúmen intestinal. A hiperamilasemia salivar é observada em doenças das glândulas salivares como parotidite por caxumba, mas também (inexplicavelmente) em uma gama de condições não relacionadas como alcoolismo crônico, estados pós-operatórios (particularmente após cirurgia de enxerto para derivação de artéria coronária), acidose láctica, anorexia nervosa ou bulimia, e certas neoplasias malignas. Hiperamilasemia também pode resultar de diminuição da depuração metabólica de amilase causada por insuficiência renal ou macroamilasemia, uma condição em que há complexos de amilase de peso molecular anormalmente alto em ligação com imunoglobulinas anormais no soro.

A determinação do nível de **lipase sérica** com frequência auxilia no diagnóstico. Na pancreatite aguda, o nível sérico de lipase está elevado, geralmente em torno de 72 horas depois do início dos sintomas. A dosagem da lipase sérica pode ser um teste diagnóstico mais satisfatório que a amilase sérica, porque tem a mesma facilidade de realização, pode ser mais sensível (85% vs. 79% de sensibilidade), é mais específico para pancreatite aguda e diminui para o normal mais lentamente.

B. Complicações precoces da pancreatite aguda

Choque pode ocorrer na pancreatite aguda grave em consequência de vários fatores inter-relacionados. Hipovolemia resulta de exsudação massiva de plasma e hemorragia para o espaço retroperitoneal, e por acúmulo de líquido no intestino em razão de íleo. Hipotensão e choque também podem resultar da liberação de cininas na circulação geral. Por exemplo, ativação durante a inflamação aguda da enzima proteolítica calicreína resulta em vasodilatação periférica por meio da liberação dos peptídeos vasoativos, bradicinina e calidina. Essa vasodilatação causa elevação da frequência cardíaca e queda da pressão arterial. Citocinas como PAF, um vasodilatador muito potente e ativador de leucócitos, têm sido implicadas no desenvolvimento de choque e outras manifestações da SIRS. O volume intravascular contraído em combinação com hipotensão pode levar à isquemia miocárdica e cerebral, insuficiência respiratória, acidose metabólica e débito urinário diminuído ou insuficiência renal, resultante de necrose tubular aguda.

Liberação e expressão de fator tecidual durante proteólise pode causar ativação da cascata plasmática da coagulação e levar à **coagulação intravascular disseminada** (CIVD). Em outros casos, acredita-se que hipercoagulabilidade seja devida a concentrações elevadas de vários fatores da coagulação, inclusive fator VIII, fibrinogênio e, talvez, fator V. Os pacientes clinicamente afetados podem se apresentar com coloração hemorrágica (púrpura) nos tecidos subcutâneos em volta do umbigo (sinal de Cullen) ou nos flancos (sinal de Grey Turner). As veias esplênica e portal estão muito próximas do pâncreas, e, assim, podem ser envolvidas no processo inflamatório. Trombose da veia esplênica ocorre em aproximadamente 11%, e trombose da veia porta, em aproximadamente 2% dos pacientes. A maioria dos trombos é assintomática, mas eles podem estar associados com o desenvolvimento de hipertensão venosa e com a formação de varizes ao longo do tempo.

Complicações pulmonares constituem uma manifestação temida da pancreatite aguda grave, e ocorrem em 15 a 50% dos pacientes. A gravidade das complicações pulmonares pode variar de hipoxia leve a insuficiência respiratória (síndrome de angústia respiratória aguda [SARA]). Estima-se que 50% das mortes precoces em pacientes com pancreatite aguda grave estejam associadas com insuficiência respiratória devida à lesão pulmonar aguda profunda. A fisiopatologia dessa lesão pulmonar aguda parece envolver um aumento da permeabilidade da membrana alveolar-capilar. A destruição de células endoteliais nos capilares alveolares pode ser mediada por enzimas pancreáticas ativadas circulantes, inclusive elastase e fosfolipase A_2. O surfactante pulmonar, outra barreira alveolar importante, parece ser destruído por fosfolipase A_2. Lesão pulmonar adicional parece ser mediada por leucócitos inflamatórios que são sequestrados nos alvéolos e tecidos intersticiais, com liberação subsequente de citocinas e quimiocinas pró-inflamatórias que causam destruição tecidual adicional. Níveis séricos elevados de IL-6 têm sido associados com a gravidade da lesão pulmonar na pancreatite aguda, um efeito mediado por ativação de NFκB em células acinares pancreáticas. IL-6 e outras vias sinalizadoras inflamatórias podem vir a ser alvos terapêuticos apropriados na pancreatite aguda grave, embora até o presente nenhum agente terapêutico efetivo tenha sido encontrado em ensaios clínicos.

A pancreatite aguda pode ser acompanhada por um pequeno **derrame pleural** (geralmente no lado esquerdo). O derrame pode ser reativo e, portanto, secundário a um efeito direto do pâncreas inflamado edemaciado sobre a pleura contígua ao diafragma (normalmente transudato). Alternativamente, em casos de pancreatite aguda grave, um derrame pode ser devido à passagem de líquido exsudativo proveniente do leito pancreático no retroperitônio para a cavidade pleural, como conse-

quência de defeitos no diafragma. Caracteristicamente, o líquido pleural nesta última circunstância é um exsudato com níveis altos de proteína, desidrogenase láctica e amilase. O derrame pode contribuir para atelectasia segmentar dos lobos inferiores, levando ao desequilíbrio ventilação-perfusão e à hipoxia.

Em função das apresentações variadas da pancreatite aguda, há confusão com relação à classificação de pancreatite aguda e algumas complicações associadas. Diretrizes consensuais recentes têm fornecido critérios acurados para ajudar no diagnóstico, tratamento e prognóstico. A revisão de 2012 da classificação de Atlanta representa as definições padronizadas mais recentes para caracterização de pancreatite aguda.

É reconhecido que a pancreatite aguda existe em duas formas primárias: **pancreatite edematosa intersticial** e **pancreatite necrosante**.

A pancreatite aguda edematosa intersticial caracteriza-se por aumento do parênquima pancreático com líquido peripancreático associado, mas sem realce uniforme do parênquima do pâncreas na TC realçada por contraste. Esta forma da doença geralmente é menos grave, com sintomas regredindo rotineiramente dentro de 1 semana da apresentação.

A pancreatite necrosante (necrose dos tecidos pancreáticos e peripancreáticos) ocorre em aproximadamente 5 a 10% dos pacientes. Embora o grau de necrose pancreática frequentemente seja detectado pela falta de realce uniforme do parênquima na TC realçada por contraste, este processo muitas vezes evolui ao longo das primeiras 1 a 2 semanas de doença, tornando não confiáveis os estudos de imagem iniciais para a previsão da gravidade da enfermidade. A história natural de pacientes com pancreatite necrosante varia dependendo de se a necrose pancreática/peripancreática permanece sólida ou liquefaz, torna-se infectada, persiste ou resolve.

Necrose pancreática infectada é uma complicação tardia da pancreatite necrosante. Como raramente ocorre na primeira semana de doença, os procedimentos para diagnosticar essa complicação devem ser reservados para mais tarde no curso clínico do paciente. A necrose pancreática infectada deve ser suspeitada quando há um colapso clínico progressivo com choque e falência de órgãos terminal, ou falta de melhora subsequente à estabilização inicial. Necrose pancreática infectada é sugerida pela presença de necrose pancreática ou peripancreática com gás fora do lúmen na TC realçada por contraste. Entretanto, é importante documentar a necrose pancreática infectada por aspiração com agulha fina (percutânea ou endoscópica) guiada por imagem e subsequentes culturas positivas do aspirado, porque a maioria da necrose pancreática de fato é estéril. A necrose pancreática infectada é uma complicação muito séria da pancreatite aguda grave, com uma taxa de mortalidade em 25 a 50% dos casos. Consequentemente, ela requer desbridamento pancreático precoce.

As complicações precoces de pancreatite aguda incluem problemas tanto sistêmicos quanto locais. As complicações sistêmicas incluem a falência de órgãos, o que define pancreatite aguda grave. A falência de órgãos pode ser transitória (resolve dentro de 48 horas) ou persistente (afeta o prognóstico). Complicações locais precoces de pancreatite aguda são definidas por sua presença dentro das primeiras 4 semanas do início da doença. **Coleções líquidas peripancreáticas agudas** desenvolvem-se na fase inicial da pancreatite aguda, e podem acontecer na ausência de necrose pancreática. À TC realçada por contraste, essas coleções frequentemente têm uma parede ou um limite maldefinido. Tais coleções líquidas são estéreis e resolvem sem intervenção. **Coleções necróticas agudas** ocorrem na pancreatite necrosante, e aparecem na TC realçada por contraste como coleções heterogêneas com quantidades variáveis de líquido e debris sólidos. Estudos de imagem sequenciados podem ser necessários para definir a evolução dessas lesões. Elas podem se comunicar de modo variável com o ducto pancreático quando a necrose está associada com ruptura do ducto, e podem se tornar infectadas secundariamente.

C. Complicações tardias da pancreatite aguda

De modo semelhante, as complicações tardias da pancreatite aguda podem ser divididas em efeitos sistêmicos e locais. As complicações sistêmicas incluem insuficiência orgânica persistente e a necessidade de cuidados intensivos prolongados, fatores que indicam um mau prognóstico. Complicações locais são definidas por sua presença além de 4 semanas do início da doença e, normalmente, são caracterizadas por estudos de imagem seriados que documentam sua evolução.

Pseudocistos pancreáticos são cavidades não revestidas por epitélio que contêm plasma, sangue, pus e suco pancreático. Eles são o produto de tecido inflamatório fibroso ou de granulação emparedando uma coleção líquida peripancreática. Por definição, os pseudocistos são distinguidos de coleções de líquido peripancreáticas agudas por sua persistência além de 4 semanas após um episódio de pancreatite aguda. Os pseudocistos geralmente ocorrem após recuperação do ataque agudo, e são resultantes tanto de destruição do parênquima quanto de obstrução ou ruptura de ductos. Alguns ácinos continuam a secretar suco pancreático, mas como o suco não pode ser drenado normalmente, ele é coletado em uma área de tecido necrótico, formando o pseudocisto maldefinido (Figura 15-7). À medida que mais suco é secretado, o cisto pode tornar-se progressivamente maior e causar compressão de estruturas próximas como a veia porta (produzindo hipertensão portal), o colédoco (provocando icterícia ou colangite) ou o intestino (causando obstrução da via de saída gástrica ou do intestino). Pseudocistos pancreáticos são distinguidos por sua falta de debris sólidos, aparecendo como cavidades homogêneas cheias de líquido nos estudos de imagem.

A maioria dos pseudocistos pancreáticos resolverá espontaneamente, e nenhuma intervenção específica é necessária quando assintomáticos. Indicações para intervenção cirúrgica, endoscópica ou percutânea incluem sintomas persistentes ou complicações associadas (obstrução intestinal ou de ducto biliar, hemorragia, infecção secundária). As opções de tratamento para pseudocistos incluem drenagem externa, por técnicas cirúrgicas ou percutâneas, ou por drenagem interna para o intestino por meio de métodos cirúrgicos ou endoscópicos. Um pseudocisto pancreático infectado é designado normalmente como um **abscesso pancreático**. Como tal, ele é geralmente confinado a um cisto único, e ocorre tardiamente no curso da doença. Um abscesso pancreático muitas vezes pode ser tratado com sucesso. A drenagem percutânea é o tratamento de escolha, sendo a drenagem cirúrgica ou endoscópica reservada para os casos refratários.

Necrose emparedada é uma coleção madura, encapsulada, de debris com uma margem inflamatória bem-definida, que ocorre além de 4 semanas do início da pancreatite necrosante. Algumas vezes, a necrose emparedada pode ser difícil de distinguir de um pseudocisto pancreático, e a TC realçada por contraste pode subestimar a quantidade de debris sólidos presentes na necrose emparedada. RMN e/ou ultrassonografia endoscópica (USE) podem diferenciar mais confiavelmente essas duas entidades e ajudar a definir estratégias terapêuticas. Em pacientes com sintomas persistentes, com falta de melhora clínica, ou com infecção secundária, intervenção para

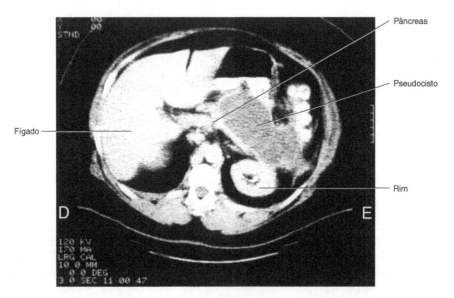

FIGURA 15-7 Pseudocisto pancreático na TC. (Reproduzida, com permissão, de Way LW, ed. *Current Surgical Diagnosis & Treatment*. 10th ed. Publicada originalmente por Appleton & Lange. Copyright ©1994 por The McGraw-Hill Companies, Inc.)

necrose emparedada pode ser necessária. Necrosectomia cirúrgica, que pode ser realizada por meio de técnicas abertas ou minimamente invasivas, ou necrosectomia transgástrica endoscópica podem ser consideradas.

Ascite pancreática acontece quando uma conexão direta se desenvolve entre o ducto pancreático e a cavidade peritoneal. Devido à sua origem, não é surpreendente que o líquido ascítico se assemelhe ao suco pancreático, caracteristicamente um exsudato com proteína alta e níveis de amilase extremamente elevados. Sem tratamento, a ascite pancreática massiva pode levar a derrames pleurais, à necrose adiposa subcutânea ou à síndrome de compartimento abdominal. Geralmente, o tratamento envolve drenagem da ascite e controle da ruptura do ducto pancreático, por colocação endoscópica de *stent* no ducto pancreático ou por tratamento cirúrgico.

Fístulas pancreáticas, causadas por ruptura do ducto pancreático, devem ser suspeitadas em pacientes que desenvolvem ascite pancreática ou derrames pleurais. As fístulas podem ser internas – conectando aos espaços pleural ou pericárdico, colo, intestino delgado ou trato biliar –, ou externas – drenando através da pele.

Curso e prognóstico

A maioria dos pacientes com pancreatite aguda se recupera completamente com tratamento médico de suporte. O pâncreas então se regenera e retorna ao normal, exceto por alguma retração cicatricial discreta. Diabetes melito quase nunca ocorre após um ataque isolado de pancreatite, mas tanto insuficiência endócrina quanto exócrina pode ocorrer após um episódio de pancreatite aguda grave, ou após episódios repetidos de pancreatite aguda.

O curso inicial da pancreatite alcoólica caracteriza-se por exacerbações agudas recorrentes, e o curso mais tardio, por insuficiência pancreática progressiva. Entretanto, entre indivíduos com pancreatite alcoólica aguda recorrente, dois grupos podem ser distinguidos em termos de prognóstico. Cerca de 75% desses casos progridem para pancreatite crônica avançada, geralmente com calcificação do pâncreas e insuficiência pancreática. Os casos restantes não progridem e não desenvolvem dilatação do ducto pancreático. Os fatores responsáveis pela progressão ainda não foram elucidados.

A gravidade da pancreatite aguda pode ser estimada por vários métodos: avaliação clínica, testes bioquímicos, lavagem peritoneal, TC e critérios prognósticos (Tabela 15-2).

Estudos têm mostrado que preditores de mortalidade importantes são (1) insuficiência de mais de um sistema de órgãos na fase inicial da pancreatite aguda, ou (2) necrose pancreática associada com desenvolvimento posterior de falência de múltiplos órgãos. A insuficiência orgânica pode ser definida pelo sistema de escores de Marshall modificado, que inclui avaliação de insuficiência respiratória (mensurada pela razão PaO_2/FiO_2 e pela necessidade de oxigênio suplementar), colapso cardiovascular (definido pela pressão sanguínea sistólica, necessidade de reposição hídrica e pH sanguíneo na gasometria arterial) e insuficiência renal (definida pela creatinina sérica). Falência de múltiplos órgãos é definida como uma síndrome de insuficiência orgânica progressiva, mas potencialmente reversível, envolvendo dois ou mais sistemas além

do inicialmente acometido. Insuficiência orgânica persistente além de 48 horas da apresentação pode estar associada com uma mortalidade que pode chegar a 36 a 50%.

PONTO DE CHECAGEM

5. Quais são os sintomas e sinais de apresentação da pancreatite aguda?
6. Quais são as causas mais comuns de pancreatite aguda?
7. Quais fármacos são comumente associados à pancreatite?
8. Qual é o mecanismo fisiopatológico pelo qual ocorre a pancreatite hemorrágica?
9. Quais são as complicações da pancreatite grave?
10. Quais são os mecanismos fisiopatológicos pelos quais ocorre cada uma das complicações da pancreatite grave?

PANCREATITE CRÔNICA

Apresentações clínicas

A pancreatite crônica é um distúrbio recidivante que causa dor abdominal intensa, insuficiência pancreática exócrina e endócrina, graves anormalidades de ductos e calcificações pancreáticas. A prevalência do distúrbio é de cerca de 30 casos por 100 mil indivíduos, e a incidência anual varia de 3,5 a 10 casos por 100 mil.* Na pancreatite crônica, há inflamação crônica do parênquima, levando à destruição progressiva dos ácinos, estenose e dilatação dos dúctulos e fibrose da glândula. Finalmente, há deficiência da função exócrina da glândula (ver Insuficiência pancreática, posteriormente) e, em casos graves, também ocorre perda da função endócrina (Capítulo 18).

Etiologia

Acreditava-se há algum tempo que a pancreatite crônica simplesmente resultava de ataques recorrentes de pancreatite aguda. Contudo, há evidências de que pancreatite aguda e crônica são entidades patogênicas distintas. Os pacientes que desenvolvem pancreatite aguda são em média 13 anos mais velhos que aqueles com início de pancreatite calcificada crônica. Além disso, as duas doenças têm sido ligadas a causas diferentes. Finalmente, na pancreatite aguda, o pâncreas é normal antes do ataque e as alterações patológicas são completamente reversíveis se o paciente sobreviver, ao passo que na pancreatite crônica a glândula é anormal antes do ataque e as alterações patológicas não são reversíveis.

A principal causa de pancreatite crônica é alcoolismo crônico, que é responsável por 70 a 80% dos casos. Os casos restantes são devidos a diversas causas listadas na Tabela 15-3. Em 1788, Cawley relatou primeiramente a associação de alcoolismo com pancreatite crônica. Ele descreveu um "homem jovem de vida livre" com diabetes e caquexia. Na necropsia, seu pâncreas estava

---

*N. de T. Dados dos Estados Unidos.

440 Fisiopatologia da Doença

TABELA 15-2 Sinais prognósticos adversos na pancreatite aguda

I. Critérios de Ranson – gravidade da pancreatite aguda[1]

Critérios presentes ao diagnóstico na internação	Critérios desenvolvidos durante as primeiras 48 horas
Idade > 55 anos	Queda de hematócrito > 10%
Contagem de leucócitos > 16.000/μL	Aumento de ureia > 5 mg/dL
Glicemia > 200 mg/dL	Cálcio sérico < 8 mg/dL
LDH sérica > 350 UI/L	Po_2 arterial < 60 mmHg
AST > 250 UI/L	Déficit de bases > 4 mEq/L
Taxas de mortalidade correlacionadas com número de critérios presentes	Sequestração de líquido estimada > 6 L

Número de critérios	Taxa de mortalidade
0-2	1%
3-4	16%
5-6	40%
7-8	100%

II. Índice de gravidade e taxa de mortalidade[2]

A. Escore Balthazar e Ranson TC* não contrastada	B. Quantidade de necrose pancreática (com base em perfusão dinâmica)		C. Índice de gravidade (pontos A + B)	D. Taxa de mortalidade
	Pontos A	**Pontos B**	**Total**	
Pâncreas normal	0 necrose 0%	0	0	0%
Aumento focal ou difuso	1 necrose 0%	0	1	0%
Anormalidades da glândula com leve aumento peripancreático	2 < 30%	2	4	< 3%
Coleção líquida em uma só localização	3 30-50%	4	7	6%
> 2 coleções líquida ou gás no pâncreas ou inflamação circundante	4 > 50%	6	10	> 17%

III. Outros sinais de mau prognóstico na pancreatite aguda[3]

A. Dados objetivos	B. Falência de órgãos
1. > 3 Critérios de Ranson	C. Complicações locais
2. Escore APACHE** > 8	1. Necrose
3. Hemoconcentração, com Ht*** > 48%	2. Abscesso
4. Escore TC não contrastada > 6	3. Pseudocisto

[1] Modificada de Way LW, ed. *Current Surgical Diagnosis & Treatment*, 10th ed. Publicada originalmente por Appleton & Lange. Copyright © 1994 por The McGraw-Hill Companies, Inc.

[2] Modificada de Balthazar EJ et al. Acute pancreatitis: value of CT in establishing prognosis. Radiology. 1990;174:331.

[3] Modificada de Law NM et al. Emergency complications of acute and chronic pancreatitis. Gastroenterol Clin North Am. 2003;32:1169.

* N. de R.T. TC = tomografia computadorizada.

** N. de R.T. Sistema de pontuação de mortalidade estimada (do inglês, *acute physiology and chronic health, evaluation*).

*** N. de R.T. Ht = hematocisto.

"cheio de pedras". Pacientes com pancreatite crônica resultante de abuso de álcool geralmente têm uma história longa (6 a 12 anos) de consumo pesado de álcool (150 a 175 g/d) antes do início da doença. Em alcoólatras, deficiências de zinco e selênio podem inibir a eliminação de radicais livres de oxigênio.

Evidências epidemiológicas recentes identificam o tabagismo como um fator de risco independente para o desenvolvimento de pancreatite crônica. Além disso, a exposição ao tabaco parece ter uma relação dependente de dose com sua incidência. O número de cigarros fumados diariamente, bem como a duração da exposição à fumaça de tabaco, parecem ser fatores de risco importantes. Por último, a combinação de uso significativo de álcool e cigarros parece ser sinérgica no aumento do risco de pancreatite crônica.

A obstrução de longa duração do ducto pancreático também pode causar pancreatite crônica. A obstrução pode ser causada por neoplasia, estenose da papila, lesões císticas (tumores císticos ou pseudocistos), retração cicatricial ou estenose, ou trauma. O pâncreas divisum pode causar pancreatite crônica como um resultado de obstrução da papila menor. Pancreatite crônica tropical é uma forma recente de pancreatite não alcoólica calcificada crônica, que se pensa ser induzida por deficiências de proteínas ou de micronutrientes, o que pode causar dificuldade de depuração de radicais livres, ou por

CAPÍTULO 15 Distúrbios do Pâncreas Exócrino **441**

TABELA 15-3 Causas de pancreatite crônica

| Abuso de álcool |
| Obstrução ductal (p. ex., cálculos biliares) |
| Pâncreas divisum[1] |
| Tropical (desnutrição, toxina) |
| Hipercalcemia (p. ex., hiperparatireoidismo) |
| Hiperlipidemia |
| Drogas |
| Trauma |
| Autoimune |
| Hereditária |
| Fibrose cística (mucoviscidose) |
| Idiopática |

[1]Uma variante anatômica que ocorre com a falta da fusão normal entre os ductos pancreáticos dorsal e ventral.

ingestão de uma substância tóxica, como os cianogênios na raiz da mandioca. Hipercalcemia crônica pode causar pancreatite, como é visto em 10 a 15% dos pacientes com hiperparatireoidismo. Acredita-se que a precipitação intraductos de cálcio e a estimulação da secreção de enzimas pancreáticas sejam importantes na patogênese. Em alguns casos de pancreatite crônica com aspectos da síndrome de Sjögren, um mecanismo autoimune pode estar envolvido. A pancreatite hereditária crônica, caracterizada por episódios recorrentes de dor abdominal começando na infância, é responsável por cerca de 1% dos casos. Ela é transmitida como um distúrbio genético autossômico dominante com penetrância incompleta (aproximadamente 80%). A pancreatite crônica hereditária também tem sido associada com mutações no gene do tripsinogênio catiônico *PRSS1* ou no gene *SPINK1/PSTI* (discutidos anteriormente). Alguns casos são devidos à fibrose cística (mucoviscidose, ver posteriormente). Em alguns casos, nenhuma causa pode ser identificada, e a doença é denominada pancreatite crônica idiopática.

Patologia

Patologicamente, a pancreatite crônica caracteriza-se por retração cicatricial e encolhimento do pâncreas, resultante de fibrose e atrofia dos ácinos e por estenose e dilatação de dúctulos. Macroscopicamente, o processo geralmente envolve toda a glândula, mas em cerca de um terço dos casos é localizado, envolvendo, com mais frequência, a cabeça e o corpo da glândula. Os dúctulos e os canais em geral estão cheios de secreções espessas ou cálculos. Entre 36 e 87% dos pacientes com pancreatite crônica têm cálculos em ductos. A glândula pode estar dura como uma rocha em consequência de esclerose e calcificação difusa, e biópsia pode ser necessária para diferenciar pancreatite crônica de carcinoma do pâncreas. Microscopicamente, há perda de ácinos, dilatação de dúctulos, fibrose acentuada e um infiltrado linfocitário. As ilhotas de Langerhans geralmente estão bem preservadas.

Na fase inicial da pancreatite crônica, pseudocistos estão presentes em cerca de metade (52%) dos pacientes. Uma fibrose perilobular acentuada focalmente e um grau menor de fibrose intralobular são observados. Embora fibrose intralobular e fibrose perilobular do pâncreas sejam características da pancreatite alcoólica, elas também são comuns entre pacientes com dependência e abuso de álcool sem história de pancreatite. Fibrose marcante, distorções de ductos e a presença de cálculos intraductos são os aspectos principais da pancreatite crônica avançada. Pseudocistos ocorrem com frequência menor (36%). Linfócitos T CD4 e CD8 são os subgrupos de células T predominantes nos infiltrados inflamatórios na pancreatite crônica.

Na prática clínica, uma distinção importante deve ser feita entre pacientes com pancreatite crônica que apresentam doença de ducto pancreático principal ou de pequenos ductos. A presença de um ducto pancreático principal dilatado, secundariamente à obstrução devida a cálculos intraductos e/ou à estenose de ductos, é identificada como doença de ducto, e pensa-se que produz sintomas de dor abdominal secundários à hipertensão ductal. Tais pacientes podem ser candidatos a procedimentos de descompressão cirúrgica, como descrito posteriormente. Pacientes com doença de pequenos ductos tendem a ter glândulas pequenas atrofiadas, frequentemente crivadas de calcificações, mas sem anormalidades ou dilatação focal de ducto. A síndrome dolorosa em pacientes com doença de pequenos ductos é atribuída à atividade enzimática local e destruição da bainha perineural, expondo axônios a citocinas liberadas por células inflamatórias e, finalmente, causando fibrose perineural.

Patogênese

A Tabela 15-4 apresenta uma classificação de pancreatite com base na patogênese, enfatizando as diferenças fundamentais entre pancreatite aguda e crônica. Na Tabela 15-5, mecanismos patogênicos propostos para pancreatite crônica são listados, novamente enfatizando as diferenças entre patologias de ducto pâncreatico principal e de pequenos ductos e suas causas associadas.

Como na pancreatite aguda, a compreensão crescente de perfis genéticos de pacientes com pancreatite crônica e o

TABELA 15-4 Classificação patogênica da pancreatite

Classe patogênica	Subclassificação	Aspectos patológicos
Pancreatite aguda	Pancreatite leve	Necrose adiposa
	Pancreatite grave (necrosante)	Necrose de coagulação
		Necrose hemorrágica
Pancreatite crônica	Pancreatite litogênica	Tampões de proteína
	Pancreatite obstrutiva	Cálculos
	Pancreatite inflamatória	Obstrução do ducto pancreático principal
	Fibrose pancreática	Infiltração de células mononucleares
		Necrose de células acinares
		Fibrose perilobular difusa

Modificada, com permissão, de Sidhu SS et al. The pathogenesis of chronic pancreatitis. Postgrad Med J. 1995;71:67.

442 Fisiopatologia da Doença

TABELA 15-5 Mecanismos patogênicos propostos para pancreatite crônica

Mecanismos de doença do ducto pancreático principal
Refluxo biliar-pancreático
Obstrução do esfíncter de Oddi ou hipersecreção
Permeabilidade de ductos aumentada
Mecanismos de doença dos pequenos ductos
Viscosidade aumentada ou hipersecreção de proteínas
Lactoferrina aumentada
Litostatina (proteína dos cálculos pancreáticos) diminuída
Mecanismos de células acinares
Metabólitos tóxicos
Lesão por radicais livres sem oposição
Hiperestimulação de leucócitos
Hiperatividade lisossômica
Hiperatividade colinérgica
Tráfego de proteínas anormal
Fibrose induzida por células estreladas
Sequência necrose-fibrose

Dados de Pitchumoni CS. Pathogenesis of alcohol-induced chronic pancreatitis: facts, perceptions, and misperceptions. Surg Clin North Am. 2001;81:379.

conhecimento mais sofisticado de vias de sinalização celular têm levado à apreciação da pancreatite crônica como um distúrbio genético complexo. Enquanto uma minoria de pacientes apresenta distúrbios mendelianos com mutações isoladas que levam à pancreatite (p. ex., pancreatite hereditária, fibrose cística), a maioria dos pacientes provavelmente tem suscetibilidades genéticas que interagem com exposições ambientais para produzir a síndrome clínica. Pelo menos cinco genes que transmitem suscetibilidade à pancreatite já foram identificados, inclusive variantes do gene do tripsinogênio catiônico (*PRSS1*), o gene regular de condutância transmembrana (*CFTR*), o gene inibidor de tripsina secretora pancreática (*SPINK1*), o gene C do quimiotripsinogênio (*CTRC*) e o gene receptor sensor de cálcio (*CASR*). Evidências sugerem que esses genes interagem uns com os outros bem como com exposições ambientais (p. ex., álcool e fumo) de maneiras heterogêneas.

Mutações do gene *CFTR* localizado no cromossomo 7q32 parecem constituir a mais bem compreendida das suscetibilidades genéticas à pancreatite. Em pacientes que apresentam fibrose cística com pancreatite crônica, mutação do gene *CFTR* causa função inadequada do CFTR, o canal de cloreto localizado nas células da superfície do lúmen do ducto pancreático que está altamente envolvido na secreção de bicarbonato. Mutações importantes em ambos os alelos levam à perda de função do *CFTR* e à incapacidade de hidratar muco, resultando em secreções espessas e obstrução dos ductos. Como a função pancreática pode ser mantida com a função de CFTR de apenas 1% do normal, somente mutações *CFTR* graves, gerando pouca ou nenhuma proteína funcional, produzem pancreatite crônica e insuficiência pancreática.

A pancreatite crônica parece ocorrer no contexto de uma dentre várias vias patogênicas. Em pacientes com obstrução de ducto pancreático principal, a lesão de ducto provavelmente antecede o desenvolvimento de anormalidades do parênquima pancreático. A patogênese provavelmente envolve pressões elevadas no ducto pancreático, resultando em isquemia, necrose e inflamação de células acinares. Contudo, o epitélio do ducto é preservado. Tampões de proteína calcificada e cálculos estão presentes com menor frequência, embora alguns pacientes com pancreatite litogênica possam desenvolver obstrução de ductos secundária e, com o tempo, doença de ducto pancreático principal. Muitos pacientes com pancreatite crônica idiopática também têm hipertensão em ductos.

Para a pancreatite litogênica crônica, vários mecanismos patogênicos diferentes têm sido postulados. Uma teoria postula **hipersecreção de proteína acinar** (**tripsinogênio**) como um evento inicial (**Figura 15-8A**). Estudos ultraestruturais de tecido pancreático exócrino de pacientes com pancreatite crônica mostram sinais de hipersecreção de proteína, incluindo diâmetro maior de células, núcleos e nucléolos; comprimento aumentado do retículo endoplasmático; números aumentados de vacúolos em condensação; e números diminuídos de grânulos zimógenos. A hipersecreção de proteína ocorre sem aumento da secreção de líquido ou bicarbonato por células de ductos. Ao mesmo tempo, há um aumento da razão de hidrolases lisossômicas (catepsina B) para hidrolases digestivas (tripsinogênio), resultando em ativação do tripsinogênio. Acredita-se, então, que a precipitação de proteína intraductos ocorra da seguinte maneira: **litostatinas** (anteriormente denominadas proteínas dos cálculos pancreáticos, ou **PSPs**) são peptídeos secretados no suco pancreático que normalmente inibem a formação de tampões de proteína e a agregação de cristais de carbonato de cálcio para formar cálculos. A secreção de litostatina por células acinares é dificultada pelo álcool. Além disso, quando hidrolisada por tripsina e catepsina B, é criada a litostatina H2/PSP-S1. Este peptídeo insolúvel polimeriza-se em fibrilas que formam a matriz dos tampões de proteína. Ao mesmo tempo, há hipersecreção de cálcio no suco pancreático. A hipersecreção de cálcio é desencadeada primeiramente por estímulos neurais (colinérgicos, de mediação vagal) ou hormonais. Posteriormente, quando a lâmina basal do ducto pancreático é erodida pelo contato com os tampões de proteína, há transudação de proteína sérica e cálcio para o suco pancreático. A combinação de formação de tampões de proteína em suco pancreático que é espesso, viscoso e rico em proteínas, e supersaturado com carbonato de cálcio, leva à formação de **cálculos** (pedras) (**Figura 15-8B**). A deficiência de litostatina não é explicada, mas pode ser hereditária ou adquirida. Alcoolismo crônico e desnutrição são causas adquiridas de deficiência de litostatina. Níveis diminuídos de outros fatores inibidores da nucleação, tais como inibidor local de tripsina e citrato, no suco pancreático aumentam ainda mais a formação de tampões e cálculos pancreáticos. Lactoferrina, uma proteína macromolecular contendo ferro, está elevada nas secreções pancreáticas de pacientes alcóolatras com pancreatite. A lactoferrina pode produzir agregação de proteínas acidófilas, como albumina, e assim ser parcialmente responsável pela formação de tampões

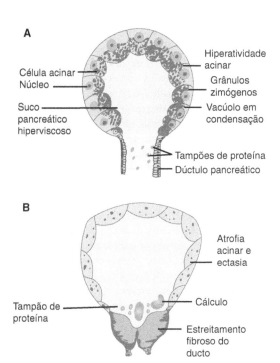
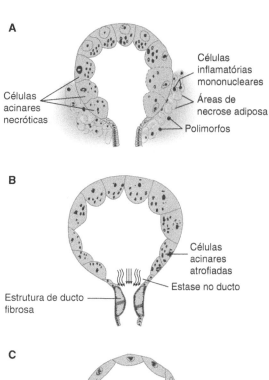

FIGURA 15-8 Modelo patogênico proposto de pancreatite crônica enfatizando a hipersecreção de proteína acinar. **A:** na pancreatite crônica inicial, há hiperatividade de células acinares e secreção de suco pancreático hiperviscoso com um desequilíbrio entre promotores e inibidores de cálculos pancreáticos, resultando na formação de tampões de proteína. **B:** na pancreatite crônica avançada, há atrofia de células acinares, estenoses e ectasia de ductos, e cálculos intraductos. (Redesenhada, com permissão, de Sidhu SS et al. The pathogenesis of chronic pancreatitis. Postgrad Med J. 1995;71:67.)

de proteína. De modo semelhante, GP2, uma proteína ancorada em glicosilfosfatidilinositol, pode ter um papel importante na formação de tampões de proteína. GP2 é liberada da superfície apical das células pancreáticas para os ductos pancreáticos em concentrações relativamente altas. GP2 agrega em pH < 7,0, e o suco pancreático de pacientes com pancreatite crônica geralmente tem um pH < 7,0. Finalmente, os cálculos provocam formação de estenoses fibrosas e ectasia de ductos, atrofia de células acinares, e atrofia do parênquima distal aos ductos obstruídos nos estágios avançados da pancreatite crônica.

Outra teoria postula uma sequência necrose-fibrose, em que a necrose focal durante ataques recorrentes de pancreatite aguda induz retração cicatricial e fibrose, levando à pancreatite litogênica crônica (Figura 15-9A). Neste contexto, o dano vascular na pancreatite aguda causa anoxia celular, necrose, inflamação crônica e fibrose subsequente. Em particular, a necrose adiposa periacinar e periductal induz fibrose periductal, que obstrui parcialmente os ductos interlobulares. Estase dentro de dúctulos leva a tampões de proteína e à formação de cálculos no suco pancreático (Figura 15-9B). Subsequentemente, a obstrução total de ductos por cálculos induz necrose de células acinares, inflamação e fibrose (Figura 15-9C). O fator de transformação do crescimento β (TGF-β) parece ser um mediador de síntese de colágeno depois da lesão pancreática.

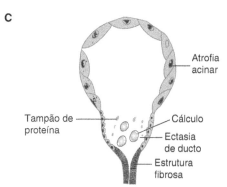

FIGURA 15-9 Modelo patogênico proposto de pancreatite crônica enfatizando a sequência de pancreatite aguda seguida por pancreatite crônica. **A:** na pancreatite aguda, há necrose de células acinares e gordura e infiltração de células inflamatórias. **B:** posteriormente, há cicatrização e fibrose. **C:** finalmente, aparecem as alterações de pancreatite crônica, inclusive atrofia de células acinares, formação de tampões de proteína e cálculos, e estenoses e ectasia de ductos. (Redesenhada, com permissão, de Sidhu SS et al. The pathogenesis of chronic pancreatitis. Postgrad Med J. 1995;71:67.)

Fisiopatologia

A má digestão na pancreatite crônica resulta de vários fatores. Inflamação de longa duração e fibrose do pâncreas podem destruir tecido exócrino, levando a aporte inadequado de enzimas digestivas ao duodeno nos períodos prandial e pós-prandial. Essa má digestão é piorada pelo aporte inadequado de bicarbonato ao duodeno, com a consequente inativação por ácido gástrico de enzimas e ácidos biliares. Dismotilidade gástrica e obstrução mecânica por fibrose na cabeça do pâncreas também podem contribuir. A pancreatite crônica pode assim resultar na esteatorreia profunda da insuficiência pancreática. Há uma correlação direta entre gravidade dos achados histo-

444 Fisiopatologia da Doença

lógicos e disfunção pancreática exócrina conforme estimado pelo teste de CCK-secretina (ver posteriormente).

Estudos de pacientes com pancreatite crônica não têm encontrado anormalidades nos níveis plasmáticos basais de CCK e polipeptídeo pancreático (PP), mas deficiência da ciclagem interdigestiva e da liberação pós-prandial de CCK e PP tem sido observada. A pancreatite crônica não parece ter algum efeito sobre a motilidade intestinal.

Na pancreatite crônica, foi constatado que a excreção fecal de ácidos biliares é três vezes aquela de indivíduos sadios. A má absorção de ácidos biliares está correlacionada com deficiência da secreção pancreática de bicarbonato; geralmente isso não é observado até que o efluxo de bicarbonato esteja acentuadamente reduzido (< 0,05 mEq/kg/h). Essa má absorção de ácidos biliares pode causar a hipocolesterolemia observada em pacientes com pancreatite crônica.

A deficiência da função exócrina na pancreatite crônica também pode levar ao aumento da estimulação do pâncreas mediada por CCK.

Resistência hepática à insulina tem sido demonstrada em pacientes com pancreatite crônica, talvez relacionada com uma diminuição de receptores de insulina de alta afinidade na membrana celular do hepatócito. Em ratos, a captação de insulina melhora após administração do polipeptídeo pancreático.

Manifestações clínicas

As manifestações clínicas de pancreatite crônica estão listadas na Tabela 15-6. O principal sintoma de pancreatite crônica é dor abdominal intensa que pode ser constante ou intermitente. A dor abdominal frequentemente se irradia para o meio das costas e para a escápula, e aumenta após a alimentação. A dor da pancreatite crônica é multifatorial, provavelmente refletindo hipertensão no ducto pancreático (p. ex., em pacientes com doença de ducto pancreático principal), bem como lesão neural inflamatória crônica (p. ex., em pacientes com doença de pequenos ductos). Os pacientes podem ter ataques recorrentes de dor abdominal intensa, vômitos e elevação da amilase sérica (pancreatite recidivante crônica). A ingestão continuada de álcool pode aumentar a frequência dos episódios dolorosos, pelo menos quando ainda há função pancreática relativamente preservada; na insuficiência pancreática grave, a ingestão de álcool parece ter menos influência no desenvolvimento de dor abdominal. Medidas de pressão no parênquima pancreático não têm se correlaciona-

do com dor. Dez a 20% dos pacientes têm "pancreatite indolor", apresentando-se com diabetes, icterícia, má digestão, má absorção ou esteatorreia. Anorexia e perda de peso ocorrem frequentemente, relacionadas tanto com má nutrição quanto com má absorção por insuficiência pancreática.

O diagnóstico de pancreatite crônica baseia-se principalmente em sintomas e sinais. Os níveis séricos de amilase e lipase estão elevados em somente uma minoria dos casos. Nos casos restantes, esses níveis são normais ou baixos, provavelmente porque há pouco tecido pancreático residual funcional e inflamação aguda verdadeira é rara. Calcificações pancreáticas parenquimatosas e de ducto principal observadas em TC ou radiografias simples são patognomônicas de pancreatite crônica. As calcificações são, na verdade, cálculos pancreáticos intraductos compostos por carbonato de cálcio e litostatinas. Formação de pseudocistos também pode ser evidente em imagens de TC.

A ultrassonografia endoscópica (USE) tornou-se o exame de escolha para avaliação de pancreatite crônica inicial ou leve. Estudos correlacionando achados histológicos com escores de USE têm confirmado a sensibilidade (85 a 91%) e a especificidade (70 a 86%) excelentes da USE. O valor da USE é mais aparente em pacientes sem doença calcificada, porque esses pacientes podem ter um diagnóstico definitivo feito na TC e porque, frequentemente, eles têm sintomas mais graves ou de longa duração. Uma conferência de consenso estabeleceu os critérios de Rosemont como um sistema de escores composto por aspectos parenquimatosos e de ductos maiores e menores, que tem fornecido critérios padronizados para diagnosticar pancreatite crônica.

Cerca de 5% dos pacientes desenvolvem pancreatite esclerosante grave envolvendo a cabeça do pâncreas, levando à obstrução do colédoco e dos ductos pancreáticos. A obstrução do colédoco na situação de pancreatite crônica aparece, geralmente, como um estreitamento liso, gradual, em vez de um corte abrupto, como é visto na obstrução do colédoco em consequência do câncer do pâncreas. A obstrução também pode ser causada por um pseudocisto na cabeça do pâncreas. A obstrução do colédoco resulta em icterícia profunda e persistente, semelhante à produzida por carcinoma pancreático. A bilirrubina e a fosfatase alcalina séricas estão elevadas.

ERCP é o procedimento mais adequado de imagem para avaliar a gravidade e extensão das alterações de ductos. Achados de ERCP incluem ductos dilatados, frequentemente com áreas adjacentes de estenose, gerando um aspecto de "cadeia de lagos" ou "colar de pérolas", ductos de calibre normal ou ductos pequenos adjacentes carecendo de ramos laterais, gerando um aspecto de "árvore no inverno". ERCP e MRCP, técnicas de imagem alternativas que fornecem visualização do sistema de ductos pancreáticos, podem ser usadas como exames de confirmação quando a USE não é definitiva, ou quando anormalidades focais específicas se correlacionam com sintomas clínicos (tais como obstrução biliar ou ruptura de ducto pancreático).

A falha de secreção de suco pancreático resulta em má absorção de gorduras (esteatorreia) e de vitaminas lipossolúveis, levando à perda de peso. A deficiência da função

TABELA 15-6 Manifestações clínicas de pancreatite crônica

Dor abdominal
Náusea
Vômitos
Perda de peso
Má absorção
Hiperglicemia, diabetes melito
Icterícia

exócrina manifesta-se por insuficiência pancreática (ver posteriormente). Estudos de triagem de pacientes com pancreatite crônica têm constatado que a maioria desenvolve disfunção pancreática ao longo do tempo. Um estudo documentou que 63% desenvolveram disfunção exócrina dentro de 5 anos e 94%, depois de 10 anos. Diabetes melito é uma complicação tardia da pancreatite crônica, e não é aparente até que 80 a 90% da glândula estejam gravemente danificados.

O tratamento da pancreatite crônica é principalmente sintomático e direcionado para alívio da dor e tratamento da insuficiência exócrina e endócrina (ver posteriormente). A dor nesses pacientes com frequência é um problema clínico grave, levando a um comprometimento significativo da qualidade de vida e tolerância potencial a opioides, e até mesmo vício. Se estiver presente um fator precipitante, como uma anormalidade anatômica ou condição metabólica, ele pode ser tratado com intervenção cirúrgica ou clínica. Métodos de alívio da dor incluem abstinência de álcool e uso de analgésicos convencionais. Se a dor não for aliviada, o uso de opioides pode ser necessário. Procedimentos invasivos, como bloqueio do plexo celíaco, procedimentos endoscópicos e drenagem ou resseção cirúrgica, podem estar indicados em pacientes selecionados com sintomas debilitantes.

As principais complicações da pancreatite crônica são a formação de pseudocistos e a obstrução mecânica do colédoco e duodeno. Complicações menos comuns incluem fístulas pancreáticas com ascite, derrame pleural ou, às vezes, derrame pericárdico, trombose da veia esplênica e desenvolvimento de varizes gástricas, e formação de um pseudoaneurisma, com hemorragia ou dor resultante de expansão e compressão de estruturas adjacentes. As fístulas resultam de ruptura do ducto pancreático. A trombose da veia esplênica acontece porque esta veia, que corre ao longo da superfície posterior do pâncreas, pode ser envolvida em inflamação peripancreática. Pseudoaneurismas podem afetar qualquer das artérias próximas ao pâncreas, mais comumente as artérias esplênica, hepática, gastroduodenal e pancreaticoduodenal.

Em pacientes monitorados por mais de 10 anos, a taxa de mortalidade é de 22%; complicações induzidas por pancreatite são responsáveis por 13% dos óbitos. Idade avançada ao diagnóstico, tabagismo e ingestão de álcool são os principais preditores de mortalidade entre indivíduos com pancreatite crônica. A pancreatite crônica de qualquer causa tem sido associada com um risco cumulativo em 25 anos de aproximadamente 4% para o desenvolvimento de câncer do pâncreas.

INSUFICIÊNCIA PANCREÁTICA

Apresentações clínicas

A insuficiência pancreática exócrina é a síndrome de má digestão resultante de distúrbios interferindo na atividade efetiva de enzimas pancreáticas. Como a lipase pancreática é essencial para a digestão de gorduras, sua ausência leva à esteatorreia (ocorrência de fezes gordurosas, volumosas, de cor clara). Por outro lado, embora amilase pancreática e tripsina sejam importantes para a digestão de carboidratos e proteínas,

outras enzimas no suco gástrico e intestinal geralmente podem compensar sua perda. Assim, pacientes com insuficiência pancreática raramente apresentam má digestão de carboidratos e proteínas (perda de nitrogênio).

Etiologia

A insuficiência pancreática geralmente resulta de pancreatite crônica, em adultos, ou fibrose cística (mucoviscidose), em crianças (Tabela 15-7). Em alguns casos, ela é uma consequência de resseção pancreática ou carcinoma do pâncreas. Insuficiência pancreática ocorre após transplante de medula óssea e parece estar relacionada com doença aguda ou crônica de enxerto *versus* hospedeiro. Cada uma dessas condições reduz a quantidade de enzimas pancreáticas secretadas, frequentemente a menos de 5% do normal.

Insuficiência pancreática exócrina também é uma ocorrência comum em pacientes que se recuperam de pancreatite aguda grave, e sua gravidade se correlaciona com a extensão da necrose pancreática. Sua gravidade também se correlaciona com a gravidade da insuficiência endócrina concomitante, manifestada pelo novo início de diabetes melito.

Menos comumente, a insuficiência pancreática resulta de estados mórbidos que causam hipersecreção de ácido gástrico. Por exemplo, secreção excessiva de gastrina por um gastrinoma (uma neoplasia de células das ilhotas composta por células G) leva à hipersecreção contínua de ácido gástrico e a

TABELA 15-7 Causas de insuficiência pancreática

Primárias
A. Redução adquirida da secreção de enzimas
Pancreatite crônica (abuso de álcool, trauma, hereditária, idiopática)
Neoplasias pancreáticas, ampulares e duodenais
Ressecção pancreática
Desnutrição proteicocalórica grave, hipoalbuminemia
B. Redução congênita na secreção de enzimas
Fibrose cística
Hemocromatose
Síndrome de Shwachman (insuficiência pancreática com anemia, neutropenia e anormalidades ósseas)
Deficiências de enzimas (tripsinogênio, enteroquinase, amilase, lipase, protease e deficiência de α_1-antiprotease)
Secundárias
A. Destruição de enzimas intralúmen: gastrinoma (síndrome de Zollinger-Ellison)
B. Estimulação pancreática diminuída: doença da mucosa do intestino delgado (espru não tropical)
C. Secreção enzimática extemporânea: cirurgia gástrica
1. Gastrectomia subtotal com anastomose Billroth I
2. Gastrectomia subtotal com anastomose Billroth II
3. Vagotomia troncular e piloroplastia

446 Fisiopatologia da Doença

um pH muito baixo do suco gástrico. Em pacientes afetados, o excesso de ácido gástrico supera a produção pancreática normal de bicarbonato e resulta em um pH anormalmente ácido no duodeno. Este pH ácido, por sua vez, causa atividade diminuída de quantidades a princípio adequadas de enzimas pancreáticas.

Patologia e patogênese

Normalmente, as atividades de várias enzimas pancreáticas diminuem durante sua passagem do duodeno para o íleo terminal. Entretanto, as taxas de degradação de enzimas individuais variam; a atividade de lipase é perdida rapidamente e a atividade de protease e amilase se perde de forma lenta. A atividade de lipase geralmente é destruída por proteólise, principalmente pela ação de quimiotripsina residual. Este mecanismo persiste em pacientes com insuficiência pancreática, o que ajuda a explicar por que a má absorção de gorduras se desenvolve antes da má absorção de proteína ou amido.

Pacientes com destruição do pâncreas exócrino desenvolvem deficiência da digestão e absorção de gorduras. Clinicamente, a má absorção de gorduras manifesta-se como esteatorreia. Embora a esteatorreia seja causada principalmente pela deficiência de lipase pancreática, a ausência de secreção pancreática de bicarbonato também contribui para sua ocorrência. Sem bicarbonato, o quimo ácido do estômago inibe a atividade da lipase pancreática e causa precipitação de sais biliares. Por sua vez, a deficiência de sais biliares causa falta de formação de micelas e interferência na absorção de gorduras.

Fisiopatologia

Causas de má digestão por insuficiência pancreática exócrina incluem pancreatite crônica, fibrose cística, câncer do pâncreas, gastrectomia parcial ou total e ressecção pancreática. Cada uma dessas causas está associada com alterações correlatas específicas da fisiologia GI, inclusive alterações do pH intralúmen, metabolismo de ácidos biliares, esvaziamento gástrico e motilidade intestinal.

Por exemplo, durante o curso de pancreatite crônica, há uma relação próxima entre acidez gástrica, insuficiência pancreática exócrina e digestão deficiente. Foi verificado que a acidificação gástrica pós-prandial é significativamente maior entre pacientes com pancreatite grave que entre aqueles com insuficiência leve ou nenhuma. A inibição da secreção de ácido gástrico por bloqueadores H_2, como a cimetidina, ou inibidores da bomba de prótons, como omeprazol, melhora a resposta à reposição de enzimas pancreáticas e diminui a excreção fecal de gordura. Contudo, não leva à eliminação completa da esteatorreia.

Por outro lado, a perda do estômago pode causar mudança considerável na função do pâncreas exócrino. Depois de gastrectomia total, os pacientes frequentemente desenvolvem insuficiência pancreática exócrina primária grave, com má digestão e perda de peso. No pós-operatório, volume de suco pancreático, efluxo de bicarbonato e secreção de enzimas (amilase, tripsina e quimiotripsina) estão reduzidos significativamente em comparação com níveis pré-operatórios. Essas reduções provavelmente resultam de alterações na secreção hormonal GI, alterando a regulação da função pancreática. Por exemplo, após gastrectomia, a maioria dos pacientes exibe diminuição na linha de base e pós-prandial da secreção de gastrina e polipeptídeo pancreático, e secreção pós-prandial aumentada de CCK.

Manifestações clínicas

Os sintomas e sinais exibidos por pacientes com insuficiência pancreática (Tabela 15-8) variam em alguma extensão com a doença subjacente.

A. Esteatorreia

Pacientes com esteatorreia geralmente descrevem suas fezes como volumosas, fétidas, gordurosas, espumosas, amarelo-pálidas e flutuantes. Entretanto, esteatorreia significativa pode ocorrer sem alguma dessas características. Um teste quantitativo de gordura fecal nas 24 horas mostrando excreção de mais de 6 g é necessário para o diagnóstico definitivo de esteatorreia. A esteatorreia responde, às vezes drasticamente, ao tratamento oral com enzimas pancreáticas, ingeridas com cada refeição e com os lanches. Nos casos graves de má absorção de gordura, podem ocorrer deficiências das vitaminas lipossolúveis (vitaminas A, D, E e K), havendo necessidade de suplementação parenteral.

B. Diarreia

Em pacientes com má absorção de gorduras, diarreia pode resultar da ação catártica de ácidos graxos hidroxilados. Esses ácidos graxos inibem a absorção de sódio e água pelo colo. Menos comumente, diarreia aquosa, cólicas abdominais e empachamento são devidos à má absorção de carboidratos. De fato, como a produção de amilase salivar permanece inalterada e a produção de amilase pancreática tem que ser marcantemente reduzida antes que a digestão intralúmen de amido se torne mais lenta, os sintomas de má absorção de carboidratos são incomuns na insuficiência pancreática.

C. Hipocalcemia

Hipocalcemia, hipofosfatemia, tetania, osteomalacia, osteopenia (densidade mineral óssea baixa) e osteoporose podem ocorrer tanto por deficiência da vitamina D lipossolúvel

---

TABELA 15-8 Manifestações clínicas de insuficiência pancreática

Sintomas e sinais	Porcentagem
Perda de peso	90%
Esteatorreia (gordura nas fezes > 6 g/d)	48%
Edema, ascite	12%
Fraqueza	7%
Hipoproteinemia	14%
Má absorção de vitamina B_{12}	40%

Dados de Evans WB et al. Incidence and severity of nutritional deficiency states in chronic exocrine pancreatic insufficiency: comparison with nontropical sprue. Am J Dig Dis. 1966;11:594.

quanto pela ligação do cálcio da dieta a ácidos graxos não absorvidos, formando complexos insolúveis cálcio-gordura (sabões) no intestino.

D. Nefrolitíase

A formação de sabões de cálcio insolúveis no intestino também impede a ligação normal do oxalato da dieta ao cálcio. O oxalato da dieta permanece em solução e é absorvido a partir do colo, causando hiperoxalúria e predispondo à nefrolitíase.

E. Deficiência de vitamina B$_{12}$

Cerca de 40% dos pacientes com insuficiência pancreática demonstram má absorção de vitamina B$_{12}$ (cobalamina), embora manifestações clínicas de deficiência de vitamina B$_{12}$ sejam raras (anemia, degeneração combinada subaguda da medula espinal e demência). A má absorção de vitamina B$_{12}$ parece resultar de degradação reduzida por proteases pancreáticas dos complexos normais de vitamina B$_{12}$ e sua proteína ligadora (proteína R), resultando em menos vitamina B$_{12}$ livre para se ligar ao fator intrínseco no intestino delgado.

F. Perda de peso

Má absorção de longa duração leva a catabolismo de proteínas e consequente perda de peso, atrofia muscular, fadiga e edema. Às vezes, ocorre perda de peso em pacientes com pancreatite crônica porque alimentar-se exacerba sua dor abdominal, ou porque narcóticos usados para controlar a dor causam anorexia. Em pacientes que desenvolvem diabetes melito, a perda de peso pode ser devida à glicosúria.

Exames de laboratório e avaliação

Como há uma correlação direta entre efluxo duodenal (e, portanto, fecal) de lipase, amilase, tripsina e bicarbonato, a dosagem de concentrações de elastase fecal tem sido usada como um teste de triagem para insuficiência pancreática exócrina. O diagnóstico de insuficiência pancreática é ampliado por vários exames adicionais não invasivos de função pancreática exócrina. Estes incluem o teste da bentiromida, o teste pancreolauril e o teste de colesteril-[^{14}C]octanoato no hálito. Nesses exames, substratos para enzimas digestivas pancreáticas são administrados oralmente e seus produtos de digestão são dosados. No teste da bentiromida, ácido N-benzoil-L-tirosina-p-aminobenzoico é administrado como um substrato para quimiotripsina. A clivagem enzimática gera ácido p-aminobenzoico, que é absorvido do intestino e mensurado na urina. No teste pancreolauril, dilaurato de fluoresceína é administrado e esterases pancreáticas liberam fluoresceína, que é então absorvida e mensurada na urina. O teste de colesteril-[^{14}C]octanoato no hálito mede o efluxo de $^{14}CO_2$ no hálito aos 120 minutos após a ingestão, possibilitando a detecção rápida de insuficiência exócrina pancreática. Pacientes com pancreatite crônica têm diminuição marcante da excreção de ácido p-aminobenzoico ou fluoresceína na urina, ou efluxo de $^{14}CO_2$ no hálito. Na prática clínica, esteatorreia e perda de peso associada são os sinais mais comuns e marcantes de insuficiência pancreática exócrina. Portanto, os médicos devem documentar e tratar a esteatorreia antes de proceder a testes diagnósticos mais especializados.

PONTO DE CHECAGEM

11. Como a pancreatite crônica difere da aguda em termos de sintomas e sinais?

12. Quais são os sintomas e sinais de insuficiência pancreática?

CARCINOMA DO PÂNCREAS

Epidemiologia e etiologia

O carcinoma pancreático tornou-se a quarta principal causa de mortes relacionadas com câncer nos Estados Unidos, com uma incidência anual e mortalidade próxima de 40 mil casos por ano. Atraso no diagnóstico, resistência relativa à quimio e radioterapia, e agressividade biológica intrínseca manifestada por doença metastática precoce contribuem para o péssimo prognóstico associado com adenocarcinoma pancreático. O câncer do pâncreas geralmente ocorre depois dos 50 anos de idade e aumenta em incidência com a idade, com a maioria dos pacientes diagnosticados entre 60 e 80 anos de idade. Ele é um tanto mais frequente em homens do que em mulheres. Séries de necrópsias documentam que o câncer pancreático foi identificado em até 2% dos indivíduos submetidos a um exame *post-mortem*. Apesar dos avanços na expansão da percepção e compreensão da doença, procedimentos diagnósticos e terapias cirúrgicas e clínicas, a sobrevida geral em 5 anos para adenocarcinoma pancreático permanece em aproximadamente 5%.

Muitos fatores de risco para adenocarcinoma pancreático têm sido identificados. O tabagismo tem a associação mais forte no geral e pensa-se que seja responsável por um quarto dos casos diagnosticados. Acredita-se que a associação entre tabagismo e câncer do pâncreas esteja relacionada com compostos N-nitrosos presentes na fumaça do cigarro. A exposição a esses agentes leva à hiperplasia de ductos pancreáticos, um possível precursor do adenocarcinoma.

Outros fatores associados com um risco aumentado de adenocarcinoma pancreático incluem uma ingestão alta de gordura saturada na dieta, exposição a solventes não clorados e o pesticida diclorodifenil tricloroetano (DDT), embora a contribuição em geral desses fatores provavelmente seja pequena. O diabetes melito também foi identificado recentemente como um fator de risco para a doença. A pancreatite crônica aumenta o risco de se desenvolver adenocarcinoma pancreático em 10 a 20 vezes. O papel de outros fatores da dieta (café, alta ingestão de gorduras e uso de álcool) é muito debatido. Pensa-se que dietas contendo frutas e verduras frescas sejam protetoras. Há uma incidência aumentada de câncer pancreático entre pacientes com pancreatite hereditária, particularmente entre aqueles que desenvolvem calcificações pancreáticas. Raramente, o carcinoma pancreático é herdado de modo autossômico dominante em associação com diabetes melito e insuficiência pancreática exócrina. Uma predisposição genética também tem sido identificada em numerosas síndromes de câncer familiar, incluindo as síndromes listadas na Tabela 15-9. Vários

448 Fisiopatologia da Doença

genes ligados com o câncer pancreático familiar sindrômico e esporádico têm sido descritos. Contudo, a penetrância da doença em portadores de genes é altamente variável, e mutações gênicas individuais têm sido ligadas de modo variável à oncogênese pancreática. É importante observar que a grande maioria dos pacientes com adenocarcinoma pancreático desenvolve a doença sem qualquer mutação genética identificada ou fator de risco putativo ou estabelecido.

Patologia

Os carcinomas ocorrem com mais frequência na cabeça (70%) e no corpo (20%) que na cauda (10%) do pâncreas. Macroscopicamente, o câncer pancreático se apresenta como um tumor profundamente desmoplásico, infiltrativo, que obstrui o ducto pancreático e, assim, frequentemente, causa fibrose e atrofia da porção distal da glândula. Carcinomas da cabeça do pâncreas tendem a obstruir precocemente o colédoco em sua evolução, com icterícia resultante, e podem se estender ao processo uncinado para envolver a artéria e veia mesentéricas superiores, comprometendo sua possibilidade de recessão cirúrgica. Tumores do corpo e da cauda tendem a se apresentar tardiamente em sua evolução, pois causam poucos sintomas até que se tornam bastante grandes.

Microscopicamente, 90% dos cânceres pancreáticos são adenocarcinomas; os restantes são carcinomas adenoescamosos, anaplásicos e de células acinares. O câncer pancreático tende a se espalhar para os tecidos adjacentes, invadindo órgãos vizinhos ao longo da fáscia perineural, causando dor intensa, e por meio dos vasos linfáticos e da corrente sanguínea, causando metástases em gânglios linfáticos regionais, fígado e outros locais mais distantes (Figura 15-10).

Os adenocarcinomas pancreáticos consistem em múltiplos tipos celulares em que cada um contribui para o comportamento clínico da doença. Enquanto células maduras em vários estágios de diferenciação constituem a maioria dos elementos celulares, uma pequena proporção de células-tronco cancerosas são responsáveis pela resistência à quimioterapia e radiação que, com frequência, é uma característica do câncer pancreático. Finalmente, adenocarcinomas pancreáticos geralmente têm elementos densos desmoplásicos do estroma que são responsáveis pela natureza infiltrativa e fibrosa do tumor.

Patogênese

Como outras neoplasias malignas epiteliais, o adenocarcinoma pancreático parece se desenvolver por meio de mutações genéticas progressivas dentro do epitélio de ductos pancreáticos (Figura 15-11). Esses eventos genéticos e epigenéticos sequenciados correlacionam-se com a evolução de lesões pré-malignas de ductos até carcinoma invasivo. Neoplasia intraepitelial pancreática (PanIN) é a precursora mais bem caracterizada do adenocarcinoma pancreático. A evolução de displasia mínima (PanIN 1a e b) para displasia grave (PanIN 2 e 3) até adenocarcinoma parece seguir o acúmulo passo a passo de mutações genéticas que incluem ativação do oncogene K-ras2, inativação do gene supressor de tumor CDKN2a/INK4a e, finalmente, inativação dos genes supressores de tumor TP53 e DPC4/SMaD4. Outras lesões precursoras de adenocarcinoma pancreático provavelmente existem na forma de neoplasias císticas pancreáticas produtoras de mucina, tais como neoplasias mucinosas papilares intradutos e neoplasias císticas mucinosas.

Adenocarcinomas pancreáticos invasivos geralmente têm uma ou mais mutações genéticas características. Mutações pontuais ativadoras no proto-oncogene K-ras no códon 12 têm sido identificadas em mais de 90% dos cânceres pancreáticos. Mutação no gene supressor de tumor TP53 tem sido detectada em 50 a 75% dos adenocarcinomas do pâncreas. A perda concomitante da função de TP53 e K-ras pode contribuir para a agressividade clínica do câncer. Além disso, em aproximadamente 90% dos casos, o gene supressor de tumor P16, localizado no cromossomo 9p, está desativado. Deleção de DPC4 está presente em até 50% dos adenocarcinomas pancreáticos e tem sido associada a potencial metastático aumentado.

Apesar dessas mutações prevalentes, análise genômica abrangente de espécimes do câncer pancreático humano tem

TABELA 15-9 Síndromes genéticas associadas com câncer pancreático

Síndrome	Modo de herança	Gene	*Locus* cromossômico
Pancreatite hereditária	AD	*PRSS1* (tripsinogênio catiônico)	7q35
Câncer colorretal hereditário sem polipose	AD	*MSH2*	2p
		MLH1	2p
		PMS2	7p
		PMS1	2q
Câncer familiar de mama/ovário	AD	*BRCA2*	13q
Melanoma-nevo atípico familiar	AD	*P16*	9p
Polipose familiar	AD	*FAP*	—
Ataxia-telangiectasia	AR	*ATM*	11q22-23
Peutz-Jeghers	AD	*STK11*	19p
Fibrose cística	AD	*CFTR*	7

Modificada de Hruban RH et al. Genetics of pancreatic cancer: from genes to families. Surg Oncol Clinics of North Am. 1998 Jan;7(1):1-23.

Legenda: AD, autossômico dominante; AR, autossômico recessivo.

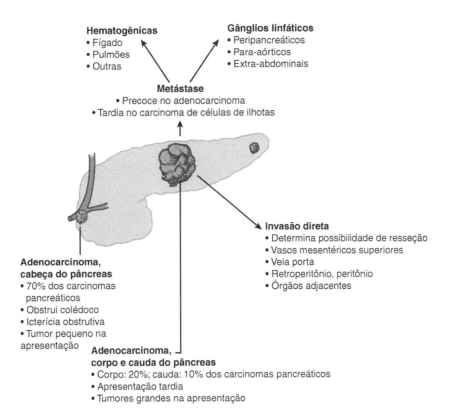

FIGURA 15-10 Câncer de pâncreas: localização e padrão de disseminação. (Redesenhada, com permissão, de Chandrasoma P et al., eds. *Concise Pathology*, 3rd ed. Publicada originalmente por Appleton & Lange. Copyright © 1998 por The McGraw-Hill Companies, Inc.)

revelado imensa heterogeneidade genética. Mutações pontuais ocorrem em numerosas vias celulares associadas com comportamento neoplásico, mas poucos tumores compartilham as mesmas mutações ou têm defeitos em todas as vias. Infelizmente, poucos alvos suscetíveis aos fármacos disponíveis atualmente têm sido identificados. Análises de metástases de câncer pancreático também têm revelado que os clones celulares que dão origem a lesões metastáticas podem ser distintos da impressão digital genética do tumor primário. Embora essas características compliquem o tratamento do câncer pancreático, estudos recentes têm tentado identificar subtipos de tumor que diferem em sua resposta a regimes de quimioterapia diferentes, facilitando potencialmente um futuro regime de tratamento personalizado para genótipos individuais de tumor.

Mutações em genes de reparo de mau pareamento de DNA também podem levar a câncer pancreático. Parece que mutações múltiplas precisam acontecer para que o câncer pancreático se desenvolva. Síndromes familiares de câncer pancreático surgem de mutações de linha germinativa. Exemplos incluem mutações em *STK11* na síndrome de Peutz-Jeghers e em genes de reparo de mau pareamento de DNA. O gene de reparo de mau pareamento *BRCA2* está inativado em aproximadamente 7 a 10% dos cânceres pancreáticos. Síndromes familiares e alterações genéticas relacionadas com

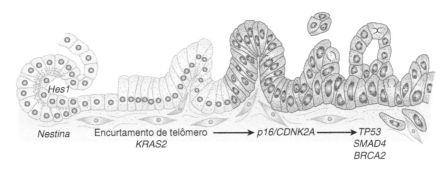

FIGURA 15-11 Modelo para a progressão histológica e genética de células normais (bem à esquerda) a lesões de neoplasia intraepitelial pancreática (PanIN) (centro), até câncer pancreático invasivo (bem à direita). (Redesenhada, com permissão, de Maitra A et al. Pancreatic cancer. Annu Rev Pathol: Mechanisms Dis. 2008;3:157-88. Copyright © por Annual Reviews.www.annualreviews.org.)

450 Fisiopatologia da Doença

câncer pancreático estão resumidas na Tabela 15-9. Uma conferência de consenso em 2012 definiu um grupo de indivíduos de alto risco considerados apropriados para triagem de câncer pancreático: parentes em primeiro grau de pacientes com câncer pancreático de uma linhagem familiar (pelo menos dois parentes em primeiro grau afetados); pacientes com síndrome de Peutz-Jeghers; e portadores de mutações *p16*, *BRCA2* e câncer colorretal hereditário sem polipose (*HNPCC*) com um ou mais parentes em primeiro grau afetados.

O microambiente do tumor (elementos do estroma internos e circundantes de adenocarcinoma pancreático) é reconhecido de modo crescente tanto como central na patogênese da doença quanto como um alvo potencial para o tratamento. Células estelares pancreáticas (miofibroblastos) que são responsáveis pelo crescimento e pela renovação do estroma expressam fatores de crescimento e outros peptídeos que podem estar associados com o comportamento e prognóstico do tumor.

Na pancreatite crônica, uma via comum para o desenvolvimento de câncer pancreático pode ser o processo inflamatório crônico, inclusive uma reação pronunciada do estroma. Mediadores de inflamação crônica no estroma provavelmente dão suporte a uma transformação maligna, embora os mecanismos exatos permaneçam desconhecidos. Citocinas produzidas pelo estroma ativado parecem promover o comportamento agressivo das células cancerígenas pancreáticas.

Manifestações clínicas

A apresentação clínica do câncer pancreático pode ser indistinguível, ocasionalmente, daquela da pancreatite crônica, em parte porque alterações inflamatórias ocorrem comumente tanto na pancreatite crônica quanto no adenocarcinoma pancreático. As manifestações clínicas (Tabela 15-10) de câncer pancreático variam com a localização e o tipo histológico do tumor.

Pacientes com carcinoma da cabeça do pâncreas geralmente se apresentam com icterícia progressiva, indolor, resultante de obstrução do colédoco (Figura 15-10). Algumas vezes, a obstrução causada por carcinoma na cabeça do pâncreas é sinalizada pela presença tanto de icterícia quanto de uma vesícula biliar dilatada palpável no quadrante superior direito (**lei de Courvoisier**). Pacientes com carcinoma do corpo ou da cauda do pâncreas geralmente apresentam-se com dor abdominal epigástrica, perda de peso profunda, massa abdominal e anemia. Esses pacientes geralmente se apresentam em estágios tardios e com frequência têm metástases distantes, particularmente no fígado. Trombose da veia esplênica pode ocorrer como uma complicação de cânceres do corpo ou da cauda da glândula.

Cerca de 70% dos pacientes com câncer pancreático têm deficiência de tolerância à glicose ou diabetes melito franco. Embora isso ocorra em virtude da obstrução proximal de ducto e atrofia distal da glândula, alguns pacientes parecem ter resolução da intolerância à glicose ou do diabetes com resseção cirúrgica, sugerindo que cânceres pancreáticos elaboram uma substância diabetogênica ainda não identificada.

Vários marcadores tumorais, como o antígeno carcinoembrionário (CEA), CA 19-9, α-fetoproteína, antígeno onco-

TABELA 15-10 Manifestações clínicas de carcinoma pancreático

Manifestação	Porcentagem
Sintomas e sinais	
Dor abdominal	73-74%
Anorexia	70%
Perda de peso	60-74%
Icterícia[1]	65-72%
Diarreia	27%
Fraqueza	21%
Vesícula biliar palpável	9%
Constipação	8%
Hematêmese ou melena	7%
Vômitos	6%
Massa abdominal	1-38%
Tromboflebite migratória	< 1%
Testes laboratoriais anormais[2]	
↑ Fosfatase alcalina	82%
↑ 5'-Nucleotidase	71%
↑ LDH	69%
↑ AST	64%
↑ Bilirrubina	55%
↑ Amilase	17%
↑ α-Fetoproteína	6%
↑ Antígeno carcinoembrionário (CEA)	57%
↓ Albumina	60%

[1]Com carcinoma da cabeça do pâncreas.

[2]Modificada de Fitzgerald PJ et al. The value of diagnostic aids in detecting pancreas cancer. Cancer. 1978;41:868.

Modificada de Anderson A et al. Am Surg. 1976;42:173; Hines LH et al. Ten years' experience treating pancreatic and periampullary cancer. Am Surg. 1976;42:442.

fetal pancreático e galactosil transferase II, podem ser encontrados no soro de pacientes com câncer pancreático. Contudo, nenhum desses marcadores tumorais tem especificidade ou valor preditivo suficiente para ser útil na triagem da doença. CA 19-9 pode ser útil para predizer recorrência em pacientes após a resseção cirúrgica, ou para acompanhar a carga da doença em pacientes que estão sendo tratados com quimioterapia sistêmica.

Ao avaliar pacientes com suspeita de câncer pancreático, o exame diagnóstico inicial de escolha é uma TC helicoidal em cortes finos, realçada por contraste. Para pacientes com uma TC inconclusiva, ou em casos em que um diagnóstico tecidual é necessário, USE com aspiração com agulha fina pode ajudar no diagnóstico. Colangiografia retrógrada endoscópica (ERC) com colocação de *stent* endobiliar é usada normalmente para tratamento paliativo da icterícia obstrutiva quando presente. Em pacientes com lesões da cabeça do pâncreas, a escovagem do ducto biliar ou pancreático durante ERCP pode confirmar o diagnóstico de adenocarcinoma pancreático. Além de auxiliar no diagnóstico, a TC helicoidal é útil para delinear a anatomia vascular regional e pesquisar invasão vascular importante pelo tumor, um sinal de inviabilidade da ressecção, ou para determinar a presença de doença metastática.

O tratamento do adenocarcinoma pancreático com intenção curativa envolve uma abordagem multidisciplinar de ressecção cirúrgica, quimioterapia sistêmica e radioterapia. Infelizmente, apenas 15 a 20% dos pacientes são elegíveis para tratamento com intenção curativa; todos os outros pacientes com câncer pancreático avançado localmente não ressecável e/ou com doença metastática são candidatos à quimioterapia paliativa com benefício de sobrevida apenas limitado. Avanços em estratégias operatórias, como ressecção e reconstrução vascular, ressecção em pacientes idosos, pancreatectomia minimamente invasiva e regimes neoadjuvantes de quimiorradioterapia, têm tentado expandir a população de pacientes elegíveis para ressecção cirúrgica. Entretanto, o comportamento de crescimento invasivo do câncer pancreático para tecidos perineurais e retroperitoneais frequentemente torna um desafio conseguir uma margem microscópica negativa, e operações que deixam para trás doença, mesmo microscópica, não fornecem uma chance real de sobrevida de longa duração.

Dos pacientes elegíveis para ressecção cirúrgica, a taxa geral de sobrevida de 5 anos é de aproximadamente 20%, enquanto pacientes selecionados com tumores pequenos, gânglios linfáticos negativos e uma margem microscópica negativa têm um prognóstico um pouco mais satisfatório. Pacientes com doença localmente avançada não ressecável podem sobreviver 12 a 24 meses com regimes paliativos modernos de multimodalidades. Pacientes com doença metastática na apresentação têm uma sobrevida mediana de 6 meses ou menos. Estes maus desfechos indicam claramente a necessidade de melhores estratégias de tratamento. Em razão da expansão significativa na compreensão das características genéticas e dos compartimentos celulares do adenocarcinoma pancreático, atualmente há mais otimismo de que agentes com alvos e estratégias terapêuticas personalizadas finalmente possam levar à sobrevida melhorada para os pacientes acometidos por essa doença agressiva.

PONTO DE CHECAGEM

13. Quais são os fatores de risco para câncer pancreático?
14. Quais são os sintomas e sinais comuns de câncer pancreático?
15. Como se pode fazer o diagnóstico de câncer pancreático em um paciente com sintomas e sinais sugestivos?

ESTUDOS DE CASOS

Yeong Kwok, M.D.

(Ver Capítulo 25, p. 726, para Respostas)

CASO 74

Um médico é chamado ao departamento de emergência para avaliar uma mulher de 58 anos de idade que se apresenta com uma história de 2 dias de febre, anorexia, náusea e dor abdominal. Suspeitando de pancreatite, o médico perguntou sobre uma história de sintomas similares. Ela havia sido vista no departamento de emergência 2 meses atrás devido a um episódio de dor abdominal surda, incessante, no quadrante superior direito, quando uma ecografia demonstrou múltiplos cálculos na vesícula sem evidência de obstrução do canal cístico ou de edema da parede da vesícula biliar. Na presente ocasião, níveis séricos de amilase e lipase estão ambos muito elevados. No terceiro dia de evolução no hospital, o médico é chamado com urgência para avaliar a paciente por hipotensão, dispneia e insuficiência respiratória subsequente. Ela requer entubação endotraqueal e ventilação mecânica. Uma radiografia de tórax e hipoxia grave dão suporte ao diagnóstico de síndrome de angústia respiratória aguda.

Questões

A. Por qual mecanismo os cálculos biliares podem causar pancreatite?

B. No momento da internação, quais aspectos adicionais da anamnese e exames de laboratório deveriam ser obtidos para esclarecimentos adicionais sobre a etiologia da pancreatite?

C. Descreva como a pancreatite aguda pode ser complicada por síndrome de angústia respiratória aguda.

452 Fisiopatologia da Doença

CASO 75

Um homem de 52 anos com uma história de 20 anos de abuso de álcool apresenta-se a seu médico queixando-se de episódios recorrentes de dor abdominal no epigastro e quadrante superior esquerdo. Ao longo do último mês, a dor se tornou quase contínua, e ele tem solicitado morfina para controlar a dor. Ele tem uma história de pancreatite aguda relacionada com álcool. O exame revela uma perda de peso de 5 kg durante os últimos 6 meses. Ele apresenta defesa à palpação do epigastro. Os ruídos hidroaéreos estão um tanto diminuídos. Amilase e lipase séricas estão levemente elevadas. Uma radiografia simples do abdome demonstra calcificações pancreáticas.

Questões

A. Com que frequência os indivíduos que abusam do álcool desenvolvem pancreatite crônica?

B. Quais são os mecanismos propostos da pancreatite crônica induzida por álcool?

C. Por que um inibidor da bomba de prótons pode ser útil para este paciente?

CASO 76

Um rapaz de 15 anos com uma história de fibrose cística vai ao médico devido à diarreia, que está piorando, e perda de peso. Sua doença pulmonar tem sido relativamente bem controlada, mas recentemente ele perdeu 5 kg de modo não intencional. Suas fezes estão soltas e muito volumosas, gordurosas e fétidas, especialmente após refeições gordurosas. Ao exame, ele é magro, mas tem aspecto normal, com peso de 45 kg e estatura de 160 cm. O exame dos pulmões é notável por roncos e estertores crepitantes disseminados, mas o resto do exame, inclusive o exame abdominal, é normal. Exame das fezes verifica a presença de esteatorreia. Ele iniciou o tratamento com enzimas pancreáticas com resolução dos sintomas gastrintestinais.

Questões

A. Por que a má absorção de gorduras é um aspecto tão considerável na insuficiência pancreática?

B. Quais são as outras consequências da insuficiência pancreática?

CASO 77

Durante uma reunião de família, um viúvo de 62 anos descreve a seu filho uma história de 1 mês de letargia. Ele atribui isso ao estresse de uma mudança recente de uma casa grande de três quartos para um apartamento. Sua neta comenta que seus olhos parecem "amarelos" e que ele teve uma perda de peso significativa desde a última visita que fez a ele. Corroborando o achado de icterícia indolor, seu internista solicitou uma TC helicoidal realçada por contraste, revelando uma tumoração de 3 cm na cabeça do pâncreas.

Questões

A. Ao exame físico, o paciente tem uma vesícula biliar palpável e levemente dolorosa. Qual é o significado deste achado?

B. Quais anormalidades hematológicas podem estar associadas com câncer do pâncreas?

C. Quais são os fatores clínicos importantes para o prognóstico?

REFERÊNCIAS

Anatomia

Pan FC et al. Pancreas organogenesis: from bud to plexus to gland.

Dev Dyn. 2011 Mar;240(3):530–65. [PMID: 21337462]

Fisiologia

Chandra R et al. Recent advances in pancreatic endocrine and exocrine secretion. Curr Opin Gastroenterol. 2011 Sep;27(5):439–43. [PMID: 21778879]

Doyle CJ et al. The proteome of normal pancreatic juice. Pancreas. 2012 Mar;41(2):186–94. [PMID: 22129531]

Singer MV et al. Secretion from acinar cells of the exocrine pancreas: role of enteropancreatic reflexes and cholecystokinin. Cell Biol Int. 2009 Jan;33(1):1–9. [PMID: 18948215]

Pancreatite aguda

Banks PA et al; Acute Pancreatitis Classification Working Group. Classification of acute pancreatitis—2012: revision of the Atlanta classification and definitions by international consensus. Gut. 2013 Jan;62(1):102–11. [PMID: 23100216]

Fisic E et al. The role of IL-6, 8, and 10, sTNFr, CRP, and pancreatic elastase in the prediction of systemic complications in patients with acute pancreatitis. Gastroenterol Res Pract. 2013;2013:282645. [PMID: 23476635]

Gaiser S et al. Intracellular activation of trypsinogen in transgenic mice induces acute but not chronic pancreatitis. Gut. 2011 Oct;60(10):1379–88. [PMID: 21471572]

Gukocvsky I et al. Organellar dysfunction in the pathogenesis of pancreatitis. Antioxid Redox Signal. 2011 Nov;15(10):2699–710. [PMID: 21834686]

Lowenfels AB et al. The changing character of acute pancreatitis: epidemiology, etiology, and prognosis. Curr Gastroenterol Rep. 2009 Apr;11(2):97–103. [PMID: 19281696]

Mofidi R et al. Association between early systemic inflammatory response, severity of multiorgan dysfunction and death in acute pancreatitis. Br J Surg. 2006;93:738–44. [PMID: 16671062]

Pandol SJ et al. Pathobiology of alcoholic pancreatitis. Pancreatology. 2007;7(2–3):105–14. [PMID: 17592222]

Sah RP et al. Autoimmune pancreatitis: an update on classification, diagnosis, natural history and management. Curr Gastroenterol Rep. 2012 Apr;14(2):95–105. [PMID: 22350841]

Sah RP et al. Molecular mechanisms of pancreatic injury. Curr Opin Gastroenterol. 2011 Sept;27(5):444–51. [PMID: 21844752]

Zhang H et al. IL-6 trans-signaling promotes pancreatitis-associated lung injury and lethality. J Clin Invest. 2013 March 1;123(3):1019–31. [PMID: 23426178]

Zhang XP et al. The pathogenic mechanism of severe acute pancreatitis complicated with renal injury: a review of current knowledge. Dig Dis Sci. 2008 Feb;53(2):297–306. [PMID: 17597411]

Pancreatite crônica

Ahmed Ali U et al. Endoscopic or surgical intervention for painful obstructive chronic pancreatitis. Cochrane Database Syst Rev. 2012 Jan 18;1:CD007884. [PMID: 22258975]

Catalano MF et al. EUS-based criteria for the diagnosis of chronic pancreatitis: the Rosemont classification. Gastrointest Endosc. 2009 Jun;69(7):1251–61. [PMID: 19243769]

Klöppel G. Toward a new classification of chronic pancreatitis. J Gastroenterol. 2007 Jan;42(Suppl 17):55–7. [PMID: 17238028]

Stevens T. Update on the role of endoscopic ultrasound in chronic pancreatitis. Curr Gastroenterol Rep. 2011 Apr;13(2):117–22. [PMID: 21170612]

Whitcomb DC. Genetics of alcoholic and nonalcoholic pancreatitis. Curr Opin Gastroenterol. 2012 Sep;28(5):501–6. [PMID: 22885947]

Yadav D et al; North American Pancreatic Study Group. Alcohol consumption, cigarette smoking, and the risk of recurrent acute and chronic pancreatitis. Arch Intern Med. 2009 Jun 8;169(11):1035–45. [PMID: 19506173]

Insuficiência pancreática

Brelian D et al. Diarrhoea due to pancreatic diseases. Best Pract Res Clin Gastroenterol. 2012 Oct;26(5):623–31. [PMID: 23384807]

Keller J et al. Tests of pancreatic exocrine function—clinical significance in pancreatic and non-pancreatic disorders. Best Pract Res Clin Gastroenterol. 2009;23(3):425–39. [PMID: 19505669]

Stallings VA et al; Clinical Practice Guidelines on Growth and Nutrition Subcommittee; Ad Hoc Working Group. Evidence-based practice recommendations for nutrition-related management of children and adults with cystic fibrosis and pancreatic insufficiency: results of a systematic review. J Am Diet Assoc. 2008 May;108(5):832–9. [PMID: 18442507]

Carcinoma do pâncreas

Canto MI et al. International Cancer of the Pancreas Screening (CAPS) Consortium summit on the management of patients with increased risk for familial pancreatic cancer. Gut. 2013 Mar; 62(3):339–47. [PMID: 23135763]

Collisson EA et al. Subtypes of pancreatic ductal adenocarcinoma and their differing responses to therapy. Nat Med. 2011 Apr;17(4): 500–3. [PMID: 21460848]

Hermann PC et al. Distinct populations of cancer stem cells determine tumor growth and metastatic activity in human pancreatic cancer. Cell Stem Cell. 2007 Sep;1(3):313–23. [PMID: 18371365]

Hidalgo M et al. New insights into pancreatic cancer biology. Ann Oncol. 2012 Sep;23(Suppl 10):135–8. [PMID: 22987949]

Howlader N et al. SEER Cancer Statistics Review, 1975–2005. National Cancer Institute. http://seer.cancer.gov/csr/1975_2005/

Hruban RH et al. Update on pancreatic intraepithelial neoplasia. Int J Clin Exp Pathol. 2008 Jan;1(4):306–16. [PMID: 18787611]

Jensen RT et al. Inherited pancreatic endocrine tumor syndromes: advances in molecular pathogenesis, diagnosis, management, and controversies. Cancer. 2008 Oct 1;113(7 Suppl):1807–43. [PMID: 18798544]

Kim MP et al. ALDH activity selectively defines an enhanced tumor-initiating cell population relative to CD133 expression in human pancreatic adenocarcinoma. PLoS One. 2011;6(6):e20636. [PMID: 21695188]

Klein AP. Identifying people at a high risk of developing pancreatic cancer. Nat Rev Cancer. 2013 Jan;13(1):66–74. [PMID: 23222481]

Li C et al. Identification of pancreatic cancer stem cells. Cancer Res. 2007 Feb 1;67(3):1030–7. [PMID: 17283135]

Maitra A et al. Pancreatic cancer. Annu Rev Pathol. 2008;3:157–88. [PMID: 18039136]

Strimpakos A et al. Pancreatic cancer: from molecular pathogenesis to targeted therapy. Cancer Metastasis Rev. 2008 Sep;27(3):495–522. [PMID: 18427734]

Warshaw AL et al. Pancreatic surgery for adenocarcinoma. Curr Opin Gastroenterol. 2012 Sep;28(5):488–93. [PMID: 22782020]

C A P Í T U L O

Doenças dos Rins

Rachel L. Perlman, M.D.,
Michael Heung, M.D., M.S. e
Joachim H. Ix, M.D.

16

O Centers for Disease Control and Prevention estima que, nos Estados Unidos, mais de 10% das pessoas com 20 anos ou mais (i.e., mais de 20 milhões de indivíduos) têm doença renal crônica. Além disso, muito mais pessoas sofrem de lesão renal aguda e outras formas de doenças dos rins anualmente. Assim, médicos de todas as especialidades encontrarão pacientes com distúrbios renais, e cabe a eles estarem cientes dos vários fatores de risco e causas de doença renal. Isso é particularmente importante porque, com detecção precoce e manejo apropriado, na maioria das formas de doença do rim é possível prevenir, ou pelo menos tornar mais lenta, a progressão para insuficiência renal ou outras complicações.

Os rins cumprem um papel crucial na filtração do sangue, e uma ampla variedade de enfermidades de outros sistemas de órgãos e doenças sistêmicas podem se manifestar no rim. Por exemplo, doença renal é uma apresentação manifesta do diabetes melito de longa duração e de hipertensão e distúrbios autoimunes, como lúpus eritematoso sistêmico.

Um desafio particular é o fato de os pacientes geralmente serem assintomáticos até que esteja presente insuficiência renal relativamente avançada. Não há receptores de dor dentro da substância do rim, de modo que a dor não é uma queixa de apresentação considerável, exceto nas doenças renais (p. ex., nefrolitíase) em que há envolvimento do ureter ou da cápsula renal. Nos estágios iniciais de doenças dos rins,

os pacientes podem apresentar somente anormalidades do volume (p. ex., oligúria) ou da composição (p. ex., presença de hemácias e/ou proteína) da urina. Após, eles podem manifestar sintomas e sinais sistêmicos de perda de função renal (p. ex., edema, sobrecarga hídrica, anormalidades eletrolíticas e anemia). Dependendo da natureza da doença renal, os pacientes podem progredir para uma ampla variedade de complicações crônicas resultantes da função renal inadequada.

Os rins desempenham múltiplos papéis no corpo, inclusive filtração do sangue, metabolismo e excreção de compostos endógenos e exógenos e funções endócrinas. De maneira significativa, os rins são os reguladores primários do equilíbrio hídrico, acidobásico e eletrolítico do corpo, e esse notável par de órgãos mantém a homeostase por meio de uma ampla variedade de mudanças ambientais e de dieta. A compreensão de cada um desses papéis é necessária para esclarecer a base fisiopatológica responsável por muitas manifestações diferentes de doença renal.

PONTO DE CHECAGEM

1. Quais são as causas importantes de doença renal?
2. Quais são as consequências da insuficiência renal?

ESTRUTURA E FUNÇÃO NORMAL DO RIM

ANATOMIA, HISTOLOGIA E BIOLOGIA CELULAR

Os rins mantêm a homeostase funcionando sob uma faixa enorme de disponibilidade ambiental de sal e água. Por exemplo, os rins têm a capacidade de excretar água livre em peixes de água doce, quantidades variáveis de água e solutos em seres humanos, e uma urina extremamente concentrada no rato-canguru, que pode viver sua vida inteira sem ingerir água.

Os rins são um par de órgãos encapsulados localizados na área retroperitoneal (Figura 16-1). Uma artéria renal e uma veia renal saem de cada rim no hilo. Aproximadamente 20% do débito cardíaco vão para os rins. O sangue é filtrado nos rins, que removem resíduos – em particular ureia e compostos nitrogenados – e regulam eletrólitos extracelulares e volume intravascular. Como o fluxo sanguíneo renal é do córtex para a medula, e como a medula tem um fluxo sanguíneo relativamente baixo para uma taxa alta de atividade metabólica, a tensão normal de oxigênio na medula é mais baixa que em

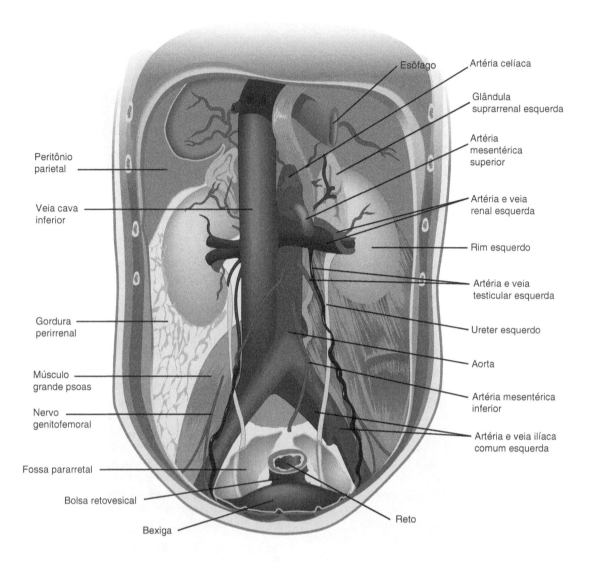

FIGURA 16-1 Vasos e órgãos do retroperitônio. (Redesenhada, com permissão, de Lindner HH. *Clinical Anatomy*. Publicada originalmente por Appleton & Lange. Copyright © 1989 por The McGraw-Hill Companies, Inc.)

outras partes do rim. Isso torna a medula particularmente suscetível à lesão isquêmica.

A unidade anatômica de função do rim é o **néfron**, uma estrutura consistindo em um tufo de capilares chamado **glomérulo**, o local no qual o sangue é filtrado, e um **túbulo renal** do qual água e sais no filtrado são recuperados (**Figura 16-2**). Cada rim humano tem aproximadamente 1 milhão de néfrons.

Um glomérulo consiste em uma **arteríola aferente** e uma **eferente** e um tufo de capilares interveniente revestido por células epiteliais que formam uma camada contínua com as da **cápsula de Bowman** e o túbulo renal. O espaço entre capilares no glomérulo é chamado de **mesângio**. O material que compreende uma membrana basal está localizado entre as células endoteliais capilares e as células epiteliais (**Figura 16-2**).

Um exame mais detalhado da histologia glomerular e da biologia celular revela aspectos peculiares não encontrados na maioria dos capilares periféricos (**Figura 16-2**). Primeiramente, o epitélio capilar glomerular é fenestrado. Contudo, como as células endoteliais têm uma capa de glicoproteínas com carga negativa e glicosaminoglicanos, elas normalmente excluem proteínas plasmáticas como a albumina. No outro lado da membrana basal glomerular, estão as células epiteliais. Chamadas de "podócitos" em virtude de suas numerosas extensões ou processos podais, essas células são conectadas umas às outras por desmossomos modificados.

O mesângio é uma extensão da membrana basal glomerular, mas ele é menos denso e contém dois tipos distintos de células: células glomerulares intrínsecas e macrófagos teciduais. Ambos os tipos de célula contribuem para o desenvolvi-

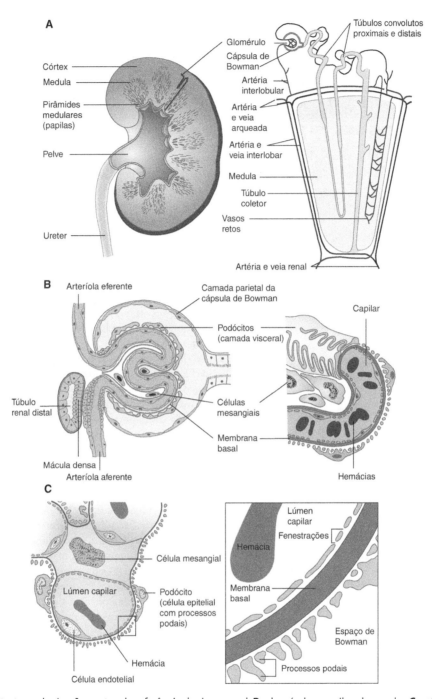

FIGURA 16-2 Estruturas do rim. **A:** pontos de referência do rim normal. **B:** glomérulo e capilar glomerular. **C:** estrutura detalhada do glomérulo e a membrana de filtração glomerular composta por célula endotelial, membrana basal e podócito. Para maior clareza, o túbulo distal está separado do glomérulo em **A**; entretanto, sua relação anatômica real, que é essencial para a função fisiológica, está ilustrada em **B**. (Redesenhada, com permissão, de Chandrasoma P et al., eds. *Concise Pathology*, 3rd ed. Publicada originalmente por Appleton & Lange. Copyright © 1998 por The McGraw-Hill Companies, Inc.)

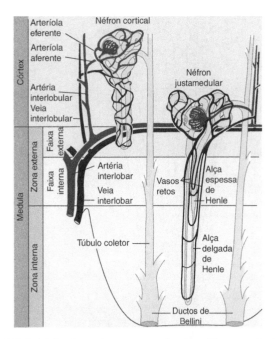

FIGURA 16-3 O suprimento vascular dos néfrons corticais e justamedulares. (Redesenhada, com permissão, de Pitts RF. *Physiology of the Kidney and Body Fluids*, 3rd ed. Year Book, 1963.)

mento de doença glomerular imunomediada por sua produção de, e resposta a, citocinas como o fator β de transformação do crescimento (TGF-β).

A compreensão da organização complexa do glomérulo é crucial para o entendimento da função renal normal e também das características das diferentes doenças glomerulares. Assim, em algumas condições, imunocomplexos podem se acumular sob as células epiteliais, enquanto em outras eles se acumulam sob as células endoteliais. De modo semelhante, como células imunes não são capazes de cruzar a membrana basal glomerular, o depósito de imunocomplexos sob as células epiteliais geralmente não é acompanhado de uma reação inflamatória celular (ver discussão posteriormente).

O próprio túbulo renal tem várias regiões estruturais diferentes: o **túbulo convoluto proximal**, do qual a maior parte dos eletrólitos e água é recuperada; a **alça de Henle**; e um **túbulo convoluto distal** e **túbulo coletor** (Figura 16-3), onde a urina é concentrada e alterações adicionais de eletrólitos e água são feitas em resposta ao controle hormonal.

FISIOLOGIA

Filtração glomerular e reabsorção tubular

Aproximadamente 100 a 120 mL/min de filtrado glomerular são gerados em um adulto normal com dois rins totalmente funcionais. O ponto de corte aproximado de massa de substâncias para filtração é de 70 kDa. Entretanto, substâncias menores que isso são retidas, algumas vezes devido aos efeitos de carga ou porque elas são ligadas estreitamente a outras proteínas para lhes dar um tamanho maior efetivo.

Após filtração no glomérulo, há reabsorção extensa de substâncias filtradas ao longo da rede tubular renal. O grau de reabsorção varia por substância e localização anatômica nos túbulos, possibilitando a regulação diferencial de componentes constituintes. A maior parte (60 a 70%) do Na^+ filtrado – e, em condições normais, quase todo K^+ e glicose – é reabsorvida ativamente do líquido tubular via mecanismos cotransportadores no túbulo proximal. A água é reabsorvida passivamente e ao longo de gradientes osmóticos estabelecidos pela reabsorção de Na^+. Além da absorção, numerosas substâncias são secretadas no líquido tubular por meio da ação de transportadores ao longo do túbulo renal. Exemplos de substâncias que são secretadas incluem ânions orgânicos e cátions como creatinina, histamina e muitos fármacos e toxinas.

Normalmente, cerca de 30 mL/min de filtrado isotônico é levado às alças de Henle, onde um mecanismo multiplicador contracorrente realiza a concentração da urina. A alça de Henle passa para baixo, no interior da medula do rim, onde a secreção de Na^+ a partir das células no ramo ascendente espesso estabelece um gradiente de concentração hipertônico para reabsorver água do líquido tubular por meio das células do ramo descendente.

Em circunstâncias normais, não mais que 5 a 10 mL/min de filtrado glomerular é aportado aos túbulos coletores. Absorção de água nos túbulos coletores ocorre diretamente por meio de canais de água controlados por **vasopressina** (também conhecida como **hormônio antidiurético [ADH]**). Sob o controle da aldosterona, a reabsorção de Na^+ do líquido tubular e o transporte de K^+ e H^+ para o líquido tubular ocorrem em tipos diferentes de células nos túbulos coletores renais. Embora lide com menos de um décimo do filtrado glomerular total, o túbulos coletor é o local de regulação do volume urinário e o local em que o equilíbrio de água, Na^+, acidobásico e K^+ é alcançado. O papel crucial do túbulo coletor na regulação da função renal depende de dois aspectos. Primeiro, o túbulo coletor está sob controle hormonal, ao contrário do túbulo proximal, cujas ações são geralmente uma função de volume e composição do líquido tubular e de transportadores constitutivamente ativos. Segundo, o túbulo coletor é a última região do túbulo renal cruzada antes que os 1 a 2 mL/min restantes do filtrado glomerular original saiam para os ureteres como urina.

Regulação renal da pressão arterial e da volemia

O rim desempenha um papel importante na regulação da pressão arterial em virtude de seu efeito sobre o equilíbrio de Na^+ e água, principais determinantes da pressão sanguínea. Primeiro, a concentração de Na^+ no líquido tubular proximal é sentida na mácula densa (Figura 16-2), parte do **aparelho justaglomerular**. O aparelho justaglomerular também avalia a pressão de perfusão do sangue, um indicador importante do estado de volume intravascular em circunstâncias normais. Por meio da ação desses dois sensores, Na^+ baixo ou baixa pressão de perfusão agem como um estímulo para liberar renina. A **renina**, uma protease produzida nas células justaglomerulares, cliva angiotensinogênio no sangue para gerar **angiotensina I**, que é então clivada em **angiotensina II** pela **enzima conversora da**

angiotensina (ECA). A angiotensina II eleva a pressão arterial por desencadear vasoconstrição diretamente e por estimular a produção e secreção de aldosterona no córtex da glândula suprarrenal, resultando em retenção de Na^+ e água pelo túbulo coletor (ver Capítulo 21). Todos esses efeitos expandem o líquido extracelular (LEC) e, consequentemente, a pressão de perfusão renal, completando uma alça de retroalimentação negativa que alivia o estímulo inicial para liberação de renina. Entretanto, esses mecanismos também podem ter má adaptação e contribuir para a fisiopatologia de vários estados mórbidos.

Notavelmente, o gatilho para ativação do sistema renina--angiotensina-aldosterona é o sinal fisiológico de **baixo volume circulante efetivo**, que pode não ser sinônimo de baixo volume corporal total. Estados edematosos (p. ex., insuficiência cardíaca, síndrome nefrótica e cirrose) desenvolvem-se devido a um fator fisiopatológico que favorece o movimento de líquido para fora do espaço intravascular e para dentro do interstício ou terceiro espaço. Na insuficiência cardíaca, o fator que favorece o movimento dos líquidos para o interstício é a pressão hidrostática aumentada, decorrente da disfunção cardíaca. Na síndrome nefrótica, é a diminuição da pressão oncótica secundária à proteinúria maciça. Na cirrose, pode haver a combinação de pressão oncótica diminuída (redução da síntese proteica pelo fígado) e pressão hidrostática aumentada, secundária à congestão hepática, levando ao acúmulo de líquido do terceiro espaço--edema. Em todas essas condições, a redução do volume efetivo circulante sinaliza o rim (SRAA: sistema renina-angiotensina--aldosterona) para reter Na^+ e água até que um novo equilíbrio entre o espaço intravascular e o interstício seja alcançado.

Outro gatilho para ativação do sistema renina-angiotensina-aldosterona (SRAA) é a doença renovascular, uma causa importante de hipertensão secundária. Na doença renovascular, uma anormalidade vascular fixa na circulação arterial renal (mais comumente, aterosclerose) resulta em fluxo sanguíneo deficiente, o que gera o sinal de volume circulante efetivo baixo, apesar de um volume circulante normal. A ativação resultante do sistema renina-angiotensina-aldosterona leva à hipertensão em razão dos efeitos vasculares diretos da angiotensina e em virtude do volume circulante elevado devido a um aumento da reabsorção de Na^+ mediado por aldosterona.

A depleção de volume intravascular também desencadeia liberação de vasopressina. Receptores no bulbo carotídeo e em outros locais sentem uma queda na pressão arterial e ativam vias neurais autonômicas, inclusive fibras que vão para o hipotálamo, onde a liberação de vasopressina é controlada. A vasopressina é liberada desloca-se pela corrente sanguínea pelo corpo. No túbulo coletor, a vasopressina facilita a inserção de canais de água, assim aumentando o número desses canais. Isso resulta em reabsorção de água livre. Discussões adicionais sobre o equilíbrio hídrico e do papel da vasopressina são apresentadas no Capítulo 19.

Regulação renal do equilíbrio acidobásico

Juntamente com o sistema pulmonar, os rins desempenham um papel primário na homeostase acidobásica. Em condições normais, o pH do sangue arterial é mantido dentro da faixa de 7,35 a 7,45 por meio de um sistema de tamponamento em que o bicarbonato desempenha um papel essencial:

$$H^+ + HCO_3^- \leftrightarrow H_2CO_3 \leftrightarrow H_2O + CO_2$$

Por exemplo, uma queda no pH (aumento da concentração de H^+) leva a um aumento de CO_2, que pode ser exalado dos pulmões. Este efeito de tamponamento imediato exaure as reservas de bicarbonato do corpo. Subsequentemente, os rins excretam o H^+ adicional e assim servem para repor os estoques de bicarbonato. Neste sistema, a resposta pulmonar ao desequilíbrio acidobásico é rápida (segundos a minutos), ao passo que a resposta do rim é retardada (horas a dias). Contudo, os pulmões só podem excretar ácidos voláteis, e a remoção de ácidos não voláteis ("fixos") depende dos rins.

Durante a ingestão de uma dieta diária normal, os seres humanos geram uma carga obrigatória de ácido a partir do metabolismo de proteínas. Para manter a homeostase, essa sobrecarga ácida é excretada nos rins. O local primário de excreção de ácido é o túbulo coletor distal, onde H^+ é secretado no lúmen tubular no qual se combina primeiramente com amônia (NH_3) para formar amônio (NH_4^+), que é excretado subsequentemente na urina.

Além da excreção de ácido, os rins regulam ácido-base por meio de reabsorção e regeneração de bicarbonato, principalmente no túbulo proximal. A percepção dos papéis funcionais dos túbulos renais proximais e distais pode ser observada nos aspectos clínicos das várias formas de acidose tubular renal (Tabela 16-1).

Acidose metabólica é uma condição comum e potencialmente grave que merece avaliação cuidadosa da situação clínica. Vários mecanismos podem levar ao desenvolvimento de acidose metabólica. Em primeiro lugar, a produção excessiva de ácidos endógenos pode exceder a capacidade dos rins de excretar H^+. Isso pode ocorrer na insuficiência renal avançada, em que a capacidade dos rins de gerar amônio está diminuída. Inversamente, acidose metabólica pode se desenvolver por produção excessiva de ácidos endógenos mesmo diante de função renal intacta (p. ex., na acidose láctica por isquemia tecidual ou na cetoacidose diabética). Em segundo lugar, acidose metabólica pode resultar da ingestão de ácidos exógenos (p. ex., na intoxicação com metanol ou etilenoglicol, que são metabolizados em ácido fórmico e ácido oxálico, respectivamente). Em terceiro lugar, acidose metabólica pode se desenvolver por meio da perda de bicarbonato, que pode acontecer por falta de reabsorção de bicarbonato no rim (i.e., acidose tubular renal proximal) ou por perda gastrintestinal (GI) de líquidos ricos em bicarbonato (p. ex., diarreia intensa, fístula pancreática). Em quarto lugar, a administração de grandes quantidades de solução com depleção de bicarbonato a pacientes pode levar a uma acidose por diluição.

Regulação renal do equilíbrio de potássio

O equilíbrio de potássio é regulado primeiramente no túbulo coletor distal, onde ele é secretado no lúmen em resposta à reabsorção de Na^+ mediada por aldosterona. Portanto, aldosterona é o regulador hormonal primário de K^+. De fato, além do estímulo mediado por angiotensina discutido anteriormente, hipercalemia é um sinal para liberação de aldosterona, enquanto hipocalemia fornece retroalimentação negativa para

460 Fisiopatologia da Doença

TABELA 16-1 **Características dos diferentes tipos de acidose tubular renal**

	Tipo 1 (Distal)	Tipo 2 (Proximal)	Tipo 4
Defeito básico	Acidificação distal diminuída	Reabsorção proximal de HCO_3^- diminuída	Deficiência ou resistência à de aldosterona ou resistência
pH urinário durante acidemia	> 5,3	Variável: > 5,3 se acima do limiar de reabsorção; < 5,3 se abaixo	Geralmente < 5,3
[HCO_3^-] do plasma, não tratado	Com frequência, extremamente baixo, cerca de 10 mEq/L	Geralmente 14-20 mEq/L	Geralmente > 15 mEq/L
Excreção fracionada de HCO_3^- em [HCO_3^-] plasmático normal	< 3% em adultos; pode alcançar 5-10% em crianças menores	> 15-20%	<3%
Diagnóstico	Resposta a $NaHCO_3$ ou NH_4Cl	Resposta a $NaHCO_3$	Medir concentração plasmática de aldosterona
[K^+] plasmático	Geralmente reduzido ou normal; elevado com defeito de voltagem	Normal ou reduzido	Elevado
Dose de HCO_3^- para normalizar [HCO_3^-] plasmático, mEq/kg por dia	1-2 em adultos; 4-14 em crianças	10-15	1-3; pode não precisar de álcali se corrigida a hipercalemia
Complicações não eletrolíticas	Nefrocalcinose e nefrolitíase	Raquitismo ou osteomalacia	Nenhuma

Modificada, com permissão, de Rose BD et al., eds. *Clinical Physiology of Acid-Base and Electrolyte Disorders*, 5th ed. McGraw-Hill, 2000.

essa liberação (ver Capítulo 21). A capacidade dos rins de regular o equilíbrio de K^+ é tal que a excreção de K^+ pode ser regulada para cima a ponto de exceder até mesmo a quantidade filtrada no glomérulo.

Hipocalemia pode se desenvolver como um resultado de desvio intracelular de K^+ (p. ex., alcalose, uso de terapia β-agonista), perdas extrarrenais (p. ex., diarreia) ou perdas renais. Em geral, o aporte aumentado de Na^+ aos túbulos distais/túbulo coletor resultará em secreção aumentada de K^+, com as causas mais comuns de perda de K^+ sendo uso de diuréticos e caliurese osmótica. Hiperaldosteronismo, seja aldosteronismo primário por um tumor suprarrenal (i.e., síndrome de Conn) ou secundário (p. ex., hiper-reninêmico), frequentemente se apresenta com hipocalemia devido à reabsorção de Na^+ desregulada, com secreção resultante tanto de K^+ quanto de H^+. Portanto, a apresentação clínica de hipocalemia com hipertensão e alcalose metabólica deve motivar uma avaliação para um estado de excesso de aldosterona. Discussão adicional do papel do sistema renina-angiotensina-aldosterona na regulação do potássio e do volume intravascular é apresentada no Capítulo 21.

Hipercalemia pode ocorrer por desvio extracelular de potássio (p. ex., acidose), liberação celular de potássio (p. ex., hemólise), ingestão aumentada de potássio, ou excreção renal diminuída de potássio (p. ex., insuficiência renal). Vários fármacos também podem interferir na excreção renal de K^+.

Regulação renal do metabolismo de Ca^{2+}

O rim tem vários papéis importantes na homeostase do Ca^{2+} e do fosfato. Em primeiro lugar, o rim é o local de 1α-hidroxilação ou 24-hidroxilação de 25-hidroxicolecalciferol, o metabólito hepático da vitamina D_3. Isso produz calcitriol (ou 1,25-di-hidroxi vitamina D), a forma biologicamente ativa da vitamina D que aumenta a absorção de Ca^{2+} do intestino. Em segundo lugar, o rim é um local de ação do **paratormônio** (**PTH**), que resulta em retenção de Ca^{2+} e eliminação de fosfato

na urina. Uma discussão adicional sobre o papel do rim na homeostase de Ca^{2+} e fosfato é apresentada no Capítulo 17.

Regulação renal da eritropoiese

O rim é o principal local de produção do hormônio **eritropoietina**, que estimula a produção e maturação de hemácias pela medula óssea. Acredita-se que o sinal para produção de eritropoietina seja o nível de oxigenação do sangue, que é monitorado no rim. Com a insuficiência renal progressiva, a capacidade de produzir eritropoietina torna-se deficiente e pode haver o desenvolvimento de anemia. Geralmente, a anemia começa a ocorrer quando a taxa de filtração glomerular (TFG) cai para 30 a 45 mL/min ou menos, e é observada quase universalmente em pacientes com doença renal em fase terminal. O tratamento primário da anemia da doença renal crônica é terapia de reposição hormonal com um análogo recombinante da eritropoietina. Uma discussão adicional sobre o papel da eritropoietina na regulação da massa de hemácias é apresentada no Capítulo 6.

Regulação da função renal

Há uma variedade de mecanismos físicos, hormonais e neurais pelos quais as funções do rim são controladas. Vasopressina, juntamente com a física do multiplicador contracorrente na alça de Henle e o interstício medular hipertônico, torna possível concentrar a urina em circunstâncias normais. Isso confere ao rim sadio a capacidade de manter a homeostase hídrica sob condições amplamente diversas (gerando urina concentrada ou diluída, dependendo de se o corpo necessita conservar ou excretar sal e água).

Retroalimentação tubuloglomerular refere-se à capacidade do rim de regular a TFG em resposta à concentração de solutos no túbulo renal distal. Quando uma concentração excessiva de Na^+ no líquido tubular é sentida pela **mácula densa**, vasoconstrição arteriolar aferente é desencadeada. Isso diminui a TFG de modo que o túbulo renal tenha uma carga de solutos menor por unidade de tempo, permitindo que o Na^+ seja recuperado de maneira mais eficiente do líquido tubular. Várias substâncias vasoativas, inclusive adenosina, prostaglandinas, óxido nítrico e peptídeos (como endotelina e bradicinina), contribuem para o controle humoral da retroalimentação tubuloglomerular.

Outro desafio importante para o rim é a regulação de fluxo sanguíneo renal cortical *versus* medular. O fluxo sanguíneo renal cortical precisa ser suficiente para manter uma TFG alta o bastante para depurar resíduos excretados pelo rim de maneira eficiente, sem exceder a capacidade dos túbulos renais de reabsorção de solutos. Da mesma forma, o fluxo sanguíneo medular deve ser regulado de perto. Fluxo sanguíneo medular excessivo pode interromper o gradiente osmolar alcançado pelo mecanismo de troca de contracorrente. Fluxo sanguíneo medular insuficiente pode resultar em lesão anóxica do túbulo renal. Da perspectiva de néfrons individuais, a redistribuição do fluxo de sangue de córtex para medula envolve preferencialmente suprir sangue (e, portanto, oxigênio) aos néfrons com alças de Henle longas que penetram no interior da medula.

Também se pode pensar nas adaptações do rim a lesões como uma forma de regulação. Assim, a perda de néfrons resulta em **hiperfiltração glomerular** compensatória (aumento da TFG por néfron) e hipertrofia renal. Embora hiperfiltração possa ser adaptativa em curto prazo, possibilitando a manutenção da TFG renal total, ela tem sido considerada um evento incitante comum de destruição adicional de néfrons por uma variedade de causas.

Há outras adaptações à lesão clinicamente importantes. A má perfusão renal por qualquer causa resulta em respostas que melhoram a perfusão por meio de vasodilatação arteriolar aferente e vasoconstrição arteriolar eferente, em resposta a pistas hormonais e neurais. Esses efeitos reguladores são reforçados por influxos que sentem o equilíbrio de Na^+. Alteração do equilíbrio de Na^+ é outra maneira de influenciar a pressão arterial e, consequentemente, a pressão de perfusão renal. Inervação simpática pelos nervos renais influencia a liberação de renina. Prostaglandinas renais desempenham um papel importante na vasodilatação, especialmente em pacientes com perfusão renal cronicamente insuficiente.

PONTO DE CHECAGEM

3. Quais são as partes do néfron, e qual papel cada parte desempenha na função renal?

4. Como é regulada a função renal?

5. Quais são as funções não excretoras do rim?

6. Quais são as relações, se houver alguma, entre cada função não excretora citada previamente e o papel do rim na regulação de líquidos, eletrólitos e pressão arterial?

VISÃO GERAL DAS DOENÇAS DOS RINS

ALTERAÇÕES DE ESTRUTURA E FUNÇÃO DO RIM NA DOENÇA

A doença renal pode ser categorizada pelo local da lesão (p. ex., glomerulopatia vs. doença tubulointersticial) ou pela natureza dos fatores que levaram à doença do rim (p. ex., imunológicos, metabólicos, infiltrativos, infecciosos, hemodinâmicos ou tóxicos).

A doença glomerular também pode ser classificada de acordo com a apresentação clínica. Assim, alguns distúrbios se apresentam com proteinúria maciça, mas sem evidência de uma reação inflamatória celular (distúrbios nefróticos), enquanto outros têm graus variáveis de proteinúria associada com hemácias e leucócitos na urina (distúrbios nefríticos).

Os distúrbios nefróticos, geralmente, mostram depósito de imunocomplexos nas células epiteliais ou sob elas, muitas vezes com alterações morfológicas nos podócitos (**Figura 16-4**). Isso provavelmente reflete dano à natureza seletiva do filtro glomerular (p. ex., por formação de imunocomplexos) ou depósito de complexos pré-formados, em alguns casos com ativação de complemento, mas sem ativação concomitante de uma resposta imune celular. Embora a falta de uma resposta imune celular possa limitar o dano feito, ela também torna mais lenta a resolução do distúrbio, com proteinúria levando meses ou anos para regredir mesmo quando a doença subjacente estiver sob controle.

Os distúrbios nefríticos mostram depósitos de imunocomplexos em uma localização subendotelial ou na membrana basal glomerular ou mesângio (**Figura 16-4**). O sistema imune celular já tem acesso a todas essas localizações, e a reação inflamatória resultante pode ser prejudicial. Assim, quando o processo subjacente puder ser controlado, a fagocitose dos depósitos subendoteliais acelerará a recuperação. Por outro lado, uma resposta inflamatória descontrolada ou prolongada pode resultar em um grau maior de destruição da arquitetura glomerular, em parte devido à produção local e à ação de citocinas.

Regiões específicas do rim são particularmente suscetíveis a certos tipos de lesão: (1) fatores hemodinâmicos alterando o fluxo sanguíneo têm efeitos importantes nos rins, seja porque a TFG é dependente da perfusão renal, ou pela suscetibilidade dos rins aos danos induzidos pela hipoxia; (2) a medula renal é um ambiente de baixa tensão de oxigênio, o que a torna muito suscetível à lesão isquêmica; e (3) o glomérulo é o filtro inicial do sangue entrando no rim e, assim, é um local proeminente de lesão relacionada com depósito de imunocomplexos e fixação de complemento.

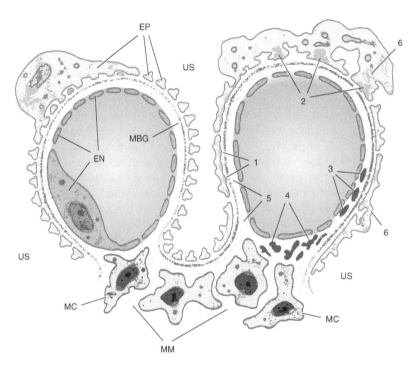

FIGURA 16-4 A anatomia de um capilar glomerular normal é mostrada à esquerda. Observe o endotélio fenestrado (EN), a membrana basal glomerular (MBG) e o epitélio com seus podócitos (EP). O mesângio é composto por células mesangiais (MC) rodeadas por matriz extracelular (MM) em contato direto com o endotélio. Ultrafiltração ocorre através da parede glomerular e por meio de canais na matriz mesangial para dentro do espaço urinário (US). A localização típica de depósitos imunes e outras alterações patológicas são ilustradas à direita. (1) Depósitos subendoteliais uniformes como na nefropatia membranosa. (2) Depósitos subepiteliais grandes, irregulares, ou "corcovas", observados na glomerulonefrite aguda pós-infecciosa. (3) Depósitos subendoteliais como na glomerulonefrite proliferativa difusa do lúpus. (4) Depósitos mesangiais característicos da nefropatia por imunoglobulina A. (5) Ligação de anticorpo à membrana basal glomerular (como na síndrome de Goodpasture) não produz depósitos visíveis, mas é observado um padrão linear liso na imunofluorescência. (6) Apagamento dos podócitos epiteliais é comum em todas as formas de lesão glomerular com proteinúria.

Um esquema de organização útil que combina uma consideração tanto do sítio quanto da causa da doença renal na abordagem de pacientes com insuficiência renal nova é primeiro classificar a causa da insuficiência renal do paciente como pré-renal, intrarrenal ou pós-renal, e então subdividir cada uma dessas categorias de acordo com causas específicas e localizações anatômicas (Tabela 16-2).

MANIFESTAÇÕES DE FUNÇÃO RENAL ALTERADA

A diminuição da função renal leva a um acúmulo de ureia e uma incapacidade de manter o equilíbrio de eletrólitos, água e acidobásico. A falta de excreção adequada de ureia, manifesta como uma elevação progressiva da ureia no sangue, da creatinina sérica e de outras toxinas maldefinidas, resulta em uremia (ver Doença renal crônica, posteriormente). Uremia é uma síndrome caracterizada por um conjunto peculiar de sintomas, achados de exame físico e anormalidades laboratoriais (ver Tabela 16-7), presumivelmente causada por um acúmulo de uma ou mais toxinas não caracterizadas. Na ausência de depuração renal adequada, a ingestão de quantidades excessivas de Na^+, K^+, água ou ácidos pode ser ameaçadora para a vida. Além disso, a ingestão excessiva de Na^+ em um paciente com insuficiência renal resulta em expansão do volume intravascular, que leva à hipertensão e insuficiência cardíaca.

PONTO DE CHECAGEM

7. Quais características de várias partes do néfron fazem-no particularmente suscetível a certos tipos de lesão?
8. Quais são os aspectos que distinguem causas pré-renais, intrarrenais e pós-renais de insuficiência renal?
9. Quais são as principais categorias de complicações da função renal inadequada?

CAPÍTULO 16 Doenças dos Rins **463**

TABELA 16-2 Doenças dos rins por local de lesão

Doença pré-renal	Tubular
Depleção real de volume	Aguda
Perdas líquidas gastrintestinais, renais ou cutâneas	Necrose tubular aguda
Hemorragia	Mieloma múltiplo
Volume circulante efetivo diminuído	Nefropatia por ácido úrico
Insuficiência cardíaca (inclusive a síndrome cardiorrenal)	Crônica
Cirrose (inclusive a síndrome hepatorrenal)	Doença renal policística
Síndrome nefrótica (especialmente com terapia diurética para edema)	Rim esponjoso medular
Hipotensão	Intersticial
Anti-inflamatórios não esteroides	Aguda
Estenose bilateral de artéria renal (especialmente na presença de um inibidor da enzima conversora de angiotensina)	Nefrite intersticial (frequentemente induzida por fármacos)
	Pielonefrite
Doença intrarrenal	Crônica
Vascular	Pielonefrite
Aguda	Nefropatia por analgésicos (necrose papilar e nefrite intersticial)
Vasculite	Nefrite intersticial crônica (devida à neoplasia maligna, infecção, doença reumática)
Hipertensão maligna	
Esclerodermia	**Doença pós-renal**
Doença tromboembólica	Aguda ou crônica
Crônica	Uropatia obstrutiva (compressão intrínseca ou extrínseca de ureter, bexiga ou uretra, geralmente devida à nefrolitíase, neoplasia maligna, fibrose retroperitoneal, hipertrofia prostática)
Nefrosclerose hipertensiva	
Glomerular	Mecânica (medicamentos, bexiga neurogênica)
Glomerulonefrite	Aguda
Síndrome nefrótica	Trombose de veia renal

FISIOPATOLOGIA DE DOENÇAS RENAIS SELECIONADAS

LESÃO RENAL AGUDA

Apresentação clínica

Lesão renal aguda é produzida por um grupo heterogêneo de distúrbios que têm em comum a deterioração rápida da função renal, resultando em acúmulo no sangue de resíduos nitrogenados que seriam normalmente excretados na urina. O paciente se apresenta com elevação rápida da ureia no sangue (i.e., azotemia) e da creatinina sérica. Dependendo da causa e do momento em que o paciente chega à atenção médica, pode haver outros aspectos de apresentação (Tabela 16-3). Assim, o volume urinário diminuído (oligúria) é comumente observado, mas nem sempre. O volume de urina pode estar normal no início, ou mesmo em qualquer tempo, em formas mais leves de lesão renal aguda. Pacientes que se apresentam relativamente tarde podem expressar quaisquer das manifestações clínicas descritas posteriormente.

A definição de lesão renal aguda mais amplamente aceita é uma elevação de creatinina sérica de 0,3 mg/dL ou mais dentro de um período de 48 horas, ou uma queda no débito urinário a menos de 0,5 mL/kg/h por pelo menos 6 horas.

Etiologia

As principais causas de lesão renal aguda estão apresentadas na Tabela 16-4.

A. Causas pré-renais

Como demonstrado pela equação de Starling, a filtração ao longo de um glomérulo é determinada pelas pressões hidrostática e oncótica, tanto no capilar glomerular quanto no lúmen tubular circundante, conforme descrito pela relação:

$$\text{filtração} = K_f \left[P_c - P_t \right] - \sigma \left[\pi_c - \pi_t \right]$$

464 Fisiopatologia da Doença

TABELA 16-3 Base de dados clínicos e laboratoriais iniciais para definir as principais síndromes em nefrologia

Síndrome	Pistas diagnósticas importantes	Achados comuns sem valor diagnóstico
Insuficiência renal aguda ou rapidamente progressiva	Anúria	Hipertensão
	Oligúria	Hematúria, proteinúria, piúria, cilindrúria
	Declínio documentado recente de TFG	Edema
Nefrite aguda	Hematúria, cilindros hemáticos	Proteinúria, piúria
	Azotemia, oligúria	Congestão circulatória
	Edema, hipertensão	
Insuficiência renal crônica	Azotemia por > 3 meses	Hematúria, proteinúria, cilindrúria
	Sintomas ou sinais prolongados de uremia	Oligúria, poliúria, noctúria
	Sintomas ou sinais de osteodistrofia renal	Edema, hipertensão
	Rins reduzidos de tamanho bilateralmente	Distúrbios eletrolíticos
	Cilindros largos no sedimento urinário	
Síndrome nefrótica	Proteinúria > 3,5 g/1,73 m^2 por 24 horas	Cilindrúria
	Hipoalbuminemia	Edema
	Hiperlipidemia	
	Lipidúria	
Anormalidades urinárias assintomáticas	Hematúria	
	Proteinúria (abaixo da faixa nefrótica)	
	Piúria estéril, cilindrúria	
Infecção do trato urinário	Bacteriúria > 10^5 colônias/mL	Hematúria
	Outro agente infeccioso documentado na urina	Azotemia leve
	Piúria, cilindros leucocitários	Proteinúria leve
	Polaciúria, urgência	Febre
	Dor à palpação da bexiga e/ou do flanco	
Defeitos tubulares renais	Distúrbios eletrolíticos	Hematúria
	Poliúria, noctúria	Azotemia leve
	Sintomas ou sinais de osteodistrofia renal	Proteinúria leve
	Rins grandes	Febre
	Defeitos de transporte renal	
Hipertensão	Hipertensão sistólica/diastólica	Proteinúria
		Cilindrúria
		Azotemia
Nefrolitíase	História de eliminação ou remoção de cálculo	Hematúria
	Cálculo visto ao raio X	Piúria
	Cólica renal	Polaciúria, urgência
Obstrução do trato urinário	Azotemia, oligúria, anúria	Hematúria
	Poliúria, noctúria, retenção urinária	Piúria
	Jato urinário lento	Enurese, disúria
	Próstata grande, rins grandes	
	Dor à palpação do flanco, bexiga cheia após micção	

Reproduzida, com permissão, de Lin J et al. Azotemia and urinary abnormalities. In: Longo D et al., eds. *Harrison's Principles of Internal Medicine,* 18th ed. McGraw-Hill, 2012.

K_f e σ são constantes determinadas pela permeabilidade de um determinado glomérulo e a contribuição efetiva da pressão osmótica, respectivamente; P_c = pressão hidrostática intracapilar, π_c = pressão oncótica intracapilar, P_t = pressão hidrostática intratubular, e π_t = pressão oncótica intratubular.

Perturbações de quaisquer desses fatores podem alterar a filtração renal. De importância particular é a pressão hidrostática intracapilar que é determinada pelo fluxo sanguíneo relativo para dentro e para fora do capilar glomerular. Um rim normal tem a capacidade peculiar de autorregular o fluxo de sangue para dentro e para fora do capilar glomerular por meio de alterações na resistência das arteríolas aferentes e eferentes em uma variação ampla da pressão arterial sistêmica. A maioria dos leitos capilares só possui a primeira capacidade. Fluxos relativos mais baixos para dentro do glomérulo com fluxo sanguíneo renal diminuído ou constrição de artéria eferente podem reduzir a pressão hidrostática intracapilar e diminuir a filtração. De modo semelhante, fluxos relativos mais altos para fora do glomérulo com dilatação da artéria eferente também podem reduzir a pressão hidrostática intracapilar.

Apesar da capacidade do rim de autorregular e manter a TFG, uma depleção maior de volume pode resultar no desenvolvimento de azotemia. Isso pode resultar de perdas de volume excessivas (de origem renal, GI ou cutânea), baixa ingestão hídrica ou baixo volume efetivo circulante. Deste, um exemplo é insuficiência cardíaca descompensada e perfusão renal diminuída (denominada "síndrome cardiorrenal").

Fármacos são outra causa importante de lesão renal aguda pré-renal. Alguns pacientes que dependem de vasodilatação mediada por prostaglandina para manter a perfusão renal podem desenvolver insuficiência renal pela ingestão de anti-inflamatórios não esteroides (AINEs). De modo semelhante, pacientes com hipoperfusão renal (p. ex., doença renovascular), que dependem de vasoconstrição das arteríolas eferentes renais mediada por angiotensina II para manter a pressão de perfusão renal, podem desenvolver lesão renal aguda ao ingerir inibidores da ECA.

B. Causas intrarrenais

As causas intrarrenais de lesão renal aguda podem ainda ser divididas em **doenças inflamatórias** específicas (p. ex., vasculite, glomerulonefrite [GN], lesão induzida por fármaco) e **necrose tubular aguda** resultante de muitas causas (inclusive isquemia e lesão tóxica endógena ou exógena).

Destacam-se entre as causas intrarrenais os efeitos tóxicos de antibióticos aminoglicosídeos e rabdomiólise, na qual a mioglobina, liberada na corrente sanguínea após lesão muscular por esmagamento, precipita-se nos túbulos renais. A primeira pode ser mitigada pelo monitoramento próximo da função renal durante a terapia antibiótica, especialmente em pacientes idosos e naqueles com algum grau de comprometimento renal subjacente. Rabdomiólise pode ser detectada pela obtenção de um nível sérico de creatina-quinase em pacientes internados no hospital com trauma ou estado mental alterado, e pode ser aliviada pela manutenção de uma diurese alcalina vigorosa para prevenir a precipitação de mioglobina nos túbulos.

Sepse é uma das causas mais comuns de lesão renal aguda. Como uma complicação de sepse, a lesão renal aguda envolve uma combinação de fatores pré-renais e intrarrenais. O fator pré-renal é a hipoperfusão renal como uma consequência do estado séptico hipotensivo, com baixa resistência vascular sistêmica. O componente intrarrenal pode ser uma consequência da desregulação de citocinas que caracteriza a síndrome séptica (Capítulo 4), incluindo níveis sanguíneos elevados do fator de necrose tumoral, interleucina-1 e

TABELA 16-4 Principais causas de lesão renal aguda

Distúrbio	Exemplos
Hipovolemia	Perda de volume através da pele, pelo trato gastrintestinal ou pelo rim. Hemorragia. Sequestração extracelular de líquido (queimaduras, pancreatite, peritonite).
Insuficiência cardiovascular	Débito cardíaco prejudicado (infarto, tamponamento). Acúmulo vascular (anafilaxia, sepse, drogas).
Obstrução extrarrenal	Oclusão uretral: neoplasias vesicais, pélvicas, prostáticas ou retroperitoniaes. Acidente cirúrgico. Medicação. Cálculos. Pus, coágulos sanguíneos.
Obstrução intrarrenal	Cristais (ácido úrico, ácido oxálico, sulfonamidas, metotrexato).
Ruptura da bexiga	Trauma.
Doenças vasculares	Vasculite. Hipertensão maligna. Púrpura trombocitopênica trombótica. Esclerodermia. Oclusão arterial ou venosa.
Glomerulonefrite	Doença por imunocomplexos. Doença anti-MBG.
Nefrite intersticial	Fármacos. Hipercalcemia. Infecções. Idiopática.
Pós-isquêmica	Todas as condições listadas acima para hipovolemia e insuficiência cardiovascular.
Induzida por pigmento	Hemólise (reação transfusional, malária). Rabdomiólise (trauma, doença muscular, coma, intermação, exercício intenso, depleção de potássio ou fosfato).
Efeitos tóxicos	Antibióticos. Meio de contraste. Agentes anestésicos. Metais pesados. Solventes orgânicos.
Relacionada com gravidez	Aborto séptico. Hemorragia uterina. Eclâmpsia.

Reproduzida, com permissão, de Andersen RJ et al. Acute renal failure. In: Wilson JD et al., eds. *Harrison's Principles of Internal Medicine*, 12th ed. McGraw-Hill, 1991.

interleucina-6, que contribuem para inflamação intrarrenal, esclerose e obstrução. Os pacientes com sepse também são frequentemente expostos a fármacos nefrotóxicos como antibióticos aminoglicosídeos.

C. Causas pós-renais

As causas pós-renais de lesão renal aguda são aquelas que resultam em obstrução urinária, que pode ocorrer em qualquer nível do trato urinário. A obstrução pode ser intrínseca (p. ex., nefrolitíase causando obstrução ureteral) ou extrínseca (p. ex., massa retroperitoneal comprimindo um ureter). Para obstrução que ocorre acima do nível da bexiga, é necessária obstrução bilateral para causar lesão renal aguda, a menos que o paciente só tenha um rim solitário funcional.

Patologia e patogênese

Independentemente de sua origem, todas as formas de lesão renal aguda, se não tratadas, resultam em necrose tubular aguda, com descamação das células epiteliais que compõem o túbulo renal. Dependendo do tempo da intervenção entre o início da lesão inicial e a necrose tubular aguda, a lesão renal aguda pode ser irreversível ou reversível, com prevenção ou recuperação da necrose tubular aguda.

Os mecanismos moleculares precisos responsáveis pelo desenvolvimento de necrose tubular aguda permanecem desconhecidos. Teorias que favorecem uma base vascular ou tubular têm sido propostas (Figura 16-5). De acordo com a teoria tubular, a oclusão do lúmen do túbulo com debris celulares forma um molde que aumenta o bastante a pressão intratubular para superar a pressão de perfusão e diminuir, ou abolir, a pressão líquida de filtração. As teorias vasculares propõem que a pressão de perfusão renal diminuída pela combinação de vasoconstrição arteriolar aferente e vasodilatação arteriolar eferente reduz a pressão de perfusão glomerular e, portanto, a filtração glomerular. Pode ser que ambos os mecanismos atuem para produzir lesão renal aguda, variando em

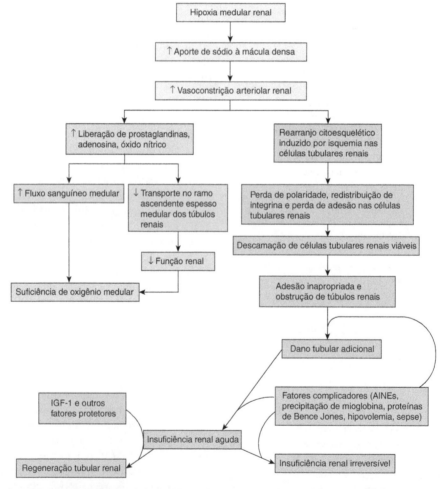

FIGURA 16-5 Fisiopatologia da lesão renal aguda induzida por isquemia. A hipoxia medular leve ou não complicada resulta em ajustes reflexos tubuloglomerulares que restauram a suficiência de oxigênio medular ao custo de função renal diminuída. Entretanto, no evento de hipoxia medular renal extrema, ou quando em associação com fatores complicadores como aqueles indicados na figura, insuficiência renal aguda franca se desenvolve. Um equilíbrio entre fatores reparadores e complicadores pode decidir se a lesão renal aguda é reversível ou irreversível.

TABELA 16-5 Agentes e eventos que melhoram ou exacerbam a hipoxia na medula renal

Efeito melhorador
Transporte tubular diminuído
Taxa de filtração glomerular diminuída
Prostaglandina E$_2$
Adenosina
Bradicinina
Óxido nítrico
Efeito exacerbador
Antibióticos polienos (p. ex., anfotericina B)
Hipertrofia renal
Anti-inflamatórios não esteroides
Angiotensina II
Cálcio
Mioglobina
Agentes de contraste radiológicos

Modificada e reproduzida, com permissão, de Brezis M et al. Hypoxia of the renal medulla: Its implications for disease. N Engl J Med. 1995;332-647.

importância relativa em diferentes indivíduos a depender da causa e do tempo de apresentação. Estudos sugerem que uma consequência da hipoxia é a adesão desordenada de células epiteliais tubulares renais, resultando em sua esfoliação e subsequente adesão a outras células do túbulo, contribuindo para obstrução tubular (Figura 16-5). Outra consequência pode ser a desregulação de elementos que mantêm juntas as células tubulares, resultando em vazamento de filtrado para fora do lúmen tubular e escolha anormal de canais transmembrana celulares necessários para a função normal do néfron. Lesão renal, causada por oclusão tubular ou por hipoperfusão vascular, é potencializada pelo estado hipóxico da medula renal, que aumenta o risco de isquemia (Tabela 16-5). Pesquisas têm implicado citocinas e peptídeos endógenos, como endotelinas e a regulação de sua produção, como possíveis explicações para por que alguns pacientes (sujeitos à mesma agressão tóxica) desenvolvem lesão renal aguda e outros não. Parece que esses produtos, juntamente com ativação de complemento e neutrófilos, aumentam a vasoconstrição na medula renal já isquêmica e, dessa forma, exacerbam o grau de dano hipóxico que ocorre na lesão renal aguda.

Manifestações clínicas

A lesão renal aguda pode contribuir para comorbidade significativa e é um preditor independente de mortalidade. Pacientes hospitalizados em uma unidade de tratamento intensivo que desenvolvem lesão renal aguda necessitando de diálise têm mortalidade hospitalar superior a 50 a 60%. Consequentemente, nos últimos anos, esforços de pesquisa significativos têm focalizado a identificação de biomarcadores específicos de lesão renal aguda mais cedo.

Normalmente, os sintomas iniciais são fadiga e mal-estar geral, provavelmente consequências precoces da perda da capacidade de excretar água, sais e resíduos pelos rins. Posteriormente, sintomas e sinais mais profundos da perda da capacidade excretora renal de água e sais se desenvolvem: dispneia, ortopneia, estertores crepitantes, uma terceira bulha cardíaca (B$_3$) proeminente e edema periférico. O estado mental alterado reflete o efeito tóxico da uremia no encéfalo, com níveis sanguíneos elevados de resíduos nitrogenados e ácidos fixos.

As manifestações clínicas de lesão renal aguda dependem não somente da causa, mas também do estágio na história natural da doença em que o paciente chega à atenção médica. Pacientes com hipoperfusão renal (causas pré-renais de lesão renal aguda) desenvolvem primeiramente **azotemia pré-renal** (ureia sanguínea elevada sem necrose tubular), uma consequência fisiológica direta de uma TFG diminuída. Com tratamento apropriado, geralmente a perfusão renal pode ser melhorada, a azotemia pré-renal pode ser revertida prontamente, e o desenvolvimento de necrose tubular aguda pode ser prevenido. Sem tratamento, a azotemia pré-renal pode progredir para necrose tubular aguda. A recuperação da necrose tubular aguda, se ocorrer, seguirá então um curso mais prolongado, requerendo potencialmente diálise de suporte antes que a função renal adequada seja recuperada.

Uma variedade de exames clínicos pode ajudar a determinar se um paciente com sinais de lesão renal aguda está na fase inicial da azotemia pré-renal ou se já progrediu para necrose tubular aguda franca. Contudo, a sobreposição da apresentação clínica ao longo do contínuo entre azotemia pré-renal e necrose tubular aguda é tal que o resultado de qualquer um desses exames deve ser interpretado no contexto de outros achados e na história clínica.

Talvez a manifestação mais precoce de azotemia pré-renal seja uma razão elevada de ureia para creatinina sérica. Normalmente de 10 a 15:1, esta razão pode se elevar a 40 a 60:1* na azotemia pré-renal, com uma creatinina sérica normal ou quase normal. Se o paciente evoluir para necrose tubular aguda, essa razão pode retornar ao normal, mas com uma creatinina sérica progressivamente elevada.

O exame do sedimento urinário é um teste simples e barato que serve como uma ferramenta importante na avaliação inicial do paciente com lesão renal aguda. A presença de hematúria e proteinúria deve indicar uma avaliação para GN. Não há achados anormais típicos na azotemia pré-renal simples, ao passo que cilindros granulosos, células epiteliais tubulares e cilindros de células epiteliais sugerem necrose tubular aguda. Cilindros se formam quando debris nos túbulos renais (proteína, hemácias ou células epiteliais) adquirem o formato cilíndrica, de bordas lisas, do túbulo. Da mesma forma, como a hipovolemia é um estímulo para liberação de vasopressina (ver Capítulo 19), a urina tem concentração máxima (até 1.200 mOsm/L) na azotemia pré-renal. Contudo, com a progressão para necrose tubular aguda, a capacidade de gerar

---

*N. de R.T. No Brasil, a ureia é usada como marcador e não o nitrogênio uréico (BUN) BUN = Ureia/2.

468 Fisiopatologia da Doença

uma urina concentrada é amplamente perdida. Assim, uma osmolalidade urinária de menos de 350 mOsm/L é um achado típico na necrose tubular aguda.

Finalmente, a excreção fracionada de Na^+

$$FE_{Na^+} \, [\%] = \frac{Urina_{Na^+}/Plasma_{Na^+}}{Urina_{Cr}/Plasma_{Cr}} \times 100$$

é um indicador importante na lesão renal oligúrica para determinar se um paciente progrediu de azotemia pré-renal simples para necrose tubular aguda franca. Na azotemia pré-renal simples, mais de 99% do Na^+ filtrado é reabsorvido, e a FE_{Na^+} será menor que 1% (exceto quando o paciente estiver em uso de diurético). Este valor permite identificação acurada de estados de retenção de Na^+ (como azotemia pré-renal), mesmo quando há retenção de água resultante da liberação de vasopressina. Com a progressão de azotemia pré-renal para lesão renal aguda com necrose tubular aguda, essa capacidade do rim de reter sódio avidamente muitas vezes é perdida. Entretanto, há algumas condições em que a FE_{Na^+} é menor que 1% em pacientes com necrose tubular aguda (Tabela 16-6).

PONTO DE CHECAGEM

10. Quais são as teorias atuais para o desenvolvimento de necrose tubular aguda?

11. Quais pistas são úteis para determinar se insuficiência renal recentemente diagnosticada é aguda ou crônica?

12. Qual é a história natural da lesão renal aguda?

TABELA 16-6   Causas de lesão renal aguda em que FE_{Na^+} pode estar abaixo de 1%

Doença pré-renal
Necrose tubular aguda
10% de casos sem oligúria
Sobreposta sobre estado pré-renal crônico
Cirrose
Insuficiência cardíaca
Queimaduras graves
Mioglobinúria ou hemoglobinúria
Meios de contraste radiológicos
Sepse
Glomerulonefrite ou vasculite aguda
Uropatia obstrutiva aguda
Nefrite intersticial aguda

Reproduzida, com permissão, de Rose BD. Acute renal failure – prerenal disease in acute tubular necrosis. In: *Pathophysiology of Renal Disease*, 2nd ed. McGraw-Hill, 1987.

DOENÇA RENAL CRÔNICA

Apresentação clínica

Pacientes com doença renal crônica (DRC) e uremia apresentam um conjunto de sintomas, sinais e anormalidades laboratoriais além daqueles observados na lesão renal aguda. Isso reflete a natureza progressiva e de longa duração de sua doença renal e seus efeitos sistêmicos (Tabela 16-7). Uma dica clínica é sempre presumir que a insuficiência renal é aguda – isso permite aos médicos a oportunidade de identificar e tratar a lesão renal aguda de modo temporâneo, enquanto ainda há o potencial de resposta ao tratamento. Entretanto, osteodistrofia, neuropatia, rins pequenos bilateralmente ao mapeamento e anemia são achados iniciais típicos que sugerem um curso crônico para um paciente recentemente diagnosticado com insuficiência renal, com base em ureia e creatinina elevadas.

Etiologia

Em nações desenvolvidas, a causa mais comum de DRC é o diabetes melito (Capítulo 18), seguido por hipertensão; GN é uma terceira causa distante (Tabela 16-8). Doença renal policística, obstrução e infecção são causas significativas, mas menos comuns, de DRC.

Patologia e patogênese

A. Desenvolvimento de doença renal crônica

A patogênese da doença renal aguda é muito diferente daquela da DRC. Enquanto a lesão aguda do rim leva à morte e descamação de células epiteliais tubulares, frequentemente seguidas por sua regeneração com restabelecimento da arquitetura normal, a lesão crônica resulta em perda irreversível de néfrons. Como resultado, um fardo funcional maior é suportado por menos néfrons, levando a um aumento da pressão de filtração glomerular e hiperfiltração. Por motivos não bem compreendidos, essa hiperfiltração compensatória, que pode ser considerada como uma forma de "hipertensão" ao nível do néfron individual, predispõe à fibrose e retração cicatricial (**esclerose glomerular**). Como resultado, a proporção de destruição e perda de néfrons aumenta, acelerando a progressão para **uremia**, o complexo de sintomas e sinais que ocorre quando a função renal é inadequada.

Os rins têm uma grande reserva funcional – até 50% dos néfrons podem ser perdidos sem qualquer evidência no curto prazo de deficiência funcional. É por isso que indivíduos com dois rins sadios são capazes de doar um para transplante. Quando a TFG é reduzida mais ainda, deixando apenas cerca de 20% da capacidade renal inicial, algum grau de azotemia (elevação de níveis sanguíneos de produtos normalmente excretados pelos rins) é observado. Não obstante, os pacientes podem ser largamente assintomáticos, porque um novo estado de equilíbrio é atingido, no qual níveis sanguíneos desses produtos não são altos o bastante para causar toxicidade franca. Contudo, mesmo nesse nível aparentemente estável de função renal, a evolução acelerada por hiperfiltração para

TABELA 16-7 Anormalidades clínicas na uremia[1]

Hidroeletrolíticas	Cardiovasculares/pulmonares
Expansão de volume (I)	Hipertensão arterial (I ou P)
Hiponatremia (I)	Insuficiência cardíaca ou edema pulmonar (I)
Hipercalemia (I)	Pericardite (I)
Hiperfosfatemia (I)	Miocardiopatia hipertrófica ou dilatada (I, P ou D)
Hiperparatireoidismo secundário (I ou P)	Pulmão urêmico (I)
Osso adinâmico (D)	Aterosclerose acelerada (P ou D)
Osteomalacia por deficiência de vitamina D (I)	Hipotensão e arritmias (D)
Resistência a carboidratos (I)	Calcificação vascular (P ou D)
Hiperuricemia (I ou P)	**Cutâneas**
Hipertrigliceridemia (P)	Palidez (I)
Nível aumentado de Lp(a) (P)	Hiperpigmentação (I, P ou D)
Nível de lipoproteína de alta densidade diminuído (P)	Prurido (P)
Desnutrição proteicocalórica (I ou P)	Equimoses (I ou P)
Retardo do crescimento e desenvolvimento (P)	Orvalho urêmico (I)
Infertilidade e disfunção sexual (P)	**Gastrintestinais**
Amenorreia (P)	Anorexia (I)
Amiloidose β_2-microglobulina (P ou D)	Náusea e vômitos (I)
Neuromusculares	Sangramento gastrintestinal (I, P ou D)
Fadiga (I)	Ascite idiopática (D)
Distúrbios do sono (P)	Peritonite (D)
Cefaleia (P)	**Hematológicas**
Atividade mental deficiente (I)	Anemia (I)
Letargia (I)	Diátese hemorrágica (I ou D)
Asteríxis (I)	Suscetibilidade aumentada a infecções (I ou P)
Irritabilidade muscular (I)	
Neuropatia periférica (I ou P)	
Síndrome das pernas inquietas (I ou P)	
Mioclonia (I)	
Convulsões (I ou P)	
Coma (I)	
Câimbras musculares (P ou D)	
Síndrome de desequilíbrio da diálise (D)	
Miopatia (P ou D)	

[1]Praticamente todas as anormalidades contidas nesta tabela são completamente revertidas por transplante renal bem-sucedido. A resposta dessas anormalidades à hemodiálise ou ao tratamento por diálise peritoneal é mais variável. I, anormalidade que geralmente melhora com um programa ótimo de diálise e terapia correlata. P, anormalidade que tende a persistir ou mesmo progredir, apesar de um programa ótimo. D, anormalidade que só se desenvolve depois do início da terapia com diálise.

Reproduzida, com permissão, de Bargman JM et al. Chronic kidney disease. In: Longo D et al., eds. *Harrison's Principles of Internal Medicine,* 18th ed. McGraw-Hill, 2012.

470 Fisiopatologia da Doença

TABELA 16-8 Prevalência por etiologia de doença renal em fase terminal tratada pelo Medicare em 2010

	Prevalência n = 594.374	
	Contagem	Porcentagem
Diabetes	224.417	37,8
Hipertensão	146.633	24,7
Glomerulonefrite	101.635	17
Doença cística e outras hereditárias	40.875	47,9
Nefrite intersticial	21.325	3,6

Dados de US Renal Data System, USRDS 2012 Annual Data Report: Atlas of Chronic Kidney Disease and End-Stage Renal Disease in the United States, National Institutes of Health, National Institute of Diabetes and Digestive and Kidney Diseases, Bethesda, MD, 2012.

um estágio terminal de doença renal está em progresso. Além disso, como pacientes com esse nível de TFG têm pouca reserva funcional, eles podem facilmente se tornar urêmicos com qualquer estresse adicional (p. ex., infecção, obstrução, desidratação, ou fármacos nefrotóxicos), ou com qualquer estado catabólico associado com aumento da circulação de produtos nitrogenados. Assim, pacientes com DRC estão em risco significativo de lesão renal aguda sobreposta.

B. Patogênese da uremia

A patogênese da uremia deriva em parte de uma combinação dos efeitos tóxicos de (1) produtos retidos normalmente excretados pelos rins (p. ex., produtos nitrogenados do metabolismo proteico), (2) produtos normais, como hormônios, agora presentes em quantidades aumentadas, e (3) perda de produtos normais do rim (p. ex., perda de eritropoietina).

A insuficiência excretora também leva a desvios hídricos, com aumento de Na^+ e água intracelular e diminuição de K^+ intracelular. Essas mudanças podem contribuir para alterações sutis na função de uma série de enzimas, sistemas de transporte, e assim por diante. Independentemente da etiologia, a DRC tende a exercer um impacto em muitos outros sistemas de órgãos e, assim, é uma doença sistêmica.

Manifestações clínicas

A. Equilíbrio de Na^+ e estado de volume

Geralmente, os pacientes com DRC têm algum grau de excesso de Na^+ e água, refletindo a perda da via renal de excreção de sais e água. Um grau moderado de retenção de Na^+ e água pode ocorrer sem sinais objetivos de excesso de líquido extracelular. Entretanto, a continuação da ingestão excessiva de Na^+ leva à retenção adicional de líquido e contribui para insuficiência cardíaca, hipertensão, edema periférico e ganho de peso. Por outro lado, a ingestão excessiva de água contribui para hiponatremia. Uma recomendação comum para o paciente com doença renal crônica é restringir a ingestão de líquidos de modo que ela iguale o débito urinário mais 500 mL (para compensar as perdas insensíveis). Ajustes adicionais no estado de volume podem ser feitos por meio do uso de diuréticos (em um paciente que ainda produz urina) ou por diálise.

Como esses pacientes também têm mecanismos renais de conservação de sal e água deficientes, eles são mais sensíveis que o normal a perdas súbitas extrarrenais de Na^+ e água (p. ex., vômitos, diarreia e perdas cutâneas aumentadas como na febre). Nessas circunstâncias, eles desenvolvem mais facilmente depleção de LEC, deterioração adicional da função renal (que pode não ser reversível), e até mesmo colapso vascular e choque. Membranas mucosas secas, taquicardia, hipotensão e tontura sugerem depleção de volume.

B. Equilíbrio de K^+

Hipercalemia é um problema grave na DRC, especialmente para pacientes cuja TFG cai abaixo de 5 mL/min. Acima desse nível, quando a TFG cai, o transporte de K^+ mediado por aldosterona no túbulo distal aumenta de modo compensatório. Assim, um paciente cuja TFG está entre 50 mL/min e 5 mL/min depende do transporte tubular para manter o equilíbrio de K^+. O tratamento com diuréticos poupadores de K^+, inibidores da ECA ou β-bloqueadores – fármacos que podem dificultar o transporte de K^+ mediado por aldosterona – pode, portanto, precipitar hipercalemia perigosa em um paciente com DRC.

Pacientes com diabetes melito podem desenvolver uma síndrome de **hipoaldosteronismo hiporreninêmico (tipo 4 RTA)**. A produção diminuída de renina pelo rim leva a níveis diminuídos de angiotensina II, e assim prejudica a secreção de aldosterona. Como resultado, os pacientes afetados são incapazes de compensar a queda da TFG aumentando seu transporte de K^+ mediado por aldosterona e, portanto, têm dificuldade relativa de excretar K^+. Essa dificuldade geralmente se manifesta como hipercalemia, mesmo antes que a TFG tenha caído abaixo de 5 mL/min.

Pacientes com DRC também estão em risco maior de hipercalemia diante de cargas súbitas de K^+ ou de fontes endógenas (p. ex., hemólise, infecção, trauma) ou exógenas (p. ex., alimentos ricos em K^+, transfusões de sangue ou medicamentos contendo K^+).

C. Acidose metabólica

A diminuição da capacidade de excretar ácido e gerar base na DRC resulta em acidose metabólica. Na maioria dos casos, quando a TFG está acima de 20 mL/min, somente acidose moderada se desenvolve antes do restabelecimento de um novo estado de equilíbrio de produção e consumo de tampão. A queda no pH sanguíneo desses indivíduos geralmente pode ser corrigida com 20 a 30 mmol (2 a 3 g) de bicarbonato de sódio por via oral diariamente. Contudo, esses pacientes são altamente suscetíveis à acidose no evento de uma carga súbita de ácido (p. ex., cetoacidose, acidose láctica ou ingestões tóxicas) ou perda de bicarbonato (p. ex., diarreia).

D. Mineral e osso

Vários distúrbios do metabolismo do fosfato, Ca^{2+} e osso são observadas na DRC como resultado de uma série complexa de eventos (**Figura 16-6**). Os principais fatores na patogênese desses distúrbios incluem (1) diminuição da absorção de Ca^{2+} no intestino, (2) superprodução de PTH, (3) metabo-

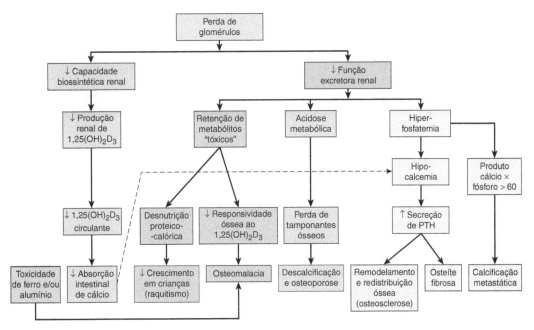

FIGURA 16-6 Patogênese da doença óssea na doença renal. (Redesenhada, com permissão, de Brenner BM et al. Chronic renal failure. In: Isselbacher KJ et al., eds. *Harrison's Principles of Internal Medicine*, 13th ed. McGraw-Hill, 1994.)

lismo da vitamina D desordenado, (4) retenção de fósforo, e (5) acidose metabólica crônica. Todos esses fatores contribuem para o aumento da ressorção óssea. Hiperfostatemia contribui para o desenvolvimento de hipocalcemia e assim serve como um gatilho adicional para hiperparatireoidismo secundário, elevando os níveis sanguíneos de PTH. O PTH sanguíneo elevado exaure ainda mais o Ca^{2+} ósseo e contribui para a osteomalacia da DRC (ver discussão posteriormente). Enquanto a hipofosfatemia ocorre por meio do uso excessivo de quelantes de fosfato, a hiperfosfatemia é muito mais comum na DRC. Hipermagnesemia pode se tornar um problema na situação de antiácidos contendo magnésio e outros usos médicos do magnésio.

E. Anormalidades cardiovasculares e pulmonares

Insuficiência cardíaca e edema pulmonar podem se desenvolver no contexto de sobrecarga de volume e sal. Hipertensão é um achado comum na DRC, e frequentemente se deve à sobrecarga de líquido e Na^+. Entretanto, hiperreninemia, em que a perfusão renal diminuída desencadeia a superprodução de renina pelo rim insuficiente, também pode elevar a pressão sanguínea sistêmica.

Pericardite pode se desenvolver por irritação e inflamação do pericárdio por toxinas urêmicas. Em países desenvolvidos, essa complicação tem se tornado menos comum em razão da disponibilidade de diálise.

Uma incidência aumentada de doença cardiovascular é observada em pacientes com DRC e permanece como a causa principal de mortalidade nessa população. Fatores de risco cardiovascular em pacientes com DRC incluem hipertensão, hiperlipidemia, intolerância à glicose, débito cardíaco elevado crônico, calcificação valvar e miocárdica, assim como outros fatores menos bem caracterizados do ambiente urêmico. Em consequência, uma taxa aumentada de infarto do miocárdio, acidente vascular encefálico e doença vascular periférica é observada na DRC.

F. Anormalidades hematológicas

Pacientes com DRC têm anormalidades marcantes no eritrograma, função dos leucócitos e parâmetros de coagulação. Anemia normocrômica, normocítica, com sintomas de desinteresse, fadiga fácil e níveis de hematócrito geralmente na faixa de 20 a 25%, é um aspecto constante. A anemia deve-se principalmente à produção diminuída de eritropoietina e, portanto, eritropoiese diminuída. Assim, pacientes com DRC, independentemente da situação de diálise, mostram uma melhora drástica do hematócrito quando tratados com análogos da eritropoietina. Causas adicionais de anemia podem incluir efeitos supressivos sobre a medula óssea de toxinas urêmicas, fibrose da medula óssea devida a PTH sanguíneo elevado, efeitos tóxicos do alumínio (historicamente, esses efeitos ocorriam por antiácidos quelantes de fosfato à base de alumínio e por soluções de diálise contaminadas), e hemólise e perda de sangue relacionadas com diálise.

Pacientes com DRC exibem hemóstase anormal manifesta como aumento de equimoses, coagulação diminuída e uma incidência aumentada de hemorragias espontâneas GI e cerebrovasculares (incluindo tanto acidentes vasculares hemorrágicos quanto hematomas subdurais). Anormalidades laboratoriais incluem tempo de sangramento prolongado, fator III plaquetário diminuído, agregação e adesão anormais das plaquetas e protrombina, e nenhum desses é completamente reversível mesmo em pacientes bem-dialisados.

472   Fisiopatologia da Doença

Uremia está associada com suscetibilidade aumentada a infecções, provavelmente devido à supressão de leucócitos por toxinas urêmicas. Quimiotaxia, resposta inflamatória aguda e hipersensibilidade tardia são todas suprimidas. Acredita-se que acidose, hiperglicemia, desnutrição e hiperosmolalidade também contribuam para imunossupressão na doença renal crônica. A invasividade da diálise e o uso de fármacos imunossupressores em pacientes de transplante renal contribuem adicionalmente para uma incidência aumentada de infecções.

G. Anormalidades neuromusculares

Sintomas e sinais neurológicos de uremia variam desde distúrbios do sono leves e dificuldade de concentração mental, perda de memória, erros de julgamento e irritabilidade neuromuscular (manifesta como soluços, cãibras, fasciculações e tremores), até asteríxis, mioclonia, estupor, convulsões e coma na uremia em fase terminal. Asteríxis é o *flapping* involuntário das mãos quando os braços são estendidos e os punhos voltados para trás como para "parar o trânsito". Isso é consequência da condução nervosa alterada na encefalopatia metabólica por uma variedade de causas, inclusive insuficiência renal.

Neuropatia periférica, tipificada pela síndrome das pernas inquietas (sensação mal-localizada de desconforto e movimentos involuntários das extremidades inferiores), é um achado comum na DRC.

H. Anormalidades GI

Achados GI inespecíficos em pacientes urêmicos incluem anorexia, soluços, náusea, vômitos e diverticulose. Embora sua patogênese precisa seja desconhecida, muitos desses achados melhoram com diálise.

I. Anormalidades endócrinas e metabólicas

Mulheres com uremia têm níveis baixos de estrogênios, o que talvez explique a alta incidência de amenorreia e a observação de que elas raramente são capazes de levar uma gestação ao termo. Menstruações regulares – mas não uma taxa mais alta de gestações bem-sucedidas – normalmente retornam com a diálise frequente.

De modo semelhante, níveis baixos de testosterona, impotência, oligospermia e displasia de células germinativas são achados comuns em homens com doença renal crônica.

Na DRC, o papel do rim na degradação da insulina diminui, aumentando a meia-vida da insulina. Frequentemente, isso tem um efeito estabilizador em pacientes diabéticos cuja glicemia estava difícil de controlar previamente, e pode levar à diminuição da necessidade de insulina e outros medicamentos hipoglicemiantes.

J. Anormalidades dermatológicas

Alterações cutâneas são comuns e se originam dos muitos efeitos da DRC já discutidos. Pacientes com DRC podem exibir palidez devida à anemia, mudanças da cor da pele relacionadas com pigmentos metabólitos acumulados, ou uma coloração cinzenta resultante de hemocromatose mediada por transfusões, equimoses e hematomas em consequência de anormalidades da coagulação, e prurido e escoriações como

um resultado de depósitos de Ca^{2+} por hiperparatireoidismo secundário. Finalmente, quando a concentração de ureia é extremamente alta, a evaporação do suor deixa um resíduo de ureia chamado de "orvalho urêmico".

PONTO DE CHECAGEM

13. O que é uremia?

14. Quais são os sintomas e sinais mais proeminentes de uremia?

15. Qual é o mecanismo pelo qual o estado alterado de sódio, potássio e volume se desenvolve na doença renal crônica?

16. Quais são as causas mais comuns de doença renal crônica?

GLOMERULONEFRITE E SÍNDROME NEFRÓTICA

Apresentação clínica e etiologia

Vários distúrbios levam à lesão glomerular que se apresenta com alguma combinação de hematúria, proteinúria, TFG reduzida e hipertensão. Esta síndrome, independentemente de sua causa, é denominada glomerulonefrite (GN). A GN aguda é uma das muitas causas intrarrenais de lesão renal aguda.

Distúrbios glomerulares podem se originar no rim; eles também podem ser manifestações de doenças sistêmicas em que o rim é envolvido de modo considerável. As GNs são caracterizadas atualmente tanto por aspectos clínicos quanto microscópicos. A biópsia renal com frequência é a única maneira de diagnosticar corretamente a causa da GN, e assim determinar o tratamento apropriado.

Distúrbios que resultam em doença glomerular normalmente caem em uma de várias categorias de apresentação clínica. Entretanto, pode haver sobreposição entre essas categorias:

1. **GN aguda**, em que há um início abrupto de hematúria e proteinúria com TFG reduzida e retenção renal de sal e água, algumas vezes é seguida por recuperação da função renal. A GN aguda frequentemente ocorre no cenário de doenças infecciosas, classicamente infecções faringianas ou cutâneas com certas cepas "nefritogênicas" de estreptococos β-hemolíticos do grupo A. Contudo, outros patógenos também têm sido implicados (Tabela 16-9). A **glomerulonefrite rapidamente progressiva (GNRP)** é um subgrupo de GN aguda em que há um declínio progressivo e drástico (semanas a meses) da função renal, com frequência levando à insuficiência renal completa e oligúria. A doença inicial pode ser sutil, mas é marcada por proteinúria e hematúria, seguidas por TFG diminuída. Isso geralmente é chamado de "GN em crescentes", já que o achado característico na biópsia é representado

CAPÍTULO 16 Doenças dos Rins **473**

TABELA 16-9 Causas de glomerulonefrite aguda

Glomerulonefrite pós-estreptocócica

Endocardite bacteriana subaguda (EBS)

Nefrite do lúpus eritematoso sistêmico (LES)

    Mesangial mínima classe I

    Mesangial proliferativa classe II

    Nefrite focal classe III

    Nefrite difusa classe IV

    Nefrite membranosa classe V

    Nefrite esclerosante classe VI

Nefropatia IgA

Vasculite ANCA de pequenos vasos

    Granulomatose com poliangiite

    Poliangiite microscópica

    Síndrome de Churg-Strauss

Púrpura de Henoch-Schönlein

Crioglobulinemia

Glomerulonefrite membranoproliferativa

    Tipo I: idiopática, EBS, LES, hepatite C ± crioglobulinemia, crioglobulinemia mista, hepatite B, câncer (pulmão, mama, ovário [germinativo])

    Tipo II: idiopática, associada com fator nefrítico C3, lipodistrofia parcial

    Tipo II: idiopática, deficiência do receptor do complemento

Glomerulonefrite mesangioproliferativa

Modificada, com permissão, de Lewis JB et al. Glomerular diseases. In: Longo D et al., eds. *Harrison's Principles of Internal Medicine,* 18th ed. McGraw-Hill, 2012.

TABELA 16-10 Causas de glomerulonefrite rapidamente progressiva

Doenças infecciosas

Glomerulonefrite pós-estreptocócica[1]

Endocardite infecciosa[1]

Sepse visceral oculta

Infecção por hepatite B (com vasculite ou crioglobulinemia)

Infecção pelo vírus da imunodeficiência humana

Doenças multissistêmicas

Lúpus eritematoso sistêmico[1]

Púrpura de Henoch-Schönlein[1]

Vasculite necrosante sistêmica (inclusive granulomatose com poliangiite)[1]

Síndrome de Goodpasture[1]

Crioimunoglobulinemia essencial mista (IgG/IgM)

Neoplasia maligna

Policondrite recidivante

Artrite reumatoide (com vasculite)

Fármacos

Penicilamina[1]

Hidralazina

Alopurinol (com vasculite)

Rifampicina

Doença glomerular idiopática ou primária

Glomerulonefrite em crescentes idiopática[1]

    Tipo I – com depósitos lineares de imunoglobulina (mediada por anticorpo anti-MBG)

    Tipo II – com depósitos granulosos de imunoglobulina (mediada por imunocomplexos)

    Tipo III – com poucos ou nenhum depósito de imunoglobulina ("pauci-imune")

    "Forma frustra" de vasculite induzida por anticorpo citoplasmático antineutrofílico (ANCA)

Sobreposta a outra doença glomerular primária

    Mesangiocapilar (glomerulonefrite membranoproliferativa)[1] (especialmente tipo II)

    Glomerulonefrite membranosa[1]

    Nefropatia IgA[1]

[1]Causas mais comuns.

Reproduzida, com permissão, de Glassock RJ et al. The major glomerulopathies. In: Wilson JD et al., eds. *Harrison's Principles of Internal Medicine,* 12th ed. McGraw-Hill, 1991.

por crescentes celulares no espaço de Bowman. Crescentes celulares, visíveis à microscopia óptica, se formam em resposta à lesão grave dos capilares glomerulares. Isso parece ser uma via final inespecífica em uma variedade de doenças glomerulares. A recuperação sem tratamento específico é rara. A GNRP parece ser um grupo heterogêneo de distúrbios, e todos exibem aspectos patológicos comuns a várias categorias de vasculite necrosante (Tabela 16-10; ver também discussão a seguir).

2. **GN crônica** é caracterizada por anormalidades urinárias persistentes e declínio lentamente progressivo (anos) da função renal. Normalmente, a GN crônica não regride. Deterioração renal progressiva em pacientes com GN crônica prossegue inexoravelmente, resultando em DRC até 20 anos depois da descoberta inicial de um sedimento urinário anormal.

3. A **síndrome nefrótica** manifesta-se como proteinúria maciça, particularmente albuminúria (definida como excreção urinária de proteína nas 24 horas > 3,5 g), hipoalbuminemia, hiperlipidemia e edema. A síndrome nefrótica pode ser isolada (p. ex., doença de lesão mínima), ou parte de alguma outra síndrome glomerular (p. ex., com hematúria e cilindros). As causas subjacentes das síndro-

mes nefróticas muitas vezes são desconhecidas, e, em vez disso, essas síndromes são distinguidas por seus aspectos histológicos (ver Tabela 16-13). Cada tipo de síndrome nefrótica pode ser primário (i.e., idiopática), secundário a uma causa específica (p. ex., induzida por medicamento) ou síndrome sistêmica (p. ex., lúpus eritematoso sistêmico [LES]). Alguns casos de síndrome nefrótica são variantes

474 Fisiopatologia da Doença

de GN aguda, GNRP ou GN crônica, em que proteinúria maciça é um aspecto de apresentação. Outros casos de síndrome nefrótica caem na categoria de **doença de lesão mínima**, na qual muitas das consequências patológicas são devidas à proteinúria.

4. **Anormalidades urinárias assintomáticas** incluem hematúria e proteinúria (geralmente em quantidades significativamente abaixo do que é observado na síndrome nefrótica), mas nenhuma anormalidade funcional associada com TFG reduzida, edema ou hipertensão. Muitos pacientes com esses achados desenvolvem disfunção renal progressiva lentamente ao longo de décadas. As causas mais comuns de anormalidades urinárias assintomáticas são **nefropatia por imunoglobulina A (IgA)**, uma doença por imunocomplexos caracterizada por depósito mesangial difuso de IgA, e **nefropatia da membrana basal fina**, um distúrbio familiar caracterizado por um defeito na síntese de colágeno. Outras causas estão listadas na Tabela 16-11.

Patologia e patogênese

As diferentes formas de GN e síndrome nefrótica provavelmente representam diferenças na natureza, extensão e causa específica de lesão renal imunomediada. Predisposição genética e gatilhos ambientais malcompreendidos provavelmente estão envolvidos e levam à ativação de uma resposta imune. Ativação de leucócitos, depósito de complemento e citocinas – fator de transformação do crescimento-1 (TGF-1) e fator de crescimento derivado de plaquetas (PDGF) – sintetizadas por células mesangiais incitam uma reação inflamatória e subsequente lesão glomerular em muitas formas de doença glomerular. Padrões histológicos podem ser inespecíficos; entretanto, têm sido feitas associações clássicas entre história natural e observações definidoras de imunofluorescência e microscopia eletrônica (Figura 16-4; Tabela 16-12). Contudo, como ainda não se sabe exatamente como as várias formas de lesão renal imunomediadas ocorrem, cada categoria é descrita separadamente com seus achados associados.

A. Glomerulonefrite aguda e rapidamente progressiva

Há várias maneiras de classificar GN aguda. Microscopia óptica é essencial para estabelecer áreas de lesão. Autoanticorpos circulantes e mensurações de depósito de complemento combinados com estudos de imunofluorescência e microscopia eletrônica possibilitam que a GN seja categorizada em subgrupos correlacionados com outros aspectos da doença. Surgem três padrões:

1. **Doença de anticorpo à membrana basal glomerular (anti-MBG)** (p. ex., síndrome de Goodpasture): essa doença resulta do desenvolvimento de anticorpos circulantes a um antígeno intrínseco da membrana basal glomerular. A ligação desses anticorpos patológicos anti-MBG à membrana basal glomerular causa uma

TABELA 16-11 Causas glomerulares de anormalidades urinárias assintomáticas

Hematúria com ou sem proteinúria
Doenças glomerulares primárias
Nefropatia IgA[1]
Glomerulonefrite mesangiocapilar
Outras hematúrias glomerulares primárias acompanhadas de proliferação mesangial "pura", glomerulonefrite proliferativa focal e segmentar ou outras lesões
Doença da "membrana basal fina" ("forma frustra" da síndrome de Alport)
Associada com doenças multissistêmicas ou heredofamiliares
Síndrome de Alport e outras hematúrias familiares "benignas"
Doença de Fabry
Doença falcêmica
Associada com infecções
Glomerulonefrite pós-estreptocócica em resolução[1]
Outras glomerulonefrites pós-infecciosas[1]
Proteinúria não nefrótica isolada
Doenças glomerulares primárias
Proteinúria "ortostática"[1]
Glomeruloesclerose focal e segmentar[1]
Glomerulonefrite membranosa[1]
Associada com doenças multissistêmicas ou heredofamiliares
Diabetes melito[1]
Amiloidose[1]
Síndrome unha-patela

[1] Causas mais comuns.

Reproduzida, com permissão, de Glassock RJ et al. The major glomerulopathies. In: Wilson JD et al., eds. *Harrison's Principles of Internal Medicine*, 12th ed. McGraw-Hill, 1991.

cascata de inflamação. A microscopia óptica mostra GN em crescentes, e os depósitos lineares característicos de imunoglobulina nos capilares glomerulares são observados à imunofluorescência.

2. **Glomerulonefrite por imunocomplexos:** o depósito de imunocomplexos pode ser visto em várias doenças. À biópsia renal, depósitos granulosos de imunoglobulina são sugestivos de imunocomplexos da doença sistêmica subjacente. Um exemplo clássico é a GN pós-infecciosa em que há uma reatividade cruzada entre um antígeno do organismo infectante e um antígeno do hospedeiro, resultando em depósito de imunocomplexos e complemento nos capilares glomerulares e no mesângio. Geralmente, a resolução da doença glomerular acontece semanas após o tratamento da infecção original. Outros exemplos são nefropatia IgA, nefrite lúpica e GN membranoproliferativa.

TABELA 16-12 Localização de depósitos elétron-densos na doença glomerular

Subepitelial
Depósitos amorfos (epimembranosos)
Nefropatia membranosa
Lúpus eritematoso sistêmico
Corcovas (subepiteliais densos)
Glomerulonefrite aguda pós-infecciosa (p. ex., glomerulonefrite pós-estreptocócica, endocardite bacteriana)
Intramembranosa
Nefropatia membranosa
Glomerulonefrite membranoproliferativa, tipo II
Subendotelial
Lúpus eritematoso sistêmico
Glomerulonefrite membranoproliferativa, tipo I
Menos comumente, endocardite bacteriana, nefropatia IgA, púrpura de Henoch-Schönlein, crioglobulinemia mista
Mesangial
Glomerulonefrite focal
Nefropatia IgA
Púrpura de Henoch-Schönlein
Lúpus eritematoso sistêmico
Glomerulonefrite aguda pós-infecciosa leve ou em resolução
Subepitelial e subendotelial
Lúpus eritematoso sistêmico
Glomerulonefrite membranoproliferativa, tipo III
Glomerulonefrite pós-infecciosa

Reproduzida, com permissão, de Rose BD. Pathogenesis, clinical manifestations and diagnosis of glomerular disease. In: *Pathophysiology of Renal Disease*, 2nd ed. McGraw-Hill, 1987.

3. **Doença do anticorpo citoplasmático antineutrofílico (ANCA)** ou **GN pauci-imune**: caracterizada por uma GN necrosante, mas poucos ou nenhum depósito imune (daí, pauci-imune) observado à imunofluorescência ou microscopia eletrônica, este padrão é típico de granulomatose com angiite, poliangiite microscópica ou síndrome de Churg-Strauss. A GN necrosante pauci-imune ANCA-negativa ocorre com frequência menor, mas é também uma entidade clínica bem-descrita.

B. Glomerulonefrite crônica

Alguns pacientes com GN aguda desenvolvem DRC lentamente ao longo de um período de 5 a 20 anos. Proliferação celular, no mesângio ou no capilar, é um marco estrutural patológico em alguns desses casos, enquanto outros são notáveis por obliteração de glomérulos (**GN crônica esclerosante**, que inclui subgrupos tanto focal quanto difuso), e outros ainda exibem depósitos proteináceos subendoteliais irregulares com

envolvimento uniforme de glomérulos individuais (**GN membranosa**).

C. Síndrome nefrótica

Em pacientes com síndrome nefrótica, o podócito é o alvo comum da lesão. À microscopia óptica, o glomérulo pode parecer intacto ou apenas sutilmente alterado, sem um infiltrado celular como manifestação de inflamação. Imunofluorescência com anticorpos a IgG frequentemente demonstra depósito de complexos antígeno-anticorpo na membrana basal glomerular. No subgrupo de pacientes com doença de lesão mínima, na qual proteinúria é a única anormalidade do sedimento urinário e em que (com frequência) nenhuma alteração pode ser vista à microscopia óptica, a microscopia eletrônica revela obliteração de processos podais epiteliais e ruptura da fenda do diafragma (Tabela 16-13).

Manifestações clínicas

Nas doenças glomerulonefríticas, a lesão da parede capilar glomerular resulta no vazamento de hemácias e proteínas, que normalmente são grandes demais para cruzar o capilar glomerular para o lúmen tubular renal, dando origem à hematúria e proteinúria. A TFG cai, porque os capilares glomerulares estão infiltrados com células inflamatórias ou porque células contráteis (p. ex., células mesangiais) respondem a substâncias vasoativas restringindo o fluxo de sangue para muitos capilares glomerulares. A TFG diminuída leva à retenção de líquido e sal que se manifesta clinicamente como edema e hipertensão.

Uma queda no complemento sérico é observada como um resultado do depósito de imunocomplexos e complemento no glomérulo, como pode ser visto na nefrite lúpica, na GN membranoproliferativa e na GN pós-infecciosa.

Um título elevado de anticorpos a antígenos estreptocócicos é observado em casos associados com infecções por estreptococos β-hemolíticos do grupo A. Outra característica do curso clínico na GN aguda pós-estreptocócica é uma lacuna entre os sinais de infecção e o desenvolvimento dos sinais clínicos de nefrite.

Pacientes com síndrome nefrótica têm hipoalbuminemia e pressões oncóticas plasmáticas profundamente diminuídas em virtude da perda de proteínas séricas na urina. Isso leva à depleção de volume intravascular e ativação do sistema renina-angiotensina-aldosterona e do sistema nervoso simpático. A secreção de vasopressina também está aumentada. Tais pacientes também têm respostas renais alteradas ao peptídeo natriurético atrial. Apesar de sinais de sobrecarga de volume, como edema ou anasarca, os pacientes podem desenvolver sinais de depleção de volume intravascular, inclusive síncope, choque e lesão renal aguda. A hiperlipidemia associada com síndrome nefrótica parece ser um resultado da pressão oncótica plasmática diminuída, o que estimula a síntese e secreção hepática de lipoproteína de densidade muito baixa.

Hipercoagulabilidade é uma manifestação clinicamente significativa da síndrome nefrótica e é causada por perdas

476 Fisiopatologia da Doença

TABELA 16-13 Aspectos clínicos e histológicos de síndrome nefrótica idiopática

Doença glomerular	Achados distintivos clínicos e laboratoriais	Aspectos morfológicos característicos
Doença de alteração mínima	Causa mais comum em crianças (75%); sensível a esteroides ou ciclofosfamida (80% dos casos); não progressiva; função renal normal; hematúria escassa.	**MO:** normal **IF:** negativa a traços de IgM **ME:** apagamento de podócitos; nenhum depósito imune
Glomeruloesclerose focal e segmentar	Hipertensão de início precoce; hematúria microscópica; insuficiência renal progressiva (75% dos casos).	**MO:** precoce, esclerose segmentar em alguns glomérulos com atrofia tubular; tardia, esclerose da maioria dos glomérulos **IF:** IgM, C3 focal e segmentar **ME:** fusão de podócitos, esclerose, hialina
Nefropatia membranosa	Causa mais comum em adultos (40-50%); pico de incidência na quarta e sexta décadas; homens: mulheres 2-3:1; hematúria microscópica (55%); hipertensão precoce (30%); remissão espontânea (20%); insuficiência renal progressiva (30-40%).	**MO:** precoce, normal; tardia, espessamento da MBG **IF:** IgG e C3 granulosos **ME:** depósitos subendoteliais e expansão da MBG
Glomerulonefrite membranoproliferativa	Pico de incidência na segunda e terceira décadas; aspectos mistos de nefrose e nefrite; lentamente progressiva na maioria, rápida em alguns; hipocomplementemia.	**MO:** glomérulos hipercelulares com MBG duplicada ("trilhos de trem") **IF:** tipo I, C3 difuso, IgG e IgM variáveis; tipo II, C3 parede capilar e nódulos mesangiais **ME:** tipo I, depósitos imunes subendoteliais; tipo II, MBG densa

Legenda: ME, microscopia eletrônica; MBG, membrana basal glomerular; IF, imunofluorescência; MO, microscopia óptica.

Dados de Glassock RJ et al. The major glomerulopathies. In: Isselbacher KJ et al., eds. *Harrison's Principles of Internal Medicine*, 13th ed. McGraw-Hill, 1994; e dados de Hall PM. Nephrology and hypertension. In: *Medical Knowledge Self-Assessment Program 13*. American College of Physicians, 2003.

renais de proteínas C e S e de antitrombina, bem como elevação dos níveis séricos de fibrinogênio e lipídeos.

A perda de outras proteínas do plasma além da albumina na síndrome nefrótica pode se apresentar com algum dos seguintes: (1) um defeito em opsonização bacteriana e, assim, suscetibilidade aumentada a infecções (p. ex., como um resultado de perda de IgG); (2) estado de deficiência de vitamina D e hiperparatireoidismo secundário (p. ex., resultante da perda de proteínas ligadoras de vitamina D); e (3) testes de função tireoidiana alterados sem qualquer anormalidade real da tireoide (resultantes de níveis reduzidos da globulina ligadora de tiroxina).

> ### PONTO DE CHECAGEM
>
> *17.* Quais são as categorias de glomerulonefrite, e quais são seus aspectos comuns e distintivos?
> *18.* Quais são as consequências fisiopatológicas da síndrome nefrótica?

CÁLCULOS RENAIS

Apresentação clínica

Pacientes com cálculos renais se apresentam com dor no flanco que pode se irradiar para a região da virilha, e hematúria que pode ser macroscópica ou microscópica. Dependendo do nível do cálculo e da anatomia subjacente do paciente (p. ex., se há somente um único rim funcionando ou doença renal preexistente significativa), a apresentação pode ser complicada por obstrução (Tabela 16-14) com produção de urina diminuída ou ausente.

Etiologia

Embora vários distúrbios possam resultar no desenvolvimento de cálculos renais (Tabela 16-15), pelo menos 75% deles contêm cálcio. A maioria dos cálculos de cálcio é devida à hipercalciúria idiopática, com hiperuricosúria e hiperparatireoidismo como outras causas importantes. Os cálculos de ácido úrico, geralmente, são causados por hiperuricosúria, sobretudo em pacientes com uma história de gota ou ingestão excessiva de purina (p. ex., uma dieta rica em carne). Transporte defeituoso de aminoácidos, como ocorre na cistinúria, pode resultar na formação de cálculos. Finalmente, cálculos de estruvita, compostos por magnésio, amônio e sais fosfatos, são resultantes de infecção crônica ou recorrente do trato urinário por microrganismos produtores de urease (normalmente *Proteus*).

Patologia e patogênese

Os cálculos renais resultam de alterações na solubilidade de várias substâncias na urina, de tal modo que haja nucleação e precipitação de sais. Numerosos fatores podem afetar o equilíbrio em favor da formação de cálculos.

A desidratação favorece a formação de cálculos, e uma alta ingestão de líquidos para manter um volume urinário

TABELA 16-14 Causas mecânicas comuns de obstrução do trato urinário

Ureter	Via de saída da bexiga
Estreitamento ou obstrução da junção ureteropélvica	Obstrução do colo vesical
	Ureterocele
Estreitamento ou obstrução da junção ureterovesical	Hipertrofia prostática benigna
Ureterocele	Câncer de próstata
Ureter retrocava	Câncer da bexiga
Cálculos	Cálculos
Inflamação	Neuropatia diabética
Trauma	Doença da medula espinal
Papilas desgarradas	Carcinomas de cérvice, colo
Tumor	Trauma
Coágulos sanguíneos	**Uretra**
Cristais de ácido úrico	Válvulas uretrais posteriores
Útero grávido	Válvulas uretrais anteriores
Fibrose retroperitoneal	Estreitamento
Aneurisma aórtico	Estenose de meato
Leiomiomas uterinos	Fimose
Carcinoma de útero, próstata, bexiga, colo, reto	Estreitamento
	Tumor
Linfoma retroperitoneal	Cálculos
Ligação cirúrgica acidental	Trauma

Reproduzida, com permissão, de Seifter JL. Urinary tract obstruction. In: Longo D et al., eds. *Harrison's Principles of Internal Medicine,* 18th ed. McGraw-Hill, 2012.

diário de 2 L ou mais parece ser protetora. O mecanismo preciso dessa proteção é desconhecido. Hipóteses incluem a diluição de substâncias desconhecidas que predispõem à formação de cálculos e diminuição do tempo de trânsito de Ca^{2+} pelo néfron, minimizando a probabilidade de precipitação.

Uma dieta rica em proteínas predispõe à formação de cálculos em indivíduos suscetíveis. Uma sobrecarga proteica na dieta causa acidose metabólica transitória e uma TFG aumentada. Embora o Ca^{2+} sérico não esteja elevado de forma detectável, há, provavelmente, um aumento transitório da reabsorção de cálcio a partir do osso, um aumento na filtração glomerular de cálcio, e inibição da reabsorção tubular distal de cálcio. Este efeito parece ser maior em formadores de cálculos conhecidos que em controles sadios.

Uma dieta rica em Na^+ predispõe à excreção de Ca^{2+} e à formação de cálculos de oxalato de cálcio, ao passo que uma dieta pobre em Na^+ tem o efeito oposto. Além disso, a excreção urinária de Na^+ aumenta a saturação do urato monossódico, que pode agir como um nicho para cristalização de Ca^{2+}.

Apesar de a maioria dos cálculos ser de oxalato de cálcio, a concentração de oxalato na dieta geralmente é baixa demais para favorecer uma recomendação de evitar oxalato para pre-

venir a formação de cálculos. De modo semelhante, a restrição de cálcio, anteriormente uma recomendação dietética importante para os formadores de cálculos de cálcio, é benéfica somente para o subgrupo de pacientes cuja hipercalciúria é dependente da dieta. Em outros, o cálcio diminuído na dieta pode, na verdade, aumentar a absorção de oxalato e predispor à formação de cálculos.

Vários fatores protegem contra a formação de cálculos. Pela ordem decrescente de importância, líquidos, citrato, magnésio e fibras na dieta parecem ter um efeito protetor. O citrato diminui a probabilidade de formação de cálculos por quelar o cálcio em solução e formar complexos altamente solúveis com oxalato de cálcio e fosfato de cálcio. Embora tenha sido mostrado que a suplementação farmacológica da dieta com citrato de potássio aumenta o citrato e o pH urinário e diminui a incidência de formação recorrente de cálculos, os benefícios de uma dieta naturalmente rica em citrato são menos evidentes. Entretanto, alguns estudos sugerem que os vegetarianos têm uma incidência mais baixa de formação de cálculos. Presumivelmente, eles evitam o efeito formador de cálculos de uma dieta rica em proteína e Na^+, combinado com os efeitos protetores de fibra e outros fatores.

A formação de cálculos por si só dentro da pelve renal é indolor, até que um fragmento se desgarre e percorra o ureter, precipitando a cólica ureteral. Hematúria e dano renal podem ocorrer na ausência de dor.

Manifestações clínicas

A dor associada com cálculos renais deve-se à distensão do ureter, da pelve renal ou da cápsula do rim. A intensidade da dor está relacionada com o grau de distensão que ocorre, e assim é extremamente forte na obstrução aguda. Anúria e azotemia são sugestivas de obstrução bilateral ou obstrução unilateral de um só rim em funcionamento. Dor, hematúria e mesmo obstrução ureteral causadas por um cálculo renal, geralmente, são autolimitadas. Para cálculos menores, a eliminação requer apenas hidratação, repouso no leito e analgesia. As principais complicações são (1) hidronefrose e dano renal permanentemente potencial como um resultado de obstrução completa de um ureter, com refluxo de urina resultante e acúmulo de pressão; (2) infecção ou formação de abscesso atrás de um cálculo com obstrução parcial ou completa; (3) dano renal subsequente a cálculos renais repetidos; e (4) hipertensão resultante da produção aumentada de renina por um rim obstruído.

PONTO DE CHECAGEM

19. Como se apresentam os pacientes com cálculos renais?
20. Por que os cálculos renais se formam?
21. Quais são as categorias comuns de cálculos renais (por composição)?

478 Fisiopatologia da Doença

TABELA 16-15 **Principais causas de cálculos renais**

Tipo de cálculo e causas	Todos os cálculos	Ocorrência de causas específicas[1]	Razão M:F	Etiologia	Diagnóstico	Tratamento
Cálculos de cálcio	75-85%		2:1 a 3:1			
Hipercalciúria idiopática		50-55%	2:1	Hereditária (?)	Normocalcemia, hipercalciúria inexplicável[2]	Agentes diuréticos tiazídicos; dieta pobre em sódio e em proteína
Hiperuricosúria		20%	4:1	Dieta	Ácido úrico urinário > 750 mg/24h (mulheres), > 800 mg/24h (homens)	Alopurinol ou dieta pobre em purina
Hiperparatireoidismo primário		3-5%	3:10	Neoplasia	Hipercalcemia com nível de paratormônio não suprimido	Cirurgia
Acidose tubular renal distal		Rara	1:1	Hereditária ou adquirida	Acidose hiperclorêmica, pH urinário mínimo > 5,5	Reposição de álcalis
Hiperoxalúria da dieta		10-30%	1:1	Dieta rica em oxalato ou pobre em cálcio	Oxalato na urina > 40 mg/24 h	Dieta pobre em oxalato, normal em cálcio
Hiperoxalúria intestinal		≈1-2%	1:1	Cirurgia intestinal	Oxalato na urina > 75mg/24 h	Dieta pobre em oxalato e cálcio via oral
Hiperoxalúria primária		Rara	1:1	Hereditária	Oxalato na urina e ácido glicólico ou L-glicérico aumentados	Hidratação, piridoxina, citrato e fosfato neural
Hipocitratúria		20-40%	1:1 a 2:1	? Hereditária, dieta	Citrato na urina < 320 mg/24 h	Suplementos alcalinos
Doença calculosa idiopática		20%	2:1	Desconhecida	Nenhum dos anteriores	Fosfato oral, hidratação
Cálculos de ácido úrico	5–10%					
Síndrome metabólica		~30	1:1	Dieta	Intolerância à glicose, obesidade, hipertrigliceridemia	Álcalis e alopurinol se ácido úrico urinário > 1.000 mg/24 h
Gota		≈50%	3:1 a 4:1	Hereditária	Diagnóstico clínico	Álcalis e alopurinol
Idiopáticos		≈50%	1:1	Hereditária (?)	Cálculos de ácido úrico, sem gota	Alopurinol se ácido úrico urinário > 1.000 mg/24 h
Desidratação		?	1:1	Intestinal, hábito	História, perda intestinal de líquidos	Álcalis, hidratação, reversão da causa
Síndrome de Lesch-Nyhan		Rara	Somente homens	Hereditária	Redução do nível de hipoxantina-guanina fosforribosil transferase	Alopurinol
Cálculos de cistina	1%		1:1	Hereditária	Tipo de cálculo; excreção de cistina elevada	Hidratação massiva, álcalis, D-penicilamina se necessário
Cálculos de estruvita	5%		1:3	Infecção	Tipo de cálculo	Agentes antimicrobianos e cirurgia criteriosa

[1]Os valores são porcentagens de pacientes que formam um tipo particular de cálculo e que exibem cada causa específica de cálculos.

[2]Cálcio urinário > 300 mg/24 h (homens), > 250 mg/24 h (mulheres) ou > 4 mg/kg/24 h (ambos os sexos). Hipertireoidismo, síndrome de Cushing, sarcoidose, tumores malignos, imobilização, intoxicação por vitamina D, doença óssea rapidamente progressiva e doença de Paget causam hipercalciúria e devem ser excluídos no diagnóstico de hipercalciúria idiopática.

Reproduzida, com permissão, de Asplin JR et al. Nephrolithiasis. In: Longo D et al., eds. *Harrison's Principles of Internal Medicine,* 18th ed. McGraw-Hill, 2012.

CAPÍTULO 16   Doenças dos Rins   **479**

ESTUDOS DE CASOS

Yeong Kwok, M.D.

(Ver Capítulo 25, p. 728, para Respostas)

CASO 78

Uma mulher sadia de 26 anos sofreu uma lesão por esmagamento significativa em seu membro superior direito trabalhando em uma construção. Ela foi levada ao departamento de emergência e subsequentemente foi submetida à cirurgia de reconstrução com pinos e recebeu antibióticos de amplo espectro no perioperatório. Sua pressão arterial permaneceu normal durante o curso hospitalar. No segundo dia de hospitalização, um médico assistente notou um aumento acentuado de sua creatinina, de 0,8 para 1,9 mg/dL. Seu débito urinário caiu para 20 mL/h. Creatinina-quinase sérica foi solicitada e relatada como 3.400 unidades/L.

Questões

A. Quais são as causas primárias da lesão renal aguda desta paciente? Como deve ser classificada sua lesão renal (como pré-renal, intrarrenal ou pós-renal)?

B. Quais dois tipos são mais prováveis nesta paciente? Como eles poderiam ser distinguidos clinicamente?

C. Qual deve ser o tratamento administrado à paciente?

CASO 79

Uma mulher obesa de 58 anos com hipertensão, diabetes tipo 2 e doença renal crônica é internada no hospital depois de uma fratura do colo do fêmur direito sofrida em uma queda. Recentemente, ela vem se queixando de fadiga e começou a ser tratada com injeções subcutâneas de epoetina alfa. Suas outras medicações incluem um inibidor da enzima conversora de angiotensina, um β-bloqueador, um diurético, suplementação com cálcio e insulina. A revisão de sistemas, ela relata formigamento leve em seus membros inferiores. Ao exame, sua pressão arterial é de 148/60 mmHg. Ela está orientada e é capaz de responder perguntas apropriadamente. Não há evidência de distensão venosa jugular ou ruído de atrito pericárdico. Seus pulmões estão limpos, e seu membro inferior direito está em tração de Buck em preparo para cirurgia. Asteríxis está ausente.

Questões

A. Descreva a patogênese da doença óssea na doença renal crônica. Como isso explica sua probabilidade aumentada de sofrer uma fratura após uma queda?

B. Por que foi iniciada a terapia com eritropoietina?

C. Qual é o significado de um ruído de atrito pericárdico na situação de doença renal crônica?

CASO 80

Uma professora de jardim de infância de 28 anos desenvolveu uma alteração acentuada da cor da urina (cor de Coca-Cola) 1 semana depois de ter contraído impetigo de um de seus alunos. Ela também se queixou do início de cefaleias generalizadas e retenção de líquido nas pernas. O exame revelou uma pressão arterial de 158/92, pústulas com crostas cor de mel em resolução no lado direito da face e do pescoço, edema depressível de 1+ nos tornozelos e nenhum sopro cardíaco. O exame de urina revelou 2+ de proteína e numerosas hemácias e cilindros hemáticos. A creatinina sérica estava elevada para 1,9 mg/dL. Níveis séricos de complemento (CH50, C3 e C4) estavam baixos. Ela foi diagnosticada com glomerulonefrite pós-estreptocócica.

Questões

A. Qual é a relação entre a infecção de pele e o desenvolvimento subsequente de glomerulonefrite?

B. Descreva a patogênese deste distúrbio.

C. Qual é a história natural desta forma de vasculite por imunocomplexos?

480 Fisiopatologia da Doença

CASO 81

Um homem de 40 anos de idade com linfoma de Hodgkin é internado no hospital em consequência de anasarca. Ele não tem história conhecida de doença renal, hepática ou cardíaca. Seu nível sérico de creatinina está levemente elevado em 1,4 mg/dL. O nível sérico de albumina é 2,8 g/dL. Os resultados de testes de função hepática estão normais. O sedimento uninário não demonstra cilindros hemáticos nem leucocitários, mas é observada proteína de 3+, e uma coleta de urina de 24 horas mostra uma excreção de proteína de 4 g/24 h. Ele é diagnosticado com síndrome nefrótica, e a biópsia renal sugere doença de lesão mínima. Esteroides e diuréticos são instituídos, com melhora gradual do edema. A evolução no hospital é complicada por trombose venosa profunda da panturrilha e coxa esquerdas que requer anticoagulação.

Questões

A. Este paciente sofre de edema corporal generalizado (anasarca). Por qual mecanismo o edema se forma?

B. Quais são os aspectos morfológicos característicos observados na doença de lesão mínima? Como isso difere de outras formas de glomerulonefrite?

C. Como a síndrome nefrótica predispõe este paciente à doença tromboembólica?

CASO 82

Um homem branco de 48 anos se apresenta no departamento de emergência com dor incessável no flanco direito. Ele nega disúria ou febre; relata náusea significativa sem vômitos. Ele nunca sentiu nada como isso antes. Ao exame, está afebril, e sua pressão arterial é de 160/80 mmHg com uma frequência cardíaca de 110/min. Ele está se contorcendo na maca, incapaz de achar uma posição confortável. Seu flanco direito está levemente doloroso à palpação, e o exame abdominal é benigno. O exame de urina é significativo por 1+ de sangue, e a microscopia revela 10 a 20 hemácias por campo de grande aumento. Suspeita-se de nefrolitíase, e o paciente é hidratado por via intravenosa e recebe medicação para dor com alívio temporário.

Questões

A. Qual é a causa mais provável da litíase renal deste paciente?

B. Descreva suas instruções de alta para o paciente, refletindo sobre a patogênese da doença calculosa.

C. Por que este distúrbio é doloroso?

REFERÊNCIAS

Gerais

Avramovic M et al. Health-related quality of life in different stages of renal failure. Artif Organs. 2012 Jul;36(7):581–9. [PMID: 22428704]

Earley A et al. Estimating equations for glomerular filtration rate in the era of creatinine standardization: a systematic review. Ann Intern Med. 2012 Jun 5;156(11):785–95. [PMID: 22312131]

Fox CS et al. Chronic Kidney Disease Prognosis Consortium. Associations of kidney disease measures with mortality and end-stage renal disease in individuals with and without diabetes: a meta-analysis. Lancet. 2012 Nov 10;380(9854):1662–73. [PMID: 23013602]

Saggi SJ et al. Considerations in the optimal preparation of patients for dialysis. Nat Rev Nephrol. 2012 Apr 10;8(7):381–9. [PMID: 22487703]

Whitman IR et al. CKD and sudden cardiac death: epidemiology, mechanisms, and therapeutic approaches. J Am Soc Nephrol. 2012 Dec;23(12):1929–39. [PMID: 23100219]

Lesão renal aguda

Chawla LS et al. Acute kidney injury and chronic kidney disease: an integrated clinical syndrome. Kidney Int. 2012 Sep;82(5):516–24. [PMID: 22673882]

Heung M et al. Predicting progression to chronic kidney disease after recovery from acute kidney injury. Curr Opin Nephrol Hypertens. 2012 Nov;21(6):628–34. [PMID: 23010757]

Hsu RK et al. Temporal changes in incidence of dialysis-requiring AKI. J Am Soc Nephrol. 2013 Jan;24(1):37–42. [PMID: 23222124]

Kellum JA et al. Diagnosis, evaluation, and management of acute kidney injury: a KDIGO summary (Part1). Crit Care. 2013 Feb 4;17(1):204. [PMID: 23394211]

Koyner JL. Assessment and diagnosis of renal dysfunction in the ICU. Chest. 2012 Jun;141(6):1584–94. [PMID: 22670020]

Perazella MA et al. Traditional urinary biomarkers in the assessment of hospital-acquired AKI. Clin J Am Soc Nephrol. 2012 Jan;7(1):167–74. [PMID: 22096038]

Sharfuddin AA et al. Pathophysiology of ischemic acute kidney injury. Nat Rev Nephrol. 2011 Apr;7(4):189–200. [PMID: 21364518]

Siew ED et al. Biological markers of acute kidney injury. J Am Soc Nephrol. 2011 May;22(5):810-20. [PMID: 21493774]

Singbartl K et al. AKI in the ICU: definition, epidemiology, risk stratification, and outcomes. Kidney Int. 2012 May;81(9):819-25. [PMID: 21975865]

Doença renal crônica

Babitt JL et al. Mechanisms of anemia in CKD. J Am Soc Nephrol. 2012 Oct;23(10):1631-4. [PMID: 22935483]

Davenport A. Role of dialysis technology in the removal of uremic toxins. Hemodial Int. 2011 Oct;15(Suppl 1):S49-53. [PMID: 22093601]

Martin KJ et al. Long-term management of CKD-mineral and bone disorder. Am J Kidney Dis. 2012 Aug;60(2):308-15. [PMID: 22520454]

McCullough K et al. Measuring the population burden of chronic kidney disease: a systematic literature review of the estimated prevalence of impaired kidney function. Nephrol Dial Transplant. 2012 May;27(5):1812-21. [PMID: 21965592]

Ruggenenti P et al. Mechanisms and treatment of CKD. J Am Soc Nephrol. 2012 Dec;23(12):1917-28. [PMID: 23100218]

Turner JM et al. Treatment of chronic kidney disease. Kidney Int. 2011 Feb;81(4):351-62. [PMID: 22166846]

Whitman IR et al. CKD and sudden cardiac death: epidemiology, mechanisms, and therapeutic approaches. J Am Soc Nephrol. 2012 Dec;23(12):1929-39. [PMID: 23100219]

Yang M et al. Complications of progression of CKD. Adv Chronic Kidney Dis. 2011 Nov;18(6):400-5. [PMID: 22098657]

Glomerulonefrite

Berden A et al. Diagnosis and management of ANCA associated vasculitis. BMJ. 2012 Jan 16;344:e26. [PMID: 22250224]

Boyd JK et al. An update on the pathogenesis and treatment of IgA nephropathy. Kidney Int. 2012 May;81(9):833-43. [PMID: 22318424]

Cui Z et al. Advances in human antiglomerular basement membrane disease. Nat Rev Nephrol. 2011 Jul 19;7(12):697-705. [PMID: 21769105]

Nadasdy T et al. Infection-related glomerulonephritis: understanding mechanisms. Semin Nephrol. 2011 Jul;31(4):369-75. [PMID: 21839370]

Radhakrishnan J et al. The KDIGO practice guideline on glomerulonephritis: reading between the (guide) lines—application to the individual patient. Kidney Int. 2012 Oct;82(8):840-56. [PMID: 22895519]

Segal PE et al. Recent advances and prognosis in idiopathic membranous nephropathy. Adv Chronic Kidney Dis. 2012 Mar;19(2):114-9. [PMID: 22449349]

Siddall EC et al. The pathophysiology of edema formation in the nephrotic syndrome. Kidney Int. 2012 Sep;82(6):635-42. [PMID: 22718186]

Cálculos renais

Bagga HS et al. New insights into the pathogenesis of renal calculi. Urol Clin North Am. 2013 Feb;40(1):1-12. [PMID: 23177630]

Coe FL et al. Pathophysiology-based treatment of idiopathic calcium kidney stones. Clin J Am Soc Nephrol. 2011 Aug;6(8):2083-92. [PMID: 21825103]

Goldfarb DS et al. Metabolic evaluation of first-time and recurrent stone formers. Urol Clin North Am. 2013 Feb;40(1):13-20. [PMID: 23177631]

Mandeville JA et al. Imaging evaluation in the patient with renal stone disease. Semin Nephrol. 2011 May;31(3):254-8. [PMID: 21784274]

McMahon GM et al. Challenges in the diagnostic and therapeutic approach to nephrolithiasis. Curr Opin Nephrol Hypertens. 2012 Mar;21(20):183-8. [PMID: 22257797]

Rule AD et al. Chronic kidney disease in kidney stone formers. Clin J Am Soc Nephrol. 2011 Aug;6(8):2069-75. [PMID: 21784825]

Distúrbios das Glândulas Paratireoides e do Metabolismo do Cálcio e do Fósforo

C A P Í T U L O

17

Dolores M. Shoback, M.D. e
Deborah E. Sellmeyer, M.D.

Este capítulo apresenta uma visão geral dos principais hormônios envolvidos na regulação do cálcio, fosfato e metabolismo mineral do osso. Eles incluem **paratormônio, vitamina D** – principalmente o metabólito 1,25-(OH)$_2$ vitamina D (1,25-di-hidroxicolecalciferol) – **calcitonina** e **fator-23 de crescimento dos fibroblastos (FGF-23)**. O ciclo do remodelamento ósseo é descrito como uma base para compreensão da manutenção normal da integridade do esqueleto em adultos e da homeostase mineral. Os sintomas e sinais causados por excesso ou deficiência dos hormônios calciotróficos são apresentados juntamente com as histórias naturais de **hiperparatireoidismo primário**, **hipercalcemia hipocalciúrica familiar (benigna)**, **hipercalcemia de neoplasias malignas**, formas diferentes de **hipoparatireoidismo**, e **carcinoma medular da tireoide**. Duas das causas mais comuns de massa óssea baixa – **osteoporose** e **osteomalacia** – são revistas, juntamente com discussão relativa à sua patogênese.

REGULAÇÃO NORMAL DO METABOLISMO DO CÁLCIO E DO FÓSFORO

GLÂNDULAS PARATIREOIDES

Anatomia

As glândulas paratireoides normais pesam, cada uma, 30 a 40 mg e são de cor cinza-escura a amarela-acinzentada. Normalmente, cada indivíduo tem quatro glândulas, de modo que a massa média total de tecido paratireoidiano no adulto é de 120 a 160 mg.

O par superior de glândulas paratireoides origina-se das quartas bolsas branquiais no embrião. Essas glândulas estão localizadas perto do ponto de interseção da artéria tireoidiana média com o nervo laríngeo recorrente. As glândulas paratireoides superiores podem estar presas posteriormente à cápsula da tireoide, ou, raramente, incorporadas à própria glândula tireoide. Localizações alternativas incluem o sulco traqueoesofágico e o espaço retroesofágico. O suprimento sanguíneo para as glândulas paratireoides superiores provém da artéria tireoidiana inferior ou, menos comumente, da artéria tireoidiana superior.

As glândulas paratireoides inferiores se desenvolvem a partir da terceira bolsa branquial, da mesma forma que o timo. Essas glândulas, geralmente, encontram-se no polo inferior da glândula tireoide ou perto deste, lateralmente à traqueia. As glândulas inferiores recebem seu suprimento de sangue das artérias tireoidianas inferiores. A localização das glândulas paratireoides inferiores é variável. Quando elas são glândulas ectópicas, muitas vezes são encontradas em associação com remanescentes do timo. Um local comum para glândulas ectópicas é o mediastino anterior. Localizações ectópicas menos comuns são a bainha da carótida, o pericárdio e a submucosa faringiana. Cerca de 10% das pessoas têm glândulas paratireoides adicionais (supranumerárias). Isso se torna um tópico muito importante quando as glândulas ectópicas desenvolvem hiperparatireoidismo.

Histologia

A glândula paratireoide é composta por três tipos de células diferentes: células principais, células claras e células oxífilas. As **células principais** são pequenas em diâmetro (4 a 8 μm) com núcleos centrais, e são consideradas responsáveis pela síntese e secreção do **paratormônio (PTH)**. Em seu estado ativo, elas têm um retículo endoplasmático proeminente e regiões de Golgi densas onde o PTH é sintetizado e embalado para secreção. As **células claras** provavelmente são células principais com conteúdo de glicogênio aumentado. As **células oxífilas** aparecem nas glândulas paratireoides após a puberdade. Elas são maiores que as células principais (6 a 10 μm), e seu número aumenta em decorrência da idade. Não está claro se essas células secretam PTH e se são derivadas das células principais.

A glândula paratireoide adulta normal contém gordura. A contribuição relativa de gordura à massa glandular aumenta em consequência da idade e pode alcançar 60 a 70% do volume da glândula nos idosos. Se hiperplasia ou alterações adenomatosas ocorrerem, o conteúdo de gordura glandular diminui drasticamente.

Fisiologia

Aproximadamente 99% do cálcio corporal total são encontrados no esqueleto e nos dentes; o restante está nos líquidos extracelulares. O cálcio nesses líquidos existe em três formas: ionizado, ligado a proteínas e complexado. Cerca de 47% do cálcio sanguíneo total está ligado a proteínas, predominantemente à albumina, mas também a globulinas. Uma fração semelhante é ionizada. O restante está complexado em íons orgânicos como citrato, fosfato e bicarbonato. O cálcio sérico ionizado controla funções celulares vitais como secreção e ação hormonal, contração muscular, transmissão neuromuscular e coagulação do sangue. A ligação de cálcio à albumina é dependente de pH, aumentando com alcalose e diminuindo com acidose. Assim, se o cálcio ionizado for baixo, a acidose tende a proteger contra hipocalcemia sintomática. Inversamente, a alcalose predispõe à hipocalcemia sintomática.

Os níveis circulantes de PTH podem mudar dentro de segundos após uma alteração no cálcio sérico. As taxas de secreção de PTH estão relacionadas com a concentração de cálcio ionizado sérico por uma relação sigmoide inversa (Figura 17-1). Concentrações baixas de cálcio ionizado estimulam a secreção máxima, enquanto aumentos do cálcio suprimem a produção e liberação de PTH. A secreção de PTH é extremamente sensível a alterações muito pequenas da concentração de cálcio, o que exerce efeitos substanciais sobre a taxa de síntese e liberação do hormônio.

O receptor sensor de cálcio (CaSR) extracelular é expresso por células paratireoidianas e muitos outros tipos de células. Sua função é detectar alterações na concentração extracelular de cálcio. Esse receptor é ativado por aumentos da concentração de cálcio e se acopla a vias intracelulares, que inibem a secreção de hormônio (Figura 17-2) e a proliferação de células das glândulas paratireoides. CaSR também é expresso no rim, nas células C da tireoide, no encéfalo e em muitos outros tecidos. A hipocalcemia também é sentida por CaSR, e a secreção de PTH é estimulada. A hipocalcemia crônica estimula proliferação de células paratireoidianas, que finalmente resulta em hiperplasia glandular. Assim, o CaSR controla secreção e proliferação em direções apropriadas para responder a necessidades fisiológicas.

O PTH é produzido nas glândulas paratireoides como uma molécula precursora de 115 aminoácidos (pré-pró-PTH) que é clivada sucessivamente dentro da célula para formar o peptídeo maduro com 84 aminoácidos PTH(1-84) (Figura 17-3). Essa forma de hormônio é embalada em grânulos secretores e liberada na circulação. PTH(1-84) é a

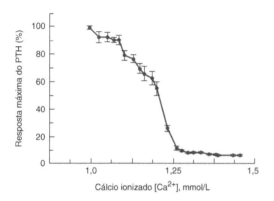

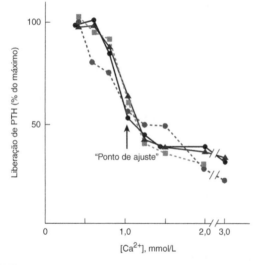

FIGURA 17-1 Relação sigmoide inversa entre liberação de paratormônio (PTH) e a concentração extracelular de cálcio em estudos humanos (painel superior) e *in vitro* em células paratireoidianas humanas (painel inferior). Os estudos mostrados no painel superior foram realizados pela infusão de cálcio e do quelante de cálcio EDTA em indivíduos normais. O PTH intacto sérico foi dosado por um ensaio imunorradiométrico em dois locais. No painel inferior, o PTH foi mensurado no meio, rodeando células paratireoidianas *in vitro* por um ensaio para PTH intacto. O ponto médio entre as taxas secretoras máxima e mínima é definido como o ponto de ajuste para secreção. (Redesenhada, com permissão, de Brown E. Extracellular Ca^{2+} sensing, regulation of parathyroid cell function, and role of Ca^{2+} and other ions as extracellular [first] messengers. Physiol Rev. 1991;71:371.)

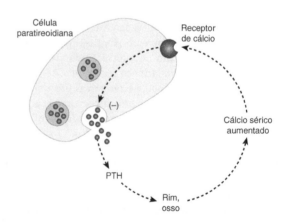

FIGURA 17-2 Sequência de eventos pelos quais a concentração do íon cálcio é sentida pelo receptor sensor de cálcio (CaSR) paratireoidiano. A ativação deste receptor finalmente é ligada por meio de vias intracelulares de transdução de sinais à inibição da secreção de PTH e proliferação de células paratireoidianas. (Redesenhada, com modificação, de Taylor R. A new receptor for calcium ions. J NIH Res. 1994;6:25.)

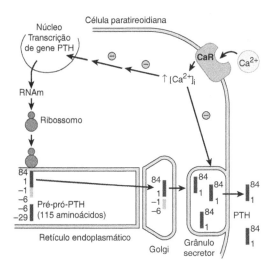

FIGURA 17-3 Eventos biossintéticos na produção de paratormônio (PTH) dentro da célula paratireoidiana. O gene pré-pró-PTH é transcrito para seu RNAm, que é traduzido nos ribossomos a pré-pró-PTH (aminoácidos −29 a +84). A pré-sequência é removida dentro do retículo endoplasmático, gerando pró-PTH (−6 a +84). Um fragmento adicional de seis aminoácidos é removido no Golgi. PTH (1-84) maduro liberado do Golgi é embalado em grânulos secretores e liberado na circulação na presença de hipocalcemia. O receptor sensor de cálcio (CaSR) ou CaR tem o propósito de sentir mudanças no cálcio extracelular que afetem tanto a liberação de PTH quanto a transcrição do gene pré-pró-PTH. Concentrações extracelulares altas de cálcio também promovem a degradação intracelular de PTH. (Redesenhada, com permissão, de Habener JF et al. Biosynthesis of parathyroid hormone. Recent Prog Horm Res. 1977;33:249.)

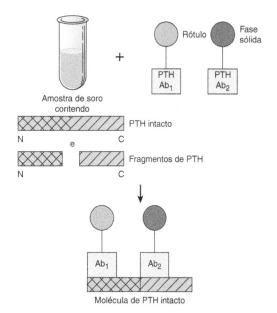

FIGURA 17-4 Representação esquemática do princípio do ensaio em dois locais para paratormônio (PTH); neste caso PTH (1-84) de comprimento total, biointacto. O rótulo pode ser uma sonda luminescente ou ^{125}I, no ensaio imunoquimioluminométrico ou imunorradiométrico, respectivamente. Dois anticorpos diferentes específicos por região são usados (Ab_1 e Ab_2). O epítopo para Ab_1 está no N-terminal extremo garantindo que somente as espécies de hormônio contendo os imunodeterminantes da região média de N-terminal e C-terminal sejam contadas no ensaio.

forma biologicamente ativa de PTH nas células-alvo e tem uma meia-vida muito curta de aproximadamente 10 minutos. O PTH(1-84) é metabolizado no fígado e em outros tecidos em formas de região média e carboxiterminal que, provavelmente, são inativas biologicamente. Esses fragmentos circulantes se acumulam em níveis muito altos em pacientes com insuficiência renal, pois o rim é um local importante para depuração de PTH do corpo. Ensaios de PTH intacto em uso rotineiro dosam o PTH(1-84) por meio de métodos imunorradiométricos ou imunoquimioluminométricos que empregam dois anticorpos: um direcionado contra um epítopo aminoterminal, que é marcado, e o outro direcionado contra um epítopo carboxiterminal de PTH(1-84), que é imobilizado (Figura 17-4). Agora está claro que esses ensaios de PTH "intacto" também detectam fragmentos do hormônio truncados do aminoterminais, como PTH(7-84), que se acumulam particularmente no soro de pacientes urêmicos. Estima-se que 30 a 50% do "PTH intacto" circulante no soro de urêmicos possam representar esses fragmentos aminoterminais. Isso levou ao desenvolvimento de dosagens de "PTH total", que detectam somente PTH(1-84). O anticorpo aminoterminal reconhece os seis primeiros aminoácidos do PTH(1-84). Tais ensaios, contudo, não substituíram as dosagens originais dos ensaios intactos para uso clínico de rotina.

Mecanismo de ação do paratormônio

Há dois tipos de receptores de PTH. O receptor tipo 1 reconhece PTH e o peptídeo relacionado com hormônio paratireoidiano (PTHrP) e é também chamado de receptor PTH-1. O receptor tipo 2 é específico para PTH. PTH e PTHrP (descrito posteriormente) ligam-se ao receptor tipo 1 por meio de resíduos em seus domínios aminoterminais. O PTH ativa adenilato-ciclase e produz o AMPc segundo mensageiro (Figura 17-5). O receptor tipo 1 também se acopla à estimulação da atividade de fosfolipase C, levando à geração de trifosfato de inositol e diacilglicerol (Figura 17-5). A ativação dessa via de transdução de sinais induz a mobilização de cálcio intracelular e a ativação da proteína-quinase C em células responsivas a PTH e PTHrP. O receptor de PTH tipo 2 é expresso em tecidos-alvo não clássicos para PTH (i.e., encéfalo, pâncreas, testículos e placenta). Pensa-se que este receptor não está envolvido no equilíbrio mineral, e seu ligante natural pode ser um peptídeo hipotalâmico denominado peptídeo tubuloinfundibular.

Efeitos do paratormônio

As concentrações séricas de cálcio ionizado e fosfato refletem a transferência líquida desses íons a partir de osso, trato GI e filtrado glomerular. PTH e 1,25-$(OH)_2D$ desempenham papéis importantes na regulação do equilíbrio de cálcio e fosfato (Figura 17-6).

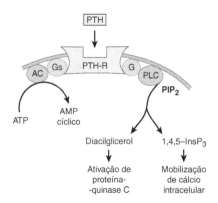

FIGURA 17-5 Vias de transdução de sinais ativadas pelo paratormônio (PTH) ligando-se ao receptor de PTH-1 (PTH-R) em uma célula-alvo. O PTH interage com seu receptor. Isso aumenta a ligação de trifosfato de guanosina à proteína G estimuladora de adenilato-ciclase G_s, o que ativa a enzima. Monofosfato cíclico de adenosina (AMPc) é formado. O PTH também aumenta a ativação de fosfolipase C (PLC) dependente de proteína G, o que catalisa a fragmentação do fosfolipídeo de membrana bifosfato-4,5 de fosfatidilinositol (PIP_2). Isso produz os segundos mensageiros trifosfato de inositol (1,4,5-$InsP_3$) e diacilglicerol. 1,4,5-$InsP_3$ mobiliza cálcio intracelular, e diacilglicerol ativa proteína-quinase C.

Quando a concentração sérica de cálcio cai, o PTH é liberado prontamente e age com rapidez para promover reabsorção de cálcio no túbulo distal e no ramo ascendente espesso medular da alça de Henle. O PTH também estimula a liberação de cálcio do osso. Essas ações servem para restaurar os níveis séricos de cálcio ao normal.

A ação renal do PTH é rápida, ocorrendo dentro de minutos após o aumento do hormônio. Entretanto, o efeito geral do PTH no rim depende de vários fatores. Quando hipocalcemia está presente e o PTH está elevado, a excreção urinária de cálcio é baixa. Isso reflete a expressão completa do efeito renal primário do PTH para aumentar a reabsorção renal de cálcio. Quando os níveis de PTH estão altos no hiperparatireoidismo primário, hipercalcemia resulta de mobilização aumentada de cálcio do osso e aumento da absorção intestinal de cálcio. Esses eventos elevam o aporte de cálcio ao filtrado glomerular. Como mais cálcio é filtrado, mais carga é excretada na urina, apesar dos níveis altos de PTH. Se a carga de cálcio filtrada é normal ou baixa em um paciente com hiperparatireoidismo primário – em virtude de uma ingestão baixa de cálcio na dieta ou de osso desmineralizado –, a excreção urinária de cálcio pode ser normal ou mesmo baixa. Assim, pode haver variabilidade considerável na excreção de cálcio em pacientes com hiperparatireoidismo.

Se a função renal é normal, a elevação crônica do PTH sérico eleva a produção renal de 1,25-$(OH)_2D$. Este hormônio esteroide estimula tanto a absorção de cálcio quanto a de fosfato pelo intestino delgado (Figura 17-6). O efeito requer pelo menos 24 horas para se desenvolver totalmente e começar a restabelecer os níveis normais de cálcio. A consecução da eucalcemia leva então a um reajuste para baixo da taxa secretora de PTH. Qualquer aumento em 1,25-$(OH)_2D$ serve para inibir síntese adicional de PTH por ligação a receptores de vitamina D na paratireoide.

O principal efeito do PTH no manejo do fosfato é promover sua excreção por inibição do transporte de fosfato dependente de sódio no túbulo proximal. Acredita-se que os níveis séricos de fosfato afetem diretamente as taxas de secreção de PTH, com hiperfosfatemia servindo como um estímulo para secreção de PTH por um mecanismo incerto. Hipofosfatemia aumenta a conversão de 25-$(OH)D$ em 1,25-$(OH)_2D$ no rim, que por meio de seus efeitos intestinais e renais promove retenção de fosfato. Hiperfosfatemia também inibe a produção de 1,25-$(OH)_2D$ (ver posteriormente) e reduz o cálcio sérico por meio de seu complexo na circulação.

O PTH também aumenta a excreção urinária de bicarbonato por meio de sua ação no túbulo proximal. Isso pode produzir acidose tubular renal proximal. Essas respostas fisiológicas ao PTH são a base para a hipofosfatemia e acidose hiperclorêmica observadas comumente em pacientes com hiperparatireoidismo. Desidratação também é comum na hipercalcemia moderada a grave de qualquer origem. Isso é devido ao efeito da hipercalcemia sobre a ação da vasopressina no ramo ascendente espesso medular do rim. Níveis altos de cálcio, presumivelmente por interagir com CaSR renal, diminuem a capacidade da vasopressina endógena de estimular a reabsorção de água. Assim, hipercalcemia induz diabetes insípido nefrogênico resistente à vasopressina.

Juntamente com 1,25-$(OH)_2D$, o PTH aumenta a ressorção óssea para restaurar a normocalcemia (ver posteriormente). O PTH amplia a atividade osteoclástica por meio da estimulação de RANK-L (ligante ativador de receptor de fator nuclear capa B), que é expresso por células da linhagem osteoblástica (inclusive células do estroma e osteoblastos). RANK-L interage com seu receptor RANK sobre células da linhagem osteoclástica para estimular sua diferenciação e função, que é a ressorção óssea (Figura 17-7). Uma vez interrompida a ressorção, segue-se a formação de osso, porque os processos de ressorção e formação são acoplados. No hiperparatireoidismo primário e secundário, quando as taxas de produção de PTH são excessivas, perda líquida de osso pode ocorrer com o tempo, talvez porque, embora os processos de formação e ressorção sejam acoplados, eles podem não ocorrer com 100% de eficiência.

PEPTÍDEO RELACIONADO COM O PARATORMÔNIO

PTHrP é um peptídeo de 141 aminoácidos que é análogo ao PTH em sua região aminoterminal (Figura 17-8) e é reconhecido pelo receptor de PTH tipo 1. Consequentemente, o PTHrP tem efeitos sobre osso e rim similares aos do PTH; ele aumenta a ressorção óssea, aumenta a excreção de fosfato e diminui a excreção renal de cálcio. PTHrP é secretado por células tumorais e foi identificado originalmente como a causa de hipercalcemia de neoplasias, uma síndrome que pode simular hiperparatireoidismo primário (ver posteriormente).

Ao contrário do PTH, que é produzido exclusivamente por células paratireoidianas, o PTHrP é produzido em muitos

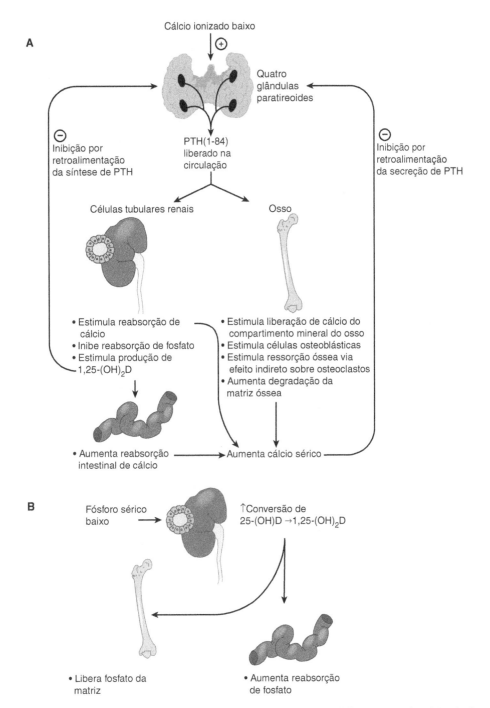

FIGURA 17-6 Ações principais do paratormônio (PTH) e 1,25-(OH)₂D na manutenção da homeostase de cálcio e fosfato. (Redesenhada, com permissão, de Chandrasoma P et al. *Concise Pathology*, 3rd ed. Publicada originalmente por Appleton & Lange. Copyright © 1998 por The McGraw-Hill Companies, Inc.)

tecidos. Ele funciona principalmente como fator de crescimento e diferenciação tecidual ao nível local e como regulador do tono da musculatura lisa. No desenvolvimento normal de cartilagem e osso, o PTHrP estimula a proliferação de condrócitos e inibe a mineralização de cartilagem. Embriões sem PTHrP são inviáveis, com múltiplas anormalidades de osso e cartilagem. O PTHrP também parece regular o desenvolvimento normal da pele, dos folículos pilosos, dos dentes e da mama. PTHrP desempenha um papel importante em determinar o conteúdo de cálcio do leite de animais lactantes.

Apesar da ligação de PTHrP ao mesmo receptor de PTH-1 (ver anteriormente) para alcançar a maioria de seus efeitos fisiológicos, novos estudos indicam que as consequências da interação de PTH e PTHrP com o receptor são

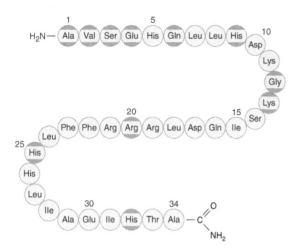

FIGURA 17-7 Interações célula-célula e moléculas essenciais para a diferenciação e ativação de osteoclastos. Uma molécula da superfície celular conhecida como **RANK-L** sobre o estroma osteoblástico da medula óssea pode interagir com células precursoras osteoclásticas na medula óssea (derivadas de células da linhagem monocítica) por meio de suas moléculas de superfície celular designadas **RANK**. Esta interação, na presença de suficiente fator estimulante de colônias macrofágicas (M-CSF), promove a diferenciação e fusão dessas células para finalmente formar osteoclastos maduros, e capacita osteoclastos quiescentes a ressorver osso. Essas vias sofrem interferência pela elaboração de uma molécula receptora atrativa secretada por RANK-L conhecida como **OPG**, o que bloqueia a ativação e diferenciação de osteoclastos. (Redesenhada, com permissão, de Goltzman D. Osteolysis and cancer. J Clin Invest. 2001;107:1219.)

surpreendentemente diferentes. Cada peptídeo tem efeitos distintos sobre o estado de conformação e a extensão da ativação do receptor. O PTHrP também pode ser transcrito a partir de um promotor que contorna o peptídeo sinalizador. Isso permite que o PTHrP (e não o PTH) entre no núcleo e ali medeie efeitos biológicos adicionais. Assim, há várias maneiras pelas quais as células podem reagir de modo diferencial a esses peptídeos semelhantes.

PONTO DE CHECAGEM

1. Descreva os tipos de célula na glândula paratireoide.
2. Como a concentração sérica de albumina e o pH do sangue influenciam a distribuição de cálcio em frações ionizada e ligada à proteína?
3. Quais avanços têm ocorrido em imunoensaios de dois locais para PTH que afetam pacientes urêmicos?
4. Quais são as ações de PTH e 1,25-$(OH)_2$D no osso, no rim e no trato GI?
5. O que é PTHrP? Como sua ação é semelhante e diferente da ação do PTH?

OSSO

O osso tem dois compartimentos. No exterior está o osso **cortical** ou **compacto**, que constitui 80% da massa do esqueleto e desempenha um papel significativo em fornecer ao osso sua força. O outro compartimento é o osso **trabecular** ou **canceloso,** que compõe 20% da massa esquelética. O osso trabecular consiste em placas interconectadas, as trabéculas, que são cobertas por células ósseas e são locais de remodelamento ativo. Os espaços neste "favo de mel" irregular são preenchidos com medula óssea: medula vermelha, na qual a hematopoiese está ativa, ou medula amarela, constituída principalmente de gordura. Devido à sua alta razão superfície para volume e atividade celular abundante, o osso trabecular é remodelado mais rapidamente que o osso cortical. Devido à baixa razão de superfície para volume, o osso cortical é remodelado lentamente.

Para compreender o processo de remodelamento, é importante ter algum conhecimento sobre células ósseas.

Osteócitos, as células mais abundantes no osso, são derivados da linhagem osteoblástica e residem profundamente na matriz. Os osteócitos funcionam como mecanorreceptores, detectando tensão sobre o osso e sinalizando mudanças no remodelamento ósseo. Os **osteoclastos**, células gigantes multinucleadas especializadas na ressorção de osso, são células diferen-

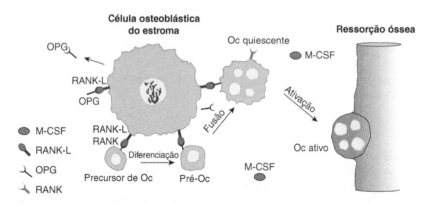

FIGURA 17-8 A sequência de aminoácidos do resíduo de 34 aminoácidos do peptídeo relacionado com paratormônio (PTH) amino-terminal. Aminoácidos que são idênticos aos no PTH são mostrados com bordas amarelo-escuras. (Oc, osteoclasto.) (Redesenhada, com permissão, de Felig P et al., eds. *Endocrinology and Metabolism*, 3rd ed. McGraw-Hill, 1995.)

ciadas terminalmente que se originam de maneira contínua de precursores hematopoiéticos na linhagem macrófago/monócito. A formação de osteoclastos requer o fator de crescimento hematopoiético, o fator estimulante de colônias macrofágicas (M-CSF) e um sinal de células do estroma da medula. O sinal crítico, RANK-L, reside na superfície de células do estroma da medula óssea e células osteoblásticas, ou é secretado no ambiente extracelular. Essa molécula, que é necessária para diferenciação e ativação de osteoclastos, liga-se a seu receptor **RANK** em precursores de osteoclastos e sinaliza para o interior da célula. Uma variedade de células, inclusive as da medula, produz um receptor solúvel, atrativo, secretado, **osteoprotegerina (OPG)**, que prende RANL-L, impedindo a interação com RANK e interrompendo a diferenciação e ativação de osteoclastos (Figura 17-7). Quando os osteoclastos amadurecem, eles adquirem a capacidade de produzir enzimas osteoclasto-específicas e de se fusionar para produzir a célula multinucleada madura. O processo de maturação é acelerado por hormônios que reabsorvem osso como PTH e 1,25-(OH)$_2$D, presumivelmente por meio de seus efeitos sobre o sistema RANK-L/OPG.

Para ressorver osso, o osteoclasto móvel pousa em uma superfície óssea e sela uma área ao formar um anel aderente no qual integrinas celulares se prendem de forma estreita a proteínas da matriz óssea (Figura 17-9). Tendo isolado uma área da superfície do osso, o osteoclasto desenvolve, acima da superfície, uma estrutura da membrana plasmática invaginada de forma elaborada chamada de **borda ondulada**. A borda ondulada é uma organela distinta, mas age essencialmente como um lisossomo enorme, que dissolve mineral do osso secretando ácido sobre a superfície óssea isolada e, simultaneamente, fragmenta a matriz óssea por secreção de colagenase e proteases. Uma protease importante é a catepsina K, uma enzima que está sendo estudada como um alvo potencial para o tratamento farmacológico de perda óssea. Os peptídeos de colágeno resultantes têm ligações cruzadas de piridinolina que podem ser dosados na urina como uma medida das taxas de ressorção óssea. A ressorção óssea pode ser controlada de duas maneiras: pela regulação da formação de osteoclastos e pela regulação da atividade de osteoclastos maduros. O **osteoblasto**, ou célula formadora de osso, surge de um precursor mesenquimal induzido a se diferenciar no estroma da medula óssea. Enquanto forma o osso ativamente, o osteoblasto é uma célula alta, volumosa, com um aparelho de Golgi abundante. Sobre superfícies formadoras de osso ativas, os osteoblastos são encontrados lado a lado, depositando matriz óssea pela secreção de proteínas e proteoglicanos. A proteína mais importante da matriz óssea é o colágeno tipo I, que constitui 90% da matriz óssea e é depositado em camadas regulares que servem como o arcabouço principal para depósito de minerais.

Após depositar a matriz óssea, os osteoblastos a mineralizam depositando cristais de hidroxiapatita de maneira ordenada sobre as camadas de colágeno para produzir osso lamelar. O processo de mineralização é mal compreendido, mas requer um suprimento adequado de cálcio extracelular e fosfato, bem como da enzima fosfatase alcalina, que é secretada em grandes quantidades por osteoblastos ativos.

O remodelamento ósseo ocorre em um ciclo ordenado no qual osso velho é ressorvido e osso novo é depositado. O osso cortical é remodelado a partir de dentro por cones cortantes (Figura 17-10), grupos de osteoclastos que cortam túneis ao longo do osso compacto. Eles são seguidos por osteoblastos

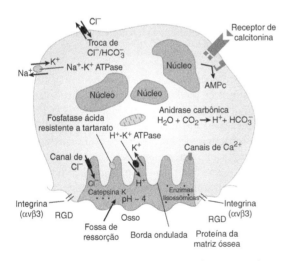

FIGURA 17-9 Representação esquemática de um osteoclasto ativo. São mostrados os receptores de calcitonina, a borda ondulada, e enzimas e canais envolvidos na secreção de ácido sobre a superfície do osso. Integrinas (alfa V, beta 3) são receptores transmembrana abarcando sobre osteoclastos, que se ligam a determinantes (RGD) em proteínas da matriz óssea, como fibronectinas. As integrinas são responsáveis pela ligação estreita de osteoclastos à superfície óssea. Catepsina K e outras enzimas lisossômicas são secretadas na fossa de ressorção para dissolver a matriz. (Redesenhada, com permissão, de Felig P et al., eds. *Endocrinology and Metabolism*, 3rd ed. McGraw-Hill, 1995.)

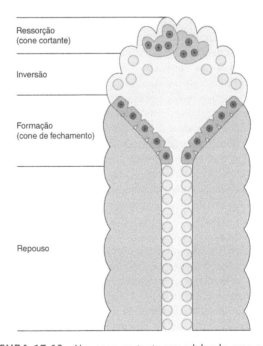

FIGURA 17-10 Um cone cortante remodelando osso cortical. (Redesenhada, com permissão, de Felig P et al., eds. *Endocrinology and Metabolism*, 3rd ed. McGraw-Hill, 1995.)

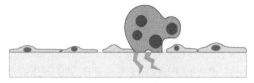
1. Recrutamento e ativação de osteoclastos

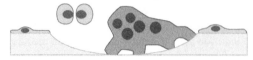
2. Reabsorção e recrutamento de osteoblastos

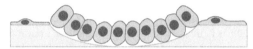
3. Formação de osso osteoblástica

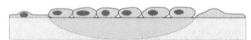
4. Ciclo de remodelamento completo

FIGURA 17-11 Passos sequenciais no remodelamento de osso trabecular. (Redesenhada, com permissão, de Felig P et al., eds. *Endocrinology and Metabolism*, 3rd ed. McGraw-Hill, 1995.)

acompanhantes, revestindo os túneis e depositando um cilindro de osso novo em suas paredes, de modo que os túneis são estreitados progressivamente até que tudo que resta são os minúsculos canais haversianos, pelos quais são alimentadas as células que são deixadas para trás como osteócitos residentes.

No osso trabecular, o processo de remodelamento ocorre sobre a superfície (Figura 17-11). Primeiramente, os osteoclastos escavam uma fossa, e esta é então preenchida com osso novo por osteoblastos. Em um adulto normal, esse ciclo leva aproximadamente 200 dias. Em cada local de remodelamento, a ressorção óssea e a formação de osso novo estão, comumente, estreitamente acopladas, de modo que, em um estado líquido zero de equilíbrio ósseo, a quantidade de osso novo formado é precisamente equivalente à quantidade de osso velho ressorvido. Contudo, este grau de equilíbrio é breve. A partir de aproximadamente 20 a 30 anos de idade, a massa óssea é consolidada depois dos ganhos em crescimento e depósito de mineral que são conseguidos durante a adolescência. Depois da idade de 30 ou 35 anos, as mulheres adultas começam a perder osso lentamente.

Não é inteiramente conhecida a forma pela qual osteoclastos e osteoblastos se comunicam para alcançar o acoplamento que assegura equilíbrio ósseo perfeito (ou quase perfeito). Os sinalizadores importantes parecem ser locais, e não sistêmicos. Embora eles não tenham sido identificados com certeza, um candidato é RANK-L (descrito anteriormente). RANK-L sobre a superfície celular, ou como uma molécula solúvel, prende-se a precursores de osteoclastos e fornece suporte a seu desenvolvimento e diferenciação. RANK-L também se prende a RANK em osteoclastos maduros, e isso pode mediar o acoplamento de formação e ressorção óssea. O processo de remodelamento absolutamente não exige hormônios sistêmicos, exceto para garantir um suprimento adequado de cálcio e fosfato. Entretanto, hormônios sistêmicos usam osso como uma fonte de minerais para regulação da homeostase extracelular de cálcio. Os osteoblastos têm receptores para PTH e 1,25-(OH)$_2$D, mas os osteoclastos não. Osteoclastos isolados não respondem ao PTH ou à vitamina D, exceto na presença de osteoblastos. Esse mecanismo de acoplamento torna certo que quando a ressorção óssea é ativada por PTH (p. ex., para fornecer cálcio a fim de corrigir hipocalcemia), a formação de osso também aumentará, tendendo a repor o osso perdido.

PONTO DE CHECAGEM

6. Descreva os dois compartimentos do osso.
7. Como é controlada a ressorção óssea por osteoclastos?
8. Qual é o papel dos osteoblastos na formação de osso? Como são acopladas as ações de osteoblastos e osteoclastos?

VITAMINA D

A vitamina D é, na verdade, um pró-hormônio produzido na derme em resposta à exposição ao ultravioleta B (UVB) e metabolizado em suas formas ativas, primeiramente no fígado e depois no rim. A quantidade de exposição à luz solar necessária para produzir vitamina D suficiente é difícil de estimar em razão de diferenças individuais em pigmentação da pele, latitude e hora do dia. As fontes da dieta são relativamente moderadas em conteúdo de vitamina D. Por exemplo, peixes ingerem esteróis irradiados com ultravioleta (no fitoplâncton e zooplâncton) que são convertidos em vitamina D e armazenados em seus fígados.

Fisiologia

O 7-desidrocolesterol, armazenado na epiderme, é convertido em vitamina D$_3$ (colecalciferol) pela luz ultravioleta (comprimentos de onda 280 a 310 nm) (Figura 17-12). Este passo envolve quebra do anel B da estrutura do colesterol para produzir um secoesteroide; hormônios com um núcleo de colesterol intacto (p. ex., estrogênios) são chamados de esteroides. Um processo semelhante ocorre em plantas, com uma pequena diferença estrutural, resultando em vitamina D$_2$ em vez de vitamina D$_3$. A vitamina D$_2$ é ativada de modo semelhante à D$_3$ em seres humanos, mas parece ter uma afinidade de ligação diminuída pela proteína ligadora de vitamina D, resultando em depuração aumentada. Isso é particularmente evidente quando doses grandes intermitentes (i.e., 1 vez por semana), em vez de doses únicas diárias, são usadas clinicamente no tratamento da deficiência de vitamina D.

Embora a síntese cutânea de vitamina D possa ser suficiente para prevenir raquitismo (a manifestação esquelética franca de deficiência de vitamina D), não está claro se a exposição à luz solar pode ser obtida em quantidades suficientes para otimizar os estoques de vitamina D sem consequências indesejáveis para a pele. Além disso, na maioria das latitudes nos Estados Unidos, há radiação UVB insuficiente na luz do sol durante os meses de

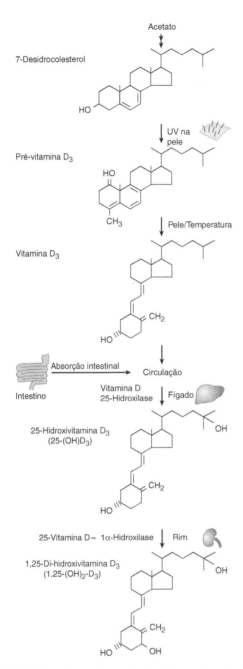

FIGURA 17-12 Formação e ativação da vitamina D. (Redesenhada, com permissão, de Felig P et al., eds. *Endocrinology and Metabolism*, 3rd ed. McGraw-Hill, 1995.)

em toxicidade da vitamina D, pois há fotoconversão de vitamina D em metabólitos inativos quando os níveis cutâneos de vitamina D sobem. A vitamina D formada na pele é uma substância lipofílica que é transportada ao fígado ligada à albumina e a uma proteína ligadora de vitamina D (DBP) específica. A vitamina D ingerida é transportada para o fígado via quilomícrons. No fígado, a vitamina D é hidroxilada para produzir 25-hidroxivitamina D (25-[OH]D) (Figura 17-12). Este processo não é regulado de perto. A 25-(OH)D é transportada por DBP no soro para tecidos-alvo e armazenada no fígado e nos tecidos adiposos. O exame clínico para deficiência de vitamina D é a dosagem do nível sérico de 25-(OH)D.

O passo final do processamento metabólico na síntese do hormônio ativo circulante, 1,25-(OH)$_2$D, ocorre principalmente no rim, embora muitos tecidos possam ativar localmente a vitamina D para funções parácrinas e autócrinas. A conversão de 25-(OH)D em 1,25-(OH)$_2$D pela 25-(OH)D 1-hidroxilase no córtex renal é estreitamente regulada. A síntese de 1,25-(OH)$_2$D é aumentada por PTH, ligando, assim, a formação de 1,25-(OH)$_2$D intimamente ao PTH no controle integrado da homeostase do cálcio. A produção de 1,25-(OH)$_2$D também é estimulada por hipofosfatemia e hipocalcemia. Por outro lado, hipercalcemia, hiperfosfatemia, fator-23 de crescimento de fibroblastos (FGF-23) e PTH diminuído reduzirão a produção de 1,25-(OH)$_2$D. Como um controle adicional, 1,25-(OH)$_2$D induz a enzima 24-hidroxilase, que cataboliza 25-(OH)D e 1,25-(OH)$_2$D, reduzindo seus níveis. O controle coordenado por PTH, níveis de mineral no sangue e suprimento de vitamina D é muito eficiente. Os níveis séricos de 1,25-(OH)$_2$D variam apenas ligeiramente em uma faixa enorme de taxas de produção de vitamina D, mas respondem com precisão a mudanças nos níveis séricos de cálcio e fosfato dentro dos limites normais.

Ação da vitamina D

O receptor de vitamina D é um membro da superfamília de receptores de esteroides dos receptores nucleares ligadores de DNA. À captação por ligante, o receptor prende-se a locais ampliadores em genes-alvo e regula diretamente sua transcrição. Assim, muitos dos efeitos da vitamina D envolvem síntese nova de RNA e proteínas. Embora muitos metabólitos da vitamina D sejam reconhecidos pelo receptor, 1,25-(OH)$_2$D tem uma afinidade aproximadamente 1.000 vezes maior que a de 25-(OH)D. A 25-(OH)D está presente na circulação em quantidades de nanogramas, ao passo que 1,25-(OH)$_2$D circula em quantidades de pictogramas; assim, outros metabólitos da vitamina D além de 1,25-(OH)$_2$D podem interagir com o receptor de vitamina D para produzir efeitos clínicos.

Os órgãos-alvo primários para 1,25-(OH)$_2$D são intestino e osso. A ação mais essencial de 1,25-(OH)$_2$D é estimular o transporte intestinal ativo de cálcio no duodeno. O cálcio também pode ser absorvido passivamente por uma via paracelular ao longo de todo o intestino delgado. Contudo, particularmente em ingestões baixas de cálcio, a maior parte da absorção gastrintestinal de cálcio é mediada pelo processo ativo mediado por vitamina D. O 1,25-(OH)$_2$D também induz o transporte ativo de fosfato, mas absorção passiva domina este processo, e o efeito líquido de 1,25-(OH)$_2$D é pequeno.

inverno para induzir produção cutânea de vitamina D. Em 2011, o Institute of Medicine (IOM, Instituto de Medicina dos EUA) revisou as ingestões recomendadas de vitamina D, preconizando o consumo de 400 UI/d até 1 ano de idade, 600 UI/d para indivíduos de 1 a 70 anos de idade, e 800 UI/d para indivíduos com mais de 70 anos de idade. Nos Estados Unidos, o leite é suplementado com 400 UI de vitamina D por litro. Os suplementos de vitamina D na dieta consistem em vitamina D$_2$ (ergocalciferol) e vitamina D$_3$ (colecalciferol).

Desde que haja uma regulação mínima da produção de vitamina D na pele, o aumento da exposição ao sol não resulta

No osso, 1,25-(OH)$_2$D regula numerosas funções osteoblásticas. A deficiência de vitamina D leva ao raquitismo, um defeito de mineralização. Entretanto, o defeito de mineralização resulta principalmente da diminuição do aporte de cálcio e fosfato aos locais de mineralização. O 1,25-(OH)$_2$D também estimula osteoclastos a ressorver osso, liberando cálcio para manter a concentração extracelular de cálcio. Isso resulta provavelmente de ativação da via de sinalização RANK-L/RANK por 1,25-(OH)$_2$D.

Para demonstrar a interação entre cálcio, fósforo, PTH e vitamina D, considere uma pessoa que muda de uma ingestão normal alta para baixa de cálcio e fosfato: de 1.200 para 300 mg/dia de cálcio (o equivalente a deixar fora da dieta 3 copos de leite). A absorção líquida de cálcio cai abruptamente, causando uma diminuição transitória do nível sérico de cálcio. Isso ativa uma resposta homeostática guiada por um aumento de PTH. O nível aumentado de PTH estimula a liberação de cálcio do osso e a retenção de cálcio pelo rim. Além disso, o aumento de PTH, a queda do cálcio e a queda concomitante do nível sérico de fosfato (em razão da fosfatúria induzida tanto pela ingestão diminuída quanto pelo PTH) ativam a síntese renal de 1,25-(OH)$_2$D. O 1,25-(OH)$_2$D aumenta a fração de cálcio que é absorvida do intestino, eleva ainda mais a liberação de cálcio do osso e restaura o cálcio sérico ao normal. O 1,25-(OH)$_2$D também promove a absorção intestinal de fósforo, embora a absorção de fósforo seja muito menos regulada que a de cálcio. Mesmo que esses mecanismos possam compensar uma ingestão baixa de cálcio na dieta e manter níveis séricos normais de cálcio e fósforo, isso acontece à custa de mobilização de cálcio armazenado do osso e de manutenção de um nível elevado de PTH. Em longo prazo, esses mecanismos compensatórios resultarão em depleção de cálcio do esqueleto, ressorção óssea aumentada e integridade esquelética comprometida.

FATOR-23 DE CRESCIMENTO DE FIBROBLASTOS (FGF-23)

Bioquímica do FGF-23

FGF-23 é um membro da grande família dos FGFs, fatores locais que são importantes no controle da proliferação e diferenciação celular. O FGF-23, ao contrário de outros membros da família FGF, desempenha um papel central na regulação da homeostase sistêmica do fosfato, metabolismo de vitamina D e mineralização óssea. Estudos de gerações familiares com distúrbios genéticos raros, bem como modelos transgênicos e de camundongos nocaute, que têm como alvo moléculas essenciais em cascatas de sinalização de FGF-23, têm demonstrado a importância do FGF-23 no metabolismo do fosfato e na mineralização esquelética.

Fisiologia do FGF-23

FGF-23 é produzido por muitas células no corpo, mas sua fonte principal parece ser as células ósseas, particularmente osteócitos. Um regulador essencial da produção de FGF-23 é o nível sérico de fosfato (Figura 17-13). Em condições fisiológicas normais, quando os níveis de fosfato sobem (p. ex., dieta rica em fosfato, insuficiência renal), os níveis de FGF-23 aumentam. Quando os níveis séricos de fosfato caem (p. ex., depleção de fosfato, dieta pobre em fosfato), os níveis séricos de FGF-23 diminuem. Em estados de excesso de fosfato, o FGF-23 reduz a expressão dos cotransportadores de fosfato sódico (NaPi 2a e 2c) nos rins e no intestino. Isso leva à excreção rápida de fosfato pelo rim e absorção intestinal de fosfato reduzida, o que, por sua vez, restaura o nível sérico de fosfato ao normal. Para controlar ainda mais a quantidade de fosfato sendo aportada à circulação, o FGF-23 também

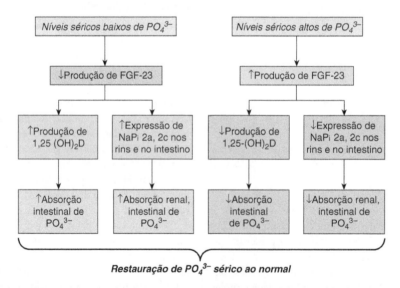

FIGURA 17-13 A homeostase do fosfato é mantida pelas ações coordenadas de FGF-23 e 1,25-(OH)$_2$D. Níveis séricos baixos de fosfato (PO$_4^{3-}$) suprimem a produção de FGF-23, o que aumenta a produção de 1,25-(OH)$_2$D e a expressão de transportadores renais e intestinais de fosfato (NaPi 2a, 2c). Como resultado, a reabsorção intestinal e renal de fosfato aumenta para restaurar o fosfato sérico de volta ao normal. Quando os níveis de fosfato sérico aumentam, os níveis de FGF-23 sobem, suprimindo essas mesmas vias bioquímicas, e restabelecendo o equilíbrio do fosfato sérico.

inibe a produção renal de 1,25-(OH)$_2$D (ver Figura 17-13), diminuindo mais ainda a absorção intestinal de fósforo. Essas ações diretas do FGF-23 são mediadas por receptores de FGF e seu correceptor proteína Klotho transmembrana.

Papel do FGF-23 na doença

Vários distúrbios raros têm servido para definir as ações de FGF-23 no metabolismo do fosfato e vitamina D em seres humanos. Distúrbios por excesso de FGF-23 incluem **raquitismo hipofosfatêmico ligado ao X**, **raquitismo hipofosfatêmico autossômico dominante** e **osteomalacia induzida por tumor** (Tabela 17-12 e ver a seção sobre **osteomalacia**, posteriormente). Hipofosfatemia e osteomalacia resultantes de depleção de fosfato com um nível sérico baixo ou inapropriadamente normal de 1,25-(OH)$_2$D são os marcos desses distúrbios. Em contrapartida, perda de função de FGF-23 devida a distúrbios genéticos raros está associada com síndromes de calcificação ectópica, mineralização anormal e hiperfosfatemia. O papel de FGF-23 na hiperfosfatemia e osteodistrofia da doença renal crônica está sendo investigado ativamente.

> **PONTO DE CHECAGEM**
>
> 9. Como a vitamina D é produzida a partir de 7-desidrocolesterol?
> 10. Onde a vitamina D é armazenada?
> 11. Onde ocorre o passo final na ativação da vitamina D, e como ele é regulado?
> 12. Quais são as ações da vitamina D?

CÉLULAS PARAFOLICULARES (CÉLULAS C)

Anatomia e histologia

As células C da glândula tireoide secretam o hormônio peptídeo calcitonina. Elas constituem 0,1% ou menos da massa de células da tireoide, e estão distribuídas nas partes centrais dos lobos laterais da glândula, especialmente entre os terços superiores e médios dos lobos. As células C são células neuroendócrinas derivadas do corpo ultimobranquial, uma estrutura que se fusiona com a tireoide.

As células C são células pequenas fusiformes ou poligonais, distribuídas por toda a tireoide. Elas contêm abundância de grânulos, mitocôndrias e Golgi. Elas podem se apresentar como células isoladas ou arranjadas em ninhos, cordões e camadas dentro do parênquima tireoidiano. Elas são frequentemente encontradas dentro de folículos da tireoide, são maiores que as células foliculares e se coram positivamente para calcitonina.

Fisiologia

A calcitonina é um hormônio peptídeo de 32 aminoácidos com um anel dissulfeto aminoterminal de sete membros e prolineamida carboxiterminal (Figura 17-14). O processamento diferencial do gene da calcitonina pode levar à produção de calcitonina em células C ou de peptídeo relacionado ao gene da calcitonina em neurônios. Embora tanto a calcitonina quanto o peptídeo relacionado ao gene da calcitonina tenham demonstrado efeitos clínicos em doses farmacológicas, a função dos peptídeos em níveis fisiológicos normais é desconhecida. Tumores de células C podem liberar ambos os peptídeos. Hipercalcemia estimula a liberação de calcitonina por meio da ativação de CaSR nas células C. Mudanças substanciais no cálcio sérico são normalmente necessárias para modular a liberação de calcitonina. Não se sabe se pequenas alterações fisiológicas no cálcio sérico, que modulam rapidamente a secreção de PTH, provocam mudanças significativas nos níveis de calcitonina. Os hormônios GI colecistocinina e gastrina também são secretagogos para calcitonina.

A secreção de calcitonina *in vivo* é avaliada por mensuração de níveis séricos com um radioimunensaio em dois locais.

Ações da calcitonina

A calcitonina interage com receptores no rim e no osso. Essa interação estimula a atividade de adenilato-ciclase e a geração de AMPc (como mostrado na Figura 17-5 para PTH). No rim, receptores para calcitonina estão localizados no ramo ascendente cortical da alça de Henle, enquanto no osso os receptores de calcitonina estão localizados em osteoclastos.

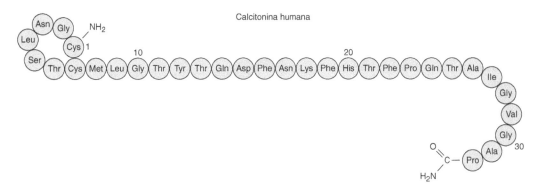

FIGURA 17-14 Sequência de aminoácidos da calcitonina humana, demonstrando seus aspectos bioquímicos, inclusive uma ponte dissulfeto aminoterminal e prolineamida carboxiterminal.

494 Fisiopatologia da Doença

A principal função da calcitonina é baixar o cálcio sérico, e esse hormônio é liberado rapidamente em resposta à hipercalcemia. A calcitonina inibe a ressorção de osso osteoclástica e bloqueia rapidamente a liberação de cálcio e fosfato do osso. O último efeito é aparente dentro de minutos após a administração de calcitonina. Esses efeitos finalmente levam a uma queda no cálcio e fosfato séricos.

A calcitonina age diretamente sobre osteoclastos e bloqueia a ressorção de osso induzida por hormônios como PTH e vitamina D. A potência da calcitonina depende da velocidade subjacente de ressorção óssea. A calcitonina também tem um efeito moderado sobre o rim para produzir fosfatúria leve. Com a administração continuada de calcitonina, ocorre "escape" de seus efeitos sobre o cálcio sérico.

A importância geral da calcitonina na manutenção da homeostase do cálcio é incerta. Concentrações de cálcio sérico são normais em pacientes após tireoidectomia, que remove todas as células C funcionais. De modo semelhante, a calcitonina, geralmente, sobe a níveis muito altos em pacientes com carcinoma medular da tireoide, com nenhum efeito aparente sobre os níveis séricos de cálcio.

PONTO DE CHECAGEM

13. Quais são as ações da calcitonina?

14. Qual é o efeito da tireoidectomia sobre o cálcio sérico?

FISIOPATOLOGIA DE DISTÚRBIOS SELECIONADOS DO METABOLISMO DO CÁLCIO

HIPERPARATIREOIDISMO PRIMÁRIO E SECUNDÁRIO

Etiologia

O **hiperparatireoidismo primário** é devido à produção e liberação excessiva de PTH pelas glândulas paratireoides. A prevalência de hiperparatireoidismo é de aproximadamente 1:1.000 nos Estados Unidos, e a incidência da doença aumenta de acordo com a idade. O grupo de pacientes mais frequentemente afetado é o de mulheres pós-menopausa.

O hiperparatireoidismo primário pode ser causado por qualquer um dos seguintes: adenoma, hiperplasia ou carcinoma (Tabela 17-1). **Adenomas de células principais** constituem a causa mais comum, sendo responsáveis por quase 85% de todos os casos. A maioria dos adenomas de paratireoide ocorrem esporadicamente e são solitários.

Hiperplasia da paratireoide refere-se a um aumento ou anormalidade de todas as quatro glândulas. Em formas atípicas de hiperplasia, somente uma glândula pode estar aumentada, mas, muitas vezes, as outras três mostram pelo menos anormalidades microscópicas, como celularidade aumentada e conteúdo de gordura reduzido. A distinção entre hiperplasia e adenomas múltiplos é um desafio, e geralmente requer o exame de todas as quatro glândulas. Características essenciais para se julgar se uma glândula é normal são seu tamanho, peso e aspectos histológicos.

A **hiperplasia de paratireoide** pode ser parte das síndromes autossômicas dominantes de **neoplasia endócrina**

múltipla (**MEN**) (Tabela 17-2). Em pacientes com MEN-1, causada por mutações no gene *MEN1*, que codifica a proteína **menina**, há uma alta penetrância de hiperparatireoidismo, afetando até 95% dos pacientes. Quando suas glândulas são examinadas microscopicamente, em geral há anormalidades em todas as quatro glândulas.

TABELA 17-2   Aspectos clínicos das síndromes de neoplasia endócrina múltipla

MEN-1
Tumores benignos da paratireoide (muito comuns)
Tumores pancreáticos (benignos ou malignos)
Gastrinoma
Insulinoma
Glucagonoma, VIPoma (ambos raros)
Tumores hipofisários
Secretores de hormônio do crescimento
Secretores de prolactina
Secretores de ACTH
Outros tumores: lipomas, carcinoides, adenomas suprarrenais e tireoidianos
MEN-2A
Carcinoma medular da tireoide
Feocromocitoma (benigno ou maligno)
Hiperparatireoidismo (incomum)
MEN-2B
Carcinoma medular da tireoide
Feocromocitoma
Neuromas mucosos, ganglioneuromas
Hábito marfanoide

Legenda: VIP, polipeptídeo intestinal vasoativo; ACTH, hormônio adrenocorticotrófico.

TABELA 17-1   Causas de hiperparatireoidismo primário

Adenomas solitários	80-85%
Hiperplasia	10%
Adenomas múltiplos	≈2%
Carcinoma	≈2-5%

O hiperparatireoidismo recorrente, mesmo após cirurgia inicialmente bem-sucedida, é comum nesses pacientes. Hiperparatireoidismo também ocorre em MEN-2A, embora em uma frequência muito mais baixa (cerca de 20%). O hiperparatireoidismo familiar, sem outros aspectos das síndromes MEN, caracteristicamente envolve todas as quatro glândulas, mas, com frequência, há assincronismo na apresentação do hiperparatireoidismo. Linhagens familiares com hiperparatireoidismo isolado e mutações em *menin* são consideradas variantes alélicas de MEN-1. A síndrome de hiperparatireoidismo-tumor da mandíbula e o hiperparatireoidismo isolado familiar são causas de hiperparatireoidismo autossômico dominante. A primeira com frequência inclui fibromas ossificantes da mandíbula e tumores renais e é causada por mutações que inativam a linhagem germinativa no gene *HRPT2* que codifica a proteína **parafibromina**.

O **carcinoma da paratireoide** é uma neoplasia maligna rara, mas o diagnóstico deve ser considerado em um paciente com hipercalcemia grave e uma tumoração cervical palpável. À cirurgia, os cânceres são mais firmes que os adenomas e têm maior probabilidade de estarem presos a estruturas adjacentes. Algumas vezes, é difícil distinguir carcinomas de adenomas de paratireoide com base histopatológica. Invasão vascular ou capsular por células do tumor é um bom indicador de malignidade, mas esses aspectos nem sempre estão presentes. Em muitos casos, recorrências locais ou metástases distantes para fígado, pulmão ou osso são os achados clínicos que dão suporte ao diagnóstico. Aproximadamente 20% dos pacientes com a síndrome hiperparatireoidismo-tumor da mandíbula e mutações de linhagem germinativa no gene *HRPT2* (descritas anteriormente) desenvolvem câncer de paratireoide. Além disso, mutações em *HRPT2* também têm sido encontradas em hiperparatireoidismo familiar isolado e em cânceres de paratireoide isolados. A função celular normal da parafibromina é desconhecida.

Hiperparatireoidismo secundário implica hiperplasia glandular difusa resultante de um defeito fora das paratireoides. O hiperparatireoidismo secundário em pacientes com função renal normal pode ser observado em pacientes com estados de deficiência grave de cálcio e vitamina D (ver posteriormente). Em pacientes com doença renal crônica, há muitos fatores causais que contribuem para o aumento muitas vezes drástico das glândulas paratireoides. Esses fatores incluem produção diminuída de 1,25-$(OH)_2D$, absorção intestinal de cálcio reduzida, resistência do esqueleto ao PTH e retenção renal de fosfato.

Patogênese

A secreção de PTH no hiperparatireoidismo primário é excessiva devido ao nível de cálcio sérico. Em nível celular, há tanto massa celular aumentada quanto um defeito secretor. Este é caracterizado por sensibilidade reduzida da secreção de PTH à supressão pela concentração elevada de cálcio sérico. Este defeito regulador qualitativo é mais comum do que a secreção realmente autônoma. Assim, as glândulas paratireoides de pacientes com hiperparatireoidismo primário geralmente são aumentadas e, *in vitro*, demonstram um "desvio para direita" em seu ponto de ajuste de cálcio para secreção (Figura 17-15). Ainda não está claro como esses dois defeitos interagem na patogênese da doença.

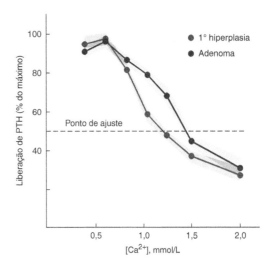

FIGURA 17-15 Secreção de PTH *in vitro* de células paratireoidianas humanas de pacientes com adenomas e hiperplasia de paratireoide. O ponto de ajuste para secreção é a concentração de cálcio em que a liberação de PTH é suprimida por 50%. Ele é desviado para a direita na maioria dos adenomas de paratireoide em comparação com tecidos normais, nos quais o ponto de ajuste é de aproximadamente 1,0 mmol/L de cálcio ionizado. (Redesenhada, com permissão, de Brown EM et al. Dispersed cells prepared from human parathyroid glands: distinct calcium sensitivity of adenomas vs primary hyperplasia. J Clin Endocrinol Metab. 1978; 46:267.)

Os defeitos genéticos responsáveis por hiperparatireoidismo primário têm recebido atenção considerável. Acredita-se que os genes que regulam o ciclo celular sejam importantes na patogênese de um subgrupo significativo de tumores da paratireoide. O gene *PRAD1* (adenoma de rearranjo de paratireoide), cujo produto é uma ciclina D1, tem sido implicado no desenvolvimento de tumores de paratireoide e também na patogênese de vários tumores malignos (linfomas de células B, cânceres de mama e pulmão, e carcinomas espinocelulares da cabeça e do pescoço). Ciclinas são proteínas reguladoras do ciclo celular. O gene *PRAD1* está localizado no braço longo do cromossomo 11, como está o gene codificando para PTH. Análise de DNA de tumor de paratireoide sugere que ocorreu um evento de inversão de cromossomo, o qual levou à justaposição do domínio regulador 5 do gene *PTH* a montante do gene *PRAD1* (Figura 17-16). Como sequências reguladoras no gene *PTH* são responsáveis por sua transcrição celular específica, essa inversão foi inicialmente postulada a levar a uma superprodução de células específicas de paratireoide do produto do gene *PRAD1*. Ciclina em excesso aumentaria o potencial proliferativo das células portando essa inversão e, após tempo suficiente, poderia induzir excesso de PTH. Um modelo de camundongo transgênico em que ciclina D1 é superexpressa em tecido paratireoidiano sob o controle do gene promotor de *PTH* fornece prova para esse mecanismo patogênico do hiperparatireoidismo primário.

O gene responsável por MEN-1, que faz o produto proteico menina, foi identificado em 1997. Acredita-se que ele funcione como um gene supressor de tumor. De acordo com a hipótese

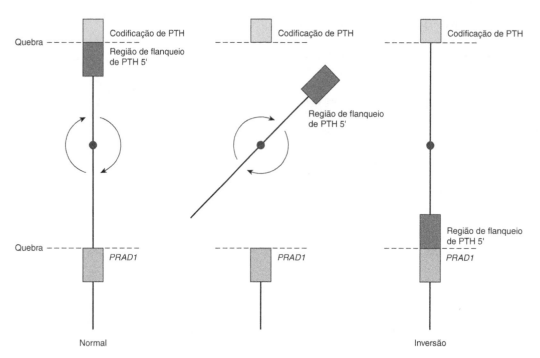

FIGURA 17-16 Rearranjo genético proposto do cromossomo 11 em um subgrupo de adenomas esporádicos de paratireoide. Uma inversão de sequência de DNA perto do centrômero do cromossomo 11 coloca a região reguladora 5' do gene *PTH* (também no cromossomo 11) adjacente ao gene *PRAD1*, cujo produto está envolvido no controle do ciclo celular. Isso coloca o gene *PRAD1* sob o controle de sequências reguladoras de PTH, que se prediria serem altamente ativas em células paratireoidianas. (Redesenhada, com permissão, de Arnold A. Molecular genetics of parathyroid gland neoplasia. J Clin Endocrinol Metab. 1993;77:1109.)

de oncogênese de "duas batidas", pacientes com MEN-1 herdam um alelo *MEN1* anormal ou inativado de um dos genitores. Este defeito de linhagem germinativa está presente em todas as células. Durante a vida pós-natal, o outro alelo *MEN1* em uma célula paratireoidiana, por exemplo, sofre mutação espontânea ou deleção. Se essa segunda mutação conferir uma vantagem de crescimento sobre as células descendentes, há um crescimento clonal de células portando a segunda mutação, e, por fim, resulta um tumor. Em aproximadamente 25% dos adenomas paratireoidianos benignos não familiares, há uma perda alélica de DNA do cromossomo 11, onde o gene *MEN1* está localizado.

A proteína menina localiza o núcleo, onde se prende ao fator de transcrição JunD *in vitro* e suprime a transcrição. O papel da proteína menina na fisiologia normal e os mecanismos pelos quais ela promove a formação de tumores na hipófise, no pâncreas e nas glândulas paratireoides são desconhecidos. Camundongos com deleção alvejada de ambos os genes codificando os homólogos da proteína menina murina (ou *Men1*) morrem no útero. Os camundongos que são heterozigotos para deleção *Men1* sobrevivem, mas desenvolvem tumores em suas ilhotas pancreáticas, córtices suprarrenais e glândulas paratireoide, tireoide e hipófise quando envelhecem, servindo como um modelo para a síndrome MEN-1.

Testes genéticos estão disponíveis para detectar mutações no gene *MEN1* de modo que possa ser feito manejo apropriado e aconselhamento genético dos casos.

O hiperparatireoidismo em MEN-2A é causado por mutações na proteína RET. RET desempenha claramente um papel importante na patogênese dos outros tumores endócrinos nessas síndromes, bem como no carcinoma medular familiar da tireoide (ver posteriormente). Ainda não foi esclarecido como mutações RET alteram o crescimento de células paratireoidianas ou a secreção de PTH.

Manifestações clínicas

O hiperparatireoidismo pode se apresentar de várias maneiras. Pacientes com essa doença podem ser assintomáticos, e seu diagnóstico é realizado por exames de laboratório de triagem. Outros pacientes podem ter complicações esqueléticas ou nefrolitíase. Como o cálcio afeta o funcionamento de quase todos os sistemas de órgãos, os sintomas e sinais de hipercalcemia são variados (Tabela 17-3). Dependendo da natureza das queixas, o paciente com hiperparatireoidismo primário pode ser suspeito de ter um distúrbio psiquiátrico, uma neoplasia maligna ou, menos comumente, uma doença granulomatosa como tuberculose ou sarcoidose.

O hiperparatireoidismo primário é um distúrbio crônico em que o excesso de PTH de longa duração e a hipercalcemia podem produzir sintomatologia crescente, especialmente sintomas por cálculos renais ou massa óssea baixa. Cálculos recorrentes contendo fosfato de cálcio ou oxalato de cálcio ocorrem em 10 a 15% dos pacientes com hiperparatireoidismo primário. Nefrolitíase pode ser complicada por obstrução do trato de saída urinário, infecção e insuficiência renal progressiva. Pacientes com excesso significativo de PTH podem experimentar renovação óssea aumentada

CAPÍTULO 17 Distúrbios das Glândulas Paratireoides e do Metabolismo do Cálcio e do Fósforo

TABELA 17-3 Sintomas e sinais de hiperparatireoidismo primário

Sistêmicos	Oculares	Esqueléticos e reumatológicos
Fraqueza	Ceratopatia em faixa	Osteopenia
Fadiga fácil	**Cardíacos**	Fraturas patológicas
Perda de peso	Intervalo QT encurtado	Tumores marrons do osso
Anemia	Hipertensão	Dor óssea
Anorexia	**Renais**	Gota
Prurido	Cálculos	Pseudogota
Calcificações ectópicas	Poliúria, polidipsia	Condrocalcinose
Neuropsiquiátricos e neuromusculares	Acidose metabólica	Osteíte fibrosa cística
Depressão	Defeitos de concentração	**Gastrintestinais**
Má concentração	Nefrocalcinose	Doença ulcerosa péptica
Déficits de memória		Pancreatite
Neuropatia sensorial periférica		Constipação
Neuropatia motora		Náusea
Fraqueza muscular proximal e generalizada		Vômitos

e perda progressiva de massa óssea, especialmente em mulheres pós-menopausa. Isso se reflete em reabsorção subperióstea, osteoporose (particularmente de osso cortical) e até mesmo fraturas patológicas.

Entretanto, uma porcentagem considerável de pacientes com hiperparatireoidismo primário é de assintomáticos. Esses pacientes podem não experimentar deterioração clínica se seu hiperparatireoidismo for monitorado, em vez de tratado cirurgicamente. Como é difícil identificar tais pacientes com certeza, quando é realizado o diagnóstico de hiperparatireoidismo o acompanhamento regular é obrigatório. Estudos recentes indicam que a massa óssea pode deteriorar significativamente, sobretudo em locais corticais (i.e., quadril, antebraço) após acompanhamento além de 8 a 10 anos. Essas observações reabriram a discussão sobre se é aconselhável a observação médica de longa duração nesta condição. Em comparação, os pacientes com doença leve que passam por cirurgia definitiva de paratireoides experimentarão melhora da massa óssea com o tempo. Esses dados levantam a questão sobre como hiperparatireoidismo primário leve, presumivelmente inócuo, pode ser prejudicial ao esqueleto.

Os aspectos radiológicos do hiperparatireoidismo primário são causados pelos efeitos crônicos do excesso de PTH no osso. Esses incluem reabsorção subperióstea (mais acentuadamente evidente nas clavículas e falanges distais), massa óssea baixa generalizada e os clássicos, mas atualmente raros, tumores marrons. De modo incomum, osteosclerose pode resultar da ação excessiva do PTH sobre os ossos. Radiografias do abdome ou tomografia computadorizada podem mostrar nefrocalcinose ou nefrolitíase.

O diagnóstico diferencial completo de hipercalcemia deve ser considerado em todos os pacientes com essa anormalidade (Tabela 17-4). O hiperparatireoidismo primário é responsável pela maioria dos casos de hipercalcemia no cenário de ambulatório (> 90%). O diagnóstico de hiperparati-

reoidismo primário é confirmado por pelo menos duas dosagens simultâneas de cálcio e PTH intacto. Um PTH elevado ou inapropriadamente normal na situação de hipercalcemia é o aspecto principal para que o diagnóstico de hiperparatireoidismo primário seja realizado – a causa mais comum de hipercalcemia dependente de PTH (Tabela 17-5).

Pacientes com hiperparatireoidismo secundário podem ter níveis de cálcio normais ou subnormais (ver posteriormente). Se a função renal for normal, o fosfato sérico frequentemente também estará reduzido, devido aos efeitos fosfatúricos dos níveis altos de PTH. Embora o PTH sérico esteja elevado, o estado desmineralizado do osso e a deficiência crônica de vitamina D combinam-se para produzir uma carga filtrada de cálcio baixa. Logo, a excreção urinária de cálcio frequentemente é bastante baixa. O nível de 25-(OH)D também é baixo ou indetectável na deficiência de vitamina D resultante de várias causas.

HIPERCALCEMIA HIPOCALCIÚRICA FAMILIAR (BENIGNA)

Etiologia

Em pacientes com hipercalcemia assintomática, o diagnóstico de **hipercalcemia hipocalciúrica familiar (benigna)** deve ser considerado. Indivíduos com essa condição geralmente têm cálcio e magnésio séricos elevados, níveis de PTH normais ou levemente elevados e hipocalciúria (Tabela 17-5). Esse distúrbio é herdado de modo autossômico dominante e, muitas vezes, deve-se a mutações pontuais em um alelo do gene CaSR. Em famílias com essa forma de hipercalcemia benigna, há ocorrências raras de **hiperparatireoidismo primário grave neonatal**. Lactentes com esta forma de hiperparatireoidismo, normalmente resultante de consanguinidade, em geral herdaram duas cópias de genes CaSR mutantes.

498 Fisiopatologia da Doença

TABELA 17-4 Diagnóstico diferencial de hipercalcemia

Hiperparatireoidismo primário

    Adenoma

    Carcinoma

    Hiperplasia

Hipercalcemia hipocalciúrica familiar (benigna)

    Herdada: mutações de CaSR

    Adquirida: autoanticorpos bloqueando a percepção do CaSR de cálcio ou transdução de sinal

Hipercalcemia associada com neoplasias malignas

    Tumores sólidos (maioria com excesso de produção de PTHrP)

    Mieloma múltiplo

    Leucemia e linfoma de células T no adulto

    Outros linfomas

Tireotoxicose

Fármacos

    Tiazídicos

    Lítio

    Intoxicação por vitamina D ou A

Doenças granulomatosas

    Sarcoidose

    Tuberculose

    Histoplasmose (e outras doenças fúngicas)

Síndrome leite-álcali

Legenda: CaSR, receptor sensor de cálcio; PTHrP, peptídeo relacionado com paratormônio.

Patogênese

O CaSR, um membro da superfamília de receptores acoplados à proteína G, é altamente expresso na glândula paratireoide e no rim. Na paratireoide, a molécula funciona para detectar alterações na concentração ambiente de cálcio sérico e então ajustar a taxa de secreção de PTH. No rim, o CaSR ajusta o nível de excreção de cálcio urinário, com base em sua percepção da concentração de cálcio sérico.

Na hipercalcemia hipocalciúrica familiar e no hiperparatireoidismo grave neonatal, a capacidade de detectar cálcio sérico é falha, tanto no rim quanto na paratireoide. A hipercalcemia hipocalciúrica familiar deve-se a uma redução parcial – e o hiperparatireoidismo neonatal, a uma redução acentuada – da capacidade de perceber o cálcio extracelular. As células principais da paratireoide percebem equivocadamente o cálcio sérico como "baixo", e ocorre secreção de PTH quando este deveria ser suprimido (Figura 17-2). Isso produz níveis de PTH inapropriadamente normais ou levemente altos. No rim, as concentrações séricas de cálcio também são detectadas (inapropriadamente) como baixas, e o cálcio é retido, causando hipocalciúria. Dependendo da dosagem do gene mutante, os sintomas clínicos tendem a ser leves na hipercalcemia hipocalciúrica familiar e profundos e potencialmente fatais no hiperparatireoidismo neonatal grave.

Manifestações clínicas

Pacientes com hipercalcemia hipocalciúrica familiar com frequência têm elevações assintomáticas do cálcio sérico por toda a vida. Entretanto, não se pensa que eles sofram as consequências de disfunção orgânica características de hiperparatireoidismo e hipercalcemia de longa duração. Esses indivíduos geralmente são poupados de nefrolitíase, massa óssea baixa e disfunção renal que podem ocorrer em pacientes com hiperparatireoidismo primário. Indivíduos com hipercalcemia hipocalciúrica familiar não se beneficiam de paratireoidectomia. Sua hipercalcemia não regride com cirurgia, a menos que seja realizada paratireoidectomia total. A cirurgia não é recomendada porque a condição é benigna.

Em contrapartida, os lactentes com hiperparatireoidismo grave neonatal têm hipercalcemia acentuada, elevações drásticas do PTH sérico, desmineralização óssea ao nascimento, hipotonia e retardo do crescimento e desenvolvimento. Esses lactentes geralmente necessitam de paratireoidectomia total no período neonatal para sobreviver.

No paciente hipercalcêmico assintomático, uma história familiar cuidadosa deve ser obtida em um esforço para

TABELA 17-5 Achados laboratoriais na hipercalcemia a partir de várias causas

	Ca^{2+} sérico	PO_4^{3-} sérico	PTH intacto	PTHrP	$1,25\text{-}(OH)_2 D$ sérico	Ca^{2+} urinário
Hiperparatireoidismo primário	↑	↓, N	↑	N, Ind	N, ↑	N, ↑[1]
Hipercalcemia associada com neoplasias malignas	↑	↓, N	Ind	↑[2]	N, ↓	↑
Hipercalcemia hipocalciúrica familiar (benigna)	↑	N	N, ↑[3]	Ind	N	↓
Hipercalcemia dependente de vitamina D	↑	N, ↑	↓	Ind	N, ↑[4]	↑

Legenda: N, normal; Ind, indetectável; PTH, paratormônio; PTHrP, peptídeo relacionado com PTH.

[1]Pode também ser baixo, dependendo do cálcio da dieta e da carga filtrada de cálcio.

[2]Nos 70 a 80% de pacientes com câncer e uma base humoral para hipercalcemia.

[3]Aumentos leves de PTH têm sido relatados em até 25% dos pacientes.

[4]$1,25\text{-}(OH)_2 D$ pode não estar francamente elevado em pacientes com intoxicação por vitamina D_2 ou D_3.

CAPÍTULO 17 Distúrbios das Glândulas Paratireoides e do Metabolismo do Cálcio e do Fósforo **499**

documentar hipercalcemia ou a ocorrência de paratireoidectomias falhas em outros membros da família. Níveis séricos e urinários simultâneos de cálcio e creatinina devem ser mensurados para descartar o diagnóstico de hipercalcemia hipocalciúrica familiar. Nesta condição, os níveis de cálcio urinário normalmente são baixos, e quase sempre menos de 100 mg/24 h (Tabela 17-5). A razão de depuração cálcio-creatinina derivada de coletas de urina de 24 horas frequentemente está abaixo de 0,01, mas pode chegar a até 0,02. A razão é calculada como cálcio urinário (mg/dL) × creatinina sérica (mg/dL)/cálcio sérico (mg/dL) × creatinina urinária (mg/dL). Testes genéticos para mutações no gene CaSR estão disponíveis comercialmente em vários laboratórios de referência, e constituem a abordagem mais satisfatória para que seja realizado um diagnóstico definitivo.

> ### PONTO DE CHECAGEM
>
> 15. Qual é a causa mais comum de hiperparatireoidismo primário?
> 16. Qual é a ocorrência de hiperparatireoidismo nas síndromes de neoplasia endócrina múltipla?
> 17. Em quais condições ocorre hiperparatireoidismo secundário? Por quais sintomas e sinais ele é distinguido do hiperparatireoidismo primário?
> 18. Quais são os sintomas e sinais comuns do hiperparatireoidismo primário? Como o hiperparatireoidismo primário pode ser distinguido da hipercalcemia hipocalciúrica familiar? Qual é o mecanismo para esta diferença?

HIPERCALCEMIA DAS NEOPLASIAS MALIGNAS

Etiologia

Hipercalcemia ocorre em aproximadamente 10% de todas as neoplasias malignas. Ela é vista comumente em tumores sólidos, particularmente carcinomas espinocelulares (p. ex., de pulmão, esôfago), carcinoma renal e carcinoma de mama. Hipercalcemia acontece em mais de um terço dos pacientes com mieloma múltiplo, mas é incomum em linfomas e leucemias.

Patogênese

Tumores sólidos geralmente produzem hipercalcemia por secretarem PTHrP, cujas propriedades já foram descritas anteriormente. Isso é hipercalcemia humoral, que simula hiperparatireoidismo primário e resulta de um aumento difuso da ressorção óssea induzido por altos níveis circulantes de PTHrP. A síndrome é exacerbada pela capacidade do PTHrP de reduzir excreção renal de cálcio e da capacidade da hipercalcemia (agindo via CaSR renal) de enfraquecer o poder de concentração renal, o que resulta em desidratação progressiva.

O mieloma múltiplo produz hipercalcemia por um mecanismo diferente; as células do mieloma induzem ressorção óssea local ou osteólise na medula óssea, provavelmente pela liberação de citocinas com atividade de ressorção óssea, tais como interleucina-1 e fator de necrose tumoral. Raramente, linfomas produzem hipercalcemia por secretarem $1,25\text{-}(OH)_2D$.

Finalmente, embora muitos pacientes hipercalcêmicos tenham metástases ósseas, estas podem não contribuir diretamente para a patogênese da hipercalcemia.

Manifestações clínicas

Ao contrário de pacientes com hiperparatireoidismo primário, os quais, com frequência, são minimamente sintomáticos, os pacientes com hipercalcemia por neoplasia maligna muitas vezes estão muito enfermos. É comum que a hipercalcemia ocorra em neoplasia maligna avançada – a sobrevida média de pacientes hipercalcêmicos geralmente é de várias semanas a meses – e o tumor é quase invariavelmente óbvio ao exame do paciente. Além disso, a hipercalcemia frequentemente é grave e sintomática, provocando náusea, vômitos, desidratação, confusão ou coma. Do ponto de vista bioquímico, a hipercalcemia associada à neoplasia maligna é caracterizada por um fosfato sérico diminuído e um nível suprimido de PTH intacto (Tabela 17-5). Com a maioria dos tumores sólidos, o nível sérico de PTHrP está aumentado. Esses achados, juntamente com as diferenças na apresentação clínica, em geral tornam relativamente fácil a diferenciação dessa síndrome do hiperparatireoidismo primário.

> ### PONTO DE CHECAGEM
>
> 19. Quais tumores resultam comumente em hipercalcemia?
> 20. Quais são os mecanismos pelos quais um tumor pode causar hipercalcemia?
> 21. Quais são os sintomas e sinais clínicos da hipercalcemia de neoplasias malignas?

HIPOPARATIREOIDISMO E PSEUDO-HIPOPARATIREOIDISMO

Etiologia

O cálcio sérico total inclui as formas de cálcio ionizado, ligado à proteína e complexado. Deve ser reconhecido, entretanto, que sintomas de hipocalcemia só ocorrem se a fração ionizada do cálcio estiver reduzida. Além disso, somente pacientes com níveis baixos de cálcio ionizado devem ser avaliados para a possibilidade de um distúrbio hipocalcêmico.

Uma causa comum de cálcio sérico total baixo é hipoalbuminemia. Uma albumina sérica baixa reduz somente o cálcio ligado à proteína, e não o ionizado. Assim, tais pacientes não precisam ser avaliados para distúrbios minerais. Para determinar se um paciente com hipoalbuminemia tem um cálcio ionizado baixo, esse parâmetro pode ser mensurado diretamente. Se esse exame de laboratório não estiver

500 Fisiopatologia da Doença

prontamente disponível, uma alternativa razoável é corrigir o cálcio sérico total para a albumina sérica baixa. Isso é feito ajustando-se para cima o cálcio sérico total em 0,8 mg/dL para cada 1 g/dL de redução da albumina sérica. Esta correção simples geralmente traz o cálcio sérico total ajustado para a faixa normal.

O diagnóstico diferencial de um cálcio baixo ionizado é extenso (Tabela 17-6). Hipocalcemia pode resultar de secreção reduzida de PTH causada por **hipoparatireoidismo** ou hipomagnesemia. Ela também pode ser consequência da responsividade diminuída do órgão final ao PTH, apesar de níveis adequados, ou mesmo excessivos, do hormônio; isso é chamado de **pseudo-hipoparatireoidismo**.

Todas as formas de hipoparatireoidismo são incomuns (Tabela 17-7). A maioria dos casos é resultante de trauma inadvertido, remoção ou desvascularização das glândulas paratireoides durante cirurgia de tireoide ou paratireoide. A incidência de hipoparatireoidismo pós-operatório (faixa: 0,2 a 30%) depende da extensão da cirurgia antecedente e da habilidade do cirurgião em identificar tecido paratireoidiano normal e preservar seu suprimento sanguíneo. Hipocalcemia pós-operatória pode ser transitória ou permanente. Alguns pacientes também podem ficar com reserva paratireoidiana diminuída.

Várias outras causas além de complicações pós-operatórias podem produzir um estado absoluto ou relativo de deficiência de PTH (Tabela 17-7). Elas incluem destruição autoimune, depleção de magnésio, hipoparatireoidismo autossômico dominante, recessivo ou ligado ao X, hipoparatireoidismo resultante de mutações ativadoras do CaSR ou de anticorpos estimuladores direcionados contra o CaSR (ver posteriormente), e hipoparatireoidismo causado por sobrecarga de ferro ou doença de Wilson. Desenvolvimento anormal das glândulas resultando em graus variáveis de gravidade do hipoparatireoidismo é observado na **síndrome de DiGeorge**. Esta síndrome pode se apresentar em lactentes, crianças maiores ou mesmo em adultos, e pode ser acompanhada de deficiência da imunidade celular e outras anomalias congênitas (Tabela 17-7). Mutações no gene para o fator de transcrição CGSB (células gliais sem B), que é essencial no desenvolvimento das glândulas paratireoides, são ligadas ao hipoparatireoidismo isolado familiar. Mutações no fator de transcrição GATA3 causam desenvolvimento anormal da vesícula ótica, renal e de glândulas paratireoides, resultando em surdez, anomalias renais e hipoparatireoidismo.

Há dois tipos de **síndrome de insuficiência poliendócrina autoimune** denominadas **APS**. Pacientes com APS-1 comumente têm candidíase mucocutânea, doença de Addison (insuficiência suprarrenal) e hipoparatireoidismo e, menos comumente, insuficiência ovariana e disfunção da tireoide. Vários componentes de APS-1 se apresentam em adolescentes ou adultos jovens em torno dos 20 anos de idade (Figura 17-17).

Autoanticorpos a tecido de suprarrenal ou paratireoide são observados na maioria desses pacientes. Finalmente, outras glândulas endócrinas podem estar envolvidas

TABELA 17-6   Diagnóstico diferencial de hipocalcemia

Falha na secreção de paratormônio (PTH)
Hipoparatireoidismo (ver Tabela 17-7)
Resistência à ação do PTH
Pseudo-hipoparatireoidismo (tipos 1a, 1b, 2)
Hipocalcemia associada à sepse
Falha na secreção de PTH e resistência à ação do PTH
Depleção crônica de magnésio resultante de:
Diarreia, má absorção
Alcoolismo
Fármacos: antibióticos aminoglicosídeos, diuréticos de alça, cisplatina, anfotericina B
Nutrição parenteral
Perda renal primária de magnésio
Falha na produção de 1,25-(OH)$_2$D
Deficiência de vitamina D resultante de causas nutricionais
Doença do fígado
Coléstase
Distúrbios do intestino delgado produzindo má absorção
Insuficiência renal
Raquitismo dependente de vitamina D tipo 1: atividade defeituosa de 1α-hidroxilase (muito raro)
Osteomalacia induzida por tumor
Resistência à ação de 1,25-(OH)$_2$D
Raquitismo dependente de vitamina D tipo 2: defeito no receptor de vitamina D (raro)
Raquitismo dependente de vitamina D tipo 3: superprodução de proteína de ligação a elementos responsivos a hormônios que interfere na ligação do heterodímero receptor de vitamina D-receptor de ácido retinoico ao DNA-alvo
Desafios agudos aos mecanismos homeostáticos
Pancreatite (formação de sais de cálcio na gordura retroperitoneal)
Induzidos por fármacos (p. ex., EDTA, citrato, bisfosfonatos, fosfato, foscarnet)
Transplante de fígado (citrato não é metabolizado, formando complexos de citrato de cálcio e reduzindo o cálcio ionizado)
Rabdomiólise
Síndrome do osso faminto (aumento de depósito em osso desmineralizado)
Metástases osteoblásticas (p. ex., câncer de mama ou de próstata)
Síndrome da lise tumoral (carga aguda de fosfato liberada de células tumorais como resultado de terapia citolítica)

Legenda: EDTA, ácido etilenodiaminotetra-acético.

(p. ex., gônadas, tireoide e pâncreas). APS-1 é um distúrbio autossômico recessivo devido a mutações no gene regulador autoimune (*AIRE*). *AIRE* é expresso normalmente em uma subpopulação de células epiteliais no timo que podem estar envolvidas na seleção negativa de células T autorreativas durante a seleção clonal. Estes clones de células T estão

TABELA 17-7 Causas de hipoparatireoidismo
Complicação de cirurgia de tireoide, paratireoide ou laringe
Destruição autoimune
Isolado
Síndrome de insuficiência poliendócrina autoimune tipo 1 (APS-1)
Secundário à depleção de magnésio ou à hipermagnesemia
Pós-terapia com ^{131}I para doença de Graves ou câncer de tireoide
Secundário ao acúmulo de ferro (talassemia, hemocromatose) ou cobre (doença de Wilson)
Formas genéticas de hipoparatireoidismo
Síndrome de DiGeorge ou de deleção 22q
Mutações autossômicas recessivas ou autossômicas dominantes no gene pré-pró-PTH
Hipoparatireoidismo ligado ao X
Mutações em fatores de transcrição envolvidos no desenvolvimento das paratireoides (p. ex., CGSB, GATA3)
Mutações mitocondriais de DNA
Mutações ativadoras do CaSR
Síndrome autoimune adquirida causada por autoanticorpos ativando o receptor sensor de cálcio (CaSR)
Invasão por tumor (muito rara)

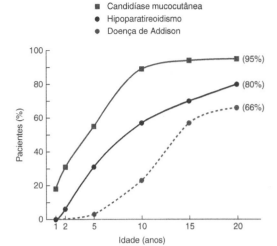

FIGURA 17-17 Incidência cumulativa de três manifestações comuns da síndrome da insuficiência poliendócrina autoimune tipo 1 (APS-1) comparadas com a idade no início em uma coorte de 68 pacientes. Os números entre parênteses refletem incidências na idade de 20 anos. (Dados plotados de Ahonen P et al. Clinical variation of autoimmune polyendocrinopathy-candidiasis-ectodermal dystrophy [APECED] in a series of 68 patients. N Eng J Med. 1990;322:1829.)

envolvidos no autorreconhecimento, e acredita-se que a falta de deleção desses clones de células T provoque a destruição autoimune das células endócrinas afetadas na APS-1.

APS-2 ou **síndrome de Schmidt** é caracterizada por hipotireoidismo e insuficiência suprarrenal e não envolve as glândulas paratireoides (ver Capítulo 21).

Patogênese

A patogênese do hipoparatireoidismo é clara. O distúrbio mineral ocorre porque a quantidade de PTH liberada é inadequada para manter concentrações normais de cálcio sérico, principalmente devido à perda dos efeitos renais conservadores de cálcio do PTH e da incapacidade de gerar 1,25-$(OH)_2D$. O resultado é hipocalcemia, e hiperfosfatemia também é observada porque o efeito tubular proximal do PTH de promover excreção de fosfato foi perdido. Como o PTH é necessário para estimular a produção renal de 1,25-$(OH)_2D$, os níveis deste estão baixos em pacientes com hipoparatireoidismo.

A hiperfosfatemia suprime mais ainda a síntese de 1,25-$(OH)_2D$. Níveis baixos de 1,25-$(OH)_2D$ levam à absorção intestinal de cálcio reduzida. Na ausência de 1,25-$(OH)_2D$ e PTH adequados, a mobilização de cálcio do osso é anormal. Como o PTH está deficiente, a excreção urinária de cálcio frequentemente é alta, apesar da hipocalcemia.

Depleção de magnésio é uma causa comum de hipocalcemia. A patogênese da hipocalcemia nessa situação clínica relaciona-se com um estado funcional e reversível de hipoparatireoidismo. Há também responsividade diminuída renal e esquelética ao PTH. A depleção de magnésio pode ocorrer por uma variedade de causas, inclusive alcoolismo crônico, diarreia e fármacos, como diuréticos de alça, antibióticos aminoglicosídeos, anfotericina B e cisplatina (Tabela 17-6). O magnésio é necessário para manter respostas secretoras normais de PTH. Uma vez que os estoques corporais de magnésio estejam repletos, os níveis de PTH sobem apropriadamente em resposta à hipocalcemia, e o desequilíbrio mineral é corrigido.

No **pseudo-hipoparatireoidismo**, os níveis de PTH geralmente estão elevados, mas a capacidade dos tecidos-alvo (particularmente o rim) de responder ao hormônio é subnormal. No pseudo-hipoparatireoidismo tipo 1, a capacidade do PTH de gerar um aumento no segundo mensageiro AMPc é reduzida. Em pacientes com o tipo 1a, isso é devido a uma deficiência no conteúdo celular da subunidade α da proteína G estimuladora ($G_{s-\alpha}$), que acopla o receptor de PTH à enzima adenilato-ciclase. Em pacientes com o tipo 1b, os níveis da proteína $G_{s-\alpha}$ estão normais, e em alguns casos há regulação alterada da transcrição do gene $G_{s-\alpha}$ devido à metilação anormal de DNA. Em pacientes com pseudo-hipoparatireoidismo tipo 2, o AMPc urinário é normal, mas a resposta fosfatúrica ao PTH infundido é reduzida. A patogênese dessa forma mais rara de resistência ao PTH permanece desconhecida.

Pacientes com mutações ativadoras do CaSR geralmente se apresentam com hipocalcemia autossômica dominante e hipercalciúria. Ambos os defeitos devem-se a CaSR abertamente sensível, que interrompe a secreção de PTH e a reabsorção de cálcio em níveis de cálcio sérico subnormais. Esses indivíduos raramente experimentam sintomas de sua hipocalcemia muitas vezes leve, mas se receberem vitamina D, eles tendem a desenvolver hipercalciúria acentuada, nefrocalcinose, e até insuficiência renal.

Manifestações clínicas

Os sintomas e sinais de hipocalcemia são similares, independentemente da causa subjacente (Tabela 17-8). Os pacientes podem ser assintomáticos ou podem ter tetania latente ou franca. **Tetania** é definida como contrações musculares tônicas espontâneas. Espasmos dolorosos do carpo e estridor laríngeo são manifestações marcantes de tetania. A tetania latente pode ser demonstrada testando-se os sinais de Chvostek e Trousseau. O **sinal de Chvostek** é provocado pela percussão do nervo facial anterior à orelha. Espasmos dos músculos faciais ipsolaterais indicam um teste positivo. Um **sinal de Trousseau** positivo é demonstrado inflando-se o esfigmomanômetro com o manguito em volta do braço acima da pressão arterial sistólica por 3 minutos. Em indivíduos hipocalcêmicos, isso causa contrações e espasmos musculares dolorosos do carpo (Figura 17-18). Se a hipocalcemia for grave e não reconhecida, comprometimento da via aérea, estado mental alterado, convulsões generalizadas e até morte podem ocorrer.

A hipocalcemia crônica pode produzir calcificações intracranianas que têm uma predileção pelos gânglios da base. Elas podem ser detectáveis por imagens de TC, RMN ou radiografias do crânio. A hipocalcemia crônica também pode aumentar a calcificação do cristalino e a formação de cataratas.

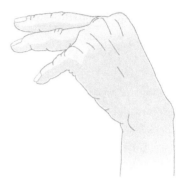

FIGURA 17-18 Posição dos dedos no espasmo do carpo resultante de tetania hipocalcêmica. (Redesenhada, com permissão, de Ganong WAF. *Review of Medical Physiology*, 16th ed. McGraw-Hill Companies, Inc, 1993.)

Além dos sintomas e sinais de hipocalcemia, pacientes com pseudo-hipoparatireoidismo tipo 1a podem apresentar um conjunto de achados conhecidos coletivamente como **osteodistrofia hereditária de Albright**. Eles incluem baixa estatura, obesidade, retardo mental, face arredondada, quarto e quinto ossos metacarpais e metatarsais encurtados, e ossificações subcutâneas. Ao se considerar o diagnóstico diferencial de hipocalcemia, é preciso ser guiado pela situação clínica. Uma história familiar positiva é muito importante para apoiar um diagnóstico de pseudo-hipoparatireoidismo e outras formas hereditárias de hipoparatireoidismo (Tabela 17-7). O paciente com hipocalcemia, hiperfosfatemia e creatinina sérica normal muito provavelmente tem hipoparatireoidismo. Uma história de cirurgia do pescoço deve ser pesquisada. Pode haver um longo período latente antes que hipocalcemia sintomática se apresente no hipoparatireoidismo pós-cirúrgico. O exame físico pode ser útil se identificar sinais de hipocalcemia, estigmas da osteodistrofia hereditária de Albright ou outros aspectos de APS-1 (i.e., vitiligo, candidíase mucocutânea, insuficiência suprarrenal). Pacientes com pseudo-hipoparatireoidismo tipo 1a frequentemente têm outras anormalidades endócrinas como hipotireoidismo primário ou insuficiência gonadal.

No diagnóstico diferencial de hipocalcemia, achados laboratoriais são muito úteis (Tabela 17-9). O fosfato sérico frequentemente (não invariavelmente) está elevado no hipoparatireoidismo e no pseudo-hipoparatireoidismo. Na depleção de magnésio, o fosfato sérico geralmente é normal. No hiperparatireoidismo secundário não devido à insuficiência renal, o fosfato sérico normalmente está baixo. Os níveis séricos de PTH são cruciais na determinação da causa de hipocalcemia. Classicamente, o PTH está elevado no pseudo-hipoparatireoidismo não tratado, mas não no hipoparatireoidismo ou na depleção de magnésio. O PTH intacto pode ser indetectável, baixo ou normal em pacientes

TABELA 17-8 Sintomas e sinais de hipocalcemia

Sistêmicos	Confusão
	Fraqueza
	Retardo mental
	Alterações comportamentais
Neuromusculares	Parestesias
	Psicose
	Convulsões
	Espasmos carpopedais
	Sinais de Chvostek e Trousseau
	Depressão
	Câimbras musculares
	Parkinsonismo
	Irritabilidade
	Calcificações dos gânglios da base
Cardíacos	Intervalo QT prolongado ao eletrocardiograma
	Alterações de onda ST-T ao eletrocardiograma
	Insuficiência cardíaca
Oculares	Catarata
Dentais	Hipoplasia do esmalte dos dentes
	Formação defeituosa da raiz
	Falta de erupção dos dentes adultos
Respiratórios	Laringospasmo
	Broncospasmo
	Estridor

TABELA 17-9 Achados laboratoriais na hipocalcemia

	Ca²⁺ sérico	PO₄³⁻ sérico	PTH intacto	25-(OH)D₃	Resposta do AMPc urinário à infusão de PTH
Hipoparatireoidismo	↓	↑, N	↓, N[1]	N	N
Pseudo-hipoparatireoidismo	↓	↑, N	↑	N	↓[2]
Depleção de magnésio	↓	N	↓, N[1]	N	N
Hiperparatireoidismo secundário[3]	↓	N, ↓	↑	↓	N

Legenda: PTH, paratormônio; AMPc, monofosfato cíclico de adenosina.

[1]Pode ser normal, mas inapropriado ao nível de cálcio sérico.

[2]Respostas do AMPc urinário à infusão de PTH são subnormais no pseudo-hipoparatireoidismo tipos 1a e 1b.

[3]Como resultado de deficiência de vitamina D, por exemplo; excreção urinária de cálcio geralmente menos de 50 mg/24 h.

com hipoparatireoidismo, dependendo da reserva funcional paratireoidiana. Em pacientes com hiperparatireoidismo secundário resultante de defeitos na produção ou biodisponibilidade de vitamina D, a situação clínica frequentemente sugere um problema com a vitamina D (p. ex., enterite regional, resseção intestinal, doença hepática). A presença de um nível baixo de 25-(OH)D e um PTH aumentado confirmam esse diagnóstico.

A dosagem de magnésio sérico é o primeiro passo para excluir depleção de magnésio como a causa de hipocalcemia, e deve ser parte da avaliação inicial. Se o magnésio urinário estiver inapropriadamente alto em relação ao magnésio sérico, ocorre perda renal de magnésio. Nesta situação, geralmente, os níveis de PTH estão baixos ou normais. Entretanto, níveis normais de PTH são inapropriados na presença de hipocalcemia.

Há suspeitas clínicas de que pacientes com hipoparatireoidismo autoimune devido a mutações *AIRE* podem ter pelo menos dois dos três aspectos da síndrome. Trabalhos recentes indicam que autoanticorpos a interferon α ou interferon ω estão presentes em mais de 95% dos pacientes com APS-1, e representam um excelente teste de triagem para esse distúrbio.

O diagnóstico de pseudo-hipoparatireoidismo pode ser confirmado pela infusão de PTH(1-34) humano sintético e mensuração das respostas urinárias de AMPc e fosfato urinários. Essa manobra destina-se a provar que há resistência de órgão final ao PTH e a determinar se o diagnóstico é pseudo-hipoparatireoidismo tipo 1 ou tipo 2.

O hipoparatireoidismo pode variar em sua gravidade e, portanto, na necessidade de terapia. Em alguns pacientes com reserva paratireoidiana diminuída, somente situações de estresse aumentado sobre as glândulas, como gravidez ou lactação, induzem hipocalcemia. Em outros pacientes, a deficiência de PTH é um distúrbio crônico sintomático que necessita de tratamento com suplementos de cálcio e análogos da vitamina D pelo resto da vida. Todos os pacientes assim tratados devem fazer monitoramento periódico de cálcio sérico, cálcio urinário e função renal. Pacientes com hipoparatireoidismo autoimune também devem ser examinados regularmente para o desenvolvimento de insuficiência suprarrenal, bem como má absorção, hepatite crônica, ceratite, anemia perniciosa, alopecia, vitiligo e outras complicações não endócrinas de APS-1.

PONTO DE CHECAGEM

22. Quais são as causas de hipoparatireoidismo?
23. Qual é o mecanismo do pseudo-hipoparatireoidismo?
24. Quais são os sintomas e sinais de hipocalcemia?
25. Como exames de laboratório podem ser usados para distinguir várias causas de hipocalcemia?

CARCINOMA MEDULAR DA TIREOIDE

Etiologia

O carcinoma medular da glândula tireoide, uma neoplasia de células C, é responsável por apenas 5 a 10% de todas as neoplasias malignas da tireoide. Aproximadamente 80% são esporádicos e 20% são familiares, ocorrendo em síndromes autossômicas dominantes MEN-2A e MEN-2B e em não MEN. Nos casos esporádicos, o tumor geralmente é unilateral. Nas formas hereditárias, entretanto, os tumores muitas vezes são bilaterais e multifocais. Sabe-se que mutações ativadoras de linhagem germinativa no proto-oncogene *RET* no cromossomo 10 desempenham um papel causal nas três formas de carcinoma medular. Estas incluem casos de câncer medular de tireoide familiar isolado, MEN-2A e MEN-2B. Mais da metade dos casos de carcinoma medular da tireoide de ocorrência esporádica tem uma mutação somática idêntica àquela que causa as síndromes familiares; contudo, como a mutação está presente somente no tumor e não no DNA genômico, esses casos não são hereditários.

Patogênese

O padrão de crescimento do carcinoma medular é lento, mas progressivo, e a invasão local de estruturas adjacentes é comum. O tumor se espalha por via hematogênica, frequentemente com metástases para linfonodos, osso e pulmão. A progressão clínica desse câncer é variável. Embora possa haver metástases precoces para gânglios linfáticos cervicais e mediastínicos, em até 70% dos pacientes o tumor geralmente te ainda se comporta de modo indolente. Em uma minoria dos casos, um padrão mais agressivo de crescimento tumoral tem sido observado. A detecção precoce em indivíduos de

504 Fisiopatologia da Doença

alto risco, como aqueles com uma história familiar de carcinoma medular MEN-2A ou MEN-2B, é crucial para prevenir a doença avançada e metástases distantes. A sobrevida geral é estimada em 80% em 5 anos, e 60% em 10 anos. Alguns estudos sugerem que indivíduos que têm menos de 40 anos de idade ao tempo do diagnóstico podem ter taxas de sobrevida mais altas que indivíduos mais velhos. A mutação do proto-oncogene *RET* no códon 918, vista em quase 95% dos casos de MEN-2B, implica um prognóstico insatisfatório.

Pacientes com MEN-2 desenvolvem carcinoma medular em frequências próximas de 100%. Em MEN-2A e MEN-2B, as lesões de tireoide são malignas. A hiperplasia de células C geralmente precede o desenvolvimento de câncer, possibilitando a detecção pré-malignidade e a consideração de tireoidectomia profilática. Com frequência, os feocromocitomas associados com MEN-2A ou MEN-2B não são malignos. O hiperparatireoidismo em MEN-2A, que é incomum, geralmente é consequência de hiperplasia difusa em vez de neoplasia maligna das paratireoides. A hipercalcitoninemia crônica resultante do tumor pode contribuir para a patogênese da hiperplasia de paratireoides. Hiperplasia de paratireoide raramente é obervada em pacientes com MEN-2B ou com carcinoma medular esporádico.

Manifestações clínicas

O carcinoma medular esporádico ocorre com frequência aproximadamente igual em homens e mulheres e, normalmente, é encontrado em pacientes com mais de 50 anos de idade. Em MEN-2A ou MEN-2B, o tumor surge em uma idade muito mais jovem, frequentemente na infância. De fato, carcinoma medular em um paciente com menos de 40 anos de idade deve sugerir carcinoma medular familiar, MEN-2A ou MEN-2B. O carcinoma medular pode se apresentar como um nódulo isolado ou como múltiplos nódulos na tireoide. Pacientes com carcinoma medular esporádico com frequência têm linfadenopatia cervical palpável.

Como as células C são células neuroendócrinas, esses tumores têm a capacidade de liberar calcitonina e outros hormônios, como prostaglandinas, serotonina, adrenocorticotrofina, somatostatina e o peptídeo relacionado com o gene da calcitonina. Serotonina, calcitonina ou as prostaglandinas têm sido implicadas na patogênese da diarreia secretora observada em aproximadamente 25% dos pacientes com carcinoma medular. Se diarreia ocorrer, isso geralmente indica uma grande carga tumoral ou doença metastática. Pacientes também podem ter rubor, o que tem sido atribuído à produção pelo tumor de substância P ou de peptídeo de relação gênica com a calcitonina, sendo ambos vasodilatadores.

Em um paciente com suspeita de carcinoma medular, uma cintilografia da tireoide com radionuclídeo pode demonstrar um ou mais nódulos frios. Estes nódulos são sólidos à ultrassonografia. Biópsia por aspiração com agulha fina mostra a lesão característica de células C, com coloração imune positiva para calcitonina. A aspiração com agulha fina pode não ser diagnóstica em mais da metade dos indivíduos com carcinoma medular da tireoide. A coloração para calcitonina pode melhorar a sensibilidade diagnóstica; contudo, o

diagnóstico de carcinoma medular da tireoide pode não ser evidente até o exame de lâminas de espécimes de corte congelado durante a cirurgia ou, posteriormente, das lâminas patológicas finais da tireoide ressecada. O tumor tem a propensão de conter calcificações grandes, que podem ser visualizadas em radiografias do pescoço. As metástases ósseas podem ter aspecto lítico ou esclerótico, e as metástases pulmonares podem ser rodeadas por reações de fibrose.

O exame de laboratório mais importante para determinar a presença e a extensão de carcinoma medular é o nível de calcitonina. Os níveis circulantes de calcitonina geralmente estão elevados na maioria dos pacientes, e os níveis séricos correlacionam-se com a carga tumoral. Na hiperplasia de células C, a calcitonina basal pode ou não estar elevada. Entretanto, esses pacientes muitas vezes demonstram testes de provocação anormais. Gluconato de cálcio intravenoso (2 mg/kg de cálcio elemento) é injetado ao longo de 1 minuto, seguido por pentagastrina (0,5 µg/kg) durante 5 segundos. O teste de provocação baseia-se na capacidade do cálcio e do análogo sintético da gastrina, a pentagastrina, de hiperestimular a liberação de calcitonina em pacientes com massa aumentada de células C, resultante de hiperplasia ou de carcinoma. Um aumento da calcitonina sérica, maior que duas vezes a resposta normal, é considerado anormal. Deve-se considerar que pode ocorrer teste de provocação para calcitonina falso-positivo. O teste de provocação para detectar hiperplasia de células C (e, portanto, elevação da calcitonina sérica) em parentes de pacientes com carcinoma medular da tireoide tem sido substituído largamente por testes genéticos para mutações de linhagem germinativa conhecidas como causas de síndromes MEN ou de carcinoma medular da tireoide familiar.

Níveis séricos de calcitonina são um parâmetro útil para monitorar respostas terapêuticas em pacientes com carcinoma medular, ou para diagnosticar uma recorrência, juntamente com exame clínico e procedimentos de imagem. Os níveis de calcitonina geralmente refletem a extensão da doença. Se o tumor se tornar menos diferenciado, os níveis de calcitonina podem não mais refletir a carga tumoral. Outro marcador tumoral útil para carcinoma medular é o antígeno carcinoembrionário (CEA). Este antígeno frequentemente está elevado em pacientes com carcinoma medular e está presente em todos os estágios da doença. Aumentos rápidos de CEA predizem uma evolução clínica insatisfatória.

Cirurgia é a terapia de escolha para pacientes com carcinoma medular da tireoide. A tireoidectomia total é defendida, porque os tumores frequentemente são multicêntricos. Os pacientes devem ser monitorados indefinidamente para recorrências, pois esses tumores podem ser muito indolentes. O monitoramento indefinido também é necessário porque indivíduos com presumido carcinoma medular de tireoide familiar têm desenvolvido feocromocitoma ou hiperparatireoidismo muito depois de seu diagnóstico de carcinoma medular da tireoide, e, assim, é constatado finalmente que têm MEN-2A, em vez de carcinoma medular da tireoide. Todos os pacientes com carcinoma medular da tireoide, tanto familiar quanto esporádico, devem ser testados para mutações do oncogene *RET*. Este teste está disponível comercialmente, e tem suplantado o teste de provocação da calcitonina. Tem sido verificado que mais de 95% dos pacientes com MEN-2 são portadores de mutações *RET*. Casos esporádicos de carcinoma medular da tireoide também devem ser testados para detectar a ocorrência de uma mutação nova, para a qual outros membros da família podem então ser triados. Teste de DNA realizado de modo apropriado essencialmente não é ambíguo na predição do estado de portador do gene, e pode ser usado prospectivamente para recomendar tireoidectomia profilática em pacientes jovens e crianças com MEN-2, antes do desenvolvimento de hiperplasia de células C ou carcinoma franco.

Pacientes com MEN-2A ou MEN-2B, mesmo na ausência de sintomas, devem ser submetidos a exames de triagem para a possibilidade de feocromocitoma, ao passo que somente pacientes com MEN-2A precisam ser triados para hiperparatireoidismo antes da cirurgia de tireoide. Esses testes incluem a determinação de cálcio sérico e PTH juntamente com metanefrinas plasmáticas fracionadas e exames bioquímicos ou de imagem adicionais quando necessário. Os feocromocitomas podem ser silenciosos clinicamente no momento em que o carcinoma medular é diagnosticado, e devem ser removidos antes da tireoidectomia para prevenir complicações cirúrgicas potencialmente graves da secreção descontrolada de catecolaminas. Se hiperparatireoidismo estiver presente, ele deve ser tratado cirurgicamente ao tempo da tireoidectomia, para evitar uma segunda operação no pescoço (Capítulo 12).

PONTO DE CHECAGEM

26. Como se pode realizar o diagnóstico de carcinoma medular da tireoide?
27. Qual é o tratamento para carcinoma medular?
28. Quais pacientes estão em alto risco para carcinoma medular?

OSTEOPOROSE

Etiologia

Osteoporose é definida como massa óssea baixa. O osso é normal em composição, mas reduzido em quantidade. A massa óssea se acumula rapidamente durante a infância, e muito rapidamente na adolescência; metade da densidade mineral óssea do adulto é atingida durante os anos da adolescência (Figura 17-19). O pico de massa óssea é alcançado no fim da terceira década de vida. A massa óssea então permanece relativamente estável durante os anos da vida adulta, ao que se segue uma perda rápida de osso em mulheres em razão da menopausa. Nas últimas fases da vida, tanto homens quanto mulheres continuam a perder osso, embora em uma velocidade mais lenta que no período da menopausa.

Atingir o pico máximo de massa óssea depende de nutrição ótima, atividade física, saúde geral e exposição hormonal ao longo da infância e adolescência. Inadequações em

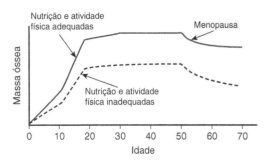

FIGURA 17-19 Massa óssea em mulheres como uma função da idade, demonstrando o efeito potencial de nutrição e atividade física subótimas durante o período crítico de acúmulo de massa óssea na infância e adolescência. (Redesenhada, com permissão, de Heaney RP et al. Peak bone mass. Osteo Int. 2000;11:985.)

nutrição, exercícios com levantamento de peso e exposição a esteroides gonadais têm um impacto negativo sobre a aquisição do pico de massa óssea. Depois que o crescimento ósseo está completo, a massa óssea é determinada pelo pico de massa óssea que foi atingido e a taxa de perda subsequente. A herança genética é muito importante na determinação da massa óssea. Há tempos, é reconhecido que os negros têm pico de massa óssea maior que os brancos ou asiáticos, e estão relativamente protegidos de osteoporose. Atualmente, parece que, dentro da população de indivíduos brancos, mais da metade da variância em massa óssea é geneticamente determinada. Contudo, numerosos fatores hormonais e ambientais podem reduzir o pico de massa óssea determinado geneticamente ou acelerar a perda de mineral ósseo, e assim representam fatores de risco importantes para osteoporose (Figura 17-19, Tabela 17-10).

O fator etiológico mais importante na osteoporose é a deficiência gonadal de esteroides. A deficiência de estrogênios que ocorre após a menopausa acelera a perda de massa óssea; mulheres pós-menopausa consistentemente têm massa óssea inferior aos homens e uma incidência mais alta de fraturas osteoporóticas. No que diz respeito ao remodelamento ósseo nos homens, a testosterona serve algumas das mesmas funções que os estrogênios nas mulheres, mas o estradiol gerado a partir da aromatização periférica da testosterona é o esteroide gonadal essencial que media o desenvolvimento e a preservação da massa óssea masculina. Homens com hipogonadismo experimentam perda óssea acelerada. Homens em terapia de privação de androgênios para câncer de próstata estão em risco aumentado de perda óssea e fratura. Outro fator de risco importante para perda óssea é o uso de corticosteroides ou o excesso de cortisol endógeno na síndrome de Cushing. Osteoporose induzida por glicocorticoides é uma das complicações mais devastadoras da terapia crônica com esses agentes. Outras medicações, inclusive hormônio tireoidiano em excesso, anticonvulsivantes, terapia crônica com heparina, imobilização, abuso de álcool e tabagismo também são fatores de risco para osteoporose. A dieta também é importante. Como discutido posteriormente, uma ingestão adequada de cálcio e vitamina D é necessária para construir o pico de massa óssea de forma ótima e para minimizar a taxa de perda.

506 Fisiopatologia da Doença

TABELA 17-10   Causas de osteoporose

Osteoporose primária
Envelhecimento
Juvenil
Idiopática (adultos jovens)
Doenças do tecido conectivo
Osteogênese imperfeita
Homocistinúria
Síndrome de Ehlers-Danlos
Síndrome de Marfan
Induzida por fármacos
Corticosteroides
Álcool
Hormônio tireoidiano
Heparina crônica
Anticonvulsivantes
Hematológicas
Mieloma múltiplo
Mastocitose sistêmica
Imobilização
Endócrinas
Hipogonadismo
Hipercortisolismo
Hipertireoidismo
Hiperparatireoidismo
Distúrbios GI
Gastrectomia subtotal
Síndromes de má absorção
Icterícia obstrutiva
Cirrose biliar

Outros fatores da dieta também podem ser importantes. A osteoporose é mais prevalente nas sociedades ocidentais, e tem sido especulado que a ingestão aumentada de proteína e cloreto de sódio na dieta, juntamente com ingestão subótima de potássio ou outros fatores correlatos, podem predispor à osteoporose, talvez por meio de perdas urinárias de cálcio aumentadas. Muitos distúrbios adicionais que afetam os sistemas GI, hematológico e tecido conectivo podem contribuir para o desenvolvimento de osteoporose (Tabela 17-10).

Patogênese

Como o remodelamento ósseo envolve a ressorção de osso por osteoclastos acoplada ao depósito de osso por osteoblastos, perda óssea poderia resultar da ressorção óssea aumentada, formação de osso diminuída, ou uma combinação de ambos os processos. Indivíduos mais jovens com massa óssea baixa normalmente experimentaram pouca formação óssea e acúmulo de osso insuficiente, enquanto a osteoporose da

pós-menopausa é a consequência de ressorção óssea acelerada. A excreção urinária de cálcio e a quebra de produtos de colágeno tipo 1 (p. ex., telopeptídeos N e C) aumentam, e números de osteoclastos e superfícies de ressorção são elevados. A taxa de formação óssea também está ampliada, com um aumento da fosfatase alcalina sérica e do nível sérico da proteína da matriz óssea osteocalcina, ambas refletindo atividade osteoblástica aumentada. A formação óssea, enquanto aumentada, não acompanha a ressorção óssea, e há uma perda líquida de massa óssea no período da menopausa. Esse estado de alta rotatividade é o resultado direto da deficiência de estrogênio, e pode ser revertido pela terapia de reposição estrogênica.

A fase acelerada da perda óssea da deficiência de estrogênio começa imediatamente no período da menopausa (natural ou cirúrgica). Ela é mais evidente no osso trabecular, o compartimento que é remodelado mais rapidamente. De 5 a 10% do mineral de osso trabecular da coluna é perdido anualmente em mulheres pós-menopausa inicial; fraturas por osteoporose em tais mulheres pós-menopausa inicial frequentemente são na coluna, um local de osso principalmente trabecular. Após 5 a 15 anos, a velocidade da perda óssea fica mais lenta, de modo que depois dos 65 anos de idade a taxa anual de perda óssea é semelhante em ambos os sexos.

A base celular para ativação da ressorção óssea no estado de deficiência de estrogênio não é completamente compreendida, mas envolve aumento da liberação de citocinas, como interleucina-6, a partir de células no microambiente ósseo em deficiência de estrogênio. Essas citocinas aumentam a expressão de RANK-L e diminuem a expressão de OPG em células do estroma e osteoblastos. Essas alterações importantes juntas promovem um desequilíbrio no remodelamento ósseo que favorece osteoclastogênese e ressorção óssea.

A patogênese da perda óssea relacionada com a idade é menos assegurada. A massa óssea é relativamente estável na quarta e quinta décadas de vida, acelera por 5 a 10 anos em mulheres no período da menopausa, e então continua ao longo da vida em uma taxa mais lenta que é semelhante em homens e mulheres.

Um fator importante na patogênese da perda óssea relacionada com a idade é uma deficiência relativa de cálcio e $1,25\text{-}(OH)_2D$. A capacidade do intestino de absorver cálcio diminui com a idade. Como as perdas renais de cálcio são obrigatórias, uma eficiência diminuída da absorção de cálcio significa que a ingestão de cálcio na dieta deve ser aumentada para prevenir um equilíbrio de cálcio negativo. Estima-se que cerca de 1.200 mg/d de cálcio elemento são necessários para manter o equilíbrio de cálcio em pessoas com mais de 65 anos de idade (Tabela 17-11). Mulheres norte-americanas nesse grupo etário geralmente ingerem 500 a 600 mg de cálcio diariamente; as ingestões de cálcio dos homens são um tanto mais altas. Além disso, indivíduos mais velhos podem ser deficientes em vitamina D, dificultando ainda mais sua capacidade de absorver cálcio. A 25-(OH)D mostra variabilidade sazonal com níveis mais baixos e hiperparatireoidismo secundário leve evidentes no fim do inverno.

O nível de PTH aumenta com a idade devido a mudanças em múltiplos sistemas de órgãos com o envelhecimento.

TABELA 17-11 **Ingestões recomendadas de cálcio e vitamina D**

Idade	Cálcio (mg/d)	Vitamina D (UI/d)
0-6 meses	200	400
6-12 meses	260	400
1-3 anos	700	600
4-8 anos	1.000	600
9-13 anos	1.300	600
14-18 anos	1.300	600
19-30 anos	1.000	600
31-50 anos	1.000	600
51-70 anos (mulheres)	1.200	600
51-70 anos (homens)	1.000	600
70+ anos	1.200	800

Legenda: UI, unidades internacionais.

Há uma diminuição da massa de tecido renal funcional em decorrência da idade que poderia levar à diminuição da síntese renal de 1,25-(OH)$_2$D, o que liberaria diretamente a secreção de PTH de sua inibição normal por 1,25-(OH)$_2$D. O nível reduzido de 1,25-(OH)$_2$D diminui a absorção de cálcio, exacerbando uma incapacidade intrínseca do intestino em envelhecimento de absorver cálcio normalmente. Hiperparatireoidismo secundário resulta do efeito duplo da deficiência de 1,25-(OH)$_2$D na glândula paratireoide e no intestino. Além disso, a responsividade da glândula paratireoide à inibição por cálcio é reduzida com o envelhecimento. O hiperparatireoidismo do idoso pode resultar dos efeitos combinados da idade sobre o rim, o intestino e as glândulas paratireoides.

A provisão de um suplemento dietético com vitamina D adequada reduz a taxa de perda óssea relacionada com a idade e protege contra fraturas. Isso sugere que absorção reduzida de cálcio e hiperparatireoidismo secundário desempenham papéis significativos na patogênese da osteoporose nos idosos. Contudo, suplementos de cálcio e vitamina D de modo isolado não melhoram completamente o risco de fratura.

Na osteoporose secundária associada à administração de glicocorticoides ou alcoolismo, há uma redução acentuada das taxas de formação óssea e dos níveis séricos de osteocalcina. É provável que os glicocorticoides produzam uma síndrome devastadora de osteoporose em virtude da perda rápida de osso que resulta da formação óssea francamente deprimida diante de ressorção óssea normal ou mesmo aumentada. Além disso, os glicocorticoides diminuem a absorção intestinal de cálcio e vitamina D e aumentam as perdas urinárias de cálcio.

A forma de osteoporose secundária associada com imobilização é outro exemplo de um estado de ressorção com desacoplamento marcante de ressorção e formação de osso, e é caracterizada por hipercalciúria e supressão de PTH. Quando indivíduos com um alto estado preexistente de remodelamento ósseo (p. ex., adolescentes e pacientes com hipertireoidismo ou doença de Paget) são imobilizados, a ressorção óssea pode ser acelerada o bastante para produzir hipercalcemia.

Manifestações clínicas

A osteoporose é assintomática até o momento em que produz fraturas e deformidades. Fraturas típicas de osteoporose ocorrem na coluna, no quadril e no punho (fratura de Colles). Em mulheres, a incidência de fraturas do punho aumenta na menopausa, e então permanecem relativamente estáveis nesta taxa aumentada com a idade. A incidência de fraturas do quadril e das vértebras aumenta rapidamente com o envelhecimento, tanto em homens quanto em mulheres (Figura 17-20). Os corpos vertebrais podem ser esmagados, resultando em diminuição da estatura, ou formar uma cunha no sentido anterior, resultando em perda de estatura e cifose. A cifose dorsal de mulheres idosas ("corcunda da viúva") resulta da formação de cunha no sentido anterior de múltiplas vértebras torácicas. As fraturas da coluna podem ser agudas e dolorosas, ou podem ocorrer gradualmente e se manifestar apenas como cifose ou diminuição de estatura.

A complicação de osteoporose com morbidade e mortalidade mais altas é fratura do quadril. Geralmente, as fraturas do quadril ocorrem em idosos, com a incidência subindo

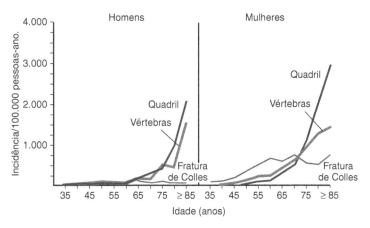

FIGURA 17-20 Taxas de incidência específicas por idade de fraturas do punho, do quadril e vertebrais em homens e mulheres, derivadas de dados de Rochester, Minnesota. (Redesenhada, com permissão, de Cooper C et al. Epidemiology of osteoporosis. Trends Endo Metab. 1992;3:224.)

agudamente depois dos 80 anos de idade. Isso é devido a vários fatores, inclusive à tendência para uma velocidade mais lenta de perda óssea no osso cortical que compõe o quadril em comparação com o osso predominantemente trabecular da coluna, bem como diminuição de função motora e visual com o envelhecimento que resulta em quedas mais frequentes. Os custos pessoais e sociais da fratura do quadril são enormes. Um terço das mulheres norte-americanas que sobrevivam além dos 80 anos de idade sofrerá uma fratura do quadril. A taxa de mortalidade em 6 meses é de aproximadamente 20%, muito disso resultante das complicações de imobilizar pessoas frágeis em um leito de hospital. As complicações incluem embolia pulmonar e pneumonia. Cerca de metade das pessoas idosas com uma fratura do quadril nunca voltará a andar livremente. Os custos em longo prazo da assistência crônica a essas pessoas representam uma grande preocupação social.

O diagnóstico de osteoporose às vezes é feito radiologicamente, mas, em geral, radiografias constituem uma ferramenta diagnóstica insatisfatória. Uma radiografia de tórax deixará passar 30 a 50% dos casos de osteoporose da coluna e, se excessivamente penetrada, pode levar ao diagnóstico de osteoporose em alguém com uma massa óssea normal. A maneira ideal de diagnosticar osteoporose é pela mensuração da densidade mineral óssea por absorciometria com dupla emissão de raios X (DEXA). A técnica é precisa, rápida e barata. A relação entre densidade mineral óssea e risco de fratura é contínua (i.e., quanto mais baixa a densidade mineral do osso, maior o risco de fratura). A osteoporose foi definida pela Organização Mundial da Saúde (OMS) como um valor de densidade mineral óssea de 2,5 desvios-padrão ou mais abaixo do valor normal para um adulto jovem (i.e., um escore T de −2,5 ou menos). Esse ponto de corte foi selecionado com base na observação de que 16% das mulheres brancas pós-menopausa com 50 anos de idade terão valores de densidade óssea do colo do fêmur abaixo de −2,5, e essa população tem um risco de 16% de fratura do quadril no tempo de vida. Contudo, deve ser lembrado de que não há limiar nesse valor, e que mensurações de densidade mineral óssea precisam ser interpretadas considerando outros fatores de risco para fraturas, como idade e propensão para quedas. Um algoritmo de cálculo de risco absoluto de fratura em 10 anos (denominado FRAX) foi recentemente desenvolvido pela OMS. O algoritmo incorpora valores de densidade mineral óssea do colo do fêmur e vários fatores de risco clínicos para determinar a probabilidade em 10 anos de um indivíduo ter uma fratura importante por osteoporose ou do quadril. O URL www.shef.ac.uk/FRAX/ provê acesso ao calculador de risco absoluto de fratura da OMS. Esta ferramenta é útil para determinar a necessidade de tratamento, além dos próprios valores de densidade óssea.

É especialmente importante entender que nem todo risco de fratura é captado por mensurações de densidade mineral óssea, porque a força do osso também é uma função da sua qualidade. A qualidade óssea, determinada pela microarquitetura de um osso, sua força mecânica, suas propriedades materiais e sua capacidade de suportar tensão, pode ser substancialmente diferente em dois indivíduos com a mesma densidade mineral óssea. Técnicas para avaliar a qualidade do osso de forma não invasiva estão sendo pesquisadas ativamente.

É improvável que pessoas idosas com osteoporose sofram uma fratura do quadril a menos que caiam. Fatores de risco para queda incluem fraqueza muscular, deficiência visual, déficit de equilíbrio, uso de sedativos e fatores ambientais. Portanto, estratégias para prevenir quedas são uma parte importante da abordagem ao paciente com osteoporose.

Indivíduos em risco para osteoporose se beneficiam de uma ingestão total de cálcio de cerca de 1.200 a 1.500 mg/d. Isso pode ser conseguido com laticínios ou outros alimentos ricos em cálcio, com alimentos enriquecidos com cálcio, ou com um suplemento de cálcio, como carbonato ou citrato de cálcio. A vitamina D deve ser provida em doses apropriadas para a idade (600 a 800 UI/d). O nível sérico de 25-(OH)D que representa suficiência permanece controvertido, com o Institute of Medicine recomendando um nível de 20 ng/mL, enquanto muitos especialistas em metabolismo ósseo preconizam um nível de mais de 32 ng/mL. As ingestões recomendadas atualmente para cálcio e vitamina D são fornecidas na Tabela 17-11. Suplementação de cálcio em indivíduos mais jovens pode aumentar o pico de massa óssea, mas seu papel ótimo nesse grupo etário ainda não foi determinado. A reposição de estrogênio reduz a perda óssea, alivia as ondas de calor depois da menopausa e diminui o risco de fratura. Isso requer uso concomitante de progestinas em mulheres que não se submeteram a uma histerectomia para prevenir câncer do endométrio, e também aumenta o risco de câncer de mama, acidente vascular encefálico, infarto do miocárdio e tromboembolismo venoso. O perfil de efeitos colaterais dos estrogênios tem limitado seu uso para terapia de curto prazo ao tempo da menopausa, geralmente em mulheres sofrendo de ondas de calor. Outros agentes antirreabsorção disponíveis para tratamento de osteoporose incluem alendronato, risedronato, ibandronato, ácido zolendrônico, calcitonina, raloxifeno e denosumabe. Os primeiros quatro agentes são bisfosfonatos que inibem diretamente a ressorção óssea osteoclástica. Administrada terapeuticamente, a calcitonina diminui a ressorção óssea e pode proteger contra perda óssea e fraturas vertebrais. O raloxifeno, um modulador seletivo da resposta estrogênica, inibe a ressorção óssea como o faz o estrogênio. O raloxifeno não induz alterações do endométrio, e tem ações antagônicas ao estrogênio nas células mamárias que parecem diminuir a incidência de carcinoma de mama em mulheres pós-menopausa. O denosumabe é um anticorpo monoclonal a ligante RANK, e inibe o desenvolvimento e a ativação de osteoclastos. O único agente disponível atualmente que pode estimular a formação de osso é o paratormônio (PTH [1-34]) (teriparatida). Ao contrário da ressorção óssea causada por elevações contínuas de PTH, como ocorre no hiperparatireoidismo, uma injeção diária única de

CAPÍTULO 17 Distúrbios das Glândulas Paratireoides e do Metabolismo do Cálcio e do Fósforo **509**

PTH estimula a formação óssea e, em grau menor, a ressorção óssea, resultando em ganhos líquidos na densidade óssea e na diminuição do risco de fraturas.

PONTO DE CHECAGEM

29. Qual é a importância relativa de fatores hereditários *versus* ambientais ou hormonais em contribuir para osteoporose?
30. Quais são os fatores de risco para osteoporose?
31. Quais são os sintomas e sinais de osteoporose?
32. Quais são os fatores de risco para fratura em um paciente com osteoporose?
33. Quais tratamentos podem prevenir perda óssea?

OSTEOMALACIA

Etiologia

Osteomalacia é definida como um defeito na mineralização do osso. Quando ela ocorre em indivíduos jovens, também afeta a mineralização de cartilagem na placa de crescimento, um distúrbio chamado **raquitismo**. Osteomalacia pode resultar de uma deficiência de vitamina D, uma deficiência de fosfato, uma deficiência hereditária de fosfatase alcalina (hipofosfatasia) ou de agentes que têm efeitos adversos no osso (Tabela 17-12). De modo surpreendente, a deficiência de cálcio na dieta raramente produz osteomalacia, embora alguns casos tenham sido relatados.

A deficiência de vitamina D está se tornando mais comum nos Estados Unidos devido à exposição diminuída à luz solar, ao uso aumentado de protetores solares e a fontes limitadas de vitamina D na dieta. Indivíduos de etnias de pele escura são particularmente vulneráveis, porque eles têm menos síntese cutânea de vitamina D em resposta à luz solar. Leite fortificado é a principal fonte alimentar de vitamina D, mas com 100 UI/xícara de leite pode ser difícil atingir a ingestão diária recomendada de 600 a 800 UI de vitamina D para adultos. Alguns cereais e outros alimentos também têm sido enriquecidos com vitamina D. Além da ingestão insuficiente, a deficiência de vitamina D pode ser resultante de má absorção dessa vitamina lipossolúvel. Raquitismo grave também acontece como parte de três distúrbios hereditários raros da ação da vitamina D: deficiência renal de 1α-hidroxilase, em que a vitamina D não é convertida em $1,25\text{-}(OH)_2D$; receptores mutantes da vitamina D com atividade reduzida; e superprodução de uma proteína ligadora de elemento de resposta hormonal que interfere na ativação (pelo heterodímero receptor de vitamina D-ácido retinoico) de elementos de resposta à vitamina D nos genes.

A deficiência de fosfato com osteomalacia geralmente é causada por perda renal de fosfato herdada ou adquirida. Três formas hereditárias de perda renal de fosfato incluem raqui-

TABELA 17-12 Causas de osteomalacia

Deficiência de vitamina D
Nutricional
Má absorção
Raquitismo hereditário dependente de vitamina D
Deficiência renal de 1α-hidroxilase
Raquitismo hereditário resistente à vitamina D (receptor de vitamina D ausente ou deficiente)
Deficiência de fosfato
Perda renal de fosfato
Hipofosfatemia ligada ao X
Raquitismo hipofosfatêmico autossômico dominante
Raquitismo hipofosfatêmico autossômico recessivo
Raquitismo hipofosfatêmico hereditário com hipercalciúria
Síndrome de Fanconi
Acidose tubular renal (tipo II)
Osteomalacia induzida por tumor (adquirida, associada com tumores mesenquimais e câncer de próstata)
Antiácidos quelantes de fosfato
Deficiência de fosfatase alcalina: hipofosfatasia hereditária
Toxicidade de fármacos
Fluoreto
Alumínio (doença renal crônica)
Etidronato dissódico
Antiácidos quelantes de fosfato
Doença renal crônica

tismo hipofosfatêmico ligado ao X, autossômico dominante ou autossômico recessivo. Osteomalacia e hipofosfatemia também podem resultar de tumores que, muitas vezes, são de origem mesenquimal e, frequentemente, estão localizados na região da cabeça e do pescoço. Muitos desses tumores produzem FGF-23 em excesso (ver anteriormente) e induzem perda renal de fosfato e níveis baixos de $1,25\text{-}(OH)_2D$, finalmente levando à osteomalacia. O gene *FGF23* tem mutações em linhagens familiares com raquitismo hipofosfatêmico autossômico dominante. Famílias com raquitismo hipofosfatêmico ligado ao X têm mutações no gene *PHEX*, que codifica uma endopeptidase, a PHEX. Esta endopeptidase está envolvida na produção e degradação de FGF-23. No raquitismo hipofosfatêmico ligado ao X, os níveis de FGF-23 estão elevados e parecem ser responsáveis pelo fenótipo hipofosfatêmico, embora não esteja claro o papel exato de PHEX no metabolismo de FGF-23.

Patogênese

A deficiência de vitamina D produz osteomalacia em estágios. No estágio inicial, a absorção reduzida de cálcio produz hiper-

510 Fisiopatologia da Doença

paratireoidismo secundário, prevenindo hipocalcemia à custa de excreção renal de fosfata aumentada e hipofosfatemia. Nos estágios tardios, segue-se hipocalcemia, e a hipofosfatemia progride em razão dos efeitos combinados de absorção reduzida e da ação fosfatúrica do PTH. O aporte pobre de minerais ao osso (possivelmente acoplado à ausência de efeitos diretos da vitamina D nos ossos) prejudica a mineralização da matriz óssea. Visto que os osteoblastos continuam a sintetizar matriz óssea, matriz não mineralizada ou osteoide se acumula nas superfícies formadoras de osso.

Manifestações clínicas

Pacientes com osteomalacia têm dor óssea, fraqueza muscular e uma marcha bamboleante. Radiologicamente, eles podem ter massa óssea reduzida, detectável tanto por raios X quanto por densitometria óssea. A particularidade do distúrbio, entretanto, é a pseudofratura: ressorção local de osso que tem o aspecto de uma fratura não deslocada, classicamente nos ramos pubianos, nas clavículas ou nas escápulas. Em crianças com raquitismo, os ossos da perna são arqueados (osteomalacia significa "amolecimento dos ossos"), as junções costocondrais estão aumentadas ("rosário raquítico") e as placas de crescimento estão alargadas e irregulares, refletindo o crescimento de cartilagem não mineralizada que se inclina sob o peso da criança, resultando no arqueamento. Do ponto de vista bioquímico, as particularidades da osteomalacia por deficiência de vitamina D são hipofosfatemia, hiperparatireoidismo, hipocalcemia variável e reduções marcantes do cálcio urinário para menos de 50 mg/d. O nível de 25-(OH)D é baixo. Na deficiência de vitamina D e em outras formas de osteomalacia, os níveis de fosfatase alcalina costumam estar elevados.

Embora o distúrbio possa ser suspeitado fortemente com base clínica e as alterações bioquímicas resumidas previamente sejam confirmadoras, um diagnóstico definitivo de osteomalacia requer o aspecto radiológico de raquitismo, ou pseudofratura, ou uma biópsia de osso característica. Se for feita biópsia óssea para histomorfometria quantitativa, suturas osteoides espessas e uma redução da taxa de mineralização são encontradas. Tratamento com vitamina D, ou reposição agressiva de fosfato em pacientes com perda renal de fosfato, reverterão a osteomalacia e curarão o raquitismo. Na doença renal e nos distúrbios mediados por FGF-23, calcitriol também deve ser fornecido para mineralizar os ossos, porque, nesses distúrbios, a síntese endógena está ausente (doença renal) ou suprimida (distúrbios de FGF-23).

PONTO DE CHECAGEM

34. Quais são as causas de osteomalacia?
35. Quais são os dois estágios em que a deficiência de vitamina D produz osteomalacia?
36. Quais são os sintomas e sinais de osteomalacia?

ESTUDOS DE CASOS

Yeong Kwok, M.D.

(Ver Capítulo 25, p. 729, para Respostas)

CASO 83

Uma mulher de 56 anos vai ao médico de atenção primária queixando-se de fadiga progressiva, fraqueza e dor óssea difusa. Ela diz que seus sintomas têm piorado durante os últimos 2 meses. Sua história médica é notável por hipertensão bem--controlada e cálculos renais recorrentes. O exame físico não é digno de nota. O nível de cálcio sérico está elevado.

Questões

A. Quais são as causas comuns de hipercalcemia? De que você suspeita nesta paciente, e por quê?
B. Qual é a patogênese do hiperparatireoidismo primário? Quais genes têm sido implicados?
C. Como você faria o diagnóstico de hiperparatireoidismo primário?

CAPÍTULO 17 Distúrbios das Glândulas Paratireoides e do Metabolismo do Cálcio e do Fósforo **511**

CASO 84

Uma mulher de 40 anos vai ao médico para discutir algumas anormalidades inesperadas em exames de laboratório. Ela se submeteu a esses exames como parte de um exame para seguro de vida, e constatou-se que ela tinha um nível de cálcio sérico levemente elevado. Ela é sadia, sem problemas médicos; sente-se bem e nega fadiga ou dor. Ela não toma medicação alguma nem suplementos dietéticos. Não há história familiar significativa. Seu exame físico não é digno de nota. Exames de laboratório repetidos confirmam um nível de cálcio sérico levemente elevado, mas também mostram um nível de fósforo sérico normal, níveis intactos de paratormônio (PTH) e de $1,25-(OH)_2D$. Um teste de cálcio urinário de 24 horas retorna com nível baixo, em 60 mg/24 h.

Questões

A. Qual é o diagnóstico provável desta paciente?

B. Qual é a fisiopatologia subjacente desse distúrbio, e como isso leva ao cálcio sérico elevado?

CASO 85

Um homem de 69 anos vai ao médico de atenção primária queixando-se de fadiga, náusea, fraqueza e dor óssea difusa. Ele declara que seus sintomas têm ficado progressivamente piores durante os últimos 2 meses. Além disso, nesse período de tempo ele notou uma perda de peso de 7 kg. Sua esposa, que o acompanhou, também notou que ele parece crescentemente confuso. Sua história médica é notável por hipertensão bem-controlada e doença pulmonar obstrutiva crônica. Ele tem uma história de tabagismo por fumar 100 maços por ano. Ao exame físico, ele aparenta enfermidade crônica e está magro. Os sinais vitais são notáveis por pressão arterial de 120/85 mmHg, frequência cardíaca de 98 bpm e frequência respiratória de 16/min. Os pulmões têm fase expiratória aumentada, com leve sibilância na expiração. Ele tem murmúrio vesicular diminuído na base esquerda. O restante do exame não é digno de nota. Um nível de cálcio sérico está acentuadamente elevado. Suspeita-se de hipercalcemia por neoplasia maligna.

Questões

A. Quais tumores geralmente causam hipercalcemia? Qual é provável neste paciente?

B. Como você esperaria que estivesse o nível sérico de PTH do paciente? E quanto ao PTHrP sérico? Por quê?

C. Como a secreção de PTHrP causa hipercalcemia?

CASO 86

Uma mulher de 32 anos apresenta-se ao departamento de emergência com queixas de espasmos involuntários na mão. Ela declara que quando trabalhava dobrando roupas teve um espasmo intenso súbito de sua mão direita, de tal modo que seus dedos fletiram. O espasmo foi muito doloroso e durou vários minutos, regredindo espontaneamente. Ela está com 6 meses de gestação. Sua história médica é notável por tireoidectomia após tumor da tireoide 3 anos antes. Ela está tomando hormônio tireoidiano sintético e um polivitamínico pré-natal. A história familiar não é digna de nota. Ao exame físico, ela tem sinais de Chvostek e Trousseau positivos. Afora isso, o exame não é digno de nota. O nível de cálcio sérico está baixo. Suspeita-se de hipoparatireoidismo como uma complicação da cirurgia de tireoide.

Questões

A. Qual é o mecanismo pelo qual a cirurgia de tireoide pode resultar em hipocalcemia? Por que ela pode estar sintomática somente agora?

B. O que é sinal de Chvostek? E de Trousseau? O que cada um representa?

C. O que você esperaria do nível sérico de fosfato desta paciente? E do PTH sérico? Por quê?

512 Fisiopatologia da Doença

CASO 87

Uma mulher de 23 anos vai ao médico de atenção primária queixando-se de diarreia. A diarreia é descrita como profusa e aquosa e tem ficado progressivamente pior durante os últimos 2 meses. Ela não tem dejeções sanguinolentas ou pretas. A condição não piora com alimentação e não está associada com febre, calafrios, sudorese, náusea ou vômitos. Na revisão de sistemas, ela diz que notou uma perda de peso de 2,5 kg nos últimos 3 meses. Ela também observa rubor ocasional. Nega alguma história familiar significativa. Ao exame físico, ela é uma mulher branca, magra, sem sofrimento agudo. Ela está afebril, com uma pressão arterial de 100/60 mmHg, frequência cardíaca de 100 bpm e frequência respiratória de 14/min. O exame da cabeça não é digno de nota. O exame do pescoço revela nódulos duros bilaterais da tireoide, um nódulo de 2 cm no polo superior direito, e um nódulo de 1,5 cm no polo superior esquerdo. Ela tem um gânglio linfático firme de 1 cm na cadeia cervical anterior direita. Os pulmões estão limpos. O exame do coração manifesta taquicardia leve, com ritmo regular e sem bulhas extras. O abdome tem ruídos hidroaéreos hiperativos e é mole, indolor, sem distensão e sem tumorações. O exame da pele não revela exantemas. Suspeita-se de carcinoma medular da tireoide.

Questões

A. Qual é a causa da diarreia desta paciente? E do rubor?
B. Como você faria um diagnóstico de carcinoma medular da tireoide?
C. Quais outros exames você solicitaria? Por quê?

CASO 88

Uma mulher de 72 anos de idade apresenta-se na emergência após uma queda em sua casa. Ela escorregou em água derramada na cozinha. Ela foi incapaz de se levantar depois da queda, e foi encontrada no chão da cozinha pelo filho que passou lá após o trabalho. Ela se queixa de dor intensa no quadril direito. Ao exame, ela tem equimoses sobre o quadril direito. A amplitude de movimentos do quadril direito está acentuadamente diminuída, com dor tanto à rotação interna quanto à externa. Uma radiografia revela fratura do quadril e provável massa óssea baixa. A história suscita preocupação sobre osteoporose.

Questões

A. Quais são as causas importantes de osteoporose?
B. Quais são as causas prováveis de osteoporose nesta paciente e a patogênese subjacente de cada uma?
C. Quais são os fatores de risco para fraturas em pacientes com osteoporose?
D. Quais são as complicações comuns das fraturas do quadril?
E. Quais tratamentos estão disponíveis para prevenir perda óssea?

CASO 89

Uma mulher de 93 anos de idade é levada ao departamento de emergência em ambulância por "falta de desenvolvimento". Hoje, as filhas estavam tentando rolá-la para fazer a sua higiene, e a paciente caiu da cama para o chão. Elas não têm conseguido pagar pelos medicamentos há vários meses. Por muitos meses, a paciente tem se alimentado somente de caldo, em razão da dificuldade de mastigar e deglutir. Ao exame, ela está pálida, com obesidade central, atrofia das extremidades e contraturas em flexão dos membros superior e inferior direitos. Ao exame da cabeça e do pescoço, ela tem atrofia temporal, queda facial à direitos, conjuntivas pálidas e membranas mucosas secas. Os pulmões estão limpos à ausculta. O exame cardíaco é notável por B_4 em galope. Ela geme quando suas extremidades são palpadas. Os resultados de laboratório mostram hipocalcemia, hipofosfatemia e fosfatase alcalina elevada. Radiografias da pelve revelam massa óssea baixa e "pseudofratura" dos ramos pubianos. Suspeita-se de osteomalacia.

Questões

A. Quais são as causas de osteomalacia? Qual causa você suspeita nesta paciente? Por quê?

B. Qual é a patogênese da osteomalacia nesta paciente?

C. O que você esperaria ver em uma biópsia óssea para histomorfometria quantitativa?

REFERÊNCIAS

Metabolismo ósseo e mineral geral e vitamina D

Chakravarti B et al. Signaling through the extracellular calcium-sensing receptor (CaSR). Adv Exp Med Biol. 2012;740:103–42. [PMID: 22453940]

Christakos S. Recent advances in our understanding of 1,25dihydroxyvitamin D(3) regulation of intestinal calcium absorption. Arch Biochem Biophys. 2012 Jul 1;523(1):73–6. [PMID: 22230327]

Civitelli R et al. Calcium and phosphate homeostasis: concerted interplay of new regulators. J Endocrinol Invest. 2011 Jul;34 (7 Suppl):3–7. [PMID: 21985972]

Egbuna OI et al. Hypercalcaemic and hypocalcaemic conditions due to calcium-sensing receptor mutations. Best Pract Res Clin Rheumatol. 2008 Mar;22(1):129–48. [PMID: 18328986]

Endres DB. Investigation of hypercalcemia. Clin Biochem. 2012 Aug;45(12):954–63. [PMID: 22569596]

Nakashima T et al. New regulation mechanisms of osteoclast differentiation. Ann NY Acad Sci. 2011 Dec;1240:E13–8. [PMID: 22360322]

Piret SE et al. Mouse models for inherited endocrine and metabolic disorders. J Endocrinol. 2011 Dec;211(3):211–30. [PMID: 21765099]

Rosen CJ et al. The nonskeletal effects of vitamin D: an Endocrine Society scientific statement. Endocr Rev. 2012 Jun;33(3):456–92. [PMID: 22596255]

Silva BC et al. Catabolic and anabolic actions of parathyroid hormone on the skeleton. J Endocrinol Invest. 2011 Nov;34(10):801–10. [PMID: 2194608]

Vilardaga JP et al. Molecular basis of parathyroid hormone receptor signaling and trafficking: a family B GPCR paradigm. Cell Mol Life Sci. 2011 Jan;68(1):1–13. [PMID: 20703892]

Hiperparatireoidismo

Bilezikian JP. Primary hyperparathyroidism. Endocr Pract. 2012 Sep–Oct;18(5):781–90. [PMID: 22982802]

Cetani F et al. Molecular pathogenesis of primary hyperparathyroidism. J Endocrinol Invest. 2011 Jul;34(7 Suppl):35–9. [PMID: 21985978]

Eastell R et al. Diagnosis of asymptomatic primary hyperparathyroidism: proceedings of the third international workshop. J Clin Endocrinol Metab. 2009 Feb;94(2):340–50. [PMID: 19193909]

Lemos MC et al. Multiple endocrine neoplasia type 1 (MEN1): analysis of 1336 mutations reported in the first decade following identification of the gene. Hum Mutat. 2008 Jan;29(1):22–32. [PMID: 17879353]

Marcocci C et al. Clinical practice. Primary hyperparathyroidism. N Engl J Med. 2011 Dec 22;365(25):2389–97. [PMID: 22187986]

Marcocci C et al. Parathyroid carcinoma. J Bone Miner Res. 2008 Dec;23(12):1869–80. [PMID: 19016595]

Mosekilde L. Primary hyperparathyroidism and the skeleton. Clin Endocrinol (Oxf). 2008 Jul;69(1):1–19. [PMID: 18167138]

Newey PJ et al. Parafibromin—functional insights. J Intern Med. 2009 Jul;266(1):84–98. [PMID: 19522828]

Newey PJ et al. Role of multiple endocrine neoplasia type1 mutational analysis in clinical practice. Endocr Pract. 2011 Jul–Aug;17 (Suppl 3):8–17. [PMID: 21454234]

Pepe J et al. Sporadic and hereditary primary hyperparathyroidism. J Endocrinol Invest. 2011 Jul;34(Suppl 7):40–4. [PMID: 21985979]

Sharretts JM et al. Clinical and molecular genetics of parathyroid neoplasms. Best Pract Res Clin Endocrinol Metab. 2010 Jun;24(3):491–502. [PMID: 20833339]

Hipercalcemia hipocalciúrica familiar (benigna) e hiperparatireoidismo primário neonatal grave

Christensen SE et al. Familial hypocalciuric hypercalcaemia: a review. Curr Opin Endocrinol Diabetes Obes. 2011 Dec;18(6):359–70. [PMID: 21986511]

Eldeiry LS et al. Primary hyperparathyroidism and familial hypocalciuric hypercalcemia: relationship and clinical implications. Endocr Pract. 2012 May–Jun;18(3):412–7. [PMID: 22232026]

Hannan FM et al. Identification of 70 calcium-sensing receptor mutations in hyper- and hypo-calcaemic patients: evidence for clustering of extracellular domain mutations at calcium-binding sites. Hum Mol Genet. 2012 Jan 15;21(12):2768–78. [PMID: 22422767]

Fator-23 de crescimento de fibroblastos e manejo de fosfato

Bergwitz C et al. FGF23 and syndromes of abnormal renal phosphate handling. Adv Exp Med Biol. 2012;728:41–64. [PMID: 22396161]

Farrow EG et al. Recent advances in renal phosphate handling. Nat Rev Nephrol. 2010 Apr;6(4):207–17. [PMID: 20177401]

Hori M et al. Minireview: fibroblast growth factor 23 in phosphate homeostasis and bone metabolism. Endocrinology. 2011 Jan;152(1):4–10. [PMID: 21084445]

Silver J et al. FGF23 and the parathyroid. Adv Exp Med Biol. 2012;728:92–9. [PMID: 22396164]

Hipercalcemia das neoplasias malignas

Clines GA. Mechanisms and treatment of hypercalcemia of malignancy. Curr Opin Endocrinol Diabetes Obes. 2011 Dec;18(6):339–46. [PMID: 21897221]

McCauley LK et al. Twenty-five years of PTHrP progress: from cancer hormone to multifunctional cytokine. J Bone Miner Res. 2012 Jun;27(6):1231–9. [PMID: 22549910]

Mundy GR et al. PTH-related peptide (PTHrP) in hypercalcemia. J Am Soc Nephrol. 2008 Apr;19(4):672–5. [PMID: 18256357]

Sterling JA et al. Advances in the biology of bone metastasis: how the skeleton affects tumor behavior. Bone. 2011 Jan;48(1):6–15. [PMID: 20643235]

Wysolmerski JJ. Parathyroid hormone-related protein: an update. J Clin Endocrinol Metab. 2012 Sept;97(9):2947–56. [PMID: 22745236]

Hipoparatireoidismo e hipocalcemia

Bastepe M. The GNAS locus and pseudohypoparathyroidism. Adv Exp Med Biol. 2008;626:27–40. [PMID: 18372789]

Bilezikian JP et al. Hypoparathyroidism in the adult: epidemiology, diagnosis, pathophysiology, target-organ involvement, treatment, and challenges for future research. J Bone Miner Res. 2011 Oct;26(10):2317–37. [PMID: 21812031]

Brown EM. Anti-parathyroid and anti-calcium sensing receptor antibodies in autoimmune hypoparathyroidism. Endocrinol Metab Clin North Am. 2009 Jun;38(2):437–45. [PMID: 19328421]

Cooper MS et al. Diagnosis and management of hypocalcemia. BMJ. 2008 Jun 7;336(7656):1298–302. [PMID: 18535072]

Gennery AR. Immunological aspects of 22q11.2 deletion syndrome. Cell Mol Life Sci. 2012 Jan;69(1):17–27. [PMID: 21984609]

Grigorieva IV et al. Transcription factors in parathyroid development: lessons from hypoparathyroid disorders. Ann NY Acad Sci. 2011 Nov;1237:24–38. [PMID: 22082362]

Husebye ES et al. Clinical manifestations and management of patients with autoimmune polyendocrine syndrome type 1. J Intern Med. 2009 May;265(5):514–29. [PMID: 19382991]

Izzi B et al. Recent advances in GNAS epigenetic research of pseudohypoparathyroidism. Curr Mol Med. 2012 Jun;12(5):566–73. [PMID: 22300135]

Jääskeläinen J et al. Autoimmune polyendocrinopathy-candidosis-ectodermal dystrophy (APECED)—a diagnostic and therapeutic challenge. Pediatr Endocrinol Rev. 2009 Dec;7(2):15–28. [PMID: 20118890]

Mantovani G. Clinical review: pseudohypoparathyroidism: diagnosis and treatment. J Clin Endo Metab. 2011 Oct;96(10):3020–30. [PMID: 21816789]

Shoback D. Clinical practice. Hypoparathyroidism. N Engl J Med. 2008 Jul 24;359(4):391–403. [PMID: 18650515]

Waterfield M et al. Clues to immune tolerance: the monogenic autoimmune syndromes. Ann N Y Acad Sci. 2010 Dec;1214:138–55. [PMID: 20969580]

Carcinoma medular da tireoide

Deshpande HA et al. Efficacy and tolerability of pharmacotherapy options for the treatment of medullary thyroid cancer. Clin Med Insights Oncol. 2012;6:355–62. [PMID: 23133319]

Erovic BM et al. Prognostic and predictive markers in medullary thyroid carcinoma. Endocr Pathol. 2012 Dec;23(4):232–42. [PMID: 23150029]

Figlioli G et al. Medullary thyroid carcinoma (MTC) and RET proto-oncogene: mutation spectrum in the familial cases and a meta-analysis of studies on the sporadic form. Mutat Res. 2013 Jan–Mar;752(1):36–44. [PMID: 23059849]

Strosberg JR. Update on the management of unusual neuroendocrine tumors: pheochromocytoma and paraganglioma, medullary thyroid cancer and adrenocortical carcinoma. Semin Oncol. 2013 Feb;40(1):120–33. [PMID: 23391119]

Osteoporose

Dawson-Hughes B et al. National Osteoporosis Foundation Guide Committee. Implications of absolute fracture risk assessment for osteoporosis practice guidelines in the USA. Osteoporos Int. 2008 Apr;19(4):449–58. [PMID: 18292975]

Dempster DW et al. Role of RANK ligand and denosumab, a targeted RANK ligand inhibitor, in bone health and osteoporosis: a review of preclinical and clinical data. Clin Ther. 2012 Mar;34(3):521–36. [PMID: 22440513]

Drake MT et al. Male osteoporosis. Endocrinol Metab Clin North Am. 2012 Sep;41(3):629–41. [PMID: 22877433]

Eastell R et al. Bisphosphonates for postmenopausal osteoporosis. Bone. 2011 Jul;49(1):82–8. [PMID: 21349354]

Grossman JM et al. American College of Rheumatology 2010 recommendations for the prevention and treatment of glucocorticoid-induced osteoporosis. Arthritis Care Res (Hoboken). 2010 Nov;62(11):1515–26. [PMID: 20662044]

Khosla S et al. Clinical practice. Osteopenia. N Engl J Med. 2007 May 31;356(22):2293–300. [PMID: 17538088]

Lewiecki EM. In the clinic. Osteoporosis. Ann Intern Med. 2011 Jul 5;155(1):ITC1-1–15. [PMID: 21727287]

McCloskey E et al. Fracture risk assessment. Clin Biochem. 2012 Aug;45(12):887–93. [PMID: 22579965]

National Osteoporosis Foundation. 2010 Clinician's Guide to Prevention and Treatment of Osteoporosis. http://www.nof.org /fi les/ nof/public/content/file/344/upload/159.pdf.

U.S. Department of Health and Human Services. *Bone Health and Osteoporosis: A Report of the Surgeon General.* Rockville, MD: U.S. Department of Health and Human Services, Office of the Surgeon General, 2004. http://www.surgeongeneral.gov/library

Osteomalacia e raquitismo

Binkley N et al. Low vitamin D status: definition, prevalence, consequences, and correction. Endocrinol Metab Clin North Am. 2010 Jun;39(2):287–301. [PMID: 20511052]

Carpenter TO. The expanding family of hypophosphatemic syndromes. J Bone Miner Metab. 2012 Jan;30(1):1–9. [PMID: 22167381]

Chong WH et al. Tumor-induced osteomalacia. Endocr Relat Cancer. 2011 Jun 8;18(3):R53–77. [PMID: 21490240]

Holick MF. Vitamin D deficiency. N Engl J Med. 2007 Jul 19;357(3):266–81. [PMID: 17634462]

Rosen CJ. Clinical practice. Vitamin D insufficiency. N Engl J Med. 2011 Jan 20;364(3):248–54. [PMID: 21247315]

CAPÍTULO

Distúrbios do Pâncreas Endócrino

18

Janet L. Funk, M.D.

Insulina e **glucagon**, os dois principais hormônios que controlam o armazenamento e a utilização de energia, são produzidos pelas células das ilhotas no pâncreas. As **células das ilhotas** estão distribuídas em cachos ao longo de todo o pâncreas exócrino. Juntas, elas compreendem o pâncreas endócrino. **Diabetes melito**, um distúrbio heterogêneo, é a doença mais comum do pâncreas endócrino. Afetando 8% da popula-

ção adulta do mundo em 2011, a prevalência de diabetes continua a aumentar mundialmente, tendo mais que duplicado ao longo das últimas três décadas. Tumores pancreáticos que secretam quantidades excessivas de hormônios específicos das células das ilhotas são muito menos comuns, mas suas apresentações clínicas destacam os papéis reguladores importantes de cada hormônio.

ESTRUTURA E FUNÇÃO NORMAL DAS ILHOTAS PANCREÁTICAS

ANATOMIA E HISTOLOGIA

O pâncreas endócrino é composto por ninhos de células (**ilhotas de Langerhans**) que estão distribuídos ao longo do pâncreas exócrino. Este aspecto anatômico permite seu isolamento enzimático do pâncreas exócrino, para transplante de células das ilhotas. Embora sejam milhões, as ilhotas multicelulares compreendem apenas 1% do pâncreas total. O pâncreas endócrino tem grande capacidade de reserva; mais de 70% das células β secretoras de insulina precisam ser perdidas antes que ocorra disfunção. Cada um dos quatro tipos principais de células das ilhotas fabrica um produto secretor diferente. As **células β secretoras de insulina** constituem o tipo celular predominante (60%). A maior parte das células remanescentes das ilhotas, **células α secretoras de glucagon (30%)** e **células δ secretoras de somatostatina (< 10%)**, secretam hormônios que contrabalançam os efeitos da insulina. Um quarto tipo de células das ilhotas, a **célula secretora de polipeptídeo pancreático (PP) (< 1%)**, está localizado principalmente no lobo posterior da cabeça do pâncreas, uma região embriologicamente distinta que recebe um suprimento de sangue diferente.

As ilhotas são vascularizadas muito mais ricamente que os tecidos do pâncreas exócrino (Capítulo 15), com pelo menos uma arteríola importante suprindo cada ilhota. A maioria das células das ilhotas são intimamente posicionadas em relação à vasculatura e às células das ilhotas de tipos opostos, sugerindo um papel importante para efeitos endócrinos

(via microcirculação) e/ou parácrinos intrailhotas (via interstício) sobre a liberação de hormônios (Figura 18-1). O sangue das ilhotas drena, então, para a veia porta hepática. Assim, os hormônios das células das ilhotas passam diretamente para o fígado, um local importante de ação do glucagon e da insulina, antes de prosseguir para a circulação sistêmica, possibilitando níveis hepáticos dos hormônios pancreáticos muito mais altos que os sistêmicos.

As ilhotas também são inervadas abundantemente. Tanto axônios parassimpáticos quanto simpáticos entram nas ilhotas e fazem contato direto com as células ou terminam no espaço intersticial entre as células. A regulação neural da liberação de hormônios das células das ilhotas, tanto diretamente, por meio das fibras simpáticas, quanto indiretamente, por meio da estimulação da liberação de catecolaminas pela medula da glândula suprarrenal, desempenha um papel essencial na homeostase da glicose durante estresse.

PONTO DE CHECAGEM

1. Qual porcentagem das ilhotas deve ser perdida antes que a disfunção pancreática endócrina se torne evidente?

2. Identifique as principais células secretoras de hormônios em uma ilhota de Langerhans.

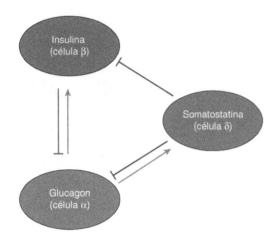

FIGURA 18-1 Diagrama esquemático indicando regulação parácrina/endócrina de hormônios das células das ilhotas. Inibição é indicada por uma linha romba; estimulação, por uma seta.

FISIOLOGIA

1. Insulina

Síntese e metabolismo da insulina

A **insulina** é uma proteína composta por duas cadeias de peptídeos (cadeias A e B) conectadas por duas pontes dissulfeto (Figura 18-2). O precursor da insulina, **pré-pró-insulina** (PM 11.500), é sintetizado nos ribossomos e entra no retículo endoplasmático das células β, onde é clivado prontamente por enzimas microssômicas para formar pró-insulina (PM 9.000). A **pró-insulina**, consistindo em cadeias A e B juntas por um **peptídeo C** de 31 aminoácidos, é transportada para o aparelho de Golgi, onde é embalada dentro de vesículas secretoras. Na vesícula secretora, a pró-insulina é clivada em dois locais para formar insulina (51 aminoácidos; PM 5.808) e o fragmento peptídeo C (Figura 18-2). A secreção de insulina é, portanto, acompanhada por uma secreção equimolar de peptídeo C, e também por quantidades pequenas de pró-insulina que escapam da clivagem. No ambiente ácido dos grânulos secretores, a insulina armazenada forma um hexâmero em associação com átomos de zinco, desassociando-se em monômeros ativos à secreção. A insulina tem uma meia-vida circulatória de 3 a 5 minutos e é catabolizada tanto no fígado quanto no rim. Aproximadamente 50% da insulina são catabolizadas em sua primeira passagem pelo fígado depois de secretada pelo pâncreas para a veia porta. Em contrapartida, peptídeo C e pró-insulina são catabolizados somente pelo rim e, portanto, têm meias-vidas três a quatro vezes mais longas que a da própria insulina. Insulina humana recombinante ou análogos correlatos, que aumentam a formação de monômeros (ação rápida) ou diminuem a solubilidade (ação mais longa), são usados clinicamente para tratar diabetes.

Regulação da secreção

A glicose é o estimulante fisiológico primário da liberação de insulina (Figura 18-3). A entrada de glicose em células β é facilitada por um ou mais **transportadores de glicose** (GLUT-1, GLUT-2 e/ou GLUT-3), que estão em excesso à glicose e possibilitam o transporte bidirecional de glicose, criando um equilíbrio entre as concentrações de glicose extracelular e in-

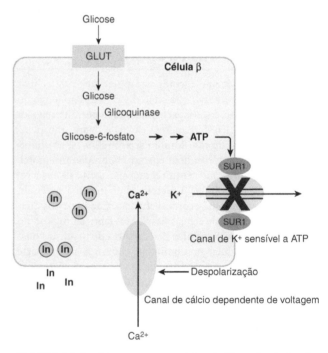

FIGURA 18-3 Diagrama esquemático da liberação de insulina da célula β glicose-estimulada. A glicose entra na célula β via difusão mediada por GLUT. O metabolismo da glicose, cujo primeiro passo é controlado por glicoquinase, resulta em produção de ATP. O ATP citosólico, sentido pela subunidade receptora de sulfonilureia (SUR1) dos canais de K+ dependentes de ATP (K_{ATP}), bloqueia os canais K_{ATP} e o efluxo de K+, resultando em despolarização celular. Isso permite que o Ca²⁺ entre via canais de cálcio dependentes de voltagem, estimulando a exocitose de grânulos secretores contendo insulina.

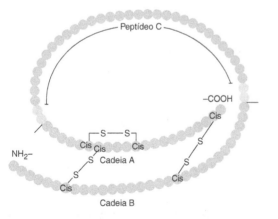

FIGURA 18-2 Sequência de aminoácidos e estrutura covalente da pró-insulina humana. Enzimas conversoras separam peptídeo C da insulina (resíduos alaranjados). (Redesenhada de Kohler PO et al., eds. *Clinical Endocrinology.* Copyright © 1986 Elsevier.)

tracelular. Uma vez na célula, o metabolismo da glicose – em vez da própria glicose – estimula a secreção de insulina.

A **glicoquinase**, uma enzima com baixa afinidade para glicose cuja atividade é regulada pela glicose, controla o primeiro passo limitador de velocidade no metabolismo da glicose – a fosforilação da glicose para formar glicose-6-fosfato. Acredita-se que essa enzima, ao determinar a velocidade da glicólise, funcione como o **sensor de glicose** da célula β. A glicólise produz um aumento do trifosfato de adenosina (ATP), que é sentido pela subunidade receptora de sulfonilureia de canais de K^+ dependentes de ATP (K_{ATP}) na membrana da célula β, resultando em um fechamento do canal. A despolarização celular resultante permite que Ca^{2+} entre, desencadeando a exocitose de grânulos contendo insulina. Os fármacos sulfonilureias usados para tratar diabetes tipo 2 estimulam a secreção de insulina de maneira glicose-independente por ligação à subunidade receptora de sulfonilureia e bloqueio de K_{ATP}.

Embora a glicose seja o estimulador mais potente da liberação de insulina, outros fatores, como aminoácidos ingeridos em uma refeição ou estimulação vagal, também resultam em liberação de insulina (Tabela 18-1).

TABELA 18-1 Regulação da liberação de hormônios das células das ilhotas

	Liberação de insulina de células β	Liberação de somatostatina de células δ	Liberação de glucagon de células α
Nutrientes			
Glicose	↑	↑	↓
Aminoácidos	↑	↑	↑
Ácidos graxos	–	–	↓
Cetonas	–	–	↓
Hormônios			
Hormônios entéricos			
GLP-1	↑	↓	↓
GIP	↑	↓	↑
Insulina	↓	↓?	↓
GABA	–	↓	↓
Somatostatina	↓	↓	↓
Glucagon	↑	↑	–
Cortisol	–	–	↑
Catecolaminas	↓ (α-adrenérgicos)	–	↑ (β-adrenérgicos)
Neurais			
Vagais	↑	–	↑
α-Adrenérgicos	↑	–	↑
β-Adrenérgicos	↓	–	↓

Legenda: ↑, aumentado; ↓, diminuído; –, nenhum efeito ou nenhum efeito conhecido.

Até 50% da secreção de insulina em resposta a uma carga oral de glicose podem ser atribuídos a hormônios entéricos (**incretinas**), como **peptídeo-1 semelhante a glucagon** (GLP-1), que são liberados após ingestão oral de nutrientes e aumentam a secreção de insulina glicose-estimulada pelas células β por meio da ativação de vias de sinalização AMPc/PKA subsequente à ligação a seus receptores acoplados à proteína G. O glucagon, de modo semelhante, também aumenta a secreção de insulina regulada pela glicose. Esse efeito contrarregulador permite liberação hepática de gliconeose mediada pela insulina após a gliconeogênese induzida pelo glucagon. Essa secreção de insulina é inibida pela somatostatina e por catecolaminas.

Mecanismo de ação

A insulina exerce seus efeitos por ligação a **receptores de insulina** presentes na superfície de células-alvo (**Figura 18-4**). Receptores de insulina estão presentes no fígado, nos músculos e na gordura, os tecidos clássicos sensíveis à insulina, responsáveis pela homeostase da energia. Além disso, a insulina pode mediar outros efeitos em tecidos-alvo não clássicos, como ovário, por meio de interação com receptores de insulina ou por reatividade cruzada com receptores de **fator-1 de crescimento semelhante à insulina** (IGF-1). A ligação da insulina a seu receptor causa ativação de uma região de tirosina-quinase do receptor e autofosforilação do receptor. A ativação do receptor de insulina inicia uma cascata de fosforilação dentro da célula, começando com a fosforilação de uma rede de proteínas de ancoragem (**substratos de receptor de insulina [IRSs]**) que engajam e amplificam as moléculas de sinalização a jusante, levando finalmente aos efeitos biológicos da insulina (p. ex., translocação do transportador de glicose GLUT-4 às membranas plasmáticas de células musculares e adiposas e ativação de glicogênio sintase hepática).

Efeitos

A insulina desempenha um papel importante na homeostase da energia (Tabela 18-2). Ela medeia mudanças no metabolismo da energia por meio de seus efeitos em três tecidos principais: fígado, músculos e gordura. Nestes tecidos, a insulina promove armazenagem da energia (anabolismo) e impede a quebra e liberação da energia que já foi armazenada (catabolismo). A falta total de insulina é incompatível com a vida, e isso também é verdadeiro para o excesso de insulina.

No fígado, a insulina promove armazenagem da energia por estimulação da síntese e armazenagem de glicogênio. A insulina impede o efluxo hepático de glicose por inibição da gliconeogênese (síntese de glicose) e glicogenólise (quebra de glicogênio). Também por estimular a glicólise (metabolismo da glicose em piruvato), a insulina promove a formação de precursores para síntese de ácidos graxos. A insulina estimula lipogênese (biossíntese de ácidos graxos a partir da glicose) enquanto inibe a oxidação de ácidos graxos e a produção de corpos cetônicos (cetogênese), uma energia alternativa produzida somente no fígado que pode ser usada pelo encéfalo quando glicose não está disponível.

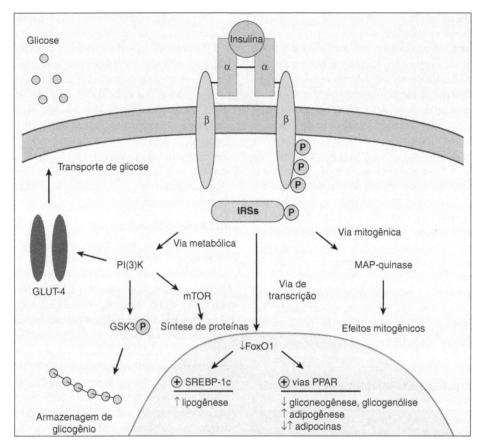

FIGURA 18-4 Modelo de sinalização de receptor de insulina. O receptor de insulina é composto por duas subunidades α e duas β ligadas por pontes dissulfeto. A ligação de insulina às subunidades α extracelulares ativa uma tirosina-quinase presente no domínio citoplasmático da subunidade β, resultando em autofosforilação da subunidade β. Ativação de quinase receptora é também o primeiro passo crítico em uma cascata de eventos intracelulares que começa com fosforilação de múltiplas proteínas de ancoragem (substratos receptores de insulina [IRSs]). Uma vez ativadas, essas proteínas multifuncionais iniciam vias complexas de sinalização intracelular. A ligação de IRS a fosfatidilinositol 3-quinase (PI3-K) inicia uma via metabólica, estimulando a captação de glicose por translocação do transportador de glicose, GLUT-4, à superfície de células de músculo esquelético e adiposas; estimulando a armazenagem de glicose pela inativação (via fosforilação) de glicogênio sintase-quinase 3 (GSK3) e subsequente desfosforilação e ativação de glicogênio sintase; e aumentando a síntese de proteínas via ativação da proteína-quinase serina/treonina, alvo mecanístico de rapamicina (mTOR). Em contrapartida, efeitos mitogênicos da insulina são mediados por uma via de proteína-quinase ativada por mitógeno (MAP). Adicionalmente, ocorrem efeitos de transcrição importantes, muitos dos quais envolvem inativação (via fosforilação) do fator de transcrição FoxO1, que é abundante em tecidos sensíveis à insulina. Essa mudança, em conjunto com efeitos de outros fatores de transcrição (SREBP-1c, PPARs), possibilita efeitos adicionais mediados por insulina, inclusive lipogênese aumentada *versus* gliconeogênese e glicogenólise diminuídas no fígado, juntamente com adipogênese e armazenagem de lipídeos aumentadas no tecido adiposo.

Embora a captação hepática de glicose, que ocorre por meio de transportadores GLUT-2 de baixa afinidade, não seja regulada por insulina, a captação de glicose tanto em músculo quanto em gordura é regulada por insulina, o que causa a translocação rápida de um transportador de glicose (GLUT-4) sensível à insulina à superfície dessas células. A captação de glicose por músculo é responsável pela maior parte (85%) da disponibilidade de glicose estimulada por insulina. No músculo, a insulina promove a armazenagem de glicose por estimulação da síntese do glicogênio e inibição de seu catabolismo. A insulina também estimula a síntese proteica no músculo.

A insulina estimula armazenagem de gordura no tecido adiposo por estimulação da lipase lipoproteica, a enzima que hidrolisa os triglicerídeos carreados nas VLDLs (lipoproteínas de densidade muito baixa) e outras lipoproteínas ricas em

CAPÍTULO 18 Distúrbios do Pâncreas Endócrino **521**

TABELA 18-2 Regulação hormonal da homeostase de energia

	Insulina	Somatostatina	Glucagon	Catecolaminas	Cortisol	Hormônio do crescimento
Fígado						
Armazenagem da energia						
Glicogênese	↑		↓			
Síntese de lipídeos	↑		↓			
Queima da energia						
Glicogenólise	↓		↑	↑		↑
Gliconeogênese	↓		↑	↑	↑	↑
Oxidação de ácidos graxos ou cetogênese	↓		↑			
Rins						
Queima da energia						
Gliconeogênese	↓			↑		
Músculos						
Armazenagem da energia						
Captação de glicose ou glicogênese	↑			↓	↓	↓
Queima da energia						
Catabolismo proteico	↓				↑	
Tecido adiposo						
Armazenagem da energia						
Lipólise de lipoproteínas	↑					
Esterificação de ácidos graxos	↑					
Queima da energia						
Lipólise de gordura armazenada	↓			↑	↑	↑
Pâncreas						
Secreção de:						
Insulina (célula β)	↓	↓	↑	↓		
Glucagon (célula α)	↓	↓		↑	↑	↑
Somatostatina (célula δ)	(↓?)	↓	↑			

Legenda: ↑, aumentado; ↓, diminuído.

triglicerídeos para formar ácidos graxos, que podem então ser englobados pelas células adiposas. A captação aumentada de glicose por suprarregulação do transportador GLUT-4 também ajuda na armazenagem de gordura, porque isso aumenta os níveis de glicerol fosfato, um substrato na esterificação de ácidos graxos livres, que são então armazenados como triglicerídeos. Nos adipócitos, a insulina também inibe lipólise,

impedindo a liberação de ácidos graxos, que são substratos potenciais para a síntese hepática de corpos cetônicos, e/ou de triglicerídeos VLDL. A insulina exerce esse efeito por impedir a fosforilação de lipase hormônio-sensível, assim inativando a enzima que hidrolisa triglicerídeos armazenados em ácidos graxos liberáveis. Juntas, essas alterações resultam em aumento da armazenagem de gordura no tecido adiposo.

PONTO DE CHECAGEM

3. Qual é a meia-vida da insulina? Como ela é catabolizada? Qual porcentagem é extraída na primeira passagem pelo fígado?
4. Como as meias-vidas do peptídeo C e da pró-insulina se comparam com a da insulina?
5. Liste as principais substâncias que estimulam a secreção de insulina.
6. Quais características do transportador de glicose de célula β possibilitam que os níveis intracelulares de glicose se igualem aos do espaço extracelular?
7. Qual é o provável "sensor de glicose" na célula β?
8. Quais são os principais inibidores da secreção de insulina?
9. Quais são os pensamentos atuais sobre mecanismos de ação da insulina?
10. Quais tecidos são dependentes de insulina para captação de glicose?
11. Quais são as três maneiras como a insulina estimula a armazenagem de gordura?

2. Glucagon

Síntese e metabolismo

O glucagon, um peptídeo de 29 aminoácidos, é produzido em células α do pâncreas pelo processamento proteolítico do pró-glucagon, uma proteína precursora maior. Além do pâncreas, o pró-glucagon também é expresso no intestino e no encéfalo. Enquanto o glucagon é o principal metabólito bioativo produzido na célula α pancreática, o processamento diferencial por células L no intestino resulta na produção de peptídeo semelhante a glucagon (GLP)-1 e GLP-2 em resposta a uma refeição (Figura 18-5). Esse processamento tecido-específico resulta em peptídeos com efeitos opostos no metabolismo de carboidratos; o glucagon pancreático é contraposto aos efeitos hepáticos da insulina, ao passo que os GLPs atuam como **incretinas**, peptídeos derivados do intestino que aumentam a secreção de insulina glicose-estimulada. A meia-vida circulante do glucagon é de 3 a 6 minutos. Como a insulina, o glucagon é metabolizado no fígado e nos rins, e estes, em vez do fígado, desempenham um papel significativo. Análogos de ação prolongada do GLP-1, que também estimulam a proliferação de células β e aumentam a massa dessas células, ou inibidores de enzimas que estendem a meia-vida de GLP-1 endógeno representam uma classe de fármacos mais novos e importantes usados no tratamento de diabetes melito tipo 2.

Regulação da secreção

Ao contrário da estimulação da secreção de insulina pela glicose, a secreção de glucagon é inibida por glicose (Tabela 18-1). Entretanto, a importância relativa do sensoriamento direto de glicose pela célula α *versus* efeitos indiretos parácrinos/endócrinos de outros fatores pancreáticos na regulação da secreção de glucagon é objeto de debate. Evidências atuais sugerem que a insulina desempenha um papel importante na modulação (i.e., inibição) da secreção de glucagon. Além disso, a perda dos efeitos supressores da insulina pancreática aumentada no diabetes em resposta à hiperglicemia resulta em um nível inapropriadamente alto de glucagon, que contribui para a hiperglicemia do diabetes melito. Outros fatores pancreáticos que inibem a secreção de glucagon incluem a somatostatina

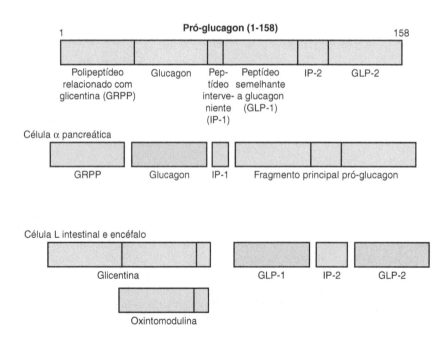

FIGURA 18-5 Processamento pós-traducional órgão-específico do pró-glucagon. O principal peptídeo produzido está em cor de laranja.

e dois produtos secretores adicionais das células β, **ácido γ-aminobutírico (GABA)** e **zinco insulina-associado.** Como a insulina, a secreção de glucagon é estimulada por aminoácidos, um aspecto regulador importante no metabolismo de refeições de proteína. Em contrapartida, ácidos graxos e cetonas inibem a secreção de glucagon. Outros hormônios contrarreguladores, como catecolaminas (por meio de um efeito β-adrenérgico predominante) e cortisol, estimulam a liberação de glucagon.

Mecanismo de ação

O principal papel biológico do glucagon é manter níveis normais de glicose durante o jejum pela indução da produção hepática de glicose, contrabalançando, assim, os efeitos hepáticos da insulina. Portanto, o fígado é o principal órgão-alvo para ação do glucagon. O glucagon liga-se a um receptor de glucagon acoplado à proteína G presente na superfície celular de hepatócitos, ativando adenilato-ciclase e gerando AMPc. O AMP cíclico ativa proteína-quinase A, que ativa a transcrição gênica para as enzimas responsáveis pela atividade biológica do glucagon no fígado e, subsequentemente, fosforila e ativa essas mesmas enzimas. Há também alguma evidência de que o receptor de glucagon possa agir por meio de um mecanismo independente de adenilato-ciclase por estimulação da fosfolipase C.

Efeitos

As ações do glucagon foram demonstradas primeiramente em 1921 por Banting e Best, quando eles observaram uma hiperglicemia leve transitória precedendo a hipoglicemia induzida por insulina ao testar extratos pancreáticos *in vivo*. O glucagon é um **hormônio contrarregulador**, agindo de modo catabólico para se opor aos efeitos da insulina. De fato, injeções de glucagon são usadas clinicamente para tratar hipoglicemia grave. Os efeitos hepáticos do glucagon (Tabela 18-2) incluem os seguintes: (1) efluxo hepático de glicose aumentado por meio da liberação de estoques de glicose (glicogenólise) e, em conjunto com outros hormônios contrarreguladores, estimulação da síntese hepática de glicose (gliconeogênese); (2) captação hepática de aminoácidos aumentada, o que serve de energia para a gliconeogênese; e (3) estimulação da oxidação de ácidos graxos e cetogênese, fornecendo energia alternativa (**corpos cetônicos**) que pode ser usada pelo encéfalo quando glicose não está disponível. O significado fisiológico de receptores de glucagon em tecido não hepático (do rim, adiposo, do pâncreas) é menos certo. Por exemplo, o glucagon, embora menos potente, compartilha com GLP-1 a capacidade de aumentar a secreção de insulina por células β glicose-induzida.

3. Somatostatina

Síntese, metabolismo e regulação da secreção

Como o pré-pró-glucagon, a pré-pró-somatostatina é sintetizada no pâncreas, trato GI e encéfalo, onde é processada de forma distinta, tecido-específica, para produzir vários peptídeos biologicamente ativos. A somatostatina 14 (SS-14), a primeira somatostatina a ser isolada, é um peptídeo de 14 aminoácidos que foi descoberto inicialmente

no hipotálamo como o fator responsável pela inibição da liberação de hormônio do crescimento. Somente mais tarde foi reconhecido que células δ do pâncreas também secretam SS-14. No encéfalo e intestino, a somatostatina-28 (SS-28), um peptídeo estendido aminoterminal que inclui a sequência de 14 aminoácidos de SS-14, também é produzida por meio da pré-pró-somatostatina e tem uma faixa de ação comparável à da SS-14, mas uma potência um tanto maior. A meia-vida da somatostatina (< 3 minutos) é mais curta que a da insulina ou a do glucagon. Como tem sido mostrado que a somatostatina inibe a síntese e secreção da maioria dos hormônios peptídeos, análogos sintéticos da somatostatina, como a octreotida, que têm uma meia-vida muito mais longa (horas), têm sido desenvolvidos para uso clínico na inibição da produção ectópica de hormônios peptídeos por uma variedade de tumores. Os mesmos secretagogos que estimulam a secreção de insulina também estimulam a somatostatina (Tabela 18-1). Estes incluem glicose, aminoácidos, hormônios entéricos e glucagon.

Mecanismo de ação e efeitos

A somatostatina exerce seus efeitos por meio de ligação a uma família de receptores (SST1-5) acoplados à proteína G inibidora (G_i), que estão distribuídos de modo tecido-específico. Em todos os tecidos onde somatostatina é produzida, ela atua principalmente de modo inibidor. No pâncreas endócrino, acredita-se que a somatostatina aja por meio de efeitos parácrinos sobre as outras células das ilhotas, inibindo a liberação de insulina e glucagon (Tabela 18-1) e de PP. Além disso, a somatostatina atua de modo autócrino para inibir sua própria liberação. No trato GI, a somatostatina retarda a absorção de nutrientes por meio de vários mecanismos, inclusive inibição da motilidade intestinal, inibição de vários peptídeos entéricos e inibição da função pancreática exócrina. Consistente com os múltiplos efeitos inidores desse peptídeo, o análogo sintético da somatostatina, octreotida, tem vários usos clínicos, inclusive inibição da produção de hormônio por adenomas hipofisários, inibição de certos tipos de diarreia crônica, inibição de crescimento tumoral e inibição de sangramento por varizes esofágicas.

4. Polipeptídeo pancreático

O **polipeptídeo pancreático** (**PP**), um peptídeo de 36 aminoácidos, é produzido pelas células PP (células F) nas ilhotas do lobo posterior da cabeça do pâncreas, e é liberado em resposta a uma refeição mista, um efeito que parece ser mediado por estimulação proteica e vagal. Mesmo que seja conhecido, há tempos, por inibir motilidade gastrintestinal e secreções exócrinas pancreáticas, evidências recentes sugerem que o PP também pode controlar saciedade e peso, inibindo ingestão de alimentos e estimulando gasto de energia. Esses últimos efeitos do PP (um membro da família do neuropeptídeo Y de hormônios peptídeos) são mediados centralmente, por meio de ligação a um receptor Y4 acoplado à proteína G inibidora, e acredita-se que envolvam inibição de atividade hepática de nervo vagal aferente.

PONTO DE CHECAGEM

12. Quais são os estimuladores e inibidores importantes da secreção de glucagon?
13. Qual é o principal órgão-alvo para o glucagon? Quais são os mecanismos de ação do glucagon?
14. Quais vias metabólicas são sensíveis ao glucagon, e como elas são afetadas?
15. Qual hormônio antagoniza o efeito do glucagon nas vias metabólicas?
16. No corpo, onde o glucagon é produzido, além de nas ilhotas de Langerhans?
17. Por quais mecanismos os GLPs podem aumentar a secreção de insulina glicose-estimulada?
18. Qual é o papel da somatostatina nas ilhotas de Langerhans?

5. Controle hormonal do metabolismo dos carboidratos

O metabolismo dos carboidratos é controlado principalmente pelas quantidades relativas de insulina e glucagon produzidas pelo pâncreas endócrino (Tabela 18-2; Figura 18-6). Em contrapartida, a desregulação de ambos os hormônios contribui para hiperglicemia no diabetes. Em condições normais, quando os níveis plasmáticos de glicose estão altos, predominam as ações da insulina, inclusive a supressão de glucagon. A armazenagem de energia é promovida pela estimulação por insulina do armazenamento de glicogênio, no fígado; captação de glicose, síntese de glicogênio e síntese de proteínas, pelos músculos; e armazenagem de gordura, pelo tecido adiposo. A insulina inibe a mobilização de substratos dos tecidos periféricos e se opõe a quaisquer efeitos do glucagon sobre a estimulação do efluxo hepático de glicose.

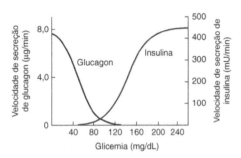

FIGURA 18-6 Velocidades médias de aporte de insulina e glucagon a partir de um pâncreas artificial em vários níveis de glicemia. O aparelho foi programado para estabelecer e manter glicemia normal em 9 pacientes com DM tipo 1. Os valores para efluxo hormonal aproximam-se do efluxo do pâncreas humano normal. O formato da curva da insulina também se assemelha à resposta de insulina de células β incubadas a concentrações graduadas de glicose. (Copyright © 1977 American Diabetes Association. Marliss EB et al. Normalization of glycemia in diabetics during meals with insulin and glucagon delivery by the artificial pancreas. Diabetes. 1977;26:663-72. Reimpressa, com permissão, da American Diabetes Association.)

Em contrapartida, quando os níveis de glicose estão baixos, os níveis plasmáticos de insulina são suprimidos e os efeitos do glucagon predominam no fígado (i.e., efluxo hepático de glicose aumentado e formação de corpos cetônicos). Na ausência de insulina, a captação de glicose pelo músculo é marcantemente diminuída, e gordura é mobilizada a partir do tecido adiposo. Portanto, com a insulinopenia, sobrecargas de glicose não podem ser depuradas e substratos para gliconeogênese hepática (aminoácidos, glicerol) e cetogênese (ácidos graxos) – processos que são estimulados por glucagon – são aumentados.

Estado de jejum

Após um jejum noturno, o fígado desempenha um papel primário na manutenção da glicemia ao produzir glicose na mesma proporção em que ela é utilizada pelos tecidos em repouso. A captação e utilização de glicose ocorrem predominantemente em tecidos que não requerem insulina para captação de glicose, como o encéfalo. O efluxo hepático de glicose é estimulado por glucagon e é devido, principalmente, à glicogenólise, que pode fornecer, em média, um suprimento de glicose de 8 horas. Os baixos níveis de insulina que estão presentes (secreção basal de 0,25 a 1,0 unidade/h) são insuficientes para bloquear a liberação de ácidos graxos da gordura, que provê energia para músculos (oxidação de ácidos graxos) e substrato para cetogênese hepática. Entretanto, esses níveis de insulina são suficientes para impedir lipólise excessiva, cetogênese e gliconeogênese, prevenindo hiperglicemia e cetoacidose.

Em decorrência de jejum prolongado, (> 24 a 60 horas), os estoques de glicogênio no fígado são exauridos. Os níveis de glucagon se elevam levemente, e os níveis de insulina declinam ainda mais. A gliconeogênese torna-se então a única fonte de produção hepática de glicose, usando substratos como aminoácidos que são mobilizados da periferia em uma proporção maior. Devido à inanição, ocorre uma troca no fígado de gliconeogênese para produção de cetonas, uma fonte alternativa de energia que fornece 90% da energia usada pelo encéfalo, um órgão essencial que é responsável por 25% das necessidades metabólicas basais de energia. Dessa maneira, a sobrevida é prolongada quando a proteína do músculo é conservada em favor do aumento da mobilização de ácidos graxos do tecido adiposo, um processo possível pela insulinopenia aumentada. O fígado então converte ácidos graxos em corpos cetônicos, um processo que é estimulado por glucagon. Devido ao jejum prolongado ou à inanição, o rim também começa a contribuir significativamente para gliconeogênese.

Estado de alimentação

Com a ingestão de uma carga de carboidratos, a secreção de insulina é estimulada e a de glucagon é suprimida. A produção hepática de glicose e cetogênese são suprimidas pela alta razão insulina-glucagon. A insulina estimula o armazenamento de glicogênio no fígado. A captação de glicose mediada por insulina, que ocorre principalmente nos músculos, também é estimulada, bem como a síntese muscular de glicogênio. Armazenagem de gordura ocorre no tecido adiposo.

Após a ingestão de uma refeição de proteína, tanto insulina quanto glucagon são estimulados. Dessa forma, a insulina

CAPÍTULO 18 Distúrbios do Pâncreas Endócrino **525**

estimula a captação de aminoácidos e a formação de proteína pelos músculos. Entretanto, a estimulação do efluxo hepático de glicose por glucagon contrabalança a tendência da insulina de causar hipoglicemia.

Condições de estresse

Durante o estresse intenso, quando o aporte de energia ao encéfalo está em risco, **hormônios contrarreguladores**, além do glucagon, agem de forma sinérgica. Eles mantêm os níveis de glicemia por maximizar o efluxo hepático de glicose e a mobilização periférica de substratos e minimizar o armazenamento de energia. **Glucagon** e **adrenalina** levam minutos para elevar a glicemia, enquanto os efeitos contrarreguladores de **cortisol** e **hormônio do crescimento** levam várias horas. Adrenalina, cortisol e hormônio do crescimento estimulam a liberação de glucagon, enquanto a adrenalina inibe insulina, aumentando, assim, de forma máxima, a razão glucagon--insulina. Além disso, esses três hormônios agem diretamente sobre o fígado para aumentar a produção hepática de glicose, e perifericamente para estimular lipólise e inibir a captação de glicose sensível à insulina. Durante o estresse intenso, a hiperglicemia pode, na verdade, resultar dos efeitos combinados de hormônios contrarreguladores.

Efeitos semelhantes, porém menos acentuados, ocorrem em resposta ao exercício, quando glucagon, catecolaminas e, em grau menor, cortisol, ajudam a satisfazer o aumento muito superior das taxas de utilização de glicose devido aos músculos em exercício, efeitos que se tornam possíveis pelo aumento do efluxo hepático de glicose e lipólise dos estoques de gordura, por uma redução dos níveis de insulina. Níveis baixos de insulina também permitem que os músculos usem o glicogênio estocado para prover energia.

Papel da gliconeogênese renal na homeostase da glicose

Tanto rim quanto fígado expressam as enzimas necessárias para aumentar o *pool* de glicose por gliconeogênese e a secreção de glicose armazenada como glicogênio. Enquanto o rim contribui pouco para o estoque de glicose durante um jejum noturno, ele contribui com aproximadamente 50% da produção endógena de glicose durante um jejum prolongado (> 40 horas). Uma vez que seus estoques de glicogênio são mínimos, nos rins predomina a gliconeogênese, processo estimulado pela adrenalina, não afetado pelo glucagon e inibido pela insulina.

PONTO DE CHECAGEM

19. Em estados de insulinopenia, por que estão aumentados os substratos para gliconeogênese e cetogênese?

20. Qual é o efeito de uma refeição de proteína sobre secreção de insulina *versus* de glucagon?

21. Qual é a diferença no curso de ação no tempo dos vários hormônios contrarreguladores?

FISIOPATOLOGIA DE DISTÚRBIOS PANCREÁTICOS ENDÓCRINOS SELECIONADOS

DIABETES MELITO

Diabetes melito é um distúrbio heterogêneo definido pela presença de hiperglicemia. Critérios diagnósticos para diabetes incluem os seguintes: (1) um nível de glicose plasmática em jejum de 126 mg/dL ou mais, (2) sintomas clássicos de hiperglicemia mais um nível de glicose plasmática aleatório de 200 mg/dL ou mais, ou (3) um nível de glicose plasmática de 200 mg/dL ou mais após uma dose oral de 75 g de glicose (**teste de tolerância à glicose oral**, **TTGO**). Recentemente, depois do estabelecimento de ensaios padronizados, a hemoglobina glicosilada (Hb_{A1C}), que se correlaciona com aumentos crônicos de glicose, tem sido utilizada para diagnosticar diabetes quando são documentados níveis de Hb_{A1C} de 6,5% ou mais usando-se uma metodologia apropriada.

Em todos os casos, a hiperglicemia deve-se a uma deficiência funcional de ação da insulina. Ação deficiente da insulina pode ser consequência da diminuição da secreção de insulina pelas células β do pâncreas, da resposta diminuída dos tecidos-alvo à insulina (**resistência à insulina**), ou do aumento dos hormônios contrarreguladores que se opõem aos efeitos da insulina. As contribuições relativas desses três fatores formam a base para classificação desse distúrbio em subtipos, e também ajudam a explicar as apresentações clínicas características de cada subtipo (Tabela 18-3).

A prevalência mundial de diabetes, que tem aumentado ao longo das últimas décadas, alcançou 8% em 2011 nos indivíduos com 20 anos de idade ou mais (e uma prevalência de 11% nos Estados Unidos). Acredita-se que mais de 90% dos casos de diabetes melito ocorram no contexto de uma predisposição genética, e são classificados como **diabetes melito (DM) tipo 1** ou **DM tipo 2** (Tabelas 18-3 e 18-4). O DM tipo 1 é muito menos comum que o DM tipo 2, sendo responsável por 5 a 10% dos casos de diabetes primário. O DM tipo 1 caracteriza-se por destruição autoimune de células β pancreáticas resultando em deficiência grave de insulina. Em uma minoria dos pacientes, a causa do DM tipo 1 é desconhecida. A doença afeta comumente indivíduos com menos de 30 anos de idade; um pico bimodal de incidência ocorre em torno da idade de 5 a 7 anos e na puberdade. Embora a destruição autoimune das células β não aconteça de forma aguda, os sintomas clínicos geralmente o fazem. Os pacientes se apresentam depois de apenas dias ou semanas de poliúria, polidipsia e perda de peso com concentrações séricas de glicose acentuadamente elevadas. **Corpos cetônicos** também estão aumentados em virtude da falta acentuada de insulina, resultando em acidose grave,

526 Fisiopatologia da Doença

TABELA 18-3   Classificação etiológica do diabetes melito

I. Diabetes tipo 1 (destruição de células β, geralmente levando à deficiência absoluta de insulina)	4. Fibrose cística	F. Infecções
	5. Hemocromatose	1. Rubéola congênita
A. Imunomediado	6. Pancreatopatia fibrocalculosa	2. Citomegalovírus
B. Idiopático	7. Outras	3. Outras
II. Diabetes tipo 2 (pode variar de resistência predominante à insulina com deficiência relativa de insulina a um defeito secretor predominante com resistência à insulina)	D. Endocrinopatias	G. Formas incomuns de diabetes imunomediado
	1. Acromegalia	1. Síndrome "do homem rígido"
	2. Síndrome de Cushing	2. Anticorpos antirreceptor de insulina
III. Outros tipos específicos	3. Glucagonoma	3. Outras
A. Defeitos genéticos de função de células β	4. Feocromocitoma	H. Outras síndromes genéticas algumas vezes associadas com diabetes
1. MODY 3 (Cromossomo 12, HNF-1α)	5. Hipertireoidismo	1. Síndrome de Down
2. MODY 2 (Cromossomo 7, glicoquinase)	6. Somatostatinoma	2. Síndrome de Klinefelter
3. MODY 1 (Cromossomo 20, HNF-4α)	7. Aldosteronoma	3. Síndrome de Turner
4. MODY, outras formas raras	8. Outras	4. Síndrome de Wolfram
5. Diabetes neonatal transitório (p. ex., defeito de *imprinting* em 6q24)	E. Induzido por fármacos ou produtos químicos	5. Ataxia de Friedreich
6. Diabetes neonatal permanente (p. ex., gene codificando subunidade de célula β K_{ATP})	1. Vacor (N-3-piridilmetil-N'-p--nitrofenilureia [PNU])	6. Coreia de Huntington
		7. Síndrome de Laurence-Moon-Biedl
7. DNA mitocondrial	2. Pentamidina	8. Distrofia miotônica
8. Outros	3. Ácido nicotínico	9. Porfiria
B. Defeitos genéticos na ação da insulina	4. Glicocorticoides	10. Síndrome de Prader-Willi
1. Resistência à insulina tipo A	5. Hormônio tireoidiano	11. Outras
2. Leprechaunismo	6. Diazóxido	IV. Diabetes melito gestacional
3. Síndrome de Rabson-Mendenhall	7. Agonistas β-adrenérgicos	
4. Diabetes lipoatrófico	8. Tiazídicos	
5. Outros	9. Fenitoína	
C. Doenças do pâncreas exócrino	10. Interferon-α	
1. Pancreatite	11. Outros	
2. Trauma, pancreatectomia		
3. Neoplasia		

Modificada e reproduzida, com permissão, da American Diabetes Association. Diagnosis and classsification of diabetes mellitus. Diabetes Care. 2013;36(Suppl1):S11-66.

potencialmente fatal (**cetoacidose diabética**). Pacientes com DM tipo 1 precisam de tratamento com insulina.

O DM tipo 2 difere do DM tipo 1 em várias maneiras distintas (Tabela 18-4): ele é responsável pela grande maioria dos casos de diabetes (90 a 95%); tem um componente genético mais forte; ocorre mais comumente em adultos; aumenta de prevalência em decorrência da idade (i.e., 18% dos indivíduos com mais de 65 anos de idade, mundialmente, ou 27% nos Estados Unidos); ocorre mais comumente em populações americanas nativas, americanas mexicanas e afro-americanas nos Estados Unidos; e está associado com resistência aumentada aos efeitos da insulina em seus locais de ação bem como a uma diminuição da secreção de insulina pelo pâncreas. Está associado frequentemente com obesidade (85% dos casos), um fator adicional que aumenta a resistência à insulina. Assim, a prevalência crescente de diabetes em todo o mundo tem sido associada a uma prevalência crescente de obesidade (12%). **Resistência à insulina** é a particularidade do DM tipo 2. Como esses pacientes com frequência têm quantidades variáveis de secreção residual de insulina que impedem hiperglicemia grave ou cetose, eles muitas vezes são assintomáticos e são diagnosticados após 5 a 7 anos do início real da doença (hiperglicemia franca) pela descoberta de uma glicose em jejum elevada em exames de triagem de rotina. Pesquisas de triagem populacionais mostram que, notavelmente, 30% dos casos de DM tipo 2 nos Estados Unidos e 50% dos casos mundialmente permanecem não diagnosticados. Adicionalmente, estima-se que um terço da população adulta nos Estados Unidos é resistente à insulina e, portanto, está em um estado pré-diabético (normoglicêmico). Uma vez diagnosticados com DM tipo 2, a maioria dos indivíduos (70%) é tratada com modificação do estilo de vida (p. ex., dieta, exercício, controle do peso), isola-

CAPÍTULO 18   Distúrbios do Pâncreas Endócrino   **527**

TABELA 18-4   Alguns aspectos que distinguem diabetes melito tipo 1 de diabetes melito tipo 2

	DM tipo 1	DM tipo 2
Epidemiologia		
Idade ao diagnóstico	Infância	Adulta
		(*Incidência aumentando com a obesidade em crianças*)
Prevalência (nos EUA)	0,2%, idade < 20 anos	11%, idade > 20 anos
Fenótipo		
Secreção anormal de insulina por células β	Deficiência absoluta	Secreção deficiente
Resistência à insulina	Não	Sim
Obesidade	Não	Sim
IMC	Geralmente < 25	> 25 em 85%; > 30 em 50%
Doença autoimune	Sim	Não
Anticorpos a células das ilhotas	Em 90%	
Gatilhos ambientais postulados	Infecções virais, exposições na dieta (leite de vaca, cereais)	Obesidade (dieta, exercício)
Genótipo		
Concordância em gêmeos monozigóticos	< 50%	> 70%
Incidência na prole		
Um dos pais afetado	2-5%	15%
Ambos os pais afetados	10%	50%
Loci genéticos associados com risco	Genes HLA de classe II	Conjuntos heterogêneos de genes interativos

Legenda: IMC, índice de massa corporal = peso (kg)/altura^2 (m^2).

damente ou em combinação com medicamentos que (1) aumentam a secreção endógena de insulina aumenta a secreção endógena de insulina glicose-independente (sulfonilureias), (2) amplificam a secreção endógena de insulina glicose-dependente (incretinas, como GLP-1), (3) diminuem a resistência à insulina em tecidos hepáticos ou periféricos (p. ex., metformina ou glitazonas, respectivamente), ou (4) interferem na absorção intestinal de carboidratos (p. ex., inibidores intestinais de α-glicosidase). Uma classe nova de fármacos que inibem o transportador responsável pela reabsorção renal de glicose (cotransportador 2 de sódio-glicose [SGLT2]) também está sendo desenvolvida para uso no DM tipo 2. Pacientes diabéticos tipo 2 geralmente não requerem tratamento com insulina para sobrevivência. Contudo, alguns pacientes com DM tipo 2 avançado são tratados com insulina para conseguir controle ótimo da glicose.

Uma epidemia de DM tipo 2 está ocorrendo em todo o mundo, particularmente em populações não europeias; tem sido estimado que 1 em cada 3 crianças nascidas depois do ano 2000 desenvolverá diabetes, particularmente DM tipo 2, em seu tempo de vida. Assim, enquanto o DM tipo 1 permanece a causa mais comum em crianças com menos de 10 anos de idade (independentemente da etnia) e em crianças mais velhas, brancas não hispânicas, o DM tipo 2 é responsável por mais de 50% dos diagnósticos em crianças mais velhas de ancestralidade hispânica, afro-americana, americana nativa, e asiática de ilhas do Pacífico. Em todos os grupos etários e etnias, essa incidência aumentada de DM tipo 2 está associada com obesidade.

Outras causas de diabetes, responsáveis por menos de 5% dos casos, incluem processos que destroem o pâncreas (p. ex., pancreatite), inibem a secreção de insulina especificamente (p. ex., defeitos genéticos de células β [MODY], induzem resistência à insulina (p. ex., certos inibidores de protease do HIV) ou aumentam hormônios contrarreguladores (p. ex., síndrome de Cushing) (Tabela 18-3, parte III). As apresentações clínicas nesses casos dependem da natureza exata do processo, e não são discutidas neste livro.

O **diabetes melito gestacional** ocorre em mulheres grávidas, com uma incidência variando de 3 a 8%, na população geral, até 16% em mulheres norte-americanas nativas (Tabela 18-3, parte IV). Pode recorrer em gestações subsequentes e tende a ser resolvido com o parto. A prevalência de diabetes melito gestacional em uma população varia em proporção direta à prevalência de diabetes. Até 50% dessas mulheres com diabetes melito gestacional progridem para diabetes estabelecido (predominantemente DM tipo 2). O diabetes gestacional geralmente ocorre na segunda metade da gestação, precipitado pelos níveis crescentes de hormônios como somatomamotrofina coriônica, progesterona, cortisol e prolactina, que têm efeitos contrarreguladores anti-insulina. Em razão de seus efeitos potenciais adversos sobre o desfecho fetal, o diabetes gestacional nos Estados Unidos atualmente é diagnosticado, ou descartado, por triagem de rotina com uma carga oral de glicose às 24 semanas de gestação naquelas com risco médio, ou na primeira visita do pré-natal em populações de alto risco – obesas, com mais de 25 anos de idade, história familiar de diabetes ou membro de um grupo étnico com uma prevalência alta de diabetes.

Etiologia

A. Diabetes melito tipo 1

O DM tipo 1 é uma doença autoimune causada pela destruição seletiva de células β pancreáticas por linfócitos T alvejando antígenos maldefinidos de células β. A incidência de DM tipo 1, embora mais baixa que a do DM tipo 2, parece estar aumentando em todo o mundo. No início de doença, infiltrados linfocitários de células CD4+, ativadoras de macrófagos, e células CD8+ citotóxicas, secretoras de citocinas, circundam as células β necróticas. A destruição autoimune da célula β ocorre gradualmente ao longo de vários anos, até que seja perdida uma massa de células β suficiente para causar sintomas de deficiência de insulina. Na ocasião do diagnóstico, a inflamação em andamento está presente em algumas ilhotas, enquanto outras ilhotas estão atrofiadas e consistem somente em células α secretoras de glucagon e em células δ secretoras de somatostatina. Acredita-se que autoanticorpos contra células das ilhotas e insulina, embora apareçam cedo no curso da doença, sirvam como marcadores, em vez de mediadores, da destruição de células β. Como tal, eles têm sido usados para ajudar no diagnóstico diferencial de DM tipo 1 *versus* DM tipo 2 em crianças (particularmente com a incidência crescente de DM tipo 2 nesta população), e para avaliar a probabilidade do desenvolvimento de DM tipo 1 em parentes de primeiro grau, os quais estão em risco aumentado de DM tipo 1 (incidência de 2 a 6% vs. incidência anual de 0,3% na população geral).

Anticorpos às células das ilhotas (ICAs), que incluem aqueles dirigidos contra insulina (**autoanticorpo da insulina [IAA]**), **descarboxilase do ácido glutâmico (GAD)**, um **transportador de zinco de células β (ZnT8)** e **proteína tirosina fosfatase-IA2 (IA2)**, estão presentes em 50% dos portadores da doença em parentes de primeiro grau. Em geral, 70% dos parentes em primeiro grau positivos para pelo menos três desses anticorpos desenvolvem a doença dentro de cinco anos. Como o aparecimento de autoanticorpos é seguido por deficiência progressiva de liberação de insulina em resposta à glicose (Figura 18-7), ambos os critérios têm sido usados com grande sucesso para identificar parentes em primeiro grau com o objetivo final, mas ainda não definitivo, de intervir para prevenir diabetes. Contudo, como somente 15% dos indivíduos com DM tipo 1 têm uma história familiar positiva, esses métodos de triagem não podem ser usados para identificar a grande maioria das pessoas que desenvolvem esse tipo de diabetes de baixa incidência.

Pelo menos 50% da suscetibilidade para DM tipo 1 têm sido ligada aos genes do complexo principal de histocompatibilidade (MHC) que codificam **moléculas dos antígenos leucocitários humanos (HLAs) de classe II (DR, DQ e DP)** expressos na superfície de células apresentadoras de antígenos específicos, como macrófagos. As moléculas de classe II formam um complexo com antígenos estranhos processados ou autoantígenos, que então ativam linfócitos T CD4 por meio de interação com o receptor de células T. Alelos nos *loci* HLA-DR ou HLA-DQ têm a influência mais forte sobre o risco de DM tipo 1. Mesmo que 95% dos indivíduos com DM tipo 1 tenham haplótipos DR3-DQ2 ou DR4-DQ8, eles compartilham esse genótipo com 40% da população geral. Além disso, somente 6% das crianças com tipos de HLA de alto risco

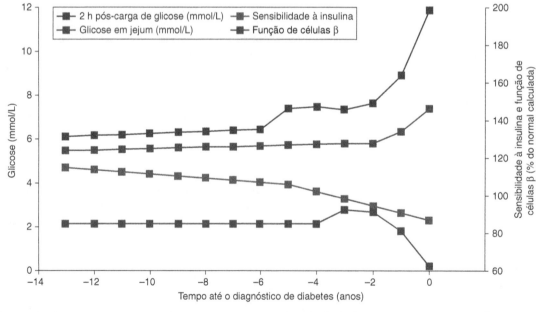

FIGURA 18-7 Fases no desenvolvimento de DM tipo 2 a partir de um estado pré-diabético resistente à insulina. À medida que a sensibilidade à insulina diminui, a utilização de glicose mediada por insulina após uma refeição é prejudicada devido à resistência à insulina no músculo esquelético, apesar da secreção pancreática de insulina aumentada. Com a resistência à insulina continuada, à medida que a secreção pancreática de insulina começa a cair, a glicose em jejum aumenta porque a atividade da insulina agora é insuficiente para suprimir o efluxo hepático de glicose. Tempo 0 refere-se ao tempo de diagnóstico do diabetes. Os dados são do estudo British Whitehall II de 505 casos de diabetes. (Adaptada de Tabak AG et al. Trajectories of glycemia, insulin sensitivity and insulin secretion before diagnosis of type 2 diabetes: an analysis from the Whitehall II study. Lancet. 2009 June 27;373(9682);2215-21.)

desenvolverão diabetes. Assim, a identificação de haplótipos HLA permanece como uma ferramenta de pesquisa.

Embora suscetibilidade genética claramente desempenhe um papel importante no DM tipo 1, a taxa de concordância de 50% em gêmeos idênticos, assim como o aumento continuado da incidência de DM tipo 1 desde a Segunda Guerra Mundial, fornecem evidências adicionais de que fatores ambientais também podem ter um papel decisivo. As evidências sugerem que infecções virais, como exposição congênita à rubéola, podem precipitar a doença, particularmente em indivíduos geneticamente suscetíveis. Há uma hipótese de que uma resposta imune a antígenos estranhos também pode incitar a destruição de células β se esses antígenos estranhos tiverem alguma homologia com antígenos de células das ilhotas (**mimetismo molecular**). Por exemplo, infecções por vírus de Coxsackie também são associadas ao início de DM tipo 1. Uma proteína em particular dos vírus de Coxsackie compartilha homologia com o antígeno de células das ilhotas, GAD. A deficiência de vitamina D também se correlaciona com um risco maior de DM tipo 1, o que pode explicar, parcialmente, a incidência aumentada de DM tipo 1 em latitudes mais altas.

B. Diabetes melito tipo 2

Devido à epidemia atual de DM tipo 2 associada com obesidade, está claro que fatores ambientais são essenciais para o desenvolvimento desse distúrbio. No entanto, os componentes genéticos subjacentes ao DM tipo 2 são ainda mais fortes que os associados com DM tipo 1. No DM tipo 2, ao contrário da falta absoluta de insulina no DM tipo 1, dois defeitos metabólicos são responsáveis pela hiperglicemia: (1) resistência de tecidos-alvo aos efeitos da insulina e (2) secreção inadequada de insulina por células β pancreáticas na situação de resistência à insulina.

Ainda não está claro se a lesão primária no DM tipo 2 é em razão da resistência à insulina ou é em virtude da secreção deficiente de insulina por células β. Várias décadas antes do início do diabetes clínico, resistência à insulina e níveis altos de insulina já estavam presentes. Isso levou os pesquisadores à hipótese de que **resistência à insulina** poderia ser a lesão primária, resultando em um aumento compensador da secreção de insulina que, finalmente, não pode ser mantido pelo pâncreas (**Figura 18-7**). Quando o pâncreas fica "exausto" e não pode acompanhar as demandas por insulina, resulta o diabetes clínico.

Resistência à insulina é o fator determinante de ligação entre obesidade e DM tipo 2. Excesso nutricional de qualquer fonte finalmente leva à armazenagem aumentada de ácidos graxos livres (FFAs), como triglicerídeos, no tecido adiposo. A liberação aumentada de vários fatores a partir do tecido adiposo, particularmente **tecido adiposo central** (**visceral**), direciona a resistência à insulina. Mediadores essenciais incluem os seguintes: (1) efeitos tóxicos do excesso de ácidos graxos livres liberados do tecido adiposo por lipólise (**lipotoxicidade**); (2) desregulação na secreção de proteínas lipoespecíficas (**adipocinas**), como **adiponectina**, um hormônio sensibilizador de insulina, e do hormônio antidiabetogênico, **leptina**, que age centralmente para controlar a saciedade e aumentar a sensibilidade à insulina; e (3) produção aumentada de **citocinas inflamatórias** dentro do tecido adiposo. Por exemplo, acredita-se que a secreção

de **fator de necrose tumoral** (TNF) por adipócitos hipertróficos e macrófagos, atraídos para dentro do tecido adiposo por outros produtos secretores inflamatórios de adipócitos (p. ex., **proteína-1 quimioatraente de macrófagos** [MCP-1]), bloqueie o **receptor gama ativado por proliferador de peroxissomo** (PPARδ). O PPARδ, cuja atividade é aumentada pela classe de fármacos para diabetes, glitazonas, é um fator de transcrição adiposo que diminui a resistência à insulina por alterar a secreção de adipocinas e diminuir a liberação de FFA.

O **tecido adiposo central** (**visceral**) está mais correlacionado com resistência à insulina, pois ele é muito suscetível ao aumento da lipólise devido (1) à sensibilidade aumentada aos efeitos estimuladores de hormônios contrarreguladores (número aumentado de receptores β-adrenérgicos e conversão local aumentada de cortisona inativa para cortisol ativo devido a níveis altos de 11β-hidroxiesteroide tipo 1 desidrogenase) e (2) ao efeito supressor da insulina menos intenso, devido à redução da atividade do receptor insulínico. O tecido adiposo visceral drena diretamente para a veia porta, assim expondo o fígado a níveis altos de FFA e níveis alterados de adipocina, resultando em esteatose hepática e resistência à insulina, o que se manifesta como efluxo hepático de glicose aumentado e níveis elevados de glicose em jejum. O fluxo aumentado de FFA também resulta em depósito aumentado de lipídeos em outros tecidos-alvo de insulina, como músculo esquelético, onde está associado com disfunção mitocondrial e resistência à insulina, resultando em deficiência de utilização/transporte de glicose estimulado por insulina após uma refeição, devido à translocação diminuída de GLUT-4. Hiperinsulinemia também contribui para resistência à insulina por regulação para baixo dos níveis de receptor de insulina e dessensibilização de vias a jusante. Hiperglicemia pode levar a fluxo aumentado por meio de vias metabólicas de glicose menores, que resulta em produtos associados com resistência à insulina (p. ex., hexosaminas).

A importância da obesidade na etiologia do DM tipo 2 (85% dos pacientes com DM tipo 2 são obesos) é destacada pelo fato de que mesmo uma perda de peso de 5 a 10% em indivíduos obesos com DM tipo 2 pode melhorar, ou mesmo resolver, o distúrbio. Entretanto, embora a maioria dos indivíduos obesos seja de hiperinsulinêmicos e resistentes à insulina, a maior parte não desenvolve diabetes. Portanto, alternativa ou adicionalmente, um **defeito primário de células β pancreáticas** também contribui para a patogênese do DM tipo 2. A massa de células β normalmente aumenta com a obesidade. Contudo, naqueles que desenvolvem deficiência de tolerância à glicose e, posteriormente, diabetes franco, a **apoptose de células β** resulta em um declínio da massa dessas células. A deficiência da liberação aguda de insulina (**liberação de insulina da primeira fase**) que precede a secreção mantida de insulina em resposta a uma refeição ocorre bem antes do início de diabetes franco. Pensa-se também que o acúmulo de lipídeos em células β contribua para função deficiente dessas células por vários mecanismos, inclusive ativação da resposta pró-apoptótica à proteína desdobrada (UPR) no retículo endoplasmático. A exposição crônica à hiperglicemia e aos ácidos graxos livres elevados também contribui para deficiência da secreção de insulina por células β (**glicolipotoxicidade**).

530 Fisiopatologia da Doença

Nas últimas duas décadas, muito trabalho tem sido dirigido para a identificação de genes que são responsáveis pelo forte componente genético do DM tipo 2. Esforços iniciais com alvo em genes candidatos específicos têm sido seguidos por abordagens amplas do genoma, e todas têm gerado informações úteis, inclusive a identificação de um pequeno subgrupo de casos de DM tipo 2 que são de origem monogênica. Uma forma monogenética de DM tipo 2 é o diabetes juvenil de início na maturidade (**MODY**) (Tabela 18-3). Este distúrbio autossômico dominante é responsável por 1 a 5% dos casos de DM tipo 2, e é caracterizado pelo início de diabetes leve em indivíduos magros com menos de 25 anos de idade. O MODY é causado por mutações em um de seis genes pancreáticos, glicoquinase, o sensor de glicose de células β, ou em cinco fatores de transcrição diferentes. Em contrapartida, acredita-se que a grande maioria dos casos de DM tipo 2 seja de origem poligênica, devido à herança de um conjunto interativo de genes de suscetibilidade. A lista de genes ligados ao risco aumentado de DM tipo 2 é extensa e crescente. Contudo, genes associados com defeitos na secreção de insulina são responsáveis por menos de 10% do risco genético de DM tipo 2.

PONTO DE CHECAGEM

22. Quais são as características principais de DM tipo 1 e DM tipo 2?

23. Qual é o papel da hereditariedade *versus* ambiente em cada um dos dois tipos principais de diabetes melito?

24. Quais são dois mecanismos possíveis de resistência à insulina no DM tipo 2?

25. Qual é o papel da obesidade no DM tipo 2?

Patologia e patogênese

Independentemente da origem, todos os tipos de diabetes resultam de uma deficiência relativa de ação da insulina. Além disso, níveis de glucagon podem estar inapropriadamente altos. Essa **razão glucagon-insulina** alta cria um estado semelhante ao obervado no jejum e resulta em um ambiente de superjejum que é inapropriado para a manutenção de homeostase normal de energia (Tabela 18-2; Figura 18-6).

Os desarranjos metabólicos resultantes dependem do grau de perda de ação da insulina. O tecido adiposo é muito sensível à ação da insulina. Portanto, a atividade baixa de insulina é capaz de suprimir a lipólise excessiva e aumentar o armazenamento de gordura. Níveis mais altos de insulina são necessários para se opor aos efeitos do glucagon no fígado e bloquear o efluxo hepático de glicose. Em indivíduos normais, níveis basais de atividade da insulina são capazes de mediar ambas as respostas, sendo o fígado, em particular, muito responsivo a mudanças na secreção pancreática de insulina devido à sua alta sensibilidade e exposição a níveis elevados de insulina na circulação portal. Entretanto, a capacidade do músculo esquelético de responder a uma carga de glicose com captação de glicose mediada por insulina requer a secreção estimulada de insulina adicional pelo pâncreas.

Portanto, deficiências leves da ação de insulina são frequentemente manifestadas por uma incapacidade de tecidos sensíveis à insulina (p. ex., músculo esquelético que é responsável por 85% da depuração pós-prandial de glicose) de eliminar sobrecargas de glicose. Clinicamente, isso resulta em **hiperglicemia pós-prandial** (Figura 18-7). Tais indivíduos, mais comumente diabéticos tipo 2 com secreção residual de insulina, terão resultados anormais do teste oral de tolerância à glicose e/ou níveis altos de glicose pós-prandiais. Entretanto, os níveis de glicose em jejum permanecem normais, porque está presente ação da insulina suficiente para contrabalançar o efluxo hepático de glicose mediado por glucagon que os mantém. Quando ocorre uma perda adicional de ação da insulina, os efeitos do glucagon no fígado não são contrabalançados suficientemente. Os indivíduos, portanto, apresentam tanto hiperglicemia pós-prandial quanto **hiperglicemia em jejum** (Figura 18-7). Curiosamente, o tecido esquelético permanece sensível à insulina em alguns indivíduos pré-diabéticos, que podem apresentar, em vez disso, aumentos isolados do efluxo hepático de glicose e dos níveis de glicose em jejum. Em razão da importância do efluxo hepático de glicose excessivo na patogênese do DM tipo 2 (dirigido por resistência à insulina e níveis inapropriadamente elevados de glucagon), a metformina, um fármaco que tem como alvo específico a liberação de glicose pelo fígado, é usada como um tratamento de primeira linha nesses indivíduos.

Embora os diabéticos tipo 2 geralmente tenham algum grau de ação residual endógena da insulina, os diabéticos tipo 1 têm nenhuma. Portanto, diabéticos tipo 1 não tratados ou inadequadamente tratados manifestam os sinais mais graves de deficiência de insulina. Além da hiperglicemia em jejum e pós-prandial, eles também desenvolvem **cetose**, porque uma falta acentuada ou deficiência absoluta de insulina possibilita lipólise máxima de estoques de gordura para fornecer substratos para estimulação sem oposição do glucagon da cetogênese no fígado.

Ácidos graxos liberados da lipólise aumentada, além de serem metabolizados pelo fígado em corpos cetônicos, também podem ser esterificados novamente e carreados como VLDL. Além disso, a deficiência de insulina causa uma diminuição de lipase lipoproteica, a enzima responsável por hidrólise de triglicerídeos VLDL em preparação para armazenagem de ácidos graxos no tecido adiposo, tornando mais lenta a depuração de VLDL. Portanto, tanto diabéticos tipo 1 quanto tipo 2 podem ter **hipertrigliceridemia** como um resultado tanto do aumento da produção quanto da diminuição de depuração de VLDL.

Como a insulina estimula a captação de aminoácidos e a síntese de proteína no músculo, a diminuição da ação da insulina no diabetes resulta em síntese diminuída de proteína no músculo. Insulinopenia acentuada, como acontece no DM tipo 1, pode causar equilíbrio nitrogenado negativo e **espoliação de proteína** marcante. Aminoácidos não captados pelos músculos são desviados para o fígado, onde são usados como energia para a gliconeogênese.

No DM tipo 1 ou tipo 2, a sobreposição de hormônios contrarreguladores induzidos por estresse ao que já é um estado de insulinopenia exacerba as manifestações metabólicas da deficiência de ação da insulina. O estresse da infecção,

CAPÍTULO 18 Distúrbios do Pâncreas Endócrino **531**

por exemplo, pode, consequentemente, induzir **cetoacidose diabética** em diabéticos tipo 1 e alguns diabéticos tipo 2.

Além dos desarranjos metabólicos discutidos previamente, o diabetes pode causar outras complicações crônicas que são responsáveis pelas altas taxas de morbidade e mortalidade associadas com essa doença. **Complicações diabéticas** são amplamente o resultado de doença vascular que afeta tanto a microvasculatura (retinopatia, nefropatia e alguns tipos de neuropatia) quanto a macrovasculatura (doença arterial coronariana, doença vascular periférica).

Manifestações clínicas

A. Complicações agudas

1. Hiperglicemia – quando níveis elevados de glicose excedem o limiar renal para reabsorção de glicose, resulta **glicosúria**. Isso causa uma diurese osmótica manifesta clinicamente por **poliúria**, inclusive **noctúria**. O resultado é desidratação, estimulando a sede, o que causa **polidipsia**. Uma perda significativa de calorias pode resultar da glicosúria, porque as perdas urinárias de glicose podem exceder 75 g/d (75 g × 4 kcal/g = 300 kcal/d). **Polifagia** também acompanha a hiperglicemia descontrolada. As três "polis" do diabetes – poliúria, polidipsia e polifagia – são sintomas comuns de apresentação, tanto em pacientes tipo 1 quanto em tipo 2 sintomáticos. Perda de peso também pode ocorrer em consequência tanto de desidratação quanto da perda de calorias na urina. Perda de peso acentuada é mais provável de acontecer em pacientes com insulinopenia grave (DM tipo 1), e deve-se tanto à perda calórica quanto à atrofia muscular. O catabolismo proteico aumentado também contribui para o atraso de crescimento observado em crianças com DM tipo 1.

Níveis altos de glicose elevam a osmolalidade do plasma:

$$\text{Osmolalidade (mOsm/L)} = 2[Na^+(mEq/L) + K^+(mEq/L)]$$

$$+ \frac{\text{Glicose (mg/dL)}}{18} + \frac{\text{Ureia (mg/dL)}}{5{,}6^*}$$

Alterações no conteúdo de água do cristalino do olho em resposta a mudanças de osmolalidade podem causar visão turva.

Em mulheres, a glicosúria pode levar a uma incidência aumentada de vulvovaginite por cândida. Em alguns casos, esse pode ser o único sintoma da apresentação. Em homens não circuncidados, a balanite por cândida (uma infecção similar da glande do pênis) pode ocorrer.

2. Cetoacidose diabética – uma perda profunda de atividade da insulina leva não só a níveis séricos de glicose aumentados devido ao aumento do efluxo hepático de glicose e à diminuição da captação de glicose por tecidos sensíveis à insulina, mas também leva à cetogênese. Na ausência de insulina, lipólise é estimulada, fornecendo ácidos graxos que são preferencialmente convertidos em corpos cetônicos no fígado pela ação do glucagon sem oposição. Geralmente, ocorrem hiperglicemia profunda e cetose (cetoacidose diabética) nos diabéticos tipo 1, indivíduos que carecem de insulina endógena. Entretanto, a cetoacidose diabética também pode acontecer no DM tipo 2, particularmente durante infecções, traumatismos graves ou outras causas de estresse que aumentam os níveis de hormônios contrarreguladores, produzindo um estado de inibição profunda da ação da insulina.

Hiperglicemia grave, com níveis de glicose atingindo uma média de 500 mg/dL, pode ocorrer se falhar a compensação para a diurese osmótica associada com hiperglicemia. Inicialmente, quando níveis elevados de glicose causam um aumento de osmolalidade, um desvio de água do espaço intracelular para o extracelular e o aumento da ingestão de água estimulado pela sede ajudam a manter o volume intravascular. Se poliúria continuar e esses mecanismos compensatórios não puderem acompanhar as perdas de líquido – particularmente ingestão diminuída resultante de náusea e perdas aumentadas pelos vômitos que acompanham a cetoacidose –, a depleção de volume intravascular leva a fluxo sanguíneo renal diminuído. A capacidade do rim de excretar glicose é, portanto, reduzida. A hipovolemia também estimula hormônios contrarreguladores. Portanto, os níveis de glicose se elevam acentuamente devido à produção aumentada de glicose estimulada por esses hormônios e à diminuição da taxa de filtração renal, uma fonte importante de depuração de glicose na ausência de captação de glicose mediada por insulina.

Na cetoacidose diabética, o coma ocorre em uma minoria dos pacientes (10%). Hiperosmolalidade (e não acidose) é a causa do coma. Desidratação celular profunda ocorre em resposta ao aumento acentuado da osmolalidade do plasma. Uma perda acentuada de líquido intracelular no encéfalo leva ao coma. O coma acontece quando a osmolalidade efetiva do plasma atinge 330 mOsm/L (normal: 280 a 295 mOsm/L). Como a ureia se difunde livremente através das membranas celulares, a ureia do sangue não é usada para calcular a osmolalidade efetiva do plasma como:

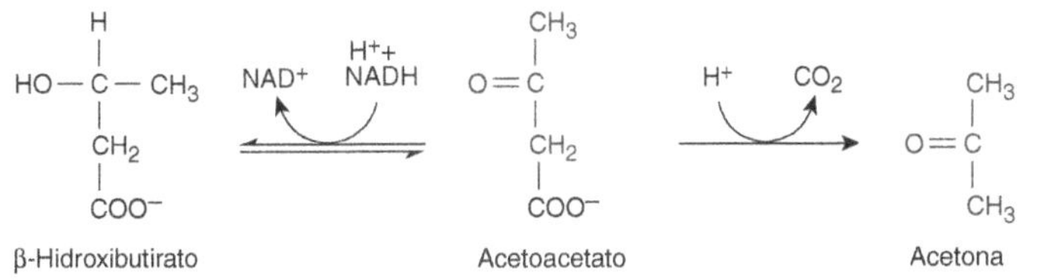

FIGURA 18-8 Interconversão de corpos cetônicos. As quantidades relativas dos dois principais corpos cetônicos dependem do estado redox dos hepatócitos. Acetona é um produto menor. A reação do nitroprussiato, usada para teste clínico, detecta somente compostos com metades de cetonas (evidenciados em azul).

---

*N. de R. T. O nitrogênio ureico (BUN) é a metade da ureia. No Brasil, dosa-se a ureia.

$$\text{Osmolalidade efetiva} = 2[\text{Na}^+(\text{mEq/L}) + \text{K}^+(\text{mEq/L})]$$
$$+ \frac{\text{Glicose (mEq/L)}}{18}$$

O aumento de **cetogênese** causado por uma falta grave de ação da insulina resulta em níveis séricos aumentados de cetonas e cetonúria. Acredita-se que a insulinopenia também diminua a capacidade dos tecidos de usar cetonas, contribuindo para a manutenção de cetose. **Acetoacetato e β-hidroxibutirato**, os principais corpos cetônicos produzidos pelo fígado, são ácidos orgânicos e, portanto, causam acidose metabólica, diminuindo o pH do sangue e o bicarbonato sérico (**Figura 18-8**). A respiração é estimulada, o que compensa parcialmente a acidose metabólica por reduzir PCO_2. A presença de ânions cetoácidos não mensurados na cetoacidose diabética (CAD) causa **aumento no ânion** *gap* (a diferença calculada entre cátions e ânions mensurados), que em circunstâncias normais deve-se principalmente a proteínas de carga negativa, como a albumina:

$$\text{Ânion } gap \text{ (mEq/L)} = (\text{Na}^+ + \text{K}^+) - (\text{Cl}^- + \text{HCO}_3^-)$$

Quando o nível do pH é mais baixo que 7,20, ocorrem respirações rápidas, profundas, características (**respiração de Kussmaul**). Embora acetona seja um produto menor da cetogênese (**Figura 18-8**), seu odor de frutas pode ser detectado no hálito durante a cetoacidose diabética. Deve ser observado que a cetose da CAD é muito mais grave que aquela que ocorre apropriadamente com a inanição, porque, no último caso, ação residual da insulina pode impedir lipólise excessiva e cetogênese hepática enquanto ainda permite a utilização periférica de cetonas.

Além de água, Na^+ é perdido durante a diurese osmótica que acompanha a cetoacidose diabética. Portanto, o Na^+ corporal total é exaurido. Os níveis séricos de Na^+ geralmente são baixos devido à atividade osmótica da glicose elevada, que puxa água para dentro do espaço extracelular e, dessa forma, diminui a concentração de Na^+ (o Na^+ sérico cai aproximadamente 1,6 mmol/L para cada 100 mg/dL de aumento da glicose).

Os estoques corporais totais de K^+ também são exauridos por diurese e vômitos. Contudo, acidose, insulinopenia e níveis elevados de glicose causam um desvio de K^+ para fora das células, mantendo níveis séricos de K^+ normais ou mesmo elevados até que acidose e hiperglicemia sejam corrigidas. Com administração de insulina e correção da acidose, o K^+ sérico cai à medida que K^+ se move de volta para dentro das células. Sem tratamento, o K^+ pode cair a níveis perigosamente baixos, levando a arritmias cardíacas potencialmente letais. Por isso, suplementação de K^+ é administrada rotineiramente no tratamento da cetoacidose diabética. De modo semelhante, depleção de fosfato acompanha a cetoacidose diabética, embora acidose e insulinopenia possam causar a normalização dos níveis séricos de fósforo antes do tratamento. A reposição de fosfato só é fornecida em casos de depleção extrema, dados os riscos da administração de fosfato. (O fosfato intravenoso pode complexar com Ca^{2+}, resultando em hipocalcemia e depósito de fosfato de Ca^{2+} em tecidos moles.)

Hipertrigliceridemia acentuada também pode acompanhar a cetoacidose diabética em virtude da produção aumentada e depuração diminuída de VLDL que ocorre em estados de deficiência de insulina. A produção aumentada deve-se a:

(1) fluxo hepático aumentado de ácidos graxos, os quais, além de servirem de energia para cetogênese, podem ser reembalados e secretados como VLDL; (2) produção hepática de VLDL aumentada devido à perda de efeitos inibidores da insulina sobre proteínas necessárias para a montagem de VLDL (apoB e proteína de transferência de triglicerídeos microssômicos [MTP]); e (3) depuração diminuída devido à atividade reduzida da lipase lipoproteica. Embora níveis séricos de Na^+ possam ser diminuídos em razão dos efeitos osmóticos da glicose, a hipertrigliceridemia pode interferir em alguns procedimentos comuns usados para dosar Na^+ sérico. Isso causa pseudo-hiponatremia (i.e., valores de Na^+ falsamente baixos, devido à superestimativa do volume sérico real).

Náusea e vômitos frequentemente acompanham a cetoacidose diabética, contribuindo para desidratação adicional. Dor abdominal, presente em 30% dos pacientes, pode ser causada por estase gástrica e distensão. Com frequência, a amilase está elevada (90% dos casos), em parte em virtude de elevações da amilase salivar, mas geralmente não está associada com sintomas de pancreatite. Leucocitose muitas vezes está presente, e não indica necessariamente presença de infecção. Contudo, como infecções podem precipitar cetoacidose diabética em DM tipo 1 e DM tipo 2, outras manifestações de infecção devem ser buscadas, como febre, um achado que não pode ser atribuído à cetoacidose diabética.

A cetoacidose diabética é tratada por reposição de água e eletrólitos (Na^+ e K^+) e administração de insulina. Ambas as modalidades de tratamento são de grande importância, como evidenciado historicamente pela diminuição acentuada da mortalidade por CAD com o advento da insulinoterapia (de 100% para 50%) e a diminuição significativa adicional (de 50% para 20%) quando a importância da hidratação foi reconhecida e instituída. Com a reposição de líquidos e eletrólitos, a perfusão renal é aumentada, restaurando a depuração renal da glicose sanguínea elevada, e a produção de hormônios contrarreguladores é diminuída, reduzindo a produção hepática de glicose. A administração de insulina também corrige a hiperglicemia por restabelecer a captação de glicose sensível à insulina e inibir o efluxo hepático de glicose. Reidratação é um componente essencial do tratamento da hiperosmolalidade. Se insulina for administrada na ausência de reposição de líquidos e eletrólitos, a água se moverá do espaço extracelular de volta para as células com correção da hiperglicemia, levando ao colapso vascular. Administração de insulina também é necessária para inibir lipólise adicional, eliminando substratos para cetogênese, e para inibir cetogênese hepática, corrigindo a cetoacidose.

Durante o tratamento da cetoacidose diabética, as cetonas dosadas no soro podem se elevar transitoriamente em vez de mostrar um declínio lento. Isso é um artifício devido às limitações do teste do nitroprussiato que é usado frequentemente à beira do leito para medir cetonas no soro e na urina. O nitroprussiato só detecta o acetoacetato e não o β-hidroxibutirato. Durante a cetoacidose diabética não tratada, a oxidação acelerada de ácidos graxos livres gera grandes quantidades de NADH no fígado, o que favorece a formação de β-hidroxibutirato acima do acetoacetato (**Figura 18-8**). Com o tratamento insulínico, a oxidação de ácidos graxos diminui e o potencial redox do fígado desvia-se de volta em favor da formação de acetoacetato. Portanto, embora a quantidade absoluta de produção hepática de corpos cetônicos esteja diminuindo com o tratamento da cetoacidose diabética, a quantidade relativa da produção de acetoacetato está aumentando, levando a uma elevação transitória dos corpos cetônicos dosados pelo teste do nitroprussiato.

3. Coma hiperosmolar – estados hiperosmolares graves na ausência de cetose podem ocorrer no DM tipo 2. Esses episódios são precipitados muitas vezes pela ingestão hídrica diminuída, como pode acontecer durante uma enfermidade intercorrente ou em pacientes mais velhos debilitados que carecem de acesso suficiente à água e têm função renal anormal, dificultando a depuração de cargas excessivas de glicose. Os mecanismos subjacentes ao desenvolvimento de hiperosmolalidade e **coma hiperosmolar** são os mesmos da cetoacidose diabética. Entretanto, como somente níveis mínimos de atividade de insulina são necessários para suprimir lipólise, esses indivíduos têm insulina suficiente para prevenir a cetogênese que resulta do fluxo aumentado de ácidos graxos. Devido à ausência de cetoacidose e de seus sintomas, os pacientes com frequência se apresentam mais tarde e, portanto, têm hiperglicemia e desidratação mais profundas; os níveis de glicemia muitas vezes variam de 800 a 2.400 mg/dL. Por isso, a osmolalidade efetiva excede 330 mOsm/L com mais frequência nesses pacientes que naqueles que apresentam cetoacidose diabética, resultando em uma incidência mais alta de coma.

Embora cetose esteja ausente, cetonúria leve pode estar presente se o paciente não estiver se alimentando. As perdas de K+ são menos graves que na cetoacidose diabética. O tratamento é semelhante ao da cetoacidose diabética. A mortalidade é 10 vezes mais alta que na cetoacidose diabética, porque os diabéticos tipo 2 que desenvolvem estados hiperosmolares sem cetose são mais idosos e, frequentemente, têm outras enfermidades graves precipitantes ou complicações. Por exemplo, o infarto do miocárdio pode precipitar estados hiperosmolares ou pode resultar das alterações no fluxo de sangue vascular e outros fatores de estresse que acompanham a desidratação grave.

4. Hipoglicemia – hipoglicemia é uma complicação do tratamento com insulina tanto no DM tipo 1 quanto no tipo 2, mas também pode ocorrer com fármacos hipoglicemiantes orais que estimulam a secreção de insulina glicose-independente (p. ex., sulfonilureias). Hipoglicemia pode ocorrer com frequência após jejum prolongado ou exercício físico, situações que habitualmente são ralacionadas a aumento na liberação de hormônios contrarreguladores e redução relativa dos níveis de insulina. Em circunstâncias habituais, os níveis de insulina nestas situações, ainda que menores, são permissivos para a manutenção de substratos energéticos por meio da liberação de hormônios contrarreguladores, liberação de glicose pelo fígado para seu aumento na corrente sanguínea e inibição de seu aporte para os tecidos periféricos. Além disso, a redução compensatória na secreção do pâncreas normal em resposta à diminuição dos níveis de glicose é um estímulo potente para a secreção de glucagon pelas células β do pâncreas. Em geral, essas respostas restauram a queda da glicose. Em pacientes

diabéticos, entretanto, não são efetivas quando os níveis séricos de insulina em relação à glicose são elevados, tanto devido a excesso de insulina exógena quanto a excesso na estimulação da liberação de insulina glicose-independente.

A resposta aguda à hipoglicemia é mediada pelos efeitos contrarreguladores de glucagon e catecolaminas (Tabela 18-5). Entretanto, a resposta ao glucagon pode ser inadequada no diabetes, aumentando a importância da secreção suprarrenal de adrenalina. Quando mecanismos contrarreguladores falham, **sintomas neurogênicos** iniciais de hipoglicemia ocorrem secundariamente à descarga simpaticossuprarrenal mediada pelo SNC, resultando em respostas **adrenérgicas** (tremores, palpitações, ansiedade) e **colinérgicas** (sudorese, fome), que encorajam o comportamento de buscar carboidratos. Contudo, quando a glicose cai mais ainda, **sintomas neuroglicopênicos** também ocorrem pelos efeitos diretos da hipoglicemia sobre a função do SNC (confusão, coma). Um conjunto característico de sintomas (sudorese noturna, pesadelos, cefaleias matinais) também acompanha os episódios hipoglicêmicos que ocorrem durante o sono (**hipoglicemia noturna**).

Com episódios sintomáticos ocorrendo várias vezes por semana, os diabéticos tipo 1 são especialmente propensos à hipoglicemia devido a uma resposta praticamente ausente do glucagon à hipoglicemia. Além disso, episódios recentes de hipoglicemia reduzem a resposta suprarrenal de adrenalina à hipoglicemia subsequente, e causam falta de percepção da hipoglicemia por reduzir a resposta simpaticossuprarrenal e os sintomas neurogênicos associados por meio de mecanismos desconhecidos. A insuficiência autonômica induzida por hipoglicemia, que é distinta da neuropatia autonômica diabética, é revertida pela evitação da hipoglicemia, mas exacerbada por exercício ou sono, e ambos podem diminuir de modo semelhante a resposta simpaticossuprarrenal a um determinado nível de hipoglicemia.

O tratamento agudo da hipoglicemia em indivíduos diabéticos consiste em administração oral rápida de glicose nos sintomas de aviso ou administração de glucagon exógeno intramuscular por outros quando sintomas neuroglicopênicos

TABELA 18-5   Sintomas de hipoglicemia

Autonômicos	
Adrenérgicos	**Colinérgicos**
Tremores/instabilidade	Sudorese
Ansiedade	Fome
Palpitações/taquicardia	
Neuroglicopênicos	
Fraqueza/fadiga/torpor	Diplopia
Cefaleia	Dificuldade de falar
Mudanças comportamentais	Convulsões
Confusão	Coma
Associados com hipoglicemia noturna	
Sudorese noturna	Cefaleias matinais
Pesadelos	Lassidão
Inquietude	Dificuldade de despertar

534 Fisiopatologia da Doença

impedem o autotratamento oral. Hiperglicemia de rebote pode ocorrer depois da hipoglicemia, em razão das ações de hormônios contrarreguladores (**fenômeno de Somogyi**), um efeito que pode ser agravado pela administração excessiva de glicose.

B. Complicações crônicas

Ao longo do tempo, o diabetes resulta em dano e disfunção em múltiplos sistemas de órgãos (Tabela 18-6). Doença vascular é uma causa importante da maioria das sequelas dessa doença. Tanto **doença microvascular** (retinopatia, nefropatia, neuropatia), que é específica do diabetes, quanto **doença macrovascular** (doença arterial coronariana, doença vascular periférica), que ocorre com frequência aumentada no diabetes, contribuem para as altas taxas de morbidade e mortalidade associadas com essa doença. A **neuropatia** também causa morbidade aumentada, particularmente por conta de seu papel na patogênese de úlceras dos pés.

Embora DM tipo 1 e DM tipo 2 sofram do espectro completo de complicações diabéticas, a incidência varia de acordo com cada tipo e com o tratamento. Doença macrovascular é a principal causa de morte no DM tipo 2. Com o advento de estratégias de controle intensivo da glicose e o uso de inibidores do sistema renina-angiotensina, insuficiência renal secundária à **nefropatia** deixou de ser a causa mais comum de morte em indivíduos com DM tipo 1, que, agora, com a longevidade aumentada, estão sofrendo de modo crescente de complicações macrovasculares. Embora cegueira ocorra em ambos os tipos, alterações proliferativas nos vasos da retina (**retinopatia proliferativa**) são uma causa importante de cegueira no DM tipo 1, ao passo que **edema macular** é a causa mais importante no DM tipo 2. **Neuropatia autonômica**, uma das manifestações da neuropatia diabética, é mais comum no DM tipo 1.

1. Papel do controle glicêmico na prevenção de complicações – uma mudança de paradigma no tratamento de diabetes aconteceu em 1993 com a publicação dos resultados do Diabetes Control and Complications Trial (**DCCT**, Testes do Controle e Complicações do Diabetes), o primeiro grande experimento para examinar os efeitos da tentativa de normalização da glicose (**controle diabético estrito** ou **intensivo**) sobre a incidência de complicações. Neste estudo de indivíduos com DM tipo 1, o tratamento intensivo (vs. convencional) reduziu complicações microvasculares (retinopatia, nefropatia, neuropatia) em 60%. Um estudo subsequente do DM tipo 2 (United Kingdom Prospective Diabetes Study [**UKPDS**, Estudo Prospectivo do Diabetes do Reino Unido]) demonstrou uma diminuição de 25% em complicações microvasculares (retinopatia, nefropatia) com o controle glicêmico melhorado. Em contrapartida, o papel do controle da glicemia na prevenção de doença macrovascular, a causa principal de morte no DM tipo 2, é menos claro. Com a publicação, em 2008, de três ensaios clínicos importantes demonstrando nenhuma melhora, ou, na verdade, um aumento (experimento **ACCORD**), de mortalidade e complicações macrovasculares com o tratamento intensivo no DM tipo 2, discussões referentes às metas (p. ex., grau de normalização da glicose) e modalidades de tratamento (p. ex., terapêuticas que minimizam o risco de hipoglicemia e/ou ganho de peso) no DM tipo 2 continuam.

Enquanto a importância do controle glicêmico em influenciar a ocorrência de complicações microvasculares é indiscutível, é claro também que fatores genéticos desempenham um papel importante. Por exemplo, evidências de vários estudos sugerem que aproximadamente 40% dos diabéticos tipo 1 são particularmente suscetíveis a complicações microvasculares graves. Esta observação sugere que nem todos os indivíduos com DM tipo 1 conseguem os mesmos benefícios dos regimes de controle intensivos, que são tanto inconvenientes quanto associados com um risco aumentado de hipoglicemia. A identidade de fatores genéticos associados com risco de doença microvascular é o assunto de pesquisas em andamento que já identificaram numerosos genes candidatos que codificam para matriz extracelular, fatores de transcrição, sinalização de fator de crescimento e/ou eritropoietina.

2. Complicações microvasculares – consistentes com evidências clínicas definindo o papel crítico da hiperglicemia na doença microvascular, dados indicam que níveis intracelulares altos de glicose em células que não podem regular para baixo a entrada de glicose (endotélio, glomérulos e células nervosas) resultam em dano microvascular por meio de quatro vias distintas, específicas para diabetes, que foram descobertas sequencialmente (Figura 18-9): (1) fluxo aumentado da via dos polióis, (2) aumento de formação do produto final da glicosilação avançada (AGE), (3) ativação de proteína-quinase C (PKC) e (4) fluxo aumentado da via das hexosaminas. Informações mais recentes sugerem que o fluxo aumentado por meio dessas quatro vias é induzido por um fator comum, a superprodução de espécies reativas de oxigênio de derivação mitocondrial geradas pelo fluxo aumentado de glicose por meio do ciclo TCA (Figura 18-9). O resultado final dessas mudanças na microvasculatura é um aumento do acúmulo de proteína nas paredes dos vasos, disfunção de células endoteliais, perda de células endoteliais e, por fim, oclusão.

TABELA 18-6 Complicações crônicas do diabetes melito

Doenças microvasculares
Nefropatia
Neuropatia
Neuropatia simétrica distal sensório-motora
Neuropatia autonômica
Neuropatias focais e multifocais
Vasculares
Não vasculares (aprisionamento)
Doenças macrovasculares
Doença arterial coronariana
Doença cerebrovascular
Doença vascular periférica
Complicações associadas
Úlceras nos pés
Infecções
Fraturas esqueléticas

CAPÍTULO 18 Distúrbios do Pâncreas Endócrino **535**

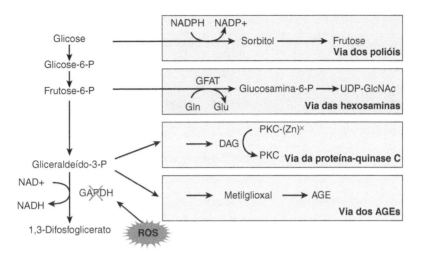

FIGURA 18-9 Mecanismos de dano microvascular iniciados por hiperglicemia intracelular. Acredita-se que a superprodução de espécies reativas de oxigênio (ROSs) em resposta à glicose elevada iniba gliceraldeído-3-fosfatodesidrogenase (GAPDH), aumentando a concentração de metabólitos glicolíticos a montante que são desviados para vias alternativas. Entre estas estão: (1) conversão de glicose em sorbitol exaure NADPH, prevenindo a regeneração de limpadores de ROS; (2) conversão de frutose-6-fosfato em uridinodifosfato-N-acetilglucosamina (UDP-GLcNAc) leva a modificações proteicas que alteram a expressão de genes; (3) gliceraldeído-3-fosfato é metabolizado para formar diacilglicerol (DAG), que, por sua vez, ativa proteína-quinase C (PKC), resultando em hemodinâmica vascular alterada; e (4) carbonilas formadas por múltiplos mecanismos, inclusive oxidação de gliceraldeído-3-fosfato para formar metilglioxal, reagem irreversivelmente com proteínas para formar produtos disfuncionais (produtos finais da glicosilação avançada, AGEs) que causam alterações vasculares intracelulares e extracelulares. (Redesenhada, com permissão, de Kronenberg, ed. *Williams Textbook of Endocrinology*, 11th ed. Copyright © 2008 Elsevier.)

A **via dos polióis** tem sido extensamente estudada em células nervosas de diabéticos e também está presente em células endoteliais (**Figura 18-9**). Muitas células contêm aldose redutase, uma enzima que converte aldeídos tóxicos em seus alcoóis respectivos (via dos polióis). Embora a aldose redutase tenha uma baixa afinidade por glicose, em condições de hiperglicemia intercelular esta via pode ser responsável por até um terço do fluxo de glicose, convertendo glicose em sorbitol. Embora se pensasse originalmente que o excesso de **sorbitol** pudesse causar dano osmótico, dados mais recentes sugerem, em vez disso, que o verdadeiro culpado é o consumo de NADPH durante a redução de glicose. Como NADPH é necessário para regenerar glutationa reduzida (GSH), um tiol que destoxifica espécies reativas de oxigênio, o consumo de NADPH impede a depuração de radicais livres prejudiciais. Enquanto o dano mediado pela via dos polióis parece ser um aspecto considerável em células nervosas, seu papel na vasculatura é menos claro.

A formação de proteínas glicosiladas irreversivelmente chamadas de **produtos finais da glicosilação avançada (AGEs)** também causa dano microvascular no diabetes (**Figura 18-9**). Quando presente em altas concentrações, a glicose pode reagir de modo reversível e não enzimático com grupos amina de proteínas para formar um intermediário instável, uma base Schiff, que então sofre um rearranjo interno para formar uma proteína glicosilada mais estável, também conhecida como um produto precoce da glicosilação (**produto Amadori**) (**Figura 18-10**). Tal reação é responsável pela formação de **HbA glicosilada**, também conhecida como HbA_{1c}. Em diabéticos, os níveis elevados de glicose levam a uma glicosilação aumentada de HbA dentro de hemácias. Como as hemácias circulam por 120 dias, a dosagem de HbA_{1c} em pacientes diabéticos serve como um índice de controle glicêmico durante os meses precedentes. Produtos iniciais da glicosilação podem sofrer uma série adicional de reações químicas e rearranjos, frequentemente envolvendo a produção de intermediários **carbonila** reativos, levando à formação irreversível de AGE. A formação de dicarbonila a partir de auto-oxidação direta de glicose também contribui para a produção de AGE (**Figura 18-10**). Os AGEs danificam a microvasculatura por meio de três vias principais: (1) a formação intracelular de AGE a partir de proteínas envolvidas em transcrição altera a expressão gênica endotelial; (2) a ligação cruzada irreversível de adutos de AGE formados a partir de proteínas de matriz resulta em espessamento e rigidez vascular; e (3) a ligação de adutos de AGE extracelulares a receptores de AGE (RAGEs) em macrófagos e endotélio estimula cascatas inflamatórias reguladas por NF-κB e a disfunção vascular resultante.

A hiperglicemia intracelular endotelial estimula glicólise e, com isso, um aumento da síntese nova de diacilglicerol (DAG) a partir do intermediário glicolítico, gliceraldeído-3-fosfato (**Figura 18-9**). O DAG, por sua vez, ativa várias isoformas de **proteína-quinase C (PKC)** que estão presentes nessas células. Essa ativação inapropriada de PKC altera o fluxo sanguíneo e modifica a permeabilidade endotelial, em parte por meio de efeitos nas vias de óxido nítrico, e também contribui para o espessamento da matriz extracelular.

Por último, também é postulado que o desvio aumentado de glicose por meio da **via das hexosaminas** por desvio do intermediário glicolítico, frutose-6-fosfato, desempenha um papel considerável na doença microvascular (**Figura 18-9**). A **via das hexosaminas** contribui para a resistência à insulina,

536 Fisiopatologia da Doença

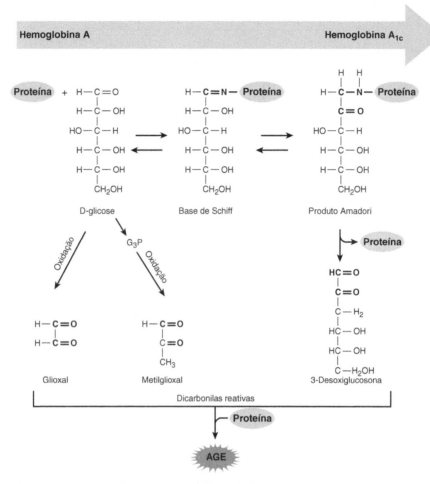

FIGURA 18-10 A formação de produtos finais da glicosilação avançada (AGEs) ocorre por meio de múltiplas vias. A formação reversível de proteínas glicosiladas (produtos Amadori), como a hemoglobina A$_{1c}$, por meio de uma série complexa de reações químicas, ou a oxidação direta de glicose e seus metabólitos (p. ex., gliceraldeído-3-fosfato, G3P), resulta na produção de dicarbonilas reativas. Essas metades reagem irreversivelmente com proteínas para formar AGE.

produzindo substratos que, quando ligados de modo covalente a fatores de transcrição, estimulam a expressão de proteínas, como fator de transformação do crescimento e inibidor do ativador de plasminogênio, que aumentam o dano microvascular.

Evidências sugerem que todas essas quatro vias podem, na verdade, estar ligadas por um elemento mecanístico comum: o **estresse oxidante** induzido por hiperglicemia. Em particular, o aumento em doadores de elétrons que resulta do desvio de glicose por meio do ciclo do ácido tricarboxílico aumenta o potencial de membrana mitocondrial pelo bombeamento de proteínas através da membrana interna das mitocôndrias. Esse potencial aumentado prolonga a meia-vida de enzimas geradoras de superóxidos, aumentando a conversão de O_2 em O_2^-. Essas **espécies reativas de oxigênio** levam à inibição da enzima glicolítica, gliceraldeído-3-fosfato desidrogenase (GADFH), e a um aumento resultante dos metabólitos a montante que agora podem ser desviados preferencialmente para as quatro vias mecanísticas (**Figura 18-9**).

a. Retinopatia – diabetes é uma causa principal de cegueira em países desenvolvidos (vs. catarata não tratada nas nações em desenvolvimento). A retinopatia diabética, presente após 20 anos em mais de 95% no DM tipo 1 e 60% no DM tipo 2, ocorre em dois estágios distintos: não proliferativo e proliferativo.

A **retinopatia não proliferativa** tem uma prevalência de 30% em adultos com diabetes nos Estados Unidos, acontece frequentemente tanto no DM tipo 1 quanto no tipo 2, e já está presente ao tempo do diagnóstico em mais de 20% dos indivíduos com DM tipo 2. **Microaneurismas** dos capilares da retina, aparecendo como pontos vermelhos minúsculos, constituem o sinal detectável clinicamente mais precoce da retinopatia diabética (**retinopatia de fundo**). Essas protrusões na parede capilar devem-se à perda de pericitos circundantes que sustentam as paredes dos capilares. A permeabilidade vascular está aumentada. A gordura que vazou pelas paredes capilares excessivamente permeáveis aparece como manchas amarelo-brilhantes com bordas distintas (**exsudatos duros**) formando um anel em volta da área de vazamento. O aparecimento de exsudatos duros na área da mácula geralmente está associado com **edema macular**, que é a causa mais comum de cegueira no DM tipo 2, ocorrendo em 7% dos diabéticos. À medida que a retinopatia progride, sinais de isquemia aparecendo como retinopatia de fundo pioram (**estágio pré-proliferativo**). A oclusão de capilares e arteríolas terminais causa áreas de isquemia retiniana que aparecem como áreas amarelas turvas com bordas indistintas (**manchas algodonosas** ou **exsudatos moles**) em razão do acúmulo de debris axoplasmáticos nas áreas de infarto. Hemorragias retinianas também podem acontecer, e as veias da retina desenvolvem dilatação segmentar.

A retinopatia pode progredir para um segundo estágio, mais grave, caracterizado pela proliferação de novos vasos (**retinopatia proliferativa**). A neovascularização é mais prevalente no DM tipo 1 que no DM tipo 2, (25% vs. 15% após 20 anos) e é uma causa principal de cegueira no DM tipo 1. Há uma hipótese de que a isquemia da retina estimula a liberação de fatores promotores de crescimento, resultando na formação de novos vasos. Entretanto, esses capilares são anormais, e a tração entre novas redes fibrovasculares e o vítreo pode ocasionar **hemorragia do vítreo** ou **descolamento da retina**, duas causas potenciais de cegueira.

b. Nefropatia – diabetes é a causa mais comum de doença renal em fase terminal (DRFT) em todo o mundo. Embora DRFT ocorra com mais frequência no DM tipo 1 que no DM tipo 2 (35% vs. 20% após 20 anos), o DM tipo 2 é responsável por mais da metade da população diabética com DRFT devido à sua prevalência maior. A DRFT também afeta mais frequentemente norte-americanos nativos, afro-americanos e americanos hispânicos do que brancos não hispânicos com DM tipo 2.

A nefropatia diabética resulta principalmente de função glomerular desordenada. Alterações histológicas nos glomérulos são indistinguíveis no DM tipo 1 e DM tipo 2 e ocorrem em algum grau na maioria dos indivíduos. As membranas basais dos capilares glomerulares são espessas e podem obliterar os vasos; o mesângio que circunda os vasos glomerulares está aumentado devido ao depósito de material semelhante à membrana basal e pode invadir os vasos glomerulares; e as artérias glomerulares aferentes e eferentes também estão escleросadas. A **glomeruloesclerose** geralmente é difusa, mas em 50% dos casos está associada com esclerose nodular. Este componente nodular, denominado **nódulos de Kimmelstiel-Wilson** em homenagem aos pesquisadores que primeiro descreveram as alterações patológicas em rins de diabéticos, é patognomônico para diabetes, mas está presente em apenas 30% dos pacientes com microalbuminúria.

Em pacientes com DM tipo 1, as alterações glomerulares são precedidas por uma fase de **hiperfiltração** resultante da vasodilatação de arteríolas glomerulares, tanto aferentes quanto eferentes, um efeito talvez mediado por dois dos hormônios contrarreguladores, glucagon e hormônio do crescimento, ou por hiperglicemia. Não está claro se essa fase precoce de hiperfiltração acontece no DM tipo 2. Tem sido proposto que a presença de lesões ateroscleróticas em pacientes mais velhos com DM tipo 2 pode impedir a hiperfiltração, e assim ser responsável pela incidência mais baixa de nefropatia clínica franca nesses indivíduos.

Cedo no curso da doença, as alterações histológicas nos glomérulos renais são acompanhadas por **microalbuminúria**, uma perda urinária de albumina que não pode ser detectada pelos métodos de exame de urina rotineiros por fita (Figura 18-11). Pensa-se que a albuminúria se deve a uma diminuição do conteúdo de sulfato de heparam da membrana basal glomerular espessa. O sulfato de heparam, um proteoglicano de carga negativa, pode inibir a filtração de outras proteínas de carga negativa, como a albumina, através da membrana basal; sua perda, portanto, possibilita filtração aumentada de albumina.

Se as lesões glomerulares pioram, a **proteinúria** aumenta e nefropatia franca se desenvolve (Figura 18-11). A nefropa-

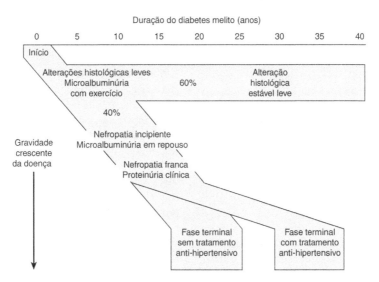

FIGURA 18-11 Desenvolvimento de insuficiência renal no diabetes melito tipo 1. (Redesenhada, com permissão, de Omachi R. The pathogenesis and prevention of diabetic nephropathy. West J Med. 1986;145:222. Reproduzida, com permissão, do BMJ Publishing Group.)

538 Fisiopatologia da Doença

tia diabética é definida clinicamente pela presença de mais de 300 mg de proteína urinária por dia, uma quantidade que pode ser detectada pela urinálise de rotina. Na nefropatia diabética (ao contrário de outras doenças renais), a proteinúria continua a aumentar à medida que a função renal diminui. Por isso, a doença renal em fase terminal é precedida por proteinúria maciça, na faixa nefrótica (> 4 g/dia). A presença de hipertensão acelera esse processo. Embora os pacientes com DM tipo 2 frequentemente já tenham hipertensão ao tempo do diagnóstico, os pacientes com DM tipo 1 geralmente não desenvolvem hipertensão até depois do início da nefropatia. Em ambos os casos, a hipertensão piora quando a função renal se deteriora. Portanto, o controle da hipertensão é essencial para prevenir a progressão da nefropatia diabética.

Retinopatia, um processo que também piora na presença de hipertensão, geralmente precede o desenvolvimento da nefropatia. Portanto, outras causas de proteinúria devem ser consideradas em indivíduos diabéticos que se apresentam com proteinúria na ausência de retinopatia.

c. Neuropatia – neuropatia (Tabela 18-6) ocorre comumente em cerca de 60% dos pacientes tanto com DM tipo 1 quanto com tipo 2, e é a principal causa de morbidade. A neuropatia diabética pode ser dividida em três tipos principais: (1) uma polineuropatia simétrica distal, principalmente sensorial, que é a mais comum (incidência de 50%); (2) uma neuropatia autonômica, que ocorre frequentemente em indivíduos com polineuropatia distal (incidência > 20%); e (3) neuropatias assimétricas transitórias, muito menos comuns, envolvendo nervos, raízes nervosas ou plexos específicos.

Polineuropatia distal simétrica – desmielinização de nervos periféricos, que é uma particularidade da polineuropatia diabética, afeta preferencialmente nervos distais, e geralmente se manifesta clinicamente por uma perda sensorial simétrica nas extremidades inferiores distais (**distribuição em meias**) que é precedida por dormência, formigamento e parestesias. Esses sintomas, que começam no sentido distal e se movem no sentido proximal, também podem acontecer nas mãos (**distribuição em luvas**). Aspectos patológicos dos nervos somáticos periféricos afetados incluem desmielinização e perda de fibras nervosas com regeneração reduzida de axônios, acompanhadas de lesões microvasculares, inclusive espessamento das membranas basais. Acredita-se que a ativação da via dos polióis em células nervosas desempenhe um papel importante na indução de polineuropatia distal simétrica no diabetes. Além disso, a doença microvascular que acompanha essas lesões neurais também pode contribuir para o dano nervoso. A presença de anticorpos a autoantígenos em pacientes com neuropatia também sugere um possível componente imune nesse distúrbio. Por último, defeitos na produção ou no aporte de fatores neurotróficos, como o fator de crescimento nervoso (NGF), por hipótese, desempenham um papel na patogênese da neuropatia distal simétrica.

Neuropatia autonômica – a neuropatia autonômica frequentemente acompanha a neuropatia periférica simétrica, ocorre com maior frequência no DM tipo 1, e pode afetar todos os aspectos do funcionamento autonômico, mais notavelmente aqueles que envolvem os sistemas circulatório urogenital e GI. Menos informação está disponível com relação às alterações morfológicas que ocorrem em nervos autonômicos afetados, mas semelhanças com alterações em nervos somáticos sugerem uma patogênese comum.

Taquicardia em repouso, fixa, e **hipotensão ortostática** são sinais de lesão do sistema nervoso autônomo cardiovascular que podem ser verificados facilmente ao exame físico. A hipotensão ortostática pode ser muito grave. **Disfunção erétil** ocorre em mais de 50% dos homens diabéticos e deve-se tanto a fatores neurogênicos (controle parassimpático da vasodilatação peniana) quanto a vasculares. A disfunção sexual em mulheres diabéticas não foi bem estudada. Perda de sensação vesical e dificuldade de esvaziamento da bexiga (bexiga neurogênica) levam à **incontinência** por enchimento excessivo e a um risco aumentado de infecções do trato urinário em consequência da urina residual. Distúrbios motores podem ocorrer por todo o trato GI, resultando em esvaziamento gástrico retardado (**gastroparesia**), constipação ou diarreia. Anidrose nas extremidades inferiores pode causar sudorese excessiva na parte superior do corpo como um meio de dissipar o calor, inclusive sudorese aumentada em resposta à ingestão de alimento (**sudorese gustatória**). A neuropatia autonômica também pode resultar em respostas diminuídas de glucagon e adrenalina à hipoglicemia.

Mononeuropatia e **mononeuropatia multiplex** – o início abrupto, geralmente doloroso, de perda motora em nervos cranianos ou periféricos isolados (**mononeuropatia**) ou em múltiplos nervos isolados (**mononeuropatia multiplex**) acontece com menor frequência que a polineuropatia simétrica ou a neuropatia autonômica. Pensa-se que oclusão vascular e isquemia desempenham um papel central na patogênese dessas neuropatias focais assimétricas, que muitas vezes são de duração limitada e ocorrem com mais frequência no DM tipo 2. O terceiro nervo craniano é o mais frequentemente envolvido, causando cefaleia ipsolateral seguida por ptose e oftalmoplegia, com preservação da reatividade pupilar. Ao contrário da ocorrência rara dessas neuropatias vasculares, a compressão sintomática de nervos periféricos por aprisionamento (p. ex., nervo ulnar, no cotovelo; nervo mediano, no punho) acontece em 30% dos diabéticos e geralmente envolve tanto o nervo quanto os tecidos circundantes.

3. Complicações macrovasculares – doença macrovascular aterosclerótica ocorre com frequência aumentada no diabetes, resultando em uma incidência elevada de infarto do miocárdio, acidente vascular encefálico e claudicação e gangrena das extremidades inferiores. Embora a doença macrovascular seja responsável por morbidade e mortalidade significativas em ambos os tipos de diabetes, os efeitos das doenças nos grandes vasos são particularmente devastadores no DM tipo 2, e são responsáveis por aproximadamente 75% dos óbitos. O efeito protetor do gênero é perdido em mulheres com diabetes; seu risco de aterosclerose é igual ao dos homens (Figura 18-12).

Razões para o risco aumentado de **aterosclerose** no diabetes são de natureza tríplice: (1) a incidência de fatores de risco tradicionais, tais como hipertensão e hiperlipidemia, está aumentada (50% e 30% de incidência ao diagnóstico, respectivamente); (2) o diabetes em si (provavelmente devido tanto à hiperglicemia

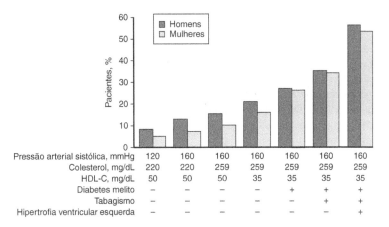

FIGURA 18-12 Estimativa da porcentagem de pacientes que desenvolvem doença arterial coronariana durante 10 anos com base em fatores de risco. O diabetes equaliza o risco para mulheres e homens, que é mais baixo para as mulheres. (Redesenhada, com permissão, de Barrett-Conner E et al. Women and heart disease: the role of diabetes and hyperglycemia. Arch Intern Med. 2004;164:934. Copyright © 2004 American Medical Association. Todos os direitos reservados.)

quanto à resistência a insulina) é um fator de risco independente para aterosclerose; e (3) o diabetes parece ser sinérgico com outros fatores de risco conhecidos para aumentar aterosclerose. A eliminação de outros fatores de risco, portanto, pode reduzir muito o risco de aterosclerose no diabetes (Figura 18-12).

Hipertensão associada com aumento do conteúdo de Na^+ extracelular corporal total e expansão de volume ocorre com frequência aumentada em DM tipo 1 e DM tipo 2, e é responsiva à inibição do sistema renina-angiotensina. Apesar desses achados similares, a epidemiologia da hipertensão nos dois subtipos sugere que mecanismos fisiopatológicos diferentes possam estar em operação. No DM tipo 1, a hipertensão geralmente ocorre depois do início de nefropatia (40% de incidência após 40 anos de DM tipo 1), quando insuficiência renal dificulta a capacidade de excretar água e solutos. No DM tipo 2, a hipertensão com frequência já está presente ao tempo do diagnóstico (70% são hipertensos) nos indivíduos mais velhos, obesos e resistentes à insulina. Na verdade, tem sido proposto que resistência à insulina desempenha um papel central tanto no diabetes quanto na hipertensão. Por exemplo, resistência à insulina está associada com ativação do sistema renina-angiotensina, que leva à hipertensão, enquanto a ativação do sistema renina-angiotensina, por sua vez, diminui a sensibilidade à insulina.

Ao contrário do seu papel central na doença microvascular, a importância da hiperglicemia como um fator de risco para doença macrovascular, que ocorre em 40% dos indivíduos de 40 anos de idade com DM tipo 1 (vs. < 10% dos controles), permanece incerta. Contudo, **resistência à insulina**, uma particularidade do DM tipo 2 que também pode se desenvolver em resposta à hiperglicemia no DM tipo 1 ou tipo 2, é claramente um impulsionador importante de complicações macrovasculares no diabetes. Resistência à insulina é central na patogênese de duas síndromes associadas com obesidade: (1) **pré-diabetes** (anormalidade da glicose em jejum ou da tolerância à glicose) e (2) **síndrome metabólica** (um conjunto de anormalidades metabólicas, incluindo obesidade central, glicose elevada, pressão arterial elevada, elevação de triglicerídeos e de colesterol lipoproteína de baixa densidade [LDL]). Ambas as síndromes estão associadas a um risco cardiovascular aumentado, bem como a um risco aumentado para o desenvolvimento posterior de diabetes. Atualmente, nos Estados Unidos, acredita-se que um terço da população adulta se encaixe nessas categorias de alto risco. Felizmente, um experimento clínico importante (**Diabetes Prevention Program**) tem demonstrado que reduções de risco significativas ocorrem em resposta a intervenções no estilo de vida nessa população.

Além de ser um componente da síndrome metabólica, a **hipertrigliceridemia**, que está associada com risco aumentado de doença cardiovascular, é a principal anormalidade lipídica no DM tipo 1 e tipo 2 malcontrolado. Os níveis de lipoproteína de densidade muito baixa-triglicerídeo (VLDL-TG) estão aumentados em virtude da ação insuficiente de insulina no fígado e tecido adiposo. Isso resulta em (1) produção aumentada de VLDL devido ao fluxo aumentado de ácidos graxos do tecido adiposo para o fígado (i.e., aumento da lipólise) e perda da supressão de proteínas hepáticas por insulina necessária para montagem de VLDL (i.e., perda da inibição da produção de apolipoproteína B [apoB] por fosfoinositídeo 3-quinase [PI 3-quinase] e perda de inibição da expressão da proteína de transferência de triglicerídeo microssômica [MTP] induzida pelo fator de transcrição FoxO); e (2) depuração de VLDL diminuída como um resultado da redução de atividade da lipase lipoproteica. Níveis de VLDL excessivos alteram a composição de LDL e HDL, transferindo triglicerídeos a essas partículas enquanto as exaurem de colesterol, criando **partículas pequenas densas de LDL** e **níveis baixos de colesterol HDL**, e ambos são fatores de risco independente para doença cardiovascular. O colesterol LDL também pode estar elevado, tanto em consequência de produção aumentada (VLDL catabolizado em LDL), quanto de depuração diminuída (a deficiência de insulina pode reduzir a atividade de receptor de LDL). O tratamento com insulina geralmente corrige as anormalidades de lipoproteínas no DM tipo 1. Em contrapartida, o tratamento da hiperglicemia frequentemente não normaliza perfis lipídicos

540 Fisiopatologia da Doença

em indivíduos obesos, resistentes à insulina, com DM tipo 2, a menos que seja acompanhado de redução do peso (i.e., por uma redução concomitante da resistência à insulina).

Razões possíveis pelas quais o diabetes pode ser um fator de risco independente para aterosclerose, e também possa atuar sinergicamente com outros fatores de risco, incluem as seguintes: (1) alterações da composição de lipoproteínas no diabetes que tornam as partículas mais aterogênicas (p. ex., LDL densa, pequena, aumentada, níveis aumentados de Lp[a], aumento da oxidação e glicosilação de lipoproteínas); (2) ocorrência de um estado relativo pró-coagulação no diabetes, incluindo o aumento de certos fatores de coagulação e da agregação plaquetária; (3) alterações pró-aterogênese nas paredes dos vasos causadas por efeitos diretos de hiperinsulinemia, no DM tipo 2, ou por bolos de insulina de administração endógena (vs. depuração hepática na primeira passagem de insulina endógena secretada), no DM tipo 1, o que inclui promoção da proliferação de músculo liso, alteração do tono vasomotor e aumento da formação de células espumosas (células cheias de colesterol que caracterizam lesões aterogênicas); (4) alterações pró-aterogênicas nas paredes dos vasos causadas pelos efeitos diretos da hiperglicemia, inclusive depósito de proteínas glicosiladas, exatamente como ocorre na microvasculatura; e, de modo importante, (5) o meio ambiente pró-inflamatório que está associado com resistência à insulina.

4. Úlceras de pé diabéticas – as úlceras de pé diabéticas ocorrem em 10% dos diabéticos, podem ser complicadas por osteomielite e resultam em amputação em 1%, um evento que está associado com alta mortalidade (50% em 3 anos). Fatores de risco para o desenvolvimento de úlcera incluem (1) aumento de lesões em pés sem sensibilidade devido à polineuropatia simétrica (presente em 75 a 90% dos diabéticos com úlceras do pé), o que pode ser detectado clinicamente por diminuição da sensação vibratória e de pressão cutânea e ausência de reflexos do tornozelo; (2) doença macrovascular (presente em 30 a 40% dos diabéticos com úlceras do pé) e doença microvascular; (3) infecções causadas por alterações na função dos neutrófilos e insuficiência vascular; e (4) má cicatrização de feridas causada por fatores desconhecidos.

5. Infecção – quimiotaxia de neutrófilos e fagocitose são deficientes no diabetes malcontrolado. A imunidade celular também pode ser anormal. Além disso, lesões vasculares podem prejudicar o fluxo de sangue, impedindo que células inflamatórias formem feridas (p. ex., úlceras de pés) ou outros possíveis locais de infecção. Portanto, indivíduos com diabetes são mais propensos a desenvolver infecções e podem ter infecções mais graves. Em consequência, certas infecções comuns (p. ex., **infecções por cândida**, **doença periodontal**) ocorrem com mais frequência no diabetes. Numerosas infecções incomuns também são observadas em diabéticos (i.e., **papilite necrosante**, **mucormicose** dos seios nasais invadindo a órbita e o crânio e **otite externa maligna** causada por *Pseudomonas aeruginosa*).

6. Alterações esqueléticas no diabetes – crianças com DM tipo 1 têm uma massa óssea muito inferior, atribuída à perda dos efeitos anabólicos da insulina sobre os ossos que estimulam a diferenciação de osteoblastos formadores de osso, e um aumento associado de fraturas por fragilidade óssea. Adultos com DM tipo 2 têm um risco aumentado de fraturas, talvez devido a alterações sutis da microarquitetura (p. ex., porosidade cortical aumentada), pois a densidade mineral óssea, nesses indivíduos geralmente obesos, é normal ou aumentada. Evidências emergentes sugerem que as interações entre homeostase de carboidratos e o esqueleto são bidirecionais. A osteocalcina, uma proteína induzida por insulina secretada por osteoblastos, aumenta a massa de células β e a secreção de insulina enquanto aprimora a sensibilidade do tecido adiposo à insulina por estimular a expressão de adiponectina. O papel da osteocalcina na patogênese e no tratamento do diabetes é uma área de pesquisas ativas.

PONTO DE CHECAGEM

26. Como o diabetes melito tipo 1 resulta em equilíbrio nitrogenado negativo e espoliação de proteína?

27. Quais são as manifestações clínicas agudas de diabetes melito?

28. Descreva os mecanismos fisiopatológicos em funcionamento na cetoacidose diabética.

29. Explique por que as cetonas podem parecer aumentar com o tratamento apropriado da cetoacidose diabética.

30. Explique por que o coma hiperosmolar sem cetose é uma apresentação mais comum que a cetoacidose no diabetes melito tipo 2.

31. Qual complicação crônica do diabetes melito pode exacerbar a hipoglicemia iatrogênica?

32. Quais são as complicações microvasculares e macrovasculares mais comuns no diabetes melito de longa duração, e quais são seus mecanismos fisiopatológicos?

33. Quais foram as conclusões principais do DCCT e do UKPDS?

34. Quais vias ativadas por estresse oxidante contribuem para o desenvolvimento de complicações do diabetes melito?

35. Quais são as características das retinopatias não proliferativa e proliferativa no diabetes melito?

36. Quais são alterações anatômicas e fisiológicas observadas durante a progressão da nefropatia diabética?

37. A nefropatia geralmente precede a retinopatia em pacientes com diabetes melito?

38. Sugira três razões para o risco aumentado de aterosclerose no diabetes melito.

39. Quais são as prováveis diferenças na fisiopatologia da hipertensão no diabetes melito tipo 1 *versus* tipo 2?

40. Quais os três tipos principais de neuropatia observados no diabetes melito de longa duração? Quais são os sintomas e sinais comuns de cada um?

41. Quais tipos de infecções ocorrem com frequência aumentada em pacientes com diabetes melito e por quê?

TUMORES NEUROENDÓCRINOS DAS CÉLULAS DAS ILHOTAS DO PÂNCREAS

Embora altamente prevalentes em indivíduos com neoplasia endócrina múltipla tipo 1 (MEN-1), tumores neuroendócrinos originários das células das ilhotas são incomuns e são responsáveis por apenas 5% das neoplasias primárias do pâncreas, a maioria dos quais, em vez disso, surge das células do pâncreas exócrino. Contudo, as manifestações clínicas associadas com superprodução de um determinado hormônio por tumor de células das ilhotas são ilustrativas de suas funções fisiológicas normais (Tabela 18-7). Os tumores associados com secreção inapropriada de hormônios reguladores do metabolismo dos carboidratos (insulina, glucagon, somatostatina) são destacados nesta seção.

Insulinoma (tumor de células β)

A. Apresentação clínica

A ocorrência de **hipoglicemia em jejum** em um indivíduo sadio geralmente deve-se a um tumor secretor de insulina das células β das ilhotas de Langerhans (**insulinoma**; Tabela 18-7). Embora o insulinoma seja o tumor mais comum de células das ilhotas, ainda assim é um distúrbio raro. Os insulinomas ocorrem mais frequentemente na quarta a sétima décadas, embora possam acontecer mais cedo, particularmente quando associados a MEN-1, uma síndrome neoplásica caracterizada por tumores das paratireoides, da hipófise e do pâncreas endócrino (ver Capítulo 17). O diagnóstico de hipoglicemia baseia-se na tríade de Whipple: (1) sintomas e sinais de hipoglicemia, (2) nível baixo de glicose plasmática, e (3) reversibilidade dos sintomas pela administração de glicose.

B. Etiologia

Na grande maioria dos casos, os insulinomas são lesões solitárias benignas compostas por espirais de células β secretoras de insulina. Os tumores múltiplos, embora incomuns (< 10%), são observados com mais frequência em pacientes com MEN-1. Menos de 10% dos tumores são malignos, como determinado pela presença de metástases.

C. Patologia e patogênese

Níveis inapropriadamente altos de insulina em situações caracterizadas normalmente por uma redução da secreção de insulina (p. ex., jejum e exercício) resultam em hipoglicemia. Normalmente, no estado pós-absortivo e de jejum, os níveis de insulina diminuem, levando a um aumento do efluxo hepático de glicose estimulado por glucagon e uma disponibilidade da glicose na periferia mediado por insulina, o que mantém normais os níveis de glicose. Com o exercício, a insulina baixa permite que os músculos utilizem glicogênio, glucagon e outros hormônios contrarreguladores para mobilizar ácidos graxos para cetogênese e oxidação de ácidos graxos pelos músculos. Com um insulinoma, os níveis de insulina permanecem altos durante o jejum ou o exercício. Nesta circunstância, o efluxo hepático de glicose mediado por glucagon é suprimido enquanto continua a captação periférica de glicose mediada por insulina, e a insulina estimula a síntese hepática e a armazenagem periférica de ácidos graxos, enquanto suprime a mobilização de ácidos graxos e a cetogênese hepática. O resultado é hipoglicemia induzida por jejum ou exercício na ausência de cetose.

D. Manifestações clínicas

Indivíduos com insulinomas frequentemente são sintomáticos por anos antes do diagnóstico e são automedicados com ingestão frequente de alimentos. Nem todos os pacientes experimentam hipoglicemia em jejum pela manhã (somente 30% dos pacientes com insulinoma desenvolvem hipoglicemia após um jejum diagnóstico de 12 horas). Com frequência, eles têm hipoglicemia no fim da tarde, particularmente quando precipitada por exercício. Como o álcool, de modo semelhante à insulina, inibe a gliconeogênese, a ingestão de álcool também pode precipitar sintomas. Uma alta porcentagem de indivíduos com insulinoma experimenta sintomas neuroglicopênicos assim como autonômicos (Tabela 18-5). Confusão (80%), perda de consciência (50%) e convulsões (10%) frequentemente levam a diagnósticos equivocados de distúrbios psiquiátricos ou neurológicos.

A hipoglicemia em jejum pode ser consequência de insulina elevada, como ocorre no insulinoma, ou de efeitos não

---

TABELA 18-7 Síndromes de tumores das células das ilhotas

Tumor	Principais sinais e sintomas	Maligno	Prevalência na síndrome MEN[1]
Insulinoma	Hipoglicemia em jejum com sintomas da mesma	10%	10%
Glucagonoma	Diabetes, exantema característico, anorexia, perda de peso, anemia, diarreia	60%	< 2%
Somatostatinoma	Diabetes, colelitíase, esteatorreia, perda de peso, dor e plenitude abdominal	66%	< 2%
PPoma	Assintomático (diarreia aquosa)	40%	15%
Gastrinoma	Secreção ácida aumentada com úlcera péptica, refluxo gastresofágico, diarreia (síndrome de Zollinger-Ellison)	50%	40%
VIPoma	Diarreia aquosa, hipocalemia, hipocloridria	40%	< 2%

[1]MEN, neoplasia endócrina múltipla.

mediados por insulina, como a perda de hormônios contrar-reguladores (p. ex., perda de cortisol na doença de Addison), lesão hepática grave que impede a produção de glicose no fígado, perda de estoques periféricos de substratos para produção hepática de glicose (p. ex., caquexia) ou alguns estados de utilização de glicose marcantemente acentuada (p. ex., sepse, câncer). Para distinguir **hipoglicemia em jejum mediada por insulina** da **não mediada por insulina**, os pacientes com suspeita de insulinoma são submetidos a um jejum diagnóstico durante o qual são mensurados níveis de glicose, insulina e peptídeo C. Um nível de insulina inapropriadamente elevado no cenário de hipoglicemia é diagnóstico de uma causa de hipoglicemia mediada por insulina. Causas de hipoglicemia mediada por insulina que não o insulinoma incluem **injeção sub-reptícia de insulina**, ingestão de medicamentos hipoglicemiantes orais que estimulam insulina endógena glicose-independente (**sulfonilureias**) e a presença de **anticorpos à insulina**. A ligação de insulina aos anticorpos impede a ação da insulina, mas a liberação de insulina em um tempo inapropriado pode resultar em hipoglicemia. Administração sub-reptícia de insulina pode ser excluída por dosagens de peptídeo C. Como a insulina e o peptídeo C são secretados conjuntamente, os insulinomas causarão elevações de ambos, enquanto níveis elevados de insulina exógena não serão acompanhados por elevação de peptídeo C nas injeções sub-reptícias de insulina. De modo semelhante, anticorpos à insulina não resultam em níveis elevados de peptídeo C. Como os fármacos sulfonilureia estimulam a secreção de insulina endógena (e, portanto, de peptídeo C), o insulinoma e a ingestão inapropriada desses agentes só podem ser diferenciados por dosagem dos níveis dos fármacos.

Glucagonoma (tumor de células α)

O glucagonoma geralmente é diagnosticado pelo aparecimento de um exantema característico em indivíduos de meia-idade, particularmente mulheres na perimenopausa, com diabetes melito leve (Tabela 18-7). Os níveis de glucagon geralmente estão aumentados em 10 vezes relativamente aos valores normais, mas podem estar aumentados em até 100 vezes.

Eritema migratório necrolítico inicia-se como uma erupção eritematosa na face, no abdome, no períneo ou nas extremidades inferiores. Após induração com desenvolvimento central de bolhas, as lesões formam crostas e depois regridem, deixando uma área de hiperpigmentação. Essas lesões podem resultar de deficiência nutricional, com a hipoaminoacidemia que ocorre por estimulação excessiva da captação hepática de aminoácidos pelo glucagon e de sua utilização como energia para gliconeogênese, em vez de efeito direto do glucagon sobre a pele. O aparecimento da erupção é uma manifestação tardia da doença.

Diabetes melito ou intolerância à glicose está presente na grande maioria dos pacientes, como um resultado da estimulação aumentada do efluxo hepático de glicose pelos níveis de glucagon inapropriadamente elevados. Os níveis de insulina estão aumentados secundariamente. O diabetes é, por isso, leve e não acompanhado de cetose estimulada por glucagon, porque está presente insulina suficiente para suprimir a lipólise, limitando substratos potenciais para cetogênese.

Anemia e vários sintomas GI inespecíficos relacionados com a motilidade intestinal diminuída também podem acompanhar os glucagonomas.

Embora esses tumores sejam solitários e seu crescimento seja lento, geralmente eles são grandes e com frequência já metastatizaram ao tempo do diagnóstico, tornando difícil a ressecção cirúrgica. Octreotida, o análogo sintético da somatostatina, pode ser usado para melhorar sintomas por meio de sua supressão da secreção de glucagon.

Somatostatina (tumor de células δ)

Os somatostatinomas se apresentam com uma variedade de sintomas GI em indivíduos com diabetes leve (Tabela 18-7). Contudo, esses tumores extremamente raros são, de modo quase uniforme, encontrados incidentalmente durante operações para colelitíase ou outras queixas abdominais, porque os sintomas de apresentação são tanto inespecíficos quanto comuns na população adulta. A documentação de níveis elevados de somatostatina confirma o diagnóstico.

Uma **tríade clássica** de sintomas ocorre frequentemente com a secreção excessiva de somatostatina: **diabetes melito**, devido à sua inibição da secreção de insulina e glucagon; **colelitíase**, em razão de sua inibição da motilidade da vesícula biliar; e **esteatorreia**, em virtude de sua inibição da função exócrina do pâncreas. Hipocloridria, diarreia e anemia também podem ocorrer.

No DM tipo 1 e tipo 2, os efeitos da insuficiência de insulina são agravados pela ocorrência de níveis elevados de glucagon. Em contrapartida, com os somatostatinomas, tanto insulina quanto glucagon são suprimidos. Por isso, a hiperglicemia resultante de insulinopenia é moderada pela ausência de estimulação do efluxo hepático de glicose pelo glucagon. Embora os níveis baixos de insulina possibilitem lipólise, a deficiência de glucagon impede a cetogênese hepática. O diabetes associado com somatostatinomas é, portanto, leve e sem tendência à cetose.

Embora a maioria dos somatostatinomas ocorra no pâncreas, um número significativo é encontrado no duodeno ou jejuno. Como os glucagonomas, os somatostatinomas frequentemente são solitários e grandes e já metastatizaram ao tempo do diagnóstico.

CAPÍTULO 18 Distúrbios do Pâncreas Endócrino **543**

ESTUDOS DE CASOS

Yeong Kwok, M.D.

(Ver Capítulo 25, p. 732, para Respostas)

CASO 90

Um homem sem-teto de 58 anos com diabetes tipo 2 de longa duração tratado com insulina foi diagnosticado com celulite do membro inferior direito. Foi-lhe então prescrito um antibiótico oral durante a última semana, mas ele não notou muita melhora. Durante os últimos 2 dias, tem se queixado de febres e calafrios intermitentes, náusea com ingestão oral insuficiente e eritema se espalhando no sentido proximal na sua perna direita. Na noite da internação, um amigo notou que ele estava muito confuso e ligou para o SAMU. Na sala de emergência, ele está orientado somente quanto a seu nome. O paciente está taquipneico, com respirações profundas em uma frequência de 24/min. Está febril, com temperatura de 38,8°C. Está normotenso, mas sua frequência cardíaca está elevada em 112 bpm.

Ao exame, este paciente é um homem delirante, malcuidado, com um odor de frutas no hálito. Seu membro inferior direito está marcantemente eritematoso e muito doloroso à palpação. A bioquímica sérica revela uma glicemia de 488 mg/dL, potássio de 3,7 mEq/dL e sódio de 132 mEq/dL. O teste de fita da urina é gravemente positivo para cetonas.

Questões

A. Descreva os precipitantes da cetoacidose neste paciente diabético.

B. Qual é a causa de seu estado mental alterado?

C. Descreva o padrão respiratório do paciente. Qual é o mecanismo patogênico?

D. Quais são os tópicos importantes a considerar na reposição de eletrólitos deste paciente?

CASO 91

Um homem de 61 anos mudou-se recentemente para a cidade e está estabelecendo atenção primária. Durante uma revisão de sistemas abrangente ele relata que tinha uma história de 3 anos de "ataques hipoglicêmicos". Esses períodos curtos de leveza na cabeça, confusão, palpitações e tremores ocorrem com mais frequência no fim da tarde, enquanto faz corrida lenta. Seus sintomas são aliviados após tomar uma bebida esportiva açucarada. Ele não tem história de diabetes ou câncer. Seu exame físico não é digno de nota, e na clínica um nível de glicemia matinal em jejum é de 93 mg/dL. Suspeitando que um estado hipoglicêmico induzido por um insulinoma possa ser responsável por seus sintomas, seu médico solicita um período de jejum diagnóstico durante o qual são dosados níveis de glicose, insulina e peptídeo C.

Questões

A. Descreva a tríade de Whipple no diagnóstico de hipoglicemia.

B. Quais pistas da história do paciente sugerem insulinoma? Discuta a patogênese.

C. Como os testes solicitados poderiam ajudar a identificar a causa da hipoglicemia?

CASO 92

Uma mulher de 52 anos com uma história de três anos de diabetes controlado com dieta apresenta-se a seu médico de atenção primária queixando-se de uma "erupção renitente por hera venenosa" em suas pernas, que ela atribuiu a uma possível exposição à planta durante uma caminhada recente. Ela compareceu duas vezes ao centro de cuidados de urgência e recebeu creme de esteroide tópico de alta potência para este exantema eritematoso refratário com formação de bolhas centrais. Uma revisão de sistemas revela diarreia e constipação intermitentes, bem como perda de peso. Seu nível sérico de glucagon é dosado e verifica-se que está 20 vezes o normal.

Questões

A. Qual é o exantema encontrado nesta doença? Qual é a causa?

B. Por que o diabetes encontrado nesta condição geralmente é leve?

C. Qual é o prognóstico típico?

544 Fisiopatologia da Doença

CASO 93

Por ocasião de uma colecistectomia laparoscópica eletiva para cálculos biliares, verifica-se que uma mulher de 44 anos com diabetes melito leve e diarreia crônica tem uma tumoração solitária de 3 a 4 cm na superfície do duodeno. Observa-se linfadenopatia do omento. A biópsia demonstra um somatostatinoma de alto grau com metástases para gânglios linfáticos.

Questões

A. Descreva a tríade de sinais observada normalmente em pacientes com somatostatinomas.

B. Por que o diabetes encontrado nesta condição geralmente é leve?

REFERÊNCIAS

Diabetes melito

Basu R et al. Pathogenesis of prediabetes: role of the liver in isolated fasting hyperglycemia and combined fasting and postprandial hyperglycemia. J Clin Endocrinol Metab. 2013 Mar;98(3):E409–17. [PMID: 23345093]

Cryer PE. Minireview: glucagon in the pathogenesis of hypoglycemia and hyperglycemia in diabetes. Endocrinology. 2012 Mar; 153(3):1039–48. [PMID: 22166985]

Diabetes Control and Complications Trial Research Group. The effect of intensive treatment of diabetes on the development and progression of long-term complications in insulin-dependent diabetes mellitus. N Engl J Med. 1993 Sep 30;329(14):977–86. [PMID: 8366922]

Diabetes Prevention Program Research Group; Knowler WC et al. 10-year follow-up of diabetes incidence and weight loss in the Diabetes Prevention Program Outcomes Study. Lancet. 2009 Nov 14;374(9702):1677–86. [PMID: 19878986]

Drong AW et al. The genetic and epigenetic basis of type 2 diabetes and obesity. Clin Pharmacol Ther. 2012 Dec;92(6):707–15. [PMID: 23047653]

Forbes JM et al. Mechanisms of diabetic complications. Physiol Rev. 2013 Jan;93(1):137–88. [PMID: 23303908]

Grundy SM. Pre-diabetes, metabolic syndrome, and cardiovascular risk. J Am Coll Cardiol. 2012 Feb 14;59(7):635–43. [PMID: 22322078]

Romeo GR et al. Metabolic syndrome, insulin resistance, and roles of inflammation—mechanisms and therapeutic targets. Arterioscler Thromb Vasc Biol. 2012 Aug;32(8):1771–6. [PMID: 22815343]

Schwetz V et al. The endocrine role of the skeleton: background and clinical evidence. Eur J Endocrinol. 2012 Jun;166(6):959–67. [PMID: 22436399]

Sparks JD et al. Selective hepatic insulin resistance, VLDL overproduction, and hypertriglyceridemia. Arterioscler Thromb Vasc Biol. 2012 Sep;32(9):2104–12. [PMID: 22796579]

Terry T et al. Does aggressive glycemic control benefit macrovascular and microvascular disease in type 2 diabetes? Insights from ACCORD, ADVANCE, and VADT. Curr Cardiol Rep. 2012 Feb; 14(1):79–88. [PMID: 22160862]

UK Prospective Diabetes Study (UKPDS) Group. Intensive blood glucose control with sulphonylureas or insulin compared with conventional treatment and risk of complications in patients with type 2 diabetes (UKPDS 33). Lancet. 1998 Sep 12;352(9131): 837–53. [PMID: 9742976]

Zhang L et al. Prediction and prevention of Type 1 diabetes mellitus. J Diabetes. 2011 Mar;3(1):48–57. [PMID: 21073664]

Insulinoma, glucagonoma e somatostatinoma

Batcher E et al. Pancreatic neuroendocrine tumors. Endocr Res. 2011;36(1):35–43. [PMID: 21226566]

de Herder WW et al. New therapeutic options for metastatic malignant insulinomas. Clin Endocrinol (Oxf). 2011 Sep;75(3):277–84. [PMID: 21649688]

Eldor R et al. Glucagonoma and the glucagonoma syndrome—cumulative experience with an elusive endocrine tumour. Clin Endocrinol (Oxf). 2011 May;74(5):593–8. [PMID: 21470282]

Williamson JM et al. Pancreatic and peripancreatic somatostatinomas. Ann R Coll Surg Engl. 2011 Jul;93(5):356–60. [PMID: 21943457]

C A P Í T U L O

Distúrbios do Hipotálamo e da Hipófise

19

Tobias Else, M.D. e
Gary D. Hammer, M.D., Ph.D.

O hipotálamo é a parte do encéfalo onde as atividades do sistema nervoso autônomo e das glândulas endócrinas, que controlam diretamente vários sistemas do corpo, são integradas com os estímulos provenientes de outros centros que dão origem às emoções e ao comportamento. Por conseguinte, o hipotálamo tem como função assegurar que (1) o organismo responda adequadamente a desvios de vários pontos de ajuste internos (incluindo os de temperatura, volume, osmolalidade, saciedade e conteúdo de gordura corporal), (2) as respostas a esses desvios dos pontos de ajuste incluam a atividade coordenada dos sistemas nervoso e endócrino, e (3) as emoções e o comportamento manifestado sejam apropriados às respostas reflexas desencadeadas para corrigir os desvios dos pontos de ajuste internos. A seguinte descrição trata da função integrativa do hipotálamo em relação à coordenação das respostas endócrinas e do SNC.

A perda de volume intravascular de qualquer etiologia ativa as respostas neurais autônomas, principalmente por meio do sistema nervoso simpático, para reter os líquidos e eletrólitos, manter a pressão arterial por meio da contração do músculo liso vascular e preservar o débito cardíaco, aumentando a frequência cardíaca. O efeito dessas respostas neurais imediatas é reforçado pela ativação de vários sistemas hormonais. Em resposta a uma diminuição do volume intravascular, o sistema renina-angiotensina-aldosterona (SRAA) é ativado, e o sódio é retido. Além disso, o aumento da osmolaridade provoca sede e leva à liberação de vasopressina (hormônio antidiurético [ADH]) dos neurônios hipotalâmicos que terminam na neuro-hipófise, resultando em absorção de água livre pelos rins. Em resumo, o corpo mantém o volume intravascular ao regular a reabsorção de sódio por meio da aldosterona, enquanto regula a osmolaridade aumentando o aporte de líquido (sede) e a retenção de água livre pela ação da vasopressina.

As emoções interagem com esses sistemas para coordenar respostas hormonais e comportamentais apropriadas. O medo e a dor ativam os centros límbico e hipotalâmico, bem como outros centros, para coordenar os respectivos comportamentos estereotipados de defesa (luta ou fuga) e recuperação. Essas respostas emocionais a vários estressores (p. ex., ameaça percebida ao corpo; medo) também ativam o sistema nervoso simpático e o eixo hipotálamo-hipófise-suprarrenal (HHSR), que coordenam a resposta dos mamíferos ao estresse, preparando o corpo para a "luta e fuga" e mobilizando as reservas de energia. Qualquer tipo de estresse (p. ex., estresse físico, mental, metabólico) leva à liberação do hormônio liberador da corticotrofina (CRH) pelo hipotálamo, com consequente secreção de adrenocorticotrofina (ACTH; hipófise) e cortisol (córtex da glândula suprarrenal). Por exemplo, a inanição leva à ativação do eixo HHSR e, por fim, a um aumento da gliconeogênese mediada pelo cortisol para manter as funções fisiológicas básicas.

A hipófise é a parceira do hipotálamo no nível físico da interface mente-corpo. Outrora considerada como a "glândula-mestre" na regulação dos sistemas neuroendócrinos, a hipófise é atualmente considerada como um "gerente médio", que responde aos estímulos tanto do encéfalo (por meio do hipotálamo) quanto do corpo (por meio das diversas glândulas endócrinas periféricas).

A estrutura básica da função hipotalâmico-hipofisária é o **eixo neuroendócrino**, que consiste em uma cascata de produtos hormonais que interagem, provenientes de várias regiões do SNC, para o hipotálamo, a adeno-hipófise, os órgãos-alvo endócrinos periféricos e os tecidos-alvo periféricos. Alguns eixos neuroendócrinos envolvem hormônios liberados pelo hipotálamo, que estimulam as células da adeno-hipófise a secretar outros hormônios na circulação sistêmica. Cada um desses hormônios da adeno-hipófise segue o seu trajeto até uma glândula endócrina distante para estimular a secreção de outros hormônios que afetam vários tecidos-alvo. Portanto, os distúrbios do hipotálamo e da hipófise apresentam consequências importantes para os mecanismos fisiopatológicos de uma ampla variedade de distúrbios que envolvem muitos tecidos e órgãos diferentes.

Este capítulo trata especificamente de cinco entidades clínicas. As primeiras quatro refletem a diversidade das doenças hipofisárias: adenomas hipofisários, pan-hipopituitarismo, excesso de vasopressina e deficiência de vasopressina. A última, a obesidade, é um distúrbio em que o hipotálamo desempenha um papel crucial e que tem enormes complicações para doenças que acometem muitos outros sistemas de órgãos.

ESTRUTURA E FUNÇÃO NORMAIS DO HIPOTÁLAMO E DA HIPÓFISE

ANATOMIA, HISTOLOGIA E BIOLOGIA CELULAR

O hipotálamo localiza-se no soalho e nas paredes laterais do terceiro ventrículo, abaixo do sulco hipotalâmico, e representa cerca de 1% da massa do encéfalo (Figura 19-1). Os núcleos hipotalâmicos consistem em agrupamentos de neurônios, cujos corpos celulares estão situados em regiões distintas (Figura 19-2). A partir desses núcleos, os neurônios hipotalâmicos enviam projeções, diretamente ou por transmissão neuronal, a outras partes dos sistemas nervosos central e periférico e secretam hormônios que possibilitam o controle hierárquico de vários processos fisiológicos (Tabela 19-1).

O hipotálamo está ligado à hipófise por um pedúnculo, que é composto por axônios de alguns neurônios hipotalâmicos, em que os botões terminais formam a neuro-hipófise (Figura 19-3). Os neurônios da neuro-hipófise secretam os hormônios peptídicos, a ocitocina e a vasopressina, diretamente na circulação sistêmica. O desenvolvimento da adeno-hipófise a partir do ectoderma oral é determinado por um programa rigoroso de ativação consecutiva de vários fatores de transcrição distintos na diferenciação dos tipos celulares da hipófise (Figura 19-4). A hipófise está envolvida por uma cápsula fibrosa resistente e localiza-se na sela turca óssea. A hipófise é delimitada, superiormente, pelo quiasma óptico e, lateralmente, pelo seio cavernoso e pelas estruturas que o atravessam (artéria carótida interna, nervos cranianos [NCs] III e IV, primeira e segunda divisões do NC V e do NC VI).

Nas partes circunventriculares do SNC, os capilares são fenestrados, permitindo aos neurônios perceber vários estímulos químicos específicos na corrente sanguínea. Esses neurônios sensitivos transmitem a informação sobre alterações nos estímulos (p. ex., mudança na osmolalidade) a outros neurônios hipotalâmicos envolvidos em uma variedade de tipos específicos de atividades secretoras.

Outros neurônios hipotalâmicos secretam hormônios peptídicos em um leito capilar especializado, denominado **sistema porta-hipofisário**. O sangue nesse sistema capilar flui diretamente da eminência mediana para a adeno-hipófise, onde se encontram células específicas que possuem receptores para os vários hormônios liberadores hipotalâmicos. A ligação dos hormônios hipotalâmicos a seus receptores presentes nas células da adeno-hipófise estimula, por sua vez, a secreção de hormônios específicos da adeno-hipófise na circulação sistêmica. O sistema portal permite que as células da adeno-hipófise sejam irrigadas por sangue rico em hormônios hipotalâmicos, sem a diluição que ocorreria na circulação sistêmica. Essa conexão íntima entre o hipotálamo e a hipófise tem consequências fisiopatológicas importantes (ver posteriormente).

Uma vez secretados, os hormônios da adeno-hipófise são transportados pela corrente sanguínea para todo o corpo e induzem a liberação de outros hormônios por glândulas endócrinas específicas. Por sua vez, esses hormônios exercem efeitos sobre os tecidos-alvo que influenciam o crescimento, a reprodução, o metabolismo e a resposta ao estresse. Além

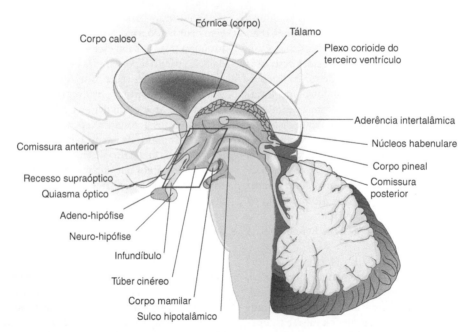

FIGURA 19-1 Corte sagital do encéfalo, mostrando o diencéfalo. (Redesenhada, com permissão, de Chusid JG. *Correlative Neuroanatomy and Functional Neurology*, 19th ed. Publicada originalmente por Lange Medical Publications. Copyright © 1985 por The McGraw-Hill Companies, Inc.)

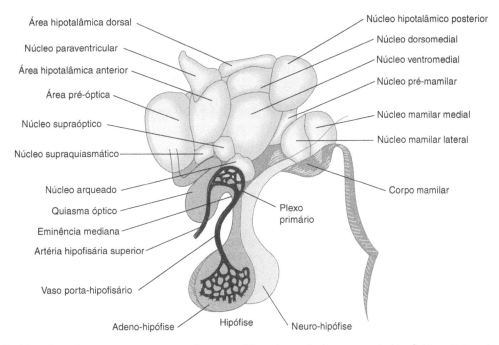

FIGURA 19-2 Hipotálamo humano, com representação esquemática sobreposta dos vasos porta-hipofisários. (Redesenhada, com permissão, de Ganong WF. *Review of Medical Physiology*, 20th ed. Publicada originalmente por McGraw-Hill. Copyright © 2001 by The McGraw-Hill Companies, Inc.)

de seus efeitos nos tecidos-alvo, os hormônios secretados em resposta à estimulação pelos hormônios hipofisários também exercem uma ação de retroalimentação e inibem a secreção dos hormônios hipotalâmicos e hipofisários correspondentes.

Os hormônios da neuro-hipófise estão envolvidos com um tipo muito diferente de eixo neuroendócrino, que se desvia das glândulas endócrinas secundárias e afeta diretamente os tecidos-alvo periféricos.

Embora a maioria dos fatores peptídicos secretados pelo hipotálamo provoque a liberação de um hormônio hipofisário, alguns consistem em fatores inibidores, que bloqueiam ou diminuem a secreção de determinados hormônios. Existem cinco tipos principais de células na adeno-hipófise, cada um responsável pela produção e secreção de uma das cinco famílias de hormônios: pró-opiomelanocortina e hormônio adrenocorticotrófico (ACTH), tireotrofina (TSH), hormônio do crescimento (GH), prolactina (PRL), e as gonadotrofinas, hormônio luteinizante (LH) e hormônio foliculestimulante (FSH) (Tabela 19-2).

Além de suas funções na regulação dos eixos neuroendócrinos, alguns hormônios hipotalâmicos e hipofisários são reguladores importantes das funções imunes e da resposta inflamatória, embora suas ações não estejam bem esclarecidas. Além disso, a secreção dos hormônios hipotalâmicos e hipofisários pode ser significativamente influenciada pelas citocinas que regulam a resposta imune.

PONTO DE CHECAGEM

1. Qual é o papel do hipotálamo?
2. Quais são os eixos neuroendócrinos, e como funcionam?
3. Quais são as estruturas que circundam a hipófise?
4. Qual é a origem dos neurônios cujos axônios formam a neuro-hipófise?

FISIOLOGIA DO HIPOTÁLAMO E DA HIPÓFISE

HORMÔNIOS DA ADENO-HIPÓFISE

Pró-opiomelanocortina e ACTH

O eixo HHSR é um importante componente do sistema fisiológico relacionado ao estresse. Diversos estressores (p. ex., estresse metabólico, físico, mental) resultam na ativação do eixo HHSR. O principal regulador hipotalâmico é o peptídeo CRH e, em menor grau, a arginina-vasopressina (AVP), que são produzidos nos núcleos paraventriculares e supraópticos do hipotálamo e liberados no sistema porta hipotalâmico-hipofisário. Esses hormônios desencadeiam a síntese e o transporte intracelular de uma proteína grande, denominada pró-opiomelanocortina (POMC). Em seguida, a POMC é processada por proteases (pró-hormônio convertases) para liberar peptídeos menores, incluindo um peptídeo de 39 resíduos de aminoácidos, denominado ACTH

548 Fisiopatologia da Doença

TABELA 19-1   Os núcleos do hipotálamo e suas principais funções

Núcleo	Localização	Principais neuro-hormônios e/ou funções
Supraóptico (NSO)	Anterolateral, acima do trato óptico	ADH: osmorregulação, regulação do volume de LCE; OT: regulação das contrações uterinas e ejeção do leite
Paraventricular (NPV)	Periventricular dorsal anterior	NPV magnocelular
		ADH, OT: funções iguais às anteriores
		NPV parvocelular
		TRH: regulação da função da tireoide
		CRH: regulação da função corticossuprarrenal, regulação do sistema nervoso simpático e da medula da glândula suprarrenal, regulação do apetite
		ADH: coexpresso com CRH, regulação da função corticossuprarrenal
		VIP: fator de liberação da prolactina (?)
Supraquiasmático (NSQ)	Acima do quiasma óptico, zona periventricular anteroventral	Regulador dos ritmos circadianos e função da pineal ("Zeitgeber" [marca-passo]): os neurônios VIP, ADH projetam-se principalmente para o NPV
Arqueado (NARQ)	Parte basal medial do hipotálamo, próximo ao terceiro ventrículo	GHRH: estimulação do hormônio do crescimento
		GnRH: regulação das gonadotrofinas hipofisárias (FSH e LH)
		Dopamina: atua como o PIH
		SRIF: inibição da liberação do GHRH
		Regulação do apetite (NYP, ART, α-MSH, CART)
Periventricular	Anteroventral	SRIF: inibição da secreção do hormônio do crescimento por ação hipofisária direta; localização do SRIF em quantidades mais abundantes
Ventromedial (NVM)		GHRH (conforme anteriormente)
		SRIF: inibição da liberação do GHRH
		Atua como centro de saciedade
Dorsomedial (NDM)		Ponto focal de processamento da informação: recebe estímulos do NVM e do hipotálamo lateral e projeta-se para o NPV
Área hipotalâmica lateral		Atua como centro da fome (MCH, orexinas)
Área pré-óptica (APO)		Principal regulador da ovulação em roedores; apenas alguns neurônios de GnRH nos primatas
Área hipotalâmica anterior		Termorregulação: "centro de resfriamento"
		Região AVOV: regulação da sede
Área hipotalâmica posterior		Termorregulação: "centro do aquecimento"

Legenda: ADH, hormônio antidiurético; LEC, líquido extracelular; OT, ocitocina; TRH, hormônio liberador da tireotrofina; CRH, hormônio liberador da corticotrofina; VIP, polipeptídeo intestinal vasoativo; GHRH, hormônio liberador do hormônio do crescimento; GnRH, hormônio liberador das gonadotrofinas; FSH, hormônio foliculestimulante; LH, hormônio luteinizante; PIH, hormônio de inibição da prolactina; SRIF, fator de inibição da liberação de somatotrofina; NPY, neuropeptídeo Y; ART, transcrito liberado de agouti; α-MSH, hormônio estimulador de α-melanócitos; CART, transcrito regulado por cocaína e anfetamina; MCH, hormônio de concentração da melanina. Reproduzida, com permissão, de Kacsoh B. *Endocrine Physiology*. Publicada originalmente por McGraw-Hill. Copyright © 2000 por The McGraw-Hill Companies, Inc.

(Figura 19-5). Embora o ACTH seja o principal hormônio hipofisário que estimula a função endócrina do córtex da glândula suprarrenal, a parte aminoterminal do peptídeo POMC (N-POMC) parece desempenhar uma função de promoção do crescimento das glândulas suprarrenais.

O ACTH liberado na cadeia sistêmica desencadeia a síntese e a secreção de corticosteroides e dos androgênios suprarrenais. O efeito do ACTH sobre a síntese e a liberação dos mineralocorticoides é muito menos acentuado, visto que ele é principalmente regulado pelo SRAA.

Por sua vez, esses hormônios esteroides exercem efeitos complexos sobre muitos tecidos para proteger o indivíduo contra o estresse. Eles aumentam a pressão arterial e o nível de glicemia,

alteram a capacidade de resposta do sistema imune, e assim por diante. Os glicocorticoides também exercem uma ação de retroalimentação no hipotálamo, onde inibem a secreção de CRH, e na hipófise, onde inibem ainda mais a secreção de ACTH. Na ausência de estresse incomum, observa-se um ritmo diurno diário de liberação de CRH, ACTH e esteroides suprarrenais.

Os fatores hipofisários (i.e., N-POMC, ACTH), estão envolvidos na regulação da proliferação das células suprarrenais e no crescimento das camadas da glândula suprarrenal envolvidas na secreção dos glicocorticoides e dos androgênios. Em consequência da ativação crônica do eixo HHSR, ocorre hipertrofia do órgão-alvo (córtex da glândula suprarrenal). Por outro lado, as condições que regulam para baixo o eixo HHSR

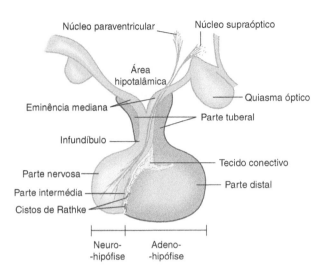

FIGURA 19-3 As partes que compõem a hipófise e suas relações com o hipotálamo. A parte tuberal, a parte distal e a parte intermédia, que são rudimentares nos seres humanos, formam a adeno-hipófise. O infundíbulo e a parte nervosa constituem a neuro-hipófise. (Modificada e redesenhada, com permissão, da *Ciba Collection of Medical Illustrations*, por Frank H. Netter, MD.)

(p. ex., administração de glicocorticoides exógenos) resultam em atrofia do córtex da glândula suprarrenal. Em contrapartida, o tônus global do eixo HHSR tem pouco ou nenhum efeito sobre o crescimento dos tecidos que secretam mineralocorticoides, apesar do fato de estimulação aguda do ACTH desencadear a liberação de mineralocorticoides.

Hormônios glicoproteicos

O TSH e as gonadotrofinas pertencem à família dos hormônios glicoproteicos (Tabela 19-2). Os membros clássicos da família dos hormônios glicoproteicos, o TSH e as gonadotrofinas, FSH e LH, bem como o hormônio gestacional derivado da placenta, a gonadotrofina coriônica humana (hCG), são constituídos por uma subunidade α-glicoproteica (α-GSU) comum e de uma subunidade β individual (p. ex., TSH-β, LH-β). A subunidade β específica dos hormônios glicoproteicos é responsável pelas diferenças biológicas desses hormônios. Outro membro dessa família é a tireoestimulina, que compartilha a composição de uma subunidade α e β (α-2, β-5). Todavia, a função fisiológica desse hormônio ainda não foi estabelecida.

A. Tireotrofina (hormônio tireoestimulante)

A tireotrofina (hormônio tireoestimulante [TSH]) é liberada por células específicas da hipófise em resposta à estimulação pelo hormônio liberador da tireotrofina (TRH) do hipotálamo. A somatostatina é um fator hipotalâmico que regula negativamente a liberação de TSH. Por sua vez, o TSH é transportado pela corrente sanguínea sistêmica até a glândula tireoide, onde estimula a síntese e a secreção dos hormônios tireoidianos, a tiroxina e a tri-iodotironina. Os hormônios tireoidianos exercem efeitos em quase todos os tecidos do corpo, porém atuam particularmente nos sistemas circulatório, respiratório, esquelético e nervoso central. Os hormônios tireoidianos são de importância crítica como pontos-chave no desenvolvimento, e a sua deficiência durante essa fase da vida possui efeitos (p. ex., retardo mental grave e baixa estatura) que não são totalmente reversíveis pela administração subsequente de hormônio tireoidiano (Capítulo 20).

Além de seus efeitos nos tecidos-alvo, o hormônio tireoidiano exerce uma ação de retroalimentação na hipófise e no hipotálamo para inibir a secreção de TSH e de TRH. O TSH também estimula o crescimento do tecido tireoidiano, resultando no desenvolvimento de bócio em condições de estimulação crônica do TSH, como a deficiência de iodo (ver Capítulo 20).

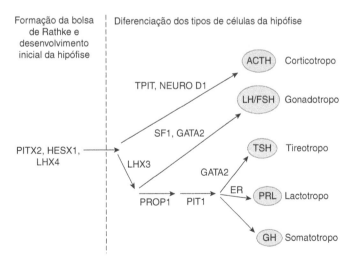

FIGURA 19-4 Diagrama dos fatores de transcrição envolvidos no desenvolvimento da adeno-hipófise. Os fatores relacionados à esquerda são principalmente responsáveis pela formação da bolsa de Rathke e pelo desenvolvimento inicial da hipófise. À direita, estão relacionados os fatores que induzem a diferenciação dos cinco tipos principais de células hipofisárias. Foi constatado que a ocorrência de mutações de alguns dos genes que codificam esses fatores de transcrição resulta em hipopituitarismo.

TABELA 19-2 Hormônios hipofisários

	ACTH	GH	Prolactina	TSH	LH	FSH
Peptídeos	Derivado do precursor POMC	Polipeptídeo de cadeia simples	Polipeptídeo de cadeia simples	α: α1 β: TSH-β	α: α1 β: LH-β	α: α1 B: FSH-β
Receptor	Receptor de ACTH (receptor de melanocortina-2)	Receptor de GH	Receptor de prolactina	Receptor de TSH	Receptor de LH	Receptor de FSH
Fonte	Corticotropos (hipófise)	Somatotropos (hipófise)	Lactotropos (hipófise)	Tireotropos (hipófise)	Gonadotropos (hipófise)	Gonadotropos (hipófise)
Hormônio liberador hipotalâmico	CHR, AVP	GHRH (grelina)	TRH	TRH	GnRH	GnRH
Fatores de inibição hipotalâmicos		Somatostatina	Dopamina	Somatostatina, dopamina		
Órgão-alvo	Glândula suprarrenal	Fígado (produção de IGF-1), tecidos periféricos	Glândula mamária	Glândula tireoide	Ovário (células da teca, células da granulosa, células do corpo lúteo)/testículos (células de Leydig)	Ovário (células da granulosa)/testículo (células de Sertoli)
Função	Estimular a liberação de cortisol e de androgênios suprarrenais	Estimular o crescimento (efeitos diretos e indiretos por meio do IGF-1)	Estimular a lactação	Estimular a liberação dos hormônios tireoidianos	Estimular a produção de estrogênio/testosterona	Regular a função das células da granulosa e células de Sertoli

Legenda: ACTH, corticotrofina; AVP, arginina-vasopressina; CRH, hormônio liberador da corticotrofina; FSH, hormônio foliculestimulante; GH, hormônio do crescimento; GHRH, hormônio liberador do hormônio do crescimento; GnRH, hormônio liberador das gonadotrofinas; IGF, fator de crescimento semelhante à insulina; LH, hormônio luteinizante; POMC, pró-opiomelanocortina; TRH, hormônio liberador da tireotrofina; TSH, hormônio tireoestimulante.

B. Gonadotrofinas

A função das gonadotrofinas consiste em regular o eixo neuroendócrino do sistema reprodutor. Assim, um fator de liberação do hipotálamo, denominado hormônio liberador das gonadotrofinas (GnRH), estimula a secreção de LH e de FSH, o que estimula, por sua vez, a esteroidogênese nos ovários e testículos. Além disso, as gonadotrofinas promovem a função das células de Sertoli e das células de teca e a gametogênese. Os esteroides produzidos pelos ovários (estrogênios) e pelos testículos (testosterona) inibem a produção de GnRH, LH e FSH e exercem efeitos

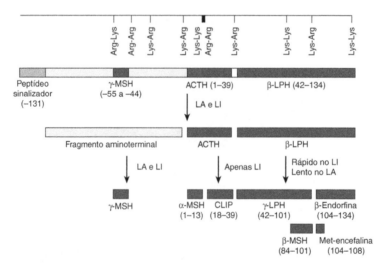

FIGURA 19-5 Representação esquemática da molécula de pré-pró-opiomelanocortina produzida pelas células hipofisárias, por neurônios e outros tecidos. Os números entre parênteses identificam as sequências dos aminoácidos em cada um dos fragmentos polipeptídicos. Por conveniência, as sequências de aminoácidos estão numeradas a partir da extremidade aminoterminal da corticotrofina (ACTH) e devem ser lidas na direção da porção carboxiterminal da molécula original, enquanto as sequências dos aminoácidos da outra parte da molécula devem ser lidas para a esquerda até −131, que é o aminoácido aminoterminal da molécula original. As localizações de Lys-Arg e de outros pares de resíduos de aminoácidos básicos também estão indicadas; esses são os locais de clivagem proteolítica na formação dos fragmentos menores da molécula original. LA, lobo anterior; LI, lobo intermediário. (Redesenhada, com permissão, de Barrett KE et al., eds. *Ganong's Review of Medical Physiology*, 24th ed. McGraw-Hill, 2011.)

sobre tecidos-alvo nos folículos em desenvolvimento dentro do próprio ovário, no útero (controle do ciclo menstrual), no desenvolvimento das mamas, na espermatogênese e em muitos outros tecidos e processos fisiológicos (ver Capítulos 22 e 23).

Conforme observado com todos os eixos neuroendócrinos, a alça de retroalimentação simples é complicada por outros estímulos aferentes (p. ex., provenientes do SNC) que modificam a capacidade de resposta (Capítulo 7). A descoberta de que os peptídeos derivados de KiSS1 (p. ex., metastina) induzem a liberação do GnRH hipotalâmico mediante sinalização por meio de um receptor acoplado à proteína G (GPR54) ilustra esse aspecto. Mutações nesses componentes podem resultar em ausência de desenvolvimento da puberdade. Um aspecto considerável de muitos fatores de liberação do hipotálamo, porém particularmente do GnRH, é que a secreção ocorre de modo pulsátil, e as alterações na taxa e na amplitude da secreção resultam em alteração da capacidade de resposta da hipófise, devido à infrarregulação ou suprarregulação dos receptores dos fatores de liberação hipotalâmicos encontrados na superfície das células hipofisárias. Não apenas a secreção de GnRH é episódica; o mesmo ocorre com a secreção de FSH e de LH, com surto secretor a cada 60 minutos. As gonadotrofinas seguem um padrão de secreção típico durante o ciclo menstrual, com um surto de LH na metade do ciclo, que desencadeia a ovulação.

Hormônio do crescimento e prolactina

O hormônio do crescimento e a prolactina são polipeptídeos de cadeia simples estruturalmente relacionados com diferentes espectros de ação.

A. Hormônio do crescimento

O hormônio do crescimento (GH), que é regulado positivamente pelo hormônio liberador do hormônio do crescimento (GHRH) do hipotálamo e inibido pela somatostatina, desencadeia os efeitos promotores do crescimento em uma ampla variedade de tecidos (Figura 19-6). O GH possui ações diretas (p. ex., estimulação do crescimento da cartilagem) e indiretas (p. ex., por meio do fator de crescimento semelhante à insulina 1 [IGF-1], um polipeptídeo secretado pelo fígado e por outros tecidos) (Figura 19-7). O IGF-1 exerce efeitos semelhantes aos da insulina, promovendo o armazenamento de energia em vários tecidos. Por sua vez, o IGF-1 inibe a secreção do GHRH e do GH. À semelhança dos outros eixos de retroalimentação neuroendócrinos, o SNC e outros fatores podem influenciar significativamente o eixo regulador simples (Tabela 19-3). Um desses fatores é o hormônio peptídico gastrintestinal, a grelina, que atua por meio do receptor de secretagogo do hormônio do crescimento para induzir a liberação de GH. A importância fisiológica desse processo ainda não foi estabelecida. A somatostatina inibe a liberação de GH, e, assim, são utilizados análogos da somatostatina para inibir a secreção de GH por tumores hipofisários secretores de GH.

Algumas das ações do GH parecem ter uma natureza contrarreguladora, visto que elevam os níveis de glicemia e antagonizam a ação da insulina. Em contrapartida, outras ações do GH por meio do IGF-1 são semelhantes às da insulina. Essa contradição aparente faz sentido quando se considera

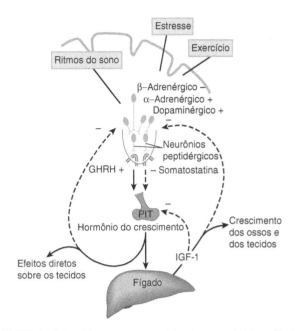

FIGURA 19-6 Diagrama esquemático do controle hipotalâmico da secreção de hormônio do crescimento. As setas que indicam inibição são tracejadas; as setas que indicam estimulação são sólidas. GHRH, hormônio liberador do hormônio do crescimento; IGF, fator de crescimento semelhante à insulina. (Redesenhada de Reichlin S. Neuroendocrinology. In: Wilson JD et al., eds. *Williams Textbook of Endocrinology*, 9th ed. Saunders, 1998.)

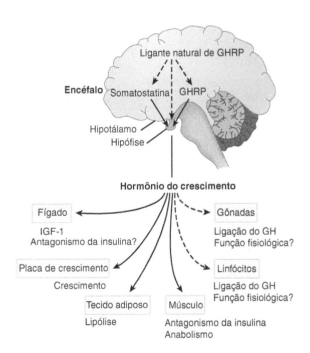

FIGURA 19-7 Representação esquemática dos vários locais de ação do hormônio do crescimento (GH). GHRH, hormônio liberador do hormônio do crescimento; GHRP, peptídeo liberador do hormônio do crescimento; IGF-1, fator de crescimento semelhante à insulina 1. (Reproduzida, com permissão, de Thorner MO et al. The anterior pituitary. In: Wilson JD et al., eds. *Williams Textbook of Endocrinology*, 9th ed. Saunders, 1998.)

552 Fisiopatologia da Doença

TABELA 19-3 Fatores que influenciam a secreção normal de hormônio do crescimento

Fatores	Aumento da secreção	Inibição da secreção
Neurogênicos	Estágios III e IV do sono	Sono REM
	Estresse (traumático, cirúrgico, inflamatório, psíquico)	Antagonistas α-adrenérgicos
	Agonistas α-adrenérgicos	Agonistas β-adrenérgicos
	Antagonistas β-adrenérgicos	Antagonistas da acetilcolina
	Agonistas da dopamina	
	Agonistas da acetilcolina	
Metabólicos	Hipoglicemia	Hiperglicemia
	Jejum	Aumento dos níveis de ácidos graxos
	Declínio dos níveis de ácidos graxos	Obesidade
	Aminoácidos	
	Diabetes melito descontrolado	
	Uremia	
	Cirrose hepática	
Hormonais	GHRH	Somatostatina
	Baixo nível de fator de crescimento semelhante à insulina	Nível elevado do fator de crescimento semelhante à insulina
	Estrogênios	Hipotireoidismo
	Glucagon	Níveis elevados de glicocorticoides
	Arginina-vasopressina	
	Grelina	

Legenda: GHRH, hormônio liberador do hormônio do crescimento; REM, movimentos oculares rápidos.

Reproduzida, com permissão, de Thorner MO et al. The anterior pituitary. In: Wilson JD et al., eds. *Williams Textbook of Endocrinology*, 9th ed. Saunders, 1998.

que a promoção do crescimento requer, em primeiro lugar, uma elevação dos níveis sanguíneos de substratos e, em seguida, o seu uso para síntese. Para realizar este último efeito sem o primeiro, o indivíduo ficaria simplesmente hipoglicêmico, sem promover crescimento em longo prazo.

B. Prolactina

Nos seres humanos, a principal função da prolactina consiste em estimular o desenvolvimento das mamas e a síntese do leite. Essa função é discutida de modo mais detalhado no Capítulo 22. A secreção de prolactina é regulada, em grande parte, de forma negativa pelo neurotransmissor dopamina do hipotálamo, e não por um peptídeo. Isto é, a dopamina atua para inibir a secreção de prolactina, em vez de estimulá-la. Os processos patológicos que resultam em isolamento da hipófise do hipotálamo provocam perda de todos os hormônios hipofisários, com exceção da prolactina (**pan-hipopituitarismo**,

em consequência da ausência dos hormônios liberadores hipotalâmicos). Por outro lado, a ausência de dopamina resulta em aumento da secreção de prolactina por células específicas da adeno-hipófise, que, nesse momento, estão livres da inibição produzida pela dopamina. O hipotireoidismo primário é frequentemente acompanhado de hiperprolactinemia, já que os níveis aumentados de TRH podem exibir propriedades de fator de liberação da prolactina.

HORMÔNIOS DA NEURO-HIPÓFISE

Vasopressina e ocitocina

Os hormônios peptídicos vasopressina e ocitocina são sintetizados nos núcleos supraópticos e paraventriculares do hipotálamo. Os axônios dos neurônios nesses núcleos formam a neuro-hipófise, onde esses hormônios peptídicos são armazenados. Dessa forma, não há necessidade de um conjunto distinto de fatores de liberação do hipotálamo para desencadear a liberação de vasopressina ou de ocitocina.

A. Vasopressina

Em resposta a um pequeno aumento da osmolalidade do sangue, o "osmostato" hipotalâmico responde, desencadeando a sensação subjetiva de sede e, ao mesmo tempo, a liberação de vasopressina. A vasopressina aumenta a quantidade de canais de água ativos nas membranas celulares das células dos túbulos coletores renais, possibilitando a conservação de água livre. Isso aumenta a concentração da urina. A conservação de água livre e a estimulação da sede têm como efeito final a correção das alterações discretas da osmolalidade do sangue.

A vasopressina liga-se a pelo menos três classes de receptores. Uma dessas classes de receptores de vasopressina (V_{1A}) é encontrada no músculo liso. Seu principal efeito consiste em induzir vasoconstrição. Os receptores V_{1B} são encontrados nos corticotropos e contribuem para a secreção aumentada de ACTH. A outra classe de receptores (V_2) é encontrada nos néfrons distais dos rins, e a sua principal ação consiste em mediar os efeitos da vasopressina sobre a osmolalidade. Em virtude de suas ações mediadas pelos receptores V_2, a vasopressina também é conhecida como **hormônio antidiurético** (**ADH**). A relação existente entre as forças osmóticas, o volume e a secreção de vasopressina está ilustrada na **Figura 19-8**. Embora a função de minuto a minuto da vasopressina seja a de manter a osmolalidade do sangue, a sua secreção também aumenta em consequência de reduções acentuadas do volume intravascular. Isso ajuda a aldosterona a aumentar o volume intravascular, embora à custa de uma diminuição da osmolalidade. A contribuição da vasoconstrição periférica e da retenção de água mediadas pelo ADH (na presença de hipotensão, mesmo com osmolalidade mais baixa ou normal) pode ser entendida como uma maneira de ajudar a manter a perfusão, apesar de déficits pronunciados do volume intravascular (p. ex., na hemorragia), mesmo que o volume e a composição osmolar do sangue não sejam ideais. Quando administrada em doses farmacológicas, a vasopressina pode ser usada como adjuvante no tratamento de crises hipotensivas graves.

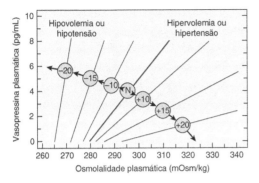

FIGURA 19-8 A influência do estado hemodinâmico sobre a osmorregulação da vasopressina em seres humanos saudáveis nos demais aspectos. Os números dentro dos círculos referem-se à alteração percentual do volume ou da pressão; N indica o indivíduo normotenso e normovolêmico. Observa-se que o estado hemodinâmico afeta tanto a inclinação da relação entre a vasopressina plasmática e a osmolalidade plasmática quanto o limiar osmótico para a liberação de vasopressina. (Redesenhada e adaptada de Robertson GL et al. The osmoregulation of vasopressin. Kidney Int. 1976;10:25. Adaptada por Rose BD in: *Clinical Physiology of Acid-Base and Electrolyte Disorders*, 3rd ed. McGraw-Hill, 1989. Reimpressa, com permissão, de Kidney International.)

B. Ocitocina

À semelhança da vasopressina, esse peptídeo é armazenado nas terminações nervosas dos neurônios hipotalâmicos da neuro-hipófise. Esse hormônio desempenha um importante papel na contração da musculatura lisa das mamas e do útero, tanto de minuto a minuto durante a amamentação quanto na contração do útero durante o parto. Além de sua função no parto e na lactação, pesquisas recentes sugerem que a ocitocina desempenha um papel significativo na regulação neuropsicológica do comportamento, como formação de confiança e vínculo interpessoal (p. ex., vínculo a pares e parental).

PONTO DE CHECAGEM

5. Quais são as diferenças entre as alças de retroalimentação neuroendócrinas da adeno-hipófise e da neuro-hipófise?
6. Como dois hormônios polipeptídicos cujas estruturas maduras não têm nenhuma sequência em comum podem se originar do mesmo precursor?
7. Descreva as características diferenciais de cada um dos eixos de retroalimentação neuroendócrinos da hipófise.
8. Qual é o significado da infrarregulação dos receptores para o controle hipotalâmico da função hipofisária?

FISIOLOGIA DO EIXO NEUROENDÓCRINO

Algumas das características da fisiologia dos eixos neuroendócrinos possuem implicações importantes na fisiopatologia da doença.

Em primeiro lugar, os hormônios hipotalâmicos que atravessam o sistema porta-hipofisário são de vida curta. Eles também exibem afinidades relativamente baixas pelos seus receptores. Em geral, essas propriedades são mais características dos neurotransmissores do sistema nervoso do que dos hormônios presentes na corrente sanguínea. Alguns desses hormônios e os sistemas de receptores com os quais interagem evoluíram de modo a aproveitar as características singulares de um eixo neuroendócrino. Por exemplo, no caso do GnRH, a sua secreção é de natureza acentuadamente pulsátil; uma determinada taxa e amplitude de secreção dos hormônios hipotalâmicos é de importância crucial para uma resposta adequada dos gonadotropos que apresentam esses receptores. Se a taxa ou a amplitude dos pulsos forem muito altas, os receptores são infrarregulados.

Em segundo lugar, no caso de alguns dos eixos neuroendócrinos, a determinação aleatória do nível sanguíneo do hormônio do órgão-alvo em geral não é clinicamente útil. Uma abordagem mais confiável na avaliação da função do eixo neuroendócrino consiste frequentemente em avaliar a resposta secretora a um estímulo provocativo ou **teste de estimulação**. Assim, a observação de um aumento adequado do cortisol sanguíneo dentro de 1 hora após uma injeção intravenosa de ACTH fornece uma evidência muito mais convincente da integridade das glândulas suprarrenais do que um nível sanguíneo normal de cortisol sem estimulação e obtido de modo aleatório.

Por fim, além de estimular a secreção do hormônio do órgão-alvo, a maioria dos hormônios hipofisários exerce efeitos tróficos sobre as células secretoras de hormônio nesse órgão. Portanto, os níveis excessivos de hormônios hipofisários resultam em hipertrofia dos órgãos-alvo, enquanto a deficiência desses hormônios causa atrofia.

FISIOLOGIA DO CONTROLE DO PESO CORPORAL

Vários mecanismos de controle fisiológico integrados pelo hipotálamo atuam para manter o peso corporal em curto e em longo prazos (**Figura 19-9**).

Os parâmetros fundamentais da regulação do peso corporal em curto prazo são os seguintes: (1) a quantidade e a composição dos alimentos, (2) a absorção e a assimilação dos nutrientes, e (3) a saciedade, isto é, a sensação de ter ingerido alimento em quantidades suficientes. A saciedade é uma resposta complexa à ingestão de alimento, que possui componentes mecânicos, neurais e hormonais.

Um importante mecanismo pelo qual a ingestão de alimento em curto prazo e a saciedade são reguladas é a comunicação por meio do "eixo intestino-encéfalo". A comunicação do intestino-encéfalo utiliza duas vias principais de comunicação, incluindo tanto componentes neurais, principalmente fibras vagais, quanto componentes hormonais. Assim, sentimos uma sensação de plenitude em resposta à distensão mecânica do

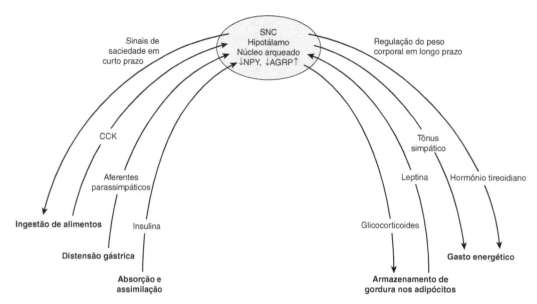

FIGURA 19-9 Mecanismos de controle fisiológico que regulam o peso corporal. NPY, neuropeptídeo Y; AGRP, peptídeo relacionado a agouti; CCK, colecistocinina.

estômago, que desencadeia vias neurais aferentes para o hipotálamo ou para centros do tronco encefálico (p. ex., núcleo do trato solitário). Além disso, em resposta à ingestão e absorção de alimentos, ocorre secreção de hormônios que exercem efeitos diretos sobre o hipotálamo para induzir a saciedade. Esses sinais hormonais incluem principalmente sinais de saciedade anorexigênicos, como a colecistocinina (CCK) e o peptídeo-1 semelhante ao glucagon (GLP-1), que são liberados no intestino e influenciam diretamente a mobilidade e a função gastrintestinais, mas que também estimulam a sinalização neural gastrintestinal para o hipotálamo. Alguns desses hormônios são transportados diretamente até o encéfalo e ligam-se a receptores no hipotálamo ou em áreas reguladas "abertas" da barreira hematencefálica. O único sinal orexigênico conhecido que se origina do intestino é o hormônio peptídico grelina, sugerindo que a saciedade é mais intensamente regulada pelo sistema gastrintestinal do que pela fome.

Diferentemente do controle em curto prazo do peso corporal, a regulação em longo prazo é influenciada, em grande parte, pelo grau de obesidade. Os adipócitos secretam o hormônio leptina proporcionalmente à quantidade de triglicerídeos que eles armazenam. Por conseguinte, em longo prazo, a ingestão excessiva de calorias, que resulta em aumento do depósito de gordura, desencadeia um aumento na secreção de leptina. A leptina atua nos seus receptores do hipotálamo, de modo que o indivíduo passa a ingerir uma menor quantidade de alimento e, portanto, assimilar menos calorias. Outra resposta à leptina é o aumento da atividade do sistema nervoso simpático, de modo que mais calorias sejam queimadas.

Por outro lado, quando o aporte calórico não é suficiente para manter o peso corporal, a gordura é mobilizada, a secreção de leptina diminui, e os pontos de controle no hipotálamo são alterados, de modo a promover um comportamento de busca de alimento, diminuir a atividade neural simpática e, em geral,

conservar calorias para compensar a tendência à perda de peso. Em consequência dessa alta de retroalimentação, o organismo evita uma redução adicional do peso corporal. É provável que esse sistema tenha evoluído principalmente como defesa contra a inanição, mas ele também atua para evitar a obesidade.

Ainda não está bem esclarecido como esses sinais são normalmente integrados no hipotálamo para produzir saciedade em curto prazo e manter o peso corporal normal em longo prazo. O núcleo arqueado do hipotálamo é o componente de integração mais bem elucidado da regulação da ingestão de alimento. Entretanto, vários outros núcleos do hipotálamo parecem estar envolvidos no controle da homeostasia da energia e ingestão de alimentos. Por exemplo, as lesões na região ventromedial resultam em obesidade, enquanto as lesões da área hipotalâmica lateral provocam perda de peso. Uma hipótese sugerida na tentativa de integrar as informações atuais sobre a regulação da homeostasia da energia propõe respostas diferentes do organismo à redução *versus* elevação das concentrações de leptina, conforme observado na perda de peso *versus* ganho de peso, respectivamente. Dessa forma, em resposta a um declínio dos níveis de leptina, o neuropeptídeo Y é secretado por células que apresentam receptores de leptina localizadas no núcleo arqueado na área ventromedial hipotalâmica. Acredita-se que o neuropeptídeo Y medeia as resposta hipotalâmicas à inanição.

O sistema da POMC é outro sistema bem-descrito, que regula a saciedade e a ingestão de alimento no núcleo arqueado do hipotálamo. Embora o sistema da POMC hipotalâmica utilize os mesmo peptídeos para sinalizar mediadores como o sistema da POMC hipofisária, eles são muito diferentes na expressão, no processamento e nos receptores da POMC. Em particular, o principal receptor que medeia saciedade e ingestão de alimento é um subtipo especial de receptores de melanocortina (MC4-R). No estado de excesso

CAPÍTULO 19 Distúrbios do Hipotálamo e da Hipófise **555**

TABELA 19-4 Peptídeos que regulam a ingestão de alimento (principalmente em nível do hipotálamo)

Inibidores	Estimuladores
α-MSH (um produto da POMC)	Peptídeo relacionado a agouti (AGRP)
Leptina	Grelina
Transcrito regulado por cocaína e anfetamina (CART)	Neuropeptídeo Y
Insulina	MCH
Peptídeo YY3–36	Orexinas
Hormônio liberador da corticotrofina (CRH)	Galanina
Colecistocinina (CCK)	Endocanabinoides
Peptídeo semelhante ao glucagon 1 (GLP-1)	
Peptídeo de liberação da prolactina	
Fatores de crescimento semelhantes à insulina I e II	
Peptídeo relacionado com o gene da calcitonina (CGRP)	
Somatostatina	
Neuromedina U	
Serotonina	
Bombesina	

calórico, os peptídeos da POMC derivados do hipotálamo, como o hormônio estimulador de melanócito (α-MSH), mantêm esses MC4-R em um estado tônico ativado. Além disso, os neurônios hipotalâmicos da POMC são responsivos à leptina; assim, esses neurônios representam uma interface entre a leptina e o sistema da POMC. Na medida em que os níveis circulantes de leptina acompanham paralelamente a quantidade total de gordura armazenada, faz sentido que a ativação dos neurônios de POMC leve a uma inibição da ingestão de alimento. Em situação de restrição calórica, a ativação tônica do MC4-R é reduzida por dois mecanismos: diminuição dos agonistas (MSH) e, ainda mais importante, aumento na disponibilidade de antagonistas, isto é, peptídeo relacionado a agouti (AGRP). Esses antagonistas infrarregulam não apenas o MSH (estimulado por agonistas), mas também a atividade constitutiva intrínseca do MC4-R. O modo de ação do antagonismo do MC4-R pelo AGRP foi denominado "agonismo inverso". Além disso, acredita-se que muitos outros neuropeptídeos, incluindo a bombesina, a insulina e um grupo de peptídeos denominados orexinas, exerçam efeitos complexos sobre o hipotálamo, afetando a ingestão de alimento, a saciedade, o equilíbrio energético e outros parâmetros relevantes ao controle do peso (Tabela 19-4). As orexinas parecem ser ligantes de receptores acoplados à proteína G anteriormente "órfãos" no encéfalo. Um foco recente de pesquisa tem sido descobrir como os efeitos desses peptídeos são integrados com os da leptina e do neuropeptídeo Y. Por fim, as pesquisas implicam fortemente a leptina em outras funções fisiológicas, como a regulação da função reprodutora e imune, bem como a densidade óssea.

PONTO DE CHECAGEM

9. Quais são os fatores em curto e longo prazo envolvidos no controle normal do peso corporal?

10. Qual é o significado da meia-vida curta, baixa afinidade e circulação restrita da maioria dos hormônios hipotalâmicos?

11. Por que os testes de estimulação são particularmente importantes na avaliação da função de um eixo neuroendócrino?

12. O que ocorre a um órgão-alvo na ausência do hormônio hipofisário que normalmente desencadeia a sua secreção?

FISIOPATOLOGIA DE DOENÇAS HIPOTALÂMICAS E HIPOFISÁRIAS SELECIONADAS

O hipotálamo e a hipófise estão implicados na fisiopatologia de uma variedade de doenças complexas. Essas doenças incluem transtornos de ansiedade, em que anormalidades do eixo hipotálamo-hipófise-hormônio do crescimento parecem constituir um marcador patológico específico; alcoolismo, em que o neuropeptídeo Y foi implicado em modelos murinos desse transtorno; e obesidade, em que diversos neuropeptídeos hipotalâmicos estão afetados, os quais, por sua vez, alteram parâmetros da homeostasia de energia. Na maioria desses distúrbios, ainda não foi esclarecido se as desregulações hipotalâmicas ou endócrinas constituem fatores etiológicos importantes na patogênese ou epifenômenos, refletindo uma disfunção do sistema nervoso central.

OBESIDADE

Podem ocorrer alterações do peso corporal em consequência de alteração em diversas variáveis, incluindo (1) a quantidade e o tipo de alimentos ingeridos, (2) o controle central da saciedade, (3) o controle hormonal da assimilação ou do armazenamento, e (4) a atividade física ou taxa metabólica.

Apresentação clínica e etiologia

A obesidade pode ser definida como um excesso de peso corporal suficiente para aumentar a morbidade e a mortalidade globais. Embora a obesidade extrema esteja associada a um aumento acentuado da mortalidade, os riscos da obesidade leve

556 Fisiopatologia da Doença

TABELA 19-5 Alguns distúrbios associados à obesidade

Hipertensão
Diabetes melito
Doença arterial coronária
Cálculos biliares
Morte súbita
Miocardiopatia
Apneia do sono
Hirsutismo
Osteoartrite
Gota
Acidente vascular encefálico
Câncer (de mama, endométrio, ovário, colo do útero e vesícula biliar nas mulheres; de próstata e colorretal nos homens)

a moderada são menos evidentes. Um índice de "adiposidade" é o índice de massa corporal (IMC), que corresponde ao peso (em quilogramas) dividido pela altura (em metros quadrados). A faixa normal é de 18,5 a 25 kg/m^2, e a obesidade clinicamente significativa apresenta um IMC de > 30 kg/m^2. Com base nesse critério, mais de 20% da população norte-americana são obesos. Os indivíduos com IMC de 150% acima do normal apresentam um risco global duas vezes maior de morte prematura, enquanto os indivíduos com 200% acima do IMC normal têm um risco 10 vezes maior. A Tabela 19-5 fornece uma lista de algumas causas importantes de morbidade e mortalidade associadas à obesidade, e a Figura 19-10 ilustra os possíveis mecanismos fisiopatológicos envolvidos na sua produção.

Fisiopatologia

O reconhecimento de que a obesidade desempenha um papel significativo na fisiopatologia de doenças provém de estudos epidemiológicos que identificaram a obesidade como fator de risco, sem fornecer esclarecimento no mecanismo envolvido no risco.

Apesar de seu aumento, apenas um número muito pequeno de casos de distúrbios monogenéticos resulta em obesidade nos seres humanos. Essas síndromes ressaltam a importância dos sistemas reguladores hipotalâmicos anteriormente descritos, envolvidos no controle do peso corporal. Várias mutações na leptina ou no receptor de leptina, ambas resultando em ausência de efeito suficiente da leptina sobre o hipotálamo, foram descritas como causa de obesidade tanto em seres humanos quanto em modelos murinos. Surpreendentemente, a terapia de reposição com leptina nos casos de deficiência desse hormônio leva a uma normalização completa do peso corporal.

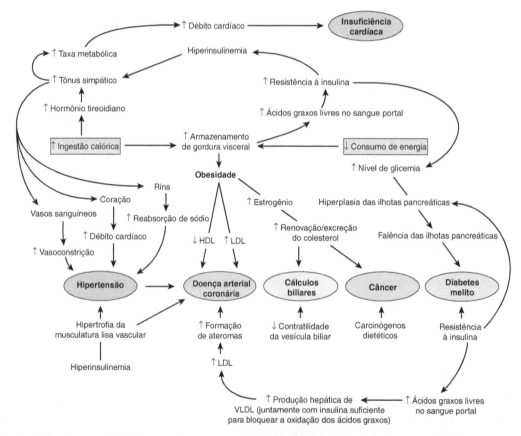

FIGURA 19-10 Papel da obesidade na fisiopatologia da doença. Algumas maneiras como a obesidade contribui para a doença. As setas curtas indicam uma alteração no parâmetro indicado, enquanto as setas longas indicam uma consequência dessa alteração. Em alguns casos, a evidência é epidemiológica; em outros, é experimental. HDL, lipoproteína de alta densidade; LDL, lipoproteína de baixa densidade; VLDL, lipoproteína de densidade muito baixa. (Redesenhada, com permissão, de Bray GA. Pathophysiology of obesity. Am J Clin Nutr. 1992;55:488S.)

Foram descritas outras mutações no sistema da POMC do hipotálamo. As mutações do MC4-R, bem como aquelas no gene da POMC ou em proteases de processamento da POMC, resultando em níveis diminuídos de MSH, levam ao desenvolvimento de obesidade infantil grave. Em concordância com os dados que descrevem a participação do sistema da POMC na regulação hipotalâmica do peso corporal, todas as mutações dentro desse sistema resultam em diminuição da sinalização por meio do MC4-R e, portanto, em aumento da ingestão de alimento.

Além dos distúrbios monogênicos mencionados anteriormente, a obesidade parece resultar de múltiplos mecanismos, e numerosos estudos estabeleceram a existência de um desequilíbrio nos sistemas neuroendócrinos do hipotálamo e do encéfalo-intestino. Portanto, a obesidade pode ser uma causa ou uma consequência de doença, dependendo do distúrbio. Por exemplo, o diabetes melito tipo 2 algumas vezes manifesta-se clinicamente pela primeira vez por um súbito aumento do peso, e pode ser difícil controlar esse distúrbio sem perda de peso, refletindo a natureza resistente à insulina do estado obeso. Além disso, se for possível perder peso, o diabetes melito pode mais uma vez se tornar latente, sendo controlado apenas com dieta e exercício. Nesses casos, a obesidade parece claramente constituir um fator etiológico no desenvolvimento do diabetes melito. Contudo, as injeções de insulina, que podem ser necessárias para controlar os sintomas de diabetes nesse tipo de paciente, exacerbam ainda mais o ganho de peso que desencadeou inicialmente o distúrbio. Essas dúvidas sobre o que surgiu primeiro tornam a fisiopatologia da obesidade particularmente difícil de analisar. Entretanto, foram realizados avanços importantes para desenvolver uma estrutura coerente, na qual a obesidade pode ser considerada tanto causa quanto consequência de doença. Em seguida, são apresentadas algumas dessas observações.

O número de adipócitos no corpo é provavelmente estabelecido durante a infância. Uma hipótese sugere que a obesidade que aparece durante a vida adulta resulta do aumento dos adipócitos individuais (hipertrofia) e não de um aumento no número dessas células (hiperplasia). A obesidade decorrente da hipertrofia dos adipócitos parece ser controlada muito mais facilmente do que a obesidade causada pela hiperplasia dessas células. É possível que sinais de retroalimentação em resposta ao grau de hipertrofia dos adipócitos sejam importantes para o "lipostato" hipotalâmico.

Atualmente, parece ser mais importante *onde* a gordura se deposita do que *quanta* gordura é depositada. Assim, a denominada obesidade visceral ou central (gordura omental na distribuição do fluxo sanguíneo que drena para a veia porta) parece ser muito mais importante como fator de risco para a morbidade e a mortalidade associadas à obesidade do que a denominada gordura subcutânea (ginecoide, parte inferior do corpo) ou periférica. Aparentemente, a gordura visceral é mais sensível às catecolaminas e menos sensível à insulina, tornando-a um marcador de resistência à insulina. Em concordância com esses achados, foi observado que os indivíduos obesos que realizam atividade física vigorosa e cuja obesidade é causada, em grande parte, por um elevado consumo de calorias (p. ex., lutadores de sumô) apresentam gordura subcutânea, mais do que visceral, e não demonstram ter um aumento significativo

da resistência à insulina. Por outro lado, acredita-se que a obesidade associada a um estilo de vida sedentário seja, em grande parte, visceral e esteja associada a um maior grau de resistência à insulina em pacientes com e sem diagnóstico de diabetes melito. Um dos parâmetros que refletem os diferentes tipos de distribuição da gordura é a razão cintura-quadril, que demonstrou ter uma correlação com a morbidade.

Conforme anteriormente mencionado, as mutações nos genes da leptina também estão associadas à obesidade em alguns seres humanos. Todavia, na grande maioria dos indivíduos obesos, são observados níveis excessivos de leptina, em vez de concentrações deficientes. Assim, parece que a forma mais comum de obesidade humana envolve uma resistência à leptina na presença de níveis endógenos elevados desse hormônio, e não uma secreção deficiente, conforme observado em camundongos *ob/ob*. Um modelo animal dessa condição é o camundongo obeso *db/db*, que apresenta um receptor de leptina deficiente. Diversos mecanismos, incluindo diminuição da sinalização por meio do receptor de leptina e transporte diminuído através da barreira hematencefálica, poderiam explicar a resistência à leptina em diferentes indivíduos.

Os fatores psicológicos também contribuem de modo significativo no desenvolvimento da obesidade. Por exemplo, os indivíduos obesos parecem regular o seu desejo de ingerir alimentos com mais dependência de estímulos externos (p. ex., hora do dia, aspecto atraente dos alimentos) em lugar de sinais endógenos (p. ex., sensação de fome).

Por fim, existe um grande interesse em desenvolver fármacos capazes de alterar essas vias (p. ex., neuropeptídeo Y e antagonistas endocanabinoides), de modo a promover a perda de peso como tratamento da obesidade. Em contrapartida, os agonistas endocanabinoides são usados para promover o apetite e o ganho de peso na síndrome consumptiva.

PONTO DE CHECAGEM

13. Defina obesidade.
14. Quais são as doenças associadas à obesidade?
15. Descreva vários mecanismos fisiopatológicos pelos quais a obesidade contribui para a doença.

ADENOMA HIPOFISÁRIO

O adenoma é um tumor benigno de origem epitelial. Os adenomas hipofisários têm importância particular, visto que (1) a hipófise encontra-se em um espaço confinado, com capacidade muito limitada para acomodar uma massa em expansão, e (2) os adenomas hipofisários podem originar-se de células que secretam hormônios, provocando síndromes de produção hormonal excessiva.

Apresentação clínica

Os adenomas hipofisários são extremamente comuns e são observados em cerca de 1 em cada 6 necropsias. Os adenomas hipofisários são, em sua maioria, clinicamente

558 Fisiopatologia da Doença

inaparentes, visto que não são funcionais, ou a produção de hormônio não alcança o limiar crítico para produzir sintomas clínicos. Quando um indivíduo com adenoma hipofisário procura assistência médica, os sinais e sintomas estão relacionados com uma massa intracraniana em expansão (cefaleias, diabetes insípido, alterações visuais) ou manifestações de excesso ou deficiência de um ou mais hormônios hipofisários. A deficiência hormonal resulta da destruição da hipófise normal pelo adenoma em expansão. Ocorre excesso de hormônio quando o adenoma secreta determinado tipo de hormônio. Os **microadenomas** (< 10 mm de diâmetro) têm mais tendência a produzir queixas relacionadas com o excesso de hormônio do que com os efeitos compressivos locais, já que são pequenos. Por outro lado, independentemente da secreção ou não de hormônios, os **macroadenomas** (> 10 mm de diâmetro) podem comprimir o quiasma óptico acima da sela turca ou os seios cavernosos, lateralmente.

Etiologia

Qualquer tipo de célula da hipófise pode sofrer hiperplasia ou originar um tumor. O fato de o paciente com tumor hipofisário apresentar efeitos compressivos ou sintomas atribuíveis a hormônios hipofisários irá depender do tamanho, da velocidade de crescimento e das características secretoras do tumor. Em geral, o tipo de hormônio secretado pelo tumor, se houver, reflete o tipo celular do qual se originou o tumor. O **gigantismo** e a **acromegalia** são causados pela secreção excessiva de hormônio do crescimento. A **doença de Cushing** é uma síndrome de excesso de glicocorticoides, que resulta da secreção excessiva de ACTH. Ocorre **galactorreia** em pacientes com tumores secretores de prolactina. Os tumores que secretam TSH, LH e FSH são extremamente raros e (de acordo com a sua função fisiológica) podem causar hipertireoidismo secundário, puberdade precoce ou hiperestimulação ovariana.

Fisiopatologia

Os adenomas hipofisários são, em sua maioria, de origem clonal: uma única célula com alteração no controle do crescimento e na regulação por retroalimentação dá origem ao adenoma. As evidências da atuação de mutações genéticas na etiologia dos adenomas hipofisários provêm da ocorrência de síndromes familiares de tumores hipofisários. Sabe-se que pelo menos quatro síndromes diferentes causadas por mutações genéticas definidas aumentam significativamente a incidência de formação de tumores hipofisários: a neoplasia endócrina múltipla tipo 1 (MEN-1), o complexo de Carney (CNC), a síndrome de McCune-Albright e a predisposição ao adenoma hipofisário relacionada com *AIP* (proteína de interação com receptor de aril-hidrocarboneto). A mutação do gene supressor de tumor *MENIN* constitui a causa subjacente da MEN-1. Conforme observado normalmente com os genes supressores de tumor, a perda da heterozigosidade resulta na formação de tumores. Os tumores hipofisários, bem como os tumores do pâncreas e a hiperplasia das glândulas paratireoides, são manifestações típicas em pacientes com MEN-1. A hiperplasia e os microadenomas da hipófise também fazem parte do CNC. Um subgrupo desses pacientes abriga uma mutação do gene que codifica uma su-

bunidade da proteína-quinase A, resultando em uma resposta alterada aos fatores reguladores do crescimento. Na síndrome de McCune-Albright, o gene *GNAS1*, que codifica uma subunidade estimuladora da proteína G, sofre mutação, tornando o produto proteico constitutivamente ativo. Desse modo, os níveis de monofosfato cíclico de adenosina estão cronicamente elevados nessas células, resultando em ativação constitutiva do gene do hormônio e em hiperplasia celular. Pacientes com mutações *AIP* estão principalmente predispostos ao desenvolvimento de tumores secretores de hormônio do crescimento.

Além dessas síndromes raras, acredita-se que a patogênese dos adenomas hipofisários seja um processo em múltiplas etapas, análogo ao das mutações consecutivas bem-descritas necessárias para a indução dos carcinomas de colo. Foi constatado que vários fatores conhecidos ou propostos fazem parte da transformação das células hipofisárias (p. ex., *GNAS1*, *PTTG*). Outros fatores que promovem a formação de tumores hipofisários incluem a instabilidade cromossômica, presumivelmente devido a uma mutação de um gene desconhecido, que resulta em mutações de outros genes e aneuploidia, alteração da sinalização hipotalâmica e outros fatores endócrinos e parácrinos (p. ex., estrogênios, fatores de crescimento).

Manifestações clínicas

As manifestações clínicas relacionadas com os efeitos expansivos estão resumidas na Figura 19-11. A hemianopsia bitemporal é o defeito clássico do campo visual em pacientes com tumores hipofisários em crescimento (ver Figura 19-11, painel C). Ocorre devido à compressão, pelo tumor, das fibras cruzadas do trato óptico, que estão localizadas diretamente acima da hipófise e que inervam a parte da retina responsável pela visão temporal. Todavia, na prática, observa-se uma ampla variedade de defeitos dos campos visuais, refletindo a natureza imprevisível da direção e extensão do crescimento tumoral, bem como a variabilidade anatômica. As manifestações clínicas do excesso de hormônio são discutidas nas síndromes específicas descritas posteriormente.

Independentemente de um tumor hipofisário produzir ou não hormônios, o infarto ou a ocorrência de hemorragia dentro da massa em expansão podem destruir a hipófise normal. Em consequência, o paciente carece de um ou mais dos hormônios hipofisários. As manifestações clínicas resultantes são consideradas mais adiante na discussão do pan-hipopituitarismo.

A. Prolactinoma

A **hiperprolactinemia**, que constitui o distúrbio mais comum da adeno-hipófise, tem várias causas (Tabela 19-6). A hiperprolactinemia patológica, causada por adenomas secretores de prolactina (prolactinomas) ou por outros estados clínicos que resultam em níveis elevados de prolactina, como hipotireoidismo primário ou terapia com agentes bloqueadores dos receptores de dopamina, deve ser diferenciada da hiperprolactinemia fisiológica da gravidez e da lactação. Aproximadamente 40% dos adenomas hipofisários identificados em necropsias consistem em prolactinomas. A maioria dos pacientes não apresenta sintomas causados pelos microadenomas e morre em consequência de outras causas.

Cefaleias

A. Estiramento da dura-máter pelo tumor

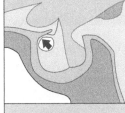

B. Hidrocefalia (rara)

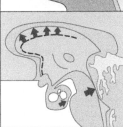

Defeitos dos campos visuais

C. Compressão das fibras retinianas nasais pelo tumor

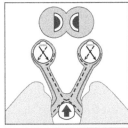

Paralisias de nervos cranianos e epilepsia do lobo temporal

D. Extensão lateral do tumor

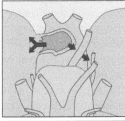

Rinorreia de líquido cerebrospinal

E. Extensão inferior do tumor

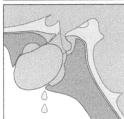

FIGURA 19-11 Vários sintomas de tumor hipofisário. As cefaleias são raramente causadas por hidrocefalia. Os defeitos do campo visual, causados pelo crescimento do tumor, estão representados esquematicamente pelo perímetro de Goldmann. (Redesenhada de Wass JAH. Hypopituitarism. In: Besser GM et al., eds. *Clinical Endocrinology: An Illustrated Text.* Gower, 1987.)

Em geral, os pacientes com macroadenomas secretores de prolactina apresentam sintomas compressivos, enquanto aqueles com microadenomas podem desenvolver sintomas relacionados com os efeitos hormonais, devido às ações diretas da prolactina (galactorreia em 30 a 80% das mulheres e em até 33% dos homens) ou aos efeitos inibidores da prolactina sobre o eixo hipotálamo-hipófise-gônadas. A disfunção reprodutiva resultante manifesta-se de modo variável: amenorreia, irregularidades menstruais ou menstruações com infertilidade nas mulheres, e diminuição da libido e impotência parcial ou completa ou infertilidade nos homens.

A redução da densidade óssea constitui outra consequência comum da hiperprolactinemia em consequência do hipogonadismo e, talvez, também devido aos efeitos diretos pouco compreendidos da prolactina sobre os ossos.

B. Adenoma secretor de hormônio do crescimento

Os tumores secretores de GH dão origem às síndromes de **gigantismo** ou de **acromegalia**, dependendo da ocorrência de seu desenvolvimento antes ou depois do fechamento das epífises. Os achados clínicos no gigantismo e na acromegalia estão resumidos na Tabela 19-7 e refletem uma combinação de efeitos do hormônio semelhantes aos da insulina, causando

TABELA 19-6 Causas de hiperprolactinemia

Causas fisiológicas
Gravidez
Lactação
Doença hipotalâmica
Tumor (p. ex., metástases, craniofaringioma, germinoma, cisto, glioma, hamartoma)
Doença infiltrativa (p. ex., sarcoidose, tuberculose, histiocitose X, granuloma)
Pseudotumor cerebral
Irradiação do crânio
Doença hipofisária
Prolactinoma
Acromegalia
Doença de Cushing
Transecção do pedículo hipofisário
Síndrome da sela vazia
Outros tumores (p. ex., metástases, adenoma não funcionante, adenoma de gonodotropos, meningioma)
Doença infiltrativa (p. ex., sarcoidose, granuloma de células gigantes, tuberculose)
Fármacos
Antagonistas do receptor de dopamina (p. ex., clorpromazina, flufenazina, haloperidol, perfenazina, metoclopramida)
Outros fármacos
Anti-hipertensivos (p. ex., metildopa, reserpina, verapamil)
Estrogênios
Opioides
Cimetidina
Hipotireoidismo primário
Doença renal crônica
Cirrose
Neurogênica (p. ex., manipulação das mamas, lesões da parede torácica, lesões da medula espinal)
Estresse (p. ex., físico, psicológico)
Idiopática

Dados de Thorner MO et al. The anterior pituitary. In: Wilson JD et al., eds. *Williams Textbook of Endocrinology*, 9th ed. Saunders, 1998.

560 Fisiopatologia da Doença

TABELA 19-7 Achados clínicos e laboratoriais em 57 pacientes com acromegalia

Achado	%
Crescimento recente das extremidades	100
Artralgias	72
Sudorese excessiva	91
Fraqueza	88
Má-oclusão	68
Apêndices cutâneos novos	58
Hipertensão: > 150/90 mmHg	37
Síndrome do túnel do carpo	44
Glicemia em jejum: > 6,1 mmol/L (> 110 mg/dL)	30
Teste de tolerância à glicose anormal: (nível de glicemia > 6,1 mmol/L [> 110 mg/dL])	68
Espessura do coxim do calcanhar: > 22 mm	91
Prolactina sérica: > 25 µg/L	16
Fósforo sérico: > 1,5 mmol/L (> 4,5 mg/dL)	48
Volume da sela túrcica >1.300 mm³	96
Nível sérico de T_4: < 53 nmol/L (< 3 ng/mL)	0[1]
Testosterona sérica (homens): < 10 nmol/L (< 3 ng/mL)	23
Cortisol sérico às 8 h: < 200 nmol/L (< 8 µg/dL)	4

Modificada e reproduzida, com permissão, de Clemmons DR et al. Evaluation of acromegaly by radioimmunoassay of somatomedin-C. N Engl J Med. 1979;301:1138.

[1]Onze pacientes estavam recebendo reposição de T_4 no momento do estudo.

visceromegalia, e efeitos contrarreguladores, promovendo intolerância à glicose.

C. Adenoma hipofisário secretor de ACTH (síndrome de Cushing)

A causa mais comum de síndrome de Cushing espontânea (Capítulo 21) consiste na secreção excessiva de cortisol, em consequência da produção exagerada de ACTH por um adenoma hipofisário. Os adenomas hipofisários secretores de ACTH são oito vezes mais comuns nas mulheres do que nos homens, e devem ser diferenciados dos efeitos causados pelo CRH ou ACTH produzidos fora do hipotálamo e da hipófise, respectivamente, bem como do hipercortisolismo devido a adenomas e carcinomas das glândulas suprarrenais.

Os sinais e sintomas dos adenomas hipofisários secretores de ACTH representam a consequência dos efeitos expansivos locais, à semelhança daqueles discutidos anteriormente para outros tipos de tumores hipofisários, e dos efeitos da produção excessiva de cortisol pelas glândulas suprarrenais, conforme discutido no Capítulo 21. A **síndrome de Nelson** caracteriza-se pela rápida progressão de um adenoma hipofisário secretor de ACTH, que é frequentemente observado após a realização de adrenalectomia bilateral para controlar os sintomas do excesso de cortisol. Com o advento dos esquemas vigorosos de substituição de glicocorticoides, da cirurgia transesfenoidal de hipófise e da radioterapia, a incidência dessa complicação diminuiu acentuadamente.

PONTO DE CHECAGEM

16. O que é um adenoma hipofisário?

17. O que leva os pacientes com adenomas hipofisários a procurar cuidados médicos?

18. Quais são os tipos mais comuns de adenoma hipofisário?

19. Como se desenvolve um adenoma hipofisário?

HIPOPITUITARISMO

O pan-hipopituitarismo é uma síndrome que resulta da perda completa de todos os hormônios secretados pela hipófise. O termo hipopituitarismo refere-se à perda de um ou mais hormônios hipofisários. As causas do hipopituitarismo estão listadas na Tabela 19-8.

Apresentação clínica

No hipopituitarismo, o complexo de sintomas varia, dependendo da extensão e da duração da doença. Independentemente da causa subjacente, nas formas não congênitas de hipopituitarismo, a deficiência de GH ocorre como alteração hormonal mais precoce, seguida pelas deficiências de ACTH e de gonadotrofinas (LH e FSH) e, por fim, da deficiência de TSH. Em alguns casos, o pan-hipopituitarismo tem início súbito (p. ex., causado por infarto ou traumatismo da hipófise). Esses pacientes podem desenvolver rapidamente duas condições potencialmente fatais em consequência da perda do ACTH e da vasopressina. Em primeiro lugar, como o paciente é incapaz de desencadear uma resposta ao estresse, devido à ausência de secreção de glicocorticoides estimulada pelo ACTH, até mesmo um estresse relativamente leve pode ser fatal. Em segundo lugar, o paciente incapaz de manter ingestão de água não será capaz de compensar a diurese maciça associada à deficiência de vasopressina (**diabetes insípido**). Dessa forma, o paciente irá entrar rapidamente em coma, devido à perda profunda de água e às complicações da desidratação e hiperosmolaridade.

Em outros casos, a insuficiência hipofisária desenvolve-se de modo mais insidioso (p. ex., em consequência da destruição progressiva da hipófise por um tumor não secretor ou após radioterapia da hipófise). Em muitos desses casos de pan-hipopituitarismo de desenvolvimento lento, o paciente procura por cuidados médicos com queixas relacionadas com as funções reprodutivas (amenorreia nas mulheres; infertilidade ou disfunção erétil nos homens) causadas pela deficiência de LH e de FSH. Outros pacientes apresentam queixas inespecíficas (p. ex., letargia ou alteração dos hábitos intestinais), talvez relacionadas com o desenvolvimento gradual do hipotireoidismo (devido à deficiência de TSH). O pan-hipopituitarismo pode se manifestar apenas quando o paciente apresenta uma evolução desfavorável durante outra emergência médica não relacionada, devido a uma incapacidade de desencadear uma resposta protetora ao estresse, em razão da deficiência de ACTH e, consequentemente, de glicocorticoides.

TABELA 19-8 Causas de hipopituitarismo

Necrose isquêmica da hipófise
Necrose pós-parto (síndrome de Sheehan)
Traumatismo craniencefálico
Doença vascular, comumente associada ao diabetes melito
Neoplasias que afetam a sela turca
Adenoma não secretor
Craniofaringioma
Cordoma suprasselar
Histiocitose X (granuloma eosinofílico; doença de Hand-Schüller--Christian)
Cistos intrasselares
Lesões inflamatórias crônicas
Tuberculose, sífilis, sarcoidose
Doenças infiltrativas
Amiloidose
Hemocromatose
Mucopolissacaridoses
Mutações genéticas
Parte de uma síndrome
PITX2, HESX1, LHX3, LHX4
Resultando em deficiência hormonal combinada ou isolada
PROP1, PIT1 (deficiência combinada de hormônios hipofisários)
TPIT (deficiência de ACTH), *DAX1* (hipogonadismo hipogonadotrófico)
Genes de hormônios (p. ex., POMC, TSH-β)
Pró-hormônio convertases (*PC1*)
Genes de receptores de hormônios liberadores (p. ex., *TRH-R, GnRH-R*)

Modificada e reproduzida, com permissão, de Chandrasoma P et al., eds. *Concise Pathology*, 3rd ed. Publicada originalmente por Appleton & Lange. Copyright © 1998 por The McGraw-Hill Companies, Inc.

Etiologia

O pan-hipopituitarismo de início súbito é geralmente causado pela ruptura traumática do pedículo hipofisário, por infarto e hemorragia dentro de um tumor hipofisário ou pela destruição isquêmica da glândula após hipotensão sistêmica (p. ex., **síndrome de Sheehan** ou hipopituitarismo puerperal após a ocorrência de perda maciça de sangue durante o parto). Foram também relatadas várias causas genéticas raras (Tabela 19-8, Figura 19-4). O hipopituitarismo adquirido de modo gradual é mais frequentemente causado pela expansão de tumores hipofisários, ou ocorre como complicação da radioterapia para tumores cerebrais.

Fisiopatologia

A característica bioquímica fundamental do hipopituitarismo consiste em baixos níveis de hormônios hipofisários na presença de concentrações baixas dos produtos dos órgãos--alvo de um ou mais componentes dos eixos neuroendócrinos envolvendo a hipófise. Em contrapartida, a insuficiência primária dos órgãos-alvo resulta em elevação compensatória dos níveis dos hormônios hipofisários relevantes.

Outra diferença bioquímica entre a insuficiência primária dos órgãos-alvo e a insuficiência dos órgãos-alvo secundária ao hipopituitarismo é o fato de nem todas as funções dos órgãos-alvo serem igualmente controladas pela hipófise. Por exemplo, no caso do córtex da glândula suprarrenal, embora a secreção de mineralocorticoides possa ser estimulada pelo ACTH, ela não depende dele.

As diferenças bioquímicas entre insuficiência primária dos órgãos-alvo e insuficiência hipofisária possuem implicações clínicas importantes. Por exemplo, ocorre hiperpigmentação na insuficiência suprarrenal primária, visto que vários peptídeos derivados da POMC (MSH, ACTH) estimulam a pigmentação da pele por meio de sua ligação ao receptor de melanocortina-1 (MC1-R). Como os níveis dos peptídeos derivados da POMC não estão elevados na insuficiência hipofisária e hipotalâmica, não ocorre hiperpigmentação. De modo semelhante, os sintomas da insuficiência suprarrenal secundária à doença hipofisária podem ser mais sutis do que nos casos de insuficiência suprarrenal primária, já que uma fração significativa da produção de mineralocorticoides é preservada, mesmo na ausência de ACTH (Capítulo 21).

Nos casos de traumatismo e transecção do pedículo hipofisário, é notável que o hipopituitarismo possa melhorar com o passar do tempo, à medida que o edema diminui, e ocorre restabelecimento de certo grau de integridade do pedículo hipofisário com a sua conexão ao hipotálamo. Todavia, algumas vezes, esses sinais e sintomas podem agravar-se com o tempo, à medida que ocorre perda das células ou conexões residuais intactas.

Notavelmente, as lesões que rompem a conexão entre a hipófise e o hipotálamo resultam em deficiências da maioria dos hormônios adeno-hipofisários, com exceção da prolactina. Com efeito, a secreção de prolactina é muitas vezes preservada ou está elevada, visto que é o único hormônio hipofisário regulado pela inibição tônica do hipotálamo.

Manifestações clínicas

Os sinais e sintomas do hipopituitarismo dependem da extensão e da duração das deficiências dos hormônios hipofisários específicos, bem como do estado clínico geral do paciente. Portanto, uma deficiência relativa de vasopressina pode ser compensada pelo aumento do aporte de água; a insuficiência suprarrenal pode não se manifestar até que o paciente necessite desenvolver uma resposta ao estresse. O hipotireoidismo pode se manifestar de modo gradativo, ao longo de vários meses, devido à meia-vida relativamente longa e ao grande reservatório de hormônio tireoidiano normalmente disponível na glândula.

As manifestações clínicas do hipopituitarismo são aquelas das síndromes de deficiência dos órgãos-alvo. As mais importantes consistem em insuficiência suprarrenal, hipotireoidismo e diabetes insípido. A amenorreia nas mulheres e a infertilidade ou impotência nos homens constituem indícios menos cruciais, porém frequentemente mais sensíveis da presença de doença hipofisária.

PONTO DE CHECAGEM

20. Quais são as causas mais comuns do pan-hipopituitarismo?

21. Por que os pacientes com pan-hipopituitarismo procuram cuidados médicos?

22. Como seria possível determinar a necessidade de terapia de reposição para um paciente com pan-hipopituitarismo?

DIABETES INSÍPIDO

O diabetes insípido é uma síndrome de poliúria que resulta da incapacidade de concentrar a urina e, portanto, de conservar a água, em consequência da ausência de ação da vasopressina.

Apresentação clínica

A apresentação clínica inicial do diabetes insípido consiste em poliúria, que persiste em circunstâncias que normalmente levariam a uma redução do débito urinário (p. ex., desidratação), acompanhada de sede. Os adultos podem queixar-se de micção frequente à noite (noctúria), e as crianças podem apresentar enurese noturna. Nenhum outro sintoma irá aparecer se o paciente for capaz de manter uma ingestão de água proporcional às perdas. O volume de urina produzido na ausência total de vasopressina pode alcançar 10 a 20 L/dia. Assim, se a capacidade do paciente de manter esse grau de ingestão de líquidos estiver comprometida (p. ex., lesão dos centros reguladores hipotalâmicos da sede), pode ocorrer desidratação, com rápida progressão para o coma.

Etiologia

O diabetes insípido pode ser causado por (1) doenças do SNC (**diabetes insípido central**), que afetam a síntese ou a secreção de vasopressina; (2) doenças renais (**diabetes insípido nefrogênico**), com perda da capacidade dos rins de responder à vasopressina circulante com retenção de água; ou (3) gravidez, com provável aumento da depuração metabólica da vasopressina. No diabetes insípido tanto central quanto nefrogênico, a urina é hipotônica. As causas centrais mais comuns consistem em traumatismo craniencefálico acidental, tumor intracraniano (p. ex., craniofaringioma) e pós-operatório de cirurgia intracraniana. As causas menos comuns estão relacionadas na Tabela 19-9. O diabetes insípido nefrogênico pode ser familiar, ou pode ser causado por lesão renal em consequência de uma variedade de fármacos. Síndromes semelhantes ao diabetes insípido podem ser causadas por excesso de mineralocorticoides, gravidez e outras causas. O diabetes insípido nefrogênico verdadeiro deve ser diferenciado da diurese osmótica (e, portanto, resistente à vasopressina). De modo semelhante, a falha do gradiente osmótico intersticial medular, que é necessário para a concentração da urina, pode ocorrer com diurese prolongada de qualquer etiologia e pode ser confundida com o diabetes insípido verdadeiro. Em ambos os casos

TABELA 19-9 Causas do diabetes insípido central e do diabetes insípido nefrogênico

Diabetes insípido central
Hereditário, familiar
Mutação no gene da vasopressina (autossômico dominante)
Adquirido
Idiopático
Traumático ou pós-cirúrgico
Doença neoplásica: craniofaringioma, linfoma, meningioma, carcinoma metastático
Distúrbio isquêmico ou hipóxico: síndrome de Sheehan, aneurismas, parada cardiorrespiratória, *bypass* aortocoronário, choque, morte cerebral
Doença granulomatosa: sarcoidose, histiocitose X
Infecções: encefalite viral, meningite bacteriana
Distúrbio autoimune
Diabetes insípido nefrogênico
Hereditário, familiar
Mutação no gene do receptor de vasopressina tipo 2 (recessivo ligado ao X)
Mutação no gene da aquaporina 2 (autossômico recessivo/autossômico dominante)
Adquirido
Hipocalemia
Hipercalcemia
Obstrução pós-renal
Fármacos: lítio, demeclociclina, metoxiflurano
Traço ou doença falciforme
Amiloidose
Gravidez

Modificada e reproduzida, com permissão, de Reeves BW et al. The posterior pituitary and water metabolism. In: Wilson JD et al., eds. *Williams Textbook of Endocrinology*, 9th ed. Saunders, 1998.

(diurese osmótica e falha medular), a urina é hipertônica ou isotônica, em vez de hipotônica. Por fim, a polidipsia (ingestão de quantidades excessivas de água, frequentemente devido a um transtorno psiquiátrico) primária extrema resulta em um volume apropriadamente grande de urina diluída e em baixos níveis plasmáticos de vasopressina, simulando, assim, o diabetes insípido central verdadeiro.

Fisiopatologia

A. Diabetes insípido central

O diabetes insípido central pode ser permanente ou transitório, refletindo a história natural do distúrbio subjacente (Tabela 19-9). Apenas cerca de 15% das células hipotalâmicas secretoras de vasopressina precisam estar intactas para manter o equilíbrio hídrico em condições normais. A simples destruição da neuro-hipófise não provoca perda neuronal suficiente para resultar em diabetes insípido permanente. Na verdade, é também necessário que ocorra destruição do hipotálamo ou, pelo menos, de parte do trato supraóptico-hipofisário.

Um achado mais comum consiste em doença transitória, devido à lesão aguda com choque e edema neuronais (p. ex., pós-infarto ou pós-traumatismo), resultando na interrupção da secreção de vasopressina, com recuperação subsequente da secreção suficiente do hormônio para a resolução dos sintomas, devido à recuperação neuronal ou à regressão do edema, com restabelecimento da integridade neurovascular hipotalâmico-hipofisária.

B. Diabetes insípido nefrogênico

O diabetes insípido nefrogênico familiar resulta de um defeito generalizado da classe V_2 dos receptores de vasopressina ou do canal de água aquaporina 2 dos túbulos coletores renais.

O diabetes insípido nefrogênico induzido por fármacos parece resultar da sensibilidade do receptor de vasopressina ao lítio, ao fluoreto e a outros sais. Essa sensibilidade é observada em 12 a 30% dos pacientes tratados com esses fármacos. Em geral, o distúrbio é reversível com a interrupção da exposição ao fármaco agressor (Tabela 19-9).

C. Síndromes semelhantes ao diabetes insípido

Há várias síndromes semelhantes ao diabetes insípido. Por exemplo, o diabetes insípido constitui uma complicação rara da gravidez. Parece ser devido às concentrações plasmáticas excessivas de vasopressinase. Esta enzima, que degrada seletivamente a vasopressina, é presumivelmente liberada pela placenta. Uma característica fundamental dessa entidade é que ela é revertida pela administração do análogo da vasopressina, o acetato de desmopressina, que é resistente à degradação por essa enzima.

Manifestações clínicas

O diabetes insípido precisa ser diferenciado de outras causas de poliúria e hipernatremia (Tabela 19-10). A característica essencial do diabetes insípido consiste em urina diluída, mesmo na presença de hipernatremia. O teste da urina com fita reagente para a glicose diferencia o diabetes melito. As condições nas quais a **diurese osmótica** é responsável pela poliúria podem ser diferenciadas do diabetes insípido pela osmolalidade normal ou elevada da urina. A polidipsia primária caracteriza-se pela presença de hiponatremia, ao passo que, no diabetes insípido, o nível sérico de sódio deve estar normal ou elevado. Na polidipsia primária, a ingestão excessiva e descontrolada de água leva à poliúria, ao passo que, no diabetes insípido, a hipertonicidade estimula a sede.

A distinção entre diabetes insípido central e diabetes insípido nefrogênico depende, em última análise, da determinação da capacidade de resposta à vasopressina injetada, com redução significativa do volume urinário e aumento da osmolalidade urinária no primeiro e pouca ou nenhuma alteração no segundo. No diabetes insípido central, os níveis circulantes de vasopressina estão baixos para uma determinada osmolalidade plasmática, enquanto estão elevados no diabetes insípido nefrogênico.

A poliúria no diabetes insípido nefrogênico resulta de uma incapacidade de conservar a água no néfron distal,

TABELA 19-10 Principais causas de hipernatremia
Comprometimento da sede
Coma
Hipernatremia essencial
Perdas excessivas de água
Renais
Diabetes insípido central
Diabetes insípido nefrogênico
Comprometimento da hipertonicidade medular
Extrarrenais
Sudorese
Diarreia osmótica
Queimaduras
Diurese de solutos
Glicose
Cetoacidose diabética
Coma hiperosmolar não cetótico
Outros
Administração de manitol
Administração de glicerol
Excesso de sódio
Administração de NaCl hipertônico
Administração de $NaHCO_3$ hipertônico

Modificada e reproduzida, com permissão, de Reeves BW et al. The posterior pituitary and water metabolism. In: Wilson JD et al., eds. *Williams Textbook of Endocrinology*, 9th ed. Saunders, 1998.

devido à falta de canais de água dependentes de vasopressina. Esses canais, que estão localizados dentro de vesículas no citoplasma das células dos túbulos coletores, estão normalmente inseridos na membrana plasmática apical, em resposta à estimulação da vasopressina, possibilitando um aumento na reabsorção de água. Até 13% do volume do filtrado glomerular podem ser recuperados dessa maneira.

No diabetes insípido de origem central ou nefrogênica, se o paciente não for capaz de manter uma ingestão suficiente de água para compensar a poliúria, verifica-se o desenvolvimento de desidratação, com consequente hipernatremia. A hipernatremia leva ao aparecimento de diversas manifestações neurológicas, incluindo obnubilação (diminuição da capacidade de resposta a estímulos verbais e físicos) progressiva, mioclonia, convulsões, déficits focais e coma. Essas manifestações neurológicas resultam da contração e perda de volume das células, em consequência das forças osmóticas, algumas vezes complicadas por hemorragia intracraniana, devido ao estiramento e à ruptura dos pequenos vasos sanguíneos. Com exceção das alterações estruturais, como as que levam à hemorragia, as consequências neurológicas da hipernatremia são reversíveis com a resolução do distúrbio metabólico subjacente.

A evolução temporal da hipernatremia constitui uma importante variável no desenvolvimento dos sintomas

564 Fisiopatologia da Doença

neurológicos, já que, com o decorrer do tempo, os neurônios produzem "osmoles idiogênicos" (i.e., aminoácidos e outros metabólitos que servem para aumentar a osmolalidade intracelular para o nível sanguíneo, minimizando, assim, os desvios de líquido para fora das células do encéfalo). Por conseguinte, quanto mais lentamente se desenvolve a hipernatremia, menor a probabilidade de ocorrer complicações neurológicas em consequência dos desvios de líquidos no encéfalo ou de uma catástrofe vascular.

PONTO DE CHECAGEM

23. Quais são os indícios que sugerem a presença de diabetes insípido em um paciente recém-examinado?
24. Como você estabeleceria um diagnóstico definitivo de diabetes insípido?
25. Quais são as diferenças fisiopatológicas entre o diabetes insípido central e o nefrogênico?

SÍNDROME DE SECREÇÃO INAPROPRIADA DE VASOPRESSINA (SIADH)

A síndrome de secreção inapropriada de ADH (hormônio antidiurético) (SIADH) constitui uma das várias causas de um estado hipotônico (Tabela 19-11). A SIADH é causada pela secreção excessiva de vasopressina em relação aos níveis apropriados para a hiperosmolalidade ou depleção do volume intravascular.

Apresentação clínica

A apresentação clínica característica da SIADH consiste em hiponatremia sem edema. Dependendo da rapidez de início e da gravidade, as consequências neurológicas da hiponatremia consistem em confusão mental, letargia e fraqueza, mioclonia, asteríxis, convulsões generalizadas e coma.

Etiologia

A SIADH tem sido associada a uma variedade de tumores secretores de vasopressina, distúrbios do SNC, doenças pulmonares e fármacos (Tabela 19-12). Por conseguinte, é importante assinalar que os neurônios hipotalâmicos e a neuro-hipófise nem sempre constituem a fonte da secreção de vasopressina. De fato, o hipotálamo e a hipófise são responsáveis pelos níveis elevados de vasopressina em apenas um terço dos pacientes com SIADH, e é importante considerar que a SIADH não é necessariamente um distúrbio do sistema hipotalâmico-hipofisário. Vários distúrbios metabólicos podem provocar hiponatremia e precisam ser investigados e excluídos antes que se possa estabelecer um diagnóstico de SIADH verdadeira. Em particular, a insuficiência suprarrenal e o hipotireoidismo estão frequentemente associados à hiponatremia. Nessas condições, a deficiência de sódio e a depleção subsequente de volume desencadeiam a secreção de vasopressina. A hiponatremia que acompanha os distúrbios do SNC é

TABELA 19-11 Síndromes hipotônicas
Ingestão excessiva de água
Excreção diminuída de água
Liberação diminuída de solutos nos segmentos diluidores
Inanição
Potomania por cerveja
Excesso de vasopressina
Síndrome de secreção inapropriada de hormônio antidiurético (SIADH)
Secreção de vasopressina induzida por fármacos
Excesso de vasopressina com diminuição da liberação distal de solutos
Insuficiência cardíaca
Cirrose hepática
Síndrome nefrótica
Deficiência de cortisol
Hipotireoidismo
Uso de diuréticos
Insuficiência renal

Modificada e reproduzida, com permissão, de Reeves BW et al. The posterior pituitary and water metabolism. In: Wilson JD et al., eds. *Williams Textbook of Endocrinology*, 9th ed. Saunders, 1998.

causada por SIADH ou pela perda de sal cerebral (PSC), com liberação aumentada de peptídeos natriuréticos (p. ex., BNP, ANP). Uma importante diferença entre esses dois distúrbios está no volume extracelular total, que está aumentado na SIADH e reduzido na PSC.

Fisiopatologia

A concentração sérica de sódio (e, portanto, a osmolaridade) é normalmente determinada pelo equilíbrio do aporte hídrico, liberação de solutos renais (uma etapa necessária na excreção de água) e retenção de água pelos túbulos renais distais mediada pela vasopressina. Os distúrbios em qualquer um desses componentes do equilíbrio normal do sódio ou nos fatores que o controlam podem resultar em hiponatremia. Ocorre hiponatremia quando a gravidade do distúrbio ultrapassa a capacidade dos mecanismos homeostáticos de compensar a disfunção. Assim, a simples ingestão excessiva de água é geralmente compensada pela diurese hídrica renal. As exceções são observadas (1) quando a ingestão de água é extrema (maior do que a quantidade aproximada de 18 L que pode ser excretada diariamente pelos rins) ou (2) quando a liberação de solutos renais está limitada (p. ex., na depleção de sal), limitando, assim, a capacidade dos rins de excretar água livre.

Nos estados de hipoadrenalismo, a perda renal de sódio devida à falta de aldosterona tem duas consequências. Em primeiro lugar, a depleção de volume em consequência da perda renal de sódio resulta na liberação de vasopressina; embora o principal estímulo para a secreção de ADH seja uma elevação da osmolaridade plasmática, a liberação de ADH é também estimulada por um baixo volume intravascular. Em segundo

CAPÍTULO 19   Distúrbios do Hipotálamo e da Hipófise   **565**

TABELA 19-12   Causas de SIADH

Tumores
Carcinoma brônquico (particularmente do tipo de pequenas células)
Outros carcinomas: duodeno, pâncreas, bexiga, ureter, próstata
Leucemia, linfoma
Timoma, sarcoma
Distúrbios do SNC
Lesões expansivas: tumores, abscesso, hematoma
Infecções: encefalite, meningite
Acidente vascular encefálico
Atrofia cerebral senil
Hidrocefalia
Traumatismo
Delirium tremens
Psicose aguda
Doença desmielinizante e degenerativa
Doença inflamatória
Distúrbios pulmonares
Infecções: tuberculose, pneumonia, abscesso
Insuficiência respiratória aguda
Ventilação sob pressão positiva
Fármacos
Vasopressina, acetato de desmopressina
Clorpropamida
Clofibrato
Carbamazepina
Outros: vincristina, vimblastina, antidepressivos tricíclicos, fenotiazinas
Idiopática
Diagnóstico por exclusão

Reproduzida, com permissão, de Chauvreal ME. Pathology of posterior pituitary. In: Pinsky MR et al. eds. *Pathophysiologic Foundations of Critical Care.* Williams & Wilkins, 1993.

TABELA 19-13   Causas de pseudo-hiponatremia

Osmolalidade plasmática elevada
Hiperglicemia
Administração de manitol
Administração de glicerol
Osmolalidade plasmática normal
Hiperproteinemia (p. ex., mieloma múltiplo)
Hiperlipidemia
Cirurgia de próstata, com uso de solução de irrigação contendo glicina ou sorbitol

Modificada e reproduzida, com permissão, de Reeves BW et al. The posterior pituitary and water metabolism. In: Wilson JD et al., eds. *Williams Textbook of Endocrinology,* 9th ed. Saunders, 1998.

não aquosa do plasma é maior do que o normal. O sódio só se equilibra – e é regulado – pela fração aquosa do plasma, e os cálculos da concentração sérica de sódio geralmente corrigem o volume plasmático total, visto que a fração não aquosa do volume plasmático é normalmente desprezível. Nas condições relativamente raras em que a fração não aquosa é significativa (p. ex., estados de hiperlipidemia grave, mieloma múltiplo e outras condições com concentrações séricas de proteínas ou lipídeos acima do normal), a concentração calculada de sódio estará, portanto, erroneamente baixa.

Os mecanismos fisiopatológicos subjacentes à maioria dos casos de SIADH não estão bem elucidados. Foi proposto que a estimulação dos barorreceptores do pulmão está comprometida nos distúrbios pulmonares que resultam em SIADH. As lesões do SNC que causam SIADH supostamente interrompem as vias neurais que inibem a vasopressina. Independentemente do mecanismo envolvido, na maioria dos casos, a hiponatremia da SIADH é parcialmente limitada pela secreção do peptídeo natriurético atrial. Portanto, a hiponatremia grave só se desenvolve quando a ingestão de água está relativamente aumentada, e a formação de edema é rara. O tratamento mais simples consiste na restrição da ingestão de água livre e, no caso de lesões do SNC ou pulmonares, tratamento da doença subjacente.

Manifestações clínicas

As manifestações clínicas da SIADH são determinadas, em parte, pela natureza e evolução de qualquer distúrbio subjacente (p. ex., doença do SNC ou pulmonar), pela gravidade da hiponatremia e pela rapidez de desenvolvimento da hiponatremia. Independentemente de sua etiologia, a SIADH pode apresentar manifestações neurológicas, incluindo confusão, asteríxis, mioclonia, convulsões generalizadas e coma. Essas manifestações ocorrem como resultado de desvios osmóticos de líquido e consequente edema cerebral e da elevação da pressão intracraniana; o edema cerebral é limitado pelo tamanho do crânio. Os mecanismos fisiopatológicos utilizados para combater esse edema incluem depleção de osmoles intracelulares, particularmente íons potássio. Quanto mais rápida a progressão da hiponatremia, maior a probabilidade

lugar, a diminuição da liberação de solutos renais compromete a capacidade dos rins de excretar uma carga hídrica quando a ingestão de água ultrapassa a perda hídrica não renal.

No hipotireoidismo, tanto a liberação de solutos renais quanto a função do osmostato ao qual a secreção de vasopressina está acoplada parecem estar comprometidas, resultando em hiponatremia.

As causas verdadeiras de hiponatremia, incluindo SIADH, também precisam ser diferenciadas da denominada pseudo-hiponatremia. Ocorre **pseudo-hiponatremia** em dois grupos de condições (Tabela 19-13). Em primeiro lugar, existem as condições nas quais a infusão de soluções hiperosmolares (p. ex., glicose) atrai a água para fora das células, diluindo, assim, o sódio. A característica fundamental dessas condições é a hiponatremia sem hipo-osmolalidade. Em segundo lugar, ocorre pseudo-hiponatremia quando a fração

566 Fisiopatologia da Doença

de desenvolvimento de edema cerebral e hipertensão intracraniana e ocorrência de lesão irreversível como resultado das complicações neurológicas e herniação. Todavia, até mesmo quando a hiponatremia se desenvolve lentamente, ela pode, em casos extremos (p. ex., sódio sérico < 110 mEq/L), resultar em convulsões e alterações do estado mental. Pode haver desenvolvimento de mielinólise pontina central, causando dano neurológico permanente em pacientes cuja hiponatremia é corrigida com demasiada rapidez.

PONTO DE CHECAGEM

26. Quais são as condições associadas à SIADH?
27. Como você diferenciaria a SIADH de outras causas de hiponatremia?
28. Quais são as consequências neurológicas da SIADH, e de que maneira podem ser evitadas?

ESTUDOS DE CASOS

Yeong Kwok, M.D.

(Ver Capítulo 25, p. 733, para Respostas)

CASO 94

Uma mulher de 53 anos vai ao médico para obter ajuda no controle de seu peso. Apresenta sobrepeso desde a infância e continuou ganhando peso durante toda a vida adulta. Tentou numerosas dietas, porém sem sucesso duradouro. Ela inicialmente perde peso; todavia, em seguida, readquire peso após alguns meses. É saudável nos demais aspectos e não está fazendo uso de nenhum medicamento. Outros familiares também apresentam sobrepeso ou obesidade. Ela não realiza nenhum exercício físico regular e tem um emprego sedentário em um escritório. Ao exame, tem 1,60 m de altura e pesa 117 kg, com índice de massa corporal (IMC) de 46,2 (normal < 25).

Questões

A. Como o peso corporal é controlado?
B. Qual é a definição de obesidade?
C. Quais condições clínicas a paciente corre risco aumentado de desenvolver devido à sua obesidade?

CASO 95

Uma mulher de 30 anos chega ao serviço de emergência depois de bater na lateral de um carro estacionado. A paciente relata que não tinha visto o carro, até ocorrer a colisão. Nega qualquer traumatismo, porém queixa-se de cefaleia. Declara que está tendo cefaleias todos os dias nos últimos 3 meses, e esta se assemelha às outras cefaleias. A paciente descreve a cefaleia como dor pulsátil frontal, que piora quando deita e, em certas ocasiões, a faz acordar durante a noite. Não tem nenhuma história clínica pregressa significativa, não usa medicamentos e nega o consumo de álcool, tabaco ou drogas. Durante a revisão de sistemas, ela revela a ocorrência de menstruações irregulares, mas nega ter outras queixas. Ao exame, a paciente aparenta estar bem e tem sinais vitais normais. O exame neurológico revela hemianopsia bitemporal. Ao exame das mamas, verifica-se a presença de galactorreia, porém sem nenhuma massa. O restante do exame físico é normal.

Questões

A. Qual é o diagnóstico provável?
B. Como esta doença surgiu?
C. Qual é o mecanismo patogênico da hemianopsia bitemporal? E o da cefaleia desta paciente?
D. Qual é a causa das irregularidades menstruais? E da galactorreia?

CAPÍTULO 19 Distúrbios do Hipotálamo e da Hipófise **567**

CASO 96

Uma mulher de 31 anos com história clínica significativa de macroadenoma hipofisário após radioterapia vai ao médico com queixa de amenorreia. Antes do diagnóstico de adenoma hipofisário, apresentava irregularidade menstrual. Esta irregularidade persistiu, com menstruações de aproximadamente 3 dias de duração, ocorrendo cerca de uma vez a cada 1,5 a 2 meses. Todavia, nos últimos 4 meses, não teve nenhuma menstruação. Nega qualquer atividade sexual. Durante a revisão de sistemas, ela declara a ocorrência de fadiga progressiva e ganho de peso de 4,5 kg nos últimos meses.

O macroadenoma hipofisário foi tratado com radioterapia há 1 ano. Desde que concluiu o tratamento, não teve nenhum acompanhamento médico, já que ela se mudou e ainda não encontrou um médico. Não toma nenhum medicamento. Ao exame, a pressão arterial é de 100/60 mmHg, e a frequência cardíaca de 80 bpm. O exame neurológico é normal, exceto por um ligeiro retardo da fase de relaxamento dos reflexos tendíneos profundos. No exame de cabeça e pescoço, verifica-se que os cabelos castanhos estão um pouco grossos e quebradiços. O exame do pescoço não revela nenhum bócio nem massa. Os exames dos pulmões, do coração e do abdome são normais. O exame pélvico revela órgãos genitais femininos normais sem massas uterinas ou ovarianas. O teste urinário para gravidez é negativo.

Questões

A. Qual é a provável causa da queixa da paciente e por quê?

B. Com base na sua história e no exame físico, você suspeita de alguma outra deficiência hormonal? Por que você tem essa opinião?

C. Quais são as outras deficiências hormonais que você deve considerar nesta paciente? Por que seriam assintomáticas no momento atual?

CASO 97

Um homem de 54 anos com história clínica significativa de transtorno bipolar procura o seu médico com queixa de poliúria. Declara que ele precisa levantar-se três ou quatro vezes durante a noite para urinar. Além disso, queixa-se de sede frequente. Nega a ocorrência de polifagia, urgência urinária, dificuldade em iniciar a micção e gotejamento pós-miccional. A história clínica só é notável pelo transtorno bipolar. O paciente tem uma longa história de não adesão aos medicamentos para o transtorno bipolar, com internações frequentes para o tratamento tanto da mania quanto da depressão; todavia, tem permanecido estável nos últimos 6 meses com o uso de lítio. Nega quaisquer sintomas de mania ou de depressão no momento atual. Não toma nenhum outro medicamento. A história familiar é considerável pela ocorrência de depressão e abuso de substâncias, porém é negativa nos demais aspectos. O paciente tem uma história de abuso de várias substâncias, porém tem permanecido "limpo e sóbrio" nos últimos 6 meses.

Ao exame, os sinais vitais estão dentro dos limites normais. O exame da cabeça e do pescoço revela mucosas ligeiramente ressecadas. O toque retal revela uma próstata normal, sem massas. O restante do exame é normal. O exame de urina revela uma urina diluída sem glicose ou outra anormalidade. Os eletrólitos séricos exibem um ligeiro aumento do nível de sódio. Um diagnóstico de diabetes insípido é considerado.

Questões

A. Você suspeita de diabetes insípido central ou nefrogênico? Por quê? Como você confirmaria o diagnóstico?

B. Como o lítio provoca diabetes insípido?

C. Qual é a causa da poliúria deste paciente? E de sua sede?

D. O que poderia ocorrer se este paciente fosse incapaz de manter uma ingestão suficiente de água?

568 Fisiopatologia da Doença

CASO 98

Um homem de 75 anos com carcinoma de pulmão de pequenas células em estágio terminal chega ao serviço de emergência com alteração do estado mental. A esposa do paciente, que cuida dele em casa, declara que ele está muito fraco, precisando de ajuda para realizar todas as atividades da vida diária. Nesses últimos dias, tornou-se progressivamente mais letárgico. A esposa procurou manter a sua hidratação adequada, acordando-o a cada 2 horas para que possa beber água. O apetite tem sido precário, porém ele ingere voluntariamente a água, consumindo 2 a 3 litros por dia. Está tomando morfina para a dor e a dispneia.

Ao exame, o paciente é um homem branco caquético, com leve angústia respiratória. Está letárgico, mas pode ser despertado. Mostra-se orientado apenas para as pessoas. Os sinais vitais revelam uma temperatura de 38°C, pressão arterial de 110/60 mmHg, frequência cardíaca de 88 bpm, frequência respiratória de 18/min e saturação de oxigênio de 96% com 3 L de oxigênio. No exame da cabeça e do pescoço, as pupilas medem 3 mm e são reativas. As escleras mostram-se anictéricas, e as conjuntivas estão rosadas. As mucosas estão úmidas, e o pescoço demonstra flexibilidade. O murmúrio vesicular está diminuído no campo pulmonar inferoposterior esquerdo, e há estertores na metade superior. O exame cardíaco revela batimentos cardíacos regulares sem sopros, galope ou atrito. O abdome está normal, sem massas. Os membros não apresentam edema, nem cianose ou baqueteamento dos dedos. O exame neurológico mostra apenas reflexos de Babinski positivos bilaterais e asteríxis. Os exames laboratoriais indicam um nível sérico de sódio de 118 mEq/L.

Questões

A. Quais condições estão associadas à SIADH? Quais delas estão presentes neste paciente?

B. Qual o mecanismo fisiopatológico que produz SIADH?

C. Qual é a causa da letargia, confusão e asteríxis deste paciente?

D. Como você trataria a hiponatremia deste paciente?

REFERÊNCIAS

Geral

Javorsky BR et al. Hypothalamus and pituitary gland. In: Gardner DG et al, eds. *Greenspan's Basic & Clinical Endocrinology*, 9th ed. McGraw-Hill, 2011.

Obesidade

Berthoud HR et al. Neural and metabolic regulation of macronutrient intake and selection. Proc Nutr Soc. 2012 Aug;71(3):390–400. [PMID: 22617310]

Farooqi IS. Genetic, molecular and physiological insights into human obesity. Eur J Clin Invest. 2011 Apr;41(4):451–5. [PMID: 21391993]

Suzuki K et al. The role of gut hormones and the hypothalamus in appetite regulation. Endocr J. 2010;57(5):359–72. [PMID: 20424341]

Adenoma hipofisário

Colao A. Pituitary tumours: the prolactinoma. Best Pract Res Clin Endocrinol Metab. 2009 Oct;23(5):575–96. [PMID: 19945024]

Melmed S. Pathogenesis of pituitary tumors. Nat Rev Endocrinol. 2011 May;7(5):257–66. [PMID: 21423242]

Melmed S et al. Diagnosis and treatment of hyperprolactinemia: an Endocrine Society clinical practice guideline. J Clin Endocrinol Metab. 2011 Feb;96(2):273–88. [PMID: 21296991]

Hipopituitarismo

Fernandez-Rodriguez E et al. Subclinical hypopituitarism. Best Pract Res Clin Endocrinol Metab. 2012 Aug;26(4):461–9. [PMID: 22863388]

Romero CJ et al. The molecular basis of hypopituitarism. Trends Endocrinol Metab. 2009 Dec;20(10):506–16. [PMID: 19854060]

Diabetes insípido/ocitocina

Devin JK. Hypopituitarism and central diabetes insipidus: perioperative diagnosis and management. Neurosurg Clin N Am. 2012 Oct;23(4):679–89. [PMID: 23040752]

Devuyst O. Physiopathology and diagnosis of nephrogenic diabetes insipidus. Ann Endocrinol (Paris). 2012 Apr;73(2):128–9. [PMID: 22503803]

Fenske W et al. Clinical review: current state and future perspectives in the diagnosis of diabetes insipidus: a clinical review. J Clin Endocrinol Metab. 2012 Oct;97(10):3426–37. [PMID: 22855338]

Síndrome de secreção inapropriada de ADH

Adrogué HJ et al. Th e challenge of hyponatremia. J Am Soc Nephrol. 2012 Jul;23(7):1140–8. [PMID: 22626822]

Esposito P et al. Th e syndrome of inappropriate antidiuresis: pathophysiology, clinical management and new therapeutic options.

Nephron Clin Pract. 2011;119(1):c62–73. [PMID: 21677440]

Hannon MJ et al. Th e syndrome of inappropriate antidiuretic hormone: prevalence, causes and consequences. Eur J Endocrinol. 2010 Jun;162(Suppl 1):S5–12. [PMID: 20164214]

Maesaka JK et al. Is it cerebral or renal salt wasting? Kidney Int. 2009 Nov;76(9):934–8. [PMID: 19641485]

Peri A et al. Hyponatremia and the syndrome of inappropriate secretion of antidiuretic hormone (SIADH). J Endocrinol Invest. 2010 Oct;33(9):671–82. [PMID: 20935451]

Thompson C et al. Hyponatraemia: an overview of frequency, clinical presentation and complications. Best Pract Res Clin Endocrinol Metab. 2012 Mar;26(Suppl 1):S1–6. [PMID: 22469246]

Doenças da Glândula Tireoide

Douglas C. Bauer, M.D. e
Stephen J. McPhee, M.D.

CAPÍTULO

20

A glândula tireoide sintetiza os hormônios **tiroxina** (T_4) e **tri-iodotironina** (T_3), aminoácidos contendo iodo, que regulam a taxa metabólica do corpo. São necessários níveis adequados de hormônios tireoidianos nos lactentes para o desenvolvimento normal do SNC, para o crescimento e a maturação normais do esqueleto de crianças, e para o funcionamento normal de vários sistemas de órgãos de adultos. A ocorrência de disfunção da tireoide constitui um dos distúrbios endócrinos mais comumente encontrados na prática clínica. Embora níveis anormalmente altos ou baixos de hormônios tireoidianos possam ser tolerados por longos períodos de tempo, geralmente surgem sinais e sintomas de disfunção tireoidiana.

■ ESTRUTURA E FUNÇÃO NORMAIS

ANATOMIA

A glândula tireoide normal é uma glândula firme, marrom-avermelhada e lisa, que consiste em dois lobos laterais e em um istmo central de conexão (**Figura 20-1**). Um lobo piramidal de tamanho variável pode se estender para cima, a partir do istmo. O peso normal da glândula varia de 30 a 40 g. A tireoide é circundada por uma cápsula fibrosa aderente, a partir da qual numerosas projeções fibrosas se estendem profundamente para o interior de sua estrutura, dividindo-a em muitos lóbulos pequenos. A glândula tireoide é altamente vascularizada e apresenta uma das maiores taxas de fluxo sanguíneo por grama de tecido, em comparação com qualquer outro órgão.

HISTOLOGIA

Do ponto de vista histológico, a glândula tireoide consiste em numerosos ácinos estreitamente agrupados, denominados **folículos**, cada um deles circundado por capilares e estroma. Cada folículo é aproximadamente esférico, revestido por uma única camada de células epiteliais cuboides e preenchido com **coloide**, um material proteináceo composto principalmente pela **tireoglobulina** e pelos hormônios tireoidianos armazenados. Quando a glândula está inativa, os folículos são grandes, as células de revestimento são planas, e o coloide está presente em quantidade abundante. Quando a glândula está ativa, os folículos são pequenos, as células de revestimento são cuboides ou colunares, o coloide torna-se escasso, e as margens são recortadas, formando **lacunas de reabsorção** (**Figura 20-2**). Dispersas entre os folículos, encontram-se células parafoliculares (**células C**), que secretam **calcitonina**, um hormônio que inibe a ressorção óssea e diminui os níveis plasmáticos de cálcio (ver Capítulo 17).

A ultraestrutura de uma célula epitelial folicular está ilustrada de modo esquemático na **Figura 20-3**. As células variam quanto à sua aparência, de acordo com o grau de atividade da glândula. As células foliculares repousam sobre uma lâmina basal. O núcleo é redondo e de localização central. O citoplasma contém mitocôndrias, retículo endoplasmático rugoso e ribossomos. O ápice tem um aparelho de Golgi distinto, pequenos grânulos secretores contendo tireoglobulina e quantidades abundantes de lisossomos e fagossomos. No ápice, a membrana celular é pregueada, formando microvilosidades.

FISIOLOGIA

Formação e secreção dos hormônios tireoidianos

A. T_4, T_3 e tireoglobulina

As células foliculares da tireoide desempenham três funções: (1) coletar e transportar o iodo para o coloide; (2) sintetizar a **tireoglobulina** – uma glicoproteína de 660.000 Da, que é composta por duas subunidades e contém numerosos resíduos de tirosina – e secretá-la no interior do coloide; e (3) liberar os hormônios tireoidianos a partir da tireoglobulina e secretá-los na circulação. As estruturas dos dois hormônios tireoidianos, T_3 e T_4, são apresentadas na **Figura 20-4**. T_3 e T_4 são sintetizados no coloide por iodação e condensação de moléculas de tirosina mantidas ligadas na tireoglobulina.

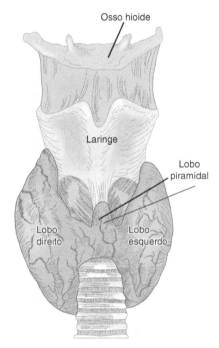

FIGURA 20-1 A glândula tireoide humana. (Redesenhada, com autorização, de Barrett KE et al., eds. *Ganong's Review of Medical Physiology*, 24th ed. McGraw-Hill, 2012.)

B. Captação e metabolismo do iodo

Para que ocorra síntese normal dos hormônios tireoidianos, o adulto necessita de um aporte diário mínimo de 150 μg de iodo. Nos Estados Unidos, o aporte médio é de cerca de 500 μg/dia. O iodo ingerido nos alimentos é inicialmente convertido em **iodeto**, que é absorvido e captado pela tireoide. As células foliculares transportam o iodeto da circulação para o coloide ("captação de iodeto" ou "bomba de iodeto"). O simportador de sódio-iodeto é uma proteína da membrana celular de 65 kDa. Esse transporte de iodeto fornece um exemplo de transporte ativo secundário dependente da Na$^+$-K$^+$ adenosina trifosfatase (ATPase) para energia; é estimulado pelo **hormônio tireoestimulante** (**TSH, tireotrofina**). Na velocidade normal de síntese dos hormônios tireoidianos, cerca de 120 μg/dia de iodeto entram na glândula. Aproximadamente 80 μg/dia são secretados na forma de T$_3$ e T$_4$, e o restante difunde-se para o líquido extracelular e é excretado na urina.

C. Síntese e secreção dos hormônios tireoidianos

Os hormônios da tireoide são sintetizados no coloide, próximo à membrana celular apical das células foliculares. Catalisado pela enzima tireoide peroxidase, o iodeto no interior da célula tireoidiana é oxidado a iodo. O iodo entra no coloide e é rapidamente ligado na posição 3 (**Figura 20-4**) a moléculas de tirosina ligadas à tireoglobulina, formando a **monoiodotirosina** (**MIT**). A MIT é então iodada na posição 5, formando a **di-iodotirosina** (**DIT**). Em seguida, duas moléculas de DIT se condensam em um processo oxidativo ("reação de acoplamento"), catalisado pela tireoperoxidase, para formar uma molécula de **tiroxina** (**T$_4$**). Uma certa quantidade de T$_3$ é provavelmente formada dentro da glândula tireoide pela condensação da MIT com a DIT. Observa-se também a formação de uma pequena quantidade de T$_3$ reversa (rT$_3$). A **Figura 20-4** mos-

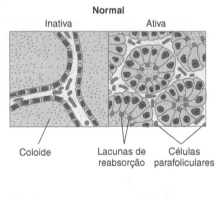
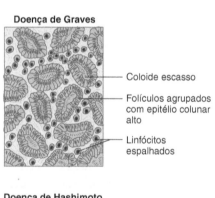
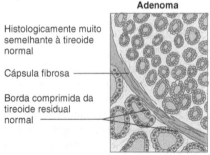
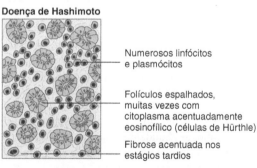

FIGURA 20-2 Histologia da tireoide normal e anormal. (Redesenhada, com autorização, de Barrett KE et al., eds. *Ganong's Review of Medical Physiology*, 24th ed. McGraw-Hill, 2012; Chandrasoma P et al., eds. *Concise Pathology*, 3rd ed. Publicada originalmente por Appleton & Lange. Copyright © por The McGraw-Hill Companies, Inc.; Gardner DG et al., eds. *Greenpan's Basic and Clinical Endocrinology*, 9th ed. McGraw-Hill, 2011.)

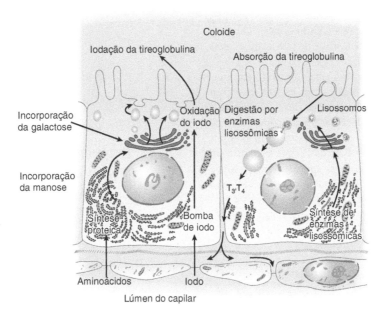

FIGURA 20-3 Ultraestrutura (esquemática) da célula tireoidiana. Os processos de síntese e de iodação da tireoglobulina são apresentados à esquerda, enquanto a sua reabsorção e digestão estão ilustradas à direita. (Redesenhada, com permissão, de Junqueira LC et al., eds. *Basic Histology*, 9th ed. Publicada originalmente por Appleton & Lange. Copyright © 1998 por The McGraw-Hill Companies, Inc.)

tra as estruturas de MIT, DIT, T_4, T_3 e T_3 reversa. Na tireoide normal, a distribuição média dos compostos iodados é de 23% de MIT, 33% de DIT, 35% de T_4, 7% de T_3 e 2% de T_3 reversa.

A glândula tireoide secreta cerca de 80 μg (103 nmol) de T_4 e 4 μg (7 nmol) de T_3 por dia. As dobras da membrana celular apical (lamelipódios) cercam porções de coloide e as trazem para o interior do citoplasma por endocitose, formando os **endossomos**. Esse processo é acelerado pelo TSH. Os endossomos sofrem fusão com lisossomos contendo proteases, que quebram as ligações peptídicas entre os resíduos iodados e a tireoglobulina, liberando T_4, T_3, DIT e MIT no citoplasma. Em seguida, T_4 e T_3 livres atravessam a membrana celular e penetram nos capilares adjacentes. A MIT e a DIT são enzimaticamente degradadas dentro da célula pela tireoide desiodinase (iodotirosina desalogenase) em iodo e tirosina, que são reutilizados na síntese de coloide.

D. Transporte e metabolismo dos hormônios tireoidianos

O nível plasmático normal de T_4 é de aproximadamente 8 μg/dL (103 nmol/L) (faixa: 5 a 12 μg/dL ou 65 a 156 nmol/L), enquanto o nível plasmático normal de T_3 é de aproximadamente 0,15 μg/dL (2,3 nmol/L) (faixa: 0,08 a 0,22 μg/dL ou 1,2 a 3,3 nmol/L). Ambos os hormônios são ligados às proteínas plasmáticas, incluindo a albumina, a **transtiretina** (anteriormente denominada pré-albumina de ligação da tiroxina [TBPA]) e a **globulina de ligação da tiroxina** (TBG). As proteínas de ligação dos hormônios tireoidianos servem principalmente para transportar T_4 e T_3 no soro e para facilitar a distribuição uniforme dos hormônios dentro dos tecidos.

Fisiologicamente, T_4 e T_3 livres (não ligadas) no plasma são ativas e inibem a secreção hipofisária de TSH. T_4 e T_3 livres estão em equilíbrio com os hormônios ligados às proteínas no plasma e nos tecidos e circulam em concentrações muito mais baixas. A captação tecidual dos hormônios livres é proporcional às suas concentrações plasmáticas.

Quase toda T_4 circulante (99,98%) está ligada à globulina de ligação da tiroxina (TBG) e a outras proteínas plasmáticas, de modo que o nível de T_4 livre é de aproximadamente 2 ng/dL. A meia-vida biológica da T_4 é longa (cerca de 6 a 7 dias). Uma quantidade um pouco menor de T_3 (99,8%) está

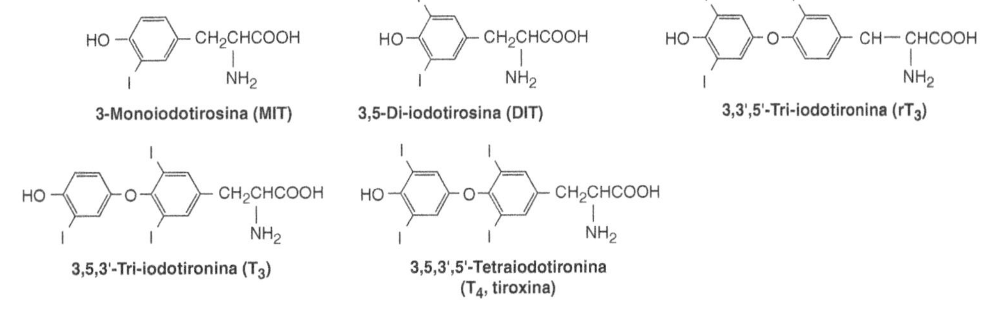

FIGURA 20-4 MIT, DIT, T_3, T_4 e rT_3.

ligada às proteínas. Por conseguinte, em comparação com T_4, T_3 atua mais rapidamente e apresenta uma meia-vida mais curta (cerca de 30 horas). T_3 também é de três a cinco vezes mais potente em uma base molar.

T_4 e T_3 são metabolizadas no fígado, nos rins e em muitos outros tecidos por **desiodação** e por **conjugação com glicuronídeos**. Normalmente, um terço de T_4 circulante é convertido em T_3 por 5'-desiodação, e 45% são convertidos na **tri-iodotironina reversa** (rT_3) metabolicamente inativa por meio da 5-desiodação. Cerca de 87% da T_3 circulante provêm da conversão periférica de T_4 em T_3, e apenas 13% provêm da secreção da tireoide. Tanto a T_4 quanto a T_3 são conjugadas a glicuronídeos no fígado e excretadas na bile. Em sua passagem pelo intestino, os conjugados são hidrolisados, e pequenas quantidades de T_4 e de T_3 são reabsorvidas (circulação êntero-hepática). O restante é excretado nas fezes.

Regulação da secreção da tireoide

A secreção dos hormônios tireoidianos é estimulada pelo **hormônio tireoestimulante (TSH, tireotrofina)** da hipófise. Por sua vez, a secreção hipofisária de TSH é estimulada pelo **hormônio liberador da tireotrofina (TRH)**, um tripeptídeo secretado pelo hipotálamo, que também aumenta a atividade biológica do TSH por meio da alteração de sua glicosilação.

O TSH é uma glicoproteína com duas subunidades, que contém 211 aminoácidos. A subunidade α é idêntica àquela do hormônio foliculestimulante (FSH), do hormônio luteinizante (LH) e da gonadotrofina coriônica humana (hCG) da hipófise. A subunidade β confere as propriedades de ligação específicas e a atividade biológica do TSH. O gene que codifica a subunidade α está localizado no cromossomo 6, enquanto o gene para a subunidade β está localizado no cromossomo 1.

O TSH tem uma meia-vida biológica de cerca de 60 minutos. O nível plasmático médio de TSH é de 2 mU/L (faixa normal: 0,4 a 4,8 mU/L). Quando indivíduos com autoanticorpos, bócio ou história familiar de doença da tireoide são excluídos, o limite superior é ligeiramente menor, entre 2,5 e 3,0 mU/L. Há controvérsias quanto aos efeitos da idade avançada sobre a faixa normal do TSH. Vários estudos com base em populações constataram que o limite superior da normalidade em indivíduos idosos saudáveis (com mais de 80 anos de idade) pode alcançar 7,5 mU/L; todavia, a importância clínica quanto ao uso de pontos de corte de limites superiores específicos da idade permanece incerta. Embora o fenômeno não seja clinicamente importante, a secreção normal de TSH exibe um padrão circadiano, com elevações à tarde e no fim do dia, alcançando um pico depois da meia-noite e declinando durante o dia.

T_4 e T_3 livres circulantes inibem a secreção de TSH pela hipófise, tanto direta quanto indiretamente, por meio da regulação da biossíntese do TRH no hipotálamo. A secreção de TSH é inibida pelo estresse, talvez por meio da inibição da secreção de TRH pelos glicocorticoides. Nos lactentes, mas não nos adultos, a secreção de TSH é aumentada pelo frio e inibida pelo calor. A dopamina e a somatostatina também inibem a secreção hipofisária de TSH. Nos animais, existe uma forma do receptor de hormônio tireoidiano específica da hipófise, que pode ser seletivamente regulada pelo hormônio tireoidia-

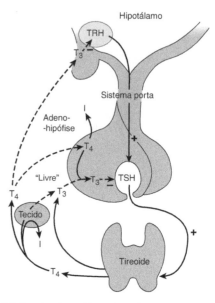

FIGURA 20-5 Eixo hipotálamo-hipófise-tireoide. T_4, tiroxina; T_3, tri-iodotironina; TRH, hormônio liberador da tireotrofina; TSH, hormônio tireoestimulante. (Redesenhada e modificada, com permissão, de Gardner DG et al., eds. *Greenspan's Basic and Clinical Endocrinology*, 9th ed. McGraw-Hill, 2011.)

no. A Figura 20-5 ilustra o eixo hipotálamo-hipófise-tireoide e vários fatores estimuladores e inibidores.

Quando o TSH é secretado ou administrado, o hormônio liga-se a um **receptor de TSH (TSH-R)** específico na membrana da célula tireoidiana, ativando a cascata da proteína de ligação do GTP (G_s)-adenilato-ciclase-monofosfato cíclico de adenosina (AMPc). O aumento do AMPc intracelular media aumentos imediatos na captação e no transporte de iodeto, iodação da tireoglobulina e síntese das iodotirosinas T_3 e T_4. Dentro de poucas horas, observa-se uma elevação do RNAm da tireoglobulina e da tireoide peroxidase, aumento da atividade lisossômica, secreção aumentada de tireoglobulina no coloide, maior endocitose do coloide e secreção aumentada de T_4 e T_3 pela glândula. O receptor de TSH também é expresso nos linfócitos e em outros tecidos, incluindo a hipófise, o timo, os rins, os testículos, o encéfalo, os adipócitos e os fibroblastos. O TSH-R também foi detectado em precursores dos osteoblastos, sugerindo que o TSH pode exercer um efeito direto sobre a ressorção óssea.

A ligação do TSH ao receptor de TSH também estimula a fosfolipase C da membrana, que leva à hipertrofia da célula tireoidiana. Com a estimulação crônica pelo TSH, toda a glândula sofre hipertrofia, aumenta a sua vascularização e transforma-se em **bócio**.

O receptor de TSH foi clonado. Trata-se de uma glicoproteína de cadeia simples, composta por 744 aminoácidos. Acredita-se que duas sequências específicas de aminoácidos representem diferentes locais de ligação para o **TSH** e para o **anticorpo estimulante do TSH-R (TSH-R [*stim*]Ab)** encontrado na doença de Graves (ver posteriormente).

A quantidade de hormônio tireoidiano necessária para manter a função normal dos sistemas de órgãos em indivíduos tireoidectomizados é definida como a quantidade necessária para manter o TSH plasmático dentro da faixa normal (0,4 a 4,8 mU/L). Cerca de 80% da levotiroxina administrada por via oral são absorvidos pelo trato GI, e, geralmente, 100 a 125 μg/dia mantêm um nível plasmático normal de TSH em indivíduos de estatura mediana.

Mecanismo de ação dos hormônios tireoidianos

Os hormônios tireoidianos exercem suas ações por meio de dois mecanismos: (1) ações genômicas mediadas por interações da T_3 com seus receptores nucleares, regulando a atividade gênica; e (2) ações não genômicas exercidas por interações de T_3 e T_4 com enzimas específicas (como piruvato-quinase, adenilato-ciclase e cálcio ATPase), proteínas mitocondriais e transportadores da glicose. Os hormônios tireoidianos entram nas células-alvo por difusão passiva ou por carreadores de transporte específico através da membrana celular e do citoplasma. Dentro do citoplasma da célula, a maior parte de T_4 é convertida em T_3. O receptor nuclear de T_3 foi clonado, e constatou-se que ele é semelhante aos receptores nucleares dos glicocorticoides, mineralocorticoides, estrogênios, progestinas, vitamina D_3 e ácido retinoico. Por motivos que ainda não estão esclarecidos, existem dois genes diferentes para o receptor (TR) nos seres humanos. Cada gene (hTR-α e hTR-β) produz pelo menos duas proteínas diferentemente unidas: hTR-α (hTR-α1 e hTR-α2) e hTR-β (hTR-β1 e hTR-β2). O hTR-α2 pode ser biologicamente inativo. O gene TR para a forma alfa está localizado no cromossomo 17, enquanto o gene para a forma beta encontra-se no cromossomo 3. As duas formas diferentes de receptores podem ajudar a explicar tanto as variações normais no grau de resposta de vários órgãos aos hormônios tireoidianos quanto as anormalidades teciduais seletivas observadas em várias síndromes de resistência tireoidiana. Por exemplo, o encéfalo contém principalmente receptores α, enquanto o fígado contém principalmente receptores β, e o coração contém ambos. A ocorrência de mutações pontuais no gene *hTR-β1* resulta em receptores de T_3 anormais e na síndrome conhecida como **resistência generalizada ao hormônio tireoidiano (síndrome de Refetoff)**.

Quando o complexo do receptor de T_3 liga-se ao DNA, ele aumenta a expressão de genes específicos, com a indução de RNAs mensageiros relacionados. Uma ampla variedade de enzimas precisa ser produzida para responder pelos numerosos efeitos dos hormônios tireoidianos sobre a função celular.

Efeitos dos hormônios tireoidianos

Os efeitos dos hormônios tireoidianos nos vários órgãos estão resumidos na Tabela 20-1. Os hormônios tireoidianos aumentam a atividade da Na^+-K^+ ATPase, ligada à membrana, aumentam a produção de calor e estimulam o consumo de oxigênio (calorigênese). Os hormônios tireoidianos também afetam o crescimento e a maturação dos tecidos, ajudam a regular o metabolismo dos lipídeos, aumentam a contratilidade cardíaca ao estimular a expressão da proteína miosina e aumentam a absorção intestinal de carboidratos.

Os efeitos de T_4 e T_3, e das catecolaminas, adrenalina e noradrenalina, estão estreitamente inter-relacionados. Ambos

TABELA 20-1   Efeitos fisiológicos dos hormônios tireoidianos

Tecido-alvo	Efeito	Mecanismo
Coração	Cronotrófico	Aumento do número e da afinidade dos receptores β-adrenérgicos
	Inotrófico	Aumento das respostas às catecolaminas circulantes
		Aumento da proporção da cadeia pesada da alfa-miosina (com maior atividade da ATPase)
Pulmão	Metabólico	Manutenção das respostas ventilatórias à hipoxia e à hipercapnia
Tecido adiposo	Catabólico	Estimulação da lipólise
Músculo	Catabólico	Aumento da degradação de proteína
Osso	De desenvolvimento e metabólico	Promoção do crescimento e desenvolvimento normais do esqueleto; aceleração da renovação óssea
Sistema nervoso	De desenvolvimento	Promoção do desenvolvimento normal do encéfalo
Intestino	Metabólico	Aumento da taxa de absorção dos carboidratos, aumento da motilidade intestinal
Lipoproteína	Metabólico	Estimulação da formação de receptores de LDL hepáticos
Endócrino	Metabólico	Alterações na produção, capacidade de resposta e depuração metabólica
Outros	Calorigênico	Estimulação do consumo de oxigênio por tecidos metabolicamente ativos (exceções: encéfalo adulto, testículos, útero, linfonodos, baço, adeno-hipófise)
		Aumento da taxa metabólica

Legenda: ATPase, adenosina trifosfatase; LDL, lipoproteína de baixa densidade.

aumentam a taxa metabólica e estimulam o sistema nervoso e o coração. Nos seres humanos, os efeitos de T_3 na transcrição incluem aumento na produção de receptores β-adrenérgicos (e, talvez, na sensibilidade a esses receptores) no coração, no músculo esquelético, no tecido adiposo e nos linfócitos.

PONTO DE CHECAGEM

1. Descreva um folículo da tireoide e suas alterações com a atividade *versus* inatividade da glândula.
2. Quais são as formas de hormônio tireoidiano secretadas pela glândula tireoide? Quais são as proporções normais das diferentes formas? Quais são as potências relativas de cada hormônio?
3. A que está ligado o hormônio tireoidiano durante o seu transporte pelo plasma?
4. Como são regulados os níveis dos hormônios tireoidianos?
5. Qual é o mecanismo de ação do hormônio tireoidiano?
6. Quais são os efeitos específicos mais notáveis do hormônio tireoidiano sobre sistemas de órgãos?

576 Fisiopatologia da Doença

VISÃO GERAL DAS DOENÇAS DA TIREOIDE

Os sinais e os sintomas de doença da tireoide nos seres humanos representam consequências previsíveis dos efeitos fisiológicos dos hormônios tireoidianos discutidos anteriormente. Em geral, o médico encontra pacientes com um dos seguintes cinco tipos de disfunção da tireoide: (1) **hipertireoidismo** (tireotoxicose), causado por um excesso de hormônios tireoidianos; (2) **hipotireoidismo** (mixedema), causado por uma deficiência de hormônios tireoidianos; (3) **bócio**, um aumento difuso da glândula tireoide, causado pela elevação prolongada do TSH; (4) **nódulo da tireoide**, um aumento focal de parte da glândula, causado por uma neoplasia benigna ou maligna; e (5) **provas anormais da função tireoidiana** em um paciente clinicamente eutireoidiano.

Vários exames laboratoriais mostram-se úteis na avaliação inicial de pacientes com suspeita de disfunção tireoidiana. O primeiro é a determinação do nível plasmático de TSH por um ensaio sensível (geralmente definido por um limite de detecção mais baixo de 0,1 mU/L ou menos). O TSH está abaixo do normal no hipertireoidismo e acima do normal no hipotireoidismo (exceto nos raros casos de doença hipofisária ou hipotalâmica). O segundo exame laboratorial útil é a medição da tiroxina não ligada às proteínas. Atualmente, a maioria dos laboratórios clínicos é capaz de medir de maneira acurada a tiroxina livre (FT_4) diretamente. Embora raramente utilizada hoje, a estimativa da tiroxina não ligada às proteínas é obtida pelo índice de tiroxina livre (FT_4I), que é o produto da tiroxina plasmática total (TT_4) pela captação de T_4 resina (RT_4U) (i.e., $FT_4I = TT_4 \times RT_4U$). Com frequência, a TT_4 por

si só reflete o estado funcional das proteínas de ligação dos hormônios tireoidianos. A RT_4U é um indicador da globulina de ligação da tireoide e serve para corrigir alterações na concentração das proteínas de ligação. Em seu lugar, alguns laboratórios medem a captação de T_3 resina (RT_3U).

Embora os níveis de T_3 totais e livres possam ser medidos, eles têm uma meia-vida curta e são ensaios tecnicamente difíceis. Na maioria das circunstâncias, os níveis circulantes de T_3 correlacionam-se bem menos com hipertireoidismo ou hipotireoidismo clínicos.

Vários tipos de autoanticorpos antitireoidianos podem ser detectados em pacientes com disfunção da tireoide, incluindo (1) **anticorpo antitireoide peroxidase (TPO Ab)**, anteriormente denominado anticorpo antimicrossomal; (2) **anticorpo antitireoglobulina (Tg Ab)**; e (3) **anticorpo antirreceptor de TSH**, tanto **estimulante (TSH-R[*stim*]Ab)** quanto **bloqueador (TSH-R [*block*] Ab)**. Os anticorpos antitireoglobulina e antitireoide peroxidase são comumente encontrados no hipotireoidismo em consequência de tireoidite de Hashimoto e, em certas ocasiões, no hipertireoidismo da doença de Graves (ver posteriormente). O TSH-R[*stim*]Ab está presente em indivíduos com hipertireoidismo causado pela doença de Graves. A detecção do TSH-R [*block*] Ab no soro materno é preditivo de hipotireoidismo congênito em recém-nascidos de mães com doença da tireoide autoimune.

Outros procedimentos, como cintigrafias da tireoide e determinação do hormônio liberador da tireotrofina (TRH), são discutidos posteriormente.

FISIOPATOLOGIA DE DOENÇAS SELECIONADAS DA TIREOIDE

A patogênese das doenças mais comuns da tireoide provavelmente envolve um processo autoimune, com sensibilização dos linfócitos do próprio hospedeiro a vários antígenos da tireoide. Foram documentados três antígenos tireoidianos importantes: a tireoglobulina (Tg), a tireoide peroxidase (TPO) e o receptor de TSH. Tanto fatores ambientais (p. ex., infecção viral ou bacteriana ou aporte elevado de iodo) quanto fatores genéticos (p. ex., defeito nos linfócitos T supressores) podem ser responsáveis pelo início de doença autoimune da tireoide.

HIPERTIREOIDISMO

Etiologia

As causas do hipertireoidismo estão listadas na Tabela 20-2. Mais comumente, a produção excessiva de hormônio tireoidiano resulta da doença de Graves. Nesta doença, o autoanticorpo dirigido contra o receptor de TSH, o TSH-R [*stim*] Ab, estimula as células foliculares da tireoide a produzir quantidades excessivas de T_4 e T_3. Menos comumente, pacientes com bócio multinodular podem tornar-se tireotóxicos, sem anticorpos circulantes, se receberam iodo inorgânico (p. ex., iodeto de potássio) ou compostos de iodo orgânicos (p. ex., o medicamento an-

tiarrítmico amiodarona, que contém 37% de iodo por peso). Os bócios multinodulares também podem desenvolver um ou mais nódulos, que se tornam autônomos da regulação do TSH e secretam quantidades excessivas de T_4 ou T_3. Pacientes de regiões onde o bócio é endêmico podem desenvolvem tireotoxicose quando se administra uma suplementação de iodo (fenômeno de Jod-Basedow). Os grandes adenomas foliculares (> 3 cm de diâmetro) podem produzir hormônio tireoidiano em excesso.

Em certas ocasiões, a produção excessiva de TSH (p. ex., por um adenoma hipofisário) ou a doença hipotalâmica podem causar produção excessiva de hormônios tireoidianos. O diagnóstico é sugerido pelo hipertireoidismo clinicamente elevado, com níveis séricos elevados de T_4 e T_3 e níveis séricos *elevados* de TSH. A presença de tumor hipofisário é confirmada por meio de procedimentos neurorradiológicos, como tomografia computadorizada (TC) ou ressonância magnética nuclear (RMN) da sela turcica. Ainda mais raro, o hipertireoidismo resulta da superprodução de TSH causada pela resistência da hipófise (mas não do tecido periférico) aos efeitos supressores de T_4 e T_3. O diagnóstico é sugerido pelo achado de níveis séricos elevados de T_4 e T_3, com nível sérico de TSH inapropriadamente normal.

TABELA 20-2   Hipertireoidismo: causas e mecanismos patogênicos

Classificação etiológica	Mecanismo patogênico
Superprodução de hormônio tireoidiano	
Doença de Graves	Anticorpo estimulante do receptor de hormônio tireoestimulante (TSH-R [*stim*]Ab)
Bócio multinodular tóxico	Hiperfunção autônoma
Adenoma folicular	Hiperfunção autônoma
Adenoma da hipófise	Hipersecreção de TSH (rara)
Insensibilidade da hipófise	Resistência ao hormônio tireoidiano (rara)
Doença hipotalâmica	Produção excessiva de TRH
Tumores de células germinativas: coriocarcinoma, mola hidatiforme	Estimulação da gonadotrofina coriônica humana
Struma ovarii (teratoma ovariano)	Elementos funcionantes da tireoide
Carcinoma folicular de tireoide metastático	Metástases funcionantes
Destruição da glândula tireoide	
Tireoidite linfocítica	Liberação do hormônio armazenado
Tireoidite granulomatosa (subaguda)	Liberação do hormônio armazenado
Tireoidite de Hashimoto	Liberação transitória do hormônio armazenado
Efeito de fármacos	
Tireotoxicose medicamentosa, tireotoxicose factícia	Ingestão de hormônio tireoidiano exógeno em excesso
Amiodarona	Excesso de iodo e/ou tireoidite
Interferon α	Tireoidite

O hipertireoidismo pode ser desencadeado por tumores de células germinativas (coriocarcinoma e mola hidatiforme), que secretam grandes quantidades de gonadotrofina coriônica humana (hCG). As grandes quantidades de hCG secretadas por esses tumores ligam-se ao receptor de TSH da célula folicular e estimulam a produção excessiva de hormônio tireoidiano. Raramente, o hipertireoidismo pode ser produzido por teratomas ovarianos contendo tecido tireoidiano (*struma ovarii*). Ocorre hipertireoidismo quando esse tecido tireoidiano ectópico começa a funcionar de modo autônomo. Pacientes com grandes metástases de carcinomas foliculares da tireoide podem produzir hormônio tireoidiano em excesso, particularmente após a administração de iodeto.

Em certas ocasiões, observa-se a ocorrência de hipertireoidismo transitório em pacientes com tireoidite linfocítica ou granulomatosa (subaguda) (tireoidite de Hashimoto). Nesses casos, o hipertireoidismo é devido à destruição da tireoide, com liberação do hormônio armazenado.

Por fim, os pacientes que consomem quantidades excessivas de hormônio tireoidiano exógeno (acidentalmente ou de modo deliberado) e aqueles que são tratados com amiodarona ou interferon-α podem apresentar sinais, sintomas e achados laboratoriais de hipertireoidismo.

Patogênese

Seja qual for a causa do hipertireoidismo, os níveis séricos dos hormônios tireoidianos estão elevados. Tanto a tiroxina livre (FT_4) quanto o índice de tiroxina livre (FT_4I) estão elevados. Em 5 a 10% dos pacientes, a secreção de T_4 apresenta-se normal, enquanto os níveis de T_3 estão altos (a denominada **toxicose T_3**). Os níveis séricos totais de T_4 e de T_3 nem sempre são definitivos, devido a variações nas concentrações das proteínas de ligação dos hormônios tireoidianos.

O hipertireoidismo que ocorre como resultado da doença de Graves caracteriza-se por níveis séricos suprimidos de TSH, conforme determinado por ensaios imunoenzimométricos ou imunorradiométricos sensíveis. Todavia, os níveis de TSH também podem estar suprimidos em algumas doenças psiquiátricas agudas e outras doenças não tireoidianas. Nos raros adenomas hipofisários secretores de TSH (constituindo o denominado **hipertireoidismo secundário**) e na doença hipotalâmica com produção excessiva de TRH (o denominado **hipertireoidismo terciário**), o hipertireoidismo é acompanhado de níveis plasmáticos elevados de TSH.

A captação de iodo radiativo (RAI) pela glândula tireoide dentro de 4, 6 ou 24 horas está aumentada quando a glândula produz hormônio em excesso (p. ex., doença de Graves); a captação está diminuída quando a glândula perde o hormônio armazenado (p. ex., tireoidite), quando o hormônio é produzido em outro local (p. ex., *struma ovarii*) e quando há ingestão de hormônio tireoidiano exógeno em excesso (p. ex., hipertireoidismo factício). A cintigrafia com tecnécio 99m pode fornecer informações semelhantes àquelas obtidas com RAI e é mais rápida e resulta em menos exposição à radiação.

O teste do TRH é algumas vezes útil no diagnóstico de pacientes que apresentam resultados confusos nas provas de função tireoidiana. Em indivíduos normais, a administração de TRH (500 µg por via intravenosa) produz um aumento nos níveis séricos de TSH de pelo menos 6 mU/L dentro de 15 a 30 minutos. No hipertireoidismo primário, os níveis de TSH estão baixos, e a administração de TRH induz uma pequena elevação ou nenhum aumento nos níveis de TSH.

Doença de Graves

A. Patologia

A doença de Graves constitui a causa mais comum de hipertireoidismo. Nesta condição, a glândula tireoide está simetricamente aumentada e observa-se um aumento acentuado de sua vascularização. A glândula pode dobrar ou triplicar de peso. Ao exame microscópico, as células epiteliais foliculares têm aparência colunar e estão aumentadas em número e tamanho (**Figura 20-2**). Os folículos são pequenos e densamente agrupados. O coloide é escasso; as margens têm aparência recortada em consequência da rápida proteólise da tireoglobulina. O interstício da glândula exibe infiltração difusa por linfócitos e pode conter folículos linfoides com centros germinativos.

TABELA 20-3 Distúrbios autoimunes associados à doença de Graves e à tireoidite de Hashimoto

Distúrbios endócrinos
Diabetes melito
Hipoadrenalismo autoimune (doença de Addison)
Orquite ou ooforite autoimunes
Hipoparatireoidismo idiopático
Distúrbios não endócrinos
Anemia perniciosa
Vitiligo
Lúpus eritematoso sistêmico
Artrite reumatoide
Púrpura trombocitopênica imune
Miastenia grave
Síndrome de Sjögren
Cirrose biliar primária
Hepatite ativa crônica

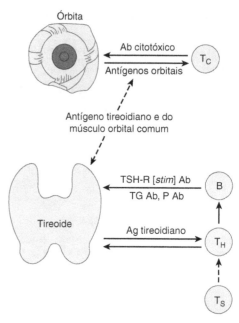

FIGURA 20-6 Patogênese proposta da doença de Graves. Um defeito nos linfócitos T supressores (T_s) permite que os linfócitos T auxiliares (T_H) estimulem os linfócitos B (B) a sintetizar autoanticorpos antitireoidianos. O anticorpo estimulante do receptor tireoidiano (TSH-R [block] Ab) constitui a força impulsora para o desenvolvimento de tireotoxicose. A inflamação dos músculos orbitais pode ocorrer em consequência da sensibilização dos linfócitos T citotóxicos (T_c), ou células *killer*, a antígenos orbitais ligados a um antígeno na tireoide. Não se sabe o que desencadeia essa cascata imunológica. Ag, antígeno; P Ab, anticorpo antiperoxidase ou microssomal; Tg Ab, anticorpo antitireoglobulina. (Redesenhada, com permissão, de Gardner DG et al., eds. *Greenspan's Basic and Clinical Endocrinology*, 9th ed. McGraw-Hill, 2011.)

B. Patogênese

O soro de mais de 90% dos pacientes com doença de Graves contém o **anticorpo TSH-R [stim] Ab**, dirigido contra o local receptor de TSH na membrana epitelial folicular da tireoide. Esse anticorpo, anteriormente denominado estimulador tireoidiano de longa ação (LATS), é hoje denominado **imunoglobulina estimulante da tireoide (TSI)**. Quando se liga aos receptores de TSH da membrana celular, o TSH-R [stim] Ab estimula a síntese e a secreção de hormônio, de modo ligeiramente semelhante ao TSH. Embora os níveis séricos de TSH-R [stim] Ab exibam pouca correlação com a gravidade da doença, a sua presença pode ser útil para o diagnóstico e, talvez, também para o prognóstico. Após a interrupção do tratamento com agentes antitireoidianos, cerca de 30 a 50% dos pacientes com hipertireoidismo de Graves sofrem recidiva. Parece haver um risco de recidiva altamente elevado se o TSH-R [stim] Ab ainda for encontrado no plasma por ocasião da interrupção do tratamento com agentes antitireoidianos, de modo que esse exame talvez possa ser utilizado para prever a probabilidade de recidiva.

A gênese do TSH-R [stim] Ab em pacientes com doença de Graves é incerta. Todavia, a doença de Graves é familiar. A contribuição genética para o desenvolvimento da doença de Graves é sugerida pelo achado de taxas de concordância muito mais altas em pares de gêmeos monozigóticos do mesmo sexo (0,35) do que em pares dizigóticos (0,03). Em indivíduos brancos, ela está associada aos antígenos de histocompatibilidade HLA-B8 e HLA-DR3; em asiáticos, aos HLA-Bw46 e HLA-B5; e, nos negros, ao HLA-B17. Além disso, os pacientes com doença de Graves frequentemente apresentam outros distúrbios autoimunes (Tabela 20-3). A causa desencadeante dessa produção de anticorpo não é conhecida, porém uma resposta imune contra um antígeno viral que compartilha homologia com o receptor de TSH pode ser responsável. Outra teoria da patogênese da doença de Graves consiste em um defeito dos linfócitos T supressores, que permite que os linfócitos T auxiliares estimulem os linfócitos B a secretar anticorpos dirigidos contra antígenos da membrana celular folicular, incluindo o receptor de TSH (Figura 20-6).

Em pacientes com doença de Graves, podem ser encontrados títulos moderados de outros autoanticorpos (anticorpo antiperoxidase da tireoide e TSH-R [block] Ab). O seu significado é incerto. Em alguns casos, o TSH-R [block] Ab aparece após tratamento da doença de Graves com iodo radiativo ^{131}I.

Os pacientes com hipertireoidismo em consequência da doença de Graves podem desenvolver posteriormente hipotireoidismo por meio de um dos seguintes mecanismos: (1) ablação da tireoide por cirurgia ou tratamento radiativo com ^{131}I; (2) tireoidite autoimune, levando à destruição da tireoide; e (3) desenvolvimento de anticorpos que bloqueiam a estimulação do TSH (TSH-R [block] Ab).

Após terapia com iodo radiativo, observa-se frequentemente um período de latência na recuperação da capacidade de resposta à tireotrofina (TSH), que pode se estender por 60 a 90 dias ou mais. Durante esse período, as decisões relativas a tratamentos futuros devem ser baseadas no estado clínico do paciente, bem como nos níveis séricos de TSH e dos hormônios tireoidianos.

PONTO DE CHECAGEM

7. Quais são as cinco categorias de disfunção da tireoide mais comumente observadas em pacientes?

8. Quais os sete mecanismos fisiopatológicos diferentes pelos quais um paciente pode desenvolver hipertireoidismo?

9. Qual é o exame inicial de função tireoidiana de maior utilidade no hipertireoidismo? Quais resultados podem ser esperados em comparação com o normal?

10. Como a cintigrafia da tireoide pode ajudar a confirmar a causa suspeita do hipertireoidismo?

11. Descreva o mecanismo do hipertireoidismo na doença de Graves.

Manifestações clínicas

As consequências clínicas do excesso de hormônio tireoidiano (Tabela 20-4) consistem em expressões exageradas da atividade fisiológica de T_3 e T_4.

O hormônio tireoidiano em excesso leva a uma produção extra de calor suficiente para resultar em um leve aumento da temperatura corporal e para ativar os mecanismos de dissipação do calor, incluindo vasodilatação cutânea e diminuição da resistência vascular periférica e aumento da sudorese. O aumento da taxa metabólica basal leva à perda de peso, particularmente em pacientes idosos com apetite deficiente. Geralmente, nos pacientes mais jovens, a ingestão de alimentos aumenta, e alguns pacientes apresentam um apetite aparentemente insaciável.

O efeito aumentado aparente do hipertireoidismo sobre as catecolaminas é provavelmente de origem multifatorial. Os hormônios tireoidianos aumentam os receptores β-adrenérgicos em muitos tecidos, incluindo o músculo cardíaco, o músculo esquelético, o tecido adiposo e os linfócitos. Eles também diminuem os receptores α-adrenérgicos no músculo cardíaco e podem amplificar a ação das catecolaminas em um local pós-receptor. Por conseguinte, a tireotoxicose caracteriza-se por uma sensibilidade metabólica e hemodinâmica aumentada dos tecidos às catecolaminas. Todavia, os níveis circulantes de catecolaminas estão normais. Os fármacos que bloqueiam os receptores β-adrenérgicos reduzem ou eliminam a taquicardia, as arritmias, a sudorese e o tremor do hipertireoidismo. Quando são utilizados β-bloqueadores no tratamento do hipertireoidismo, os β-bloqueadores "não seletivos" (como o propranolol), que bloqueiam os receptores tanto $β_1$ quanto $β_2$, parecem apresentar uma vantagem em relação aos bloqueadores $β_1$ "seletivos" (como o metoprolol). Os agentes "não seletivos" parecem reduzir significativamente a taxa metabólica, enquanto os bloqueadores $β_1$ "seletivos" não reduzem o consumo de oxigênio e oferecem apenas alívio sintomático relacionado com a normalização da frequência cardíaca.

O excesso de hormônios tireoidianos leva à ocorrência de atividade mental rápida, nervosismo, irritabilidade, labilidade emocional, inquietação e até mesmo mania ou psicose. Os pacientes queixam-se de dificuldade de concentração e desempenho reduzido no trabalho ou na escola. O tremor é comum, e os

reflexos tendíneos profundos são vigorosos, com uma rápida fase de relaxamento. É comum haver desenvolvimento de fraqueza muscular e atrofia (**miopatia tireotóxica**) no hipertireoidismo, particularmente se for grave e prolongado. A fraqueza dos músculos proximais pode interferir na deambulação, na capacidade de subir escadas e ao levantar de uma posição com flexão acentuada do joelho ou no levantamento de peso. Essa fraqueza muscular pode ser causada pelo aumento do catabolismo proteico e emaciação dos músculos, diminuição da eficiência muscular ou alterações da miosina. Apesar do aumento no número de receptores β-adrenérgicos no músculo, a proteólise aumentada aparentemente não é mediada pelos receptores β, e a fraqueza e emaciação musculares não são afetadas pelos bloqueadores β-adrenérgicos. O hipertireoidismo pode ser acompanhado de miastenia grave ou paralisia periódica.

Há redução da capacidade vital e da força dos músculos respiratórios. A fraqueza muscular extrema pode causar insuficiência respiratória.

No hipertireoidismo, o débito cardíaco está aumentado em consequência do aumento da frequência e da contratilidade cardíacas, bem como da diminuição da resistência vascular periférica. A pressão do pulso está aumentada, e o tempo de circulação está reduzido no estado hipertireoidiano. A taquicardia, geralmente supraventricular, é frequente, e acredita-se que esteja relacionada com os efeitos diretos dos hormônios tireoidianos sobre o sistema de condução cardíaca. Pode ocorrer fibrilação

TABELA 20-4 Achados clínicos no hipertireoidismo (tireotoxicose)

Sintomas
Vigilância, labilidade emocional, nervosismo, irritabilidade
Dificuldade de concentração
Fraqueza muscular, fatigabilidade
Palpitações
Apetite voraz, perda de peso
Polievacuações (frequência aumentada das evacuações)
Intolerância ao calor
Sinais
Hipercinesia, fala rápida
Fraqueza dos músculos proximais (músculo quadríceps), tremor fino
Pele fina e úmida; cabelos finos, abundantes; onicólise
Retardo palpebral, olhar fixo, quemose, edema periorbital, proptose
Primeira bulha cardíaca acentuada, taquicardia, fibrilação atrial (resistente aos digitálicos), pressão do pulso aumentada, dispneia
Achados laboratoriais
Níveis séricos suprimidos de TSH
Nível sérico elevado de tiroxina livre, nível sérico elevado de T_4 total, captação elevada de T_3 ou T_4 resina, índice de tiroxina livre elevado
Captação aumentada de iodo radiativo pela glândula tireoide (algumas causas)
Taxa metabólica basal aumentada
Nível sérico diminuído de colesterol

580 Fisiopatologia da Doença

atrial, particularmente em pacientes idosos. O monitoramento eletrocardiográfico contínuo de 24 horas de pacientes tireotóxicos demonstra taquicardia persistente, porém com preservação do ritmo circadiano normal da frequência cardíaca, sugerindo que a responsividade adrenérgica normal persiste. A captação miocárdica de cálcio está aumentada em ratos com tireotoxicose; nos seres humanos, os agentes bloqueadores dos canais de cálcio (p. ex., diltiazem) podem diminuir a frequência cardíaca, o número de batimentos ventriculares prematuros e o número de episódios de taquicardia supraventricular, fibrilação atrial paroxística e taquicardia ventricular. Os pacientes com hipertireoidismo podem apresentar insuficiência cardíaca aguda, em consequência da disfunção ventricular esquerda com anormalidades de movimento da parede segmentar, cuja reversibilidade rápida com o tratamento sugere que o processo pode ser devido ao "atordoamento" miocárdico. O hipertireoidismo de longa duração pode resultar em cardiomegalia e insuficiência cardíaca de "alto débito". Os sopros são comuns, e ocorrem ruídos extracardíacos, gerados pelo estado cardíaco hiperdinâmico.

O hipertireoidismo leva a um aumento da gliconeogênese hepática, absorção aumentada de carboidratos e aumento da degradação da insulina. Em pacientes não diabéticos, após a ingestão de carboidratos, o nível de glicemia aumenta rapidamente, causando, algumas vezes, glicosúria; em seguida, cai rapidamente. Pode-se observar um aumento adaptativo na secreção de insulina, explicando, talvez, a sensibilidade glicêmica, glicogenolítica, glicolítica e cetogênica normal à adrenalina. No estado hipertireoidiano, os pacientes diabéticos apresentam uma necessidade aumentada de insulina.

Metabolicamente, o colesterol plasmático total está geralmente baixo, relacionado com um aumento no número de receptores hepáticos de lipoproteína de baixa densidade (LDL). A lipólise está aumentada, e os adipócitos exibem um aumento na densidade nos receptores β-adrenérgicos e na responsividade às catecolaminas. Com o aumento da taxa metabólica, existe também uma maior necessidade de vitaminas; se as fontes dietéticas forem inadequadas, podem ocorrer síndromes de deficiências vitamínicas. Normalmente, o hormônio tireoidiano estimula a produção osteoblástica do fator-1 de crescimento semelhante à insulina (IGF-1), que é claramente importante para os efeitos anabólicos dos hormônios tireoidianos sobre o osso. Nos pacientes com hipertireoidismo, os níveis séricos de IGF-1 e várias proteínas de ligação (IGFBP-3 e IGFBP-4) estão significativamente elevados antes do tratamento e normalizam-se depois do tratamento com agentes antitireoidianos. Além disso, devido ao aumento da atividade osteoblástica e osteoclástica, os pacientes com hipertireoidismo franco frequentemente exibem um *turnover* ósseo acelerado e balanço negativo do cálcio e do fósforo, resultando em baixa densidade mineral óssea e aumento da fragilidade esquelética. Podem ocorrer hipercalciúria e, algumas vezes, hipercalcemia. A normalização da função da tireoide está associada a uma atenuação significativa do *turnover* ósseo aumentado, seguida de aumento na densidade mineral óssea.

Observa-se um aumento na frequência de evacuações (polievacuações) em consequência da motilidade GI aumentada. O trânsito acelerado do intestino delgado pode ser causado pela frequência aumentada das contrações intestinais e por contrações migratórias gigantes. Na tireotoxicose grave, podem ser observadas anormalidades nas provas de função hepática, refletindo a desnutrição. A anorexia no hipertireoidismo não tratado está associada a uma idade avançada, ansiedade e função hepática anormal, mas não à hipercalcemia.

Nas mulheres, o hipertireoidismo pode levar à oligomenorreia e a uma diminuição da fertilidade. Na fase folicular do ciclo menstrual, observa-se um aumento nos níveis plasmáticos basais de LH e na resposta do LH e do FSH ao GnRH (Capítulo 22). Ocorre aumento da globulina de ligação dos hormônios sexuais, levando a níveis elevados de estradiol total. Nos homens, o hipertireoidismo pode causar diminuição da fertilidade e impotência, devido à alteração do metabolismo dos hormônios esteroides. Os níveis séricos de testosterona total, estradiol total, globulina de ligação dos hormônios sexuais, LH e FSH e a resposta das gonadotrofinas ao GnRH estão significativamente maiores do que o normal. Todavia, a razão entre testosterona livre e estradiol livre é mais baixa do que o normal. As contagens médias de espermatozoides estão normais; todavia, o percentual de motilidade progressiva dos espermatozoides é mais baixo do que o normal (Capítulo 23). Essas anormalidades hormonais e do sêmen são reversíveis com o tratamento bem-sucedido do hipertireoidismo. Pode ocorrer ginecomastia, apesar dos níveis séricos normais altos de testosterona em consequência da conversão periférica aumentada dos androgênios em estrogênios (Capítulo 23).

As concentrações plasmáticas do peptídeo natriurético atrial (ANP) e seus precursores estão aumentadas. A concentração plasmática de ANP correlaciona-se com o nível sérico de tiroxina e com a frequência cardíaca e diminui para valores normais com o tratamento antitireoidiano bem-sucedido.

O olhar fixo de pacientes com hipertireoidismo pode ser devido ao aumento do tônus simpático. Além disso, observa-se o desenvolvimento de proptose em 25 a 50% dos pacientes com doença de Graves como resultado da infiltração dos tecidos moles orbitários e dos músculos extraoculares por linfócitos, mucopolissacarídeos e líquido edematoso (Figura 20-7). Isso pode levar à fibrose dos músculos extraoculares, à restrição da motilidade ocular e à diplopia. Na oftalmopatia de Graves grave, a pressão sobre o nervo óptico ou a ceratite em consequência de exposição da córnea podem levar à cegueira. Em pacientes com doença de Graves, é evidente que o anticorpo estimulante da tireoide está relacionado com a oftalmopatia de Graves. Além disso, os autoanticorpos dirigidos contra G2s, uma proteína de 55 kDa encontrada tanto na tireoide quanto no tecido muscular dos olhos, estão definitivamente associados à oftalmopatia de Graves. Por exemplo, os anticorpos reativos contra G2s são identificados em um número significativamente maior de pacientes com oftalmopatia tireoidiana ativa, em comparação com pacientes com doença de Graves sem oftalmopatia, pacientes com tireoidite de Hashimoto ou distúrbios não imunológicos da tireoide e pacientes que não apresentam doença da tireoide. A patogênese da oftalmopatia de Graves pode envolver linfócitos citotóxicos (células *killer*) e anticorpos citotóxicos dirigidos contra um antígeno comum aos fibroblastos da órbita, músculo orbitário e tecido tireoidiano

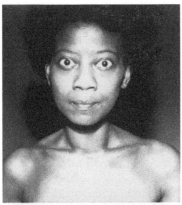
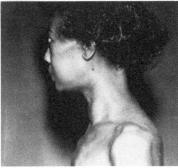

FIGURA 20-7 Doença de Graves. (Reproduzida, com permissão, de PH Forsham.)

(Figura 20-6). Postula-se que as citocinas liberadas por esses linfócitos sensibilizados causem inflamação dos tecidos orbitários, resultando em proptose, diplopia e edema. Por motivos desconhecidos, a oftalmopatia de Graves é mais grave em fumantes e pode ser exacerbada pela terapia com iodo radiativo.

A pele apresenta-se quente, suada e com textura aveludada. Pode-se observar a ocorrência de hiperpigmentação nos membros inferiores, mais notavelmente nas canelas, no dorso dos pés e nos leitos ungueais. A hiperpigmentação é devida à melanose basal e ao depósito intenso de hemossiderina em torno dos capilares da derme e das glândulas sudoríparas. A sua distribuição, o depósito de hemossiderina e a resposta precária ao tratamento a distinguem da hiperpigmentação observada na doença de Addison. Pode haver onicólise (i.e., retração da unha a partir da placa ungueal). Na doença de Graves, a pele pré-tibial pode sofrer espessamento, assemelhando-se a uma casca de laranja (**mixedema pré-tibial** ou **dermopatia tireotóxica**). Muitas vezes, a dermopatia constitui uma manifestação tardia da doença de Graves, e os pacientes acometidos sempre apresentam oftalmopatia. A forma mais comum de dermopatia é o edema sem cacifo, porém ocorrem também formas nodulares, semelhantes a placas e até mesmo polipoides. A patogênese da dermopatia tireoidiana também pode envolver a estimulação dos fibroblastos por citocinas dos linfócitos. A dermopatia tireoidiana está associada a um título sérico muito elevado de TSH-R [stim] Ab.

O hipertireoidismo sem tratamento pode sofrer descompensação em um estado designado como **tempestade tireoidiana**. Os pacientes acometidos apresentam taquicardia, febre, agitação, náusea, vômitos, diarreia e inquietação ou psicose. A condição é geralmente precipitada por uma doença intercorrente ou por uma emergência cirúrgica.

PONTO DE CHECAGEM

12. Descreva as consequências fisiológicas do hipertireoidismo e identifique o seu mecanismo (como é mais bem conhecido) nos seguintes sistemas:
    Coração
    Fígado
    Pulmões
    Trato GI
    Rins
    Olhos
    Pele
    Encéfalo
    Ossos
    Sistema reprodutor

HIPOTIREOIDISMO

Etiologia

As causas do hipotireoidismo estão listadas na Tabela 20-5. A causa mais comum é a tireoidite de Hashimoto, que resulta da destruição autoimune da tireoide, embora a causa precipitante e o mecanismo exato da imunidade e da destruição subsequente sejam desconhecidos. O hipotireoidismo também pode ser causado pela tireoidite linfocítica, depois de um período transitório de hipertireoidismo. A ablação da tireoide, seja ela por ressecção cirúrgica ou por radiação terapêutica, resulta comumente em hipotireoidismo.

O hipotireoidismo congênito, uma causa de retardo mental passível de prevenção, ocorre aproximadamente em 1 em cada 4 mil nascimentos; as meninas são afetadas duas vezes mais do que os meninos. A maioria dos casos (85%) é esporádica na sua distribuição, porém 15% são hereditários. A causa mais comum de hipotireoidismo congênito esporádico é a disgenesia da tireoide, em que o tecido tireoidiano ectópico hipofuncionante é mais comum do que a hipoplasia ou aplasia tireoidianas. Embora a patogênese da disgenesia da tireoide seja, em grande parte, desconhecida, foram descritos alguns casos como decorrentes de mutações na transcrição dos fatores PAX-8 e TTF-2. Os problemas mais comuns que causam hipotireoidismo congênito hereditário consistem em erros inatos da síntese de tiroxina (T_4). Foram descritas mutações nos genes que codificam o transportador de iodeto de sódio, a tireoide peroxidase (TPO) e a tireoglobulina. Outros casos de hipotireoidismo congênito são provocados pela perda de mutações de função no receptor de TSH. Por fim, uma forma transitória de hipotireoidismo congênito familiar é causada pela passagem transplacentária de um anticorpo bloqueador do receptor de TSH materno (**TSH-R [block] Ab**).

O hipotireoidismo central, caracterizado pela secreção insuficiente de TSH na presença de baixos níveis de hormô-

582 Fisiopatologia da Doença

TABELA 20-5 **Hipotireoidismo: causas e mecanismos patogênicos**

Classificação etiológica	Mecanismo patogênico
Congênito	Aplasia ou hipoplasia da glândula tireoide
	Defeitos na biossíntese ou na ação dos hormônios
Adquirido	
Tireoidite de Hashimoto	Destruição autoimune
Deficiência grave de iodo	Diminuição da síntese, liberação dos hormônios
Tireoidite linfocítica	Diminuição da síntese, liberação dos hormônios
Ablação da tireoide	Diminuição da síntese, liberação dos hormônios
Cirurgia da tireoide	
Tratamento do hipertireoidismo com ^{131}I radiativo	
Terapia do câncer de cabeça e pescoço com radioterapia de feixe externo	
Fármacos	Diminuição da síntese, liberação dos hormônios
Iodo inorgânico	
Iodo orgânico (amiodarona)	
Tioamidas (propiltiouracila,[1] metimazol)	
Perclorato de potássio	
Tiocianato	
Lítio	
Amiodarona	
Sunitinibe	
Hipopituitarismo	Secreção deficiente de TSH
Doença hipotalâmica	Secreção deficiente de TSH

[1]Bloqueia também a conversão periférica de T_4 em T_3.

nios tireoidianos, é uma doença rara. É causado por doenças da hipófise ou do hipotálamo, que resultam em secreção diminuída ou anormal de TSH, como tumores ou doenças infiltrativas da área hipotálamo-hipofisária, atrofia hipofisária e mutações inativadoras nos genes que codificam várias proteínas envolvidas na regulação do eixo hipotálamo-hipófise-tireoide (Figura 20-5). Por exemplo, foram identificadas mutações nos genes do receptor de TRH, dos fatores de transcrição Pit-1 e PROP1 e da subunidade TSH-β. O hipotireoidismo hipofisário ("secundário") caracteriza-se por um número diminuído de tireótropos funcionantes na hipófise, sendo responsável pelo comprometimento quantitativo da secreção de TSH. O hipotireoidismo hipotalâmico ("terciário") caracteriza-se por concentrações de TSH normais ou, algumas vezes, até mesmo elevadas, porém com anormalidades qualitativas do TSH secretado. Essas anormalidades fazem o TSH circulante carecer de atividade biológica e exibir comprometimento de sua ligação ao receptor. Esse defeito pode ser revertido pela administração de TRH. Assim, o TRH pode regular não apenas a secreção de TSH, mas também as características moleculares e de conformação específicas que o incapacitam de atuar em seu receptor.

Por fim, diversos fármacos, incluindo os medicamentos antitireoidianos tioamidas, como a propiltiouracila e o metimazol, podem produzir hipotireoidismo. As tioamidas inibem a tireoide peroxidase e bloqueiam a síntese de hormônio tireoidiano. Além disso, a propiltiouracila, mas não o metimazol, bloqueia a conversão periférica da T_4 em T_3. A desiodação de compostos contendo iodo, como a amiodarona, liberando grandes quantidades de iodeto, também pode causar hipotireoidismo ao bloquear a organificação do iodeto, um efeito conhecido como bloqueio de Wolff-Chaikoff. O lítio é concentrado pela tireoide e inibe a liberação do hormônio a partir da glândula. A maioria dos pacientes tratados com lítio compensa com um aumento na secreção de TSH; todavia, alguns deles tornam-se hipotireoidianos. O hipotireoidismo clínico associado ao lítio é observado em cerca de 10% dos pacientes em uso desse medicamento. Isso ocorre mais comumente em mulheres de meia-idade, particularmente durante os primeiros 2 anos de tratamento com lítio.

Patogênese

O hipotireoidismo caracteriza-se por níveis séricos anormalmente baixos de T_4 e T_3. Os níveis de tiroxina livre estão sempre deprimidos. O nível sérico de TSH está elevado no hipotireoidismo (exceto nos casos de doença hipofisária ou hipotalâmica). O TSH é o teste mais sensível para o hipotireoidismo em seu estágio inicial; todavia, são observadas elevações acentuadas dos níveis séricos de TSH (> 20 mU/L) no hipotireoidismo franco. Podem ser observadas elevações moderadas dos níveis de TSH (5 a 20 mU/L) em indivíduos eutireoidianos com níveis séricos normais de T_4 e T_3, indicando comprometimento da reserva da tireoide e hipotireoidismo incipiente (ver Disfunção subclínica da tireoide posteriormente). Em pacientes com hipotireoidismo primário (falha do órgão-alvo), o pico noturno de TSH está intacto. Em pacientes com hipotireoidismo central (hipofisário ou hipotalâmico), o nível sérico de TSH está baixo, e não há o pico noturno normal do TSH.

No hipotireoidismo que ocorre em consequência de insuficiência da tireoide, a administração de TRH produz uma elevação imediata do nível de TSH, cuja magnitude é proporcional ao nível sérico basal de TSH. A resposta acima do normal é causada pela ausência de inibição pela T_4 e T_3 por retroalimentação. Todavia, o teste do TRH não é normalmente realizado em pacientes com hipotireoidismo primário, visto que os níveis séricos basais elevados de TSH são suficientes para estabelecer o diagnóstico. O teste pode ser útil no paciente com hipotireoidismo clínico que apresenta um nível sérico de TSH inesperadamente baixo, estabelecendo a sua origem central (hipofisária ou hipotalâmica). A presença de doença da hipófise é sugerida pela incapacidade de elevação dos níveis de TSH após a administração de TRH; a doença hipotalâmica é sugerida por uma resposta tardia do TSH (dentro de 60 a 120 minutos, em vez de 15 a 30 minutos), com aumento normal.

Tireoidite de Hashimoto
A. Patologia

Nos estágios iniciais da tireoidite de Hashimoto, a glândula está difusamente aumentada, firme, elástica e nodular.

Com a progressão da doença, a glândula torna-se menor. Nos estágios avançados, a glândula sofre atrofia e fibrose, pesando apenas 10 a 20 g. Ao exame microscópico, observa-se a ocorrência de destruição dos folículos tireoidianos e infiltração linfocítica com folículos linfoides. As células epiteliais foliculares sobreviventes da tireoide são grandes, com citoplasma abundante de coloração rosada (células de Hürthle). Com a progressão da doença, observa-se um aumento da fibrose.

B. Patogênese

A patogênese da tireoidite de Hashimoto permanece incerta. Novamente, é possível que um defeito nos linfócitos T supressores possibilitem a interação dos linfócitos T com antígenos específicos na membrana celular das células foliculares da tireoide. Quando esses linfócitos tornam-se sensibilizados aos antígenos tireoidianos, são produzidos autoanticorpos que reagem com esses antígenos. Em seguida, a liberação de citocinas e a inflamação causam destruição da glândula. Os autoanticorpos antitireoidianos mais importantes na tireoidite de Hashimoto são o anticorpo antitireoglobulina (Tg Ab), o anticorpo antitireoide peroxidase (TPO Ab) (anteriormente denominado anticorpo antimicrossomal) e o anticorpo bloqueador do receptor de TSH (TSH-R [block] Ab). Durante as fases iniciais, o Tg Ab está acentuadamente elevado, enquanto o TPO Ab está apenas levemente elevado. Posteriormente, o Tg Ab pode desaparecer, enquanto o TPO Ab persiste durante muitos anos. O TSH-R [block] Ab é encontrado em pacientes com tireoidite atrófica e mixedema, bem como em mães que dão à luz crianças sem tecido tireoidiano detectável (**cretinos atireóticos**). Os níveis séricos desses anticorpos não se correlacionam com a gravidade do hipotireoidismo, porém a sua presença é útil para o estabelecimento do diagnóstico. Em geral, a presença de altos títulos de anticorpos é diagnóstica de tireoidite de Hashimoto; são observados títulos moderados na doença de Graves, no bócio multinodular e nas neoplasias da tireoide; por fim, ocorrem baixos títulos no indivíduo idoso.

Os pacientes com tireoidite de Hashimoto exibem uma frequência aumentada do antígeno de histocompatibilidade HLA-DR5, e a doença está associada a um grupo de outras doenças autoimunes (Tabela 20-3). Foi definida uma **síndrome de insuficiência poliglandular**, na qual ocorrem dois ou mais distúrbios endócrinos mediados por mecanismos autoimunes (Capítulo 17). Os pacientes acometidos frequentemente apresentam autoanticorpos circulantes específicos contra determinados órgãos e células, levando a uma hipofunção do órgão.

PONTO DE CHECAGEM

13. Quais são os fármacos que provocam hipotireoidismo?
14. Quais são as provas iniciais de função tireoidiana de maior utilidade no hipotireoidismo? Quais resultados podem ser esperados em comparação com o normal?
15. Quais são os achados fisiopatológicos essenciais na tireoidite de Hashimoto?

TABELA 20-6 Achados clínicos no hipotireoidismo (mixedema) do adulto

Sintomas
Raciocínio lento
Letargia, diminuição do vigor
Pele seca; cabelos espessos; queda de cabelos; unhas quebradiças
Diminuição do aporte nutricional; ganho de peso
Constipação intestinal
Menorragia; diminuição da libido
Intolerância ao frio
Sinais
Face edemaciada e arredondada; fala lenta; rouquidão
Hipocinesia; fraqueza muscular generalizada; relaxamento tardio dos reflexos tendíneos profundos
Pele fria, seca, espessa e descamativa; cabelos grossos, secos e quebradiços; unhas secas com estrias longitudinais
Edema periorbital
Impulsão cardíaca normal ou fraca; bulhas cardíacas indistintas; cardiomegalia; bradicardia
Ascite; derrame pericárdico; edema maleolar
Obnubilação mental, depressão
Achados laboratoriais
Nível sérico aumentado de TSH
Diminuição do nível sérico de tiroxina livre, níveis séricos diminuídos de T_4 e T_3 totais; captação diminuída de T_3 ou T_4 resina; diminuição do índice de tiroxina livre
Captação diminuída do iodo radiativo pela glândula tireoide
Diminuição da taxa metabólica basal
Anemia macrocítica
Nível sérico elevado de colesterol
Nível sérico elevado de CK
Hiponatremia (em consequência da secreção excessiva de hormônio antidiurético)
Tempo de circulação diminuído; baixa voltagem do complexo QRS no ECG

Manifestações clínicas

As consequências clínicas da deficiência de hormônios tireoidianos no adulto estão resumidas na Tabela 20-6.

A hipotermia é comum, e o paciente pode queixar-se de intolerância ao frio. A diminuição da taxa metabólica basal leva a ganho de peso, apesar do aporte nutricional reduzido.

Os hormônios tireoidianos são necessários para o desenvolvimento normal do sistema nervoso. Nos lactentes com hipotireoidismo, as sinapses desenvolvem-se anormalmente, a mielinização é defeituosa, e ocorre retardo mental. Os adultos com hipotireoidismo apresentam várias anormalidades neurológicas reversíveis, incluindo estado mental lento, esquecimento, diminuição da audição e ataxia. Alguns pacientes exibem sintomas mentais graves, incluindo demência reversível e psicose manifesta ("loucura mixedematosa"). O nível de proteína do líquido cerebrospinal está anormalmente elevado. Todavia, o fluxo sanguíneo cerebral total e o consumo de oxigênio estão normais. Os reflexos tendíneos profundos estão lentos, com uma fase de relaxamento lenta ("pendurada"). As parestesias são comuns e frequentemente causadas por neuropatias que resultam do acúmulo do mixedema (síndrome do túnel do carpo e síndrome do túnel do tarso).

O hipotireoidismo está associado a fraqueza, cãibras e rigidez musculares. Os níveis séricos de creatina-quinase (CK) podem estar elevados. A fisiopatologia da doença muscular no hipotireoidismo não está bem elucidada. O estudo das anormalidades bioenergéticas no músculo do indivíduo hipotireoidiano sugere um comprometimento reversível das mitocôndrias, dependente do hormônio. Não são observadas alterações do metabolismo energético no músculo de pacientes com hipertireoidismo.

Os pacientes que desenvolvem hipotireoidismo agudo em consequência da tireoidectomia total apresentam diminuição do débito cardíaco, do volume sistólico e do volume diastólico em repouso e aumento da resistência periférica. Entretanto, a pressão capilar pulmonar em cunha, a pressão atrial direita, a frequência cardíaca, a fração de ejeção do ventrículo esquerdo e a relação pressão sistólica ventricular esquerda-volume (uma medida da contratilidade) não são significativamente diferentes do estado eutireoidiano. Assim, no estágio inicial do hipotireoidismo, é provável que as alterações no desempenho cardíaco estejam principalmente relacionadas com alterações nas condições de carga e frequência cardíaca relacionada com o exercício, e não com alterações na contratilidade miocárdica.

No hipotireoidismo crônico, a ecocardiografia revela bradicardia e achados que sugerem miocardiopatia, incluindo aumento da espessura do septo interventricular e da parede ventricular, diminuição do movimento regional da parede e diminuição da função ventricular esquerda sistólica e diastólica global. Essas alterações podem resultar do depósito excessivo de mucopolissacarídeos no interstício, entre as fibras miocárdicas, levando à degeneração das fibras, diminuição da contratilidade, baixo débito cardíaco, cardiomegalia e insuficiência cardíaca. O derrame pericárdico (com alto conteúdo proteico) pode levar aos achados de diminuição da voltagem eletrocardiográfica e ondas T achatadas; todavia, é raro haver tamponamento cardíaco.

Os pacientes com hipotireoidismo apresentam uma diminuição das respostas ventilatórias à hipercapnia ou à hipoxia. No hipotireoidismo sem tratamento, observa-se uma alta incidência de apneia do sono; algumas vezes, esses pacientes demonstram miopatia dos músculos das vias respiratórias superiores. A fraqueza do diafragma também ocorre com frequência e, quando grave, pode causar hipoventilação alveolar crônica (retenção de CO_2). Podem ocorrer derrames pleurais (com elevado conteúdo proteico).

No hipotireoidismo, ocorre aumento dos níveis plasmáticos de colesterol e de triglicerídeos, relacionado com a diminuição da atividade da lipase lipoproteica e da formação dos receptores hepáticos de LDL. Nas crianças com hipotireoidismo, a velocidade de crescimento do osso apresenta-se reduzida, e a maturação esquelética (fechamento das epífises) é retardada. A secreção hipofisária do hormônio do crescimento também pode estar deprimida, visto que o hormônio tireoidiano

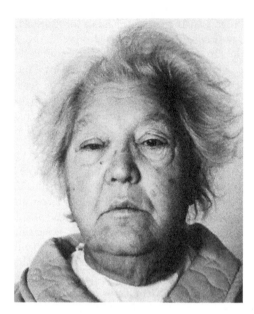

FIGURA 20-8 Mixedema. (Reproduzida, com permissão, de Greenspan FS et al., eds. *Basic and Clinical Endocrinology,* 7th ed. McGraw-Hill, 2004.)

é necessário para sua síntese. Animais hipotireoidianos demonstram uma diminuição da largura da placa de crescimento epifisária e da cartilagem articular, bem como diminuição do volume do osso trabecular epifisário e metafisário. Essas alterações não ocorrem devido apenas à falta de hormônio do crescimento hipofisário, já que a administração de hormônio do crescimento exógeno não restaura a morfologia normal da cartilagem, nem a remodelação óssea, enquanto a administração de T_4 o faz. Se não for reconhecido, o hipotireoidismo juvenil prolongado resulta em déficit permanente de altura.

Pode ocorrer anemia normocítica normocrômica em consequência da diminuição da eritropoiese. De modo alternativo, pode-se observar o desenvolvimento de anemia macrocítica moderada em consequência da absorção diminuída de cianocobalamina (vitamina B_{12}) pelo intestino e diminuição do metabolismo da medula óssea. A anemia megaloblástica franca sugere a coexistência de anemia perniciosa.

A constipação intestinal é comum e reflete a diminuição da motilidade GI. Ocorre acloridria quando o hipotireoidismo está associado à anemia perniciosa. Pode haver acúmulo de líquido ascítico com alto conteúdo proteico.

A pele no hipotireoidismo é seca e fria. Normalmente, a pele contém uma variedade de proteínas complexadas com polissacarídeos, ácido condroitinossulfúrico e ácido hialurônico. No hipotireoidismo, observa-se um acúmulo desses complexos, promovendo a retenção de sódio e de água e produzindo edema cutâneo difuso, não depressível característico (mixedema). A face do paciente parece edemaciada, com traços grosseiros (Figura 20-8). O acúmulo semelhante de mucopolissacarídeos na laringe pode levar à rouquidão. Os cabelos são quebradiços e com pouco brilho e, com frequência, ocorre queda dos pelos corporais, particularmente dos cabelos e da região lateral das sobrancelhas. Se for administrado hormônio tireoidiano, os complexos proteicos são mobilizados, ocorre diurese, e o mixedema regride.

Pode ocorrer carotenemia (manifestada por uma alteração da cor da pele, que fica amarelo-alaranjada) no hipotireoidismo, devido à necessidade dos hormônios tireoidianos para a conversão hepática do caroteno em vitamina A. Na ausência de hormônio suficiente, o caroteno acumula-se na corrente sanguínea e na pele.

Nas mulheres, o hipotireoidismo pode resultar em menorragia, devido aos ciclos anovulatórios. De modo alternativo, a menstruação pode tornar-se escassa ou desaparecer, em consequência da secreção diminuída de gonadotrofinas. Como o hormônio tireoidiano normalmente exerce um efeito inibidor sobre a secreção de prolactina, os pacientes com hipotireoidismo podem exibir hiperprolactinemia, com galactorreia e amenorreia. Nos homens, o hipotireoidismo pode causar infertilidade e ginecomastia, em decorrência da liberação aumentada de prolactina. A hiperprolactinemia ocorre em consequência da estimulação da liberação de prolactina pelo TRH.

Há redução do fluxo sanguíneo renal e diminuição da taxa de filtração glomerular. A vasoconstrição pode decorrer das concentrações plasmáticas diminuídas de ANP. A consequente diminuição na capacidade de excretar uma carga hídrica pode causar hiponatremia. Todavia, o nível sérico de creatinina está, geralmente, normal.

O hipotireoidismo grave, prolongado e não tratado pode levar a um estado denominado **coma mixedematoso**. Os pacientes acometidos apresentam fácies e pele mixedematosas típicas, bradicardia, hipotermia, hipoventilação alveolar e obnubilação grave ou coma. Em geral, essa condição é desencadeada por uma enfermidade intercorrente, como infecção ou acidente vascular encefálico, ou por um medicamento, como sedativo-hipnótico. A taxa de mortalidade aproxima-se de 100%, a não ser que o coma mixedematoso seja reconhecido e tratado imediatamente.

PONTO DE CHECAGEM

16. Descreva e explique as consequências fisiológicas do hipotireoidismo (como são mais bem conhecidas) sobre:
Sistema nervoso
Músculo
Sistema circulatório
Pulmões
Fígado
Sangue
Trato GI
Pele
Sistema reprodutor
Rins

BÓCIO

Etiologia

O aumento difuso da tireoide resulta mais comumente de estimulação prolongada pelo TSH (ou por um agente semelhante

TABELA 20-7 Bócio: causas e mecanismos patogênicos

Causas	Mecanismos patogênicos
I. Bócio associado a hipotireoidismo ou eutireoidismo	
Deficiência de iodo	Interfere na biossíntese dos hormônios
Excesso de iodo	Bloqueia a secreção de hormônio
Agente bociogênico na dieta ou na água potável	Interfere na biossíntese dos hormônios
Medicação bociogênica	Interfere na biossíntese dos hormônios
Tioamidas: propiltiouracila, metimazol, carbimazol	
Tiocianato: nitroprussiato	
Derivados da anilina: sulfonilureias, sulfonamidas, ácido aminossalicílico, fenilbutazona, aminoglutetimida	
Lítio	Bloqueia a secreção de hormônio
Distúrbios congênitos	Vários defeitos na biossíntese dos hormônios
Transporte deficiente de iodeto	
Organificação deficiente do iodeto, devido à ausência ou redução de peroxidase ou à produção de peroxidase anormal	
Síntese de tireoglobulina anormal	
Inter-relações anormais da iodotirosina	
Comprometimento da proteólise da tireoglobulina	
Desiodação deficiente da iodotirosina	
Resistência hipofisária e periférica ao hormônio tireoidiano	? Defeitos dos receptores
II. Bócio associado ao hipertireoidismo	
Doença de Graves	Estimulação da glândula pelo TSH-R [*stim*] Ab
Bócio multinodular tóxico	Hiperfunção autônoma
Tumor de células germinativas	Estimulação da glândula pela hCG
Adenoma hipofisário	Superprodução de TSH
Tireoidite	Aumento devido à "lesão", infiltração e edema

ao TSH). Essa estimulação pode resultar de uma das causas do hipotireoidismo (p. ex., TSH na tireoidite de Hashimoto) ou do hipertireoidismo (p. ex., TSH-R[*stim*] Ab na doença de Graves, hCG nos tumores de células germinativas ou TSH no adenoma da hipófise). De modo alternativo, pode ocorrer bócio em pacientes clinicamente eutireoidianos. A Tabela 20-7 fornece uma lista das causas e dos mecanismos patogênicos.

A deficiência de iodo constitui a causa mais comum de bócio nos países em desenvolvimento. Uma dieta contendo menos de 10 µg/dia de iodo dificulta a síntese de hormônio tireoidiano, resultando em níveis elevados de TSH e hipertrofia da tireoide. A iodação do sal eliminou esse problema em grande parte do mundo desenvolvido.

Além disso, pode ocorrer desenvolvimento de bócio em consequência da ingestão de **bociógenos** (fatores que bloqueiam a síntese dos hormônios tireoidianos), tanto nos alimentos quanto em medicamentos. São encontrados bociógenos dietéticos em vegetais da família Brassicaceae (p. ex., couve-nabo, couve, nabo, mandioca). Em alguns locais, foi encontrado um hidrocarboneto bociogênico no abastecimento de água. Os fármacos que atuam como agentes bociogênicos incluem as tioamidas e os tiocianatos (p. ex., propiltiouracila, metimazol e nitroprussiato), as sulfonilureias e o lítio. O lítio inibe a liberação dos hormônios tireoidianos e talvez também a organificação do iodeto. Os pacientes permanecem, em sua maioria, clinicamente eutireoidianos, visto que a produção de TSH aumenta.

Pode ocorrer bócio congênito associado ao hipotireoidismo (**cretinismo esporádico**) em consequência de um defeito em qualquer uma das etapas da síntese de hormônio tireoidiano (Tabela 20-5). Todos esses defeitos são raros.

O bócio com hipertireoidismo é, com frequência, devido à doença de Graves. Nesta doença, a glândula sofre aumento difuso, em razão da estimulação pelo TSH-R [*stim*] Ab e outros anticorpos, e não pelo TSH.

Patogênese e patologia

No bócio que se desenvolve em consequência do comprometimento da síntese de hormônios tireoidianos, observa-se uma queda progressiva dos níveis séricos de T_4, com elevação progressiva dos níveis séricos de TSH. À medida que o TSH aumenta, a renovação de iodo pela glândula é acelerada, e observa-se um aumento na razão entre secreção de T_3 e de T_4. Em consequência, o nível sérico de T_3 pode estar normal ou aumentado, e o paciente pode permanecer clinicamente eutireoidiano. Se houver comprometimento mais acentuado da síntese de hormônio, a formação do bócio está associada a baixos níveis de T_4 e T_3 e níveis elevados de TSH, e o paciente torna-se clinicamente hipotireoidiano.

Nos estágios iniciais do bócio, ocorre aumento difuso da glândula, com hiperplasia celular causada pela estimulação do TSH. Posteriormente, aparecem folículos aumentados com células epiteliais foliculares achatadas e acúmulo de tireoglobulina. Este acúmulo ocorre particularmente no bócio por deficiência de iodo, talvez porque a tireoglobulina pouco iodada seja menos facilmente digerida pelas proteases. À medida que a estimulação do TSH continua, pode-se observar o desenvolvimento de múltiplos nódulos em algumas áreas, enquanto ocorrem atrofia e fibrose em outras, produzindo um bócio multinodular (Figura 20-9).

Nos pacientes com deficiência grave de iodo ou com defeitos metabólicos hereditários, observa-se o desenvolvimento de bócio atóxico, visto que a secreção hormonal comprometida leva a um aumento na secreção de TSH. A elevação do nível sérico de TSH resulta em hiperplasia difusa da tireoide. Se a estimulação do TSH for prolongada, a hiperplasia difusa é seguida de hiperplasia focal com necrose, hemorragia e formação de nódulos. Esses nódulos frequentemente variam desde nódulos "quentes", que podem captar o iodo e sintetizar a tireoglobulina, até nódulos "frios", que são incapazes de fazê-lo. Nos bócios em estágio inicial, a hiperplasia é dependente do TSH; todavia, nos estágios avançados, os nódulos tornam-se **nódulos autônomos** independentes do TSH. Logo, com o decorrer do tempo, pode haver uma transição de uma hiperplasia difusa não tóxica e dependente de TSH para um bócio multinodular atóxico e independente de TSH.

O mecanismo subjacente exato dessa transição para o crescimento e a função autônomos não é conhecido. Todavia, foram identificadas mutações do oncogene *gsp* em nódulos de muitos pacientes com bócio multinodular. Presumivelmente, essas mutações ocorrem durante a divisão celular induzida pelo TSH. O oncogene *gsp* é responsável pela ativação da proteína de ligação do GTP (G_s) reguladora na membrana das células foliculares. Acredita-se que a ativação crônica dessa proteína e de seu efetor, a adenilciclase, resulte da proliferação, hiperfunção e independência do TSH das células tireoidianas.

Manifestações clínicas

Depois de décadas de estimulação pelo TSH, podem ocorrer hipertrofia e aumento pronunciados da glândula tireoide. A glândula aumentada pode pesar de 1 a 5 kg e provocar dificuldades respiratórias em consequência da obstrução da traqueia ou disfagia secundária à obstrução do esôfago. Os aumentos mais moderados produzem problemas estéticos.

Alguns pacientes com bócio multinodular também desenvolvem hipertireoidismo em uma fase avançada da vida (**doença de Plummer**), particularmente após a administração de iodeto ou de fármacos contendo iodo.

NÓDULOS E NEOPLASIAS DA TIREOIDE

Geralmente, os tumores da tireoide apresentam-se na forma de uma massa solitária no pescoço. A neoplasia mais comum, que

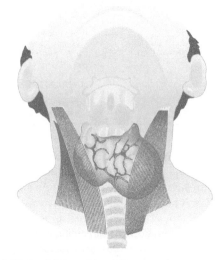

FIGURA 20-9 Bócio multinodular. (Redesenhada, com permissão, de Gardner DG et al., eds. *Greenpan's Basic and Clinical Endocrinology*, 9th ed. McGraw-Hill, 2011.)

é responsável por 30% de todos os nódulos solitários da tireoide, é o **adenoma folicular**. Trata-se de um nódulo solitário, firme, cinzento ou vermelho, de até 5 cm de diâmetro, totalmente circundado por uma cápsula fibrosa. O tecido tireoidiano normal circundante é comprimido pelo adenoma. Ao exame microscópico, o adenoma consiste em folículos de aparência normal, de tamanho variável, algumas vezes associados a hemorragia, fibrose, calcificação e degeneração cística. Em certas ocasiões, observa-se apenas a presença de faixas de células foliculares, em folículos verdadeiros. Ocorre transformação maligna provavelmente em menos de 10% dos adenomas foliculares.

Os **cânceres de tireoide** não são comuns. A maioria origina-se do epitélio folicular e, dependendo de sua aparência microscópica, é classificada como **carcinoma papilífero** ou **folicular**. O principal fator de risco que predispõe ao desenvolvimento de carcinoma tireoidiano epitelial é a exposição à radiação; todavia, foram também reconhecidos fatores genéticos. A maioria dos cânceres papilíferos e foliculares segue uma evolução clínica prolongada (15 a 20 anos). Normalmente, o carcinoma papilífero metastatiza para os linfonodos regionais no pescoço, enquanto o câncer folicular tende a se disseminar pela corrente sanguínea para locais distantes, como o osso ou os pulmões. O **carcinoma medular** é uma neoplasia incomum das células C (células parafoliculares) da tireoide, que produzem calcitonina (ver Capítulo 17). Aproximadamente 30% de todos os carcinomas medulares da tireoide constituem uma manifestação da neoplasia endócrina múltipla tipo 2 (MEN-2), herdada de modo autossômico dominante.

PROVAS DE FUNÇÃO TIREOIDIANA ANORMAIS EM INDIVÍDUOS CLINICAMENTE EUTIREOIDIANOS

Aumentos e diminuições das proteínas de ligação dos hormônios

Vários estados fisiológicos normais e alterados e determinados medicamentos produzem aumentos ou diminuições sustentados na concentração de TBG e de outras proteínas de ligação da tireoide no plasma. Esses efeitos estão resumidos na Tabela 20-8. Por exemplo, os níveis de TBG estão elevados durante a gravidez e pelo uso de estrogênio e contraceptivos orais. Os níveis de TBG estão deprimidos na síndrome nefrótica e no tratamento com glicocorticoides e androgênios.

Quando ocorre aumento sustentado na concentração de TBG e de outras proteínas de ligação, a concentração dos hormônios tireoidianos livres cai temporariamente. Essa queda estimula a secreção de TSH, que resulta em aumento na produção de hormônio livre. Por fim, um novo equilíbrio é alcançado, no qual os níveis plasmáticos totais de T_4 e de T_3 estão elevados, porém as concentrações dos hormônios livres, a taxa de degradação hormonal e a taxa de secreção de TSH estão normais. Por conseguinte, os indivíduos que manifestam aumentos sustentados da TBG e de outras proteínas de ligação permanecem eutireoidianos. Quando ocorre uma diminuição sustentada na concentração de TBG e de outras proteínas de ligação, são observadas alterações equivalentes na direção oposta, e, neste caso também, os indivíduos permanecem eutireoidianos.

Proteínas de ligação de hormônios anormais

As alterações nas concentrações séricas das proteínas de ligação de hormônios, a transtiretina ou a albumina, geralmente não causam alterações significativas nos níveis dos hormônios tireoidianos. Entretanto, foram descritas várias síndromes incomuns de **hipertiroxinemia eutireoidiana familiar**. Na primeira, uma síndrome familiar denominada **hipertiroxinemia disalbuminêmica eutireoidiana**, ocorre ligação anormal de T_4 (mas não de T_3) à albumina. Na segunda síndrome, observa-se um aumento no nível sérico de transtiretina. Na terceira, há alterações na transtiretina, uma proteína tetramérica que transporta 15 a 20% de T_4 circulante. As alterações na estrutura da transtiretina produzidas por diferentes mutações pontuais podem aumentar acentuadamente a sua afinidade por T_4. Em algumas famílias, essas mutações na transtiretina são transmitidas de modo autossômico dominante. Em todas essas três síndromes, a T_4 total está elevada, porém a T_4

TABELA 20-8 **Efeitos dos estados fisiológicos normais e alterados e de determinados medicamentos sobre as proteínas plasmáticas de ligação dos hormônios da tireoide e sobre os níveis dos hormônios tireoidianos**

Condição	Concentrações de proteínas de ligação	Níveis plasmáticos totais de T_4, T_3, RT	Níveis plasmáticos livres de T_4, T_3, RT	TSH plasmático
Hipertireoidismo primário	Normais	Altos	Altos	Baixo
Hipotireoidismo primário	Normais	Baixos	Baixos	Alto
Fármacos e substâncias (estrogênios, metadona, heroína, perfenazina, clofibrato), gravidez, hepatite aguda e crônica, porfiria intermitente aguda, tumores produtores de estrogênio, idiopático, hereditário	Altas	Altos	Normais	Normal
Fármacos (glicocorticoides, androgênios, danazol, asparaginase), acromegalia, síndrome nefrótica, hipoproteinemia, doença hepática crônica (cirrose), tumores produtores de testosterona, hereditário	Baixas	Baixos	Normais	Normal

Modificada e reproduzida, com permissão, de Barrett KE et al., eds. *Ganong's Review of Medical Physiology*, 24th ed. McGraw-Hill, 2012.

588 Fisiopatologia da Doença

livre está normal, e os pacientes são eutireoidianos. Foi também descrita uma quarta síndrome, em que ocorre resistência tanto hipofisária quanto periférica ao hormônio tireoidiano. Conforme já observado, essa condição pode ser causada por mutações pontuais no gene do receptor tireoidiano humano (*hTR-β1*), resultando em receptores nucleares de T_3 anormais.

Efeitos de doenças não tireoidianas e de fármacos

Várias enfermidades não tireoidianas e diversos fármacos inibem a 5′-desiodinase que converte T_4 em T_3, resultando em queda dos níveis plasmáticos de T_3. As enfermidades que causam diminuição da 5′-desiodinase incluem queimaduras graves ou traumatismo, cirurgia, câncer avançado, cirrose, insuficiência renal, infarto do miocárdio, febre prolongada, privação calórica (jejum, anorexia nervosa, desnutrição) e deficiência de selênio. Acredita-se que os níveis séricos diminuídos de T_3 em enfermidades não tireoidianas sejam uma alteração fisiológica adaptativa, permitindo ao paciente enfermo conservar a energia e as proteínas. Os fármacos que diminuem a 5′-desiodinase incluem os glicocorticoides, o propranolol, a amiodarona, a propiltiouracila e os corantes para colecistografia (p. ex., ipodato, ácido iopanoico).

Como T_3 constitui o principal hormônio tireoidiano ativo em nível tecidual, é surpreendente que pacientes com enfermidade não tireoidiana leve a moderada exibam níveis normais de TSH, apesar dos baixos níveis de T_3, e não apareçam hipotireoidianos. Todavia, esses pacientes mantêm a capacidade de responder a uma redução (ou a um aumento) adicional dos níveis séricos de T_3 por meio de aumento (ou diminuição) da secreção hipofisária de TSH. Os pacientes com enfermidades graves (p. ex., aqueles submetidos a transplante de medula óssea para o tratamento da leucemia) podem apresentar comprometimento da secreção de TSH.

A maior parte dos pacientes com enfermidades não tireoidianas apresenta baixos níveis séricos de T_3 relacionados com a diminuição da conversão periférica de T_4 em T_3. Todavia, em alguns pacientes, a causa primária dos baixos níveis séricos de T_3 consiste na secreção reduzida de T_4 pela glândula. Em outros pacientes, a ligação de T_4 e T_3 pelas proteínas séricas de ligação da tireoide encontra-se diminuída, devido às concentrações diminuídas das proteínas de ligação dos hormônios da tireoide (Tabela 20-8) e à presença de inibidores da ligação circulantes.

Em geral, o estado de baixos níveis de T_3 desaparece com a recuperação da enfermidade ou com a interrupção do fármaco. Entre os pacientes em estado crítico com baixos níveis de T_3, os estudos clínicos realizados não demonstraram nenhum benefício da reposição de T_3. Como é difícil interpretar a presença de baixos níveis de T_3 durante uma enfermidade aguda, a abordagem diagnóstica deve se basear principalmente nos níveis séricos de TSH.

Disfunção tireoidiana subclínica

Com o desenvolvimento de exames laboratoriais mais sensíveis da função da tireoide, há um reconhecimento gradativo de que alguns indivíduos clinicamente eutireoidianos apresentam disfunção subclínica da tireoide, definida por níveis baixos ou elevados de TSH, porém com níveis circulantes normais de T_4 e T_3. Muitos indivíduos com doença tireoidiana subclínica apresentam testes de estimulação do TRH anormais, porém a importância clínica dessas anormalidades bioquímicas continua sendo objeto de controvérsia. O **hipotireoidismo subclínico** é definido por um nível elevado de TSH (> 4,5 mU/L), porém com níveis circulantes normais dos hormônios tireoidianos. O hipotireoidismo subclínico é mais comum entre mulheres e em indivíduos com mais de 65 anos de idade, nos quais a prevalência alcança 10 a 12%. É importante assinalar que os sinais e sintomas típicos de hipotireoidismo franco, incluindo ganho de peso, fadiga e intolerância ao frio, não estão consistentemente associados a uma disfunção subclínica. As causas subjacentes do hipotireoidismo subclínico assemelham-se àquelas associadas ao hipotireoidismo franco, particularmente a tireoidite de Hashimoto; todavia, uma proporção substancial de casos não apresenta nenhuma etiologia óbvia. Na presença de autoanticorpos antitireoidianos (anti-TPO) circulantes, aproximadamente 5% dos indivíduos com hipotireoidismo subclínico evoluem para o hipotireoidismo franco a cada ano, em comparação com 2% por ano ou menos nos indivíduos sem autoanticorpos antitireoidianos.

Análises sistemáticas de dados individuais de múltiplos estudos prospectivos sugerem que o hipotireoidismo subclínico está associado a um risco aumentado de cardiopatia aterosclerótica e insuficiência cardíaca, particularmente quando os níveis de TSH são superiores a 10 mU/L. Outros estudos sugerem que o risco de complicações cardiovasculares pode limitar-se a indivíduos mais jovens (com menos de 55 anos de idade). Alguns estudos, mas nem todos, sugerem anormalidades neurocognitivas sutis, particularmente relacionadas com as funções executivas.

Infelizmente, não existem ensaios clínicos randomizados de grande porte sobre o tratamento do hipotireoidismo subclínico com parâmetros finais clínicos, como cardiopatia ou insuficiência cardíaca. Alguns indivíduos relatam uma melhora da tolerância ao exercício e da sensação de bem-estar quando recebem tiroxina em quantidade suficiente para normalizar os níveis séricos de TSH, porém há evidências insuficientes para recomendar o tratamento de rotina de indivíduos com hipotireoidismo subclínico persistente que não evolui para o hipotireoidismo franco. Um ensaio clínico multicêntrico, controlado por placebo e de grande porte na Europa (TRUST) foi planejado para abordar essa questão; todavia, não se deve esperar a obtenção de resultados por vários anos.

O **hipertireoidismo subclínico** é definido por baixos níveis de TSH (< 0,5 mU/L), porém com níveis circulantes normais dos hormônios tireoidianos. Acredita-se que os nódulos tireoidianos autônomos ou a doença de Graves em seu estágio inicial sejam responsáveis pela maioria dos casos. A prevalência do hipertireoidismo subclínico é consideravelmente menor que a do hipotireoidismo subclínico, em 1 a 3%, mas também aumenta com a idade. Os sinais e sintomas clássicos do hipertireoidismo geralmente estão ausentes nos indivíduos com hipertireoidismo subclínico. A história natural do hipertireoidismo subclínico não é bem conhecida; todavia, um estudo de mulheres na pós-menopausa com hipertireoidismo subclínico endógeno constatou que mais de 50% apresentavam níveis normais de TSH após 1 ano de acompanhamento.

Estudos prospectivos demonstraram a presença de anormalidades sutis da contratilidade cardíaca em indivíduos com hipertireoidismo subclínico, e, em um estudo prospectivo, foi constatado que indivíduos com mais de 65 anos de idade com níveis de TSH inferiores a 0,1 mU/L apresentaram um risco três vezes maior de desenvolver fibrilação atrial em comparação com aqueles que tinham níveis normais de TSH. O hipertireoidismo subclínico também pode estar associado a uma perda óssea e a fraturas em mulheres na pós-menopausa. Em um estudo prospectivo de mulheres com mais de 65 anos de idade, os riscos de fratura de quadril e de coluna foram duas a três vezes maiores entre as mulheres com níveis de TSH inferiores a 0,1 mU/L (principalmente em decorrência da reposição excessiva com hormônio tireoidiano), em comparação com mulheres que tinham níveis normais de TSH.

PONTO DE CHECAGEM

17. O que é um bócio?
18. Quais são as causas e os mecanismos de formação do bócio?
19. Qual é a base para a transição da hiperplasia difusa atóxica dependente de TSH para o bócio multinodular tóxico ou atóxico independente de TSH?
20. Que tamanho a glândula tireoide pode alcançar depois de décadas de estimulação?
21. Quais são os diferentes tipos de câncer de tireoide e suas características?
22. Quais são as condições fisiológicas e fisiopatológicas nas quais o metabolismo da tireoide encontra-se alterado? Como e com quais efeitos?
23. Qual é o estado global da tireoide de um paciente com diminuição sustentada da globulina de ligação da tireoide?
24. Quais são os fatores que causam depressão da atividade da 5'-desiodinase?
25. Como a enfermidade não tireóidea afeta os níveis dos hormônios tireoidianos?

ESTUDOS DE CASOS

Yeong Kwok, M.D.

(Ver Capítulo 25, p. 734, para Respostas)

CASO 99

Uma mulher afro-americana de 25 anos apresenta-se com queixa de rápida perda de peso, apesar de um apetite voraz. O exame físico revela taquicardia (frequência cardíaca de 110 bpm em repouso), pele fina e úmida, aumento simétrico da tireoide, fraqueza bilateral discreta do músculo quadríceps e tremor fino. Esses achados sugerem fortemente a presença de hipertireoidismo.

Questões

A. Quais outras características devem ser obtidas da história?
B. Quais outros achados físicos devem ser pesquisados?
C. Foi solicitada a determinação dos níveis séricos de TSH e tiroxina livre. Quais resultados devem ser esperados?
D. Quais são as possíveis causas da condição dessa paciente?
E. Qual é a causa mais comum da condição dessa paciente, e qual a patogênese desse distúrbio?
F. Qual é a patogênese da taquicardia, da perda de peso, das alterações cutâneas, do bócio e da fraqueza muscular dessa paciente?

590 Fisiopatologia da Doença

CASO 100

Uma mulher de 45 anos apresenta-se com queixa de fadiga, ganho de peso de 13,6 kg, apesar da dieta, constipação intestinal e menorragia. Ao exame físico, a tireoide não é palpável; a pele está fria, seca e áspera; as bulhas cardíacas são abafadas; e a frequência cardíaca é de 50 bpm. Os exames do reto e da pelve não demonstram nenhuma anormalidade, e as fezes são negativas para sangue oculto. Os achados clínicos sugerem hipotireoidismo.

Questões

A. Quais outras características da história devem ser obtidas? Quais outros achados devem ser pesquisados no exame físico?

B. Qual é a patogênese dos sintomas dessa paciente?

C. Quais exames laboratoriais devem ser solicitados, e quais resultados devem ser esperados?

D. Quais são as possíveis causas dessa condição da paciente? Qual é a mais provável?

E. Quais outras condições podem estar associadas a esse distúrbio?

CASO 101

Uma mulher de 40 anos que recentemente emigrou do Afeganistão chega ao consultório para assistência médica. Ela se queixa apenas de fadiga leve e depressão. O exame físico revela um aumento simétrico e proeminente da glândula tireoide, de cerca de duas vezes o tamanho normal. O restante do exame é normal.

Questões

A. Quais outras características da história devem ser obtidas?

B. Qual é a causa mais provável do aumento da tireoide dessa paciente? Qual é o mecanismo patogênico da formação do bócio nessa doença?

C. Quais exames laboratoriais devem ser solicitados e por quê?

CASO 102

Um homem de 47 anos queixa-se de nervosismo, dificuldade de concentração, inquietação e insônia. Perdeu 11 kg nas últimas 6 semanas e queixa-se de intolerância ao calor. O exame físico revela um nódulo de 1 cm no lobo esquerdo da glândula tireoide.

Questões

A. Qual é a explicação mais provável para a condição do paciente?

B. Quais exames laboratoriais devem ser solicitados para confirmar o diagnóstico? Quais resultados são esperados?

C. Qual avaliação posterior do nódulo pode ser efetuada?

D. Se for realizada uma biópsia, o que pode ser esperado no relatório do patologista?

CASO 103

Uma mulher de 28 anos retorna para acompanhamento depois da realização de exames laboratoriais de rotina, que revelaram um acentuado aumento do nível de T_4 total. A paciente está totalmente assintomática e o exame físico é normal.

Questões

A. Quais condições e medicamentos podem ser responsáveis por essa apresentação?

B. Quais exames laboratoriais adicionais devem ser solicitados?

C. Se a paciente estiver grávida, como pode ser explicado o nível plasmático elevado de T_4 total?

D. Se vários familiares assintomáticos relatarem resultados semelhantes nos exames laboratoriais, qual é a explicação mais provável do distúrbio dessa paciente?

REFERÊNCIAS

Geral

Bianco AC. Minireview: cracking the metabolic code for thyroid hormone signaling. Endocrinology. 2011 Sep;152(9):3306–11. [PMID: 21712363]

Chiamolera MI et al. Minireview: thyrotropin-releasing hormone and the thyroid hormone feedback mechanism. Endocrinology. 2009 Mar;150(3):1091–6. [PMID: 19179434]

Cooper DS et al. The thyroid gland. Chapter 7. In: Gardner DG et al, eds. *Greenspan's Basic and Clinical Endocrinology*, 9th ed. McGraw-Hill, 2011.

Danzi S et al. Thyroid hormone and the cardiovascular system. Med Clin North Am. 2012 Mar;96(2):257–68. [PMID: 22443974]

Heuer H et al. Minireview: pathophysiological importance of thyroid hormone transporters. Endocrinology. 2009 Mar;150(3):1078–83. [PMID: 19179441]

St Germain DL et al. Minireview: defining the roles of the iodothyronine deiodinases: current concepts and challenges. Endocrinology. 2009 Mar;150(3):1097–107. [PMID: 19179439]

Hipertireoidismo

Bahn RS. Autoimmunity and Graves' disease. Clin Pharmacol Ther. 2012 Apr;91(4):577–9. [PMID: 22434030]

Bahn RS. Graves' ophthalmopathy. N Engl J Med. 2010 Feb 25;362(8):726–38. [PMID: 20181974]

Bartalena L et al. Clinical practice. Graves ophthalmopathy. N Engl J Med. 2009 Mar 5;360(10):994–1001. [PMID: 19264688]

Cooper DS et al. Subclinical thyroid disease. Lancet. 2012 Mar 24;379(9821):1142–54. [PMID: 22273398]

Franklyn JA et al. Thyrotoxicosis. Lancet. 2012 Mar 24;379(9821):1155–66. [PMID: 22394559]

Klubo-Gwiezdzinska J et al. Thyroid emergencies. Med Clin North Am. 2012 Mar;96(2):385–403. [PMID: 22443982]

Seigel SC et al. Thyrotoxicosis. Med Clin North Am. 2012 Mar;96(2):175–201. [PMID: 22443970]

Stan MN et al. The evaluation and treatment of Graves ophthalmopathy. Med Clin North Am. 2012 Mar;96(2):311–28. [PMID: 22443978]

Stiebel-Kalish H et al. Treatment modalities for Graves' ophthalmopathy: systematic review and metaanalysis. J Clin Endocrinol Metab. 2009 Aug;94(8):2708–16. [PMID: 19491222]

Wiersinga WM. Autoimmunity in Graves' ophthalmopathy: the result of an unfortunate marriage between TSH receptors and IGF-1 receptors? J Clin Endocrinol Metab. 2011 Aug;96(8):2386–94. [PMID: 21677036]

Hipotireoidismo

Gyamfi C et al. Thyroid dysfunction in pregnancy: the basic science and clinical evidence surrounding the controversy in management. Obstet Gynecol. 2009 Mar;113(3):702–7. [PMID: 19300337]

Hennessey JV. Clinical review: Riedel's thyroiditis: a clinical review. J Clin Endocrinol Metab. 2011 Oct;96(10):3031–41. [PMID: 21832114]

Michels AW et al. Immunologic endocrine disorders. J Allergy Clin Immunol. 2010 Feb;125(2 Suppl 2):S226–37. [PMID: 20176260]

Parle J et al. A randomized controlled trial of the effect of thyroxine replacement on cognitive function in community-living elderly subjects with subclinical hypothyroidism: the Birmingham Elderly Thyroid study. J Clin Endocrinol Metab. 2010 Aug;95(8):3623–32. [PMID: 20501682]

Pearce EN. Update in lipid alterations in subclinical hypothyroidism. J Clin Endocrinol Metab. 2012 Feb;97(2):326–33. [PMID: 22205712]

Bócio

Bahn RS et al. Approach to the patient with nontoxic multinodular goiter. J Clin Endocrinol Metab. 2011 May;96(5):1202–12. [PMID: 21543434]

Medeiros-Neto G et al. Approach to and treatment of goiters. Med Clin North Am. 2012 Mar;96(2):351–68. [PMID: 22443980]

Nódulos e neoplasias da tireoide

Miller MC. The patient with a thyroid nodule. Med Clin North Am. 2010 Sep;94(5):1003–15. [PMID: 20736109]

Pacini F et al. Approach to and treatment of differentiated thyroid carcinoma. Med Clin North Am. 2012 Mar;96(2):369–83. [PMID: 22443981]

Papaleontiou M et al. Approach to and treatment of thyroid disorders in the elderly. Med Clin North Am. 2012 Mar;96(2):297–310. [PMID: 22443977]

Provas de função da tireoide anormais em indivíduos clinicamente eutireoidianos, hipotireoidismo subclínico e hipertireoidismo subclínico

Biondi B. How could we improve the increased cardiovascular mortality in patients with overt and subclinical hyperthyroidism? Eur J Endocrinol. 2012 Sep;167(3):295–9. [PMID: 22802423]

Biondi B. Natural history, diagnosis and management of subclinical thyroid dysfunction. Best Pract Res Clin Endocrinol Metab. 2012 Aug;26(4):431–46. [PMID: 22863386]

Carpi A et al. Subclinical hyperthyroidism and cardiovascular manifestations: a reevaluation of the association. Intern Emerg Med. 2013 Apr;8(Suppl 1):S75–7. [PMID: 23462890]

Collet TH et al; Thyroid Studies Collaboration. Subclinical hyperthyroidism and the risk of coronary heart disease and mortality. Arch Intern Med. 2012 May 28;172(10):799–809. [PMID: 22529182]

Cooper DS et al. Subclinical thyroid disease. Lancet. 2012 Mar 24;379(9821):1142–54. [PMID: 22273398]

Donangelo I et al. Update on subclinical hyperthyroidism. Am Fam Physician. 2011 Apr 15;83(8):933–8. [PMID: 21524033]

Fatourechi V. Subclinical hypothyroidism: an update for primary care physicians. Mayo Clin Proc. 2009;84(1):65–71. [PMID: 19121255]

Ferrara AM. Homozygous thyroid hormone receptor β-gene mutations in resistance to thyroid hormone: three new cases and review of the literature. J Clin Endocrinol Metab. 2012 Apr;97(4):1328–36. [PMID: 22319036]

592 Fisiopatologia da Doença

Goichot B et al. Subclinical hyperthyroidism: considerations in defining the lower limit of the thyrotropin reference interval. Clin Chem. 2009 Mar;55(3):420–4. [PMID: 19147733]

Gyamfi Bannerman C. Basic science and clinical evidence regarding treatment of subclinical hypothyroidism during pregnancy. Clin Obstet Gynecol. 2011 Sep;54(3):488–92. [PMID: 21857179]

Jones DD et al. Subclinical thyroid disease. Am J Med. 2010 Jun;123(6):502–4. [PMID: 20569751]

Monzani A et al. Endocrine disorders in childhood and adolescence. Natural history of subclinical hypothyroidism in children and adolescents and potential effects of replacement therapy: a review. Eur J Endocrinol. 2012 Dec 10;168(1):R1–R11. [PMID: 22989466]

Mooradian AD. Subclinical hypothyroidism in the elderly: to treat or not to treat? Am J Ther. 2011 Nov;18(6):477–86. [PMID: 20634685]

Ngumezi C et al. When does treatment of subclinical hypothyroidism reduce cardiovascular risk? JAAPA. 2012 Feb;25(2):57–8. [PMID: 22416557]

Thvilum M et al. A review of the evidence for and against increased mortality in hypothyroidism. Nat Rev Endocrinol. 2012 Mar 6; 8(7):417–24. [PMID: 22392154]

Weiss IA et al. Subclinical hypothyroidism and cardiovascular risk: recommendations for treatment. Cardiol Rev. 2011 Nov–Dec;19(6):291–9. [PMID: 21983317]

Wiersinga WM. Should we treat mild subclinical/mild hyperthyroidism? Yes. Eur J Intern Med. 2011 Aug;22(4):324–9. [PMID: 21767746]

C A P Í T U L O

Distúrbios do Córtex da Glândula Suprarrenal

21

Tobias Else, M.D. e
Gary D. Hammer, M.D., Ph.D.

A glândula suprarrenal é constituída, na verdade, por dois órgãos endócrinos, um recoberto pelo outro. O **córtex da glândula suprarrenal**, mais externo, secreta muitos hormônios esteroides diferentes, incluindo glicocorticoides (p. ex., cortisol), mineralocorticoides (p. ex., aldosterona) e androgênios (principalmente desidroepiandrosterona [DHEA]). Os glicocorticoides ajudam a regular o metabolismo dos carboidratos, das proteínas e das gorduras. Os mineralocorticoides ajudam a regular o equilíbrio do Na$^+$ e do K$^+$, bem como o volume de líquido extracelular. Os glicocorticoides e os mineralocorticoides são essenciais para a sobrevivência, porém não foi estabelecida nenhuma função essencial para os androgênios suprarrenais. A **medula da glândula suprarrenal**, mais interna, que foi discutida no Capítulo 12, secreta catecolaminas (adrenalina, noradrenalina e dopamina).

Os glicocorticoides, em grande parte devido a seus efeitos imunossupressores e anti-inflamatórios potentes, são comumente utilizados em doses farmacológicas para o tratamento de determinadas doenças, como distúrbios autoimunes. É interessante assinalar que, enquanto os efeitos deletérios dos glicocorticoides nos estados de hipercortisolismo e os efeitos benéficos de seu uso na farmacoterapia estão razoavelmente bem elucidados, o papel efetivo dos glicocorticoides endógenos na homeostasia metabólica durante períodos de estresse mínimo continua um tanto enigmático.

Os principais distúrbios do córtex da glândula suprarrenal (Tabela 21-1) caracterizam-se por secreção excessiva ou deficiente de cada tipo de hormônio corticossuprarrenal: **hipercortisolismo (síndrome de Cushing)**, **insuficiência suprarrenal (doença de Addison)**, **hiperaldosteronismo (aldosteronismo)**, **hipoaldosteronismo** e **excesso de androgênio**.

ESTRUTURA E FUNÇÃO NORMAIS DO CÓRTEX DA GLÂNDULA SUPRARRENAL

ANATOMIA

As glândulas suprarrenais são órgãos pares localizados na região retroperitoneal, na proximidade dos polos superiores dos rins (Figura 21-1). São estruturas planas e em formato de lua crescente que, em conjunto, pesam normalmente cerca de 8 a 10 g. Cada glândula é recoberta por cápsulas fibrosas aderentes e circundada por gordura. O fluxo sanguíneo das glândulas suprarrenais é abundante.

Em nível macroscópico, cada glândula consiste em duas camadas concêntricas: a camada periférica amarela é o **córtex da glândula suprarrenal**, enquanto a camada central castanho-avermelhada é a **medula da glândula suprarrenal**. Algumas vezes, verifica-se a presença de tecido do córtex da glândula suprarrenal em outros locais, geralmente na proximidade do rim ou ao longo do trajeto percorrido pelas gônadas durante a sua descida embrionária (Figura 21-1).

HISTOLOGIA

O córtex da glândula suprarrenal pode ser subdividido em três camadas concêntricas: a zona glomerulosa, a zona fasciculada e a zona reticular (Figura 21-2). A **zona glomerulosa** é a camada mais externa, localizada imediatamente abaixo da cápsula. As células dessa camada têm aparência colunar ou piramidal e estão densamente dispostas em grupos arredondados ou arqueados, circundados por capilares. Essas células secretam **mineralocorticoides**, principalmente **aldosterona**. A **zona fasciculada** é a camada intermediária do córtex. As células dessa camada têm formato poliédrico e estão dispostas em cordões ou colunas lineares, com espessura de uma ou duas células, que se estendem em ângulos retos até a cápsula, com capilares intercalados. A **zona reticular**, a camada mais interna do córtex, localiza-se entre a zona fasciculada e a medula da glândula suprarrenal e constitui apenas 7% da massa da glândula suprarrenal. As células da zona reticular são menores do que as células dos outros dois tipos de zona e estão dispostas em cordões irregulares ou entrelaçadas em uma rede. As células das zonas fas-

TABELA 21-1 Principais doenças das glândulas suprarrenais

Hiperfunção do córtex da glândula suprarrenal
Hiperplasia bilateral
Excesso de ACTH (afeta principalmente a zona fasciculada e a zona reticular)
Deficiências enzimáticas (com excesso de ACTH) (com excesso de androgênio e deficiência de cortisol)
Hiperplasia macronodular independente de ACTH (p. ex., expressão de receptores ectópicos)
Adenoma
Aldosteronismo primário
Hipercortisolismo (síndrome de Cushing)
Hiperandrogenismo (virilização)
Carcinoma
Síndrome de Cushing
Virilização
Feminização (rara)
Hipofunção do córtex da glândula suprarrenal
Destruição bilateral das glândulas suprarrenais (doença de Addison)
Hiperplasia suprarrenal congênita (p. ex., deficiência de 21-hidroxilase)
Autoimune
Infecção
Isquemia, choque
Hemorragia, anticoagulação
Câncer metastático
Hemocromatose
Congênita (p. ex., hipoplasia corticossuprarrenal citomegálica, mutação *DAX1*)
Hiperfunção da medula da glândula suprarrenal
Feocromocitoma
Hiperplasia (rara)
Outras: ganglioneuroma, neuroblastoma
Hipofunção da medula da glândula suprarrenal

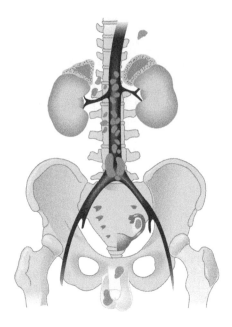

FIGURA 21-1 Glândulas suprarrenais humanas. Observe a localização das suprarrenais no colo superior de cada rim. O tecido corticossuprarrenal está pontilhado, enquanto o tecido da medula da glândula suprarrenal está acinzentado. A figura também mostra (em turquesa) os locais extrassuprarrenais onde se observa algumas vezes a presença de tecido cortical e medular. (Redesenhada, com permissão, de Forsham PH. The adrenal cortex. In: Williams RH, ed. *Textbook of Endocrinology*, 4th ed. Saunders, 1968.)

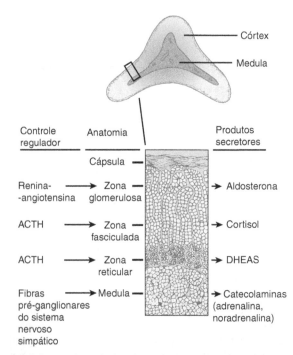

FIGURA 21-2 Anatomia, controle regulador e produtos secretores das glândulas suprarrenais. (Redesenhada e modificada, com permissão, de Chandrasoma P et al., eds. *Concise Pathology*, 3rd ed. Publicada originalmente por Appleton & Lange. Copyright © 1998 por The McGraw-Hill Companies, Inc.)

ciculada e reticular secretam **glicocorticoides** – principalmente **cortisol** e **corticosterona** – e **androgênios**, como a **desidroepiandrosterona**. Esses hormônios esteroides consistem em moléculas lipossolúveis de baixo peso molecular que são capazes de se difundir livremente através das membranas celulares.

FISIOLOGIA DO CÓRTEX DA GLÂNDULA SUPRARRENAL NORMAL

1. Glicocorticoides

Síntese, ligação às proteínas e metabolismo dos glicocorticoides

O cortisol e a corticosterona são referidos como glicocorticoides, visto que eles aumentam o débito hepático de glicose ao estimular o catabolismo das gorduras e proteínas periféricas para fornecer substrato à gliconeogênese hepática. Os glicocorticoides ajudam a regular o metabolismo dos carboidratos, das proteínas e das gorduras. Esses hormônios atuam em praticamente todas as células do organismo.

A. Síntese e ligação às proteínas plasmáticas –
os principais glicocorticoides secretados pelo córtex da glândula suprarrenal são o cortisol e a corticosterona. A Figura 21-3 ilustra as vias de biossíntese desses hormônios.

Tanto o cortisol quanto a corticosterona são secretados em seu estado livre, porém circulam ligados às proteínas plasmáticas. Esses hormônios ligam-se principalmente à **globulina de ligação dos corticosteroides** (**CBG**) (ou **transcortina**) e, em menor grau, à albumina. A ligação às proteínas serve principalmente à distribuição de liberação dos hormônios nos tecidos-alvo, mas também retarda a sua depuração metabólica e evita flutuações acentuadas dos níveis de glicocorticoides durante a secreção episódica pela glândula.

B. Globulina de ligação dos corticosteroides –
a **CBG** (peso molecular de ~50.000) é uma α-globulina sintetizada no fígado. Sua produção aumenta na gravidez, durante a terapia com estrogênio ou uso de contraceptivos orais, no hipertireoidismo, no diabetes melito, em algumas doenças hematológicas e no excesso familiar de CBG. Quando o nível de CBG aumenta, ocorre ligação de mais cortisol, e os níveis de cortisol livre caem temporariamente. Esta queda estimula a secreção hipofisária do hormônio adrenocorticotrófico (ACTH) e uma maior produção de cortisol pela glândula suprarrenal. Por fim, o nível de cortisol livre e a secreção de ACTH normalizam-se, porém com nível elevado de cortisol ligado às proteínas. De modo semelhante, quando o nível de CBG diminui, ocorre elevação dos níveis de cortisol livre. A produção de CBG di-

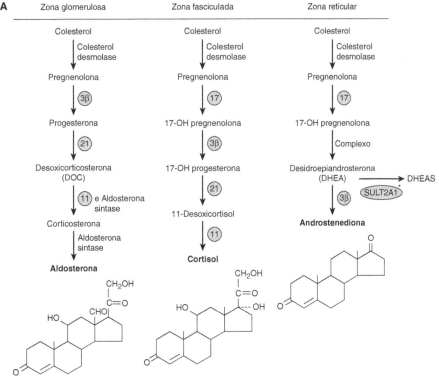

FIGURA 21-3   A: vias simplificadas da síntese de esteroides nas diferentes zonas do córtex da glândula suprarrenal. Observe as diferenças nos tipos de enzimas necessárias e as diversas ordens de reações enzimáticas em cada uma das zonas. **B:** enzimas envolvidas na síntese dos esteroides. Quatro das cinco enzimas envolvidas são citocromos P450, e estes são geralmente conhecidos pelos números de seu citocromo (CYP), conforme ilustrado.

minui na cirrose, na síndrome nefrótica, no hipotireoidismo, no mieloma múltiplo e na deficiência familiar de CBG.

C. Glicocorticoides livres e ligados – em condições normais, cerca de 96% do cortisol circulante estão ligados à CBG, enquanto 4% estão livres (não ligados). O hormônio ligado é inativo, e o hormônio livre é fisiologicamente ativo. O nível plasmático normal de cortisol total pela manhã é de 5 a 20 μg/dL (140 a 550 nmol/L). Como o cortisol está ligado às proteínas em maior grau do que a corticosterona, a sua meia-vida na circulação é mais longa (~60 a 90 minutos) que a da corticosterona (~50 minutos).

D. Metabolismo – os glicocorticoides são metabolizados no fígado e conjugados com glicuronídeo ou grupos sulfato. Os metabólitos conjugados inativos são excretados na urina e nas fezes. O metabolismo do cortisol apresenta-se diminuído na infância, na idade avançada, durante a gravidez e na presença de doença hepática crônica, hipotireoidismo, anorexia nervosa, cirurgia, inanição e outras situações de estresse fisiológico significativo. O catabolismo do cortisol apresenta-se aumentado na tireotoxicose. Tendo em vista a sua intensa ligação às proteínas e o seu metabolismo extenso antes da excreção, menos de 1% do cortisol secretado aparece na urina na forma de cortisol livre.

Regulação da secreção

A. Hormônio adrenocorticotrófico e hormônio liberador de corticotrofina – a secreção dos glicocorticoides é regulada principalmente pelo ACTH, um polipeptídeo de 39 aminoácidos secretado pela adeno-hipófise. A sua meia-vida na circulação é muita curta (~10 minutos). O local de seu catabolismo não é conhecido. O ACTH regula tanto a secreção basal de glicocorticoides quanto o aumento da secreção provocado por estresse.

Por sua vez, o ACTH é regulado pelo hormônio liberador de corticotrofina (CRH) do hipotálamo, um polipeptídeo de 41 aminoácidos secretado na eminência mediana do hipotálamo. A secreção de CRH pelo hipotálamo é regulada por uma variedade de neurotransmissores (**Figura 21-4**), em resposta a estressores físicos e emocionais. O hipotálamo está sujeito a influências reguladoras provenientes de outras partes do encéfalo, inclusive o sistema límbico. O CRH é transportado pelos vasos porta-hipofisários até a adeno-hipófise (ver Capítulo 19). Na adeno-hipófise, o CRH induz um aumento imediato na secreção de ACTH, o que leva a um aumento transitório da secreção de cortisol pelas glândulas suprarrenais. A arginina-vasopressina (AVP) é outro peptídeo hipotalâmico que regula a liberação de ACTH.

O controle da secreção de ACTH e de CRH/AVP envolve três componentes: secreção episódica e ritmo diurno do ACTH, respostas do eixo hipotálamo-hipófise-suprarrenal ao estresse, e inibição da secreção de ACTH pelo cortisol por retroalimentação negativa.

B. Ritmo episódico e diurno da secreção de ACTH – o ACTH é secretado em surtos episódicos ao longo do dia, de acordo com um ritmo diurno (circadiano), com picos mais frequentes nas primeiras horas da manhã e menos frequentes ao anoitecer (**Figura 21-5**). Em condições normais, o nível máximo de cortisol no plasma é observado entre 6 e 8 h da manhã (durante

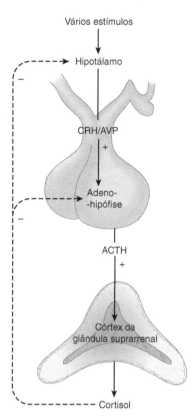

FIGURA 21-4 Mecanismo de retroalimentação da secreção de ACTH-glicocorticoides. As setas sólidas indicam estimulação, enquanto as setas tracejadas mostram a inibição. (Redesenhada, com permissão, de Junqueira LC et al., eds. *Basic Histology*, 10th ed. McGraw-Hill, 2003.)

o sono, pouco antes do despertar), enquanto o nível mínimo ocorre em torno do meio-dia. O ritmo diurno da secreção de ACTH persiste em pacientes com insuficiência suprarrenal tratados com doses de manutenção de glicocorticoides, porém é perdido na síndrome de Cushing. O ritmo diurno também é alterado por mudanças nos padrões de sono (p. ex., trabalho em turnos), exposição à luz-escuridão ou ingestão de alimentos; pelo estresse físico, como doenças graves, cirurgia, traumatismo ou inanição; por estresse psicológico, incluindo ansiedade intensa, depressão e mania; por distúrbios do SNC e da hipófise; por doença hepática e outras condições que afetam o metabolismo do cortisol; pela doença renal crônica; pelo alcoolismo; e por fármacos antiserotoninérgicos, como a cipro-heptadina.

Normalmente, a concentração plasmática de ACTH pela manhã é de cerca de 25 pg/mL (5,5 pmol/L). Os níveis plasmáticos de ACTH e de cortisol em vários estados normais e anormais são apresentados na **Figura 21-6**.

C. Resposta ao estresse – a secreção de ACTH e de cortisol no plasma também é desencadeada por várias formas de estresse. O estresse emocional (como medo e ansiedade) e as lesões físicas (como cirurgia ou hipoglicemia) liberam CRH pelo hipotálamo. De modo semelhante, a vasopressina é liberada em resposta à depleção de volume. Por sua vez, a se-

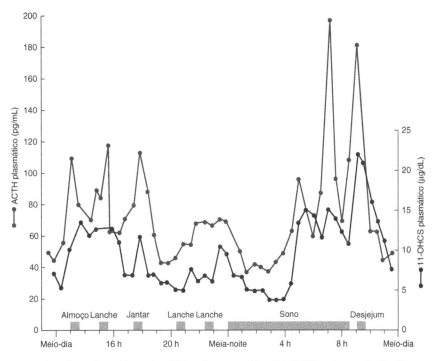

FIGURA 21-5 Flutuações dos níveis plasmáticos de ACTH e glicocorticoides (11-OHCS) ao longo do dia. Observam-se elevações mais acentuadas do ACTH e dos glicocorticoides pela manhã, antes do despertar. (Redesenhada, com permissão, de Krieger DT et al. Characterization of the normal temporal pattern of plasma corticosteroid levels. J Clin Endocrinol Metab. 1971;32:266.)

creção de ACTH induzida por esses hormônios estimula um aumento transitório na secreção de cortisol (**Figura 21-7**). Se o estresse for prolongado, pode haver supressão do ritmo diurno normal da secreção de ACTH e de cortisol.

D. Retroalimentação negativa – a liberação de ACTH pela hipófise é inibida por níveis plasmáticos crescentes de cortisol ao inibir a liberação de CRH do hipotálamo e ao interferir na ação estimuladora do CRH sobre a hipófise (**Figura 21-4**).

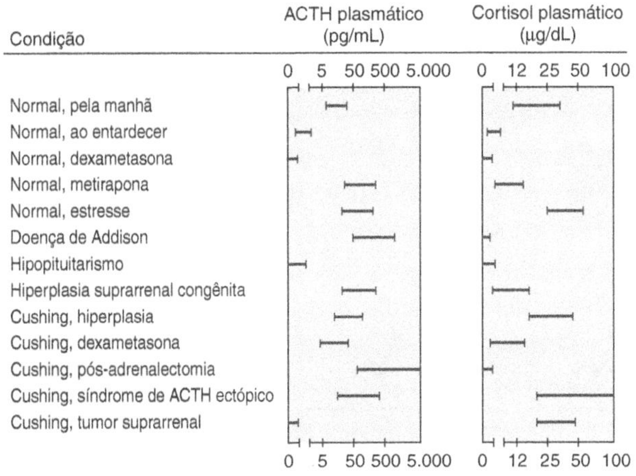

A queda nos níveis plasmáticos de ACTH leva a um declínio na secreção de cortisol pelas glândulas suprarrenais. Por outro lado, a perda de retroalimentação negativa em consequência de um declínio do cortisol plasmático induz um aumento efetivo na secreção de ACTH. Na insuficiência suprarrenal crônica sem tratamento, observa-se uma elevação acentuada na taxa de síntese e secreção do ACTH.

A secreção de ACTH e de CRH também é inibida por meio de tratamento farmacológico crônico com corticosteroides exógenos em proporção à sua potência glicocorticoide. Quando o tratamento prolongado com corticosteroides é

FIGURA 21-6 Concentrações plasmáticas de ACTH e de cortisol em vários estados clínicos. (Cushing = síndrome de Cushing.) (Redesenhada, com permissão, de Liddle G. The adrenal cortex. In: Williams RH, ed. *Textbook of Endocrinology*, 5th ed. Saunders, 1974.)

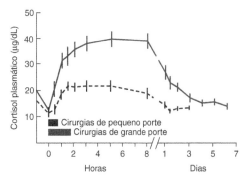

FIGURA 21-7 Respostas do cortisol plasmático a uma cirurgia de grande porte (linha sólida) e a uma cirurgia de pequeno porte (linha tracejada) em indivíduos normais. Em cada caso, são apresentados os valores médios e erros-padrão para 20 pacientes. (Redesenhada, com permissão, de Plumpton FS et al. Anesthesia. 1969;24:3.)

interrompido, a glândula suprarrenal sofre atrofia e não responde, e o paciente corre risco de desenvolver insuficiência suprarrenal aguda. A supressão crônica do eixo HHSR por glicocorticoides exógenos também tem impacto sobre a secreção de CRH pelo hipotálamo e de ACTH pela hipófise e pode levar algum tempo para se recuperar após a interrupção do tratamento com glicocorticoides. Essa insuficiência suprarrenal após a interrupção abrupta de glicocorticoides pode ser potencialmente fatal. O tempo de recuperação da função fisiológica plena do eixo HHSR depende da duração e da dose do tratamento com glicocorticoides. Além disso, há diferenças interpessoais significativas nesses parâmetros. Embora não exista nenhum preditor útil para facilitar a identificação de pacientes com risco de desenvolver insuficiência suprarrenal prolongada, há algumas evidências de que o tratamento com glicocorticoides em dias alternados tende a preservar alguma função suprarrenal. Outro método bem-aceito de prevenir a supressão em longo prazo do eixo HHSR após tratamento com glicocorticoides consiste em reduzir de modo lento e gradativo a dose de glicocorticoides exógenos. A redução gradual da dose de glicocorticoides exógenos tem dupla função. Uma redução gradual em curto prazo (alguns dias a várias semanas) nas doses farmacológicas de glicocorticoides evita a exacerbação de rebote da doença subjacente tratada (p. ex., distúrbio autoimune). Uma redução gradativa e lenta dos glicocorticoides exógenos, de doses de reposição fisiológicas até a sua interrupção completa, tem o propósito de possibilitar a recuperação do eixo HHSR endógeno. Essa redução gradativa sustenta apenas a recuperação da função do eixo HHSR se for feita lentamente (no decorrer de semanas a meses) com doses abaixo do equivalente fisiológico diário de glicocorticoides (p. ex., 5,0 a 7,5 mg de prednisona).

E. Efeitos do ACTH sobre as glândulas suprarrenais – o ACTH circulante liga-se a receptores de alta afinidade (receptores de ACTH ou receptor de melanocortina MC2) nas membranas das células corticossuprarrenais, ativando a adenilciclase e aumentando o monofosfato cíclico de adenosina (AMPc) intracelular. Observa-se uma resposta dupla à estimulação do ACTH: a) produção imediata e liberação de cortisol, e b) indução da síntese de enzimas esteroidogênicas.

A hipersecreção prolongada ou a administração de ACTH provocam hipertrofia inicial seguida de hiperplasia da zona fasciculada e da zona reticular. Os fatores de crescimento, como peptídeos POMC adicionais e fatores de crescimento semelhantes à insulina, desempenham um importante papel nesse processo. Por outro lado, a deficiência prolongada de ACTH resulta em atrofia corticossuprarrenal.

Mecanismo de ação

Os efeitos fisiológicos dos glicocorticoides em vários tecidos resultam de sua ligação aos receptores de glicocorticoides (GRs) ubíquos no citosol (Figura 21-8). Em seguida, os complexos hormônio-GR entram no núcleo e podem atuar por meio de dois mecanismos principais: a) **transativação**, em que os GRs ligam-se ao DNA nuclear e promovem a transcrição do DNA, a produção de mRNA e, portanto, a síntese de proteínas; ou b) **transrepressão**, em que a transcrição gênica é inibida por meio de interferência em outros fatores de transcrição.

Efeitos

Os efeitos dos glicocorticoides sobre os tecidos-alvo estão resumidos na Tabela 21-2. Em condições fisiológicas, os efeitos dos glicocorticoides não estão bem elucidados, mas parecem ser, em sua maior parte, permissivos. Entretanto, os efeitos dos glicocorticoides secretados em níveis suprafisiológicos estão bem descritos. Na maioria dos tecidos, os glicocorticoides possuem efeito catabólico, promovendo a degradação das proteínas e das gorduras para fornecer substratos ao metabolismo intermediário. Todavia, no fígado, os glicocorticoides exercem um efeito de síntese, promovendo a captação e a utilização dos carboidratos (na síntese de glicose e glicogênio),

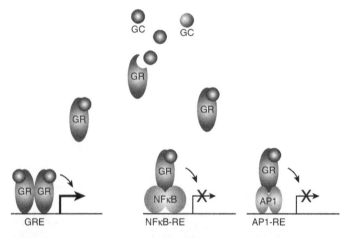

FIGURA 21-8 Mecanismo de ação dos glicocorticoides. O hormônio glicocorticoide (GC) liga-se ao receptor de glicocorticoides (GR) intracelular no citosol, que sofre dimerização e, em seguida, entra no núcleo, onde aumenta a transcrição de genes-alvo responsivos aos glicocorticoides (p. ex., PEPCK, transativação) ou inibe a transcrição de genes (p. ex., colagenase, interleucina-2, transrepressão) ao interferir com outros fatores de transcrição (p. ex., fator nuclear capa-B [NFκB] ou proteína ativadora 1 [AP1]). (As setas indicam a transcrição de genes, enquanto as setas com × indicam inibição da transcrição gênica; RE, elemento de resposta.)

CAPÍTULO 21 Distúrbios do Córtex da Glândula Suprarrenal **599**

TABELA 21-2 Efeitos dos glicocorticoides

Tecido-alvo	Efeito	Mecanismo
Músculo	Catabólico	Inibem a captação e o metabolismo da glicose
		Diminuem a síntese de proteínas
		Aumentam a liberação de aminoácidos, lactato
Tecido adiposo	Lipolítico	Estimulam a lipólise
		Aumentam a liberação de ácidos graxos livres e glicerol
Fígado	De síntese	Aumentam a gliconeogênese
		Aumentam a síntese e o armazenamento do glicogênio
		Aumentam a atividade da glicose-6-fosfatase
		Aumentam a glicemia
Sistema imune	Supressão	Reduzem as contagens de linfócitos, monócitos, eosinófilos e basófilos circulantes
		Inibem a produção de interleucina-2 pelos linfócitos T
		Interferem no processamento dos antígenos, produção de anticorpos e eliminação
	Anti-inflamatório	Diminuem a migração dos neutrófilos, monócitos e linfócitos para locais de lesão
	Outros	Estimulam a liberação de neutrófilos pela medula óssea
		Interferem na migração dos neutrófilos para fora do compartimento vascular (produzindo neutrofilia relativa durante a terapia com glicocorticoides)
Sistema circulatório	Aumento do débito cardíaco	
	Aumento do tônus vascular periférico	
Renal	Aumento da taxa de filtração glomerular	
	Auxílio na regulação do equilíbrio hidreletrolítico	

aminoácidos (na síntese de RNA e enzimas) e ácidos graxos (como fonte de energia).

Durante o jejum, os glicocorticoides ajudam a manter os níveis plasmáticos de glicose por vários mecanismos (Tabela 21-2). Nos tecidos periféricos, os glicocorticoides antagonizam os efeitos da insulina. Os glicocorticoides inibem a captação de glicose nos músculos e no tecido adiposo. O encéfalo e o coração são poupados desse antagonismo, e o suprimento adicional de glicose auxiliam esses órgãos vitais a lidar com o estresse. Nos pacientes diabéticos, o antagonismo da insulina pode agravar o controle dos níveis de glicemia, elevar os níveis plasmáticos de lipídeos e aumentar a formação de corpos cetônicos. Todavia, nos indivíduos sem diabetes melito, a elevação dos níveis de glicemia estimula um aumento compensatório na secreção de insulina, que impede essas sequelas.

É necessária a presença de pequenas quantidades de glicocorticoides para a ocorrência de outros processos metabólicos (**ação permissiva**). Por exemplo, os glicocorticoides devem estar presentes para que as catecolaminas produzam seus efeitos calorigênicos, lipolíticos, pressores e broncodilatadores, bem como para que o glucagon aumente a gliconeogênese hepática.

Os glicocorticoides também são necessários para a resistência a vários tipos de estresse. Com efeitos, a secreção hipofisária aumentada de ACTH e a consequente elevação dos glicocorticoides circulantes após a ocorrência de lesões são essenciais à sobrevida. Os indivíduos submetidos à hipofisecto-

mia ou adrenalectomia e tratados apenas com doses de manutenção de glicocorticoides podem morrer se forem expostos a esses tipos de estresse. Isso ressalta o papel crucial que os glicocorticoides desempenham como hormônios do estresse.

PONTO DE CHECAGEM

1. Quais são as camadas histológicas do córtex da glândula suprarrenal, e quais esteroides cada uma delas secreta?
2. Quais são as três funções propostas para as proteínas de ligação dos esteroides?
3. Em quais condições a globulina de ligação dos corticosteroides está aumentada? Em quais condições ela está diminuída?
4. Em quais condições ocorre aumento do metabolismo do cortisol? Em quais condições ocorre diminuição?
5. Descreva o ritmo diurno de secreção do ACTH e cite as condições nas quais ele se encontra alterado.
6. Quais respostas ao estresse desencadeiam a secreção de ACTH?
7. Descreva o controle do eixo hipotálamo-hipófise-suprarrenal por retroalimentação negativa.
8. Descreva os principais efeitos fisiológicos dos glicocorticoides.

2. Mineralocorticoides

Síntese, ligação às proteínas e metabolismo

A principal função dos mineralocorticoides consiste em regular a excreção de Na^+ e em manter um volume intravascular normal. Todavia, além dos mineralocorticoides, outros fatores afetam a excreção de Na^+, como a taxa de filtração glomerular, o peptídeo natriurético atrial, a presença de diurético osmótico e alterações na reabsorção tubular de Na^+, que não são reguladas pelos mineralocorticoides.

A. Síntese – a **aldosterona** é o principal mineralocorticoide secretado pelas glândulas suprarrenais. A desoxicorticosterona também possui atividade mineralocorticoide discreta, bem como a corticosterona.

B. Ligação às proteínas – a aldosterona liga-se às proteínas plasmáticas (albumina e globulina de ligação dos corticosteroides) em menor grau do que os glicocorticoides. Em circunstâncias normais, a quantidade de aldosterona secretada é pequena (~0,15 mg/24 h). A concentração plasmática média normal de aldosterona (livre e ligada às proteínas) é de 0,006 µg/dL (0,17 nmol/L). A aldosterona livre (fração não ligada) compreende 30 a 40% do total.

C. Metabolismo – a meia-vida da aldosterona é curta (cerca de 20 a 30 minutos). A aldosterona é catabolizada principalmente no fígado, e seus metabólitos são excretados na urina. Menos de 1% da aldosterona secretada é excretado na urina em sua forma livre.

Regulação

A secreção de aldosterona é regulada principalmente pelo sistema renina-angiotensina, mas também pelo ACTH hipofisário e pelos eletrólitos plasmáticos, K^+ e, em menor grau, Na^+.

A. Regulação pelo sistema renina-angiotensina – o **sistema renina-angiotensina** regula a secreção de aldosterona por um mecanismo de retroalimentação (Figura 21-9). A **renina** é uma enzima proteolítica formada a partir de uma proteína maior, a **pró-renina**. A renina é excretada pelas células justaglomerulares dos rins, em resposta a reduções da pressão de perfusão renal e a aumentos reflexos na descarga dos nervos renais. Uma vez na circulação, a renina atua sobre o **angiotensinogênio**, para formar a **angiotensina I**, um decapeptídeo. No pulmão e em outras partes do corpo, a angiotensina I é convertida pela **enzima conversora da angiotensina (ECA)** em **angiotensina II**, um octapeptídeo. A angiotensina II liga-se a receptores da membrana celular da zona glomerulosa e estimula a síntese e a secreção de aldosterona. A aldosterona promove a retenção de Na^+ e de água, causando expansão do volume plasmático, o que suprime a secreção de renina. Na posição de decúbito, observa-se um ritmo diurno de secreção de aldosterona e de renina; os níveis mais elevados são observados nas primeiras horas da manhã, antes do despertar.

Os estímulos fisiológicos para que o sistema renina-angiotensina aumente a secreção de aldosterona incluem fatores que reduzem a perfusão renal, como depleção do volume de líquido extracelular, restrição dietética de Na^+ e redução da pressão vascular intra-arterial (p. ex., em consequência de hemorragia ou de postura ereta). Outros estados patológicos que provocam redução da perfusão renal incluem estenose da artéria renal, distúrbios com perda de sal, insuficiência cardíaca e estados de hipoproteinemia (cirrose hepática ou síndrome nefrótica). Esses distúrbios aumentam a secreção de renina, produzindo **hiperaldosteronismo secundário**.

B. Regulação pelo ACTH – o ACTH também estimula a secreção de mineralocorticoides. É necessária uma maior quantidade de ACTH para estimular a secreção de mineralocorticoides em comparação com a dos glicocorticoides, porém a quantidade necessária ainda se encontra dentro da faixa de secreção normal do ACTH. Todavia, o efeito do ACTH sobre a secreção de aldosterona é transitório. Mesmo se a secreção de ACTH permanecer elevada, a produção de aldosterona irá declinar para valores normais dentro de 48 horas, talvez porque a secreção de renina diminui em resposta à hipervolemia.

C. Regulação pelos eletrólitos plasmáticos – a liberação de aldosterona é estimulada por um aumento na concentração plasmática de K^+ – ou por uma redução do Na^+ plasmático. Embora alterações mínimas nos níveis plasmáticos de K^+

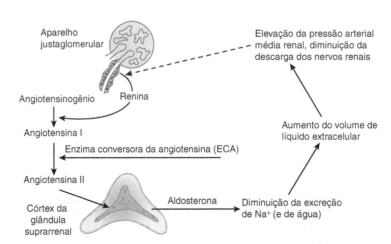

FIGURA 21-9 Mecanismo de retroalimentação na regulação da secreção de aldosterona. A seta tracejada indica inibição. (Redesenhada, com permissão, de Ganong WF. *Review of Medical Physiology*, 22nd ed. McGraw-Hill, 2005.)

(≤ 1 mEq/L) exerçam algum efeito, são necessárias alterações significativas do Na⁺ plasmático (reduções de cerca de 20 mEq/L para estimular a secreção de aldosterona. A depleção de Na⁺ aumenta a afinidade e o número de receptores de angiotensina II nas células corticossuprarrenais.

Mecanismo de ação

A aldosterona, à semelhança de outros hormônios esteroides, atua por meio de sua ligação a um receptor de mineralocorticoide (MR) presente no citosol. A expressão do MR limita-se a um pequeno número de tecidos, como o rim. É interessante assinalar que os glicocorticoides também exibem alta afinidade pelo MR, porém geralmente não exercem efeitos mineralocorticoides, visto que os tecidos sensíveis aos mineralocorticoides expressam a enzima 11-hidroxiesteroide desidrogenase tipo 2, que metaboliza os glicocorticoides e os inativa antes de sua ligação ao MR. O complexo aldosterona-MR entra no núcleo da célula-alvo e aumenta a transcrição do DNA, a indução do MR e a estimulação da síntese de proteínas pelos ribossomos. As proteínas estimuladas pela aldosterona exercem dois efeitos: um efeito rápido para elevar a atividade dos canais de sódio epiteliais (ENaCs), aumentando a inserção desses canais dentro da membrana celular a partir de um reservatório citosólico, e um efeito mais lento para elevar a síntese dos ENaCs. Um dos genes ativados pela aldosterona é o gene da quinase regulada pelo soro e pelos glicocorticoides (*sgk*), uma serina-treonina proteína-quinase. O produto do gene *sgk* aumenta a atividade dos ENaCs (Figura 21-10). A aldosterona também aumenta os mRNAs para as três subunidades que constituem os ENaCs.

O fato de o principal efeito da aldosterona sobre o transporte de Na⁺ necessitar de 10 a 30 minutos para ocorrer e até mais tempo para alcançar o seu pico indica que ele depende da síntese de novas proteínas pelo mecanismo genômico. Todavia, a aldosterona também se liga diretamente a receptores de membrana distintos com alta afinidade pela aldosterona e, por meio de uma ação não genômica rápida, eleva a atividade de trocadores de Na⁺-K⁺ da membrana para aumentar Na⁺ intracelular.

Efeitos

Os órgãos-alvo dos mineralocorticoides incluem os rins, o colo, o duodeno, as glândulas salivares e as glândulas sudoríparas. Nos túbulos renais distais e túbulos coletores, a aldosterona atua para promover a troca de Na⁺ por K⁺ e H⁺, causando retenção de Na⁺, diurese de K⁺ e aumento da acidez da urina. Em outras partes do corpo, a aldosterona atua de modo a aumentar a reabsorção de Na⁺ a partir do líquido

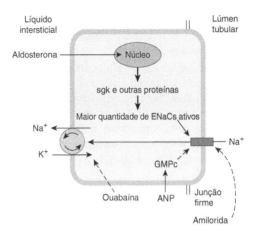

FIGURA 21-10 Mecanismo de ação da aldosterona em uma célula epitelial do túbulo coletor dos túbulos renais. Nos rins, a aldosterona atua principalmente sobre a célula principal dos túbulos coletores. Sob a influência da aldosterona, quantidades aumentadas de Na⁺ são trocadas por K⁺ e H⁺ nos túbulos renais, produzindo diurese de K⁺ e aumento da acidez urinária. O Na⁺ entra pelos canais de sódio epiteliais (ENaCs) da membrana apical e é bombeado para dentro do líquido intersticial por Na⁺-K⁺ ATPase na membrana basolateral. A aldosterona ativa o genoma a produzir sgk e outras proteínas, e a quantidade de ENaCs ativos aumenta. (Redesenhada e modificada, com permissão, de Ganong WF. *Review of Medical Physiology*, 22nd ed. McGraw-Hill, 2005.)

colônico, da saliva e do suor. Os mineralocorticoides também podem aumentar as concentrações de K⁺ e diminuir as do Na⁺ nos músculos e nas células cerebrais. A ação da aldosterona nas células epiteliais do plexo corioide altera a composição do líquido cerebrospinal, de modo que se acredita que possa contribuir para a regulação da pressão arterial. No coração, foi constatado que a aldosterona induz remodelagem cardíaca, bem como fibrose intersticial e perivascular do miocárdio.

PONTO DE CHECAGEM

9. Como a secreção de aldosterona é regulada?
10. De que maneira o efeito do ACTH sobre a secreção de aldosterona difere do efeito sobre a secreção dos glicocorticoides?
11. Quais são os efeitos globais da aldosterona?

FISIOPATOLOGIA DE DISTÚRBIOS SELECIONADOS DO CÓRTEX DA GLÂNDULA SUPRARRENAL

São produzidas síndromes características em consequência da secreção excessiva ou insuficiente de cada um dos hormônios suprarrenais. A secreção excessiva de glicocorticoides (**síndrome de Cushing**) resulta em uma aparência com face de lua cheia e pletórica, com obesidade do tronco, estrias abdominais purpúreas, hipertensão, osteoporose, alterações mentais, depleção de proteína e intolerância à glicose ou diabetes melito franco.

A secreção excessiva de mineralocorticoides no **hiperaldosteronismo** leva à retenção de Na⁺, geralmente sem edema, e à depleção de K⁺, com consequente hipertensão, fraqueza muscular, poliúria, hipocalemia, alcalose metabólica e, algumas vezes, hipocalcemia e tetania.

A secreção excessiva de andrógenos provoca virilização ou hirsutismo e pseudopuberdade precoce ou um distúrbio do desenvolvimento sexual (DDS 46,XX [distúrbio do desenvolvimento sexual], anteriormente denominado pseudo-hermafroditismo feminino).

A secreção deficiente de glicocorticoides em consequência da destruição autoimune ou de outro tipo de destruição das glândulas suprarrenais (**doença de Addison**) causa sintomas de fraqueza, fadiga, mal-estar, náusea, vômitos, perda de peso, hipotensão, hipoglicemia e intolerância acentuada ao estresse fisiológico (p. ex., infecção). A elevação dos níveis plasmáticos de ACTH pode produzir hiperpigmentação.

A deficiência associada de mineralocorticoides leva a uma perda renal de Na$^+$ e retenção de K$^+$ e pode produzir manifestações de desidratação grave, hipotensão, redução do tamanho cardíaco, hiponatremia, hiperpotassemia e acidose metabólica. A secreção deficiente de mineralocorticoides também ocorre em pacientes com doença renal e níveis circulantes baixos de renina (**hipoaldosteronismo hiporreninêmico**).

SÍNDROME DE CUSHING

A **síndrome de Cushing** é a condição clínica resultante da exposição crônica a níveis circulantes excessivos de glicocorticoides (Figura 21-11). É também conhecida como **hipercortisolismo**. A causa mais comum da síndrome consiste na secreção excessiva de ACTH pela adeno-hipófise (**doença de Cushing**).

Etiologia

A síndrome de Cushing pode ocorrer de modo espontâneo ou em consequência da administração crônica de glicocorticoides (síndrome de Cushing iatrogênica). A incidência global da síndrome de Cushing espontânea é de aproximadamente 2 a 4 casos por 1 milhão de indivíduos. É nove vezes mais comum nas mulheres do que nos homens. As principais causas da síndrome de Cushing estão resumidas na Tabela 21-3.

A. Hipersecreção de CRH pelo hipotálamo

Em casos raros, pacientes com síndrome de Cushing apresentam **hiperplasia difusa das células corticotróficas da hipófise** como causa responsável pela hipersecreção de ACTH. A hiperplasia deve-se, provavelmente, à hipersecreção de CRH pelo hipotálamo ou por tumores não hipotalâmicos que secretam CRH ectópico. A hipersecreção crônica de CRH não provoca adenomas hipofisários.

B. Doença de Cushing hipofisária

A **doença de Cushing** constitui a causa mais comum de hipercortisolismo não iatrogênico. É de quatro a seis vezes mais prevalente nas mulheres do que nos homens. Os pacientes com doença de Cushing apresentam adenoma hipofisário, causando secreção excessiva de ACTH (Figura 21-12). Esses adenomas estão localizados na adeno-hipófise, medem geralmente menos de 10 mm de diâmetro (**microadenomas**) e são compostos por células corticotróficas basofílicas contendo ACTH em grânulos secretores. Os **macroadenomas** são

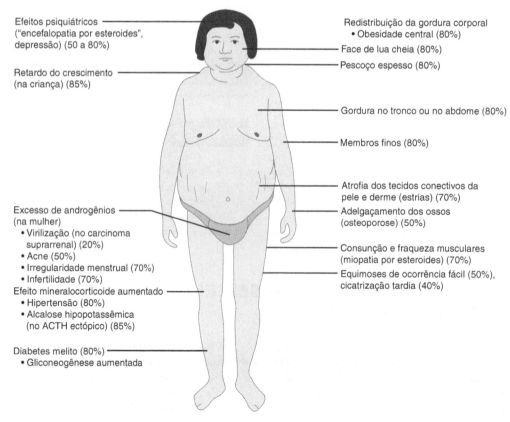

FIGURA 21-11 Achados típicos na síndrome de Cushing.

TABELA 21-3 Principais causas de síndrome de Cushing

NÃO IATROGÊNICA

Dependente de ACTH

1. Doença de Cushing (adenoma hipofisário secretor de ACTH):

- *Epidemiologia:* 68% dos casos de síndrome de Cushing não iatrogênica. Mais comum em mulheres (razão M:H de aproximadamente 8:1). A idade por ocasião do diagnóstico é geralmente de 20 a 40 anos.

- *Manifestações clínicas:* a hiperpigmentação e alcalose hipopotassêmica são raras; as manifestações androgênicas limitam-se à acne e ao hirsutismo. A secreção de cortisol e dos androgênios suprarrenais estão apenas moderadamente elevadas.

- *Evolução:* progressão lenta ao longo de vários anos.

2. Síndrome do ACTH ectópico:

- *Epidemiologia:* 15% dos casos de síndrome de Cushing espontânea. Mais comum em homens (razão H:M de aproximadamente 3:1). A idade por ocasião do diagnóstico é geralmente de 40 a 60 anos. Ocorre mais comumente em pacientes com carcinoma de pulmão de pequenas células e tumores carcinoides brônquicos. Raramente, outros tumores secretam ACTH, incluindo tumores carcinoides do timo, intestino, pâncreas ou ovário; tumores de células das ilhotas do pâncreas; câncer de ovário; carcinoma medular da tireoide; feocromocitoma; carcinoma de pequenas células da vagina ou do colo uterino.

- *Manifestações clínicas:* frequentemente limitada à ocorrência de fraqueza, hipertensão e intolerância à glicose, em consequência do rápido início do hipercortisolismo. A perda de peso e a anemia são efeitos comuns da neoplasia maligna. Em geral, o tumor primário é aparente. Podem ocorrer hiperpigmentação, hipocalemia e alcalose em consequência dos efeitos mineralocorticoides do cortisol e de outros esteroides secretados.

- *Evolução:* na presença de carcinoma subjacente, o hipercortisolismo é de início rápido, a hipersecreção de esteroides é frequentemente grave, com níveis igualmente elevados de glicocorticoides, androgênios e desoxicorticosterona. Na presença de tumor benigno subjacente, a evolução é mais lentamente progressiva.

Independente de ACTH

3. Tumor corticossuprarrenal funcionante:

- *Epidemiologia:* 20% dos casos de síndrome de Cushing. Adenoma suprarrenal na grande maioria dos casos e, apenas raramente, carcinoma suprarrenal. É mais comum nas mulheres. Ocorre carcinoma suprarrenal em cerca de 1 a 2 por 1 milhão de indivíduos por ano. A idade por ocasião do diagnóstico é geralmente de 35 a 40 anos.

- *Manifestações clínicas e evolução:* Adenoma: o início é gradual. Em geral, secreta apenas cortisol. O hipercortisolismo é leve a moderado. Não há efeitos androgênicos. Carcinoma: início rápido, rapidamente progressivo. Elevações acentuadas dos glicocorticoides, androgênios e mineralocorticoides. Ocorrem hipocalemia, dor abdominal, massas abdominais e metástases hepáticas e pulmonares.

IATROGÊNICA

4. Administração de glicocorticoides exógenos:

- Administração de glicocorticoides em altas doses no tratamento de distúrbios não endócrinos.

---

menos comuns, enquanto os carcinomas são extremamente raros. Os adenomas da hipófise são comuns e são encontrados em 10 a 25% de séries não selecionadas de necropsia e em cerca de 10% dos indivíduos assintomáticos submetidos à ressonância magnética nuclear (RMN). O uso de técnicas de biologia molecular para determinar a origem clonal dos tumores corticotróficos demonstrou que os adenomas hipofisários secretores de ACTH são monoclonais, originando-se de uma única célula progenitora. Presumivelmente, é necessária a ocorrência de mutações somáticas para a tumorigênese.

Na doença de Cushing, a hipersecreção crônica de ACTH causa hiperplasia bilateral do córtex da glândula suprarrenal. Os pesos combinados das glândulas suprarrenais (normal: 8 a 10 g) variam de 12 a 24 g. A hiperplasia suprarrenal é, com mais frequência, micronodular; todavia, em alguns pacientes, particularmente aqueles com doença de Cushing de longa duração, verifica-se o desenvolvimento de hiperplasia macronodular.

C. Síndrome do ACTH ectópico

Na **síndrome do ACTH ectópico**, um tumor não hipofisário sintetiza e secreta quantidades excessivas de ACTH biologicamente ativo ou de um peptídeo semelhante ao ACTH (Figura 21-12). As neoplasias mais frequentemente responsáveis são os carcinomas de pulmão de pequenas células e os tumores carcinoides brônquicos. A hipersecreção ectópica de ACTH é mais comum nos homens, devido, em grande parte, à ocorrência mais frequente desses tumores pulmonares nos homens. Outros tumores associados estão listados na Tabela 21.3. A hipersecreção crônica de ACTH provoca hiperplasia corticossuprarrenal bilateral pronunciada, com peso combinado das glândulas suprarrenais na faixa de 24 a 50 g ou mais. O ACTH secretado pelo tumor não hipofisário causa hiperfunção suprarrenal, e os níveis circulantes elevados de cortisol suprimem a secreção hipotalâmica de CRH e a secreção hipofisária de ACTH. As células corticotrópicas da hipófise apresentam um conteúdo diminuído de ACTH.

D. Síndrome do CRH ectópico

A síndrome do CRH ectópico constitui uma causa rara da síndrome de Cushing (ver Figura 21-12). A maioria dos casos tem sido associada a tumores carcinoides brônquicos.

E. Tumores funcionantes do córtex da glândula suprarrenal

Tanto os **adenomas** quanto os **carcinomas corticossuprarrenais** podem causar síndrome de Cushing, devido à produção autônoma de cortisol (Figura 21-12). Os adenomas medem geralmente 3 a 6 cm de diâmetro, pesam 10 a 70 g, são encapsulados e consistem predominantemente em células da zona fasciculada. Esses tumores são relativamente incapazes de sintetizar cortisol. Os carcinomas corticossuprarrenais são habitualmente volumosos, pesam 100 g a vários quilogramas e, com frequência, são palpáveis como massas abdominais na ocasião em que a síndrome de Cushing torna-se clinicamente manifesta. Ao exame macroscópico, são altamente vascularizados, com áreas de necrose, hemorragia, degeneração cística e calcificação. Trata-se de lesões altamente malignas, que tendem a invadir a cápsula suprarrenal, os órgãos e os vasos sanguíneos adjacentes e a metastatizar para o fígado e os pulmões.

F. Hiperplasia micronodular das glândulas suprarrenais

A hiperplasia micronodular da glândula suprarrenal independente de ACTH constitui uma causa rara da síndrome de

604 Fisiopatologia da Doença

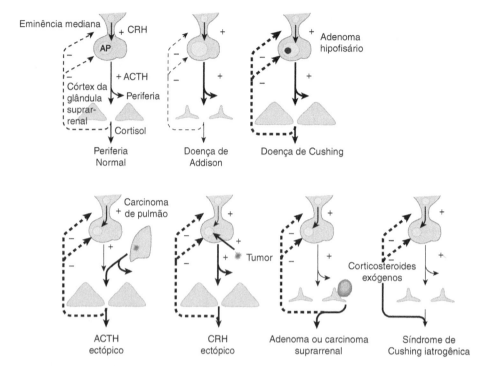

FIGURA 21-12 Relações entre o hipotálamo, a hipófise e o córtex da glândula suprarrenal. As setas sólidas indicam estimulação, enquanto as setas tracejadas indicam inibição. **Normal:** o hormônio liberador de corticotrofina (CRH), elaborado pela eminência mediana do hipotálamo, estimula a secreção do hormônio adrenocorticotrófico (ACTH) pela adeno-hipófise. O ACTH desencadeia a síntese e a liberação de cortisol, o principal glicocorticoide do córtex da glândula suprarrenal. O nível crescente de cortisol inibe a ação estimuladora do CRH sobre a liberação de ACTH (ou o cortisol pode inibir a liberação de CRH), completando uma alça de retroalimentação negativa. **Doença de Addison:** na doença destrutiva primária do córtex da glândula suprarrenal, o nível plasmático de cortisol apresenta-se muito baixo, e o efeito do CRH sobre a adeno-hipófise prossegue sem qualquer inibição, causando aumento acentuado na secreção de ACTH. O ACTH em altos níveis produz alterações pigmentares características da pele. **Doença de Cushing:** a lesão primária pode estar localizada na hipófise ou no hipotálamo. Em ambos os casos, a produção de ACTH e de cortisol é excessiva. O ACTH provoca hiperplasia suprarrenal bilateral, enquanto o cortisol é responsável pelas manifestações clínicas do hipercortisolismo. As células da adeno-hipófise são relativamente resistentes aos níveis elevados de cortisol circulante. **ACTH ectópico:** nesta síndrome, o ACTH ou um peptídeo semelhante ao ACTH é produzido por um tumor, como o carcinoma de pulmão. As glândulas suprarrenais são estimuladas, ocorre aumento do cortisol circulante, e a secreção hipofisária de ACTH é inibida. **CRH ectópico:** nesta síndrome rara, o CRH é elaborado por um tumor, como o carcinoide brônquico. A hipófise é estimulada, e ocorre produção excessiva de ACTH. As suprarrenais são estimuladas, e ocorre aumento do cortisol circulante. O hipercortisolismo provoca diminuição da produção de CRH pelo hipotálamo; contudo, a retroalimentação negativa na produção hipofisária de ACTH é superada pelo CRH ectópico. **Adenoma ou carcinoma suprarrenal:** o adenoma ou o carcinoma do córtex da glândula suprarrenal podem produzir cortisol de modo autônomo. Quando a taxa de produção ultrapassa os níveis fisiológicos, ocorre desenvolvimento da síndrome de Cushing, o efeito do CRH sobre a adeno-hipófise é inibido pelos altos níveis de cortisol circulante, com consequente secreção diminuída de ACTH e atrofia do tecido suprarrenal normal. **Síndrome de Cushing iatrogênica:** a administração de corticosteroides exógenos acima das quantidades fisiológicas de cortisol leva diretamente às manifestações periféricas do hipercortisolismo e inibe o efeito do CRH sobre a adeno-hipófise, com consequente diminuição da secreção de ACTH, produção diminuída de cortisol e atrofia do tecido suprarrenal normal. (Redesenhada e modificada, com permissão, de Burns TW, Carlson HE. Endocrinology. In: Soderman WA et al., eds. *Pathologic Physiology: Mechanisms of Disease*. Saunders, 1985.)

Cushing (também denominada doença corticossuprarrenal nodular pigmentada primária). Em nível patológico, caracteriza-se por múltiplos nódulos secretores de cortisol, geralmente bilaterais, pequenos e pigmentados. Cerca da metade dos casos ocorre de modo esporádico em crianças e adultos jovens. Os casos restantes ocorrem como distúrbio autossômico dominante em associação a nevos azuis; lentigos pigmentados (sardas) da pele e mucosas da cabeça e da face; mixomas cutâneos, mamários e atriais; adenomas de somatótrofos hipofisários; e tumores de nervos periféricos, testículos e outras glândulas endócrinas (complexo de Carney).

G. Hiperplasia macronodular das glândulas suprarrenais

Outra causa rara da síndrome de Cushing é a hiperplasia macronodular bilateral das glândulas suprarrenais. Neste distúrbio, ambas as glândulas estão acentuadamente aumentadas, com nódulos protuberantes identificados em cortes. Ao exame microscópico, os nódulos exibem um padrão histológico variegado, caracterizado por estruturas trabeculares, adenoides e semelhantes à zona glomerulosa. Em certas ocasiões, a hiperplasia pode ser unilateral. Alguns pacientes com hiperplasia macronodular não exibem as manifestações cushingoides típicas. Nestes casos, a hiperplasia macronodular é mais frequentemente detectada de modo incidental na ultrassonografia ou na tomografia computadorizada (TC) do abdome e pode ser considerada benigna.

Fisiopatologia

As diversas causas da síndrome de Cushing podem ser classificadas em duas categorias: dependentes de ACTH e independentes de ACTH. As causas da síndrome de Cushing dependente de ACTH incluem doença de Cushing (95% dos casos dependentes de ACTH), hipersecreção ectópica de ACTH (5%) e secreção ectópica de CRH (rara), todas caracterizadas pela hipersecreção crônica de ACTH e secreção aumentada de cortisol. Entre as causas da síndrome de Cushing independente de ACTH, destacam-se os adenomas e carcinomas corticossuprarrenais secretores de glicocorticoides e a hiperplasia micronodular e macronodular das glândulas suprarrenais, todas caracterizadas pela secreção autônoma de cortisol e pela supressão do ACTH hipofisário (**Figuras 21-12 e 21-13**).

A. Doença de Cushing

Na doença de Cushing, ocorre produção excessiva e persistente de ACTH pelo adenoma hipofisário. A hipersecreção de ACTH é desordenada, episódica e aleatória; o ritmo diurno normal de secreção de ACTH e de cortisol está muitas vezes ausente, e os valores do cortisol obtidos à meia-noite estão elevados e podem ser usados em procedimentos diagnósticos. Os níveis plasmáticos de ACTH e de cortisol variam e, algumas vezes podem estar dentro da faixa normal (**Figura 21-13**). Todavia, o hipercortisolismo é confirmado pela determinação do **cortisol livre na urina de 24 horas**. O nível excessivo de cortisol não suprime a secreção de ACTH pelo adenoma hipofisário.

A maioria dos pacientes (90%) com doença de Cushing apresenta uma resposta exagerada do ACTH e do cortisol plasmáticos à estimulação pelo CRH e supressão incompleta da secreção de ACTH e de cortisol pelos glicocorticoides exógenos (p. ex., teste de supressão com 1 mg de dexametasona). Embora esses achados indiquem que as células do adenoma hipofisário são inusitadamente sensíveis ao CRH e relativamente resistentes aos glicocorticoides, essas anormalidades podem ser causadas simplesmente pelo número aumentado de células secretoras de ACTH. Cerca de 10% dos pacientes com microadenomas hipofisários não apresentam aumentos significativos do ACTH plasmático em resposta ao CRH. Presumivelmente, as células clonais desses pacientes apresentam um defeito do receptor ou pós-receptor.

Apesar da hipersecreção de ACTH, a hipófise e as glândulas suprarrenais não respondem normalmente ao estresse. Estímulos como a hipoglicemia ou a cirurgia não conseguem aumentar a secreção de ACTH e de cortisol, provavelmente devido à supressão da secreção hipotalâmica de CRH pelo hipercortisolismo crônico. Além disso, o hipercortisolismo inibe outras funções normais da hipófise e do hipotálamo, afetando a liberação de tireotrofina, hormônio do crescimento e gonadotrofinas. A remoção cirúrgica do adenoma hipofisário produtor de ACTH reverte essas anormalidades.

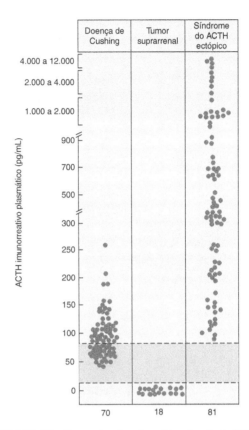

FIGURA 21-13 Concentrações plasmáticas basais de ACTH em pacientes com vários tipos de síndrome de Cushing não iatrogênica. A zona colorida representa a faixa normal. (Redesenhada, com permissão, de Scott AP et al. Pituitary adrenocorticotropin and the melanocyte stimulating hormones. In: Parsons JA, ed. *Peptide Hormones*. University Park Press, 1979.)

B. Síndrome do ACTH ectópico

Na síndrome do ACTH ectópico, a hipersecreção de ACTH e de cortisol é aleatória e episódica e quantitativamente maior que a de pacientes com doença de Cushing (**Figura 21-13**). De fato, os níveis plasmáticos e a excreção urinária de cortisol, androgênios suprarrenais e outros esteroides estão, com frequência, acentuadamente elevados. A secreção ectópica de ACTH por tumores geralmente não é suprimida pela administração de glicocorticoides exógenos, como a dexametasona (**Figura 21-14**).

C. Síndrome do CRH ectópico

Do ponto de vista clínico, a síndrome do CRH ectópico é indistinguível da síndrome do ACTH ectópico. Todavia, do ponto de vista bioquímico, as concentrações plasmáticas de CRH estão elevadas (não suprimidas), e a secreção de ACTH estimulada pelo CRH pode ser suprimida por altas doses de dexametasona (o que não ocorre na síndrome do ACTH ectópico). Algumas vezes, tumores não hipofisários produzem ectopicamente tanto CRH quanto ACTH.

D. Tumores suprarrenais

Os adenomas e os carcinomas suprarrenais primários não estão sob o controle hipotalâmico-hipofisário e, portanto, apresentam

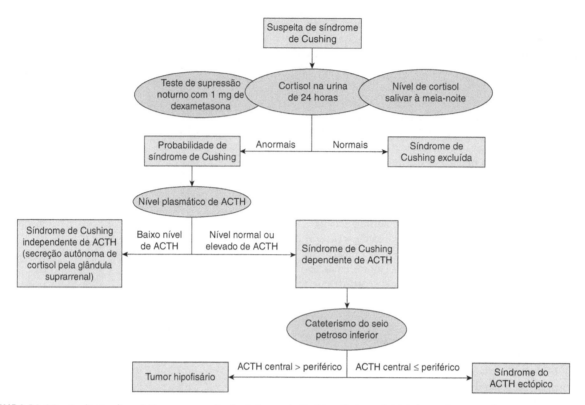

FIGURA 21-14 Avaliação diagnóstica para suspeita de síndrome de Cushing. Os testes iniciais (teste de supressão noturno com 1 mg de dexametasona ou cortisol na urina de 24 horas, ou nível de cortisol salivar à meia-noite) irão confirmar ou excluir a presença de hipercortisolismo. Em seguida, os níveis plasmáticos de ACTH irão diferenciar as causas suprarrenais (independentes de ACTH) das causas dependentes de ACTH. No caso de níveis normais ou elevados de ACTH, a localização por meio de cateterismo do seio petroso inferior identificará ou excluirá uma origem hipofisária. Os retângulos circundam os diagnósticos, e os ovais indicam os exames complementares.

hipersecreção autônoma de cortisol. O hipercortisolismo suprime a produção hipofisária de ACTH, resultando em atrofia do córtex da glândula suprarrenal não acometido (Figura 21-12). A secreção de esteroides é aleatória e episódica e, em geral, não pode ser suprimida pela dexametasona. No caso dos carcinomas corticossuprarrenais, a produção excessiva de precursores androgênicos é comum, resultando em hirsutismo ou virilização das mulheres ou puberdade precoce em crianças. Por outro lado, nos adenomas suprarrenais, a produção dos precursores androgênicos é relativamente limitada. Por conseguinte, as manifestações clínicas são principalmente aquelas do excesso de cortisol.

E. Hiperplasia micronodular bilateral

Os níveis de ACTH estão baixos, e não ocorre supressão do cortisol com altas doses de dexametasona. Isso difere da doença corticossuprarrenal nodular pigmentada primária clássica, na qual se pode observar um aumento paradoxal nos níveis de cortisol.

F. Hiperplasia macronodular bilateral

Neste caso, também ocorrem hipercortisolismo, baixo nível plasmático de ACTH, perda do ritmo diurno do ACTH e ausência de supressão com altas doses de dexametasona. Foi constatado que um subgrupo de pacientes com hiperplasia macronodular bilateral das glândulas suprarrenais, independente de ACTH, apresentam receptores suprarrenais anormais, incluindo aqueles para o polipeptídeo inibidor gástrico (hipercortisolismo induzido por alimento), a vasopressina, agonistas β-adrenérgicos, LH/hCG (hipertensão durante a gravidez e após a menopausa) ou serotonina (5-HT).

G. Síndrome de Cushing subclínica

Com o uso rotineiro da ultrassonografia e da TC, são detectadas massas suprarrenais com maior frequência em pacientes assintomáticos. Designados como "incidentalomas" (ver discussão posteriormente), uma porcentagem substancial dessas massas são hormonalmente ativas. Cerca de 5 a 20% produzem glicocorticoides. Essa produção autônoma de glicocorticoides sem sinais e sintomas específicos de síndrome de Cushing é denominada síndrome de Cushing subclínica. Com uma prevalência estimada em 79 casos por 100 mil indivíduos, a síndrome de Cushing subclínica é muito mais comum do que a síndrome clássica. Dependendo da quantidade de glicocorticoides secretada pelo tumor, o espectro clínico varia desde uma ligeira atenuação do ritmo diurno do cortisol até uma atrofia completa da glândula suprarrenal contralateral, com insuficiência suprarrenal duradoura após adrenalectomia unilateral.

Manifestações clínicas

O excesso de glicocorticoides leva a uma intolerância à glicose de várias maneiras. Em primeiro lugar, o cortisol em excesso promove a síntese de glicose no fígado a partir dos aminoácidos liberados pelo catabolismo das proteínas. O aumento da gliconeogênese hepática ocorre por meio da estimulação das enzimas glicose-6-fosfatase e fosfoenolpiruvato carboxiquinase. Em segundo lugar, ocorre aumento na síntese hepática de glicogênio e corpos cetônicos. Em terceiro lugar, o cortisol antagoniza a ação da insulina na utilização periférica da glicose, talvez pela inibição da fosforilação da glicose. A intolerância à glicose e a hiperglicemia manifestam-se, clinicamente, na forma de sede e poliúria. Ocorre diabetes melito franco em 10 a 15% dos pacientes com síndrome de Cushing. O diabetes melito caracteriza-se por resistência à insulina, cetose e hiperlipidemia, porém acidose e complicações microvasculares são raras.

Com o excesso crônico de cortisol, ocorre atrofia muscular em consequência do catabolismo excessivo das proteínas, diminuição na síntese de proteínas musculares e indução de resistência à insulina nos músculos devido a um defeito pós-receptor de insulina. Ocorre fraqueza muscular proximal em cerca de 60% dos casos. Em geral, manifesta-se por dificuldade em subir escadas ou levantar-se de uma cadeira ou do leito sem o uso dos braços. Observa-se também fadiga ao pentear ou secar os cabelos.

A obesidade e a redistribuição da gordura corporal provavelmente constituem as manifestações mais evidentes da síndrome de Cushing. Com frequência, o sintoma inicial consiste em aumento do peso. A obesidade é central, com preservação relativa dos membros. A redistribuição do tecido adiposo afeta principalmente a face, o pescoço, o tronco e o abdome. O espessamento da gordura facial arredonda o contorno da face, produzindo a denominada "face de lua cheia". Pode ocorrer um aumento do coxim adiposo dorsocervical ("corcova de búfalo") com o aumento de peso de qualquer etiologia; os coxins gordurosos aumentados que preenchem as fossas supraclaviculares e formam protuberância acima delas são mais específicos da síndrome de Cushing. O depósito de gordura no abdome resulta em obesidade centrípeta, com aumento da razão da circunferência cintura-quadril (> 1,0 nos homens e > 0,8 nas mulheres) em 50% dos pacientes com síndrome de Cushing. Esse depósito de gordura é de localização tanto subcutânea quanto intra-abdominal, mais proeminentemente ao redor das vísceras, talvez porque a gordura intra-abdominal parece ter maior densidade de receptores de glicocorticoides do que os outros tecidos adiposos.

A razão da distribuição anormal da gordura não é conhecida. Todavia, os níveis plasmáticos de leptina estão significativamente elevados em pacientes com síndrome de Cushing, em comparação com indivíduos saudáveis não obesos e indivíduos obesos com porcentagem semelhante de gordura corporal, porém sem distúrbio endócrino ou metabólico. A leptina é um fator de saciedade derivado dos adipócitos, que ajuda a regular o apetite e o peso corporal. Nos pacientes com síndrome de Cushing, os níveis elevados de leptina provavelmente resultam da obesidade visceral. Os glicocorticoides podem atuar, pelo menos diretamente em parte, sobre o tecido adiposo, aumentando a síntese e a secreção de leptina. O hipercortisolismo crônico também pode produzir um efeito indireto por meio da hiperinsulinemia associada ou resistência à insulina.

Tendo em vista os efeitos lipolíticos conhecidos dos glicocorticoides, a deposição aumentada de gordura causada pelo excesso de glicocorticoides parece paradoxal. Isso pode ser explicado pelo aumento do apetite ou pelos efeitos lipogênicos da hiperinsulinemia causada pelo excesso de cortisol.

Os glicocorticoides em excesso inibem os fibroblastos, levando à perda de colágeno e tecido conectivo. Em consequência, ocorrem adelgaçamento da pele, estrias abdominais, formação fácil de equimoses, cicatrização deficiente de feridas e infecções cutâneas frequentes. A atrofia confere à pele um aspecto translúcido. A atrofia cutânea é mais bem evidenciada na forma de enrugamento fino em "papel de cigarro" ou tensão da pele sobre o dorso das mãos ou nos cotovelos.

Na face, o excesso de corticosteroides provoca dermatite perioral, caracterizada por pequenas pápulas foliculares em uma base eritematosa ao redor da boca e erupção semelhante à rosácea, caracterizada por eritema facial central. As telangiectasias faciais e a pletora nas bochechas podem resultar da perda do tecido subcutâneo com o hipercortisolismo. Algumas vezes, ocorre acne associada ao uso de esteroides na face, no tórax ou no dorso, caracterizada por numerosas lesões pustulosas, refletindo os efeitos androgênicos, ou por lesões papulosas, refletindo os efeitos dos glicocorticoides. A **acantose nigricans**, que consiste em pele aveludada, macia e escura com dobras finas e papilas, pode ocorrer nas áreas intertriginosas, por exemplo, sob as mamas e na virilha, ou em áreas de atrito, como o pescoço ou a linha da cintura. Acredita-se que a acantose nigricans possa resultar de duas alterações na matriz extracelular da pele: diminuição da viscosidade causada pela formação alterada de glicosaminoglicano e depósito anormal da matriz extracelular nas papilas que se projetam da derme.

Ocorrem **estrias** púrpuro-avermelhadas proeminentes em 50 a 70% dos pacientes, mais comumente na parede abdominal, nas mamas, nos quadris, nas nádegas, nas coxas e nas axilas. As estrias resultam do depósito aumentado de gordura subcutânea, que distende a pele fina e provoca ruptura dos tecidos subdérmicos. Essas estrias estão deprimidas abaixo da superfície da pele, devido à perda do tecido conectivo subjacente, e são mais largas (não raramente 0,5 a 2,0 cm) do que as estrias branco-rosadas associadas à gravidez ou ao rápido ganho de peso. Ocorre formação fácil de equimoses em cerca de 40% dos casos. As equimoses surgem após traumatismo mínimo, resultando em púrpura. A cicatrização das feridas é tardia, e as incisões cirúrgicas algumas vezes sofrem deiscência. As infecções fúngicas da pele das mucosas são frequentes, incluindo tínea versicolor, dermatite seborreica, onicomicose e candidíase oral.

Na síndrome do ACTH ectópico, pode ocorrer hiperpigmentação cutânea, devido ao nível acentuadamente elevado de ACTH circulante, que possui alguma atividade semelhante ao hormônio estimulador de melanócitos (MSH). No entanto, a hiperpigmentação é rara na doença de Cushing e está ausente nos tumores suprarrenais, exceto após adrenalectomia total (síndrome de Nelson).

Em cerca de 80% das mulheres, a secreção aumentada de androgênios suprarrenais resulta em hirsutismo na face, no abdome, nas mamas, no tórax e na região proximal das coxas. O hirsutismo é frequentemente acompanhado de acne.

Embora o papel fisiológico dos glicocorticoides no osso e no metabolismo do Ca^{2+} não esteja bem elucidado, a produção excessiva de glicocorticoides inibe a formação óssea e acelera a ressorção óssea (ver Capítulo 17). Os glicocorticoides exercem efeitos diretos sobre os principais tipos de células que regulam o metabolismo ósseo. Eles inibem a diferenciação dos osteoblastos, induzindo a apoptose dos osteoblastos e osteócitos, enquanto prolongam, ao mesmo tempo, a sobrevida dos osteoclastos. Conforme assinalado anteriormente, o hipercortisolismo também leva a um estado de hipogonadismo (devido à inibição do GnRH hipotalâmico) tanto nos homens quanto nas mulheres e, portanto, reduz o efeito benéfico dos hormônios sexuais sobre a resistência óssea.

Além disso, os glicocorticoides em excesso diminuem a absorção intestinal de Ca^{2+} e aumentam a sua excreção urinária (hipercalciúria), resultando em balanço negativo de Ca^{2+}. Os glicocorticoides comprometem a absorção intestinal e a reabsorção tubular renal de Ca^{2+}, uma vez que eles inibem os efeitos da vitamina D sobre o intestino e os túbulos renais, bem como a hidroxilação da vitamina D no fígado. Observa-se um aumento secundário na secreção de PTH, acelerando a ressorção óssea.

Em consequência da hipercalciúria, ocorrem cálculos renais em cerca de 15% dos pacientes. Estes pacientes podem apresentar cólica renal. Os glicocorticoides também reduzem a reabsorção tubular renal de fosfato, com consequente fosfatúria e concentrações séricas reduzidas de fósforo.

A combinação de formação óssea reduzida e aumento da ressorção óssea leva, finalmente, a uma perda generalizada da massa óssea (**osteoporose**), com consequente risco aumentado de fraturas. O risco de fratura é potencializado pela miopatia associada que predispõe a quedas. Observa-se a presença de osteoporose na maioria dos pacientes; a dor lombar constitui uma queixa inicial em 58% dos casos. Com frequência, as radiografias revelam fraturas por compressão vertebral (16 a 22% dos casos), fraturas de costelas e, algumas vezes, múltiplas fraturas por estresse. Por razões desconhecidas, a necrose avascular (asséptica) do osso (geralmente do fêmur ou do úmero) ocorre algumas vezes com o uso de corticosteroides exógenos (iatrogênica), porém é rara no hipercortisolismo endógeno.

O excesso de glicocorticoides altera a resposta inflamatória normal à infecção ou lesão por vários mecanismos. Em nível molecular, os glicocorticoides exercem o seu efeito ao ativar o GR que, por sua vez, interfere em outros fatores da transcrição (p. ex., fator nuclear capa-B [NFκB], proteína ativadora [AP1]) necessários para a transcrição de genes pró-inflamatórios e mediadores imunes. Em geral, os glicocorticoides diminuem o número de linfócitos T CD_4 e inibem, de maneira mais potente, as citocinas associadas a T_H1 (p. ex., interleucina 2). Além disso, inibem a atividade dos fibroblastos, impedindo o isolamento das infecções bacterianas e de outras infecções. Por conseguinte, os pacientes com hipercortisolismo estão mais sujeitos a doenças que exigem uma resposta imune celular, como tuberculose e infecções fúngicas ou por *Pneumocystis*.

Os glicocorticoides em excesso também suprimem as manifestações dos distúrbios alérgicos causadas pela liberação de histamina dos tecidos.

Ocorre hipertensão em 75 a 85% dos pacientes com síndrome de Cushing espontânea. A patogênese exata da hipertensão não está bem esclarecida. Pode estar relacionada com a retenção de sal e água em consequência dos efeitos mineralocorticoides dos glicocorticoides em excesso que, em altas concentrações, escapam da inativação pela 11β-hidroxiesteroide desidrogenase tipo 2. De modo alternativo, a hipertensão pode ser causada pela secreção aumentada de angiotensinogênio. Embora a atividade e as concentrações da renina plasmática estejam geralmente normais ou suprimidas na síndrome de Cushing, os níveis de angiotensinogênio estão elevados em aproximadamente duas vezes os valores normais, devido a um efeito direto dos glicocorticoides sobre a sua síntese hepática; além disso, os níveis de angiotensina II estão elevados em cerca de 40%. A administração do antagonista da angiotensina II, a saralasina, a pacientes com síndrome de Cushing provoca uma súbita queda de 8 a 10 mmHg na pressão arterial sistólica e diastólica. Estudos realizados em animais de laboratório demonstraram que os glicocorticoides exercem efeitos permissivos sobre o tônus vascular por uma variedade de mecanismos. Alguns deles envolvem as células musculares lisas vasculares, incluindo secreção aumentada do vasoconstritor endotelina, aumento da captação de Ca^{2+} e da ligação dos antagonistas dos canais de Ca^{2+}, bem como aumento dos receptores α_{1B}-adrenérgicos. Além disso, os glicocorticoides causam uma diminuição na produção de monofosfato cíclico de guanosina mediada pelo peptídeo natriurético atrial (ANP), levando a uma vasodilatação diminuída pelo ANP. Os glicocorticoides inibem a óxido nítrico sintase nas células endoteliais vasculares, predispondo à vasoconstrição. Os glicocorticoides também sensibilizam as arteríolas aos efeitos vasopressores das catecolaminas.

A disfunção gonadal é comum na síndrome de Cushing e resulta da secreção aumentada de androgênios suprarrenais (nas mulheres) e de cortisol (em ambos os sexos) pelo córtex da glândula suprarrenal. Em mulheres, no período pré-menopausa, os androgênios podem causar hirsutismo, acne, amenorreia e infertilidade. O hipercortisolismo parece afetar o gerador de pulsos do hormônio liberador das gonadotrofinas (GnRH) do hipotálamo para inibir a pulsatilidade normal do LH e do hormônio foliculestimulante (FSH) e a capacidade de resposta da hipófise ao GnRH. Assim, os níveis elevados de cortisol podem suprimir a secreção hipofisária de LH. Nas mulheres, isso resulta em irregularidades menstruais, como amenorreia, oligomenorreia e polimenorreia. Nos homens, isso leva a uma secreção diminuída de testosterona pelos testículos, que não é compensada pelo aumento da secreção suprarrenal de androgênios fracos. Em consequência, há diminuição da libido, queda dos pelos corporais, testículos pequenos e de consistência mole, e impotência.

Com frequência, os glicocorticoides em excesso provocam sintomas mentais, incluindo euforia, aumento do apetite, irritabilidade, labilidade emocional e diminuição da libido. Muitos pacientes apresentam comprometimento da função cognitiva, com dificuldade de concentração e de memória, bem como transtorno do sono, com diminuição do movimento rápido dos olhos, e despertar nas primeiras horas da manhã. Além disso, os glicocorticoides em excesso aceleram o ritmo eletrencefalográfico básico. Em 51 a 81% dos pacientes com síndrome de Cushing, ocorre doença psiquiátrica significativa – principalmente depressão, mas também ansiedade, psicose com delírios ou alucinações, paranoia ou comportamento hipercinético (até mesmo maníaco). A patogênese desses efeitos no SNC não está bem elucidada.

O excesso de glicocorticoides inibe o crescimento das crianças, em parte pela inibição direta das células ósseas e pela redução na secreção de hormônio do crescimento e do hormônio tireoestimulante (TSH) e na produção de somatomedina. Os glicocorticoides também suprimem o crescimento em decorrência de seus efeitos diretos sobre a placa de crescimento, incluindo inibição da produção de mucopolissacarídeos, com consequente redução da matriz óssea cartilaginosa e proliferação das epífises.

Com o hipercortisolismo de longa duração, podem ocorrer elevações leves a moderadas da pressão intraocular e glaucoma, talvez relacionado com o edema das faixas de colágeno da rede trabecular, que interfere na drenagem do humor aquoso. Pode haver desenvolvimento de cataratas subcapsulares posteriores. Cerca de 50% dos pacientes desenvolvem exoftalmia, que é frequentemente assintomática. Ocorrem defeitos dos campos visuais em 40% dos pacientes com macroadenomas hipofisários, devido à pressão exercida sobre o quiasma óptico; esses defeitos não são observados na presença de microadenomas.

Na síndrome de Cushing, os exames laboratoriais de rotina muitas vezes demonstram níveis normais altos de hemoglobina, hematócrito e hemácias. A policitemia é rara, ocorrendo secundariamente ao excesso de androgênios. A contagem total dos leucócitos está geralmente normal; todavia, as porcentagens de linfócitos e eosinófilos, bem como as contagens totais de linfócitos e eosinófilos, estão frequentemente abaixo do normal.

Em geral, os níveis séricos de eletrólitos estão normais. Algumas vezes, ocorre alcalose metabólica hipopotassêmica em consequência da hipersecreção de mineralocorticoides em pacientes com síndrome do ACTH ectópico ou com carcinoma corticossuprarrenal. Observa-se a ocorrência de hiperglicemia em jejum em cerca de 10 a 15% dos pacientes; é mais comum a ocorrência de hiperglicemia pós-prandial e glicosúria. A maioria dos pacientes com síndrome de Cushing tem hiperinsulinemia secundária e resultado anormal no teste de tolerância à glicose. Em geral, o nível sérico de Ca^{2+} está normal; o nível sérico de fósforo é normal baixo ou ligeiramente reduzido. Pode-se demonstrar a presença de hipercalciúria em 40% dos casos.

Os pacientes com síndrome de Cushing subclínica carecem dos estigmas clássicos do hipercortisolismo, porém frequentemente apresentam obesidade, hipertensão e diabetes melito tipo 2.

Diagnóstico

Os casos com suspeita de hipercortisolismo podem ser investigados por várias abordagens (ver **Figura 21-14**). As recomendações atuais envolvem uma abordagem em etapas para a avaliação diagnóstica. O primeiro passo consiste em constatar a hipercortisolemia patológica e em confirmar o diagnóstico de síndrome de Cushing. O segundo passo é diferenciar a doença independente de ACTH daquela dependente de ACTH e, em seguida, efetuar exames de imagem das glândulas suprarrenais ou da hipófise. Para pacientes com doença dependente de ACTH, a etapa final consiste em definir a localização anatômica da fonte de ACTH por RMN ou, se houver qualquer equívoco, por cateterismo do seio petroso inferior (CSPI) ou do seio cavernoso (CSC).

A medição do cortisol livre em uma amostra de urina de 24 horas coletada de modo ambulatorial demonstra uma excreção excessiva de cortisol (níveis de cortisol livre na urina de 24 horas de >100 µg/24 horas). Os valores do cortisol livre na urina raramente estão normais na síndrome de Cushing. A determinação do cortisol livre urinário constitui o exame mais específico para triagem e confirmação da presença da síndrome de Cushing.

A realização de um teste de supressão noturna com 1 mg de dexametasona demonstra a falta de supressão normal da produção suprarrenal de cortisol pela administração de corticosteroide exógeno (dexametasona). O teste de supressão noturna com dexametasona consiste na administração de 1 mg de dexametasona às 23 h e, em seguida, na obtenção do nível plasmático de cortisol na manhã seguinte, às 8 h. Nos indivíduos normais, a dexametasona suprime o pico do cortisol nas primeiras horas da manhã, resultando em níveis plasmáticos inferiores a 1,8 µg/dL (50 nmol/L). Este ponto de corte fornece uma alta sensibilidade para o teste. Na síndrome de Cushing, a secreção de cortisol não é suprimida até esse grau, e, com frequência, são obtidos valores acima de 10 µg/dL (280 nmol/L).

Se o teste de supressão noturna com dexametasona for normal, o diagnóstico é muito provável; se o cortisol livre urinário também estiver normal, pode-se excluir a síndrome de Cushing. Se os resultados de ambos os exames forem anormais, o paciente apresenta hipercortisolismo, e pode-se considerar o estabelecimento do diagnóstico de síndrome de Cushing, se forem excluídas as condições que causam resultados falso-positivos (pseudossíndrome de Cushing) (doença aguda ou crônica, obesidade, estados de níveis elevados de estrogênios, fármacos, alcoolismo e depressão). O teste do CRH constitui um adjuvante útil em pacientes com elevações limítrofes do cortisol urinário em consequência de um provável estado de pseudossíndrome de Cushing.

Em pacientes com resultados equívocos ou limítrofes, realiza-se frequentemente um teste de supressão de 2 dias com baixas doses de dexametasona (0,5 mg a cada 6 horas, para oito doses). As respostas normais a esse teste excluem o diagnóstico de síndrome de Cushing. As respostas normais consistem em níveis plasmáticos de cortisol às 8 h inferiores a 2 µg/dL (56 nmol/L); um nível de cortisol livre na urina de 24 horas abaixo de 10 µg/24 h (< 28 µmol/24 h); e um nível de 17-hidroxicorticosteroide na urina de 24 horas inferior a 2,5 mg/24 h (6,9 µmol/24 h) ou 1 mg/g de creatinina (0,3 mmol/mol de creatinina).

A confirmação do diagnóstico da síndrome de Cushing depende da medição do nível plasmático de ACTH (**Figura 21-14**). A dosagem do nível plasmático de ACTH ajuda a diferenciar as causas de síndrome de Cushing dependentes de ACTH daquelas independentes de ACTH. Esses testes são muitas vezes seguidos de exames de imagem (p. ex., TC de cortes finos ou RMN) para determinar a localização de suspeita de tumor hipofisário, suprarrenal, de pulmão ou outro tumor.

No caso dos carcinomas suprarrenais, a TC normalmente revela uma massa suprarrenal grande heterogênea, com margens irregulares e contraste variável dos componentes sólidos. A RMN também pode detectar esses tumores e avaliar a sua invasão em grandes vasos.

610 Fisiopatologia da Doença

MASSA SUPRARRENAL CLINICAMENTE INAPARENTE (INCIDENTALOMA)

As massas suprarrenais são comuns. Estudos de necropsia de rotina detectam a existência de massa suprarrenal em pelo menos 3% dos indivíduos com mais de 50 anos de idade. A maioria delas não representa uma ameaça à saúde; entretanto, uma pequena porcentagem provoca problemas endocrinológicos. Cerca de 1 em cada 4.000 tumores suprarrenais é maligno.

Os incidentalomas são massas clinicamente inaparentes, que são descobertas por acaso durante uma investigação diagnóstica ou tratamento de outras condições clínicas. A prevalência estimada do incidentaloma é de cerca de 1 a 2% em pacientes submetidos à ultrassonografia de rotina para queixas não endocrinológicas, até 4,3% dos pacientes com diagnóstico prévio de câncer. A prevalência aumenta com a idade, de menos de 1% entre indivíduos com menos de 30 anos até 7% naqueles com 70 anos ou mais.

Em nível patológico, as massas suprarrenais clinicamente inaparentes podem ser benignas (adenomas, alguns feocromocitomas, mielolipomas, ganglioneuromas, cistos suprarrenais, hematomas) ou malignas (carcinomas corticossuprarrenais, alguns feocromocitomas, metástases de outros cânceres). O carcinoma corticossuprarrenal ocorre com uma incidência estimada de 1 a 2 por 1 milhão de indivíduos por ano. O carcinoma corticossuprarrenal é mais provável se o tumor suprarrenal for volumoso (> 4 cm).

Geralmente, efetua-se uma avaliação diagnóstica para determinar se a lesão é hormonalmente ativa ou não funcionante, e se ela é provavelmente maligna ou benigna.

Em pacientes não selecionados e naqueles sem sintomas endocrinológicos, os incidentalomas suprarrenais são, em sua maioria, tumores não funcionantes (> 70%). Entretanto, até 20% dos pacientes apresentam uma produção hormonal excessiva subclínica, e esses indivíduos podem correr risco de distúrbios metabólicos ou cardiovasculares. O distúrbio mais comum (~5 a 10%) é a produção excessiva de cortisol, algumas vezes designada como síndrome de Cushing subclínica. Os distúrbios menos comuns consistem em níveis excessivos de catecolaminas de feocromocitomas e excesso de aldosterona de adenomas suprarrenais. O excesso de hormônios sexuais causado por tumores virilizantes ou feminizantes é muito raramente observado nos adenomas benignos. Especialistas recomendam que todos os pacientes realizem um teste de supressão com 1 mg de dexametasona, bem como a determinação das metanefrinas plasmáticas (ou urinárias) livres, e que os pacientes hipertensos façam determinações dos níveis séricos de potássio, da concentração plasmática de aldosterona e da atividade da renina plasmática.

Os pacientes com hipersecreção autônoma subclínica de glicocorticoides podem evoluir para distúrbios metabólicos, como resistência à insulina ou síndrome de Cushing totalmente desenvolvida.

O tamanho e a aparência da massa na TC ou na RMN podem ajudar a diferenciar os tumores malignos dos benignos. Por exemplo, mais de 60% dos incidentalomas com menos de 4 cm são adenomas benignos, e menos de 1% consiste em carcinomas corticossuprarrenais. Por outro lado, nas lesões com mais de 6 cm, até 25% consistem em carcinomas, e menos de 15% são adenomas benignos. Além disso, quando a TC revela uma massa homogênea de margens lisas, com baixo valor na medida padronizada de absorção dos raios X (valor de atenuação da TC < 10 unidades Hounsfield), a massa é provavelmente um adenoma benigno. A utilidade da cintigrafia com radionuclídeos e da tomografia por emissão de pósitrons não está bem esclarecida. A biópsia de aspiração por agulha fina guiada pela TC pode ajudar no diagnóstico de pacientes com história de câncer e massa suprarrenal heterogênea com alto valor de atenuação da TC de mais de 20 unidades Hounsfield.

Em geral, recomenda-se a cirurgia para pacientes com incidentalomas unilaterais que, com base na história, no exame físico e nos resultados dos exames laboratoriais, apresentam sinais, sintomas e evidências bioquímicas de excesso de hormônios suprarrenais. A cirurgia também é recomendada para todos os pacientes com evidências bioquímicas de feocromocitoma, seja ele sintomático ou não. O manejo de pacientes com adenomas do córtex da glândula suprarrenal hiperfuncionantes subclínicos é mais controvertido; são utilizadas abordagens tanto cirúrgicas quanto não cirúrgicas.

O monitoramento recomendado consiste em um segundo exame de imagem dentro de 6 a 12 meses e acompanhamento dos exames endocrinológicos para excluir a presença de hipersecreção hormonal. Não é recomendado monitoramento adicional para pacientes com tumores não secretores cujo tamanho permanece estável. O acompanhamento de pacientes com massas não funcionantes mostra que a grande maioria dos incidentalomas permanece estável no seu tamanho: cerca 5 a 25% aumentam de tamanho, em 1 cm ou mais, enquanto 3 a 4% diminuem de tamanho. No geral, 20% ou menos dos tumores não funcionantes apresentam uma produção hormonal excessiva (com frequência, hipersecreção de cortisol; raramente, hipersecreção de catecolaminas ou aldosterona) quando são monitorados por um período de até 10 anos. Os tumores com 3 cm ou mais têm mais tendência a apresentar hiperfunção do que as massas menores.

PONTO DE CHECAGEM

12. Quais são os sinais e sintomas de excesso de cada classe dos esteroides suprarrenais?
13. Quais são as principais causas da síndrome de Cushing?
14. Como a regulação da secreção de glicocorticoides está alterada em pacientes com doença de Cushing? Em pacientes com secreção ectópica de ACTH? Em pacientes com tumores suprarrenais autônomos?
15. Quais são os sinais e sintomas de excesso de glicocorticoides?
16. Cite algumas maneiras diferentes de estabelecer o diagnóstico de doença de Cushing em um paciente com sinais e sintomas sugestivos.

TABELA 21-4 Causas de insuficiência corticossuprarrenal

Insuficiência corticossuprarrenal primária (doença de Addison)
Autoimune (~80%)
Tuberculose
Hemorragia e infarto das suprarrenais
Histoplasmose, coccidioidomicose e outras infecções granulomatosas
Carcinoma metastático e linfoma (não Hodgkin)
HIV, infecção oportunista relacionada com a aids (p. ex., citomegalovírus)
Amiloidose
Sarcoidose
Hemocromatose
Radioterapia
Síndrome do anticorpo antifosfolipídeo
Adrenalectomia cirúrgica
Inibidores enzimáticos (metirapona, aminoglutetimida, trilostano, cetoconazol, suramina, etomidato)
Agentes citotóxicos e quimioterápicos (mitotano, megestrol, mifepristona)
Defeitos congênitos (adrenoleucodistrofia ligada ao X, defeitos enzimáticos, hipoplasia suprarrenal, deficiência familiar de glicocorticoides)
Insuficiência corticossuprarrenal secundária
Terapia crônica com glicocorticoides exógenos
Tumor hipofisário
Tumor hipotalâmico
Deficiência hipotalâmica isolada adquirida de CRH

Dados de Carroll TB et al. Glucocorticoids and adrenal androgens. In: Gardner DB et al., eds. *Greenspan's Basic and Clinical Endocrinology*, 9th ed. McGraw-Hill Companies, Inc., 2011.

INSUFICIÊNCIA CORTICOSSUPRARRENAL

Em geral, a insuficiência corticossuprarrenal ocorre devido à destruição ou disfunção do córtex da glândula suprarrenal (**insuficiência corticossuprarrenal primária**), ou em consequência da secreção deficiente de ACTH pela hipófise ou de CRH pelo hipotálamo (**insuficiência corticossuprarrenal secundária**). Todavia, defeitos congênitos em qualquer uma das várias enzimas, que ocorrem como "erros inatos do metabolismo", podem levar à secreção deficiente de cortisol. As deficiências enzimáticas também podem resultar de tratamento com vários fármacos, como metirapona, anfenona e mitotano.

A Tabela 21-4 apresenta as causas de insuficiência corticossuprarrenal. Qualquer que seja a sua origem, as manifestações clínicas da insuficiência corticossuprarrenal primária resultam de deficiências de cortisol, aldosterona e esteroides androgênicos. A insuficiência suprarrenal secundária resulta em deficiência seletiva de cortisol (e de androgênio).

Etiologia

A. Insuficiência corticossuprarrenal primária

Com mais frequência, a insuficiência corticossuprarrenal primária (doença de Addison) é causada pela destruição au-

toimune do córtex da glândula suprarrenal (em aproximadamente 80% dos casos). No passado, a tuberculose acometendo as glândulas suprarrenais era a causa mais comum; todavia, hoje tornou-se rara. Outras causas menos comuns incluem histoplasmose, hemorragia ou infarto das glândulas suprarrenais, doenças genéticas, carcinoma metastático e adrenalite relacionada com a aids (citomegalovírus).

A insuficiência suprarrenal primária é rara, e as taxas de prevalência relatadas são de 39 a 60 casos por 1 milhão de indivíduos. A doença de Addison é mais comum nas mulheres, com uma razão de 1,25:1 entre mulheres e homens. Em geral, a doença ocorre entre a terceira e a quinta décadas de vida.

1. Insuficiência corticossuprarrenal autoimune – acredita-se que a destruição autoimune das glândulas suprarrenais esteja relacionada com a produção de **anticorpos antissuprarrenais**. Autoanticorpos antissuprarrenais circulantes podem ser detectados em mais de 80% dos pacientes com insuficiência suprarrenal autoimune, seja isolada ou associada à síndrome poliglandular autoimune tipo 1 ou tipo 2 (ver discussão posteriormente). Esses autoanticorpos antissuprarrenais são de pelo menos dois tipos: anticorpos anticórtex da glândula suprarrenal (ACSRs) e anticorpos dirigidos contra a enzima esteroide 21-hidroxilase (citocromo P450c21). Os anticorpos anti-21-hidroxilase são altamente específicos da doença de Addison. Em pacientes assintomáticos, esses anticorpos também podem ser importantes preditores do desenvolvimento subsequente de insuficiência suprarrenal. Na presença de autoanticorpos antissuprarrenais, 41% dos pacientes desenvolvem insuficiência suprarrenal dentro de 3 anos. Nos adultos com outros distúrbios autoimunes órgão-específicos (p. ex., insuficiência ovariana prematura), foi constatado que a detecção de anticorpos dirigidos contra o córtex da glândula suprarrenal ou a 21-hidroxilase está associada a uma progressão para a doença de Addison manifesta em 21% dos casos e para o hipoadrenalismo subclínico em 29%. Entre as crianças, o risco é ainda mais alto: em crianças com outras doenças autoimunes órgão-específicas (p. ex., hipoparatireoidismo), a detecção de autoanticorpos antissuprarrenais foi associada a um risco de 90% de desenvolver doença de Addison manifesta e a um risco de 10% de hipoadrenalismo subclínico. Em pacientes com insuficiência suprarrenal subclínica e autoanticorpos ACSR e contra a 21-hidroxilase positivos, o tratamento com corticosteroides pode levar ao desaparecimento dos autoanticorpos e à recuperação da função corticossuprarrenal normal.

Com frequência, são também detectados autoanticorpos dirigidos contra outros antígenos teciduais em pacientes com insuficiência corticossuprarrenal autoimune. Foram encontrados anticorpos contra a tireoide em 45% dos casos, anticorpos contra células parietais gástricas em 30%, anticorpos antifator intrínseco em 9%, anticorpos contra as paratireoides em 26%, anticorpos antigonadais em 17% e anticorpos contra células das ilhotas pancreáticas em 8%.

Portanto, não é surpreendente que a insuficiência suprarrenal autoimune esteja frequentemente associada a outros distúrbios endócrinos autoimunes. Foram descritas duas síndromes poliglandulares distintas envolvendo as glândulas suprarrenais. A **síndrome poliendócrina autoimune tipo 1 (SPA-1)** é um distúrbio autossômico recessivo raro, causado por uma muta-

612 Fisiopatologia da Doença

ção do regulador autoimune (*AIRE*), tendo início na infância. O diagnóstico exige pelo menos a identificação de duas das seguintes condições: insuficiência suprarrenal, hipoparatireoidismo e candidíase mucocutânea. Algumas vezes, outros distúrbios endócrinos estão associados, incluindo insuficiência gonadal e diabetes melito tipo 1. Observa-se também uma incidência aumentada de outros distúrbios imunológicos não endócrinos, incluindo alopecia, vitiligo, anemia perniciosa, hepatite crônica e má absorção GI. A patogênese autoimune dessa condição envolve a produção de anticorpos dirigidos contra a enzima de clivagem da cadeia lateral do colesterol P450 (P450scc). Essa enzima converte o colesterol em pregnenolona, uma etapa inicial na síntese do cortisol (ver Figura 21-3). O P450scc é encontrado tanto nas glândulas suprarrenais quanto nas gônadas, mas não em outros tecidos envolvidos na SPA-1.

A **síndrome poliendócrina autoimune tipo 2 (SPA-2)** consiste em insuficiência suprarrenal, tireoidite de Hashimoto e diabetes melito tipo 1. Essa síndrome está associada aos haplótipos HLA-B8 (DW3) e -DR3. Sua patogênese envolve a formação de anticorpos dirigidos contra a enzima 21-OH mencionada anteriormente. Em um subgrupo de pacientes, verifica-se a presença de outras complicações autoimunes, como vitiligo (4 a 17%), anemia perniciosa, doença celíaca e miastenia grave.

Em nível patológico, as glândulas suprarrenais são pequenas e atróficas, e ocorre espessamento da cápsula. O córtex da glândula suprarrenal apresenta uma intensa infiltração linfocítica. As células corticais estão ausentes ou em degeneração e estão circundadas por estroma fibroso e linfócitos. A medula da glândula suprarrenal é preservada.

2. Tuberculose suprarrenal – a tuberculose provoca insuficiência suprarrenal em consequência da destruição total ou quase total de ambas as glândulas. Em geral, essa destruição ocorre de modo gradativo e produz um quadro de insuficiência renal crônica. Geralmente, a tuberculose suprarrenal resulta da disseminação hematogênica da infecção tuberculosa sistêmica (pulmões, trato GI ou rins) para o córtex da glândula suprarrenal. Em nível patológico, as glândulas suprarrenais estão aumentadas na fase aguda e, posteriormente, são substituídas por necrose caseosa; ocorre destruição do tecido tanto cortical quanto medular. A calcificação das glândulas suprarrenais pode ser detectada em radiografias em cerca de 50% dos casos.

3. Hemorragia suprarrenal bilateral – a hemorragia suprarrenal bilateral leva à rápida destruição das glândulas suprarrenais e desencadeia insuficiência suprarrenal aguda. Nas crianças, a hemorragia está geralmente relacionada com septicemia meningocócica fulminante (**síndrome de Waterhouse-Friderichsen**) ou com septicemia por *Pseudomonas*. Nos adultos, a hemorragia está relacionada com o tratamento anticoagulante de outros distúrbios em um terço dos casos. Outras causas observadas em adultos incluem sepse, distúrbios da coagulação (p. ex., síndrome do anticorpo antifosfolípídeo), trombose da veia suprarrenal, metástases nas glândulas suprarrenais, choque traumático, queimaduras graves, cirurgia abdominal e complicações obstétricas.

Ao exame patológico, as glândulas suprarrenais frequentemente exibem aumento maciço. A parte mais interna do córtex e a medula estão quase totalmente substituídas por hematomas. Há necrose isquêmica da parte mais externa do córtex, e apenas uma faixa delgada de células corticais subcapsulares sobrevive. Com frequência, ocorre trombose das veias suprarrenais.

Acredita-se que a patogênese dessa insuficiência suprarrenal aguda esteja relacionada com um aumento dos níveis de ACTH induzido por estresse, que aumenta acentuadamente o fluxo sanguíneo das suprarrenais a ponto de suplantar a capacidade de drenagem venosa das glândulas. Em seguida, a trombose pode levar à hemorragia. Nos pacientes que sobrevivem, os hematomas podem sofrer posterior calcificação.

4. Metástases suprarrenais – com frequência, ocorrem metástases nas glândulas suprarrenais, que se originam de carcinomas de pulmão, mama e estômago, melanoma, linfoma e muitas outras neoplasias malignas. Todavia, a doença metastática raramente provoca insuficiência suprarrenal, visto que mais de 90% de ambas as glândulas precisam ser destruídos para que haja insuficiência suprarrenal manifesta. Ao exame patológico, observa-se frequentemente um aumento maciço das glândulas suprarrenais.

5. Insuficiência suprarrenal relacionada com a aids – a insuficiência suprarrenal na aids em geral surge nos estágios avançados da infecção pelo HIV. As glândulas suprarrenais são comumente afetadas por infecções oportunistas (particularmente por citomegalovírus, *Mycobacterium avium-intracellulare*, *M. tuberculosis*, *Cryptococcus neoformans*, *Pneumocystis jirovecii* e *Toxoplasma gondii*) ou por neoplasias, como o sarcoma de Kaposi. Embora o comprometimento patológico das glândulas suprarrenais seja frequente, a insuficiência suprarrenal clínica é incomum. Mais de 50% dos pacientes com aids apresentam adrenalite necrosante (mais comumente em consequência da infecção pelo citomegalovírus), embora seja muitas vezes limitada a menos de 50 a 70% das glândulas. Como não ocorre insuficiência suprarrenal até que mais de 90% das glândulas estejam destruídas, a insuficiência suprarrenal clínica ocorre em menos de 5% dos pacientes com aids. Visto que há melhora produzida pela terapia antirretroviral e a progressão para a aids ocorre em um menor número de pacientes, a insuficiência suprarrenal é observada com menos frequência em pacientes HIV-positivos.

Todavia, os medicamentos usados em pacientes com aids podem alterar a secreção e o metabolismo dos esteroides. O cetoconazol interfere na síntese de esteroides pelas glândulas suprarrenais e gônadas. A rifampicina, a fenitoína e os opioides aumentam o metabolismo dos esteroides.

6. Distúrbios genéticos da insuficiência suprarrenal – esses distúrbios podem ser subclassificados em quatro categorias: 1) hiperplasia suprarrenal congênita (ver distúrbios da síntese de androgênios suprarrenais, posteriormente), 2) hipoplasia suprarrenal congênita com citomegalia, 3) hipoplasia suprarrenal congênita sem citomegalia e 4) degeneração e doenças metabólicas que afetam a função das glândulas suprarrenais.

A mutação do gene *DAX1* provoca hipoplasia suprarrenal congênita ligada ao X, com insuficiência suprarrenal de início tardio e hipogonadismo hipogonadotrófico. Neste distúrbio, o córtex da glândula suprarrenal é constituído por grandes células suprarrenais de formato peculiar, com grandes núcleos, levando à designação de citomegalia.

A hipoplasia suprarrenal congênita sem citomegalia compreende principalmente as **síndromes de insensibilidade ao ACTH**, um grupo de doenças raras, nas quais a resistência ao ACTH é a única característica ou está associada a outros sintomas. Na **deficiência de glicocorticoides familiar (DGF)**, a ausência de resposta corticossuprarrenal ao ACTH causa diminuição da secreção suprarrenal de glicocorticoides e androgênios e aumento da secreção hipofisária de ACTH. A capacidade de resposta à angiotensina II apresenta-se normal. Os lactentes e as crianças pequenas acometidos são levados ao médico devido à presença de sintomas de deficiência de cortisol, particularmente hiperpigmentação cutânea, retardo do crescimento, hipoglicemia recorrente e infecções recorrentes. As crianças maiores podem manifestar posteriormente estatura alta relacionada com a idade óssea avançada. O diagnóstico é sugerido quando a secreção de cortisol não responde à estimulação com ACTH endógeno ou exógeno. Ao exame histológico, observa-se a preservação da zona glomerulosa, porém com degeneração da zona fasciculada e da zona reticular.

Até o momento, são conhecidos três genes que causam o distúrbio clássico de **DGF**. Na DGF-1, a resistência ao ACTH é causada por uma de várias mutações de sentido incorreto dentro da região de codificação do receptor de ACTH (*MC2R*). Na DGF-2, foi demonstrado que a proteína acessória do receptor de ACTH (*MRAP*), que assegura a localização do receptor de ACTH na membrana plasmática, sofre mutação e é disfuncional. A DGF-4 é causada por mutações na nicotinamida nucleotídeo *trans*-hidrogenase.

Ocorre também insuficiência suprarrenal na **síndrome de alacrimia, acalasia e insuficiência suprarrenal** e na **adrenoleucodistrofia**. Em ambos os casos, a insuficiência suprarrenal resulta da destruição progressiva da glândula, com consequente deficiência de androgênios, glicocorticoides e mineralocorticoides (geralmente nesta sequência).

B. Insuficiência corticossuprarrenal secundária

A insuficiência corticossuprarrenal secundária resulta mais comumente da deficiência de ACTH causada pela terapia crônica com glicocorticoides exógenos. Raramente, a deficiência de ACTH resulta de tumores hipofisários ou hipotalâmicos, ou da deficiência isolada de CRH. Foram também descritos distúrbios genéticos que levam à insuficiência suprarrenal secundária (p. ex., mutações *TPIT*, *POMC*; ver Capítulo 19).

Fisiopatologia
A. Insuficiência corticossuprarrenal primária

A destruição gradual do córtex da glândula suprarrenal, como a que ocorre nas doenças autoimunes, na tuberculose e em outras doenças infiltrativas, resulta inicialmente em diminuição da reserva de glicocorticoides suprarrenais. A secreção basal dos glicocorticoides apresenta-se normal, porém não aumenta em resposta ao estresse e à cirurgia; o traumatismo ou a infecção podem desencadear uma crise suprarrenal aguda. Com a perda adicional do tecido cortical, até mesmo a secreção basal de glicocorticoides e mineralocorticoides torna-se deficiente, levando às manifestações clínicas da insuficiência suprarrenal crônica. A queda dos níveis plasmáticos de cortisol diminui a inibição da secreção hipofisária de ACTH por retroalimentação (Figura 21-12), e ocorre elevação do nível plasmático de ACTH (Figura 21-15).

A rápida destruição do córtex da glândula suprarrenal, como a que ocorre na septicemia ou na hemorragia suprarrenal, resulta em súbita perda da secreção de glicocorticoides e de mineralocorticoides, levando à crise suprarrenal aguda.

B. Insuficiência corticossuprarrenal secundária

Ocorre insuficiência corticossuprarrenal secundária quando são administradas grandes doses de glicocorticoides pelos seus efeitos anti-inflamatórios e imunossupressores no tratamento da asma, da artrite reumatoide, da colite ulcerativa e de outras doenças. Se esse tratamento se estender por mais de 4 a 5 semanas, ele produzirá supressão prolongada da secreção de CRH, ACTH e de cortisol endógeno (Figura 21-12). Se o tratamento com esteroides exógenos for subitamente interrompido, o hipotálamo e a hipófise são incapazes de responder normalmente à redução dos níveis circulantes de glicocorticoides. O paciente pode desenvolver sinais e sintomas de insuficiência corticossuprarrenal crônica ou, se for submetido a estresse, apresentar crise suprarrenal aguda. A supressão prolongada do eixo hipotálamo-hipófise-suprarrenal pode ser evitada pelo uso de esquemas de esteroides administrados em dias alternados, sempre que isso for possível.

A deficiência de ACTH constitui o principal problema na insuficiência corticossuprarrenal secundária. A deficiência de ACTH leva a uma diminuição na secreção de cortisol e de androgênios suprarrenais, porém a secreção de aldosterona geralmente permanece normal. Nos estágios iniciais, ocorre

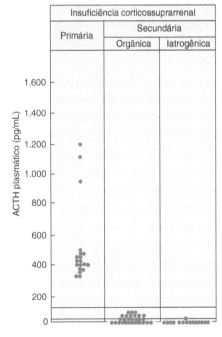

FIGURA 21-15 Níveis plasmáticos basais de ACTH na insuficiência corticossuprarrenal primária e secundária. (Dados de Besser GM et al. Immunoreactive corticotroprin levels in corticossuprarrenal insufficiency. Br Med J. 1971; 1:374-376.)

614 Fisiopatologia da Doença

diminuição da reserva hipofisária de ACTH. A secreção basal de ACTH e de cortisol pode estar normal, porém não aumenta em resposta ao estresse. Com a progressão, ocorrem redução adicional da secreção de ACTH, atrofia do córtex da glândula suprarrenal e diminuição da secreção basal de cortisol. Neste estágio, há redução da capacidade de resposta não apenas do ACTH hipofisário ao estresse, mas também do cortisol suprarrenal à estimulação com ACTH exógeno.

Manifestações clínicas

As manifestações clínicas da deficiência de glicocorticoides consistem em sintomas inespecíficos: fraqueza, letargia, fatigabilidade fácil, anorexia, náusea, dor articular e dor abdominal. Em certas ocasiões, ocorre hipoglicemia. Na insuficiência suprarrenal primária, ocorre também hiperpigmentação da pele e das mucosas. Na insuficiência suprarrenal secundária, não há hiperpigmentação, mas podem ocorrer artralgias e mialgias. As outras manifestações clínicas da insuficiência corticossuprarrenal estão relacionadas na Tabela 21-5 e são descritas detalhadamente a seguir.

O comprometimento da gliconeogênese predispõe à hipoglicemia. Pode ocorrer hipoglicemia grave espontaneamente em crianças. Nos adultos, o nível de glicemia permanece normal, contanto que haja um aporte adequado de calorias; todavia, o jejum provoca hipoglicemia grave (e potencialmente fatal). Na crise suprarrenal aguda, a hipoglicemia também pode ser provocada por febre, infecção ou náusea e vômitos.

Na insuficiência suprarrenal primária, o nível plasmático persistentemente baixo ou ausente de cortisol resulta em acentuada hipersecreção de ACTH pela hipófise. Como o ACTH possui atividade de MSH intrínseca, pode-ser observar o aparecimento de uma variedade de alterações da pigmentação. Essas alterações incluem hiperpigmentação generalizada (escurecimento difuso da pele), aumento da pigmentação das dobras cutâneas, leitos ungueais, mamilos, aréolas, pontos de pressão (como as articulações dos dedos das mãos e dos pés, cotovelos e joelhos) e cicatrizes formadas após o início dos níveis excessivos de ACTH; bronzeamento excessivo e aparecimento de sardas nas áreas expostas ao sol; e hiperpigmentação da mucosa oral, gengivas e áreas perivaginal e perianal. Essas alterações não ocorrem na insuficiência suprarrenal secundária, visto que, neste distúrbio, a secreção de ACTH é diminuída, em vez de elevada.

Na insuficiência suprarrenal primária, a deficiência de aldosterona resulta em perda renal de Na^+ e retenção de K^+, causando hipovolemia e hiperpotassemia. Por sua vez, a hipovolemia leva à azotemia pré-renal e hipotensão. Foi documentada a ocorrência de desejo compulsivo por sal em cerca de 20% dos pacientes com insuficiência suprarrenal.

Os pacientes também podem ser incapazes de excretar uma sobrecarga hídrica. Pode haver desenvolvimento de hiponatremia, refletindo maior retenção de água do que de Na^+. A excreção deficiente de água provavelmente está relacionada com a secreção aumentada de vasopressina pela neuro-hipófise, desinibida pelos baixos níveis de cortisol e aumentada pela percepção de náusea; isso pode ser reduzido pela administração de glicocorticoides. Além disso, a taxa de filtração glomerular (TFG) apresenta-se baixa. O tratamento com mineralocorticoides au-

---

TABELA 21-5 Manifestações clínicas da insuficiência corticossuprarrenal

Insuficiência suprarrenal primária e secundária
Cansaço, fraqueza, depressão mental
Anorexia, perda de peso
Tontura, hipotensão ortostática
Náusea, vômitos, cólicas abdominais, diarreia
Hiponatremia
Hipoglicemia
Anemia normocítica, linfocitose, eosinofilia
Insuficiência suprarrenal primária
Hiperpigmentação da pele e das mucosas
Desejo compulsivo por sal
Hiperpotassemia
Insuficiência suprarrenal secundária
Palidez
Amenorreia, diminuição da libido, impotência
Escassez de pelos axilares e púbicos
Testículos pequenos
Déficit de crescimento pré-puberal, puberdade tardia
Cefaleia, sintomas visuais

Modificada e reproduzida, com permissão, de Oelkers W. Current concepts: Adrenal insufficiency. N Engl J Med. 1996;335:1206.

---

menta a TFG ao restaurar o volume plasmático, enquanto o tratamento com glicocorticoides melhora ainda mais a TFG.

A incapacidade de excretar uma sobrecarga hídrica pode predispor à intoxicação hídrica. Um notável exemplo disso é observado algumas vezes quando pacientes com insuficiência suprarrenal não tratados recebem uma infusão de glicose e, subsequentemente, apresentam febre alta ("**febre por glicose**") e colapso, levando à morte. A patogênese dessa condição está relacionada com o metabolismo da glicose, que deixa a água livre diluir o líquido extracelular. Essa diluição resulta em um gradiente osmótico entre o líquido intersticial e as células do centro termorregulador do hipotálamo, provocando edema e disfunção das células.

Na insuficiência suprarrenal secundária, a secreção de aldosterona pela zona glomerulosa é preservada. Assim, não ocorrem geralmente as manifestações clínicas da deficiência de mineralocorticoides, como depleção de volume, desidratação, hipotensão e anormalidades eletrolíticas. A hiponatremia pode ocorrer em consequência da incapacidade de excretar uma sobrecarga hídrica e da liberação aumentada de vasopressina devida à náusea, porém não é acompanhada de hiperpotassemia.

Ocorre hipotensão em cerca de 90% dos pacientes. Isso, com frequência, provoca sintomas ortostáticos e, em certas ocasiões, síncope ou hipotensão em decúbito. A hiperpotassemia pode causar arritmias cardíacas, que algumas vezes são letais. Pode ocorrer choque refratário em indivíduos com deficiência de glicocorticoides que são submetidos a estresse. A musculatura lisa vascular torna-se menos sensível às cateco-

CAPÍTULO 21 Distúrbios do Córtex da Glândula Suprarrenal **615**

laminas circulantes, e os capilares sofrem dilatação e tornam-se permeáveis. Esses efeitos dificultam a compensação vascular para a hipovolemia e promovem o colapso vascular. Foi descrita a ocorrência de miocardiopatia reversível.

A deficiência de cortisol resulta comumente em perda do apetite, perda de peso e distúrbios GI. A perda de peso é comum e, nos casos crônicos, pode ser profunda (15 kg ou mais). Na maioria dos pacientes, ocorrem náusea e vômitos; a diarreia é menos frequente. Muitas vezes, esses sintomas GI intensificam-se durante a crise suprarrenal aguda.

Nas mulheres com insuficiência suprarrenal, pode ocorrer queda dos pelos púbicos e axilares em consequência da secreção diminuída de androgênios suprarrenais. É comum a ocorrência de amenorreia; na maioria dos casos, está relacionada com a perda de peso e a doença crônica, porém algumas vezes resulta de insuficiência ovariana.

As consequências da insuficiência suprarrenal sobre o SNC consistem em alterações da personalidade (irritabilidade, apreensão, incapacidade de concentração e labilidade emocional), aumento da sensibilidade aos estímulos olfatórios e gustativos, bem como aparecimento de ondas eletrencefalográficas mais lentas do que o ritmo alfa normal.

Os pacientes com **crise suprarrenal aguda** apresentam sintomas de febre, fraqueza, apatia e confusão. A anorexia, a náusea e os vômitos podem levar à depleção de volume e à desidratação. A dor abdominal pode simular a dor de um processo abdominal agudo. As evidências sugerem que os sintomas da deficiência aguda de glicocorticoides são mediados pelos níveis plasmáticos significativamente elevados de citocinas, particularmente IL-6 e, em menor grau, IL-1 e TNF. Com frequência, ocorrem hiponatremia, hiperpotassemia, linfocitose, eosinofilia e hipoglicemia. Pode ocorrer crise suprarrenal aguda em pacientes com deficiência de ACTH não diagnosticada, bem como em pacientes tratados com corticosteroides, que não recebem doses aumentadas de esteroides durante períodos de estresse. Os fatores desencadeantes incluem infecção, traumatismo, cirurgia e desidratação. As infecções gastrintestinais são particularmente problemáticas, devido à incapacidade associada de ingerir ou absorver hidrocortisona oral de reposição, podendo levar a uma crise suprarrenal, apesar de outros tratamentos. Se não for reconhecida e tratada, o coma, a hipotensão grave ou o choque refratário aos agentes vasopressores podem levar rapidamente à morte.

Os achados laboratoriais na insuficiência corticossuprarrenal primária consistem em hiponatremia, hiperpotassemia, hipoglicemia ocasional e azotemia leve (Tabela 21-6). A hiponatremia e a hiperpotassemia constituem manifestações da deficiência de mineralocorticoides. A azotemia, com elevações da ureia sanguínea e da creatinina sérica, resulta da depleção de volume e da desidratação. Com frequência, verifica-se a presença de acidose leve. Raramente, ocorre hipercalcemia de grau leve a moderado.

As manifestações hematológicas da insuficiência suprarrenal consistem em anemia normocítica normocrômica, neutropenia, linfocitose, monocitose e eosinofilia. Ocorre hiperprolactinemia quando os níveis séricos de cortisol estão baixos. As radiografias de abdome revelam calcificação das glândulas

TABELA 21-6 Níveis plasmáticos típicos de eletrólitos em seres humanos normais e em pacientes com doenças corticossuprarrenais

	Na$^+$ (mEq/L)	K$^+$ (mEq/L)	Cl$^-$ (mEq/L)	HCO$_3^-$ (mEq/L)
Normal	142	4,5	105	25
Insuficiência suprarrenal	120	6,7	85	45
Aldosteronismo primário	145	2,4	96	41
Hipoaldosteronismo	145	6,7	105	25

Modificada e reproduzida, com permissão, de Ganong WF. *Review of Medical Physiology,* 22nd ed. McGraw-Hill, 2005.

suprarrenais em cerca de 50% dos pacientes com doença de Addison causada por tuberculose suprarrenal e em uma porcentagem menor de pacientes com hemorragia suprarrenal bilateral. A TC detecta calcificação das glândulas suprarrenais com frequência ainda maior nesses casos e também pode demonstrar um crescimento bilateral das glândulas suprarrenais nos casos de hemorragia suprarrenal; tuberculose, infecções fúngicas ou por citomegalovírus; metástases; e outras doenças infiltrativas. As anormalidades eletrocardiográficas incluem baixa voltagem, eixo QRS vertical e alterações inespecíficas da onda ST relacionadas com as anormalidades dos eletrólitos (p. ex., ondas T apiculadas da hipercalemia).

Diagnóstico

A. Insuficiência suprarrenal primária

Para estabelecer o diagnóstico de insuficiência suprarrenal primária totalmente desenvolvida, o médico precisa demonstrar uma incapacidade das glândulas suprarrenais de responder normalmente à estimulação do ACTH. Isso é geralmente obtido pela realização de um teste de estimulação com ACTH (Figura 21-16). O médico obtém o nível plasmático de cortisol às 8 horas da manhã; em seguida, administra 250 µg de ACTH sintético (cosintrofina) por via intravenosa ou intramuscular. Os níveis plasmáticos de cortisol são novamente obtidos dentro de 30 e 60 minutos. Os indivíduos normais exibem uma elevação dos níveis plasmáticos de cortisol para mais de 18 µg/dL. Os pacientes com doença de Addison apresentam um baixo nível plasmático de cortisol às 8 horas da manhã (e nível elevado de ACTH) e praticamente nenhum aumento do cortisol plasmático após a administração de cosintrofina.

B. Insuficiência corticossuprarrenal secundária

O diagnóstico de deficiência de ACTH em consequência da administração de glicocorticoides exógenos é sugerido pela obtenção de uma história de terapia prolongada com glicocorticoides ou pelo achado de manifestações cushingoides no exame físico. Os tumores hipotalâmicos ou hipofisários que levam à deficiência de ACTH frequentemente produzem sinais e sintomas de outras endocrinopatias. A secreção deficiente de outros hormônios hipofisários, como LH e FSH ou TSH, pode provocar hipogonadismo ou hipotireoidismo (ver Capítulo 19). A secreção excessiva de hormônio do crescimento ou de prolactina por um adenoma hipofisário pode produzir acromegalia ou amenorreia

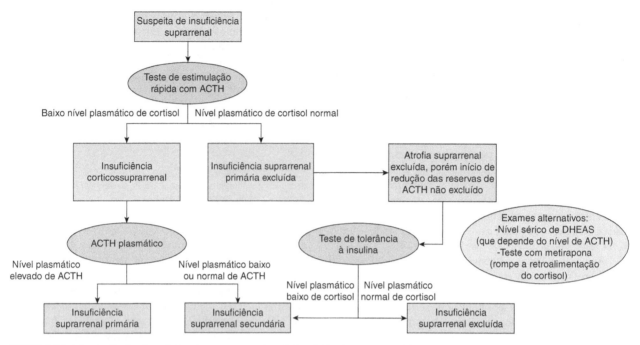

FIGURA 21-16 Avaliação diagnóstica dos casos suspeitos de insuficiência suprarrenal. A primeira etapa consiste em realizar um teste de estimulação do ACTH para verificar a existência de insuficiência suprarrenal. Em seguida, os níveis plasmáticos de ACTH diferenciam a insuficiência suprarrenal primária da secundária. Nos casos em que o nível de cortisol apresenta-se normal após estimulação do ACTH, porém existe alta suspeita de insuficiência suprarrenal, ou nos casos em que pode ser de início recente (p. ex., apoplexia hipofisária), efetua-se um teste de tolerância à insulina. De modo alternativo, a medição da DHEAS, que, à semelhança do cortisol, é dependente da ação do ACTH, ou um teste com metirapona podem ser úteis. Os retângulos circundam os diagnósticos clínicos, enquanto os ovais indicam os exames complementares.

e galactorreia. Infelizmente, o teste de estimulação convencional com ACTH utiliza uma dose (250 μg de ACTH) que é suprafisiológica e capaz de estimular transitoriamente o córtex da glândula suprarrenal em alguns pacientes com insuficiência suprarrenal secundária (hipofisária ou hipotalâmica). O teste tradicional padronizado para o diagnóstico de insuficiência suprarrenal secundária é o teste de tolerância à insulina. A injeção de insulina leva à hipoglicemia, que é detectada pelo hipotálamo, ativando subsequentemente todo o eixo hipotálamo-hipófise--córtex da glândula suprarrenal, contanto que todos os componentes do eixo estejam intactos. Uma elevação do cortisol acima de 18 μg/dL como resposta à hipoglicemia sintomática exclui o diagnóstico de insuficiência suprarrenal secundária.

PONTO DE CHECAGEM

17. Quais são as principais causas da deficiência de glicocorticoides?
18. A insuficiência suprarrenal autoimune está associada a quais outros distúrbios autoimunes?
19. Quais são as principais causas da hemorragia suprarrenal?
20. Quais são os sinais e sintomas clínicos da insuficiência suprarrenal?
21. Cite algumas maneiras diferentes de estabelecer o diagnóstico de insuficiência suprarrenal em um paciente com sinais e sintomas sugestivos.

HIPERALDOSTERONISMO (PRODUÇÃO EXCESSIVA DE MINERALOCORTICOIDES)

Ocorre **aldosteronismo primário** em consequência da secreção excessiva e descontrolada de aldosterona pelo córtex da glândula suprarrenal. Atualmente, acredita-se que seja a causa mais comum de hipertensão potencialmente curável e passível de tratamento específico. O **hiperaldosteronismo secundário** ocorre em consequência da estimulação da secreção de aldosterona pela secreção excessiva de renina pelo aparelho justaglomerular dos rins.

As manifestações clínicas do hiperaldosteronismo também podem ser causadas pelo excesso de mineralocorticoides não mediado pela aldosterona. As causas incluem síndrome de Cushing; hiperplasia suprarrenal congênita em consequência da deficiência de 11β-hidroxilase ou da deficiência de 17α-hidroxilase; síndrome de excesso aparente de mineralocorticoides devido à deficiência de 11β-hidroxiesteroide desidrogenase (11β-HSD); resistência primária aos glicocorticoides; e síndrome de Liddle em consequência de mutações ativadoras do gene que codifica as subunidades β e γ do canal de sódio epitelial renal.

Etiologia

As causas do hiperaldosteronismo estão relacionadas na Tabela 21-7.

A. Aldosteronismo primário

O **aldosteronismo primário** resulta geralmente de um **adenoma** secretor de aldosterona do córtex da glândula suprarrenal

TABELA 21-7 Causas do hiperaldosteronismo

Aldosteronismo primário
Adenoma corticossuprarrenal secretor de aldosterona
Hiperplasia bilateral da zona glomerulosa
Hiperaldosteronismo tratável com glicocorticoides
Carcinoma corticossuprarrenal secretor de aldosterona (raro)
Idiopático
Hiperaldosteronismo secundário
Isquemia renal
Estenose da artéria renal
Hipertensão maligna
Diminuição do volume intravascular
Insuficiência cardíaca
Uso crônico de diuréticos ou laxantes
Estados de hipoproteinemia (cirrose, síndrome nefrótica)
Distúrbios com perda de sódio
Doença renal crônica
Acidose tubular renal
Hiperplasia das células justaglomerulares (síndrome de Bartter)
Vômitos ou ingestão de diuréticos sub-reptícios (pseudossíndrome de Bartter)
Contraceptivos orais
Tumores secretores de renina (raros)

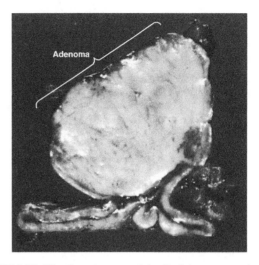

FIGURA 21-17 Corte transversal da glândula suprarrenal, mostrando um adenoma corticossuprarrenal de um paciente com hiperaldosteronismo primário. Na maioria dos casos, os aspectos macroscópico e microscópico não possibilitam a diferenciação dos adenomas secretores de aldosterona daqueles secretores de cortisol. (Reproduzida, com permissão, de Chandrasoma P et al., eds. *Concise Pathology*, 3rd ed. Publicada originalmente por Appleton & Lange. Copyright © 1998 por The McGraw-Hill Companies, Inc.)

(Figura 21-17) ou de hiperplasia bilateral da zona glomerulosa. Os adenomas são facilmente identificados pela sua coloração amarelo-dourada característica. O córtex da glândula suprarrenal adjacente pode estar comprimido. Os adenomas que produzem aldosterona em quantidades excessivas são indistinguíveis daqueles que produzem quantidades excessivas de cortisol, exceto pela sua tendência a serem menores (normalmente < 2 cm de diâmetro). Tradicionalmente, o hiperaldosteronismo primário era considerado uma causa rara de hipertensão e não precisava ser investigado na ausência de hipocalemia. Todavia, o desenvolvimento e a aplicação da razão entre concentração plasmática de aldosterona e atividade da renina plasmática como teste de triagem para a população hipertensa resultaram em um aumento acentuado da taxa de detecção, sugerindo que o aldosteronismo primário é, de fato, muito comum em pacientes com hipertensão; a maioria desses pacientes apresenta níveis séricos normais de potássio. Até 15% dos pacientes com diagnóstico de hipertensão essencial apresentam aldosteronismo primário.

A **hiperplasia suprarrenal bilateral** responde por 70% dos casos de aldosteronismo primário idiopático (não relacionado com adenoma). Os pacientes afetados apresentam hiperplasia não adenomatosa bilateral da zona glomerulosa. O cateterismo seletivo das veias suprarrenais à procura de secreção de aldosterona lateralizada constitui a maneira mais confiável para diferenciar o adenoma unilateral produtor de aldosterona da hiperplasia suprarrenal bilateral.

A **hiperplasia suprarrenal unilateral** constitui uma causa rara de aldosteronismo primário. O cateterismo seletivo da veia suprarrenal para determinar as concentrações plasmáticas de aldosterona pode ajudar a definir se a doença é unilateral.

Os **carcinomas corticossuprarrenais** que só produzem aldosterona são extremamente raros. Em geral, estes tumores são volumosos.

Foram descritas três formas diferentes de aldosteronismo primário genético. Todos os três tipos são herdados de modo autossômico dominante.

O **aldosteronismo primário tipo 1** consiste em **aldosteronismo tratável com glicocorticoides**. Conforme assinalado no Capítulo 11, os pacientes afetados apresentam um gene "híbrido" da 11β-hidroxilase aldosterona sintase, em que os elementos reguladores do gene da 11β-hidroxilase estão fundidos com a região de codificação do gene da aldosterona sintase. Portanto, o ACTH estimula a atividade da aldosterona sintase. O gene híbrido *CYP11B1/CYP11B2* origina-se de um *crossing-over* desigual entre os dois genes *CYP11B* durante a meiose. O gene híbrido pode ser detectado no DNA dos leucócitos do sangue periférico. O fenótipo clínico varia desde hipertensão grave de início precoce até elevações muito mais leves da pressão arterial; em geral, a hipocalemia é discreta. Os pacientes afetados aparentemente correm risco aumentado de sofrer acidente vascular encefálico prematuro. Como a expressão do gene híbrido é estimulada pelo ACTH, levando à produção aumentada de aldosterona e de outros esteroides, o hiperaldosteronismo é passível de supressão pelos glicocorticoides. O tratamento com doses baixas de dexametasona inibe o ACTH. O **aldosteronismo primário tipo 2** tem sido relacionado a um *locus* no cromossomo 7p22, porém o defeito subjacente não foi elucidado. O **aldosteronismo primário tipo 3** é causado por

618 Fisiopatologia da Doença

mutações do KCNJ5, um canal de potássio retificador interno, levando a uma perda da especificidade de cátions.

B. Hiperaldosteronismo secundário

O **hiperaldosteronismo secundário** é comum. Resulta da produção excessiva de renina pelo aparelho justaglomerular dos rins. O elevado débito de renina ocorre em resposta (1) à isquemia renal (p. ex., estenose da artéria renal ou hipertensão maligna), (2) ao volume intravascular diminuído (p. ex., insuficiência cardíaca, cirrose, síndrome nefrótica, abuso de laxativos ou diuréticos), (3) a distúrbios com perda de Na^+ (p. ex., doença renal crônica ou acidose tubular renal), (4) à hiperplasia do aparelho justaglomerular (síndrome de Bartter), ou (5) a tumores secretores de renina. Nesses estados, a estimulação da zona glomerulosa pelo sistema renina-angiotensina leva à produção aumentada de aldosterona.

Patologicamente, no hiperaldosteronismo secundário, as glândulas suprarrenais podem ter aspecto macroscópico normal, porém o exame microscópico revela a possível presença de hiperplasia da zona glomerulosa.

Fisiopatologia

No aldosteronismo primário, ocorre aumento primário (autônomo) da produção de aldosterona pelo tecido anormal da zona glomerulosa (adenoma ou hiperplasia). Todavia, os níveis circulantes de aldosterona ainda são modulados, em certo grau, por variações na secreção de ACTH. O excesso crônico de aldosterona resulta em expansão do volume de líquido extracelular e do volume plasmático. Por sua vez, essa expansão é registrada pelos receptores de estiramento do aparelho justaglomerular e pelo fluxo de Na^+ na mácula densa, levando à supressão da produção de renina e à baixa atividade da renina plasmática circulante.

Os pacientes com hiperaldosteronismo secundário também produzem quantidades excessivamente grandes de aldosterona; todavia, diferentemente dos pacientes com hiperaldosteronismo primário, a atividade da renina plasmática não é suprimida.

Consequências clínicas do excesso de mineralocorticoides

As principais consequências do excesso crônico de aldosterona consistem na retenção de Na^+ e na perda de K^+ e H^+ pelos rins.

Inicialmente, a aldosterona em quantidades excessivas estimula a reabsorção de Na^+ pelos túbulos coletores e túbulos distais dos rins, causando expansão do volume de líquido extracelular e elevação da pressão arterial. Entretanto, quando a expansão do líquido extracelular alcança determinado nível, a excreção de Na^+ recomeça, apesar da ação continuada da aldosterona sobre os túbulos renais. Este **fenômeno de "escape"** deve-se, provavelmente, à secreção aumentada de **peptídeo natriurético atrial**. Como o fenômeno de escape provoca a excreção de sal em excesso, os pacientes acometidos não apresentam edema. Esse escape da ação da aldosterona não ocorre nos túbulos distais. Nessas estruturas, os níveis elevados de aldosterona promovem a troca contínua de Na^+ por K^+ e H^+, causando depleção de K^+ e alcalose. Os pacientes afetados não apresentam hipernatremia acentuada, devido à retenção de água juntamente com o Na^+.

O excesso crônico de aldosterona também provoca diurese prolongada de K^+. Ocorre depleção das reservas corporais totais de K^+, e verifica-se o desenvolvimento de hipocalemia. Os pacientes podem queixar-se de cansaço, perda do vigor, fraqueza, noctúria e cansaço, que são, todos eles, sintomas de depleção de K^+. A depleção prolongada de K^+ provoca lesão dos rins (**nefropatia hipopotassêmica**), causando resistência ao ADH (hormônio antidiurético). A consequente perda da capacidade de concentração provoca sede e poliúria (particularmente noturna).

Quando a perda de K^+ é pronunciada, o K^+ intracelular é substituído por Na^+ e H^+. O movimento intracelular de H^+, juntamente com a secreção renal aumentada de H^+, leva ao desenvolvimento de alcalose metabólica.

A hipertensão – relacionada à retenção de Na^+ e à expansão do volume plasmático – é um achado característico. A hipertensão pode variar desde limítrofe a grave, porém é geralmente branda ou moderada. A hipertensão acelerada (maligna) é extremamente rara. Entretanto, como a hipertensão é duradoura, ela pode provocar retinopatia, lesão renal ou hipertrofia ventricular esquerda. Por exemplo, pacientes com aldosteronismo primário causado por adenomas secretores de aldosterona apresentam aumento da espessura da parede e da massa, bem como redução do enchimento diastólico inicial do ventrículo esquerdo, em comparação com pacientes que apresentam hipertensão essencial. Dessa forma, a probabilidade de cura da hipertensão com a ressecção do adenoma suprarrenal é menos previsível do que a probabilidade de corrigir as anormalidades bioquímicas relacionadas. Apenas 50% dos pacientes com adenomas permanecem normotensos dentro de 5 anos após a adrenalectomia; os indivíduos idosos, em particular, têm mais tendência a necessitar de tratamento anti-hipertensivo no pós-operatório. Pacientes sem história familiar de hipertensão e que necessitam de dois ou menos agentes anti-hipertensivos no pré-operatório têm mais tendência a apresentar resolução da hipertensão após a remoção do tumor suprarrenal.

O coração pode ficar ligeiramente aumentado em consequência da expansão do volume plasmático e da hipertrofia do ventrículo esquerdo. Pacientes com grave depleção de K^+ podem apresentar uma atenuação da função dos barorreceptores, que se manifesta por quedas posturais da pressão arterial sem taquicardia reflexa, ou até mesmo arritmias malignas e morte cardíaca súbita.

A depleção de K^+ leva a um grau de intolerância aos carboidratos discretos, porém detectável (demonstrada pelo teste de tolerância à glicose anormal). Isso pode ocorrer devido ao comprometimento da liberação pancreática de insulina e à redução da sensibilidade à insulina relacionada com a hipocalemia. A redução da tolerância à glicose é corrigida após a reposição do K^+.

Além disso, a alcalose que acompanha a depleção grave de K^+ pode reduzir os níveis plasmáticos de Ca^{2+} a ponto de causar tetania latente ou fraca (ver Capítulo 17). A hipocalemia pode causar fraqueza muscular intensa, câibras musculares e atonia intestinal. Pode haver desenvolvimento de parestesias em consequência da hipocalemia e da alcalose. Um sinal de Trousseau ou de Chvostek positivo sugere alcalose e hipocalcemia (ver Capítulo 17).

CAPÍTULO 21 Distúrbios do Córtex da Glândula Suprarrenal **619**

No hiperaldosteronismo, os achados laboratoriais consistem em hipocalemia e alcalose (Tabela 21-6). Normalmente, o nível sérico de K^+ é inferior a 3,6 mEq/L (3,6 mmol/L), o nível sérico de Na^+ apresenta-se normal ou ligeiramente elevado, o HCO_3^- sérico está aumentado, e o nível sérico de Cl^- encontra-se diminuído (alcalose metabólica hipopotassêmica hipoclorêmica). Verifica-se a presença de quantidades inapropriadamente grandes de K^+ na urina.

O hematócrito pode estar reduzido, devido à hemodiluição causada pela expansão do volume plasmático. Os pacientes afetados podem ser incapazes de concentrar a urina, e os resultados do teste de tolerância à glicose podem ser anormais.

O nível de renina plasmática encontra-se suprimido no aldosteronismo primário e elevado no hiperaldosteronismo secundário. A produção suprarrenal de cortisol geralmente não está afetada.

O ECG pode revelar alterações da hipertrofia ventricular esquerda moderada e depleção de K^+ (achatamento das ondas T e aparecimento de ondas U).

Diagnóstico de hiperaldosteronismo

A. Aldosteronismo primário

No passado, o diagnóstico de aldosteronismo primário era frequentemente sugerido pelo achado de hipocalemia em um paciente com hipertensão sem tratamento (i.e., sem uso de diuréticos) (Tabela 21-6). Todavia, um baixo aporte de Na^+, ao diminuir a perda renal de K^+, pode mascarar a depleção corporal total de K^+. Em pacientes com função renal normal, uma sobrecarga de sal dietético revela a presença de hipocalemia como manifestação da depleção corporal total de K^+. Assim, o achado de baixos níveis séricos de K^+ em pacientes hipertensos com alta ingestão de sal e sem uso de diuréticos justifica uma avaliação adicional à procura de hiperaldosteronismo. Na atualidade, o teste mais satisfatório de triagem para o aldosteronismo primário consiste em determinações da concentração plasmática de aldosterona (normal: 1 a 16 ng/dL) e da atividade da renina plasmática (normal: 1 a 2,5 ng/mL/h), com cálculo da razão aldosterona-renina plasmática (normal: < 30). Os pacientes com uma razão aldosterona-renina de 30 ou mais necessitam de avaliação adicional. No entanto, um pré-requisito para o hiperaldosteronismo consiste em níveis elevados de aldosterona de pelo menos 14 ng/dL.

A investigação subsequente consiste na determinação da excreção de aldosterona na urina de 24 horas e do nível plasmático de aldosterona com o paciente em dieta contendo mais de 120 mEq de Na^+ por dia. Com uma dieta rica em sódio, a excreção urinária de aldosterona ultrapassa 14 μg/24 h, e o nível plasmático em decúbito é frequentemente superior a 14 ng/dL no aldosteronismo primário.

A TC de alta resolução ou a RMN das glândulas suprarrenais podem ajudar a diferenciar o **adenoma suprarrenal** da **hiperplasia suprarrenal** bilateral. O exame-padrão para o diagnóstico consiste em cateterismo bilateral das veias suprarrenais, que é mais sensível e específico do que os exames de imagem para identificar uma causa unilateral do aldosteronismo primário.

B. Hiperaldosteronismo secundário

Os pacientes com hiperaldosteronismo secundário devido à hipertensão maligna, estenose da artéria renal ou doença renal crônica também excretam grandes quantidades de aldosterona; todavia, diferentemente do aldosteronismo primário, apresentam elevação da atividade da renina plasmática.

PONTO DE CHECAGEM

22. Quais são as causas do hiperaldosteronismo?
23. Quais são os sinais e sintomas de apresentação do hiperaldosteronismo?
24. Como se estabelece o diagnóstico de hiperaldosteronismo?

HIPOALDOSTERONISMO: DEFICIÊNCIA NA PRODUÇÃO OU NA AÇÃO DOS MINERALOCORTICOIDES

A **deficiência primária de mineralocorticoides** (**hipoaldosteronismo**) pode ser causada pela destruição do tecido corticossuprarrenal, que invariavelmente leva a uma deficiência tanto de androgênios quanto de glicocorticoides. A deficiência primária de mineralocorticoides também pode ser causada por defeitos na síntese de aldosterona pelas glândulas suprarrenais ou pela estimulação inadequada da secreção desse hormônio (hipoaldosteronismo hiporreninêmico). A resistência aos efetores iônicos distais da aldosterona, conforme observado no pseudo-hipoaldosteronismo, provoca aumento dos níveis de aldosterona, porém diminuição de sua ação. O hipoaldosteronismo caracteriza-se por perda de Na^+, com hiponatremia, hipovolemia e hipotensão, e pelo comprometimento da secreção de K^+ e de H^+ nos túbulos renais, resultando em hiperpotassemia e acidose metabólica. Normalmente, a atividade da renina encontra-se aumentada.

A **deficiência secundária** dos mineralocorticoides endógenos pode ocorrer quando a produção de renina está suprimida ou deficiente. A produção de renina pode ser suprimida pela retenção de Na^+ e pela expansão do volume em consequência da administração de mineralocorticoides exógenos (acetato de fludrocortisona) ou substâncias que causam efeitos semelhantes aos mineralocorticoides (alcaçuz ou carbenoxolona). Quando isso ocorre, observa-se o desenvolvimento de hipertensão, hipocalemia e alcalose metabólica. Quando a produção de renina está deficiente e não é capaz de estimular a produção de mineralocorticoides, ocorrem perda de Na^+, hiperpotassemia e acidose metabólica.

Etiologia

A insuficiência corticossuprarrenal tanto aguda quanto crônica foi discutida anteriormente. No **hipopituitarismo** de longa duração, pode ocorrer alguma atrofia da zona glomerulosa, e não há aumento da secreção de aldosterona normalmente provocado por cirurgia ou por outros estresses. O **hipoaldoste-**

620 Fisiopatologia da Doença

ronismo hiporreninêmico (**acidose tubular renal tipo IV**) é um distúrbio caracterizado por hiperpotassemia e acidose em associação com insuficiência renal crônica (geralmente leve). Com frequência, os indivíduos afetados são homens entre a quinta e a sétima décadas de vida, que apresentam pielonefrite, diabetes melito, gota ou síndrome nefrótica subjacentes. Em geral, a insuficiência renal crônica não é grave o suficiente para explicar a hiperpotassemia. Os níveis plasmáticos e urinários de aldosterona e a atividade da renina plasmática estão consistentemente baixos e não respondem à estimulação da posição ereta, restrição dietética de Na^+ ou administração de furosemida. Acredita-se que a síndrome seja devida ao comprometimento do aparelho justaglomerular associado à doença renal subjacente. Foi também descrita a ocorrência transitória de hipoaldosteronismo hiporreninêmico em pacientes em estado crítico, como pacientes com choque séptico.

Dois distúrbios genéticos podem causar os sinais e sintomas do hipoaldosteronismo. Na **hiperplasia suprarrenal congênita**, ocorrem anormalidades enzimáticas na biossíntese dos mineralocorticoides (ver posteriormente). As mutações do gene *CYP11B2* para a 11-hidroxilase causam **deficiência de aldosterona sintase**, um defeito isolado na biossíntese de aldosterona. Os níveis de aldosterona estão baixos. No **pseudo-hipoaldosteronismo**, ocorre resistência tubular renal aos hormônios mineralocorticoides. Os pacientes afetados apresentam sinais e sintomas de hipoaldosteronismo, porém os níveis de aldosterona estão elevados. O **pseudo-hipoaldosteronismo tipo 1** é frequentemente causado por mutações que envolvem o canal de sódio epitelial sensível à amilorida. A síndrome de Gordon (**pseudo-hipoaldosteronismo tipo 2**), que se caracteriza por hipertensão, acidemia hiperclorêmica, hiperpotassemia e integridade da função renal, é causada pela resistência aos efeitos caliuréticos da aldosterona, mas não aos efeitos de reabsorção do sódio. A base genética dessa condição continua desconhecida.

Consequências clínicas da deficiência de mineralocorticoides

Os pacientes submetidos à adrenalectomia bilateral, se não receberem terapia de reposição com mineralocorticoides, irão apresentar perdas urinárias profundas de Na^+, resultando em hipovolemia, hipotensão e, por fim, choque e morte. Na insuficiência suprarrenal, essas alterações podem ser adiadas pelo aumento do aporte de sal na dieta. Todavia, a quantidade de sal necessária para evitar por completo essas anormalidades é tão grande que o colapso e a morte são inevitáveis, a não ser que seja também iniciado o tratamento com o mineralocorticoide, acetato de fludrocortisona. Tanto a secreção de K^+ quanto a do H^+ estão comprometidas no túbulo renal, resultando em hiperpotassemia e acidose metabólica.

HIPERPLASIA SUPRARRENAL CONGÊNITA

O córtex da glândula suprarrenal também secreta androgênios, principalmente **androstenediona, desidroepiandrosterona (DHEA)** e **sulfato de desidroepiandrosterona**

(**DHEAS**). Em geral, a secreção de androgênios suprarrenais acompanha a do cortisol. O ACTH é o principal fator que regula a produção de androgênios pelo córtex da glândula suprarrenal. Os androgênios suprarrenais são secretados em seu estado livre, porém circulam frouxamente ligados às proteínas plasmáticas, em particular à albumina. São metabolizados por degradação e inativação ou por conversão periférica nos androgênios mais potentes, a testosterona e a di-hidrotestosterona. Os metabólitos dos androgênios são conjugados com glicuronídeos ou com sulfatos e excretados na urina.

A DHEA possui efeitos tanto masculinizantes quanto anabólicos. Todavia, a sua potência é menos de um quinto daquela dos androgênios produzidos pelos testículos. Como consequência, a DHEA exerce muito pouco efeito fisiológico em condições normais. Nas mulheres, acredita-se que os esteroides androgênicos (suprarrenais e ovarianos) sejam necessários para a manutenção da libido e para a capacidade de alcançar o orgasmo.

Na **hiperplasia suprarrenal congênita**, a secreção excessiva de androgênios suprarrenais resulta de um de vários defeitos enzimáticos no metabolismo dos esteroides. Esse distúrbio, que ocorre em ambos os sexos, constitui a causa mais comum de órgãos genitais ambíguos. Trata-se de uma doença relativamente comum, que acomete 1 em cada 5 mil a 1 em cada 15 mil nascimentos.

Na verdade, a hiperplasia suprarrenal congênita é um grupo de distúrbios autossômicos recessivos em que, devido a um defeito enzimático, a maior parte da produção dos hormônios esteroides pelo córtex da glândula suprarrenal é desviada dos corticosteroides para os androgênios. A hiperplasia suprarrenal congênita é causada por mutações nos genes *CYP21, CYP11B1, CYP17* e *3βHSD* que codificam as enzimas esteroidogênicas, bem como por mutações no gene que codifica a proteína de transporte de colesterol intracelular, a proteína reguladora aguda da esteroidogênese (StAR). Cada um desses defeitos causa diferentes consequências bioquímicas e clínicas. O nome da síndrome provém do fato de que todos os defeitos bioquímicos levam à redução da secreção de cortisol, resultando em hipersecreção compensatória de ACTH e consequente hiperplasia do córtex da glândula suprarrenal. Sem dúvida alguma, a causa mais frequente de hiperplasia suprarrenal congênita é a deficiência de 21β-hidroxilase, seguida da deficiência de 11β-hidroxilase (**Figura 21-3**). Mais de 90% dos casos são devidos à deficiência da enzima esteroide 21β-hidroxilase. A enzima 21β-hidroxilase (citocromo P450c21) é codificada pelo gene *CYP21A2*. Foram descritas mais de 50 mutações diferentes de *CYP21A2*, o que explica, talvez, a ampla variedade de fenótipos da hiperplasia suprarrenal congênita. As 15 mutações mais comuns, que constituem 90 a 95% dos alelos, derivam da recombinação intergênica das sequências do DNA entre o gene *CYP21A2* e um pseudogene adjacente (um gene inativo transcrito, porém não traduzido). Essas mutações intergênicas do *CYP21A2* são causadas pela conversão de uma parte da sequência do gene *CYP21A2* ativo em uma sequência de pseudogene, resultando em um gene menos ativo ou inativo (conversão gênica).

Outros casos de hiperplasia suprarrenal congênita estão relacionados com a deficiência de esteroide 11β-hidroxilase (citocromo P450c11). Os genes híbridos por deleção, em virtude

CAPÍTULO 21 Distúrbios do Córtex da Glândula Suprarrenal **621**

do *crossing over* desigual entre o *CYP11B1* (11β-hidroxilase) e o *CYP11B2* (aldosterona sintase), estão associados a essa forma de hiperplasia suprarrenal congênita. O *CYP11B1*, o gene que codifica a 11β-hidroxilase, é expresso em altos níveis na zona fasciculada e é regulado pelo ACTH. O *CYP11B2,* o gene que codifica a aldosterona sintase, é expresso na zona glomerulosa e é regulado principalmente pelo sistema renina-angiotensina.

O comprometimento da atividade do *CYP21A2* ou do *CYP11B1* leva à produção deficiente de cortisol e de aldosterona. O baixo nível sérico de cortisol estimula a produção de ACTH; ocorre hiperplasia suprarrenal, e observa-se o acúmulo de esteroides precursores – particularmente 17-hidroxiprogesterona. Os precursores acumulados não podem entrar na via de síntese do cortisol e, portanto, são desviados para a via de síntese dos androgênios, com consequente formação de androstenediona e DHEA/DHEAS. A exposição pré-natal a níveis excessivos de androgênios resulta em masculinização do feto feminino, levando à formação de órgãos genitais ambíguos ao nascimento. Os recém-nascidos do sexo masculino têm órgãos genitais normais.

Durante o período neonatal, existem duas apresentações clássicas da hiperplasia suprarrenal congênita em consequência da deficiência clássica de 21β-hidroxilase: perdedora de sal e não perdedora de sal (também denominada "virilização simples"). Os recém-nascidos com a forma perdedora de sal apresentam grave deficiência de cortisol e de aldosterona e, se não forem diagnosticados e tratados, desenvolvem crise suprarrenal potencialmente fatal e perda de sal com duas a três semanas de idade. Aqueles com virilização simples apresentam uma produção suficiente de cortisol e de aldosterona para evitar tanto a crise suprarrenal quanto a perda de sal e, em geral, são diagnosticados devido à ocorrência de virilização entre o nascimento e 5 anos de idade. No período pós-natal, ambos os sexos apresentam virilização, refletindo o excesso contínuo de androgênios. O excesso de androgênios durante a infância pode causar pseudopuberdade precoce, aceleração prematura do crescimento, fusão prematura das epífises e baixa estatura no adulto. Ocorre variabilidade do fenótipo, dependendo da gravidade da deficiência de 21β-hidroxilase.

O diagnóstico de hiperplasia suprarrenal não clássica com deficiência de 21β-hidroxilase é sugerido pelo achado de um nível plasmático do precursor do cortisol, 17-hidroxiprogesterona, pela manhã, de mais de 200 ng/dL (12 nmol/L) (obtido em mulheres durante a fase folicular) ou de mais de 10.000 ng/dL (30,3 nmol/L) após estimulação com ACTH (ver **Figura 21-3**). O diagnóstico de defeitos específicos é confirmado pela genotipagem dos genes relevantes.

A análise do DNA obtido pela coleta de vilosidades coriônicas no início da gravidez possibilita o diagnóstico pré-natal. A administração de dexametasona à mãe de um feto feminino afetado pode evitar a ambiguidade genital. Depois do nascimento, a reposição hormonal por toda a vida com hidrocortisona (glicocorticoide) e fludrocortisona (mineralocorticoide) pode assegurar uma puberdade e fertilidade normais. A terapia antiandrogênica (com flutamida) possibilita a redução da dose de hidrocortisona algumas vezes necessária para suprimir os níveis de androgênios.

PONTO DE CHECAGEM

25. Quais são as causas do hipoaldosteronismo?
26. Quais são as manifestações clínicas do hipoaldosteronismo?
27. Qual é o efeito do excesso ou da deficiência de androgênios suprarrenais em homens e mulheres adultos normais sob os demais aspectos (i.e., indivíduos com gônadas normais)?

ESTUDOS DE CASOS

Yeong Kwok, M.D.

(Ver Capítulo 25, p. 736, para Respostas)

CASO 104

Uma mulher de 35 anos apresenta hipertensão de início recente. A revisão dos sistemas revela um ganho de peso e irregularidades menstruais de vários meses de duração. Ao exame, a paciente é obesa e tem aspecto pletórico. A pressão arterial é de 165/98 mmHg. São observadas estrias purpúreas proeminentes no abdome, bem como múltiplas equimoses em ambas as pernas. O médico da paciente considera um diagnóstico de hipercortisolismo (síndrome de Cushing).

Questões

A. Quais outras anormalidades da história e do exame físico devem ser investigadas?
B. Pressupondo que o diagnóstico de hipercortisolismo esteja correto, qual é a patogênese subjacente da hipertensão, ganho de peso e estrias cutâneas desta paciente?
C. Cite quatro causas da síndrome de Cushing e discuta as relações entre o hipotálamo, a hipófise e as glândulas suprarrenais em cada caso. Qual é a causa mais provável nesta paciente?
D. Como o diagnóstico de hipercortisolismo pode ser estabelecido nesta paciente?

622 Fisiopatologia da Doença

CASO 105

Um homem de 56 anos é submetido à tomografia computadorizada (TC) do abdome para avaliação de dor abdominal. O exame é normal, exceto pelo achado de uma massa de 3 cm na glândula suprarrenal direita. A massa é homogênea e lisa e apresenta baixa absorção dos raios X na TC. O exame físico é normal, e o paciente sente-se bem.

Questões

A. Quais outras anormalidades da história e do exame físico devem ser investigadas?

B. Qual tipo de acompanhamento precisa ser realizado e por quê?

CASO 106

Uma mulher de 38 anos chega para acompanhamento anual da tireoidite de Hashimoto anteriormente diagnosticada, para a qual recebeu terapia de reposição tireoidiana (levotiroxina, 0,15 mg/dia). A paciente queixa-se de início gradativo de fraqueza, letargia e fatigabilidade fácil nos últimos 3 meses. A revisão dos sistemas revela apenas uma irregularidade menstrual recente, com amenorreia de 2,5 meses. A pressão arterial é de 90/50 mmHg (em comparação com leituras anteriores de 110/75 e 120/80 mmHg) e o peso está 6,5 kg abaixo da medição da última consulta, há 11 meses. A pele parece bronzeada, porém a paciente nega qualquer exposição ao sol. O médico que a atende acredita que ela agora desenvolveu insuficiência suprarrenal (doença de Addison).

Questões

A. Quais outras anormalidades da história e do exame físico devem ser investigadas?

B. Se a paciente desenvolveu doença de Addison, como deveriam estar os níveis séricos de eletrólitos, e por quê?

C. Como o diagnóstico de insuficiência suprarrenal pode ser estabelecido nesta paciente?

D. Qual é patogênese da hipotensão, da perda de peso e da hiperpigmentação cutânea?

CASO 107

Um homem de 42 anos apresenta-se para avaliação da hipertensão recém-diagnosticada. No momento atual, não está ingerindo nenhum medicamento e não tem nenhuma queixa. Uma revisão cuidadosa dos sistemas revela sintomas de fadiga, perda do vigor e micção frequente, particularmente à noite. O exame físico é normal, exceto pela pressão arterial de 168/100 mmHg. Os níveis séricos de eletrólitos são os seguintes: sódio, 152 mEq/L; potássio, 3,2 mEq/L; bicarbonato, 32 mEq/L; cloreto, 112 mEq/L. O quadro clínico é compatível com um diagnóstico de aldosteronismo primário.

Questões

A. Qual é o mecanismo pelo qual o aldosteronismo primário causa as anormalidades na história, no exame físico e nos resultados laboratoriais deste paciente?

B. O que devem revelar o exame de urina e a determinação dos eletrólitos urinários, e por quê?

C. Como o diagnóstico de aldosteronismo primário pode ser estabelecido neste paciente?

CASO 108

Um homem de 64 anos com história de longa data de gota e diabetes melito tipo 2 apresenta-se para um checape de rotina. Os resultados da bioquímica do soro são os seguintes: sódio, 140 mEq/L; potássio, 6,3 mEq/L; bicarbonato, 18 mEq/L; ureia, 43 mg/dL; creatinina, 2,9 mg/dL; glicose, 198 mg/dL. A revisão do prontuário mostra valores prévios de potássio de 5,3 mEq/L e 5,7 mEq/L. No momento atual, o paciente está tomando apenas colchicina, 0,5 mg ao dia, e gliburida, 5 mg duas vezes ao dia.

Questões

A. Qual é a causa mais provável da hiperpotassemia deste paciente, e qual a sua patogênese?

B. Quais são as outras causas possíveis do hipoaldosteronismo?

C. Os níveis de atividade da renina plasmática e de aldosterona são solicitados ao laboratório. Quais resultados devem ser esperados?

CAPÍTULO 21 Distúrbios do Córtex da Glândula Suprarrenal **623**

CASO 109

Um recém-nascido a termo do sexo masculino é submetido à triagem para a deficiência de 21-hidroxilase por ocasião do nascimento, e obtém-se um nível elevado de 17-hidroxiprogesterona em uma amostra de sangue do calcanhar. Ambos os pais são saudáveis, e não há nenhuma história de problemas hormonais na família. O lactente tem aparência normal, com sinais vitais e exame físico normais. Ele é levado para repetir o exame depois de 2 semanas, e esses novos exames de sangue ainda revelam um nível elevado de 17-hidroxiprogesterona, nível de sódio de 125 mEq/L, potássio de 5,6 mEq/L e glicose de 60 mg/dL. A suspeita é de hiperplasia suprarrenal congênita com perda de sal.

Questões

A. Por que a maioria dos recém-nascidos é submetida à triagem para essa condição?

B. Quais são as anormalidades genéticas nesse distúrbio?

C. Como esse distúrbio leva a órgãos genitais ambíguos em lactentes do sexo feminino?

REFERÊNCIAS

Geral

Carrol TB et al. Glucocorticoids and adrenal androgens. In: Gardner DG et al, eds. *Greenspan's Basic & Clinical Endocrinology*, 9th ed. McGraw-Hill, 2011.

Hammer GD et al. *Adrenocortical Carcinoma: Basic Science and Clinical Concepts.* Springer, 2010.

Síndrome de Cushing

Alexandraki KI et al. Novel insights in the diagnosis of Cushing's syndrome. Neuroendocrinology. 2010;92(Suppl 1):35–43. [PMID: 20829616]

Arnaldi G et al. Pathophysiology of dyslipidemia in Cushing's syndrome. Neuroendocrinology. 2010;92(Suppl 1):86–90. [PMID: 20829625]

Carroll TB et al. The diagnosis of Cushing's syndrome. Rev Endocr Metab Disord. 2010 Jun;11(2):147–53. [PMID: 20821267]

Cicala MV et al. Hypertension in Cushing's syndrome: from pathogenesis to treatment. Neuroendocrinology. 2010;92(Suppl 1):44–9. [PMID: 20829617]

De Leo M et al. Cardiovascular disease in Cushing's syndrome: heart versus vasculature. Neuroendocrinology. 2010;92(Suppl 1):50–4. [PMID: 20829618]

De Leo M et al. Subclinical Cushing's syndrome. Best Pract Res Clin Endocrinol Metab. 2012 Aug;26(4):497–505. [PMID: 22863391]

Fassnacht M et al. Medscape. Adrenocortical carcinoma: a clinician's update. Nat Rev Endocrinol. 2011 Jun;7(6):323–35. [PMID: 21386792]

Hatipoglu BA. Cushing's syndrome. J Surg Oncol. 2012 Oct 1; 106(5):565–71. [PMID: 22740318]

Mazziotti G et al. Diabetes in Cushing syndrome: basic and clinical aspects. Trends Endocrinol Metab. 2011 Dec;22(12):499–506. [PMID: 21993190]

Miljic P et al. Pathogenesis of vascular complications in Cushing's syndrome. Hormones (Athens). 2012 Jan–Mar;11(1):21–30. [PMID: 22450342]

Pereira AM et al. Neuropsychiatric disorders in Cushing's syndrome. Neuroendocrinology. 2010;92(Suppl 1):65–70. [PMID: 20829621]

Pivonello R et al. Pathophysiology of diabetes mellitus in Cushing's syndrome. Neuroendocrinology. 2010;92(Suppl 1):77–81. [PMID: 20829623]

Valassi E et al. Clinical consequences of Cushing's syndrome. Pituitary. 2012 Sep;15(3):319–29. [PMID: 22527617]

Yaneva M et al. Genetics of Cushing's syndrome. Neuroendocrinology. 2010;92(Suppl 1):6–10. [PMID: 20829611]

Massa suprarrenal clinicamente inaparente ("incidentaloma")

Androulakis II. The clinical significance of adrenal incidentalomas. Eur J Clin Invest. 2011 May;41(5):552–60. [PMID: 21210792]

Arnaldi G et al. Adrenal incidentaloma. Best Pract Res Clin Endocrinol Metab. 2012 Aug;26(4):405–19. [PMID: 22863384]

Aron D et al. Adrenal incidentalomas. Best Pract Res Clin Endocrinol Metab. 2012 Feb;26(1):69–82. [PMID: 22305453]

Mansmann G et al. The clinically inapparent adrenal mass: update in diagnosis and management. Endocr Rev. 2004 Apr;25(2):309–40. [PMID: 15082524]

Mazzuco TL et al. Adrenal incidentalomas and subclinical Cushing's syndrome: diagnosis and treatment. Curr Opin Endocrinol Diabetes Obes. 2009 Jun;16(3):203–10. [PMID: 19390321]

Insuficiência corticossuprarrenal

Grossman AB. Clinical review: the diagnosis and management of central hypoadrenalism. J Clin Endocrinol Metab. 2010 Nov;95(11):4855–63. [PMID: 20719838]

Kemp S et al. X-linked adrenoleukodystrophy: clinical, metabolic, genetic and pathophysiological aspects. Biochim Biophys Acta. 2012 Sep;1822(9):1465–74. [PMID: 22483867]

Li-Ng M et al. Adrenal insufficiency. J Surg Oncol. 2012 Oct 1;106(5):595–9. [PMID: 22806629]

Mitchell AL et al. Autoimmune Addison disease: pathophysiology and genetic complexity. Nat Rev Endocrinol. 2012 Jan 31;8(5): 306–16. [PMID: 22290360]

Sarathi V et al. Triple-A syndrome. Adv Exp Med Biol. 2010;685:1–8. [PMID: 20687490]

Hiperaldosteronismo

Carey RM. Primary aldosteronism. J Surg Oncol. 2012 Oct 1; 106(5):575-9. [PMID: 22806599]

Ito Y et al. Subclinical primary aldosteronism. Best Pract Res Clin Endocrinol Metab. 2012 Aug;26(4):485-95. [PMID: 22863390]

Mulatero P et al. Evaluation of primary aldosteronism. Curr Opin Endocrinol Diabetes Obes. 2010 Jun;17(3):188-93. [PMID: 20389241]

Quack I et al. Familial hyperaldosteronism I-III. Horm Metab Res. 2010 Jun;42(6):424-8. [PMID: 20131203]

Rossi GP; Medscape. A comprehensive review of the clinical aspects of primary aldosteronism. Nat Rev Endocrinol. 2011 May 24;7(8):485-95. [PMID: 21610687]

Schteingart DE. The clinical spectrum of adrenocortical hyperplasia. Curr Opin Endocrinol Diabetes Obes. 2012 Jun;19(3):176-82. [PMID: 22499224]

Stowasser M. Primary aldosteronism in 2011: towards a better understanding of causation and consequences. Nat Rev Endocrinol. 2011 Dec 13;8(2):70-2. [PMID: 22158200]

Hipoaldosteronismo

Karet FE. Mechanisms in hyperkalemic renal tubular acidosis. J Am Soc Nephrol. 2009 Feb;20(2):251-4. [PMID: 19193780]

Hiperplasia suprarrenal congênita

Auchus RJ. Congenital adrenal hyperplasia in adults. Curr Opin Endocrinol Diabetes Obes. 2010 Jun;17(3):210-6. [PMID: 20389239]

Miller WL et al. The molecular biology, biochemistry, and physiology of human steroidogenesis and its disorders. Endocr Rev. 2011 Feb;32(1):81-151. Erratum in: Endocr Rev. 2011 Aug;32(4):579. [PMID: 21051590]

Witchel SF et al. Congenital adrenal hyperplasia. J Pediatr Adolesc Gynecol. 2011 Jun;24(3):116-26. [PMID: 21601808]

CAPÍTULO

Distúrbios do Sistema Reprodutor Feminino

22

Erika B. Johnston-MacAnanny, M.D. e
Robert N. Taylor, M.D., Ph.D.

Os distúrbios do sistema reprodutor feminino podem ocorrer em consequência de doença em um dos vários órgãos reprodutores: os ovários, as tubas uterinas, o útero, o colo do útero, a vagina ou a mama. Durante os anos reprodutivos, esses distúrbios manifestam-se frequentemente na forma de **menstruação alterada**, **dor pélvica** ou **infertilidade**. Os cânceres que surgem nesses tecidos ocorrem com mais frequência nos anos reprodutivos tardios ou durante a menopausa. Infelizmente, por vários motivos, esses cânceres já apresentam, muitas vezes, uma elevada taxa de mortalidade e alta incidência de metástases quando são diagnosticados. Alguns órgãos são de localização profunda e relativamente inacessíveis à palpação (ovários). Outros têm poucos nervos sensitivos (ovário, tubas uterinas) e, portanto, permanecem assintomáticos. Além disso, as mamas possuem grande quantidade de tecido adiposo, o que pode dificultar a detecção precoce do câncer de mama. A única exceção é o colo do útero, que tem fácil acesso à vigilância a partir da realização do esfregaço de Papanicolaou e da triagem do papilomavírus humano (HPV), levando a uma acentuada redução na taxa de mortalidade do câncer do colo do útero.

Os distúrbios do sistema reprodutor feminino também podem ocorrer em consequência de doença em outros órgãos, cujas funções afetam os órgãos reprodutores (p. ex., encéfalo, hipotálamo, hipófise, tireoide, glândulas suprarrenais, rins e fígado). A apresentação desses distúrbios é geralmente indolor.

Por outro lado, os distúrbios do sistema reprodutor podem causar distúrbios em outros tecidos. Os hormônios ovarianos são necessários para a manutenção e a saúde da maioria dos tecidos nas mulheres. Alterações desses hormônios podem levar à **osteoporose** (perda da massa óssea), atrofia e inflamação dos tecidos privados de estrogênio (p. ex., vaginite atrófica), aterogênese, alterações da complacência cardiovascular e risco aumentado de algumas formas de câncer (p. ex., carcinoma de endométrio, em virtude do excesso de estrogênio e da deficiência de progesterona). A disfunção do sistema reprodutor também pode contribuir para variantes singulares de doenças sistêmicas, como o diabetes gestacional e a síndrome hipertensiva de **pré-eclâmpsia-eclâmpsia**.

PONTO DE CHECAGEM

1. Como os distúrbios do sistema reprodutor feminino manifestam-se durante os anos férteis?
2. A que se pode atribuir a falta de redução da taxa de mortalidade do câncer de ovário, ao contrário da taxa de mortalidade do câncer de colo do útero?
3. Quais são as consequências da disfunção do sistema reprodutor?

ESTRUTURA E FUNÇÃO NORMAIS DO SISTEMA REPRODUTOR FEMININO

ANATOMIA

Os órgãos pélvicos reprodutivos incluem a vagina, o colo do útero, o útero, as tubas uterinas e os ovários (**Figura 22-1**). Os dois **ovários** contêm milhares de **folículos**, cada um deles com um **ovócito** circundado por uma camada de **células granulosas** e **células da teca**. Estas células de sustentação produzem esteroides e produtos parácrinos, que são importantes na maturação dos folículos e na coordenação dos eventos da reprodução. As **tubas uterinas**, que são abertas para o espaço peritoneal, conectam os ovários ao útero. O **útero** contém um revestimento interno de mucosa hormônio-sensível, denominado **endométrio**. Durante os ciclos sem gravidez, ocorre sangramento menstrual como ponto culminante mensal de crescimento, diferenciação e descamação do endométrio, em resposta a alterações nos níveis sanguíneos de estrogênio e progesterona (**Figura 22-2**). Durante a gravidez, o endométrio produz uma ampla variedade de produtos endócrinos e parácrinos, que promovem a implantação do embrião (**Tabela 22-1**). O endométrio é circundado por uma camada de músculo liso do útero, o **miométrio**. As contrações do miométrio provocam cólicas menstruais ou expelem o feto

626 Fisiopatologia da Doença

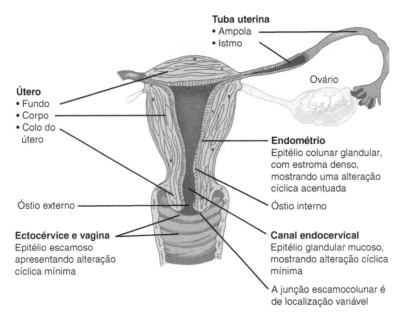

FIGURA 22-1 Pontos de referência anatômicos do útero e dos órgãos adjacentes. (Redesenhada, com permissão, de Chandrasoma P et al. *Concise Pathology*, 3rd ed. Publicada originalmente por Appleton & Lange. Copyright © 1998 por The McGraw-Hill Companies, Inc.)

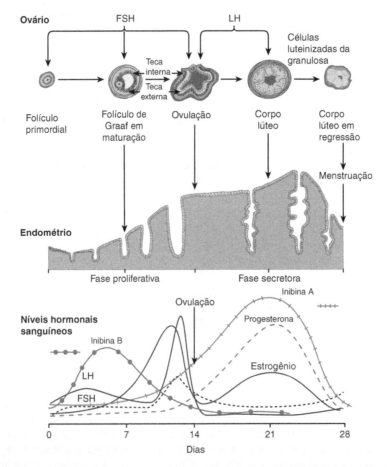

FIGURA 22-2 Alterações no ovário, no endométrio e nos níveis sanguíneos de hormônio durante o ciclo menstrual. Os níveis de hormônio antimülleriano permanecem constantes durante o ciclo. FSH, hormônio foliculestimulante; LH, hormônio luteinizante. (Redesenhada, com permissão, de Chandrasoma P et al. *Concise Pathology*, 3rd ed. Publicada originalmente por Appleton & Lange. Copyright © 1998 por The McGraw-Hill Companies, Inc.)

TABELA 22-1 Produtos endócrinos e parácrinos do endométrio

Lipídeos	Citocinas	Peptídeos e outros
Prostaglandinas	Interleucina-1α	Prolactina
Tromboxanos	Interleucina-1β	Relaxina
Leucotrienos	Interleucina-6	Renina
	Interleucina-8	Endorfina
	Interferon γ	Fator de crescimento epidérmico
	Fator estimulante de colônias 1	IGFs
	VEGF	Fator de crescimento de fibroblastos
		Fator de crescimento derivado de plaquetas
		Fator de transformação do crescimento β
		Proteínas de ligação do IGF
		Glicodelina
		Fator de necrose tumoral
		PTHrP

Legenda: IGF, fator de crescimento semelhante à insulina; PTHrP, peptídeo relacionado com paratormônio; VEGF, fator de crescimento endotelial vascular. Modificada e reproduzida, com permissão, de Fritz M et al. The uterus. In: *Clinical Gynecologic Endocrinology and Infertility*, 8th ed. Lippincott Williams & Wilkins, 2011.

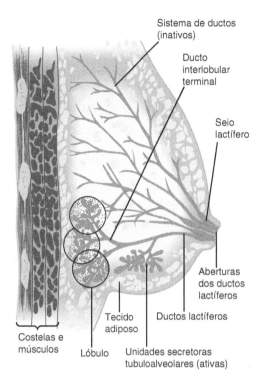

FIGURA 22-3 Desenho esquemático da mama feminina, mostrando as glândulas mamárias com ductos que se abrem no mamilo. Os contornos dos lóbulos não existem *in vivo*, porém são mostrados para fins instrutivos. O pontilhado indica o tecido conectivo intralobular frouxo. (Redesenhada, com permissão, de Junqueira LC et al. *Basic Histology*, 10th ed. McGraw-Hill, 2003.)

durante o parto. O colo do útero é contíguo com o útero e constitui o canal de passagem da menstruação ou do feto para a **vagina**, o tubo muscular que se abre na vulva.

As **mamas** (**Figuras 22-3**) produzem, armazenam e ejetam leite em resposta à estimulação hormonal e física apropriada.

DIFERENCIAÇÃO SEXUAL E MATURAÇÃO DOS TECIDOS DEPENDENTES DE ESTROGÊNIO

Diferenciação sexual do embrião

Durante o desenvolvimento embrionário, os gametas primordiais originam-se no endoderma do saco vitelino, da membrana alantoide e do intestino posterior e migram para a crista genital com 5 ou 6 semanas de gestação. Uma vez na crista genital, multiplicam-se e induzem a formação das gônadas masculinas ou femininas, dependendo da identidade dos cromossomos sexuais.

Até a oitava semana de gestação, o sexo do embrião não pode ser determinado morfologicamente; por esse motivo, esse período é designado como **fase indiferenciada** do desenvolvimento sexual. Após essa fase, ocorre diferenciação dos órgãos genitais internos e externos, determinando o **sexo fenotípico** do indivíduo, que se torna totalmente desenvolvido depois da puberdade. Durante a embriogênese, os órgãos genitais internos são formados a partir de um duplo sistema de ductos genitais dentro da crista urogenital. O primeiro a se formar é o ducto de Wolff, seguido do ducto de Müller, que depende do desenvolvimento prévio do ducto de Wolff. Após 8 semanas de gestação, a produção do **hormônio antimülleriano** pelas células de Sertoli nos testículos fetais leva à regressão dos ductos de Müller, enquanto a produção de **testosterona** pelas células de Leydig leva à persistência do ducto de Wolff e ao desenvolvimento subsequente da próstata, do epidídimo e das glândulas seminais. Na ausência dessas secreções, os órgãos reprodutores internos femininos são formados a partir dos ductos de Müller, e as estruturas de Wolff sofrem degeneração. De modo semelhante, os órgãos genitais externos masculinos desenvolvem-se na presença de di-hidrotestosterona; na ausência deste hormônio, as estruturas embriológicas comuns dão origem aos órgãos genitais externos femininos. A exposição aos androgênios pode resultar em virilização dos órgãos genitais externos do embrião feminino, enquanto a deficiência de androgênio resulta em desenvolvimento masculino deficiente (**Figura 22-4**). Por conseguinte, o fenótipo masculino é induzido, enquanto não há necessidade de nenhuma secreção ovariana para a expressão do fenótipo feminino.

Durante o desenvolvimento feminino, os ovários contêm cerca de 7 milhões de ovogônias com 24 semanas de gestação. A maioria dessas células morre durante a vida intrauterina, restando apenas cerca de 1 milhão de ovócitos primários ao nascimento. Esse número diminui para cerca de 400 mil na puberdade. As ovogônias que sobrevivem são retidas na prófase da

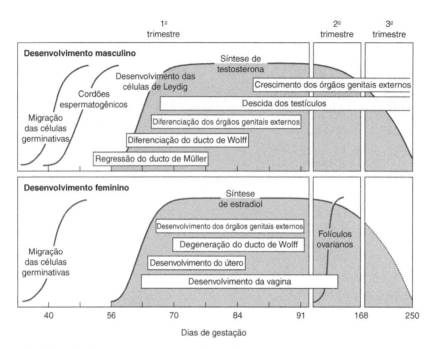

FIGURA 22-4 Tempo de diferenciação sexual humana masculina e feminina. (Redesenhada, com permissão, de Griffin JE et al. *Textbook of Endocrine Physiology*, 4th ed. Oxford University Press, 2000.)

meiose I. A primeira divisão meiótica só ocorre por ocasião da ovulação, e a segunda meiose completa-se com a fertilização. Apenas cerca de 400 desses ovócitos amadurecem e são liberados para a ovulação durante o tempo de vida da mulher; os outros sofrem **atresia** em vários estágios de desenvolvimento.

PUBERDADE

As características sexuais secundárias desenvolvem-se na puberdade, quando ocorre maturação da capacidade de função reprodutiva do adulto. As alterações que ocorrem no encéfalo e no hipotálamo, desencadeando o início da puberdade, envolvem o estabelecimento da liberação dependente do sono (inicial) e, posteriormente, da liberação verdadeiramente pulsátil do hormônio liberador das gonadotrofinas (GnRH) pelo hipotálamo. O par ligante kisspeptina/GPR54/receptor do hipotálamo parece constituir o mediador-chave para o início da puberdade.

O aumento do GnRH leva à elevação e ao padrão pulsátil de secreção do hormônio luteinizante (LH) e, em seguida, do hormônio foliculestimulante (FSH), que são coletivamente designados como gonadotrofinas. Nas meninas, antes de cerca de 10 anos de idade, a secreção de gonadotrofinas encontra-se em baixos níveis e não exibe um caráter pulsátil. Após essa idade, começa a liberação pulsátil de GnRH e inicia-se a foliculogênese, levando a alterações cíclicas na produção de estrogênio e de progesterona. Essas mudanças possibilitam o início do processo de maturação dos tecidos dependentes de estrogênio, como as mamas e o endométrio. O aparecimento do desenvolvimento das mamas é designado como **telarca**, enquanto o primeiro ciclo menstrual é denominado **menarca**.

PONTO DE CHECAGEM

4. Qual é a diferença entre sexo cromossômico, sexo gonadal e sexo fenotípico de um indivíduo?
5. Aproximadamente, qual é a porcentagem do número total de ovócitos presentes nos ovários de um indivíduo do sexo feminino ao nascer que completa o processo de maturação, com liberação na ovulação, durante o curso da vida reprodutiva?
6. Descreva algumas alterações que ocorrem no sexo feminino com o início da puberdade.

CICLO MENSTRUAL

A função reprodutiva feminina normal envolve uma interação coordenada entre o encéfalo e os ovários, sob a influência de outros órgãos, como o fígado (que metaboliza hormônios e produz as globulinas de ligação de esteroides), as glândulas suprarrenais e a tireoide. A partir dessa coordenação, as alterações cíclicas durante o curso do ciclo menstrual permitem que os órgãos reprodutores desempenhem funções específicas em diferentes momentos, a fim de otimizar a probabilidade de reprodução bem-sucedida. Quando esses mecanismos não funcionam adequadamente, pode haver infertilidade, alterações do sangramento menstrual, amenorreia ou até mesmo câncer.

O ciclo menstrual ocorre em três fases. A fase **folicular** normalmente dura 12 a 14 dias e culmina na produção de um ovócito maduro. No início, uma coorte de folículos começa a se desenvolver; todavia, por fim, um único folículo dominante é selecionado, e os demais sofrem um processo de degenera-

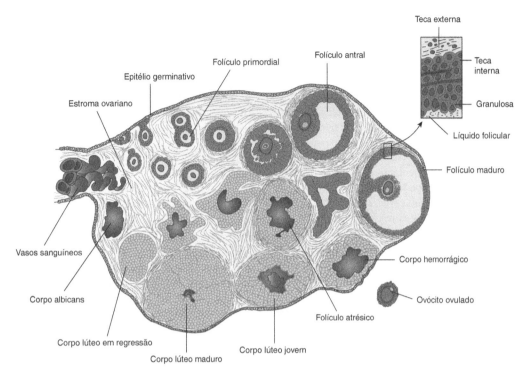

FIGURA 22-5 Diagrama do ovário, mostrando o desenvolvimento sequencial de um folículo e a formação de um corpo lúteo. Um folículo atrésico é mostrado no centro, e a estrutura da parede do folículo maduro é detalhada na parte superior à direita. (Redesenhada, com permissão, de Gorbman A et al. *Textbook of Comparative Endocrinology*. Wiley, 1962.)

ção e morte por apoptose, denominado **atresia** (Figura 22-5). A fase folicular é seguida de **ovulação**, em que o folículo dominante libera o seu ovócito maduro a ser transportado pelas tubas uterinas para fertilização e implantação subsequente em um útero receptivo. A terceira fase, a fase **lútea**, também tem uma duração média de 14 dias e caracteriza-se pela luteinização do folículo roto para produzir o corpo lúteo. A fisiologia de cada uma dessas fases do ciclo menstrual é mais bem compreendida considerando-se três compartimentos diferentes: o compartimento neuroendócrino, os ovários e os tecidos-alvo, mais especificamente o útero (Figura 22-6).

O eixo neuroendócrino envolve o encéfalo, o hipotálamo, a hipófise e o ovário. Neurônios dentro do hipotálamo sintetizam o peptídeo **GnRH**, cuja secreção é modulada por opioides endógenos e pelo hormônio liberador de corticotrofina (CRH). O GnRH é secretado diretamente na circulação porta da hipófise de modo pulsátil. Esta natureza pulsátil é necessária para a ativação adequada de seu receptor localizado nos **gonadotropos**, que são células localizadas na adeno-hipófise. Em resposta, os gonadotropos secretam os polipeptídeos **FSH** e **LH**, coletivamente denominados gonadotrofinas, que estimulam a produção de estrogênio e inibina pelo ovário. A inibina exerce uma ação de retroalimentação para suprimir a secreção de FSH, porém não exerce nenhum efeito sobre o LH. O estrogênio também afeta a hipófise, aumentando o número de receptores de GnRH e a sua sensibilidade à estimulação pelo GnRH. Com a produção de estradiol pelos ovários, uma concentração crítica é alcançada por um tempo suficiente para induzir o pico de LH na metade do ciclo e a ovulação subsequente. Após esse pico, os altos níveis de progesterona produzidos pelo corpo lúteo suprimem a liberação de gonadotrofinas durante toda a fase lútea.

No interior do ovário, o LH e o FSH levam à síntese e secreção de hormônios esteroides e de outras proteínas parácrinas, autócrinas, direcionando a maturação de um único ovócito para a ovulação. Durante o início da fase folicular, o FSH estimula o crescimento de uma coorte de folículos e aumenta a produção de inibina e de ativina nas células da granulosa. A ativina atua no ovário ao aumentar o efeito do FSH, intensificando a atividade da aromatase e elevando a produção dos receptores de FSH e de LH. O LH estimula a produção de androgênios nas células da teca, o que é intensificado pela inibina. Os androgênios difundem-se para dentro das células da granulosa, onde são convertidos em estrogênio por meio da

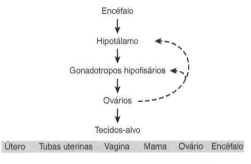

FIGURA 22-6 Eixo de retroalimentação neuroendócrino do sistema reprodutor feminino. As setas sólidas indicam estimulação, enquanto as setas tracejadas indicam inibição.

630 Fisiopatologia da Doença

reação enzimática de aromatização. À medida que a fase folicular progride, a produção de inibina passa a ser controlada pelo LH, e as quantidades crescentes de inibina levam a uma maior conversão de androgênios, produzindo os altos níveis de estrogênio necessários para o pico do LH.

O pico de LH na metade do ciclo desencadeia as etapas finais de maturação do ovócito e retomada da meiose dentro do ovócito dominante. As alterações nas prostaglandinas e proteases possibilitam a digestão da parede do folículo, com consequente saída do ovócito e ovulação. As células foliculares remanescentes depois da ovulação desenvolvem-se em uma estrutura denominada **corpo lúteo**, que sintetiza e libera grandes quantidades de estradiol e progesterona. A secreção contínua do corpo lúteo exige a estimulação do LH (ou da **gonadotrofina coriônica humana** [**hCG**], conforme discutido posteriormente); na sua ausência, ocorre degeneração.

O compartimento uterino reage aos esteroides produzidos pelos ovários durante todo o ciclo menstrual. Durante a fase folicular, o endométrio prolifera sob a influência dos estrogênios, produzindo glândulas retas com secreções finas e proliferação microvascular. Durante a fase lútea, os altos níveis de estradiol e de progesterona promovem a maturação do endométrio, que desenvolve glândulas sinuosas ingurgitadas com secreções espessas e proteínas (Figura 22-2). Além disso, o endométrio secreta diversos fatores endócrinos e parácrinos (Tabela 22-1). Essas alterações otimizam o ambiente para a implantação. Na ausência de gravidez, o corpo lúteo é incapaz de sustentar os altos níveis de produção de progesterona, e a vascularização do endométrio não pode ser mantida. Isso leva à descamação do endométrio e ao início da menstruação, que é marcada pelos níveis mínimos de estradiol e progesterona, concluindo o ciclo (Figura 22-2).

Contracepção

Os anticoncepcionais orais constituem um meio farmacológico de prevenção da gravidez ao interromper a sequência temporal precisa dos eventos dirigidos por hormônios, necessários para a reprodução. As formulações atuais incluem progestinas isoladamente, bem como combinações de estrogênios e progestinas. A maioria dos preparados de estrogênio e progestina bloqueia o pico de LH na metade do ciclo, impedindo, assim, a ovulação. Todavia, outras ações contraceptivas incluem os efeitos sobre os tecidos sensíveis ao estrogênio e à progesterona, como a indução de alterações antifertilidade no muco cervical e no revestimento do endométrio, que são desfavoráveis ao transporte dos espermatozoides e à implantação do embrião, respectivamente.

A fim de atenuar os efeitos colaterais desagradáveis da náusea e distensão abdominal, bem como os perigosos efeitos colaterais da trombose, as doses de estrogênio e progestina foram reduzidas com o passar dos anos. Foram também desenvolvidas formulações não orais, incluindo sistemas intrauterinos e subdérmicos de longo prazo, que liberam progestinas. Um adesivo transdérmico possibilita a absorção de estrogênio e de progestina sem o metabolismo de "primeira passagem" do fígado. Dispõe-se também de uma forma de absorção transvaginal com um anel flexível colocado mensalmente na vagina. Cada uma dessas formulações proporciona uma eficácia contraceptiva igual ou superior à dos anticoncepcionais orais.

FISIOLOGIA DOS ESTEROIDES OVARIANOS

À semelhança das glândulas suprarrenais, o ovário é uma fábrica de esteroides. O ovário secreta três tipos de esteroides: a **progesterona**, que contém 21 átomos de carbono; os **androgênios**, que contêm 19 átomos de carbono; e os **estrogênios**, com 18 átomos de carbono. A síntese de esteroides ocorre pela conversão do colesterol por meio de uma série de reações bioquímicas oxidativas, catalisadas por enzimas nas mitocôndrias e no retículo endoplasmático (ver Capítulo 21). As etapas limitadoras de velocidade na produção de esteroides envolvem o transporte (StAR) e a clivagem da cadeia lateral do colesterol dentro das mitocôndrias pela enzima citocromo P450, família 11, subfamília A, polipeptídeo 1 (CYP11A1), produzindo o arcabouço esteroide básico, a pregnenolona. Esse esteroide é ainda modificado no retículo endoplasmático para produzir os vários hormônios esteroides. Como os esteroides são sintetizados por uma cascata de reações enzimáticas em diversas vias, a ocorrência de um bloqueio em uma etapa (p. ex., em decorrência de um defeito enzimático congênito ou da inibição por determinados fármacos) pode resultar na ausência de síntese dos produtos distais e "transbordamento" dos precursores. Esses defeitos constituem a característica essencial da hiperplasia suprarrenal congênita (discutida no Capítulo 21).

O mecanismo clássico de ação dos hormônios esteroides envolve a difusão através da membrana plasmática, ligação do esteroide a proteínas receptoras no citoplasma ou no núcleo e, após associação com a cromatina, ativação da transcrição de determinados genes pela ligação do complexo esteroide-receptor a regiões específicas do DNA. Dessa maneira, o padrão de expressão gênica é modificado nos diversos tecidos responsivos aos esteroides (i.e., os que contêm receptores de esteroides). Foi também demonstrado que os receptores de esteroides ligados à membrana ativam as cascatas de fosforilação normalmente reguladas por fatores de crescimento.

PONTO DE CHECAGEM

7. Quais os principais tecidos-alvo do GnRH? Das gonadotrofinas? Dos esteroides ovarianos?

8. Por que a secreção pulsátil do GnRH é importante?

9. Quais são as características especializadas da ação do GnRH?

10. Quais são os efeitos específicos das gonadotrofinas sobre o ovário?

11. Como a estrutura do revestimento uterino difere na metade da fase folicular *versus* metade da fase lútea, e para quais eventos relacionados com a reprodução cada fase é otimizada?

12. Quais produtos são sintetizados pela célula da granulosa no folículo dominante no decorrer de seu tempo de sobrevida?

GRAVIDEZ

Pré-requisitos para uma gravidez bem-sucedida

Diversas alterações precisam ocorrer nos órgãos reprodutores e em outros órgãos para o estabelecimento e a conclusão bem-sucedida de uma gravidez. A fertilização requer a ovulação bem-sucedida, a captura do ovócito maduro pelas fímbrias das tubas uterinas e o transporte do zigoto até o útero. Como a fertilização geralmente ocorre na ampola, ela também requer o transporte efetivo dos espermatozoides viáveis na parte distal da tuba uterina.

Após a implantação, forma-se uma placenta, que consiste em duas camadas epiteliais funcionais, o citotrofoblasto e o sinciciotrofoblasto, bem como uma camada materna adjacente, a decídua do endométrio, com seu centro mesenquimatoso subjacente (Figura 22-7). A placenta possibilita a aposição íntima das circulações materna e fetal para a troca de nutrientes, oxigênio e produtos de degradação. Além disso, a placenta secreta uma variedade de hormônios importantes, incluindo um hormônio semelhante ao LH, denominado **gonadotrofina coriônica humana** (**hCG**). Diferentemente da secreção de LH pelos gonadotropos da adeno-hipófise, a secreção placentária de hCG não é pulsátil nem inibida pelos altos níveis de estrogênio e de progesterona. A hCG mantém o corpo lúteo por um período de 8 a 10 semanas, até que haja desenvolvimento completo da capacidade de produção de progesterona da placenta. Neste momento, os níveis de hCG

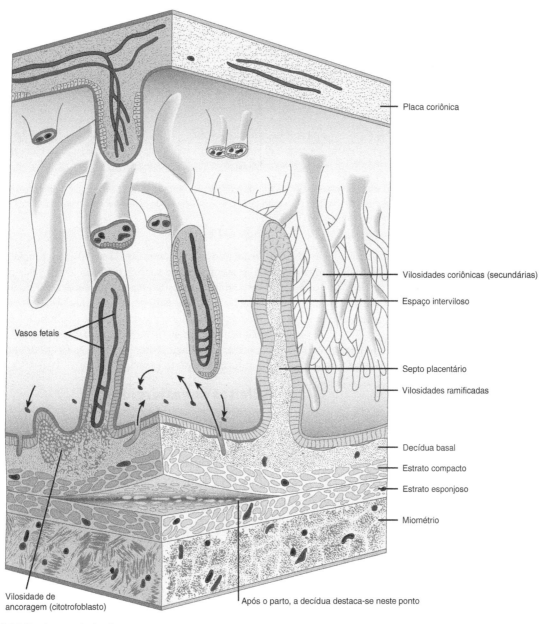

FIGURA 22-7 Anatomia da placenta.

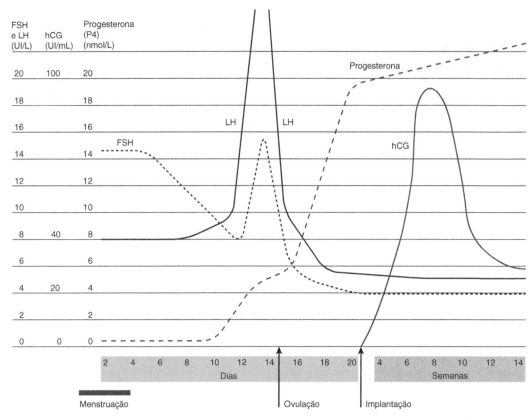

FIGURA 22-8 Produção de hormônios durante a gravidez. (FSH, hormônio foliculestimulante; LH, hormônio luteinizante; hCG, gonadotrofina coriônica humana.) (Redesenhada e modificada, com permissão, de Fritz M et al. Regulation of the menstrual cycle. In: *Clinical Gynecologic Endocrinology and Infertility*, 8th ed. Lippincott Williams & Wilkins, 2011.)

caem, e a placenta madura produz progesterona a partir do colesterol materno (Figura 22-8). Outros fatores produzidos pela placenta incluem uma proteína semelhante ao hormônio do crescimento, a **somatomamotrofina coriônica humana (hCS)**, também conhecida como **lactogênio placentário (hPL)** (Tabela 22-2).

Durante a maior parte da gestação, o feto fornece androgênios à placenta, os quais são aromatizados para produzir estrogênios secretados na circulação materna (Figura 22-9). Isso reflete a ação de uma zona específica do córtex da glândula suprarrenal fetal envolvida na síntese de androgênios. No fim da gestação, a secreção crescente de ACTH pela hipófise do feto desencadeia a produção de cortisol pela glândula suprarrenal fetal, além de androgênio. Essa mudança pode desempenhar um papel importante ao desencadear o início do trabalho do parto, modulando a expressão dos receptores de progesterona no miométrio.

Além das mudanças observadas nos órgãos com funções específicas relacionadas com a gravidez, ocorrem alterações fisiológicas em praticamente todos os sistemas de órgãos maternos. Essas alterações incluem aumento do volume sanguíneo (elevado em mais de 40% pela metade do terceiro trimestre), aumento da água corporal total (elevada em 6 a 8 L) e aumento do débito cardíaco, devido ao volume sistólico aumentado (elevado em 30%) e frequência cardíaca (elevada em 15%). Observa-se uma considerável elevação da ventilação-minuto (aumentada em 50%, em comparação com o estado sem gravidez), sem qualquer alteração da frequência respiratória, em consequência do volume corrente aumentado (Capítulo 9). São também observadas elevações acentuadas do fluxo sanguíneo renal e da taxa de filtração glomerular (aumentada em 40%). A maioria dessas alterações está relacionada, de maneira complexa, com os efeitos dos hormônios produzidos durante a gravidez.

Efeitos dos esteroides ovarianos na gravidez

Os efeitos fisiológicos de vários esteroides sexuais durante a gravidez não estão totalmente elucidados. As funções propostas e demonstradas da progesterona durante a gravidez incluem (1) promoção da implantação; (2) supressão da resposta imune materna aos antígenos fetais, impedindo, assim, a rejeição do feto alogênico; (3) aumento da complacência cardiovascular; (4) suprimento de substrato para a produção dos glicocorticoides e dos mineralocorticoides pelas glândulas suprarrenais fetais; (5) manutenção do estado quiescente do miométrio durante toda a gestação; e (6) um papel importante no parto. Os estrogênios contribuem para (1) a expansão do volume; (2) a remodelagem cardíaca; e (3) a produção preparatória de fatores da coagulação, antecipando a perda de sangue que ocorre normalmente durante o parto.

TABELA 22-2 Produtos endócrinos e parácrinos durante a gravidez, além dos esteroides

Compartimento fetal	Compartimento placentário	Compartimento materno
Alfa-fetoproteína	Hormônios semelhantes aos hipotalâmicos	Proteínas deciduais
		Prolactina
	CRH	Fibronectina
	TRH	VEGF
	Somatostatina	Relaxina
	Hormônios semelhantes aos hipofisários	IGFBP-1
		Interleucina-1
	hCG	Fator estimulante de colônias 1
	hCS	
	GH-P	Glicodelina (proteína endometrial associada à progesterona)
	ACTH	
	Fatores de crescimento	
	IGF-1	Proteínas do corpo lúteo
	Fator de crescimento epidérmico	Relaxina
	Fator de crescimento derivado de plaquetas	Pró-renina
	Fator de crescimento de fibroblastos	
	Fator de transformação do crescimento β	
	Inibina/ativina	
	Citocinas	
	Interleucina-1	
	Interleucina-6	
	Fator estimulante de colônias	
	Outros	
	Opioides	
	Pró-renina	
	β-glicoproteína específica da gravidez	
	Proteína A plasmática associada à gravidez	

Legenda: ACTH, hormônio adrenocorticotrófico; GH-P, hormônio do crescimento (placentário); hCG, gonadotrofina coriônica humana; hCS, somatomamotrofina coriônica humana; IGF-1, fator de crescimento semelhante à insulina 1; IGFBP-1, proteína de ligação do fator de crescimento semelhante à insulina 1; VEGF, fator de crescimento do endotélio vascular.

Dados de Cowan BD et al. Management of abnormal genital bleeding in girls and women. (Current concepts.) N Engl J Med. 1991;324:1710.

Somatomamotrofina coriônica humana e homeostasia da energia durante a gravidez

Outro exemplo de interação feto-placentário-materna é observado nas ações da hCS (**Figura 22-10**). Este hormônio "contrarregulador" (i.e., um hormônio cujas ações se opõem àquelas da insulina) parece atuar como defesa contra a hipoglicemia fetal. Do ponto de vista metabólico, a gravidez é uma forma de "inanição acelerada", caracterizada por hipoglicemia de jejum, visto que os substratos de energia produzidos pela mãe são consumidos pelo feto em crescimento. A hCS produzida pela placenta em resposta à hipoglicemia serve para aumentar a lipólise, elevando, assim, os níveis maternos de ácidos graxos livres e, por fim, os níveis de glicemia e de cetonas. Esse papel "diabetogênico" da hCS representa uma importante sobrecarga ao compartimento materno e contribui para a tendência ao aparecimento de diabetes melito em mulheres suscetíveis durante a gestação. Normalmente, a glicose constitui a principal fonte de energia para o feto. Entretanto, em caso de privação de glicose, as cetonas fornecem um suprimento de emergência imediato de energia (como fazem na inanição) tanto para a mãe quanto para o feto, por meio da placenta.

PONTO DE CHECAGEM

13. Como o corpo lúteo é mantido até o desenvolvimento adequado da placenta?
14. Quais são os possíveis papéis dos esteroides durante a gravidez?
15. Por que o diabetes melito de início recente constitui uma complicação comum da gravidez?

LACTAÇÃO

Estrutura e desenvolvimento das mamas

Os rudimentos para o desenvolvimento das mamas são estabelecidos durante o período embrionário. Durante a puberdade, os níveis crescentes de estrogênio estimulam o crescimento da mama, como uma das várias características sexuais secundárias femininas. O crescimento da mama envolve tanto a proliferação quanto a ramificação dos ductos lactíferos, bem como o acúmulo de tecido adiposo e tecido conectivo. Na mama madura, cada ducto lactífero terminal drena para grupos de unidades secretoras tubuloalveolares, revestidas por células epiteliais secretoras de leite, e é suspenso em tecido conectivo e adiposo com quantidade adequada de linfócitos. A mama feminina madura consiste em um conjunto de 15 a 25 ductos lactíferos, cada um emergindo independentemente no mamilo (**Figura 22-3**). Tanto a fase de crescimento mamário da puberdade quanto a da gravidez exigem a influência permissiva dos glicocorticoides, da tiroxina e da insulina para o seu desenvolvimento completo, e suas ações são potencializadas pelo estrogênio e pela progesterona.

Início e manutenção da síntese e da secreção de leite

Durante a gravidez, a prolactina, a progesterona e a hCS desempenham um papel dominante na estimulação do crescimento da mama e na capacidade de produção de leite. Entretanto, a lactação efetiva ou liberação de leite é inibida pelos altos níveis de esteroides placentários presentes antes do nascimento. Após a expulsão da placenta, os níveis de estrogênio e de progesterona caem acentuadamente, removendo esse

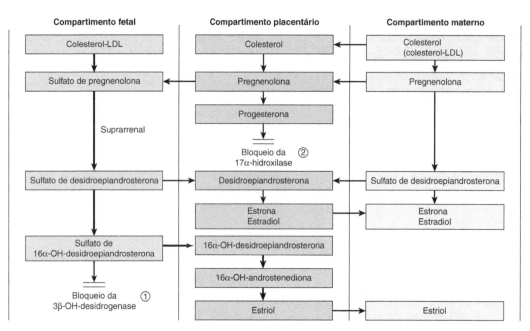

FIGURA 22-9 Cooperação feto-placentário-materna na esteroidogênese. LDL, lipoproteína de baixa densidade; 3β-hidroxiesteroide desidrogenase, hidroxi-Δ-5-esteroide desidrogenase, 3β- e esteroide Δ-isomerase (HSD3β); 17α-hidroxilase, atividade de 17α-hidroxilase do citocromo P450, família 17, subfamília A, polipeptídeo 1 (CYP17A1). (Reproduzida de Fritz M et al. The endocrinology of pregnancy. In: *Clinical Gynecologic Endocrinology and Infertility*, 8th ed. Lippincott Williams & Wilkins, 2011.)

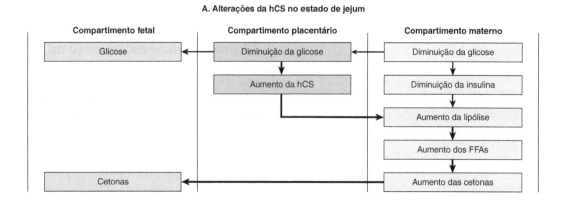

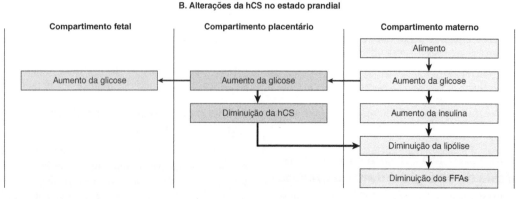

FIGURA 22-10 Cooperação feto-placentário-materna na homeostasia da energia. hCS, somatomamotrofina coriônica humana; FFAs, ácidos graxos livres. (Reproduzida de Fritz M et al. The endocrinology of pregnancy. In: *Clinical Gynecologic Endocrinology and Infertility*, 8th ed. Lippincott Williams & Wilkins, 2011.)

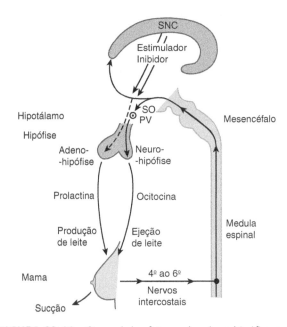

FIGURA 22-11 O papel dos fatores da adeno-hipófise e da neuro-hipófise na síntese e secreção do leite. SO, núcleo supra-óptico; PV, núcleo paraventricular. (Redesenhada, com permissão, de Rebar RW. The breast and physiology of lactation. In: Creasy RK et al., eds. *Maternal-Fetal Medicine: Principles and Practice*, 4th ed. Saunders, 1999.)

bloqueio. A manutenção da secreção de leite requer a ação integrada dos fatores da adeno-hipófise e da neuro-hipófise (Figura 22-11), bem como a interação entre a mãe e o lactente. A sucção estimula as vias neurais aferentes que suprimem os níveis de dopamina no hipotálamo, mantendo, assim, os altos níveis de prolactina necessários para a síntese de leite. Ao mesmo tempo, as fibras nervosas sensitivas aferentes na mama (bem como outros estímulos, como o choro do lactente) estimulam a síntese, o transporte e a secreção de ocitocina da neuro-hipófise. A ocitocina promove a contração das células mioepiteliais da mama, desencadeando a ejeção de leite dos alvéolos epiteliais da mama para fora do mamilo.

Próximo ao término da gravidez, observa-se um aumento na quantidade de linfócitos na vascularização e no tecido conectivo da mama. Esses linfócitos secretam imunoglobulina A (IgA) na corrente sanguínea local, a partir da qual é captada pelas células epiteliais mamárias. Por meio do processo de transcitose, a IgA atravessa as células epiteliais mamárias e passa para a secreção luminal (leite). Esse mecanismo, acoplado ao transporte transplacentário de IgG materno, é responsável por conferir a imunidade passiva ao recém-nascido. A secreção inicial da glândula mamária após o nascimento, denominada colostro, tem um conteúdo de imunoglobulina particularmente alto.

O nível elevado de prolactina mantido durante a lactação também exerce um efeito contraceptivo, principalmente ao inibir a secreção pulsátil de GnRH. O mecanismo preciso não é conhecido, mas pode envolver uma alça de retroalimentação curta pela qual a prolactina estimula a liberação de dopamina, que, por sua vez, aumenta a liberação endógena de opioides e inibe a secreção de GnRH. Além disso, pode haver efeitos diretos da prolactina sobre o ovário, que contribuem para a anovulação e amenorreia da lactação. Todavia, é preciso observar que o efeito contraceptivo da prolactina é apenas moderado e, portanto, de baixa confiabilidade.

PONTO DE CHECAGEM

16. Quais hormônios estão envolvidos no desenvolvimento da mama?
17. Por que o leite é raramente secretado antes do parto?
18. Qual é o provável mecanismo da amenorreia da lactação?

Menopausa

A menopausa constitui o ponto na vida de uma mulher em que, em consequência da exaustão do suprimento de folículos ovarianos funcionais, cessam os ciclos menstruais. Dez anos antes da menopausa, aproximadamente aos 40 anos de idade, a função reprodutiva começa a diminuir. Isso se manifesta por uma redução da frequência da ovulação e por alterações nos padrões menstruais. Durante esse tempo, na presença do pequeno número de folículos remanescentes, observa-se um aumento da secreção de LH e FSH estimulado pelo GnRH. Níveis mais elevados de estradiol circulam, particularmente na fase folicular (entre 35 e 48 anos), e, em seguida, os níveis de estradiol declinam acentuadamente, logo antes da menopausa. Este período transitório de declínio da função reprodutora com a aproximação da menopausa é denominado **climatério**.

Durante a transição climatérica, o estado hormonal da mulher muda de um estado cíclico com alto nível de estrogênio para um estado estável de estrogênio baixo da pós-menopausa. Isso leva ao aparecimento de **sintomas vasomotores**, como ondas de calor ("fogachos"), sudorese e calafrios. Além disso, podem ser observados sintomas psicológicos, como irritabilidade, tensão, ansiedade e depressão. Após a menopausa, podem aparecer outras alterações mais graduais. Além da atrofia dos tecidos dependentes de estrogênio, como o epitélio vaginal, pode ocorrer uma perda gradual da densidade óssea, levando à **osteoporose**.

Um grau moderado de produção de androgênios pelas células da teca do estroma ovariano residual continua, mesmo na ausência de crescimento folicular. Em mulheres na pós-menopausa, os androgênios ovarianos e suprarrenais continuam sendo aromatizados em estrogênios pela enzima aromatase (citocromo P450, CYP19A1) no tecido adiposo e nos folículos pilosos. O significado da aromatização periférica em relação à gravidade dos sintomas da menopausa varia em diferentes mulheres.

Na literatura médica, a menopausa era frequentemente considerada como uma "endocrinopatia", especificamente como um distúrbio de deficiência de estrogênio. Para tratar os sintomas vasomotores e a osteoporose, a terapia hormonal (TH) era frequentemente prescrita. Tendo em vista a interação do estrogênio com o sistema circulatório, acreditava-se também que a TH pudesse melhorar os eventos cardiovasculares, e vários ensaios clínicos sugeriram a sua utilidade na prevenção primária e secundária da coronariopatia. Entretanto, os resultados de estudos prospectivos não demonstraram

636 Fisiopatologia da Doença

nenhum benefício da proteção cardiovascular com a TH. A Women's Health Initiative (WHI, Iniciativa de Saúde da Mulher) mostrou que o risco aumentado de doença tromboembólica e de câncer de mama invasivo, associado à reposição de estrogênio e progesterona, supera os benefícios de menos eventos de câncer de colo e fraturas de quadril. A terapia com reposição de estrogênio sem progesterona em mulheres submetidas à histerectomia não demonstrou qualquer aumento do câncer de mama, sugerindo, talvez, uma possível prevenção desse câncer. Os outros riscos e benefícios foram semelhantes. A partir desses estudos, se admitiu que a TH não deve ser utilizada para prevenção cardiovascular nem iniciada em mulheres com mais de 60 anos de idade. O uso para alívio sintomático dos sintomas da menopausa ainda pode ser apropriado após aconselhamento da paciente sobre os riscos e benefícios globais do tratamento.

PONTO DE CHECAGEM

19. Quais são os sintomas da menopausa?
20. Qual é a principal fonte do estrogênio encontrado na corrente sanguínea de mulheres na pós-menopausa que não estão recebendo terapia de reposição com estrogênio?
21. Compare os níveis de LH e de FSH antes da puberdade, durante os anos reprodutivos, e após a menopausa.

VISÃO GERAL DOS DISTÚRBIOS DO SISTEMA REPRODUTOR FEMININO

Muitos distúrbios do sistema reprodutor feminino podem ser atribuídos a determinado nível do eixo neuroendócrino de retroalimentação e, portanto, podem ser categorizados como resultantes de disfunção central (hipófise, hipotálamo ou outros centros do encéfalo com influência sobre o hipotálamo), disfunção ovariana ou dos órgãos-alvo (tecido-alvo, p. ex., o uterino).

DISTÚRBIOS DA FUNÇÃO HIPOTALÂMICO-HIPOFISÁRIA CENTRAL

Qualquer alteração na velocidade ou amplitude precisa da secreção de GnRH pelo hipotálamo pode resultar em alteração da capacidade de resposta da hipófise (p. ex., infrarregulação dos receptores de GnRH ou secreção alterada de gonadotrofinas). Por sua vez, essa função hipofisária alterada resulta em distúrbio da função ovariana (p. ex., esteroidogênese inadequada, com ou sem anovulação) e em alteração da resposta dos tecidos-alvo (p. ex., atrofia do endométrio e anormalidades menstruais). Muitos influxos centrais (p. ex., estresse psíquico) e periféricos (p. ex., conteúdo corporal de gordura) que afetam a liberação pulsátil de GnRH são integrados no hipotálamo. Assim, a liberação alterada de GnRH pelo hipotálamo constitui uma causa comum de amenorreia (p. ex., em mulheres atletas jovens).

DISTÚRBIOS DO OVÁRIO

A função ovariana apropriada envolve a capacidade de resposta às gonadotrofinas, a viabilidade intrínseca dos folículos e uma variedade de interações parácrinas dentro e entre os folículos individuais. A síndrome dos ovários policísticos (SOPC) fornece um exemplo de disfunção ovariana em consequência de um ciclo autoperpetuante de relações de retroalimentação alteradas (ver discussão posteriormente). A SOPC manifesta-se por anovulação, hirsutismo, infertilidade, dislipidemia e sangramento uterino anormal ou amenorreia.

DISTÚRBIOS DO ÚTERO, DAS TUBAS UTERINAS E DA VAGINA

Já que o sangramento menstrual normal é mais diretamente uma função do estado de crescimento do endométrio uterino, os distúrbios do útero, incluindo disfunção hormonal, miomas (fibroides, tumores benignos do miométrio subjacente) e o próprio câncer de endométrio apresentam-se frequentemente com sangramento vaginal anormal.

As infecções pélvicas podem produzir aderências e cicatrizes do endométrio ou das tubas uterinas, que podem resultar em infertilidade. Geralmente, a apresentação inicial consiste em dor abdominal e pélvica (cervical e dos anexos) e febre, com contagem elevada dos leucócitos e cultura endocervical positiva. Os agentes infecciosos comuns incluem gonorreia, bactérias anaeróbias e *Chlamydia*. Em geral, múltiplos microrganismos estão envolvidos, e os sintomas podem ser mínimos ou até ausentes em até metade das mulheres infectadas. Os programas de triagem agressivos e a antibioticoterapia imediata são importantes no tratamento dessas infecções para limitar o dano permanente das estruturas reprodutivas sensíveis. As infecções pélvicas podem evoluir para abscessos tubo-ovarianos, exigindo drenagem cirúrgica.

DISTÚRBIOS DA GRAVIDEZ

Os eventos normais da gravidez preparam potencialmente o cenário para uma ampla variedade de distúrbios localizados e sistêmicos. Por exemplo, anormalidades no processo da implantação parecem predispor a abortos recorrentes e à pré-eclâmpsia-eclâmpsia (ver posteriormente). Além disso, a predisposição genética a doenças que podem permanecer latentes por várias décadas pode manifestar-se pela primeira vez – muitas vezes de modo transitório – durante a gravidez.

Um bom exemplo disso é a predisposição genética ao desenvolvimento de diabetes melito. Conforme já discutido, a gravidez é um estado contrarregulador, com elevação de múltiplos hormônios que aumentam os níveis de glicemia, particularmente a hCS. Tendo em vista as características de resistência à insulina da gravidez, o controle da glicemia em diabéticas que engravidam é mais difícil. As pacientes não diabéticas também podem desenvolver diabetes transitoriamente durante a gravidez (diabetes melito gestacional). O diabetes melito gestacional é comum e, nos Estados Unidos, acomete 2 a 5% de todas as gestações. Muitas dessas mulheres manifestam diabetes melito tipo 2 posteriormente.

O controle precário da glicemia durante a gravidez exerce efeitos sobre a mãe, sobre a evolução da gravidez e sobre o feto. Pode-se verificar o aparecimento de retinopatia e nefropatia maternas durante a gestação, embora a gravidade da doença materna em longo prazo provavelmente não seja alterada pela gestação. Observa-se uma maior incidência de complicações agudas do diabetes melito durante a gravidez, incluindo cetoacidose, hipoglicemia e infecções. As pacientes com diabetes melito gestacional e pré-gestacional correm maior risco de pré-eclâmpsia e eclâmpsia. O controle precário da glicemia também aumenta a taxa e o risco de cesariana, com morbidade anestésica e cirúrgica associada.

Os efeitos do controle deficiente da glicemia sobre o feto são ainda mais profundos. Observa-se um aumento nas taxas de mortes fetais inexplicáveis, abortos espontâneos e **anomalias congênitas**. Ainda não está bem esclarecido exatamente como o diabetes gestacional aumenta o risco de anomalias congênitas. Alguns estudos implicaram a ocorrência de alterações no metabolismo do mioinositol e das prostaglandinas. Outros estudos demonstraram efeitos embriopáticos dos radicais livres de oxigênio gerados em níveis elevados nas gestações de diabéticas.

A **macrossomia** fetal (tamanho corporal grande) muitas vezes resulta do diabetes gestacional. Os níveis elevados de glicemia materna desencadeiam um aumento na secreção de insulina fetal e, portanto, resultam em um feto maior. À medida que o feto se torna maior, aumenta o risco de desproporção fetopélvica, que contribui para partos vaginais traumáticos ou para uma frequência aumentada de cesarianas. Além disso, podem ocorrer hipoglicemia, hipocalcemia, policitemia e hiperbilirrubinemia neonatais.

Os níveis elevados de esteroides e de outros produtos do estado gravídico podem levar a uma variedade de outras complicações clínicas graves. Paradoxalmente, a gravidez está associada tanto a hemorragias quanto à ocorrência de trombose (Tabela 22-3). Ambas estão relacionadas com as funções especiais da placenta e suas adaptações no curso da evolução dos mamíferos.

A separação da placenta da parede do útero ao nascimento representa uma ameaça de hemorragia maciça e potencialmente fatal, devido à aposição íntima da placenta ao suprimento sanguíneo materno, dos quais 10% são direcionados para o útero a termo. Como adaptação a esse risco, a gravidez é um estado de hipercoagulabilidade estabelecido, em parte, pela estimulação das proteínas hepáticas da coagulação pelo estrogênio. Do ponto de vista fisiológico, essa tendência aumentada à coagulação e atividade diminuída do sistema fibrinolítico pode servir para controlar a hemorragia pós-parto. Do ponto de vista patológico, esses mesmos fatores representam um risco

TABELA 22-3 Fatores que predispõem à trombose na gravidez

Fator	Mecanismo
Efeitos hormonais	Alterações do fluxo sanguíneo, resultando em aumento da hemóstase
	Aumento da viscosidade do sangue, devido ao comprometimento da deformabilidade das hemácias
	Produção aumentada dos fatores da coagulação I (fibrinogênio), VII, VIII, IX, X e XII e diminuição da antitrombina
Efeito não hormonal	Diminuição da atividade fibrinolítica

de trombose inapropriada. Foi calculado que o risco de tromboflebite aumenta quase 50 vezes no primeiro mês pós-parto, em comparação com o estado não gravídico. Quando ocorre trombose, a terapia é complicada pelos riscos teratogênicos associados à varfarina. Por conseguinte, as pacientes grávidas com trombose recebem terapia com heparina subcutânea.

Aborto, gravidez ectópica e distúrbios da placenta

Pelo menos 15% de todas as gestações terminam em aborto espontâneo, em consequência de fatores genéticos ou ambientais, antes do período em que a vida extrauterina é possível (cerca de 24 semanas de gestação e 750 g de peso corporal). O aborto inevitável manifesta-se com sangramento maciço, dor e dilatação do óstio interno. Considera-se ameaça de aborto a ocorrência de sangramento uterino indolor, com o colo do útero fechado e não apagado.

Para pacientes que apresentam sangramento vaginal e dor no primeiro trimestre, o aborto deve ser diferenciado da gravidez molar e ectópica. Normalmente, a gravidez ectópica resulta da implantação do blastocisto no revestimento da tuba uterina, em vez de no endométrio. A lesão ou a presença de cicatrizes nas tubas uterinas, em consequência de infecções pélvicas prévias ou endometriose, impedem o trânsito do zigoto, levando a uma predisposição à gravidez ectópica. Nessa localização, o embrião não é viável, porém seu crescimento resulta em ruptura e hemorragia potencialmente fatal, a não ser que seja removido por cirurgia ou métodos clínicos. O diagnóstico é estabelecido pela ausência de elevação apropriada do nível sérico de β-hCG nas primeiras semanas de gravidez e pela impossibilidade de localizar uma gravidez intrauterina por ultrassonografia.

O sangramento no terceiro trimestre geralmente está associado à **placenta prévia** (obstrução parcial ou total do óstio interno pela placenta) ou ao **descolamento prematuro da placenta** (separação prematura de uma placenta de implantação normal). As mulheres que tiveram múltiplas gestações anteriores e, em particular, as que tiveram vários partos por cesariana, correm risco aumentado de placenta prévia, que, acredita-se, seja devido à formação de tecido cicatricial em consequência de implantações prévias. Hipertensão, tabagismo e múltiplas gestações aumentam o risco de hemorragia na placa decidual e de deslocamento subsequente da placenta. A hemorragia pode ser maciça e potencialmente fatal.

638 Fisiopatologia da Doença

DOENÇAS TROFOBLÁSTICAS

A **gravidez molar completa** consiste em crescimento anormal em consequência de proliferação trofoblástica. Raramente, coexiste com um feto (**mola parcial**). Nos Estados Unidos, a prevalência é de aproximadamente 1 para cada 1.500 gestações. Todavia, em certas áreas da Ásia, a taxa apresenta-se elevada, sendo de 1 para cada 125 gestações. O tecido nas molas completas tem maior potencial maligno e é exclusivamente de origem paterna, ao passo que o das molas parciais é frequentemente benigno e, em geral, contém um conjunto extra de cromossomos paternos (triploidia). A maioria das molas apresenta sangramento vaginal, e o seu diagnóstico é estabelecido durante uma avaliação de ameaça de aborto por (1) ausência de feto e (2) presença de tecido trofoblástico hidrópico na ultrassonografia. A ocorrência de náuseas particularmente intensas decorrentes da gravidez, um útero maior do que o esperado para a idade gestacional e níveis extremamente elevados de hCG são sugestivos, porém não diagnósticos, de gravidez molar.

As complicações da mola hidatiforme incluem altos riscos de (1) **coriocarcinoma**, uma neoplasia trofoblástica maligna com alto potencial de metástase, particularmente para o pulmão e o encéfalo; (2) hipertireoidismo, com risco adicional de tempestade tireoidiana durante a indução da anestesia; e (3) hemorragia grave ou embolia pulmonar por tecido trofoblástico durante a curetagem e aspiração para remover os produtos da mola. Os níveis extremamente elevados de hCG que ocorrem na gravidez molar e no coriocarcinoma podem resultar em ativação cruzada do receptor da tireotrofina (TSH) e desencadear hipertireoidismo em algumas pacientes. Cerca de 5% das mulheres com mola hidatiforme desenvolvem coriocarcinoma subsequentemente. O nível sérico de β-hCG pode ser usado como teste sensível para detectar a presença contínua de tecido maligno. Quando detectado precocemente, o coriocarcinoma pode ser uma neoplasia maligna rapidamente curável devido à sua sensibilidade peculiar à quimioterapia.

DISTÚRBIOS DA MAMA

Distúrbios intrínsecos da mama são malignos (câncer de mama) ou benignos (p. ex., doença fibrocística). A doença da mama também pode ocorrer em consequência dos efeitos de outros distúrbios ou de terapia farmacológica, como no caso da galactorreia. A mama, à semelhança de outros tecidos-alvo de estrogênio e progesterona, exibe alterações cíclicas durante o ciclo menstrual. Desequilíbrios sutis nos níveis relativos

de estrogênio e de progesterona podem constituir a causa de **doença benigna da mama**. Este termo refere-se a anormalidades que incluem desde hipersensibilidade normal da mama no período pré-menstrual, que é aliviada com a menstruação, em um extremo, até a denominada doença fibrocística, no outro extremo. Na doença fibrocística, a fibrose e os cistos da mama estão associados à hiperplasia epitelial mamária. A doença fibrocística verdadeira com hiperplasia das células epiteliais constitui um fator de risco para o câncer de mama, da mesma forma que a hiperplasia do endométrio, que resulta da ação do estrogênio sem oposição, é um fator de risco para o câncer de endométrio.

PONTO DE CHECAGEM

22. Quais são as causas centrais dos distúrbios menstruais?
23. Por que você suspeita que algumas pacientes com coriocarcinoma possam desenvolver hipertireoidismo?
24. As alterações fibrocísticas constituem um fator de risco para o câncer de mama?

DISTÚRBIOS DO DESENVOLVIMENTO SEXUAL (DDSs) [ANTERIORMENTE PSEUDO-HERMAFRODITISMO]

Em certas circunstâncias, podem ocorrer anormalidades durante a embriogênese, que alteram o curso normal de eventos no desenvolvimento do sexo cromossômico, gonadal ou fenotípico. Um exemplo desse tipo de anormalidade no sexo cromossômico é a **síndrome de Turner** (45,X). Os indivíduos com síndrome de Turner são mulheres fenotípicas, com amenorreia primária, ausência das características sexuais secundárias, baixa estatura, pescoço alado, tórax em escudo e gônadas filiformes bilaterais.

Um exemplo de sexo gonadal alterado é a síndrome de **disgenesia gonadal** pura. Os indivíduos afetados apresentam gônadas filiformes bilaterais e fenótipo feminino imaturo; entretanto, diferentemente das pacientes com síndrome de Turner, essas pacientes apresentam estatura normal, não têm defeitos somáticos associados e exibem um cariótipo feminino normal.

Os distúrbios do sexo fenotípico incluem os que resultam da exposição do embrião feminino a excesso de androgênios maternos ou exógenos (p. ex., hiperplasia suprarrenal congênita) (ver Capítulo 21) durante a diferenciação sexual ou de defeitos na síntese de androgênios ou sensibilidade tecidual do embrião (p. ex., feminização testicular).

FISIOPATOLOGIA DE DISTÚRBIOS SELECIONADOS DO SISTEMA REPRODUTOR FEMININO

DISTÚRBIOS MENSTRUAIS

Os distúrbios do ciclo menstrual incluem (1) **amenorreia** (ausência de sangramento menstrual), que pode consistir em amenorreia primária (i.e., ausência de início dos períodos menstruais aos 16 anos de idade) ou em amenorreia secundária (i.e., ausência de ciclos menstruais por um período de 6 meses em uma mulher que menstruava previamente); (2) **dismenorreia** (dor e outros sintomas que acompanham a menstruação); ou (3) **menorragia** (sangramento vaginal ex-

CAPÍTULO 22 Distúrbios do Sistema Reprodutor Feminino **639**

TABELA 22-4   Causas de amenorreia

Categoria	Causas comuns	Mecanismos fisiopatológicos	Como estabelecer um diagnóstico	Intervenção
Processos fisiológicos normais	Gravidez	Manutenção de níveis elevados de estrogênio e progesterona	Nível sérico de hCG, anamnese	Cuidado pré-natal
	Menopausa	Falta de estrogênio	Diagnóstico clínico	Recomendações para a prevenção de osteoporose
Distúrbios do útero e do trato de saída	Distúrbios do desenvolvimento sexual	Exposição excessiva a androgênios	Exame físico	Tratamento cirúrgico
	Anomalias congênitas (p. ex., hímen imperfurado)		Exame físico	Tratamento cirúrgico
	Síndrome de Asherman	Aderências endometriais após curetagem vigorosa	Falta de resposta ao teste terapêutico com estrogênio-progestina; visualização de endométrio escasso	Histeroscopia, lise das aderências
Distúrbios do ovário	Disgenesia gonadal	Deleção de material genético do cromossomo X	Cariótipo	Remoção das gônadas filiformes na presença de cromossomo Y, tendo em vista o alto risco de disgerminoma
	Insuficiência ovariana prematura	Ausência de folículos viáveis	Verificação das gonadotrofinas, ultrassonografia para folículos antrais	Terapia de reposição hormonal para prevenção da osteoporose
	Doença dos ovários policísticos	Alteração das relações hormonais intraovarianas	Diagnóstico clínico em pacientes com anovulação crônica e excesso de androgênios	Diminuição da secreção ovariana de androgênios (ressecção em cunha, contraceptivos orais); aumento da secreção de FSH
Distúrbios do hipotálamo ou da hipófise	Estresse, desempenho atlético, peso abaixo do normal	Pulsos alterados de GnRH	Verificação dos níveis séricos de TSH, PRL, gonadotrofinas	Reposição se houver deficiência; pesquisa da presença de tumor se houver níveis excessivos

Legenda: hCG, gonadotrofina coriônica humana; FSH, hormônio foliculestimulante; GnRH, hormônio liberador das gonadotrofinas; TSH, tireotrofina; PRL, prolactina.

cessivo) ou **metrorragia** (sangramento vaginal irregular ou anormalmente prolongado).

Etiologia

A. Amenorreia

A causa da amenorreia pode ser atribuída a uma de quatro categorias amplas de condições (Tabela 22-4):

1. Processos fisiológicos normais, como gravidez e menopausa.
2. Distúrbios do útero ou da via do fluxo menstrual, como destruição do endométrio após curetagem acoplada à infecção, que pode causar aderências dentro do útero (**síndrome de Asherman**).
3. Distúrbios do ovário, como insuficiência gonadal em consequência de uma variedade de anormalidades cromossômicas, do desenvolvimento e estruturais, distúrbios autoimunes, perda prematura de folículos e síndromes pouco compreendidas, em que os ovários com folículos mostram-se resistentes à estimulação das gonadotrofinas.
4. Distúrbios do hipotálamo ou da hipófise, resultando em ausência ou distúrbio da secreção de GnRH e, consequentemente, secreção insuficiente de gonadotrofinas para manter a produção ovariana de esteroides. As causas

de disfunção hipotalâmica e hipofisária incluem tumores secretores de prolactina, hipotireoidismo, estresse e exercício físico excessivos e perda de peso.

Dentro dessas categorias, a amenorreia pode ter causas específicas muito diversas.

B. Dismenorreia

A dismenorreia refere-se à dor, geralmente em cólica, localizada na parte inferior do abdome, que ocorre nos dias que antecedem o fluxo menstrual e durante o próprio fluxo menstrual. A dismenorreia pode ocorrer como distúrbio primário, na ausência de doença pélvica identificável, ou pode ser secundária a uma doença pélvica subjacente, como endometriose e leiomiomas (Tabela 22-5).

C. Sangramento vaginal anormal

O sangramento vaginal é anormal quando ocorre (1) antes da puberdade, (2) no momento das menstruações habituais, porém com duração mais longa do que o normal, (3) no momento habitual da menstruação, porém mais intenso do que o normal, (4) entre ciclos menstruais, ou (5) após a menopausa, na ausência de tratamento farmacológico hormonal (sangramento pós-menopausa). As categorias de sangramento vaginal anormal e algumas causas específicas estão apresentadas na Tabela 22-6.

640 Fisiopatologia da Doença

TABELA 22-5 Categorias de dismenorreia

Categorias	Etiologia	Características diferenciais
Dismenorreia primária	Prostaglandinas	Ausência de doença pélvica orgânica
Dismenorreia secundária		
Endometriose	Endométrio ectópico, incluindo tecido endometrial intramiométrico	Achado de lesões de endometriose, na laparoscopia
Doença inflamatória pélvica	Infecção	Cultura positiva
Lesões anatômicas (hímen imperfurado, aderências intrauterinas, leiomiomas, pólipos)	Congênita, inflamatória ou neoplásica	Achados no exame físico, ultrassonografia
Síndrome pré--menstrual (SPM)	Desconhecida	Associação a sintomas emocionais, comportamentais e outros sintomas

TABELA 22-6 Causas de sangramento vaginal anormal

Crianças	
Lesões genitais	Alterações endócrinas
Vaginite	Ingestão de estrogênio
Corpo estranho	Puberdade precoce
Traumatismo	Tumores ovarianos
Tumores	
Adolescentes e adultas	
Sangramento uterino disfuncional	Doenças malignas
Sangramento de escape por estrogênio	Câncer de endométrio
Retirada de estrogênio	Câncer de colo do útero
Doenças do trato genital	Câncer de vagina
Condições benignas	Gravidez
Leiomioma uterino	Gravidez ectópica
Pólipo cervical	Ameaça de aborto
Pólipo endometrial	Aborto
Laceração genital	Outras causas
Hiperplasia endometrial	Doença da tireoide
	Doença de von Willebrand
	Trombocitopenia

Patologia e patogênese

A. Amenorreia

A patogênese da amenorreia depende do nível do eixo reprodutivo neuroendócrino a partir do qual se origina o distúrbio e de se este é devido a um problema estrutural ou a um problema funcional de controle hormonal. Em uma paciente com ciclos menstruais prévios que apresenta amenorreia, é importante excluir, em primeiro lugar, a possibilidade de gravidez e, em seguida, avaliar as funções da tireoide (nível sérico de TSH) e da hipófise (nível sérico de prolactina) antes de abordar a investigação da amenorreia.

1. **Distúrbios uterinos** – a lesão das células-tronco subjacentes a partir das quais o endométrio prolifera pode levar à amenorreia. Na maioria dos casos, isso ocorre no contexto da endometrite após **curetagem** (raspagem do endométrio) para sangramento pós-parto ou sangramento uterino disfuncional e incapacidade subsequente de regeneração do endométrio. Normalmente, a ultrassonografia revela um revestimento fino (< 5 mm).

    Para estabelecer a presença de um endométrio funcional, administra-se, à paciente com amenorreia, progesterona isoladamente ou uma combinação sequencial de estrogênio e progesterona. A ocorrência de sangramento vaginal após a interrupção da terapia hormonal sugere integridade do endométrio. Essa resposta também indica que a causa da amenorreia encontra-se em outro nível (i.e., devido a um defeito endócrino, causando ausência ou insuficiência de estimulação cíclica com estrogênio e progesterona).

2. **Insuficiência ovariana** – a amenorreia como resultado de insuficiência ovariana pode ser primária ou secundária a uma disfunção em um nível mais alto do eixo reprodutivo neuroendócrino. A insuficiência ovariana primária (ou prematura) ocorre com uma perda prematura dos folículos. Isso pode resultar de distúrbios genéticos, distúrbios autoimunes (ooforite linfocítica), problemas metabólicos (galactosemia) ou agressões exógenas, como quimioterapia, toxinas ou radiação. A insuficiência ovariana secundária é causada por uma falta de estimulação dos ovários normais sob os demais aspectos pelas gonadotrofinas, resultando em incapacidade de produzir o estrogênio e a progesterona necessários para os ciclos menstruais.

    a. **Insuficiência ovariana primária** – ocorre insuficiência ovariana primária quando a atresia dos folículos é acelerada nos ovários de uma mulher em idade reprodutiva. Manifesta-se com sinais e sintomas de menopausa, em consequência da deficiência de estrogênio em pacientes com menos de 40 anos de idade. Os níveis séricos de LH e de FSH estão elevados. Há falta de produção de estrogênio e ausência de folículos viáveis. Em alguns casos, a insuficiência ovariana primária constitui apenas uma manifestação de uma síndrome de insuficiência poliglandular autoimune, em que autoanticorpos destroem vários tecidos endócrinos. Essas pacientes também podem apresentar diabetes melito, hipotireoidismo ou insuficiência suprarrenal associados, conforme discutido em outros capítulos (ver Capítulos 18, 20 e 21).

    As causas genéticas de insuficiência ovariana primária incluem anormalidades do gene *FMR1*. A expansão das repetições de trinucleotídeo CGG entre 55 e 200 cópias é definida como pré-mutação do X

CAPÍTULO 22 Distúrbios do Sistema Reprodutor Feminino **641**

frágil e está associada a uma depleção prematura da função ovariana (ver Capítulo 2), síndrome de Turner (ausência ou anormalidade de um cromossomo X [i.e., 45,X]) e mosaicismo de Turner (i.e., múltiplas linhagens celulares de composição cromossômica sexual variada). Aproximadamente 40% das pacientes que parecem ter a síndrome de Turner apresentam mosaicismo. A presença de qualquer cromossomo Y no cariótipo desses indivíduos está associada a um elevado risco de tumores de células germinativas gonadais e constitui uma indicação para gonadectomia. Por conseguinte, deve-se obter um cariótipo em qualquer paciente amenorreica com menos de 30 anos de idade e níveis séricos elevados de FSH e LH.

b. **Anovulação crônica** – outras pacientes apresentam um número adequado de folículos; todavia, esses folículos não sofrem maturação nem ovulação. Essa condição, que é conhecida como **anovulação crônica**, manifesta-se na forma de amenorreia com sangramento intermitente (causado pelo crescimento excessivo e descoordenado do endométrio em resposta ao estímulo isolado do estrogênio). Se não forem tratadas, essas mulheres correm risco aumentado de câncer endometrial, devido aos níveis elevados de estrogênio. Entre as causas de anovulação crônica, destaca-se a disfunção da tireoide (Tabela 22-7). Tanto o hipertireoidismo quanto o hipotireoidismo podem alterar a função ovariana e o metabolismo dos androgênios e estrogênios, resultando em uma variedade de distúrbios menstruais. Outra causa de anovulação crônica é a hiperprolactinemia. Foi sugerido que a hiperpro-

TABELA 22-7 Causas e mecanismos da anovulação crônica

Causas	Mecanismos
Doença da tireoide	Alteração da depuração do estrogênio
Hipertireoidismo	Depuração diminuída de androgênios, com consequente aumento da aromatização periférica em estrogênio
Hipotireoidismo	
Hiperprolactinemia	Alteração dos pulsos do hormônio liberador das gonadotrofinas (GnRH)
Obesidade	Aumento da aromatização periférica dos androgênios em estrogênios
	Diminuição da globulina de ligação dos hormônios esteroides, resultando em aumento do estrogênio livre e testosterona
	Resistência elevada à insulina, resultando em aumento da secreção de insulina, que aumenta a produção de androgênios pelo estroma ovariano
Insuficiência ovariana	Distúrbios genéticos (p. ex., síndrome de Turner, pré-mutação do X frágil)
	Agentes citotóxicos
	Irradiação
	Distúrbios autoimunes

TABELA 22-8 Consequências clínicas da anovulação crônica na síndrome dos ovários policísticos

Infertilidade
Disfunção menstrual (amenorreia ou sangramento uterino disfuncional)
Hirsutismo e acne (estado de excesso de androgênios)
Risco aumentado de câncer de endométrio
Possível risco aumentado de câncer de mama
Risco aumentado de hiperlipidemia
Risco aumentado de diabetes melito (hiperinsulinemia)

lactinemia progressivamente mais grave apresenta-se inicialmente como uma fase lútea inadequada, com aborto recorrente; em seguida, como anovulação com sangramento intermitente; e, por fim, como amenorreia. As consequências clínicas da anovulação crônica estão resumidas na Tabela 22-8.

c. **Distúrbios de retroalimentação hormonal** – a SOPC afeta 2 a 5% das mulheres em idade reprodutiva e manifesta-se com amenorreia e hirsutismo (Tabela 22-9). Com frequência, as pacientes são obesas e apresentam hiperinsulinemia, resistência à insulina e dislipidemia. Além disso, exibem níveis plasmáticos elevados de androgênios, juntamente com níveis plasmáticos elevados de estrogênios que consistem predominantemente em estrona derivada da aromatização periférica dos androgênios suprarrenais nas células da granulosa pela enzima aromatase (citocromo P450, CYP19A1).

Acredita-se que a hiperinsulinemia seja um fator etiológico fundamental. A insulina resulta em diminuição da síntese hepática da globulina de ligação de hormônios esteroides (SHBG) e da proteína de ligação do fator de crescimento semelhante à insulina 1 (IGFBP-1) (Figura 22-12). Os níveis diminuídos da proteína de ligação resultam em aumento dos níveis de androgênios livres, estrogênios e IGF-1. O IGF-1 e os altos níveis de insulina estimulam o receptor de

TABELA 22-9 Manifestações da síndrome dos ovários policísticos[1]

Hirsutismo	95%
Ovários grandes	95%
Infertilidade	75%
Amenorreia	55%
Resistência à insulina	50%
Obesidade	40%
Dismenorreia	28%
Anovulação persistente	20-50%

[1]Os números representam a porcentagem de pacientes com a síndrome manifestando cada sinal ou sintoma.

Modificada, com permissão, de Baulieu EE et al., eds. *Hormones: From Molecules to Disease.* Chapman & Hall, 1990.

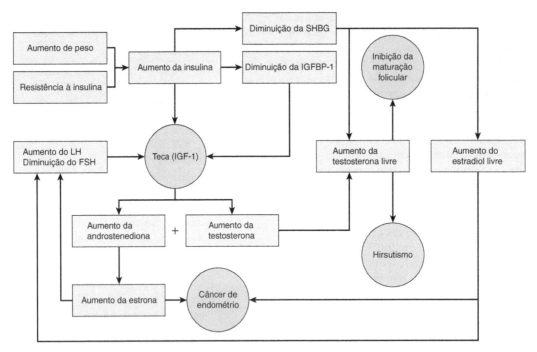

FIGURA 22-12 Patogênese das várias manifestações clínicas da síndrome dos ovários policísticos. SHBG, globulina de ligação de hormônios esteroides; IGFBP-1, proteína de ligação do fator de crescimento semelhante à insulina 1; IGF, fator de crescimento semelhante à insulina; FSH, hormônio foliculestimulante; LH, hormônio luteinizante. (Redesenhada, com permissão, de Barnes HV. *Clinical Medicine: Selected Problems with Pathophysiologic Correlations*. Year Book Medical Publishers, 1988.)

IGF-1, levando a um aumento na produção de androgênios pela teca em resposta ao LH, contribuindo para o estado de hiperandrogenemia. Os níveis elevados de androgênios impedem o desenvolvimento dos folículos e rompem as relações de retroalimentação que normalmente resultam na seleção de um folículo dominante para a ovulação (Figura 22-12). A anovulação resultante está associada à amenorreia e à hiperplasia endometrial induzida por estrogênio, com sangramento de escape. Os níveis elevados de estrogênio também provocam o desenvolvimento do câncer de endométrio. Dessa forma, eventos que ocorrem no encéfalo, nos ovários e na corrente sanguínea dessas pacientes atuam em conjunto para estabelecer um ciclo vicioso que mantém as relações de retroalimentação anormais.

Os altos níveis de androgênios na corrente sanguínea são responsáveis pelo hirsutismo. Pacientes com níveis elevados de androgênios de causas totalmente diferentes (p. ex., doença de Cushing e hiperplasia suprarrenal congênita) também apresentam amenorreia associada a ovários policísticos, sugerindo que as alterações estruturais dos ovários são secundárias aos distúrbios de retroalimentação.

d. **Distúrbios hipofisários** – o traumatismo craniencefálico em consequência de transecção do pedículo hipofisário, com perda da comunicação hipotálamo-hipofisária, deve ser considerado em pacientes com infertilidade de início recente que apresenta amenorreia. Isso também é verdadeiro para acidentes vasculares, como a **síndrome de Sheehan**, em que a hemorragia pós-parto provoca hipotensão e consequente necrose isquêmica da hipófise. O aumento da adeno-hipófise durante a gravidez pode predispor à isquemia em condições de hipotensão. A hipófise dobra aproximadamente de tamanho durante a gravidez normal, em grande parte como resultado de hipertrofia e hiperplasia dos lactotrofos secretores de prolactina.

e. **Distúrbios hipotalâmicos** – os influxos de diversas vias centrais atuam sobre a porção mediobasal do hipotálamo, incluindo núcleo arqueado, a partir do qual se originam os pulsos de GnRH. Determinados medicamentos e drogas ilícitas que afetam os neurotransmissores usados nessas vias (opioides, dopamina e noradrenalina) também podem afetar a secreção de GnRH. Isso ressalta a importância da obtenção de uma história medicamentosa e social detalhada na investigação da amenorreia.

É também importante obter uma história detalhada dos padrões de comportamento ou de qualquer mudança recente na vida. O estresse psíquico (p. ex., associado à mudança para um país diferente) pode levar a uma alteração da secreção de GnRH e amenorreia subsequente, que perdura por até 1 ano. O exercício vigoroso e a perda de peso excessiva também podem levar ao comprometimento do caráter pulsátil do GnRH,

CAPÍTULO 22   Distúrbios do Sistema Reprodutor Feminino   **643**

que é responsável pela amenorreia observada em atletas de competição e na **anorexia nervosa**.

Por conseguinte, uma ampla variedade de fatores que alteram a liberação pulsátil de GnRH pode influenciar a fisiologia reprodutiva feminina. A falta de períodos menstruais devida a uma alteração em um desses fatores é denominada **amenorreia hipotalâmica** e constitui uma causa comum de infertilidade. A correção da causa subjacente frequentemente leva ao retorno da ovulação cíclica normal.

f. **Influências indiretas** – além dos fatores que atuam diretamente sobre os neurônios secretores de GnRH, é preciso considerar as influências indiretas. O hipotireoidismo primário, bem como a hiperprolactinemia primária ou secundária, pode resultar em alteração na frequência e na amplitude dos pulsos de GnRH. A redução subsequente da secreção de gonadotrofinas produz insuficiência ovariana secundária e amenorreia. Exemplos de condições que resultam em hiperprolactinemia secundária incluem a lactação e o tratamento com fármacos que exercem efeitos bloqueadores da dopamina (p. ex., agentes antipsicóticos).

PONTO DE CHECAGEM

25. Identifique os fatores ambientais e de estilo de vida que causam alteração da secreção de GnRH e amenorreia hipotalâmica.
26. Quais são as consequências da amenorreia não tratada?

B. Dismenorreia

Acredita-se que a dismenorreia primária seja consequência da produção desordenada de prostaglandinas pelo endométrio secretor. A prostaglandina F2α (PGF2α) estimula as contrações do miométrio do útero não grávido, enquanto as prostaglandinas da série E tendem a inibir a sua contração. As pacientes com dismenorreia intensa parecem apresentar uma produção excessiva de PGF2α, e não uma sensibilidade aumentada a essa prostaglandina. As contrações persistentes do miométrio resultam em isquemia do músculo uterino, o que estimula as fibras de dor uterinas do sistema nervoso autônomo. A ansiedade, o medo e o estresse podem baixar o limiar para a dor e, portanto, exagerar a relevância desses sintomas.

Entre as causas secundárias de dismenorreia destaca-se a **endometriose**, um distúrbio em que implantes extrauterinos de tecido endometrial ectópico respondem ciclicamente à produção de estrogênio e progesterona (Tabela 22-5). Trata-se de um distúrbio comum, que acomete 10 a 25% das mulheres em idade reprodutiva. Os sintomas de apresentação das pacientes com endometriose podem variar desde dor e cólica durante a menstruação até aderências com obstrução intestinal nos casos graves. As localizações típicas do tecido endometrial ectópico incluem a porção pélvica da cavidade peritoneal e os ovários. Acredita-se que o estabelecimento de tecido endome-

trial nessas localizações ocorra por um ou por ambos de dois mecanismos: (1) transporte de tecido endometrial descamado por menstruação retrógrada por meio das tubas uterinas ou (2) metaplasia do mesênquima do celoma indiferenciado no peritônio, talvez sob a influência de fatores de crescimento presentes no fluxo menstrual retrógrado. Os achados de pesquisa sustentam a hipótese de um ciclo vicioso, envolvendo inflamação peritoneal com elevação das citocinas no líquido peritoneal e secreção de fatores angiogênicos que mantêm o tecido endometrial ectópico. Um aspecto característico da endometriose é a evolução observada após a gravidez e a menopausa. Essas observações fornecem uma justificativa terapêutica para as modalidades mais comuns de terapia clínica, que incluem anticoncepcionais orais; progestinas sintéticas (acetato de medroxiprogesterona) ou androgênios (danazol), que bloqueiam a produção de gonadotrofinas; e análogos do GnRH de ação longa, que infrarregulam o eixo neuroendócrino reprodutivo. Alguns desses fármacos também podem atuar por infrarregulação da produção de citocinas. Ainda não foi esclarecido como a endometriose causa infertilidade, embora tenha sido considerada a atuação das citocinas inflamatórias.

C. Sangramento vaginal anormal

A patogênese do sangramento vaginal anormal depende de sua etiologia, conforme delineado a seguir.

1. **Distúrbios funcionais** – certos distúrbios endócrinos, conforme descrito anteriormente, algumas vezes podem resultar em alteração na quantidade e no momento da estimulação hormonal do trato genital, causando, algumas vezes, interrupção completa da menstruação.

2. **Lesões estruturais** – as lesões estruturais que alteram o contorno da cavidade endometrial frequentemente levam ao sangramento uterino. Os pólipos do endométrio manifestam-se na forma de perda de sangue pré-menstrual ou intermenstrual. Todavia, os fibroides muitas vezes causam menometrorragia. Quando esses tumores benignos estão localizados dentro da cavidade endometrial ou dentro da parede do útero, podem perturbar a vascularização endometrial. Pode ocorrer sangramento muito intenso, prolongado ou esporádico.

3. **Neoplasias malignas** – as lesões tanto pré-cancerosas quanto cancerosas do útero ou do colo do útero podem provocar sangramento vaginal anormal. A hiperplasia do endométrio frequentemente representa a consequência da produção excessiva de estrogênios e de sua estimulação, sem exposição à progesterona. Pode evoluir para o câncer de endométrio com o excesso contínuo de estrogênio. A estimulação estrogênica sem oposição pode ocorrer devido 1) a um distúrbio ovariano (p. ex., anovulação crônica), 2) a um aumento da aromatização periférica dos androgênios suprarrenais por CYP19A1 ou 3) à terapia com estrogênio sem suplementação adequada de progestina. O câncer de endométrio é, em grande parte, uma doença da perimenopausa e pós-menopausa; apenas 5% dos casos são observados durante os anos reprodutivos. O câncer de endométrio dissemina-se pelo compro-

644 Fisiopatologia da Doença

metimento direto dos vasos linfáticos, com metástases à distância para o pulmão, o encéfalo, o esqueleto e os órgãos abdominais. Geralmente, as pacientes com câncer de endométrio apresentam sangramento vaginal anormal. À semelhança do câncer de ovário, ocorrem ascite, obstrução intestinal e derrames pleurais associados na doença disseminada.

A displasia e o câncer do colo do útero também podem se manifestar com sangramento vaginal anormal. Foi demonstrado que carcinógenos presentes no tabaco, bem como infecção persistente por determinados subtipos de papilomavírus humano (HPV), aumentam o risco de câncer de colo do útero. Se não for tratado, esse tipo de câncer dissemina-se diretamente para os outros órgãos pélvicos; com frequência, a morte ocorre por hemorragia, infecção ou insuficiência renal secundária à obstrução ureteral. Atualmente, o American College of Obstetricians and Gynecologists (ACOG, Colégio Americano de Obstetras e Ginecologistas) recomenda a vacinação contra HPV para meninas e mulheres não infectadas entre 9 e 26 anos de idade (e para seus parceiros sexuais potenciais, meninos e homens entre 11 e 26 anos de idade), a fim de prevenir o câncer do colo do útero.

4. **Condições sistêmicas com alteração da coagulação** – a coagulação normal do sangue envolve tanto fatores da coagulação quanto plaquetas. Os distúrbios que afetam a produção, a qualidade e a sobrevida de outros fatores da coagulação ou das plaquetas podem causar sangramento vaginal anormal (Tabela 22-10).

PONTO DE CHECAGEM

27. Quais são os tratamentos clínicos efetivos para a endometriose, e como eles atuam?
28. Quais fatores predispõem ao câncer de colo do útero?

Manifestações clínicas
A. Amenorreia

Os sinais e sintomas clínicos que acompanham a amenorreia dependem de sua categoria (Tabela 22-4). Nos distúrbios genéticos, particularmente os do desenvolvimento ovariano, a amenorreia pode ser acompanhada de vários graus de puberdade tardia, como falta de desenvolvimento das mamas e ausência dos pelos púbicos. Nos distúrbios do trato de saída (p. ex., hímen imperfurado), pode ocorrer dor causada pela menstruação oculta obstruída em uma base cíclica. Em geral, os distúrbios do útero e do eixo hipotálamo-hipófise que resultam em amenorreia são indolores. A insuficiência ovariana, que resulta em amenorreia, é frequentemente precedida de sintomas atribuíveis a uma produção diminuída de estrogênio e progesterona. Esses sintomas incluem ondas de calor e outros sintomas vasomotores.

A complicação mais comum na paciente com amenorreia que não está grávida é a infertilidade. Outras complicações dependem da causa específica da falta de menstruação.

TABELA 22-10   Distúrbios da coagulação

Distúrbios que resultam em trombocitopenia
Supressão da produção de plaquetas
Doença de von Willebrand
Sequestração esplênica
Destruição acelerada das plaquetas
Não imunológicos (p. ex., próteses valvares)
Imunológicos
Infecções virais e bacterianas
Fármacos
Mecanismos autoimunes (p. ex., púrpura trombocitopênica idiopática)
Distúrbios que resultam em deficiência dos fatores da coagulação
Distúrbios hereditários da coagulação
Distúrbios adquiridos da coagulação
Deficiência da vitamina K
Doença hepática
Coagulação intravascular disseminada

Dados de Handin RI. Disorders of the platelet and vessel wall. In: Fauci A et al., eds. *Harrison's Principles of Internal Medicine*, 14th ed. McGraw-Hill, 1998.

A osteoporose constitui uma importante complicação potencial em longo prazo da produção inadequada de estrogênio. O estrogênio em quantidades inadequadas também pode estar associado a um adelgaçamento dos epitélios dependentes de estrogênio, como o da vagina, resultando em vaginite atrófica. Este sintoma responde, geralmente, à aplicação tópica de creme de estrogênio. No caso de produção inadequada de progesterona – normalmente associada a sangramento vaginal irregular, mas também observada em alguns casos de amenorreia –, o risco de câncer de endométrio aumenta acentuadamente. O câncer de endométrio constitui o câncer mais comum do trato genital feminino; nos Estados Unidos, são identificados 34 mil novos casos por ano. Os fatores de risco para o câncer de endométrio incluem menarca precoce, menopausa tardia, nuliparidade, obesidade, hipertensão e diabetes melito.

B. Dismenorreia

A dismenorreia pode ser acompanhada de um conjunto variável de sintomas, incluindo sudorese, fraqueza e fadiga, insônia, náusea, vômitos, diarreia, dor lombar, cefaleia (incluindo tanto enxaqueca quanto cefaleia tensional; ver Capítulo 7), tontura e síncope. Com frequência, os inibidores da síntese de prostaglandinas (agentes anti-inflamatórios não esteroides) aliviam muitos desses sintomas quando o tratamento é iniciado antes da menstruação e impede a cascata de eventos que ocorre com a produção de prostaglandinas.

Na **síndrome pré-menstrual** (SPM), a dismenorreia é acompanhada de sintomas adicionais, incluindo sensação de distensão, ganho de peso, edema das mãos e dos pés, hipersensibilidade das mamas, acne, ansiedade, agressão, irritabilidade do humor, desejo compulsivo por alimentos e alteração da libido. Uma abordagem inicial deve incentivar mudanças no estilo de vida, quando indicado pela anamnese (p. ex., mais horas de sono, exercício físico, melhora da alimentação e menos uso de tabaco, álcool e cafeína). A terapia farmacológica com inibidores seletivos da recaptação de serotonina (ISRSs) demonstrou ser benéfica, além da modificação comportamental.

C. Sangramento vaginal anormal

Os sinais e sintomas que acompanham o sangramento vaginal anormal variam de acordo com a causa. Em crianças, a vulvovaginite constitui o distúrbio mais frequente, acompanhada de corrimento mucopurulento, que pode se tornar sanguinolento com a erosão da mucosa. Outras causas consideráveis, incluindo objetos estranhos e tumores, podem ser avaliadas pelo exame físico. Em adolescentes e mulheres adultas, o sangramento uterino disfuncional é mais comum, porém outras causas precisam ser consideradas. Essas causas incluem gravidez (diagnosticada por determinações seriadas dos níveis séricos de hCG e ultrassonografia), traumatismo (avaliado pela anamnese e exame físico), câncer (por colposcopia e histeroscopia) e distúrbios sistêmicos, como diátese hemorrágica (com determinações das plaquetas, tempo de protrombina e tempo de tromboplastina parcial) e doença da tireoide (por determinações dos níveis séricos de TSH, tiroxina total e livre). Em mulheres na pós-menopausa, 20% dos casos de sangramento vaginal consistem em câncer de endométrio.

INFERTILIDADE

A infertilidade é definida como ausência de concepção depois de pelo menos 1 ano de relações sexuais regulares.

Etiologia

Em aproximadamente 30% dos casos, a infertilidade deve-se a fatores masculinos (p. ex., contagem inadequada de espermatozoides) (ver Capítulo 23). Na infertilidade feminina, cerca de 40% dos casos devem-se à insuficiência ovulatória, em torno de 40% são causados por doença endometrial ou das tubas uterinas, aproximadamente 10% consistem em causas mais raras (p. ex., doença da tireoide ou hiperprolactinemia), e cerca de 10% permanecem sem nenhuma explicação após uma investigação completa (Tabela 22-11).

Patologia e patogênese

A. Causas ovulatórias

A infertilidade devida à disfunção ovariana pode resultar de distúrbios do hipotálamo ou da hipófise, produzindo estimulação gonadotrófica inadequada dos ovários; de distúrbios ovarianos, resultando em produtos secretores inadequados ou falha da ovulação; e, em certas ocasiões, de ambos os tipos de distúrbios ocorrendo ao mesmo tempo. A correção da causa subjacente frequentemente irá restaurar a fertilidade. Em muitos casos, a administração de gonadotrofinas exógenas irá estimular os ovários, com consequente crescimento folicular. Em seguida, os ovócitos podem ser liberados *in vivo* e fertilizados por meio de relação sexual ou por inseminação artificial. De modo alternativo, os ovócitos maduros podem ser removidos por meio de aspiração

TABELA 22-11   Causas de infertilidade feminina[1]

Causas	Pacientes com infertilidade
Disfunção ovulatória	40%
Diminuição da reserva ovariana	
Oligo-ovulação ou amenorreia	
Síndrome dos ovários policísticos (SOPC)	
Amenorreia hipotalâmica	
Outras	
Patologia tubária ou pélvica	40%
Endometriose	
Cicatrizes e aderências (de doença inflamatória pélvica, infecção crônica, cirurgia tubária, gravidez ectópica ou ruptura de apêndice)	
Outras	10%
Doença da tireoide	
Doença da hipófise (hiperprolactinemia)	
Inexplicável	10%

[1]Em casais inférteis, os problemas no homem são responsáveis por 30% do total.

transvaginal e subsequentemente fertilizados, utilizando a fertilização *in vitro* (FIV) no laboratório, seguida da devolução dos embriões resultantes ao útero por via transcervical.

Um dos distúrbios ovarianos mais comuns, denominado diminuição da reserva ovariana, está relacionado com a idade e pode envolver tanto os próprios ovócitos quanto os produtos secretores do ovário. Observa-se uma perda acelerada de folículos com a aproximação da menopausa. Com a depleção dos folículos, os níveis de FSH tendem a aumentar, refletindo a produção inadequada de inibina, e ocorre queda dos níveis de hormônio antimülleriano. Isso pode resultar de um número inadequado de folículos, da competência diminuída dos folículos remanescentes, da esteroidogênese diminuída pelo ovário em processo de envelhecimento, ou de alguma combinação desses fatores. Qualquer que seja o motivo específico, o resultado final consiste em redução da fase folicular, associada a uma taxa aumentada de infertilidade. O tratamento com citrato de clomifeno, um antagonista fraco dos estrogênios, é um meio de diminuir a retroalimentação negativa e de aumentar a estimulação dos ovários pelas gonadotrofinas endógenas e restaurar a ovulação.

Outras etiologias de disfunção da ovulação incluem condições que alteram a coordenação entre o ovário e o hipotálamo, como SOPC e amenorreia hipotalâmica. Nesses contextos, os ovócitos não sofrem desenvolvimento apropriado, e a maturação leva à ovulação regular.

B. Causas tubárias e pélvicas

Se os folículos e a função do eixo neuroendócrino reprodutivo estiverem normais, a principal causa de infertilidade consiste em anormalidade do endométrio ou das tubas uterinas. As infecções pélvicas anteriores ou atuais, com aderências ou inflamação, podem resultar em falha do transporte dos espermatozoides ou do ovo, incapacidade de implantação, ou implantação em uma localização inapropriada (gravidez ectópica).

646 Fisiopatologia da Doença

A endometriose, que presumivelmente ocorre devido à proliferação e à descamação cíclicas do tecido endometrial ectópico, resulta em inflamação e formação de aderências. Novos dados sugerem que a endometriose pode se originar de uma população de células-tronco endometriais circulantes. Deve-se suspeitar dessa condição quando a infertilidade estiver associada à dismenorreia grave. O tratamento cirúrgico e a terapia clínica mostram-se eficazes para reduzir a dor associada à endometriose.

C. Outras causas de infertilidade feminina

A maioria das causas menos comuns de infertilidade pode ser agrupada em distúrbios que afetam a produção de GnRH pelo hipotálamo ou o efeito do hormônio sobre a hipófise (p. ex., doença da tireoide e hiperprolactinemia).

PONTO DE CHECAGEM

29. Quais são as causas mais comuns de infertilidade em casais?

30. Como os estrogênios em altas doses após o coito atuam como contraceptivo?

31. Qual aspecto da anamnese sugere uma causa tubária ou uterina de infertilidade?

PRÉ-ECLÂMPSIA-ECLÂMPSIA

A gravidez está associada a uma variedade de complicações médicas, nas quais o tratamento clínico exige uma compreensão tanto da fisiologia subjacente da gravidez quanto da fisiopatologia do distúrbio em particular. A síndrome de pré-eclâmpsia-eclâmpsia, caracterizada por hipertensão, proteinúria e edema, é escolhida como foco de discussão por vários motivos. Em primeiro lugar, a pré-eclâmpsia-eclâmpsia constitui uma das causas mais comuns de mortalidade materna nos Estados Unidos e no mundo desenvolvido. Em segundo lugar, ilustra como mecanismos fisiopatológicos na gravidez podem ser muito mais complexos – e as consequências clínicas bem mais graves – do que seria esperado de uma simples consideração de cada um dos sintomas apresentados isoladamente. Em terceiro lugar, os avanços alteraram significativamente o pensamento atual sobre a patogênese desse distúrbio.

Apresentação clínica

Pode haver desenvolvimento de hipertensão durante a gravidez como achado isolado, denominada **hipertensão induzida por gravidez (HIG)**, ou como componente de uma síndrome perigosa, chamada **pré-eclâmpsia-eclâmpsia**. As diretrizes do tratamento para a HIG são diferentes daquelas para a hipertensão essencial na paciente não grávida; a elevação da pressão arterial materna frequentemente não é tratada, a não ser que seja sintomática, ou que ocorra hipertensão grave. Como a perfusão placentária depende de uma diferença de pressão entre as circulações materna e fetal, reduções da pressão arterial

TABELA 22-12 Sinais e sintomas de pré-eclâmpsia-eclâmpsia

Síndrome materna
Hipertensão induzida por gravidez
Ganho de peso excessivo (> 1 kg/semana)
Edema generalizado
Ascite
Hiperuricemia
Proteinúria
Hipocalciúria
Aumento da concentração plasmática do fator de von Willebrand
Aumento da fibronectina celular plasmática
Redução da concentração plasmática de antitrombina
Redução da atividade angiogênica
Trombocitopenia
Aumento do volume de hemácias
Aumento dos níveis séricos das enzimas hepáticas
Síndrome fetal
Retardo do crescimento intrauterino
Hipoxemia intrauterina

Dados de Roberts JM et al. Preeclampsia: More than pregnancy-induced hypertension. Lancet. 1993;341:1447.

materna podem levar a uma perfusão deficiente da placenta. Isso pode resultar em **insuficiência placentária**, com restrição do crescimento e sofrimento fetais.

A hipertensão observada na pré-eclâmpsia está associada à proteinúria e ao edema. Nos Estados Unidos, essa síndrome ocorre em aproximadamente 5% das gestações. A eclâmpsia, a superposição de convulsões tonicoclônicas generalizadas com hipertensão induzida por gravidez, pode ocorrer como sinal inicial de apresentação dessa síndrome ou durante a sua evolução e é potencialmente fatal. A Tabela 22-12 fornece um resumo dos sinais e sintomas da pré-eclâmpsia-eclâmpsia.

Etiologia

Acredita-se que a pré-eclâmpsia-eclâmpsia tenha a sua origem em uma implantação defeituosa, resultando em distúrbio sistêmico de ativação das células endoteliais (ver discussão posteriormente). Os fatores predisponentes para o desenvolvimento da pré-eclâmpsia incluem primeira gravidez, obesidade, diabetes melito ou hipertensão preexistentes, mola hidatiforme, desnutrição e história familiar de pré-eclâmpsia.

Patologia e patogênese

A placenta de uma paciente com pré-eclâmpsia mostra sinais de envelhecimento prematuro, incluindo apoptose, depósitos hialinos, calcificação e congestão. A decídua materna também revela hemorragia e necrose, com trombose das artérias espiraladas e infartos difusos.

Normalmente, os vasos sanguíneos da parede uterina sofrem alterações morfológicas consideráveis no local de implantação, facilitando a perfusão placentária. Os diâmetros das artérias espiraladas aumentam, e há perda dos componentes muscular e elástico. Todavia, por motivos desconhecidos (talvez por mediação imunológica), essas alterações angiogênicas precoces da implantação não ocorrem – ou, pelo menos, não ocorrem completamente – em pacientes que irão desenvolver pré-eclâmpsia-eclâmpsia em uma fase mais avançada da gestação. Em consequência, estabelece-se uma condição de isquemia placentária relativa, com liberação de fatores lipídicos e proteicos que danificam o endotélio vascular materno, a princípio dentro da decídua e, após, sistemicamente. Acredita-se que a lesão oxidativa potencialize os efeitos dos fatores maternos (p. ex., obesidade, diabetes melito, dieta, genes), causando lesão generalizada das células endoteliais.

A ativação endotelial tem duas consequências fisiopatológicas importantes. Em primeiro lugar, o equilíbrio entre vasodilatação e vasoconstrição é alterado, especificamente pela diminuição na formação de produtos vasodilatadores, como prostaciclina e óxido nítrico, produção aumentada de tromboxano vasoconstritor, endotelina e fator de crescimento derivado das plaquetas. Como resultado, ocorre aumento da vasoconstrição das arteríolas do leito placentário, com hipoperfusão e isquemia dos tecidos distais e hipertensão sistêmica. Em segundo lugar, a barreira de células endoteliais entre as plaquetas e o colágeno das membranas basais é rompida, promovendo a trombose.

Em consequência dessas últimas alterações, a agregação plaquetária, a ativação da cascata da coagulação e a produção de substâncias vasoativas causam vazamento capilar. Isso resulta em maior hipoperfusão tecidual, formação de edema e proteinúria, que constituem as características básicas das pré-eclâmpsia-eclâmpsia. Como esses processos resultam em maior dano do endotélio vascular, estabelece-se um ciclo vicioso.

Especulações recentes tiveram como foco o potencial da serotonina em modular a vasoconstrição, bem como fatores de crescimento angiogênicos. Dados recentes também apontam para um papel dos autoanticorpos agonistas dirigidos contra a segunda alça extracelular do receptor AT1 de angiotensina II, resultando no vasospasmo associado à pré-eclâmpsia. Foi relatada a redução de um peptídeo de angiotensina curto (Ang 1-7) com atividade vasodilatadora na pré-eclâmpsia.

Manifestações clínicas

A pré-eclâmpsia tem uma pletora de manifestações (Tabela 22-12). Além da tríade clínica de hipertensão, edema e proteinúria, as pacientes também podem apresentar aumento dos reflexos tendíneos profundos ou descolamento prematuro da placenta. A congestão periportal hepática, a hemorragia e a necrose podem levar a valores elevados das provas de função hepática e, por fim, podem resultar em ruptura da

TABELA 22-13 Complicações da pré-eclâmpsia-eclâmpsia

Hemorragia cerebral
Cegueira cortical
Descolamento da retina
Síndrome HELLP (hemólise, elevação das enzimas hepáticas, baixa contagem de plaquetas)
Ruptura hepática
Coagulação intravascular disseminada (CIVD)
Edema pulmonar
Edema de laringe
Necrose aguda do córtex renal
Necrose tubular renal aguda
Descolamento prematuro da placenta
Asfixia e morte fetal intrauterina

Dados de Roberts JM et al. Preeclampsia: More than pregnancy-induced hypertension. Lancet. 1993;341:1447.

cápsula hepática. A pré-eclâmpsia grave também pode provocar alterações renais, incluindo tumefação das células endoteliais glomerulares, proliferação mesangial e estreitamento acentuado do lúmen dos capilares glomerulares. O córtex renal exibe isquemia cortical significativa, que pode evoluir para necrose franca e insuficiência renal aguda. Além disso, podem ocorrer trombocitopenia e coagulação intravascular disseminada (CIVD), bem como acidentes vasculares encefálicos (Tabela 22-13). A eclâmpsia, ou convulsões maternas decorrentes de isquemia cerebral e hemorragias petequiais, pode ocorrer nesse contexto, ou pode surgir como primeira manifestação dessa doença. A pré-eclâmpsia-eclâmpsia também representa um risco para o feto. A deterioração e a insuficiência da placenta podem resultar em retardo do crescimento intrauterino (RCIU) e hipoxia fetal. A retirada do feto e o delivramento da placenta constituem a única cura definitiva dessa síndrome, que está associada a uma elevada taxa de morbidade e de mortalidade tanto para a mãe quanto para o feto (Tabela 22-13).

PONTO DE CHECAGEM

32. Quais são as características essenciais da pré-eclâmpsia-eclâmpsia?

33. Quais são os riscos da hipertensão materna não tratada para o feto?

34. Quais são as sequelas maternas da pré-eclâmpsia-eclâmpsia?

648 Fisiopatologia da Doença

ESTUDOS DE CASOS

Yeong Kwok, M.D.

(Ver Capítulo 25, p. 738, para Respostas)

CASO 110

Uma mulher de 24 anos vai ao médico com queixa de menstruações dolorosas. Relata que, nos últimos anos, tem tido dor em cólica nos dias que precedem a menstruação, bem como durante a menstruação. Além disso, ela observa a ocorrência de distensão abdominal e ganho de peso na semana que antecede a menstruação, com inchaço das mãos e dos pés. Sente irritabilidade e alterações do humor durante esse período, chora com facilidade e, sem motivo nenhum, fica enraivecida com a família ou o namorado. Na revisão dos sistemas, ela nega qualquer sintoma urinário, secreção vaginal ou sintomas GI. Não tem nenhuma história clínica significativa. Nunca engravidou. Além disso, nunca teve uma doença sexualmente transmissível. É sexualmente ativa apenas com o seu namorado de longa data e relata que eles sempre usam preservativos. Não toma nenhum medicamento. O exame físico é normal.

Questões

A. Cite algumas causas possíveis da dismenorreia desta paciente. Na sua opinião, qual é a causa mais provável? Por quê?

B. Qual é o mecanismo fisiopatológico responsável pela dismenorreia da paciente?

C. Como você trataria os sintomas desta paciente?

CASO 111

Uma mulher de 28 anos vai ao médico com queixa de infertilidade. Relata que ela e o marido vêm tentando a gravidez há aproximadamente 1 ano, porém sem sucesso. Sua menarca foi aos 14 anos. Desde então, ela tem menstruações regulares que duram 5 dias, sem dismenorreia significativa nem sangramento anormal. Nunca engravidou. A história clínica é considerável pela ocorrência de gonorreia e tricomoníase aos 18 anos. Além disso, aos 20 anos, teve um esfregaço de Papanicolaou anormal, compatível com o papilomavírus humano, porém com esfregaços normais desde aquela época. Não toma nenhum medicamento. Casou há 2 anos e é sexualmente ativa apenas com o seu marido. Antes do casamento, teve aproximadamente 25 parceiros sexuais, a maioria durante os anos da faculdade. O exame físico é normal.

Questões

A. Quais são as causas mais comuns da infertilidade feminina?

B. Qual é a provável causa da infertilidade desta paciente? Por quê?

CAPÍTULO 22 Distúrbios do Sistema Reprodutor Feminino **649**

CASO 112

Uma mulher de 28 anos de idade chega ao consultório de seu obstetra para seu exame pré-natal marcado regularmente. Está com 30 semanas de gravidez. Ela percebeu inchaço das mãos e dos pés nas últimas 2 semanas que parece estar se agravando progressivamente, de modo que ela não consegue mais usar seus anéis e pode apenas calçar sapatos abertos no calcanhar. Nos demais aspectos, não tem nenhuma queixa. Não teve problemas médicos no passado. Trata-se da primeira gravidez. Teve assistência pré-natal com regularidade e, até o momento, sem qualquer complicação. Está tomando apenas um polivitamínico pré-natal. A história familiar é considerável por sua mãe, que apresenta hipertensão e diabetes melito. É casada e trabalha como professora. Nega o uso de álcool, fumo e drogas. Ao exame, parece estar bem, com pressão arterial de 152/95 mmHg. A altura do fundo do útero é compatível com a idade gestacional. A frequência cardíaca do feto é de 140 bpm. O exame dos membros revela edema 1+ nos membros inferiores até os joelhos e edema discreto das mãos. Um exame de urina com fita reagente revela a presença de proteína 3+.

Questões

A. Qual é o diagnóstico provável?

B. Quais são os fatores de risco para o desenvolvimento dessa condição?

C. Como essa condição se desenvolve? Como essa condição resulta em hipertensão, edema e proteinúria maternos?

D. Quais são os riscos para o feto, se essa condição não for tratada?

E. Quais são as sequelas maternas se essa condição não for tratada? Qual é o tratamento?

REFERÊNCIAS

Geral

American Academy of Pediatrics Committee on Infectious Diseases. HPV vaccine recommendations. Pediatrics. 2012 Mar;129(3): 602–5. [PMID: 22371460]

Jin XW et al. Human papillomavirus vaccine: safe, eff ective, underused. Cleve Clin J Med. 2013 Jan;80(1):49–60. [PMID: 23288945]

Legro RS. Turner syndrome: new insights into an old disorder. Fertil Steril. 2012 Oct;98(4):773–4. [PMID: 22921912]

Masood S et al. Borderline breast lesions: diagnostic challenges and clinical implications. Adv Anat Pathol. 2011 May;18(3):190–8. [PMID: 21490436]

Mesiano S et al. Progesterone receptors in the human pregnancy uterus: do they hold the key to birth timing? Reprod Sci. 2011 Jan;18(1):6–19. [PMID: 20889955]

Pearlman MD et al. Benign breast disease. Obstet Gynecol. 2010 Sep;116(3):747–58. [PMID: 20733462]

Shufelt CL et al. Timing of hormone therapy, type of menopause, and coronary disease in women: data from the National Heart, Lung, and Blood Institute-sponsored Women's Ischemia Syndrome Evaluation. Menopause. 2011 Sep;18(9):943–50. [PMID: 21532511]

Speroff L et al. *Clinical Gynecologic Endocrinology and Infertility*, 8th ed. Lippincott Williams & Wilkins, 2011.

Stratton P et al. Endometrial effects of a single early luteal dose of the selective progesterone receptor modulator CDB-2914. Fertil Steril. 2010 Apr;93(6):2035–41. [PMID: 19200989]

Strauss JF et al, eds. *Yen and Jaffe's Reproductive Endocrinology*, 6th ed. Saunders, 2009.

Infertilidade

De Groot L et al. Management of thyroid dysfunction during pregnancy and postpartum: an Endocrine Society clinical practice guideline. J Clin Endocrinol Metab. 2012 Aug;97(8):2543–65. [PMID: 22869843]

Mylonas I. Female genital *Chlamydia trachomatis* infection: where are we heading? Arch Gynecol Obstet. 2012 May;285(5):1271–85. [PMID: 22350326]

Reis FM et al. Endometriosis: hormone regulation and clinical consequences of chemotaxis and apoptosis. Hum Reprod Update. 2013 Jul-Aug;19(4):406–18. [PMID: 23539633]

Shamilova NN et al. The role of genetic and autoimmune factors in premature ovarian failure. J Assist Reprod Genet. 2013 Jun; 30(5):617–22. [PMID: 23504400]

Twig G et al. Pathogenesis of infertility and recurrent pregnancy loss in thyroid autoimmunity. J Autoimmun. 2012 May;38(2––3):J275–81. [PMID: 22218218]

Distúrbios menstruais

Amsterdam ESHRE/ASRM-Sponsored 3rd PCOS Consensus Workshop Group. Consensus on women's health aspects of polycystic ovary syndrome (PCOS). Hum Reprod. 2012 Jan;27(1):14–24. [PMID: 22147920]

Pauli SA et al. Athletic amenorrhea: energy deficit or psychogenic challenge? Ann N Y Acad Sci. 2010 Sep;1205:33–8. [PMID: 20840250]

Shibli-Rahhal A et al. Hyperprolactinemia and infertility. Endocrinol Metab Clin North Am. 2011 Dec;40(4):837–46. [PMID: 22108283]

Visser JA et al. Anti-Müllerian hormone: an ovarian reserve marker in primary ovarian insufficiency. Nat Rev Endocrinol. 2012 Jan 10;8(6):331–41. [PMID: 22231848]

Gravidez

Catalano PM. Obesity, insulin resistance, and pregnancy outcome. Reproduction. 2010 Sep;140(3):365–71. [PMID: 20457594]

Hermes W et al. Biochemical cardiovascular risk factors aft er hypertensive pregnancy disorders: a systematic review and meta-analysis. Obstet Gynecol Surv. 2012 Dec;67(12):793–809. [PMID: 23233052]

Ishimoto H et al. Development and function of the human fetal adrenal cortex: a key component in the feto-placental unit. Endocr Rev. 2011 Jun;32(3):317–55. [PMID: 21051591]

Menon R et al. Biomarkers of spontaneous preterm birth: an overview of the literature in the last four decades. Reprod Sci. 2011 Nov;18(11):1046–70. [PMID: 22031189]

Ramathal CY et al. Endometrial decidualization: of mice and men. Semin Reprod Med. 2010 Jan;28(1):17–26. [PMID: 20104425]

Siddiqui AH et al. Angiotensin receptor agonistic autoantibody is highly prevalent in preeclampsia: correlation with disease severity. Hypertension. 2010 Feb;55(2):386–93. [PMID: 19996068]

Puberdade

Matina RM et al. Sport training and the growth and pubertal maturation of young athletes. Pediatr Endocrinol Rev. 2011 Sep;9(1):441–55. [PMID: 22783642]

Tena-Sempere M. Deciphering puberty: novel partners, novel mechanisms. Eur J Endocrinol. 2012 Dec;167(6):733–47. [PMID: 22989465]

Distúrbios do Sistema Reprodutor Masculino

CAPÍTULO

23

Mikkel Fode, M.D., Jens Sønksen, M.D., Ph.D., Stephen J. McPhee, M.D. e Dana A. Ohl, M.D.

As funções do sistema reprodutor masculino consistem em homeostasia dos androgênios, espermatogênese, transporte e armazenamento dos espermatozoides, e capacidades erétil e ejaculatória normais. O controle dessas funções envolve a hipófise, os sistemas nervosos central e periférico e os órgãos genitais. Além de revisar a anatomia e fisiologia normais do sistema reprodutor masculino, este capítulo considera dois distúrbios comuns do sistema reprodutor masculino: a infertilidade masculina e a hiperplasia prostática benigna.

ESTRUTURA E FUNÇÃO NORMAIS DO SISTEMA REPRODUTOR MASCULINO

ANATOMIA E FISIOLOGIA

O sistema reprodutor masculino é composto pelos testículos, pelos ductos genitais, pelas glândulas acessórias e pelo pênis (**Figura 23-1**).

Os testículos são responsáveis pela produção de testosterona e de espermatozoides. Cada testículo mede aproximadamente 4 cm de comprimento e apresenta um volume de 20 mL. O testículo é dividido em lobos constituídos por túbulos seminíferos (no interior dos quais são produzidos os espermatozoides) e tecido conectivo (**Figura 23-2**). Os túbulos seminíferos convergem para formar outra rede de túbulos, denominada rede do testículo, por meio da qual os espermatozoides são transportados até o epidídimo.

Os túbulos seminíferos são circundados por uma membrana basal e por um epitélio especializado contendo células de Sertoli, que fornecem proteção e nutrição às células germinativas. Durante a puberdade, observa-se a formação de junções firmes entre células de Sertoli adjacentes, criando um revestimento impermeável, denominado barreira hematotesticular. Esta barreira divide os túbulos seminíferos em um compartimento basal e um compartimento adluminal, separando as células germinativas mais diferenciadas do sistema imune. A separação é necessária, visto que os espermatozoides maduros são potencialmente antigênicos, devido à sua ausência no intervalo pré-puberal, quando grande parte da tolerância imune é estabelecida. As células de Leydig no tecido conectivo intertubular produzem testosterona.

Tanto a produção de testosterona quanto a espermatogênese são controladas pelo eixo hipotálamo-hipófise-gônadas. O hipotálamo produz o hormônio liberador das gonadotrofinas (GnRH) de modo pulsátil. O GnRH é transportado pelo sistema porta-hipotalâmico-hipofisário para estimular os gonadotropos da adeno-hipófise a secretar (também de maneira pulsátil) as duas gonadotrofinas: o hormônio luteinizante (LH) e o hormônio foliculestimulante (FSH). O FSH estimula as células de Sertoli a produzir fatores de crescimento parácrinos e outros produtos de sustentação da espermatogênese. O FSH também estimula a produção de inibina em resposta à espermatogênese ativa e globulina de ligação dos androgênios (ABP).

Sob a influência do LH, as células de Leydig produzem testosterona. As concentrações de testosterona nos túbulos seminíferos são 80 a 100 vezes maiores do que na circulação geral. Os androgênios atuam sobre a espermatogênese por intermédio das células de Sertoli, e a presença de níveis testiculares elevados de androgênios é fundamental para a espermatogênese. A testosterona circulante exerce retroalimentação negativa sobre a secreção de GnRH, de LH e de FSH, atuando tanto no hipotálamo quanto na hipófise. A inibina gonadal exerce um efeito de retroalimentação negativa sobre a secreção hipofisária de FSH.

Durante a espermatogênese, as células germinativas primitivas desenvolvem-se e transformam-se em espermatozoides maduros, enquanto migram da membrana basal para o lúmen dos túbulos. As células germinativas imaturas próximas à membrana basal são denominadas espermatogônias e apresentam um número diploide normal de 46 cromossomos. Com início na puberdade e contínuas pelo resto da vida, as espermatogônias sofrem divisão mitótica, mantendo a população. Algumas das espermatogônias diferenciam-se em espermatócitos primários, que entram na primeira divisão

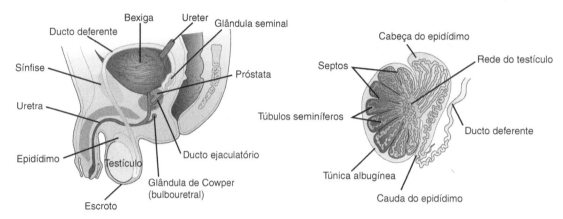

FIGURA 23-1 Anatomia do sistema reprodutor masculino (à esquerda) e do sistema de ductos do testículo (à direita). (Redesenhada, com permissão, de Barrett KE et al. *Ganong's Review of Medical Physiology*, 24th ed. McGraw-Hill, 2012.)

meiótica. Durante a prófase da primeira divisão meiótica, ocorrem duplicação do DNA, pareamento de cromossomos homólogos e *crossing-over* nos espermatócitos, quando estes adquirem um conjunto duplicado de 46 cromossomos. Em seguida, os espermatócitos (denominados espermatócitos secundários nesse estágio) sofrem a segunda divisão meiótica, produzindo espermátides, que possuem um número haploide de cromossomos não duplicados. Neste processo, são produzidas 4 espermátides a partir de cada espermatogônia. Em seguida, as espermátides sofrem um processo de maturação, denominado espermiogênese, para formar espermatozoides. Durante esse processo, ocorre condensação da cromatina nuclear, e forma-se o capuz acrossômico repleto de enzimas. As espermátides também se alongam e desenvolvem flagelos.

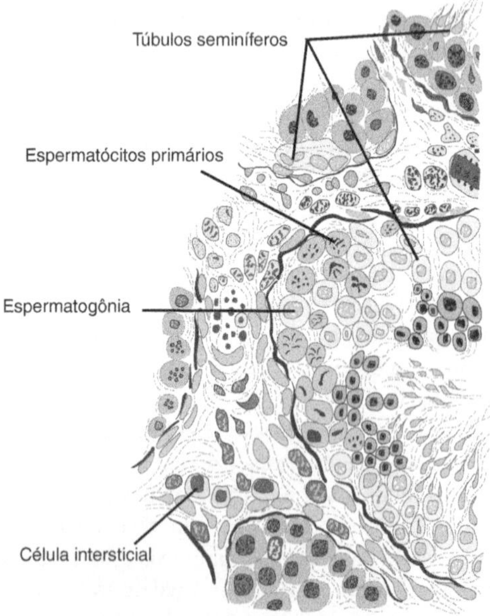

FIGURA 23-2 Corte esquemático do testículo. (Redesenhada, com permissão, de Barrett KE et al. *Ganong's Review of Medical Physiology*, 24th ed. McGraw-Hill, 2012.)

A espermiogênese termina com a liberação dos espermatozoides do epitélio germinativo. O processo desde a divisão das espermatogônias primárias até o seu desenvolvimento em espermatozoides maduros leva cerca de 74 dias.

Após a espermiogênese, os espermatozoides são liberados no lúmen dos túbulos seminíferos e seguem o seu trajeto pela rede do testículo até o epidídimo. Durante o seu trânsito pelo epidídimo, de 5 a 14 dias de duração, os espermatozoides amadurecem e adquirem a capacidade de movimentos progressivos, em um processo que envolve modificações em sua membrana, seu metabolismo e sua morfologia. Os espermatozoides são armazenados na cauda do epidídimo até o momento da ejaculação. Durante a ejaculação, os espermatozoides seguem o seu percurso pelo ducto deferente no canal inguinal e medialmente à parte posterior e inferior da bexiga, onde o ducto deferente se une ao ducto da glândula seminal, formando o ducto ejaculatório combinado. O ducto ejaculatório entra na parte prostática da uretra, no colículo seminal, distalmente ao esfincter interno da bexiga (**Figura 23-3**).

Durante a ereção normal, fibras parassimpáticas seguem o seu percurso de S2 a S4 pelo nervo pélvico e plexo pélvico até o nervo cavernoso, onde liberam acetilcolina (ACh) e óxido nítrico (NO). Essa liberação provoca relaxamento dos músculos lisos do corpo do pênis, o que, por sua vez, leva a aumento do fluxo sanguíneo e à retenção do sangue, resultando em ereção.

O reflexo ejaculatório é iniciado principalmente por aferentes dos nervos dorsais do pênis, embora os estímulos eróticos cerebrais também possam desempenhar um papel importante. O ejaculado é transportado da ampola do ducto deferente para a uretra posterior, em um processo denominado emissão seminal. Este processo resulta das contrações peristálticas das células musculares lisas no epidídimo, no ducto deferente e nas glândulas sexuais acessórias sob o controle simpático de fibras que se originam de T10 a T12. Após a emissão seminal, a contração da uretra posterior e o fechamento do colo da bexiga (para impedir a ejaculação retrógrada dentro da bexiga) são iniciados por fibras nervosas simpáticas, enquanto ocorre relaxamento do músculo esfincter

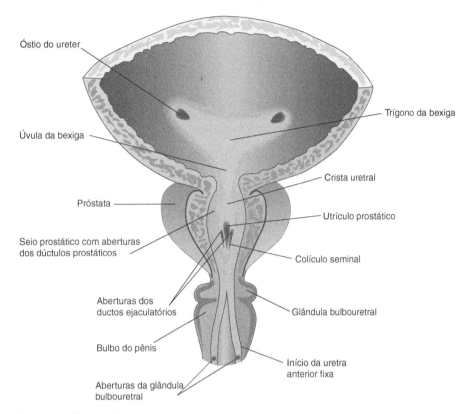

FIGURA 23-3 Relações anatômicas da próstata. (Redesenhada, com permissão, de Lindner HH. *Clinical Anatomy*. Publicada originalmente por Appleton & Lange. Copyright © 1989 por The McGraw-Hill Companies, Inc.)

externo da uretra. Esses eventos são seguidos de contrações rítmicas dos músculos periuretrais e do soalho pélvico, mediadas pelas fibras somáticas de S2 a S4 que seguem o seu trajeto pelo nervo pudendo. Isso resulta na fase projétil da ejaculação.

No trato reprodutor feminino, os espermatozoides devem migrar por meio do muco cervical e, em seguida, sofrer uma série de alterações estruturais e funcionais, coletivamente denominadas capacitação. Essas alterações são necessárias para que os espermatozoides fertilizem o ovócito, visto que facilitam a reação acrossômica, durante a qual a membrana plasmática do espermatozoide funde-se com a membrana acrossômica externa. Isso expõe o conteúdo do acrossomo, como acrosina e hialuronidase, possibilitando a penetração do ovócito. A capacitação também pode ser induzida por incubação em meio laboratorial apropriado.

Os espermatozoides representam apenas 1 a 2% do volume do sêmen, e o restante provém das glândulas sexuais masculinas acessórias. As glândulas seminais produzem dois terços do volume do ejaculado e fornecem frutose como fonte de energia, bem como seminogelina, que contribui para a coagulação seminal. A próstata fornece cerca de um terço do ejaculado, incluindo o antígeno prostático específico, uma enzima proteolítica que cliva a seminogelina, produzindo liquefação. Por fim, as glândulas bulbouretrais contribuem com uma pequena quantidade de secreção mucoide clara, liberada principalmente durante a estimulação sexual, antes da ejaculação.

FISIOLOGIA

Síntese de androgênios, ligação às proteínas e metabolismo

Os testículos secretam dois hormônios esteroides, que são essenciais à função reprodutora masculina: a testosterona e a di-hidrotestosterona. As vias de biossíntese testicular dos androgênios estão ilustradas na Figura 23-4.

A **testosterona**, um esteroide C_{19}, é sintetizada a partir do colesterol pelas células intersticiais (de Leydig) dos testículos e a partir da androstenediona secretada pelo córtex da glândula suprarrenal. A maior parte da testosterona circulante liga-se à globulina de ligação dos hormônios sexuais (SHBG) e não está disponível para atividade biológica.

O conteúdo restante de testosterona está frouxamente ligado à albumina e disponível para ação nos tecidos-alvo. Apenas cerca de 2% encontram-se na circulação, na forma livre. As frações livre e ligada à albumina constituem a testosterona "biodisponível" na circulação. A SHBG é sintetizada no fígado e pode estar aumentada em determinadas condições clínicas. O efeito do aumento da SHBG na circulação consiste em reduzir a fração biodisponível, de modo que, embora o nível sérico total de testosterona esteja normal, ocorre hipogonadismo em nível tecidual, devido à ligação às proteínas. As causas mais comuns de aumento da SHBG consistem em disfunção hepática, hiperestrogenemia, obesidade e envelhecimento.

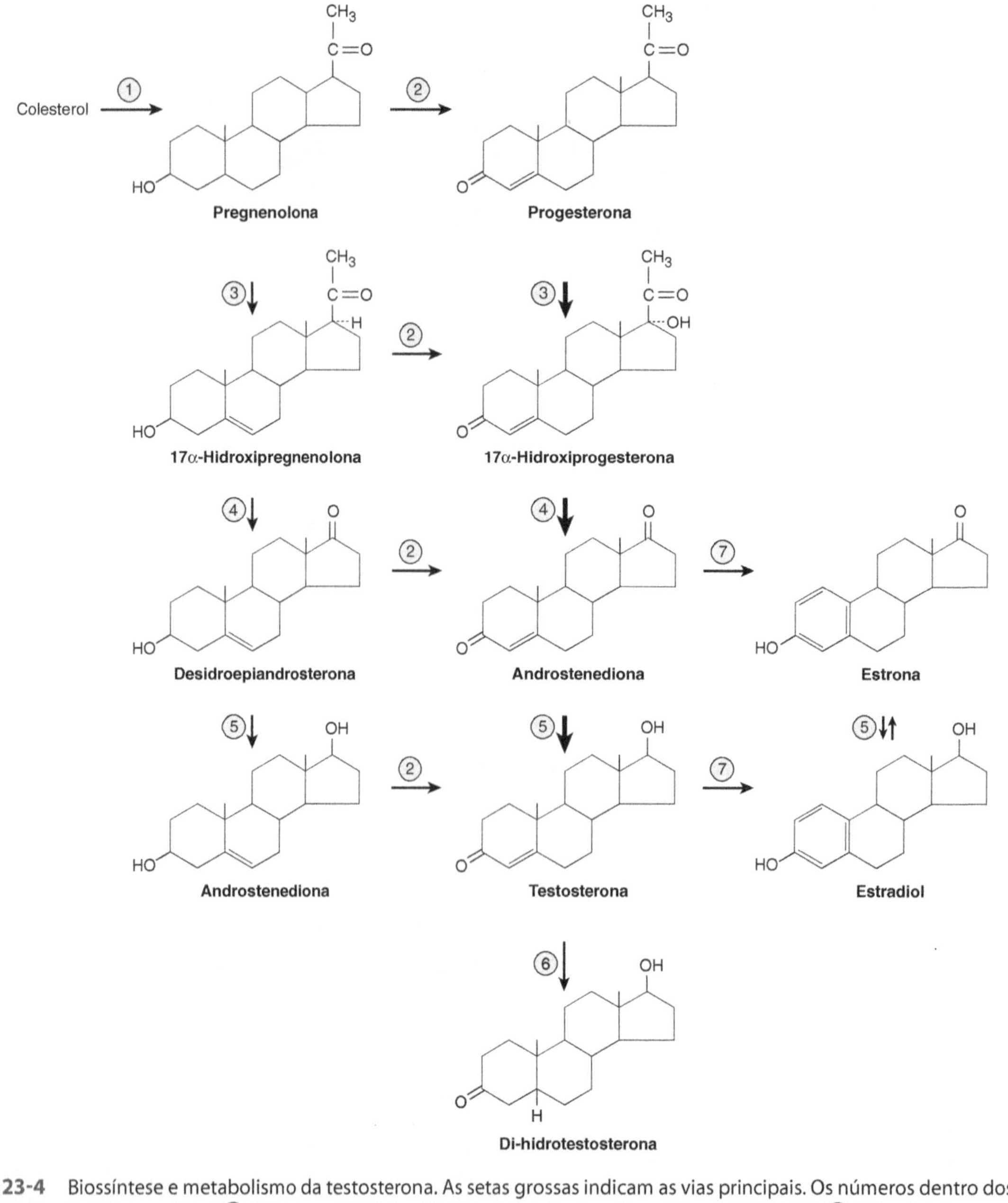

654 Fisiopatologia da Doença

FIGURA 23-4 Biossíntese e metabolismo da testosterona. As setas grossas indicam as vias principais. Os números dentro dos círculos representam as seguintes enzimas: ① citocromo P450, família 11, subfamília A, polipeptídeo 1 (CYP11A1); ② hidroxi-Δ-5-esteroide desidrogenase, 3β e esteroide Δ-isomerase (HSD3β); ③ atividade de 17α-hidroxilase do citocromo P450, família 17, subfamília A, polipeptídeo 1 (CYP17A1); ④ atividade de 17,20-liase do citocromo P450, família 17, subfamília A, polipeptídeo 1 (CYP17A1); ⑤ hidroxiesteroide (17β) desidrogenase (HSD17β); ⑥ esteroide 5α-redutase, polipeptídeo 2 (3-oxo-5α-esteroide Δ4-desidrogenase α) (SRD5A); ⑦ citocromo P450, família 19, subfamília A, polipeptídeo 1 (CYP19A1). (Modificada e redesenhada, com permissão, de Gardner DG et al. *Greenspan's Basic and Clinical Endocrinology*, 9th ed. McGraw-Hill, 2011.)

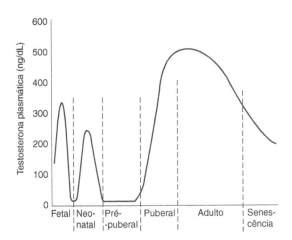

FIGURA 23-5 Níveis plasmáticos de testosterona em homens de várias idades. (Redesenhada, com permissão, de Ganong WF. *Review of Medical Physiology*, 22nd ed. McGraw-Hill, 2005.)

Os níveis normais de testosterona durante toda a vida estão caracterizados na Figura 23-5. Os mecanismos de controle por retroalimentação negativa da testosterona estão ilustrados na Figura 23-6.

A **di-hidrotestosterona (DHT)** provém tanto da secreção direta pelos testículos (~20%) quanto da conversão, nos tecidos periféricos (~80%), da testosterona e de outros precursores esteroides sexuais secretados pelos testículos e pelas glândulas suprarrenais. A DHT circula na corrente sanguínea. No homem adulto, o nível plasmático normal de DHT é de 27 a 75 ng/dL (0,9 a 2,6 nmol/L) (Tabela 23-1).

O **estradiol** é produzido por aromatização da testosterona na circulação periférica. A enzima aromatase é encontrada em quantidades abundantes no tecido adiposo. Por conseguinte, a obesidade pode aumentar a conversão da testosterona, com consequente hiperestrogenemia, infrarregulação do eixo hipotálamo-hipófise-gônadas e hipogonadismo.

Efeitos dos androgênios

A testosterona ou a DHT circulantes cruzam a membrana da célula-alvo e entram no citoplasma. A testosterona pode ser convertida na DHT mais potente no interior da célula-alvo. A testosterona ou a DHT ligam-se ao receptor de androgênio, e o complexo é então transportado até o núcleo da célula, onde se liga ao DNA, dando início à síntese de mRNA. As proteínas resultantes sintetizadas respondem pelas alterações androgênicas subsequentes que ocorrem (Figura 23-7).

No feto, os androgênios são necessários para a diferenciação e o desenvolvimento normais dos órgãos genitais masculino internos e externos. Durante a puberdade, os androgênios são necessários para o crescimento normal das estruturas genitais masculinas, incluindo o escroto, o epidídimo, o ducto deferente, as glândulas seminais, a próstata e o pênis. Durante a adolescência, os androgênios e os estro-

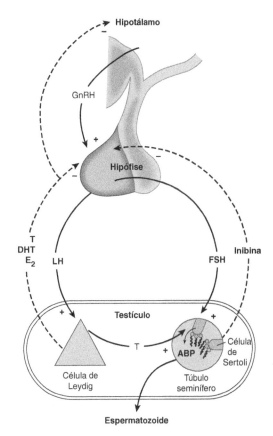

FIGURA 23-6 Controle endócrino do sistema reprodutor masculino. ABP, proteína de ligação dos androgênios; GnRH, hormônio liberador das gonadotrofinas; T, testosterona; E_2, estradiol; DHT, di-hidrotestosterona. (Redesenhada e modificada, com permissão, de Gardner DG et al. *Greenspan's Basic and Clinical Endocrinology*, 9th ed. McGraw-Hill, 2011.)

TABELA 23-1 Níveis plasmáticos normais dos hormônios hipofisários e gonadais nos homens

Hormônio	Unidades convencionais	Unidades de SI
Testosterona total	260-1.000 ng/dL	9,0-34,7 nmol/L
Testosterona livre	50-210 pg/mL	173-729 pmol/L
Di-hidrotestosterona	27-75 ng/dL	0,9-2,6 nmol/L
Androstenediona	50-200 ng/dL	1,7-6,9 nmol/L
Estradiol	15-40 pg/mL	55-150 pmol/L
Estrona	15-65 pg/mL	55,5-240 pmol/L
FSH	2-15 mUI/mL	2-15 U/L
LH	2-15 mUI/mL	2-15 unidades/L
PRL	1,6-18,8 ng/mL	0,07-0,8 nmol/L

Legenda: FSH, hormônio foliculestimulante; LH, hormônio luteinizante; PRL, prolactina.

Dados de Gardner DG et al. *Greenspan's Basic and Clinical Endocrinology*, 9th ed. McGraw-Hill, 2011.

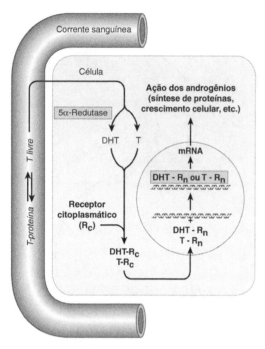

FIGURA 23-7 Mecanismo de ação dos andrógênios. DHT, di-hidrotestosterona; T, testosterona; R_c, receptor citoplasmático, que passa a constituir o receptor nuclear, R_n, no núcleo. (Redesenhada, com permissão, de Gardner DG et al. *Greenspan's Basic and Clinical Endocrinology*, 9th ed. McGraw-Hill, 2011.)

TABELA 23-2 Desenvolvimento das características sexuais secundárias masculinas na puberdade

Órgãos genitais externos	O pênis aumenta em comprimento e largura; o escroto torna-se pigmentado e rugoso
Órgãos genitais internos	As glândulas seminais aumentam e produzem secreção
Laringe	A laringe aumenta, as cordas vocais aumentam em comprimento e espessura; a voz engrossa
Pelos	A barba aparece; a linha de implantação dos cabelos no couro cabeludo recua anterolateralmente; os pelos púbicos aparecem com o padrão masculino (triângulo com ápice superior); aparecem os pelos axilares, do tórax e perianais
Musculoesqueléticas	Os ombros alargam; os músculos esqueléticos aumentam
Pele	As secreções das glândulas sebáceas aumentam e se espessam
Mentais	Observa-se uma atitude ativa e mais agressiva; a libido se desenvolve

Modificada de Barrett KE et al. *Ganong's Review of Medical Physiology*, 24th ed. McGraw-Hill, 2012.

gênios levam ao rápido crescimento do músculo esquelético e dos ossos. Os andrógenios também são responsáveis pelo desenvolvimento das características sexuais secundárias, que estão resumidas na Tabela 23-2. Durante a vida adulta, os andrógenios são necessários para a função reprodutora masculina normal. Especificamente, os andrógenios estimulam a eritropoiese, preservam a estrutura óssea e a massa muscular e mantêm a libido e a função erétil.

PONTO DE CHECAGEM

1. Qual é a função das junções firmes nos túbulos seminíferos?
2. Quais são as funções das duas principais populações de células nos testículos, as células de Leydig e as células de Sertoli?
3. Como a secreção de testosterona é regulada?
4. Quais são as células-alvo do hormônio luteinizante (LH) e do hormônio foliculestimulante (FSH)?
5. Quais são as concentrações relativas de testosterona na circulação periférica e no tecido testicular?
6. Descreva a sequência de eventos que levam à ejaculação e ao processo de ejaculação.
7. Como o estradiol é produzido nos homens?
8. Quais são os efeitos dos andrógenios?

FISIOPATOLOGIA DE DISTÚRBIOS SELECIONADOS DO SISTEMA REPRODUTOR MASCULINO

INFERTILIDADE MASCULINA

Para que ocorra concepção, a espermatogênese precisa ser normal, e as glândulas acessórias seminais devem produzir os líquidos seminais. Os ductos para o transporte dos espermatozoides também devem estar desobstruídos, e a ejaculação deve ocorrer de modo que os espermatozoides possam ser liberados próximo ao colo do útero da mulher. Em seguida, os espermatozoides precisam ser capazes de serem transportados pelas tubas uterinas e precisam sofrer alterações funcionais para possibilitar a sua fusão com o ovolema (membrana plasmática do ovócito). Qualquer defeito nesses mecanismos pode resultar em infertilidade.

A infertilidade é definida como a incapacidade de um casal conceber, apesar de relações sexuais por um período de mais de 12 meses sem o uso de métodos contraceptivos. Cerca de 15% de todos os casais são inférteis, e estima-se que um fator masculino desempenhe um papel fundamental em cerca da metade dos casos. Apesar disso, a avaliação do parceiro é frequentemente negligenciada, em grande parte porque é possível obter

CAPÍTULO 23 Distúrbios do Sistema Reprodutor Masculino **657**

TABELA 23-3 Etiologia da infertilidade masculina

Pré-testicular	Testicular	Pós-testicular
Distúrbios hipotalâmico-hipofisários	Varicocele	Obstrução, cicatrização dos dúctulos
Pan-hipopituitarismo	Traumatismo	Cirurgia pélvica, retroperitoneal, inguinal ou escrotal (p. ex., linfadenectomia retroperitoneal, herniorrafia, plastia Y-V, ressecção transuretral da próstata, vasectomia)
Deficiência de gonadotrofina	Torção testicular	
Deficiência isolada de LH (eunuco fértil)	Orquiopexia	Infecções do trato genital (p. ex., doença venérea, prostatite, tuberculose)
LH biologicamente inativo	Infecção	
Deficiência combinada de LH e de FSH (p. ex., síndrome de Kallmann)	Orquite por caxumba	Fibrose cística
Síndrome de Prader-Willi	Fármacos e toxinas	Ejaculação retrógrada (p. ex., neuropatia autônoma diabética, pós-cirúrgica, por medicamentos)
Síndrome de Laurence-Moon-Biedl	Medicamentos (p. ex., sulfassalazina, cimetidina, nitrofurantoína, ciclofosfamida, clorambucila, vincristina, metotrexato, procarbazina)	Anticorpos contra espermatozoides ou contra o plasma seminal
Ataxia cerebelar	Substâncias ingeridas (p. ex., álcool, maconha)	Anormalidades do desenvolvimento
Tumores hipofisários (p. ex., prolactinoma)	Exposições ambientais (p. ex., pesticidas, radiação, exposição térmica)	Defeitos anatômicos do pênis (p. ex., hipospadia, epispadia, curvatura do pênis)
Doença sistêmica (p. ex., cirrose, uremia)		
Distúrbios da tireoide (p. ex., hipertireoidismo, hipotireoidismo)	Anormalidades cromossômicas (p. ex., síndrome de Klinefelter [disgenesia dos túbulos seminíferos XXY], microdeleções do cromossomo Y)	Ausência congênita (bilateral ou unilateral) do ducto deferente; obstrução bilateral do ducto ejaculatório; ou obstruções bilaterais dentro dos epidídimos – todas associadas a mutações no gene regulador de condutância transmembrana da fibrose cística (*CFTR*)
Distúrbios das glândulas suprarrenais (p. ex., insuficiência suprarrenal, hiperplasia suprarrenal congênita)	Anormalidades do desenvolvimento	
Fármacos (p. ex., fenitoína, androgênios)	Criptorquidismo	
	Inexistência congênita das glândulas seminais e do ducto deferente	Insensibilidade aos androgênios (p. ex., deficiência do receptor de androgênio, síndrome de feminização testicular)
	Síndrome dos cílios imóveis	Técnica de coito precária
	Anorquia bilateral (síndrome dos testículos desaparecidos)	Disfunção sexual, impotência
	Aplasia das células de Leydig	Idiopática
	Síndrome de Noonan (síndrome de Turner masculina)	
	Distrofia miotônica	
	Biossíntese deficiente de androgênios (p. ex., deficiência da 5α-redutase)	

Legenda: LH, hormônio luteinizante; FSH, hormônio foliculestimulante.

uma alta taxa de gravidez por meio das técnicas de reprodução assistida (TRAs). Esta prática é lamentável, visto que a infertilidade masculina muitas vezes pode ser curada, poupando a mulher de um tratamento extenso e dos custos da TRA. Além disso, evidências sugerem que as TRAs podem estar associadas a um risco aumentado tanto para a mãe quanto para a criança. Por fim, não examinar um homem infértil leva efetivamente ao risco de omitir a possível presença de condições graves, como câncer testicular, que podem coexistir com a infertilidade.

A infertilidade masculina pode ser dividida em formas pré-testicular, testicular e pós-testicular. A Tabela 23-3 fornece uma lista abrangente das etiologias, a Tabela 23-4 lista as causas genéticas de infertilidade masculina, e a Tabela 23-5 apresenta as causas de atrofia testicular.

A. Causas pré-testiculares

As causas pré-testiculares de infertilidade originam-se no hipotálamo (GnRH) ou na hipófise (LH e FSH). Essas endocrinopatias são causadas, com mais frequência, por mutações nos genes envolvidos na biossíntese dos hormônios, fatores de crescimento ou receptores e vias associadas de transdução de sinais. As deficiências resultam em perda da produção intratesticular de testosterona e interrupção da espermatogênese.

O **hipogonadismo hipogonadotrófico** é uma causa incomum de infertilidade masculina; todavia, é importante reconhecê-la, visto que é possível iniciar a terapia de reposição. O distúrbio caracteriza-se pela produção reduzida de GnRH, resultando em diminuição dos níveis circulantes de FSH e de LH, ou por raros distúrbios da hipófise (com GnRH normal),

658 Fisiopatologia da Doença

TABELA 23-4 Distúrbios cromossômicos e genéticos causadores de infertilidade masculina

Distúrbios	Causas da infertilidade	Defeitos
Cromossômicos		
Síndrome de Klinefelter	Oligozoospermia, hialinização dos túbulos seminíferos	47,XXY ou cariótipo mosaico 46,XY/47,XXY
Síndrome masculina XX	SCSA	Translocação do 46,XX SRY para o braço curto do X
Síndrome masculina XYY		Cariótipo 47,XYY
Genéticos		
Distúrbios da secreção de GnRH		
Síndrome de Kallmann		
Defeitos do receptor de GnRH		
Síndrome de Prader-Willi	Secreção diminuída de GnRH	Mutação do gene *KAL*
Hipoplasia suprarrenal congênita	Defeitos na proteína G acoplada ao GnRH	Mutação do gene *GNRHR* Mutação 15q11q13
Hipogonadismo hipogonadotrófico idiopático	Secreção diminuída de GnRH	Mutação do gene *DAX1* Mutação do gene da pró-hormônio convertase-1 (*PC1*) Mutação da kisspeptina ou *GPR54*
Distúrbios da função androgênica		
Hiperplasia suprarrenal congênita	Os androgênios em excesso inibem a secreção hipofisária das gonadotrofinas	Mutações das enzimas esteroidogênicas
Síndromes de insensibilidade aos androgênios (síndrome de Reifenstein, feminização testicular, síndrome de Lub, síndrome de Rosewater)	Insensibilidade aos androgênios	Mutação do gene *AR*
Síndrome de Kennedy		Expansão do trato poliglutamina no domínio de transativação do AR
Deficiência de 5α-redutase		Mutações no gene da 5α-redutase
Microdeleções do cromossomo Y		
AZFa		Defeito dos genes *DBY, USP9Y*
Deleção completa	SCSA	
Deleção parcial	Fenótipo variável: oligozoospermia até SCSA	
AZFb		Defeito no gene *RBMY1*
Deleção completa	Parada da espermatogênese	
Deleção parcial	Fenótipo variável: oligozoospermia até SCSA	
AZFc		Defeito no gene *DAZ*
Deleção completa ou parcial	Fenótipo variável: oligozoospermia até SCSA	
Deleção completa de Yq	Azoospermia	
Fibrose cística	Ausência congênita do ducto deferente	Defeito no gene *CFTR*

Legenda: SCSA, síndrome de células de Sertoli apenas; GnRH, hormônio liberador das gonadotrofinas; AR, receptor de androgênio.

que resultam em deficiências primárias de FSH e/ou de LH. Esses defeitos levam a secreção de androgênio e espermatogênese deficientes.

Os **distúrbios que resultam em síntese e liberação anormais de GnRH** são causados, com mais frequência, por mutações, deleções pequenas ou expansões polimórficas dentro dos genes envolvidos na regulação do desenvolvimento e da função sexuais. Os distúrbios na síntese e na liberação do GnRH também podem ser causados por tumores hipotalâmicos. Os distúrbios sem causa conhecida são denominados hipogonadismo hipogonadotrófico idiopático. Os homens que apresentam deficiências de GnRH têm testículos de tamanho pré-puberal, de consistência firme, e um pênis pequeno.

A **síndrome de Kallmann** refere-se a uma síndrome de deficiência do olfato com hipogonadismo hipogonadotrófico, causada por uma falha na migração dos axônios olfatórios e de GnRH durante o desenvolvimento fetal. A síndrome é causada por uma mutação do gene *KALIG1* no cromossomo Xp22.3 e resulta em deficiência de secreção de GnRH e consequente ausência do início da puberdade, juntamente com anosmia ou hiposmia. Além disso, os pacientes tendem a ser altos e podem apresentar surdez congênita, assimetria do crânio e da face, fenda palatina, disfunção cerebelar, criptorquidismo ou anormalidades renais. Todavia, alguns pacientes com síndrome de Kallmann só apresentam deficiência isolada de gonadotrofinas, manifestando-se como infertilidade.

Outras causas de falência puberal incluem mutações no peptídeo kisspeptina hipotalâmico recentemente descoberto e seu receptor GPR54. Com as implicações clínicas do diagnóstico e tratamento da infertilidade e distúrbios relacionados,

TABELA 23-5 **Causas de atrofia testicular**

Traumatismo
Torção testicular
Hipopituitarismo
Criptorquidismo
Síndrome de Klinefelter (47,XXY)
Alcoolismo e cirrose
Infecção (p. ex., orquite da caxumba, epididimite gonocócica)
Desnutrição e caquexia
Radiação
Obstrução do fluxo de saída do sêmen
Envelhecimento
Fármacos (p. ex., terapia com estrogênio para o câncer de próstata)

Modificada, com permissão, de Chandrasoma P et al. *Concise Pathology*, 3rd ed. Publicada originalmente por Appleton & Lange. Copyright © 1998 por The McGraw-Hill Companies, Inc.

esse par ligante/receptor demonstrou ser um dos principais mediadores do início da puberdade.

As **mutações do gene *Dax1* ligado ao X** estão associadas ao hipogonadismo hipogonadotrófico e à hipoplasia suprarrenal congênita. O Dax1 é um receptor nuclear, que desempenha um papel de importância crítica no desenvolvimento do hipotálamo, da hipófise, das glândulas suprarrenais e das gônadas.

As **mutações no receptor de GnRH** também estão associadas ao hipogonadismo hipogonadotrófico. O receptor de GnRH é um receptor acoplado à proteína G para o GnRH. Os pacientes que apresentam mutações do GnRH têm um espectro de disfunção reprodutiva, desde hipogonadismo parcial até a sua forma completa.

As **mutações no gene de *PC1* ou da convertase-1** estão associadas ao hipogonadismo hipogonadotrófico, juntamente com obesidade e diabetes melito. PC1 é essencial na clivagem de múltiplos peptídeos a seu hormônio peptídico ativo. Acredita-se que o gene desempenhe um papel fundamental na secreção e na liberação do GnRH.

A **síndrome de Prader-Willi** é causada por mutações ou deleções de um *locus* específico dentro do cromossomo 15 paterno ou, menos comumente, por dissomia uniparental materna (duas cópias maternas) desse *locus*. Os sintomas consistem em obesidade, retardo mental leve ou moderado, hipotonia infantil e hipogonadismo hipogonadotrófico.

A **hemocromatose** está associada ao hipogonadismo hipogonadotrófico passível de tratamento; alguns homens com hemocromatose desenvolvem insuficiência testicular primária.

O **LH** ou o **FSH biologicamente inativos** podem resultar de mutações genéticas nos hormônios ou em seus receptores. As mutações resultam em um espectro de disfunção, desde ausência completa de virilização até hipogonadismo menos grave.

As **lesões expansivas da hipófise** são incomuns, porém constituem causas reconhecidas de hipogonadismo hipogonadotrófico e infertilidade masculina. Essas lesões interferem na liberação de LH e FSH, seja por compressão direta do sistema porta ou pela secreção diminuída dessas gonadotrofinas.

Na **hiperprolactinemia**, o nível sérico elevado de prolactina provoca hipogonadismo, visto que interfere na liberação pulsátil normal de GnRH. Os adenomas da hipófise podem causar hiperprolactinemia (devido à compressão do infundíbulo e consequente inibição da dopamina hipotalâmica, que inibe tonicamente a síntese e a secreção de prolactina), juntamente com cefaleias e comprometimento dos campos visuais (em consequência da compressão direta do quiasma óptico). Os inibidores seletivos da recaptação de serotonina também podem causar hiperprolactinemia.

A espermatogênese depende de concentrações elevadas de androgênios. As deficiências genéticas das enzimas esteroidogênicas podem resultar em defeitos combinados de vários hormônios esteroides, incluindo testosterona e/ou DHT. A deficiência de androgênios resulta em um espectro de anormalidades fenotípicas, que incluem desde virilização incompleta até órgãos genitais totalmente feminizados e criptorquidismo. De modo alternativo, na **hiperplasia suprarrenal congênita**, o comprometimento na síntese de corticosteroides e esteroides androgênicos frequentemente resulta em elevações dos androgênios suprarrenais dependentes de ACTH (ver Capítulo 21).

O receptor de androgênio (AR) ligado ao X é um receptor de esteroide nuclear, que é classicamente ativado pela ligação de androgênios, facilitando a ativação de transcrição de diversos genes-alvo. As **síndromes de insensibilidade aos androgênios** resultam de mutações na estrutura e/ou na função do AR. A perda completa da função do AR resulta em feminização completa dos indivíduos 46,XY. Como a testosterona é convertida em estradiol por aromatização periférica, os níveis de estradiol estão geralmente elevados, e ocorre feminização de modo semelhante a mulheres XX normais durante a puberdade. Nos casos menos graves, o espectro fenotípico varia desde infertilidade masculina simples até órgãos genitais ambíguos e hipospadia.

O **abuso de esteroides anabolizantes** resulta em retroalimentação negativa em nível do hipotálamo e da hipófise, com redução na liberação de LH e FSH. Isso, por sua vez, impossibilita a produção endógena de testosterona e a espermatogênese, visto que a espermatogênese normal exige a presença de FSH e de testosterona intratesticular em quantidade adequada. Pode-se observar também a ocorrência de diminuição do tamanho testicular e ginecomastia em associação ao abuso prolongado de esteroides anabolizantes. A extensão e a reversibilidade desses efeitos prejudiciais dependem da dose e da duração do uso. Em geral, a função hormonal normal retorna após a interrupção da ingestão desses agentes.

B. Causas testiculares

Diversas condições comprometem o potencial espermatogênico por meio de efeitos diretos sobre os testículos.

A varicocele é considerada a causa mais comum de subfertilidade nos homens. O termo **varicocele** refere-se a veias escrotais anormalmente dilatadas. Ocorre varicocele em cerca de 15% da população masculina normal; todavia, cerca de 40% dos homens apresentam-se com infertilidade.

Os possíveis mecanismos patogênicos na formação da varicocele incluem a configuração anatômica da veia espermática interna esquerda, válvulas incompetentes ou ausentes e potencial de compressão parcial da veia renal esquerda entre a aorta e a artéria mesentérica superior. Varicocele aguda também pode ser causada por neoplasias malignas retroperitoneais com derivação arteriovenosa no sistema venoso.

As varicoceles estão associadas a um comprometimento da espermatogênese por um de vários mecanismos: aumento da temperatura do escroto, alterações no fluxo sanguíneo testicular, redução do tamanho do testículo, produção excessiva de metabólitos dos esteroides suprarrenais, aumento do estresse oxidativo – que pode causar lesão da integridade da membrana celular ou causar dano ao DNA –, e alterações do eixo hipotálamo-hipófise-gônadas, levando a níveis séricos diminuídos de testosterona. A fisiopatologia do comprometimento da espermatogênese é provavelmente multifatorial em muitos casos.

Vários estudos demonstraram uma redução da qualidade do sêmen e um aumento do dano ao DNA dos espermatozoides em pacientes com varicocele, quando comparados com controles normais. Todavia, a evidência de algum benefício clínico do reparo da varicocele para melhorar a fertilidade é controversa.

Os distúrbios genéticos caracterizam-se por (a) anormalidades em cromossomos inteiros (anormalidades do cariótipo), (b) deleções de áreas específicas dos cromossomos, ou (c) mutações específicas em determinados genes. Esses distúrbios podem alterar a espermatogênese e comprometer o desenvolvimento normal do trato genital, diminuindo, assim, a capacidade de fertilização.

Os defeitos cromossômicos são classificados em numéricos ou estruturais. As anormalidades numéricas dos cromossomos incluem deleção ou duplicação de cromossomos inteiros. As anormalidades estruturais dos cromossomos incluem deleção, inversão ou duplicação de parte de um cromossomo, ou translocação de parte de um cromossomo para outro cromossomo. Tanto os autossomos quanto os cromossomos sexuais podem ser acometidos. Essas anormalidades são observadas com muito mais frequência em homens inférteis do que na população geral. Cerca de 1 em cada 20 homens com infertilidade têm uma anormalidade cromossômica, e a maioria desses casos envolve um cromossomo sexual. Geralmente, esses homens apresentam azoospermia ou oligospermia grave.

A **síndrome de Klinefelter** (47,XXY) constitui o distúrbio cromossômico mais comum associado à infertilidade. Pacientes com síndrome de Klinefelter apresentam oligospermia grave ou azoospermia. O fenótipo de homens com síndrome de Klinefelter varia, mas pode incluir maior altura, distribuição feminina dos pelos, ginecomastia, nível diminuído de inteligência, diabetes melito, obesidade, incidência aumentada de leucemia e de tumores de células germinativas extragonadais sem seminoma, testículos pequenos e de consistência firme e infertilidade. Os exames laboratoriais revelam nível sérico aumentado de FSH, nível sérico normal ou elevado de estradiol e nível sérico normal ou baixo de testosterona (com tendência a uma diminuição com a idade). A função das células de Leydig está frequentemente comprometida em homens com síndrome de Klinefelter. Pacientes com síndrome de Klinefelter que apresentam mosaicismo 46,XY/47,XXY exibem um fenótipo menos grave, com produção variável de espermatozoides.

Existem outros defeitos cromossômicos menos comuns. A maioria dos pacientes com **disgenesia gonadal mista** tem um cariótipo mosaico 45,X/46,XY, porém outros apresentam um padrão normal 46,XY. Os indivíduos afetados podem ter órgãos genitais masculinos, femininos ou ambíguos, gônadas filiformes ou testículos normais. A **síndrome do homem XX** (46,XX) é causada pela translocação do gene de determinação do sexo *SRY* do cromossomo Y paterno para o cromossomo X paterno do feto, resultando em desenvolvimento "normal" dos testículos no feto XX, porém com ausência de todos os genes espermatogênicos normalmente encontrados no cromossomo Y. A **síndrome do homem XYY** (47,XYY) caracteriza-se por diminuição da inteligência, comportamento antissocial, incidência aumentada de leucemia e comprometimento da espermatogênese.

As **microdeleções do cromossomo Y** demonstraram ter grande importância na infertilidade masculina. O braço longo do cromossomo Y contém genes que são de importância crítica para a espermatogênese (**Figura 23-8**). Os genes que mais sofrem mutação em pacientes com espermatogênese deficiente são encontrados na região do fator de azoospermia (AZF), onde existem três intervalos sem sobreposição (AZFa, AZFb e AZFc). As microdeleções do cromossomo Y são detectadas por mapeamento de marcadores moleculares e genes com base na reação em cadeia da polimerase. A região que mais frequentemente apresenta deleção é AZFc (~60% das deleções do cromossomo Y), seguida de AZFb (35%) e AZFa (5%). Além disso, podem ocorrer grandes deleções que se estendem por mais de uma região.

As microdeleções da região AZF são responsáveis por azoospermia ou oligozoospermia grave (concentrações de espermatozoides inferiores a 5 milhões/mL). Estima-se que essas microdeleções da região AZF sejam responsáveis por cerca de 7 a 10% dos casos de infertilidade masculina. Os homens afetados não apresentam outras anormalidades fenotípicas.

Entre os homens com microdeleções na região AZFc do cromossomo Y, 70% ainda apresentam produção suficiente de espermatozoides para possibilitar a extração de espermatozoides por biópsia do testículo. Se forem obtidos espermatozoides de pacientes com a deleção Y, eles podem ser usados para fertilização *in vitro* (FIV); todavia, a deleção e a infertilidade são transmitidas aos fetos masculinos. Os homens com microdeleções nas regiões AZFb e AZFa não apresentam espermatozoides na biópsia de testículo.

O **criptorquidismo** é o termo usado para referir-se à não descida normal dos testículos durante o desenvolvimento, os quais permanecem na cavidade abdominal ou na virilha.

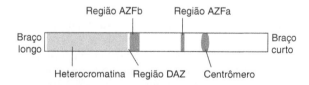

FIGURA 23-8 Representação diagramática das áreas responsáveis pela infertilidade masculina no braço longo do cromossomo Y (Yq). (Redesenhada, com permissão, de Iammarrone E et al. Male infertility. Best Pract Res Clin Obstet Gynaecol. 2003;17:211.)

A prevalência do criptorquidismo é de aproximadamente 3% em recém-nascidos a termo, porém é de apenas 1 a 2% em bebês com 6 meses de idade. Cerca de 85% de todos os casos de criptorquidismo são unilaterais.

A ausência da descida normal dos testículos pode resultar em comprometimento da espermatogênese. Cerca de 50 a 70% dos homens com criptorquidismo lateral apresentam oligospermia ou azoospermia, e quase 100% dos casos de criptorquidismo bilateral têm azoospermia.

Foi também postulado que a **exposição a toxinas** provoca defeitos na espermatogênese. Embora haja suspeita de numerosas substâncias e ocupações, o tamanho inadequado das amostras para estudo e fatores de confusão tornam difícil a confirmação de uma relação causal.

As diferentes populações de células germinativas exibem sensibilidades singulares a diferentes toxinas. As espermatogônias estão localizadas fora da barreira hematotesticular e ficam expostas a qualquer toxina presente no líquido intersticial. Por outro lado, os espermatócitos e as espermátides estão localizados dentro da barreira hematotesticular, proporcionando-lhes alguma proteção. As toxinas que provocam lesão das células de Sertoli também podem comprometer a espermatogênese, enquanto a lesão das células de Leydig pode reduzir os níveis de testosterona. As toxinas também podem interferir no equilíbrio hormonal, causando alterações na ligação dos receptores de androgênios ou de gonadotrofinas, alterações nos níveis circulantes de gonadotrofinas e alterações no metabolismo dos androgênios. Os efeitos das toxinas podem ser reversíveis se os agentes forem removidos antes que ocorra azoospermia.

O **tabagismo** tem sido associado a uma redução da contagem e da motilidade dos espermatozoides e a um aumento de formas anormais. O tabagismo também pode causar dano ao DNA dos espermatozoides. Uma metanálise de 21 estudos que examinaram os efeitos do tabagismo sobre a qualidade do sêmen revelou que o tabagismo reduziu em 13 a 17% a contagem de espermatozoides em 7 estudos, porém não exerceu nenhum efeito espermatogênico adverso em 14 estudos. Portanto, ainda há controvérsias sobre um efeito efetivo do tabagismo na diminuição das taxas de fertilidade masculina.

Outra área controversa é estabelecer se o fumo passivo de um parceiro masculino pode afetar a fertilidade feminina. Todavia, há algumas evidências de que o tabagismo materno possa estar relacionado a uma diminuição das contagens de espermatozoides no filho de sexo masculino. Por fim, o risco de desenvolver disfunção erétil quase duplica nos fumantes em comparação com não fumantes, e isso pode limitar a fertilidade masculina.

A **temperatura dos testículos** é aproximadamente 2°C abaixo da temperatura corporal central, e a espermatogênese depende dessa temperatura mais baixa. Determinados fatores, como tipo de roupa, estilo de vida, estação do ano e febre, podem causar aumentos na temperatura escrotal, provocando a redução da quantidade e da qualidade dos espermatozoides.

A **quimioterapia** e a **radioterapia**, que são utilizadas em homens com câncer de testículo, doença de Hodgkin ou leucemia, são potentes **gonadotoxinas**. Por exemplo, tanto a radioterapia quanto a quimioterapia podem causar dano ao epitélio germinativo, e pode não haver recuperação da espermatogênese. Assim, recomenda-se que os pacientes tenham seus espermatozoides armazenados em banco de sêmen antes desse tipo de tratamento. Se a qualidade do sêmen for satisfatória, amostras podem ser preservadas em alíquotas grandes o suficiente para inseminação intrauterina. Se apenas uma única amostra estiver disponível, ela pode ser dividida em alíquotas menores, que podem ser usadas para FIV ou injeção intracitoplasmática de espermatozoides.

Quando pacientes submetidos à quimioterapia continuam apresentando azoospermia após recuperação do câncer, existe ainda uma probabilidade significativa (41% em um estudo) de que os espermatozoides possam ser obtidos por meio de extração testicular para FIV ou injeção intracitoplasmática de espermatozoides.

As **infecções do testículo** ou **do epidídimo** podem levar à infertilidade. Por exemplo, embora a caxumba seja, em geral, uma doença autolimitada em crianças, ela pode resultar em orquite em homens pós-puberais. A necrose em consequência de edema agudo e aumento da pressão intratesticular pode causar atrofia testicular permanente e infertilidade.

A **epididimite** pode levar à cicatrização dos túbulos e obstrução ao fluxo de espermatozoides (discutido posteriormente). Entretanto, na ausência de obstrução, o papel da infecção como causa de infertilidade é controverso. Os efeitos deletérios potenciais da infecção sobre a fertilidade masculina incluem diminuição da espermatogênese, ruptura da barreira hematotesticular – resultando em autoimunidade contra os espermatozoides –, e estresse oxidativo seminal, devido a um aumento dos níveis de oxidantes e redução dos níveis de antioxidantes do líquido seminal.

A **torção do cordão espermático**, com interrupção do fluxo sanguíneo testicular, resulta em intensa dor testicular aguda. Se não for tratada, a ausência de fluxo sanguíneo após 4 a 6 horas de torção provoca dano irreparável. A torção também pode induzir autoimunidade contra os espermatozoides, devido a uma ruptura da barreira hematotesticular durante o evento isquêmico.

O **traumatismo testicular** pode resultar em edema do escroto ou do testículo, hematoma, hematocele, hidrocele, torção, fratura ou ruptura. Estes podem resultar em atrofia testicular, bem como no desenvolvimento de anticorpos antiespermatozoides. Tanto na ruptura quanto na torção testicular, é necessária a realização de cirurgia precoce para assegurar a recuperação do testículo. O testículo que sofreu ruptura pode ser restaurado em até 90% dos pacientes, se a ruptura for tratada dentro de 72 horas; todavia, a torção do testículo precisa ser tratada dentro de 6 horas para obter resultados semelhantes.

C. Causas pós-testiculares

A **obstrução ductal** pode ocorrer em qualquer parte ao longo do sistema reprodutor masculino, e os resultados da análise do sêmen variam de acordo com o local de obstrução. A obstrução completa do ducto ejaculatório resulta em ejaculado de baixo volume, ácido e negativo para frutose. A obstrução dos vasos ou do epidídimo resulta em ejaculado de volume normal, alcalino e positivo para frutose. Os homens com obstrução ductal como única causa de infertilidade apresentam níveis séricos normais de testosterona e de FSH.

662 Fisiopatologia da Doença

A obstrução pode ser congênita ou adquirida. As causas congênitas incluem atresia ou estenose congênita dos ductos ejaculatórios, bem como cistos do utrículo ou dos ductos de Müller ou de Wolff. A obstrução adquirida dos vasos pode ser causada por cirurgia inguinal ou pélvica, porém resulta mais comumente de **vasectomia**. A obstrução do epidídimo pode ser causada por cirurgia de escroto e epididimite. A **epididimite** é uma inflamação mais comumente causada por infecção do trato urinário. Em homens com menos de 35 anos de idade, os patógenos mais comuns consistem nos microrganismos sexualmente transmitidos, *Chlamydia trachomatis* e *Neisseria gonorrhoeae*. Em crianças pequenas e homens idosos, o patógeno mais comum é *Escherichia coli*. A epididimite em uma criança exige exclusão de anomalia do trato urinário.

Por fim, a **obstrução do ducto ejaculatório** pode ocorrer em virtude de infecções urogenitais, cirurgia pélvica, traumatismo uretral, prostatite crônica e calcificações e cistos da próstata e das glândulas seminais.

A **ausência bilateral congênita do ducto deferente** (ABCDD) faz parte do espectro fenotípico da fibrose cística (FC). A FC é uma doença autossômica recessiva, e cerca de 1 em 25 indivíduos brancos são portadores heterozigóticos. Mutações no gene regulador de condutância transmembrana da fibrose cística (*CFTR*) causam a doença, e foram identificadas mais de 500 dessas mutações. A ABCDD ocorre em 1 a 2% dos homens inférteis, tornando-a a anormalidade congênita mais comum do sistema de ductos de Wolff. Embora a maioria dos pacientes com FC clássica tenha mutações graves em ambos os *loci* do gene CFTR, aqueles com ABCDD podem apresentar uma mutação grave em apenas um gene *CFTR* acoplada a uma mutação menor no outro gene ou mutações menores em ambos os *loci*. Homens com ABCDD também apresentam glândulas seminais e ductos ejaculatórios hipoplásicos e não funcionais, bem como remanescentes do epidídimo, que frequentemente são constituídos apenas pelas regiões da cabeça, que são firmes e distendidas. Em geral, não há outras manifestações da FC, como disfunção pulmonar, pancreática e gastrintestinal.

Todavia, a espermatogênese não está comprometida nesses pacientes, e eles podem se submeter a procedimentos de recuperação de espermatozoides, sendo o sêmen usado em TRA. Para diminuir a possibilidade de transmissão da FC à prole, homens com ABCDD e suas esposas devem ser encaminhados para aconselhamento genético e triagem para mutações *CFTR* antes da coleta de espermatozoides e FIV.

Foi também constatado que homens com obstrução idiopática do epidídimo apresentam uma incidência aumentada de mutações da FC e provavelmente representam uma variante fenotípica do paciente com ABCDD clássica. Esses pacientes também podem realizar um teste para FC antes da aspiração de espermatozoides do epidídimo ou cirurgia reconstrutora. Por fim, pacientes que apresentam ausência unilateral do ducto deferente também correm risco de mutações e devem efetuar uma análise para o gene *CFTR*.

A **obstrução do ducto ejaculatório** constitui uma causa comum de infertilidade masculina, sendo responsável por cerca de 1% dos casos. Os casos são, em sua maioria, bilaterais, devido à estreita proximidade dos óstios de ambos os ductos ejaculatórios. A condição pode ser congênita ou adquirida. Em certos casos, a obstrução congênita isolada do ducto ejaculatório pode estar associada a mutações do *CFTR*, e a triagem genética mostra-se apropriada. Os casos adquiridos podem resultar da formação de nódulos prostáticos ou espessamento das secreções nos ductos ejaculatórios, com consequente formação de cálculos. Os cistos do utrículo também podem causar obstrução dos ductos ejaculatórios.

Os sintomas de obstrução dos ductos ejaculatórios incluem infertilidade, diminuição do volume do ejaculado, redução da força do ejaculado, hematospermia, dor na ejaculação e disúria. O exame físico de pacientes com obstrução dos ductos ejaculatórios é geralmente normal. Entretanto, alguns podem apresentar uma glândula seminal palpável ou massa ao exame retal, assim como hipersensibilidade da próstata ou do epidídimo.

Clinicamente, deve-se considerar a possibilidade de obstrução dos ductos ejaculatórios em pacientes com azoospermia, baixo volume de ejaculado, ausência de frutose no ejaculado e perfil hormonal normal. A ultrassonografia transretal (USTR) possibilita a identificação de pacientes com dilatação das glândulas seminais ou cistos urogenitais, causando redução do volume ejaculatório, com oligospermia ou azoospermia.

Foi também reconhecida a ocorrência de obstrução parcial do ducto ejaculatório. Os pacientes acometidos apresentam baixo volume do ejaculado e qualidade variável do sêmen. Infelizmente, a qualidade do sêmen pode piorar após tentativa de cirurgia corretiva. A aspiração das glândulas seminais após a ejaculação pode ajudar a estabelecer o diagnóstico de obstrução parcial do ducto ejaculatório.

A infertilidade imunológica pode resultar de uma ruptura na barreira hematotesticular, expondo os espermatozoides maduros ao sistema imune, com consequente formação de **anticorpos antiespermatozoides**. Estes anticorpos podem ser encontrados no sangue ou no líquido seminal. Os fatores de risco para a formação de anticorpos antiespermatozoides incluem traumatismo dos testículos, epididimite, ausência congênita do ducto deferente e vasectomia, mas pode ser também causada pela desregulação das atividades imunossupressoras normais no sistema reprodutor masculino. São encontrados anticorpos antiespermatozoides em 5 a 10% dos casais inférteis, porém verifica-se também a presença desses anticorpos em 1 a 3% dos homens férteis. Os anticorpos antiespermatozoides reagem com todas as principais regiões dos espermatozoides e podem comprometer a motilidade dos espermatozoides, a sua penetração através do muco cervical, a reação acrossômica e as interações espermatozoide-ovócito e a fertilização.

A presença de altos níveis de anticorpos antiespermatozoides circulantes pode reduzir o resultado bem-sucedido do tratamento por relação sexual, inseminação intrauterina ou FIV. Entretanto, se a injeção intracitoplasmática de espermatozoides for utilizada juntamente com FIV, os anticorpos antiespermatozoides não têm um efeito negativo sobre o resultado do procedimento.

Os **distúrbios da ejaculação** constituem causas incomuns, porém importantes, de infertilidade masculina. Os distúrbios podem ser divididos em ejaculação precoce, anejaculação e ejaculação retrógrada.

A **ejaculação precoce** é a incapacidade de controlar a ejaculação por um período de tempo satisfatório durante a relação sexual. Foi relatado que essa condição acomete até 31% dos homens de 18 a 59 anos de idade. A ejaculação precoce provoca angústia como disfunção sexual para ambos os parceiros, porém raramente leva à infertilidade, visto que a ejaculação geralmente ocorre dentro da vagina.

A **anejaculação** descreve a ausência completa de emissão seminal na uretra posterior. A anejaculação verdadeira está sempre ligada à disfunção do sistema nervoso central ou periférico ou a fármacos. O orgasmo (clímax) pode ou não ser alcançado. A **lesão da medula espinal** constitui a causa neurológica mais comum de anejaculação, embora muitos homens com lesão da medula espinal tenham ereções reflexas e alguma capacidade de relação sexual vaginal. As anormalidades congênitas da medula espinal, como espinha bífida, e outras condições neurológicas que afetam a função da medula espinal ou seu fluxo simpático (esclerose múltipla, mielite transversa e lesões vasculares da medula espinal) também podem comprometer a ejaculação. Esses distúrbios assemelham-se ao grupo de lesão da medula espinal em sua disfunção. A cirurgia periaórtica ou pélvica, incluindo dissecção dos linfonodos retroperitoneais, pode lesionar os nervos e causar disfunção ejaculatória. Por fim, pacientes com diabetes melito correm risco de neuropatia, que pode afetar a função ejaculatória. Normalmente, homens com neuropatia diabética desenvolvem disfunção ejaculatória de modo lentamente progressivo, evoluindo de uma quantidade diminuída de ejaculado para a ejaculação retrógrada e a anejaculação. À semelhança de outras complicações de longo prazo do diabetes melito, essa condição está relacionada com o controle inadequado da glicemia do paciente. Várias classes de fármacos também são potencialmente responsáveis pela anejaculação: bloqueadores α-adrenérgicos, antipsicóticos e antidepressivos. A anejaculação também pode ser psicogênica ou idiopática.

A **ejaculação retrógrada** é responsável por 0,3 a 2% dos casos de infertilidade masculina. É causada por uma disfunção no fechamento do colo da bexiga, resultando em ausência total ou parcial de ejaculação anterógrada. Nessa condição, com a ejaculação, o ejaculado flui para dentro da bexiga, que representa a via de menor resistência. Como o fechamento do colo da bexiga é controlado por neurônios α-adrenérgicos do sistema nervoso simpático, a condição pode ser causada pelas mesmas condições que provocam anejaculação neurogênica: dissecção dos linfonodos retroperitoneais, diabetes melito, plastia Y-V e outra cirurgia do colo da bexiga, ressecção transuretral da próstata (RTUP) e idiopática. As causas farmacológicas incluem antagonistas dos receptores α_1-adrenérgicos, antipsicóticos e antidepressivos.

A ejaculação retrógrada é diagnosticada quando, após emissão ausente ou intermitente do ejaculado durante a ejaculação, são encontrados espermatozoides na urina da bexiga, que pode estar turva. Os pacientes apresentam orgasmo normal ou diminuído, porém podem perceber um ejaculado "seco".

D. Oligospermia idiopática

Enquanto existem causas genéticas de infertilidade masculina, a infertilidade é classificada, em muitos casos, como idiopática (discutida posteriormente). Apesar dos avanços no diagnóstico molecular, a fisiopatologia da insuficiência espermatogênica na maioria dos homens inférteis permanece desconhecida. As TRAs constituem a opção mais satisfatória de tratamento para pacientes com oligospermia idiopática.

Patologia

As amostras de biópsia testicular percutânea ou aberta podem revelar qualquer uma de várias lesões acometendo os testículos por completo ou apenas partes. A lesão mais comum é a "**parada de maturação**", definida como a incapacidade de completar o processo de espermatogênese além de determinado estágio. Pode haver padrões de parada precoce ou tardia, com interrupção do desenvolvimento nos estágios de espermatócito primário ou espermatogônia do ciclo espermatogênico. A segunda lesão mais comum, porém menos grave, é a "**hipoespermatogênese**", em que são observados todos os estágios da espermatogênese, porém com redução no número de células epiteliais germinativas por túbulo seminífero. Pode-se verificar a presença de fibrose peritubular. A "**aplasia de células germinativas**" é uma lesão mais grave, caracterizada pela ausência completa de células germinativas, com revestimento dos túbulos seminíferos apenas por células de Sertoli (síndrome de **células de Sertoli apenas** [SCSA]). A lesão mais grave (p. ex., na síndrome de Klinefelter) consiste em hialinização, fibrose e esclerose dos túbulos. Os achados geralmente indicam lesão irreversível.

PONTO DE CHECAGEM

9. Quais são as principais categorias de causas da infertilidade masculina? Cite várias causas específicas para cada categoria.

10. Na perspectiva do sistema reprodutor masculino, quais são os passos que devem ocorrer para a concepção?

11. Qual é a importância de efetuar um teste para mutação de CFTR ou microdeleções do cromossomo Y?

12. Qual é a causa mais comum de azoospermia obstrutiva na população?

Manifestações clínicas
A. Sinais e sintomas

Um casal deve ser submetido a uma avaliação para diagnosticar infertilidade quando não ocorre gravidez dentro de 1 ano de relações sexuais regulares sem uso de métodos contraceptivos. A avaliação deve ser feita antes de 1 ano se houver fatores de risco para infertilidade no homem ou na mulher, ou se o casal estiver preocupado quanto à infertilidade. Além disso, deve-se iniciar uma avaliação previamente se o casal tiver uma boa compreensão do momento da ovulação e se tiveram mais do que uma simples tentativa aleatória de gravidez. O motivo para iniciar um exame previamente, em vez de posteriormente, é que quanto mais tempo um casal permanece infértil, menor a probabilidade de atuação do tratamento.

A avaliação deve procurar identificar uma causa subjacente da infertilidade, a fim de iniciar o tratamento ou TRA, ou recomendar uma inseminação de doador ou adoção. A avaliação

664 Fisiopatologia da Doença

também deve identificar a patologia de base que exige cuidados médicos. Se a paciente for se submeter à TRA, é importante efetuar uma avaliação genética do homem infértil, a fim de evitar a transmissão de possíveis anormalidades à criança.

A avaliação completa do homem infértil deve consistir em anamnese, exame físico e exames laboratoriais, incluindo análise do sêmen e avaliação endócrina.

Anamnese – é necessário obter uma história clínica geral completa e uma história reprodutiva abrangente.

No que concerne à história reprodutiva, é necessário estabelecer a duração da informação e obter informações sobre a técnica de coito, a frequência e o momento das relações sexuais. Como o tempo de sobrevida dos espermatozoides no sistema reprodutor feminino é de cerca de 2 a 5 dias, o momento mais efetivo para a relação sexual é dentro de 48 horas após a ovulação. As taxas de gravidez são mais altas com relações sexuais diárias nessa época. A história deve investigar o uso de lubrificantes, visto que muitos deles são espermicidas. Deve-se perguntar também ao paciente sobre a função sexual geral, incluindo função erétil e ejaculatória.

A história clínica geral também deve incluir a história de desenvolvimento, incluindo anormalidades congênitas, doenças infantis e desenvolvimento puberal. O tratamento para puberdade tardia é, obviamente, uma questão importante.

Devem-se obter informações sobre doenças clínicas sistêmicas, cirurgias ou traumatismos anteriores e infecções urogenitais. Os problemas respiratórios são particularmente importantes, visto que há uma correlação entre condições sinopulmonares e infertilidade.

As cirurgias prévias podem ter impacto sobre a fertilidade. Qualquer cirurgia pélvica pode interromper o ducto deferente ou causar disfunção erétil ou ejaculatória neurogênica. A cirurgia retroperitoneal pode comprometer a emissão seminal, devido à lesão do sistema nervoso simpático. O reparo de hérnia pode causar lesão iatrogênica do ducto deferente.

Atualmente, assim como no passado, deve-se obter uma lista de medicamentos. Os medicamentos de interesse particular incluem agentes anti-hipertensivos (particularmente alfa-bloqueadores), antidepressivos e esteroides anabólicos, como testosterona e outros contidos em suplementos dietéticos. Deve-se avaliar a possibilidade de exposição a gonadotoxinas. Questões específicas devem ser feitas ao paciente sobre tabagismo, uso de maconha e consumo excessivo de álcool, os quais podem suprimir a espermatogênese. A história familiar deve incluir questões a respeito da reprodução, presença de hipogonadismo, criptorquidismo, defeitos congênitos e fibrose cística.

Exame físico – o exame físico deve incluir uma avaliação geral, mas também deve se concentrar nas características sexuais secundárias e nos órgãos genitais.

O estado dos androgênios é determinado pela avaliação das características sexuais secundárias, incluindo constituição física, virilização, pelos corporais e ginecomastia. O pênis deve ser inspecionado à procura da localização do meato uretral ou de curvatura do pênis.

O exame dos órgãos genitais é realizado pela palpação dos testículos com o paciente na posição ereta. O tamanho do testículo é medido com compasso, orquidômetro ou ultrassonografia. O testículo adulto normal é ovoide, mede 4 a 5 cm de comprimento e 2 a 3 cm nas dimensões tanto transversa quanto anteroposterior e possui um volume médio de pelo menos 20 mL. Testículos pequenos indicam provável comprometimento da espermatogênese, visto que os túbulos seminíferos ocupam mais de 90% do testículo. São observadas dimensões anormais do testículo em cerca de dois terços dos homens com infertilidade. Nos homens com defeitos espermatogênicos graves, como aqueles com síndrome de Klinefelter ou com microdeleções do cromossomo Y, o tamanho testicular é aquele do indivíduo pré-puberal.

O exame também deve identificar a presença de patologia escrotal, incluindo hidroceles, espermatoceles, varicoceles e hérnias. O ducto deferente e o epidídimo devem ser examinados à procura de obstrução, manifestada por induração e aumento dessas estruturas. O exame físico pode revelar ausência do ducto deferente e epidídimo. Nesses pacientes, a ultrassonografia renal deve ser realizada, já que a agenesia dos vasos pode estar associada a anomalias renais.

O exame para varicoceles deve ser realizado em uma sala aquecida para possibilitar o relaxamento completo da parede escrotal. O paciente precisa ser examinado na posição ortostática, em repouso, e novamente com a manobra de Valsalva. Cerca de 90% das varicoceles estão localizadas do lado esquerdo, e são classificadas de 1 a 3. Com o paciente na posição ortostática, uma varicocele de grau 3 é facilmente visível; a varicocele de grau 2 é palpável sem a necessidade da manobra de Valsalva; e a varicocele de grau 1 só é palpável com a manobra de Valsalva. O paciente também deve ser examinado em decúbito dorsal, para assegurar o colapso das veias dilatadas. Se estas permanecerem dilatadas após assumir a posição de decúbito, há uma maior probabilidade de patologia retroperitoneal como origem da varicocele, e indica-se um exame de imagem. Além disso, uma grande diferença no diâmetro do cordão espermático entre a posição ortostática e o decúbito dorsal também pode constituir uma indicação da presença de varicocele.

Análise do sêmen – a coleta do sêmen deve ser feita por masturbação em um recipiente de vidro, visto que o plástico pode conter substâncias clínicas espermaticidas. As instruções-padrão para a coleta do sêmen incluem abstinência sexual de 2 a 3 dias. Períodos mais prolongados de abstinência levam à redução da motilidade dos espermatozoides, enquanto períodos mais curtos resultam em baixo volume de sêmen e de concentração de espermatozoides.

A análise do sêmen fornece informações sobre o volume do sêmen e a concentração, motilidade e morfologia dos espermatozoides. Essa informação ajuda a definir a gravidade do fator masculino na infertilidade de um casal. A análise do sêmen também inclui o exame dos espermatozoides e do líquido seminal. Nos homens normais, o volume do líquido ejaculado é de $\geq 1,5$ mL ou mais, e o pH do sêmen normal é ligeiramente alcalino ($\geq 7,2$). De acordo com os mais recentes padrões da Organização Mundial da Saúde, os parâmetros normais incluem concentração de espermatozoides de ≥ 15 milhões/mL, motilidade progressiva de $\geq 32\%$ espermatozoides móveis e morfologia normal em $\geq 44\%$. A motilidade dos espermatozoides é definida como a porcentagem de espermatozoides que se movem em 10 campos de grande aumento aleatórios. A morfologia dos espermatozoides é avaliada pelos Critérios de Kruger, que classificam os espermatozoides em morfologia normal e anormal, com base em uma faixa normal de mais de 4%. Os critérios-padrão para a análise do sêmen são fornecidos na Tabela 23-6.

A análise do sêmen pode diagnosticar 9 entre 10 homens com redução da qualidade do sêmen. Entretanto, como a qualidade do sêmen varia de acordo com o tempo e é frequentemente afetada por fatores exógenos, a análise de uma única amostra de sêmen tem baixa especificidade. Portanto, são recomendados dois a três exames com intervalo de pelo menos 1 mês.

Se houver ausência completa de espermatozoides na análise do sêmen, a amostra deve ser centrifugada para efetuar uma contagem muito baixa de espermatozoides. O achado de qualquer espermatozoide exclui a possibilidade de obstrução completa dos ductos ou ausência completa de espermatogênese. Se for observado um volume persistentemente baixo, deve-se efetuar o exame da urina após o orgasmo para excluir a possibilidade de ejaculação retrógrada.

Devem-se observar evidências de aglutinação dos espermatozoides; o aumento da agregação sugere processos inflamatórios ou imunológicos. Nesses casos, indica-se a realização de pesquisa para anticorpos antiespermatozoides.

Cerca de 25% dos homens com concentrações de espermatozoides abaixo de 12,5 milhões/mL podem ser pais por meio de concepção espontânea; por outro lado, 10% dos homens são inférteis, apesar de uma concentração de espermatozoides de até 25 milhões/mL. Isso indica que alguns homens podem apresentar espermatozoides disfuncionais, apesar dos parâmetros normais do sêmen. Em outras palavras, os valores de referência normais para a análise do sêmen fornecem uma indicação da fertilidade de um homem, porém esses valores não são absolutos. Nesses homens, podem ser realizados vários testes especializados para pesquisar o motivo da infertilidade.

Outros testes do ejaculado também podem ser importantes. A ausência de ejaculado ou um baixo volume de ejaculado sugerem ejaculação retrógrada, ausência de emissão, obstrução do ducto ejaculatório, hipogonadismo ou ausência bilateral congênita do ducto deferente. Na presença de baixo volume de sêmen (< 1 mL) e azoospermia, é preciso determinar o pH e o teor de frutose do sêmen. Se ambos estiverem baixos, isso sugere agenesia, diminuição da função ou obstrução das glândulas seminais.

Os pacientes com obstrução parcial do ducto ejaculatório frequentemente apresentam baixo volume de sêmen, oligoastenospermia e progressão anterógrada deficiente dos espermatozoides (ver seção sobre **causas pós-testiculares**).

Avaliação endócrina – deve-se proceder a uma avaliação endócrina do eixo hipotálamo-hipófise-testículo se a concentração de espermatozoides estiver reduzida. A espermatogênese é avaliada pelos níveis séricos de FSH e de inibina, enquanto as funções da célula de Leydig são avaliadas pelos níveis séricos de LH, testosterona, globulina de ligação dos hormônios sexuais (SHBG) e testosterona livre ou biodisponível. Geralmente, uma única medição é suficiente para estabelecer o estado endócrino clínico do paciente. Os valores relativos da testosterona, do LH, do FSH e da prolactina frequentemente podem identificar a causa dos parâmetros reduzidos do sêmen.

Os homens sem produção de espermatozoides apresentam níveis muito baixos de inibina, resultando em níveis elevados de FSH. Por outro lado, níveis normais de FSH e de inibina em homens com azoospermia sugerem uma espermatogênese normal com obstrução. Em homens com parada espermatogênica, podem ser obtidos valores normais do FSH e da inibina, particularmente em caso de parada de maturação, já que pode haver uma progressão espermatogênica suficiente para possibilitar a secreção de inibina. Foi constatado que uma combinação dos níveis de inibina e de FSH apresenta um valor diagnóstico mais satisfatório do que ambos os níveis isoladamente.

São encontrados níveis baixos ou indetectáveis de FSH e de LH em pacientes com hipogonadismo hipofisário ou hipotalâmico e em pacientes com tumores testiculares produtores de gonadotrofina coriônica humana (hCG). Esses níveis também são observados em pacientes com história de abuso de esteroides anabolizantes. Notavelmente, essas substâncias sintéticas não são mensuráveis pelos ensaios padronizados da testosterona.

A elevação combinada dos níveis de FSH e LH reflete um declínio na função tanto das células de Sertoli quanto das células de Leydig causado por lesão testicular direta.

Os homens com hipogonadismo hipogonadotrófico devem ser submetidos à ressonância magnética nuclear (RMN) da hipófise e do hipotálamo para avaliar a possibilidade de tumor hipofisário. Se os níveis séricos de gonadotrofinas estiverem baixos, e o nível sérico de testosterona estiver metade do limite inferior do valor de referência normal, deve-se efetuar uma avaliação adicional dos outros hormônios hipofisários. Isso inclui a avaliação de outros eixos hipófise-órgãos-alvo

TABELA 23-6   Análise do sêmen: valores normais e definições

Característica	Padrão de referência
Volume do líquido ejaculado	> 1,5 mL
pH	≥ 7,2
Concentração de espermatozoides	≥ 15 milhões/mL
Contagem dos espermatozoides	≥ 39 milhões/mL
Motilidade dos espermatozoides	≥ 40% da motilidade total e 32% com motilidade progressiva
Morfologia dos espermatozoides	≥ 4%[1] com formas normais
Termo	**Definição**
Normospermia	Líquido ejaculado normal (conforme definido pelos valores de referência acima)
Oligozoospermia	Concentração de espermatozoides < 15 milhões/mL
Astenozoospermia	< 32% de espermatozoides com motilidade progressiva
Azoospermia	Ausência de espermatozoides no ejaculado
Aspermia	Ausência de líquido ejaculado

[1]Critério estrito.

Dados da World Health Organization. Reference values of semen variables. In: *WHO Laboratory Manual for the Examination of Human Semen*, 5th ed. World Health Organization, 2010.

666 Fisiopatologia da Doença

para excluir o pan-hipopituitarismo. O eixo da tireoide é mais comumente investigado pela obtenção dos níveis séricos de TSH e de T_4 livre. Os níveis séricos de prolactina devem ser determinados para excluir a possibilidade de adenoma secretor de prolactina. Por fim, se o hipogonadismo hipogonadotrófico permanecer sem explicação, devem-se obter os níveis séricos de ferro, da capacidade total de ligação do ferro e da ferritina para excluir a possibilidade de hemocromatose.

A **frutose** é produzida nas glândulas seminais, e a sua ausência no sêmen implica obstrução dos ductos ejaculatórios. Atualmente, esse teste é usado com pouca frequência, visto que há maior ênfase no baixo volume de sêmen como teste de triagem e na **ultrassonografia transretal da próstata** como exame confirmatório. A obstrução dos ductos ejaculatórios é fortemente sugerida por um diâmetro anteroposterior da glândula seminal de 1,5 cm ou mais na ultrassonografia.

A **leucospermia** (quantidade excessiva de leucócitos no sêmen) pode afetar adversamente o movimento e a capacidade de fertilização dos espermatozoides, talvez devido à geração excessiva de espécies reativas de oxigênio pelos leucócitos. Além disso, na infecção prostática ativa, o edema da próstata pode levar a uma obstrução funcional dos ductos ejaculatórios. O achado de leucospermia deve motivar pesquisas adicionais para excluir a possibilidade de infecção do trato genital.

Foram desenvolvidos diversos exames *in vitro* para avaliar a função dos espermatozoides, na tentativa de explicar fatores masculinos previamente ocultos em casais com infertilidade inexplicável. Esses casais apresentam taxas de FIV significativamente inferiores em comparação com aqueles nos quais é possível identificar problemas tubários e uterinos simples. Esses testes são destinados a identificar defeitos na capacitação e no movimento dos espermatozoides, na sua ligação à zona pelúcida, na reação do acrossomo e na sua capacidade de penetrar no ovócito. O **teste de penetração do muco pelos espermatozoides** *in vitro* avalia a capacidade dos espermatozoides de se mover por meio de uma coluna de muco cervical da metade do ciclo e ajuda na detecção de comprometimento da motilidade causado por anticorpos.

No **teste de penetração do muco pelos espermatozoides** otimizado, os espermatozoides do homem infértil são colocados em tampão de gema de ovo, resfriados e armazenados em temperatura fria durante a noite e, em seguida, submetidos a rápido aquecimento pela manhã e incubados com ovócitos de *hamster* que tiveram a zona pelúcida removida enzimaticamente para possibilitar a penetração. Os resultados são expressos como porcentagem de óvulos que foram penetrados (o normal é de 100% dos ovócitos penetrados) ou como o número de penetrações de espermatozoides por óvulo, denominado índice de capacitação dos espermatozoides (o normal é de > 5).

O **ensaio hemizona** avalia a capacidade de fertilização do espermatozoide usando a zona pelúcida de um ovócito humano não vivo e não fertilizável. A zona é dividida pela metade. Uma metade é incubada com os espermatozoides do homem infértil, enquanto a outra metade é incubada com os espermatozoides de um doador fértil conhecido. O número de espermatozoides ligados à zona é comparado e expresso como razão. Todavia, um importante problema com esse ensaio reside na disponibilidade

limitada de óvulos humanos. A identificação da glicoproteína da zona pelúcida 3 (ZP3) como principal determinante da ligação dos espermatozoides à zona pelúcida levou à exploração do uso da ZP3 humana recombinante, em vez da própria zona pelúcida, para testar as interações entre espermatozoides e zona pelúcida.

A **ultrassonografia transretal** de alta resolução pode ser utilizada para avaliar a displasia ou obstrução das glândulas seminais; a presença de cicatrizes, cistos ou calcificações nos ductos ejaculatórios; e a ocorrência de calcificações na próstata.

A **venografia espermática interna** é algumas vezes usada para demonstrar a ocorrência de refluxo venoso testicular em um homem com suspeita de varicocele, quando o exame físico é difícil, ou em um homem com suspeita de recidiva após reparo cirúrgico.

A **biópsia testicular** mostra-se útil em homens com azoospermia para diferenciar as anormalidades testiculares intrínsecas da obstrução do ducto. A biópsia testicular pode recuperar alguns espermatozoides para injeção intracitoplasmática dos espermatozoides em quase todos os homens com azoospermia devido à obstrução e em 40 a 75% dos homens com azoospermia não obstrutiva, dependendo da razão da produção deficiente. O rendimento mais satisfatório da recuperação operatória de espermatozoides é observado em homens com hipoespermatogênese, seguido daqueles com aplasia de células germinativas (devido à presença de produção focal de espermatozoides normais). O prognóstico é mais grave em homens com parada da maturação, nos quais a presença de um provável "bloqueio" genético da produção avançada de espermatozoides constitui uma provável causa.

A **Figura 23-9** fornece um algoritmo sugerido para a avaliação e o tratamento da infertilidade masculina.

HIPERPLASIA PROSTÁTICA BENIGNA

A hiperplasia prostática benigna é um crescimento não maligno do estroma da próstata e das glândulas epiteliais, que provoca aumento da próstata. A glândula, que cresce lentamente no decorrer de várias décadas, pode finalmente alcançar até 10 vezes o tamanho normal da próstata adulta nos casos graves. A hiperplasia prostática benigna é um distúrbio comum relacionado com a idade. Os homens são, em sua maioria, assintomáticos, porém ocorrem sinais e sintomas clínicos em até um terço dos homens com mais de 65 anos de idade, e, a cada ano, mais de 500 mil homens nos Estados Unidos são submetidos à RTUP.

Etiologia

A causa da hiperplasia prostática benigna não é conhecida. Entretanto, tanto o envelhecimento quanto os fatores hormonais são claramente importantes. O aumento de tamanho da próstata relacionado com a idade é evidente na necropsia, e o desenvolvimento de sintomas também está relacionado com a idade. Dados obtidos de estudos de necropsias mostram evidências patológicas de hiperplasia prostática benigna em menos de 10% dos homens em torno dos 30 anos, em 40% dos homens com cerca de 50 anos, em mais de 70% dos homens com aproximadamente 60 anos e em quase 90% dos homens em torno dos 80 anos. Raramente, são observados sintomas clínicos de

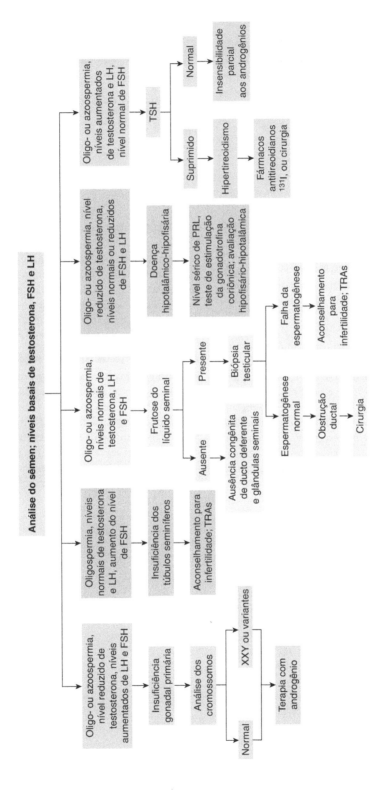

FIGURA 23-9 Abordagem para o diagnóstico de infertilidade masculina. TRAs, técnicas de reprodução assistida; FSH, hormônio foliculestimulante; LH, hormônio luteinizante; TSH, tireotrofina; PRL, prolactina. (Redesenhada, com permissão, de Gardner DG et al. *Greenspan's Basic and Clinical Endocrinology*, 9th ed. McGraw-Hill, 2011.)

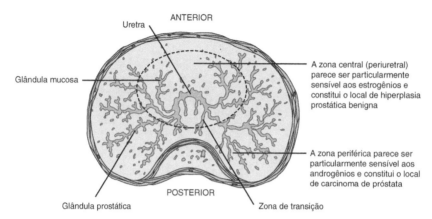

FIGURA 23-10 Estrutura da próstata. (Redesenhada, com permissão, de Chandrasoma P et al. *Concise Pathology*, 3rd ed. Publicada originalmente por Appleton & Lange. Copyright © 1998 por The McGraw-Hill Companies, Inc.)

obstrução da saída da bexiga em homens com menos de 40 anos de idade; todavia, ocorrem em cerca de um terço dos homens com mais de 65 anos e em até 75% dos homens com 80 anos. Os níveis prostáticos de androgênio, particularmente os níveis de DHT, desempenham um importante papel no desenvolvimento do distúrbio. Esses fatores são discutidos posteriormente.

Patologia

A próstata normal é composta por elementos tanto do estroma (músculo liso) quanto epiteliais (glandulares). O crescimento de cada um desses elementos – isoladamente ou em associação – pode resultar em nódulos hiperplásicos e, por fim, nos sintomas de hiperplasia prostática benigna. Em nível patológico, a glândula hiperplásica está aumentada, com consistência firme e elástica. Embora se observe frequentemente a presença de pequenos nódulos em toda a glândula, a hiperplasia prostática benigna aparece mais comumente nas zonas periuretral e de transição da glândula (Figura 23-10). Com o avanço da idade, ocorre aumento no tamanho global da zona de transição, bem como no número – e, posteriormente, no tamanho – dos nódulos. A uretra fica comprimida e adquire uma aparência em fenda.

Em nível histológico, a hiperplasia prostática benigna representa um verdadeiro processo hiperplásico, com aumento no número de células da próstata. Os nódulos prostáticos são compostos por glândulas hiperplásicas e por músculo do estroma hiperplásico. Os nódulos periuretrais são, em sua maioria, de natureza estromal, porém os nódulos da zona de transição são constituídos mais frequentemente por tecido glandular. As glândulas tornam-se maiores do que o normal, com músculo estromal entre as glândulas proliferativas. Talvez até 40% da próstata hiperplásica sejam constituídos por músculo liso. A proliferação celular leva a um acondicionamento firme de glândulas dentro de uma determinada área. Ocorre aumento na altura do epitélio de revestimento, que geralmente exibe projeções papilares (Figura 23-11). Observa-se também alguma hipertrofia de células epiteliais isoladas.

Em homens com hiperplasia prostática benigna, a bexiga pode apresentar tanto hipertrofia do músculo liso detrusor (parede da bexiga) quanto trabeculação associada a um aumento no depósito de colágeno. Isso se deve a um aumento da pressão vesical criado pela obstrução do sistema urinário.

Patogênese

Embora a verdadeira causa da hiperplasia prostática benigna permaneça indefinida, são conhecidos vários fatores envolvidos na sua patogênese. Incluem o crescimento da próstata relacionado com a idade, a cápsula prostática, os hormônios androgênicos e seus receptores, o músculo liso prostático e receptores adrenérgicos, as interações do estroma e do epitélio com fatores de crescimento e as respostas do músculo detrusor.

A. Crescimento da próstata relacionado com a idade

O tamanho da próstata nem sempre se correlaciona com o grau de obstrução. A quantidade de tecido periuretral e da zona de transição pode se relacionar mais com o grau de obstrução do que o tamanho global da próstata. Entretanto, a ideia de que os sintomas clínicos da hiperplasia prostática benigna sejam decorrentes apenas de um aumento na resistência uretral relacionado com a massa é provavelmente muito simplista. Com efeito, alguns dos sintomas podem ser causados pela disfunção

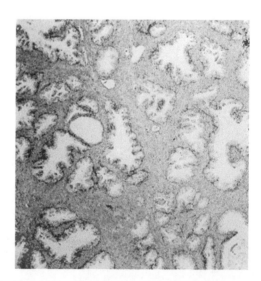

FIGURA 23-11 Hiperplasia prostática benigna. (Reproduzida, com permissão, de Chandrasoma P et al. *Concise Pathology*, 3rd ed. Publicada originalmente por Appleton & Lange. Copyright © 1998 por The McGraw-Hill Companies, Inc.)

CAPÍTULO 23 Distúrbios do Sistema Reprodutor Masculino

do detrusor induzida por obstrução e por alterações neurais na bexiga e na próstata. Isso foi demonstrado em homens com sintomas do trato urinário inferior submetidos a teste urodinâmico, que mede a pressão de perfusão da uretra.

B. Cápsula prostática

Acredita-se que a presença de uma cápsula ao redor da próstata desempenhe um papel essencial no desenvolvimento dos sintomas obstrutivos. Além do homem, o cão é o único animal conhecido que desenvolve hiperplasia prostática benigna. Todavia, a próstata canina carece de cápsula, e os cães não desenvolvem sintomas obstrutivos. Nos homens, a cápsula é provavelmente responsável pela "pressão" criada pelo tecido periuretral da zona de transição expandido, transmitida para a uretra, com consequente aumento na resistência uretral. A incisão cirúrgica da cápsula da próstata ou a remoção da porção que causa obstrução, seja por ressecção transuretral ou por prostatectomia aberta, são efetivas no alívio dos sintomas.

C. Regulação hormonal do crescimento da próstata

O desenvolvimento da hiperplasia prostática benigna exige a presença de androgênios testiculares, bem como o envelhecimento. Existem várias linhas de evidências para essa relação. Em primeiro lugar, homens castrados antes da puberdade ou que apresentam distúrbios de comprometimento da produção ou da ação dos androgênios não desenvolvem hiperplasia prostática benigna. Em segundo lugar, a próstata, diferentemente de outros órgãos dependentes de androgênio, mantém a sua habilidade de responder aos androgênios durante toda a vida. Os androgênios são necessários para que haja proliferação e diferenciação celulares normais da próstata. Além disso, podem inibir ativamente a renovação e a morte das células.

Por fim, a privação de androgênios em diversos níveis do eixo hipotálamo-hipófise-testículo podem reduzir o tamanho da próstata e melhorar os sintomas obstrutivos (Tabela 23-7).

Embora os hormônios androgênicos sejam claramente necessários para o desenvolvimento da hiperplasia prostática benigna, a testosterona não é o principal androgênio que atua sobre a próstata. Com efeito, 80 a 90% da testosterona prostática são convertidos no metabólito mais ativo, a DHT, pela enzima 5α-redutase. Foram descritos dois subtipos de 5α-redutase (tipos 1 e 2). As isoenzimas tipo 1 e tipo 2 são encontradas na pele e no fígado, porém apenas a isoenzima tipo 2 é encontrada no trato urogenital do feto e do adulto, incluindo tanto as células epiteliais basais quanto as células do estroma da próstata. Dois fármacos inibidores da 5α-redutase são usados clinicamente: a finasterida inibe apenas a isoenzima tipo 2, enquanto a dutasterida inibe os tipos 1 e 2 (ver posteriormente). Na próstata, a síntese de DHT parece depender, em grande parte, da enzima tipo 2 e que, uma vez sintetizada, a DHT atua de modo parácrino nas células epiteliais dependentes de androgênio. Os núcleos dessas células contêm grandes quantidades de receptores de androgênio (Figura 23-12). Os níveis de DHT são os mesmos nas glândulas hiperplásicas e normais. Entretanto, os níveis prostáticos de DHT permanecem elevados com o envelhecimento, embora os níveis periféricos de testosterona diminuam. Essas reduções nos níveis plasmáticos de androgênio são ainda mais amplificadas por um aumento do nível plasmático de SHBG relacionado com a idade, resultando em diminuições relativamente maiores dos níveis de testosterona livre, em comparação com os níveis totais de testosterona.

A supressão dos androgênios leva à redução no tamanho da próstata e ao alívio dos sintomas de obstrução da saída

---

TABELA 23-7   Mecanismos e efeitos colaterais do tratamento antiandrogênico para a hiperplasia prostática benigna

Agente	Mecanismo	Efeitos colaterais[1]
Ablação androgênica		
Agonistas do GnRH (p. ex., nafarrelina, leuprorrelina, busserrelina, gosserrelina)	Inibição da secreção hipofisária de LH, diminuição de T e DHT; redução do volume da próstata em ≈35%	Ondas de calor, perda da libido, impotência, ginecomastia
Abiraterona	Inibição do citocromo P450	
Antiandrogênios verdadeiros		
(p. ex., flutamida, bicalutamida)	Inibição do receptor de androgênio	Ginecomastia ou sensibilidade dos mamilos, nenhuma incidência significativa de impotência
Inibidores da 5α-redutase[2]		
(p. ex., finasterida, dutasterida)	Diminuição de DHT, sem alteração da T ou do LH; redução do volume da próstata em ≈20%	Incidência de 3 a 4% de impotência e diminuição da libido
Mecanismo de ação misto		
Progestinas (p. ex., acetato de megestrol, caproato de hidroxiprogesterona, medrogestona)	Inibição da secreção hipofisária de LH, diminuição de T e DHT, inibição do receptor de androgênio	Perda da libido, impotência, intolerância ao calor
Acetato de ciproterona	Inibição do receptor de androgênio, inibição da secreção hipofisária de LH, diminuição variável da T e da DHT	Perda da libido, impotência (variável)

Legenda: GnRH, hormônio liberador das gonadotrofinas; LH, hormônio luteinizante; T, testosterona; DHT, di-hidrotestosterona.

[1]Além de reações GI, hematológicas e do SNC.

[2]5α-Redutase: esteroide 5α-redutase, α polipeptídeo 2 (3-oxo-5α-esteroide α4-desidrogenase α) ou SRD5A.

Modificada e reproduzida, com permissão, de McConnell JD. Benign prostatic hyperplasia: hormonal treatment. Urol Clin North Am. 1995;22:387.

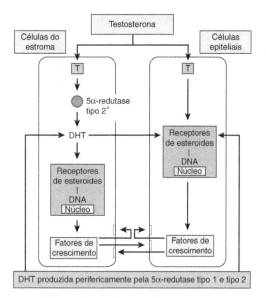

FIGURA 23-12 Mecanismo de ação dos androgênios sobre as células do estroma e células epiteliais da próstata. Após a difusão da testosterona (T) na célula, ela pode interagir diretamente com os receptores de androgênios (esteroides) ligados à região promotora dos genes relacionados com o androgênio. Na célula do estroma, a maior parte da T é convertida em di-hidrotestosterona (DHT), que atua de modo autócrino na célula do estroma e de modo parácrino após sofrer difusão nas células epiteliais adjacentes. A DHT produzida perifericamente na pele e no fígado também pode se difundir para o interior da próstata e atuar de modo endócrino. *5α-Redutase: esteroide 5α-redutase, α polipeptídeo 2 (3-oxo-5α-esteroide Δ4-desidrogenase α) ou SRD5A.

da bexiga. Os antiandrogênios verdadeiros, que bloqueiam a ação da testosterona e da DHT na próstata, devem ser diferenciados dos agentes que comprometem a produção de androgênio (Tabela 23-7). Os agonistas do DHT atuam por meio de infrarregulação paradoxal dos receptores de GnRH na hipófise, produzindo um aumento transitório e uma redução subsequente em longo prazo das concentrações de LH. Uma variedade de abordagens de tratamento com antiandrogênios tem sido utilizada clinicamente, incluindo agonistas do GnRH (nafarrelina, leuprorrelina, busserrelina), inibidores dos receptores de androgênios (acetato de ciproterona, frutamida), progestogênios e inibidores da 5α-redutase (finasterida, dutasterida) (Figura 23-13). A supressão completa da ação androgênica pode levar à ocorrência de efeitos adversos intoleráveis, como disfunção erétil, rubor e perda da libido. Entretanto, os inibidores da 5α-redutase, a finasterida e a dutasterida, suprimem os níveis tanto plasmáticos quanto prostáticos de DHT em aproximadamente 65 a 95%. Foi constatado que o tratamento com esses agentes induz uma redução significativa no tamanho da próstata como um todo, bem como no tamanho da zona periuretral. Os inibidores da 5α-redutase devem ser administrados durante pelo menos 6 a 12 meses para terem efeitos benéficos e, em seguida, devem ser mantidos indefinidamente. Tanto os agonistas do GnRH quanto os inibidores da 5α-redutase demonstraram ser efetivos na melhora dos sintomas e da taxa de fluxo urinário em pacientes com hiperplasia prostática benigna, particularmente em homens com próstatas aumentadas (> 40 g). Os inibidores da 5α-redutase são menos efetivos do que os agonistas do GnRH na redução do tamanho da próstata, porém causam menos efeitos colaterais. Devido aos efeitos colaterais adversos produzidos pela privação androgênica total com o uso dos agonistas do GnRH, e tendo em vista que os inibidores da 5α-redutase são efetivos sem produzir esses efeitos colaterais, os agonistas do GnRH não são usados no tratamento rotineiro de sintomas da hiperplasia prostática benigna.

Os níveis de receptores de androgênio permanecem altos com o envelhecimento, mantendo, assim, o mecanismo de crescimento celular dependente de androgênio. São observados níveis nucleares mais elevados de receptores de androgênio no tecido prostático de homens com hiperplasia prostática benigna, em comparação com controles normais. A regulação da expressão dos receptores de androgênio na hiperplasia

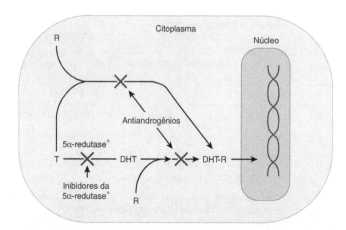

FIGURA 23-13 Local de ação dos antiandrogênios e dos inibidores da 5α-redutase. X, local de bloqueio. *5α-Redutase: esteroide 5α-redutase, α polipeptídeo 2 (3-oxo-5α-esteroide Δ4-desidrogenase α) ou SRD5A. (Redesenhada, com permissão, de Oesterling JE. Endocrine therapies for symptomatic benign prostatic hyperplasia. Urology. 1994 Feb; 43[2 suppl]:7-16.)

prostática benigna está sendo atualmente estudada em nível de transcrição.

Por fim, os androgênios não são os únicos hormônios importantes que contribuem para o desenvolvimento da hiperplasia prostática benigna. Os estrogênios parecem estar envolvidos na indução do receptor de androgênio. Os níveis séricos de estrogênio aumentam nos homens com a idade, de modo absoluto ou relativamente aos níveis de testosterona. Assim, as elevações dos estrogênios relacionadas com a idade podem aumentar a expressão dos receptores de androgênio na próstata, resultando em maior crescimento celular (ou menor morte celular). Os níveis intraprostáticos de estrogênios estão aumentados em homens com hiperplasia prostática benigna. Os pacientes com hiperplasia prostática benigna que apresentam maiores volumes da próstata tendem a exibir níveis plasmáticos mais elevados de estradiol. Estudos de amostras de tecido prostático documentaram um acúmulo de DHT, estradiol e estrona, que se correlaciona com a idade do paciente. Os resultados revelam um aumento acentuado da razão estrogênio-androgênio com o avanço da idade, particularmente no estroma do tecido prostático.

Pesquisas demonstraram que o estradiol exerce poderosos efeitos não transcricionais e específicos de células sobre a próstata humana. O estradiol, atuando em conjunto com a SHBG, produz um aumento de oito vezes no AMPc intracelular do tecido prostático hiperplásico. Esse aumento do AMPc não ocorre com estrogênios, como o dietilestilbestrol, que não se liga à SHBG, e tampouco é bloqueado pelo antiestrogênio tamoxifeno. Ambos os achados sugerem que o receptor de estrogênio clássico não está envolvido. Por outro lado, a DHT, que bloqueia a ligação do estradiol à SHBG, anula completamente o efeito do estradiol sobre o AMPc. Por fim, o sistema de segundo mensageiro responsivo à SHBG-estradiol foi principalmente localizado nas células do estroma prostático, e não nas células epiteliais.

Por conseguinte, os estrogênios podem exibir uma ligação causal com o início da hiperplasia prostática benigna e podem desempenhar um importante papel de suporte na sua manutenção. Os inibidores da aromatase, como o agente investigacional atamestano, podem produzir uma acentuada redução dos níveis séricos e das concentrações intraprostáticas de estrogênios, incluindo estradiol e estrona. Todavia, até o momento, os ensaios clínicos com inibidores da aromatase para a hiperplasia prostática benigna foram decepcionantes.

D. Fatores de crescimento

Evidências sugerem que o crescimento da próstata está sob o controle direto de fatores de crescimento específicos e é apenas indiretamente modulado pelos androgênios. De acordo com essa evidência, os fatores de crescimento tanto da família do fator de crescimento de fibroblastos (FGF) quanto da "superfamília" do fator de transformação do crescimento (TGF) atuam em conjunto para regular o crescimento. Esses fatores de crescimento consistem em polipeptídeos que modulam a proliferação celular. A família do FGF estimula a divisão e o crescimento das células: o fator de crescimento de fibroblastos básico (bFGF) estimula o crescimento tanto do estroma

quanto dos vasos sanguíneos (angiogênese), enquanto o fator de crescimento de fibroblastos 7 (FGF7; também conhecido como fator de crescimento de queratinócito [KGF]) estimula o crescimento das células epiteliais. Por outro lado, membros da família do TGF-β inibem a divisão celular. O TGF-β_1 inibe principalmente o crescimento do estroma, enquanto o TGF-β_2 inibe principalmente o crescimento das células epiteliais. Na próstata normal, a taxa de morte celular é equilibrada pela taxa de produção celular. Foi apresentada a hipótese de que existe um equilíbrio no estroma entre os efeitos estimuladores do bFGF e os efeitos inibidores do TGF-β_1, bem como nas glândulas epiteliais entre a estimulação pelo FGF7 e a inibição pelo TGF-β_2. Na hiperplasia prostática benigna, quando predomina o crescimento excessivo do estroma, o bFGF é produzido de modo exagerado em relação a seu regulador TGF-β_1; quando ocorre crescimento excessivo das glândulas epiteliais, observa-se uma maior produção de FGF7 em relação à produção do TGF-β_2.

Outros fatores de crescimento, incluindo o fator de crescimento epidérmico e os fatores de crescimento semelhantes à insulina (IGF-1 e IGF-2), também são conhecidos pela sua ação na estimulação do crescimento do tecido prostático. O eixo IGF foi implicado na patogênese da hiperplasia prostática benigna por meio da ação parácrina dos IGFs e das proteínas de ligação ao IGF (IGFBPs). Foi formulada a hipótese de que a DHT pode aumentar a atividade do IGF-2, principalmente na região periuretral, que, por sua vez, induz a proliferação benigna das células tanto epiteliais quanto do estroma, uma característica da hiperplasia prostática benigna. Nas células normais do estroma prostático, o TGF-β_1 exerce seus efeitos antiproliferativos por meio da estimulação da produção de IGFBP-3, que atua como fator inibidor do crescimento celular, seja indiretamente, pela inibição dos IGFs, ou diretamente, por meio de interação com células. Em culturas de células de tecido hiperplásico da próstata, as células do estroma prostático apresentam uma resposta reduzida da IGFBP-3 ao TGF-β_1 e demonstram uma diminuição na inibição do crescimento induzido pelo TGF-β_1, em comparação com células normais do estroma prostático. Sem dúvida alguma, os fatores de crescimento também desempenham um papel fundamental no desenvolvimento da hipertrofia da bexiga, em resposta à obstrução do fluxo de saída (ver posteriormente). Sabe-se que o TGF-β estimula a síntese de colágeno e o seu depósito na bexiga.

O uso dos fatores de crescimento peptídicos com alvo oferece uma maneira potencial de regular o aumento da próstata e aliviar os sintomas associados à hiperplasia prostática benigna. Os ensaios clínicos preliminares dos antagonistas dos fatores de crescimento levaram a uma melhora significativa dos sintomas urinários, do fluxo máximo e dos volumes residuais.

E. Músculo liso, receptores adrenérgicos e fosfodiesterase tipo 5 da próstata

O músculo liso da próstata representa uma proporção significativa da glândula. A elasticidade da uretra e o grau de obstrução da saída da bexiga são indubitavelmente influenciados

672 Fisiopatologia da Doença

TABELA 23-8 Bloqueio dos receptores alfa na hiperplasia prostática benigna

Agente	Local e mecanismo de ação	Efeitos colaterais
Fenoxibenzamina	Bloqueio α_1, α_2 pré- e pós-sináptico	Hipotensão
Prazosina	Bloqueio α_1 pós-sináptico	Hipotensão (particularmente hipotensão postural que leva à síncope)
Terazosina		
Doxazosina		
Alfuzosina		
Tansulosina	α_{1a} pós-sináptico	
Silodosina		

pelo conteúdo relativo de músculo liso na próstata de pacientes com hiperplasia prostática benigna. Indiscutivelmente, o tônus do músculo liso prostático em repouso e dinâmico desempenha um importante papel na fisiologia da hiperplasia prostática benigna. As células do músculo liso na próstata – no colo da bexiga e na cápsula da próstata – são ricas em receptores α-adrenérgicos. A contração da próstata e do colo da bexiga é medida por receptores α_1-adrenérgicos. A estimulação desses receptores leva a um aumento dinâmico na resistência uretral da próstata. O bloqueio dos receptores α_1-adrenérgicos diminui claramente essa resposta, e foi constatado que ele melhora os sintomas, o fluxo urinário e o volume de urina residual em pacientes com hiperplasia prostática benigna dentro de 2 a 4 semanas após o início da terapia. Os α_1-bloqueadores seletivos, prazosina, terazosina, doxazosina e alfuzosina, foram extensamente estudados e são considerados efetivos (Tabela 23-8). Como as células musculares lisas da bexiga não contêm um número significativo de receptores α_1, a terapia com bloqueio alfa pode diminuir seletivamente a resistência uretral, sem afetar a contratilidade do músculo liso detrusor.

Os estudos realizados sugerem que os receptores α_1 envolvidos na contração do músculo liso da próstata parecem consistir em receptores α_{1a} (anteriormente denominados receptores α_{1c}). Estudos clínicos estabeleceram a eficácia dos antagonistas seletivos do subtipo α_{1a}, a tansulosina e a silodosina.

A expressão gênica da proteína contrátil nas células musculares lisas do estroma é significativamente alterada após o bloqueio alfa. Isso sugere que os agentes alfabloqueadores podem atuar não apenas pelo relaxamento simples do tônus muscular, mas também ao afetar a expressão fenotípica das proteínas contráteis nas células musculares lisas da próstata.

Os alfabloqueadores também podem atuar ao alterar o equilíbrio entre o crescimento e a morte das células prostáticas. Alguns pesquisadores formularam a hipótese de que a hiperplasia prostática benigna ocorre em consequência de uma diminuição da apoptose (morte celular programada),

possibilitando o acúmulo de um maior número de células na próstata e causando, assim, o seu aumento. Foi constatado que os alfabloqueadores, a doxazosina e a terazosina, induzem apoptose no estroma da próstata.

Os inibidores da fosfodiesterase tipo 5 (PDE5) podem representar outro meio de relaxar o músculo liso e reduzir os sintomas na hiperplasia prostática benigna. A enzima PDE5 foi encontrada ao longo de todo o trato urinário, onde a sua ação consiste em decompor o relaxante do músculo liso intracelular, o monofosfato cíclico de guanosina (GMPc). Isso significa que a inibição da PDE5 pode reduzir o tônus do músculo liso na próstata, na uretra e na bexiga, embora o mecanismo exato de ação em relação aos sintomas urinários ainda não esteja determinado. Entretanto, os ensaios clínicos realizados mostraram que os inibidores da PDE5 podem melhorar os sintomas urinários aproximadamente na mesma magnitude dos alfabloqueadores e podem aumentar o fluxo urinário.

F. Possíveis mecanismos de obstrução da saída da bexiga

Existem várias maneiras pelas quais a hiperplasia prostática benigna pode causar obstrução do colo da bexiga. O lobo mediano proeminente pode atuar simplesmente como uma válvula de espera, pode ocorrer restrição devido à cápsula não elástica, a próstata aumentada em torno da uretra prostática pode causar obstrução estática, e pode haver obstrução dinâmica em consequência da incapacidade de relaxamento do músculo liso da próstata. Com efeito, os dados clínicos disponíveis sustentam que cada um desses fatores propostos desempenha um papel importante. Por exemplo, a RTUP frequentemente alivia os sintomas obstrutivos, assim como a simples incisão cirúrgica da cápsula prostática. Os medicamentos que diminuem o tamanho da próstata ou relaxam o músculo liso também aliviam a obstrução da saída da bexiga e aumentam o fluxo urinário.

Várias terapias térmicas foram investigadas como procedimentos cirúrgicos menos invasivos do que a RTUP para a hiperplasia prostática benigna, incluindo micro-onda transuretral, ultrassonografia focalizada de alta intensidade, terapias térmicas intersticiais com *laser* e ablação transuretral com agulha (ATUA) da próstata. Esses procedimentos utilizam diferentes formas de energia, como micro-onda, ultrassom, *laser* e radiofrequência, para produzir lesão térmica. Não se sabe ao certo se esses procedimentos atuam pela redução anatômica ou extirpação da próstata aumentada causando obstrução, ou pela alteração fisiológica da função de micção. Em estudos patológicos de ATUA da próstata, por exemplo, a necrose coagulativa transforma-se gradualmente em cicatriz fibrosa retrátil. Isso poderia causar uma redução no volume da área tratada, mesmo sem diminuição significativa do volume da próstata. De modo alternativo, a lesão térmica grave das fibras nervosas intraprostáticas pode reduzir o componente dinâmico da obstrução de saída da bexiga pela desnervação dos receptores ou dos nervos sensitivos.

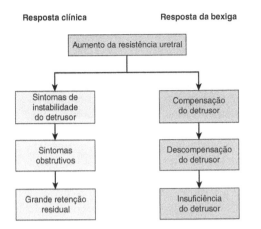

FIGURA 23-14 Esquema da história natural da hiperplasia prostática benigna. (Redesenhada, com permissão, de McConnell JD. The pathophysiology of benign prostatic hyperplasia. J Androl. 1991 Nov-Dec;12(6):356-63.)

G. Resposta da bexiga à obstrução

Muitos dos sintomas clínicos da hiperplasia prostática benigna estão relacionados com alterações da função da bexiga induzidas pela obstrução, e não com a obstrução de saída do fluxo em si. Portanto, cerca de 33% dos homens continuam apresentando problemas significativos de micção, mesmo após o alívio cirúrgico da obstrução. As alterações da função vesical induzidas pela obstrução são de dois tipos básicos: em primeiro lugar, existem alterações que levam à **hiperatividade do detrusor (instabilidade)**. Essas alterações manifestam-se clinicamente por polaciúria e urgência. Estes dois sintomas causam grande parte do distúrbio relacionado com a hiperplasia prostática benigna e, algumas vezes, são bastante desproporcionais ao grau de obstrução. Assim, o tratamento da hiperatividade da bexiga pode ter mais impacto do que o tratamento da obstrução. Em segundo lugar, existem alterações que provocam **contratilidade diminuída do detrusor**. Esta se manifesta clinicamente por sintomas de redução da força do jato urinário, hesitação, intermitência, urina residual aumentada e, em uma minoria de casos, **insuficiência do detrusor**.

A resposta da bexiga à obstrução é, em grande parte, adaptativa (**Figura 23-14**). A resposta inicial consiste no desenvolvimento de hipertrofia do músculo liso detrusor. Foi formulada a hipótese de que esse aumento da massa muscular, apesar de ser uma resposta adaptativa à pressão intravesical aumentada, e a despeito de manter o fluxo urinário, está associado a alterações intracelulares e extracelulares significativas nas células musculares lisas, que predispõem à instabilidade do detrusor. Em modelos de animais de laboratório, a obstrução não aliviada resulta em aumento significativo da matriz extracelular (colágeno) do detrusor.

Além das alterações induzidas pela obstrução nas células musculares lisas e na matriz extracelular da bexiga, há evidências crescentes de que a obstrução crônica em pacientes com hiperplasia prostática benigna não tratada também possa alterar as reações neurais, predispondo, em certas ocasiões, à insuficiência do detrusor.

As terapias tradicionais para os sintomas associados à obstrução da bexiga têm sido direcionadas para o alívio da resistência do fluxo de saída da bexiga. Foram sugeridos novos tratamentos da instabilidade obstrutiva do detrusor com fármacos que exibem atividade autônoma (como os antagonistas α_1) e agentes que estabilizam as membranas das células musculares (como agentes anticolinérgicos). No passado, os agentes anticolinérgicos eram evitados, devido ao receio de que a inibição da atividade vesical pudesse levar a uma retenção urinária aguda; todavia, esse receio não foi corroborado em estudos recentes.

Os efeitos da obstrução crônica sobre a bexiga ainda não estão bem elucidados. Estudos futuros deverão examinar a importância das alterações na densidade, afinidade e distribuição dos receptores, bem como na liberação e degradação dos agonistas que ocorrem durante a obstrução crônica, e as alterações ultraestruturais e fisiológicas produzidas com o alívio da obstrução.

Manifestações clínicas

A. Sinais e sintomas

A obstrução à saída do fluxo urinário e a disfunção da bexiga são responsáveis pelos principais sinais e sintomas da hiperplasia prostática benigna. O aumento da próstata pode causar retenção urinária aguda ou crônica. Na **retenção urinária aguda**, ocorre dilatação dolorosa da bexiga, com incapacidade de urinar. A retenção urinária aguda é frequentemente precipitada pelo aumento da próstata causado por infarto de um nódulo ou por determinados medicamentos. Na **retenção urinária crônica**, ocorrem sintomas de eliminação da urina tanto obstrutivos quanto irritativos. Em certas ocasiões, um paciente apresenta retenção urinária pronunciada, porém com poucos sintomas ou nenhum.

Existem dois tipos de sintomas: irritativos, que estão relacionados com o enchimento da bexiga, e obstrutivos, que estão relacionados com o esvaziamento da bexiga. Os **sintomas irritativos** ocorrem em consequência da hipertrofia e disfunção da bexiga e consistem em polaciúria, noctúria e urgência. Essas observações podem estar mais relacionadas com a resposta da bexiga à obstrução do que com os efeitos diretos da própria obstrução. Os **sintomas obstrutivos** resultam da distorção e do estreitamento do colo da bexiga e da parte prostática da uretra, levando ao esvaziamento incompleto da bexiga. Os sintomas obstrutivos consistem em dificuldade de iniciar a micção, diminuição da força e do calibre do jato urinário, intermitência do jato urinário, hesitação urinária e gotejamento.

Para avaliar objetivamente a gravidade e a complexidade dos sintomas da hiperplasia prostática benigna, foi desenvolvido um índice de sintomas pela American Urologic Association (AUA, Associação Americana de Urologia).

674 Fisiopatologia da Doença

O questionário autoadministrado avalia os sintomas do paciente, como esvaziamento da bexiga, polaciúria, intermitência, urgência e noctúria, bem como a qualidade de vida. O índice de sintomas foi validado, e constatou-se que ele apresenta uma boa confiabilidade teste-repetição do teste e discriminação entre pacientes afetados e controles. Em ensaios clínicos, foram obtidas boas correlações entre os sintomas urinários e o escore total, e o instrumento demonstrou ser útil para descrever alterações nos sintomas ao longo do tempo e após o tratamento.

As complicações da dilatação crônica da bexiga consistem em hipertrofia da musculatura de sua parede e desenvolvimento de divertículos; infecção do trato urinário pela urina vesical estagnada; hematúria, particularmente com infarto de um nódulo prostático; e doença renal crônica e azotemia em consequência de hidroureter bilateral e hidronefrose. O sintoma mais incômodo que o paciente pode apresentar em decorrência da dilatação da bexiga é a incapacidade de urinar ao comando. Este problema pode ser tratado pela instrução do paciente sobre a técnica de autocateterismo intermitente para esvaziar a bexiga a intervalos de cerca de 4 horas.

O toque retal pode revelar aumento focal ou difuso da próstata. Entretanto, o tamanho da próstata estimado pelo toque retal não se correlaciona bem com os sinais ou sintomas da hiperplasia prostática benigna, nem com a necessidade de tratamento. O exame da parte inferior do abdome pode revelar uma bexiga distendida, compatível com retenção urinária, que pode ocorrer silenciosamente na ausência de sintomas graves.

B. Testes laboratoriais e avaliação

Os testes laboratoriais realizados para avaliar pacientes com hiperplasia prostática benigna incluem níveis sanguíneos de ureia e níveis séricos de creatinina, a fim de excluir a possibilidade de insuficiência renal, e exame e cultura de urina, para excluir infecções do trato urinário. Raramente ocorrem elevações da ureia ou da creatinina sérica na hiperplasia prostática benigna. A urografia excretora (pielografia intravenosa) ou a ultrassonografia não são geralmente realizadas em pacientes com achados normais nesses exames laboratoriais simples. Com efeito, essa conduta é muitas vezes reservada para pacientes com hematúria ou com suspeita de hidronefrose. Quando uma urografia excretora ou ultrassonografia são realizadas em homens com hiperplasia prostática benigna, esses exames normalmente revelam uma elevação da base da bexiga pela próstata aumentada; trabeculação, espessamento e divertículos da parede da bexiga; elevação dos ureteres; e esvaziamento precário da bexiga. Raramente, em um paciente negligenciado, a urografia excretora ou a ultrassonografia demonstram a presença de hidronefrose, constituindo um risco para a insuficiência renal aguda.

A técnica de maior utilidade para avaliar a importância da hiperplasia prostática benigna consiste na avaliação urodinâmica com urofluximetria e cistometria. Nestes exames, o paciente urina, e são efetuadas várias medições. Na urofluximetria, registra-se o fluxo urinário máximo. Se o pico do fluxo for inferior a 10 mL/s, o paciente é considerado portador de obstrução significativa da saída da bexiga. Entretanto, o paciente precisa urinar pelo menos 150 mL para que a medição seja considerada confiável. Estudos de pressão-fluxo são registros simultâneos da pressão da bexiga e das taxas de fluxo urinário, que fornecem informações sobre a resistência uretral. Esses estudos de pressão-fluxo podem ser úteis na identificação dos pacientes que têm menos probabilidade de se beneficiar da cirurgia de próstata, fornecendo informações sobre a função do detrusor. Em geral, a cistouretroscopia é reservada para pacientes que apresentam hematúria inexplicável, a despeito da urografia excretora ou da ultrassonografia, ou no pré-operatório para pacientes que necessitam de RTUP. Os escores de sintomas validados, a estimativa do volume da próstata e a determinação do antígeno prostático específico no soro podem ajudar a prever a evolução da hiperplasia prostática benigna. Novas técnicas de ultrassonografia também são promissoras.

PONTO DE CHECAGEM

13. Qual é o principal androgênio que controla o tamanho da próstata?

14. Quais são as diferentes maneiras como os androgênios podem ser suprimidos para diminuir o tamanho da próstata e obter um alívio, pelo menos temporário, dos sintomas obstrutivos?

15. Quais são os efeitos do tratamento com antiestrogênios em homens com hiperplasia prostática benigna?

16. Qual é o papel dos receptores α_1-adrenérgicos na hiperplasia prostática benigna?

17. Quais são as alterações vesicais que ocorrem em pacientes com hiperplasia prostática benigna?

18. Quais são os sinais e sintomas da hiperplasia prostática benigna?

19. Como se estabelece o diagnóstico de hiperplasia prostática benigna?

CAPÍTULO 23 Distúrbios do Sistema Reprodutor Masculino **675**

ESTUDOS DE CASOS

Yeong Kwok, M.D.

(Ver Capítulo 25, p. 740, para Respostas)

CASO 113

Um casal procura um clínico geral com queixa de infertilidade. O casal vem tentando engravidar há aproximadamente 1 ano. Durante esse período, tiveram relações sexuais aproximadamente três ou quatro vezes por semana sem uso de qualquer contraceptivo. A mulher tem um filho de 3 anos de seu casamento anterior. O homem nunca teve conhecimento de um filho seu. Ele nega qualquer disfunção sexual. Teve gonorreia e infecção por clamídia por volta dos 20 anos, com um episódio de prostatite, para o qual foi tratado. A história clínica é normal nos demais aspectos. Não toma nenhum medicamento. Diz que não fuma nem usa drogas e que bebe apenas raramente. No exame físico, ambos os testículos medem aproximadamente 4,5 × 3 × 2,5 cm. Os epidídimos aparecem bilateralmente irregulares à palpação. Não há varicocele nem hérnia. O ducto deferente está presente, sem nenhuma anormalidade. A próstata apresenta tamanho normal, sem distensão ou hipersensibilidade. O pênis não tem fibrose nem angulação. O meato uretral está adequadamente localizado.

Questões

A. Quais são as categorias de infertilidade masculina? Cite as principais causas de cada categoria.

B. Qual é a sua suspeita para a provável causa de infertilidade neste paciente? Por quê?

C. Tendo em vista o provável diagnóstico, o que você espera encontrar na análise do sêmen? Por quê? Quais níveis de testosterona, LH e FSH você espera obter? Por quê?

D. Quais outros exames podem ser úteis para confirmar o diagnóstico?

CASO 114

Um homem de 68 anos procura o médico com queixa de polaciúria. Afirma que tem observado um aumento da urgência e polaciúria há aproximadamente 1 ano; todavia, os sintomas tornaram-se progressivamente mais graves. Relata que, no momento atual, parece ter a necessidade de urinar "o tempo todo" e com frequência sente que não esvaziou a bexiga por completo. Precisa se levantar durante a noite para urinar três ou quatro vezes. Além disso, no último mês, apresentou gotejamento pós-miccional algumas vezes. Nega a ocorrência de febre, perda de peso ou dor óssea. A história clínica só é notável pela hipertensão. Os medicamentos em uso incluem atenolol e ácido acetilsalicílico. A história familiar é negativa para neoplasia maligna.

No exame físico, o paciente parece estar saudável. Os sinais vitais são notáveis pela pressão arterial de 154/92 mmHg. A próstata está difusamente aumentada, sem nódulo focal nem hipersensibilidade. A suspeita é de hiperplasia prostática benigna.

Questões

A. Como você estabeleceria o diagnóstico de hiperplasia prostática benigna?

B. Quais fatores são considerados responsáveis pela patogênese desse distúrbio?

C. Como você classificaria os sintomas deste paciente? Qual é o mecanismo pelo qual a hiperplasia prostática benigna provoca esses sintomas?

REFERÊNCIAS

Geral

Alves MG et al. Hormonal control of Sertoli cell metabolism regulates spermatogenesis. Cell Mol Life Sci. 2013 Mar;70(5):777–93. [PMID: 23011766]

Barnett KE et al. *Ganong's Review of Medical Physiology*, 24th ed. McGraw-Hill, 2012.

Brinkmann AO. Molecular mechanisms of androgen action—a historical perspective. Methods Mol Biol. 2011;776:3–24. [PMID: 21796517]

Kumar V et al. *Robbins and Cotran Pathologic Basic of Disease*, 8th ed. Saunders Elsevier, 2009.

Melmed S et al. *Williams Textbook of Endocrinology*, 12th ed. Saunders Elsevier, 2011.

Infertilidade masculina

Barazani Y et al. Management of ejaculatory disorders in infertile men. Asian J Androl. 2012 Jul;14(4):525–9. [PMID: 22580636]

Chevrier L et al. GnRH receptor mutations in isolated gonadotropic deficiency. Mol Cell Endocrinol. 2011 Oct 22;346(1–2):21–8. [PMID: 21645587]

Cooper TG et al. World Health Organization reference values for human semen characteristics. Hum Reprod Update. 2010 May-Jun;16(3):231–45. [PMID: 19934213]

Fronczak CM et al. The insults of illicit drug use on male fertility. J Androl. 2012 Jul–Aug;33(4):515–28. [PMID: 21799144]

George JT et al. Kisspeptin and the hypothalamic control of reproduction: lessons from the human. Endocrinology. 2012 Nov;153(11):5130–6. [PMID: 23015291]

Groth KA et al. Clinical review: Klinefelter syndrome—a clinical update. J Clin Endocrinol Metab. 2013 Jan;98(1):20–30. [PMID: 23118429]

Harnisch B et al. Genetic disorders related to male factor infertility and their adverse consequences. Semin Reprod Med. 2012 Apr;30(2):105–15. [PMID: 22549710]

Hwang K et al. Contemporary concepts in the evaluation and management of male infertility. Nat Rev Urol. 2011 Feb;8(2):86–94. [PMID: 21243017]

Krausz C. Male infertility: pathogenesis and clinical diagnosis. Best Pract Res Clin Endocrinol Metab. 2011 Apr;25(2):271–85. [PMID: 21397198]

McLachlan RI. Approach to the patient with oligozoospermia. J Clin Endocrinol Metab. 2013 Mar;98(3):873–80. [PMID: 23472228]

O'Flynn O'Brien KL et al. The genetic causes of male factor infertility: a review. Fertil Steril. 2010 Jan;93(1):1–12. [PMID: 20103481]

Sabangh E et al. Male infertility. In: McDougal WS et al, eds. *Campbell-Walsh Urology*, 10th ed. Saunders, 2011.

Stahl PJ et al. Genetic evaluation of the azoospermic or severely oligozoospermic male. Curr Opin Obstet Gynecol. 2012 Aug;24(4):221–8. [PMID: 22729088]

Hiperplasia prostática benigna

Barkin J. Benign prostatic hyperplasia and lower urinary tract symptoms: evidence and approaches for best case management. Can J Urol. 2011 Apr;18(Suppl):14–9. [PMID: 21501546]

Burke N et al. Systematic review and meta-analysis of transurethral resection of the prostate versus minimally invasive procedures for the treatment of benign prostatic obstruction. Urology. 2010 May;75(5):1015–22. [PMID: 19854492]

Bushman W. Etiology, epidemiology, and natural history of benign prostatic hyperplasia. Urol Clin North Am. 2009 Nov;36(4):403–15. [PMID: 19942041]

Cunha GR et al. A historical perspective on the role of stroma in the pathogenesis of benign prostatic hyperplasia. Differentiation. 2011 Nov–Dec;82(4-5):168–72. [PMID: 21723032]

Djavan B et al. Benign prostatic hyperplasia: current clinical practice. Prim Care. 2010 Sep;37(3):583–97. [PMID: 20705200]

Juliao AA et al. American Urological Association and European Association of Urology guidelines in the management of benign prostatic hypertrophy: revisited. Curr Opin Urol. 2012 Jan;22(1):34–9. [PMID: 22123290]

Lee CH et al. Overview of prostate anatomy, histology, and pathology. Endocrinol Metab Clin North Am. 2011 Sep;40(3):565–75. [PMID: 21889721]

Lepor H et al. α-Blockers for benign prostatic hyperplasia: the new era. Curr Opin Urol. 2012 Jan;22(1):7–15. [PMID: 22080875]

Paolone DR. Benign prostatic hyperplasia. Clin Geriatr Med. 2010 May; 26(2):223–39. [PMID: 20497842]

Roehrborn CG. Male lower urinary tract symptoms (LUTS) and benign prostatic hyperplasia (BPH). Med Clin North Am. 2011 Jan;95(1): 87–100. [PMID: 21095413]

Thorner DA et al. Benign prostatic hyperplasia: symptoms, symptom scores, and outcome measures. Urol Clin North Am. 2009 Nov; 36(4):417–29. [PMID: 19942042]

Doenças Reumáticas Inflamatórias

C A P Í T U L O

24

Allan C. Gelber, M.D., M.P.H., Ph.D.,
Stuart M. Levine, M.D. e
Antony Rosen, M.B., Ch.B., B.Sc. (Hons)

As doenças reumáticas inflamatórias formam um grupo de distúrbios altamente variáveis na sua expressão fenotípica. Entretanto, essas doenças compartilham a presença de inflamação localizada e/ou sistêmica, com consequente lesão característica dos tecidos conectivos e órgãos internos. Entre essas doenças, as manifestações clínicas e patológicas específicas de cada distúrbio refletem, provavelmente, os estímulos de iniciação e propagação que determinam os tecidos-alvo específicos e os mecanismos efetores da inflamação que predominam.

Embora o espectro das doenças reumáticas inflamatórias seja amplo, alguns princípios gerais fornecem uma base para discussão da fisiopatologia de todas elas. Um dos modelos de maior utilidade é cinético e focaliza a iniciação da doença, a sua propagação e suas crises. Esse modelo mostra-se útil para a discussão de doenças agudas e crônicas. A compreensão dos estímulos e dos mecanismos responsáveis por cada uma dessas fases entre as diferentes doenças reumáticas possibilita um entendimento mais profundo dessas síndromes fascinantes, porém complexas.

VISÃO GERAL DAS DOENÇAS REUMÁTICAS INFLAMATÓRIAS

DOENÇAS AGUDAS

O desencadeador das doenças agudas (p. ex., gota, vasculite por imunocomplexos) frequentemente é exógeno e claramente reconhecível (p. ex., depósito de cristais, novos medicamentos, infecção bacteriana ou viral sistêmica). A doença é autolimitada, devido ao sucesso da resposta inflamatória na remoção do estímulo desencadeante agressor (p. ex., cristais na gota; antígeno bacteriano ou fármaco na vasculite por imunocomplexos; **Figura 24-1**). Apesar da resolução do episódio agudo, podem ocorrer crises em caso de reexposição ao estímulo iniciador.

DOENÇAS CRÔNICAS

O desencadeador iniciador nas doenças crônicas (p. ex., lúpus eritematoso sistêmico [LES], artrite reumatoide) frequente-

mente é remoto e não mais reconhecível quando o fenótipo característico da doença torna-se estabelecido e o diagnóstico é claro. Geralmente, a progressão da doença ocorre em consequência da resposta autoimune, induzindo um ciclo auto-amplificador da lesão. As condições que levam ao início das doenças autoimunes crônicas ocorrem raramente; entretanto, uma vez estabelecida a doença, as crises são frequentes. Essa circunstância provavelmente reflete a grande capacidade do sistema imune de "lembrar" dos antígenos previamente encontrados e de responder a eles com maior vigor em caso de reexposição, mesmo na presença de concentrações mais baixas (**Figura 24-1**).

Diferentes tecidos são afetados em várias doenças (p. ex., articulações sinoviais específicas na gota e na artrite reumatoide; pele, articulações, rins, superfícies serosas, sistema nervoso e linhagens de células sanguíneas no LES).

PATOGÊNESE DA INFLAMAÇÃO

A natureza do dano tecidual e da lesão articular é determinada, em parte, pelas funções efetoras inflamatórias e imunológicas que predominam. Além disso, as características patológicas dos distúrbios inflamatórios crônicos refletem a combinação de lesão inflamatória e as consequências da cicatrização.

ATIVAÇÃO ENDOTELIAL

O recrutamento e a ativação de subgrupos específicos de células inflamatórias e de células imunes constituem determinantes essenciais das características patológicas. Neste contexto, deve-se enfatizar o papel da ativação do endotélio dos

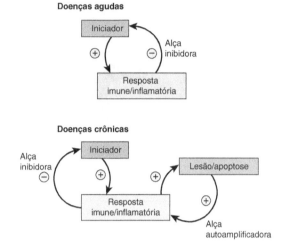

FIGURA 24-1 Cinética das doenças reumáticas inflamatórias agudas e crônicas.

vasos sanguíneos regionais por citocinas pró-inflamatórias (p. ex., fator de necrose tumoral [TNF], interleucina [IL]-1). Diversas citocinas induzem a expressão sobre as células endoteliais de ligantes para receptores de promoção da aderência das células inflamatórias (integrinas e selectinas) e possibilitam a aderência dos neutrófilos e monócitos à parede vascular na área inflamada e a sua migração nos tecidos subjacentes.

CITOCINAS

Observa-se a ativação de classes distintas de função efetora imune, dependendo do padrão de citocinas que predomina durante a iniciação da resposta inflamatória. Por exemplo, algumas citocinas (p. ex., IL-12), que são produzidas por monócitos-macrófagos infectados, desviam a resposta dos linfócitos para as células $T_H 1$ (que geram as citocinas $T_H 1$ IL-2, interferon γ e TNF), que estão associadas à ativação das funções de destruição dos macrófagos e proteção contra macrófagos intracelulares invasores. Em contrapartida, a presença de IL-4 durante a resposta inicial induz a diferenciação dos linfócitos $T_H 2$, que geram citocinas $T_H 2$ (p. ex., IL-4, IL-5, IL-6 e IL-10). Essas citocinas desempenham a sua função predominante na ativação das células B e produção de anticorpos. Recentemente, foi descrito um novo subgrupo de células T auxiliares que se desenvolvem na presença das citocinas TGF-γ e IL-6. Essas células são denominadas células $T_H 17$, em virtude de sua secreção característica de IL-17. Parecem estar criticamente envolvidas no recrutamento dos granulócitos, na proteção contra determinados tipos de bactérias e na produção de inflamação crônica e autoimunidade.

Embora exista uma superposição significativa, determinadas características patológicas tendem a acompanhar os diferentes padrões das citocinas (p. ex., granulomas para $T_H 1$ vs. doença por imunocomplexos para $T_H 2$). Além disso, dados recentes significativos apontam para um importante papel de interferons tipo I na indução de novas vias de diferenciação dos monócitos em pacientes com LES, que amplificam as respostas a autoantígenos.

VIA DO COMPLEMENTO

A via clássica do complemento é ativada quando um anticorpo liga-se a seu antígeno específico. A ativação da cascata do complemento induz o recrutamento e a ativação de células inflamatórias (com todas as consequências mencionadas posteriormente), bem como outras características da resposta inflamatória aguda (p. ex., aumento da permeabilidade capilar).

CÉLULAS MIELOMONOCÍTICAS E FORMAÇÃO DE IMUNOCOMPLEXOS

Embora as células mielomonocíticas (neutrófilos e macrófagos) tenham numerosas vias efetoras que atuam para livrar o hospedeiro de invasores estranhos, alguns desses mecanismos efetores podem danificar o tecido sadio se forem liberados em grandes quantidades. Esses efetores incluem espécies de radicais livres produzidos durante o surto respiratório, bem como uma variedade de produtos secretores contidos nos grânulos dessas células inflamatórias. O conteúdo significativo dos grânulos inclui uma variedade de proteases como as catepsinas, elastase e colagenase. Esses produtos são liberados no meio extracelular, no local de inflamação, onde se acumulam e podem exercer efeitos lesivos sobre o tecido conectivo normal. Além disso, numerosos mediadores pró-inflamatórios liberados nesse ambiente (incluindo TNF, IL-1, IL-6, prostaglandinas e leucotrienos) atraem mais células inflamatórias para a área e amplificam o potencial de produção de lesão se a resposta inflamatória não for adequadamente controlada.

Vários estudos ressaltaram os papéis da via do complemento e dos receptores gama Fc (FcγRs) das imunoglobulinas na ativação da função efetora das células mielomonocíticas, que resultam em lesão tecidual. Por exemplo, os receptores Fc desempenham um papel fundamental na produção do quadro patológico característico das doenças mediadas por imunocomplexos (ver posteriormente). As condições clínicas nas quais essa situação pode surgir incluem reações medicamentosas, doença do soro e infecções (endocardite infecciosa, infecções estreptocócicas da pele e da faringe e outras). Normalmente, as doenças autoimunes são impulsionadas por antígenos; todavia, neste caso, a resposta humoral é direcionada contra autoantígenos (p. ex., nucleossomos [compostos por DNA e histonas] no LES). Em condições que levam à liberação de quantidades significativas de autoantígeno pelo tecido do hospedeiro (lesão ou morte celular), as consequências podem consistir em formação de imunocomplexos, ligação ao receptor Fc e ativação do complemento.

As consequências da formação e do depósito de imunocomplexos são semelhantes, sejam elas causadas por antígenos estranhos ou por autoantígenos. Consideravelmente, a doença renal mediada por imunocomplexos e a vasculite que ocorrem em vários modelos murinos de LES estão totalmente ausentes no camundongo com nocaute de FcγR.

CITOTOXICIDADE CELULAR

Citotoxicidade mediada por linfócitos

Determinados linfócitos T (i.e., células T CD8+) são capazes de destruir células-alvo. Quando a destruição das células-alvo ultrapassa a capacidade de renovação, pode ocorrer comprometimento da função do tecido. À semelhança de outras funções linfocíticas, essa função efetora só é ativada com a ligação do receptor de células T por um peptídeo específico (ligado dentro da fenda de uma molécula do complexo principal de histocompatibilidade [MHC]). Ao reconhecer o antígeno na superfície de uma célula-alvo, os linfócitos T citotóxicos induzem a morte dessas células, utilizando vários mecanismos distintos. Um mecanismo importante envolve a via de Fas-ligante Fas (FasL), por meio da qual o FasL, presente nos linfócitos ativados, liga-se ao receptor Fas nas células-alvo e ativa a apoptose dessas células. O segundo mecanismo proeminente consiste na liberação de grânulos secretores dos linfócitos T citotóxicos. Esses grânulos contêm pelo menos duas classes distintas de proteínas. Uma delas, denominada **perforina**, possibilita a entrada de água, sal e proteínas (incluindo a segunda classe de proteínas dos grânulos, as granzimas) no citoplasma das células-alvo por meio de mecanismos que ainda não estão bem elucidados. As **granzimas**, uma família composta por várias proteases, têm como alvo diversos substratos celulares críticos e ativam o processo da apoptose (morte celular programada) dentro da célula-alvo.

Citotoxicidade celular anticorpos-dependente

A destruição das células-alvo recobertas de anticorpos por células *natural killer* é denominada citotoxicidade celular anticorpos-dependente (ADCC) e ocorre quando o receptor Fc de uma célula *natural killer* (NK) liga-se à porção Fc do anticorpo ligado à superfície. O mecanismo citotóxico envolve a liberação de grânulos citoplasmáticos que contêm perforina e granzimas no citoplasma da célula recoberta de anticorpos

(semelhante à morte mediada por linfócitos T citotóxicos descrita anteriormente).

Esse mecanismo foi implicado nas síndromes mediadas por autoanticorpos, em que o autoantígeno reside na superfície celular ou se dirige para esse local depois de uma agressão. Um exemplo disso é a doença cutânea por fotossensibilidade que ocorre em pacientes com LES que possuem o autoanticorpo Ro. Com a exposição à luz ultravioleta, o antígeno Ro é liberado dos queratinócitos e liga-se à sua superfície. Os anticorpos Ro circulantes ligam-se ao antígeno nesse local, com indução de vias efetoras mediadas por FcR.

DIFERENCIAÇÃO DOS TECIDOS DO HOSPEDEIRO

Em resposta a mediadores inflamatórios (incluindo citocinas) e células T, as células em tecidos normalmente não relacionados com a resposta imune podem alterar o seu formato e atuar para sustentar (e, em alguns casos, impulsionar) uma resposta inflamatória crônica. Esse mecanismo foi recentemente descrito na miosite (ver posteriormente), em que a resposta inflamatória e autoimune concentra-se em áreas de lesão e regeneração contínuas.

PONTO DE CHECAGEM

1. Qual é a característica fundamental das doenças reumáticas?
2. Quais são os três aspectos cinéticos responsáveis pelas características clínicas e patológicas específicas das diferentes doenças reumáticas?
3. Quais são os seis mecanismos efetores inflamatórios responsáveis pela inflamação observada nas doenças reumáticas? Dê um exemplo de uma doença que ilustre cada princípio.

FISIOPATOLOGIA DE DOENÇAS REUMÁTICAS SELECIONADAS

GOTA

Apresentação clínica

A gota é o exemplo clássico de inflamação das articulações sinoviais induzida por cristais. Trata-se de uma condição comum, observada em aproximadamente 4% da população adulta norte-americana, sendo cerca de três vezes mais comum nos homens do que nas mulheres. O depósito de cristais de urato monossódico no espaço articular leva a episódios de dor aguda intensa e edema da articulação (particularmente no hálux, na parte média do pé, no tornozelo e no joelho). Esses episódios tendem a sofrer resolução completa e espontânea dentro de 1 semana, mesmo sem tratamento. Entretanto, se não for adequadamente tratada, essa forma aguda e autolimitada da doença pode evoluir no decorrer de muitos anos para um

padrão destrutivo crônico, resultando em períodos de dor mais frequentes e duradouros e consequente deformidade articular. O acúmulo de cristais de urato em outras partes do corpo pode levar a depósitos subcutâneos, denominados tofos.

Etiologia

O fator desencadeante crítico na gota consiste na precipitação de cristais de urato monossódico nas articulações sinoviais. Esse depósito ocorre quando os líquidos corporais tornam-se supersaturados com ácido úrico (geralmente com níveis séricos > 7 mg/dL). De fato, o grau de hiperuricemia correlaciona-se bem com o desenvolvimento da gota, com taxas de incidência anual de cerca de 5% na presença de níveis séricos de ácido úrico de mais de 9 mg/dL. Os níveis séricos elevados de ácido úrico resultam de sua excreção insuficiente (90% dos pacientes) ou de sua produção excessiva (10%). Uma redução na taxa de filtração glomerular constitui a causa mais frequente de excreção diminuída de ácido úrico e pode ser devida a várias causas (ver Capítulo 16). Todavia, independentemente da etiologia, o comprometimento da função renal está claramente relacionado com a ocorrência da gota. A administração de agentes diuréticos também constitui uma causa frequente de excreção diminuída de ácido úrico. Os defeitos de produção excessiva podem resultar de defeitos primários na via de recuperação das purinas (p. ex., deficiência de hipoxantina fosforribosil transferase), levando a um aumento da síntese *de novo* de purinas e a um elevado fluxo por meio da via de degradação das purinas. As doenças que causam aumento do *turnover* celular (p. ex., distúrbios mieloproliferativos, psoríase) e degradação do DNA (p. ex., síndrome de lise tumoral) constituem causas secundárias de hiperuricemia.

Fisiopatologia

Embora a concentração de urato monossódico no líquido articular se equilibre lentamente com a do soro, a formação de cristais é acentuadamente influenciada por fatores físicos, como temperatura e fluxo sanguíneo. A predisposição da gota a acometer as articulações distais (p. ex., hálux e tornozelo), que são mais frias do que as outras partes do corpo, provavelmente reflete a presença de condições físicas locais nessas regiões distantes da parte central do corpo, que favorecem a formação de cristais.

Os cristais de urato monossódico não são biologicamente inertes. Suas superfícies com cargas altamente negativas atuam como iniciadoras eficientes da resposta inflamatória aguda. Os cristais são ativadores potentes da via clássica do complemento, gerando produtos de clivagem do complemento (p. ex., C3a, C5a), que atuam como fortes quimioatraentes para o influxo de neutrófilos (Figura 24-2). Os cristais também ativam o sistema das cininas e, dessa maneira, induzem vasodilatação, dor e tumefação locais. A fagocitose dos cristais por macrófagos sinoviais ativa o inflamassoma (um complexo de proteínas que identificam determinados estressores intracelulares e ativam a maturação da IL-1) e estimula a liberação de citocinas pró-inflamatórias (p. ex., IL-1, TNF, IL-8, PGE_2). Esses produtos aumentam a expressão das moléculas de adesão no endotélio vascular local para facilitar a adesão e a migração dos neutrófilos e também constituem quimioatraentes potentes dos neutrófilos. Os neutrófilos também amplificam o seu próprio recrutamento por meio da liberação de leucotrieno LTB_4 durante a fagocitose de cristais de urato (Figura 24-2).

Geralmente, a resposta inflamatória intensa observada na gota sofre resolução completa e espontânea no decorrer de vários dias, até mesmo sem terapia. Essa inframodulação da resposta inflamatória constitui um aspecto típico da inflamação aguda, em que a própria resposta inflamatória remove com sucesso o estímulo pró-inflamatório (Tabela 24-1). Vários mecanismos parecem ser responsáveis: (1) a fagocitose eficiente dos cristais, impedindo a ativação das células inflamatórias recém-recrutadas; (2) aumento do calor e do influxo de líquido, alterando as condições físicas e químicas locais para favorecer a solubilização dos cristais; (3) revestimento dos cristais por proteínas séricas, tornando a sua superfície menos inflamatória; (4) secreção de uma variedade de citocinas anti-inflamatórias (p. ex., TGF-β) pelos macrófagos articulares ativados; e (5) fagocitose dos neutrófilos apoptóticos previamente ativados por macrófagos na articulação, alterando o equilíbrio das citocinas secretadas por esses macrófagos, de modo que a se-

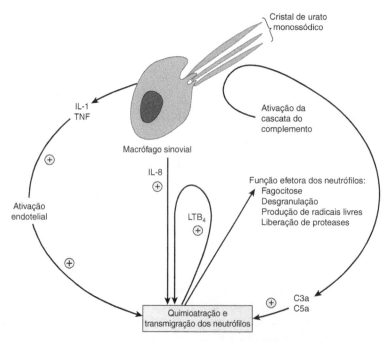

FIGURA 24-2 Os mecanismos de iniciação e amplificação da resposta inflamatória aguda na gota envolvem citocinas e mediadores humorais.

TABELA 24-1 Mecanismos que causam inframodulação da resposta inflamatória na gota

Fagocitose eficiente dos cristais
Aumento do calor e do influxo de líquidos, favorecendo a solubilização
Revestimento dos cristais com proteínas séricas, protegendo suas superfícies pró-inflamatórias
Secreção de citocinas anti-inflamatórias (p. ex., TGF-β) pelos macrófagos articulares ativados
Fagocitose dos neutrófilos apoptóticos, potencializando os efeitos anti-inflamatórios

creção de citocinas pró-inflamatórias seja inibida, enquanto a secreção de citocinas anti-inflamatórias é potencializada.

Por conseguinte, a gota fornece um excelente exemplo de uma resposta inflamatória aguda iniciada por uma força pró-inflamatória. A resposta é aguda, altamente focalizada e autolimitada, e não autossustentada e associada a pouca destruição tecidual na fase aguda. As crises da doença representam a recidiva dos cristais em uma forma pró-inflamatória nas articulações. As células mielomonocíticas e os fatores humorais (p. ex., citocinas e cascatas do complemento e das cininas) constituem mediadores de importância crítica da síndrome aguda.

Manifestações clínicas

A. Podagra e artrite oligoarticular episódica

A podagra – artrite inflamatória grave da primeira articulação metatarsofalângica – constitui a manifestação mais frequente da gota. Geralmente, os pacientes descrevem que despertam no meio da noite com dor intensa, rubor, edema e calor na área. As crises de gota normalmente produzem uma das formas mais intensas de artrite inflamatória. Os dedos dos pés e, em menor grau, a parte média do pé, os tornozelos e os joelhos constituem os locais mais comuns de crises de gota. Com frequência, as crises de gota ocorrem em circunstâncias que elevam os níveis séricos de ácido úrico, como estressores metabólicos, levando a um aumento no *turnover* do DNA e do trifosfato de adenosina (ATP) (p. ex., sepse ou cirurgia) ou à desidratação. Os agentes que reduzem a síntese de prostaglandinas (p. ex., agentes anti-inflamatórios não esteroides), a migração dos neutrófilos nas articulações (p. ex., colchicina) ou a ativação das células mielomonocíticas (p. ex., corticosteroides) diminuem a duração de uma crise de gota.

A artrite gotosa pode ser diagnosticada pelo exame do líquido sinovial de uma articulação ativamente inflamada na microscopia de polarização. Os cristais de urato monossódico podem ser visualizados como estruturas negativamente birrefringentes, semelhantes a agulhas, que se estendem pelo diâmetro dos neutrófilos polimorfonucleares que os fagocitam.

B. Formação de tofos

Em pacientes com gota crônica, podem ocorrer depósitos subcutâneos irregulares e firmes de cristais de urato monossódico, designados como tofos. Com mais frequência, os tofos formam-se ao longo dos tecidos tendinosos nas superfícies extensoras das articulações e dos tendões, bem como na hélice externa da orelha. Esses tofos podem liberar um material semelhante a giz, contendo cristais de urato, na superfície da pele, que pode ser visualizado à microscopia polarizada para fins diagnósticos.

C. Poliartrite erosiva crônica

Em alguns pacientes, a carga corporal total de ácido úrico aumenta acentuadamente com o passar dos anos; são observados depósitos de cristais de urato monossódico em múltiplos locais articulares. Isso pode resultar em artrite inflamatória persistente, porém mais indolente, associada à remodelagem da membrana sinovial delgada em um tecido inflamatório espesso. Nessa circunstância, verifica-se frequentemente o desenvolvimento de deformidades articulares destrutivas e irreversíveis em consequência de erosões do osso e da cartilagem. Nessas condições, ocorrem também lesão tubular renal e nefrolitíase.

Tratamento

A terapia para a artrite gotosa aguda consiste em agentes que diminuem o recrutamento e a ativação das células inflamatórias para as articulações acometidas. Em contrapartida, a prevenção ou profilaxia das crises recorrentes de artrite gotosa exige terapia crônica para diminuir os níveis séricos de ácido úrico dentro da faixa de normalidade, em que a dissolução dos cristais é favorecida. Dispõe-se de diversos agentes capazes de produzir esse efeito. Incluem agentes uricosúricos (p. ex., probenecida), que aumentam a excreção de ácido úrico na urina, o alopurinol e o febuxostate, que impedem a síntese de ácido úrico por meio da inibição da xantina oxidase (uma enzima de importância crítica na via de síntese do ácido úrico), e a pegloticase, que converte o ácido úrico em alantoína, um metabólito ativo e solúvel, que é prontamente excretado pelos rins. Em nível conceitual, os inibidores da xantina oxidase, o alopurinol e o febuxostate, são mais apropriados para o tratamento da produção excessiva de ácido úrico (10% dos pacientes), enquanto a probenecida, um agente uricosúrico, é apropriada para o tratamento da excreção deficiente de ácido úrico (90% dos pacientes), e a pegloticase, para os casos raros de gota refratária. Todavia, os agentes que diminuem a produção de ácido úrico podem ser utilizados para a terapia da hiperuricemia, independentemente da etiologia e, com frequência, são mais convenientes em termos de esquemas de doses.

> ### PONTO DE CHECAGEM
>
> 4. Além da concentração de ácido úrico, quais fatores físicos influenciam a formação de cristais na gota?
> 5. Quais são os produtos pró-inflamatórios liberados pelos macrófagos sinoviais durante a fagocitose dos cristais de urato?
> 6. Forneça cinco motivos pelos quais a resposta inflamatória aguda e intensa na gota geralmente regride de modo espontâneo no decorrer de vários dias, mesmo na ausência de terapia.
> 7. Quais são as três condições metabólicas que podem desencadear uma crise de gota?
> 8. Cite três sequelas crônicas das crises recorrentes de gota.

VASCULITE POR IMUNOCOMPLEXOS

Apresentação clínica

A vasculite por imunocomplexos é uma doença inflamatória aguda dos pequenos vasos sanguíneos que ocorre na presença de uma carga de antígeno contínua e resposta imune humoral (de anticorpos) estabelecida. Os tecidos acometidos incluem a pele (exantema vasculítico leucocitoclástico), as articulações (artrite inflamatória das articulações sinoviais de pequeno e médio tamanho) e os rins (glomerulonefrite mediada por imunocomplexos).

Etiologia

Com frequência, os antígenos provêm de fontes exógenas, como infecções (p. ex., infecções cutâneas estreptocócicas, vírus da hepatite B) e numerosos fármacos (particularmente antibióticos). Uma resposta inflamatória intensa a esses antígenos é responsável por uma das designações ("vasculite por hipersensibilidade") usadas para descrever esse distúrbio. A liberação de antígenos endógenos no contexto de uma resposta autoimune (p. ex., LES; ver discussão posteriormente) pode, de modo semelhante, iniciar o processo de vasculite.

Fisiopatologia

Qualquer antígeno capaz de desencadear uma resposta imune humoral pode dar origem a imunocomplexos circulantes, se o antígeno permanecer em quantidades abundantes após a produção dos anticorpos. Na maioria das circunstâncias, os imunocomplexos são depurados de maneira eficiente pelo sistema reticuloendotelial e raramente são patogênicos. Seu potencial patogênico é identificado quando ocorre depósito de imunocomplexos circulantes no subendotélio, onde desencadeiam a cascata do complemento e ativam as células mielomonocíticas. A tendência dos imunocomplexos a depositar-se é uma função da quantidade relativa de antígeno e anticorpo e das características intrínsecas do complexo (i.e., composição, tamanho e solubilidade). A solubilidade dos imunocomplexos não é uma propriedade fixa, visto que é profundamente influenciada pelas concentrações relativas de antígeno e anticorpo, que geralmente se modificam, à medida que a resposta imune evolui. Por razões físico-químicas, os imunocomplexos solúveis formados na presença de um pequeno excesso de antígeno não são depurados efetivamente pelo sistema reticuloendotelial e apresentam um tamanho que possibilita o seu acesso a locais subendoteliais e extravasculares, onde se depositam (Figura 24-3). Quando o anticorpo está presente em excesso, os imunocomplexos são depurados rapidamente pelo sistema reticuloendotelial e não ocorre deposição.

Por conseguinte, quando antígenos estranhos (p. ex., fármacos ou organismos infecciosos) induzem uma resposta humoral na presença de um pequeno excesso de antígeno, ocorre formação de um número significativo de imunocomplexos de tamanho apropriado, que podem ser então depositados em pequenos vasos de vários órgãos-alvo (na pele, nas articulações, no rim, nas paredes dos vasos sanguíneos), onde eles ativam diversas vias efetoras (p. ex., receptor FcR, cascata clássica do complemento) e onde podem resultar em exantemas cutâneos característicos (p. ex., púrpura palpável), artrite e glomerulonefrite, que constituem as características essenciais da vasculite de pequenos vasos. À medida que a resposta imune progride e ocorre elevação dos títulos de anticorpos específicos, ou quando o agente agressor é removido, os complexos são depurados mais efetivamente, levando à resolução da vasculite.

Um exemplo clássico de alteração da patogenicidade dos imunocomplexos na presença de vários valores da razão antígeno-anticorpo é a doença do soro. (A vasculite por hipersensibilidade induzida pela penicilina fornece um exemplo semelhante.) Quando produtos do soro de animais (p. ex., cavalos) são injetados em seres humanos com propósito terapêutico (p. ex., como era antigamente a prática na imunização passiva contra o veneno de cobra), as proteínas séricas estranhas estimulam uma resposta imune, com aparecimento inicial de

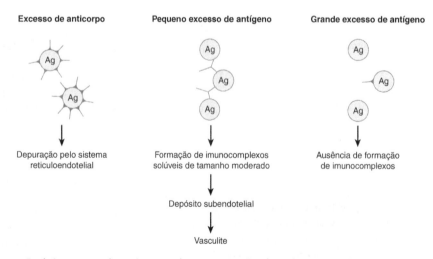

FIGURA 24-3 Formação de imunocomplexos. Impacto das concentrações de antígenos e anticorpos.

anticorpos dentro de aproximadamente 1 semana após a injeção. Pouco depois, aparecem imunocomplexos, seguidos de desenvolvimento de febre, artrite, vasculite e glomerulonefrite, compatíveis com o depósito de imunocomplexos solúveis e a ativação das células mielomonocíticas em múltiplos locais teciduais. À medida que os títulos de anticorpos se elevam, os imunocomplexos não são mais formados na presença de um grande excesso de antígeno, porém se aproximam da zona de equivalência e, em seguida, da zona de excesso de anticorpo. Os complexos tardios são efetivamente depurados e, portanto, perdem a sua patogenicidade à medida que a resposta imune evolui. Contanto que a administração de antígeno não seja mantida, a doença inflamatória regride de modo espontâneo, à medida que ocorre depuração dos imunocomplexos depositados precocemente (durante a fase solúvel). Esses efeitos clínicos significativos dos imunocomplexos só ocorrem quando a carga inicial de antígeno é grande (p. ex., uma grande carga de bactéria ou a administração de fármaco).

Manifestações clínicas da vasculite por imunocomplexos

Todos os tecidos acometidos são altamente supridos por pequenos vasos sanguíneos, que constituem o alvo da lesão nesta síndrome.

A. Vasculite cutânea de pequenos vasos (leucocitoclástica)

Uma apresentação clínica comum da vasculite induzida por imunocomplexos na pele é a púrpura palpável, que aparece na forma de pápulas vermelhas ou violáceas. A vasculite cutânea por imunocomplexos ocasionalmente provoca dor intensa ou ruptura tecidual e só raramente leva à lesão em longo prazo (ver Capítulo 8).

B. Poliartrite

O padrão mais comum de comprometimento articular na doença por imunocomplexos é de poliartrite simétrica grave, de início rápido e autolimitada. À medida que os imunocomplexos sofrem fagocitose e são depurados, a resposta imune entra em remissão, a não ser que outras ondas de imunocomplexos sejam depositadas.

C. Glomerulonefrite

Os glomérulos são leitos de pequenos vasos sanguíneos no rim, onde os imunocomplexos tendem a se depositar. A glomerulonefrite aguda por imunocomplexos provoca proteinúria, hematúria e formação de cilindros hemáticos, devido à ruptura da membrana basal glomerular causada pelo depósito subendotelial de imunocomplexos. Nos casos de lesão extensa mediada por imunocomplexos, a vasculite por imunocomplexos pode causar oligúria e lesão renal aguda.

O tratamento mais efetivo para vasculite por imunocomplexos consiste na eliminação do antígeno desencadeante (p. ex., pela suspensão de um fármaco agressor). Os medicamentos que reduzem o grau de ativação das células mielomonocíticas (p. ex., corticosteroides) também são úteis.

TABELA 24-2 Classificação das síndromes de vasculite com base no tamanho do vaso

Tamanho do vaso	Exemplos	Epidemiologia e demografia
Vasos de pequeno calibre	Mediadas por imunocomplexos; púrpura de Henoch-Schönlein	Comum, evanescente; predominantemente em crianças, relativamente comum em comparação com outras condições autoimunes
Vasos de médio calibre	Poliarterite nodosa	Rara; ~ 5 casos por 1 milhão
Vasos de grande calibre	Arterite de células gigantes	Apenas em pacientes com mais de 50 anos de idade; ~ 100 casos por 1 milhão

Comparação entre a vasculite por imunocomplexos, a granulomatose com poliangiite [anteriormente denominada granulomatose de Wegener] e a poliarterite nodosa

As vasculites constituem um grupo diversificado de síndromes inflamatórias, caracterizadas pela destruição inflamatória dos vasos sanguíneos. Entretanto, nem todas as formas de vasculite são causadas pelo depósito de imunocomplexos. Esse fato é ressaltado pelo atual sistema de classificação das vasculites sistêmicas, que classifica as doenças com base no tamanho do vaso sanguíneo acometido (Tabela 24-2), na presença de autoanticorpos circulantes e na presença ou ausência histológica de imunocomplexos.

É útil comparar as manifestações clínicas e fisiopatológicas das vasculites por imunocomplexos (ver discussão anterior) com as dos processos de vasculite "pauci-imune", que incluem a granulomatose com poliangiite (GPA) e a poliarterite nodosa. As características clínicas essenciais da GPA consistem em inflamação granulomatosa das vias respiratórias superiores (p. ex., sinusite) e das vias respiratórias inferiores (p. ex., traqueia, pulmões), bem como vasculite necrosante que acomete os rins e muitos outros órgãos. Embora o depósito de imunocomplexos não seja uma característica predominante na fisiopatologia da GPA, um grupo de anticorpos altamente específicos para essa doença parece desempenhar um importante papel de propagação. Esses anticorpos "ANCA" (anticorpos citoplasmáticos antineutrofílicos [*antineutrophil cytoplasmic antibodies*]), que são dirigidos contra componentes situados dentro dos grânulos citoplasmáticos dos neutrófilos, podem ligar-se aos neutrófilos na interface do plasma e da parede vascular e os ativar, causando a sua desgranulação e provocando lesão da parede vascular nesses locais.

Por outro lado, nem os anticorpos ANCA nem o depósito de imunocomplexos desempenham um papel central na patogênese da poliarterite nodosa, uma vasculite que acomete as artérias musculares de calibre médio e as arteríolas. Nessa condição, a característica patológica essencial consiste em um infiltrado de células mielomonocíticas intenso e destrutivo na parede do vaso sanguíneo (denominado *necrose fibrinoide*),

684 Fisiopatologia da Doença

levando à oclusão do vaso, ao estreitamento acentuado do lúmen e à obsolescência. Assim, as características patológicas predominantes dessa doença consistem em disfunção mediada pela isquemia dos órgãos e tecidos relacionada com a diminuição da perfusão e comprometimento subsequente da liberação de oxigênio pelos vasos sanguíneos de calibre médio acentuadamente lesionados. As manifestações comuns dessa condição consistem em infarto de troncos nervosos (p. ex., mononeurite múltipla), isquemia intestinal (p. ex., insuficiência mesentérica causando angina abdominal), isquemia renal (p. ex., insuficiência renal) e ulcerações cutâneas profundas. Dessa forma, as diferentes síndromes de vasculite expressam fenótipos singulares, sinais e sintomas clínicos e características patológicas que refletem seus mecanismos fisiopatológicos subjacentes distintos.

PONTO DE CHECAGEM

9. Quais são os dois contextos imunológicos em que ocorre a vasculite por imunocomplexos?

10. Quais são os três sistemas de órgãos mais notáveis afetados pela vasculite por imunocomplexos? Descreva as manifestações típicas de cada um deles.

11. Quais são as três propriedades físicas que determinam se ocorrerá depósito de imunocomplexos nas paredes vasculares?

12. O que ocorre após haver depósito subendotelial?

13. Por que a patogenicidade dos imunocomplexos geralmente diminui à medida que os títulos de anticorpos aumentam?

LÚPUS ERITEMATOSO SISTÊMICO

Apresentação clínica

O LES é o protótipo de doença reumática autoimune sistêmica, que se caracteriza por lesão inflamatória crônica e lesão subsequente de múltiplos sistemas de órgãos. Um aspecto essencial dessa doença é a resposta imune adaptativa peculiar, desencadeada por antígenos contidos nos próprios tecidos do indivíduo, que é aparentemente responsável por grande parte das consequências patológicas disseminadas da doença. Clinicamente, o LES é de natureza episódica, com evolução caracterizada por exacerbações e remissões. Além disso, a sua gravidade é altamente variável, desde leve a potencialmente fatal. Os tecidos frequentemente acometidos incluem a pele, as articulações, os rins, as linhagens de células sanguíneas, as superfícies serosas e o encéfalo.

Epidemiologia

A prevalência do LES é de aproximadamente 30 casos por 100 mil na população geral dos Estados Unidos. Ocorre em uma frequência cerca de 9 vezes maior em mulheres do que em homens, sendo mais prevalente em indivíduos negros. As estimativas de prevalência aumentam para aproximadamente 1 a cada 250 mulheres afro-americanas jovens.

Etiologia

O LES é uma doença complexa, devido a uma inter-relação entre suscetibilidades herdadas (> 20 *loci* genéticos diferentes estão implicados) e fatores ambientais pouco definidos. As deficiências genéticas dos componentes proximais da via clássica do complemento (p. ex., C1q, C1r, C1s, C4), embora sejam raras na maioria das populações, constituem os fatores de risco mais fortes conhecidos para o desenvolvimento do lúpus. Os estudos realizados demonstraram que a via clássica do complemento é necessária para a eliminação não inflamatória eficiente das células apoptóticas por macrófagos. O desenvolvimento do lúpus em indivíduos com essas deficiências pode estar relacionado com o comprometimento da depuração das células apoptóticas nesse contexto, com consequências pró-inflamatórias (ver discussão posteriormente). Os mecanismos pelos quais os fatores ambientais (p. ex., fármacos, infecções virais) atuam para iniciar ou propagar o LES ainda não estão bem elucidados.

Fisiopatologia

É útil considerar a patogênese do LES em fases distintas, embora, clinicamente, essas fases não sejam claramente separáveis. Com efeito, é provável que eventos subjacentes de iniciação ocorram antes do início da doença clinicamente definida, que requer a amplificação crônica da fase de propagação para se tornar clinicamente evidente.

A. Iniciação

A resposta excessiva dos autoanticorpos no lúpus é direcionada para um grupo altamente específico de autoantígenos (Tabela 24-3). Embora esse grupo de autoantígenos não compartilhe aspectos comuns (p. ex., estrutura, distribuição ou função) nas células saudáveis, essas moléculas são unificadas durante a morte celular por apoptose, quando se agrupam e se modificam estruturalmente em bolhas superficiais apoptóticas (Figura 24-4). Com efeito, os estudos realizados sugerem que o evento desencadeante no lúpus consiste em uma forma peculiar de morte celular por apoptose que ocorre em um contexto pró-imune (p. ex., infecção viral). Várias exposições ambientais foram persuasivamente associadas à iniciação da doença no LES, as quais incluem exposição à luz solar

TABELA 24-3   Autoantígenos no lúpus eritematoso sistêmico

Nucleares	Nucleossomos (DNA de dupla-fita e núcleo de histona)
	Complexos de ribonucleoproteína
	Sm
	nRNP
	Ro (60 kDa)
	La
Citoplasmáticos	Proteína P ribossomal
	Ro (52 kDa)
Associados à membrana	Fosfolipídeos aniônicos ou proteínas de ligação de fosfolipídeos

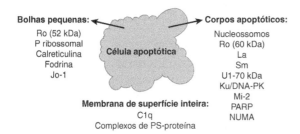

FIGURA 24-4 Embora não compartilhem nenhuma característica nas células sadias, os autoantígenos tornam-se unificados nas células apoptóticas. Aqui, estão agrupados na superfície das células apoptóticas, e a sua estrutura é modificada.

(associada tanto ao início da doença quanto às exacerbações), infecção viral (a exposição ao vírus Epstein-Barr em crianças está fortemente associada ao LES) e determinados fármacos. Trata-se de agentes aos quais os seres humanos são comumente expostos, sugerindo que os indivíduos que desenvolvem LES apresentam anormalidades subjacentes que os tornam particularmente suscetíveis à iniciação da doença.

Um defeito de suscetibilidade de importância crítica para o desenvolvimento e a propagação do LES parece ser o comprometimento da depuração normal das células apoptóticas nos tecidos. Assim, nos indivíduos normais, o destino da maioria das células apoptóticas consiste na sua fagocitose rápida e eficiente pelos macrófagos, e os antígenos ingeridos dessa maneira são rapidamente degradados. Além disso, a fagocitose das células apoptóticas inibe a secreção das citocinas pró-inflamatórias pelos macrófagos e induz a secreção de várias citocinas anti-inflamatórias, contribuindo para o comprometimento da capacidade das células apoptóticas de iniciar uma resposta imune primária. Por fim, a fagocitose ávida de células apoptóticas por macrófagos normais impede que um número significativo tenha acesso à população de células dendríticas, que são iniciadoras altamente eficientes das respostas imunes primárias. Em seu conjunto, esses fatores asseguram que os indivíduos normais não se autoimunizem com material apoptótico derivado de seus próprios tecidos. Em contrapartida, observa-se uma depuração deficiente das células apoptóticas em um subgrupo de pacientes com LES. Em condições nas quais o material apoptótico não é depurado de maneira eficiente pelos macrófagos (p. ex., na deficiência de C1q), quantidades desse material acima do limiar podem ter acesso a populações de células apresentadoras de antígenos potentes em condições pró-imunes e iniciar uma resposta a moléculas cuja estrutura foi modificada durante a morte celular apoptótica tardia.

B. Propagação

Os autoanticorpos no lúpus podem causar lesão tecidual por uma variedade de mecanismos:

1. O mecanismo patogênico mais comum consiste na produção e no depósito de imunocomplexos, em que o antígeno provém de células lesionadas que estão morrendo. Quando a concentração e o tamanho dos complexos relevantes favorecem o depósito subendotelial, esses complexos acentuadamente pró-inflamatórios iniciam funções efetoras inflamatórias, que resultam em lesão tecidual (ver discussão anterior). De importância particular, é a capacidade de os imunocomplexos se ligarem ao receptor Fcγ, que ativa as funções efetoras das células mielomonocíticas. O depósito de imunocomplexos nos rins, nas articulações e na pele está na base de várias das manifestações clínicas principais do LES.

2. Os autoanticorpos ligam-se a moléculas extracelulares nos órgãos-alvo e ativam funções efetoras inflamatórias nesse local, com consequente lesão tecidual. Exemplos desse fenômeno incluem a anemia hemolítica autoimune e a trombocitopenia mediada por anticorpos, bem como a doença cutânea fotossensível da síndrome do lúpus neonatal (ver discussão posteriormente).

3. Os autoanticorpos induzem diretamente a morte celular, ligando-se a moléculas de superfície celular ou penetrando nas células vivas e exercendo efeitos funcionais.

É importante observar que os antígenos intracelulares que impulsionam a resposta imune no LES podem ser derivados de células danificadas ou apoptóticas. Esse dano ou apoptose ocorre comumente no curso de vias efetoras imunes. Dessa forma, essas vias efetoras podem produzir antígenos adicionais, estimulando ainda mais o sistema imune e produzindo um número maior de antígenos. Essa autoamplificação constitui um aspecto fundamental da fase de propagação do lúpus.

Recentemente, foi constatado que os interferons do tipo I desempenham um papel central nas vias de amplificação do LES, com evidências claras de aumento da atividade de interferon tipo I durante a doença ativa. Os interferons tipo I induzem a diferenciação dos monócitos em células dendríticas potentes apresentadoras de antígenos. Além disso, os interferons tipo I potencializam a sinalização por meio dos receptores Toll *like* (TLRs), aumentando, especificamente, a sinalização pró-inflamatória de antígenos do LES contendo ácidos nucleicos, por meio dos TLRs 3, 7 e 9. Além disso, os interferons tipo I sensibilizam as células-alvo à morte por meio de diversas vias efetoras inflamatórias, aumentando a carga de antígeno apresentada ao sistema imune.

C. Crises

Um dos aspectos característicos da resposta imune é o estabelecimento da memória imunológica, de modo que, quando o organismo é novamente exposto ao antígeno, o sistema imune responde mais rapidamente e de forma mais vigorosa a concentrações mais baixas do que as que foram necessárias para desencadear a resposta primária. As crises no LES parecem refletir a memória imunológica, ocorrendo em resposta a uma nova exposição do sistema imune preparado ao antígeno. A apoptose ocorre não apenas durante o desenvolvimento celular e a homeostasia (particularmente das células hematopoiéticas e epiteliais), mas também em muitos estados mórbidos. Assim, vários estímulos (p. ex., exposição à luz ultravioleta, infecção viral, involução do epitélio do endométrio e da mama) podem, de modo concebível, provocar crises da doença.

Manifestações clínicas

O LES é uma doença autoimune multissistêmica que acomete predominantemente mulheres durante a idade fértil (a idade média por ocasião do diagnóstico é de 30 anos). Clinicamente, caracteriza-se por periodicidade, e as numerosas exacerbações que são observadas no decorrer dos anos são denominadas crises. Os sintomas são altamente variáveis, mas tendem a ser estereotipados em determinado indivíduo (i.e., as manifestações clínicas consideráveis frequentemente permanecem constantes com o decorrer dos anos). A produção de autoanticorpos específicos constitui uma característica universal. Com frequência, vários sistemas de órgãos são acometidos. Entre eles, destaca-se a pele, em que é comum a ocorrência de fotossensibilidade e de uma variedade de erupções cutâneas específicas do LES (incluindo um exantema na região malar, alterações pigmentares discoides na orelha externa e eritema no dorso dos dedos das mãos). À semelhança dos indivíduos que apresentam outras doenças mediadas por imunocomplexos, os pacientes com LES podem exibir uma poliartrite simétrica não erosiva. A doença renal, que assume a forma de um espectro de glomerulonefrites, constitui uma importante causa frequente de morbidade e mortalidade. Os pacientes podem manifestar uma variedade de distúrbios hematológicos (incluindo anemia hemolítica, trombocitopenia e leucopenia), inflamação das superfícies serosas (incluindo dor torácica por pleurite e pericardite, e peritonite), bem como várias síndromes neurológicas (p. ex., convulsões, síndrome cerebral orgânica).

Uma síndrome intrigante de LES neonatal ocorre em recém-nascidos de mães que apresentam anticorpos dirigidos contra as proteínas Ro, La ou U1-RNP. Nessa condição, a transferência passiva de autoanticorpos maternos por meio da placenta resulta em bloqueio cardíaco congênito e fotossensibilidade no recém-nascido, em consequência da destruição dos tecidos em desenvolvimento pelos anticorpos, como os sistemas de condução cardíaca e as células da pele, que expressam transitoriamente esses antígenos.

PONTO DE CHECAGEM

14. No LES, quais são os antígenos contra os quais os anticorpos são dirigidos?

15. Quantos *loci* genéticos diferentes pensa-se que possam conferir suscetibilidade ao LES? Quais são os mais fortes?

16. Qual é a relação entre a apoptose e a iniciação do LES?

17. O que impede os indivíduos normais de serem imunizados contra restos de células apoptóticas, e por que essa defesa do hospedeiro se rompe em pacientes com LES?

18. Quais são os três estímulos que geralmente provocam exacerbações do LES?

19. No LES, quais são os sistemas de órgãos mais consideravelmente acometidos?

SÍNDROME DE SJÖGREN

Apresentação clínica

A síndrome de Sjögren é um distúrbio reumático autoimune prevalente e lentamente progressivo, em que as glândulas exócrinas constituem o principal tecido-alvo. Com frequência, os indivíduos acometidos apresentam ressecamento intenso dos olhos (xeroftalmia) e da boca (xerostomia), dando origem ao nome alternativo de ceratoconjuntivite seca (*sicca*). Ao exame histológico, observa-se um infiltrado inflamatório mononuclear intenso nas glândulas lacrimais e salivares afetadas, respectivamente. À semelhança de outras doenças reumáticas autoimunes, a hipergamaglobulinemia policlonal proeminente e os títulos elevados de autoanticorpos característicos constituem manifestações frequentes da síndrome.

Epidemiologia

A síndrome de Sjögren ocorre em aproximadamente 1 a 3% da população adulta. À semelhança do LES, a prevalência é cerca de nove vezes maior nas mulheres do que nos homens. O protótipo do indivíduo afetado é de uma mulher na quarta ou quinta década de vida. A síndrome de Sjögren ocorre tanto como distúrbio primário quanto como processo secundário, no contexto de outro distúrbio reumático autoimune bem-definido (particularmente LES e artrite reumatoide).

Etiologia

Vírus foram implicados no desenvolvimento da síndrome de Sjögren, porém faltam dados conclusivos. As células epiteliais nas glândulas salivares podem ser infectadas por diversos patógenos virais (incluindo vírus Epstein-Barr, citomegalovírus, hepatite C, HIV e vírus de Coxsackie). Em um modelo murino autoimune, a infecção pelo CMV leva à infecção inicial das glândulas salivares, seguida, posteriormente, de inflamação autoimune dessas glândulas. Ainda não se sabe se um processo semelhante também ocorre durante a iniciação da doença em seres humanos.

Fisiopatologia

Embora a causa da síndrome de Sjögren permaneça incerta, diversas vias foram implicadas na sua patogênese. Entre elas, destaca-se a autoimunidade aos tecidos epiteliais, com uma resposta imune dirigida contra vários antígenos expressos de modo ubíquo (p. ex., Fodrina, Ro e La), bem como contra alguns antígenos expressos especificamente nas células epiteliais secretoras (p. ex., receptores de acetilcolina muscarínicos tipo 3 [M3Rs]). Acredita-se que os anticorpos contra M3R impeçam a secreção estimulada da saliva e das lágrimas e possam ser geradores importantes da hipossecreção que caracteriza a doença. Além disso, os tecidos exócrinos também são infiltrados por linfócitos citotóxicos ativados, que induzem a morte do epitélio dos ductos e ácinos, com perda progressiva do tecido salivar funcional. O enriquecimento de HLA-DR3 em pacientes com síndrome de Sjögren pode refletir a capacidade potencializada dessas moléculas de apresentar peptídeos contidos dentro dos autoantígenos patogênicos.

Manifestações clínicas

Os sintomas de apresentação mais notáveis na síndrome de Sjögren consistem em ressecamento ocular e oral. A xeroftalmia (secura ocular) intensa pode se manifestar na forma de irritação dos olhos, com sensação de corpo estranho ou com dor. Essa deficiência na produção de lágrimas aumenta o risco de úlcera ou perfuração da córnea.

A produção deficiente de saliva, tanto em repouso quanto com o estímulo da alimentação, contribui para o sintoma notável de xerostomia (boca seca). Os indivíduos acometidos com frequência relatam uma dificuldade na deglutição de alimentos secos ou após conversar por muito tempo. Pode ocorrer uma sensação alterada do paladar ou uma sensação de ardência oral. Geralmente, os indivíduos portadores de síndrome de Sjögren são suscetíveis a novas cáries dentárias graves na linha das gengivas, na metade da vida adulta. Isso reflete a perda da função antibacteriana essencial da saliva, com consequente concentração excessiva de bactérias nas superfícies dentárias.

Outras superfícies epiteliais também podem ser afetadas de modo semelhante, com diminuição das secreções, contribuindo para a secura. Por exemplo, as pacientes podem queixar-se de ressecamento da pele e da vagina. A secura no trato respiratório pode causar rouquidão e bronquite recorrente. Além disso, cabe assinalar que, quando a ativação imune é grave, os pacientes apresentam sintomas sistêmicos, incluindo fadiga, artralgia, mialgia e febre baixa. Outros sistemas de órgãos potencialmente acometidos são os rins, os pulmões, as articulações e o fígado (resultando em nefrite intersticial, poliartrite não erosiva e inflamação dos ductos biliares intra-hepáticos, respectivamente). Até 50% dos indivíduos acometidos apresentam doença autoimune da tireoide. Os pacientes com doença particularmente grave correm risco aumentado de vasculite cutânea (incluindo púrpura palpável e ulceração da pele) e distúrbios linfoproliferativos (p. ex., linfoma de tecido linfoide associado à mucosa [MALT]).

Tratamento

O tratamento atual visa principalmente à melhora sintomática do paciente. Os agentes disponíveis incluem lágrimas artificiais, que atuam como lubrificantes tópicos para ajudar a aliviar o ressecamento ocular. A manutenção da hidratação oral, com acesso a um suprimento regular de bebidas, é incentivada. O uso de goma de mascar e de pastilhas sem açúcar pode estimular o fluxo salivar. Mais recentemente, novos agonistas colinérgicos foram lançados no mercado e destinam-se a melhorar a hidratação oral ao estimular a produção aumentada de saliva por meio dos receptores muscarínicos nas glândulas salivares submandibulares afetadas. Ainda não foi encontrado um tratamento anti-inflamatório e imunossupressor efetivo para a síndrome de Sjögren, indicando que os componentes das alças de amplificação críticas ainda não foram identificados. Para os indivíduos que apresentam sequelas graves da doença (incluindo vasculite sistêmica e mononeurite múltipla), é necessária a administração de imunossupressão sistêmica.

MIOSITE INFLAMATÓRIA

Apresentação clínica

As miopatias inflamatórias – a polimiosite e a dermatomiosite – caracterizam-se pelo desenvolvimento gradual de fraqueza motora progressiva, acometendo os braços e as pernas, bem como o tronco, em associação a evidências histológicas de inflamação muscular. Embora essa inflamação envolva predominantemente o músculo estriado, é importante reconhecer que o músculo liso e até mesmo o músculo cardíaco também podem ser afetados de modo semelhante, porém com menos frequência. O paciente acometido frequentemente apresenta uma dificuldade cada vez maior quando levanta da posição sentada, quando levanta da cama ou sobe um lance de escadas. Pode ficar cada vez mais difícil alcançar pratos que se encontram em uma prateleira superior ou até mesmo pentear os cabelos.

Na extremidade mais grave do espectro da doença, os indivíduos acometidos podem desenvolver uma dificuldade extrema em deglutir alimentos sólidos e em expandir totalmente os pulmões, devido ao comprometimento patológico dos músculos viscerais afetando os tecidos musculares do esôfago e do diafragma, respectivamente. Essas manifestações da doença podem resultar em regurgitação nasal dos líquidos deglutidos e em comprometimento respiratório profundo. Observa-se também uma predileção pela ocorrência de comprometimento extramuscular, incluindo parênquima pulmonar (fibrose pulmonar intersticial) e articulações periféricas (poliartrite inflamatória); nos pacientes com dermatomiosite, ocorre inflamação leve, moderada ou até mesmo grave do tegumento. Ao mesmo tempo, a diplopia (visão dupla em consequência de paresia dos músculos oculares) é distintamente rara nesses dois distúrbios de miosite.

Epidemiologia

As miopatias inflamatórias são distúrbios relativamente raros. Foi estimado que a polimiosite ocorre com uma taxa de incidência anual de aproximadamente 5 casos por 1 milhão. As mulheres são duas vezes mais afetadas do que os homens. É interessante observar que a dermatomiosite apresenta uma distribuição bimodal quanto à idade de início; o primeiro pico ocorre na infância, enquanto o segundo pico é observado na meia-idade ou no fim da vida adulta. É também interessante assinalar que a polimiosite pode claramente ocorrer como distúrbio primário. Todavia, o fenótipo da polimiosite também pode ser observado como processo secundário; entretanto, quando presente no contexto de outro distúrbio reumático autoimune bem-definido, como lúpus eritematoso sistêmico, a polimiosite é indistinguível tanto clínica quanto histologicamente.

Etiologia

Observa-se a presença de autoanticorpos em aproximadamente 60% de todos os pacientes com miosite inflamatória. Os dois exemplos mais marcantes são os anticorpos Jo-1 (cujo alvo é a histidil RNA*t* sintase), que são encontrados em aproximadamente 20% de todos os pacientes com miosite e em cerca de 70% dos pacientes com uma síndrome de superposição de

688 Fisiopatologia da Doença

miosite/doença pulmonar intersticial, e os anticorpos anti-Mi-2 (cujo alvo é a CHD4, uma proteína de ligação do DNA), que são específicos para a dermatomiosite. Como antígenos tanto nucleares quanto citoplasmáticos atuam como alvos de uma resposta imune nessas doenças, podem ser encontrados os anticorpos antinucleares (ANAs) e anticitoplasmáticos (ANCAs).

Estudos recentes sugerem que uma fonte desses autoantígenos é a própria célula muscular em regeneração, que expressa níveis mais altos de autoantígenos da miosite do que a célula correspondente normal. Algumas células tumorais também expressam esses mesmos antígenos em níveis elevados. Uma hipótese fisiopatológica intrigante é a de que a resposta imune dirigida para antígenos semelhantes tanto nas células tumorais quanto nas células musculares inflamadas pode ser responsável pela ligação existente entre a miosite inflamatória e a neoplasia maligna.

Fisiopatologia

A polimiosite e a dermatomiosite compartilham características patológicas semelhantes, porém também exibem aspectos distintos. Essas características incluem comprometimento focal, presença de infiltrados inflamatórios e áreas de lesão muscular e regeneração. Na polimiosite, a inflamação localiza-se ao redor de fibras musculares individuais ("perimiócito"), e o infiltrado consiste predominantemente em células T (CD8+ > CD4+) e em macrófagos. Foi sugerido que a inflamação observada na polimiosite é desencadeada por autoantígenos expressos no ambiente muscular, tendo em vista o repertório de células T restrito tanto nos linfócitos circulantes quanto nos linfócitos que infiltram o músculo. As citocinas pró-inflamatórias podem induzir uma notável suprarregulação de moléculas do MHC de classe I nas células musculares acometidas, mas não nos miócitos normais adjacentes. Essa suprarregulação do MHC de classe I pode levar à lesão muscular por meio de interações de antígenos específicos com células T CD8+ infiltradas, ou por meio de mecanismos indiretos, desencadeando uma resposta à proteína desdobrada ("UPR" ou "estresse ER") causadora de lesão celular no próprio músculo. Ocorre maior lesão quando as células T infiltrantes sofrem desgranulação e liberam perforina e granzimas proteolíticas em locais específicos de contato dentro do músculo afetado.

Na dermatomiosite, a patologia é bastante diferente, embora o resultado – fraqueza muscular profunda – seja o mesmo. As principais características patológicas dessa condição consistem em atrofia na periferia dos feixes musculares ("atrofia perifascicular") e infiltrado predominantemente de células B e de células T CD4+ localizado no espaço perifascicular e nos capilares adjacentes (cujo número está reduzido). Observa-se também a ativação da cascata do complemento. O comprometimento principal dos capilares levou muitos especialistas a sugerirem que o distúrbio primário na dermatomiosite consiste em vasculite de pequenos vasos, com ocorrência posterior de miosite em consequência da isquemia tecidual e reparo. As alterações características dos capilares da pele e pregas ungueais observadas em pacientes com dermatomiosite sustentam essa noção.

Manifestações clínicas

Geralmente, as miopatias inflamatórias iniciam-se no decorrer de várias semanas a alguns meses. A fraqueza constitui o principal sintoma tanto na polimiosite quanto na dermatomiosite. Com frequência, a fraqueza envolve os membros superiores e inferiores e é de localização predominantemente proximal, em vez de distal. Embora possa haver dor muscular ou mialgia, a fraqueza constitui o sintoma predominante. As atividades diárias de rotina que, de outro modo, seriam fáceis podem transformar-se em uma tarefa difícil ou até mesmo uma provação impossível de executar. Um exemplo é levantar de uma cadeira ou do vaso sanitário. Além disso, as manifestações cutâneas da dermatomiosite podem ser muito debilitantes e consistem em sensação dolorosa e de ardência da pele acometida, bem como rachaduras e até mesmo ruptura da pele com ulceração aberta.

Existem quatro critérios característicos para estabelecer o diagnóstico de polimiosite: (1) fraqueza, (2) parâmetros laboratoriais elevados do tecido muscular (p. ex., creatina fosfoquinase ou aldolase), (3) eletromiograma irritável na avaliação eletrodiagnóstica (produzindo ondas agudas e descargas espontâneas), e (4) infiltrado inflamatório na avaliação histológica. Nos pacientes com dermatomiosite, a ocorrência de exantema cutâneo característico constitui o quinto critério. Pode ocorrer alteração da coloração eritematosa e/ou violácea na região periorbitária ou seguindo uma distribuição do pescoço em V no tronco. Essas alterações cutâneas típicas são denominadas heliótropo periorbitário e sinal do xale, respectivamente. Além disso, podem ocorrer erupções escamosas eritematosas sobre a superfície extensora das articulações metacarpofalângicas (MCFs) e interfalângicas proximais (IFPs), denominadas sinal de Gottron. Podem ocorrer lâminas extensas de calcificação do tecido muscular e tecido mole em crianças acometidas com dermatomiosite. Apesar dos esforços recentes para modificar os critérios diagnósticos originais, por meio de integração de modalidades mais modernas de exames de imagem, incluindo ressonância magnética, ou apesar do uso proposto de autoanticorpos mais recentes com especificidades para as miopatias inflamatórias, os critérios originais continuam sendo a base desses dois distúrbios musculares.

Outra manifestação clínica importante das miopatias inflamatórias foi o achado de uma associação com o câncer em vários grupos demográficos e entre diversas populações. Em pacientes adultos, o diagnóstico recente de miopatia inflamatória não raramente anuncia a coexistência ou o desenvolvimento subsequente de neoplasia maligna dentro de 1 a 5 anos. A veracidade dessa observação foi confirmada em diversos estudos populacionais que estabeleceram uma ligação do diagnóstico de dermatomiosite e polimiosite com o câncer em registros de cânceres. O diagnóstico de dermatomiosite está associado a um risco duas vezes maior de neoplasia maligna incidente, particularmente câncer de estômago, pulmão, mama, colo e ovário.

Tratamento

Os corticosteroides constituem a terapia de primeira linha para as miopatias inflamatórias e, com frequência, são necessários em altas doses, por um período extenso de tempo, para controlar a inflamação pronunciada dos tecidos musculares acometidos e restaurar a plena capacidade funcional do paciente. Por essa razão, uma revisão cuidadosa das evidências clínicas e histológicas que sustentam o diagnóstico de miopatia inflamatória é indicada para ter certeza de que a toxicidade potencial associada aos fármacos necessários para o paciente seja justificada. Além disso, o médico também precisa reconhecer que um subgrupo de pacientes com suposta polimiosite refratária ao tratamento pode representar, na verdade, casos de uma miopatia tóxica (i.e., relacionada com o uso de colchicina ou de uma estatina) ou atribuíveis a uma miopatia diferente (p. ex., miosite com corpos de inclusão). Os agentes imunossupressores de segunda linha integrados nos algoritmos de tratamento para as miopatias inflamatórias incluem o metotrexato, o micofenolato de mofetila, a imunoglobulina intravenosa e o rituximabe.

ARTRITE REUMATOIDE

Apresentação clínica

A artrite reumatoide é uma doença inflamatória sistêmica crônica, caracterizada por inflamação simétrica persistente de múltiplas articulações periféricas. Constitui uma das doenças reumáticas inflamatórias mais comuns e caracteriza-se pelo desenvolvimento de proliferação inflamatória crônica do revestimento sinovial das articulações diartrodiais, levando a uma destruição agressiva das cartilagens e a erosões ósseas progressivas. A artrite reumatoide sem tratamento frequentemente leva a uma destruição progressiva das articulações, incapacidade e morte prematura.

Epidemiologia

Nos Estados Unidos, a prevalência da artrite reumatoide é de aproximadamente 1% na população geral; foram observadas taxas de prevalência semelhantes no mundo inteiro. O distúrbio é cerca de três vezes mais frequente nas mulheres do que nos homens e apresenta um pico de início entre a quinta e a sexta décadas de vida.

Etiologia

À semelhança do LES, a artrite reumatoide é uma doença autoimune sistêmica, em que ocorre ativação anormal das células B, das células T e dos efetores imunes inatos. Diferentemente do LES, a maior parte da atividade inflamatória na artrite reumatoide é observada na sinóvia articular. Embora a causa da artrite reumatoide não seja conhecida, um conjunto complexo de fatores genéticos e ambientais parece contribuir para a suscetibilidade à doença. Devido à observação de uma semelhança da incidência da artrite reumatoide em muitas culturas e regiões geográficas do mundo, acredita-se que as exposições ambientais que provocam a artrite reumatoide devam ser amplamente distribuídas. A artrite reumatoide em sua fase inicial é estreitamente simulada pela artrite inflamatória transitória provocada por vários patógenos microbianos. Por conseguinte, embora se tenha postulado, há muito tempo, um papel para a infecção no desenvolvimento da artrite reumatoide, isso ainda não foi comprovado de modo satisfatório. Alelos específicos de MHC de classe II (HLA-DR4), que compartilham um motivo QKRAA de consenso no sulco de ligação de peptídeos, foram altamente relacionados com suscetibilidade à doença e maior gravidade da artrite reumatoide.

Fisiopatologia

Grande parte da lesão patológica que caracteriza a artrite reumatoide concentra-se no revestimento sinovial das articulações. A sinóvia normal é composta por um revestimento celular delgado (com espessura de uma a três camadas de células) e interstício subjacente, que contém vasos sanguíneos, porém poucas células. Normalmente, a sinóvia fornece nutrientes e lubrificação para a cartilagem articular adjacente. Em contrapartida, a sinóvia na artrite reumatoide apresenta-se acentuadamente anormal, com ampla expansão da camada de revestimento (com espessura de 8 a 10 células), composta por células ativadas e por um interstício altamente inflamatório repleto de células B, células T e macrófagos, bem como alterações vasculares (incluindo trombose e neovascularização). Nos locais onde a sinóvia e a cartilagem articular são contíguas, o tecido sinovial da artrite reumatoide (denominado *pannus*) invade e destrói a cartilagem e o osso adjacentes.

Embora as causas da artrite reumatoide permaneçam incertas, foram identificados vários componentes importantes de sua patogênese. Conforme discutido anteriormente, é útil distinguir as fases de iniciação e de propagação da doença, bem como reconhecer que o fenótipo estabelecido da artrite reumatoide reflete um estado inflamatório autossustentado e amplificado.

A. Fatores genéticos

As taxas de concordância em gêmeos variam entre 15 e 35%, implicando a atuação de fatores genéticos na patogênese da artrite reumatoide. O mais notável desses fatores genéticos definidos até o momento envolve um subgrupo específico de alelos do MHC de classe II, cuja presença parece determinar predominantemente a gravidade da doença (pacientes homozigotos para os alelos associados à doença apresentam a forma mais grave). Essas moléculas do MHC funcionam como arcabouço de apresentação de antígenos, que concedem peptídeos às células CD4. Os alelos associados à doença (que pertencem aos sorotipos HLA-DR4/DR1) compartilham uma sequência ao longo de seu sulco de apresentação de antígeno, denominado "epítopo compartilhado". Foi postulado que esses alelos apresentam antígenos de importância crítica às células T, que desempenham um papel essencial na iniciação e estimulação da progressão dessa doença. Entretanto, ainda não foi identificado nenhum antígeno específico. Recentes estudos de associação genética utilizando sequenciamento de genoma de alto rendimento identificaram vários novos fatores de risco genético para o desenvolvimento da artrite reumatoide. Esses genes

690 Fisiopatologia da Doença

(i.e., *PADI4, PTPN22, CTLA4, STAT4* e outros) estão envolvidos na geração e propagação das respostas inflamatórias e, possivelmente também, na produção de autoanticorpos.

B. Fatores não genéticos

1. **Fatores ambientais e infecciosos** – embora vários vírus patogênicos e bactérias tenham sido investigados por sua possível atuação na iniciação da artrite reumatoide, as pesquisas não conseguiram identificar nenhum papel para qualquer agente etiológico infeccioso específico. É concebível que qualquer um dos vários agentes infecciosos diferentes possa ser capaz de induzir alterações específicas não patogênicas na articulação, associadas à iniciação da doença em indivíduos suscetíveis.

2. **Autoimunidade** – há evidências significativas que sustentam um papel para a autoimunidade na produção do fenótipo da artrite reumatoide, incluindo a presença de autoanticorpos estimulados por antígenos, como fatores reumatoides IgG e anticorpos antipeptídeo citrulinado cíclico (anti-CPP). Os anticorpos anti-CPP, em particular, são altamente específicos de artrite reumatoide e, à semelhança dos autoanticorpos observados no LES, podem surgir vários anos antes do início da doença. Parecem constituir um marcador de um fenótipo de artrite reumatoide mais destrutivo e agressivo, e seus títulos podem ser modulados pela atividade da doença. Os motivos pelos quais esses peptídeos citrulinados atuam como alvos na artrite reumatoide não são conhecidos, porém explicações possíveis incluem aumento em um membro da família de enzimas da peptidil arginina deiminase (PADI, as enzimas que medeiam a conversão da arginina em citrulina) no tecido sinovial ou uma alteração na atividade dessas enzimas, devido a polimorfismos genéticos.

A elaboração de citocinas na artrite reumatoide exibe acentuado viés para T_H1. Embora o perfil das citocinas na sinóvia da artrite reumatoide seja altamente complexo, com numerosas citocinas pró-inflamatórias e anti-inflamatórias expressas de modo simultâneo (p. ex., TNF, IL-1, IL-6, fator estimulante de colônias granulocíticas e macrofágicas [GM-CSF]), os estudos realizados demonstraram, de maneira persuasiva, que o TNF constitui uma importante origem proximal na propagação da lesão inflamatória da artrite reumatoide (ver posteriormente). Assim, quando vias distais do TNF são inibidas com receptores de TNF solúveis ou com anticorpos monoclonais dirigidos contra o TNF, observa-se, em muitos pacientes, um efeito rápido e acentuadamente benéfico sobre a sinovite inflamatória e o estado de bem-estar geral. É importante assinalar que os efeitos da terapia com anti-TNF foram limitados à duração do tratamento, e que os sinais e sintomas de inflamação retornaram rapidamente com a sua interrupção. Dados recentes também implicaram as células T_H17 na patogênese da artrite reumatoide.

Manifestações clínicas

A artrite reumatoide é, geralmente, uma doença progressiva e persistente, que acomete mulheres na meia-idade. A fadiga e a inflamação articular, caracterizada por dor, inchaço, calor e rigidez matinal, constituem as características essenciais da doença. Quase invariavelmente, múltiplas articulações sinoviais pequenas e grandes são acometidas nos lados direito e esquerdo do corpo, em uma distribuição simétrica. É normal haver comprometimento das pequenas articulações das mãos, dos punhos e dos pés, bem como das articulações periféricas maiores, incluindo os quadris, joelhos, ombros e cotovelos. As articulações acometidas são desmineralizadas, e ocorre erosão da cartilagem articular e do osso justa-articular pela inflamação sinovial, provocando deformidades das articulações. Embora a parte inferior da coluna seja poupada, também pode ocorrer comprometimento cervical, levando, potencialmente, a uma instabilidade da coluna. Nos casos altamente ativos, podem ocorrer manifestações extra-articulares, incluindo nódulos pulmonares, nódulos "reumatoides" subcutâneos (geralmente observados sobre as superfícies extensoras), inflamação ocular (incluindo esclerite) ou arterite de vasos de pequeno a médio calibre.

Tratamento

Na artrite reumatoide, o tratamento imediato e agressivo para controlar a inflamação pode retardar ou até mesmo interromper a erosão articular progressiva. Foi constatado o efeito benéfico de vários medicamentos imunomoduladores no tratamento da artrite reumatoide. A principal via pela qual o metotrexato – o fármaco mais comumente usado como monoterapia para a artrite reumatoide – atua para diminuir a inflamação articular continua sendo objeto de debate. Uma hipótese sugere que o metotrexato tem a capacidade de induzir uma liberação aumentada local de adenosina, um mediador anti-inflamatório de ação curta.

A artrite reumatoide é uma das primeiras condições nas quais os modificadores biológicos de vias patogênicas definidas, como a terapia anti-TNF, foram usados com sucesso no tratamento da doença. Os inibidores do TNF (etanercepte, infliximabe e adalimumabe) atuam ao sequestrar o TNF por uma forma solúvel recombinante do receptor de TNF (etanercepte) ou anticorpos monoclonais dirigidos contra o TNF (infliximabe, adalimumabe). Embora esses agentes tenham uma alta probabilidade de proporcionar benefício em pacientes com artrite reumatoide, seu uso ainda é limitado em virtude de seu elevado custo e dos riscos potenciais de toxicidade associada ao fármaco (incluindo suscetibilidade a infecções potencialmente fatais e indução de outras síndromes autoimunes). Além disso, embora estejam entre os agentes mais potentes descritos até hoje para o controle da artrite reumatoide, ainda existem pacientes que não conseguem apresentar remissão da doença quando tratados apenas com bloqueio do TNF. Como princípio geral de terapia na artrite reumatoide, parece que o uso de múltiplos agentes com mecanismos de ação (presumivelmente) diferentes e complementares pode levar a um benefício adicional. As interações células T-células B-APC claramente desempenham um importante papel na fase de propagação da artrite reumatoide, e, portanto, não é surpreendente que outros agentes biológicos também demonstrem ter eficácia no tratamento da artrite reumatoide, incluindo – porém sem se limitar a – agentes que inibem as células B (p. ex., rituximabe) e de coestimulação (p. ex., CTLA4-Ig).

CAPÍTULO 24   Doenças Reumáticas Inflamatórias   **691**

ESTUDOS DE CASOS

Yeong Kwok, M.D.

(Ver Capítulo 25, p. 740, para Respostas)

CASO 115

Um homem de 58 anos de idade com longa história de hipertensão essencial tratada e insuficiência renal leve apresenta-se na clínica de atendimento de urgência, com queixa de dor no joelho direito. Seu médico de atenção primária tinha examinado esse paciente há 1 semana e havia prescrito um diurético tiazídico para melhorar o controle da pressão arterial. Ele estava se sentindo bem até a noite anterior à sua chegada na clínica, quando percebeu algum rubor e um leve inchaço de seu joelho. Foi dormir e acordou cedo devido a um edema e dor significativos. Só foi capaz de deambular com ajuda. O paciente não tem nenhuma história de traumatismo no joelho.

O exame físico confirmou a presença de joelho direito edemaciado, que estava eritematoso e quente. Na aspiração da articulação, foi obtido um líquido sinovial copioso, amarelo-escuro e turvo. A análise microscópica demonstrou 30.000 leucócitos/μL, coloração gram-negativa e numerosos cristais negativamente birrefringentes, semelhantes a agulhas, compatíveis com gota aguda.

Questões

A. Quais fatores podem ter desencadeado essa crise de gota?

B. Descreva as vias inflamatórias envolvidas na gota aguda.

C. Quais agentes o médico do atendimento de urgência deve considerar para o tratamento dessa crise de gota? Quais são seus mecanismos de ação?

CASO 116

Um homem de 24 anos de idade apresenta-se com exantema que está se agravando. Há 1 semana, foi a um centro de atendimento de urgência com dor de garganta, e foi estabelecido o diagnóstico de faringite. Foi prescrito o uso de penicilina, e houve melhora com o tratamento. Na véspera de sua apresentação, percebeu o aparecimento de um exantema rosado no tronco, e, no dia de sua avaliação, essa erupção disseminou-se para os braços e as pernas. Ao exame, o paciente apresenta exantema maculopapular simétrico, que acomete os membros e o tronco. Algumas das lesões nas pernas são palpáveis.

Questões

A. Qual é a provável causa do exantema deste paciente?

B. Qual é a fisiopatologia subjacente neste caso?

C. Quais outros órgãos podem ser acometidos por esse distúrbio e por quê?

CASO 117

Uma mulher afro-americana de 22 anos de idade com história familiar de LES relata a ocorrência de artralgias intermitentes nos joelhos. Nega qualquer exantema facial, fotossensibilidade, dor torácica ou dispneia. A mulher está convencida de que tem lúpus e solicita a realização de exames de sangue para confirmação.

Questões

A. Qual história adicional pode ser útil para sustentar o diagnóstico de lúpus como causa das artralgias desta paciente?

B. Por que é fundamental obter uma história de medicamentos quando se considera esse diagnóstico?

C. Descreva três mecanismos possíveis de lesão tecidual induzida por autoanticorpos no LES.

D. Descreva a história natural da doença. Quais são os estímulos implicados nas exacerbações que caracterizam a sua evolução?

692 Fisiopatologia da Doença

CASO 118

Uma mulher de 45 anos procura a clínica devido a um agravamento progressivo de ressecamento dos olhos e da boca nesse último ano. A princípio, ela acredita que possa ter sido um agravamento de sua alergia; todavia, a irritação dos olhos é constante, como se ela tivesse areia neles. A paciente obtém algum alívio com colírio de venda livre. A boca também está seca, e ela tem dificuldade em ingerir certos alimentos, como pão e biscoitos, ou de manter uma conversa prolongada, devido à sua língua que prende no teto da boca. Recentemente, foi ao dentista, que encontrou duas cáries, uma delas presente desde a infância. O exame físico é notável pela congestão leve da conjuntiva, porém é normal nos demais aspectos.

Questões

A. Qual é o diagnóstico provável desta paciente, e quais são os dois sintomas de apresentação mais comuns dessa condição?

B. Quais são as complicações potenciais dessa síndrome na doença grave?

CASO 119

Uma mulher de 55 anos de idade chega ao consultório devido a uma sensação de fraqueza progressiva. Estava em boa saúde até cerca de 6 semanas atrás, quando começou a ter dificuldade de levantar de uma cadeira baixa. Esses sintomas tornaram-se mais pronunciados com o passar do tempo, e ela também percebeu dificuldade em subir escadas e em pentear os cabelos. Os ombros e as coxas estão ligeiramente sensíveis, porém não dolorosos. Tem boa aparência, com sinais vitais normais e exame físico essencialmente normal, à exceção de hipersensibilidade leve à palpação dos ombros e das coxas. Ela não apresenta nenhum exantema. Os exames laboratoriais revelam um nível de creatina fosfoquinase de 840 UI/L (faixa normal em mulheres: 26 a 180 UI/L) e um nível de aldolase de 32 UI/L (faixa normal: 1,0 a 7,0 UI/L). O eletromiograma mostra que os músculos produzem ondas agudas e descargas espontâneas. A paciente é diagnosticada com polimiosite.

Questões

A. Quais são as semelhanças e diferenças patológicas entre a polimiosite e a dermatomiosite?

B. Quais são os quatro critérios característicos para o diagnóstico de polimiosite?

C. Qual é o risco para esta paciente nos próximos anos?

CASO 120

Uma mulher de 47 anos de idade chega à clínica com história de fadiga, dor e rigidez bilaterais das mãos e edema das articulações da mão e do punho de 4 semanas de duração. Cerca de 1 mês antes da apresentação, a paciente percebeu que as mãos estavam mais rígidas pela manhã, porém pensou que isso se devia a um excesso de digitação. Entretanto, a rigidez foi se agravando e, agora, ela precisa de cerca de 1 hora, a cada manhã, para "soltar" as mãos. Com o passar do dia, a rigidez diminui, embora não desapareça por completo. Ela também percebeu que as articulações interfalângicas e os punhos estão edemaciados e um pouco quentes. O exame físico revela articulações dos punhos e metacarpais eritematosas e quentes bilateralmente. As radiografias da mão revelam desmineralização e erosões periarticulares, e os resultados dos exames de sangue são significativos, com anemia leve, elevação da velocidade de hemossedimentação e fator reumatoide positivo. A paciente é diagnosticada com artrite reumatoide.

Questões

A. Qual é o processo patogênico básico na artrite reumatoide?

B. Descreva a inter-relação entre os fatores genéticos e ambientais que leva ao processo patogênico.

C. Como os novos tratamentos estão sendo utilizados nessa doença?

REFERÊNCIAS

Geral

Bultink IE et al. Inflammatory rheumatic disorders and bone. Curr Rheumatol Rep. 2012 Jun;14(3):224–30. [PMID: 22477520]

Dieudé P. Rheumatic diseases: environment and genetics. Joint Bone Spine. 2009 Dec;76(6):602–7. [PMID: 19926510]

Lawson E et al. The changing spectrum of rheumatic disease in HIV infection. Br Med Bull. 2012 Sep;103(1):203–21. [PMID: 22879627]

Sturfelt G et al. Complement in the immunopathogenesis of rheumatic disease. Nat Rev Rheumatol. 2012 Aug;8(8):458–68. [PMID: 22664835]

Takakubo Y et al. Immune-regulatory mechanisms in systemic autoimmune and rheumatic diseases. Clin Dev Immunol. 2012;2012:941346. [PMID: 22110541]

Gota

Gibson T. Hyperuricemia, gout and the kidney. Curr Opin Rheumatol. 2012 Mar;24(2):127–31. [PMID: 22157498]

Juraschek SP et al. Association of kidney disease with prevalent gout in the United States in 1988–1994 and 2007–2010. Semin Arthritis Rheum. 2013 Jun;42(6):551-61. [PMID: 23312548]

Merriman TR et al. The genetic basis of hyperuricaemia and gout. Joint Bone Spine. 2011 Jan;78(1):35–40. [PMID: 20472486]

Neogi T. Clinical practice. Gout. N Engl J Med. 2011 Feb 3;364(5):443–52. [PMID: 21288096]

Richette P et al. Gout. Lancet. 2010 Jan 23;375(9711):318–28. [PMID: 19692116]

Vasculite

Aras G. Recent aspects of vasculitis and future direction. Intern Med. 2011;50(18):1869–77. [PMID: 21921363]

Cheadle C et al. Transcription of proteinase 3 and related myelopoiesis genes in peripheral blood mononuclear cells of patients with active Wegener's granulomatosis. Arthritis Rheum. 2010 Jun;62(6):1744–54. [PMID: 20155833]

Chung SA et al. Microscopic polyangiitis. Rheum Dis Clin North Am. 2010 Aug;36(3):545–58. [PMID: 20688249]

Jennette JC et al. 2012 revised International Chapel Hill Consensus Conference Nomenclature of Vasculitides. Arthritis Rheum. 2013 Jan;65(1):1–11. [PMID: 23045170]

Kallenberg CG. Anti-neutrophil cytoplasmic antibody (ANCA)-associated vasculitis: where to go? Clin Exp Immunol. 2011 May;164(Suppl 1):1–3. [PMID: 21447120]

Langford CA. Vasculitis. J Allergy Clin Immunol. 2010 Feb;125(2 Suppl 2):S216–25. [PMID: 19932919]

Wilde B et al. New pathophysiological insights and treatment of ANCA-associated vasculitis. Kidney Int. 2011 Mar;79(6):599–612. [PMID: 21150876]

Yazici Y et al. Behçet's syndrome. Curr Rheumatol Rep. 2010 Dec; 12(6):429–35. [PMID: 20862570]

Lúpus eritematoso sistêmico

Hedrich CM et al. Epigenetic mechanisms in systemic lupus erythematosus and other autoimmune diseases. Trends Mol Med. 2011 Dec;17(12):714–24. [PMID: 21885342]

O'Neill S et al. Systemic lupus erythematosus. Best Pract Res Clin Rheumatol. 2010 Dec;24(6):841–55. [PMID: 21665130]

Pierdominici M et al. Role of autophagy in immunity and autoimmunity, with a special focus on systemic lupus erythematosus. FASEB J. 2012 Apr;26(4):1400–12. [PMID: 22247332]

Sestak AL et al. The genetics of systemic lupus erythematosus and implications for targeted therapy. Ann Rheum Dis. 2011 Mar;70(Suppl 1):i37–43. [PMID: 21339217]

Yap DY et al. Cytokines and their roles in the pathogenesis of systemic lupus erythematosus: from basics to recent advances. J Biomed Biotechnol. 2010;2010:365083. [PMID: 20467470]

Síndrome de Sjögren

Hall JC et al. Precise probes of type II interferon activity define the origin of interferon signatures in target tissues in rheumatic diseases. Proc Natl Acad Sci USA. 2012 Oct 23;109(43):17609–14. [PMID: 23045702]

Rosen A et al. Altered autoantigen structure in Sjögren's syndrome: implications for the pathogenesis of autoimmune tissue damage. Crit Rev Oral Biol Med. 2004 Jun 4;15(3):156–64. [PMID: 15187033]

Voulgarelis M et al. Pathogenetic mechanisms in the initiation and perpetuation of Sjögren's syndrome. Nat Rev Rheumatol. 2010 Sep;6(9):529–37. [PMID: 20683439]

Miosite inflamatória

Greenberg SA. Inflammatory myopathies: evaluation and management. Semin Neurol. 2008 Apr;28(2):241–9. [PMID: 18351525]

Khan S et al. Polymyositis, dermatomyositis, and autoimmune necrotizing myopathy: clinical features. Rheum Dis Clin North Am. 2011 May;37(2):143–58. [PMID: 21444016]

Nagaraju K et al. Polymyositis and dermatomyositis: pathophysiology. Rheum Dis Clin North Am. 2011 May;37(2):159–71. [PMID: 21444017]

Artrite reumatoide

Choy E. Understanding the dynamics: pathways involved in the pathogenesis of rheumatoid arthritis. Rheumatology (Oxford). 2012 Jul;51(Suppl 5):v3–11. [PMID: 22718924]

Cooles FA et al. Pathophysiology of rheumatoid arthritis. Curr Opin Rheumatol. 2011 May;23(3):233–40. [PMID: 21427580]

Gol-Ara M et al. The role of different subsets of regulatory T cells in immunopathogenesis of rheumatoid arthritis. Arthritis. 2012;2012:805875. [PMID: 23133752]

Harris ML et al. Association of autoimmunity to peptidyl arginine deiminase type 4 with genotype and disease severity in rheumatoid arthritis. Arthritis Rheum. 2008 Jul;58(7):1958–67. [PMID: 18576335]

Paradowska-Gorycka A et al. IL-23 in the pathogenesis of rheumatoid arthritis. Scand J Immunol. 2010 Mar;71(3):134–45. [PMID: 20415779]

C A P Í T U L O

Respostas dos Estudos de Casos

25

Yeong Kwok, M.D.

CASO 1

A. Os quatro tipos de osteogênese imperfeita são tipo I (leve), tipo II (perinatal, letal), tipo III (progressiva, deformante) e tipo IV (deformante com escleróticas normais). Todas as formas de osteogênese imperfeita são caracterizadas por suscetibilidade aumentada a fraturas ("ossos quebradiços"), mas há heterogeneidade fenotípica considerável, mesmo dentro de subtipos individuais. Aproximadamente um quarto dos casos de osteogênese imperfeita do tipo I ou tipo IV representa novas mutações; nos restantes, a história e o exame de outros membros da família revelam achados consistentes com herança autossômica dominante. O tipo III também é transmitido como um traço autossômico dominante, embora possa ser transmitido ocasionalmente de modo autossômico recessivo. O tipo II, a forma mais grave, geralmente ocorre em consequência de uma mutação dominante esporádica.

B. A osteogênese imperfeita tipo II apresenta-se ao nascimento (ou mesmo no útero) com múltiplas fraturas e deformidades ósseas, resultando em morte no período de lactente, e, portanto, improvável de ser observada em uma criança de 4 anos de idade. O tipo III apresenta-se ao nascimento ou no início da infância com fraturas múltiplas – frequentemente pré-natais – e deformidades ósseas progressivas. A ausência de fraturas pré-natais e deformidades precoces na história deste paciente é mais sugestiva de osteogênese imperfeita tipo I ou tipo IV. Esses indivíduos geralmente se apresentam no início da infância com uma ou algumas fraturas de ossos longos em resposta a traumatismo mínimo ou nenhum, como visto neste caso. Os tipos I e IV de osteogênese imperfeita são diferenciados por sua gravidade clínica e tonalidade da esclerótica. O tipo I tende a ser menos grave, com 10 a 20 fraturas durante a infância, além de baixa estatura, mas pouca ou nenhuma deformidade. Esses pacientes tendem a ter escleróticas azuis. Os pacientes com osteogênese imperfeita tipo IV tendem a ter mais fraturas, resultando em baixa estatura significativa e deformidades leves a moderadas. Suas escleróticas são normais ou cinzentas.

C. Em pacientes com osteogênese imperfeita tipo I, a incidência de fraturas diminui depois da puberdade, e os aspectos principais na vida adulta são estatura ligeiramente baixa,

perda auditiva de condução e, ocasionalmente, dentinogênese imperfeita (formação defeituosa da dentina no dente em desenvolvimento).

D. Avanços nas duas últimas décadas demonstram dois grupos geneticamente diferentes: o grupo "clássico", em que mais de 90% dos casos são causados por uma mutação de genes *COL1A1* ou *COL1A2*, que codificam as subunidades de colágeno tipo I, proα1(I) e proα2(I), respectivamente, e um grupo mais novo, causado por mutações de perda de função em proteínas necessárias para o dobramento, processamento e secreção apropriados de colágeno. O defeito fundamental na maioria dos indivíduos com osteogênese imperfeita tipo I é síntese reduzida de colágeno tipo I resultante de mutações de perda de função em *COL1A1*. Vários defeitos moleculares potenciais são responsáveis por mutações *COL1A1* na osteogênese imperfeita tipo I, inclusive alterações em uma região reguladora – levando à transcrição reduzida –, anormalidades de processamento – levando a níveis reduzidos de estado constante de RNA –, e deleção de todo o gene *COL1A1*. Contudo, em muitos casos, o defeito subjacente é uma troca única de par de bases que cria um códon de término prematuro (também conhecido como uma "**mutação sem sentido**" [*nonsense*]) em um éxon interno. Em um processo chamado de "decadência mediada por *nonsense*", precursores de RNAm parcialmente sintetizados que portam o códon *nonsense* são reconhecidos e degradados pela célula. Cada uma dessas mutações dá origem a RNAm muito reduzido (perda de função parcial) ou nenhum (perda de função completa). Como o alelo *COL1A1* não mutante continua a produzir RNAm em uma taxa normal (i.e., há uma compensação sem dose), a heterozigosidade para uma mutação de perda de função completa resulta em uma redução de 50% na taxa total de síntese de RNAm proα1(I), enquanto a heterozigosidade para uma mutação de perda de função parcial resulta em uma redução menos grave. Uma concentração reduzida de cadeias pro1(I) limita a produção de pró-colágeno tipo I, levando tanto a uma quantidade reduzida de colágeno tipo I normal, quanto a um excesso de cadeias proα2(I) desmontadas, que são degradadas dentro da célula. Isso finalmente resulta em ossos frágeis.

696 Fisiopatologia da Doença

CASO 2

A. O defeito metabólico primário na fenilcetonúria (FCU) é a incapacidade de hidroxilar fenilalanina, um passo essencial na conversão de fenilalanina em tirosina e na síntese de proteína. Esta condição deve-se mais comumente a um defeito em fenilalanina hidroxilase, a enzima responsável, ou menos comum, a um defeito no metabolismo de tetra-hidrobiopterina (BH_4), um cofator essencial na hidroxilação de fenilalanina. Isso leva a um acúmulo de fenilalanina e seus metabólitos.

B. O acúmulo de fenilalanina e seus metabólitos, especialmente fenilpiruvato, reduz diretamente a produção de energia e a síntese proteica, e afeta a homeostase de neurotransmissores no encéfalo em desenvolvimento, visto que muitos neurotransmissores são derivados de aminoácidos. Níveis elevados de fenilalanina também inibem o transporte de aminoácidos por meio da barreira hematencefálica, causando um déficit de aminoácido no líquido cerebrospinal. Todos esses efeitos combinados causam retardo mental, atraso no desenvolvimento e convulsões. Os indivíduos afetados também sofrem de eczema, cujo mecanismo não é bem compreendido, e têm hipopigmentação devido à inibição de melanócitos pelo excesso de fenilalanina. A maioria, se não todas, as consequências citadas de PKU podem ser prevenidas pelo manejo estrito da dieta a fim de garantir que não ocorram concentrações séricas excessivas de fenilalanina.

C. A PKU é herdada como um traço autossômico recessivo. A capacidade reprodutiva de indivíduos afetados não tratados é deficiente, significando que é improvável que eles tenham prole. Têm sido propostas teorias sobre por que o traço tem persistido em uma frequência relativamente alta na população. Sabe-se que a taxa de mutação espontânea na PKU é baixa. Duas explicações potenciais para a taxa elevada do gene defeituoso são o efeito de fundador e a vantagem do heterozigoto. O efeito de fundador acontece quando uma população fundada por um número pequeno de ancestrais tem, por acaso, uma frequência alta de um gene deletério. A vantagem do heterozigoto refere-se ao fato de que certos genes podem realmente conferir benefício ao estado de heterozigoto, mesmo quando o estado de homozigoto é desvantajoso. Este é o caso do defeito genético na doença falciforme, em que os portadores heterozigotos têm uma resistência relativa à malária.

CASO 3

A. A deficiência intelectual associada ao X frágil é uma síndrome causada por uma mutação genética do cromossomo X. A mutação leva à falha da região entre as faixas Xq27 e Xq28 de se condensar na metáfase, criando a "fragilidade" da região. A mutação aparece como uma amplificação de uma repetição $(CGG)_n$ dentro da região não transladada de um gene chamado *FMR1*. O gene *FMR1* codifica uma proteína ligadora de RNA denominada FMR1. Entretanto, em indivíduos afetados, a amplificação do gene resulta em metilação de uma área conhecida como a ilha CpG, localizada em Xq27.3. Essa metilação impede a expressão da proteína FMR1.

A proteína FMR1 normalmente é expressa no encéfalo e nos testículos. Esta proteína assemelha-se a um grupo de proteínas chamadas hnRNPs (proteínas nucleares heterogêneas ligadoras de RNA) que funcionam no processamento ou transporte de precursores nucleares de RNAm. Acredita-se que a proteína FMR1 desempenhe um papel geral no metabolismo celular do RNA nuclear, mas somente nos tecidos em que ela é normalmente expressa (i.e., o SNC e os testículos). Isso explicaria em parte os sintomas de retardo mental e testículos aumentados. Não se sabe por que a ausência de expressão de *FMR1* leva a lassidão e hiperextensibilidade articular, assim como a anormalidades faciais.

B. A deficiência intelectual associada ao X frágil é uma doença ligada ao cromossomo X. Visto que uma criança do sexo masculino herda seu cromossomo X de sua mãe, está claro que esta é a portadora da mutação.

A mãe e os avós do menino não demonstram o fenótipo da deficiência intelectual associada ao X frágil devido aos processos de pré-mutação e *imprinting* parental. Como mencionado, a mutação no X frágil está associada com amplificação de um segmento de DNA contendo a sequência $(CGG)_n$. Este segmento tem comprimento altamente variável. Em indivíduos que não são portadores nem afetados, o número de repetições geralmente é menor que 50. Em homens transmissores e mulheres portadoras não afetadas, o número de repetições geralmente está entre 70 e 100. Alelos com 55 ou mais repetições são instáveis e, frequentemente, exibem expansão após transmissão materna; tais indivíduos são geralmente considerados portadores da pré-mutação. Eles não são afetados fenotipicamente, mas as regiões são instáveis, e, quando transmitidas de geração a geração, elas tendem a sofrer amplificação para uma mutação completa. Embora os portadores de pré-mutação não desenvolvam uma síndrome FMR típica, estudos recentes indicam que portadoras femininas de pré-mutação exibem uma incidência de 20% de insuficiência ovariana prematura, ao passo que portadores masculinos da pré-mutação estão em risco aumentado para uma síndrome de tremor e ataxia. Em ambos os casos, o mecanismo provavelmente é explicado por expansão somática da pré-mutação. Mutações completas, observadas em todos os indivíduos afetados, sempre têm mais de 200 amplificações.

Se um alelo de pré-mutação está sujeito à amplificação, o determinante mais importante para essa condição é o sexo do genitor que transmite o alelo da pré-mutação. Um alelo de pré-mutação transmitido por uma mulher expande-se para uma mutação total, com uma probabilidade proporcional à extensão da pré-mutação. Em contrapartida, um alelo de pré-mutação transmitido por um homem raramente se expande a uma mutação completa, independentemente da extensão da pré-mutação. Este processo é denominado *imprinting* parental. Assim, é provável que a mãe e o avô do menino sejam portadores de um alelo de pré-mutação e, portanto, não sejam afetados, e que este gene amplificou-se para uma mutação total na transmissão para o menino.

C. A chance de que seu filho não nascido seja afetado depende do gênero desse filho. Se for um menino, a probabilidade de ser afetado é de aproximadamente 80%, ao passo que, se for uma menina, a chance é de apenas 32%.

CASO 4

A. A neuropatia óptica hereditária de Leber (LHON) surge de uma mutação no DNA mitocondrial (DNAmt). O DNAmt codifica componentes proteicos da cadeia de transporte de elétrons envolvida na geração de trifosfato de adenosina (ATP). Mutações no DNAmt podem resultar na incapacidade de gerar ATP. Este defeito afeta especialmente tecidos com uso intenso de ATP, como o músculo esquelético e o sistema nervoso central. Não se compreende por que o defeito na LHON é confinado largamente ao nervo óptico e à retina. Outros distúrbios mitocondriais realmente afetam músculos esqueléticos, mais notavelmente encefalopatia mitocondrial com fibras vermelhas irregulares (MERRF).

B. A LHON é herdada por meio de mutações de DNAmt. Todo o DNAmt em nossos corpos vem exclusivamente do óvulo. O espermatozoide não faz contribuição de DNAmt. Portanto, a LHON é herdada somente da mãe. Além disso, uma célula típica carrega 10 a 100 moléculas separadas de DNAmt, e somente uma fração delas carrega a mutação. Isso é conhecido como **heteroplasmia**. Em uma mulher afetada, o nível de DNA mutante em óvulos diferentes pode variar de 10 a 90%. Assim, alguns membros da prole podem ser gravemente afetados, enquanto outros podem não mostrar sinal algum. Além disso, em qualquer prole, o nível de DNAmt mutante irá variar de tecido para tecido e de célula para célula.

C. A LHON afeta indivíduos do sexo masculino 4 a 5 vezes mais que do sexo feminino. Pensa-se que esta diferença deve-se a um fator no cromossomo X que modifica a gravidade de uma mutação mitocondrial. Embora DNAmt codifique componentes essenciais da cadeia de transporte de elétrons, há cópias para a maioria dos componentes mitocondriais também codificadas no genoma nuclear.

CASO 5

A. A síndrome de Down ocorre aproximadamente em 1 a cada 700 nascidos vivos. Aspectos comuns incluem atraso do desenvolvimento, retardo do crescimento, cardiopatia congênita (50%), imunodeficiência, e feições faciais e dismórficas maiores e menores, incluindo fissuras palpebrais oblíquas para cima (82%), excesso de pele na nuca (81%), braquicefalia (75%), articulações hiperextensíveis (75%), ponte nasal achatada (68%), dobras epicânticas (59%), orelhas pequenas (50%) e dobras palmares transversas (53%).

B. Há duas anormalidades genéticas principais associadas com a síndrome de Down. A anormalidade mais comum ocorre em crianças nascidas de pais com cariótipos normais. Ela é causada por não disjunção do cromossomo 21 durante a segregação meiótica, resultando em um cromossomo 21 extra, ou em trissomia 21 com 47 cromossomos na cariotipagem. Alternativamente, a síndrome de Down pode ser causada por rearranjo do DNA, resultando na fusão do cromossomo 21 com outro cromossomo acrocêntrico por meio de seu centrômero. Este cromossomo anormal é designado como um cromossomo de translocação robertsoniana. Diferentemente daqueles com trissomia 21, esses indivíduos têm 46 cromossomos na cariotipagem. Este tipo de translocação pode ser herdado algumas vezes de um genitor portador.

Ambas essas anormalidades genéticas resultam em um aumento de 50% na dose de genes para quase todos os genes do cromossomo 21. Em outras palavras, a quantidade de proteína produzida para todos, ou quase todos, os genes no cromossomo 21 é aproximadamente 150% do normal na síndrome de Down. Os genes que contribuem para o fenótipo da síndrome de Down incluem o gene que codifica a proteína amiloide encontrada nas placas senis da doença de Alzheimer e o gene que codifica a forma citoplasmática de superóxido dismutase, que desempenha um papel importante no metabolismo de radicais livres.

C. Não se sabe por que a idade materna avançada está associada com um risco aumentado de síndrome de Down. Uma teoria sugere que anormalidades bioquímicas afetam a capacidade de os cromossomos se disjuntarem, e que essas anormalidades se acumulam ao longo do tempo. Como o desenvolvimento das células germinativas se completa no sexo feminino antes do nascimento, essas anormalidades bioquímicas podem se acumular dentro das células do óvulo quando a mãe envelhece, assim aumentando o risco de não disjunção. Outra hipótese é a de que alterações estruturais, hormonais e imunológicas ocorrem no útero quando a mulher envelhece, produzindo um ambiente menos capaz de rejeitar um embrião com desenvolvimento anormal. Portanto, um útero mais velho teria maior probabilidade de suportar um concepto com trissomia 21 até o termo. Alternativamente, é possível que uma combinação desses e de outros fatores genéticos possa contribuir para a relação entre idade materna avançada e uma incidência aumentada de síndrome de Down.

CASO 6

A. A ligação cruzada de IgE ligada à superfície por antígeno ativa mastócitos e basófilos teciduais, induzindo a liberação imediata de mediadores pré-formados e a síntese de mediadores recém-gerados. Mastócitos e basófilos também têm a capacidade de sintetizar e liberar citocinas pró-inflamatórias, que são fatores de crescimento e reguladores que interagem em redes complexas. A interação de mediadores com vários órgãos-alvo e células das vias aéreas podem induzir uma **resposta alérgica bifásica**: uma fase precoce, mediada principalmente por liberação de histamina e outros mediadores armazenados (triptase, quimase, heparina, sulfato de condroitina e fator de necrose tumoral [TNF]), enquanto os eventos da fase tardia são induzidos após geração de metabólitos do ácido araquidônico (leucotrienos e prostaglandinas), fator ativador de plaquetas e síntese *de novo* de citocinas.

Histologicamente, a resposta precoce é caracterizada por permeabilidade vascular, vasodilatação, edema tecidual e um infiltrado celular discreto com maioria de granulócitos. A resposta de fase tardia é caracterizada por eritema, induração, calor, queimação e prurido e, microscopicamente, por um influxo celular significativo, principalmente de eosinófilos e células mononucleares. Mudanças compatíveis com remode-

698 Fisiopatologia da Doença

lamento de vias aéreas e hiper-reatividade de tecidos também podem ocorrer.

B. Pacientes com rinite alérgica desenvolvem espirros paroxísticos crônicos ou episódicos; prurido nasal, ocular, ou no palato; e rinorreia aquosa desencadeada por exposição a um alérgeno específico. Os pacientes podem demonstrar sinais de prurido crônico nas vias aéreas superiores, inclusive uma dobra nasal horizontal pela frequente esfregação do nariz ("saudação alérgica") e "estalidos" do palato por esfregar o palato pruriginoso com a língua. Sintomas de obstrução nasal podem se tornar crônicos como um resultado de mecanismos alérgicos persistentes da fase tardia. As membranas mucosas nasais podem ter um aspecto azul-pálido e sujo. As crianças frequentemente mostram sinais de respiração bucal obrigatória, inclusive fácies alongada, maxilas estreitas, eminências malares achatadas, sobremordida acentuada e palatos com arqueamento alto (a chamada fácies adenoide).

C. Otite média serosa e sinusite são comorbidades importantes em pacientes com rinite alérgica. Ambas as condições ocorrem secundariamente às passagens nasais e aos óstios sinusais obstruídos em pacientes com rinite crônica alérgica ou não alérgica. Complicações de rinite crônica devem ser consideradas em pacientes com rinite protraída não responsiva à terapia, asma refratária ou bronquite persistente. Otite serosa resulta de obstrução da tuba auditiva por edema da mucosa e hipersecreção. Crianças com otite média serosa podem se apresentar com perda auditiva de condução, retardo da fala, e otite média recorrente associada com obstrução nasal crônica.

A sinusite pode ser aguda, subaguda ou crônica, a depender da duração dos sintomas. A obstrução da drenagem ostiomeatal em pacientes com rinite crônica predispõe à infecção bacteriana nas cavidades sinusais. Os pacientes manifestam sintomas de corrimento nasal persistente, tosse, desconforto sinusal e obstrução nasal. O exame pode revelar otite média crônica, edema infraorbitário, mucosa nasal inflamada e secreção nasal purulenta. O diagnóstico radiológico por uma radiografia ou tomografia computadorizada (TC) revela opacificação sinusal, espessamento de membranas ou a presença de nível hidroaéreo.

CASO 7

A. A causa mais provável das infecções recorrentes desta criança é a doença de imunodeficiência combinada grave (SCID). Esses pacientes têm falha completa ou quase completa do desenvolvimento de componentes celulares e humorais do sistema imune. A transferência placentária de imunoglobulina materna é insuficiente para proteger essas crianças de infecção, e, por esse motivo, elas apresentam infecções graves em uma idade muito jovem.

B. SCID é um grupo heterogêneo de distúrbios genéticos e celulares caracterizados por uma falta de maturação celular de células-tronco linfoides, resultando em números e função reduzidos tanto de linfócitos B quanto T, e hipogamaglobulinemia. Os defeitos genéticos e celulares podem acontecer em muitos níveis diferentes, começando com receptores de mem-

brana superficiais, mas também incluindo deficiências em transdução de sinais ou vias bioquímicas metabólicas. Embora os diferentes defeitos moleculares possam causar fenótipos clinicamente indistinguíveis, a identificação de mutações específicas possibilita melhora do aconselhamento genético, diagnóstico pré-natal e detecção de portadores.

O defeito genético mais comum é uma forma de SCID ligada ao X (XSCID) na qual o defeito de maturação é principalmente na linhagem de linfócitos T e é devido a uma mutação pontual na cadeia γ do receptor IL-2. Esta cadeia γ defeituosa é compartilhada pelos receptores para IL-4, IL-7, IL-9 e IL-15, levando à disfunção de todos esses receptores de citocinas. A sinalização defeituosa por meio do receptor IL-7 parece bloquear a maturação normal de linfócitos T. Os números de células B circulantes podem estar preservados, mas as respostas IL-2 deficientes inibem a proliferação de células T, B e NK, explicando os defeitos imunes combinados observados em pacientes com XSCID.

Vários defeitos herdados de modo autossômico têm sido identificados. Um defeito na cadeia α do receptor IL-7 pode levar a uma forma recessiva de SCID por meio de mecanismos semelhantes a XSCID, mas com células NK intactas.

Cerca de 20% dos casos de SCID são cáusados por uma deficiência de adenosina desaminase (ADA), que é uma enzima na via de salvamento das purinas, responsável pelo metabolismo da adenosina. A ausência da enzima ADA resulta em um acúmulo de metabólitos tóxicos de adenosina dentro das células. Esses metabólitos inibem a proliferação normal de linfócitos e levam à citopenia extrema, tanto de linfócitos T quanto B. A deficiência imunológica combinada e a apresentação clínica desse distúrbio, conhecido como SCID-ADA, são idênticas às das outras formas de SCID. Anormalidades esqueléticas e neurológicas podem estar associadas com essa doença.

Uma forma autossômica recessiva alternativa de SCID é uma deficiência de ZAP-70, uma tirosina-quinase importante na função normal de linfócitos T. A deficiência dessa tirosina-quinase resulta em ausência total de linfócitos T CD8 e linfócitos T CD4 funcionalmente defeituosos, mas em linfócitos B e atividade de NK normais. Mutações de subunidades de CD3δ, CD3γ e CD3ε podem levar a um desenvolvimento parcialmente interrompido de expressão de TCR e deficiência grave de células T.

Deficiências tanto de p56[kk] quanto de Jak3 (Janus-quinase 3) também podem levar à SCID por meio de transdução de sinais defeituosa; p56[kk] é uma tirosina-quinase associada com receptor de células T essencial para a diferenciação, ativação e proliferação dessas células. Jak3 é uma molécula de sinalização associada com receptor de citocinas. Finalmente, têm sido identificados pacientes com recombinação defeituosa ativando produtos de genes (*RAG-1* e *RAG-2*). RAG-1 e RAG-2 iniciam a recombinação de proteínas ligadoras de antígenos, imunoglobulinas e receptores de células T. O defeito leva a deficiências quantitativas e qualitativas (funcionais) de linfócitos T e B.

C. Sem tratamento, a maioria dos pacientes com SCID morre dentro dos primeiros 1 a 2 anos.

CAPÍTULO 25 Respostas dos Estudos de Casos **699**

CASO 8

A. Esta criança tem agamaglobulinemia ligada ao X, anteriormente chamada de agamaglobulinemia de Bruton. A história de múltiplas infecções ocorrendo depois da idade de 6 meses, a história familiar de um tio materno com infecção fatal, a infecção grave atual com *Streptococcus pneumoniae*, e a ausência de linfócitos B circulantes são características deste distúrbio.

B. O defeito principal é uma mutação no gene *BTK* (tirosina-quinase de Bruton), que é localizado no cromossomo X. Esse produto gênico é uma proteína de sinalização específica para células B necessária para a maturação normal dessas células. A mutação afeta o domínio catalítico da proteína, interrompendo a maturação de células B. Isso, por sua vez, leva a níveis ausentes ou muito reduzidos das imunoglobulinas IgA, IgG e IgM. Sua ausência ou redução é um problema particular no combate a infecções por bactérias encapsuladas, porque essas bactérias requerem ligação a anticorpos para opsonização eficiente. Por isso, os pacientes são particularmente suscetíveis a infecções por bactérias como *Haemophilus influenzae* e *S. pneumoniae*. Como eles não podem montar uma resposta de anticorpos, também desenvolvem pouca imunidade a essas infecções e, assim, são suscetíveis a infecções repetidas com o mesmo microrganismo.

C. A criança afetada é relativamente protegida por anticorpos maternos circulantes até 4 a 6 meses de idade. O sistema imune da criança não é afetado, mas quando os níveis de anticorpos maternos diminuem, a criança se torna crescentemente suscetível a infecções, sobretudo por bactérias encapsuladas.

CASO 9

A. Indivíduos com imunodeficiência variável comum (IVC) comumente desenvolvem infecções recorrentes sinopulmonares, como sinusite, otite média, bronquite e pneumonia. Patógenos comuns são as bactérias encapsuladas como *S. pneumoniae, H. influenzae* e *Moraxella catarrhalis*. Bronquiectasia pode se desenvolver como um resultado dessas infecções recorrentes. Eles também podem desenvolver má absorção GI por supercrescimento bacteriano ou infecção crônica por *Giardia* no intestino delgado.

B. A IVC é um distúrbio heterogêneo em que a anormalidade imunológica primária é uma redução marcante na produção de anticorpos, com números normais ou reduzidos de células B circulantes. Isso é causado mais comumente por um defeito na diferenciação terminal de linfócitos B em resposta a estímulos dependentes e independentes de linfócitos T. Entretanto, tem sido demonstrado que defeitos no desenvolvimento de linfócitos B ocorrem em qualquer fase da via de maturação.

Em muitos pacientes, o defeito é intrínseco à população de linfócitos B. Aproximadamente 15% dos pacientes com IVC demonstram expressão deficiente de TACI (ativador transmembrana, modulador de cálcio e interator do ligante de ciclofilina), um membro da família de receptores de TNF, na superfície de células B. Carecendo de um TACI funcional, as células B afetadas não responderão a fatores ativadores de células B, resultando em produção deficiente de imunoglobulinas. Outro defeito, que pode levar à IVC, envolve expressão deficiente do marcador superficial de células B, CD19. Quando complexado com CD21 e CD81, CD19 facilita ativação celular por meio de receptores de células B. O desenvolvimento das células B não é afetado, mas a função humoral é deficiente. Várias anormalidades de células T também podem levar a defeitos imunes com deficiência subsequente da diferenciação de células B. Uma mutação do gene coestimulador induzível de células T (*ICOS*), expresso por células T ativadas e responsável por ativação de células B e produção de anticorpos, pode ser o defeito molecular em alguns casos de IVC. A disfunção de linfócitos T pode se manifestar como atividade supressora de linfócitos T aumentada, produção diminuída de citocinas, síntese defeituosa de fatores de crescimento de linfócitos B, expressão deficiente de genes de citocinas em células T, mitogênese diminuída de células T, e função deficiente de células *killer* ativadas por linfocinas.

C. Indivíduos com IVC estão em risco aumentado de distúrbios autoimunes e neoplasias malignas. Os distúrbios autoimunes mais comumente observados em associação com IVC incluem púrpura trombocitopênica imune, anemia hemolítica e artrite soronegativa simétrica. As neoplasias malignas associadas com IVC incluem linfomas, carcinoma gástrico e cânceres de pele.

D. O tratamento é principalmente sintomático, juntamente com reposição de imunoglobulina e infusões mensais de IVIG.

CASO 10

A. A pneumonia por *Pneumocystis* é vista comumente na aids. Um teste de anticorpo para HIV-1 deve ser obtido sempre que houver suspeita do diagnóstico de *Pneumocystis jirovecii*.

B. A aids é a consequência da infecção por HIV-1, um retrovírus que infecta múltiplas linhagens celulares, inclusive linfócitos, monócitos, macrófagos e células dendríticas. Com a infecção por HIV, há uma redução absoluta de linfócitos T CD4, um déficit acompanhante na função dos linfócitos T CD4 e um aumento associado de linfócitos T citotóxicos (CTLs) CD8. Além dos defeitos imunes mediados por células, a função dos linfócitos B é alterada de tal forma que muitos indivíduos afetados têm hipergamaglobulinemia acentuada, mas respostas deficientes de anticorpos específicos. A imunossupressão resultante predispõe os pacientes ao conjunto de infecções oportunistas que caracterizam a aids.

A perda de células CD4 vista na infecção por HIV é o resultado de mecanismos múltiplos, inclusive (1) destruição autoimune, (2) infecção viral direta e destruição, (3) fusão e formação de células gigantes multinucleadas, (4) toxicidade de proteínas virais para linfócitos T CD4 e precursores hematopoiéticos, e (5) apoptose (morte celular programada).

C. As manifestações clínicas da infecção por HIV e aids são a consequência direta de imunossupressão progressiva e grave

700 Fisiopatologia da Doença

e podem ser correlacionadas com o grau de destruição de linfócitos T CD4. A infecção por HIV pode se apresentar como uma síndrome febril aguda autolimitada, o que é frequentemente seguido por um período longo, clinicamente silencioso, às vezes associado com linfadenopatia generalizada. A evolução no tempo da progressão da doença pode variar; a maioria dos indivíduos permanece assintomática por 5 a 10 anos. Aproximadamente 70% dos indivíduos infectados com HIV desenvolverão aids depois de uma década de infecção. Aproximadamente 10% dos infectados manifestam progressão rápida para aids dentro de 5 anos depois da infecção. Uma minoria dos indivíduos é de "não progressivos em longo prazo". Fatores genéticos, respostas imunes citotóxicas do hospedeiro e carga viral e virulência parecem ter um impacto sobre a suscetibilidade à infecção e a velocidade de progressão da doença. Terapia antirretroviral com fármacos múltiplos tem mudado drasticamente essa história natural e prolongado a sobrevida de modo marcante.

Quando a contagem de CD4 diminui, a incidência de infecção aumenta. Em contagens de CD4 entre 200/μL e 500/μL, os pacientes estão em risco aumentado para infecções bacterianas, inclusive pneumonia e sinusite. À medida que as contagens de CD4 continuam a cair – geralmente abaixo de 250/μL –, eles estão em alto risco para infecções oportunistas, como pneumonia por *Pneumocystis*, candidíase, toxoplasmose, meningite criptocócica, retinite por citomegalovírus (CMV) e infecção pelo complexo *Mycobacterium avium*. Indivíduos infectados por HIV também estão em risco aumentado para certas neoplasias malignas, inclusive sarcoma de Kaposi, linfoma não Hodgkin, linfoma primário do SNC, carcinoma cervical invasivo e carcinoma espinocelular. Outras manifestações de aids incluem o complexo demencial da aids, neuropatia periférica, artrites monoarticulares e poliarticulares, febres inexplicáveis e perda de peso. Visto que os pacientes estão com vidas mais longas devido a terapias antirretrovirais (TARVs) potentes, complicações cardiovasculares são mais proeminentes. A TARV tem sido associada com dislipidemia e anormalidades metabólicas, inclusive resistência à insulina. A infecção por HIV também pode ser aterogênica, por meio de efeitos sobre lipídeos e mecanismos pró-inflamatórios.

CASO 11

A. A apresentação deste paciente é característica de endocardite infecciosa não tratada, uma infecção das valvas cardíacas. O fator predisponente mais comum é a presença de valvas cardíacas estruturalmente anormais relacionadas com cardiopatia reumática, cardiopatia congênita, valva protética ou endocardite prévia. O uso de drogas injetáveis também é um fator de risco importante para essa doença. A história do paciente de enfermidade significativa quando criança depois de uma inflamação da garganta sugere a possibilidade de cardiopatia reumática.

B. Os agentes infecciosos mais comuns que causam endocardite em valva natural são bactérias gram-positivas, incluindo estreptococos do grupo viridans, *S. aureus* e enterococos. Devido à história de tratamento dental recente, o patógeno mais provável neste paciente seria estreptococo do grupo viridans, que é da flora normal da boca e pode passar transitoriamente pela corrente sanguínea após tratamento dental.

C. Os fatores hemodinâmicos que predispõem os pacientes ao desenvolvimento de endocardite incluem (1) uma corrente com jato de alta velocidade causando fluxo turbulento, (2) fluxo de uma câmara de pressão alta para uma de pressão baixa, e (3) um orifício comparativamente estreito separando duas câmaras que cria um gradiente de pressão. As lesões de endocardite tendem a se formar na superfície da valva na câmara cardíaca de pressão inferior. O endotélio danificado, predisposto, de uma valva anormal – ou endotélio danificado por corrente de jato – promove o depósito de fibrina e plaquetas, formando vegetações estéreis. Quando ocorre bacteriemia, como após tratamento dental, microrganismos podem ser depositados sobre essas vegetações estéreis. Uma vez infectadas, as lesões continuam a crescer por meio do depósito adicional de plaquetas e fibrina. Essas vegetações atuam como uma proteção contra mecanismos de defesa do hospedeiro, como fagocitose e lise mediada por complemento. É por isso que a administração prolongada de antibióticos bactericidas e possível intervenção operatória são necessárias para a cura.

D. As pápulas dolorosas encontradas nos coxins dos dedos das mãos e dedos dos pés deste homem são nódulos de Osler. Pensa-se que eles sejam causados por depósito de imunocomplexos na pele. Acredita-se que as máculas hemorrágicas indolores (lesões de Janeway) e as hemorragias em estilhaço resultem de microembolias a partir das vegetações cardíacas.

E. Além dos sintomas descritos neste homem (febre, calafrios, sudorese noturna, mal-estar geral, manchas de Roth, lesões de Janeway, hemorragias em estilhaço e nódulos de Osler), os pacientes com endocardite infecciosa podem desenvolver queixas multissistêmicas, inclusive cefaleias, dor nas costas, sintomas neurológicos focais, dispneia, edema pulmonar, dor torácica, tosse, débito urinário diminuído, hematúria, dor no flanco, dor abdominal e outras. Esses sintomas e sinais refletem (1) alterações hemodinâmicas por dano valvar, (2) lesão de órgãos finais por êmbolos sépticos (endocardite do lado direito causa êmbolos para os pulmões; endocardite do lado esquerdo causa êmbolos para encéfalo, baço, rim, trato GI e extremidades), (3) depósito de imunocomplexos que causam glomerulonefrite aguda, e (4) bacteriemia persistente e semeadura distal da infecção, resultando na formação de abscessos.

A morte geralmente é causada por colapso hemodinâmico após ruptura das valvas aórtica ou mitral, ou por êmbolos sépticos para o SNC, resultando em abscessos cerebrais ou aneurismas micóticos, com hemorragia intracraniana resultante. Fatores de risco para um desfecho fatal incluem envolvimento cardíaco do lado esquerdo, causas bacterianas além de estreptococos do grupo viridans, comorbidades médicas, complicações da endocardite (insuficiência cardíaca, abscesso do anel valvar ou doença embólica) e, para aqueles com vegetações grandes e destruição valvar significativa, retardo da cirurgia valvar.

CAPÍTULO 25 Respostas dos Estudos de Casos **701**

CASO 12

A. O diagnóstico mais provável neste paciente é meningite. O caráter agudo e grave da apresentação é mais compatível com uma causa bacteriana piogênica, embora causas virais, micobacterianas e fúngicas também devessem ser consideradas. Em adultos, os patógenos bacterianos mais prováveis são *Neisseria meningitidis* e *S. pneumoniae*. Em lactentes com menos de 3 meses, os patógenos mais comuns são aqueles aos quais o lactente é exposto no canal urogenital materno, inclusive *E. coli* e outros bacilos gram-negativos, estreptococos do grupo B e outros e *Listeria monocytogenes*. Entre as idades de 3 meses e 15 anos, *N. meningitidis* e *S. pneumoniae* são os patógenos mais comuns. *H. influenzae*, previamente a causa mais comum de meningite neste grupo etário, agora é uma preocupação principalmente na criança não imunizada.

B. A maioria dos casos de meningite bacteriana começa pela colonização da nasofaringe do hospedeiro. Isso é seguido por invasão local do epitélio da mucosa e bacteriemia subsequente. Segue-se lesão de células endoteliais cerebrais que resulta em permeabilidade aumentada da barreira hematencefálica, facilitando a invasão das meninges. A resposta inflamatória consequente no espaço subaracnóideo causa edema encefálico, vasculite e infarto, levando finalmente a fluxo diminuído do líquido cerebrospinal, hidrocefalia, piora do edema encefálico, pressão intracraniana aumentada e fluxo sanguíneo encefálico diminuído.

Os patógenos bacterianos responsáveis por meningite possuem várias características que facilitam os passos já listados. A colonização nasal é facilitada pelas pilosidades na superfície bacteriana de *N. meningitidis* que ajudam na fixação à mucosa. *N. meningitidis*, *H. influenzae* e *S. pneumoniae* também produzem proteases IgA que clivam a IgA, o anticorpo comumente responsável por inibir a aderência de patógenos à superfície da mucosa. Ao clivar o anticorpo, as bactérias são capazes de evadir desse importante mecanismo de defesa do hospedeiro. Além disso, *N. meningitidis*, *H. influenzae* e *S. pneumoniae* são encapsuladas, o que pode ajudar na colonização da nasofaringe bem como na invasão sistêmica. A cápsula inibe a fagocitose por neutrófilos e resiste à atividade bactericida clássica mediada por complemento, aumentando a sobrevivência e replicação bacteriana.

Permanece desconhecido o modo como patógenos bacterianos ganham acesso ao SNC. Pensa-se que células do plexo corioide possam conter receptores para eles, facilitando o movimento para dentro do espaço subaracnóideo. Uma vez que o patógeno bacteriano esteja no espaço subaracnóideo, os mecanismos de defesa do hospedeiro são inadequados para controlar a infecção. Componentes da superfície subcapsular das bactérias, como a parede celular e os lipopolissacarídeos, induzem uma resposta inflamatória acentuada mediada por IL-1, IL-6, metaloproteinases da matriz e TNF. Apesar da indução de resposta inflamatória e leucocitose marcantes, há uma falta relativa de opsonização e atividade bactericida, de modo que as bactérias são pouco eliminadas do líquido cerebrospinal. A resposta inflamatória do hospedeiro, com liberação de citocinas e enzimas proteolíticas, leva à perda de integridade de membranas, com resultante tumefação celular e edema encefálico, contribuindo para muitas das consequências fisiopatológicas dessa doença.

C. O edema encefálico pode ser de origem vasogênica, citotóxica ou intersticial. O edema encefálico vasogênico é causado principalmente pelo aumento da permeabilidade da barreira hematencefálica, que ocorre quando as bactérias invadem o líquido cerebrospinal. Edema encefálico citotóxico resulta da tumefação de elementos celulares do encéfalo. Isso acontece em razão de fatores tóxicos liberados pelas bactérias e pelos neutrófilos. O edema intersticial é devido à obstrução do fluxo de líquido cerebrospinal.

D. Qualquer paciente com suspeita de meningite bacteriana deve ser submetido a uma punção lombar de emergência, com coloração de Gram e cultura do líquido cerebrospinal. Se houver preocupação quanto a um problema neurológico focal – como pode ocorrer com um abscesso –, TC ou RMN do encéfalo deve ser realizada antes da punção lombar.

Antibióticos devem ser administrados imediatamente, sem esperar por estudo de imagem ou punção lombar, se for previsto retardo para esses procedimentos. Corticosteroides também devem ser administrados se houver suspeita de meningite pneumocócica. A importância da resposta imune em desencadear edema encefálico tem levado pesquisadores a estudar o papel de medicamentos anti-inflamatórios adjuvantes para meningite bacteriana. Há evidências de que o uso de corticosteroides diminua o risco de perda auditiva neurossensorial em crianças com meningite por *H. influenzae* e a mortalidade entre adultos com meningite pneumocócica. O benefício de corticosteroides adjuvantes para outros tipos de meningite não é comprovado.

CASO 13

A. O paciente descrito neste caso tem uma infecção moderadamente grave e um diagnóstico subjacente de DPOC, requerendo hospitalização, mas não admissão em UTI. Os patógenos mais prováveis são *S. pneumoniae*, *H. influenzae* e *M. catarrhalis*. Outros patógenos potenciais incluem *Mycoplasma pneumoniae*, *Chlamydophila pneumoniae*, *Legionella pneumophila* e vírus respiratórios. Tuberculose e fungos também devem ser considerados, embora estes sejam menos prováveis neste paciente com uma apresentação tão aguda. Anaeróbios também são improváveis sem uma história de abuso de substâncias ou estado mental deprimido recente. Se este paciente necessitasse de internação em UTI, os patógenos atípicos, *M. pneumoniae* e *C. pneumoniae*, seriam muito menos prováveis, e *S. aureus* e *Pseudomonas aeruginosa* deveriam ser acrescentados ao diagnóstico diferencial, particularmente se o paciente tiver sido hospitalizado recentemente.

B. Patógenos pulmonares atingem os pulmões por uma de quatro vias: (1) inalação de gotículas infecciosas para as vias aéreas inferiores, (2) aspiração de conteúdo da orofaringe, (3) disseminação ao longo da superfície da membrana mucosa, e (4) disseminação hematogênica.

C. Os mecanismos de defesa antimicrobianos normais incluem os seguintes: (1) filtração aerodinâmica por sujeição do ar entrante à turbulência nas passagens nasais e, então, mudanças

702   Fisiopatologia da Doença

na direção da corrente de ar quando ela se move ao longo da faringe e árvore traqueobrônquica; (2) o reflexo da tosse para remover material aspirado, excesso de secreções e corpos estranhos; (3) o sistema de transporte mucociliar, movendo a camada de muco para cima até a laringe; (4) células fagocitárias, inclusive macrófagos alveolares e PMNs, bem como respostas imunes humorais e celulares que ajudam a eliminar os patógenos; e (5) secreções pulmonares contendo surfactante, lisozima e proteínas ligadoras de ferro, que ajudam, adicionalmente, na destruição de bactérias.

D. Fatores de risco comuns do hospedeiro incluem os seguintes: (1) estado imunocomprometido, resultando em disfunção imune e risco aumentado de infecções; (2) doença pulmonar crônica, resultando em limpeza mucociliar diminuída; (3) alcoolismo ou outra redução do nível de consciência, que aumenta o risco de aspiração; (4) abuso de drogas injetáveis, que aumenta o risco de disseminação hematogênica de patógenos; (5) exposição ambiental ou a animais, resultando na inalação de patógenos específicos; (6) residência em uma instituição, com seu risco associado de microaspirações, e exposição por meio de instrumentação (cateteres e entubação); e (7) infecção recente por *influenza*, levando à desintegração do epitélio respiratório, disfunção ciliar e inibição de PMNs. Este paciente tem uma história de doença pulmonar crônica, aumentando seu risco de pneumonia, e é imunocomprometido pelo uso de corticosteroides para sua DPOC.

CASO 14

A. Há três modos principais de transmissão de patógenos que causam diarreia infecciosa. Patógenos como *Vibrio cholerae* são veiculados pela água e transmitidos por meio de um suprimento de água contaminado. Vários patógenos, inclusive *S. aureus* e *Bacillus cereus*, são transmitidos por alimentos contaminados. Finalmente, alguns patógenos, como *Shigella* e *Rotavirus*, são transmitidos por disseminação de pessoa a pessoa e, por isso, são comumente observados em cenários institucionais, como creches.

B. A descrição da diarreia desta paciente como profusa e aquosa sugere um local de infecção no intestino delgado. O intestino delgado é o local significativo de eletrólitos e líquidos. A desintegração desse processo leva à produção de diarreia aquosa profusa, como visto nesta paciente.

C. A causa mais provável da diarreia nesta paciente, que retornou recentemente do México, é *E. coli* enterotoxigênica (ETEC), que é a causa mais comum de diarreia do viajante. A diarreia resulta da produção de duas enterotoxinas que "envenenam" as células do intestino delgado, causando diarreia aquosa. ETEC produz tanto uma toxina termolábil quanto uma termoestável. A enterotoxina termolábil ativa adenilato-ciclase e a formação de AMPc, que estimula secreção de água e eletrólitos por células endoteliais intestinais. A toxina termoestável produzida por ETEC resulta em ativação de guanilil-ciclase, causando diarreia aquosa.

CASO 15

A. Os fatores que contribuem para sepse hospitalar são dispositivos de monitoramento invasivos, cateteres de permanência, procedimentos cirúrgicos extensos e número aumentado de pacientes imunocomprometidos.

B. A sepse geralmente começa com uma infecção localizada. Bactérias podem então invadir a corrente sanguínea diretamente (levando à bacteriemia e a hemoculturas positivas), ou podem proliferar localmente e liberar toxinas na corrente sanguínea. As bactérias gram-negativas contêm uma endotoxina, o componente lipídeo A do complexo lipopolissacarídeo-fosfolipídeo-proteína presente na membrana externa da célula. A endotoxina ativa a cascata da coagulação, o sistema do complemento e o sistema cinina, assim como a liberação de vários mediadores do hospedeiro, como citocinas, fator ativador de plaquetas, endorfinas, fator relaxante derivado do endotélio, metabólitos do ácido araquidônico, fatores depressores do miocárdio, óxido nítrico e outros. Quando a sepse persiste, a imunossupressão do hospedeiro desempenha um papel crítico. Estímulos específicos como microrganismo, inóculo e local da infecção estimulam células T CD4 a secretar citocinas, com propriedades inflamatórias (célula T auxiliar tipo 1) ou anti-inflamatórias (célula T auxiliar tipo 2) (**Figura 4-11**). Entre os pacientes que morrem de sepse, há uma perda significativa de células essenciais para a resposta imune adaptativa (linfócitos B, células T CD4, células dendríticas). Acredita-se que a apoptose desempenhe um papel essencial na diminuição dessas linhas celulares e regule para baixo as células imunes sobreviventes.

C. Um estado circulatório hiperdinâmico, descrito como choque distributivo para enfatizar a má distribuição do fluxo sanguíneo para os vários tecidos, é o achado hemodinâmico comum na sepse. A liberação de substâncias vasoativas (inclusive óxido nítrico) resulta na perda de mecanismos normais de autorregulação vascular, produzindo desequilíbrios no fluxo sanguíneo, com desvio regional e hipoperfusão relativa de alguns órgãos. Depressão do miocárdio também ocorre, com redução das frações de ejeção ventricular tanto esquerda quanto direita e aumento dos volumes finais diastólico e sistólico. Essa depressão miocárdica tem sido atribuída a efeitos tóxicos diretos de óxido nítrico, TNF e IL-1. Hipotensão refratária pode suceder, resultando em hipoperfusão e lesão de órgãos-alvo.

D. Falência de órgãos resulta de uma combinação de perfusão diminuída e lesão microvascular induzida por respostas inflamatórias locais e sistêmicas à infecção. A má distribuição do fluxo sanguíneo acentuada pela deficiência da capacidade de deformação das hemácias, com obstrução microvascular. A agregação de neutrófilos e plaquetas também pode reduzir o fluxo sanguíneo. A desmarginação de neutrófilos do endotélio vascular resulta em maior liberação de mediadores inflamatórios e migração subsequente de neutrófilos para os tecidos. Componentes do sistema do complemento são ativados, atraindo mais neutrófilos e liberando substâncias localmente ativas, como prostaglandinas e leucotrienos. O resultado líquido de todas essas alterações é o colapso microvascular e, finalmente, a falência de órgãos.

CAPÍTULO 25 Respostas dos Estudos de Casos **703**

E. O desfecho da sepse depende do número de órgãos em fa-lência, com uma taxa de mortalidade de 70% em pacientes que desenvolvem falência de três ou mais sistemas de órgãos.

CASO 16

A. Os tumores carcinoides são originários de tecido neuroen-dócrino, especificamente das células enterocromafins. Estas células migram durante a embriogênese para a camada sub-mucosa dos intestinos e os brônquios pulmonares. Portanto, tumores carcinoides são mais comumente encontrados nos intestinos e pulmões.

B. Como os tumores carcinoides são derivados de tecido neu-roendócrino, eles podem secretar muitos peptídeos que têm efeitos sistêmicos. Essa secreção deve-se à ativação inapro-priada da capacidade sintética latente que todas as células neuroendócrinas possuem. Muitos dos peptídeos são vasoati-vos e podem causar vasodilatação, resultando em rubor. Eles também podem causar sibilância, diarreia, salivação excessiva, ou fibrose das valvas cardíacas ou de outros tecidos.

C. A produção de serotonina é característica de tumores car-cinoides intestinais. A serotonina é metabolizada em 5-HIAA. Portanto, o achado de níveis altos de 5-HIAA em uma coleta de urina de 24 horas em um paciente com rubor ou outros sin-tomas é altamente sugestivo do diagnóstico. Carcinoides brôn-quicos raramente produzem 5-HIAA e, portanto, raramente se apresentam com a síndrome carcinoide; em vez disso, eles frequentemente produzem ACTH ectópico, resultando na síndrome de Cushing.

CASO 17

A. Acredita-se que os adenomas estejam relacionados com carcinoma colorretal por meio de alterações genéticas passo a passo (ou batidas), com os adenomas representando uma le-são pré-cancerosa que pode finalmente progredir para câncer. Acredita-se que alterações genéticas passo a passo, incluindo tanto ativação de oncogene quanto inativação de gene supres-sor de tumor, resultam em mudanças fenotípicas que progri-dem para neoplasia.

B. Duas linhas principais de evidência dão suporte ao modelo de alterações genéticas passo a passo no câncer de colo. (1) Sa-be-se que síndromes familiares de câncer de colo resultam de mutações da linhagem germinativa, implicando uma causa genômica. A polipose adenomatosa familiar é o resultado de uma mutação no gene *APC*, enquanto o carcinoma colorre-tal hereditário sem polipose está associado com mutações nos genes de reparo de DNA, *hMSH2* e *hMLH1*. (2) Sabe-se que vários fatores ligados a um risco aumentado de câncer do colo são carcinogênicos. Substâncias derivadas da flora bacteriana colônica, alimentos ou metabólitos endógenos são sabidamen-te mutagênicos. Níveis dessas substâncias podem ser diminuí-dos pela ingestão de uma dieta pobre em gorduras e rica em fibras. Estudos epidemiológicos sugerem que tal mudança na dieta pode reduzir o risco de câncer de colo.

C. O defeito molecular mais precoce na patogênese do câncer de colo é a aquisição de mutações somáticas no gene *APC* na mucosa colônica normal. Esse defeito causa regulação anor-mal de β-catenina, o que leva à proliferação celular anormal e aos passos iniciais na formação de tumor. Defeitos subsequen-tes na via de sinalização TGF-β inativam esta via inibidora de crescimento importante e levam à proliferação adicional de tumor na mucosa e ao desenvolvimento de pequenos adenomas. Ativação por mutação do gene *K-ras* leva à ativação constitutiva de uma via de sinalização proliferativa importante e é comum nesses estágios. Ela aumenta ainda mais o poten-cial proliferativo das células tumorais adenomatosas. Deleção ou perda de expressão do gene *DCC* é comum na progressão para cânceres de colo invasivos. A proteína DCC é uma pro-teína transmembrana da superfamília das imunoglobulinas e pode ser um receptor para certas moléculas extracelulares que guiam crescimento celular ou apoptose. A inativação por mutação de *p53* também é um passo comum observado no desenvolvimento de câncer do colo invasivo, observado em adenomas tardios ou cânceres invasivos iniciais, e leva à per-da de um ponto de checagem importante do ciclo celular e à incapacidade de ativar vias de apoptose dependentes de p53. Paralelamente a essas anormalidades sequenciais na regulação da proliferação celular, os cânceres do colo também adquirem defeitos em mecanismos que protegem a estabilidade genômi-ca. Esses geralmente envolvem mutações em genes de reparo malcombinados, ou genes que impedem a instabilidade cro-mossômica, inclusive *MSH2*, *MLH1*, *PMS1* e *PMS2*. Mutações da linha germinativa nesses genes causam a síndrome de cân-cer colorretal hereditário sem polipose (HNPCC). Cânceres de colo não hereditários desenvolvem instabilidade genômica por meio de defeitos nos genes de instabilidade cromossômica (CIN). Defeitos nesses genes levam ao ganho ou à perda de segmentos grandes ou cromossomos inteiros durante a repli-cação, levando à aneuploidia.

D. Precocemente na progressão da displasia, a arquitetura de-sintegrada resulta na formação de vasos sanguíneos novos e frágeis, e na destruição dos vasos sanguíneos existentes. Essas mudanças ocorrem frequentemente antes da invasão da mem-brana basal e, portanto, antes da progressão para a verdadeira formação de câncer. Esses vasos friáveis podem causar sangra-mento microscópico. Isso pode ser testado para sangue oculto fecal, uma ferramenta importante na detecção precoce de le-sões pré-cancerosas e cancerosas do colo.

CASO 18

A. Análise de ligação tem identificado marcadores genéticos que conferem um alto risco de desenvolvimento do câncer de mama. Dois desses genes em particular foram encontrados, *BRCA1* e *BRCA2*. Ambos estão envolvidos no reparo de DNA. Mutações herdadas de *BRCA1* ou *BRCA2* estão associadas com um risco por toda a vida de desenvolver câncer de mama de até 80%. Mutações nesses genes também estão associadas com uma incidência alta de câncer de ovário, e podem levar

704 Fisiopatologia da Doença

a incidências aumentadas de câncer de próstata, melanoma e câncer de mama em homens.

B. Há dois subtipos principais de câncer de mama. Os carcinomas ductais surgem dos túbulos coletores no tecido glandular mamário. Os carcinomas lobulares surgem dos lóbulos terminais das glândulas.

C. Enquanto ainda está contido pela membrana basal, o tumor é chamado de carcinoma *in situ*. O carcinoma invasivo ocorre quando as células tumorais penetram na membrana basal. Tanto carcinomas ductais quanto lobulares podem ser *in situ* ou invasivos. Por definição, um tumor *in situ* não apresenta um risco de disseminação para os linfonodos ou de criar metástases distantes. O achado de um tumor *in situ* levanta o risco de a pessoa afetada desenvolver um câncer de mama subsequente, em qualquer das mamas, e de ambos os subtipos. Portanto, o carcinoma *in situ* é um marcador de suscetibilidade aumentada para o desenvolvimento de câncer de mama invasivo.

D. Há terapias específicas que têm como alvo receptores presentes no câncer de mama. A quantidade da exposição a estrogênio está correlacionada com o risco de câncer de mama. A terapia antiestrogênica há muito tempo tem sido usada com sucesso em pacientes com câncer de mama positivo para receptor de estrogênio, embora metade das pacientes diagnosticadas com câncer de mama seja negativa para receptor de estrogênio. Recentemente, anticorpos que têm como alvo o receptor HER2, um receptor de fator de crescimento de tirosina-quinase, são usados em tumores com uma superexpressão de receptor HER2.

CASO 19

A. O câncer testicular surge de elementos germinativos dentro dos testículos. Células germinativas dão origem a espermatozoides e podem, assim, teoricamente, reter a capacidade de se diferenciar em qualquer tipo de célula. A natureza multipotente dessas células é testemunhada na produção de teratomas maduros. Estes tumores benignos frequentemente contêm elementos maduros de todas as três camadas de células germinativas, inclusive cabelo e dentes.

B. Durante o início da embriogênese, o epitélio de linhagem germinativa migra ao longo da linha média do embrião. Essa migração é seguida pela formação da crista urogenital e, finalmente, pela agregação de células germinativas para formar os testículos e os ovários. O padrão de migração do epitélio germinativo prediz a localização de neoplasias testiculares extragonadais. Essas neoplasias são encontradas no eixo da linha média da parte inferior do crânio, mediastino e retroperitônio.

C. Pode-se monitorar as concentrações séricas de proteínas expressas durante o desenvolvimento embrionário ou trofoblástico, para acompanhar a progressão de tumores e a resposta ao tratamento. Essas proteínas incluem alfafetoproteína e gonadotrofina coriônica humana.

CASO 20

A. Os sarcomas surgem de tecido mesenquimatoso. Isso inclui miócitos, adipócitos, osteoblastos, condrócitos, fibroblastos, células endoteliais e células sinoviais.

B. Muitos sarcomas são mais comuns em pessoas mais jovens. Pensa-se que isso ocorra porque as células de origem, como condrócitos ou osteoblastos, estão se dividindo mais rapidamente na infância e adolescência que na idade adulta.

C. Como os osteossarcomas surgem de osteoblastos, eles retêm sua capacidade de produzir uma matriz óssea de cálcio e fósforo dentro do tumor.

CASO 21

A. A teoria de que a estimulação ou modulação imune crônica pode desempenhar um papel inicial na formação de linfomas é sustentada por várias observações. Imunossupressão iatrogênica, como observada nesta paciente e em outros pacientes de transplantes, pode aumentar o risco de linfomas de células B, possivelmente associados com infecção pelo vírus Epstein-Barr. Um risco aumentado de linfoma também é visto em outros pacientes imunossuprimidos, como aqueles com aids e doenças autoimunes.

B. Esta paciente foi diagnosticada com um linfoma de células clivadas foliculares, um linfoma bem-diferenciado ou de baixo grau. Os linfomas de baixo grau retêm a morfologia e os padrões de expressão gênica de linfócitos maduros, inclusive marcadores de superfície celular, como imunoglobulina no caso de linfócitos B. Sua evolução clínica geralmente é mais favorável, sendo caracterizada por uma velocidade lenta de crescimento. Entretanto, paradoxalmente, esses linfomas tendem a se apresentar em um estágio mais avançado, como neste caso.

C. Os linfomas foliculares se originam de linfoblastos da linhagem de células B. Anormalidades cromossômicas comuns incluem translocações do cromossomo 14, inclusive t(14;18), t(11;14) e t(14;19). A translocação t(14;18) resulta em um gene de fusão conhecido como IgH;*bcl-2*, que se justapõe ao ampliador da cadeia pesada de imunoglobulina no cromossomo 14 na frente do gene *bcl-2* no cromossomo 18. Isso resulta em expressão ampliada de uma proteína mitocondrial interna codificada por *bcl-2*, que tem sido encontrada inibindo o processo natural de morte celular, ou apoptose. Apoptose é requerida para remover certos clones linfoides cuja função não é necessária. A inibição desse processo provavelmente contribui para a proliferação de células de linfoma.

D. Os sintomas desta paciente de febre e perda de peso são conhecidos como sintomas B. Pensa-se que eles sejam mediados por uma variedade de citocinas produzidas por células do linfoma, ou que possam ocorrer como uma reação de células imunes normais ao linfoma. Duas citocinas comumente implicadas são IL-1 e TNF.

CAPÍTULO 25 Respostas dos Estudos de Casos **705**

CASO 22

A. Como todas as neoplasias, as leucemias são classificadas por sua célula de origem. O primeiro ponto de ramificação é se a célula maligna é de linhagem mieloide ou linfoide, resultando de leucemia mieloide ou linfocítica. Todos os tipos podem ser agudos, apresentando-se com mais de 20% de blastos na biópsia de medula óssea, ou crônicos, apresentando-se de maneira mais indolente com um curso lentamente progressivo de muitos anos. As leucemias linfocíticas são divididas ainda em leucemias de células T ou células B, a depender do tipo de célula linfoide de origem. Esse tipo pode ser distinguido pelo grupo de antígenos de diferenciação (CD) encontrados na superfície das células tumorais. As leucemias mieloides também são divididas em subtipos, dependendo do tipo de célula mieloide do qual se origina a leucemia. Os tipos de LMA M1 a M3 surgem de mieloblastos. Os tipos M4 e M5 originam-se de monócitos. O tipo M6 é originário de precursores das hemácias, chamados normoblastos. O tipo M7 surge de precursores das plaquetas, denominados megacarioblastos.

B. As leucemias agudas apresentam-se geralmente com pancitopenia, ou uma diminuição nas contagens de todas as células normais do sangue, inclusive os leucócitos normais (as células leucêmicas responsáveis por quase todo o total de leucócitos), hemácias e plaquetas. Isso é causado pela expulsão de precursores normais na medula óssea pelas células blásticas dividindo-se anormalmente, e pela inibição da hematopoiese normal devida à secreção de citocinas e substâncias inibidoras. Os sintomas de apresentação da paciente estão relacionados diretamente com as anormalidades sanguíneas. A fadiga e palidez devem-se à anemia (falta de hemácias) e à resultante diminuição da capacidade de transporte de oxigênio. As petéquias e o sangramento são causados por falta de plaquetas, inibindo a capacidade de coagulação do sangue. Pacientes com leucemia são suscetíveis a infecções graves devido à falta de leucócitos normais. Finalmente, os números marcantemente elevados de células leucêmicas podem obstruir pequenos vasos sanguíneos e resultar em acidentes vasculares encefálicos, oclusão de veias da retina e infarto pulmonar.

C. Deleções, duplicações e translocações cromossômicas têm sido identificadas em leucemias. Uma dessas anormalidades genéticas é o chamado cromossomo Filadélfia, uma translocação balanceada de cromossomos 9 e 22, que é encontrada comumente na leucemia mieloide crônica (LMC). Essa translocação resulta em um gene de fusão, *bcr-abl*, que codifica uma quinase que fosforila proteínas fundamentais envolvidas no crescimento celular. Terapias com alvo que inibem a função enzimática da quinase bcr-abl, por competição com o local de ligação de ATP, induzem remissões na maioria dos pacientes em fases crônicas de LMC.

CASO 23

A. A causa mais provável de anemia neste paciente é carência de ferro. Anemia ferropriva é a forma mais comum de anemia. Em nações desenvolvidas, ela é, principalmente, o resultado de perda de ferro, quase sempre por perda de sangue. Em homens e em mulheres pós-menopausa, o sangue é perdido mais comumente pelo trato GI, como neste caso. Em mulheres pré-menopausa, a perda de sangue menstrual é a causa principal de deficiência de ferro.

Neste homem, não há sintomas de sangramento significativo do intestino, que seria manifestado por sangue vivo (hematoquezia) ou sangue metabolizado nas fezes (melena, geralmente descrita como fezes de cor preta), e ele não tem queixas GI. Isso indica que alguns dos distúrbios GI benignos, como úlcera péptica, malformações arteriovenosas e angiodisplasias, sejam menos prováveis. Ele não tem sintomas de doença inflamatória intestinal como diarreia ou dor abdominal. Assim, surge a preocupação com uma possível neoplasia maligna, particularmente câncer de colo.

Quando nenhuma fonte de sangramento é descoberta, má absorção GI deve ser considerada como uma possível causa de anemia ferropriva. Essa má absorção acontece em pacientes com doença celíaca, infecção por *H. pylori*, gastrectomia parcial ou cirurgia de derivação gástrica. Outros mecanismos de anemia ferropriva incluem hemólise intravascular (hemoglobinúria paroxística noturna ou doença valvar cardíaca) e resposta ao tratamento com eritropoietina.*

B. A perda de sangue resulta em anemia por meio de uma redução da síntese de heme. Devido à perda de sangue, há perda de ferro, o íon central na molécula carreadora de oxigênio, heme. Quando há deficiência de ferro, o passo final na síntese de heme, durante a qual o ferro ferroso é inserido na protoporfirina IX, é interrompido, resultando em síntese de heme inadequada. A biossíntese de globina é inibida pela deficiência de heme por meio de um inibidor traducional regulado por heme (HRI). A atividade elevada de HRI (um resultado da deficiência de heme) inibe um fator essencial da iniciação de transcrição para síntese de heme, eIF2. Assim, há menos heme e menos cadeias de globina disponíveis em cada precursor de hemácia. Isso é causa direta de anemia, uma diminuição da concentração de hemoglobina do sangue.

C. Neste homem sintomático, é provável que o esfregaço de sangue periférico seja significativamente anormal. Quando a concentração de hemoglobina de hemácias individuais cai, as células adquirem o quadro clássico de hemácias microcíticas (pequenas) e hipocrômicas (pálidas). Também há tendência para anisocitose (variação de tamanho) e pecilocitose (variação de formato), com células-alvo. As células-alvo ocorrem em virtude do excesso relativo de hemoglobina na membrana da hemácia em comparação com a quantidade dentro da célula, levando ao "dobramento" da membrana no centro.

D. Exames laboratoriais podem ser solicitados para confirmação do diagnóstico. O teste mais comumente solicitado é a ferritina sérica, que, se estiver baixa, é diagnóstica de deficiência de ferro. Entretanto, os resultados podem ser ilusórios

---

*N. de T. Nos países em desenvolvimento, a causa mais frequente de anemia ferropriva é má nutrição – ingestão pobre de ferro – associada ou não a parasitoses intestinais, principalmente ancilostomose.

706 Fisiopatologia da Doença

na inflamação aguda ou crônica e em doenças graves. Como a ferritina é um reactante de fase aguda, ela pode se elevar nessas condições, resultando em um nível de ferritina normal. Os níveis de ferro sérico e transferrina também podem ser enganosos, porque eles podem cair não só na anemia, mas também em muitas outras enfermidades. Geralmente, contudo, na deficiência de ferro, os níveis de ferro sérico são baixos, enquanto a capacidade total de ligação do ferro (TIBC) está elevada. A razão de ferro sérico para TIBC é menos de 20% na deficiência de ferro não complicada. O receptor de transferrina (TfR) sérica (solúvel), liberado por precursores eritroides, está elevado na deficiência de ferro. Uma razão alta de TfR para ferritina pode predizer deficiência de ferro quando a ferritina não é diagnosticamente baixa. Embora útil, esse teste tem tido uso limitado na prática clínica.

Ocasionalmente, quando os exames de sangue são enganosos, é feita uma biópsia de medula óssea para examinar os estoques de ferro. O ferro é armazenado normalmente como ferritina nos macrófagos da medula óssea, e se cora em azul pelo corante azul da prússia. Uma diminuição da quantidade de estoques de ferro na biópsia de medula óssea é diagnóstica de deficiência de ferro. Mais comumente, entretanto, a resposta a uma tentativa empírica de suplementação com ferro é usada para determinar a presença de deficiência de ferro em casos complicados.

E. Fadiga, fraqueza e dispneia são os resultados da capacidade diminuída de transporte de oxigênio, que leva à diminuição do aporte de oxigênio a tecidos metabolicamente ativos, causando os sintomas deste paciente. Ele está pálido porque há menos hemoglobina oxigenada por unidade de sangue, e a hemoglobina oxigenada é vermelha, dando cor à pele. A palidez resulta também de um mecanismo compensatório em que os vasos sanguíneos superficiais se contraem, derivando sangue para estruturas mais vitais.

CASO 24

A. A causa provável da anemia desta paciente é deficiência de vitamina B_{12} (cobalamina), que é caracterizada por anemia, glossite e déficit neurológico. A deficiência de vitamina B_{12} resulta em anemia por meio de efeitos sobre a síntese de DNA. A cobalamina é um cofator crucial na síntese de desoxitimidina a partir de desoxiuridina. A cobalamina aceita um grupo metila do metiltetra-hidrofolato, levando à formação de metilcobalamina e tetra-hidrofolato reduzido. Metilcobalamina é necessária para a produção do aminoácido metionina a partir de homocisteína. O tetra-hidrofolato reduzido é necessário como o doador de um só carbono na síntese de purina. Assim, a deficiência de cobalamina espolia reservas de tetra-hidrofolato, reduzindo a produção de purina e prejudicando a síntese de DNA. A dificuldade na síntese de DNA resulta em produção diminuída de hemácias. Também causa alterações megaloblásticas nas células sanguíneas na medula óssea. Essas células são destruídas subsequentemente em grandes números por hemólise intramedular. Ambos os processos resultam em anemia.

B. O esfregaço de sangue periférico varia a depender da duração da deficiência de cobalamina. Nesta paciente, como ela é profundamente sintomática, espera-se uma anemia megaloblástica franca. O esfregaço periférico teria anisocitose e pecilocitose significativas das hemácias, bem como hipersegmentação dos neutrófilos. Em casos graves, as alterações morfológicas em células sanguíneas periféricas podem ser difíceis de diferenciar daquelas vistas na leucemia.

Outros exames de laboratório que podem ser solicitados incluem um nível de desidrogenase láctica (LDH) e determinação da bilirrubina indireta. Ambas devem estar elevadas na deficiência de cobalamina, refletindo a hemólise intramedular que ocorre na deficiência de vitamina B_{12}. Espera-se que a vitamina B_{12} sérica esteja baixa. Contudo, permanecem taxas altas tanto de exames falsos-positivos quanto falsos-negativos, devido ao fato de que apenas 20% do total de vitamina B_{12} sérica mensurado estão ligados à proteína de transporte celular, transcobalamina; o restante está ligado à haptocorrina, que não está disponível para utilização das células. Anticorpos ao fator intrínseco geralmente são detectáveis. Elevações concomitantes no soro de ácido metilmalônico e homocisteína são altamente preditivas de deficiência de vitamina B_{12}.

As várias causas de anemia megaloblástica frequentemente podem ser diferenciadas por um teste de Schilling. Este teste mensura a absorção oral de vitamina B_{12} rotulada radiativamente com e sem fator intrínseco adicionado, dessa forma avaliando diretamente o mecanismo da deficiência vitamínica. Ele deve ser realizado depois que os estoques de cobalamina tiverem sido repostos.

C. A anemia perniciosa é causada por destruição autoimune das células parietais gástricas, que são responsáveis pela produção de ácido gástrico e fator intrínseco. A destruição autoimune dessas células leva à acloridria (perda de ácido gástrico, que é necessário para a liberação de cobalamina dos alimentos). A produção de fator intrínseco diminui. O fator intrínseco é necessário para a absorção efetiva de cobalamina pelo íleo terminal. Juntos, esses mecanismos resultam em deficiência de vitamina B_{12}.

A evidência de que a destruição de células parietais é de natureza autoimune é forte. Patologicamente, os pacientes com anemia perniciosa demonstram atrofia da mucosa gástrica com infiltração de linfócitos, predominantemente células B produtoras de anticorpos. Além disso, mais de 90% dos pacientes com essa doença demonstram anticorpos a proteínas de membrana das células parietais, principalmente da bomba de prótons. Mais da metade dos pacientes também tem anticorpos ao fator intrínseco ou ao complexo fator intrínseco-cobalamina. Esses pacientes também têm um risco aumentado de outras doenças autoimunes.

D. A taquicardia da paciente provavelmente é um reflexo da anemia profunda. Ao contrário de muitas outras causas de anemia, a anemia perniciosa frequentemente leva a diminuições muito graves da concentração de hemoglobina. Isso resulta em uma diminuição marcante da capacidade de transporte de oxigênio do sangue. A única maneira de aumentar a oxigenação de tecidos metabolicamente ativos é pelo aumento do

CAPÍTULO 25   Respostas dos Estudos de Casos   **707**

débito cardíaco. Isso é conseguido pela elevação da frequência cardíaca. Ao longo do tempo, os esforços que isso representa para o coração podem resultar em insuficiência cardíaca de débito alto.

As manifestações neurológicas – parestesias e propriocepção deficiente – observadas nesta paciente são causadas por desmielinização dos nervos periféricos e das colunas espinais posterolaterais, respectivamente. A falta de metionina causada por deficiência de vitamina B_{12} parece ser, pelo menos parcialmente, responsável por essa desmielinização, mas o mecanismo exato é desconhecido. A desmielinização finalmente resulta em morte celular de neurônios. Portanto, os sintomas neurológicos podem não melhorar com o tratamento da deficiência de vitamina B_{12}.

CASO 25

A. A neutropenia cíclica clássica de início infantil resulta de mutações no gene para uma só enzima, a elastase neutrofílica. A maioria dos casos reflete uma herança autossômica dominante; entretanto, casos esporádicos em adultos também ocorrem, e estes estão associados também com mutações da elastase neutrofílica.

Estudos da cinética de neutrófilos em pacientes afetados revelam que o defeito de gene resulta em produção anormal – em vez de disposição anormal – de neutrófilos. Na neutropenia cíclica, há uma hipótese de que a elastase neutrofílica mutante pode ter um efeito abertamente inibidor, causando períodos de nadir prolongados e depósitos de armazenagem inadequados para manter uma contagem normal de neutrófilos periféricos. Esse defeito de produção também afeta outras linhagens celulares, resultando em depleção cíclica de todos os depósitos de armazenagem. Como o desenvolvimento dos neutrófilos do estágio de progenitor para a maturidade leva 2 semanas e o tempo de vida é de apenas 12 dias, a depleção da linhagem celular neutrofílica torna-se clinicamente aparente. As outras linhagens celulares têm períodos de vida mais longos, e, embora elas também sofram diminuições cíclicas de produção, tais diminuições não se tornam clinicamente aparentes.

A causa exata da relação entre as ondas cíclicas de maturação e a mutação da elastase neutrofílica não é conhecida. Como é vista a ciclagem de múltiplas linhagens celulares, acredita-se que mutações da elastase neutrofílica acelerem o processo de apoptose (morte celular programada) nas células progenitoras iniciais, a menos que elas sejam "salvas" pelo fator estimulante de colônias granulocíticas (G-CSF). Algumas evidências sugerem que a elastase neutrofílica pode antagonizar a ação de G-CSF, mas a relação da elastase neutrofílica com mutação com a ação de G-CSF na neutropenia cíclica não é bem compreendida.

Clinicamente, a administração de doses farmacológicas de G-CSF (filgrastim) a indivíduos afetados tem três efeitos interessantes que superam parcialmente a condição. Em primeiro lugar, embora a ciclagem continue, as contagens médias de neutrófilos aumentam em cada ponto no ciclo, de modo que os pacientes raramente são neutropênicos. Em segundo lugar,

a periodicidade da ciclagem diminui imediatamente de 21 dias para 14 dias. Em terceiro lugar, outras flutuações de linhagem celular mudam em paralelo; sua periodicidade de ciclo também diminui para 14 dias, sugerindo que uma célula progenitora inicial esteja realmente no centro desta doença. Contudo, o fato de a ciclagem não desaparecer demonstra que ainda há outras anormalidades a serem descobertas. Também sugere que pode haver uma ciclagem inerente a todas as células-tronco em indivíduos normais, a qual é modulada por múltiplas citocinas na medula.

B. A neutropenia periódica com remissão espontânea observada neste paciente é característica de neutropenia cíclica. Nesta doença, os pacientes desenvolvem uma queda na contagem de neutrófilos aproximadamente a cada 3 semanas (19 a 22 dias), com as contagens mais baixas de neutrófilos durante 3 a 5 dias. Os pacientes geralmente estão bem durante os períodos em que a contagem de células neutrofílicas é normal, e se tornam sintomáticos quando as contagens caem abaixo de $250/\mu L$. Os neutrófilos são responsáveis por uma parte significativa da resposta do sistema imune tanto a infecções bacterianas quanto fúngicas. Assim, a manifestação clínica primária da neutropenia cíclica é infecção recorrente. Cada nadir geralmente é caracterizado por sintomas de febre e mal-estar geral. Linfadenopatia cervical e úlceras orais, como vistas neste paciente, também são comuns. Infecções bacterianas e fúngicas com ameaça para a vida são incomuns, mas podem acontecer, particularmente como um resultado de flora intestinal endógena. Mais comumente, entretanto, os pacientes desenvolvem infecções de pele e gengivite crônica.

C. O esfregaço de sangue periférico deve ser normal, exceto por uma escassez de neutrófilos. Estes neutrófilos presentes seriam de aspecto normal. Seria esperado, entretanto, que a medula óssea mostrasse números aumentados de precursores mieloides, como promielócitos e mielócitos. Neutrófilos maduros seriam raros. Se o exame da medula fosse repetido em 2 semanas – depois que as contagens de neutrófilos aumentassem –, os resultados seriam normais.

CASO 26

A. O diagnóstico mais provável neste paciente é trombocitopenia imune associada a fármaco. Muitos fármacos – porém, mais comumente a heparina – têm sido associados com esse fenômeno. Há um risco aumentado de 10 vezes para trombocitopenia induzida por heparina (HIT) em pacientes que recebem heparina não fracionada (UFH) em comparação com aqueles que recebem heparina de baixo peso molecular (LMWH). Pacientes de cirurgia cardíaca ou ortopédica têm um risco mais alto para HIT clínica (1 a 5%) do que pacientes clínicos ou de obstetrícia (0,1 a 1%), quando recebem UFH. As mulheres têm duas vezes mais risco de HIT que os homens.

B. A heparina leva à trombocitopenia por meio de dois mecanismos distintos, ambos envolvendo anticorpos. Parece que a heparina pode se ligar a uma proteína produzida por plaquetas, o fator 4 plaquetário (PF4), que é liberado por plaquetas em resposta à ativação. O complexo heparina-PF4 age como

708 Fisiopatologia da Doença

um estímulo antigênico, provocando a produção de IgG. IgG pode então ligar-se ao complexo, formando IgG-heparina-PF4. O novo complexo pode ligar-se a plaquetas por meio do receptor Fc da molécula da IgG, ou por meio do receptor de PF4. Esta ligação pode levar a dois fenômenos distintos. O primeiro é a destruição de plaquetas pelo baço. A aderência de anticorpos às plaquetas modifica o formato destas, fazendo com que o baço as reconheça como anormais e as destrua. Isso leva à trombocitopenia simples, com poucas sequelas.

O segundo fenômeno é a ativação plaquetária, que pode levar a sequelas mais significativas. Depois da formação de um complexo IgG-heparina-PF4, tanto IgG quanto PF4 podem se ligar a plaquetas. As plaquetas podem formar ligações cruzadas, levando à agregação plaquetária. Isso diminui o número de plaquetas circulantes, levando à trombocitopenia. Contudo, pode levar também à formação de trombo, ou "coágulo branco".

C. Embora a contagem de plaquetas na trombocitopenia imune associada com fármaco possa ser muito baixa, sangramento significativo é incomum. Mais comumente, a manifestação primária é a formação fácil de equimoses e, em contagens de plaquetas de menos de 5.000/μL, podem ser visualizadas petéquias na pele ou em membranas mucosas. Quando ocorre hemorragia real, geralmente ela é de origem mucosa, como epistaxe, sangramento gengival ou perda de sangue GI.

Como observado, quando a trombocitopenia se deve à heparina, pode ocorrer coagulação paradoxal em vez de sangramento. Formação de trombo acontece frequentemente no local de uma lesão ou anormalidade vascular prévia, e pode se apresentar como trombose arterial ou venosa.

CASO 27

A. A tríade de Virchow consiste em três possíveis contribuições para a formação de um coágulo: fluxo sanguíneo diminuído, lesão ou inflamação de vaso sanguíneo e mudanças nas propriedades intrínsecas do sangue. Esta paciente não tem história de imobilidade ou outra causa de fluxo sanguíneo diminuído. Ela tem, contudo, uma história de lesão de vaso sanguíneo (i.e., trombose venosa profunda). Apesar da ausência de sintomas de um trombo de membro inferior, este ainda é o local mais provável de origem do êmbolo pulmonar. Finalmente, a recorrência atual de formação de trombo juntamente com a história familiar de coágulos é sugestiva de uma alteração nas propriedades intrínsecas do sangue, como é observado nos estados hereditários de hipercoagulabilidade.

B. Os estados de hipercoagulabilidade mais comuns incluem resistência à proteína C ativada (fator V de Leiden), deficiência de proteína C, deficiência de proteína S, deficiência de antitrombina III e hiperprotrombinemia (mutação de gene da protrombina). Exceto pela hiperprotrombinemia, cada uma dessas resulta na formação de coágulo devido à falta de anticoagulação adequada em vez de superprodução de atividade pró-coagulação; a hiperprotrombinemia é causada por excesso de geração de trombina.

O local mais comum do problema na cascata da coagulação está no fator Va, que é necessário para a formação do complexo protrombinase com o fator Xa, que leva à elevação rápida de trombina e geração de fibrina durante a hemóstase. A proteína C é o principal inibidor do fator Va. Ela age por clivagem do fator V em uma forma inativa, tornando mais lenta a ativação de fator X. O efeito negativo da proteína C é aumentado pela proteína S. A redução quantitativa ou qualitativa de qualquer uma dessas duas proteínas resulta, assim, na ação coagulante não regulada do fator Xa.

A resistência à proteína C ativada é o estado mais comum de hipercoagulabilidade hereditária. Ela resulta de uma mutação no gene do fator V. Essa mutação altera a conformação tridimensional do local de clivagem dentro do fator Va, ao qual a proteína C geralmente se liga. Então, a proteína C é incapaz de se ligar ao fator Va e, portanto, é incapaz de inativá-lo. A coagulação não é inibida.

A antitrombina inibe a cascata da coagulação em um local alternativo. Ela inibe as serinas proteases: fatores II, IX, X, XI e XII. A deficiência de antitrombina resulta em uma incapacidade de inativar esses fatores, permitindo que a cascata da coagulação prossiga irrestrita em múltiplos passos de coagulação.

A hiperprotrombinemia é o segundo estado mais comum de hipercoagulabilidade hereditária e, até agora, o único reconhecido como resultado de uma superprodução de fatores pró-coagulação. Ela é causada por uma mutação do gene da protrombina que leva a níveis elevados de protrombina. Acredita-se que o risco aumentado de trombose seja devido à geração excessiva de trombina quando o complexo Xa-Va-Ca^{2+}-PL é ativado.

C. Esta paciente pode ser avaliada por vários exames de laboratório para a presença de um estado hereditário de hipercoagulabilidade. A avaliação quantitativa das quantidades relativas de proteína C, proteína S e antitrombina pode ser realizada. Exames qualitativos que avaliam a capacidade dessas proteínas de inibir a cascata da coagulação podem ser mensurados por meio de ensaios da coagulação. A presença da mutação específica no fator V de Leiden pode ser avaliada por meio de testes de reação em cadeia da polimerase.

CASO 28

A. A forma mais comum de doença do neurônio motor em adultos é a esclerose lateral amiotrófica (ELA), na qual são encontrados déficits mistos de neurônios motores superiores e inferiores em músculos dos membros e bulbares. Em 80% dos pacientes, os sintomas iniciais são devidos à fraqueza dos músculos dos membros. As queixas frequentemente são bilaterais, mas assimétricas. O envolvimento de músculos bulbares causa dificuldade de deglutição, mastigação, fala, respiração e tosse. O exame neurológico revela uma mistura de sinais de neurônios motores superiores e inferiores. Geralmente, não há envolvimento de músculos extraoculares ou de esfíncteres. A doença é progressiva e geralmente fatal dentro de 3 a 5 anos, sendo a morte, frequentemente, consequência de infecção pulmonar e insuficiência respiratória.

CAPÍTULO 25 Respostas dos Estudos de Casos **709**

B. Na ELA, há degeneração seletiva de neurônios motores no córtex motor primário e nos cornos anterolaterais da medula espinal. Muitos neurônios afetados mostram doença citoesquelética com acúmulos de filamentos intermediários no corpo celular e em axônios. Há somente uma resposta sutil de células gliais e pouca evidência de inflamação.

C. Há várias teorias relativas à patogênese molecular da ELA. Glutamato é o neurotransmissor excitador mais abundante no SNC, e funciona para gerar um potencial excitador pós-sináptico e elevar a concentração de Ca^{2+} intracelular livre no citosol do neurônio pós-sináptico. Este sinal de Ca^{2+} ativa enzimas sensíveis ao cálcio e é terminado rapidamente pela remoção de glutamato da sinapse e por mecanismos de sequestração e extrusão de cálcio na célula pós-sináptica. Em 60% dos pacientes com ELA esporádica, há uma grande diminuição na atividade de transporte de glutamato no córtex motor e na medula espinal, mas não em outras regiões do SNC. Isso tem sido associado com uma perda da proteína transportadora de glutamato dos astrócitos, transportador 2 de aminoácidos excitadores (EAAT2), talvez resultante de um defeito no fatiamento de seu RNA mensageiro. Em secções de medula espinal cultivadas, a inibição farmacológica do transporte de glutamato induz degeneração de neurônios motores.

Cerca de 10% dos casos de ELA são familiares, e 20% destes casos familiares são devidos a mutações *missense* no gene citosólico da cobre-zinco superóxido dismutase (*SOD1*) no braço longo do cromossomo 21. *SOD1* catalisa a formação de peróxido de hidrogênio a partir do ânion superóxido. O peróxido de hidrogênio é então destoxificado por catalase ou glutationa peroxidase para formar água. Nem todas as mutações reduzem a atividade de *SOD1*, e o distúrbio é herdado normalmente como um traço autossômico dominante, sugerindo que a ELA familiar resulta de um ganho de função em vez de uma perda de função do produto de gene *SOD1*. Uma hipótese sugere que a enzima mutante tem uma especificidade de substrato alterada, catalisando a redução de peróxido de hidrogênio para gerar radicais hidroxila e utilizando peroxinitrito para produzir nitração de resíduos de tirosina em proteínas.

Um papel para a disfunção de neurofilamentos na ELA é sustentado pelo achado de que inclusões neurofilamentosas nos corpos celulares e axônios proximais são um aspecto precoce da patologia da ELA. Além disso, mutações na subunidade de neurofilamentos de cadeia pesada (NF-H) têm sido detectadas em alguns pacientes com ELA esporádica, sugerindo que variantes NF-H podem ser um fator de risco para ELA.

Uma interessante descoberta da proteína de ligação *transactive response DNA-binding protein 43* (TDP-43), pode oferecer novas pistas para a etiologia desse distúrbio. Essa proteína recentemente descoberta é o componente principal das inclusões ubiquitinadas, tau-negativas, que constituem a particularidade patológica de ELA esporádica e familiar e da demência frontotemporal (DFT). Ela também é encontrada em alguns casos de doença de Alzheimer e doença de Parkinson. Mutações nesse gene, que está localizado no cromossomo 1, cossegregam com doença em formas familiares de ELA e DFT, e não são encontradas na ELA familiar *SOD1*. DFT e ELA se sobrepõem em aproximadamente 15 a 25% dos casos, e esses distúrbios estão começando a ser designados como "proteinopatias TDP-43". Vários outros genes e regiões gênicas têm sido identificados como causas tanto de DFT quanto de ELA, tais como *TARDBP*, no cromossomo 1p36.2, *MAPT*, no cromossomo 7q21, e *DCTN1*, no cromossomo 2p13.

A principal causa genética de ELA e/ou DFT foi descoberta recentemente. Dois grupos independentes identificaram repetições de hexanucleotídeo em um íntron de C9ORF72 no cromossomo 9 em 34% dos casos familiares de ELA, 6% dos casos esporádicos de ELA, 26% dos casos familiares de DFT, e 5% dos casos esporádicos de DFT. A proteína é de função desconhecida. Essas mutações provavelmente induzem uma mutação de ganho de função similar a outros distúrbios não codificadores de expansão de repetição. Esta descoberta de outro distúrbio causado por repetições de nucleotídeo fornece uma razão adicional para o desenvolvimento de um ou mais fármacos novos com foco em diminuir a expressão dessas repetições tóxicas.

CASO 29

A. Este paciente tem parkinsonismo. Os tremores em repouso (que melhoram com a atividade), a rigidez "em roda dentada" e a dificuldade da marcha (especialmente com o início do andar e com a mudança de direção) são característicos de parkinsonismo. Embora haja muitas causas de parkinsonismo, inclusive toxinas, traumatismo craniano, drogas, encefalite e outras doenças degenerativas, a causa mais comum é a doença de Parkinson, um distúrbio neurológico degenerativo idiopático.

B. A doença de Parkinson resulta de degeneração seletiva de neurônios contendo monoaminas nos núcleos da base e do tronco cerebral, particularmente os neurônios dopaminérgicos pigmentados da substância negra. Esta região está envolvida na regulação do movimento, particularmente em ações de iniciar e parar. Além da degeneração dos neurônios dopaminérgicos, neurônios espalhados em outros locais contêm corpos de inclusão citoplasmática eosinofílicos, denominados corpos de Lewy.

C. Por meio de estudos de casos familiares de doença de Parkinson, bem como de parkinsonismo produzido por toxinas, foram descobertos alguns dos processos moleculares envolvidos. Uma causa de parkinsonismo é 1-metil-4-fenil-1,2,3,6-tetra-hidropiridina (MPTP), uma neurotoxina que era um contaminante em drogas opioides ilícitas. Ela causava parkinsonismo por ser metabolizada em *N*-metil-4-fenilpiridínio (MPP^+), que era captada por meio de locais de captação de dopamina em terminações nervosas de dopamina e concentradas em mitocôndrias. Isso levava ao distúrbio da função mitocondrial e, finalmente, à morte celular.

Em casos familiares de doença de Parkinson, várias mutações têm sido identificadas envolvendo genes que codificam várias proteínas: parkina, alfa-sinucleína, DJ-1, ubiquitina e quinase induzida por PTEN. Mutações na enzima glucocerebrosidase (GCase) são responsáveis por 3% dos casos

710 Fisiopatologia da Doença

esporádicos de doença de Parkinson e por 25% dos casos de doença de Parkinson de início juvenil. Essa enzima está envolvida no processamento lisossômico. A atividade enzimática está reduzida em 58% na substância negra de pacientes heterozigotos e 33% mais baixa em pacientes com doença de Parkinson esporádica. A inibição dessa enzima leva a um acúmulo de α-sinucleína, que leva à inibição adicional desta enzima. Essas mutações estão sendo estudadas para encontrar pistas sobre os mecanismos moleculares envolvidos na patogênese da doença de Parkinson.

CASO 30

A. O diagnóstico mais provável nesta paciente é miastenia grave, uma doença caracterizada por fadiga e fraqueza flutuante de músculos com unidades motoras pequenas, particularmente os músculos oculares. A miastenia grave é um distúrbio autoimune que resulta em simplificação da região pós-sináptica da placa terminal neuromuscular.

Pacientes com essa doença têm infiltração linfocitária na placa terminal, além de depósito de anticorpos e complemento ao longo da membrana pós-sináptica. Anticorpos circulantes ao receptor estão presentes em 90% dos pacientes, bloqueando ligação e ativação de acetilcolina. Os anticorpos podem fazer ligações cruzadas com moléculas receptoras, levando à internalização e degradação do receptor. Eles também ativam a destruição mediada por complemento da região pós-sináptica, resultando em simplificação da placa terminal.

Muitos pacientes não têm anticorpos ao receptor de acetilcolina, mas, em vez disso, têm autoanticorpos contra o receptor músculo-específico de tirosina-quinase, que é um mediador importante do agrupamento de receptores de acetilcolina na placa terminal. Esses anticorpos inibem o agrupamento de receptores em cultura de células musculares. Assim, os pacientes com miastenia grave têm capacidade diminuída de responder à liberação de acetilcolina a partir da membrana pré-sináptica.

Designados como pacientes duplamente soronegativos, alguns pacientes com miastenia grave não têm anticorpos para anticorpos receptores de acetilcolina nem MuSK. Recentemente, foi encontrado um novo anticorpo em 50% desses pacientes. Anticorpos à proteína 4 relacionada com lipoproteína (LRP4), que é o receptor ligador de agrina do complexo MuSK, desintegram o agrupamento de receptores de acetilcolina induzido por agrina, causando os sintomas da doença. A apresentação clínica desses pacientes é semelhante à de pacientes com miastenia grave de receptor de acetilcolina sem timoma.

B. Músculos com unidades motoras pequenas são os mais afetados na miastenia grave. Os músculos oculares são afetados com mais frequência; músculos orofaríngeos, flexores e extensores do pescoço e parte proximal dos membros, e músculos eretores espinais são os próximos mais comumente envolvidos. Em casos graves e sem tratamento, a doença pode progredir para envolver todos os músculos, inclusive o diafragma e os músculos intercostais, resultando em insuficiência respiratória.

C. Normalmente, o número de quanta de acetilcolina liberado a partir do terminal nervoso diminui com estímulos repetitivos. Geralmente, não há consequências clínicas dessa diminuição porque um número suficiente de canais receptores de acetilcolina está aberto, apesar da quantidade reduzida do neurotransmissor. Na miastenia grave, entretanto, há uma deficiência no número de receptores de acetilcolina. Portanto, quando o número de quanta liberado diminui, há um declínio progressivo da neurotransmissão na junção neuromuscular. Isso se manifesta clinicamente como fadiga muscular com a atividade mantida ou repetida.

D. A miastenia grave está associada tanto com uma história familiar de doença autoimune quanto à presença de doenças autoimunes coexistentes. Hipertireoidismo, artrite reumatoide, lúpus eritematoso sistêmico e polimiosite são observados com frequência aumentada nesses pacientes. Esses pacientes também têm uma incidência alta de doença do timo; a maioria demonstra hiperplasia do timo, e 10 a 15% têm timomas.

E. Há duas estratégias básicas para tratar essa doença: diminuir a destruição imunomediada dos receptores de acetilcolina e aumentar a quantidade de acetilcolina disponível na junção neuromuscular. Como observado anteriormente, muitos pacientes com miastenia grave demonstram doença da glândula timo; acredita-se que o timo desempenhe um papel importante na patogênese da miastenia grave por fornecer células T auxiliares que são sensibilizadas a receptores nicotínicos do timo. A remoção do timo em pacientes com miastenia grave generalizada pode melhorar os sintomas e até induzir remissão. Plasmaférese, corticosteroides e fármacos imunossupressores podem ser usados para reduzir os níveis de anticorpo a receptores de acetilcolina, suprimindo, dessa forma, a doença. O aumento da quantidade de acetilcolina na junção neuromuscular é conseguido pelo uso de inibidores da colinesterase. A colinesterase é responsável pela fragmentação de acetilcolina na junção neuromuscular. Por inibir a quebra de acetilcolina, os inibidores da colinesterase podem compensar o declínio normal de neurotransmissor liberado durante estimulação repetida e, assim, diminuir os sintomas.

CASO 31

A. O achado patológico característico na doença de Alzheimer (DA) é o achado de placas neuríticas, compostas por um núcleo denso de amiloide rodeado por neurite distrófica, astrócitos reativos e micróglia. Há também emaranhados de neurofibrilas, perda sináptica e perda neuronal. Curiosamente, a gravidade da doença não se correlaciona com o número de placas.

B. Em distúrbios neurológicos, a localização da lesão prediz qual função será afetada. Na DA, as placas neuríticas são mais proeminentes no hipocampo, córtex entorrinal, córtex de associação e prosencéfalo basal. Estas são áreas envolvidas na memória e em funções corticais de ordem elevada, como julgamento e discernimento. Isso explica porque perda de memória, mau julgamento e negação são sintomas de apresentação tão comuns. Em contrapartida, o córtex motor e o sensorial não são afetados de modo proeminente e, assim, a perda de função motora e sensorial não está presente até muito mais tarde no curso da doença.

C. A principal proteína nas placas neuríticas é o peptídeo beta-amiloide. Esta é uma proteína derivada da proteína precursora beta-amiloide (APP) que é codificada por um gene no cromossomo 21. A produção aumentada de APP resulta em peptídeo beta-amiloide aumentado, que é sabidamente tóxico para neurônios cultivados. Indivíduos que produzem APP em excesso, como pessoas com trissomia 21 ou famílias com mutações hereditárias do gene APP, desenvolvem DA de início precoce.

D. Atualmente, não há um papel para testes genéticos para DA. Apenas cerca de 10% dos casos de DA são familiares, e nestes casos várias mutações diferentes têm sido identificadas em famílias afetadas. Também tem sido reconhecido que indivíduos com um subtipo 4 de apolipoproteína E têm um risco aumentado de desenvolver DA. Contudo, 15% da população carrega esse subtipo, e a maioria dos casos de DA se desenvolve em pessoas que não são portadoras do subtipo. Mesmo entre portadores, muitos nunca desenvolvem DA. Portanto, testar para isso não é recomendado.

CASO 32

A. Convulsões tonicoclônicas generalizadas são caracterizadas por perda súbita de consciência seguida rapidamente por contrações tônicas dos músculos, causando extensão dos membros e arqueamento das costas. Esta fase dura aproximadamente 10 a 30 segundos e é seguida por uma fase clônica de abalos dos membros. Os abalos aumentam em frequência, alcançando um pico depois de 15 a 30 segundos, e, então, gradualmente, ficam mais lentos durante outros 15 a 30 segundos. O paciente pode permanecer inconsciente por vários minutos depois da convulsão. Isso geralmente é seguido por um período de confusão que pode durar de minutos a horas.

B. As convulsões recorrentes são, em muitos casos, idiopáticas, particularmente aquelas vistas em crianças. Convulsões também podem ser causadas por lesão cerebral em razão de trauma, acidente vascular, lesão expansiva ou infecção. Finalmente, deve-se considerar causas metabólicas como hipoglicemia, anormalidades eletrolíticas e abstinência de álcool. A causa da convulsão deste paciente é desconhecida devido à falta de uma história disponível. Entretanto, como ele tem achados neurológicos focais, com movimentos diminuídos no lado esquerdo, deve-se suspeitar de uma lesão cerebral subjacente no hemisfério cerebral direito.

C. As convulsões acontecem quando neurônios são ativados sincronicamente. O tipo de convulsão depende da localização da atividade anormal e do padrão de distribuição para diferentes partes do encéfalo. A formação de um foco convulsivo no encéfalo pode resultar da desintegração de circuitos inibidores normais. Essa desintegração pode ocorrer em virtude de alterações em canais iônicos, ou por lesão de neurônios inibidores e sinapses. Alternativamente, um foco convulsivo pode ser formado quando grupos de neurônios se tornam sincronizados por reorganização de redes neurais após lesão cerebral. Depois da formação de um foco convulsivo, a descarga local pode então se disseminar. Esta disseminação ocorre por uma combinação de mecanismos. Após a despolarização sincrônica de neurônios anormalmente excitáveis – conhecida como desvio despolarizante paroxístico –, potássio extracelular se acumula, despolarizando neurônios próximos. A frequência aumentada de despolarização leva então a aumento do influxo de cálcio para dentro das terminações nervosas. Isso aumenta a liberação de neurotransmissor nas sinapses excitadoras por um processo conhecido como potenciação pós-tetânica, pelo qual a neurotransmissão sináptica excitadora com portão de voltagem e portão de receptor N-metil-D-aspartato (NMDA), normalmente quiescente, é aumentada, e a neurotransmissão sináptica inibidora é diminuída. O efeito resultante dessas mudanças é o recrutamento de neurônios vizinhos para uma descarga sincrônica, causando uma convulsão.

CASO 33

A. O diagnóstico deste paciente é acidente vascular encefálico, caracterizado pelo início súbito de déficits neurológicos focais que persistem por pelo menos 24 horas. Os sintomas e sinais focais que resultam de acidente vascular encefálico correlacionam-se com a área do encéfalo suprida pelo vaso sanguíneo afetado. Neste caso, o paciente tem fraqueza e perda sensorial no lado direito. Tais sintomas sugerem envolvimento da artéria cerebral média esquerda, ou pelo menos de seu território vascular associado. O território vascular suprido pela artéria cerebral média inclui o córtex frontal lateral, parietal, occipital lateral, temporal anterior e superior e a substância branca adjacente, bem como o caudado, o putâmen e a cápsula interna.

B. Os fatores de risco para acidente vascular encefálico incluem idade, sexo masculino, hipertensão, hipercolesterolemia, diabetes, tabagismo, consumo pesado de álcool e contraceptivos orais.

C. O acidente vascular encefálico é classificado como de origem isquêmica ou hemorrágica. O acidente vascular encefálico isquêmico pode resultar de oclusão trombótica ou embólica do vaso. O acidente vascular encefálico hemorrágico pode resultar de hemorragia intraparenquimatosa, hemorragia subaracnóidea, hemorragia subdural, hemorragia epidural ou hemorragia dentro de um infarto isquêmico. Considerando o resultado da TC, é provável que este homem tenha sofrido um acidente vascular encefálico isquêmico em vez de hemorrágico. Os acidentes vasculares encefálicos hemorrágicos e isquêmicos podem ser difíceis de diferenciar clinicamente, mas os primeiros frequentemente produzem um padrão menos previsível de déficits neurológicos. Isso acontece porque os déficits neurológicos no acidente vascular encefálico hemorrágico dependem tanto da localização do sangramento quanto de fatores que afetam a função cerebral a uma distância da hemorragia, inclusive pressão intracraniana aumentada, edema, compressão de tecido cerebral vizinho e ruptura de vaso para dentro de ventrículos ou do espaço subaracnóideo.

712 Fisiopatologia da Doença

D. A causa subjacente mais provável do acidente vascular encefálico neste paciente é aterosclerose. Aterosclerose se origina de lesão celular endotelial, frequentemente causada por hipertensão crônica ou hipercolesterolemia, ambas presentes neste homem. A lesão endotelial estimula a aderência de monócitos e linfócitos circulantes que migram para dentro da parede do vaso e estimulam a proliferação de células musculares lisas e fibroblastos. Isso resulta em formação de placa. O endotélio danificado também serve como um nicho de agregação plaquetária que estimula ainda mais a proliferação de músculo liso e fibroblastos. As placas formadas podem crescer e ocluir o vaso, levando ao acidente vascular encefálico trombótico, ou podem romper, liberando êmbolos e causando acidente vascular encefálico embólico.

CASO 34

A. As lesões descritas são características de psoríase vulgar. A psoríase é um distúrbio tanto genético quanto ambiental. Uma origem genética é apoiada por várias linhas de evidência. Há uma taxa alta de concordância para psoríase em gêmeos monozigotos e uma incidência alta de psoríase nos parentes de indivíduos afetados. Além disso, superexpressão de produtos gênicos de alelos de classe I do complexo principal de histocompatibilidade (MHC) é observada em pacientes com psoríase. Entretanto, é provável que a psoríase não seja completamente de natureza genética. Indivíduos com uma predisposição genética para o distúrbio parecem precisar de gatilhos ambientais, como trauma, tempo frio, infecções, estresse e fármacos, pelo menos em alguns casos.

B. Na psoríase, há encurtamento da duração normal do ciclo celular dos queratinócitos e duplicação da população de células proliferativas. Essa epidermopoiese excessiva resulta em espessamento da pele e formação de placas. Além do espessamento da pele, o truncamento do ciclo celular leva a um acúmulo de células dentro da camada cornificada com núcleos retidos. Este padrão é conhecido como paraceratose e resulta em migração de neutrófilos para dentro da camada cornificada. Juntos, estes formam a escama prateada característica da psoríase. Finalmente, a psoríase induz proliferação celular endotelial, resultando em dilatação pronunciada, tortuosidade e permeabilidade aumentada dos capilares na derme superficial, causando eritema.

C. Um grande número de anormalidades imunológicas que envolvem tanto imunidade inata quanto adaptativa tem sido documentado na pele psoríaca. Pensa-se que estímulos antigênicos ativem a resposta imune inata, levando à produção de citocinas, como interferon, TNF, IL-23 e IL-12, por macrófagos, células dendríticas e neutrófilos. Isso leva à atração, ativação e diferenciação de células T. Estas células T, principalmente as células $T_H 1$ e $T_H 17$, produzem citocinas que levam à hiperplasia epidérmica, recrutamento de células inflamatórias e, finalmente, a uma alça de retroalimentação positiva que perpetua o processo patológico.

CASO 35

A. As lesões descritas são características das "pápulas roxas poligonais pruriginosas" do líquen plano. Embora os gatilhos do líquen plano muitas vezes sejam desconhecidos, vários fármacos têm sido implicados. Agentes antimaláricos (p. ex., cloroquina) e ouro terapêutico são os fármacos mais intimamente ligados a esse fenômeno. Acredita-se que esses agentes e outros desconhecidos desencadeiem uma reação autoimune mediada por células levando a dano dos queratinócitos basais da epiderme.

B. Como mencionado, os gatilhos que levam à formação de líquen plano frequentemente são idiopáticos. Entretanto, parece que alguma forma de estimulação antigênica leva à infiltração e ativação de linfócitos T CD4. Estas células CD4 estimuladas elaboram citocinas, levando ao recrutamento de linfócitos T citotóxicos. A citotoxicidade mediada por células, citocinas, interferon-γ e TNF se combinam para lesionar queratinócitos e contribuir para vacuolização e necrose dessas células. Queratinócitos danificados, enucleados, se coalescem para formar corpos coloides. Melanócitos são destruídos como "expectadores inocentes" e a melanina é fagocitada por macrófagos.

C. O aspecto das pápulas de líquen plano é um reflexo direto dos aspectos histopatológicos subjacentes. O agrupamento denso de linfócitos na derme superficial gera o aspecto elevado, de topo achatado, da pápula. A coloração esbranquiçada – estrias de Wickham – resulta de inflamação crônica e hiperceratose da camada cornificada da epiderme. O matiz roxo das lesões é causado pela fagocitose por macrófagos da melanina liberada para formar melanócitos. Embora a melanina seja de cor negra-acastanhada, os macrófagos estão incorporados em uma matriz de coloide. Isso causa dispersão extensa da luz por um fenômeno conhecido como efeito Tyndall, resultando em interpretação da lesão como escura ou violácea pelo olho humano.

CASO 36

A. As lesões descritas são características de eritema multiforme. A falta de comprometimento de mucosa sugere eritema multiforme menor.

B. O eritema multiforme é semelhante ao líquen plano em que ambos são dermatites de interface, e ambos são causados por algum agente incitante que resulta em migração de linfócitos para a epiderme e derme papilar. Células T citotóxicas então se combinam com citocinas elaboradas, interferon-γ e TNF para matar queratinócitos, resultando em enucleação, vacuolização e coalescência para formar corpos coloides.

Ao contrário do líquen plano, com seu infiltrado inflamatório dérmico denso, o infiltrado inflamatório dérmico no eritema multiforme é esparso. Assim, os queratinócitos vacuolizados largamente distribuídos na camada basal epidérmica são mais conspícuos.

C. Muitos casos de eritema multiforme menor são desencadeados pelo herpes-vírus simples (HSV), como observado nesta paciente. A evidência para dar suporte a essa associação é derivada tanto de dados clínicos quanto moleculares. Clinicamente, tem sido documentado há tempos que o eritema multiforme frequentemente é precedido por infecção por herpes simples. Além disso, agentes anti-herpéticos, como aciclovir, podem suprimir o desenvolvimento de eritema multiforme em alguns indivíduos. Estudos moleculares têm confirmado a presença de DNA de herpes simples na pele de lesões de eritema multiforme. DNA de HSV também está presente em linfócitos do sangue periférico e na pele de lesões depois da resolução da erupção, mas não é encontrado na pele não lesionada. Outras causas conhecidas incluem infecção por *Mycoplasma*, dermatite de contato, fármacos e radiação.

D. As lesões semelhantes a alvo visualizadas no eritema multiforme refletem diferenças zonais na resposta inflamatória e seus efeitos deletérios. Na periferia da lesão, inflamação e vacuolização são esparsas, resultando no halo eritematoso. O "olho de boi" escuro no centro, por outro lado, é uma área densa de vacuolização e necrose epidérmica.

CASO 37

A. Os principais diagnósticos alternativos a considerar são penfigoide bolhoso e pênfigo, embora outras doenças bolhosas, como eritema multiforme e dermatite herpetiforme, também devam ser consideradas. O penfigoide bolhoso é caracterizado por vesiculação subepidérmica e o pênfigo, por vesiculação intraepidérmica. A distinção é importante porque o penfigoide bolhoso tem um prognóstico mais favorável.

B. Microscopicamente, as lesões de penfigoide bolhoso mostram uma fenda subepidérmica contendo linfócitos, eosinófilos, neutrófilos e material eosinofílico, representando macromoléculas extravasadas como fibrina. Um infiltrado inflamatório de eosinófilos, neutrófilos e linfócitos também está presente na derme embaixo da fenda.

C. A microscopia de imunofluorescência direta demonstra IgG e C3 ligados em uma distribuição linear ao longo da junção epiderme-derme. Esses autoanticorpos estão ligados a uma proteína 230 kDa dentro da lâmina lúcida, conhecida como "antígeno do penfigoide bolhoso". Este antígeno tem sido localizado no complexo de hemidesmossomos da célula basal epidérmica. Sua função não está estabelecida.

D. Acredita-se que a formação de bolhas começa com a ligação de IgG ao antígeno do penfigoide bolhoso, ativando a cascata do complemento. Fragmentos de complemento então induzem degranulação de mastócitos e atraem neutrófilos e eosinófilos. Os granulócitos e mastócitos liberam múltiplas enzimas, resultando em digestão enzimática da junção epiderme-derme e separação das camadas. Também é possível que o antígeno do penfigoide bolhoso desempenhe um papel estrutural vital que é comprometido quando os autoanticorpos se ligam, levando à clivagem da junção derme-epiderme.

CASO 38

A. Púrpura palpável sobre a parte distal das extremidades inferiores ou outras áreas pendentes – recorrente durante um período de meses – e estudo histológico revelando necrose fibrinoide são muito compatíveis com vasculite leucocitoclástica. Precipitantes comuns incluem infecções e medicamentos. Infecções bacterianas, micobacterianas e virais podem desencadear vasculite leucocitoclástica; *Streptococcus* e *Staphylococcus* são os desencadeadores infecciosos mais comuns. *S. pneumoniae* é a causa mais comum de pneumonia neste grupo etário e pode ter sido o desencadeador neste homem. Hepatite C também está associada com vasculite leucocitoclástica. Muitos fármacos têm sido associados com esse distúrbio, inclusive antibióticos, tiazídicos e anti-inflamatórios não esteroides (AINEs). Dos antibióticos, as penicilinas, como a amoxicilina administrada a este homem, são os agressores mais comuns.

B. Fatores provocadores como antígenos microbianos ou medicamentos desencadeiam a formação de imunocomplexos, consistindo em anticorpos ligados ao antígeno exógeno. Por motivos ainda desconhecidos, esses complexos são depositados preferencialmente nos pequenos vasos cutâneos (vênulas). Depois de ficarem aprisionados no tecido das vênulas, os imunocomplexos ativam a cascata do complemento, e segue-se a produção localizada de fragmentos quimiotáticos e moléculas vasoativas. Isso atrai neutrófilos, que liberam enzimas, resultando em destruição dos imunocomplexos, neutrófilos e vasos. Finalmente, hemácias e fibrina são capazes de exsudar através da parede vascular e entrar na derme circundante, resultando no achado clássico de púrpura palpável.

C. As lesões de vasculite leucocitoclástica são elevadas e papulosas porque a pele da lesão é alterada e expandida por um infiltrado vasocêntrico intenso contendo numerosos neutrófilos. As lesões são purpúricas ou eritematosas em razão das hemácias extravasadas que se acumulam na derme.

D. A vasculite leucocitoclástica também pode envolver pequenos vasos em outras partes do corpo, inclusive cápsulas articulares, tecidos moles, rins, fígado e trato GI. Os sintomas mais comuns incluem artralgias, mialgias e dor abdominal. Seria importante avaliar esses sintomas e solicitar exames de laboratório para verificar envolvimento hepático ou renal.

CASO 39

A. O diagnóstico provavelmente é dermatite *Rhus* (hera e carvalho venenoso), uma forma de dermatite alérgica de contato. A história de caminhada em uma área de bosque denso 2 dias antes do início da erupção é uma pista útil. Entretanto, o achado ao exame físico de bolhas dispostas em linhas retas ajuda a fazer o diagnóstico. Linhas retas e ângulos sugerem uma causa exógena para uma erupção de pele. Neste caso, as folhas de hera venenosa traçaram uma linha ao longo da pele quando a paciente caminhou no mato, e ela desenvolveu uma dermatite alérgica de contato no padrão da exposição.

B. Um conceito equivocado relativo à dermatite *Rhus* é que o líquido de bolhas rotas (ou mesmo o toque na área bolhosa)

714 Fisiopatologia da Doença

causa a disseminação da lesão. Na verdade, uma vez que a erupção tenha se desenvolvido, o alérgeno já se ligou irreversivelmente a outras proteínas, ou já se degradou tanto que não pode ser transferido para outros locais. Neste caso, a paciente desenvolveu vesículas grandes ou bolhas em resposta ao contactante nos locais originais do contato, as pernas. Isso significa que ela teve uma reação grave ao alérgeno. Inflamação intensa como esta pode resultar no fenômeno de autossensibilização, que neste caso explica o desenvolvimento de placas eritematosas maldefinidas com pápulas pequenas e vesículas dentro das placas, observadas nos braços e no tronco desta paciente. Alternativamente, o contato inadvertido com roupas ou outras superfícies contaminadas pode induzir novas áreas de dermatite. O alérgeno *Rhus* é muito estável e pode persistir em roupas não lavadas e permanecer capaz de induzir dermatite de contato alérgica por até 1 ano.

C. Se a exposição ao alérgeno é transitória, a primeira exposição a um antígeno *Rhus* não resulta em reação no local da exposição. Entretanto, um contingente de células T de memória "armadas e de prontidão" agora está "policiando" a pele, esperando que o alérgeno reapareça. Diz-se que o indivíduo está sensibilizado. Quando a pessoa é exposta ao antígeno novamente, começa a fase de descoberta. Células de Langerhans processam o antígeno e migram para gânglios linfáticos, mas a apresentação e proliferação de célula T também ocorrem no local de contato com o alérgeno. Células T inespecíficas na vizinhança são recrutadas e estimuladas pelas citocinas inflamatórias liberadas pelas células T especificamente reativas, e surge uma alça de ampliação, terminando em dermatite clinicamente reconhecível. Esta série complexa de eventos leva tempo para se desenvolver, resultando no retardo de 24 a 48 horas entre a reexposição e a erupção do exantema.

CASO 40

A. O diagnóstico provável é eritema nodoso (EN), devido ao seu aparecimento como nódulos dolorosos maldefinidos. A parte anterior e inferior das pernas é a localização mais comum para tais lesões se desenvolverem. A paciente provavelmente tem faringite estreptocócica subclínica. O fato de que a própria paciente tem sintomas de faringite, que são aliviados com antibióticos, é interessante. Contudo, como o tratamento antibiótico foi muito mais curto que o necessário (2 dias vs. o padrão de 10 dias), deve-se suspeitar de que ela tenha uma infecção parcialmente tratada (subclínica). Até que a infecção seja tratada adequadamente, a paciente continuará a manifestar EN como uma resposta de hipersensibilidade. Uma vez que a infecção tenha sido erradicada, as lesões de pele devem regredir dentro de várias semanas. A persistência do EN deve motivar uma pesquisa minuciosa por uma causa alternativa.

B. Causas comuns de EN incluem faringite estreptocócica, muitos medicamentos diferentes (inclusive sulfas), contraceptivos orais contendo estrogênio, ou gravidez, e doença inflamatória intestinal. Há numerosas outras possíveis causas.

C. Acredita-se que o eritema nodoso represente uma reação de hipersensibilidade sistêmica do tipo tardio, que se localiza no subcutâneo por razões desconhecidas.

D. No eritema nodoso, a resposta inflamatória consiste em linfócitos, histiócitos, neutrófilos e eosinófilos disseminados por meio do compartimento septal do subcutâneo, com frequentes histiócitos multinucleados. Os septos são espessos e podem se tornar fibrosados, a depender da densidade do infiltrado e da duração da reação. Embora o infiltrado seja largamente confinado aos septos subcutâneos, comumente há um componente de necrose adiposa nas bordas dos lóbulos subcutâneos no eritema nodoso. Evidência de necrose adiposa pode ser vista na forma de um infiltrado de macrófagos "espumosos" (cheios de gordura) na periferia dos lóbulos subcutâneos, ou na forma de pequenas fendas estreladas dentro de macrófagos multinucleados, indicando um elemento de necrose adiposa lipomembranosa.

CASO 41

A. O diagnóstico provável é sarcoidose. Como a sarcoidose é um diagnóstico de exclusão, justifica-se uma investigação minuciosa para causas específicas. Uma biópsia de pele deve mostrar alterações típicas de sarcoidose com colorações histoquímicas negativas para micobactérias e fungos. Além disso, a cultura de tecidos realizada na pele afetada deve ser negativa. A radiografia de tórax é útil para excluir tuberculose e para investigar a presença de adenopatia hilar. Radiografias de ossos também podem demonstrar achados característicos.

B. Este paciente tem pápulas sarcoides em volta das bordas das narinas, um achado conhecido como lúpus pérnio ou sarcoidose da borda nasal. Este achado indica que o paciente tem alto risco de envolvimento significativo da árvore traqueobrônquica ou parênquima pulmonar. A queixa de tosse crônica também deve sugerir envolvimento pulmonar. Independentemente dos sintomas e da apresentação dermatológica, a possibilidade de comprometimento pulmonar sempre deve ser investigada em todos os casos de sarcoidose, porque é bastante comum e, às vezes, assintomático.

C. A sarcoidose é uma dermatite nodular com granulomas histiocíticos na derme. Há poucos linfócitos presentes dentro e em volta dos granulomas. Histiócitos multinucleados frequentemente estão presentes.

D. A sarcoidose é observada clinicamente como uma elevação (pápula, placa ou nódulo) causada pela expansão da derme pelo infiltrado. Não há escamas sobre as lesões porque a epiderme não é afetada.

CASO 42

A. Contrariamente à percepção popular, a acne não é causada por sujeira obstruindo os poros. Na verdade, os "cravos" (comedões abertos) são pretos em razão da oxidação de debris de queratina dentro dos folículos dilatados, e não devido à "sujeira". Entretanto, algumas substâncias exógenas, como cosméticos oleosos ou produtos de cuidados para os cabelos à base de petrolato, podem promover a formação de comedões e assim exacerbar a acne. Limpeza não afeta qualquer dos quatro passos essenciais para o desenvolvimento de acne, porque todos esses passos ocorrem dentro dos folículos. A limpeza simplesmente remove debris superficiais e oleosidade. A paciente deve ser aconselhada a usar um sabonete suave ou produto não saponáceo apropriado para a face, e evitar a esfregação da pele com panos ásperos, toalhas ou esponjas, que não ajudam a melhorar a acne e podem causar irritação secundária, tornando os tratamentos tópicos menos toleráveis. Ela também deve ser orientada a usar cosméticos livres de óleo, geralmente aqueles rotulados como "não comedogênicos", bem como produtos de cuidados para os cabelos sem petrolato.

B. Os queratinócitos deixam de se descamar dos folículos como deviam. Em consequência, o folículo torna-se tamponado (um comedão). O acúmulo de sebo atrás do tampão expande o folículo. O supercrescimento de *Propionibacterium acnes* no folículo quebra o sebo. Fatores bacterianos e produtos da quebra do sebo atraem neutrófilos para o folículo, formando uma pústula. A ruptura do folículo induz uma resposta inflamatória intensa na derme, vista clinicamente como uma pápula inflamatória ou pústula. Tecido cicatricial pode ser o resultado.

C. O tamponamento folicular pode ser corrigido com retinoides (análogos da vitamina A), por via tópica ou, se a condição for bastante intensa, por via oral. Os retinoides promovem a descamação apropriada de queratinócitos. Bactérias são controladas com antibióticos tópicos ou orais. Alguns agentes antibióticos tópicos comuns incluem o peróxido de benzoíla e a clindamicina. Antibióticos orais como eritromicina ou tetraciclina são usados frequentemente como complemento aos antibióticos tópicos. Esses agentes não são simplesmente antibacterianos: sabe-se que eles têm propriedades anti-inflamatórias independentes de sua ação antibacteriana. Por último, a produção de sebo pode ser diminuída por meio do uso de retinoides, novamente por via tópica ou oral, embora a terapia oral seja muito mais efetiva para esse propósito, ou com medicamentos antiandrogênicos como espironolactona e contraceptivos orais.

CASO 43

A. A anormalidade fundamental na asma é a reatividade aumentada das vias aéreas a estímulos. A asma pode ser induzida por muitos agentes provocadores. Estes podem ser amplamente categorizados como (1) mediadores fisiológicos ou farmacológicos de respostas asmáticas das vias aéreas, (2) alérgenos que podem induzir inflamação e reatividade das vias aéreas em indivíduos sensibilizados, e (3) agentes físico-químicos ou estímulos exógenos que produzem hiper-reatividade das vias aéreas. A história desta paciente (predileção sazonal) é mais compatível com asma induzida por alérgeno. A piora dos sintomas nos últimos meses pode ser devida a uma reação alérgica ao gato da companheira de quarto.

B. Os eventos mais precoces na asma são a ativação de células inflamatórias locais, principalmente mastócitos e eosinófilos, pelos agentes provocadores descritos anteriormente. Isso pode ocorrer por mecanismos específicos dependentes de IgE, ou indiretamente por exposição a irritantes químicos ou estímulos osmóticos. Mediadores de ação aguda, inclusive leucotrienos, prostaglandinas e histamina, induzem contração de músculos lisos, hipersecreção de muco e vasodilatação com vazamento endotelial e formação local de edema. Células epiteliais também participam, liberando leucotrienos, prostaglandinas e citocinas inflamatórias. Células inflamatórias adicionais, inclusive neutrófilos e eosinófilos, são recrutadas para a mucosa das vias aéreas. Além disso, as citocinas celulares liberadas promovem o crescimento de mastócitos e eosinófilos, o influxo e proliferação de células T e a diferenciação de linfócitos B em plasmócitos produtores de IgE e IgA. Finalmente, essa inflamação em andamento resulta em lesão de células epiteliais, desnudamento das vias aéreas, maior exposição de nervos senitivos aferentes, e, subsequentemente, hiper-responsividade de músculos lisos, inflamação crônica, hipersecreção de glândulas submucosas e volume de muco aumentado.

C. A sibilância é causada por uma combinação de contração de músculos lisos e hipersecreção e retenção de muco, resultando em redução do calibre das vias aéreas e fluxo aéreo turbulento prolongado. As sensações de dispneia e aperto no peito também são o resultado de numerosas alterações em conjunto. Estas incluem a detecção por receptores de distensão de células fusiformes do maior esforço muscular requerido para superar a resistência aumentada das vias aéreas, bem como a percepção de distensão torácica resultante de hiperinsuflação do tórax, complacência pulmonar diminuída e trabalho de respiração aumentado. Isso é sentido pelos nervos da parede torácica e se manifesta como aperto no peito e dispneia. Quando a obstrução piora, ocorrem hipoxemia e retenção de CO_2, estimulando ainda mais o impulso respiratório por meio de quimiorreceptores periféricos e centrais. Esse estímulo, no cenário de fadiga de músculos respiratórios, produz dispneia progressiva.

D. Os sintomas desta paciente são relativamente leves, ocorrendo apenas de modo intermitente. Entre as exacerbações, suas provas de função pulmonar podem ser normais. Durante uma crise, todos os índices de fluxo expiratório podem estar reduzidos, inclusive VEF_1, VEF_1/CVF e taxa de pico de fluxo expiratório. A CVF também pode estar reduzida como um resultado do fechamento prematuro das vias aéreas. A capacidade pulmonar total, capacidade residual funcional e volume residual podem estar aumentados como uma consequência de obstrução do fluxo de ar e esvaziamento incompleto de unidades pulmonares. A DLCO pode estar aumentada devido ao volume sanguíneo pulmonar e capilar aumentado.

CASO 44

A. Doença pulmonar obstrutiva crônica (DPOC) é um termo intencionalmente impreciso usado para denotar um processo caracterizado pela presença de bronquite crônica ou enfisema que pode levar ao desenvolvimento de obstrução fixa das vias

716 Fisiopatologia da Doença

aéreas. Bronquite crônica e enfisema são encontrados juntos frequentemente no mesmo paciente.

Bronquite crônica é definida por uma história clínica de tosse produtiva por 3 meses do ano, por 2 anos consecutivos. Dispneia e obstrução das vias aéreas, frequentemente com um elemento de reversibilidade, estão presentes de modo intermitente a contínuo. O tabagismo é, de longe, a causa principal dessa doença, embora outros irritantes inalados possam induzir o mesmo processo. Embora os eventos patológicos predominantes sejam inflamação nas vias aéreas maiores, acompanhada por espessamento da mucosa e hipersecreção de muco, é a inflamação nos bronquíolos menores o principal local de obstrução aumentada do fluxo de ar.

O enfisema pulmonar é uma condição marcada por aumento irreversível dos espaços aéreos distais aos bronquíolos terminais, acompanhada por destruição de suas paredes, muitas vezes sem fibrose óbvia. Ao contrário da bronquite crônica, o defeito primário do enfisema não está nas vias aéreas, mas sim nas paredes das unidades respiratórias, onde a diminuição de tecido elástico resulta em uma perda da tensão de retração apropriada para sustentar as vias aéreas distais durante a expiração. Dispneia progressiva e obstrução irreversível acompanham a destruição de espaços aéreos, sem hipersecreção de muco nem tosse produtiva. Além disso, a perda de área de superfície alveolar e do leito capilar acompanhante para troca de gases contribuem para a hipoxia e dispneia progressivas.

B. A tosse produtiva crônica com escarro espesso presente neste paciente é característica de bronquite crônica. O tabagismo permanece a causa principal da doença em até 90% dos pacientes com bronquite crônica e enfisema. É provável que DPOC seja subdiagnosticada significativamente; embora somente 15 a 20% dos fumantes desenvolvam obstrução grave do fluxo de ar, há uma relação dependente de dose entre exposição à fumaça de tabaco e perda da função pulmonar. Estudos populacionais sugerem que a exposição crônica à poeira (inclusive de sílica e algodão) ou a fumos químicos é um fator de risco contributivo relevante para DPOC. No mundo em desenvolvimento, a exposição à fumaça da queima de biocombustíveis em ambientes fechados é uma causa importante de DPOC. O fator genético de risco identificado mais importante para a evolução de DPOC é a deficiência de inibidor de α_1-protease (α_1-antitripsina). Níveis circulantes e teciduais reduzidos podem levar ao início precoce de enfisema grave, não de bronquite crônica.

C. A obstrução difusa das vias aéreas é demonstrada nas provas de função pulmonar como uma redução global de fluxos e volumes expiratórios. VEF_1, CVF e a razão VEF_1/CVF ($VEF_1\%$) estão todos reduzidos. A curva expiratória fluxo-volume mostra limitação substancial do fluxo. Alguns pacientes podem responder a broncodilatadores. A mensuração de volumes pulmonares revela um aumento de VR e CRF, refletindo alçaponamento de ar no pulmão como um resultado da obstrução difusa das vias aéreas e fechamento precoce destas em volumes pulmonares mais altos. Isso é caracterizado pelo diafragma achatado na radiografia de tórax. DLCO geralmente está normal, refletindo um leito capilar alveolar preservado.

D. Desequilíbrio ventilação/perfusão é comum na bronquite crônica. A ΔPO_2 A-a está aumentada, e hipoxemia é comum, principalmente devido a áreas significativas de razões $\dot{V}/\dot{Q}$ baixas (*shunt* fisiológico); a hipoxemia em repouso tende a ser mais profunda que no enfisema. Também há desequilíbrio $\dot{V}/\dot{Q}$ no enfisema, mas, normalmente, os pacientes com enfisema se adaptam a razões $\dot{V}/\dot{Q}$ elevadas, aumentando sua ventilação-minuto. Eles podem manter níveis quase normais de PO_2 e PCO_2, apesar de doença avançada. Contudo, com a gravidade maior da doença e perda adicional da perfusão capilar, a DLCO cai, levando à dessaturação de hemoglobina arterial relacionada com o exercício e, finalmente, em repouso. Em ambas as condições, PCO_2 crescente (hipercapnia) e acidose respiratória, com alcalose metabólica compensatória, são observadas na doença grave.

CASO 45

A. A doença pulmonar parenquimatosa difusa abrange muitos distúrbios com eventos precipitantes diferentes e, possivelmente, mecanismos celulares e moleculares distintos. Uma série comum de eventos celulares medeia e regula processos inflamatórios pulmonares e respostas de fibrose (Tabela 9-5). Esses eventos incluem (1) lesão tecidual inicial; (2) lesão vascular e ativação de células endoteliais, com permeabilidade aumentada, exsudação de proteínas do plasma para o espaço extravascular, e trombose e trombólise variáveis; (3) lesão e ativação de células epiteliais alveolares, com perda da integridade de barreira e liberação de mediadores pró-inflamatórios; (4) aderência aumentada de leucócitos ao endotélio ativado, com trânsito de leucócitos ativados para o interstício; e (5) lesão e processos de reparo continuados caracterizados por alterações nas populações de células e produção de matriz aumentada.

B. Uma tosse intermitente, irritativa, não produtiva, frequentemente é o primeiro sintoma da fibrose pulmonar idiopática (FPI). Ela pode ser refratária à terapia antitussígena. O mecanismo provavelmente é multifatorial, com lesão fibrosa das unidades respiratórias terminais causando distorção brônquica e bronquiolar, levando a alterações nas fibras nervosas tanto estimuladoras quanto inibidoras envolvidas nos reflexos da tosse.

Múltiplos fatores contribuem para dispneia em pacientes com FPI. A fibrose do parênquima pulmonar diminui a complacência do pulmão; em combinação com alterações na reciclagem de surfactante, a pressão de distensão necessária para inflar os pulmões aumenta, assim como o trabalho de respiração. Estímulos aumentados de fibras C nas paredes alveolares fibrosas ou receptores de distensão na parede torácica podem sentir o aumento de força necessário para inflar pulmões menos complacentes.

A taquipneia resulta de aumento dos estímulos de receptores sensoriais dos pulmões e da tentativa de manter uma ventilação-minuto alveolar normal (e consequente $PaCO_2$ normal) quando os volumes pulmonares diminuem. Um padrão de respiração rápido, superficial, também reduz o trabalho ventilatório diante da retração elástica pulmonar aumentada.

O leito capilar diminuído e a membrana alveolar-capilar espessada contribuem para hipoxemia com o exercício. Na doença avançada, a troca de gases alterada com desequilíbrio $\dot{V}/\dot{Q}$ grave podem produzir hipoxemia em repouso.

Os estertores crepitantes inspiratórios difusos refletem a abertura sucessiva à inspiração de unidades respiratórias que colapsaram devido à fibrose e à perda do surfactante normal. A causa do baqueteamento digital não é conhecida.

C. Achados característicos à radiografia do tórax incluem volumes pulmonares reduzidos com opacidades reticulares aumentadas que são proeminentes na periferia dos pulmões e causam perda de definição de estruturas vasculares, diafragma e silhueta cardíaca. Fibrose rodeando espaços aéreos pequenos expandidos é vista como aspecto de favo de mel. Com a hipertensão pulmonar, as artérias pulmonares centrais podem estar aumentadas. A fibrose pulmonar produz um padrão restritivo nas provas de função pulmonar. Isso se manifesta como reduções em CPT, VEF_1 e CVF, com preservação ou aumentos em VEF_1/CVF e taxas de fluxo expiratório. A DLCO diminui progressivamente à medida que a fibrose continua e os capilares pulmonares são obliterados.

CASO 46

A. Os quatro fatores que são responsáveis por quase todos os casos de edema pulmonar são (1) aumento do gradiente na pressão hidrostática (edema pulmonar cardiogênico); (2) aumento da permeabilidade de células endoteliais vasculares e/ou células epiteliais alveolares (edema pulmonar não cardiogênico); (3) diminuição no gradiente de pressão oncótica (geralmente devida a baixo conteúdo de proteína do plasma); e (4) dificuldade de drenagem linfática, por obstrução linfática física ou por obliteração linfática que pode ocorrer na situação de radioterapia. A história deste paciente de infarto do miocárdio previamente, hipertensão de longa duração e possível isquemia recente tornam provável que ele tenha edema pulmonar cardiogênico.

B. O edema pulmonar cardiogênico ou hidrostático resulta classicamente de elevação das pressões venosa pulmonar e atrial esquerda devido à insuficiência ventricular esquerda sistólica ou diastólica, estenose mitral, ou insuficiência mitral. Isso é principalmente um processo mecânico que resulta em um ultrafiltrado do plasma. O líquido do edema nesta situação tem um conteúdo de proteína relativamente baixo, geralmente menos de 60% do conteúdo de proteína plasmática do paciente. Em indivíduos normais, a pressão capilar pulmonar (i.e., pressão em cunha capilar pulmonar) deve exceder aproximadamente 20 mmHg antes que o líquido que deixa o espaço vascular supere a velocidade de reabsorção, levando ao acúmulo (**Figura 9-26**) de líquido intersticial e, finalmente, alveolar, que é descrito como edema pulmonar.

CASO 47

A. Tromboêmbolos quase nunca se originam na circulação pulmonar. Mais de 95% dos tromboêmbolos pulmonares originam-se das veias profundas da extremidade inferior: as veias poplíteas, femorais e ilíacas. Os achados de calor, eritema e edema na extremidade inferior direita deste paciente sustentam o ponto de vista de que, muito provavelmente, este seja o local de origem do tromboembolismo. É importante observar, contudo, que a ausência de tais achados na extremidade inferior não exclui o diagnóstico de trombo nessa localização, porque os achados têm baixa sensibilidade.

B. Este paciente tem múltiplos fatores de risco para embolia pulmonar, e ele estava em alto risco para tal evento. Ele tem mais de 40 anos de idade, esteve anestesiado por mais de 30 minutos para sua artroplastia total do joelho e sofreu cirurgia ortopédica (risco imposto pela imobilização). Seu risco para trombose de veia da panturrilha chega a 84%, e o risco de embolia pulmonar fatal é de aproximadamente 5%. Todos os pacientes nesta situação devem receber terapia profilática com anticoagulantes no pós-operatório.

C. Todos os pacientes com êmbolos pulmonares têm algum grau de obstrução mecânica. O efeito depende da proporção da circulação pulmonar obstruída (tamanho do êmbolo pulmonar), dos reflexos neuro-humorais estimulados pelo trombo e da gravidade da doença cardiorrespiratória preexistente. À medida que o grau de obstrução da circulação pulmonar aumenta, as pressões na artéria pulmonar sobem, levando finalmente à sobrecarga ventricular direita. Na embolia pulmonar grave, a oclusão do trato de saída do fluxo pulmonar pode ocorrer, reduzindo gravemente o débito cardíaco e causando colapso cardiovascular e morte.

D. A embolia pulmonar diminui ou elimina a perfusão no sentido distal ao local da oclusão. O efeito imediato é aumento do desequilíbrio $\dot{V}/\dot{Q}$, com um desvio na proporção de segmentos pulmonares com razões $\dot{V}/\dot{Q}$ altas (espaço alveolar morto ou ventilação desperdiçada). Um desvio em direção a razões $\dot{V}/\dot{Q}$ altas prejudica a excreção de dióxido de carbono com efeito mínimo sobre a oxigenação. O paciente compensa para este aumento de ventilação desperdiçada elevando a ventilação-minuto total. Depois de várias horas, a hipoperfusão local reduz a produção de surfactante por células alveolares tipo II, resultando em edema, colapso alveolar e atelectasia, criando unidades pulmonares com pouca ou nenhuma ventilação. A depender do nível de perfusão desses segmentos, haverá um aumento em unidades pulmonares com razões $\dot{V}/\dot{Q}$ baixas, inclusive algumas áreas de *shunt* verdadeiro, as quais contribuem para um aumento de ΔPO_2 A-a aumentada e hipoxemia arterial.

CASO 48

A. A fisiopatologia do edema pulmonar por permeabilidade aumentada (SARA) é complexa e pode resultar de múltiplas agressões diferentes. O líquido alveolar se acumula como um resultado da perda de integridade da barreira epitelial alveolar, permitindo que solutos e moléculas grandes, como a albumina, entrem no espaço alveolar. Essa perda da integridade pode resultar de lesão direta do epitélio alveolar por toxinas inaladas ou infecção pulmonar, ou pode acontecer após lesão

718 Fisiopatologia da Doença

primária do endotélio capilar pulmonar por toxinas circulantes, como na sepse ou pancreatite, seguida por lesão inflamatória secundária da barreira epitelial alveolar. A presença de líquido com alto teor de proteína no alvéolo, particularmente na presença de fibrinogênio e de produtos de degradação da fibrina, inativa o surfactante pulmonar, causando grandes aumentos na tensão superficial. Isso resulta em uma queda da complacência pulmonar e em instabilidade alveolar, levando a áreas de atelectasia. O aumento da tensão superficial diminui a pressão hidrostática intersticial e favorece movimento adicional de líquido para dentro do alvéolo. Uma monocamada danificada de surfactante também pode aumentar a suscetibilidade a infecções.

B. SARA é a via final comum de numerosas condições médicas graves diferentes, todas as quais levam a aumento do vazamento capilar pulmonar. A gama de apresentações clínicas inclui todos os diagnósticos na UTI de adultos, inclusive sepse, pneumonia, pancreatite, aspiração de conteúdo gástrico, choque, contusão pulmonar, trauma não torácico, inalação tóxica, quase afogamento e múltiplas transfusões de sangue. Cerca de um terço dos pacientes com SARA inicialmente têm a síndrome séptica.

C. A hipoxia grave encontrada na SARA deve-se a vários fatores. A lesão de células endoteliais e epiteliais causa permeabilidade vascular aumentada e produção e atividade de surfactante reduzidas. Essas anormalidades levam a edema pulmonar intersticial e alveolar, colapso de alvéolos, aumento significativo nas forças superficiais, complacência pulmonar acentuadamente reduzida e hipoxemia. Quando o processo piora, pode haver uma queda maior da complacência e desintegração de capilares pulmonares, levando a áreas de *shunt* real e hipoxemia refratária. A combinação de trabalho de respiração aumentado e hipoxemia progressiva geralmente requer ventilação mecânica. Como o processo subjacente é heterogêneo, com pulmão de aspecto normal adjacente a pulmão com atelectasia ou consolidação, os pacientes em ventilação com volumes correntes típicos podem distender excessivamente alvéolos normais, reduzir o fluxo de sangue para áreas de ventilação adequada e precipitar lesão pulmonar adicional ("volutrauma"). A hipoxemia pode ser profunda, geralmente seguida, alguns dias mais tarde, por hipercapnia devida ao aumento da ventilação de espaço morto.

CASO 49

A. Normalmente, o nó atrioventricular (AV) forma a única conexão elétrica entre os átrios e os ventrículos. Entretanto, uma conexão AV acessória é encontrada em aproximadamente 1 em 1.000 pessoas. Esta via acessória geralmente é composta por tecido atrial ou ventricular normal. Como parte do ventrículo é "pré-excitada" pela via acessória em vez de pelo nó AV, o ECG na superfície mostra um intervalo PR curto e um QRS relativamente largo com uma deflexão para cima borrada, chamada **onda delta**.

B. Como os átrios e os ventrículos são ligados por duas conexões paralelas, taquicardias reentrantes são iniciadas

prontamente. Por exemplo, uma contração atrial prematura poderia ser bloqueada na via acessória, mas ainda ser conduzida aos ventrículos via nó AV. Se tiver passado tempo suficiente para que a via acessória tenha recuperado a excitabilidade, o impulso cardíaco pode deslocar-se de modo retrógrado para os átrios ao longo da via acessória e iniciar uma taquicardia reentrante.

C. Em primeiro lugar, a automaticidade aumentada resultante de despolarizações de fase 4 mais rápidas pode causar uma frequência cardíaca rápida. Em segundo lugar, se a repolarização é retardada (período de platô mais longo), despolarizações espontâneas (causadas por reativação de canais de sódio ou cálcio) podem ocorrer às vezes na fase 3 ou fase 4 do potencial de ação. Essas despolarizações são designadas como "atividade desencadeada" porque dependem da existência de um potencial de ação precedente. Se essas despolarizações alcançarem o limiar, taquicardia pode acontecer em certas condições patológicas.

CASO 50

A. Insuficiência cardíaca pode ser causada por (1) sobrecargas inadequadas impostas ao coração, como sobrecarga de volume ou sobrecarga de pressão; (2) diminuição do enchimento ventricular; (3) perda de miócitos; ou (4) diminuição da contratilidade de miócitos. A paciente tem perda de miócitos e contratilidade diminuída de miócitos pelo infarto do miocárdio. Ela também pode ter enchimento restrito devido ao relaxamento dificultado dos miócitos se apresentar isquemia.

B. Na **disfunção sistólica**, a curva de pressão sistólica isovolumétrica da relação pressão-volume é desviada para baixo. Isso reduz o volume sistólico do coração com uma diminuição concomitante do débito cardíaco. Para manter o débito cardíaco, o coração pode responder com três mecanismos compensatórios. Em primeiro lugar, o retorno aumentado de sangue ao coração (pré-carga) pode levar à contração aumentada de sarcômeros (relação de Frank-Starling). Em segundo lugar, a liberação aumentada de catecolaminas pode elevar o débito cardíaco, tanto por aumento da frequência cardíaca quanto pelo desvio da curva sistólica isovolumétrica para a esquerda. Finalmente, o músculo cardíaco pode se hipertrofiar e o volume ventricular pode aumentar, o que desvia a curva diastólica para a direita. Embora cada um desses mecanismos compensatórios possa manter o débito cardíaco temporariamente, cada um é limitado em sua capacidade de fazê-lo, e se a razão subjacente para a disfunção sistólica permanecer sem tratamento, ocorre insuficiência cardíaca.

Na **disfunção diastólica**, a posição da curva sistólica isovolumétrica permanece inalterada (a contratilidade dos miócitos está preservada). Entretanto, a curva de pressão-volume diastólica é desviada para a esquerda, com um aumento acompanhante da pressão diastólica final do ventrículo esquerdo e sintomas de insuficiência cardíaca (**Figura 10-17**). Disfunção diastólica pode estar presente em qualquer doença que cause diminuição do relaxamento, retração elástica diminuída ou rigidez do ventrículo aumentada. Hipertensão, que leva frequentemente a aumentos compensatórios da espessura da parede do ventrículo esquerdo, pode causar disfunção diastólica por modificar todos os três parâmetros. Falta de sangue suficiente para os miócitos (isquemia) também pode causar disfunção diastólica por diminuição do relaxamento. Se a isquemia for grave, como no infarto do miocárdio, pode ocorrer lesão irreversível dos miócitos, com reposição de células contráteis por fibrose, o que levará à disfunção sistólica. Na maioria dos pacientes, uma combinação de disfunção sistólica e diastólica é responsável pelos sintomas de insuficiência cardíaca.

C. A dispneia provavelmente deve-se à elevação da pressão capilar pulmonar em relação à pressão oncótica do plasma, o que causa a movimentação de líquido para os espaços intersticiais do pulmão (edema pulmonar). O edema intersticial provavelmente estimula receptores J justacapilares, o que causa respiração reflexa superficial e rápida. A reposição de ar nos pulmões por sangue ou líquido intersticial pode causar uma redução da capacidade vital, fisiologia restritiva e alçapamento de ar como um resultado do fechamento de pequenas vias aéreas. O trabalho da respiração aumenta quando o paciente tenta distender pulmões rígidos, o que pode levar à fadiga de músculos respiratórios e à sensação de dispneia. Alterações na distribuição de ventilação e perfusão resultam em desequilíbrio relativo de ventilação-perfusão, com o consequente alargamento do gradiente de O_2 alveolar-arterial, hipoxemia e espaço morto aumentado.

O início súbito de dificuldade respiratória intensa à noite – dispneia paroxística noturna – provavelmente ocorre em virtude do suporte adrenérgico reduzido da função ventricular que ocorre com o sono, o aumento do retorno de sangue como descrito previamente, e a depressão noturna normal do centro respiratório.

A dispneia ocorre na posição de decúbito (ortopneia) devido à redução do acúmulo de sangue nas extremidades e no abdome, e como o paciente está funcionando na porção íngreme da curva diastólica de pressão-volume, qualquer aumento do retorno de sangue leva a elevações acentuadas das pressões ventriculares. Os pacientes geralmente aprendem a minimizar a ortopneia dormindo com a parte superior do corpo reclinada sobre dois ou mais travesseiros.

CASO 51

A. As três causas mais comuns de estenose aórtica são anomalias congênitas (folhetos unicúspides, bicúspides ou fusionados), cardiopatia reumática e doença valvar degenerativa resultante de depósito de cálcio. A causa mais provável neste paciente é cardiopatia reumática. A estenose aórtica congênita geralmente se apresenta antes dos 30 anos de idade, e a estenose aórtica degenerativa é a causa mais comum em pessoas com mais de 70 anos de idade. Além disso, este paciente tem uma história de infecção estreptocócica na garganta recorrente, sugerindo a possibilidade de cardiopatia reumática.

B. A síncope na estenose aórtica geralmente deve-se à diminuição da perfusão cerebral pela obstrução fixa, mas também pode ocorrer em razão de arritmias atriais transitórias com perda de contribuição atrial efetiva para o enchimento

ventricular. Arritmias que se originam do tecido ventricular também são mais comuns em pacientes com estenose aórtica e podem resultar em síncope.

C. Angina pode ser causada por vários mecanismos diferentes. Aproximadamente metade dos pacientes tem doença arterial coronariana associada significativa, que pode levar à angina. Mesmo sem doença arterial coronariana, a estenose aórtica causa hipertrofia ventricular compensatória. A hipertrofia ventricular causa um aumento da demanda de oxigênio, bem como compressão dos vasos que atravessam o músculo cardíaco, resultando em suprimento de oxigênio diminuído. O resultado é isquemia relativa dos miócitos. Finalmente, no caso de valvas aórticas calcificadas, êmbolos de cálcio podem causar obstrução de artéria coronária, embora isso seja raro.

D. A elevação do pulso carotídeo está diminuída (*pulsus parvus*) e tardia (*pulsus tardus*) devido à obstrução fixa ao fluxo. A hipertrofia ventricular esquerda indica que o impulso apical seja deslocado lateralmente e se torne mantido. A dependência aumentada da contração atrial é responsável pela B_4 proeminente. O fluxo ao longo do orifício aórtico estreitado resulta no sopro mesossistólico, ao passo que o fluxo de regurgitação causa o sopro diastólico.

E. Uma vez que ocorram sintomas na estenose aórtica, sem tratamento o prognóstico é desfavorável. A expectativa de vida é de 2 anos se a estenose aórtica causa angina, e de 3 anos se causa síncope.

CASO 52

A. O problema fundamental na insuficiência aórtica é a sobrecarga de volume no ventrículo esquerdo durante a diástole. Na insuficiência aórtica, o sangue entra no ventrículo esquerdo tanto a partir das veias pulmonares quanto da aorta (por meio da valva aórtica com regurgitação). O volume sistólico ventricular esquerdo pode aumentar drasticamente, embora o volume sistólico efetivo possa mudar de forma mínima, porque muito do aumento do volume sistólico vaza de volta para o ventrículo esquerdo. Se a insuficiência se desenvolve lentamente, o coração responde ao volume diastólico aumentado por alongamento dos sarcômeros (dilatação) e espessamento da parede (hipertrofia). Isso pode resultar em um coração aumentado que está deslocado para a esquerda. Todas essas alterações são características de insuficiência aórtica lentamente progressiva. Entretanto, se a condição se desenvolver rapidamente, ao longo de poucos dias, tal como durante a destruição da valva aórtica por endocardite infecciosa, esses mecanismos compensatórios não têm oportunidade de se desenvolver.

B. Na insuficiência aórtica, a pressão do pulso é alargada tanto em virtude de um aumento da pressão sistólica quanto de uma queda na pressão diastólica. A pressão sistólica está aumentada devido ao aumento do volume sistólico. A pressão diastólica está diminuída devido ao fluxo de regurgitação de volta para o ventrículo esquerdo e à complacência aumentada dos grandes vasos. Essa diferença grande entre as pressões

720 Fisiopatologia da Doença

sistólica e diastólica é sentida prontamente no pulso periférico como uma elevação súbita, depois queda, na pressão. Há muitos sinais físicos resultantes desse fenômeno, inclusive o chamado pulso em martelo d'água (pulso de Corrigan), oscilações da cabeça (sinal de Musset), pulsação da úvula (sinal de Müller) e pulsações arteriais dos leitos ungueais (pulso de Quincke).

C. O sopro diastólico de timbre alto no rebordo esternal inferior esquerdo ocorre pelo fluxo de regurgitação por meio do vazamento da valva aórtica. O ruflo diastólico no ápice, também conhecido como sopro de Austin Flint, ocorre pelo fluxo de regurgitação de encontro ao folheto anterior da valva mitral, causando uma estenose mitral funcional. O sopro sistólico no rebordo esternal superior esquerdo ocorre pelo volume sistólico aumentado que flui por meio da valva aórtica durante a sístole.

D. No começo da insuficiência aórtica, não há insuficiência cardíaca porque o ventrículo esquerdo se adapta ao volume aumentado por alargamento e espessamento. Contudo, em algum ponto, os mecanismos compensatórios falham, e a pressão diastólica final do ventrículo esquerdo sobe. Esta elevação da pressão diastólica final é transmitida pelas veias pulmonares aos pulmões, onde resulta em edema pulmonar devido a aumentos da pressão hidrostática. Este acúmulo de líquido nos alvéolos causa oxigenação deficiente, levando à dispneia. Em casos leves, a dispneia pode se tornar evidente apenas quando há aumento da demanda, ou, em casos graves, pode acontecer durante o exercício. Ela também pode ocorrer durante o sono, quando a posição supina permite que o líquido intersticial de tecidos pendentes reentre na circulação, causando um volume intravascular aumentado.

CASO 53

A. O diagnóstico provável deste paciente é estenose mitral. A história de uma enfermidade longa subsequente a uma inflamação de garganta na infância é sugestiva de febre reumática aguda, a causa mais comum de estenose mitral. O sopro diastólico resulta do fluxo de sangue difícil por meio da valva mitral estreitada. O ritmo irregular é devido à fibrilação atrial, e a dispneia e os estertores crepitantes, à insuficiência cardíaca da estenose mitral avançada.

B. A área da valva mitral normal é de 5 a 6 cm². Quando ela se torna estreitada a menos de 1 cm², o fluxo de sangue do átrio esquerdo para o ventrículo esquerdo é comprometido o bastante para resultar em aumento da pressão e do volume do átrio esquerdo. Essas elevações causam a dilatação do átrio esquerdo, perturbando a iniciação ordenada de cada batimento cardíaco. Atividade elétrica caótica substitui o controle normal do ritmo cardíaco pelo nó sinoatrial, e segue-se a fibrilação atrial. A pressão atrial esquerda aumentada também é transmitida às veias e aos capilares pulmonares, resultando em insuficiência cardíaca, edema pulmonar e hemoptise a partir do extravazamento de veias pulmonares ingurgitadas.

C. O sangue no átrio esquerdo dilatado é relativamente estático, e coágulos podem se formar ali em aproximadamente 20% dos pacientes com estenose mitral. Se esses trombos entrarem no ventrículo esquerdo, eles podem ser bombeados para a circulação sistêmica, causando um bloqueio arterial súbito, como um acidente vascular encefálico.

CASO 54

A. A descompensação do paciente provavelmente foi desencadeada pelo desenvolvimento de insuficiência mitral aguda. Os folhetos da valva mitral são presos pela cordoalha tendinosa, que, por sua vez, é ligada à parede ventricular por músculos papilares. Os músculos papilares recebem seu suprimento de sangue da artéria coronária circunflexa esquerda, e podem se tornar isquêmicos, ou mesmo romper, se o suprimento sanguíneo for interrompido. Quando isso acontece, o folheto não está mais amarrado, e a valva não mais se fecha com a sístole, resultando no desenvolvimento repentino de insuficiência mitral aguda.

B. Na insuficiência mitral, sangue regurgita para o átrio esquerdo a partir do ventrículo esquerdo durante a sístole. Isso leva à sobrecarga tanto de volume quanto de pressão do átrio esquerdo, que, por sua vez, é transmitida para a vasculatura pulmonar. Isso pode levar à dilatação do átrio e desintegração do sistema elétrico do coração, causando arritmias, como fibrilação atrial. As pressões pulmonares aumentadas podem levar à insuficiência cardíaca. Também, ao contrário da estenose mitral, há um elemento de sobrecarga de volume do ventrículo esquerdo, quando o sangue regurgitando do átrio esquerdo volta para o ventrículo esquerdo durante a diástole.

C. Se a insuficiência mitral se desenvolver mais lentamente, o coração tem uma chance de se adaptar ao volume aumentado. O ventrículo esquerdo, em particular, pode se dilatar e hipertrofiar em resposta ao volume sistólico aumentado (embora não com a extensão em que esta dilatação e hipertrofia ventricular esquerda acontecem na insuficiência aórtica). Como resultado, o impulso apical fica deslocado para a esquerda.

CASO 55

A. O diagnóstico mais provável neste paciente é doença arterial coronariana, especificamente angina de peito. Como os sintomas ocorrem somente ao exercício e têm sido estáveis por vários meses, este paciente teria angina estável. Ele teria angina instável se a dor ocorresse em repouso, com atividade cada vez menor, com mais frequência ou com uma duração mais longa, apesar de níveis de atividade semelhantes.

B. A causa mais comum de doença arterial coronariana é aterosclerose das grandes artérias epicárdicas, e esta é a causa mais provável neste paciente. Uma causa menos comum é vasospasmo de artéria coronária, encontrado mais comumente em indivíduos japoneses. De maneira frequente, a angina por vasospasmo não ocorre devido a exercício. Causas raras incluem êmbolos e anomalias congênitas.

C. Este paciente tem vários fatores de risco cardíaco, inclusive gênero masculino, história familiar de doença arterial coronariana, hiperlipidemia, tabagismo e hipertensão.

D. O mecanismo pelo qual placas ateroscleróticas se formam permanece desconhecido e é assunto de muito debate. Parece que a aterosclerose começa cedo na vida, quando os revestimentos endoteliais dos vasos sanguíneos são expostos a estresse de cisalhamento. A lesão que resulta indica que as células endoteliais liberem moléculas de adesão a células vasculares às quais os monócitos se prendem e entram no subendotélio, onde eles englobam lipoproteína de baixa densidade (LDL) oxidada, formando células espumosas. O endotélio danificado, em combinação com as células espumosas, forma a estria de gordura característica da aterosclerose. A LDL oxidada causa a liberação de citocinas e inibição de NO. A musculatura lisa vascular move-se da média para a íntima, onde prolifera, depositando colágeno e matriz e captando LDL oxidada para formar mais células espumosas. Células T também se acumulam na placa em crescimento. Células T, células musculares lisas e células endoteliais produzem várias citocinas e fatores de crescimento responsáveis por migração e proliferação celular adicional. Finalmente, a parede arterial espessada e distorcida capta cálcio, criando uma placa friável.

E. A dor torácica deve-se à isquemia miocárdica, que acontece quando a demanda cardíaca por oxigênio excede o suprimento. No caso da angina estável, ocorre estreitamento fixo de uma ou mais artérias coronárias por placas ateroscleróticas. Quando o paciente se exercita, a demanda cardíaca por oxigênio aumenta. Contudo, devido ao diâmetro diminuído das artérias coronárias, fluxo de sangue insuficiente e, portanto, oxigênio insuficiente, é fornecido ao coração. A dor torácica tem sido atribuída a essa isquemia; entretanto, tem sido demonstrado que até 80% de todos os episódios isquêmicos são assintomáticos. Quando presente, acredita-se que a dor torácica seja desencadeada por liberação de adenosina, causando estimulação das fibras aferentes simpáticas que inervam o átrio e o ventrículo. Essas fibras então atravessam os gânglios simpáticos e cinco raízes dorsais torácicas superiores da medula espinal; elas convergem com fibras de outras estruturas na medula espinal, o que é responsável pela sensação frequente de dor na parede torácica, nas costas e no braço.

CASO 56

A. O diagnóstico provável deste paciente é pericardite.

B. A causa mais comum de pericardite é infecção. Embora bactérias, protozoários e fungos possam causar pericardite, vírus são os agressores mais comuns, em particular os vírus de Coxsackie. Infecção por vírus de Coxsackie é a causa mais provável neste paciente, tendo em vista sua idade jovem, ausência de doenças subjacentes e pródromo viral. A pericardite também ocorre após lesão (p. ex., infarto do miocárdio, toracotomia, traumatismo torácico ou radioterapia). Causas menos comuns incluem doenças do colágeno/vasculares (p. ex., lúpus eritematoso, esclerodermia, artrite reumatoide), neoplasias e insuficiência renal.

C. A dor torácica provavelmente deve-se à inflamação do pericárdio. A natureza pleurítica da dor torácica pode ser devida à inflamação da pleura adjacente.

D. O som ouvido ao exame do coração é característico de um ruído de atrito pericárdico, que é patognomônico de pericardite. Acredita-se que ele seja causado por fricção entre as superfícies visceral e parietal do pericárdio. Os três componentes são atribuíveis aos movimentos rápidos das câmaras cardíacas. O componente sistólico está relacionado com a contração ventricular e é o mais comumente ouvido. Há dois componentes diastólicos: um no início da diástole, resultante do rápido enchimento ventricular, e um no fim da diástole, causado pela contração atrial. Os dois componentes diastólicos frequentemente se mesclam, de modo que um atrito com dois componentes é ouvido com mais frequência.

E. Uma complicação da pericardite é o derrame pericárdico. O início súbito de derrame pericárdico pode levar ao tamponamento. Este acréscimo súbito de líquido aumenta ao pressão pericárdica ao nível das pressões atrial e ventricular direita, causando colapso de câmara e enchimento inadequado. Os achados físicos compatíveis com tamponamento incluem pressão venosa jugular elevada, hipotensão, pulso paradoxal e abafamento de bulhas cardíacas.

Uma segunda complicação da pericardite é fibrose resultando em pericardite constritiva. Na pericardite constritiva, o enchimento diastólico inicial é normal, mas o enchimento é subitamente interrompido pelo pericárdio fibroso inelástico. Esta cessação de enchimento provavelmente é responsável pela batida diastólica ouvida classicamente nessa doença. Além disso, em razão do fluxo limitado para dentro do coração, a pressão venosa sistêmica e, portanto, a pressão jugular estão elevadas. O sinal de Kussmaul também pode estar presente (i.e., aumento inapropriado da pressão venosa jugular com a inspiração). Finalmente, pressões venosas sistêmicas elevadas podem levar ao acúmulo de líquido no fígado e espaço intraperitoneal, resultando em hepatomegalia e ascite.

CASO 57

A. Os três sinais clássicos de tamponamento são chamados de tríade de Beck, em homenagem ao cirurgião que os descreveu em 1935: (1) hipotensão, (2) pressão venosa jugular elevada, e (3) bulhas cardíacas abafadas. Além disso, o paciente pode ter uma diminuição da pressão sistêmica com a inspiração (pulso paradoxal).

B. O pericárdio normalmente é preenchido por uma pequena quantidade de líquido (30 a 50 mL) com uma pressão intrapericárdica que é, geralmente, a mesma que a pressão intrapleural. Com o acréscimo súbito de líquido, a pressão pericárdica pode aumentar, às vezes ao nível das pressões atrial direita e ventricular direita. A pressão de distensão transmural do ventrículo diminui e a câmara colapsa, impedindo o enchimento apropriado do coração a partir do retorno venoso sistêmico. As quatro câmaras do coração ocupam um volume relativamente fixo no saco pericárdico, e avaliação hemodinâmica revela equilíbrio de pressões diastólicas ventricular e da artéria

722 Fisiopatologia da Doença

pulmonar com as pressões atrial direita e atrial esquerda, todas aproximadamente na pressão intrapericárdica.

C. A pressão arterial sistólica normalmente cai 10 a 12 mmHg com a inspiração. Uma diminuição inspiratória marcante da pressão arterial sistólica (> 20 mmHg) é um achado físico importante no diagnóstico de tamponamento cardíaco, mas pode ser visto também em doenças pulmonares graves e, menos comumente, na pericardite constritiva. Declínio inspiratório acentuado do volume sistólico ventricular esquerdo ocorre devido ao volume ventricular esquerdo diminuído no fim da diástole. Com a inspiração, o retorno venoso maior aumenta o enchimento do ventrículo direito, o que causa inclinação para a esquerda do septo interventricular e redução do volume ventricular esquerdo no fim da diástole (efeito Bernheim reverso). Também durante a inspiração, o fluxo para o átrio esquerdo a partir das veias pulmonares é reduzido, diminuindo ainda mais a pré-carga ventricular esquerda.

CASO 58

A. Esta paciente provavelmente tem angina de peito e claudicação intermitente devidas à aterosclerose subjacente.

B. O evento inicial na aterosclerose é infiltração de lipoproteínas de baixa densidade (LDL) na região subendotelial. O endotélio está sujeito a estresse de cisalhamento, a tendência a ser puxado ou deformado pelo fluxo de sangue. Isso é mais acentuado em pontos onde as artérias se ramificam, e é nesses pontos que os lipídeos se acumulam no grau mais alto. As LDLs são oxidadas ou alteradas de outras maneiras e ativam vários componentes do sistema imune inato, inclusive macrófagos, anticorpos naturais e proteínas efetoras inatas, tais como proteína C-reativa e complemento. A LDL oxidada é captada para dentro de macrófagos, formando células espumosas. As células espumosas formam estrias de gordura. Células musculares lisas vasculares na vizinhança das células espumosas são estimuladas e se movem da média para a íntima, onde elas proliferam, depositam colágeno e outras moléculas de matriz e contribuem para o volume da lesão. Células musculares lisas também captam LDL oxidada e se tornam células espumosas. Lipídeos se acumulam tanto intracelular quanto extracelularmente. O "caldo" intercelular nas placas contém uma variedade de substâncias nocivas para células, inclusive ozônio. Além disso, o "carregamento" de macrófagos com colesterol pode ser lipotóxico para o retículo endoplasmático, resultando em apoptose de macrófagos e necrose de placas. Cristais de colesterol associados com macrófagos necrosados estimulam ainda mais a inflamação e levam ao recrutamento de neutrófilos. Quando as lesões ateroscleróticas envelhecem, células T do sistema imune e monócitos são atraídos para elas, criando um ciclo vicioso de necrose e inflamação. À medida que as placas amadurecem, uma capa fibrosa se forma sobre elas. As placas com capas defeituosas ou quebradas rompem-se com mais facilidade. As lesões isoladas podem distorcer vasos ao ponto em que eles são ocluídos, mas geralmente é ruptura ou ulceração de placas que desencadeia trombose, bloqueando o fluxo de sangue.

C. Esta paciente está na pós-menopausa e é fumante, tem pressão arterial alta e é diabética. O estrogênio aumenta a remoção de colesterol pelo fígado, e a progressão da aterosclerose é menos rápida em mulheres pré-menopausa que em homens. Por outro lado, doses altas de estrogênio aumentam a incidência de coágulos sanguíneos, e mesmo doses pequenas produzem um aumento leve da coagulação. Além disso, em vários estudos, o tratamento com estrogênio de mulheres pós-menopausa deixou de prevenir ataques cardíacos secundários. A razão para as discrepâncias entre os dados epidemiológicos e experimentais atualmente é indefinida. Os efeitos deletérios do tabagismo incluem dano endotelial causado pela hipoxia induzida por monóxido de carbono. Outros fatores também podem estar envolvidos. Assim, deixar de fumar é uma maneira importante de retardar o progresso da aterosclerose. Em virtude do estresse de cisalhamento aumentado imposto ao endotélio por uma pressão arterial elevada, a hipertensão é outro fator de risco modificável importante para aterosclerose. Reduzir a pressão arterial tem seu maior efeito em diminuir a incidência de acidente vascular encefálico, mas há efeitos benéficos também sobre a cardiopatia isquêmica. Em diabéticos, há complicações tanto microvasculares quanto macrovasculares. As últimas estão relacionadas principalmente com aterosclerose. Há um aumento de duas vezes na incidência de infarto do miocárdio em comparação com não diabéticos; deficiência circulatória grave nas pernas, com gangrena, é relativamente comum; há mais acidentes vasculares trombóticos; e a doença renal crônica é um problema grave.

CASO 59

A. Hipertensão geralmente é definida como uma pressão arterial maior que 140/90 mmHg em três consultas médicas consecutivas, e pré-hipertensão como pressões sanguíneas de 120 a 139/80 a 89 mmHg. Embora este paciente certamente fosse considerado com pressão arterial elevada nesta consulta, ele não seria diagnosticado ainda com hipertensão.

B. Na hipertensão grave de longa duração, pode ser notada retinopatia hipertensiva, incluindo arteríolas estreitadas, ou mesmo hemorragias e exsudatos retinianos. Cardio megalia resultante de hipertrofia pode ser observada como um ponto de impulso apical deslocado e proeminente à palpação cardíaca. Uma B_4 pode ser audível à ausculta do coração.

C. Complicações da hipertensão incluem aterosclerose acelerada resultando em cardiopatia isquêmica, acidentes vasculares encefálicos trombóticos, hemorragias cerebrais e insuficiência renal. Na hipertensão grave, pode ocorrer encefalopatia.

D. A causa mais comum de hipertensão é a hipertensão essencial, e esta provavelmente é a causa neste paciente. Como o paciente é negro, sensibilidade ao sal pode ser um fator contributivo. Outras causas relativamente comuns são doença renal difusa, medicamentos, doença arterial renal e distúrbios neurológicos. Menos comumente, coarctação da aorta, excesso de mineralocorticoides, excesso de glicocorticoides e excesso de catecolaminas podem causar hipertensão.

CASO 60

A. Os quatro tipos fisiopatológicos principais de choque são hipovolêmico, distributivo, cardiogênico e obstrutivo. Levando-se em consideração a idade da paciente, a história de trauma grave e os achados físicos, o tipo mais provável neste caso é o choque hipovolêmico.

B. No choque hipovolêmico, o volume sanguíneo diminuído leva à perfusão inadequada dos tecidos. Isso resulta em glicólise anaeróbia aumentada e produção de ácido láctico. A acidose láctica deprime o miocárdio, diminui a responsividade vascular periférica às catecolaminas e pode causar coma. A diminuição da pressão sanguínea arterial média reduz os disparos dos barorreceptores arteriais, resultando em aumento da descarga vasomotora. Isso causa vasoconstrição generalizada. A vasoconstrição cutânea causa pele fria e palidez.

C. Há cinco causas de choque hipovolêmico: hemorragia, trauma, cirurgia, queimaduras e desidratação resultante de vômitos ou diarreia. Esta paciente sofreu um acidente de veículo automotivo, resultando em choque traumático. Isso foi causado por perda de sangue para dentro do abdome, como sugerido pelo exame físico.

CASO 61

A. Outros aspectos da anamnese a serem obtidos incluem dor torácica (12%), rubor (14%), sudorese excessiva (50%), desmaio (40%) e sintomas GI como náusea ou vômito (19%), dor abdominal (14%) e diarreia (6%). Além disso, uma história médica ou familiar de doenças genéticas que aumentem o risco de feocromocitoma deve ser obtida, bem como uma história familiar de feocromocitoma independente de outras síndromes genéticas. Aproximadamente 20 a 30% dos feocromocitomas são familiares. A maioria dos casos familiares é causada por uma de quatro síndromes: neurofibromatose tipo 1, síndrome de von Hippel-Lindau, neoplasia endócrina múltipla tipo 2 (MEN-2) e síndrome de paraganglioma familiar. Mutações da linha germinativa em *RET*, *VHL*, *SDHx* e outros são responsáveis por pelo menos 20 a 30% dos casos isolados de feocromocitomas e paragangliomas.

B. O feocromocitoma geralmente é diagnosticado pela demonstração de concentrações de catecolaminas, ou de seus produtos de fragmentação, anormalmente altas na urina ou no plasma. Aumentos das concentrações plasmáticas de metanefrina ou normetanefrina são maiores e mais consistentes que os aumentos de catecolaminas plasmáticas ou metanefrinas urinárias. A administração de clonidina, 0,3 mg por via oral, pode ser usada para diferenciar pacientes com feocromocitoma daqueles com hipertensão essencial. A clonidina normalmente suprime a atividade do sistema nervoso simpático e reduz substancialmente os níveis plasmáticos de noradrenalina, reduzindo a pressão arterial. Entretanto, em pacientes com feocromocitoma, a clonidina tem pouco ou nenhum efeito sobre a pressão arterial ou nível plasmático de catecolaminas, porque esses tumores se comportam de forma autônoma.

C. Como um tumor de tecido da medula da glândula suprarrenal, o feocromocitoma produz sintomas de excesso de catecolaminas. Ansiedade, cefaleia e palpitações são efeitos diretos da descarga de catecolamina; a perda de peso é secundária a um dos efeitos metabólicos do excesso de catecolaminas circulantes. Estes incluem uma elevação da taxa metabólica basal e um aumento da glicólise e glicogenólise, levando à hiperglicemia e à glicosúria.

CASO 62

A. Este paciente provavelmente tem acalasia, uma condição em que o esfíncter esofágico inferior deixa de relaxar adequadamente. Em circunstâncias normais, o esfíncter esofágico inferior é um anel de músculo liso de 3 a 4 cm, que se contrai sob estímulo de influxos colinérgicos vagais. Quando uma deglutição é iniciada, fibras inibidoras vagais permitem que o esfíncter relaxe de modo que o bolo alimentar possa passar para dentro do estômago. Na acalasia, há degeneração do plexo mioentérico e perda de neurônios inibidores que possibilitam esse relaxamento. Por isso, o esfíncter permanece fechado de modo apertado. A disfunção neural também pode se estender mais acima para o esôfago, e, frequentemente, o peristaltismo esofágico efetivo também é perdido.

B. A injeção de toxina botulínica no esfíncter esofágico inferior em pacientes com acalasia diminui as vias excitadoras responsáveis pela contração tônica do esfíncter e possibilita seu relaxamento parcial.

C. O fechamento apertado do esfíncter esofágico inferior na acalasia pode resultar em uma dilatação da porção inferior do esôfago e armazenamento de até 1 L de material naquele local. Esse material pode se tornar infectado e ser aspirado para os pulmões. Ele também pode causar ulceração da mucosa esofágica, e até mesmo perfuração ou ruptura.

CASO 63

A. Esta paciente parece sofrer de esofagite de refluxo. Normalmente, o esfíncter esofágico inferior contraído tonicamente provê uma barreira efetiva ao refluxo de ácido do estômago de volta para o esôfago. Isso é reforçado por ondas peristálticas esofágicas secundárias em resposta ao relaxamento transitório do esfíncter esofágico inferior. A efetividade da barreira pode ser alterada por perda do tono do esfíncter esofágico inferior, frequência aumentada de relaxamentos transitórios, perda de peristaltismo secundário após um relaxamento transitório, aumento de volume ou pressão no estômago, ou produção aumentada de ácido, e todos podem tornar mais provável o refluxo de conteúdo ácido do estômago suficiente para causar dor ou erosão. O refluxo recorrente pode danificar a mucosa, resultando em inflamação, daí o termo "esofagite de refluxo". O próprio refluxo recorrente predispõe a refluxo adicional, porque a retração que ocorre com a cicatrização do epitélio inflamado torna o esfíncter esofágico inferior menos competente como uma barreira.

B. Muitos fatores, tais como escolhas alimentares (p. ex., chocolate), medicamentos, como os benzodiazepínicos, e o

724 Fisiopatologia da Doença

tabagismo diminuem o tono do esfincter esofágico inferior, resultando em refluxo do conteúdo gástrico rico em ácido para o lúmen do esôfago. Este processo é exacerbado à noite quando a paciente se deita para dormir.

C. A complicação mais comum é o desenvolvimento de estenose do esôfago distal. Obstrução progressiva, inicialmente para alimentos sólidos e posteriormente para líquidos, se apresenta como disfagia. Outras complicações do refluxo recorrente incluem hemorragia ou perfuração; rouquidão, tosse, ou sibilância; e pneumonia como resultado de aspiração de conteúdo gástrico para os pulmões, particularmente durante o sono. Estudos epidemiológicos sugerem que tabagismo e abuso de álcool associados com refluxo recorrente resultam em uma alteração no epitélio esofágico da histologia escamosa para colunar, denominada esôfago de Barrett. Em 2 a 5% dos casos, o esôfago de Barrett leva ao desenvolvimento de adenocarcinoma esofágico.

CASO 64

A. Secreção excessiva de ácido ou defesas da mucosa diminuídas predispõem ao desenvolvimento de doença acidopéptica, especificamente úlcera gástrica. Acredita-se que a maioria das úlceras gástricas esteja relacionada com defesas da mucosa deficientes, porque a capacidade secretora de ácido e pepsina de alguns pacientes afetados é normal, ou mesmo abaixo do normal. Defeitos da motilidade têm sido propostos como auxiliares no desenvolvimento de úlcera gástrica em pelo menos três maneiras: (1) por uma tendência do conteúdo duodenal de refluir de volta por meio do esfincter pilórico incompetente (ácidos biliares no material de refluxo duodenal agem como um irritante, e podem constituir um contributivo importante para uma barreira mucosa diminuída contra ácido e pepsina); (2) pelo retardo do esvaziamento de conteúdo gástrico, inclusive material de refluxo, para o duodeno; e (3) por esvaziamento gástrico retardado e, consequentemente, retenção de alimentos, resultando em aumento da secreção de gastrina e produção de ácido gástrico. Não se sabe se esses defeitos da motilidade constituem uma causa ou uma consequência da formação de úlcera gástrica. Isquemia da mucosa também pode desempenhar um papel importante no desenvolvimento de úlcera gástrica (ver Resposta B em seguida). Subgrupos de pacientes de úlcera gástrica com cada um desses defeitos têm sido identificados. Assim, os fatores de risco (p. ex., ingestão de AINEs, tabagismo, estresse psicológico, infecção por *H. pylori*) que têm sido associados com úlcera gástrica provavelmente atuam por diminuição de um ou mais mecanismos de defesa da mucosa.

B. Sabe-se que as prostaglandinas aumentam o fluxo de sangue da mucosa bem como a secreção de bicarbonato e muco, e estimulam o reparo e a renovação de células da mucosa. Assim, sua deficiência, resultante da ingestão de AINEs ou de outras agressões, pode predispor à gastrite e à úlcera gástrica. A secreção diminuída de bicarbonato ou muco, mesmo desencadeada por outras causas, também poderia predispor à gastrite e à úlcera gástrica.

C. *H. pylori* pode causar doença acidopéptica por múltiplos mecanismos, inclusive transdução de sinais alterada, resul-

tando em aumento da inflamação, secreção ácida aumentada e defesas da mucosa diminuídas. Também pode afetar a apoptose no trato GI. Apesar da taxa alta de associação de inflamação com infecção por *H. pylori*, o papel importante de outros fatores é indicado pelo fato de que apenas cerca de 15% dos indivíduos infectados por *H. pylori* chegam a desenvolver uma úlcera clinicamente significativa. Esses outros fatores (tanto genéticos quanto ambientais, como tabagismo) devem ser responsáveis pelas variações individuais e são importantes do ponto de vista fisiopatológico. Não obstante, o papel do *H. pylori* é de importância clínica particular porque, dos pacientes que desenvolvem doença acidopéptica, quase todos têm infecção por *H. pylori*. Além disso, o tratamento que não erradica *H. pylori* está associado com recorrência rápida da doença acidopéptica na maioria dos pacientes. Estudos recentes também têm associado cepas diferentes de *H. pylori* com formas e graus distintos de doença acidopéptica, e implicado a infecção por *H. pylori* no desenvolvimento de cânceres do trato GI. A terapia de escolha para este paciente inclui a suspensão do ibuprofeno, inibidores da bomba de prótons para diminuir a produção de ácido, e antibióticos para tratar a infecção por *H. pylori*.

CASO 65

A. O esvaziamento gástrico normal é influenciado em parte pelo sistema nervoso entérico intrínseco e seu controle autonômico. Estes sistemas são comprometidos por diabetes melito de longa duração e pela neuropatia autonômica associada.

É provável que a glicemia capilar elevada deste paciente seja causada pela má adesão ao tratamento. Isso é sustentado por 6 meses de piora da neuropatia periférica. A gastroparesia diagnosticada recentemente pode, entretanto, complicar as tentativas de melhora do controle da glicose.

B. A diarreia do paciente pode ser multifatorial. Contrações pilóricas malcoordenadas podem resultar na entrada de um bolo de quimo grande demais no duodeno, o que é manejado de modo ineficaz pelo intestino delgado. O resultado é má absorção, levando à diarreia. Esta má absorção também predispõe ao supercrescimento bacteriano, que pode exacerbar ainda mais a diarreia.

CASO 66

A. Muitos fatores estão envolvidos na formação de cálculos biliares, mas eles podem ser divididos em fatores que afetam a composição da bile e fatores que afetam a motilidade da vesícula biliar. Fatores que afetam a capacidade litogênica da bile incluem o conteúdo de colesterol, a presença de fatores de nucleação, prostaglandinas e estrogênio, a velocidade de formação da bile e a velocidade de absorção de água e eletrólitos. A motilidade da vesícula biliar também desempenha um papel importante. Geralmente, a bile não fica na vesícula biliar tempo bastante para formar um cálculo biliar, mas isso pode acontecer se houver estase.

CAPÍTULO 25 Respostas dos Estudos de Casos **725**

B. Em mulheres pré-menopausa, níveis altos de estrogênios séricos promovem a formação de cálculos biliares de duas maneiras: os estrogênios tanto aumentam a concentração de colesterol na bile quanto diminuem a motilidade da vesícula biliar. Estase da bile e elevação de sua concentração de colesterol possibilitam a formação de cálculo biliar.

C. Um cálculo biliar pode ficar alojado no canal cístico, obstruindo o esvaziamento da vesícula biliar. Isso pode levar à inflamação (colecistite) e infecção do conteúdo estático da vesícula biliar (empiema). Se não tratadas, a inflamação e a infecção podem levar à necrose da vesícula biliar e sepse. Se um cálculo biliar ficar alojado no colédoco, ele pode causar icterícia obstrutiva com elevação dos níveis séricos de bilirrubina. Se ele se alojar mais adiante no colédoco e bloquear o ducto pancreático perto do esfíncter de Oddi, ele pode causar pancreatite aguda, talvez porque as enzimas digestivas do pâncreas ficam presas no ducto pancreático e causam inflamação do pâncreas.

CASO 67

A. Intolerância à lactose é o problema mais comum da digestão de carboidratos. Ela resulta principalmente da redução da atividade de lactase na borda em escova intestinal. A lactase é expressa normalmente em níveis altos no jejuno de recém-nascidos e lactentes humanos. Em muitas partes do mundo, os níveis de lactase são reduzidos gradualmente após o desmame. Entretanto, os níveis de lactase não diminuem significativamente em populações nas quais os laticínios representam uma parte importante da dieta do adulto. A atividade de lactase é limitante para a velocidade de digestão da lactose na maioria dos adultos em outras regiões do mundo.

B. Os carboidratos, que estão presentes na dieta principalmente como polissacarídeos e dissacarídeos, devem ser digeridos em monossacarídeos para absorção. Se houver deficiência de lactase, a lactose não digerida não é absorvida. A lactose não absorvida retém água no lúmen para manter a osmolalidade do quimo equivalente à do plasma. Essa retenção de líquido causa dor abdominal (cólicas), náusea e diarreia. A fermentação bacteriana de lactose no intestino delgado distal e colo exacerba mais ainda esses sintomas.

CASO 68

A. A doença de Crohn é uma enterite regional que afeta principalmente o íleo distal e o colo, mas pode envolver o trato GI da boca ao ânus, como evidenciado pelas úlceras aftosas orais significativas vistas neste paciente.

B. A patogênese da doença de Crohn permanece desconhecida. Muitos fatores têm sido considerados auxiliares no desenvolvimento de doença de Crohn, inclusive microrganismos (bactérias e vírus), fatores dietéticos, fatores genéticos, respostas imunes deficientes e fatores psicossociais. A associação de doença de Crohn com outros distúrbios hereditários conhecidos, como fibrose cística e espondilite anquilosante, é evidência indireta de um componente genético. O intestino normal é capaz de modular respostas inflamatórias francas a seu constante bombardeio com antígenos da dieta e microbianos no lúmen. Essa modulação pode estar deficiente na doença de Crohn, resultando em inflamação descontrolada.

Há interesse recente considerável no papel de citocinas, tais como interleucinas e TNF, na doença de Crohn. Perfis de citocinas da categoria T_H1 têm sido implicados na doença de Crohn. Camundongos nos quais há falta de IL-10 têm um perfil de citocinas T_H1 e desenvolvem uma inflamação intestinal semelhante à doença de Crohn. Anticorpos monoclonais ao TNF reduzem a inflamação em animais afetados e seres humanos.

C. Inflamação aguda e crônica causa um curso clínico recidivante e remitente. Complicações como obstrução do intestino delgado podem ocorrer como um resultado de inflamação ativa ou, mais comumente, por estreitamento fibroso crônico. Formação de fístulas, abscessos, doença perianal, carcinoma e má absorção são outras complicações conhecidas da doença de Crohn.

D. Manifestações extraintestinais incluem artrite migratória, distúrbios inflamatórios da pele, do olho e das membranas mucosas, cálculos biliares por má absorção de sais biliares no íleo terminal e nefrolitíase por absorção aumentada de oxalatos. Amiloidose é uma complicação grave da doença de Crohn, assim como doença tromboembólica.

CASO 69

A. A doença diverticular (diverticulose) afeta comumente pacientes mais velhos e é causada por herniação da mucosa e submucosa por meio da camada muscular do colo. Há anormalidades estruturais e funcionais que contribuem para seu desenvolvimento. A integridade estrutural da camada muscular pode ser comprometida por tecido conectivo anormal. A anormalidade funcional pode envolver o desenvolvimento de um gradiente de pressão entre o lúmen do colo e o espaço peritoneal, que resulta de contrações vigorosas da parede necessárias para impelir as fezes pelo colo. Pressões mais altas são criadas para compensar a ingestão pobre de fibras na dieta, afetando o volume normal das fezes. Dados epidemiológicos dão suporte a essa assertiva, porque a incidência de doença diverticular tem aumentado com a dependência de nossa sociedade de alimentos pobres em fibras e a consequente constipação.

B. Opioides para o controle de dor abdominal devem ser evitados, porque eles elevam diretamente a pressão intralúmen e podem aumentar o risco de perfuração.

C. Há duas complicações importantes da diverticulose. Sangramento diverticular a partir de artérias intramurais que rompem para dentro de divertículos é uma causa comum de hemorragia do trato GI inferior nos idosos. A diverticulite, como observada nesta paciente, deve-se a uma área focal de inflamação na parede de um divertículo em resposta à irritação por material fecal retido. Febre, dor abdominal e diarreia ou constipação geralmente estão presentes. A infecção local pode progredir para um abscesso com ou sem perfuração, requerendo intervenção cirúrgica.

726 Fisiopatologia da Doença

CASO 70

A. Esta paciente provavelmente tem síndrome do intestino irritável. Ela tem os três sintomas clássicos da síndrome: dor abdominal em cólica, constipação alternando com diarreia, e empachamento. Ela também tem resultados normais de laboratório e colonoscopia. O início da síndrome do intestino irritável após um episódio de gastrenterite não é incomum.

B. A síndrome do intestino irritável é uma condição complexa e malcompreendida. Os pacientes afetados têm motilidade intestinal diminuída juntamente com sensibilidade aumentada à dor intestinal, também conhecida como hiperalgesia visceral. Ambas podem resultar de alterações nos sistemas nervosos intrínseco e extrínseco do intestino. Uma hipótese é que inflamação intestinal a partir de uma infecção ou outra agressão resulta nessas alterações do sistema nervoso intestinal, que, por sua vez, levam a alterações da motilidade, secreção e sensação intestinal.

CASO 71

A. A hepatite aguda é um processo inflamatório, causando morte de células hepáticas, que pode ser iniciado por infecção viral ou, neste caso, por exposição tóxica. Fármacos prescritos e de venda sem prescrição são incitadores comuns de lesão hepática aguda, e podem ser divididos em de toxicidade previsível, relacionada com a dose (p. ex., paracetamol), reações idiossincrásicas imprevisíveis, como a isoniazida. A isoniazida é uma causa incomum, mas importante, de hepatite aguda, que pode, em indivíduos suscetíveis, ser consequência de uma predisposição genética a certas vias do metabolismo do fármaco que criam intermediários tóxicos. Reações sinérgicas entre fármacos também têm sido implicadas em insuficiência hepática aguda. Geralmente, a recuperação da função hepática normal segue-se à pronta interrupção do agente agressor.

B. Os achados histológicos na hepatite aguda incluem degeneração e necrose focal de células do fígado, inflamação portal com infiltrado de células mononucleares, proeminência de ductos biliares e colestase. Menos comumente, a hepatite aguda pode resultar em necrose hepática em pontes. A arquitetura lobular normal é largamente restaurada na fase de recuperação.

C. Pele e escleras ictéricas ao exame físico sugerem hiperbilirrubinemia pela colestase intra-hepática causada por lesão aguda do fígado. Como resultado, a bilirrubina conjugada é excretada em quantidade inadequada na bile, explicando o aspecto de fezes cor de "massa de vidraceiro". A bilirrubina conjugada também é expelida dos hepatócitos para a corrente sanguínea, e seus metabólitos hidrossolúveis são excretados pelos rins, escurecendo a urina. Essas alterações nas fezes e urina frequentemente precedem a icterícia clinicamente evidente. A cor amarela da pele reflete o acúmulo de metabólitos hidrossolúveis da bilirrubina, e geralmente não é apreciada ao exame até que a bilirrubina sérica se eleve acima de 2,5 mg/dL.

CASO 72

A. Este paciente tem infecção por hepatite B crônica. A ausência de episódios agudos recorrentes e o comprometimento extra-hepático sugerem infecção persistente crônica. Marcadores adicionais histológicos, sorológicos e autoimunes são úteis para determinar mais precisamente se a infecção por hepatite B é crônica persistente ou crônica ativa.

B. Aproximadamente 5% dos pacientes infectados de forma aguda com hepatite B provocarão uma resposta imune que não elimina o vírus do fígado, resultando em um estado de portador crônico. Dois terços desses pacientes desenvolverão infecção crônica persistente caracterizada por uma evolução relativamente benigna e progressão rara para cirrose. Um terço desenvolverá doença crônica ativa marcada por alterações histológicas, como necrose em saca-bocados, inflamação portal, arquitetura lobular distorcida e fibrose. Os pacientes com hepatite crônica ativa estão em risco maior de progressão para cirrose e, independentemente deste risco, são predispostos ao carcinoma hepatocelular.

C. A superinfecção por hepatite D aumenta a probabilidade de hepatite crônica ativa além daquela que geralmente se segue à infecção por hepatite B isolada. A coinfecção está associada com uma alta incidência de insuficiência hepática fulminante.

D. A lesão imunomediada é sustentada por resultados de biópsia hepática que demonstram inflamação com infiltração linfocitária. O DNA viral se integra ao genoma da célula infectada, e antígenos virais são expressos na superfície associados com determinantes HLA de classe 1, resultando em citotoxicidade linfocítica. O grau de lesão está relacionado amplamente com a replicação viral e a resposta imune do hospedeiro.

CASO 73

A. O mecanismo exato da lesão do fígado induzida por álcool é desconhecido; entretanto, acredita-se que a distorção acentuada da arquitetura hepática, depósito de tecido fibroso e retração cicatricial, e a formação de nódulos de regeneração resultem de múltiplos processos. O uso crônico de álcool tem sido associado com dificuldade na síntese de proteínas, peroxidação de lipídeos e formação de acetaldeído, que podem interferir na integridade da membrana lipídica e desintegrar funções celulares. Hipoxia local, assim como citotoxicidade mediada por células e por anticorpos, também têm sido implicadas.

B. A hipertensão portal é, em parte, responsável por muitas das complicações da cirrose, inclusive ascite clinicamente aparente, um sinal de doença do fígado associado com sobrevida de longo prazo desfavorável. Embora nenhuma hipótese isoladamente possa explicar sua patogênese, hipertensão portal e retenção renal de sódio inapropriada são elementos importantes de qualquer teoria. A hipertensão portal muda a arquitetura hepatocelular, resultando em resistência vascular intra-hepática aumentada. Isso eleva as pressões sinusoidais transmitidas à veia porta e a outros leitos vasculares. Resultam esplenomegalia e *shunt* portossistêmico. Vasodilatadores como óxido nítrico são desviados para fora do fígado e não são depurados da circulação, resultando em vasodilatação arteriolar periférica. A perfusão diminuída da artéria renal por essa vasodilatação é percebida como um déficit de volume intravascular pelo rim, estimulando a reabsorção de sódio e água. Ao superar a pressão oncótica, a pressão hidrostática aumentada pela retenção de líquido na veia porta resulta na formação de ascite. Excedendo a capacidade de drenagem linfática, a ascite se acumula no peritônio.

C. Esplenomegalia e hiperesplenismo são consequências diretas da pressão venosa portal elevada. Trombocitopenia e anemia hemolítica ocorrem como um resultado tanto da sequestração pelo baço desses elementos formados quanto pelo efeito depressivo do álcool sobre a medula óssea. As equimoses frequentes e o tempo de protrombina elevado neste paciente destacam a coagulopatia vista na cirrose e doença crônica do fígado. Como resultado da excreção inadequada de bile, há deficiência de absorção da vitamina K lipossolúvel, uma vitamina necessária para a ativação de fatores específicos da coagulação. Além disso, a síntese hepática inadequada de outros fatores da coagulação causa uma coagulopatia.

CASO 74

A. Doença do trato biliar é uma causa comum de pancreatite aguda. Há uma hipótese de que o evento desencadeador é a obstrução do colédoco e dos ductos pancreáticos principais por um cálculo biliar alojado na ampola de Vater. Lesão parenquimatosa pode ser causada por toxinas bacterianas ou ácidos biliares livres transportados da vesícula biliar para o pâncreas por meio de linfáticos.

B. Embora litíase do colédoco pareça ser a causa mais provável da pancreatite aguda desta paciente, outras causas devem ser consideradas, por exemplo, uso de álcool, infecção (viral, bacteriana e parasitária), fármacos concomitantes, cirurgias recentes e doença reumatológica associada, e história familiar de pancreatite. Estudos laboratoriais, como cálcio sérico e painel lipídico, inclusive triglicerídeos, seriam úteis para afastar causas metabólicas importantes de pancreatite. Observa-se, contudo, que a causa da pancreatite permanece desconhecida apesar de investigação em aproximadamente 15 a 25% dos casos. Para ajudar a guiar o prognóstico, os critérios de Ranson requerem uma avaliação de leucograma, glicemia, LDH e AST.

C. A síndrome da angústia respiratória aguda (SARA) pode ser causada, em parte, por enzimas pancreáticas ativadas, como as fosfolipases circulantes, que são liberadas sistemicamente e interferem na função normal do surfactante pulmonar. Além disso, a liberação sistêmica tanto das famílias CC quanto CXC de citocinas e de endotoxina, começando pouco depois do início da dor e atingindo o pico 36 a 48 horas mais tarde, corresponde temporalmente com o profundo declínio clínico observado. Em particular, substância P, neurocinina-1 e fator ativador de plaquetas (PAF) estão envolvidos nas respostas pró-inflamatórias vistas na lesão pulmonar aguda associada com pancreatite. Níveis séricos elevados de IL-6 têm sido associados com a gravidade da lesão pulmonar na pancreatite aguda, um efeito mediado por ativação de NFκB nas células acinares pancreáticas. IL-6 e outras vias de sinalização inflamatória podem vir a ser comprovadas como alvos terapêuticos apropriados na pancreatite aguda grave, embora, até o presente, nenhum agente terapêutico tenha sido constatado como efetivo em ensaios clínicos.

CASO 75

A. O alcoolismo é a causa mais comum de pancreatite crônica, sendo responsável por 70 a 80% dos casos. O risco está relacionado diretamente com a duração e quantidade do consumo de álcool, mas, na verdade, somente 5 a 10% dos que bebem muito realmente desenvolvem a doença. Evidências epidemiológicas recentes identificam o tabagismo como um forte fator de risco independente para o desenvolvimento de pancreatite crônica. Além disso, a exposição ao tabaco parece ter uma relação dependente de dose com sua incidência. O número de cigarros fumados diariamente, bem como a duração da exposição à fumaça do tabaco, parecem ser fatores de risco importantes. Por último, a combinação significativa de álcool e cigarro aumenta o risco de pancreatite crônica.

B. Acredita-se que o etanol cause secreção de proteínas pancreáticas insolúveis que calcificam e ocluem o ducto pancreático. Isso resulta em fibrose progressiva e destruição subsequente do tecido glandular. Além disso, deficiências na dieta de antioxidantes como zinco e selênio podem levar ao acúmulo de radicais livres tóxicos. Ao contrário de outras formas de pancreatite crônica, a doença crônica relacionada com o álcool pode evoluir a partir de múltiplos episódios de pancreatite aguda grave.

C. Os inibidores da bomba de prótons podem representar uma terapia adjuvante útil juntamente com a reposição de enzimas pancreáticas, por diminuírem a secreção pós-prandial de ácido gástrico, vista comumente em pacientes com insuficiência pancreática grave.

CASO 76

A. Como a lipase pancreática é essencial para a digestão de gorduras, sua ausência leva à esteatorreia (a ocorrência de fezes gordurosas, volumosas, de cor clara). Por outro lado, embora amilase pancreática e tripsina sejam importantes para a digestão de carboidratos e proteínas, outras enzimas no suco gástrico e intestinal geralmente podem compensar sua perda. Assim, pacientes com insuficiência pancreática raramente se apresentam com má digestão de carboidratos e proteínas (perda de nitrogênio).

B. Em casos graves de má absorção de gorduras, deficiências das vitaminas lipossolúveis (vitaminas A, D, E e K) podem ocorrer e requerer suplementação parenteral. Diarreia resulta da ação catártica de ácidos graxos hidroxilados. Esses ácidos graxos inibem a absorção de sódio e água pelo colo. Hipocalcemia, hipofosfatemia, tetania, osteomalacia, osteopenia (densidade mineral óssea baixa) e osteoporose podem ocorrer tanto pela deficiência da vitamina D lipossolúvel quanto pela ligação

728 Fisiopatologia da Doença

do cálcio da dieta a ácidos graxos não absorvidos, formando complexos insolúveis de cálcio-gordura (sabões) no intestino. Estes sabões também impedem a ligação normal do oxalato da dieta ao cálcio. O oxalato da dieta permanece em solução e é absorvido do colo, causando hiperoxalúria e predispondo à nefrolitíase. Cerca de 40% dos pacientes com insuficiência pancreática demonstram má absorção de vitamina B_{12} (cobalamina), embora manifestações clínicas da deficiência de vitamina B_{12} (anemia, degeneração subaguda combinada da medula espinal e demência) sejam raras. A má absorção de vitamina B_{12} parece resultar da degradação reduzida por proteases pancreáticas dos complexos normais de vitamina B_{12} e sua proteína de ligação (proteína R), resultando em menos vitamina B_{12} livre para se ligar ao fator intrínseco no intestino delgado. Finalmente, a má absorção de longa duração leva a catabolismo proteico e consequente perda de peso, atrofia muscular, fadiga e edema. Às vezes, a perda de peso ocorre em pacientes com pancreatite crônica porque comer exacerba sua dor abdominal, ou porque os narcóticos usados para controle da dor causam anorexia.

CASO 77

A. A lei de Courvoisier distingue as causas dos achados da vesícula biliar no exame físico. Uma vesícula biliar palpável torna cálculos do colédoco menos prováveis do que carcinoma do pâncreas, porque cálculos biliares, normalmente, resultam em inflamação e retração cicatricial subsequente, causando uma vesícula biliar encolhida, e não distendida.

B. Adenocarcinomas do pâncreas podem se apresentar com anemia, doença tromboembólica migratória ou coagulação intravascular disseminada. As coagulopatias podem estar relacionadas com tromboplastinas liberadas dentro das secreções mucinosas do adenocarcinoma.

C. Fatores de prognóstico clínico incluem tamanho do tumor, local, estágio clínico, metástases para linfonodos, tipo de cirurgia, anemia que requer transfusão de sangue, estado de desempenho e radioterapia adjuvante. O prognóstico geral desfavorável (sobrevida de 5 anos de < 5%, e somente 15 a 20% dos pacientes submetidos a ressecções curativas do tumor vivem > 5 anos) pode ser atribuído principalmente ao estágio avançado da doença ao tempo em que se apresenta clinicamente, à velocidade rápida de expansão local do tumor e à disseminação sistêmica precoce.

CASO 78

A. O resumo clínico e a creatina-quinase elevada sugerem necrose tubular aguda (NTA) induzida por rabdomiólise. Lesões por esmagamento liberam mioglobina na corrente sanguínea, a qual se precipita nos túbulos renais, causando toxicidade intrarrenal e subsequente insuficiência. Com este defeito subjacente, a antibioticoterapia pode exacerbar a situação, ou pode induzir uma nefrite intersticial inflamatória separada. A ausência de hipotensão documentada torna menos provável a

NTA mediada por isquemia. Assim, a paciente tem uma causa intrarrenal de lesão renal aguda.

B. Além do provável mecanismo intrarrenal da doença, a paciente também pode ter uma causa pré-renal consequente à desidratação por ter ficado presa, ou por pouca ingestão oral. Para distinguir entre essas duas possibilidades, pode-se calcular a excreção fracional de sódio. A excreção fracional de sódio, FE_{Na^+}, derivada da dosagem de sódio e creatinina na urina e no plasma, reflete a capacidade do rim de gerar uma urina concentrada. Esta função é essencialmente perdida na situação de necrose tubular aguda, e a osmolaridade da urina da paciente provavelmente é menor que 350 mOsm/L. Mais comumente no cenário de NTA induzida por mioglobinúria, sua FE_{Na^+} seria maior que 2%; entretanto, tem sido observada em menos de 1% em alguns casos de rabdomiólise.

C. As bases do tratamento envolvem manter uma diurese alcalina vigorosa para prevenir a precipitação de mioglobina nos túbulos e fazer ajuste dos antibióticos de depuração renal para impedir nefrotoxicidade adicional.

CASO 79

A. Esta paciente provavelmente sofre de osteoporose, acelerada por sua insuficiência renal subjacente. A patogênese da doença óssea é multifatorial. O cálcio é mal absorvido do intestino devido aos níveis diminuídos da vitamina $1,25\text{-}(OH)_2D_3$ gerada nos rins. A hipocalcemia resulta e é exacerbada adicionalmente por níveis séricos altos de fosfato pela excreção deficiente de fosfato pelo rim. Cálcio sérico baixo e hiperfosfatemia desencadeiam secreção de PTH, que espolia o cálcio ósseo e contribui para osteomalacia e osteoporose. Também estão implicadas a responsividade diminuída do osso à vitamina D_3 e a acidose metabólica crônica.

B. Fadiga fácil é atribuível frequentemente a uma agravada anemia normocrômica e normocítica, vista na doença renal crônica. Isso ocorre principalmente em razão de síntese deficiente de eritropoietina pelo rim e eritropoiese diminuída. Para melhorar os sintomas, eritropoietina exógena é iniciada para elevar o hematócrito de 25 a 28% visto normalmente em pacientes com doença renal crônica.

C. Um ruído de atrito pericárdico sugere pericardite relacionada com uremia. Acredita-se que ela ocorra a partir de toxinas urêmicas que irritam e inflamam o pericárdio. A ausência deste achado, falta de asteríxis e estado mental claro sugerem que, apesar da doença renal crônica subjacente, a paciente não exibe evidência de uremia nesta ocasião.

CASO 80

A. A glomerulonefrite pós-estreptocócica resulta de uma infecção de pele com uma cepa nefritogênica de estreptococos do grupo A (β-hemolíticos), como o tipo 12. O início abrupto de hematúria (urina "cor de Coca-Cola"), edema e graus variáveis de hipertensão ocorrem mais comumente 7 a 14 dias depois de faringite estreptocócica ou impetigo, e pode acontecer esporadicamente ou em surtos. Lesão glomerular significativa pode levar à progressão rápida para oligúria e lesão renal aguda.

B. Infecções bacterianas podem causar lesão glomerular por meio do depósito de complexos antígeno-anticorpo. Entretanto, não ocorre vasculite em todas as infecções. Em vez disso, o depósito subendotelial de imunocomplexos é necessário para danificar néfrons altamente vascularizados, por fixação de complemento (isso explica os níveis séricos mensurados) e por ativação de células mielomonocíticas. O depósito desses complexos só pode ocorrer na presença de excesso de antígenos para tornar os complexos solúveis, permitindo-lhes acesso ao espaço subendotelial e capacitando-os a causar lesão.

C. Esse distúrbio geralmente é autolimitado; 95% dos indivíduos recuperam a função renal normal dentro de 2 meses após o início. Quando os títulos de anticorpo se elevam, a formação de imunocomplexos diminui, e os complexos solúveis finalmente são depurados, contanto que a administração de antígeno não seja mantida. O tratamento de substratos infecciosos subjacentes pode acelerar a resolução da glomerulonefrite.

CASO 81

A. Pacientes com a síndrome nefrótica têm hipoalbuminemia e pressões oncóticas plasmáticas profundamente diminuídas em virtude da perda de proteínas séricas na urina. Isso leva à depleção do volume intravascular e ativação do sistema renina-angiotensina-aldosterona e do sistema nervoso simpático. A secreção de vasopressina também aumenta. Tais pacientes também têm respostas renais alteradas ao peptídeo natriurético atrial. Apesar dos sinais de sobrecarga de volume, como edema ou anasarca, os pacientes podem desenvolver sinais de depleção de volume intravascular, inclusive síncope, choque e lesão renal aguda.

B. A doença de lesão mínima, como o nome sugere, está associada com pouca ou nenhuma alteração à microscopia óptica, ao contrário de outros subtipos de glomerulonefrite associados com graus variáveis de esclerose segmentar ou espessamento da membrana basal. A coloração por imunofluorescência geralmente não é digna de nota, ao passo que a glomerulonefrite membranosa caracteriza-se por IgG e C3 depositados uniformemente ao longo das alças capilares. Entretanto, as alterações patológicas são mais evidentes na microscopia eletrônica, que revela obliteração de processos podais epiteliais e desintegração da fenda de diafragma. A doença de lesão mínima é geralmente observada em crianças, mas quando encontrada em adultos pode ser idiopática ou pode ser subsequente à infecção do trato respiratório superior, estar associada com tumores, como a doença de Hodgkin, ou estar relacionada a reações de hipersensibilidade.

C. Hipercoagulabilidade é uma manifestação clinicamente significativa da síndrome nefrótica, e é causada por perdas renais de proteínas C e S e antitrombina, bem como níveis séricos elevados de fibrinogênio e lipídeos. A imobilização por uma hospitalização prolongada põe este paciente em risco adicional para trombose venosa profundas.

CASO 82

A. Este paciente está apresentando seu primeiro episódio de doença calculosa renal. Mais comumente, os cálculos contêm cálcio e refletem hipocalciúria idiopática. Hiperparatireoidismo e hiperuricosúria são outras causas importantes de cálculos de cálcio. Se o paciente for capaz de coletar um cálculo eliminado, a análise de sua composição será útil no diagnóstico do subtipo e no planejamento do tratamento.

B. Após o controle efetivo da dor, o paciente pode retornar para casa, e hidratação adequada com 2 L/dia deve ser reforçada. A hidratação pode diluir substâncias desconhecidas que predispõem à formação de cálculos e minimizam a probabilidade da precipitação de Ca^{2+} no néfron. Dietas ricas em proteína em formadores de cálculos conhecidos predispõem à nefrolitíase cálcica recorrente. Isso resulta de um aumento transitório na ressorção de cálcio do osso e filtração aumentada por meio do néfron em resposta a uma carga de proteína que estimula a TFG. Uma dieta rica em sódio deve ser evitada porque o Na^+ predispõe à excreção de Ca^{2+} e aumenta a saturação de urato monossódico, que age como um nicho para formação de cálculo de oxalato de cálcio. Finalmente, a suplementação de citrato pode ser considerada, em razão de sua capacidade de quelar o cálcio em solução, formando complexos solúveis ao contrário do oxalato ou fosfato de cálcio.

C. Fragmentos de cálculos na pelve renal que se quebram e se movem para baixo no ureter produzem a síndrome dolorosa conhecida como cólica renal. Distensão ao nível da pelve renal, ureter ou cápsula do rim pode produzir dor que se torna bastante significativa na situação de obstrução aguda.

CASO 83

A. O hiperparatireoidismo primário é responsável pela maioria dos casos de hipercalcemia na situação de ambulatório. Em virtude da natureza crônica dos sintomas desta paciente e da história de cálculos renais recorrentes, este é o diagnóstico mais provável. Contudo, particularmente em indivíduos mais velhos, a hipercalcemia de neoplasia maligna é outra causa importante a considerar. Medicamentos, sobretudo lítio e diuréticos tiazídicos, também causam hipercalcemia. Outras causas incluem hipercalcemia hipocalciúrica familiar, tireotoxicose, doenças granulomatosas, síndrome leite-álcali e insuficiência suprarrenal.

B. No hiperparatireoidismo primário, há secreção excessiva de PTH em relação ao cálcio sérico. Isso é devido tanto a um aumento na massa de células paratireoidianas quanto a uma sensibilidade reduzida aos níveis séricos de cálcio, resultando em um defeito regulador qualitativo na secreção sérica de PTH.

O gene *PRAD1*, que produz a ciclina D1, tem sido implicado na patogênese do hiperparatireoidismo primário. As ciclinas são proteínas reguladoras de ciclo celular. *PRAD1* e o gene que codifica o PTH estão ambos localizados no braço

730 Fisiopatologia da Doença

longo do cromossomo 11. Ocorre um evento de inversão levando à justaposição do domínio regulador 5' do gene PTH a montante do gene *PRAD1*. Isso leva à transcrição anormalmente regulada do gene *PRAD1* em uma maneira específica da paratireoide. A superprodução de produto do gene *PRAD1*, a ciclina D1, aumenta a proliferação celular.

O gene *MEN1*, também no cromossomo 11, tem sido implicado tanto em proles MEN-1 quanto em até 25% das pessoas com hiperparatireoidismo benigno não familiar. *MEN1* parece ser um gene supressor de tumor. O hiperparatireoidismo em MEN-2a e MEN-2b parece ser causado por mutações na proteína RET.

C. O diagnóstico de hiperparatireoidismo primário é confirmado por pelo menos duas dosagens simultâneas de cálcio sérico e PTH intacto. Um PTH normal ou elevado na situação de hipercalcemia confirma o diagnóstico.

CASO 84

A. O diagnóstico provável desta paciente é hipercalcemia hipocalciúrica familiar (FHH). O diagnóstico é sugerido pelos achados de um nível sérico de cálcio elevado com níveis normais de paratormônio (PTH) intacto e 1,25-OH vitamina D. Também é possível que a paciente tenha hiperparatireoidismo primário leve, mas a baixa excreção urinária de cálcio sugere fortemente FHH em vez de hiperparatireoidismo.

B. Esta condição resulta de um defeito na CaSR, um membro da família de receptor de proteína G. CaSR é altamente expressa no rim e nas glândulas paratireoides. No rim, CaSR detecta a concentração sérica de cálcio e ajusta a excreção urinária de cálcio em conformidade. Nas glândulas paratireoides, CaSR regula a secreção de PTH. Se CaSR estiver deficiente, ela interpreta de forma equivocada a concentração sérica de cálcio como inapropriadamente baixa, e determina que os rins retenham cálcio e as glândulas paratireoides secretem PTH em excesso. Felizmente, na FHH, a elevação de cálcio sérico tende a ser discreta, e a maioria dos pacientes é clinicamente assintomática. Uma forma rara e grave, que se manifesta em lactentes, é chamada de hiperparatireoidismo primário grave neonatal. Embora este seja um distúrbio genético com um modo de herança autossômica dominante, não há testes genéticos disponíveis para a condição, porque as várias mutações responsáveis estão dispersas no grande gene que codifica o receptor de cálcio.

CASO 85

A. Hipercalcemia é vista mais comumente em tumores sólidos, principalmente carcinomas espinocelulares, carcinoma de células renais e carcinoma de mama. Ela também ocorre frequentemente no mieloma múltiplo. Ocorre menos comumente em linfomas e leucemias. Tendo em vista a história de tabagismo de longa duração deste paciente e o exame anormal do pulmão, o diagnóstico mais provável é carcinoma espinocelular do pulmão.

B. O PTH sérico deveria ser indetectável e o PTHrP deveria estar elevado. Isso é devido ao fato de que 70 a 80% da hipercalcemia induzida por neoplasia maligna são causados pela secreção de PTHrP pelo tumor. Isso é verdadeiro para a hipercalcemia induzida por carcinoma espinocelular.

C. PTHrP é homólogo ao PTH no seu aminoterminais e é reconhecido pelo receptor de PTH tipo 1. Portanto, ele tem efeitos sobre osso e rim semelhantes aos do PTH, inclusive ressorção óssea aumentada, excreção de fosfato aumentada e excreção renal de cálcio reduzida.

CASO 86

A. As glândulas paratireoides ficam muito próximas da glândula tireoide e estão, portanto, em risco de trauma, desvascularização ou remoção durante cirurgia da tireoide. A lesão das glândulas paratireoides resulta em diminuição da liberação de PTH, com incapacidade resultante de manter concentrações séricas de cálcio. Como o PTH é necessário para estimular a produção renal de 1,25-$(OH)_2$D, os níveis desta vitamina são baixos em pacientes com hipoparatireoidismo. Isso leva à absorção intestinal de cálcio reduzida. Na ausência de PTH adequado e de 1,25-$(OH)_2$D, a mobilização de cálcio do osso é anormal. Além disso, como menos PTH está disponível para agir no néfron distal, a excreção urinária de cálcio pode estar alta. Uma combinação desses mecanismos é responsável pela hipocalcemia observada no hipoparatireoidismo.

Pode haver um período de latência prolongado antes que se desenvolva hipocalcemia sintomática. O hipoparatireoidismo pode variar de gravidade. Nesse caso, é provável que a paciente tenha apenas reserva paratireoidiana diminuída. O estresse aumentado sobre suas glândulas paratireoides em virtude da gravidez provavelmente precipitou sua hipocalcemia sintomática.

B. O sinal de Chvostek é provocado pela percussão sobre o nervo facial no sentido anterior à orelha. Contração dos músculos faciais ipsolaterais é um teste positivo. Um sinal de Trousseau positivo é demonstrado pela insuflação do esfigmomanômetro acima da pressão arterial sistólica durante 3 minutos. Contrações e espasmos dolorosos dos músculos do carpo significam um teste positivo. Ambos os sinais indicam tetania latente secundária à hipocalcemia.

C. O fosfato sérico, frequentemente, mas não invariavelmente, está elevado no hipoparatireoidismo. Hiperfosfatemia ocorre porque o efeito tubular proximal do PTH de promover excreção de fosfato se perde.

CASO 87

A. Carcinoma medular da tireoide é uma neoplasia de células C. Como as células C são células neuroendócrinas, elas têm a capacidade de liberar vários hormônios. A secreção de serotonina, prostaglandinas ou calcitonina provavelmente causa a diarreia aquosa (secretora) que esta paciente tem. O rubor geralmente é causado por produção pelo tumor de substância P ou de peptídeo relacionado com o gene da calcitonina, ambos vasodilatadores.

B. O diagnóstico seria feito de maneira mais eficiente por aspiração com agulha fina dos nódulos da tireoide. Isso demonstraria a lesão de células C característica com imunofluorescência positiva para calcitonina. Um nível sérico de calcitonina também seria benéfico, porque, geralmente, ele está elevado no carcinoma medular e se correlaciona com a extensão da carga tumoral. Os níveis séricos de calcitonina podem ser monitorados durante o tratamento para avaliar a resposta.

C. Conforme observado, os níveis séricos de calcitonina são um meio útil de avaliar a carga tumoral e monitorar a progressão da doença durante e após o tratamento. O antígeno carcinoembrionário (CEA) sérico também está elevado, frequentemente em pacientes com carcinoma medular, e está presente em todos os estágios da doença. Aumentos rápidos de CEA predizem uma evolução clínica desfavorável.

Todos os pacientes com carcinoma medular da tireoide devem ser testados para o oncogene *RET*. Embora esta paciente negue uma história familiar de MEN, ela é jovem (< 40 anos) e tem tumores bilaterais, ambos fatos associados com as formas hereditárias de carcinoma medular e com as síndromes MEN. Mais de 95% dos pacientes com MEN-2 contêm mutações *RET*. Mesmo casos esporádicos de carcinoma medular devem ser testados para mutações *RET*, porque novas mutações no gene *RET* muitas vezes estão presentes, e membros da família podem ser triados para essas mutações.

Se a síndrome MEN-2 for detectada nesta paciente, ela também deve ser testada para feocromocitoma, bem como hiperparatireoidismo, antes de ser submetida à cirurgia de tireoide, pela dosagem de metanefrinas fracionadas plasmáticas juntamente com cálcio sérico e PTH; exames bioquímicos ou de imagem adicionais podem ser realizados, conforme for indicado.

CASO 88

A. A genética é muito importante na determinação do pico e da perda de massa óssea. Contudo, numerosos fatores hormonais e ambientais podem reduzir o pico de massa óssea geneticamente determinado, ou acelerar a perda mineral óssea e assim representar fatores de risco importantes para osteoporose. O fator etiológico mais importante na osteoporose é a deficiência de esteroides sexuais gonadais, estrogênio, no caso de mulheres pós-menopausa, ou testosterona, em homens com hipogonadismo. Outra causa importante é o excesso de cortisol, na forma de uso de corticosteroide exógeno, ou no excesso endógeno da síndrome de Cushing. Outros medicamentos, como heparina, hormônio tireoidiano e anticonvulsivantes também podem causar osteoporose. Imobilização, uso de álcool e tabagismo também são fatores de risco importantes. A dieta, na forma de ingestão adequada de cálcio e vitamina D, e o exercício com pesos também são vitais, porque são necessários para construir o pico de massa óssea e minimizar as perdas. Muitos distúrbios adicionais que afetam os sistemas GI, hematológico e tecido conectivo podem contribuir para o desenvolvimento de osteoporose (Tabela 17-10).

B. Esta paciente provavelmente tem uma combinação de osteoporose pós-menopausa e relacionada com a idade. A osteoporose pós-menopausa é causada por ressorção óssea acelerada. Embora a formação de osso também esteja aumentada, ela é insuficiente para contrabalançar completamente a ressorção óssea, e ocorre perda líquida de osso. A base celular para a ativação de ressorção óssea na osteoporose pós-menopausa é um tanto imprecisa. Os osteoclastos têm receptores de estrogênio, e isso pode ser responsável, pelo menos em parte, por sua ativação durante a deficiência de estrogênio. Há também evidências de que citocinas estimuladoras de osteoclastos, como IL-6, sejam liberadas de outras células ósseas depois da menopausa.

A patogênese da osteoporose relacionada com a idade, ou senil, é ainda menos clara. Novamente, há uma dissociação entre ressorção e formação de osso, de tal forma que a formação de osso não acompanha o mesmo passo da ressorção. A deficiência de cálcio e de 1,25-(OH)$_2$D na dieta é um fator patogênico importante. À medida que as pessoas envelhecem, a absorção intestinal de cálcio está diminuída, enquanto a perda renal está preservada, resultando em uma necessidade aumentada de cálcio na dieta. Isso ocorre em um momento em que a maioria das pessoas reduz sua ingestão de cálcio.

Além disso, alguns indivíduos mais velhos podem ter deficiência de vitamina D, dificultando ainda mais sua capacidade de absorver cálcio. Particularmente em climas setentrionais, onde a exposição à luz solar é reduzida nos meses de inverno, níveis baixos limítrofes de 1,25-(OH)$_2$D e hiperparatireoidismo secundário leve são evidentes no fim do inverno.

Hiperparatireoidismo secundário também pode acontecer nos idosos devido a alterações em múltiplos sistemas de órgãos com o envelhecimento, inclusive função renal diminuída. Quando a função renal diminui, também ocorre com a produção renal de 1,25-(OH)$_2$D, assim aumentando a secreção de PTH. A secreção reduzida de 1,25-(OH)$_2$D também resulta em absorção de cálcio diminuída, exacerbando a incapacidade intrínseca do intestino do idoso de absorver cálcio. Como a responsividade da glândula paratireoide ao cálcio parece diminuir com a idade, o hiperparatireoidismo observado nos idosos parece ser o resultado dos efeitos combinados do envelhecimento sobre o rim, o intestino e a glândula paratireoide.

C. Há três fatores de risco principais para fraturas na osteoporose: densidade óssea diminuída, má qualidade dos ossos e quedas. Para cada desvio-padrão abaixo da densidade óssea média para a idade, há um risco aumentado de duas a três vezes para fratura. A microarquitetura do osso também determina sua força mecânica e sua capacidade de suportar o esforço. Finalmente, as fraturas raramente ocorrem a menos que as pessoas caiam ou sofram trauma de outra forma. Fraqueza muscular, deficiência visual, uso de sedativos e fatores ambientais (p. ex., degraus, tapetes) também são fatores de risco importantes para quedas e, portanto, para fraturas.

D. A taxa de mortalidade de 6 meses para fratura do quadril é de aproximadamente 20%, e muito disso é resultado das com-

732 Fisiopatologia da Doença

plicações da imobilização de uma pessoa debilitada em um leito hospitalar. As complicações incluem embolia pulmonar e pneumonia. Cerca de metade das pessoas idosas com uma fratura de quadril nunca andará livremente outra vez.

E. Os tratamentos para massa óssea reduzida incluem suplementação de cálcio e vitamina D, terapia de reposição de estrogênio com tratamento de reposição hormonal ou raloxifeno, agentes antirressorção, como os bisfosfonatos, calcitonina, denosumabe (um anticorpo monoclonal ao ligante RANK) e PTH. Ao contrário da ressorção óssea causada por elevações contínuas do PTH, como ocorre no hiperparatireoidismo, uma injeção diária única de PTH estimula a formação óssea e, em grau menor, a ressorção óssea, resultando em ganhos líquidos de densidade óssea e risco de fratura diminuído.

CASO 89

A. A osteomalacia pode resultar de deficiência de vitamina D, deficiência de fosfato, hipofosfatasia e várias substâncias tóxicas (fluoreto, alumínio e agentes quelantes de fosfato) com efeitos sobre os ossos. Deficiência de vitamina D é a causa provável nesta paciente. Ela está confinada ao lar e ao leito em um apartamento de subsolo, impedindo exposição adequada à luz solar. Ela é vegetariana estrita, abstendo-se de comer até laticínios, de modo que não tem suplementação na dieta. Finalmente, a evidência radiográfica de pseudofratura dos ramos pubianos é fortemente indicativa de osteomalacia por deficiência de vitamina D.

B. A deficiência de vitamina D produz osteomalacia em dois estágios. Inicialmente, a vitamina D diminuída leva à redução da absorção intestinal de cálcio e hiperparatireoidismo secundário. O cálcio sérico é mantido à custa de excreção renal de fosfato aumentada e hipofosfatemia. Finalmente, contudo, sobrevém a hipocalcemia. O aporte pobre de cálcio e fosfato ao osso resulta em mineralização deficiente da matriz. Por isso, matriz osteoide ou não mineralizada se acumula nas superfícies formadoras de osso.

C. Se o osso for submetido à biópsia para histomorfometria quantitativa, suturas osteoides e redução da taxa de mineralização serão encontradas.

CASO 90

A. Cetoacidose é causada por uma falta grave de insulina vista mais comumente em pacientes com diabetes melito tipo 1. Pode ser a apresentação inicial desse distúrbio. Entretanto, neste paciente com uma história de longa duração de diabetes tipo 2, resistência à insulina resultante e insulinopenia real, a cetose foi precipitada por uma infecção aguda. Neste caso, a celulite grave induziu a produção de hormônio contrarregulador, que inibe a ação da insulina. Assim, na ausência efetiva de insulina, a lipólise gera ácidos graxos que são convertidos preferencialmente em corpos cetônicos pelo fígado, resultando em cetoacidose.

B. O estado mental alterado na cetoacidose diabética, como no coma hiperosmolar, correlaciona-se mais com o grau de hiperosmolaridade induzido por hiperglicemia e pela diurese osmótica associada. Desidratação intracelular profunda é vista no encéfalo quando o líquido se desloca em resposta à osmolalidade plasmática elevada. A osmolalidade efetiva neste paciente é calculada como a seguir: $2(132 + 3,7) + 488/18 = 298,5$. O coma ocorre quando a osmolalidade efetiva do plasma atinge 340 mOsm/L. Embora alterações no estado mental possam ocorrer quando a osmolalidade do plasma se eleva acima do limite superior normal (295 mOsm/L), os pacientes geralmente não exibem nada além de torpor leve a moderado com o nível de osmolalidade visto neste paciente. Portanto, outras causas possíveis de estado mental alterado devem ser consideradas, inclusive acidente vascular encefálico, infecção e drogas.

C. Este paciente apresenta respiração de Kussmaul (hiperpneia que reduz efetivamente a PCO_2 para compensar a acidose metabólica subjacente). Esse padrão respiratório é visto comumente com um pH do sangue menor que 7,2. Além disso, o odor de frutas detectado em seu hálito é devido ao cetoácido acetona produzido nesse distúrbio.

D. As bases do tratamento da cetoacidose diabética incluem terapia concomitante com insulina juntamente com reposição de água livre e eletrólitos. A diurese osmótica resulta em perda significativa de água livre e depleção do potássio corporal total. Contudo, o potássio sérico aparece normal em razão do desvio de K^+ para fora das células e para dentro do espaço extracelular – induzido por acidose, hiperglicemia e insulinopenia. A correção da acidose e hiperglicemia com insulinoterapia desloca o potássio de volta para dentro das células. A menos que cuidadosamente monitorados e repostos, os níveis séricos de K^+ podem ficar perigosamente baixos, levando a arritmias cardíacas potencialmente fatais. Depleção de fosfato também pode ser vista, mas a reposição só é considerada em casos graves devido aos riscos da repleção de fosfato intravenosa.

CASO 91

A. A tríade de Whipple estabelece os critérios diagnósticos para hipoglicemia: (1) sintomas e sinais de hipoglicemia, (2) um nível baixo de glicose plasmática, e (3) melhora dos sintomas com administração de glicose. O autodiagnóstico de crises hipoglicêmicas deste paciente satisfaz esses critérios.

B. A idade do paciente e a hipoglicemia em jejum são sugestivas de insulinoma, um tumor secretor de insulina das células β das ilhotas de Langerhans. Normalmente, durante o exercício, os níveis de insulina baixam, possibilitando captação significativa de glicogênio na periferia. Além disso, o efluxo de glicose hepática estimulado por glucagon aumenta de forma a manter níveis séricos adequados de glicose, e os hormônios contrarreguladores mobilizam ácidos graxos para cetogênese e oxidação de ácidos graxos pelos músculos. Entretanto, durante o exercício, um nível elevado de insulina secretado por um insulinoma suprime o efluxo de glicose mediado por glucagon, enquanto a captação periférica de glicose induzida pela

CAPÍTULO 25 Respostas dos Estudos de Casos **733**

insulina continua. Assim, o paciente torna-se hipoglicêmico e seus sintomas recorrem.

C. Hipoglicemia na situação de uma insulina sérica elevada essencialmente afasta exemplos de causas de hipoglicemia não mediadas por insulina, como doença de Addison, sepse e lesão hepática grave. O diagnóstico diferencial da hipoglicemia mediada por insulina inclui injeção sub-reptícia de insulina, uso de hipoglicemiante oral (estimulando a produção endógena de insulina), e a presença de anticorpos à insulina. Neste paciente, uma dosagem de peptídeo C estava elevada, sugerindo que isso não foi devido a injeções sub-reptícias ou a anticorpos. Um desafio maior é distinguir insulinoma do uso de hipoglicemiante oral; ambos mostram um peptídeo C elevado e, portanto, requerem a dosagem direta dos níveis séricos de agentes hipoglicemiantes orais para confirmar o último diagnóstico.

CASO 92

A. O eritema migratório necrolítico é, geralmente, uma manifestação tardia de glucagonoma, e pode ser o resultado de hipoaminoacidemia oriunda da captação hepática excessiva de aminoácidos mediada por glucagon. Esta deficiência nutricional, em vez de ser um efeito direto do próprio glucagon, está ligada às manifestações dermatológicas.

B. O diabetes ou a intolerância à glicose geralmente é leve, observado em resposta à hiperestimulação do efluxo hepático de glicose por níveis supranormais de glucagon. Subsequentemente, a insulina sérica aumenta, o que impede a lipólise e um estado de cetose associado.

C. Os glucagonomas geralmente são malignos, e perda de peso e metástases no fígado comumente são vistas ao tempo do diagnóstico; a ressecção cirúrgica raramente é realizada. Uma vez diagnosticado, a sobrevida mediana geralmente é menor que 3 anos.

CASO 93

A. Os somatostatinomas são tumores muito raros, normalmente associados com uma tríade de achados, incluindo diabetes, esteatorreia e colelitíase. Acredita-se que o último achado seja devido a uma hipomotilidade da vesícula biliar induzida por somatostatina.

B. Como a somatostatina suprime a secreção tanto de insulina quanto de glucagon, o estado hiperglicêmico resultante é leve e não acompanhado de cetogênese hepática mediada por glucagon.

CASO 94

A. O peso corporal é controlado por uma interação complexa de hormônios que atuam sobre o hipotálamo para manter o peso do corpo em curto e em longo prazos. O mecanismo principal pelo qual a ingestão de alimentos e a saciedade são reguladas em curto prazo é por meio do "eixo intestino-encéfalo". A conversação cruzada intestino-encéfalo utiliza duas vias principais de comunicação, incluindo componentes neurais (i.e., fibras vagais aferentes) e componentes hormonais (colecistocinina [CCK], peptídeo-1 semelhante ao glucagon [GLP-1] e grelina). Ao contrário do controle de curto prazo do peso corporal, a regulação de longo prazo é influenciada largamente pelo grau de obesidade. As células adiposas secretam hormônios, inclusive leptina, em proporção à quantidade de triglicerídeos que elas armazenaram. A leptina diminui o apetite e aumenta o metabolismo por meio de efeitos sobre o SNC.

B. O índice de massa corporal (IMC) é o indicador de sobrepeso e obesidade mais comumente usado. O IMC é calculado como o peso corporal do paciente (em quilogramas) dividido pela altura (em metros ao quadrado). A faixa normal é definida como um IMC de 18,5 a 25, sobrepeso é definido como um IMC de 25,1 a 30, e obesidade é definida como um IMC de mais de 30.

C. A obesidade aumenta o risco de desenvolvimento de muitas condições médicas. Ela aumenta a resistência à insulina e pode levar ao desenvolvimento de diabetes tipo 2. As pessoas obesas têm tono vascular aumentado e retenção de sódio, levando à hipertensão. Esses dois fatores de risco, bem como diminuições do colesterol lipoproteína de alta densidade e aumentos do colesterol lipoproteína de baixa densidade, podem levar à doença arterial coronariana ou ao acidente vascular encefálico em pessoas obesas. O excesso de tecidos moles na cabeça e no pescoço pode levar à apneia obstrutiva do sono. Aumentos do estrogênio sérico e dos níveis de colesterol em indivíduos obesos podem levar a cálculos biliares. O desgaste excessivo das articulações pode causar osteoartrite. Níveis de ácido úrico podem estar elevados e levam à gota. Além disso, os indivíduos obesos têm um risco aumentado para vários cânceres.

CASO 95

A. O diagnóstico provável é adenoma hipofisário.

B. O adenoma hipofisário certamente se desenvolveu a partir de uma única célula com alteração do controle de crescimento e da regulação de retroalimentação. Sabe-se que pelo menos quatro síndromes diferentes causadas por mutações genéticas definidas aumentam significativamente a incidência de tumor da hipófise: neoplasia endócrina múltipla tipo 1 (MEN-1), complexo de Carney (CNC), síndrome de McCune-Albright e predisposição a adenoma hipofisário relacionada com *AIP* (proteína de interação com receptor de aril-hidrocarboneto). Nesta paciente, um processo em múltiplos passos de alterações genéticas e reações celulares locais provavelmente levou à formação do adenoma. Há vários fatores conhecidos ou propostos constatados como parte da transformação de células hipofisárias (p. ex., GNAS1, PTTG). Outros fatores que promovem a formação de tumor da hipófise incluem instabilidade cromossômica, presumivelmente em virtude de uma mutação gênica desconhecida, o que resulta em mutações gênicas adicionais e aneuploidia, sinalização hipotalâmica alterada, e outros fatores endócrinos e parácrinos (p. ex., estrogênios, fatores de crescimento).

734 Fisiopatologia da Doença

C. Tanto a hemianopsia bitemporal desta paciente quanto suas cefaleias são sintomas do efeito de lesão expansiva do adenoma hipofisário. A hemianopsia bitemporal ocorre porque as fibras cruzadas do trato óptico, que ficam diretamente acima da hipófise e inervam a parte da retina responsável pela visão temporal, são comprimidas pelo tumor. Suas cefaleias são causadas pela distensão da dura-máter pelo tumor.

D. Menstruações irregulares e galactorreia são sintomas de excesso de prolactina. A galactorreia ocorre em razão do efeito direto da prolactina, e as menstruações irregulares, devido ao efeito indireto da prolactina de suprimir a função gonadal.

CASO 96

A. Esta paciente provavelmente sofre de amenorreia resultante de hipopituitarismo. Sua história de irradiação da hipófise é fortemente sugestiva desta causa. A radioterapia resulta frequentemente em destruição progressiva da hipófise. Isso resulta em deficiência de LH e FSH, causando irregularidade menstrual e, finalmente, amenorreia.

B. A história da paciente de fadiga e ganho de peso, juntamente com os achados de exame físico de cabelo seco e quebradiço e fase de relaxamento retardada de seus reflexos tendinosos profundos, sugerem o diagnóstico de hipotireoidismo. Novamente, devido à sua história de irradiação da hipófise, deficiência de TSH é a causa provável.

C. A preocupação deveria ser relacionada com o diagnóstico de pan-hipopituitarismo nesta paciente. Além da deficiência de LH, FSH e TSH, ela também pode ter deficiências de ACTH e vasopressina. Como a secreção de mineralocorticoides só é controlada parcialmente por ACTH, glicocorticoide suficiente pode estar presente mesmo na ausência de ACTH. A insuficiência suprarrenal pode passar despercebida até que ocorra outra emergência médica não relacionada e a paciente seja incapaz de fazer uma resposta de estresse protetora normal. A deficiência de vasopressina pode ficar despercebida pelo tempo que a paciente for capaz de manter ingestão adequada de líquidos para compensar a incapacidade de concentrar a urina.

CASO 97

A. Tanto diabetes insípido central quanto nefrogênico resultam nos mesmos sintomas: poliúria, polidipsia, urina hipotônica e hipernatremia. A história de uso de lítio, entretanto, é sugestiva de diabetes insípido nefrogênico. Para confirmar o diagnóstico, deve-se avaliar a responsividade à vasopressina injetada. No diabetes insípido central, a vasopressina causa uma diminuição drástica no volume urinário e um aumento da osmolaridade da urina. Isso ocorre porque o defeito básico no diabetes insípido central é falta de vasopressina. No diabetes insípido nefrogênico, a vasopressina injetada tem pouco ou nenhum efeito, porque os rins são incapazes de responder à vasopressina circulante.

B. Receptores de vasopressina no rim parecem ser sensíveis ao lítio e a outros sais, impedindo a ligação de vasopressina e, portanto, incapacitando a retenção de água pelo rim.

C. A poliúria no diabetes insípido nefrogênico resulta da incapacidade de reter água no néfron distal devido a uma falta de canais de água dependentes de vasopressina. Esses canais normalmente são inseridos na membrana plasmática apical em resposta à estimulação por vasopressina, resultando em conservação da água. No diabetes insípido nefrogênico, os rins são resistentes à vasopressina circulante e são incapazes de responder a ela. A sede resulta de hipertonicidade causada pela incapacidade de concentrar a urina.

D. Se o paciente for incapaz de manter ingestão de água suficiente por qualquer motivo, resultam desidratação e hipernatremia. Isso pode ocasionar obnubilação progressiva, mioclonia, convulsões e, finalmente, coma.

CASO 98

A. A SIADH é causada por vários tumores secretores de vasopressina, distúrbios do SNC, distúrbios pulmonares e drogas. O carcinoma brônquico de células pequenas é uma causa importante de SIADH e está presente neste paciente. Seu exame pulmonar e a febre sugerem a possibilidade de pneumonia, outra causa de SIADH. Embora este paciente não esteja atualmente fazendo tratamento para câncer de pulmão, vários agentes quimioterápicos podem causar SIADH, inclusive vincristina e vimblastina, e seria importante determinar se o paciente recebeu algum desses fármacos durante sua terapia.

B. A SIADH deve-se à secreção de vasopressina além do que é apropriado para hiperosmolaridade ou depleção de volume intravascular. Os mecanismos fisiopatológicos responsáveis pela maioria dos casos de SIADH são mal compreendidos. Entretanto, neste paciente, a causa mais provável é câncer do pulmão de pequenas células, que provavelmente está secretando vasopressina.

C. Os sintomas neurológicos do paciente são resultantes de desvios osmóticos de líquido causando edema cerebral e pressões intracranianas elevadas. Isso é resultante de hiponatremia.

D. A hiponatremia resultante de SIADH é tratada com a simples restrição de água. O tratamento da doença subjacente também pode ajudar.

CASO 99

A. Outros aspectos da anamnese a serem pesquisados incluem intolerância ao calor, sudorese excessiva, nervosismo, irritabilidade, labilidade emocional, inquietude, má concentração, fraqueza muscular, palpitações e frequência aumentada das evacuações intestinais.

B. O examinador deve avaliar os olhos para exoftalmia, ptose palpebral, proptose e movimentos oculares anormais; o coração, para ritmo irregular, sopros e insuficiência cardíaca; as mamas, para ginecomastia; as unhas, para onicólise; a área pré-tibial, para dermopatia; e os reflexos tendinosos profundos, para uma fase de relaxamento rápido.

C. A tiroxina livre (T_4 livre) deve estar alta; o nível de TSH deve estar baixo. Raramente, o hipertireoidismo é secundário ou terciário como um resultado de produção excessiva de TSH ou TRH, respectivamente. Nesses casos, o TSH estaria elevado.

D. Causas possíveis da condição desta paciente incluem superprodução de hormônio tireoidiano (em doença de Graves, bócio tóxico multinodular, adenoma folicular hiperfuncionante autônomo), destruição da glândula tireoide com liberação de hormônio armazenado (na tireoidite), ou ingestão excessiva de hormônio tireoidiano exógeno.

E. A doença de Graves é a causa mais comum de hipertireoidismo. Na doença de Graves, autoanticorpos aos receptores de TSH, TSH-R [stim] Ab, também conhecidos como anticorpos estimuladores da tireoide (TSI), estão presentes na circulação. Estes são autoanticorpos da classe IgG, direcionados contra receptores de TSH na membrana das células foliculares. Quando eles se ligam aos receptores de TSH da membrana celular, eles estimulam as células foliculares da tireoide a produzir quantidades excessivas de T_4 e T_3, causando hipertireoidismo. A causa precipitante desta produção de anticorpos é desconhecida, mas uma resposta imune contra um antígeno viral que compartilha homologia com TSH-R pode ser responsável. Outra teoria da patogênese da doença de Graves é um defeito de linfócitos T supressores, que possibilita que linfócitos T auxiliares estimulem linfócitos B a secretar anticorpos direcionados contra antígenos da membrana da célula folicular, inclusive o receptor TSH.

F. Pensa-se que a taquicardia está relacionada com os efeitos diretos do hormônio tireoidiano sobre o sistema condutor cardíaco. A perda de peso resulta de um aumento da taxa metabólica basal. Têm sido identificados autoanticorpos que estimulam o crescimento de células epiteliais tireoidianas e produzem o bócio da doença de Graves. A fraqueza muscular está relacionada com catabolismo proteico aumentado e atrofia muscular, diminuição da eficiência dos músculos e alterações na miosina.

CASO 100

A. Outros aspectos a serem pesquisados na anamnese incluem intolerância ao frio, raciocínio lento, esquecimentos, letargia, fraqueza ou cãimbras musculares, e os reflexos tendinosos profundos para lentidão e uma fase de relaxamento retardada.

B. O ganho de peso está relacionado com uma diminuição da taxa metabólica basal. Constipação é causada por motilidade de GI diminuída. A menorragia resulta de ciclos menstruais anovulatórios. Atrofia e fibrose da tireoide podem resultar de infiltração linfocítica e destruição de folículos tireoidianos, destruição da tireoide por cirurgia ou irradiação, ou atrofia resultante de secreção diminuída de TSH. As alterações cutâneas do hipotireoidismo são o resultado de acúmulo de polissacarídeos na derme.

As bulhas cardíacas hipofonéticas podem estar relacionadas com o desenvolvimento de derrame pericárdico ou de miocardiopatia causada por depósito de mucopolissacarídeos no interstício entre as fibras do miocárdio.

C. O TSH é o exame mais sensível para detectar hipotireoidismo. O TSH está elevado em quase todos os casos de hipotireoidismo, com as raras exceções de doença hipofisária e hipotalâmica. Os níveis de tiroxina livre devem estar baixos.

D. No adulto, o hipotireoidismo pode resultar de tireoidite de Hashimoto (autoimune), tireoidite linfocítica, ablação da tireoide (por cirurgia ou radiação), hipopituitarismo ou doença hipotalâmica e fármacos. A causa mais provável do hipotireoidismo desta paciente é tireoidite de Hashimoto, tanto por ser a causa mais comum quanto por a glândula tireoide ser atrófica ao exame.

E. Outros distúrbios autoimunes, inclusive distúrbios endócrinos como diabetes melito e hipoadrenalismo, e distúrbios não endócrinos, como anemia perniciosa, lúpus eritematoso sistêmico e miastenia grave, são todos observados com frequência aumentada em pacientes com tireoidite de Hashimoto.

CASO 101

A. O médico deve indagar sobre causas de bócio, como ingestão aumentada de alimentos contendo substâncias bociogênicas (p. ex., couve, repolho, nabo, aipim), ingestão diminuída de alimentos contendo iodo (p. ex., peixes), e uso de medicamentos associados com bócio (p. ex., propiltiouracil, metimazol, nitroprussiato, sulfonilureias, lítio). Sintomas de compressão da tireoide sobre estruturas vizinhas, como dificuldade de respirar ou de deglutir, devem ser investigados. Em virtude da fadiga e depressão desta paciente, o médico também deve investigar outros sintomas de hipotireoidismo.

B. A causa mais comum de bócio nas nações em desenvolvimento é a carência de iodo na dieta. Como esta paciente tem 40 anos de idade e emigrou recentemente do Afeganistão, deficiência de iodo seria a causa mais provável. Uma dieta pobre em iodo ($< 10\ \mu g/d$) dificulta a síntese de hormônio tireoidiano, resultando em secreção diminuída de hormônio e um nível de TSH elevado. A elevação do nível de TSH sérico resulta em hiperplasia difusa da tireoide. Se a estimulação por TSH for prolongada, a hiperplasia difusa é seguida por hiperplasia focal com necrose, hemorragia e formação de nódulos.

C. O TSH sérico deve ser determinado para excluir hipotireoidismo.

CASO 102

A. Principalmente com base na história compatível com hipertireoidismo e na presença de um nódulo tireoidiano isolado palpável ao exame, é provável que este paciente tenha hipertireoidismo resultante de um adenoma folicular hiperfuncionante autônomo.

B. Um TSH sérico deve ser solicitado e, possivelmente, um índice de tiroxina livre. O índice de tiroxina livre estará elevado e o TSH sérico suprimido se o paciente realmente tiver hipertireoidismo.

C. Uma cintilografia com iodo radiativo poderia ser realizada para confirmação do diagnóstico. A captação do iodo radiativo

736 Fisiopatologia da Doença

estará aumentada na região do nódulo e suprimida em outros locais. A cintilografia da tireoide mostrará um nódulo "quente".

D. A biópsia do nódulo mostrará folículos normais de tamanho variável. A biópsia excisional mostrará compressão da tireoide normal circundante e áreas de hemorragia, fibrose e calcificação ou degeneração cística. A biópsia é importante para afastar o diagnóstico de câncer da tireoide, embora biópsia excisional devido aos sintomas de hipertireoidismo do paciente isso seja menos provável.

CASO 103

A. Embora esta paciente tenha um nível elevado de T_4 total, ela não tem sintomas ou sinais de hipertireoidismo. Um nível elevado de T_4 total em indivíduos clinicamente eutireoidianos pode ser idiopático, ou pode ser devido a gravidez, hepatite aguda ou crônica, porfiria intermitente aguda, tumores produtores de estrogênio e distúrbios hereditários. Substâncias que podem causar níveis elevados de T_4 total são estrogênios (inclusive contraceptivos orais), metadona, heroína, perfenazina e clofibrato.

B. A captação em resina de T_4 ou T_3 (RT_4U ou RT_3U) deve ser determinada e o índice de tiroxina livre, calculado. O nível sérico de TSH deve ser normal se a paciente for eutireoidiana.

C. Níveis elevados de TBG na gravidez levam à ligação aumentada de T_4 livre. Quando T_4 livre cai, a hipófise secreta mais TSH. Isso, por sua vez, leva à produção aumentada de T_4 pela glândula e ao equilíbrio em um novo nível no qual o nível de T_4 total está elevado, mas o nível de T_4 livre é novamente normal.

D. Uma síndrome de hipertiroxinemia eutireoidiana familiar é muito provável. Estas síndromes hereditárias podem ser causadas por vários mecanismos, inclusive ligação anormal de T_4 (mas não de T_3) à albumina, um nível sérico aumentado de transtiretina, afinidade alterada de transtiretina por T_4, ou resistência hipofisária e periférica ao hormônio tireoidiano.

CASO 104

A. Aspectos adicionais da síndrome de Cushing incluem hirsutismo (82%), fraqueza muscular (58%) e atrofia muscular (70%), dor nas costas (58%), acne (40%), sintomas psicológicos (40%), edema (18%), cefaleia (14%), poliúria e polidipsia (10%) e hiperpigmentação (6%).

B. A causa exata de hipertensão no hipercortisolismo permanece desconhecida. Ela pode estar relacionada com retenção de sal e água pelos efeitos mineralocorticoides do excesso de glicocorticoides, com a secreção aumentada de angiotensinogênio ou desoxicorticosterona, ou com um efeito direto dos glicocorticoides sobre os vasos sanguíneos.

As causas da obesidade e da redistribuição da gordura corporal observadas na síndrome de Cushing também são um tanto indefinidas. Podem ser explicadas pelo aumento do apetite, ou pelos efeitos lipogênicos da hiperinsulinemia causada pelo excesso de cortisol. As estrias resultam do depósito aumentado de gordura subcutânea, que distende a pele e rompe os tecidos sub-

dérmicos. Essas estrias são deprimidas abaixo da superfície da pele em consequência da perda de tecido conectivo subjacente.

C. As causas principais de síndrome de Cushing incluem doença de Cushing (adenoma hipofisário secretor de ACTH), síndrome do ACTH ectópico, adenoma ou carcinoma corticossuprarrenal funcional, e ingestão de longa duração de glicocorticoide exógeno em doses altas (síndrome de Cushing iatrogênica).

Na doença de Cushing e na síndrome do ACTH ectópico, a produção tanto de ACTH quanto de cortisol é excessiva. Adenomas ou carcinomas corticossuprarrenais são caracterizados por secreção autônoma de cortisol e supressão do ACTH hipofisário. A causa mais provável nesta paciente, uma mulher de 35 anos de idade com início gradual dos sintomas, é doença de Cushing (adenoma hipofisário secretor de ACTH).

D. As recomendações atuais envolvem uma abordagem passo a passo para avaliação diagnóstica. O primeiro passo é demonstrar hipercortisolemia patológica e confirmar o diagnóstico de síndrome de Cushing. A dosagem de cortisol livre em uma amostra de urina de 24 horas coletada ambulatorialmente demonstra excreção excessiva de cortisol (níveis urinários de cortisol livre em 24 horas > 150 µg/24 h) e é o teste de triagem mais sensível e específico para síndrome de Cushing. Valores de cortisol livre urinário raramente são normais na síndrome de Cushing. A realização de um teste noturno de supressão com 1 mg de dexametasona demonstrará falta da supressão normal por corticosteroide exógeno (dexametasona) da produção suprarrenal de cortisol. O teste de supressão noturno com dexametasona é feito pela prescrição de 1 mg de dexametasona às 23 horas e depois obtenção de um nível de cortisol plasmático na manhã seguinte, às 8 horas. Em indivíduos normais, a dexametasona suprime o pico de produção de cortisol do início da manhã, resultando em níveis de cortisol plasmático de menos de 5 µg/dL (0,14 µmol/L); na síndrome de Cushing, a secreção de cortisol não é suprimida em um grau tão grande, e os valores são maiores que 10 µg/dL (0,28 µmol/L). Se o resultado do teste de supressão noturno com dexametasona for normal, o diagnóstico é muito improvável; se o nível de cortisol livre urinário também for normal, síndrome de Cushing está excluída. Se ambos os resultados de exames forem anormais, hipercortisolismo está presente e o diagnóstico de síndrome de Cushing pode ser considerado estabelecido, contanto que sejam afastadas condições que causam resultados falsos-positivos (síndrome pseudo--Cushing): enfermidade aguda ou crônica, obesidade, estados de estrogênios altos, drogas, alcoolismo e depressão. O teste CRH é um adjunto útil em pacientes com níveis de cortisol urinário elevado limítrofes resultantes de um provável estado de pseudo-Cushing. Em pacientes com resultados equívocos ou limítrofes, um teste de supressão com dexametasona em dose baixa por 2 dias é realizado frequentemente (0,5 mg a cada 6 horas por oito doses). Respostas normais deste teste excluem o diagnóstico de síndrome de Cushing. Respostas normais consistem em: nível de cortisol plasmático às 8 horas de menos que 5 µg/dL (138 nmol/L); cortisol livre urinário em 24 horas menor que 10 µg/24 h (< 28 µmol/24 h); e nível de 17-hidroxicorticosteroide urinário em 24 horas de menos que 2,5 mg/24 h (6,9 μmol/24 h) ou 1 mg/g de creatinina (0,3 mmol/mol de creatinina).

O segundo passo é distinguir a doença independente de ACTH de doença dependente de ACTH (Figura 21-14) com ensaio do nível plasmático de ACTH. O teste de supressão com dexametasona em dose alta é útil para diferenciar a secreção do ACTH hipofisária da ectópica.

O passo final para pacientes com doença dependente de ACTH é determinar a localização anatômica da fonte de ACTH por RMN ou TC de cortes finos (hipofisária, suprarrenal, pulmonar ou outra) ou, se equívoca, por amostra do seio petroso inferior (SPI) ou seio cavernoso (CSC).

CASO 105

A. Uma tumoração na suprarrenal encontrada incidentalmente é designada, com frequência, como um incidentaloma suprarrenal. A massa pode ser um adenoma suprarrenal ou um não adenoma, que poderia ser uma neoplasia maligna (carcinoma corticossuprarrenal primário, feocromocitoma ou um câncer metastático de uma fonte diferente), processo infiltrativo, hemorragia ou cisto. A avaliação de uma tumoração de suprarrenal requer uma investigação funcional e anatômica. A avaliação funcional é para determinar se a massa está produzindo hormônio suprarrenal em excesso, pela realização de um teste de supressão com dexametasona (ou cortisol livre em urina de 24 horas), para excluir hipercortisolismo, pela dosagem de metanefrinas plasmáticas ou urinárias, para excluir feocromocitoma, e pela dosagem do potássio sérico e da razão aldosterona para renina, para excluir hiperaldosteronismo.

B. Anatomicamente, a lesão precisa ser avaliada para se determinar o nível de preocupação com malignidade. Lesões como a deste paciente, que são pequenas (< 3 cm) e homogêneas e com sinal de baixa intensidade (< 10 HU)* provavelmente são adenomas benignos, ricos em lipídeos. Lesões que são grandes (> 6 cm), heterogêneas e com intensidade de sinal não baixa, podem ser malignas. As lesões que são funcionais e aquelas que não preenchem os critérios para benignidade geralmente são removidas. Uma tumoração que não é removida é acompanhada com uma TC de vigilância 6 a 12 meses mais tarde para se assegurar de que não está aumentando, o que seria sugestivo de malignidade. Reavaliação clínica e/ou hormonal pode ser repetida periodicamente se o paciente desenvolver sintomas compatíveis com um tumor suprarrenal hiperfuncionante, pois os adenomas não funcionais podem (raramente) desenvolver superprodução de hormônio em uma ocasião mais tardia.

CASO 106

A. Outros sintomas de insuficiência suprarrenal crônica incluem anorexia, náusea, vômitos, hipoglicemia e alterações de personalidade. O examinador também deve procurar por mudanças ortostáticas na pressão arterial e no pulso,

---

*N. de R. T. HU = Hommsfield Units, unidade de densidade em tomografia computadorizada.

hiperpigmentação das membranas mucosas e outras áreas, vitiligo e perda de pelos axilares e pubianos.

B. Geralmente, o sódio sérico está baixo e o potássio sérico está alto. Na doença de Addison, a deficiência de cortisol está associada com uma deficiência de aldosterona, resultando em perda renal desregulada de sódio e retenção de potássio. Achados bioquímicos do sangue adicionais sugestivos de doença de Addison incluem acidose leve, azotemia e hipoglicemia.

C. O diagnóstico de hipoadrenocorticismo pode ser estabelecido pela realização de um teste de estimulação com ACTH. Na doença de Addison, há um cortisol plasmático baixo às 8 horas e praticamente nenhum aumento 30 e 60 minutos depois da administração de 250 μg de ACTH sintético (cosintrofina) por via intravenosa ou intramuscular. Com uma especificidade de 95%, a sensibilidade do teste de estimulação com 250 μg de cosintrofina é de 97% para insuficiência suprarrenal primária.

D. Hipotensão, inclusive hipotensão em supino, ocorre em cerca de 90% dos pacientes com doença de Addison e pode causar sintomas ortostáticos e síncope. Esses sintomas estão relacionados com a contração de volume resultante das perdas renais desreguladas de sódio.

A deficiência de cortisol comumente resulta em perda de apetite e em distúrbios GI, inclusive náusea e vômitos. Perda de peso é comum e, em casos crônicos, pode ser profunda (≥ 15 kg).

Na insuficiência suprarrenal primária, o nível de cortisol plasmático persistentemente baixo ou ausente resulta em hipersecreção acentuada de ACTH pela hipófise. O ACTH tem atividade hormonal intrínseca estimuladora de melanócitos, causando uma variedade de alterações pigmentares da pele, inclusive hiperpigmentação generalizada.

CASO 107

A. As principais consequências do excesso crônico de aldosterona são retenção de sódio e espoliação de potássio e do íon hidrogênio pelo rim. A aldosterona se prende a um receptor de mineralocorticoide no citosol. O complexo esteroide-receptor então se move para dentro do núcleo da célula-alvo e aumenta a transcrição de DNA, indução de mRNA e estimulação da síntese proteica por ribossomos. As proteínas estimuladas por aldosterona têm dois efeitos: um efeito rápido, para aumentar a atividade de canais de sódio epiteliais (ENaCs) pelo aumento da inserção de ENaCs na membrana celular a partir de um *pool* citosólico, e um efeito mais lento para aumentar a síntese de ENaCs. Um dos genes ativados por aldosterona é o gene para quinase sérica e regulada por glicocorticoides (sgk), uma proteína-quinase serina-treonina. O produto gênico *sgk* aumenta a atividade de ENaC (Figura 21-10). A aldosterona também aumenta os mRNAs para as três subunidades que compreendem os ENaCs. A aldosterona também se liga a receptores de membrana distintos com uma alta afinidade por aldosterona e, por uma ação rápida, não genômica, aumenta a atividade de trocadores Na^+-K^+ de membrana para aumentar o Na^+ intracelular. Nos túbulos renais distais e túbulos coletores, a aldosterona age para promover a troca de Na^+ por K^+ e H^+, causando

738 Fisiopatologia da Doença

retenção de Na^+, diurese de K^+ e acidez urinária aumentada. Em outros locais, ela atua para aumentar a reabsorção de Na^+ do líquido colônico, da saliva e do suor. O aumento de sódio está associado com retenção de líquido, eliminando a hipernatremia. O efeito resultante no aldosteronismo primário é hipernatremia, hipocalemia e acidose leves vistas neste paciente.

A hipertensão resulta desta retenção de sódio subjacente e expansão subsequente do volume plasmático. A diurese prolongada de potássio produz sintomas de depleção de potássio, inclusive fraqueza e cãibras musculares, noctúria (micção frequente à noite) e lassidão. O embotamento da função dos barorreceptores, manifestado por quedas posturais da pressão arterial sem taquicardia reflexa, pode se desenvolver.

B. A espoliação prolongada de potássio danifica o rim (nefropatia hipocalêmica), causando resistência ao hormônio antidiurético (vasopressina). Os pacientes podem ser incapazes de concentrar urina (diabetes insípido nefrogênico), resultando em sintomas de sede e poliúria e no achado de uma densidade urinária baixa (< 1,010). Os eletrólitos urinários mostram uma quantidade inapropriadamente grande de potássio na urina.

C. O diagnóstico de aldosteronismo primário já é sugerido pelo achado de hipocalemia em um paciente não tratado com hipertensão. Atualmente, o melhor teste de triagem para aldosteronismo primário envolve determinações da concentração plasmática de aldosterona (normal: 1 a 16 ng/dL) e atividade de renina plasmática (normal: 1 a 2,5 ng/mL/h), e cálculo da razão plasmática aldosterona-renina (normal: < 25). Pacientes com razões aldosterona-renina de 25 ou mais precisam de avaliação adicional.

A investigação subsequente implica mensuração da excreção urinária de aldosterona em 24 horas e do nível plasmático de aldosterona com o paciente em uma dieta contendo mais de 120 mEq de Na^+ por dia. No aldosteronismo primário, a excreção urinária de aldosterona excede 14 μg/d, e a aldosterona plasmática geralmente é mais de 90 pg/mL. TC de alta resolução ou RMN das glândulas suprarrenais também podem ajudar a diferenciar entre **adenoma suprarrenal** e **hiperplasia suprarrenal** bilateral. O padrão-ouro para diagnóstico é a amostra venosa suprarrenal bilateral, que é mais sensível e específica que os estudos de imagem para identificar uma causa unilateral, a saber, um adenoma de suprarrenal causando o aldosteronismo primário.

CASO 108

A. Este paciente provavelmente tem hipoaldosteronismo hiporreninêmico (acidose tubular renal tipo IV), um distúrbio caracterizado por hipercalemia e acidose em associação com doença renal crônica (geralmente leve). Acredita-se que a síndrome se deva à deficiência da produção de renina pelo aparelho justaglomerular, associada com doença renal subjacente. A doença renal crônica geralmente não é grave bastante para ser responsável pela hipercalemia por si só. A secreção deficiente tanto de potássio quanto do íon hidrogênio no túbulo renal causa a hipercalemia e a acidose metabólica observadas.

B. Outras causas de hipoaldosteronismo incluem (1) adrenalectomia bilateral; (2) insuficiência corticossuprarrenal aguda ou crônica; (3) ingestão de mineralocorticoides exógenos (fludrocortisona) ou inibidores da enzima 11β-hidroxiesteroide desidrogenase tipo 2 (alcaçuz), levando à retenção de sódio, à expansão de volume e à supressão da produção de renina; (4) hipopituitarismo de longa duração, resultando em atrofia da zona glomerulosa; (5) hipoplasia suprarrenal congênita, causada por uma ou mais anormalidades enzimáticas na biossíntese de mineralocorticoides; e (6) pseudo-hipoaldosteronismo, no qual há resistência tubular renal a hormônios mineralocorticoides, presumivelmente em razão de uma deficiência de receptores de hormônios mineralocorticoides.

C. Os níveis plasmáticos e urinários de aldosterona e a atividade de renina no plasma são constantemente baixos e não responsivos à estimulação por administração de ACTH, postura ortostática, restrição de sódio na dieta ou administração de furosemida.

CASO 109

A. A hiperplasia suprarrenal congênita é uma doença relativamente comum, ocorrendo em 1 em 5.000 a 1 em 15.000 nascimentos. A causa mais frequente de hiperplasia suprarrenal congênita é a deficiência de 21β-hidroxilase. Durante o período neonatal, há duas apresentações clássicas de hiperplasia suprarrenal congênita resultantes da clássica deficiência de 21β-hidroxilase: a perdedora de sal e a não perdedora de sal (também chamada de "virilizante simples"). Os neonatos com a forma perdedora de sal têm deficiências graves de cortisol e aldosterona e, se não diagnosticados e não tratados, desenvolverão crise suprarrenal potencialmente fatal e espoliação de sal às 2 a 3 semanas de idade. Visto que esta é uma condição grave relativamente comum e com um tratamento conhecido, é sensato fazer triagem de recém-nascidos para essa condição.

B. Mais de 90% dos casos são devidos à deficiência da enzima esteroide 21β-hidroxilase (citocromo P450c21) que é codificada pelo gene *CYP21A2*. Mais de 50 mutações *CYP21A2* diferentes já foram relatadas, sendo responsáveis talvez por uma ampla variedade de fenótipos de hiperplasia suprarrenal congênita. As 15 mutações mais comuns, que constituem 90 a 95% dos alelos, derivam da recombinação intergênica de sequências de DNA entre o gene *CYP21A2* e um pseudogene vizinho (um gene inativo que é transcrito, mas não traduzido). Essas mutações intergênicas *CYP21A2* são causadas por conversão de uma porção da sequência gênica ativa *CYP21A2* em uma sequência do pseudogene, resultando em um gene menos ativo ou inativo.

C. A atividade deficiente de *CYP21A2* ou de *CYP11B1* causa produção deficiente tanto de cortisol quanto de aldosterona. O cortisol sérico baixo estimula a produção de ACTH; ocorre hiperplasia suprarrenal, e esteroides precursores – em particular, 17-hidroxiprogesterona – se acumulam. Os precursores acumulados não podem entrar na via da síntese de cortisol, e assim passam para a via da síntese de androgênio, formando androstenediona e DHEA/DHEAS. A exposição pré-natal a androgênios excessivos resulta em masculinização do feto feminino, levando a órgãos genitais ambíguos ao nascer. Os recém-nascidos do sexo masculino têm órgãos genitais normais.

CASO 110

A. Dismenorreia pode ser um distúrbio primário em que nenhuma doença pélvica identificável está presente, ou pode ser secundária a uma doença pélvica subjacente. Entre as causas mais comuns estão endometriose, leiomiomas, infecções pélvicas crônicas e aderências por infecções prévias ou gestações ectópicas. Finalmente, dismenorreia pode ocorrer como uma parte da síndrome pré-menstrual, na qual ela está associada com outros sintomas, inclusive empachamento, ganho de peso, edema, irritabilidade, mudanças de humor e acne. O conjunto de sintomas desta paciente, em combinação com a ausência de problemas médicos anteriores e o exame físico normal, faz da síndrome pré-menstrual o diagnóstico mais provável.

B. Dismenorreia na síndrome pré-menstrual e na dismenorreia primária deve-se à produção desordenada ou excessiva de prostaglandina pelo endométrio secretor do útero. Pacientes com dismenorreia têm produção excessiva de prostaglandina $F_{2\alpha}$, que estimula contrações do miométrio do útero. As contrações excessivas do miométrio causam isquemia da musculatura uterina, estimulando fibras dolorosas uterinas. Ansiedade, medo e estresse podem reduzir o limiar de dor e assim exagerar a proeminência desses sintomas de uma paciente para outra e, ao longo do tempo, em uma determinada paciente.

C. O primeiro passo no tratamento de pacientes com síndrome pré-menstrual é encorajar mudanças no estilo de vida, como mais horas de sono, exercício, melhora da dieta, e suspensão ou diminuição do uso de cigarro, álcool e cafeína. A terapia farmacológica com inibidores seletivos da recaptação de serotonina (ISRSs) tem se mostrado benéfica em adição à modificação comportamental. Adicionalmente, a dor pode ser tratada com farmacoterapia mensal por inibidores da síntese de prostaglandinas, como AINEs.

CASO 111

A. Cerca de 15% dos casais são inférteis. Estima-se que a infertilidade se deva a fatores femininos em cerca de 30% das vezes, e cerca de 30% dos casos são devidos a fatores femininos combinados com fatores masculinos. (Cerca de 30% dos casos são devidos somente a fatores masculinos, e em torno de 10% dos casos são inexplicáveis.) Quarenta por cento dos casos de infertilidade feminina devem-se à insuficiência ovulatória, como ocorre em distúrbios hipotalâmicos, hipofisários e ovarianos. Outros 40% dos casos devem-se à doença do endométrio ou das tubas, como ocorre em infecções pélvicas e endometriose. Dez por cento devem-se a causas menos comuns, como as que afetam a produção de GnRH pelo hipotálamo ou o efeito do hormônio sobre a hipófise (doença da tireoide, hiperprolactinemia), e as

que afetam a retroalimentação ovariana (hipergonadismo, doença dos ovários policísticos). Os casos restantes (10%) são de causa desconhecida.

B. A causa mais provável da infertilidade desta paciente é retração cicatricial endometrial e tubária como resultado de suas doenças sexualmente transmssíveis anteriores. Infecções como gonorreia e as infecções por clamídia frequentemente assintomáticas podem causar retração cicatricial e aderências. Esta retração cicatricial pode impedir a passagem de espermatozoides ou o transporte e a implantação do ovo. Sua história de menstruações regulares e seu exame normal são argumentos contra as outras causas de infertilidade feminina (além das idiopáticas). Finalmente, é possível que a infertilidade resulte de seu marido (infertilidade por fator masculino) e não da própria paciente.

CASO 112

A. O diagnóstico mais provável é pré-eclâmpsia-eclâmpsia. Embora pré-eclâmpsia seja difícil de diferenciar da hipertensão essencial que se desenvolve durante a gravidez, o fato de a hipertensão da paciente ter se desenvolvido depois da 20ª semana e ter sido associada com edema e proteinúria sugere fortemente um diagnóstico de pré-eclâmpsia.

B. Fatores predisponentes ao desenvolvimento de pré-eclâmpsia incluem primeira gravidez, múltiplas gestações anteriores, diabetes melito ou hipertensão preexistente, mola hidatiforme, desnutrição e uma história familiar de pré-eclâmpsia.

C. Por motivos desconhecidos (talvez imunomediados), alterações que ocorrem normalmente nos vasos sanguíneos da parede uterina no início da implantação não acontecem em pacientes com pré-eclâmpsia-eclâmpsia. É estabelecida uma condição de isquemia placentária relativa. São liberados fatores indeterminados que causam lesão do endotélio vascular. Esse dano ocorre primeiramente dentro da placenta e, posteriormente, por todo o corpo. A lesão endotelial altera o equilíbrio entre vasodilatação e vasoconstrição, com aumento da vasoconstrição de pequenos vasos sanguíneos e resultante hipoperfusão e isquemia dos tecidos a jusante, além de hipertensão sistêmica. A barreira de células endoteliais entre plaquetas e o colágeno das membranas basais é rompida. Como um resultado dessas mudanças, há aumento da agregação plaquetária, ativação da cascata da coagulação e produção de substâncias vasoativas causando vazamento capilar. Hipoperfusão tecidual adicional, formação de edema e proteinúria são resultantes. Todos esses processos causam mais dano endotelial, estabelecendo-se, assim, um círculo vicioso. Especulações recentes têm enfocado o potencial da serotonina para modular vasodilatação ou vasoconstrição, por meio dos receptores de serotonina 5-HT_1 ou 5-HT_2, respectivamente. Novos dados também mencionam um papel para autoanticorpos agonistas direcionados contra a segunda alça extracelular do receptor AT1 de angiotensina II, resultando no vasospasmo associado com a pré-eclâmpsia.

740 Fisiopatologia da Doença

D. Os riscos do feto de pré-eclâmpsia-eclâmpsia são consequência de deterioração e insuficiência placentária, e incluem retardo do crescimento intrauterino e hipoxia.

E. As pacientes podem desenvolver múltiplas complicações resultantes de pré-eclâmpsia-eclâmpsia, inclusive hipertensão maligna, lesão hepática (necrose, congestão e hemorragia periportal podem levar a provas de função hepática elevadas e, finalmente, à ruptura da cápsula do fígado), alterações renais (tumefação de células endoteliais glomerulares, proliferação mesangial, estreitamento acentuado de lúmens capilares glomerulares, e isquemia cortical que pode progredir para necrose franca e lesão renal aguda), trombocitopenia, coagulação intravascular disseminada e acidentes cerebrovasculares. Eclâmpsia, ou convulsões maternas resultantes de isquemia cerebral e hemorragias petequiais, podem ocorrer nessa situação, ou podem aparecer como a primeira manifestação dessa doença. O parto do feto é a única cura definitiva para essa síndrome, que traz uma alta taxa de mortalidade para a mãe e para a criança.

CASO 113

A. Estima-se que a infertilidade deva-se a fatores masculinos em cerca de 30% dos casos, e a fatores combinados masculinos e femininos em outros 30%. No geral, dos casos devidos a fatores masculinos, aproximadamente 50% são potencialmente tratáveis. As causas identificáveis de infertilidade masculina são classificadas em três categorias principais: (1) causas pré-testiculares, (2) causas testiculares, e (3) causas pós-testiculares. As causas pré-testiculares geralmente são de natureza hormonal e incluem distúrbios hipotálamo-hipofisários, distúrbios da tireoide, distúrbios das suprarrenais, e fármacos que afetam a secreção ou ação hormonal. As causas testiculares podem ser cromossômicas (síndrome de Klinefelter) ou do desenvolvimento (criptorquidia), ou podem resultar de varicocele, trauma, infecção (caxumba) ou fármacos e toxinas. As causas pós-testiculares incluem obstrução e retração cicatricial de ductos, ejaculação retrógrada, anticorpos aos espermatozoides ou ao plasma seminal, anormalidades do desenvolvimento (defeitos anatômicos penianos), insensibilidade androgênica, técnica do coito ruim e disfunção sexual. Apesar de avaliação, a maioria dos casos de infertilidade masculina é de natureza idiopática, sem uma causa identificável no momento.

B. Considerando-se a história de doenças sexualmente transmissíveis e os achados de exame físico de irregularidade do epidídimo, o diagnóstico mais provável é obstrução bilateral do efluxo de esperma.

C. A análise do sêmen deve revelar oligospermia (< 15 milhões de espermatozoides/mL de sêmen) ou, mais provavelmente, azoospermia (ausência de espermatozoides). Essas anormalidades devem ser esperadas porque as anormalidades do epidídimo ao exame sugerem obstrução bilateral do efluxo de esperma. LH, FSH e testosterona devem ser normais porque nenhum defeito está presente no eixo hipotálamo-hipofisário ou nos próprios testículos.

D. O teste de frutose no líquido seminal era realizado no passado, porque a frutose é produzida nas vesículas seminais, e sua ausência no sêmen implica obstrução dos ductos ejaculatórios. Esse teste atualmente é usado esporadicamente, e coloca-se mais ênfase no baixo volume de sêmen como um teste de triagem, e ultrassonografia transretal da próstata como um teste de confirmação. Obstrução dos ductos ejaculatórios é fortemente sugerida por um diâmetro anteroposterior de vesícula seminal de mais de 1,5 cm na ultrassonografia. Biópsia testicular também pode ser útil na distinção entre patologia testicular intrínseca e obstrução de ductos.

CASO 114

A. O diagnóstico de hiperplasia benigna da próstata é suspeitado com base na história e no exame físico. Um questionário-índice de sintomas pode ser administrado ao paciente para avaliar objetivamente a gravidade e complexidade dos sintomas. O exame de toque retal revela a próstata aumentada vista neste caso. O aumento da próstata pode ser focal ou difuso, e o grau do aumento não se correlaciona necessariamente com a intensidade dos sintomas. A ureia e creatinina séricas são dosadas para afastar insuficiência renal, e o exame de urina é feito para excluir infecção. Na maioria dos pacientes, isso é suficiente para obter o diagnóstico de hiperplasia benigna da próstata. Uma avaliação urodinâmica com urofluxometria e cistometria pode ser realizada para avaliar o significado do distúrbio. Esses estudos de pressão-fluxo podem ajudar a determinar quais pacientes têm menor probabilidade de se beneficiar da cirurgia de próstata, por fornecerem informações sobre função do detrusor. Ultrassonografia renal, ou urografia intravenosa, pode ser feita em pacientes com hematúria ou suspeita de hidronefrose. Ultrassonografia da próstata com possível biópsia pode ser necessária para excluir câncer de próstata como a causa dos sintomas.

B. Embora a causa real da hiperplasia benigna da próstata seja desconhecida, vários fatores têm sido identificados como contributivos. Estes incluem crescimento da próstata em relação à idade, presença de uma cápsula prostática, hormônios androgênicos e seus receptores (especialmente di-hidrotestosterona), interações estroma-epitélio e fatores de crescimento (FGF, TGF) e respostas do detrusor.

C. Este paciente tem sintomas irritativos e obstrutivos. Seus sintomas irritativos incluem polaciúria, noctúria e urgência. Estes ocorrem como resultado de hipertrofia e disfunção da bexiga. Seus sintomas obstrutivos incluem esvaziamento incompleto e gotejamento pós-micção. Estes são causados por distorção e estreitamento do colo vesical e da uretra prostática, levando a esvaziamento incompleto da bexiga.

CASO 115

A. As crises de gota são desencadeadas normalmente por uma combinação de fatores metabólicos e físicos no cenário de pouca excreção de uratos, vista na grande maioria dos ca-

CAPÍTULO 25 Respostas dos Estudos de Casos **741**

sos, ou de superprodução de uratos. A insuficiência renal leve pode estar associada com uma taxa de filtração glomerular diminuída e, assim, excreção insuficiente de uratos. A adição recente de um diurético exacerbou ainda mais essa deficiência subjacente.

B. Múltiplas vias inflamatórias são desencadeadas pelos cristais de urato de carga negativa. Por exemplo, eles ativam a via clássica do complemento cujos produtos de clivagem servem como quimioatraentes efetivos de neutrófilos. O sistema cinina também é estimulado por cristais, contribuindo para os sinais inflamatórios observados ao exame, como dor à palpação e rubor por vasodilatação local. Além disso, macrófagos fagocitam cristais de urato, iniciando a liberação de citocinas pró-inflamatórias (p. ex., IL-1 e TNF), que ativam o endotélio vascular, encorajando adesão e migração de neutrófilos. Os neutrófilos são capazes de estimular seu próprio recrutamento, liberando leucotrieno B4 em resposta à fagocitose de cristais de urato.

C. A terapia para um ataque agudo de gota deve ter como alvo os mediadores pró-inflamatórios descritos anteriormente. AINEs como ibuprofeno reduzem a síntese de prostaglandinas, a colchicina dificulta a migração de neutrófilos para as articulações, e os corticosteroides desativam células mielomonocíticas responsáveis por fagocitose de cristais e subsequente liberação de citocinas. Como as crises de gota geralmente são eventos autolimitados, o tratamento é oferecido para aliviar os sintomas e reduzir a duração da crise. Por outro lado, agentes uricosúricos, como probenecida, e inibidores da xantina oxidase, como alopurinol e feboxostato, e pegloticase, que converte ácido úrico em alantoína, um metabólito inativo e solúvel que é prontamente excretado pelos rins, são reservados para a prevenção de crises futuras.

CASO 116

A. Este paciente provavelmente tem vasculite por imunocomplexos. Quando ela se manifesta na pele, também é chamada de vasculite cutânea de pequenos vasos ou leucocitoclástica.

B. Os imunocomplexos são gerados pela combinação de um antígeno e um anticorpo. Neste caso, o antígeno é a penicilina que a pessoa ingeriu regularmente por 1 semana. A penicilina estimulou uma resposta de anticorpos, levando à produção de anticorpos contra a penicilina e, então, ligação a ela. Os complexos antígeno-anticorpo são solúveis e se depositam no espaço subendotelial; neste caso, nos pequenos vasos da pele. Ali, eles desencadeiam uma resposta inflamatória que causa uma erupção. Se o suprimento de antígeno novo for interrompido (p. ex., pela suspensão do medicamento), os imunocomplexos são depurados pelo sistema imune e o processo regride.

C. O mesmo processo também pode afetar as articulações e os rins, ambas áreas ricas em pequenos vasos sanguíneos. O órgão específico afetado depende da solubilidade do complexo antígeno-anticorpo específico.

CASO 117

A. A suspeita desta paciente de que suas artralgias podem ser explicadas por lúpus é sustentada por uma alta prevalência de LES entre mulheres afro-americanas – aproximadamente 1 em 250 –, bem como sua história familiar desse distúrbio. De fato, se uma mãe tem LES, o risco de sua filha desenvolver a doença é de 1 em 40, consideravelmente mais alto que o risco na população geral. Entretanto, para fazer o diagnóstico com certeza razoável, 4 de 11 critérios diagnósticos devem ser satisfeitos, apoiados por uma impressão clínica forte: (1) exantema malar, (2) exantema discoide, (3) fotossensibilidade, (4) úlceras orais, (5) artrite, (6) serosite, (7) doença renal, (8) doença neurológica, (9) distúrbios hematológicos (p. ex., anemia hemolítica e trombocitopenia mediada por anticorpos), (10) anormalidades imunológicas (p. ex., anticorpos ao DNA nativo), e (11) anticorpo antinuclear (ANA) positivo.

B. Vários fármacos (p. ex., procainamida, hidralazina, isoniazida) têm sido implicados em provocar uma síndrome semelhante ao lúpus. Uma pista útil para distinguir a forma induzida por fármaco do LES é que a retirada do fármaco ofensivo geralmente resulta em melhora das manifestações clínicas e resolução dos valores laboratoriais anormais.

C. Estes mecanismos incluem (1) depósito subendotelial de imunocomplexos, nos quais os antígenos são derivados de células danificadas ou que estão morrendo; (2) ligação de autoanticorpo a moléculas extracelulares de órgãos-alvo (p. ex., pele, articulações, rins, elementos do sangue), o que ativa funções efetoras inflamatórias e induz lesão daquele local; e (3) indução de morte celular por autoanticorpos.

D. A história natural do LES é caracterizada por um curso recidivante, remitente. As crises refletem memória imunológica, desencadeada por novo desafio de um sistema imune preparado por antígeno. Vários estímulos, tais como infecções virais, exposição à luz ultravioleta e involução epitelial de endométrio e mama podem induzir apoptose e reabastecem antígenos incitadores imunes. Apesar dessa evolução, taxas de sobrevida de 10 anos comumente excedem 85%.

CASO 118

A. Esta paciente tem síndrome de Sjögren, que ocorre em aproximadamente 1 a 3% da população adulta. A síndrome de Sjögren é aproximadamente nove vezes mais prevalente em mulheres que em homens. Os indivíduos afetados frequentemente manifestam secura intensa de seus olhos (xeroftalmia) e boca (xerostomia), dando origem ao nome alternativo ceratoconjuntivite seca.

B. A secura do trato respiratório pode dar origem à rouquidão e à bronquite recorrente. Além disso, quando a ativação imune é intensa, os pacientes experimentam sintomas sistêmicos, inclusive fadiga, artralgia, mialgia e febre baixa. Outros sistemas de órgãos potencialmente afetados incluem os rins, os pulmões, as articulações e o fígado (resultando em nefrite intersticial, pneumonite intersticial, poliartrite não erosiva

742 Fisiopatologia da Doença

e inflamação de ductos biliares intra-hepáticos, respectivamente). Até metade dos indivíduos afetados sofre de doença autoimune da tireoide. Os pacientes com doença particularmente grave estão em risco aumentado de vasculite cutânea (inclusive púrpura palpável e ulceração da pele) e distúrbios linfoproliferativos (p. ex., linfoma de tecido linfoide associado à mucosa [MALT]).

CASO 119

A. Polimiosite e dermatomiosite compartilham vários aspectos patológicos comuns, mas também possuem alguns aspectos distintos. Estes incluem envolvimento esparso, presença de infiltrados inflamatórios e áreas de dano muscular e regeneração. Na polimiosite, a inflamação é localizada em torno de fibras musculares individuais ("perimiocítica"), e o infiltrado tem predomínio de células T (CD8+ > CD4+) e macrófagos. Tem sido sugerido que a inflamação observada na polimiosite é dirigida por autoantígenos expressos no ambiente muscular, devido ao repertório restrito à célula T tanto nos linfócitos circulantes quanto nos que infiltram o músculo.

Na dermatomiosite, a patologia parece bastante diferente, embora o resultado – fraqueza muscular profunda – seja o mesmo. As principais particularidades patológicas desta condição incluem atrofia na periferia dos feixes musculares ("atrofia perifascicular") e um infiltrado com predomínio de células B e células T CD4+ localizado no espaço perifascicular e rodeando capilares (que estão em número reduzido). Ativação da cascata do complemento também é vista. O envolvimento importante de capilares tem levado muitos especialistas a sugerir que o distúrbio primário na dermatomiosite é uma vasculite de pequenos vasos, com miosite ocorrendo posteriormente como resultado de isquemia e reparo tecidual. As alterações características da pele e dos capilares das dobras ungueais observadas em pacientes com dermatomiosite dão suporte a essa noção.

B. Há quatro critérios característicos para o diagnóstico de polimiosite: (1) fraqueza, (2) parâmetros laboratoriais de tecido muscular elevados (p. ex., creatina fosfoquinase ou aldolase), (3) eletromiograma de irritação na avaliação eletrodiagnóstica (produzindo ondas agudas, descargas espontâneas), e (4) um infiltrado inflamatório à avaliação histológica.

C. Em pacientes adultos, o diagnóstico novo de uma miopatia inflamatória frequentemente prenuncia a ocorrência concomitante ou subsequente (dentro de 1 a 5 anos) de uma neoplasia maligna. A veracidade dessa observação tem sido confirmada em vários estudos populacionais, que ligam os diagnósticos de dermatomiosite e polimiosite a vários tipos de câncer em registros de câncer. Um diagnóstico de dermatomiosite carreia um risco duas vezes maior de incidência de neoplasia maligna, particularmente de cânceres de estômago, pulmão, mama, colo e ovário.

CASO 120

A. A fisiopatologia da artrite reumatoide é centrada em volta dos revestimentos sinoviais das articulações. A sinóvia normal tem de uma a três camadas de células de espessura. Na artrite reumatoide, a sinóvia é acentuadamente espessa e contém células inflamatórias no interstício, inclusive células T, células B e macrófagos. Esse tecido inflamatório pode invadir osso e cartilagem adjacentes, sendo responsável por erosões ósseas e destruição articular.

B. Acredita-se que a artrite reumatoide surja quando um fator ambiental (como uma infecção) desencadeia uma resposta autoimune a antígenos presentes na sinóvia e em outros locais do corpo. Contudo, os específicos ainda não foram identificados. Nenhum agente infeccioso definido foi identificado como agente causal na artrite reumatoide. Os mecanismos autoimunes envolvidos no desencadeamento e na manutenção da resposta inflamatória reumatoide também não foram ainda identificados definitivamente, embora o TNF desempenhe um papel central. Fatores genéticos têm sido encontrados, surgindo da observação de que gêmeos têm uma taxa de concordância de 15 a 35% para desenvolver artrite reumatoide. Foi encontrado um subgrupo específico de alelos do MHC de classe II que determina a gravidade da doença.

C. Por muitos anos, a base do tratamento da artrite reumatoide envolveu agentes imunossupressores inespecíficos. Com o reconhecimento do papel central do TNF na resposta imune da artrite reumatoide, inibidores de TNF têm encontrado uso disseminado em seu tratamento. Esses inibidores sequestram TNF de modo que ele não possa manter a resposta inflamatória. Eles são receptores solúveis de TNF ou anticorpos monoclonais que se ligam ao TNF livre e o depuram do corpo.

Índice

Nota: Os números de página em **negrito** indicam uma discussão importante. Os números de página seguidos por *f* indicam figuras. Os números de página seguidos por *t* indicam tabelas.

A

Abafadas, bulhas cardíacas, 288
ABCDD. *Ver* Congênita, ausência bilateral, dos ductos deferentes
Abciximabe, 135
Abdominal, ascite, 417-419
  mecanismo de formação, 418*f*
  presença de um gradiente de albumina do soro para líquido ascítico (SAAG), 417
Abdominal, dor, 333, 340, 353, 359, 360*t*-361*t*, 362-363, 368-369, 376-378
  pancreatite e, 435-436, 439-440
Abducentes, nervos, 161
Aborto, 637
ABP. *Ver* Androgênios, globulina de ligação dos
Abscesso, 386*t*
Abulia, 167
Acantose nigricans, 110*t*, 607
Ação, potenciais de, 147, 149-150, 176-177, 258*f*, 263*f*, 343-344, 350, 355
ACCORD, experimento, 534-535
Acessórias, moléculas, em células T, 38
Acetaldeído, 408, 409*t*, 415, 429-430
Acetilcolina (ACh), 151*f*, 156*f*, 301*f*, 340*f*, 347, 357*f*, 652
  no estômago, 348
Acetoacetato, 15, 531-533
Acetona, 531-532, 531-532*f*
ACh. *Ver* Acetilcolina
AChR, miastenia grave negativa para anticorpo, 174-175
Ácido, 342*t*
Ácido, bomba de, antagonistas da, 347
Ácido acetilsalicílico, 412*t*
Acidopéptica, doença
  apresentação clínica, 362-363
  etiologia, 362-363
  manifestações clínicas, 366
  patologia e patogênese, 362-366
Acinar, proteína (tripsinogênio), hipersecreção de, 442, 443*f*

Acinares, células, 427-430, 427-428*f*, 432-434, 437-438, 442-443, 443*f*
Acinetobacter, espécies de, infecção devida a, 77*t*
Ácino, 388*f*, 389, 396, 427-428
Ácinos (unidades respiratórias terminais), 214, 427
Acloridria, 128-129, 130*f*, 360*t*, 584-585
Acne
  apresentação clínica, 207
  epidemiologia, 207
  histopatologia, 207-208
  manifestações clínicas, 208
  patogênese, 207-208
Acomodação, 350
Acrocêntricos, autossomos, 4*t*, 22
Acromegalia, 110*t*, 310*t*, 328, 526-527*t*, 558-559, 559*t*-560*t*, 587-588*t*, 616-617
Acrosina, 653
Acrossômica, reação, 653, 662-663, 666-668
ACTH, adenoma hipofisário secretor de, 560
ACTH, síndromes de insensibilidade ao, 612-613
ACTH. *Ver* Adrenocorticotrófico, hormônio
ADA. *Ver* Adenosina desaminase (ADA), deficiência de
Adaptativa, sistema de imunidade, 36-37
ADCC. *Ver* Anticorpos-dependente, citotoxicidade celular
Addison, doença de, 541-542, 601
Adenilato-ciclase, 81, 81*f*, 148, 320, 348, 354, 485, 486*f*, 493, 501, 523-525, 573-574, 586-587, 598
Adenoide, fácies, 44
Adenoma, 386*t*
Adenosina, trifosfato de (ATP), 20, 175-176, 215, 229*t*, 262, 337, 408, 519, 681
Adenosina 5'-difosfato (ADP), 119
Adenosina desaminase (ADA), deficiência de, 9, 48
Adesão, moléculas de, 43, 50, 105

Adesões, 333
ADH. *Ver* Antidiurético, hormônio
Adipocinas, 520*f*, 529-530
Adiposo, tecido, resistência à insulina e, 524-526
Adquirida, síndrome da imunodeficiência (aids). *Ver também* HIV, infecção por
  aids, demência da, 55-56
  curso do tempo para progressão, 51
  definição de caso de vigilância para adolescentes e adultos, 52*t*
  diarreia na, 54-55, 374*t*
  evidência sorológica de infecção por HIV, 51
  manifestações clínicas, 53-57
  patogênese, 51-54
  patologia, 51-54
  razão de linfócitos T CD4:CD8, 51
Adquiridos, fatores inibidores, 125-126
Adrenalina, 302, 304*t*, 319, 328, 524-525. *Ver também* Suprarrenal, medula da glândula; Catecolaminas
Adrenocorticotrófico, hormônio (ACTH), 547-549
Adventícia, 11, 283-284*f*, 295, 296*f*
Aéreas, vias, e anatomia epitelial dos pulmões, 214-215
Afasia, 167, 177, 181*t*
Aferente, arteríola, 456, 457*f*-458*f*
AGEs. *Ver* Avançada, produtos finais da glicosilação
Aglomerados de diferenciação (CD), 32*t*, 105
  antígenos, 105
Agouti, peptídeo relacionado a (AGRP), 555, 555*t*
Agrafia, 167, 181*t*
AGRP. *Ver* Agouti, peptídeo relacionado a
Aguda, crise da glândula suprarrenal, 613-615
Aguda, doença hepática, 385, 387, 419-420, 419-420*t*
Aguda, gastrite erosiva, 362-366

744 Índice

Aguda, hepatite
  apresentação clínica, 402
  etiologia, 402-407
  hepatite alcoólica, 408
  manifestações clínicas, 409-410
  patogênese, 407-408
  patologia, 408
  reações idiossincrásicas a fármacos nas
    células, 405*t*
  síndromes clínicas associadas com, 403*f*
  tóxica, 405-407
  viral, 402-405, 403*t*
  vírus da hepatite A (HAV), 402
  vírus da hepatite B (HBV), 402-403
  vírus da hepatite C (HCV), 402-403
  vírus da hepatite D (HDV), 402-403,
    405
  vírus da hepatite E (HEV), 402, 405
Aguda, hepatite alcoólica, 386*t*
Aguda, hepatite viral, 385, 408-409
Aguda, infecção, 69
Aguda, insuficiência hepática, 385
Aguda, lesão renal, 463-465*t. Ver também*
Renais, doenças
  apresentação clínica, 463
  causas intrarrenais, 463-466
  causas pós-renais, 466
  causas pré-renais, 463-465
  excreção fracional de Na+, 468
  manifestações clínicas, 467-468
  patologia e patogênese, 466-467
Aguda, leucemia, 107-109
Aguda, leucemia linfocítica (LLA),
  108-109
Aguda, leucemia promielocítica (LPA),
  93-95, 107-108*t*
Aguda, necrose tubular, 410, 418-419,
  435*f*, 436, 463*t*, 463-468, 468*t*
Aguda, pancreatite
  apresentação clínica, 429-430
  causas, 430-431*t*
  choque e, 436
  complicações, 436-439
  complicações pulmonares, 437-438
  etiologia, 429-432
  evolução da, 439-440
  gravidade da, 439-440
  manifestações clínicas, 435-440
  patogênese, 432-435
  patologia, 431-433
  preditores de mortalidade, 439-440
  prognóstico da, 439-440
  sinais e sintomas na apresentação,
    435-436
  sinais prognósticos adversos na, 440*t*
Aguda, reactantes de fase, 35*t*, 65
Aguda, retenção urinária, 672-674
Aguda, síndrome da angústia respiratória
  (SARA), 84, 241

Aguda e crônica, glomerulonefrite,
  312-313
Aguda e crônica, leucemia mieloide,
  107-109, 107-108*t*
Agudas, coleções de líquido pancreático
  necrótico, 437-438
Agudas, coleções de líquido peripancreáti-
  co, 437-438, 440
Agudas, doenças, 677
Agudas, leucemias mielocíticas, 107-108
Agudas, leucemias mieloides (LMAs),
  107-108, 107-108*t*
Agudo, fígado gordo, 386*t*
Aids, insuficiência da glândula suprarrenal
  relacionada com, 612-613, 615-616*f*
Aids. *Ver* Adquirida, síndrome da imuno-
  deficiência
AINE, trombocitopenia induzida por, 135
Alanina aminotransferase (ALT), 394, 409
Albright, osteodistrofia hereditária de,
  501-502
Albuminúria, 537-538
Alça de Henle, 458
Alcalina, maré, 347
Alcalina, maré, no estômago, 347
Álcool, demência induzida por, 177
Álcool, pancreatite e abuso de, 431-432
Alcoólica, doença hepática, 386*t*
Alcoólica, hepatite, 408-409, 412
Alcoólica, hepatite aguda, 402
Alcoólica, hepatite crônica, 412
Alcoólica, pancreatite, 439-440
Aldosterona sintase, deficiência de,
  619-620
Alélica, associação, 27
Alélica, heterogeneidade, 4*t*, 13
Alelos, 4*t*-5*t*, 6, 10, 12*f*, 13, 18-19, 53,
  90-92, 178, 191-192, 372, 442, 528-529,
  620-621, 689-690
Alérgica, dermatite de contato
  apresentação clínica, 201
  epidemiologia, 201
  etiologia, 201
  histopatologia, 201-203
  manifestações clínicas, 203
  patogênese, 201-203
Alérgica, hipersensibilidade, 41
Alérgica, rinite, **42-45**
  alterações inflamatórias das vias aéreas,
    43
  apresentação clínica, 42
  asma e, 44
  complicações, 45
  confirmação de, 43
  congestão nasal, 44
  espirros, prurido, hipersecreção de
    muco em, 44
  etiologia, 42-43
  hiper-responsividade das vias aéreas, 44
  manifestações clínicas, 43-45, 44*t*

  patogênese, 43
  patologia, 43
  presença de IgE específica por alérgeno,
    45
  resposta alérgica bifásica, 43
  resposta alérgica de fase tardia, 43
  resposta de fase precoce, 43
  tipo I (mediada por IgE), 42
Alexia, 167
Alfa, grânulos, 119, 136, 137*f*
Alfa-1 antitripsina, deficiência de, 386*t*
Alfarreceptor, bloqueio de, para hiperpla-
  sia prostática benigna, 671-672*t*
Alfarreceptores, 320, 671-672*t*
Algodonosas, manchas, 535-537
Alimentado, estado, 524-525
Alimentar, canal, 335*f*
Alimentos, ingestão de, 523-525, 541-542,
  552-555, 557-558. *Ver também* Hipotála-
  mo
Aloenxerto, rejeição de, 386*t*
Alta afinidade, receptor IgE de ($F_{ce}RI$), 32*t*
Alta densidade, lipoproteínas de (HDLs),
  307, 391, 393*f*
Altamente ativa, terapia antirretroviral
  (HAART), 54-55
Alternativas, vias, 36, 65, 534-535*f*
Alucinações, 166, 175-176
Alveolar, espaço morto, nos pulmões,
  223-224, 224*f*-225*f*, 245*t*, 246
Alveolares, permeabilidade das células
  epiteliais, 241
Alvo, células em, 127-128
Alzheimer, doença de
  aspectos clínicos, 177
  fisiopatologia, 178
  patologia, 177-178
Amadori, produto, 534-536, 534-536*f*
Amenorreia, 638-639, 644
Amilase, 353, 428-430, 432-433, 435-439,
  444-447, 450*t*, 532-533
Amiloide, peptídeo-β (Aβ), 178
Amiloidose, 386*t*
Aminoácidos, sequência de, 488*f*, 493*f*,
  518*f*
Aminoglicosídeos, antibióticos, 151, 151*f*,
  463-466, 499-500*t*, 501
Amiodarona, 412*t*
Amiotrófica, esclerose lateral (ELA), 110*t*,
  168-169
Amônia, metabolismo da, 392*f*, 394
  alterado, 399-401
Amora, aneurisma em, 181
Amórfico, definição de, 4*t*
AMPc. *Ver* Cíclico, monofosfato, de ade-
  nosina
Amplificação de genes, 120*f*
Ampola, 104*t*, 427-428, 427-428*f*, 429-430,
  430-431*t*, 626*f*, 631, 652

Ampola de Vater, 104t, 427-428, 427-428f, 429-430, 430-431t

Anabolizantes, abuso de esteroides, 659-660, 665-666

Anaeróbias, bactérias, 636

Anafiláticas, ou de hipersensibilidade imediata, reações, 41

Anafilático, choque, 41, 317

Anafilatoxinas, 34, 65

Anal, carcinoma, 91-92t

Anal, carcinoma espinocelular, 55-56

Anal, displasia, em HIV, 55-56

Anaplásico, linfoma, de células T grandes/nulas, 105-106t, 106-107

Anasarca, 273, 475-476

Anatômico, espaço morto, nos pulmões, 223

ANCA, anticorpos, 683

Androgênio, receptor de (AR), 93-94, 659

Androgênios, globulina de ligação dos (ABP), 651

Androgênios, síndromes de insensibilidade a, 658t, 659

Anejaculação, 662-664

Anemia, 115, 118
classificação morfológica da, 122-123, 122-123t
definição, 121-122

Aneuploides, condições, na síndrome de Down, 22

Aneuploidia, 3, 4t

Aneurismas, 71, 181, 306-307, 310-311f, 562t. Ver também Hemorrágico, acidente vascular encefálico; Encefálico, acidente vascular

Anfetaminas, 181

Anfetaminas, hemorragia e, 181

Angina do peito, 271, 274, 276, 282-283, 285, 308, 311-312, 327t

Angiogênicos, fatores de crescimento, 95, 647

Angiotensina, enzima conversora da (ECA), 302, 459, 600f

Angiotensina I, 459, 600

Angiotensina II, 269-271, 302-304, 310-311, 314-315, 325-326, 354, 418-419, 459, 463-465, 467t, 470, 600-601, 608, 612-613, 647

Anisocitose, 122-123, 122-123f, 127-128, 131

Anomia, 167, 177

Anorexia, 53-55, 110, 333, 402, 409, 411, 414, 436, 444, 447, 459, 461, 472, 497t, 541-542, 580-581, 602, 613-615, 643

Anorexia nervosa, insuficiência ovariana e, 643

Anormais, contagens de neutrófilos, 123-125t

Anormais, proteínas ligadoras de hormônios, 587-588

Anormal, sangramento vaginal. Ver Menorragia

Anovulação, 635-639, 641-643. Ver também Ovariana, insuficiência

Anti-CCP, anticorpos, 689-690

Anticoagulantes, 121-122

Anticonvulsivantes, fármacos, 176-177t

Anticorpos (imunoglobulinas), 39-40

Anticorpos-dependente, citotoxicidade celular (ADCC), 32t, 33

Anticorpos, deficiência de, 47

Anticorpos, estrutura e função de, na resposta imune, 39-40, 40f

Anticorpos, sistema imune mediado por, 31

Antidiurético, hormônio (ADH), 304, 418-419, 458, 545, 551-552, 583-584t. Ver também Vasopressina

Antiespermatozoides, anticorpos, 660-665

Antígeno, célula apresentadora de (APC), 35t

Antígeno, eliminação de, mecanismos humorais de, 40-41

Antígeno, fragmento ligador de (F[ab]), 32t

Antígeno, processamento e apresentação de, na resposta imune, 37

Antígeno do HBV (HBcAg), 410

Antígeno-específico, imunoglobulina, 39

Antígenos, 37

Antimórfico
definição, 4t
gene, 4t

Antimülleriano, hormônio, 627

Antirretroviral, terapia (TARV), 57

Anti-TNF, anticorpos monoclonais, 376

Antitrombina, 121t, 121-122, 139-140

Antitrombina, deficiência de, 139-140

Aórtica, estenose, 275f
apresentação clínica, 273-274
etiologia, 274
fisiopatologia, 274-275
manifestações clínicas, 276

Aórtica, insuficiência, 275, 277-280, 278f
apresentação clínica, 277
etiologia, 277
fisiopatologia, 277-280
manifestações clínicas, 279-280

Aparente, excesso, de mineralocorticoides, 616-617

APC, gene, 91t, 91-93, 98-99

Apical, impulso, 266, 271, 273-274, 276-277, 279-283

Apical, superfície, 389

ApoE. Ver Apolipoproteína E

ApoE4. Ver Apolipoproteína E4, isoforma de

Apolipoproteína, 391t, 393, 430-431t

Apolipoproteína E (apoE), 178, 391t, 393, 430-431t

Apolipoproteína E4 (apoE4), isoforma de, 27, 178

Apoptose, 20, 33, 38-39, 48, 53-54, 74, 83, 93-94, 99, 105-109, 133-134, 157, 169, 237, 267t, 269-271, 306-307, 351, 358, 412, 416f, 529-530, 607, 646, 649, 671-672, 677-679, 685-686

APP. Ver Beta-amiloide, proteína precursora

Apraxia, 167, 177

AR. Ver Androgênio, receptor de

Araneiformes, angiomas, 422

Arginina-vasopressina, 595-596

Aromatase, 630, 635, 641, 655, 670-671

Arritmias, 264-265

Artemis, 48

Arteriais, vasos, 295

Arterial, gasometria, 224-225, 235, 239, 439-440

Arterial, pressão, medida da, 297-299

Arterial, pressão, regulação renal da, 458-459. Ver também Hipertensão

Asherman, síndrome de, 639, 639t

Asma
apresentação clínica, 228
epidemiologia, 228-229
eventos inflamatórios celulares, 230t
fatores de risco, 228-229
fatores desencadeadores, 229
fisiopatologia, 230-231
manifestações clínicas, 231
patogênese, 229
patologia, 230

Aspartato aminotransferase (AST), 394, 409

Aspergillus, espécies de, 50, 64, 67

Assintomáticas, anormalidades urinárias, 474

Assistência à saúde, infecções associadas com, 64

Assistida, técnicas de reprodução (TRAs), 656-657

Asteríxis, 419-420, 469t, 472, 479, 564, 565-566

Astrócitos, 148-149, 169-172, 177-178, 420-421

Ataxia, 18-20, 67t, 155, 181t, 448t, 526-527t, 583-584, 657t

Aterosclerose, 9, 179
fatores de risco, 308-310
manifestações clínicas, 308
no diabetes, 538-539
patogênese, 306-307
prevalência e significância, 306-307
relação com colesterol e outros lipídeos da dieta, 306-307

Atípica, hiperplasia, 97

Atireóticos, cretinos, 583-584

Ativada, resistência à proteína C, 139-140

746 Índice

Ativada, tempo de tromboplastina parcial (TTPa), 121
Ativo, transporte, 337
ATP. *Ver* Adenosina, trifosfato de
Atresia, 628-629, 640, 662-663
Atrial, peptídeo natriurético (ANP), 303, 418, 475-476, 564-565, 580-581, 600, 608, 618-619
Atrito pericárdico, ruído de, 286-288
Atrófico, líquen plano, 195-196
Audiometria, 165
Auditivo, sistema, e equilíbrio
　anatomia, 164-165
　fisiologia, 165
　função vestibular, 165
Auer, bastonetes de, 107-108
Auer, bastonetes de, leucemias, 107-108
Aumentada, edema pulmonar por pressão transmural, 240
Ausência, convulsões de, 174-175, 174-175*t*, 176-177, 176-177*t*
Autoimune, hepatite, 386*t*
Autoimune, hipertireoidismo, 41
Autoimune, insuficiência corticossuprarrenal, 611-612
Autoimune, pancreatite, 431-432
Autoimune, regulador, 501, 611-612
Autoimunes, anemias hemolíticas, 123-124
Autoimunes, citopenias, 49
Autoimunes, distúrbios, doença de Graves e tireoidite de Hashimoto, 578*t*
Autoimunes, síndromes de insuficiência poliendócrina, 1 e 2 (SPA-1 e SPA-2), 499-500, 501*t*, 611-612
Autoimunidade, 33, 41, 114, 580-582, 660-661, 677-678, 686-687, 689-690
Automatismos, 174-175
Autonômica, neuropatia, 334*t*, 358-389, 360*t*, 366, 533-535, 537-539, 657*t*
Autorregulação, 84, 300-301, 304*t*
Autossensibilização, 203
Autossômico, definição, 4*t*
Autossômico, gene, 4*t*
Autossômico dominante, hiperparatireoidismo, 495
Autossômico dominante, raquitismo hipofosfatêmico, 493, 509-510, 509-510*t*
Auxiliar, célula T (CD4), 32*t*
Auxiliar, subgrupo T₁, 32*t*, 33
Auxiliar, subgrupo T₂, 32*t*, 33
Auxiliar, T, com função reguladora (TREG), 32*t*
Auxiliar, T, subgrupo secretor de IL-17, 32*t*, 33
Auxiliares, linfócitos T (CD4), 37
Auxiliares-indutoras, células T (CD4), 33
Avançada, produtos finais da glicosilação (AGEs), 534-536, 534-536*f*
Averiguação, viés de, definição, 4*t*

AZF. *Ver* Azoospermia, região do fator de
Azoospermia, região do fator de (AZF), 659-660

B

B, células, doença linfoproliferativa de, 47
B, células, marcadores de superfície de, 49
B, linfócitos, 33, 39, 45, 49
Bacilar, angiomatose, 54-55
　em HIV, 53*t*
Bacillus cereus, infecção por, 79, 80*t*
Baço, 34
　remoção do, 135
Bacteriana, colonização, de valva, 70*f*
Bacteriana, meningite, 72
Bacteriano, neurotropismo, 73*t*
Bactérias, doença hepática e, 352
Bactericidas, antibióticos, 70
Bacteriostáticos, agentes antimicrobianos, 70
Bacteroides, infecções por, 64
Baixa densidade, receptor de lipoproteína de (LDL), 3, 391
Baixa resistência, choque de, 313-314
Baixo, modulação para, da resposta inflamatória, 680, 681*t*
Baixo, volume circulante efetivo, 459
Baixos níveis de colesterol HDL, 539-540
Barrett, esôfago de, 362-363
Bartonella henselae, infecções por, 55-56
Bartonella quintana, infecções por, 55-56
Basais, núcleos, 156-157
Basal, testosterona, 667*f*
Básico, fator de crescimento de fibroblastos (bFGF), 671-672
Basófilos, 31, 34, 118
Basolateral, superfície, 389
Bastonetes, 17, 82, 118, 414, 416
Bcl-2, 106-107
BCL6, gene, 106-107
BCR. *Ver* β, receptor de células
BCR-Abl, oncoproteína, 92-93
Benigna, colestase intra-hepática recorrente, 386*t*
Benigna, colestase pós-operatória, 386*t*
Benigna, doença, da mama, 638
Benigna, hiperfenilalaninemia, 14-16
Benigna, hiperplasia prostática, 666-674
Beribéri, e hipertensão, 310-311
Bernheim, efeito, 288
Bernoulli, princípio de, 296-297
Beta, apoptose de células, 529-530
Beta, linfomas de células, 55-56, 106-107, 469
Beta-amiloide, proteína precursora (APP), 178
Beta-hidroxibutirato, 531-532*f*, 532-533
β, receptor de células, 32*t*, 37

Bexiga, obstrução da via de saída da, 666-674
Bexiga, resposta à obstrução, 672-673
bFGF. *Ver* Básico, fator de crescimento de fibroblastos
Bifásica, resposta alérgica, 43
2,3-Bifosfoglicerato (2,3-BPG), 128-129
Bilateral, hemorragia da glândula suprarrenal, 612-613
Bilateral, hiperplasia micronodular, 606
Bilateral, hiperplasia da glândula suprarrenal, 603-604, 617-619
Biliar, atresia, 386*t*
Biliar, cirrose, 413
Biliar, doença do trato, 409, 429-431
Biliares, ácidos, 308*f*, 350, 364, 370*t*, 373*t*, 389*f*, 392-393, 397, 429-430, 443
Biliares, má absorção de ácidos, 444
Bilirrubina, 131, 368, 386*t*, 390, 393, 395, 395*t*, 397, 398*f*, 399*t*, 406*f*, 409, 414, 423, 431-432, 444, 450*t*
Binswanger, doença de, 177
Biofísicas, considerações, no sistema vascular, 296-298
Biomédico, conhecimento, 1
Biotransformação, 393
Bitemporal, hemianopsia, 162*f*, 164, 558-559
Bócio, 573-574, 585-587
Bociogênicos, 585-586
Bolhas, 190
Bolhoso, penfigoide
　apresentação clínica, 198
　epidemiologia, 198
　etiologia, 198
　histopatologia, 198
　manifestações clínicas, 199
　patogênese, 198-199
Bombesina, 342*t*
Bordo, doença da urina em xarope de, 9
Borrelia burgdorferi, 61, 72
　doença de Lyme devida a, 72
Botulismo, 151, 151*f*
Bowman, cápsula de, 456, 457*f*
Bradicardia, 264
Bradicinina, 36, 65, 159, 301-303, 301*f*, 303*f*, 354, 434, 436, 461, 467*t*
B-Raf (transdução de sinal), 91*t*
BRCA1 (reparo de quebra dupla-fita de DNA), 91*t*, 91-92, 101-102
BRCA2 (reparo de quebra dupla-fita de DNA), 91*t*, 91-92, 101-102
Broncoconstrição, 215, 219-220, 230, 245*t*, 247
Bronfenaco, 405
Bronquite. *Ver* Crônica, doença pulmonar obstrutiva
Brotamento, processo de, 53-54
Brown-Séquard, síndrome de, 160, 160*f*
Brudzinski, sinal de, 75

Bruton, tirosina-quinase de (BTK), 32*t*, 48
BTK. *Ver* Bruton, tirosina-quinase de
Budd-Chiari, síndrome de, 386*t*
Bulbouretrais, glândulas, 653
BUN. *Ver* Ureia sanguínea
Burkholderia cepacia, 50
   infecção por, 77*t*
Burkitt, linfoma de, 105-107, 105-106*t*,
   91-92*t*

C

C, peptídeo, 518, 518*f*, 541-542, 679
C. immitis, infecção fúngica por, 53-55
C. neoformans, infecções fúngicas por,
   54-56, 77*t*
C. psittaci, infecção por, 77*t*
C1, C2, etc. *Ver* Complemento, fator 1,
   Complemento, fator 2, etc.
C3b, 31
C9ORF72, 171-172
Cabelo, cor do, 6
Caderinas, 92-93, 95
Calcarino, córtex, 161, 164
Cálcio, ingestão recomendada de, 508
Cálcio, receptores sensores de (CaSRs),
   442, 484-486, 493, 497-502, 498*f*
Calcitonina, 104*t*, 304*t*, 323-324, 341, 483,
   489*f*, 493-494, 503-505, 508, 555*t*, 571,
   586-587
Cálculos (pedras), 442, 443*f*
Cálculos biliares (colelitíase), 368
   apresentação clínica, 368
   episódio agudo de, 369
   etiologia, 368
   manifestações clínicas, 369
   patologia e patogênese, 368, 368*f*
Cálculos biliares, pancreatite por, 430-431
Caliciformes, células, 351
Calicreínas, 303
Calor, ondas de, 508, 635, 644
Campylobacter, infecção por, 80*t*
Câncer, células-tronco de, 96, 448
Candida, espécies de, 50, 82
   infecções por, 82
Candida, infecções por, diabetes e, 539-540
Candida albicans, 50, 64
   infecções fúngicas por, 64
"Canivete", fenômeno do, 154
Capacitação, 653, 666-668
Capacitância, vasos de, 296-297, 300, 303
Capilar, circulação, 299-300
Capilares, 295-297
Carboidratos, digestão e absorção de, 359
Carboidratos, metabolismo dos, 524-525
   condições de estresse, 524-526
   estado alimentado, 524-525
   estado de jejum, 524-525
Carbonila, intermediários de, 535-537
Carbono, dióxido de, 213, 215, 227-228

Carboxipeptidase, 302, 353, 429-430
Carcinoembrionário, antígeno (CEA), 100,
   450, 450*t*, 503-504
Carcinoide, síndrome, 102-103
Carcinoides, tumores, 102-103, 603, 603*t*
Carcinoma, categorias, 98-103
Carcinoma *in situ*, 53*t*, 97, 97*f*, 99, 101-102
Carcinoma pancreático. *Ver* Pancreático,
   carcinoma
Carcinomas, 96
Cárdia no estômago, 345, 346*f*
Cardíaca, insuficiência (IC)
   ventricular direita, 272-273
   ventricular esquerda, 266-271
Cardíaco, débito, 84, 127-129, 132,
   215, 217, 225, 239, 244*t*, 245-247, 261,
   268-269, 272, 279-280, 288, 296-297, 300,
   303, 310-311, 313-314, 317, 323, 325-326,
   387, 418-419, 455, 463-465, 471, 545,
   556*f*, 579, 583-585, 599*t*, 632
Cardíaco, tamponamento, 288, 317,
   584-585
Cardíacos, sopros, 273
Cardiogênico, choque, 313-314, 313-314*t*,
   317
Cardiogênico, edema pulmonar, 241-242
Cardiovasculares, distúrbios. *Ver* Coração;
   Cardiopatia; Cardíaca, insuficiência (IC);
   Vasculares, distúrbios; Vascular, sistema
Carney, complexo de, 558-559, 603-604
Caroli, doença de, 386*t*
Carotenemia, 584-585
Carotídeo, síncope do seio, 317
CaSRs. *Ver* Cálcio, receptores sensores de
Catabólico, estado, 65
Catalase-negativas, bactérias, 50
Catecolaminas
   efeitos das, 321-323
   efeitos fisiológicos, 322*t*
   formação, secreção e metabolismo das,
     319-320
   mecanismo de ação, 320-321
   regulação das, 320
Catecolaminas, excesso de, 323, 325-326,
   327*t*, 610-611
Catecolaminas, liberação de, 325-326, 329,
   517
Catecol-*O*-metiltransferase (COMT), 329
Causadores, vírus, e neoplasias malignas
   associadas, 91-92*t*
CBG. *Ver* Corticosteroides, globulina de
   ligação dos
CC, subfamília do receptor 5 de quimiocinas (CCR5), 32*t*
CCK. *Ver* Colecistocinina
CCR5. *Ver* CC, subfamília do receptor 5 de
   quimiocinas
CD. *Ver* Aglomerados de diferenciação
CD20, 106-107
CD4, células T, 83

CD4. *Ver* Auxiliar, subgrupo T
CD40, ligante (CD40L), expressão defei-
   tuosa de, 49
CD40, proteína ligante, 39
CD40, receptor, 39
CD4+, células T, 229, 688-689
CD8, células efetoras, 39
CD8, fenótipo, 33
CD8. *Ver* Citotóxicas, subgrupo de células
   T
CD8+, células T, 679, 688-689
Cefálica, fase, no estômago, 348
Celíaca, doença, 386*t*
Célula C, hiperplasia de, 503-504
Célula T (CD8), citotoxicidade mediada
   por, 33
Celular (células efetoras CD8), 39
Celular, citotoxicidade, 679
Celular, corpo, 145, 148, 169, 339
Celular, imunidade, 31, 41, 45, 48-50, 53,
   64, 76, 77*t*, 78, 407, 499-500, 539-540
Celular, imunodeficiência, 46*t*
Celular, resposta, 37, 39, 320
Células C. *Ver* Calcitonina; Parafoliculares,
   células
Células naturais *killer* (células NK), 32*t*,
   33, 41
Células T, 37-39, 38*f*, 39*t*
Células T, receptor de (TCR), 32*t*
Células β, apoptose de, 529-530
Células β, sensor de glicose de, 519
Células β, transportador de zinco de
   (ZnT8), 528-529
Celulite, 50, 69, 135
Centrais, veias, 387-388
Central (visceral), tecido adiposo, 529-530
Central, diabetes insípido, 562-563, 563*t*
Central, função hipotálamo-hipofisária,
   distúrbios da, 636
Central, herniação, 166, 166*f*
Central, surdez, 165
Centroacinares, células, 427-428, 427-428*f*
Cerebelo, 154-155
Cerebrais, artérias, 180*f*
Cerebrais, tumores, hemorragia e, 181
Cerebral, angiopatia amiloide, 182
Cerebral, infarto, 327
Cerebral, isquemia, 181, 182*t*
Cerebral, peptídeo natriurético (BNP), 247
Cerebral, vasculite, 75*f*
Cérebro, 152*f*, 154
Cerebrospinal, pleocitose de leucócitos no
   líquido, 72
Cervical, carcinoma, 91-92*t*, 532-533*t*
Cervical, displasia, em HIV, 53
Cetoácidos, produção de, 391
Cetogênese, 519, 523-525
Cetônicos, corpos, 525-526
Cetose, 525-526, 530-533, 540-543, 607

748 Índice

CFTR. *Ver* Cística, fibrose, gene regulador de condutância transmembrana da (*CFTR*)

CGG, repetição, no retardo mental associado com X frágil, 19

Charcot-Bouchard, aneurismas de, 181

Chédiak-Higashi, síndrome de, 67

Child-Turcotte-Pugh (CTP), escore de, 395, 395*t*

Chlamydia, 374*t*, 636, 662-663

Chlamydia psittaci, infecção por, 77*t*

Chlamydia trachomatis, 374*t*, 649, 662-663

Choque, 313-314

Chvostek, sinal de, 501-502, 618-619

Cíclica, neutropenia, 123-124
  etiologia, 132-133
  manifestações clínicas, 135
  patogênese, 132-134
  patologia, 133-135

Cíclico, monofosfato, de adenosina (AMPc), 81, 486*f*, 573-574

Ciclina D1 (bcl-1), 106-107

Cimetidina, 348

Cininas, 302-303

Cininogênios, 43, 303

Circulantes, neutrófilos polimorfonucleares (PMNs), 66

Circulatório, sistema, 300-305. *Ver* Coração; Vascular, sistema
  autorregulação, 301
  óxido nítrico (NO), 301-302
  prostaglandinas e tromboxanos, 301
  regulação, 300-305
  vasodilatadores, metabólitos, 301

Cirrose, 385, 387, 403
  apresentação clínica, 414
  etiologia, 414
  manifestações clínicas, 417-422, 417*t*
  patogênese, 414-416
  patologia, 416-417

Cística, fibrose, 9, 15, 386*t*
  fenótipo, herança e prevalência de, 8*t*
  regulador de condutância da (CFTR), 355
  regulador de condutância transmembrana da (CFTR), 442, 657*t*, 662-663

Cística, fibrose, gene regulador de condutância transmembrana da (*CFTR*), 442, 657*t*-658*t*, 662-663

Cistos, 386*t*

Citocinas, 35*t*, 36, 115
  defeito de sinalização, 46*t*, 47
  papel na inflamação, 677-678
  que regulam a hematopoiese, 117*t*

Citocinas, elaboração de, 689-690

Citoesqueléticas, proteínas, 170-171

Citomegalovírus, 32*t*, 52*t*, 53-54, 62*t*, 77*t*, 402, 430-431*t*, 431-432, 526-527*t*, 610-611, 611-612*t*, 612-613, 615-616, 675*t*, 686-687

Citosólica, cobre-zinco superóxido dismutase (SOD1), 170-171

Citotóxicas, reações, 41

Citotóxicas, subgrupo de células T (CD8), 32*t*

Citotóxico, edema cerebral, 74

Citotóxico, linfócito (CTL), 32*t*, 33, 37, 38*f*, 195, 405*t*, 580-582, 686-687

Citotoxinas, 41, 67, 69, 81

Citotrofoblasto, 631, 631*f*

CIVD. *Ver* Disseminada, coagulação intravascular

Claras, células, 483

Clássica, via, 36, 40, 65, 66*f*

Clássica, via, do complemento, 36

Climatérica, 635

Clínica, alergia, 41

Clínica, genética, tópicos em, 9

Clínica, medicina, 1

Clinicamente inaparente, tumoração da glândula suprarrenal (incidentaloma), 609-611

Clono, 154

Clorídrico, ácido (HCl), secreção no estômago, 345

Cloromas, 107-108

Clostridium difficile, infecção por, 79, 80*t*

Clostridium perfringens, infecção por, 82

C-Mpl, 116

CMV, polirradiculopatia ascendente associada com, 55-56

C-myc, gene, 106-107

CNC, gene, 558-559

Coagulação, cascata da, 65, 120*f*, 121-122, 125-126, 138-141

Coagulação, distúrbios da, 181

Coagulação, fator da
  deficiências de, 125-126*t*

Coagulação, fatores da, 120-121, 121*t*

Coagulação, sistema da
  anatomia, 120-121
  exames de laboratório dos fatores da coagulação, 121-122
  fisiologia, 121-122

Coagulopatia, 125-126, 245*t*, 387, 396, 396*t*, 409-411, 414, 417, 417*t*, 419-421, 647

Coarctação da aorta, em hipertensão, 310*t*, 311-312

Cobalamina, deficiência de, 128-130

Cocaína, hemorragia e, 181

Coccidioides immitis, 72
  disseminado, 53-54
  infecção por, 72

Cognição, 165-168

COL1A1 e *COL1A2*, genes, 10-13, 12*f*

Colangiocarcinoma, 386*t*

Colangite e colecistite, 386*t*

Colecistite, 369

Colecistocinina (CCK), 342*t*, 350, 428-429, 553-554
  no estômago, 350

Colecistocinina (CCK), receptores tipo B de, 347

Coléstase, 385, 386*t*, 390, 395, 397, 400*t*, 405*t*, 408-409, 499-500*t*
  da gravidez, 386*t*

Colestáticas, síndromes, 386*t*

Colestáticos, padrões (metiltestosterona), 386*t*

Colesteril-[^{14}C]octanoato, teste no hálito de, 447

Colesterol, aterosclerose e, 306-307

Coletor, túbulo, 457*f*-458*f*, 458-460, 551-552, 563, 601*f*

Colinérgicas, crises, 173-174

Colipase, 353, 428-429

Colles, fratura de, 507

Colo
  anatomia e histologia, 357
  digestão e absorção, 357-358
  distúrbios do, 369-378
  motilidade do, 358
  secreção do, 358

Colo, carcinoma do, 98-100, 99*f*

Colo do útero, 104*t*, 627, 637, 643

Colônia, unidades formadoras de, 105

Colônico, epitélio, 100

Colonização, 64, 68

Coma, 164, 166-167, 166*f*, 167*t*

Comedões, 207-208

Comensais ou flora normal, 63-64

Complacência do sistema respiratório, 217-219

Complemento, cascatas do, 36

Complemento, fator 1, Complemento, fator 2, etc. (C1, C2, etc.), 32*t*

Complemento, sistema do, 65-66, 66*f*

Complemento, via do, 36, 677-678

Completas, estações molares, 638

Complexas, convulsões parciais, 174-175*t*

Complexo principal de histocompatibilidade (MHC), 32*t*, 37

Computadorizada, tomografia (TC), para embolia pulmonar, 330

Comum, imunodeficiência variável, 32*t*, 46*t*, 48-49
  apresentação clínica, 48-49
  patogênese, 49
  patologia, 49

Comunidade, pneumonia adquirida na, 76*t*

Condrossarcoma, 103-104*t*

Condução, surdez de, 165

Condutoras, vias aéreas, 213, 214*f*, 219-220, 223, 224*f*, 228

Confusão, estados de, 166-167, 176-177

Congênita, aplasia do timo (síndrome de DiGeorge), 48

Congênita, ausência bilateral, dos ductos deferentes (ABCDD), 662-663
Congênita, hiperplasia da glândula suprarrenal, 619-621
Congênitas, anomalias, 637, 639t
Congênitas, infecções, 68
Congênito, hipotireoidismo, 581-583
Consciência
  anatomia, 165-166
  fisiologia, 166-168
Constantes (C), regiões, 34, 40
Constitutiva ou inata, imunidade, 61-62, 64-67
Constitutivas, defesas, do corpo, 64-67
Constritiva, pericardite, 267t, 272, 286-288, 287-288f
Consumo, coagulopatia de, 125-126
Contato, dermatite de, 195-196
Contíguos, síndromes de genes, 26, 26t
Contracepção, 630
Contrarregulador, hormônio, 522-537, 540-541
Convalescente, fase, da hepatite viral, 408, 410
Cópias, número de, 25
Coração
  análise de pressão-tempo, 260f
  anatomia, 255-258, 256f-258f
  contração de miócitos, 261-262
  fisiologia, 258-263
  histologia, 258
Coronariana, doença arterial, 282-285
  apresentação clínica, 282-283
  etiologia, 282-283
  fisiopatologia, 282-284
  manifestações clínicas, 285
Corpo do estômago, 345
Corpo lúteo, 626f, 629-630, 629f, 630, 632-633, 633t
Corporal, índice de massa (IMC), 555
Córtex, 34
Cortical (compacto), osso, 488-489
Corticobulbar, trato, 149, 152
Corticospinal, trato, 152-153, 158f
Corticossuprarrenal, adenoma, 603, 605
Corticossuprarrenal, carcinoma, 603, 606, 609-611, 617-618
Corticossuprarrenal, insuficiência
  autoimune, 611-612
  diagnóstico, 615-617
  distúrbios genéticos, 612-613
  fisiopatologia, 613-614
  manifestações clínicas, 613-616
  primária, 610-613
  relacionada com aids, 612-613
  secundária, 612-613
Corticosteroides, globulina de ligação dos (CBG), 594-596, 600
Corticosterona, 594-596, 594-595f, 600

Corticotrofina, hormônio liberador de (CRH), 328, 545, 595-596, 603-604f, 629
Cortisol, 524-525
Cortisol, excesso de, 505, 560, 606-607. *Ver também* Cushing, doença de
Cotransporte, 354
Courvoisier, lei de, 450
Coxiella burnetii, infecção por, 77t
CpG, ilha de, 4t, 19
Crescimento, adenoma secretor de hormônio do, 559
Crescimento, fatores do, 93-94
Crescimento, hormônio do (GH), 524-525, 547, 550-552, 550-551f
  fatores que influenciam, 551-552t
Crescimento, hormônio liberador do hormônio do (GHRH), 328, 550-551
Crescimento, receptores de fator do, 51, 93-94
Crescimento, receptores tirosina-quinase (RTKs) do fator de, 93-94
Creutzfeldt-Jakob (CJ), 32t
CRH. *Ver* Corticotrofina, hormônio liberador de
Crigler-Najjar, síndrome de, tipos I e II, 386t
Crioglobulinemia, 408
Criptas, abscessos de, 376
Criptite, 376
Criptorquidia, 657t, 659, 659t, 660-661, 664-665
Criptosporidiose, 386t
Cristalizável, fragmento (Fc), 31, 32t
Crítica, velocidade, 296-297
Crohn, doença de, 128-129, 371-373, 371t, 372, 372t, 373, 374t-375t, 376
  semelhanças e diferenças entre colite ulcerativa e, 375t
Cromafim, reação, 319
Cromafins, células, 319-320
Cromafins, grânulos, 319
Cromossômica, instabilidade (CIN), genes de, 99
Cromossômica, translocação, 47, 90, 93-94, 105-107, 105-106t
Crônica, anovulação, 641, 643. *Ver também* Ovariana, insuficiência
Crônica, bronquite, 232-233
Crônica, doença granulomatosa, 32t, 46t, 50, 67
Crônica, doença pulmonar obstrutiva (DPOC)
  apresentação clínica, 232-233
  epidemiologia, 232-234
  etiologia, 232-234
  manifestações clínicas, 234-235
Crônica, doença renal (DRC)
  acidose metabólica na, 470
  anormalidades cardiovasculares e pulmonares, 471

anormalidades dermatológicas, 472
anormalidades endócrinas e metabólicas, 472
anormalidades GI, 472
anormalidades hematológicas, 471-472
anormalidades neurológicas, 472
apresentação clínica, 468
equilíbrio de K^+ e volemia, 470
equilíbrio de Na^+ e volemia, 470
etiologia, 468
manifestações clínicas, 470-472
metabolismo ósseo, 470-471
patologia e patogênese, 468-469
Crônica, gastrite atrófica, 130f, 131, 365-366
Crônica, gastrite erosiva, 105-106, 367t
Crônica, glomerulonefrite, 473
Crônica, hepatite, 385, 401-402, 403f, 404t, 411-414, 413f
  apresentação clínica, 411
  doença gordurosa do fígado não alcoólico (NAFLD), 412-413
  etiologia, 411-412
  extra-hepática, manifestações em, 411t
  fármacos implicados na etiologia, 412t
  gradação histológica e estadiamento de, 411t
  hepatite alcoólica, 412
  hepatite viral, 412
  idiopática, 413
  patogênese, 412-413
  patologia, 413-414
Crônica, hipercapnia, 227
Crônica, hipoxia, 228
Crônica, infecção, 69
Crônica, leucemia, 107-109
Crônica, leucemia linfocítica (LLC), 108-109, 123-124
Crônica, leucemia mieloide (LMC), 92-93, 108-109, 118, 121-122
Crônica, pancreatite
  apresentação clínica, 439-440
  causa principal de, 439-440
  complicações principais de, 445
  etiologia, 439-441
  fisiopatologia, 443-444
  manifestações clínicas, 444-445
  obstrução de longa duração do ducto pancreático, 439-440
  patogênese, 440-443, 441t-442t, 443f
  patologia, 441
  tratamento da, 445
Crônica, pancreatite litogênica, 442
Crônica, poliartrite erosiva, 681
Crônica, retenção urinária, 673-674
Crônicas, doenças, 677
CRTAP, gene, 13
Cryptococcus neoformans, 72, 611-612
  infecções por, 53-54, 72, 612-613

750 Índice

Cryptococcus neoformans, meningoencefalite por, 53-55
Cryptosporidium, infecção por, 79, 80*t*, 81
CTL. *Ver* Citotóxico, linfócito
Current Medicina: Diagnóstico e Tratamento, 1
Cushing, doença de, 558-560
Cushing, síndrome de, 560, 601
   causas, 603*t*
   diagnóstico, 609-610
   etiologia, 602-605
   fisiopatologia, 605-606
   hipersecreção hipotalâmica de CRH, 602
   hipofisária, 602-603
   manifestações clínicas, 606-610
   síndrome do ACTH ectópico, 603, 605
   síndrome do CRH ectópico, 603, 605
   subclínica, 606
Cutânea, reação de Arthus, 41
Cutânea, vasculite, de pequenos vasos (leucocitoclástica), 683
CXC, subfamília do receptor 5, 32*t*
CXCR5. *Ver* CXC, subfamília do receptor 5

D

D, células, no estômago, 348
DAD. *Ver* Difuso, dano alveolar
Dax1, mutações, 594*t*, 658*t*, 659
DCC, gene, 99
DCIS. *Ver* Ductal, carcinoma *in situ*
Defeituoso, gene ativador de recombinação (*RAG1* e *RAG2*), 47
Defensinas no trato GI, 338-339
Degranulação, 119
Delgada, nefropatia de membrana basal, 474
Delgado, intestino
   anatomia e histologia, 351-353, 352*f*
   atividade elétrica do, 355
   atividade mecânica do, 355-356
   carboidratos, 353
   digestão e absorção no, 353-354
   distúrbios do, 369-378
   doenças que causam má absorção, 372*t*
   lipídeos, 353-354
   líquido e eletrólitos, 354
   motilidade do, 355-357
   proteínas, 353
   reflexo peristáltico do, 356-357, 357*f*
   secreção no, 354-355
Delírios, 166, 177, 608
Delirium, 166, 564-565*t*
Delta, agente, 403
Delta, onda, 264, 266*f*
Demência
   aspectos clínicos, 176-177
   causas, 177*t*

Demência, complexo de, na síndrome da imunodeficiência adquirida (aids), 55-56
Dendríticas, células, 33, 35-38, 53-54, 83, 187, 191, 202, 218*t*, 230*t*, 338-339, 685-686
Dendritos, 145, 146*f*, 177, 187, 189*f*
Densidade muito baixa, lipoproteínas de (VLDLs), 391
Densos, grânulos, 119, 319
Dermatite, 189
Dermátomo, 53*t*, 157, 160
Derme, 11, 69, 135, 187-191, 188*f*, 190*f*, 193*f*, 194-199, 201-202, 206-208, 207*f*
Dérmicas, papilas, 188, 190*f*
Dermoides, cistos, 103-104
Desafio, teste de, 552-553
Desidratação, 333
Desidroepiandrosterona, 593-594, 594-595*f*, 619-620, 634*f*, 654*f*
Desidroepiandrosterona, androstenediona (DHEA), 619-621
Desidroepiandrosterona, sulfato de (DHE-AS), 619-621
Desidrogenase láctica (LDH), 131
Deslocado e mantido, impulso apical, 271
Desmarginação, 84, 123-124, 123-124*t*
   de neutrófilos, 123-124
Desmielinização, 130-133, 537-538
Desmossomos, 187, 202*f*, 456
Desoxicorticosterona, 600
Desoxirribonuclease, 428-430
Desperdiçada, ventilação, nos pulmões, 224-225, 246
Desvio de enquadramento, mutação/deleção de, 90
Detrusor, hiperatividade (instabilidade) do, 672-673
Detrusor, insuficiência do, 672-673, 672-673*f*
DGF. *Ver* Familiar, deficiência de glicocorticoide
DHT. *Ver* Di-hidrotestosterona
Diabetes, e aterosclerose, 309*t*
Diabetes Control and Complications Trial (DCCT), 534-535
Diabetes insípido
   apresentação clínica, 562
   etiologia, 562
   fisiopatologia, 562-563
   manifestações clínicas, 563-564
Diabetes insípido, síndromes semelhantes ao, 563
Diabetes melito, 517
   alterações esqueléticas, 539-541
   apresentação clínica, 525-528
   classificação etiológica do, 526-527*t*
   complicações macrovasculares, 534-540
   controle glicêmico na prevenção de complicações, 534-535
   etiologia, 527-530

   infecções, 539-540
   manifestações clínicas, 530-541
   osmolalidade do plasma, 531-532
   patologia e patogênese, 530-531
Diabetes Prevention Program, 539-540
Diabética, cetoacidose, 525-526, 531-533
   Na$^+$ e K$^+$, 531-533
   tratamento da, 532-533
Diabéticas, úlceras dos pés, 539-540
Diarreia, 446
   aguda, 374*t*
   apresentação clínica, 369-370
   causas, em sete categorias clínicas diferentes, 374*t*
   crônica, 374*t*
   crônica e recorrente, 374*t*
   diagnóstico da, 371*t*
   do viajante, 374*t*
   em homens homossexuais sem aids, 374*t*
   em pacientes com aids, 374*t*
   etiologia, 370
   osmótica (mal-absortiva), 370
   patologia e patogênese, 370-371
   secretor, 370
   sintomas e sinais de má absorção, 372*t*
Diastólica, disfunção, 267*t*, 269, 271
Diastólica, relação pressão-volume, 268*f*, 279-280
Dictióteno, definição, 4*t*
Dictióteno, estágio, 24
Dieta, colesterol e outros lipídeos da, e esclerose, 306-308, 307*f*
Difuso, dano alveolar (DAD), 243
Difuso, linfoma, de células grandes, 105-106*t*
DiGeorge, síndrome de, 46*t*, 48, 499-500
   anormalidades de paratireoide na, 48
   apresentação clínica, 48
   patogênese, 48
Digestão, 335
   e absorção no intestino delgado, 353-354
   e distúrbios de absorção, 353
   processos físicos, 335
   processos químicos, 335
Digestórias, enzimas, 335
Digital, baqueteamento, 238
Di-hidrotestosterona (DHT), 619-620, 627, 653, 654*f*, 655, 655*t*, 656*f*, 670-671*f*
Di-iodotirosina (DIT), 572-573, 572-573*f*
Diminuída, geração de energia, e interconversão de substrato, 396-397
Dinâmicas, propriedades: fluxo e resistência nos pulmões, 218-221, 218-220*f*
Direita, insuficiência ventricular, 272-273
Direta, hiperbilirrubinemia, 409
Discriminativa, sensação, 160
Disenteria, 81
Disestesias, 159

Disfagia, 333, 334*t*, 358-359, 360*t*, 362-363, 586-587

Dislipidemias, 361*t*, 398-399

Dismenorreia, 638-639, 640*t*, 643-644

Dismetria, 155

Displasia, 53*t*, 55-56, 92-93, 97, 182*t*, 310*t*, 325*t*, 448, 472, 643, 666-668

Dispneia, 231-233, 238-239, 247, 288

Dissacaridases, 353

Disseminada, coagulação intravascular (CIVD), 124-126, 420-421, 437-438

Distal, túbulo convoluto, 457*f*, 458

Distributivo, choque, 84, 313-314*t*, 317

DIT. *Ver* Di-iodotirosina

Diverticular, doença
  apresentação clínica, 376-377
  diverticulite, 377-378
  diverticulose, 377
  etiologia, 377
  manifestações clínicas, 378
  patologia e patogênese, 377-378
  sangramento diverticular, 377

Diverticular, sangramento, 377

Diverticulite, 377-378

Diverticulose, 377

DNA, comprimento, 6

DNA, processamento, esclerose lateral amiotrófica e, 168-169

DNA, proteínas ligase-4, 48

Doença, sintomas e sinais de, 1

Dominante
  definição, 4*t*
  gene, 4*t*
  herança, 8
  mutações de perda de função, 7, 8*t*
  mutações negativas, 9

Dominante, gene negativo, 4*t*
  ação, 8-9
  definição, 4*t*

Dopamina, 156-157, 171-172*f*, 172-173, 319-321, 323-326. *Ver também* Suprarrenal, medula da glândula; Catecolaminas

Dorsais, colunas, 157-159

Dorsal, raiz, 150*f*, 157, 158*f*, 285, 340

Dosagem, compensação de, 4*t*

Down, síndrome de, 3, 9, **21-26**
  alterações neuropatológicas, 23
  causas de morbidade em, 23
  condições aneuploides, 22
  doença de Alzheimer e, 23
  estágio dictióteno, 24
  eventos de não disjunção na, 24
  fatores ambientais e genéticos, 24
  fenótipo, 25
  fisiopatologia, 23-25
  habilidades cognitivas do indivíduo com, 23
  história natural da, 23
  manifestações clínicas, 22-23
  mosaicismo somático para, 25

princípio genético, 25-26

rearranjos de DNA, 22

região crítica, 26*f*

risco de recorrência, 24-25, 25*t*

translocações robertsonianas em, 26

Dubin-Johnson, síndrome de, 386*t*

Duchenne, distrofia muscular de, 9, 13, 15
  fenótipo, herança e prevalência de, 8*t*

Ductais, carcinomas, 101-102

Ductal, carcinoma *in situ* (DCIS), 101-102

Ductal, obstrução, 422, 431-432, 438-439, 450, 660-668, 667*f*
  carcinoma pancreático e, 441, 444

Ducto de Santorini, 427

Ducto de Wirsung, 427-428

Dumping, síndrome de, 350, 358
  no estômago, 334, 358*t*

Duodenal, papila, 427-428

Duodenal, síndrome do coto, 431-432

Duodenal, úlcera, 334*t*, 359, 362-363, 364*f*, 365-366

Duodeno, 335*f*, 337*t*, 342*t*, 348-355, 356*f*, 358-359, 364, 367, 392, 394, 427-430, 443, 445-446, 491, 542-543, 564-565*t*, 601

Dupuytren, contraturas de, 422

Duros, exsudatos, 535-537

E

ECA. *Ver* Angiotensina, enzima conversora da

ECM, 95

Écrinas, 187, 189

Ectodérmicos, tecidos, 96

Ectópica, gravidez, 637

Ectópico, síndrome do ACTH, 596-597*f*, 603, 605, 605*f*, 607, 609-610

Ectópico, síndrome do CRH, 603, 605

Efáptica, condução, 159

Eferente, arteríola, 456, 457*f*-458*f*

Eferentes, neurônios, 339

EGFR/HER1 (receptor de fator de crescimento), 91*t*

Ejaculatório, obstrução de ducto, 662-663

ELA. *Ver* Amiotrófica, esclerose lateral

Elastase, 429-430, 434

Elástica, retração, no sistema respiratório, 214-218

Eletrocardiografia, 247, 258

Eletrocardiográfico, intervalo de onda (QRS), 258

Eletrocardiograma (ECG), 247, 258, 258*f*

Eletrólitos, 354

Eletroquímico, gradiente, 337

Embrionária, diferenciação sexual, 627-628, 628*f*

Embrionário, carcinoma, 103-104*t*

Emparelhamento errado, genes de reparo de, 99

Empiema, 76

ENaCs. *Ver* Epiteliais, canais de sódio

Encefálico, acidente vascular, 108-109, 121-122, 145, 168, 174-175
  apresentação clínica, 179
  classificação, 179*t*
  excitotoxicidade, 182-183
  fisiopatologia, 179-183
  isquêmico, 179
  suprimento vascular, 179

Encefalinas, 342*t*

Encéfalo-intestino, eixo, 340, 340*f*

Encefalopatia, 396
  hepática, 419-420

Encontro, estágio de infecções, 68*t*

Endocítica, função, das células de Kupffer, 394

Endocítica, função, dos hepatócitos, 394

Endocitose, 337

Endócrinas, anormalidades, e insuficiência renal crônica, 501-502

Endócrino, pâncreas
  anatomia e histologia, 517
  fisiologia, 518-526

Endodérmico, seio, tumores do saco vitelino, 103-104*t*

Endodérmicos, tecidos, 96

Endógeno, agente, 61

Endógenos, agentes infecciosos, 61

Endométrio, 626*f*, 627-628, 627*t*, 630, 636

Endométrio, câncer do, 640*t*, 642-643

Endométrio, hiperplasia do, 640*t*, 642-643

Endometriose, 640*t*, 643

Endopeptidases, 429-430

Endoscópica, colangiografia retrógrada (ERC), 451

Endoscópica, colangiopancreatografia retrógrada (ERCP), 430-431

Endoscópica, ultrassonografia (USE), 438-439

Endossomos, 572-573

Endoteliais, células, 302, 387

Endotelial, ativação, 677-678

Endotelinas, 302

Endotélio, fator relaxante derivado do, 301

Endotoxina, 69, 83, 399

Energia, homeostase da, na gravidez, 633, 634*f*

Entamoeba histolytica, 61

Entérico, sistema nervoso, 334, 339, 339*f*

Enteroagregadora, *E. coli* (EAEC), 80-81

Enterobacteriaceae, 82

Enterócitos, 351
  no intestino delgado, 351, 353

Enterocolite infecciosa, no HIV, 55

Enterocromafins, células, 102-103

Enteroglucagon, 342*t*

Êntero-hemorrágica, *E. coli* (EHEC), 80

Êntero-hepática, circulação, de ácidos biliares, 392-393

Enteroinvasiva, *E. coli* (EIEC), 80

752 Índice

Enteropatogênica, *E. coli* (EPEC), 80

Enterotoxigênica, *E. coli* (ETEC), 80-81, 81*f*

Enterotoxinas, 81

Entrada, estágio de, de infecções, 68*t*

Enxerto *versus* hospedeiro, doença do, 386*t*

Enzimática, indução, 397

Eosinofílica, proteína catiônica (ECP), 34

Eosinófilos, 31, 34-35, 118

Eosinófilos, neurotoxina derivada de, 34

Eosinófilos, peroxidase de, 34

Ependimoma, 103-104*t*

Epiderme, 187-188, 190*f*

Epidérmica, camada espinhosa, 187, 188*f*

Epidérmica, necrólise, 197, 198*f*

Epidídimo, infecções do, 660-661

Epidídimo, trânsito do, 652

Epidurais, hematomas, 181

Epigenética, 19

Epigenética, herança, 4*t*

Epilepsia
  apresentação clínica, 174-176
  geneticamente suscetíveis a convulsões
    de ausência (ratos GAERS), 176-177
  patogênese, 175-177

Episódica, artrite oligoarticular, 681

Epiteliais, canais de sódio (ENaCs), 601

Epiteliais, neoplasias, 96-98, 102-104

Epítopos, 37

Epstein-Barr, vírus (EBV), 54-55, 105-106
  e hepatite aguda, 402
  e neoplasia, 105-106

Eptifibatida, 135

Equilíbrio, 165. *Ver também* Auditivo, sistema, e equilíbrio

ER. *Ver* Estrogênio, receptor de

ERCP. *Ver* Endoscópica, colangiopancreatografia retrógrada

Ereção, 652

Erétil, disfunção, diabetes e, 538-539

Eritema multiforme
  apresentação clínica, 195-196
  epidemiologia, 195-196
  etiologia, 195-196
  histopatologia, 195-197
  maior, 197
  manifestações clínicas, 197
  menor, 197
  patogênese, 195-197

Eritema nodoso
  apresentação clínica, 203-204
  epidemiologia, 204
  etiologia, 204
  histopatologia, 204-205
  manifestações clínicas, 205
  patogênese, 204-205

Eritrocitose, 123-124

Eritropoiese, regulação renal da, 460

Eritropoietina, 115, 117*t*, 460

Erosivo, líquen plano, 195-196

Escape, fenômeno do, 618-619

Escherichia coli, 61

Esclerosante, colangite, 386*t*

Esfincteres, 336

Esmagamento, síndrome do, 314-315

Esofágica, acalasia
  apresentação clínica, 359
  etiologia, 359-361
  manifestações clínicas, 361
  patogênese, 361
  patologia, 361

Esofágica, fase, da deglutição, 344

Esofágicas, varizes, 396

Esôfago, 344. *Ver também* Orofaringe

Espaço de Disse, 393

Espasmos, 343

Espécies de *Legionella*, infecção por, 76*t*-77*t*

Especificidade do sistema imune adaptativo, 37

Espermatozoides, 652

Espermiogênese, 652

Espiroquetas, infecções por, 72

Esplenomegalia, 420-421

Espontânea, peritonite bacteriana, 419-420

Espumosas, células, 306-307, 307*f*

Esquerda, desvio para a, da linhagem de granulócitos, 118

Esquerda, insuficiência ventricular, 266-271
  alterações celulares associadas, 269-271
  alterações fisiopatológicas associadas, 267-271, 267*t*
  alterações hemodinâmicas associadas, 268-269
  alterações neuro-hormonais associadas, 269
  apresentação clínica, 266
  causas, 267*t*
  etiologia, 266
  manifestações clínicas, 270-271

Essencial, hipertensão, 310-314, 329

Essencial, trombocitemia, 125-126

Estabelecimento de doenças infecciosas, 67-69, 68*t*

Esteato-hepatite, 386*t*

Esteatorreia, 446, 542-543

Esteatose, 386*t*

Estenose, 333

Estéreis, granulomas não caseosos, 50

Estômago
  anatomia e histologia, 344-345
  distúrbios do, 362-368
  secreção de ácido gástrico, 345-350

Estradiol, 505, 580-581, 628*f*, 629-630, 634*f*, 655

Estreitas, junções, 389

Estriado (esquelético), músculo, 341

Estrogênio, deficiência de, 505-506

Estrogênio, receptor de (ER), 93-94, 670-671

Estruturais, variantes, 5*t*, 25

Etanol, 412*t*
  lesão de hepatócito devida a, 402, 409*t*

Etanol, ingestão de, 365

Euploidia, 22

Eutireoidiana, hipertiroxinemia disalbuminêmica, 587-588

Ewing, sarcoma de, 103-104*t*

Excitação, 165-168, 227*f*

Excitador, potencial pós-sináptico, 147, 169

Excitadores, neurotransmissores, 147, 356

Excitotoxicidade, 169-171, 178, 182-183, 183*f*

Excreção, 338-339
  de fármacos, 393

Exocitose, 337

Exócrinas, secreções, no trato GI, 334

Exógenos, agentes infecciosos, 61

Exomas, 27

Exopeptidase, 429-430

Expressividade, 4*t*

Externa, lâmina elástica, 283-284*f*, 295, 296*f*

Extragonadais, neoplasias de células germinativas testiculares, 102-103, 103-104*t*

Extra-hepática, obstrução biliar, 386*t*

Extrapiramidais, neurônios, 150

Extrínseca, inervação por nervos parassimpáticos e simpáticos, 340

Extrínsecos, nervos sensitivos, 340

F

F(ab). *Ver* Antígeno, fragmento ligador de

Facilitação de troca de Na⁺-H⁺, na hipertensão, 313-314

Facilitada, difusão, 337

Fadiga, na insuficiência mitral, 282

Fagocitárias, distúrbios de células, 46*t*

Fagocitose, 64, 119

Fagossomo, 66

Falciforme, anemia, 15, 123-124

Familiar, deficiência de glicocorticoide (DGF), 611-612*t*, 612-613

Familiar, hipercalcemia hipocalciúrica (benigna)
  etiologia, 497-498
  hipercalcemia assintomática, 498-499
  manifestações clínicas, 498-499
  patogênese, 498
  razão de depuração cálcio-creatinina, 498-499

Familiar, hipercolesterolemia, 398

Familiar, hipertiroxinemia eutireoidiana, 587-588

Familiar, polipose adenomatosa, 91*t*, 98

Faringiana, fase, 344

Índice **753**

Fármacos, destoxificação deficiente de, 397-398, 398f

Fármacos, doença do fígado induzida por, 386t

Fármacos, hepatite induzida por, 405-407, 406f

Fármacos, trombocitopenia imune associada com. *Ver* Trombocitopenia, fármacos que causam

Fas, células que expressam, 33

Fasciculações, 151, 168

Fase I e II, reações de, 393

Fase precoce, resposta de, 43

Fásicas, contrações, 356

Fator V de Leiden, 139-142, 244t

Fator X, série do (deficiências de fator de coagulação), 125-126t

Fc, receptor gama
  FcγP, 32t, 677-678
  FcγR, 32t, 628

Fc. *Ver* Cristalizável, fragmento

FceRI. *Ver* Alta afinidade, receptor IgE de

Febre, na pancreatite aguda, 436

Feminino, trato reprodutivo
  ciclo menstrual, 625, 626f
  endométrio, 625, 627t
  tubas uterinas, 625
  útero, 625
  vagina, 627

Fenestrações, 390

Fenilalanina, 14

Fenilcetonúria, 3, 9, **14-16**
  anormalidades do sistema nervoso central (SNC) em, 15
  destino metabólico da fenilalanina livre, 15, 15f, 16f
  diagnóstico, 14
  em afro-americanos, 14
  fisiopatologia, 15
  hipopigmentação na, 15
  incidência de uma condição mendeliana, 15-16
  manifestações clínicas, 14-15
  materna, 14-15
  princípios genéticos, 15-16
  taxa de falsos-negativos, 14
  tratamento dietético, 15
  triagem do recém-nascido para, 14

Fenotípica, heterogeneidade, 5t, 13

Fenotípico, sexo, 627, 638

Fenótipo, 6

Feocromocitomas, 323-326, 505
  achados clínicos, 328t
  aspectos clínicos, 323-324
  complicações, 329t
  etiologia, 323-326
  manifestações clínicas, 325-330
  síndromes genéticas associadas com, 325t

Ferritina, 126-128, 394

Ferropriva, anemia, 122-123
  etiologia, 126-127
  manifestações clínicas, 127-129
  patogênese, 126-127
  patologia, 126-128

Ferroproteína, 126-127

Fes/Fps (transdução de sinal), 91t

Fetal, hiperfenilalaninemia, 15

Fetal, macrossomia, 637

Fetal-placentária-materna, cooperação na homeostase da energia, 634f

FGF. *Ver* Fibroblastos, fator de crescimento de

Fibrilações, 151

Fibrina, 120

Fibrina, moléculas de, 120

Fibrinoide, necrose, 201, 210, 311-312, 683

Fibrinólise, 121

Fibroblastos, fator de crescimento de (FGF), 116

Fibroblastos, fator-23 de crescimento de (FGF-23)
  bioquímica, 492
  distúrbios mediados por *FGF23*, 509-510
  fisiologia, 492-493
  gene *FGF23*, 509-510
  papel na doença, 493

Fibrócitos, 189

Fibrose, 395

Fígado
  ácino, 389
  anatomia, 387-390
  biotransformações e, 393
  captação mediada por receptor, 389
  células de Kupffer e, 394
  circulação êntero-hepática entre intestinos e, 392-393
  doenças, 386t
  equilíbrio de sódio e água, 401-402
  fluxo sanguíneo, 390
  função de solubilização, transporte e armazenagem, 391-394
  funções de gradação, 395t
  funções endocíticas dos hepatócitos, 394
  funções protetoras e de depuração, 394
  geração de energia e interconversão de substrato, 390-391
  histologia, 387-390
  lóbulo, 388, 388f
  localização do, 387f
  metabolismo da amônia, 394
  metabolismo e excreção de fármacos, 393
  metabolismo lipídico, 391
  metabolismo proteico, 391
  organização, 387-389
  papel da apolipoproteína na solubilização e transporte de lipídeos, 393

  papel da produção de proteínas de ligação, 393-394
  resseção cirúrgica de tecido hepático, 390
  síntese de glutationa por hepatócitos, 394
  síntese e secreção de proteínas plasmáticas, 391
  testes para avaliar a função do, 394-395
  zonagem funcional, 388-389

Fígado, doenças do
  adquiridas, 399
  alterações da morfologia hepática devidas a fármacos, 400t-401t
  deficiência da destoxificação de fármacos, 397-398
  diminuição da geração de energia e interconversão de substrato, 396-397
  diminuição da síntese e secreção de proteínas, 399
  disfunção dos hepatócitos, 395
  dislipidemias, 398-399
  fisiopatologia de síndromes de função anormal, 396t
  hiperglicemia ou hipoglicemia, 396-397
  hipertensão portal, 395-396
  lesão hepática, 407-408
  manifestações clínicas, 396-402
  manifestações extra-hepáticas, 408
  perda das funções de proteção e depuração, 399-401
  perda das funções de solubilização e armazenagem, 397-398
  retenção renal de sódio em, 402t

Fígado, transplante de, 422

Fígado gorduroso não alcoólico, 386t

Filadélfia, cromossomo, 108-109

Final, deficiência de produto, 4t, 14

Fino, esfregaço de sangue, 117

Física, aptidão, 4t, 15

Floculonodular, lobo, 154

FMR1, gene, 18-19

Focal, hiperplasia nodular, 386t

Folicular, fase, do ciclo menstrual, 580-581, 629

Foliculares, linfomas, 105-106t, 106-107

Foliculestimulante, hormônio (FSH), 547

Folículos, na anatomia feminina, 629

Food and Drug Administration (FDA), e doença alérgica, 42

Forkhead box P3 (FOXP3), 32t

Fos (fator de transcrição), 91t

Fosfato, espoliação de, 463, 493, 509-510

Fosfolipase A_2, 429-430

Fosfolipídeos (PLs), 119

Frágil, síndrome de retardo mental associado ao X, 3, 9, **16-19**
  anormalidade de cromossomo X, 17
  antecipação genética em, 18

754 Índice

DNA, metilação de, e outras modificações da cromatina, 19
exames de laboratório para, 16-17
fisiopatologia, 18-19
genética molecular da, 18*f*
herança de, 17, 17*f*
incidência de insuficiência ovariana prematura, 18-19
manifestações clínicas, 17-18
metilação da ilha CpG, 19
princípios genéticos, 19
transmissão e amplificação da, 18*f*
viés de averiguação em, 18
Frank-Starling, relação de, 261
Frontais, campos visuais, 162
Frontal, síndrome do lobo, 167
Frutose, em vasos seminais, 665-666
FSH. *Ver* Foliculestimulante, hormônio
Fulminante, insuficiência hepática, 385, 390, 410
Funcionais, distúrbios, das plaquetas, 125-126
Funcional, obstrução, na acalasia esofágica, 359-361
Funcional, zonagem, 388-389
Fundador, efeito do, 4*t*, 16
Fundo, retinopatia de, 535-537
Fundo de olho, 345
Fúngicas, infecções, 72
Fúngicos, patógenos, 53-54
Furunculose, 50, 54-55, 135

G

G, proteína, vias de sinalização, 105
G, quarteto, estrutura, 18
GABA. *Ver* Gama-aminobutírico, ácido
GAD. *Ver* Glutâmico, descarboxilase do ácido
Galactorreia, 558-559
Galactosemia, 386*t*
Gama, neurônios motores, 150, 155
Gama-aminobutírico, ácido (GABA), 146, 303, 305, 410, 522-523
γ, cadeia, 47
Gameta, 4*t*, 6
Gametas, *imprinting* de, 19
Ganglioneuroma, 103-104*t*, 323, 325*t*
Gangrena, 308, 310, 538-539
Gastresofágicas, varizes, e sangramento, 419-420
Gástrica, fase, no estômago, 348
Gástrica, lipase, 353
Gástrica, motilidade, no estômago, 350-351
Gástrica, úlcera, 359, 364
Gástricas, varizes, 396
Gástrico, esvaziamento, 350
Gástrico, secreção de ácido, no estômago, 345-349

Gastrina, 104*t*, 342*t*, 345, 347
Gastrina, peptídeo liberador de, no estômago, 348
Gastrinoma, 103-104*t*
Gastrintestinal (GI), adventícia, 11
Gastrintestinal (GI), infecções do trato
abordagem, 80*t*
apresentação clínica, 79
etiologia, 79
manifestações clínicas, 82
patogênese, 79-81
Gastrintestinal (GI), trato
apresentações comuns de, 334*t*
carga osmótica excessiva em, 370
controle hormonal, 341
controle neural, 338-341
controle parácrino, 341
distúrbios da digestão e absorção, 359
distúrbios da motilidade, 358-359
distúrbios da secreção, 359
esôfago, 344
estrutura, 333-335
função de defesa, 337-339, 337*t*
função de digestão, 335
função de excreção, 338-339
funções, 335-339
hormônios, 341
inervação extrínseca, 340*f*
inervação intrínseca, 339-340
inervação parassimpática, 340
inervação simpática, 340
manifestações de doença sistêmica, 359, 360*t*-361*t*
mecanismo de regulação, 338-343
mecanismo do reflexo de deglutição, 344
motilidade, 336
orofaringe, 344
processo de absorção, 336-337
produtos secretores, 342*t*
progresso do alimento ao longo do canal alimentar, 335*f*
regulação do equilíbrio hidreletrolítico, 338-339
sangramento GI agudo, 401
secreções, 336
secreções exócrinas, 334
trato digestório, 336*f*
Gastrite, 364
Gastroparesia
apresentação clínica, 366
condições produzindo disfunção motora gástrica sintomática, 367*t*
etiologia, 366
papel de hormônios, 367
patologia e patogênese, 366-368
Gaucher, doença de, 386*t*
Gene, 6
Generalizada, resistência, ao hormônio tireoidiano, 574-575

Generalizadas, convulsões tonicoclônicas, 646
Genética, previsão, 3, 4*t*, 18
Genéticas, alterações, em neoplasias, 90-92
Genéticas, doenças, aspectos fisiopatológicos, **3-6**
Genéticas, doenças, do fígado, 386*t*
Genético, desvio, 16
Gênica, dosagem, 4*t*, 22
Genitais, ductos, 651
Genoma, estudo associativo de amplitude do (GWAS), 27
Germinativa, linhagem, mosaicismo, 6
Germinativas, células, aplasia de, 663-664
Germinativas, células, neoplasia de, 102-103
Germinativas, células, tumores de, 102-103, 103-104*t*
Germinoma, disgerminoma, 103-104*t*
Gestacional, diabetes melito, 526-527*t*, 527-528
GH. *Ver* Crescimento, hormônio do
GHRH. *Ver* Crescimento, hormônio liberador do hormônio do
GI, musculatura lisa, 341-343
eletrofisiologia, 343
estrutura, 341
propriedades mecânicas, 343
GI, tumores endócrinos, 103-104*t*
Giardia, infecção por, 67*t*
Giardia lamblia, enterocolite infecciosa por, 54-55, 67*t*
Giemsa, corante de, 54-55, 118
Gigantismo, 558-559
Gilbert, síndrome de, 386*t*
Ginecomastia, 110*t*, 417, 422, 424, 580-581, 584-585, 659-660
GIP, 342*t*
Glicêmico, controle, 534-537
Glicocorticoides
efeitos, 598-599, 599*t*
mecanismo de ação, 598
regulação da secreção, 595-598
síntese e metabolismo, 594-596
Glicocorticoides, aldosteronismo remediável por (GRA), 617-618
Glicocorticoides, deficiência de, 560, 613-615. *Ver também* Addison, doença de
Glicocorticoides, excesso de, 606-608. *Ver também* Cushing, doença de
Glicocorticoides, osteoporose induzida por, 505
Glicogênio, doenças de armazenamento de, 386*t*
Glicolipotoxicidade, 529-530
Glicoproteicos, hormônios, 548-551, 549-550*t*
Glicoquinase, 518*f*, 519
Glicosada, HbA, 534-536
Glicose, febre da, 614-615

Índice **755**

Glicose, homeostase da, 327, 517, 525-526
Glicose, sensor de, 519, 529-530
Glicose, transportador de (GLUT-2), 518
Glicose, transportador de (GLUT-4), 519-520, 529-530
Glicuronatos, 573-574
Glioblastoma/astrocitoma, 103-104*t*
Glomerular, doença, 461
Glomerular, esclerose, 468
Glomerular, hiperfiltração, 461
Glomerular, taxa de filtração (TFG), 460, 467*t*, 584-585, 600, 614-615
Glomérulo, 456
Glomeruloesclerose, 535-537
Glomerulonefrite (GN)
    aguda, 472-473, 473*t*
    anormalidades urinárias assintomáticas, 474-475, 474*t*
    apresentação clínica, 472-474
    causas de, rapidamente progressiva, 472-473, 473*t*
    manifestações clínicas, 474-476
    patologia e patogênese, 474-475
Glossite, 128-129, 132-133, 373*t*
Glucagon
    como um hormônio contrarregulador, 523-525
    mecanismo de ação, 523-525
    regulação da secreção, 522-523
    síntese e metabolismo, 522-523
Glucagon, células α secretoras de, 517, 528-529
Glucagon, peptídeo-1 semelhante ao (GLP-1), 519
Glucagon-insulina, razão, 524-525, 530-531
Glucagonoma (tumor de células alfa), 541-543
Glucagonomas, 541-543
Glutamato, sinalização de, 169-171
Glutâmico, descarboxilase do ácido (GAD), 528-529
Glutationa, síntese de, por hepatócitos, 394
GM-CSF. *Ver* Granulocíticas e macrofágicas, fator estimulante de colônias
GNAS1, gene, 558-559
GnRH. *Ver* Gonadotrofinas, hormônio liberador das
Golgi, aparelho de, 518
Gonadal, disfunção, doença de Cushing e, 608
Gonadal, disgenesia, 638, 639*t*, 659-660
Gonadal, mosaicismo, 5, 13, 13*f*
Gonadal, sexo, 638
Gonadotoxinas, 660-661
Gonadotróficas, do sexo feminino, 629, 629*f*
Gonadotrofinas, hormônio liberador das (GnRH), 550-551, 608, 628, 641*t*, 651
Gonorreia, 64, 636

Gordurosas, células, 520, 553-554, 557-558
Gordurosas, estrias, 283-284, 306-307
Gota, 679-681
Gottron, sinal de, 688-689
Grafestesia, 160
Gram-negativos, bacilos, 72, 76*t*
Granulocítica, fator estimulante de colônias (G-CSF), 33, 115
Granulocíticas e macrofágicas, fator estimulante de colônias (GM-CSF), 32*t*, 33, 36, 115, 689-690
Granulócitos, 115, 118
Granulosa, células da, 625-626, 630
Grave, imunodeficiência combinada, doença de (SCID), 32*t*, 38
    apresentação clínica, 47
    patogênese, 47-48
    patologia, 47-48
Grave, sepse, 82
Graves, doença de, 577-581
Gravidez
    distúrbios da, 636-637
    efeitos dos esteroides ovarianos sobre a, 632-633
    pré-requisitos para uma, bem-sucedida, 631-632
    somatotrofina coriônica humana e homeostase da energia, 633
Graxos, proteína ligadora de ácidos, 354
Grelina, 549-550*t*, 551-552, 555*t*
GRFoma, 103-104*t*
Guillain-Barré, síndrome de, 55-56
Gustatória, sudorese, 538-539

H

H. capsulatum, infecções fúngicas por, 54-55, 77*t*
Haemophilus influenzae, 49-50, 54-55, 66, 68, 72, 75
Hantavírus, infecção por, 77*t*
Haplótipo, 4*t*
HapMap (para Haplotype Map), 27
Haptocorrina (fator R), 350
Haptocorrina no estômago, 350
Hashimoto, tireoidite de, 581-584
HCO_3^-, íons, 350
Helicobacter pylori, infecção por, 105-107, 126-127, 348-349, 359, 362-364, 366
Hemácias, 107-109, 115, 117-119, 122-123, 122-123*f*, 126-129, 201, 241, 244, 434
Hemácias, anormalidades de, 121-124
Hemangioma, 386*t*
Hemangiossarcoma, 103-104*t*
Hematológicas, neoplasias, 105-109
    translocações cromossômicas de, 105-106*t*
Hematomas epidurais e subdurais, 181
Hematopoiese, 115-117, 116*f*, 117*t*
Hematopoiética, célula-tronco, 115

Hematopoiéticas, neoplasias, 107-108
Hematoquezia, 128-129
Heme, 118, 126-127
Heme, inibidor traducional regulado por (HRI), 126-127, 127-128*f*
Heme, síntese do, 126-127, 127-128*f*
Hemizigoto, definição, 4*t*
Hemizigoto, par, 4*t*
Hemizona, ensaio, 666-668
Hemocromatose, 386*t*, 659
Hemodinâmicas, alterações, 244-246, 245*f*
Hemofilia, 9
Hemofilia A, 125-126
Hemofilia B, 125-126
Hemoglobina B, alelo falcêmico (*HBB^S*), 16
Hemoglobinopatias, 122-123
Hemograma, 108-109, 118*t*, 122-125, 128-129
Hemolisinas, 64
Hemoptise, 126-127, 215, 234, 247, 266, 279-280
Hemorrágica, diarreia, 81
Hemorrágico, acidente vascular encefálico, 181-182
Hemorrágico, choque, 314-315
Hemossiderina, 126-128, 201, 580-582
Hemóstase, 120
Heparina, 136
Heparina, trombocitopenia induzida por (HIT)
    tipo I, 136, 137*f*, 138-139
    tipo II, 136, 137*f*, 138-139
Hepática, artéria, 387
Hepática, encefalopatia, 397, 419-421, 419-420*t*
Hepática, resistência, à insulina, 444
Hepática, veia porta, 517
Hepáticas, ativação de células estreladas, 416*f*
Hepático, efluxo, de glicose, 519, 523-525, 528-534, 540-543, 594-595
Hepático, hidrotórax, 422
Hepáticos, linfáticos, 418
Hepatite A, vírus da (HAV), 402
    níveis séricos de anticorpo e antígeno, 407*f*
Hepatite B, vírus da (HBV), 32*t*, 402-403, 411
    níveis séricos de anticorpo e antígeno, 407*f*
    padrões sorológicos, 410*t*
Hepatite C, vírus da (HCV), 32*t*, 402-403
Hepatite D, vírus da (HDV), 402-403, 405, 411
Hepatite E, vírus da (HEV), 402, 405
Hepatites, vírus de, 411-412
Hepatoblastoma, 103-104*t*, 110*t*
Hepatocelular, carcinoma (CHC), 91-92*t*, 386*t*, 403-403*f*, 412, 417*t*, 420-422
Hepatocelulares, padrões, 386*t*

756 Índice

Hepatócitos, 385, 388-389
  disfunção, 390, 395
  insuficiência, 397
  necrose, 387
Hepatócitos, síntese de glutationa por, 394
Hepatojugular, refluxo, 273
Hepatopulmonar, síndrome, 422
Hepatorrenal, síndrome, 417-419
Hepcidina, 126-127
HER2, oncogene, 101-103
HER2/Neu (receptor de fator do cresci-
mento), 91*t*
Herança, padrões de, e doença genética,
7-9
Herança de distúrbios genéticos selecio-
nados, 8*t*
Hereditária, esferocitose/eliptocitose,
123-124
Hereditária, pancreatite, 431-432, 440
Hereditário, síndrome de câncer colorretal
sem polipose (HNPCC), 98-99
Hereditários, estados de hipercoagulabi-
lidade
  etiologia, 138-139
  manifestação clínica, 140-142
  patogênese, 138-140
  patologia, 140-141
Herniação, 75
Herniação na meningite, 74-75
Herpes simples, infecção viral por, 195-196
Herpes simples 1 (HSV1), encefalite por,
51
Herpes-vírus (vírus DNA), 91-92*t*
Herpes-vírus simples (HSV), 32*t*, 54-55
Herpes-zóster, vírus do (HZV), 32*t*, 54-55
Heterocromatina, definição, 4*t*
Heteroplasmia, 4*t*, 20, 21*f*
Heterozigosidade, 12
Heterozigoto, definição, 5*t*, 6
Heterozigoto, fenótipo mutante (dominan-
te verdadeiro), 8
Heterozigoto, vantagem do, 5*t*, 16
Heterozigotos, 91-92, 138-141, 398
  para deficiência de proteína C, 140-141
  para deficiência de proteína S, 140-141
  para resistência a APC, 140-141
Hexosamina, via da, 534-535*f*, 534-536
HHV-8 (KSHV), vírus, 91-92*t*
Hialuronidase, 653
Hidatiforme, mola, 576, 577*t*, 638, 646
Hidrofílicas, substâncias (polares), 393
Hidrofóbicas, substâncias (lipofílicas), 393
Hidrostática, gradiente de pressão, 241
Hidrostático, edema pulmonar, 241
β-Hidroxibutirato, 531-533
5-Hidroxi-indolacético, ácido (5-HIAA),
102-103
Hidroxilada, prolina, 11
17α-Hidroxilase, deficiência de, 310*t*,
616-617

21β-Hidroxilase, deficiência de, 620-621
Hidroxilase, deficiência de, 310, 509-510
Higiene, hipótese da, 42
Hiperaldosteronismo, 601
Hiperamilasemia, 435-436
Hipercalcemia, 431-432, 493, 497, 498*t*
  achados laboratoriais, 502-503*t*
  diagnóstico diferencial, 499-500*t*,
  501-503
  etiologia, 498-499
  manifestações clínicas, 498-499
  patogênese, 498-499
  sintomas e sinais, 501-502*t*
Hipercalemia, 460, 470, 614-615*t*
Hipercapnia, 584-585
Hipercoagulabilidade, 475-476
Hiperdinâmicos, pulsos, 279-280
Hiperesplenismo, 124-125, 124-125*t*,
420-421
Hiperfenilalaninemia, 14
Hiperfiltração, 535-537
Hiperglicemia, 530-532
Hiper-IgE, imunodeficiência, 50-51
Hiper-IgM, imunodeficiência, 49
Hiper-IgM, síndrome, 46*t*
Hiperinsulinemia, 313-314, 529-530, 607,
609-610, 641-642
Hipermórfico, definição, 5*t*
Hipernatremia, 563
Hiperosmolar, coma, 532-533
Hiperparatireoidismo, 496
Hiperpigmentação, 110, 201, 469*t*,
541-542, 561, 580-582, 602
Hiperplasia, 390
Hiperplásica, neoplasia, 97
Hiperplásicas, células epiteliais, 97
Hiperprolactinemia, 558-559, 559*t*,
584-585, 615-616
Hiperprotrombinemia, 138-142
Hipersensibilidade, respostas imunes de,
41
Hipertensão
  anormalidades renais, 312-313
  apresentação clínica, 310-312
  associada com diabetes, 538-539
  causas primárias e secundárias, 310*t*
  coarctação da aorta, 311-312
  distúrbios hormonais, 312-313
  distúrbios neurológicos, 312-313
  efeito do NO, 313-314
  etiologia, 311-314
  patogênese, 310-311
  resistência à insulina e, 313-314
  sensibilidade ao sal, 311-313
  troca de Na^+-H^+, 313-314
Hipertensiva, encefalopatia, 310-312
Hipertensiva, retinopatia, 311-312, 327
Hipertireoidismo, 577-581
  causas, 577*t*

  etiologia, 576-577
  patogênese, 577
Hipertrigliceridemia, 530-533, 539-540
Hipertrofia, 219-220, 233, 251, 267-271,
275
Hipertrófica, estenose, do piloro, 358
Hipertrófico, líquen plano, 195-196
Hipoalbuminemia, 241, 242*t*, 418-419
Hipocalcemia, 446-447
Hipocalemia, 460
Hipocalêmica, nefropatia, 618-619
Hipoespermatogênese, 663-664, 666-668
Hipofisário, hipotireoidismo ("secundá-
rio"), 581-583
Hipofisário, sistema portal, 546
Hipofisários, adenomas, **557-560**
  apresentação clínica, 557-559
  etiologia, 558-559
  fisiopatologia, 558-559
  manifestações clínicas, 558-560
Hipófise, anatomia e histologia, 546-547
Hipófise, distúrbios da, 642
Hipofosfatemia, 446
Hipoglicemia, 532-534, 533-534*t*
Hipogonadotrófico, hipogonadismo, 657
Hipoparatireoidismo
  causas, 501*t*
  etiologia, 498-501
  manifestações clínicas, 502-503
  níveis de PTH, 501
  patogênese, 501-502
Hipopituitarismo
  apresentação clínica, 560
  causas do, 561*t*
  etiologia, 561
  fisiopatologia, 561
  manifestações clínicas, 561
Hiporreninêmico, hipoaldosteronismo,
470, 602, 619-620
Hipotalâmica, amenorreia, 643, 645, 645*t*
Hipotalâmica, hipersecreção de CRH, 602
Hipotalâmica, kisspeptina/GPR53-54, par
ligante/receptor, 628
Hipotalâmico ("terciário"), hipotireoidismo, 581-583
Hipotalâmicos, distúrbios, 642
Hipotalâmicos, neurônios, 546
Hipotálamo
  anatomia e histologia, 546-547, 547*f*
  núcleos hipotalâmicos e suas funções
  principais, 548*t*
Hipotálamo-hipófise-suprarrenal (HHSR),
eixo, 545
Hipotensão, 277, 285, 287-288, 314-315,
323, 333, 366, 410, 419-420, 436, 463*t*,
538-539, 602, 612-615, 642, 671-672*t*
Hipotireoidismo, 580-586
Hipotonia, 15, 17, 22, 155, 498-499, 659
Hipotônicas, síndromes, 564*t*

Hipovolemia, 531-532

Hipovolêmico, choque, 84, 313-317, 313-314t, 314-317

Hipoxemia, 231, 239, 246-247

Hipoxia, 584-585

Hipóxica, vasoconstrição pulmonar, 215, 222, 228, 238, 246

Hirsutismo, 414, 556t, 606-607

Histamina, 34-35, 43, 341, 342t, 348
 antagonistas de receptor H$_2$, 348
 antagonistas de receptor no estômago, 32t
 receptor tipo 1, 2, 3 (H1, H2, H3), 32t

Histoplasma, 205

Histoplasma capsulatum, disseminado, 53-54

História para diagnóstico de doenças infecciosas, 62t

HIV, distúrbio neurocognitivo associado com, 55-56

HIV, infecção por, 76
 com candidíase oral, 54-55
 complicações, 55-57
 declínio de reservatórios de linfócitos T CD4, 53-54
 e desenvolvimento de tuberculose ativa, 54-55
 evidência sorológica de, 51
 genes e produtos gênicos, 53t
 lesões cutâneas na, 54-55
 manifestações do sistema nervoso periférico da, 55-56
 manifestações do SNC em, 55-56
 reações adversas a antibióticos, 55-56
 replicação, 53
 sistema de classificação revisado (1993), 52t-53t

HIV, neoplasias malignas relacionadas com, 55-56

HMG-CoA redutase, inibidores da, 405

HMLH1, gene (reparo de emparelhamento errado do DNA), 91t

HMLH2, gene (reparo de emparelhamento errado do DNA), 91t

Hodgkin, doença de, 91-92t, 110t, 660-661

Hodgkin, linfomas de, 105-108

Holossistólico, sopro, 282-283

Homocistinúria, 9

Homônima, hemianopsia, 162f, 164

Homozigótica, acondroplasia, 8

Homozigótico, fenótipo mutante, 8

Homozigoto, definição, 5t, 6

Homozigotos, 399

Hormonal, distúrbios de retroalimentação, 641
 ovários e, 641

Hormonal, terapia de reposição (HRT), 460, 639t

Horner, síndrome de, 163, 181t

Hospedeiro, defesas do, contra infecção, **61-69**
 defesas induzidas do corpo, 67
 fagocitose, 66-67
 flora microbiana normal, 63-64
 imunidade constitutiva ou inata, 64-67
 inibição da colonização por bactérias patogênicas, 64
 obtendo uma história de doença infecciosa, 62t
 por meio de defesas físicas e químicas, 65
 resposta inflamatória, 65
 resposta inflamatória secundária, 69
 sistema do complemento, 65-66

Hospedeiro, morte do, por infecção, 68-69

Hospedeiro, tecidos do
 diferenciação, 679
 estágio de lesão de infecções, 67

HPV, displasia cervical relacionada com, 55-56

HPV, sorotipos 5, 8, 16-18, 33, 39, 91-92t

H-Ras (proteína G), 91t

Humana, gonadotrofina coriônica (hCG), 548-549, 573-574, 577, 630-631

Humana, vírus da imunodeficiência (HIV), 32t

Humanas, vírus I da leucemia/linfoma de células T (HTLV-I), 105-106

Humano, antígeno leucocitário (HLA), 6

Humano, família do receptor do fator de crescimento epidérmico (HER), 100

Humano, herpes-vírus-8 (HHV-8), 55-56, 105-106

Humano, papilomavírus (HPV), 32t, 55-56, 625, 644

Humano, Projeto Genoma, 23, **26-28**

Humorais, mecanismos, de eliminação de antígenos, 40-41

Humoral (linfócitos B), 33-34, 37

Humoral, imunodeficiência, 46t, 51

Humoral, resposta, 33, 37, 47, 53-54

Huntington, doença de, 6, 8-9, 18, 156-157, 171-172, 177t

H$^+$-K$^+$ ATPase, 345, 347, 489f

I

Iatrogênica, síndrome de Cushing, 602, 603-604f

ICOS, 49

Ictérica, fase, da hepatite viral, 409

Icterícia, 397, 405, 411, 448
 achados laboratoriais no diagnóstico diferencial de, 399t

Icterícia da sepse, 386t

Idade, crescimento da próstata relacionado com, 668-669

Idade, penetrância dependente de, 6

Idiopática, fibrose pulmonar
 apresentações clínicas, 236-237
 epidemiologia, 237
 etiologia, 237
 fisiopatologia, 237-238, 238t
 manifestações clínicas, 238-239

Idiopática, hepatite crônica, 413-414, 413f

Idiopática, oligospermia, 663-668

Idiopática, pancreatite recorrente aguda, 431-432

Idiopática, síndrome nefrótica, 475-476t

"Idiopática", hepatite, 405

IFN-γ, 41, 50

IgA (imunoglobulina A), 39, 635

IgA, nefropatia, 462f, 474

IgD (imunoglobulina D), 40, 49

IgE (imunoglobulina E), 31-35, 40-45, 50-51, 229-230

IgE, síntese, na reatividade alérgica, 41-42

IgG (imunoglobulina G), 31, 33-34, 36, 39-41, 44

IgG, molécula de anticorpo, 40f

IgM (imunoglobulina M), 36-37, 39, 41, 46, 48-49, 58, 119, 198

IL-2, receptor de, 47

IL-7, receptor de, 47

Íleo
 em músculo liso GI, 341
 paralítico, 436

Íleo, no intestino delgado, 351

Ilhotas, anticorpos às células das (ICAs), 528-529, 611-612

Ilhotas, células das, 517
 síndromes de tumores, 541-542t

Ilhotas de Langerhans, 517

IMC. *Ver* Corporal, índice de massa

Imprinting, 5t

Imune, anemia hemolítica, 41

Imune, estrutura, e função dos pulmões, 216

Imune, síndrome de desregulação, poliendocrinopatia e ligada ao X (IPEX), 33

Imune, síndrome de reconstituição, em HIV, 55-56

Imune, sistema, **31-42**
 a partir de célula-tronco da medula óssea, 119f
 adaptativo, 36-37, 62, 338-339
 anatomia, 31-36
 anticorpos (imunoglobulinas), 39-40
 antígenos ou imunógenos, 37
 células do, 31-34
 fisiologia, 36-42
 inato, 36-37, 61-62, 338-339
 mecanismos humorais de eliminação de antígenos, 40-41
 mediadores inflamatórios, 35-36
 órgãos do, 34
 protetor, 62
 resposta imune, 37, 39

758 Índice

resposta imune celular, 39
resposta imune humoral, 39
resposta inflamatória, 41
respostas imunes de hipersensibilidade, 41
síntese de IgE na reatividade alérgica, 41-42
Imunoblástico, linfoma, 91-92*t*
Imunocomplexos, formação de, 677-679
Imunocomplexos, glomerulonefrite por, 474-475
Imunocomplexos, reações mediadas por, 41
Imunocomplexos, vasculite por, 682-684
Imunocomprometidos, hospedeiros, 64
Imunofluorescência, testes de, 200
Imunógenos, 37
Imunoglobulina, 33
Imunoglobulina A (IgA), 40, 474
Imunoglobulina D (IgD), 40
Imunoglobulina E (IgE), 31, 40
síntese de IgE na reatividade alérgica, 41-42
Imunoglobulina G (IgG), 31, 32*t*, 34, 40, 408
Imunoglobulina M (IgM), 40
Imunológica, defesa, no trato GI, 218*t*
Imunológica, memória, 37, 63, 685-686
Imunomediada, doença do fígado, 388
Imunoterapia (injeções para alergia), 42
In vitro, fertilização (FIV), 645, 660-661
In vivo e *in vitro*, estudo de neoplasias, 89
Inata, imunidade, 36-37, 50-51, 61-62
Inatos, erros, do metabolismo, 9
Incidentalomas, 609-611
Incontinência, 374*t*
diabetes e, 538-539
Incretinas, 519
Indiferente, fase, do desenvolvimento sexual, 627
Induzida ou adaptativa, imunidade, 62
Induzidas, defesas, do corpo, 67
Infantil, obesidade, 557-558
Infecciosa, diarreia
apresentação clínica, 79
diarreiogênica, *E. coli*, 80, 80*t*
espectro de infecções diarreicas, 80
etiologia, 79
manifestações clínicas, 82
patogênese, 79-81
Infecciosa, endocardite, **69-72**
apresentação clínica, 69
diagnóstico da, 71*t*
etiologia, 70
manifestações clínicas, 70-72
patogênese, 70
Infecciosas, doenças
associadas com defeitos comuns da resposta imune humoral e celular, 67*t*
estabelecimento e desfecho de, 68*t*

Infectada, necrose pancreática, 436-438
Inferior, esfíncter esofágico, 339, 344-345, 359, 361-362
Inferior, quadrantopsia, 162*f*, 164
Infertilidade
feminina, 645-646
masculina, 656-668
Inflamação, patogênese da
ativação endotelial, 677-678
células mielomonocíticas e formação de imunocomplexos, 677-679
citotoxicidade celular anticorpos-dependente, 679
citotoxicidade mediada por linfócitos, 679
diferenciação de tecidos do hospedeiro, 679
papel das citocinas, 677-678
via do complemento, 677-678
Inflamatória, diarreia, 80*t*, 81
Inflamatória, doença cutânea, 191*t*
Inflamatória, doença intestinal
apresentação clínica, 371-372
etiologia, 372
formas de, 375*t*
manifestações clínicas, 376
patologia e patogênese, 372-376
Inflamatória, resposta, em defesas do hospedeiro contra infecção, 65
Inflamatórias, doenças, doença renal e, 463-465
Inflamatórias, doenças reumáticas, 677
Inflamatórias, miopatias, 687-689
Inflamatórios, mediadores, na resposta imune, 35-36, 41
Ingressão, 68
em infecções, 68
Inibidor, potencial pós-sináptico, 148
Inibidores, neurotransmissores, 147, 344, 356
Inibina, 629-630
Inositol-1,4,5-trifosfato, 148, 169
Inspiratórios, crépitos, 238
Insulina
papel na armazenagem de gordura no tecido adiposo, 520
papel na homeostase da energia, 519, 521*t*
receptores, 519
regulação da liberação de hormônio das células das ilhotas, 519*t*
regulação da secreção, 518
síntese e metabolismo, 518
Insulina, anticorpos à, 541-542
Insulina, autoanticorpo da (IAA), 528-529
Insulina, células β secretoras de, 517, 540-541
Insulina, fator-1 e fator-2 de crescimento semelhante à (IGF-1 e IGF-2), 519, 550-551, 671-672

Insulina, proteína-1 de ligação do fator de crescimento semelhante à (IGFBP-1), 642
Insulina, receptores de, 519
sinalização, 520*f*
substratos, 519, 520*f*
Insulina, resistência à, 525-526, 529-530, 539-540
Insulina-associado, zinco, 522-523
Insulinoma (tumor de células β)
apresentação clínica, 540-541
etiologia, 540-541
manifestações clínicas, 541-542
patologia e patogênese, 540-541
Insulinoma, 103-104*t*
Insulinopenia, 524-525, 530-532
Int2/FGF3 (fator de crescimento), 91*t*
Intencional, tremor, 155
Intercalado, ducto, 427-428*f*
Intercelular, molécula-1 de adesão (ICAM-1), 32*t*
Interferon-γ, 32*t*, 33, 65
Interleucinas (ILs), 32*t*, 39, 65, 111, 115, 269, 373
IL-6, 65
IL-12, 50
Intermediária, lipoproteínas de densidade (IDLs), 307, 308*f*, 393
Intermitente, claudicação, 308
Interna, lâmina elástica, 283-284*f*, 295, 296*f*
Interna, venografia espermática, 666-668
Interneurônios, 339
Intersticiais, células, de Cajal (ICCs), 341, 343, 343*f*, 350, 355
Intersticial, edema cerebral, 74
Intersticial, pancreatite aguda edematosa, 437-438
Intestinal, fase, no estômago, 348
Intestinal, inibição por retroalimentação, do esvaziamento gástrico, 350
Intestino, tecido linfoide associado ao (GALT), 32*t*, 34, 338-339
Íntima, 283-284*f*, 295
Intracelulares, segundos mensageiros, 148
Intracranianos, tumores cerebrais, 103-104*t*
Intraductais, neoplasias mucinosas papilares, 448
Intramedular, hemólise, 131
Intraparenquimatosa, hemorragia, 179*t*, 181, 247
Intravenosa, imunoglobulina (IVIG), 32*t*, 49, 688-689
Intrínseca, inervação, pelo sistema nervoso entérico no trato GI, 339
Intrínseco, fator, 128-129, 342*t*, 345, 350
Intrínsecos, neurônios primários aferentes (IPANs), 339

Invasiva, neoplasia, 97
Invasivas, células epiteliais, 95-96, 96*f*
Invasivo, carcinoma, 97, 97*f*
Invasivo, carcinoma cervical, em HIV, 55-56
Invasivos, adenocarcinomas pancreáticos, 448
Iodo, metabolismo do, 572
Irreversível, choque, 317
Irritável, síndrome do intestino, 359, 378
Isoniazida, 412*t*
Isospora belli, enterocolite infecciosa por, 54-55
Isótipo, troca de, 39
Isótipos, 40
Isovolumétrica, curva de pressão-volume sistólica, 261
Isquemia, 183
Isquêmica, hepatite, 386*t*
Isquêmico, acidente vascular encefálico, 179
   territórios vasculares e aspectos clínicos no, 181*t*
Ixodes, carrapato, 61

J

JAK-1 e JAK-2, 50
JAK-3, deficiência de, 46*t*
Jaleco branco, hipertensão do, 299
Janus-quinase (JAK), 32*t*, 47, 50
Jejum, estado de, 524-525
Jejum, hiperglicemia em, 530-531, 543-544, 609-610
Jejuno, 351
Jó, síndrome de, 50
Joint National Committee on Prevention, Detection, Evaluation, and Treatment of High Blood Pressure, 310-311
Jugular, pressão venosa, 25, 71*t*, 235, 238, 272
Justaglomerular, aparelho, 45, 600*f*, 616-617

K

Kallmann, síndrome de, 657*t*-658*t*, 659
Kaposi, sarcoma de, 52*t*, 55-56
Kernicterus, 397
Kernig, sinal de, 75
Kimmelstiel-Wilson, nódulos de, 535-537
Klinefelter, síndrome de, 658*t*-659*t*, 659-660
Korotkoff, sons de, 297-299
K-Ras, gene, 91*t*, 99
Kugelberg-Welander, doença de, 168-169
Kupffer, células de, 387, 394, 413*f*
Kussmaul, respiração de, 531-532

L

Lactação
   estrutura e desenvolvimento da mama, 633
   iniciação e manutenção da síntese e secreção de leite, 633-635
Lactoferrina, 442
Lactose, intolerância à, 353
Lactulose, 401
Lacunar, estado, 177
Lacunares, infartos, 179
Lacunares, junções, 341, 343
Laennec, cirrose de, 386*t*
Lambert-Eaton, síndrome miastênica de, 151
Lâmina própria, no trato GI, 334, 336*f*
Laminar, fluxo, nos pulmões, 218-219
Langerhans, células de, 33, 37, 53-54, 187
Latência em infecções, 68-69
Laterais, núcleos geniculados, 161, 163
Laterais, tratos espinotalâmicos, 158-159
Lateral, centro da mirada, 162
Lateral, domínio, 389
LDL, receptor, 391
Leber, neuropatia óptica hereditária de (LHON), 3, **20-21**
   defeitos no transporte de elétrons, 20
   fisiopatologia, 20
   manifestações clínicas, 20
   mutação DNAmt em, 20
   padrão de herança materna, 20, 21*f*
   perda de visão, 20
   princípios genéticos, 20-21
Legionella pneumophila, 78
Lei de Laplace, 218, 297-298
Leiomiossarcoma, 103-104*t*
LEPRE1, gene, 13
Lepromatosa, hanseníase, 206
Leptina, 429-430, 529-530, 553-555
Leucemias, 105*f*, 107-109
Leucocitoclástica, vasculite
   apresentação clínica, 200
   epidemiologia, 200
   etiologia, 200
   histopatologia, 200
   manifestações clínicas, 201
   patogênese, 200-201
Leucócitos, 65
   como mediadores de respostas imunes à infecção, 65, 115
   distúrbios dos, 123-125
   em distúrbios nefríticos, 461
   em infecções pélvicas, 636
   em pacientes com DRC, 471
   funções do complemento e, 65
   granulócitos, 115, 118
   monócitos e linfócitos, 119
   na diarreia, 371
   na endocardite infecciosa, 71*t*

   na meningite, 72
   na síndrome de Cushing, 609-610
Leucócitos, deficiência de adesão de, 46*t*
   tipo 1, 50
Leucocitose, 50, 123-124, 237
Leucospermia, 665-666
Leucostase, 108-109
Leucotrieno (LT), 32*t*, 34-35
Leucotrieno B$_4$ (LTB$_4$), 33
Lewy, corpos de, 171-173
Leydig, células de, 627, 651, 653
Ligação, desequilíbrio de, 5*t*, 27
Ligadoras, proteínas, 393-394
Limitante, placa, 388
Linfática, drenagem, 241
Linfáticos, 69, 217*f*, 296-297, 299, 417, 448, 643
Linfocina, célula *killer* ativada por (célula LAK), 32*t*
Linfocítica, pleocitose, 72
Linfócitos, 31, 33, 119
Linfoides, neoplasias, 111
Linfomas, 105-108
Linfonodos, 34, 35*f*
Linfopenia, 124-125
Linguagem, 55-56, 167
Lingual, lipase, 353
Lipídeo A, 83
Lipídeos, metabolismo dos, 391, 392*f*
   distúrbio do, 397
Lipócitos, 387
   do sistema reticuloendotelial, 394
Lipo-hialinose, 179
Lipopolissacarídeo (LPS), 32*t*, 36, 83
Lipoproteínas, metabolismo das, no fígado, 391, 393*f*
Lipostato, 557-558
Lipotoxicidade, 529-530
Líquen plano
   apresentação clínica, 192-193
   epidemiologia, 193-194
   etiologia, 193-194
   histopatologia, 194-195
   manifestações clínicas, 195-196
   medicamentos que induzem, 194
   patogênese, 194-195
Lisilbradicinina, 302-303, 303*f*
Lisossômicas, hidrolases, 34
Listeria, 72-73
Litostatinas, 442, 444
Livres, aminoácidos, 353, 429-430
Livres, radicais, 170-171
   esclerose lateral amiotrófica e, 168-169
LMA, 105*f*, 105-106*t*, 107-109, 107-108*t*
LMA M3, 105-106*t*
LMC. *Ver* Crônica, leucemia mieloide
Lobular, carcinoma, *in situ* (LCIS), 101-102
Lobular, paniculite, 204

760 Índice

Lobulares, carcinomas, 101-102
Lóbulos, 204
Lóbulos do fígado, 388, 388f
Locus, 6
Locus, heterogeneidade, 5t, 13
LPA. *Ver* Aguda, leucemia promielocítica
LTC₄, 34
Lúmen, secretagogos do, 354
Luteinizante, hormônio (LH), 547
Luva, distribuição em, 537-538
Lyme, doença de, 61, 72

M

M. avium, 54-55
M. tuberculosis, 68, 78
M1, leucemias, 107-108
M3, leucemias, 107-108
M4, leucemias, 107-108
M5, leucemias, 107-108
M7, leucemias, 107-108
Má absorção, 333, 397
Macroadenomas, 558-559, 603
Macrocíticas, anemias, 122-123, 399
Macrofágicas, fator estimulante de colônias, 307, 488f
Macrófagos, 31
Macrófagos, proteína-1 quimioatraente de (MCP-1), 529-530
Macronodular, cirrose, 416
Macro-ovalócitos, 131
Macrovascular, complicação, de diabetes, 538-541
Macrovascular, doença, 533-534
Mácula densa, 461
Macular, edema, 534-537
Máculas, 189
Maduros, teratomas, 103-104
Maligna, hipertensão, 311-312
Maligna, otite externa, 539-540
Malignos, cânceres testiculares, 103-104
Mama, câncer de, 9, 625, 636, 638
Mama, carcinogênese da, 100-103
Mama, carcinoma de, 100-103
Mama, distúrbios da, 638
Manto, linfoma de células do, 105-106t, 106-107
Marântica, endocardite, 60, 70
Marca-passo, células, 263, 341
Masculino, trato reprodutivo
  anatomia e fisiologia, 651-652, 652f
  androgênios, 655-656
  ductos ejaculatórios, 652
  reflexo ejaculador, 652
  vias para biossíntese testicular de androgênios, 653-655
Mastócitos, 34
Materna, fenilcetonúria, 14
Matriz, família da metaloprotease da, 95
Maturação, parada da, 663-668

Maturidade, diabetes juvenil de início na (MODY), 529-530
MDR-1, 100
  produto gênico, 95
Mecânica, obstrução, 69
Medial, lemnisco, 157, 158f, 159
Mediastínicos, linfáticos, 240
Médio, volume corpuscular (VCM), 122-123
Medula, 34
Medula óssea, 34, 35t, 47-48, 53-54, 77t, 105, 107-109, 108-109t, 115-119, 123-124, 127-129, 131-134, 132f, 133-134, 137, 142-143, 149, 188, 193, 202, 415, 431-432, 445, 460, 471, 488-489, 488f, 498-499, 584-585, 587-588
Medular, carcinoma, da glândula tireoide, 586-587
  etiologia, 502-503
  manifestações clínicas, 503-505
  patogênese, 503-504
Meduloblastoma, 103-104t
Megacariócitos, 115, 119
Megaloblástica, anemia, 122-123
Megaloblástica, hematopoiese, 132f
Meia, distribuição em, 537-538
Melanocortina, receptores de, 555
Melena, 128-129
Membrana, complexo de ataque à, 65
Memória, células de, 39
MEN. *Ver* Múltipla, neoplasia endócrina (MEN)
Mendeliana, 5t
Mendeliana, suscetibilidade, à doença micobacteriana (MSMD), 32t
Mendelianas, condições, 3
Menina (proteína), 494-496
Meningismo, 72
Meningite
  apresentação clínica, 72
  casos relatados nos Estados Unidos (2003-2007), 73t
  etiologia, 72
  manifestações clínicas, 75
  patogênese, 73-75
Menopausa, 635-636
Menorragia, 638
Menstruais, distúrbios, 638-645
Menstrual, ciclo, 625, 626f, 628-630
Mesângio, 456, 461, 462f, 474-475, 535-537
Mesenquimais, neoplasias, 104
Mesenquimais, neuroendócrinas e de células germinativas, neoplasias, 102-105
Metabólica, síndrome, 313-314, 539-540
Metanefrinas, 320, 328-329, 505, 610-611
Metaplasia, 97
Metastático, 97, 386t
Metildopa, 412t
Metilmalônico, ácido (MMA), 131
Metrorragia, 638

MHC, restrição de, 37
MHC de classe I, 39
  deficiência de, 46t
MHC de classe II, estruturas de, 37
Miastenia grave
  apresentação clínica, 172-173
  patogênese, 172-175
  patologia, 172-175
Micobacterianas, infecções, 50, 54-55
Microadenomas, 558-559, 603
Microalbuminúria, 537-538
Microaneurismas, 535-537
Microbiota, 63
Microcítica, 122-123
Micróglia, 148f, 149
Microinfarto, 55-56
Microlitíase, 430-431
Microscópico, sangramento, 99
Microvascular, doença, 533-534
Microvasculares, complicações, do diabetes, 534-536
Microvilosidades, 351
Mielodisplásicas, síndromes, 107-108, 123-124
Mieloperoxidase, 118
  deficiência de, 67
Mielopoiese, 115
Mieloproliferativa, síndrome, 123-124
Migração, fator inibidor de, 206
Migratório, complexo mioelétrico, 350, 355
Mineralocorticoide, deficiência de, 619-620
Mineralocorticoides, 593
  efeito do excesso, 617-619
  efeitos, 601
  mecanismo de ação, 601
  regulação da secreção, 600-601
  síntese e metabolismo, 600
Mínima, doença de lesão, 474
Miocárdica, depressão, 84
Miocárdio, infarto do, 82, 121-122, 239, 264, 269, 272, 282-283, 285, 286t, 301, 306-308, 310-312, 317, 325-326, 471, 508, 532-533, 538-539, 587-588
Mioclônica, epilepsia, com fibras vermelhas rasgadas (MERRF), 3
Mioentérico, plexo nervoso (de Auerbach), 334
Mioglobina, 126-127
Miométrio, 627
Miotático, reflexo, de estiramento, 150
Mista, disgenesia gonadal, 659-660
Mitocondrial, encefalomiopatia, com fibras vermelhas rasgadas (MERRF), **20-21**
  defeito na síntese de proteína mitocondrial, 20
  fisiopatologia, 20
  manifestações clínicas, 20
  mutação DNAmt em, 20

padrão de herança materna, 20, 21*f*
princípios genéticos, 20-21
Mitral, estenose
apresentação clínica, 279-280
manifestações clínicas, 279-280
Mitral, insuficiência
etiologia, 281
fisiopatologia, 281
manifestação clínica, 281-283
Mixedema, coma por, 584-585
Modelo para Doença do Fígado em Estágio Terminal (MELD), escore do, 395
Molecular, mimetismo, 529-530
Moles, exsudatos, 535-537
Monócito-macrófago, linhagem de, 115
Monócitos, 31, 119
Monócitos, fator quimiotático de, 206
Monoiodotirosina (MIT), 572-573
Mononeuropatia, 538-539
multiplex, 538-539
Mononucleares, fagócitos, 31
Monossomia, 5*t*
Moraxella catarrhalis, 49
Mosaicismo, 5*t*, 25
Mosaico, 6
Motilidade, distúrbios da, 358-359
Motilidade no intestino delgado, 355-357
Motilina, 342*t*
Motor, doenças do neurônio
apresentação clínica, 168-169
patogênese, 169-172
patologia, 169-172
Motor, sistema
cerebelo, 154-155
neurônios motores inferiores e músculos esqueléticos, 150-151
neurônios motores superiores, 152-154
núcleos da base, 156-157
Mucina, 342*t*, 349-350
Mucinosas, neoplasias císticas, 448
Mucormicose, 539-540
Mucosa, 334
Mucosa, tecido linfoide associado à (MALT), linfomas de, 105-106
Mucosas, respostas imunes, 34
Multifatorial, condição, 9
Multinodular, bócio, 586-587*f*
Múltipla, neoplasia endócrina (MEN), 494, 494*t*
tipo 1 (MEN-1), 540-541, 558-559
tipo 2 (MEN-2), 502-505
MEN-2A, 502-505
MEN-2A, hiperparatireoidismo relacionado com, 328
MEN-2B, 502-505
Múltiplos infartos, demência por, 177
Multipotencial, capacidade, das células-tronco, 119
Muscarínicos, receptores, 340
Muscular da mucosa, 334

Muscular externa, 334
Mutações
câncer colorretal hereditário sem polipose (*HNPCC*), 450
da célula gameta, 6
de perda de função, 8
definição, 6
deleção *Men1*, 496
do gene catiônico do tripsinogênio, 431-432
do gene *HRPT2*, 495
em genes de emparelhamento errado do DNA, 449
em *SPINK1/PST1*, 431-432, 441
MAX, 325
mecanismo de, **7-9**
Menin, 558-559
na osteogênese imperfeita tipo I, 6
na osteogênese imperfeita tipo II, 12
nonsense, 12
RET, 502-505
SDHB, 325-326
SDHx e *VHL*, 325
taxas e prevalência de doenças genéticas, 9
TMEM127, 325
Mycobacterium avium, complexo (MAC), 32*t*
Mycobacterium avium-intracellulare, 386*t*, 611-612
Mycobacterium avium-intracellulare, infecção por, 431-432
Mycobacterium fortuitum, 50
Mycobacterium intracellulare-avium, complexo (MAC), 50
Mycobacterium kansasii, 50
Mycobacterium tuberculosis, 54-55, 64
Mycoplasma, infecção por, 195-196

N

N. meningitidis, 64, 73
Na-K ATPase, 337
Não agitada, camada, 353
Não alcoólica, doença gordurosa do fígado (NAFLD), 412-413
Não bacteriana, endocardite trombótica, 60, 70
Não cardiogênico, edema pulmonar, 84, 242-243
Não disjunção, 5*t*, 22
Não esteroide, anti-inflamatório (AINE), 364, 405
Não fracionada, heparina (UFH), 136
Não hereditários, distúrbios, 3
Não Hodgkin, linfoma (NHL), 32*t*, 47, 55-56, 106-107
Não mediada por insulina, hipoglicemia em jejum, 541-542
Não mediados por IgE, mecanismos, 34

Não proliferativa, retinopatia, 535-537
Não tireoidianas, enfermidades, 587-589
Natriuréticos, hormônios, 303
Náusea, na pancreatite aguda, 435
Na⁺-K⁺, troca, 354
Necrolítico, eritema migratório, 541-542
Necrosante, pancreatite, 437-438
Necrosante, papilite, 539-540
Necrose emparedada para fora, 438-439
Nefrogênico, diabetes insípido, 562-563
Nefrolitíase, 447
Néfron, 456
Nefropatia, 534-538
Nefrótica, síndrome, 473-474
Nefróticos, distúrbios, 461
Negativa, regulação por retroalimentação, 348
Neisseria gonorrhoeae, 66
Neisseria meningitidis, 64, 66
Neomórfica, 5*t*
Neonatal, hiperparatireoidismo primário grave, 497
Neoplasia, **89-111**
alterações celulares na, 95-96
alterações do metabolismo e oxigenação, 95
alterações fenotípicas na progressão de, 98*t*
alterações genéticas na, 90-92
base molecular e bioquímica da, 89-90
classificação, 96-111
de células mesenquimais, neuroendócrinas e germinativas, 103-104*t*
efeitos sistêmicos, 108-111
hormônios e fatores do crescimento em, 92-95
oxigenação em, 95
papel de genes celulares, 92-95
papel de proteínas do estroma, adesivas e proteolíticas, 95
papel de proto-oncogenes e genes supressores de tumor, 91-93
Neoplasias, 41, 49, 55-56, 323-324, 330, 603, 611-612
da tireoide, 586-587
efeitos sistêmicos diretos de, 108-109*t*
efeitos sistêmicos indiretos de, 110*t*
envolvendo a sela túrcica, 561*t*
Nervoso, sistema
astrócitos, 148-149
micróglia, 149
neurônios, 145-148
oligodendrócitos e células de Schwann, 149
Neuroendócrino, eixo, 545
mecanismos fisiológicos de controle, 552-555
Neuroendócrinos, tumores (TNEs), 102-103
localização, 104*t*
peptídeos e aminas de, 104*t*

762 Índice

Neurofibromatose, 9
  tipo I, 15
Neurofibrossarcomas (schwannoma maligno), 105
Neurogênicos, sintomas, de hipoglicemia, 533-534
Neuroglicopênicos, sintomas, de hipoglicemia, 533-534
Neuropatia, 534-535, 537-538
Neuropeptídeo Y, 553-554
Neuropeptídeos, 339
Neurotoxinas, 69
Neutrófilos, 31, 118, 135
  desmarginação de, 123-124
Neutrófilos, quimioatraentes de, 35
Neutrófilos, quimiotaxia de, 539-540
Neutropenia, 66, 123-124, 135
NF1, gene supressor de tumor, 104
Nicotinamida adenina dinucleotídeo fosfato (NADPH), 32*t*, 50, 118
Nicotínicos, receptores, 340
Niemann-Pick, doença de, 386*t*
Nítrico, óxido (NO), 301-302, 313-314
Nitrofurantoína, 412*t*
Nitroglicerina, terapia com, 359
Nitroprussiato, 532-533
Noctúria, 530-531
Nodular, hiperplasia regenerativa, 386*t*
Nódulo, 190
Nonsense, mutação, 12
Normal, capilar glomerular, 462*f*
Nosocômio, infecção adquirida em, 64
Noturna, hipoglicemia, 533-534
Nova mutação, taxa de, 15
Nucleares, receptores de hormônios, 93-94
Nucleofosmina, linfoma anaplásico-quinase (NPM-ALK), proteína de fusão, 106-107
N-α-*p*-tosil-L-arginina metiléster-esterase, 32*t*

O

O, cadeia lateral, 83
Obesidade
  apresentação clínica e etiologia, 555-556
  distúrbios associados à, 556*t*
  fatores psicológicos que contribuem para, 557-558
  fisiopatologia, 556-558, 556*f*
  razão cintura-quadril, 557-558
Obrigatório, patógeno, 64
Obstruídos, folículos, 208
Obstrutivo, choque, 313-314, 317
Ocitocina, 552-553
Oculares, movimentos, 161-163, 162*f*
Oddi, disfunção de, 431-432
Odinofagia, 333
Oligodendroglioma, 103-104*t*

Oligossacaridases, 353
Omalizumabe, 42
Oncótica, gradiente de pressão, 241
Ondulada, borda, 489
Opiáceos, fármacos, 356
Oportunistas, infecções, 64
Opsoninas, 65
Opsonização, 40
Oral, candidíase (sapinho), 54-55
Oral, teste de tolerância à glicose (TTGO), 525-526
"Órfã", proteína G, 555
Orofaringe, 344
Ortostática, hipotensão, 323, 325-326, 328*t*, 358
Osler, nódulo de, 70, 72*f*
Osmolaridade, 145, 545, 552-553, 564-565
Osmótica, diarreia (mal-absortiva), 370
Osmótica, diurese, 563
Osso
  compacto, 488
  cortical, 488, 489*f*
  remodelamento de, 489-490
Osteoblastos, 489-490
Osteócitos, 488
Osteoclastos, 488, 490
Osteogênese imperfeita, 3, **10-13**
  características clínicas e genéticas, 10*t*
  em risco para, 13
  fisiopatologia, 11-13
  manifestações clínicas, 10-11
  mosaicismo gonadal para, tipo II, 13*f*
  princípios genéticos, 13
  suscetibilidade a fraturas, 10
  tipos I-IV, 10-11, 10*t*
Osteomalacia, 446, 483
  causas da, 509-510*t*
  etiologia, 509-510
  manifestações clínicas, 509-510
  nível de 25-(OH)D, 510
  patogênese, 509-510
  tratamento, 510
Osteoporose, 483, **506-508**, 635
  algoritmo para cálculo de risco de fratura (FRAX), 508
  causas, 506*t*
  complicações da, 507-508
  diagnóstico, 508
  em risco para, 508
  etiologia, 505-506
  manifestações clínicas, 507-508
  nível de PTH, 506-507
  patogênese, 506*t*
  perda óssea relacionada com a idade, 506-507
  perfil de efeitos colaterais de estrogênios, 508
  secundária, 507
Osteoprotegerina (OPG), 488*f*, 489

Ovariana, falência, 18-19, 499-500, 611-612, 614-615, 643
Ovariana, insuficiência, 640
Ovário, 629*f*, 630
  distúrbios do, 636
Ovulação, 629
Oxidante, estresse, 535-537
Oxidante, surto, 50
Oxífilas, células, 483
Oxigenação, em neoplasias, 95
Oxigênio, destruição intracelular dependente de, 67
Oxigênio, espécies reativas de, 535-537

P

P53, 99
P53, gene supressor de tumor, 100, 104-106
P56^{lck}, deficiência de, 46*t*
PAF, 35
Pâncreas
  anatomia, 427-428, 427-428*f*
  divisum, 427-428
  fisiologia, 428-430
  histologia, 427-429
  suco pancreático, 428-430
Pancreática, amilase, 429-430
Pancreática, ascite, 438-439
Pancreática, insuficiência exócrina
  apresentação clínica, 445
  causas, 445*t*
  etiologia, 445-446
  exames de laboratório e avaliação, 447
  fisiopatologia, 446
  manifestações clínicas, 446-447
  patologia e patogênese, 446
Pancreática, lipase, 353, 429-430
Pancreática, neoplasia intraepitelial (PanIN), 448
Pancreática, síndrome da cauda, 431-432
Pancreáticas, fístulas, 439-440
Pancreáticas, neoplasias, 540-541
Pancreáticas, neoplasias císticas, 448
Pancreático, abscesso, 438-439
Pancreático, carcinoma
  epidemiologia e etiologia, 447-448
  manifestações clínicas, 450-451, 450*t*
  patogênese, 448-450
  patologia, 448
  síndromes genéticas associadas, 448*t*
Pancreático, célula secretora de polipeptídeo (PP), 517
Pancreático, peptídeo (PP), 523-525
Pancreático, polipeptídeo, 342*t*
Pancreático, suco
  composição do, 428-429
  funções digestórias, 429-430
  regulação da secreção, 428-430

Índice **763**

Pancreáticos, pseudocistos, 438-439, 438-439*f*
Paneth, células de, 351
Pan-hipopituitarismo, 551-552, 560
Paniculite, 203
Papilar ou folicular, carcinoma, 586-587
Pápulas, 189
Paracelular, via, 336
Paracetamol, 412*t*
Paracetamol, hepatite induzida por, 405
Paracetamol, toxicidade do, 398
Parácrinos, secretagogos, 354
Paradoxal, pulso, 288
Parafibromina, 495
Parafoliculares, células (células C), 571
    ações da calcitonina, 493-494
    anatomia e histologia, 493
    fisiologia, 493
Paraneoplásicas, síndromes, 108-109, 110*t*
Parapneumônico, derrame, 76
Parasitária, infecção, 69
Paratireoide, carcinoma da, 495
Paratireoide, hiperplasia da, 494
Paratireoides, glândulas
    anatomia, 483
    fisiologia, 484-485
    histologia, 483-484
    PTH e PTHrP, papel de, 485-486
Paratormônio (PTH), 460, 483, 485
Paratormônio, peptídeo relacionado com (PTHrP), 111, 486-488
Parcial, mola, 638
Parênquima, 387
Parestesias, 132-133
Parietais, células, 345, 347
Parkinson, doença de, 145, 156, 168, 170-171, 177
    apresentação clínica, 171-172
    patologia e patogênese, 171-173
Passiva, congestão, 386*t*
Passiva, imunidade, 68
Passivo, transporte, 337
Pecilocitose, 122-123
Pele, lesões de, 189
Pele normal
    anatomia, 187
    histologia, 187-189
Pélvicas, infecções, 636
Penetrância, 5*t*, **6-7**, 101-102
Pênis, 651-652, 655, 659, 664-665
Pepsinogênio, 345, 349
Pépticas, úlceras, 359
Pequenas, partículas densas, de LDL, 539-540
Perda de função, alelo de, 9
Pericapilar, interstício, 240
Pericapilares, linfáticos, 240
Pericárdica, doença, 286-288

Pericárdico, derrame
    apresentação clínica, 287-288
    etiologia, 287-288
    fisiopatologia, 287-288
    manifestações clínicas, 288
Pericardite
    apresentação clínica, 286
    etiologia, 286
    fisiopatologia, 286
    manifestações clínicas, 286-288
Periféricas, neuropatias, 55-56
Periférico, edema, 418-419
Periodontal, doença, 539-540
Peristálticas, contrações, 343
Peristaltismo, 356
Permeabilidade, edema pulmonar por, 241
Perniciosa, anemia, 128-129, 350
    etiologia, 128-129
    manifestações clínicas, 132-133
    patogênese, 128-131
    patologia, 131-132
Peromyscus leucopus, 61
Peroxissomo, receptor gama ativado por proliferador de (PPARδ), 529-530
Peso, controle do, fisiologia do, **552-556**, 553-554*f*
Peso, perda de, 111, 327*t*, 360*t*, 447
    aumento da taxa metabólica e, 328
    deficiência de cortisol e, 614-615
    diarreia e, 371
    disfunção hepatocelular progressiva e, 417
    em distúrbio do hipotálamo, 553-554
    em microlitíase biliar, 431-432
    em pacientes infectados com HIV, 53-55
    GnRH deficiente e, 642
    hipertireoidismo e, 557-558
    insuficiência da glândula suprarrenal e, 602, 614-615*t*
    insuficiência pancreática e, 444, 446, 446*t*, 447
    na amenorreia, 639
    na hepatite aguda, 402
    na hepatite crônica, 411
    na hepatite viral aguda, 409
    na pancreatite crônica, 444
    no carcinoma pancreático, 450*t*
    no diabetes melito, 525-526, 529-531
    no hiperparatireoidismo primário, 497*t*
    obesidade e, 557-558
Petéquias, 137
Pica, 128-129
Pilórico, antro, 345
Pilórico, esfincter, 344, 346*f*
Piloroplastia, 358
Pilosa, leucoplasia, 54-55
Pilosidades, 73
Pioglitazona, 405
Pityrosporum ovale, 54-55

Placas, 189
Placenta, descolamento prematuro, 637
Placenta prévia, 637
Plaquetária, adesão, 119
Plaquetário, fator 4 (PF4), 136
Plaquetas, 115, 119
Plaquetas, distúrbios das, 124-126
Plaquetas, fator ativador de (PAF), 32*t*, 33, 119
Plaquetas, fator de crescimento derivado de (PDGF), 116
Plaquetas, tampão de, 119
Plasma, complemento 5 ativado pelo (C5a), 33
Plasmina, 121
Plasminogênio, 121
Plasmócitos, 34
Plasmodium, espécies de, 61
Pleural, derrame, 437-438
Pleurite, 76
PLOD2, gene, 13
Plummer, doença de, 586-587
Pneumocystis, pneumonia por (PCP), 32*t*
Pneumocystis jirovecii, 54-55, 431-432, 611-612
Pneumonia
    adquirida na comunidade, 76
    apresentação clínica, 76
    diagnóstico e tratamento, 76
    etiologia, 76
    fatores de risco comuns e causas, 77*t*
    patogênese, 76-78
PNP, deficiência de, 46*t*
Poiseuille-Hagen, fórmula de, 297-298
Poliartrite, 685-686
Policística, doença renal, 6
Policísticos, síndrome dos ovários, 641
Policitemia, 123-124
Polidipsia, 530-531
Polifagia, 530-531
Poliglandular, síndrome de insuficiência, 583-584
Poliglutamado, folato, 130
Polimorfismo, 6
Polimorfonucleares, leucócitos (neutrófi- los), 33
Polimorfonucleares, neutrófilos (PMNs), 66
Polióis, via dos, 534-538
Poliúria, 530-532
Pontes, necrose hepática em, 408
Ponto de isopressão, nos pulmões, 219-220, 219-220*f*
População, programas de triagem para doença genética com base em, 14
Porta, veia, 387
Porta, veia, trombose da, 386*t*
Portador, 64
Portadores de doença infecciosa, 61

764 Índice

Portais, tríades, 388
Portal, hipertensão, 395-396
Portal para sistêmica (ou portossistêmica), derivação, 385, 397
Portopulmonar, hipertensão, 422
Portopulmonar, síndrome, 422
Portossistêmica, derivação, do fluxo de sangue, 387
Pós-carga, 262*f*, 275*f*, 310-311*f*
Pós-prandial, hiperglicemia, 530-531
Posterior, lobo, 154
Postural, hipotensão, 325-326, 371*t*
Pós-zigótico, 5*t*, 19
Potenciação, 348
PPIB, gene, 13
PRAD1, gene, 106-107
Pré-clínica, fase, 89
Pré-diabetes, 539-540
Pré-eclâmpsia-eclâmpsia, 646-647
Pré-formados, mediadores, 35
Pré-invasiva, neoplasia, 97
Pré-invasivo, carcinoma, 97
Pré-leucêmica, fase, 107-108
Pré-menstrual, síndrome (SPM), 644
Pré-mutação, 5*t*, 18
Pré-pró-insulina, 518
Pré-renal, azotemia, 467-468
Pré-senilinas, 178
Pré-tibial, mixedema, 580-582
Primária, cirrose biliar, 386*t*
Primária, deficiência, de mineralocorticoides (hipoaldosteronismo), 619-620
Primária, hemóstase, 121
Primária, imunodeficiência, doenças de, **45-47**
   patógenos, 46*t*
Primária, polidipsia, 563
Primário, aldosteronismo, 616-619
Primário, defeito, das células β pancreáticas, 529-530
Primário, hiperparatireoidismo, 494, 494*t*
   aspectos radiológicos, 497
   etiologia, 494-495
   formação de cálculos no, 496
   manifestações clínicas, 496-497
   patogênese, 495-496
   sintomas e sinais, 497*t*
Primário, linfoma, do SNC, 55-56
Primário, peristaltismo, 344
Primário, transporte ativo, 337
Primeira fase da liberação de insulina, 529-530
Primordial, célula germinativa, 5*t*
Principais, adenomas de células, 494
Principais, células, 345, 349, 353, 483
Principal, proteína básica (MBP), 32*t*, 34
Pródromo, 409
Profundas, tromboses venosas (TVPs), 140-141

Progressiva, coléstase intra-hepática familiar, 386*t*
Progressiva, leucoencefalopatia multifocal, 55-56
Pró-insulina, 518
Prolactina (PRL), 547, 551-552
Prolactina, macroadenomas secretores de, 558-559
Prolactinomas, 558-559
Proliferativa, retinopatia, 534-537
Prolil-hidroxilase, 12
Pró-opiomelanocortina (POMC), 547-549
Propiltiouracila, 412*t*
Propionibacterium acnes, 208
Propriocepção, 132-133
Pró-renina, 600
Prostaglandina D (PGD), 32*t*
Prostaglandinas (PGs), 34-35, 342*t*
Proteico, metabolismo, 391
   distúrbio do, 397
Proteína, enteropatia perdedora de, 376
Proteína C, 138-139
   deficiência de, 139-140
Proteína S, deficiência de, 139-140
Proteína tirosina-quinase (PTK), 32*t*, 38
Proteína-quinase C (PKC), 535-537
Proteínas, espoliação de, 530-531
Proteinúria, 537-538
Proteoglicanos, 35
Proteolíticas, enzimas, 35
Protetora, imunidade, 62
Prótons, bomba de, 128-129
Prótons, inibidores da bomba de (PPIs), 327, 347, 446
Protrombina, 121
Protrombina, tempo de (TP), 121, 395
Próxima geração, sequenciamento de, 27
Proximal, túbulo convoluto, 458
Prurido, 397
PS-1/S182, 178
Pseudobulbar, paralisia, 154
Pseudodemência, 177
Pseudo-hipoaldosteronismo
   tipo 1, 619-620
   tipo 2, 619-620
Pseudo-hiponatremia, 564-565
Pseudo-hipoparatireoidismo
   etiologia, 498-501
   manifestações clínicas, 501-503
   níveis de PTH, 501-503
   patogênese, 501-502
Pseudomonas aeruginosa, 49, 54-55, 64, 72, 78, 82, 539-540
Psoríase
   apresentação clínica, 190
   epidemiologia, 190-191
   etiologia, 190-191
   fatores que induzem ou exacerbam, 193*t*
   histopatologia, 191

   manifestações clínicas, 191-192
   patogênese, 191
   variantes da, 194*t*
PTH, peptídeo relacionado com (PTHrP), 328
Puberdade, 628
Pulmões
   anatomia, 213-215
   anatomia vascular e linfática, 215
   componentes dos, normais, 214*t*
   controle da respiração, 226-228
   defesas, 218*t*
   distribuição de ventilação e perfusão, 222-223
   estrutura e função imune, 216
   fisiologia, 217-228
   propriedades dinâmicas, 218-220
   propriedades estáticas, 217-219
   relação ventilação/perfusão, 223-226
   sistema nervoso pulmonar, 215
   trabalho da respiração, 221, 221*f*
   transporte de oxigênio, 221-222
   vias aéreas e anatomia epitelial, 214-215
   volumes e capacidades, 216
Pulmonar, edema
   apresentação clínica, 239
   causas, 242*t*
   etiologia, 239
   fisiopatologia, 239-242
   manifestações clínicas, 242-243
Pulmonar, embolia
   apresentação clínica, 243-244
   epidemiologia, 244
   etiologia, 244
   fisiopatologia, 244-247
   manifestações clínicas, 247-249
Pulmonar, enfisema, 232-233
Pulmonar, hipertensão, 84
Pulmonar, infarto, 247
Pulmonar, mecanismos de defesa, antimicrobianos, 78, 78*f*
Pulmonar, sistema nervoso, 215
Pulmonares, infecções, 54-55
Pulmonares, linfáticos, 215
Pulmonares, patógenos, 76-78
Pura, aplasia, de hemácias, 123-124
Purina nucleosídeo fosforilase (PNP), 32*t*
Purina nucleosídeo fosforilase, deficiência de, 48
Pústula, 190

Q

Quadril, fraturas de, osteoporose e, 507
Qualitativos, distúrbios, das plaquetas, 124-125*t*
Quarta bulha cardíaca, 271
Queimadura, choque por, 314-317
Queratina, tampões de, 208

Índice **765**

Queratinócitos, 187-188
Queratinócitos, fator de crescimento de (KGF), 671-672
Quilomícrons, 307, 308*f*
Químicos, processos, na digestão, 335
Quimiocina expressa e secretada por célula T normal e regulada por ativação (RANTES), 32*t*
Quimiocinas, 34, 36, 43, 51
Quimioterapia, infertilidade masculina e, 660-661
Quimiotripsina, 353, 428-430, 434*f*, 446-447
Quimo, 350
  no estômago, 356
Quinino, trombocitopenia induzida por, 135

R

Radioalergoabsorvente, teste (RAST), 32*t*
Radioterapia de neoplasias malignas retroperitoneais, 431-432
RAG1, deficiência de, 46*t*
RAG2, deficiência de, 46*t*
RANK-L, 488*f*, 489
RANK-L/OPG, sistema, 489
RANTES, 32*t*
Raquitismo, 509-510
RAR-α-PML, proteína de fusão, 107-108
Rasgadas, fibras vermelhas, 20
Reabsorção, lacunas de, 571, 572*f*
Recém-gerados, mediadores, 35
Receptivo, relaxamento, 350
Receptor, captação mediada por, 389
Recessivo, alelo, 5*t*, 9
Receptores β, 320, 574-575, 579
Recombinação, genes ativadores de (RAG1, RAG2), 32*t*, 39-40
Recorrente, hiperparatireoidismo, 495
Reduzida, penetrância, 6
Reed-Sternberg, célula de, 107-108
Refetoff, síndrome de, 574-575
Reflexo, nistagmo, 164-165
Refluxo, gastresofágico
  apresentação clínica, 361
    etiologia, 361
    manifestações clínicas, 362-363
    patologia e patogênese, 361-362
    relaxamentos do esfíncter esofágico inferior, 361, 361-362*t*
Refratária, hipoxia, 84
Refratário, choque, 317
Regionais, linfáticos, 99
Reguladoras, células T, 33
Renais, cálculos
  apresentação clínica, 475-476
    causas principais, 477-478*t*
    desidratação e, 476-477

dieta rica em proteínas e, 476-477
    etiologia, 475-477
    fatores protetores, 476-477
    manifestações clínicas, 476-478
    patologia e patogênese, 476-477
    transporte defeituoso de aminoácidos e, 476-477
Renais, doenças, 461, 463-465
Renal, acidose tubular, 460*t*
Renal, espoliação, de fosfato, 463, 493, 509-510
Renal, gliconeogênese, 525-526
Renal, regulação, do metabolismo do Ca^{2+}, 460
Renal, regulação da função, 460-461
Renal, túbulo, 456
Renina, 600
Renina-angiotensina-aldosterona, sistema (SRAA), 545
Reperfusão, lesão induzida por, 314-315
Respiração, controle da, 221-224
Resposta luta ou fuga, 320. *Ver também* Catecolaminas
Restrição, polimorfismos de comprimento de fragmentos de (RFLPs), 6
Retalho, 189
Reticulócitos, 126-127
Reticuloendoteliais, células, 387
Retina, descolamento da, 535-537
Retiniana, necrose, 55-56
Retinite, 55-56
Retinoblastoma (*Rb*), 105-106
Retinoico, receptor α de ácido (*RAR*-α), gene do, 93-95
Retinopatia, 535-538
Reumatoide, artrite, 688-691
Reversa, tri-iodotironina (rT_3), 573-574
Rh, doença hemolítica, 41
Rifaximina, 401
Rim
  anatomia e histologia, 455-458
    doenças por local de lesão, 463*t*
    estruturas, 457*f*
    filtração glomerular e reabsorção tubular, 458
    fisiologia, 458-461
    manifestações de funções alteradas, 462
    papel na homeostase de Ca^{2+} e fosfato, 460
    papel na regulação da pressão arterial, 458-459
    papel no equilíbrio acido-básico, 459
    papel no equilíbrio do potássio, 459-460
    regiões suscetíveis a lesão, 461-462
    regulação da eritropoiese, 460
    regulação da função renal, 460-461
Rítmicas, contrações segmentadas, 356
RNA, processamento de, 169-171
Robertsoniana, translocação, 5*t*, 22

Rosiglitazona, 405
Rotor, síndrome de, 386*t*

S

Sagital, corte, 546*f*
Salmonella typhi, 68-69, 431-432
Sangramento, tempo de, 137, 471
Sangramento em distúrbios gastrintestinais, 330-331, 333
Sangue
  anatomia, 115-117
    fisiologia, 117-120
Sangue, esfregaços de, 117*f*, 118-119, 122-123*f*, 126-127, 131, 133-134, 136-137
Sangue, fluxo de, no fígado, 390
Saprofítica, infecção, 69
SARA. *Ver* Aguda, síndrome da angústia respiratória
Sarcoidose, 386*t*, 431-432
  apresentação clínica, 205
    epidemiologia, 205
    etiologia, 205
    histopatologia, 205-206
    manifestações clínicas, 206-207
    patogênese, 205-206
Sarcomas, 96, 104-105
Saúde, Organização Mundial da
  algoritmo do cálculo de risco de fraturas, 508
    análise do sêmen, 665-666*t*
    classificação de linfomas, 106-107
    osteoporose, definição de, 508
    parâmetros normais do espermograma, 664-665
Schmidt, síndrome de, 501
SCID-ADA, deficiência de, 46*t*
Secretagogos, 354
Secretina, 342*t*, 350, 428-429
Secretomotor, 339
Secretora, diarreia, 81, 370
Secundária, deficiência, de mineralocorticoides endógenos, 619-620
Secundária, hemóstase, 121
Secundária, resposta inflamatória, 69
Secundárias, respostas imunes, 37
Secundário, hiperaldosteronismo, 600, 616-620
Secundário, hiperparatireoidismo, 495, 502-503
Secundário, peristaltismo, 344
Secundário, transporte ativo, 337
Secundários, espermatócitos, 652
Segmentares, contrações, 343
Seletiva, deficiência, de IgA, 49-50
Semidominante, fenótipo, 8
Sepse e choque séptico
  alterações hemodinâmicas, 84
    apresentação clínica, 82

766 Índice

associados com *P. aeruginosa*, *Candida*, ou organismos mistos (polimicrobianos), 82
bacteriologia de, 82
definição, 82
definição clínica, 82*t*
desmarginação de neutrófilos, 84
disfunção vascular e multiorgânica, 84
etiologia, 82
manifestações clínicas, 84
patogênese, 83-84
sequência patogênica de eventos, 83*f*
Sérica, amilase, na pancreatite aguda, 436
Sérica, lipase, na pancreatite aguda, 436
Serina protease, família de proteínas da, 95
Serosa, 334
Serotonina (5-hidroxitriptamina [5-HT]), 341
Serratia marcescens, 50
Sertoli, células de, 651
SGLT1, 353
SGLT1, transportador de, 337
Sheehan, síndrome de, 561, 642
Simétrica, polineuropatia, distal, 537-538
Simples, polimorfismos do comprimento de sequência (SSLPs), 6
Simples, virilização, 620-621
Síndrome de secreção inapropriada do hormônio antidiurético (SIADH), 111
apresentação clínica, 564
causas, 564-565*t*
etiologia, 564
fisiopatologia, 564-565
manifestações clínicas, 565-566
perda de sal cerebral (PSC) e, 564
Síndrome X, 313-314
Sinusoides, 387
Sistêmica, doença do soro, 41
Sistêmica, síndrome de resposta inflamatória (SIRS), 82
Sistêmico, lúpus eritematoso (LES), 684-687
Sjögren, síndrome de, 686-688
SNC, manifestações do, em HIV, 55-56
Sobreposição, síndromes de, 386*t*
Somático, mosaicismo, 6, 19
Somatossensorial, sistema
anatomia, 157-159
fisiologia, 159-161
Somatostatina, 341, 342*t*, 348
mecanismo de ação, 523-525
regulação da secreção, 523-525
síntese e metabolismo, 523-525
Somatostatinomas, 542-543
Somogyi, fenômeno de, 533-534
Sopro, 297-298
Sopros, 71*t*, 128-129, 238, 273, 282-283, 297-298, 580-581

Sorbitol, 534-536
Soro, receptor de transferrina solúvel no (sTfR), 127-128
SPA-1 e SPA-2. *Ver* Autoimunes, síndromes de insuficiência poliendócrina, 1 e 2
Staphylococcus aureus, 49-51, 54-55, 67, 70, 72, 78
Staphylococcus epidermidis, 64, 70, 72
STAT-1 e STAT-4, 50
STAT-3, 51
Streptococcus pneumoniae, 54-55, 61, 73
Streptococcus viridans, 69
Subaguda, degeneração combinada, 131
Subaguda, infecção, 69
Subaracnóidea, hemorragia, 181
Subclínico, hipertireoidismo, 588-589
Subclínico, hipotireoidismo, 588-589
Subcortical, encefalopatia arteriosclerótica, 177
Subdurais, hematomas, 181
Subenchimento/vasodilatação, hipótese de, 417-418
Submucosa, 334
Submucoso, plexo nervoso (de Meissner), 334
Sub-reptícia, injeção, de insulina, 541-542
Substância P, 34
Substrato, acúmulo de, 5*t*, 14
Succinil-coenzima A (CoA), 131
Sulfonamidas, 412*t*
Sulfonilureias, 541-542
Superior, esfíncter esofágico, 344
Suprarrenais, glândulas
anatomia, 593, 594*f*
córtex da glândula suprarrenal, 593
doenças principais, 594*t*
histologia, 593-595
medula da glândula suprarrenal, 593
Suprarrenais, metástases das glândulas, 612-613
Suprarrenais, tumores das glândulas, 605-607, 609-610
Suprarrenal, hiperplasia macronodular das glândulas, 603-606
Suprarrenal, hiperplasia micronodular da glândula, 603-604
Suprarrenal, incidentaloma, da glândula 609-610
Suprarrenal, medula da glândula
anatomia, 319
fisiologia, 319-323
histologia, 319
Suprarrenal, tuberculose da glândula, 611-613
Supraventricular, taquicardia, 267*f*
Surdez, 20, 165, 499-500, 659
Surfactante, 213

T

T, linfócitos (células T), 31, 33-34, 45, 47-48
reconhecimento e ativação, 37-38
T e B, linfócitos, interações de (resposta humoral), 37
Tabagismo, infertilidade masculina e, 660-661
TACI, 32*t*, 49
Talassemias, 122-123
Taquicardias, 264-265, 285, 366, 538-539
Tardia, fase, resposta alérgica de, 34, 43-44
TCR, 37
TDP-43, 170-171
Tecidos, latência de, 69
Teciduais, macrófagos, 31
Tecidual, ativador de plasminogênio (t-PA), 121-122
Tecidual, fator, inibidor da via do (TFPI), 121-122
Terminal, doença renal em fase (DRFT), 535-537
Testicular, câncer, de células germinativas, 103-104
Testosterona, 627, 653
Tetania, 446, 501-502
TFG. *Ver* Glomerular, taxa de filtração
T_H1, células. *Ver* Auxiliar, subgrupo T_1
Tiazolidinediona, 405
Timo, 34
Tipo 1, aldosteronismo primário, 617-618
Tipo 1, diabetes melito (DM), 525-526
etiologia, 527-530
Tipo 1, molécula de colágeno, 11
Tipo 1, neurofibromatose, 13
Tipo 1, osteogênese imperfeita, 6, 7*f*
Tipo 1, pancreatite autoimune, 431-432
Tipo 2, aldosteronismo primário, 617-618
Tipo 2, diabetes melito (DM), 525-527, 527-528*t*
etiologia, 529-530
Tipo 2, pancreatite autoimune, 431-432
Tipo 3, aldosteronismo primário, 617-618
Tireoestimulante, hormônio (TSH, tireotrofina), 32*t*, 547, 548-551, 572-574
Tireoide, cânceres da, 586-587
Tireoide, glândula
ações do hormônio tireoidiano, 574-575
anatomia, 571
efeitos do hormônio tireoidiano, 574-575
folículos, 571
formação e secreção dos hormônios tireoidianos, 571-574
histologia, 571
metabolismo e aprisionamento do iodo, 572

papel das células foliculares tireoidianas, 571

regulação da secreção de hormônios tireoidianos, 573-575

síntese e secreção dos hormônios tireoidianos, 572-573

transporte e metabolismo de hormônios tireoidianos, 572-574

Tireoide imunoglobulina estimulante da, (TSI), 580-582

Tireoide peroxidase (TPO), 581-583

Tireoidectomia, 505

Tireotóxica, dermopatia, 580-582

Tireotóxica, miopatia, 579

Tireotrofina (TSH), 32t, 547, 548-551, 572-574

Tireotrofina, hormônio liberador da (TRH), 573-574

Tirofibana, 135

Tiroglobulina, 571

Tirosina, proteína fosfatase IA2 (IA2), 528-529

Tirosinemia, 386t

Tiroxina (T_4), 571-573

Tiroxina, globulina de ligação da (TBG), 572-573

Tofos, 685-686

Toll *like*, receptor 3, deficiência de, 51

Toll *like*, receptor 4 (TLR4), 31

Toll *like*, receptor (TLR), 32t, 36

Tônicas, contrações, 343

Torácica, dor, 286

Tosse, 231-234

Total, nutrição parenteral (TPN), icterícia induzida por, 386t

Tóxico, choque, toxina da síndrome do (TSST-1), *S. aureus* produtor da, 69

Toxoplasma gondii, 55-56, 611-612

Toxoplasmose, 55-56

Transcelular, rota, 336

Transdutor de sinal e ativador de transcrição (STAT), 32t

Transferrina, 126-127, 394

Transferrina-transferrina, complexo receptor, 394

Transformação, fator beta de, do crescimento (TGF-β), 32t, 93-94

Trans-hepática, derivação intrajugular portossistêmica (TIPS), 418, 422

Transitórios, ataques isquêmicos, 179

Transtiretina, 572-573

TRAs. *Ver* Assistida, técnicas de reprodução

Tratos, 388

Treponema pallidum, 72

Tri-iodotironina (T_3), 571

Tripeptídeo (γ-glutamil-cistinil-glicina), 394

Triplete, formação de hélice, 11-12

Triplete, repetição, 5t

Tripsina, 429-430

Trissomia, 5t

Trissomia do 21, 22

Trofoblásticas, doenças, 638

Troglitazona, sulfato de, 405

Trombina, 119, 121

Trombocitopenia, 119, 124-125

etiologia, 135

fármacos que causam, 136t

manifestações clínicas, 137-139

patogênese, 135-136

patologia, 136-137

Trombocitose, 125-126

Tromboplastina, 121

Trombopoiese, 116

Trombopoietina (TPO), 115

Tromboxano (TX), 32t, 35

Tropismo, 51

Trousseau, sinal de, 501-502, 618-619

TSH, receptor de (TSH-R), 573-574

TSH-R, anticorpo estimulante de, 574-575

Tuberculose, 386t

Tubuloglomerular, retroalimentação, 461

Tumoral, fator de necrose (TNF), 32t, 33, 65, 131, 373, 529-530

Turner, síndrome de, 638

TVPs. *Ver* Profundas, tromboses venosas

U

Ulcerativa, colite, 372, 374t, 376

Umbilicais, varizes, 396

Único, polimorfismo de nucleotídeo (SNP), 5t, 6, 27, 372

Unilateral, hiperplasia da glândula suprarrenal, 617-618

United Kingdom Prospective Diabetes Study (UKPDS), 534-535

Ureia, ciclo da, 392f

Ureia sanguínea (BUN), 462, 614-615, 673-674

Uremia, 468

anormalidades clínicas, 469t

patogênese, 470

sintomas e sinais neurológicos de, 472

suscetibilidade a infecções, 472

Urinário, obstrução do trato, 476-477t

USE. *Ver* Endoscópica, ultrassonografia

Uterinas, tubas, 625

Uterinos, distúrbios, 640

Útero, 625

V

Vagina, 627

Vaginal, sangramento, 639-640, 643-645

Vagotomia, 358

Vagovagal, reflexo, 344

Valvares, cardiopatias, 273-283

Vanilmandélico, ácido (VMA), 320, 321f

Varfarina, 121-122, 637

Variável (V), região, 40

Variável, expressividade, **6-7**

Vascular, adventícia, 11

Vascular, célula endotelial, 241

Vascular, fator de crescimento endotelial (VEGF), 95

Vascular, lesão, 386t

Vascular, molécula-1 de adesão (VCAM-1), 32t

Vascular, sistema

anatomia e histologia, 295-297

capilares, 295-297

circulação capilar, 299-300

fisiologia, 296-297

hormônios circulantes que afetam, 302-303

pressão arterial normal, 299

sistema vasomotor simpático, 303-305

vasos linfáticos, 296-297

vênulas e veias, 296-297

Vasculares, malformações, 181

Vasoativo, peptídeo intestinal (VIP), 32t, 344, 428-429

Vasogênico, edema cerebral, 74

Vasomotores, sintomas, 635

Vasopressina, 458, 551-553

Veno-oclusiva, doença, 386t

Ventilação/perfusão, desequilíbrio, 224, 225f, 235, 422

Vesícula biliar

anatomia e histologia, 351

doenças da, 368-369

secreção da bile, 351

Vesículas, 190

Vesiculobolhoso, líquen plano, 195-196

Vetores, 61

Vibrio cholerae, 81

Viés de averiguação, 18

Vilosidades, 351

24 horas, cortisol livre na urina de, 605

VIP, 342t

Viral, hepatite, 386t

Virchow, tríade de, 138-141

Viridans, estreptococos, 419-420

Visão, 161-164

Visual, sistema

anatomia, 161-163

fisiologia, 163-164

Vitamina B_{12}, deficiência de, 130-132, 447

Vitamina D, 483

ação, 491-492

deficiência. *Ver* Osteomalacia

fisiologia, 490-491

768 Índice

Vitamina K, 121-122, 138-139
  capacidade absortiva, 409, 420-421
  deficiência de, 125-126, 373*t*, 395, 644*t*
Vítreo, hemorragia do, 535-537
Viúva, corcunda de, 507
Voltagem, portão de, canais iônicos com, 146, 176-177, 183
Vômitos, na pancreatite aguda, 435
V̇/Q̇, desequilíbrio, 223, 231, 233, 235-236, 238-239, 243, 246
Von Willebrand, fator de (FvW), 121, 646*t*
Vulvovaginite, 531-532, 645

W

Waterhouse-Friderichsen, síndrome de, 612-613
Weber, teste de, 15
Wegener, granulomatose de (granulomatose com poliangiite), 182*t*
  contrastada com vasculite por imuno complexos e poliarterite nodosa, 683-684
Werdnig-Hoffman, doença de, 168
Wilms, tumor de, 26*t*, 91*t*, 103-104*t*
  genes supressores, 91*t*, 105-106
Wilson, doença de, 386*t*
Wirsung, ducto de, 427-428, 427-428*f*

Wolff-Parkinson-White, síndrome de, 264, 266*f*, 329*t*
Women's Health Initiative, terapia de reposição hormonal e, 636
Wright, corante de, 54-55, 117-118, 117*f*

X

X, agamaglobulinemia ligada ao (XLA), 32*t*, 46*t*, 48
  apresentação clínica, 48
  patogênese, 48
  patologia, 48
X, doença de imunodeficiência combinada grave ligada ao (XSCID), 32*t*, 46*t*, **47**
X, herança ligada ao, 50
X, raquitismo hipofosfatêmico ligado ao, 493, 509-510
X4-tróficas, cepas de HIV, 51, 53
Xantomas, 397, 422
XYY, síndrome masculina, 658*t*, 659-660

Y

Y, cromossomo
  em cariótipo, 639*t*, 641
  microdeleções do, 657*t*-658*t*, **659-661**, 664-665

Yersinia, infecções causadas por, 65
Yersinia enterocolitica, 371*t*

Z

ZAP-70, 32*t*, 38
  deficiência de, 46*t*, 47
Zigotos, 25, 631, 637
Zimógenos, 349, 427-429, 434
Zimógenos, grânulos, 427-429, 442, 443*f*
Zollinger-Ellison, síndrome de, 342*t*, 348, 358, 371*t*, 445*t*, 541-542*t*
Zona 1, hepatócitos de, 389, 396
Zona 2, hepatócitos de, 396
Zona 3, hepatócitos de, 389
Zona fasciculada, 593, 594*f*-595*f*, 598, 603, 612-613, 620-621
Zona glomerulosa, 593, 594*f*-595*f*, 600, 612-621
Zona reticular, 593-594, 594*f*-595*f*, 598, 612-613
Zonas do ácino, 396
Zoonóticos, hospedeiros, ou reservatórios de doenças infecciosas, 61, 62*f*